国家出版基金项目
NATIONAL PUBLICATION FOUNDATION

肿瘤基础理论与综合治疗

［下卷］

董丽华　龚守良　姜　新　主编

吉林大学出版社

·长春·

肿瘤基础理论与综合治疗

上卷编委会

主　编

董丽华　龚守良　姜　新

编　委（以姓氏笔画为序）

丁丽娟	于保东	马利新	王　华	王志成
王宏芳	王　卓	王珍琦	王春刚	王剑锋
王洪艳	王　强	历　程	方　芳	石砣岩
包雪莹	朴春南	吕文天	吕进财	曲　超
曲雅勤	刘光伟	刘　扬	刘威武	刘淑春
齐亚莉	许天开	关　锋	闫　雷	孙丽光
孙宝胜	孙祖玥	李　戈	李金华	李艳博
李　曼	杜　翔	杨　英	杨国姿	杨　巍
吴嘉慧	陈　祥	陈　鹏	宋祥福	张天歌
张玉宇	张　雪	张　萱	赵　刚	赵红光
赵冰海	赵　钦	侯　雪	侯　威	姜晓燕
姜　新	郭　伟	夏诚诚	高　玲	贾晓晶
龚平生	龚守良	康顺爱	梁　硕	黄　岩
常鹏宇	韩　韬	韩永霞	董丽华	程光惠
潘振宇	魏金龙			

目　录

下　卷
综合治疗篇

第十六章　肿瘤辐射效应及分次放疗

第一节　肿瘤对电离辐射反应及其敏感性

在肿瘤放射治疗中，为达到肿瘤控制，需要给予一定的照射剂量，而正常组织的耐受性常是限制照射剂量的原因。利用一些物理因素，扩大射线对正常组织和肿瘤组织作用的差距，减少正常组织损伤，是放射治疗肿瘤的一项重要措施，而分次照射（fractional irradiation）就是其中的重要措施之一。

自20世纪30年代以来，以临床实践经验为基础建立起来的分次照射治疗方法（每周5次，每次2 Gy）已被认为是标准方法。长期大量的临床实践表明，这种方法基本上符合大多数情况下正常组织和肿瘤组织对射线反应差异的客观规律，起到了保护正常组织和保证一定肿瘤细胞群杀灭率的作用。这种作用的产生主要通过多次分次照射，达到一个由许多生物及物理因素相互作用而产生的效应累积的结果。由于肿瘤临床情况的复杂性，治疗肿瘤的最佳方法也不可能是一成不变的。目前，临床上还有许多不同的分次照射方法，为分次照射提供一个完整的能说明基本原理的科学依据仍然是肿瘤放射生物学的一项重要工作。

由于正常细胞群（cell population）和肿瘤细胞群在增殖动力学上的差异，以及在损伤恢复能力上、结构特点上的不同，使其对辐射反应不同。也就是说，射线可以对这两种细胞群产生不同的影响和损伤，并且可以通过不同影响因素扩大损伤的差距。认真研究肿瘤细胞对辐射反应的特点及其与正常细胞的差异，是提高肿瘤临床放射治疗效果的基础。

一、肿瘤对电离辐射反应

（一）肿瘤细胞的反应

1. 肿瘤快增殖细胞反应　α/β比值表示引起细胞杀伤中单击和双击成分相等时的剂量，以吸收剂量单位 Gy 表示；其比值意义反映组织生物效应受分次剂量照射改变的影响程度。根据对增殖动力学的认识和靶细胞存活公式对 α/β 比值的推算等概念，将正常组织分为两大类，即早反应组织（early response tissue）和晚反应组织（late response tissue）。

早反应组织亦称快更新组织（fast renew tissue），α/β 比值大（10 Gy 左右），是指那些分裂、增殖活跃，对射线早期反应强烈的正常组织和大多数肿瘤组织。早反应组织主要表现为急性反应，有些组织内的干细胞在放疗开始 1～2 d 内就开始增殖，一般为照射后 2 到 3 周开始再生，如黏膜、小肠绒毛细胞、皮肤、骨髓和精原细胞等。

晚反应组织亦称慢更新组织（slow renew tissue），是一些已经分化的缓慢更新器官，无再增殖能力，损伤后仅以修复代偿其正常功能的细胞组织，一般都有纤维细胞和其它结缔组织的过度生长，形成广泛的纤维化。另外，还有内皮细胞的损伤，最终造成血供减少及器官特定功能的缓慢丧失。在晚反应正常组织中，肺脏、脊髓、膀胱、脑、肝脏、肾脏和骨骼组织受照射后的损伤往往由邻近细胞的复制（功能细胞进入分裂周期）来代偿，而不是干细胞分裂分化成终末细胞的结果。

大多数肿瘤都含有相当比例的快增殖细胞（fast proliferation cell），因此属于早反应组织，即使一些生长较慢的肿瘤也是如此。放射治疗后，有些肿瘤反应很慢，但大多数肿瘤消退很快，其反应类似于早反应的正常组织；放射反应的速度并不能衡量肿瘤的放射敏感性，放射反应的速度不但取决于肿瘤内克隆原性细胞的增殖动力学，也取决于肿瘤细胞的寿命。因此，如果肿瘤细胞的丢失率很高，虽然生长也很慢，而消退却很快。同一种类型消退快的肿瘤局部控制率比消退慢的要高。对一些消退慢的肿瘤，治疗刚结束时，可能因下列情况之一，对其控制情况很难下判断：有时由于肿瘤细胞的丢失和增殖都很慢，有时残留肿瘤基质块，有时是一种治疗的失败。

2. 肿瘤细胞群反应　肿瘤由正常的间质成分（如血细胞和纤维细胞等正常组织细胞）和肿瘤细胞组成，肿瘤细胞群依其增殖动力学分为增殖细胞、静止细胞及由分化的终末细胞组成的细胞群。肿瘤细胞受电离辐射照射后，有自己的、与正常细胞不同的反应系统，在不同肿瘤之间的反应也极为不同。这种对射线反应上的差别是临床上能够利用射线治疗肿瘤的理论基础。影响肿瘤细胞群对电离辐射的反应至少有以下几方面的因素：① 多数肿瘤细胞周期较短，处于增殖期的细胞较多，生长比率较大，对射线敏感，因此受致死性损伤或其它损伤较正常细胞多；② 照射后肿瘤细胞群内细胞周期各时相的再分布可改变细胞群的放射敏感性；③ 肿瘤细胞增殖比较活跃，潜在致死性损伤修复较少；④ 分次照射之间细胞的再增殖可部分抵消照射的杀伤作用；⑤ 有一些肿瘤增长较慢，是由于细胞丢失率太高造成的；⑥ 肿瘤组织受照射缩小后，可能有再生长加速现象，因此治疗疗程不宜过长；⑦ 肿瘤细胞受照后恢复较慢，实验肿瘤在照射后可见 G_2 期有显著延长，这可能是由于肿瘤组织内一部分细胞处于慢性乏氧状态，亚致死性损伤修复较慢的原因。

3. 电离辐射对肿瘤细胞缺氧的反应　细胞对电离辐射的效应强烈地依赖于氧的存在，人们将氧在辐射和生物体相互作用中所起的影响称为氧效应。由于乏氧细胞的存在，肿瘤的放射敏感性差，因此成为影响放疗疗效的重要原因之一。

当肿瘤体积很小，即直径＜1 mm 时，肿瘤内细胞充分氧合，没有乏氧细胞。但肿瘤增长超过这一数值，便会处于乏氧状态。研究显示，当一次大剂量照射后，肿瘤内氧合好的细胞明显减少。同时，由于对放射的相对抗拒，乏氧细胞的减少程度较小。照射刚结束时，乏氧细胞比例上升到几乎接近100%。随着时间的推移，细胞从乏氧转向氧合好的状态，乏氧细胞比例又下降到肿瘤照射前的水平，有时甚至更低。分次照射将为肿瘤乏氧细胞提供再氧合的机会，从而采用分次放射治疗方法使其乏氧的肿瘤细胞不断地氧合，并逐步杀灭再氧合的肿瘤细胞。

研究者观察缺氧诱导自噬及乳腺癌细胞对电离辐射反应。结果显示，缺氧诱导自噬体明显的堆积，伴有自噬相关基因（beclin 1、Atg5、Atg7 和 Atg12）mRNA 的表达增加。这种自噬活性的增加与肿瘤细胞辐射抵抗性增强有关。通过药理学抑制或 beclin 1 的 siRNA 阻断自噬，可延迟 DNA 双链断裂（DSB）修复，明显增强辐射敏感性。

4. 影响肿瘤细胞对电离辐射反应的因素　肿瘤细胞受照后，具有与正常细胞不同的反应系统，在不同肿瘤之间的反应也极为不同。这种对射线反应上的差别是临床上能够利用放射治疗肿瘤的理论基础。影响肿瘤细胞群对电离辐射的反应至少有以下几方面的因素：① 多数肿瘤细胞周期较短，处于增殖期的细胞较多，生长比率较大，对射线敏感，因此受致死性损伤或其它损伤较正常细胞多；② 照射后肿瘤细胞群内细胞周期各时相的再分布可改变细胞群的放射敏感性；③ 肿瘤细胞增殖比较活跃，潜在致死性损伤修复较少；④ 分次照射之间细胞的再增殖可部分抵消照射的杀伤作用；⑤ 有一些肿瘤增长较慢，是由于细胞丢失率太高造成的；⑥ 肿瘤组织受照射缩小后，可能有再生长加速现象，因此治疗疗程不宜过长；⑦ 肿瘤细胞受照后恢复较慢，实验肿瘤在照射后可见 G_2 期有显著延长，这可能是由于肿瘤组织内一部分细胞处于慢性乏氧状态，亚致死性损伤修复较慢的原因。

5. 放射治疗与缺失信号相关　2021 年 7 月，美国杰克逊基因医学实验室研究者合作在 *Nat Genet* 杂志发文，发现放疗与导致癌症患者预后不良的缺失特征相关。研究者探讨了来自神经胶质瘤纵向分析联盟的 190 对原发性和复发性神经胶质瘤以及来自 Hartwig 医学基金会的 3693 例治疗后转移性肿瘤放疗后的突变谱。结果表明，与放疗法相关的小片段缺失（5 ~ 15 bp）和大片段缺失（> 20 bp 至染色体臂长度）的负担显著增加。与非照射肿瘤中预先存在的缺失相比，小缺失的特点是跨度较大，缺乏断点微同源性，并且在基因组上更分散。

突变特征分析涉及放疗后经典的非同源末端连接介导的 DNA 损伤修复和 APOBEC 突变。高辐射相关缺失负担与较差的临床结果相关，这表明有效修复辐射诱导的 DNA 损伤不利于患者的生存。这些结果可用于预测复发性癌症对放疗的敏感性。据悉，电离辐射会导致 DNA 损伤，并且是癌症治疗的支柱，但对其基因组影响的了解有限。

（二）肿瘤内血管的反应

肿瘤内血管是非常丰富的，良好的血运可以供给肿瘤细胞生长所需的必要营养物质和氧。电离辐射可引起肿瘤细胞的直接丢失，随着肿瘤体积的缩小，将伴有肿瘤内血管的改变。首先，原来造成静脉和淋巴管闭塞的膨胀压力，以及可能存在的反射性循环变慢或绞窄的病理变化，均能得到缓解。其次，当肿瘤继续缩小时，组织中毛细血管密度增加，可以使肿瘤内血管成份从 10% ~ 25% 增加到 25% ~ 30%，反过来又可以使肿瘤细胞有较好的血运及氧合。肿瘤进一步缩小时，毛细血管大多数会消失，仅留一纤维瘢痕。在放射抗拒的肿瘤内，照射后肿瘤细胞的死亡相对较少，从而在血管系统损伤出现前很少出现肿瘤缩小的现象。因此，许多肿瘤细胞的丢失很可能是间接的后果，即因血管的逐渐变窄及阻塞而造成贫血和缺氧。这时，肿瘤的缩小可能主要是由于照射造成毛细血管阻塞而产生的间接反应。

　　有些肿瘤受到照射而缩小前，有一个暂时的增大，这是由于血管渗透性的改变及细胞死亡的结果而产生水肿所致，可引起肿胀、毛细血管闭塞及细胞的进一步死亡。这期间，可产生细胞的进一步缺氧，因此应避免在这一时期再次照射。

　　肿瘤受到照射时的一系列变化，也影响肿瘤细胞群营养物质的需要和供应，从对照射的反应来看，主要是对氧合的影响。肿瘤的氧合取决于供求之间的平衡，照射引起的血管变化，使营养供应增加的速度不能满足需求，从而影响肿瘤的生长，使其增长率降低。

　　（三）照射后肿瘤组织的恢复与生长

　　由于正常组织有自动稳定控制系统，因此，每次照射后正常组织和肿瘤组织的恢复及生长情况都不相同，也就是：① 正常组织受照射后，细胞增殖周期的恢复较肿瘤细胞快，实验肿瘤照射后可见 G_2 期有显著的延长，这是由于肿瘤组织内一部分细胞处于慢性乏氧状态，因此亚致死损伤的修复较慢；② 照射后肿瘤可能有暂时的加速生长，但这种生长速度比不上正常组织为填补损伤所出现的增殖加速；③ 肿瘤细胞群内的生长比例原来就较正常组织为大，处于细胞周期活动的细胞多，受致死损伤的就比正常组织多，受其它不同程度损伤的也较正常组织多。

　　在分次放射治疗中，可利用正常组织和肿瘤组织放射效应的不同，达到杀灭肿瘤细胞、保护正常组织的目的。在放射治疗实践中，由于肿瘤本身的多种因素及患者的具体情况，使放射治疗的疗效有相当大的差异，很好地了解各种不同肿瘤的内在因素的规律性和照射后各种变化的规律性，将极大地提高临床放射治疗的主观能动性。可以针对性地利用对正常组织和肿瘤组织有利及不利的条件，采取各种措施，增大正常组织和肿瘤组织对射线反应的差异，提高放射治疗的治愈率。

二、肿瘤放射敏感性

　　放射治疗是恶性肿瘤治疗达到重要手段之一，但是放疗后肿瘤消退以及局部控制率明显不同，主要原因在于肿瘤放射敏感性存在很大的个体差异。因此，研究肿瘤放射敏感性差异的影响因素，寻找辐射增敏措施，提高放疗疗效，改善治疗效果非常重要。

　　（一）肿瘤放射敏感性的差异

　　肿瘤细胞和正常细胞的放射敏感性（radiosensitivity）具有一定的差异。用 X 射线照射离体健康人和肿瘤患者的淋巴细胞，发现 2 Gy 照后修复的 3 h，一些健康人的淋巴细胞中未残留 DNA 损伤；大多肿瘤患者出现慢修复和高额的残留 DNA 损伤。

　　1. 各种肿瘤细胞的放射敏感性差异　　肿瘤细胞和正常细胞的放射敏感性具有一定的差异，而各种肿瘤细胞的放射敏感性差异很大：① 对辐射高度敏感的肿瘤，包括恶性淋巴瘤、精原细胞瘤和肾母细胞瘤等；② 中度放射敏感性的肿瘤，包括多种鳞状上皮癌、分化差的腺癌和脑胶质瘤等；③ 对辐射不敏感的肿瘤，包括恶性黑色素瘤、胃癌和软骨肉瘤等。体外培养的肿瘤细胞株，放射敏感性差异也很大。对于 2 Gy 照射后的存活分数（SF2），培养的肿瘤细胞株可变动在 0.01 ~ 0.90 之间。即使是同一类型的肿瘤细胞株，其间的差别也很大。有报道，人宫颈癌细胞的 SF2 在 0.38 ~ 0.55，人神经胶质瘤细胞在 0.02 ~ 0.64，黑色素瘤细胞在 0.10 ~ 0.82。

2. 肿瘤细胞株放射敏感性差异　　体外培养的肿瘤细胞株放射敏感性差异也很大。对于 2 Gy 照射后的存活分数（SF2），培养的肿瘤细胞株可变动在 0.01 ~ 0.90 之间。即使是同一类型的肿瘤细胞株，其间的差别也很大，有报道，人宫颈癌细胞的 SF2 在 0.38 ~ 0.55，人神经胶质瘤细胞在 0.02 ~ 0.64，黑色素瘤细胞在 0.10 ~ 0.82。孙建湘等观察 8 种不同组织来源癌细胞株的辐射敏感性有较大的差异，D_0 为 0.65 ~ 2.15 Gy；不同细胞株 20 Gy γ 射线照射诱发产生的 DNA 双链断裂（double-strand break，DSB）原初损伤有一定的差别，但与细胞辐射抗性无相关性。辐射敏感的小鼠乳腺癌 SX-10 细胞 DSB 修复缺陷发生在早期快速修复相，而人卵巢癌 A2780 细胞的修复缺陷发生在晚期慢速修复相。20 Gy 照射修复 2 h 后，DSB 残留量与肿瘤细胞辐射敏感性指标 D_0 或 SF2 值有显著的相关性。不同个体患者脑肿瘤原代细胞之间，辐射诱发 DSB 的修复反应存在明显差异，修复 2 h 后残留损伤的个体差异性分布类似于癌细胞株。因此，研究者提出 DSB 残留损伤与癌细胞辐射抗性有显著相关性，可作为生物指标预测肿瘤组织细胞对放疗的反应性。

体外 γ 射线照射 16 种人肿瘤细胞株，观察其辐射敏感性；其后，用不同剂量去甲基化剂（5-aza-dC）和染色质修饰剂（曲古抑菌素 A，TSA）处理辐射敏感和抵抗肿瘤细胞株。在照射前用 5-aza-dC 和 TSA 处理的细胞，DNA 链断裂、G_2/M 期细胞阻滞和细胞凋亡增加；接触 γ 射线后，导致肿瘤细胞全去甲基化，并呈时间依赖性，与肿瘤辐射抵抗性和敏感性有关，伴有 p16INK4a 和 ATM 启动子的激活。提示，DNA 甲基化的改变决定电离辐射效应，可能与改变的基因表达有关。用电离辐射处理的成胶质瘤预后不良，归因于辐射抗性的原发胶质瘤细胞。成胶质瘤产生大量的 TGF-β，应用 TGF-β 抑制剂，联合照射，可改善成胶质瘤患者的治疗反应。

3. 肿瘤不同病理类型的放射敏感性差异　　人体不同肿瘤或同一肿瘤的不同病理类型，其放射敏感性存在差异，主要与肿瘤细胞固有的内在敏感性及肿瘤细胞微环境相关。肿瘤细胞的组织来源、分化程度、生长方式和病程早晚的不同可以影响放射敏感性。

（1）肿瘤的组织来源不同对放射线的敏感程度不同：起源于对放射线敏感组织的肿瘤，较起源于对放射线抗拒组织的肿瘤，对放疗敏感程度高；如起源于淋巴类组织的恶性淋巴瘤和起源于睾丸组织的精原细胞瘤，对放射线照射的敏感性高，而起源于胃肠的腺癌则放疗敏感程度就低。

（2）肿瘤细胞的分化程度不同放疗敏感程度不同：同一类肿瘤的分化程度越差，即恶性程度越高，增殖能力越强，也即生长越快对放疗越敏感，如 Ⅰ 级星形细胞瘤对放疗不敏感，而 Ⅱ 和 Ⅲ 级星形细胞瘤则相对敏感，但也有少数恶性程度高的肿瘤对放疗不敏感（如恶性黑色素瘤等）。

（3）肿瘤生长方式对放疗敏感性的影响：凡向表面生长的肿瘤，如表浅型和菜花型肿瘤，对放疗较敏感；而向深部浸润生长的如浸润型和溃疡型肿瘤，敏感性差。

（4）病程的早晚对放疗敏感的影响：早期肿瘤体积小，血运好，乏氧细胞少或无，对放疗敏感而易于被杀灭；当肿瘤已属晚期，体积增大，肿瘤血运较差，乏氧细胞增多，有时甚至出现中心部缺氧坏死、液化，放疗敏感性则降低，治疗效果差。

（5）不同原因引起肿瘤放射敏感性不同：曾做过不彻底的放射治疗，或是在足够剂量的放射治疗后又出现原病灶的复发，或接受过不正确的手术，进行过多次穿刺，这些都会使残存的肿瘤组织结构和原发肿瘤不一样，纤维组织增多，血运差，肿瘤细胞营养及氧供应差，放射敏感性也差，再次进行放射治疗效果不甚理想。

（6）感染影响肿瘤的放射敏感性：感染可造成肿瘤局部出现水肿和坏死，这就进一步加重了局部组织的乏氧情况，使乏氧细胞增加，从而影响肿瘤的放射敏感性，放射治疗效果也差。

4. 肿瘤对不同剂量的反应产生的放射敏感性差异　临床上根据肿瘤对不同剂量的反应，将其放射敏感性分为：① 放射高度敏感肿瘤（照射 20～40 Gy 肿瘤消失），如淋巴类肿瘤、精原细胞瘤和肾母细胞瘤等；② 放射中度敏感肿瘤（照射 60～65 Gy 肿瘤消失），如大多数鳞癌、脑瘤和乳腺癌等；③ 放射低度敏感肿瘤照射（70 Gy 以上肿瘤才消失），如大多数腺癌；④ 放射不敏感（抗拒）的肿瘤，如纤维肉瘤、骨肉瘤和黑色素瘤等。在肿瘤的临床放射治疗中，肿瘤组织对射线的敏感性大小直接影响到其治疗效果。因此，研究肿瘤组织与射线敏感性的关系（包括改变敏感性的大小），已成为肿瘤放射生物学中的重要内容之一。

（二）影响肿瘤放射敏感性的因素

影响肿瘤放射敏感性的因素很多，肿瘤细胞乏氧是引起放射敏感性的重要原因，在其他章节另有阐述。下面，简述肿瘤干细胞、细胞周期及其他因素对肿瘤放射敏感性的影响。

1. 肿瘤干细胞（tumor stem cell，TSC；或称癌干细胞，cancer stem cell，CSC）　CSC 是指在肿瘤中占非常小比例、具有无限增生的潜能，在启动肿瘤形成和生长中起着决定性的作用的细胞。此外，CSC 还具有可增殖分化、自我更新和不对称分裂等特征。研究发现，CSC 是导致肿瘤放疗抗拒的一个主要原因，主要包括：① CSC 的再增殖和再分布；② DNA 损伤修复的增强；③ 细胞周期控制的上调；④ CSC 处在乏氧环境；⑤ 微环境中间质的相互作用。CSC 生活在微环境（microenviroment or niche，又称干细胞龛），由间质细胞、细胞外基质、血管及炎症细胞构成。微环境在 CSC 自我更新、多向分化、持续存活及在肿瘤的转移中都发挥重要的作用。CSC 微环境的一个最重要的特征就是低氧存在，氧缺乏能够诱导一系列的细胞学及分子生物学功能的变化，进而改变肿瘤干细胞增殖、凋亡及损伤修复等功能。CSC 生存于乏氧微环境，理论上这种生存条件导致其辐射耐受，大量的实验也证明了这一点。

2. 细胞周期　哺乳动物肿瘤细胞同正常细胞周期一样，通常分为 G_1 期（DNA 合成前期）、S（DNA 合成期）、G_2（DNA 合成后期）和 M 期（有丝分裂期）。细胞周期中不同时相细胞的放射敏感性不同，通常处于有丝分裂期或接近丝分裂期的细胞放射最敏感，即 M 期和 G_2 期最敏感，其次为 G_1 期，然后为 ES（早 S）期，最不敏感的是 LS（晚 S 期）。因此，在肿瘤放疗中，也应注意这一点，以便制定合理的治疗方案。

细胞周期在周期依赖性蛋白激酶（cyclin-dependent kinases，CDK）、相关周期蛋白（cyclin）及周期蛋白依赖性蛋白激酶抑制因子（cyclin-dependent kinase inhibitor，CDKI）调控下运行，其中 cyclin 起正调节作用，CDKI 起负调节作用，细胞周期调控是放射敏感性最重要的决定因素。放射致 DNA 损伤后，细胞周期调控机制启动，细胞停滞于周期检查点，发生 G_1 期和 G_2 期阻滞，对损伤的

DNA 进行修复，不能修复则启动凋亡。如果放射损伤后不能出现正常的周期阻滞及 DNA 修复，表现出敏感性的改变。研究发现，cyclin D1 表达水平直接与肿瘤细胞放射抗拒正相关，而 cyclin B1 表达上调导致放射抗拒，其表达下调则增加 G_2 期阻滞，从而增加放射敏感性。

3. 影响肿瘤放射敏感性的其他因素　肿瘤放射敏感性的差别有多种因素，主要是乏氧细胞在肿瘤内的比例变化，或放射治疗分次照射之间肿瘤再氧合速度的差别。然而，在任何情况下，氧效应都不足以解释临床所见的所有差异，还必须考虑一些其他的因素。

（1）增殖动力学的差异：许多研究报道，人肺转移灶生长速度和放射反应之间有一定的关系，生长较快的转移灶不仅消退较快，而且消退程度也较生长慢的肿瘤为高。实验肿瘤也证实这一点。

比较不同组织类型的肿瘤，可以清楚地发现增殖细胞百分比很高及细胞丢失率很高的肿瘤放射敏感性最高，也最易被放射治愈，其原因：① 分次治疗时，由于肿瘤体积缩小很快，从而改善血运及再氧合，使快速生长肿瘤的放射敏感性增加；② 细胞周期不同时相中的细胞分布受细胞增殖速度的影响，鉴于在不同细胞时相时的放射敏感性是变化的，从而影响放射敏感性；③ 潜在致死损伤的修复对有大量静止细胞的肿瘤更为重要，在实验肿瘤中已证明了这一点，当肿瘤体积增加时，生长比例下降，因而体积大的肿瘤比体积小的肿瘤有较多的潜在致死损伤的修复；④ 静止的细胞比处于增殖周期内的细胞抗拒。因此，体积非常小的肿瘤（几毫米直径）细胞存活曲线的斜率比同一肿瘤长到 $1~cm^3$ 的体积，但其氧合水平仍具有与体积小时一样陡的斜率。实验显示，当肿瘤体积从 $0.5~mm^3$ 生长到 $500~mm^3$，其 D_0 值从 0.89 Gy 增到 1.1 Gy。在小肿瘤内静止细胞的比例较小，随着肿瘤的增大，静止细胞也增多，而且那些静止细胞经常是处在血运不好、无氧和营养很不好的区域，这可能是导致放射抗拒的另一个因素。

（2）克隆源性细胞比例的变化：用离体克隆以及种植于裸鼠的方法揭示人克隆源性细胞比例为0.1% 左右，但很可能在不同类型的肿瘤内是不同的。例如，有些恶性黑色素瘤的克隆源性细胞比例可能较高。

（3）细胞内在放射敏感性：研究证实，α/β 比值比实验肿瘤低，这与从临床等效曲线所测得的值相似，上皮瘤的 α/β 比值是 10 Gy，恶性黑色素瘤的 α/β 比值是 2.5 Gy。文献资料分析，2 Gy 照射后，肿瘤细胞存活比例的变动从 0.18（伯基特淋巴瘤）到 0.90（黑色素瘤）。有人观察 5 组细胞系，发现放射最敏感的是伯基特淋巴瘤和神经母细胞瘤，然后是小细胞肺癌和成神经管细胞瘤，第 3 组是乳腺癌和宫颈癌，第 4 组是结肠癌、直肠癌和胰腺癌，第 5 组是放射最抗拒的黑色素细胞瘤、骨肉瘤及胶质母细胞瘤。每一种组织类型内，也有很大程度的差异。因此，放射敏感性的差别在放射治疗中起着很重要的作用。这就解释了为何不同组织类型肿瘤以及某一类型的肿瘤不同个体之间的放射敏感性的差异。不能忽视由于长时间的给药或延搁的放射治疗有可能造成放射抗拒的产生。

（4）肿瘤生长部位、形状及其解剖分型影响放射敏感性：生长于头面部的鳞癌放射敏感性高于生长在臀部或四肢的鳞癌；生长在同一部位的肿瘤，如侵犯深层的骨组织或软骨时，则放射增敏性较原部位肿瘤为差。外生型肿瘤比内生型有较高的放射敏感性，菜花型和表浅型肿瘤对放射敏感，治疗效果较好；结节型及溃疡型肿瘤放射敏感性一般，对放射治疗有一定效果；浸润型和龟裂型肿瘤放射敏感性查，对放射治疗抗拒。

（5）宿主和肿瘤之间的关系：按照免疫监视理论，机体能够识别外来的肿瘤细胞，并用 T 细胞来攻击肿瘤细胞。这个理论表明，并不需要杀死所有的肿瘤细胞，通过免疫功能可消灭残存的肿瘤细胞。

其他的因素，如年龄、营养不良及酒精中毒等可以增加正常组织的放射敏感性，因此加重了对放疗的反应。鉴于血管系统放射损伤的发展很晚，因其对肿瘤消退的影响是有争议的。这些因素的临床作用研究尚少。

（6）肿瘤患者全身病况对放射敏感性的影响：患者的营养状况和有无贫血都能影响放射治疗的疗效。营养状况不好或有贫血的患者，在放射治疗中不仅会因反应大影响放射治疗的顺利进行，而且肿瘤组织也会因贫血使氧的供应不足，肿瘤的放射敏感性也随之而降低。

患者由于患有心脏、肝脏和肺脏等疾病，如患活动性结核和甲状腺机能亢进等疾病，肿瘤的放射敏感性较差，有可能影响放疗的顺利进行，最终影响放疗疗效。

（三）肿瘤细胞 DNA 损伤修复与放射敏感性

1. DNA 损伤修复与放射敏感性　由于肿瘤细胞无自动稳定控制系统，照射后其损伤修复及增殖情况均与正常细胞不相同。因此，在肿瘤分次放射治疗中，可利用正常组织和肿瘤组织放射效应的不同，达到杀灭肿瘤细胞、保护正常组织的目的。

研究者对 4 种 CaSki、C-33A、HeLa 和 SiHa 人子宫颈癌细胞株进行 DNA 辐射损伤修复的观察，在照射后 45 min 内 DNA 链断裂修复接近本底水平。按照基因型，发现 C-33A 细胞株在大多分析的 DNA 修复基因（XRCC1、hOGG1、PARP、XPD、XRCC3 和 XRCC4）中是多态性的。因此，提示肿瘤细胞放射敏感性和 DNA 修复基因的多态性联系。肿瘤细胞 DNA 损伤和修复通路是内在放射敏感性的重要组成部分。其中，共济失调毛细血管扩张症突变基因（ATM）蛋白在细胞对电离辐射反应中起到主要的作用。ATM 诱导 DNA 修复，细胞周期阻滞及经 p53 引发的细胞凋亡。ATM 突变可能涉及某些严重的辐射诱导后效应。应用组蛋白 H2AX 组织化学法测定残留 DSB，也包括 ATM 或 MRE11，是评价肿瘤辐射敏感性的另一条途径。

2. DNA 损伤修复和细胞周期阻滞与 CSC 的辐射抗性

（1）DNA 损伤修复导致 CSC 的辐射抗性：研究表明，在 GSC 的富集区与非富集区接受相同剂量的照射后，均表现放射抗性，这是因为辐射所造成的 DNA 损伤，GSC 富集区的修复要比非 GSC 富集区迅速的多，并通过激活复杂的修复机制修复 DNA 损伤。

辐射抗性是引起局部前列腺癌放疗失败的原因，而前列腺 CSC 通过优先活化 DNA 损伤反应促进其辐射抗性。抑制检查点激酶 1（Chk1）可使许多肿瘤细胞对辐射致敏。CD133$^+$CD44$^+$ 细胞具有 CSC 特性，应用 shRNA，敲出 Chk1 的 CD133$^+$CD44$^+$ 细胞，消除辐射诱导的 G$_2$/M 期阻滞，抑制 DNA 损伤修复和促进早熟的有丝分裂，导致受照的 CD133$^+$CD44$^+$ 细胞凋亡的增加；并且，这些效应伴有 caspase-2 的活化及磷酸化 Cdc25C 和 Cdc2 的失活。这些结果提示，Chk1 敲出增加 CD133$^+$CD44$^+$ 前列腺 CSC 的放射敏感性，可能是治疗前列腺癌的有效策略。

另外研究发现，乳腺癌 MCF-7 细胞中的 CSC 活性氧自由基水平比未分离 CSC 的 MCF-7 细胞低，经 10 Gy 照射后 MCF-7 细胞系中的活性氧（ROS）水平明显增高；但从 MCF-7 细胞中分离的 CSC，却未见明显改变。其结果提示，CSC 自身可能有很强的氧化清除系统，因此，在照射后 CSC 比普通的肿瘤细胞更容易在 ROS 引起的损伤中存活。在乳腺癌中分离 CSC 后，给予 ROS 清除物抑制剂，发现 CSC 的增殖能力减弱，放射敏感性增加。Croker 等发现，乳腺 ALDH(hi)CD44$^+$ CSC 具有明显的辐射抗性，与其细胞内高表达谷胱甘肽 S- 转移酶和 P 糖蛋白等有关。可见，靶向清除自由基，有利于肿瘤的放疗。

（2）细胞周期阻滞导致 CSC 的辐射抗性：肿瘤细胞不同细胞周期时相放射敏感性不同。一般认为，晚 G_2 和 M 期细胞对辐射最敏感，晚 S 期细胞辐射抵抗性最强。乳腺 CSC 的 S/G_2 期细胞占有很大的部分。虽然细胞周期分布可能引起不同的放射敏感性，但通过同步化细胞实验证实这种因素小。

已证实，胶质瘤干 / 祖细胞在静止期（G_0 期）对放疗具有抗性；由于这些细胞的持续存在，肿瘤的复发必不可免。高传能线密度（LET）硼中子俘获治疗（boron neutron capture therapy，BNCT）可诱导胶质瘤干 / 祖细胞周期 G_2/M 期阻滞，并通过线粒体途径及相关蛋白的改变而诱导细胞凋亡，在体外杀死静止的增殖肿瘤干 / 祖细胞。因此，BNCT 为防止肿瘤复发提供适宜的治疗措施，对复发性胶质瘤可能成为有希望的治疗手段。

DNA 辐射损伤后，启动 p53、ATM-Chk2 和 ATR-Chk1 等 DNA 损伤应答通路，引起细胞周期阻滞，使受损细胞有足够的时间自我修复，从而产生辐射抗性。这种现象也发生在 CSC 内，田允鸿等发现，MCF-7 细胞系中的 CSC 受照后，较照射前 G_2 期细胞明显增多，其细胞周期相关蛋白表达明显增高，而贴壁培养的乳腺 CSC 照射前后均无明显变化，可见其 CSC 经照射后出现的 G_2 期阻滞可能与其辐射抗拒特性相关。CD133$^+$ 与 CD133$^-$ 的 GSC 相比，在受照后细胞周期检查点相关蛋白 Chk1 和 Chk2 活性增强，DNA 损伤诱导的修复更加有效。当阻滞了 CD133$^+$ GSC 中 Chk1 和 Chk2 检查点激酶的活性后，对电离辐射的敏感性则增加。另有报道，GSC 周期延长，检查点蛋白基础活性增强，可引起细胞的辐射抗性。这些研究提示，放射敏感性的特点可能是动力学性质。

Wang 等研究 CD133$^+$/CD44$^+$ 前列腺 CSC，下调 Chk1 表达后，辐射导致的 G_2/M 期阻滞消失，DNA 损伤修复减少，细胞凋亡增加。Yin 等从乳腺癌 MCF-7 和 MB-MDA-231 细胞中分离出 CD44$^+$/CD24$^-$ 细胞，经照射后 ATM 信号通路的活性比 Non-CD44$^+$/CD24$^-$ 细胞增加，阻滞 ATM 后这种辐射抗性降低。另有研究发现，ATM 和（或）磷酸化依赖激活的水平可作为放射敏感性决定因素。CSC 相关基因的表达，如 Notch 和 Wnt，可致辐射抗性。在这些 CSC 样细胞中，其相关基因表达可能下调 ATM 基因表达。然而，非 CSC 的 ATM 水平高于 CSC 样细胞，推测两者具有差异性 ATM 基因表达。这些研究证明，细胞周期调控和 DNA 损伤的修复在 CSC 辐射抗拒中确有重要作用，这也为以后放射治疗肿瘤，消除和减少 CSC 提供了可能的靶点和新的思路。

（四）肿瘤放射敏感性的预测

大量的观察已证实，要提高任何一种肿瘤放射治疗的疗效，还存在肿瘤内在异质性的问题。因此，以往那种对患某种肿瘤的所有患者都采取同样的治疗措施，所得到的效果不太理想。而目前放射治疗的做法又未能达到像其他一些疾病那样，根据每个患者的具体情况，有针对性地制订具体的放射治疗方案。为此，有必要寻找能了解具体肿瘤对放射线反应性的可靠方法。20世纪90年代以来，肿瘤放射敏感性测定方法和研究发展极快，且其重点指向肿瘤细胞内在放射敏感性的测定。目前，经实验研究有一定结果，并经临床初步观察验证的方法有以下几种。

1. 肿瘤细胞 SF2 的测定　SF2 是指离体肿瘤培养细胞经 2 Gy 照射后的细胞存活分数（survival fraction at 2 Gy）。20世纪90年代初期，以美国得克萨斯州 M. D. 安德逊癌症中心为首的几个单位，应用一种有特殊涂料的平皿，观察肿瘤组织受 2 Gy 照射后原代培养细胞的存活率（SF2）。随后的很多报道证实，这一指标能很好地反映个体肿瘤的放射敏感性。然而，有关 SF2 的报道未能在临床推广应用，其原因是测定结果的时间太长，一般需要 2 周左右。为此，不能让患者因此而等待太久才开始治疗。目前，因其结果的可靠性而成为其他测定方法的标准对照。后又发现，用二次线性方程拟合的细胞存活曲线所得的 SF2 值就没有那样好的相关性。因此，必须用以单靶多击数学模型拟合存活曲线，并计算出的 SF2 值进行比较。

2. 肿瘤细胞增殖的测定　对于肿瘤细胞增殖的测定，现在较认可的有潜在倍增时间（pltential doubling time，Tpot）和增殖细胞核抗原（proliferating cell nuclear antigen，PCNA）的测定，已有不少实验室和临床对不同肿瘤的观察结果。虽然对 Tpot 方法的肯定和推出都较早，但由于并非所有地区都能得到可用于人体的相应试剂（可用于人体静脉注射的 BrUdR 或 IUdR）。因此，设备、试剂和方法均较简单的 PCNA 测定，近来也有较多的观察结果。研究结果证实，两者基本上都能较真实地反映肿瘤的增殖速度，只是 PCNA 测定有可能把恶性肿瘤附近正常组织中处于增殖的细胞也标记上。因此，观察者需要有一定的病理知识，以便能将两者区别开。增殖速度的快慢与肿瘤的放射敏感性有相关性，即增殖速度快的肿瘤（Tpot 值低或 PCNA 指数高）放射较敏感。这两个观察指标与肿瘤放射敏感性的相关性明显比以前曾用的 DNA 含量、标记指数（LI）和增殖周期内 S 期的长短（Ts）等为好。这种指标在某些肿瘤中测得的数据，现被作为改变常规放疗方案的主要参考材料，进行临床观察。然而，随着有关报道的逐渐增多，这两个指标的临床可应用性尚有待明确。

3. 肿瘤放射损伤及修复的测定

（1）DNA 的损伤与修复：对于 DNA 的损伤与修复的测定，最常用的是单细胞凝胶电泳（single cell gel eletrophoresis，SCGE），主要是测定 DNA 的双链断裂（DSB）及其修复（DSBR）情况。曾一度认为，DNA 链断裂，尤其是 DSB 的修复能力与细胞的放射敏感性有相关性。但随着研究的继续深入，最近的研究结果反映 DSB 的修复多少和肿瘤细胞的放射敏感性程度的相关性并不太理想。分析其主要原因，可能是因该方法不能区别出 DSB 修复中的"错误"修复程度。这些"错误修复"的 DNA 实际并不能继续发挥其正常的作用，以维持细胞的继续生存，从而影响该指标的准确性。

（2）微核率分析法：长期以来，一直被作为人体受辐射后的生物剂量计，近来屡有报道，认为这方法从另一个水平反映细胞损伤修复的情况，并能较好地反映有些肿瘤放疗的预后。这种分析的具体做法，主要是在肿瘤治疗前，对肿瘤活体组织做一定剂量照射，并检则其双核细胞的微核形成率。

一些研究结果证实，微核率分析法与放射敏感性或治疗的预后有一定的相关性。

（五）肿瘤细胞的辐射剂量效应曲线

1. S形剂量－存活曲线　　电离辐射作用后，正常组织和肿瘤的细胞群动力学都发生变化，包括细胞各周期群体的分布、受损伤细胞的再修复、缺氧肿瘤细胞的再充氧以及细胞丢失后细胞开始增殖，以补充缺少的细胞数量，但变化的程度和速度不同。放射治疗主要是利用放射线对各种组织器官的正常细胞群和肿瘤细胞群的不同损伤和不同修复能力的差别来进行，即正常组织能够耐受的条件下，最大限度地杀灭肿瘤细胞。虽然正常细胞和肿瘤细胞对射线的内在敏感性不同，且不同肿瘤对射线的效应也不相同，但正常组织和肿瘤组织均有一个S形的剂量－效应曲线（图16-1），即在较小剂量时无致死效应，随着剂量增高，致死效应迅速增大；在肿瘤致死效应约80%～90%处的照射剂量能使肿瘤细胞全部被消灭，该剂量点以上，剂量显著增大而致死效应只略为增高。当照射剂量达到一定数值虽可使肿瘤细胞全部死亡，但该剂量往往已超过正常组织的耐受量。显然，如果人们了解正常组织和肿瘤对射线反应的不同，阐明产生各种现象的机制，并能深入理解和利用这些现象时，就有希望进一步提高放射治疗的效果，使肿瘤细胞和正常细胞的两条S形剂量－存活曲线分离的越远越好。

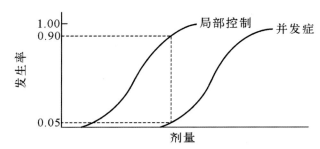

图 16-1　肿瘤局部控制率的正常组织并发症发生率与剂量的关系

2. 体内照射的剂量－存活曲线　　Hewitt曾指出，体内肿瘤照射后肿瘤细胞的存活曲线是双相性。图16-2是WHT/Ht小鼠自然发生的鳞状上皮癌在照射后癌细胞的存活曲线。由此可以看出，体内肿瘤照射后其存活曲线具有双相性。曲线第1相（A）的存活率主要与肿瘤的有氧细胞有关；第2相（B）的存活率主要与乏氧细胞有关，表明有氧细胞的辐射敏感性比乏氧细胞强。肿瘤细胞体内照射的存活率可用下式表示：

$$存活率 = \frac{有氧细胞存活数 + 乏氧细胞存活数}{肿瘤中的细胞总数}$$

由于有氧细胞和乏氧细胞的放射敏感性大约相差3倍，所以小剂量照射时，死亡的细胞大部分是有氧细胞，乏氧细胞则死亡不多，所以存活率主要与有氧细胞的改变有关；但大剂量照射时，有氧细胞几乎全部死亡。所以，在此情况下，存活率在很大程度上取决于乏氧细胞的变化。

这样，在空气中照射荷瘤动物时，得到的存活曲线表现有双相性；如果使动物处于完全乏氧状态下（如杀死动物，呼吸停止后肿瘤处于乏氧状态时）进行照射，此时得到的存活曲线如图中的（C）线。这种状况下所有的肿瘤细胞均处于乏氧状态，这些细胞的放射敏感性也变为一致，所以存活曲线不再出现双相性，而变得与培养细胞所得的存活曲线相像。这个曲线（C）与动物在呼吸状态下受照射所得到的存活曲线第 2 相（B）平行。据此可推断，存活曲线的第 2 相可能主要与乏氧细胞相关。

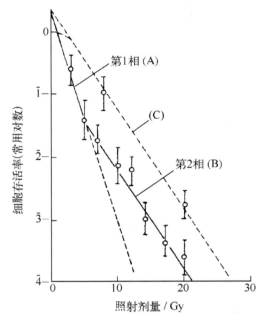

图 16-2　WHT/Ht 小鼠的鳞状上皮癌的存活曲线

2. 有效剂量存活曲线　目前的肿瘤放射治疗方法，通常采用的是常规分割照射技术，即将总的照射剂量被平均分割成较小剂量，进行多次的分次照射。由于在每次分次照射的间隔时期，将有足够的时间使细胞的亚致死性损伤得以修复。因此，分次照射细胞的剂量存活曲线中存在多个肩区，当将各肩区的起始点相连时，存活曲线则呈一条直线，此直线被称为有效剂量存活曲线（effective dose survival curve），此时的存活曲线与剂量呈指数函数关系（图 16-3）。

有效剂量存活曲的 D_0 值定义为，在分次照射中细胞存活 37% 所需要的照射剂量。就人类肿瘤细胞而言，D_0 值通常为 3 Gy；这是一个平均值，其大小因肿瘤种类而异。为了便于计算，在有效剂量存活曲线中又引入了另一个参数 D_{10}，此值定义为使肿瘤细胞死亡 90% 所需要的剂量，可经下式计算：$D_{10} = 2.3 \times D_0$，式中 2.3 为 10 的自然对数。

三、肿瘤微环境与肿瘤细胞放射敏感性

肿瘤不仅与肿瘤所在组织的结构、功能和代谢活动有关，而且也与肿瘤细胞自身的内在环境有关。肿瘤微环境（tumor microenvironment）是肿瘤在其发生过程中所处的内环境，是由肿瘤细胞和多种基质细胞、细胞因子和趋化因子等组成。肿瘤细胞可以通过自分泌和旁分泌，改变和维持自身生存和发展的条件，促进肿瘤的生长和发展，全身和外界各种因素也可限制和影响肿瘤的发生和发展。特别是，电离辐射等因素可改变肿瘤微环境；反过来，肿瘤微环境对电离辐射产生抵抗性，降低其放射敏感性。

（一）肿瘤微环境中肿瘤细胞放射敏感性的差异

肿瘤放射治疗（放疗）的策略是有效地清除肿瘤细胞，即 Withers（1975）确认放疗的 4 个"R"：

细胞放射损伤的修复、细胞周期内细胞再分布、氧效应及缺氧细胞再氧合和再群体化，这是以 4 个 repair、redistribution、reoxygenation 和 repopulation 英文单词的词头字母 R 而命名的。后来，Steel 等增加了第 5 个 "R"，即放射敏感性（radiosensitivity），是不同肿瘤细胞的内在易损性存在明显的差异；其对应的概念，即肿瘤细胞的辐射抗性（radioresistance）。

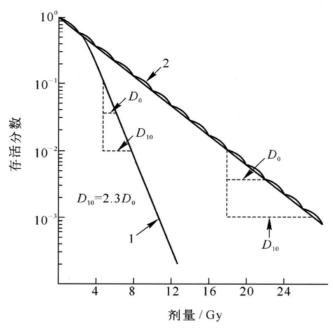

图 16-3　有效剂量 – 存活曲线
图中，1. 单次照射的剂量 – 存活曲线；2. 有效剂量 – 存活曲线

在肿瘤微环境中起主导作用的肿瘤细胞放射敏感性是放疗潜在反应的重要因素。放射敏感性可以应用单次 2 Gy 剂量照射的细胞存活分数（SF2）测定，其高值表示为辐射抗性。体外测定的 SF2，与体内小鼠模型的辐射反应相关。现在，大多通过基因特征反映肿瘤细胞的放射敏感性。

研究者对 4 种人子宫颈癌细胞株（CaSki、C–33A、HeLa 和 SiHa）的辐射敏感性进行评价，在照射后 15 ~ 60 min 的最初 DNA 损伤呈现明显的剂量依赖性增加；其中，C–33A 细胞株剂量反应曲线斜率最大，放射敏感性高。

（二）缺氧微环境诱导肿瘤细胞的辐射抗性

许多参数（克隆原细胞数、生长分数、缺氧、DNA 损伤和修复及甲基化肿瘤和微环境等）影响肿瘤的放射敏感性，其中的缺氧是决定肿瘤放射敏感性的重要原因。

1. 电离辐射对肿瘤细胞缺氧的反应　细胞对电离辐射的效应明显地依赖于氧的存在，人们将氧在电离辐射和生物体相互作用中所起的影响称为氧效应。由于缺氧的存在，肿瘤的放射敏感性差，因此成为影响放疗疗效的重要原因之一。分次照射将为肿瘤缺氧细胞提供再氧合的机会，从而采用这种治疗方法使其缺氧的肿瘤细胞不断的氧合，并逐步杀灭再氧合的肿瘤细胞。另外的研究证实，在放疗前通过高氧水平预处理多形性成神经胶质瘤（GBM），对辐射抵抗的这种肿瘤患者的放射治疗是一种安全和有效的辅助治疗手段。

研究证实，较低剂量（50 cGy）照射，可通过抑制低氧诱导因子1（hypoxia-inducible factor 1，HIF-1）等mRNA的表达，改善裸小鼠荷SKOV-3卵巢瘤的缺氧状况；但较大剂量照射（500 cGy），通过上调HIF-1等mRNA的表达，使缺氧状况更加严重。因此，研究者制定一个治疗肿瘤的方案，即在低剂量照射（可诱导适应性反应）后，给予高剂量照射，可能至少部分地改善肿瘤的缺氧状况，并增强放射敏感性。

另外，研究者观察缺氧诱导自噬及乳腺癌细胞对电离辐射反应。结果显示，缺氧诱导自噬体明显的堆积，伴有自噬相关基因（beclin 1、Atg5、Atg7和Atg12）mRNA的表达增加。这种自噬活性的增加与肿瘤细胞辐射抗性增强有关。通过药理学方法抑制beclin 1的siRNA阻断自噬，可延迟DNA双链断裂（DSB）修复，明显增强放射敏感性。

2. 缺氧引发肿瘤干细胞的辐射抗性　缺氧与CSC的干性维持密切相关，即维持CSC的表型，可能是调节其干性的重要机制。缺氧可通过降低受照后细胞的活性氧自由基，诱导缺氧相关的转录因子（HIF）等，减少辐射对肿瘤细胞的损伤，促进其存活。Li等对比了成神经胶质瘤干细胞（GSC）与非GSC之间HIF-2α和HIF转录的相关基因水平，发现GSC高于非GSC；而且，干扰HIF表达后，降低GSC的干性。Heddleston等发现，CSC的生存和扩增需要HIF。HIF活性降低的CSC不能形成肿瘤，体外生存期短。Li等研究发现，缺氧能够诱导GSC中HIF蛋白的表达上调，其中HIF-1α在GSC及非GSC中均表达，而HIF-2α只在GSC中表达。HIF表达的同时，伴随着Oct-4、PGK1、Glut1、VEGF、SerpinB9和TGF-α等相关基因表达的变化，CSC的增殖及成瘤能力也有所增强；而对该CSC采取shRNA法敲除HIF基因后，细胞的增殖能力受抑，体内外成瘤能力下降，荷瘤小鼠的存活时间延长。

此外，肿瘤微环境中对CSC影响较多的是各种细胞外分泌因子，包括血管内皮生长因子（VEGF）、转化生长因子β（TGF-β）和表皮生长因子（EGF）等。有报道，CSC可通过分泌VEGF促进肿瘤周围血管的生成，同时后者也可通过激活Akt/mTOR通路，促进CSC的存活。因此，在CSC受到照射时，两者可通过相互之间的作用，使CSC得以幸存。在这个过程中，缺氧也可导致VEGF的分泌增多，提高CSC的抗凋亡能力。总之，缺氧微环境是导致CSC辐射抗性的一个原因，如何通过靶向微环境提高CSC的放射敏感性，则将大大提高杀伤肿瘤的效果。

近来研究证实，CSC具有可塑性，与上皮转化为间质（epithelial-to-mesenchymal transition，EMT）有关。患者存在EMT和CSC，可增加对放疗的抵抗。缺氧是许多分子信号通路的潜在驱动子，使细胞存活，并在肿瘤微环境中生长，能够诱导EMT。缺氧也为维持CSC样状态提供肿瘤细胞，并有助于驱动EMT和CSC的联系。

（三）肿瘤微环境中基质和干细胞对放射敏感性的影响

1. 肿瘤微环境中基质对放射敏感性的影响　肿瘤细胞对放射治疗明显受肿瘤微环境的影响，主要涉及缺氧、细胞因子和细胞外基质等，这些因素均调节肿瘤细胞的行为。更重要的是，复杂的肿瘤微环境不是静止的，对各种刺激产生动态的反应。肿瘤的基因毒治疗可明显激活肿瘤微环境良性成分的保守损伤反应。在这种损伤反应中，可经过一些重要的调节因子（如 NF-κB）传递的损伤信号，使其产生不同严重的分泌因子，诱发前血管原性和前炎性微环境。构成这种结果，包括 IL-6、IL-8、CSC 生长因子、双向调节因子（amphiregulin）、基质金属蛋白酶（MMP）及其他因子等的作用，促进肿瘤细胞向恶化进展，增强对治疗的抗性和快速地增殖，使放射敏感性降低。

大多受照细胞在有限的时间内存活，经历应激反应，通过多条信号转导通路传送到周围组织。这个过程与特异基因表达（取决于组织来源、宿主基因背景、肿瘤 p53 状态及照射类型和方案等）的变化有关。在照射后上调基因中，一些生长因子、细胞因子、趋化因子和细胞表面受体调控肿瘤与免疫系统相互作用。肿瘤微环境作为一种重要的调节因素，电离辐射能够改变带有照射野外的肿瘤微环境。

肿瘤基质主要包括基底膜、成纤维细胞、细胞外基质、免疫细胞和脉管系统。虽然大多基质中的宿主细胞具有一定的抑制肿瘤的能力，但是在细胞恶变期间基质会发生改变，并促进肿瘤细胞的生长、侵袭和转移。肿瘤基质可严重地影响对放射治疗的反应，产生辐射抗性。另一方面，电离辐射可释放细胞外基质内的许多炎性细胞因子，激活肿瘤特异性抗原的递呈，激发放疗后引起抗肿瘤作用的免疫反应。在其他方面，基质引起肿瘤的辐射抗性，也增加转移的危险。成纤维细胞是一种影响基质对肿瘤反应的主要因素，涉及调节肿瘤细胞增殖、细胞死亡、对缺氧的反应、DNA 修复系统及上皮－间质转换的自分泌和旁分泌分子信号通路的激活；也是肿瘤旁促结缔组织增生反应的原因，降低肿瘤的放射敏感性。放疗后，肿瘤基质也通过肿瘤血管形成促进肿瘤复发。因此，增加肿瘤基质和对电离辐射反应间问题的认识，可能有助于对放疗抗肿瘤效应的策略。

肿瘤组织受照后，出现创伤愈合性反应，涉及细胞外微环境的重建。这种反应直接引起基质蛋白和导致细胞外基质局部结构蛋白水解酶分泌及活化的损伤。其后，创伤部位可能经历完整的修复，进入长时间强烈的蛋白水解，或可能过度产生纤维化的基质蛋白。肿瘤基质降解酶活性可能来源于肿瘤细胞和肿瘤间质。另外，从组织巨噬细胞、肥大细胞和侵入的炎性细胞中释放的蛋白水解活性很复杂。局部产生的生长因子，包括 VEGF 和转化生长因子 β（TGF-β），在协调反应中起到关键的作用。

2. CSC 微环境与辐射抗性　虽然 CSC 的辐射抗性与肿瘤微环境关系仍不确定，但其所处的缺氧微环境能够导致其辐射抗性。Deng 等研究表明，大多数肿瘤细胞可被射线杀死，但是 CSC 可以逃避辐射杀伤，这可能与其存在于缺氧微环境有关。他们从几种人间质 CSC 模型中获取细胞，即包括致瘤性和非致瘤性 CSC，进而分析其致瘤性、辐射抗性和干细胞性的关系，结果显示 CSC 表现出更大的辐射抗性。研究者还发现，当局部肿瘤组织微环境氧浓度低于 25～30 mmHg 时，肿瘤细胞的放射敏感性呈现进行性下降；当低于 8～10 mmHg 时，能够观察到肿瘤细胞对缺氧刺激所产生的变化；当低于 0.5 mmHg 时，肿瘤细胞能够达到对致死量辐射的最大抗拒能力。已发现，乳腺癌 MCF-7 细胞 CSC 微环境中 ROS 自由基水平比未分离 CSC 的 MCF-7 细胞低；10 Gy 照射后，MCF-7 细胞系中 ROS 水平明显提高，而 CSC 中却未见明显改变，提示经照射后 CSC 比肿瘤细胞更容易在 ROS 引起的损伤中存活。

常规放疗多形性成神经胶质瘤（GBM）预后不良，由于胶质瘤初始细胞（glioma initiating cell,

GIC）具有相对的辐射抗性所致。由 GIC 产生的 TGF-β，促进 DNA 损伤反应和 GBM 自我更新，并建立了微环境介导的抗性。与此相反，LY364947（一种小分子 TGF-β Ⅰ 受体激酶抑制剂）处理照射的小鼠胶质细胞株 GL261 神经球衍生的细胞，降低 DNA 损伤反应、H2AX 和 p53 磷酸化以及自我更新信号的诱导剂 Notch1 和 CXCR4。这些结果促进了 TGF-β 抑制剂与电离辐射联合应用，以改善 GBM 患者的治疗反应。然而，成神经胶质瘤干样细胞（GSC）具有明显的辐射抗性。在 GSC 受照后，DNA 损伤反应靶 ATM、AT 及 rad3 相关基因蛋白（ATR）、Chk1 和聚 ADP 核糖聚合酶 1（PARP1）上调，Chk1 被激活；其后，快速抑制 G_2-M 期细胞周期检查点的活化，增强 DNA 修复。抑制 Chk1 和 ATR，可消除 G_2-M 检查点的功能，增加有丝分裂灾难，适度增强放射敏感性。抑制 ATM，与单独抑制 Chk1、ATR 或 PARP 比较，对细胞周期检查点调节和 DNA 修复相关的放射敏感性，具有双倍效应。联合抑制 PARP 和 ATR，GSC 产生明显放射敏感性，超过了抑制 ATM 的作用。这些结果证明，多重的、相似的 DNA 损伤信号通路引发 GSC 辐射抗性，联合抑制细胞周期检查点和 DNA 修复靶，可提供克服 GSC 辐射抗性的最有效的手段。

第二节　分次放射治疗的生物学因素

一、分次放射治疗的生物学因素

在放射治疗发展的历史中，用改变分次方式来调节总剂量，以达到相等的组织效应，一直是一个很重要的问题。著名放射生物学家 Withers 曾指出，临床放射治疗医生在设计分次照射治疗方案时，应注意把握两个要点：① 生物学的合理性和处方剂量设定的科学性；② 必须了解影响分次放射治疗的生物学因素。正常组织和肿瘤组织分次照射的生物学因素可以从以下 4 个方面考虑，又称 4 个 "R"。"4R" 是指细胞放射损伤的修复（repair of radiation damage）、周期内细胞的再分布（redistribution within cell cycle）、氧效应及乏氧细胞的再氧合（oxygen effect and reoxygenation）以及再增殖（repopulation）。

（一）肿瘤细胞的放射损伤修复

放射损伤的修复（repair of radiation damage）分为潜在致死性损伤（potentially lethal damage，PLD）修复、亚致死性损伤（sublethal damage，SLD）修复和致死性损伤（lethal damage，LD）修复，影响分次照射反应最普遍的生物现象是亚致死性损伤的修复能力。亚致死性损伤是指假如将某一即定单次照射剂量分成间隔一定时间的 2 次照射时所观察到的存活细胞增加的现象。不同组织的亚致死损伤修复能力各异，晚反应组织始终比早反应组织有较大的修复能力。当分次照射时，与早反应组织相比，晚反应组织可以得到较多的保护；按照细胞存活曲线的线性二次方程模式理解，晚反应组织比早反应组织有相对少的单击损伤（α 型损伤）和较多的由 SLD 累积引起的多击损伤（β 型损伤），即早反应组织有较高的 α/β 值，而晚反应组织 α/β 值较低。图 16-4 为假定的 X 射线照射的细胞存活曲线，从图中可以看出，晚反应组织曲线弯曲程度较大，在 A 点剂量（分次量小），射线对晚反应组织的效应比早反应组织小。当一次照射剂量较大时（B 点），晚反应组织损伤比早反应组织严重。因此，随着分次照射剂量的增加，晚反应组织靶细胞存活率下降更剧烈；反之，随着分次量减少，晚反应组织将得到很大的保护。

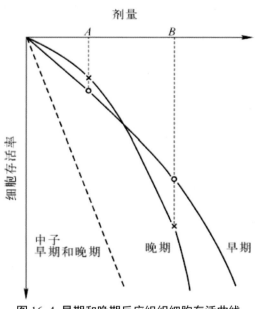

图 16-4 早期和晚期反应组织细胞存活曲线

1. SLD 修复的影响因素　SLD 的修复受许多因素的影响，其主要因素有：① 放射线的质：低传能线密度（lineal energy transfer，LET）射线照射后，组织细胞存在 SLD，高 LET 射线照射后细胞不存在 SLD，因此无 SLD 修复；② 细胞群的增殖状态：未增殖的细胞几乎不存在 SLD 的修复；③ 细胞的氧合状态：氧合状态好的细胞比乏氧细胞修复能力强。

图 16-5A 中所示，如果剂量在一定的时间间隔分割成 2 次，由于每个分割曲线都在肩区，细胞存活增加。在图 16-5B 中，随着 2 次照射间隔时间增加，时间间隔从 0 h 到 2 h，由于亚致死性损伤修复导致存活增加。细胞周期长或未进入细胞周期的细胞，分割时间超过 2 或 3 h，细胞周期没有显著的增加。在快速分裂细胞群中，细胞存活由于再分布导致下降。

2. SLD 修复在肿瘤患者放疗的应用　SLD 的修复一般需要 30 min 到数小时。在实际中，常应用 SLD 半修复时间来表示不同组织细胞的修复速率。目前，临床上超分割照射时，通常采用 2 次照射间隔至少 6 h，有利于正常组织的 SLD 修复。

大分次剂量对晚反应组织更为有害。例如，两个不同的分次治疗方案得到同样的急性反应，其中一个用大的分次剂量，而另一个分次剂量较小，则大分次剂量方案的晚期反应将更为严重。这种不同的分次治疗方案，在许多临床试验中可观察到。

除增殖慢的肿瘤外，用较小的分次剂量有可能得到治疗效果，持续较低的分次剂量可使晚反应正常组织比早反应正常组织及肿瘤组织受较少的损伤。在超分割治疗方案中，晚反应组织的"耐受"剂量比在标准治疗方案时大，即晚反应组织和肿瘤之间的治疗差异会加大。例如，需用 2 次 1.2 Gy 照射，以达到对某一晚反应组织 1 次 2 Gy 照射时的效应；但只要用 2 次 1.05 Gy 照射，就能在呈急性反应的肿瘤内得到 1 次 2 Gy 照射的效应。这样，治疗获得将是 1.2/1.05 = 1.14。在这个例子中，在没有增加晚反应组织的生物有效剂量的情况下，用超分割治疗相当于把对肿瘤的效应提高了 14%，但同时将对早反应组织的生物效应也增加了 14%。这种早反应必须是正常组织能耐受的；否则，就要采取措施，减少早反应（如通过延长治疗总时间，以便给存活细胞更多的再增殖）的发生。如果肿瘤也有再增殖的可能，则这种折衷的办法将会减少治疗效果。

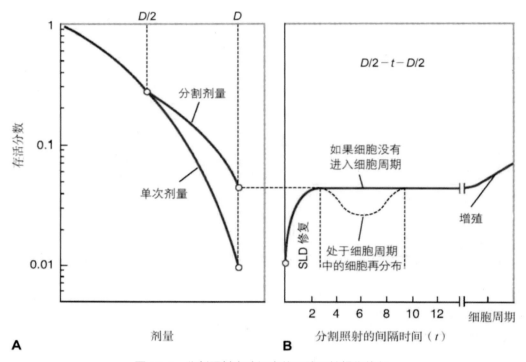

图 16-5　分割照射实验证实的亚致死性损伤修复

另一种影响分次照射反应中的生物现象是 PLD 的修复能力。PLD 的修复主要发生在非增殖细胞中，表现为低 LET 射线照射后经过一定条件和时间细胞存活率增高。PLD 修复和临床放射效应有一定的关系，如黑色素瘤和骨肉瘤等放射不敏感肿瘤的 PLD 修复比乳腺癌强。分裂快的细胞不存在 PLD 修复，高 LET 射线照射 PLD 修复也不明显，但 G_1 期比率高的细胞 PLD 修复较明显。在增殖慢的组织中，如肺组织，尚有另一种修复方式，即慢修复。

3. 基因影响癌症放疗效果　2020 年 8 月，瑞士伯尔尼大学 Rottenberg 领导的团队在 *Cell Rep* 杂志发文，使用基因测试方法，并与荷兰癌症研究所密切合作，现已鉴定出在这一过程中起重要作用的基因。放疗的目的是破坏癌细胞的 DNA，其中包含导致不受控制生长的基因突变。因此，通过破坏癌细胞的 DNA 可以达到阻止肿瘤的生长的目的。但是，癌细胞也具有修复 DNA 损伤的工具。癌症患者由于在 DNA 修复方面存在根本差异，使其出现不同的治疗效果。研究者使用基因筛选研究癌细胞的自我修复能力。在此过程中，发现了一个关键的基因差异：如果癌细胞中缺少某些修复基因，如

ERCC6L2基因，则在放疗后将无法自我修复。研究者随后在动物模型以及人类细胞中证明这一点。如果这些基因受到抑制，则放疗很有可能成功。

（二）肿瘤细胞周期时相的再分布

细胞处于分裂周期内不同时相，放射敏感性不同，S期细胞对射线较抗拒，而M期和G_2期细胞对射线敏感。电离辐射作用后，将对细胞周期进程产生影响，经常看到的现象为有丝分裂延迟（mitotic delay），出现细胞周期时相的再分布。电离辐射所致细胞有丝分裂延迟的特点是具有可逆性和明显的剂量依赖性，可见于各种哺乳动物细胞。辐射通过诱导细胞周期G_1阻滞、G_2阻滞、S期延迟及S/M解耦联，从而影响细胞周期进程。这种细胞周期进程的阻滞可能为细胞SLD的修复提供了机遇，修复后进入下一细胞周期。

当肿瘤受到2 Gy照射后，选择性地杀伤处于比较敏感时相的细胞，使最初是非同步化的细胞群将成为相对同步化的对射线比较抗拒的细胞群。当这些相对抗拒的存活细胞重新恢复其分裂周期活动时，又可进入比较敏感时相。肿瘤内的增殖细胞一次分裂到另一次分裂，其增殖速度有很大的变化，这种进程速率的不同使部分同步化细胞向不同步的混合群再分布，其结果随时间延伸；与放射结束时相比，细胞群又有了很大比率的敏感细胞。因此，分次照射可使照射后存活的肿瘤细胞通过细胞周期内的再分布而产生"自身敏感"，从而提高治疗效果。但在晚反应正常组织内，非增殖的靶细胞却无此现象。

一般认为，肿瘤分次放射治疗中，存在处于相对放射抗拒时相的细胞向放射敏感时相移动的再分布现象，这有助于提高射线对肿瘤细胞的杀伤效果；如果未能进行有效的细胞周期时相再分布，则有可能成为放射耐受的机制之一。因此，深入探讨射线对细胞周期时相再分布影响的规律和机制，将有利于设计合理的肿瘤放疗方案，提高放疗杀伤肿瘤细胞的疗效。

（三）乏氧细胞的再氧合

当肿瘤体积很小，即直径<1 mm时，肿瘤内细胞充分氧合，没有乏氧细胞。但肿瘤增长超过这一数值，便会处于乏氧状态。研究显示，当一次大剂量照射后，肿瘤内氧合好的细胞明显减少。同时，由于对放射的相对抗拒，乏氧细胞的减少程度较小。照射刚结束时，乏氧细胞比例上升到几乎接近100%。随着时间的推移，细胞从乏氧转向氧合好的状态，乏氧细胞比例又下降到肿瘤照射前的水平，有时甚至更低，这一现象称为乏氧细胞的再氧合。这种乏氧细胞再氧合现象的存在为肿瘤分次放射治疗提供了重要的理论基础。分次照射将为肿瘤乏氧细胞提供再氧合的机会，从而采用分次放射治疗方法使其乏氧的肿瘤细胞不断的氧合，并逐步杀灭再氧合的肿瘤细胞。

Van Putten和Kallman测定了小鼠移植肉瘤中乏氧细胞的比例，发现此肉瘤中乏氧细胞的比例约为14%。当肉瘤在整体条件下连续5 d分次照射（每次1.9 Gy），结束后第3天取出肿瘤，测得其乏氧细胞的比例为18%。当肉瘤接受连续4 d同样剂量分次照射，结束后次日测得肿瘤中乏氧细胞的比例为14%。以上实验表明，分次照射结束时肿瘤中乏氧细胞的比例与未照射肿瘤中乏氧细胞的比例大体相同。说明在分次放疗的过程中，肿瘤中的乏氧细胞得到了再氧合，否则照射后测得的乏氧细胞比例则会大大增加。分次照射后乏氧细胞变成为氧合细胞的现象称之为乏氧细胞再氧合。可用图16-6描绘肿瘤乏氧细胞再氧合的过程。X射线照射后肿瘤中的含氧细胞由于对辐射敏感而被杀死，而乏氧细胞则否，此时全部肿瘤细胞为乏氧细胞，在下一次照射之前将有相当比例的乏氧细胞再氧合，而被下次辐射杀死，这个过程重复多次，经过多次分次照射，肿瘤细胞将被全部杀灭，达到治愈目的。

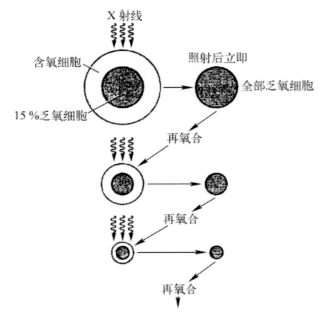

图 16-6　肿瘤乏氧细胞再氧合示意图

乏氧细胞再氧合在肿瘤放射治疗中有着重要意义，如果人类肿瘤细胞的再氧合过程也如所研究的大多数动物肿瘤一样迅速而有效，那么长时间分次放射治疗可能是战胜人类肿瘤中乏氧细胞极其有效的方法，这将给肿瘤患者带来新的希望。乏氧细胞再氧合是临床肿瘤放射治疗中，小剂量分次照射方案制定的重要的细胞学基础。实践证明，在总照射剂量相同的情况下，分次照射比单次照射更有效地杀伤肿瘤细胞，因为在2次照射间隔时发生的再氧合过程，使辐射敏感性低的乏氧细胞逐渐变成对辐射敏感的含氧细胞。目前，对人体肿瘤组织的再氧合研究尚不足以为临床的分次照射治疗提供最佳方案。但在临床实践中，许多肿瘤在给予60 Gy分30次照射（每次2 Gy）后得到根治的事实，有力地证明了乏氧细胞再氧合的存在与其在放射治疗中起的作用。

（四）肿瘤细胞的再增殖

已有研究表明，存活肿瘤克隆源的加速增殖可以发生在治疗期间。图16-7表示大鼠横纹肌肉瘤的生长曲线。曲线1是未照射的肿瘤生长曲线。曲线2为用300 kV X射线20 Gy照射后，肿瘤生长开始停止，然后缩小；但照射后12 d，肿瘤又获得与未受照射肿瘤相近的生长速度。图中b部分表示照射后，用体外克隆形成实验，测定取自受照射肿瘤细胞的生存能力，照射后克隆形成细胞的存活率立即降至1%，并一直保持到照射后4 d，然后肿瘤克隆形成率迅速呈指数上升，而同时间受照的肿瘤仍然缩小。至照射后 12 d，克隆形成率回复到 1，此时全部肿瘤细胞均有活力，受照的肿瘤又以原来速度生长。这个例子说明，即使受照射的肿瘤仍在退缩，肿瘤内的细胞再增殖反应已经发生，这种作用是肉眼见不到的。

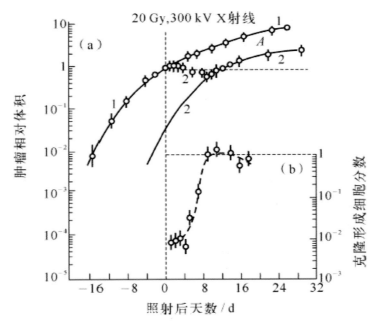

图 16-7　移植的横纹肌肉瘤的生长曲线
图中，a. 照射后肿瘤生长速度；b. 照射后肿瘤细胞的生存能力

人类肿瘤再增殖的表现为，当治疗总时间延长时，肿瘤的复发率增加。肿瘤的再增殖可表现在头颈、膀胱、皮肤的炎性乳癌和恶性黑色素瘤的治疗中。即使生长很慢的基底细胞癌，当治疗时间延长时，也有再增殖现象。前列腺癌是一个例外，没有再增殖表现。

对根治性放射治疗，肿瘤再增殖的临床意义如下：① 不必要的延长治疗时间对治疗不利，如每周 5 次，每次 1.8 Gy 照射比每次 2.0 Gy 照射效果差，只有当正常组织急性反应过于严重时，可以考虑 1.8 Gy/ 次的分次照射；② 如果由于急性反应严重，治疗期间必须有一个间隔，间隔时间应尽量短；③ 如果不能缩短总的治疗时间，分段照射治疗不是好的治疗设计；④ 由于非医疗原因治疗间断（如机器故障，节假日等），有时需要追加治疗，根治性的治疗病例可以 1 d 内给 2 次治疗；⑤ 增殖快的肿瘤必须快速治疗。对于增殖指数很高的肿瘤，不论其生长速度如何，要进行加速治疗。事实上，所有的肿瘤治疗应该尽快完成，因为在治疗期间，即使再增殖表现不明显，肿瘤也都存在增殖现象。即使肿瘤在治疗期间消退，也不表明不存在增殖的可能，这是由于细胞丢失因子很高的缘故。实际上，往往是消退很快的肿瘤，发生再增殖也快。

二、分次放射治疗的原则和剂量率效应

分次放射治疗的原则主要阐述剂量分割的原则和分次照射计划调整的原则。另外，在正确认识肿瘤及正常组织在生物学上的剂量率效应特点，对合理进行近距离治疗具有重要意义。剂量率效应在近

距离放疗中的影响比起外照射更明显。临床实践表明，两种相同剂量分布的治疗方案可能由于剂量率的不同而产生完全不同的疗效，这表明剂量率的作用绝不仅仅是个简单的物理剂量问题，而涉及复杂的放射生物学范畴。

（一）分次放射治疗的原则

1. 剂量分割的原则　目前，临床上常用的剂量分割（dose fraction）方式有常规分割、分段放射治疗、超分割、后程加速超分割、连续加速超分割和大分割6种。

（1）常规分割：这是目前临床广泛采用的一种照射方式，即每日照射1次，每次1.8～2.0 Gy，每周5次，总量65～75 Gy。

（2）分段放射治疗：这是将其治疗过程分为两段，每周5次，每次1.8～2.0 Gy，每段约3.5周，两段之间休息2～3周，总剂量65～70 Gy。肿瘤在照射过程中存在加速增殖现象，因此，照射过程中不但要消灭原先存在的肿瘤细胞，同时要消灭放疗过程中加速增殖的肿瘤细胞。分段治疗延长疗程，而总剂量并未增加，不利于彻底消灭肿瘤，使局控率降低。目前，这种分段放射治疗方式已很少采用，仅用于年老体弱及一般情况欠佳等姑息放疗患者。

（3）超分割：正常晚反应组织对单次剂量依赖性大于肿瘤等早反应组织，增加照射的分割次数同时，减少分割照射剂量，可在相同时间内给肿瘤组织相对较高的剂量照射而不增加正常组织的放射损伤，又可通过细胞在周期时相的再分布，将在细胞周期敏感时相的瘤细胞被射线致死，从而提高治疗比。超分割照射是采取每周连续照射5 d，每天照射2次，两次相隔6～8 h，1.1～1.2 Gy/次，2.2～2.4 Gy/d，总量在7周内可达到76～82 Gy（68次左右）。

（4）后程加速超分割：后程加速超分割方式主要用以克服肿瘤干细胞在放射治疗期间加速再增殖的现象，前半程给予常规分割照射，每日2 Gy，每日1次，每周5 d；在剂量达到48 Gy/4周时，改为每日2次，每次1.2～1.5 Gy，2次照射间隔 ≥ 6 h，总照射剂量为78 Gy/6周。这一照射方式在临床亦有应用，近期疗效较为满意，无瘤生存率有所提高，治疗效果优于常规放疗，但晚反应有增加的可能。

（5）连续加速超分割：在放射治疗期内，尤其是放疗开始的前4周左右，肿瘤干细胞的加速倍增与总的治疗时间延长，对头颈部肿瘤局部控制有十分重要的影响。近年来，一些文献报告，头颈部肿瘤临床治疗采用连续加速分割照射，即每周6次或7次照射，每次剂量1.8～2.0 Gy，总剂量为66 Gy，已取得良好的结果，在鼻咽癌的治疗中采用这一照射方式也得到较好的疗效。但这种剂量分割方式可引起急性不良反应的增加，需及时有效地对症处理和防治并发症的出现。

（6）大分割：目前，随着立体定向放射治疗技术的发展，单次大剂量照射成为一种常用的治疗模式。例如，治疗脑转移瘤时，可根据肿瘤体积的大小，给予单次6～8 Gy照射，照射4～5次；或单次给予20～24 Gy照射。

（7）乳腺癌术后1周放疗有效：2020年5月，英国伦敦癌症研究所 Bliss 等研究者在 *Lancet* 杂志发文，发现手术后的早期乳腺癌患者，以更短时间但更大的每日剂量进行为期1周的放疗5次，与标准的 3 周 15 次治疗一样安全有效。缩短疗程，安全有效。该试验从英国 97 家国民保健服务（National Health Service，NHS）医院招募患者。

以前，乳腺癌术后患者曾在 5 周内接受 25 次每日剂量的放射治疗。10 多年前，由 Yarnold 领导的英国临床试验，在 3 周内将标准治疗剂量降至 15 次照射。在 2011 年至 2014 年间，研究者从英国 97 个中心招募 4096 例接受乳腺癌手术患者，将其随机分配到三种治疗方案中的一种。三分之一的参与者在 3 周内接受 15 次每日剂量的标准计划，总剂量为 40 Cy。其余患者被分成两组，每组在 1 周内接受 5 次治疗，总剂量为 26 Gy 或 27 Gy。该研究收集了治疗后的详细信息，包括患者和卫生专业人员对不良反应的评估。放疗后 5 年，同一乳腺癌复发的风险非常低，3 个治疗组之间相似。与标准的 3 周计划相比，26 Gy 的 1 周计划的长期不良反应是相似的。因此，1 周 5 次，共照射 26 Gy，可为大多数乳腺癌患者的新标准。

2. 分次照射计划调整的原则　每周 5 次，每次 2 Gy 的常规分割治疗方法，虽然应用多年，但对每个具体肿瘤患者并不一定是最佳的治疗方案。因此，需要调整分次治疗计划，以适合各种不同临床情况肿瘤患者的治疗。

能够影响剂量分次的生物因素归纳如下：① 增殖慢的晚反应组织比早反应组织在由 SLD 累积引起的细胞死亡上更明显；② 早反应组织有很大的再增殖能力；③ 肿瘤再增殖反应发生的时间和速率变化很大；④ 在分次照射之间，细胞周期的再分布在增殖组织引起增敏作用，而对非增殖组织无作用；⑤ 在所有剂量范围内低氧影响肿瘤细胞的放射反应，但在低剂量区较小；⑥ 常规分割治疗期间细胞再氧合是迅速的；⑦ 晚反应组织 SLD 修复比早反应组织持续时间长；⑧ 如果放射治疗不是每天进行，再增殖可以很快发生。

调整分次类型有 4 种方法，分次剂量可以增加或减少，整个疗程延长或缩短。对不同类型的变化，具体讨论如下。

（1）增加每次剂量：与常规分割治疗比较，如果每次剂量增加，达到同样早期反应的总剂量，能使晚期继发症更严重。由于大多数肿瘤是增殖旺盛的组织，有较高的 α/β 值，对射线反应与早反应组织相似，增加分次剂量不利于治疗。

（2）增加疗程：许多肿瘤表现为迅速的再增殖，如果疗程的延长超过了需要限制正常组织早期反应的时间，对肿瘤治疗不利。

（3）超分割治疗：由于每次剂量减少，治疗次数增加，能够使晚反应正常组织和早反应肿瘤组织之间反应差别加大。分次间隔的增加，通过细胞周期的再分布，使肿瘤组织增敏，而对不增殖的正常组织无影响。

超分割治疗主要用于增殖较快的肿瘤治疗，以减少晚反应组织的损伤。对增殖慢的肿瘤增益不大，超分割治疗可能给患者带来不便和负担。因此，对某些敏感肿瘤，如淋巴瘤和精原细胞瘤，由于治疗的总剂量不会超过正常组织耐受量，则不需采用超分割治疗。

超分割治疗时，由于每次剂量较小，对于晚反应组织每日 1 次 2 Gy 照射，相当于每次 1.2 Gy，每日照 2 次，每日剂量增加 20% 的等效剂量。而对肿瘤组织的等效剂量是 1.05 Gy，每日 2 次，治疗增益 1.2/1.05 = 1.14；即在不增加晚反应正常组织生物有效剂量的情况下，增加肿瘤生物有效剂量14%。但对早反应正常组织有效生物剂量也增加14%，这将提高肿瘤控制率，对急性反应不耐受情况下，需要延长总疗程，这会使治疗增益减少。

每日2次照射的间隔时间应尽可能长，不应少于4 h，最好超过6 h。因为晚反应组织SLD修复需6 h，而早反应组织在3～4 h内即可完成SLD修复。

（4）加速治疗：加速治疗即缩短整个疗程，其目的是在治疗期间尽量限制肿瘤再增殖的潜力。可以采用增加每周照射次数的方法进行加速治疗，能够增加的总剂量的限度取决于照射野内早反应正常组织的耐受程度；也可以应用缩野的方法增加照射，以尽量减少正常组织的急性反应。例如，每次照射2 Gy，每周照射5次，可以用于主要的治疗范围；再通过缩野，每周增加1～2次照射，剂量为1.5～2.0 Gy/次。这个缩野增量的照射时间应与大野治疗最少间隔6 h。应用这种增量技术，使整个疗程减少7～14 d。由于肿瘤再增殖最大作用在治疗阶段后期，即使是缩短7 d疗程也是有利的。不提倡用增加每次剂量放射的方法进行加速治疗。

加速治疗主要适用于肿瘤生长迅速、再增殖潜力很大的那些患者，而一些具有高度增殖活性和高度细胞丢失的肿瘤最有可能呈现早期和迅速的再增殖反应。原则上，在正常组织早期反应可接受的情况下，治疗所有肿瘤都应以短的疗程进行，总剂量不应减少。但在肿瘤生长速度超过正常组织再生长时，使用加速治疗时减少剂量仍能产生治疗增益。

（5）加速超分割治疗：使用比常规分割治疗小的分次剂量和短的疗程完成治疗，其目的是兼得超分割和加速治疗两法优点。但在实际应用中由于正常组织的急性反应较重，治疗中间有短期休息。例如，治疗头颈部肿瘤时，可每次1.6 Gy，每日两次照射，共10～12 d，然后短期休息以利于黏膜再生。第二疗程剂量达38～40 Gy，总剂量70 Gy在35 d内可完成，疗程中黏膜反应可耐受。

（6）分段治疗：分段治疗有利于正常组织修复及肿瘤的再氧合，对年老体弱患者较为适合。但正如前述，延长疗程是不利于肿瘤控制。

综上所述，在放疗治疗中分次的基本原则是：需要使用的照射总剂量，应尽可能在短的总时间内给予，每次使用最小的实用剂量。

（二）剂量率效应与反剂量率效应

1. 剂量率效应　对于X射线或γ射线，剂量率是一定吸收剂量引起生物效应的主要因素之一。随着剂量率的降低，照射时间延长，一定剂量引起的生物效应是降低的。剂量率效应（dose-rate effect）是由长时间出现的SLD修复造成的，在放射治疗中非常重要。如图16-8所示，每次照射剂量（D1、D2和D3等）都平分成几个相等的剂量D，在分割时间有足够的时间进行SLD修复。每个分割照射的存活曲线都有肩区。折线F显示，将照射剂量分成许多相等剂量进行分割照射后的总存活曲线。这个存活曲线没有肩区，因为连续的低剂量率（LDR）的照射可被看做分成无数小剂量照射，在这种情况下存活曲线没有肩区，并且比单次急性照射要平稳。

放射可以按其剂量率效应的不同分别称为急速照射、慢速照射和迁延性照射。急速照射是指剂量率在 2 Gy/min 以上照射。在多数真核细胞系统中，有生物学意义的照射剂量将在数分钟内给完，在照射过程中极少发生或不发生 DNA 单链断裂的修复，也看不见剂量率效应。慢速照射是指剂量率低于 2×10^{-3} Gy/min，在多数真核细胞系统中，有生物学意义的照射剂量将需要数小时才能给完，DNA 单链断裂的修复大致是完全的。介于急速和慢速之间的是迁延性照射。

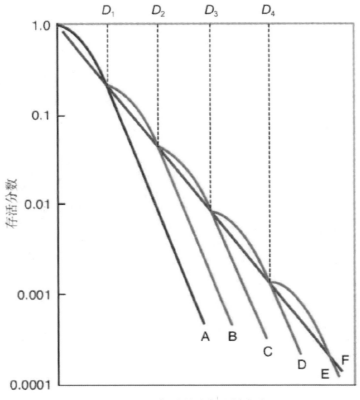

图 16-8　理想化的分割照射实验

2. 反剂量率效应　与剂量率效应对应的是反剂量率效应（inverse dose–rate effect）。研究证实，降低剂量率可能增加细胞死亡，即反剂量率效应。如图 16-9A 所示，照射 HeLa 细胞的剂量率从 1.54 Gy/h 降低至 0.37 Gy/h 时，细胞杀伤效应增强，即 LDR 损伤几乎与急性照射的损伤效应相同。图 16-9B 给出说明，在剂量率约 0.37 Gy/h 时，细胞趋于通过细胞周期，阻滞在 G_2 期，是细胞周期中的辐射敏感期。在高剂量率时，细胞停留在照射开始时所处的细胞周期；在低剂量率照射时，细胞继续周期进程。

从剂量率效应和反剂量率效应中可以理解，在大剂量率急性照射时，其存活曲线开始有一个明显的肩区；随着剂量率的降低，照射时间的延长，越来越多的 SLD 在照射时得到修复，曲线斜率趋向固定。在某些细胞系，随着剂量率进一步降低，细胞通过周期进程阻滞在 G_2 末期。G_2 期是辐射敏感期，因此，其存活曲线再次变陡，这是反剂量率效应。剂量率进一步降低，使细胞通过 G_2 期阻滞点，并发生分裂。如果剂量率足够低，照射时间长于细胞分裂期，在照射期间就会发生细胞增殖。这是由于细胞生长趋于抵消细胞死亡，可能导致在剂量率逐渐降低时生物效应也进一步降低（图 16-10）。

（三）近距离放疗的剂量率效应

近距离放射治疗也称内照射，是将密封放射源通过施调器或输源导管直接或间接放入或植入到患者肿瘤部位进行照射，其基本特性是放射源可以最大限度地贴近肿瘤组织，使肿瘤组织得到有效的杀伤剂量，而周围的正常组织受量较低。

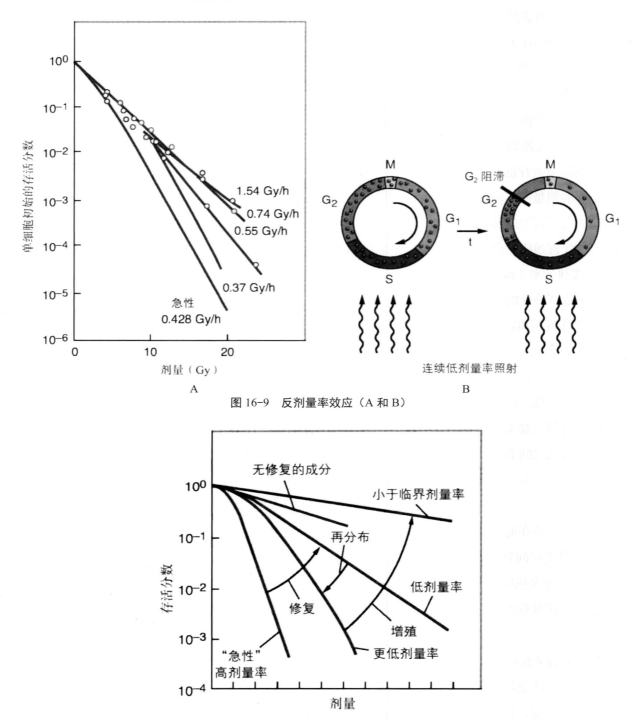

图 16-9　反剂量率效应（A 和 B）

图 16-10　亚致死性损伤修复、细胞周期再分布和细胞增殖所致的剂量率效应

据史料记载，1901 年皮埃尔·居里向亨利亚历山大·当洛提议，将放射源植入肿瘤，可使肿瘤缩小。

在 20 世纪初，巴黎居里研究所的当洛及纽约圣路加纪念医院的罗伯特阿贝率先开始应用近距离治疗技术。近距离治疗兴起之初，在欧洲及美国引起了反响。但到 20 世纪中叶，由于放射源的手工操作会对操作者造成有害的照射，近距离治疗的利用率逐渐下滑。然而，随着远程后装系统的发展，治疗时放射源从一个带屏蔽的储源罐中进出；以及在 20 世纪 50、60 年代新放射源的应用，大大降低操作者及患者接收有害照射的风险。随着操作技术的最新进展，近距离治疗成为一种安全、有效的治疗方式，可适用于多种癌症类型。

近年来，随着三维成像技术、计算机化的治疗计划系统和治疗设备（放射源、后装治疗机和施源器）的不断发展，近距离放疗已经应用于全身各类肿瘤的治疗。近距离放疗根据照射方式的不同，主要分为腔内（管内）照射、组织间插植、粒子植入、敷贴照射和术中照射等。根据放射源在人体内置放时间长短，近距离放疗又可分为暂时性植入和永久植入两类，后者常称为放射性粒子植入。

1. 近距离放疗的剂量率　近距离治疗的低、中和高剂量率范围：① 低剂量率：ICRU38 号报告（1985年）定义的剂量率范围为 0.4 ~ 2 Gy/h，ICRU89 号报告（2013 年）将其范围更改为 0.4 ~ 1 Gy/h，低剂量率的近距离治疗通常适用于口腔癌、咽癌、肉瘤和前列腺癌等；② 高剂量率：剂量率范围为 > 12 Gy/h，治疗宫颈癌、食管癌、肺癌、乳腺癌和前列腺癌等；③ 中剂量率：剂量率范围为 2 ~ 12 Gy/h；④ 脉冲式剂量率（pulsed dose rate，PDR）：近距离放疗包括短时脉冲式照射，通常每次治疗 1 h，以模拟低剂量率治疗的总剂量率及疗效，可治疗妇科及头颈部肿瘤。

在实施近距离治疗中，插植源周的不均匀照射体积会产生不同的放射生物效应。靠近源的部位剂量率高，对细胞的杀灭类似于急速照射的存活曲线。随着细胞距源的距离变远，在较低剂量率处的细胞会不太敏感，在插植照射期间累积剂量率也将下降。这两个因素会导致随源距的不同在细胞杀灭方面非常快的变化。组织内（肿瘤或正常组织）靠近放射源部位的细胞杀灭水平很高，不管敏感还是不敏感的细胞都会被杀灭，而距源稍远的细胞效应又会很低甚至可能那些最敏感的细胞也会存活。在这两种极端情况之间会有一个临界带，在此将会发生不同水平的细胞杀灭。对任何既定水平的放射敏感性而言，在数微米的照射距离内将会出现局部控制率从高到低的峭壁样变化。

为了防止高剂量率治疗可能引起的治疗增益比的下降，目前可应用两种方式：① 脉冲式剂量率治疗：其特点是在低剂量率连续照射总时间基本相同的时间内，以 1 h 为一时段，每次治疗实施约 10 min 左右，其他时间处于无照射状态，以使高剂量率的生物学效应接近或等效于经典低剂量率连续照射；② 高剂量率分次照射：其目的也是使其生物效应能尽量接近经典低剂量率连续照射的生物学效应。

2. 近距离放疗的高、低剂量率

（1）近距离放疗的高剂量率：从放射生物学角度可解释：① 短时间内大剂量照射增加了晚反应正常组织亚致死损伤的积累；② 瘤体内存活的乏氧细胞的比例会增加，这是由于两次照射的间隔变小，产生再氧合条件受限的缘故。临床实践表明，单次量 3 Gy 外照射效果不如 2 Gy 外照射；但对近距离治疗却可以承受，原因是外照射的治疗体积（TV）通常比近距离治疗大。临床经验表明，高剂量单次近距离照射是不可取的，但单次量为 5 ~ 7 Gy，治疗时间长达几周，尚能耐受。

总体上说，采用高剂量率（HDR）对肿瘤做几次大剂量照射的生物效应不如低剂量率（LDR）照射，因其趋向于产生较严重的晚期反应，加上疗程长，肿瘤的再增殖因素也变得明显，不适用于宫颈癌之类的肿瘤治疗。不过，HDR有其优点，特别是应用于姑息的肿瘤患者治疗。另外，为了增加治疗范围，HDR腔内放疗可代替LDR腔内放疗，通常给予3~12次放疗，保护了正常晚反应组织；同时，HDR治疗仅持续几分钟，可保证重要的正常组织受照剂量更低。

（2）近距离放疗的低剂量率照射：对于分次照射，当分次数增加时，剂量率降低，分次剂量减小，但总等效剂量增加。如果只考虑治疗过程中的修复效应，忽略再增殖效应，等效剂量值将从单次急速照射剂量增至分次量非常低时的照射剂量，这时细胞杀伤仅存直接致死方式。这一剂量变化范围与近距离治疗剂量率由很高向很低变化时效果相同。^{125}I粒子持续低剂量率照射较单次照射、分次照射能够诱发更多人喉鳞癌Hep2细胞出现DNA损伤、引起持续的G_2/M期阻滞、诱导细胞凋亡并抑制细胞的再增殖。

3. 短期、永久和脉冲近距离照射

（1）短期近距离照射：短期近距离治疗是指在放射源撤回前停留一段固定的时间（一般是几分钟或几小时）。具体的治疗时间长短受许多因素影响，包括治疗剂量率、大小、肿瘤的类型和位置等。对于低剂量率及脉冲式剂量率近距离放疗，放射源通常要在治疗部位停留时间达24 h；但高剂量率近距离放疗，治疗时通常只有几分钟。

（2）永久近距离治疗：也称为粒子植入，是指将小的低剂量率放射性核素植入肿瘤或治疗位置，永久地留在体内，半衰期短，放射性逐渐衰减。几周或几月后，放射源释放出的放射性水平会趋近于零。永久性近距离治疗大多用于前列腺癌的治疗。

通常，植入放射源周围体积总剂量为160 Gy，在第1个为期60 d的半衰期内完成80 Gy的照射。^{125}I的相对效能为1.5，80 Gy照射相当于120 Gy的高能射线照射，具有很大的杀伤肿瘤细胞的能力。超过60 d照射，植入的放射源能否成功地杀伤肿瘤细胞，主要取决于克隆细胞的细胞周期，在快速增长的肿瘤中，长时间的照射期间，细胞分裂增殖会补偿照射引起的细胞杀伤；而对于生长慢的肿瘤几乎不存在这个问题。^{125}I的主要优势是发射的射线能量低（约30 keV），在肿瘤中的剂量分布有些不同；在治疗区域外剂量迅速减低，使远离植入源的部分剂量明显降低。

（3）脉冲照射：高剂量率近距离放疗的一个衍生分支是脉冲照射，是指用分次数量多，但单次剂量小，间隔时间短（1 h左右）的照射，这种超分割照射与LDR连续照射相类似。每天24次，0.5 Gy/次的PDR照射与每日剂量12 Gy、剂量率为0.5 Gy/h的连续照射等效。

三、多分次照射存活曲线

一、细胞存活及与死亡的区别

1. 细胞存活　细胞存活曲线（cell survival curve）是用来定量描述辐射吸收剂量与存活细胞数量的相关性的一种方法。同一种生物物质，在同一个实验中所观察的指标不同，可得到各种类型的剂量效应曲线。细胞存活曲线有其特殊的生物学含义和临床放射治疗意义，因为机体的放射损伤或放射致死，以及肿瘤细胞的放射杀灭和抑制，是生物个体或细胞受照射后各种效应的综合反映和最终结果，细胞存活曲线是定量研究细胞增殖能力，分析各种因素（包括电离辐射）对细胞增殖效应影响的科学有效的方法之一。

2. 细胞存活和死亡的区别　一般认为，对于已分化不再增殖的细胞，如神经细胞、肌肉细胞或各种分泌细胞，只要丧失其特殊功能，便可认为其死亡。而对增殖性细胞，如造血干细胞、肿瘤细胞或离体培养细胞，只有在其丧失完整的增殖能力，也即失去持续增殖能力时，才被认为细胞死亡。放射生物学规定，鉴别细胞存活的唯一标准是照射后细胞是否保留无限增殖的能力。一个细胞受照射后，形态完整无损，具有生理功能，有能力制造蛋白质或合成 DNA，甚至还能挣扎通过一次或几次有丝分裂；但是，由于其已经失去了无限分裂和产生大量子代的能力，故依然被看成是死亡的细胞，这种死亡被称为增殖性死亡。反之，受照射细胞保留完整的增殖能力，能无限分裂产生大量子细胞，形成一个集落或克隆的细胞，则称为存活细胞，也称为克隆源性细胞。

（二）细胞存活曲线涉及的问题和特点

1. 细胞存活曲线涉及研究放射生物学的问题　细胞存活曲线主要用于研究以下诸方面放射生物学问题：① 各种细胞与辐射剂量定量关系；② 比较各种因素对细胞放射敏感性的影响；③ 观察有氧与乏氧状态下细胞放射敏感性的改变；④ 观察各种辐射增敏剂的效果，或放射治疗合并化学药物治疗肿瘤的作用，或放射合并增温治疗的作用；⑤ 比较不同 LET 射线效应；⑥ 研究细胞的各种放射损伤（致死性损伤、潜在致死性损伤和亚致死性损伤）以及损伤修复的放射生物学理论问题；⑦ 指导临床分次放射治疗肿瘤。

2. 细胞存活曲线在分次照射的特点　在分次照射中，每一次照射都需要一定剂量用于重建细胞存活曲线上的肩区。随着等剂量照射次数的增加，细胞存活将等比例减少。一组等剂量分次照射的剂量 - 效应关系也是对数关系。当在半对数坐标上绘图时，存活曲线是一条直线，从任何剂量区外推均至 1。随着分次照射剂量的减少，多分次曲线斜率减少；如果每次照射剂量小到一定程度，亚致死性损伤近于完全恢复，所有死亡的细胞全由单击引起，此时的斜率达到一个极限值，即接近或等于 2。

多分次存活曲线的斜率可以用有效 D_0 表示（effective D_0，e^{D_0}），e^{D_0} 值比单剂量曲线 D_0 值大。由于分次存活曲线起始点为 1，所以任何总剂量的存活分数可简化为 $e - e^{D_0}$。如果已知单剂量的效应，就可以求得 e^{D_0} 值。例如，2 Gy 照射时细胞存活范围为 0.51 ~ 0.67，则可通过下式求出 e^{D_0} 值：

$$S = e - \frac{D}{e^{D_0}}, \quad 0.51 = e - \frac{2}{e^{D_0}}, \quad e^{D_0} = 3$$

$$067 = e - \frac{2}{e^{D_0}}, \quad e^{D_0} = 5,$$

即 2 Gy 分次照射时，为 3 ~ 5 Gy。

在不同细胞类型中，单次照射引起的细胞存活率差别，可由多次照射后扩大。例如，在 2 Gy 照射后，一组细胞存活率为 50%，而另一组为 60%；当几次照射后，细胞存活率的比率为 $(0.6/0.5)n$。由此式计算，当 $n = 30$，差别是 237 倍；$n = 35$，差别是 590 倍。从这个例子可以说明，由于不同组织有不同的放射敏感性，多次照射后细胞存活率可以产生很大的差别。但目前尚不能够用精确方法测量人类肿瘤细胞的存活率，以用于指示放射治疗过程的结果。

如前所述，分次放疗中影响细胞存活的生物因素有 4 个 "R"，如果这些影响都是恒定的，那么产生的多分次存活曲线是条直线，但斜率取决于每种因素对每次照射剂量反应影响的大小。随着放射治疗的进程，再增殖将随着时间产生不同的影响。

（三）不同 LET 辐射的细胞剂量存活曲线

如图 16-11 所示，照射后哺乳动物细胞存活曲线，图中是以中子或 α 粒子代表高 LET 的致密电离辐射，X 射线或 γ 射线代表低 LET 的稀疏电离辐射，其曲线符合线性平方模型。

中子或 α 粒子照射时，细胞存活分数是照射剂量的指数函数，曲线一开始就成直线，存活曲线只有一个参数，即斜率。X 射线照射时，细胞存活曲线呈连续弯曲型。有两个成分决定细胞死亡，一个成分与剂量（αD）成正比，另一个成分与剂量的平方（βD²）成正比。当 $\alpha D = \beta D^2$ 或 $D = \alpha/\beta$ 时，两个成分的杀伤效应相等，调节 α 和 β 系数对肿瘤放疗具有实际意义。

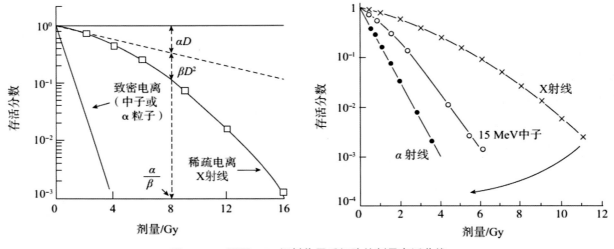

图 16-11　不同 LET 辐射作用后细胞的剂量存活曲线

2020 年 10 月，加利福尼亚大学欧文分校放射肿瘤学研究者在 *Clin Cancer Res* 杂志发文，利用超高剂量的放射治疗手段消除了小鼠的脑肿瘤，避免了通常由颅脑照射引起的主要不良反应。据报道，传统的放射治疗每次对肿瘤和周围正常组织接受几分钟的辐射，但闪光放射疗法只需几秒就能提供同样剂量的辐射。这一速度避免了许多通常在放疗后很久才会危及癌症幸存者的毒性，从而大大降低了炎症和认知损伤等副作用。

该报道指出，和传统放疗一样，研究者对剂量进行细分，把总剂量分成若干个疗程。利用闪光放射疗法发现，只要总放射剂量相同，以更快的速度放射，可以和传统方式一样有效地消除脑肿瘤。该报道还称，虽然上述研究着重于大脑，但闪光放射疗法也被用于治疗肺癌、皮肤癌和肠癌，仍可预防许多由辐射引起的并发症。该研究在几种类型的动物都取得了成功，包括鱼、小鼠、猪、猫和人。据报道，随着研究者已经证实这种方法行得通，世界各地的团体正在研发让闪光技术可以在诊所使用的机器。一款仪器正在美国和欧洲等待批准，弗策宁计划 2021 年初使用这款仪器在洛桑大学医院进行 2 次临床试验。

四、肿瘤放射治疗的免疫效应

近些年来，肿瘤免疫治疗在肿瘤治疗中起到重要的突破性进展，通过相关免疫机制的调节及肿瘤细胞与免疫系统的相互作用，为肿瘤治疗奠定了理论基础。Schreiber 等指出，肿瘤的生长及侵袭能力是由弱到强，而机体免疫功能是由活跃到沉默的过程；肿瘤的发生、发展以及治疗、预后等环节，均与免疫功能密切相关。

然而，近年来也有证据表明，肿瘤放疗与免疫效应关系密切。采用确切的放疗方案，与免疫治疗联合应用，能够诱导或调节全身免疫反应，有助于肿瘤的控制或炎性反应的发生。局部放疗能够激发全身、远位或照射野外的效应；同时，能够引起 DNA 损伤反应和免疫事件，包括抗肿瘤免疫机制和炎性反应的相互联系。因此，在肿瘤放疗中，既应注意不同放疗方案诱导的免疫效应，也应联合应用合理的免疫治疗方法，以便达到有效的治疗目的。

（一）分割和单次放疗的免疫效应

电离辐射是一种对肿瘤微环境的复杂调节因素，然而在常规放疗中不足以明显地诱导抗肿瘤免疫反应，因电离辐射也激活免疫抑制通路。在放疗时，引起体内辐射效应可能涉及分次照射次数、每次照射剂量和总剂量；并且，这 3 个变量的相互影响因肿瘤情况而定，即临床前和临床期间的应用。为了能够修复肿瘤旁正常组织的损伤，通常给予多次照射，每次 2 Gy。到目前为止，不同剂量和分次照射方案是否对抗肿瘤免疫反应具有特殊的影响，了解的尚少。

1. 常规分割放疗的免疫效应　有研究证实，肿瘤患者每次 2 Gy 分次照射的常规放疗，免疫功能可受到抑制。17 例前列腺癌患者给予编码前列腺特异抗原（PSA）的痘病毒疫苗，外照射总剂量 ≥ 70 Gy，每次 18～20 Gy。放疗后，8 例患者对 PSA 免疫反应降低，6 例稳定，2 例增强。因此，这种照射方案不能取得最佳的放疗效果。

2. 单次放疗的免疫效应　常规分次放疗剂量通过耗竭淋巴细胞而抑制免疫反应，但是局部单次高剂量照射肿瘤能够增强免疫反应。Hennel 等研究了不同放疗方案的单核细胞和频临死亡的乳腺癌细胞的相互作用。研究证实，与每天 2 Gy 分次 X 射线照射比较，单次 20 Gy 消融照射，可发生明显的凋亡、坏死和衰老细胞。这可能与免疫原性死亡有关，涉及细胞表面分子组分、可溶性介质的释放及信号转导等机制。另有研究者分析人单核细胞证实，在单次高剂量放疗时，诱导免疫反应增强而致肿瘤细胞免疫原性死亡，可能与诱导 κ 基因结合核因子（NF-κB）家族成员磷酸化的改变并维持和调节免疫功能有关，因为肿瘤受照后，可激活 NF-κB 通路，调节许多凋亡和抗凋亡基因的表达，并促使免疫 T 细胞、B 细胞和抗原提呈细胞（APC）发生和维持。NF-κB 家族成员磷酸化改变是 p53 非依赖的；但是，由于 DNA 损伤对共济失调毛细血管扩张突变基因（ATM）活化具有很强的依赖性，电离辐射促进 ATM

活化，并通过 NF-κB 必需调节因子（NF-κB essential modulator，NEMO）的磷酸化而致 APC 功能性成熟。有研究者推断，对于快速增殖、激素受体阴性和 p53 突变的乳腺癌，单次高剂量消融放疗可能是有效的。

3. 体外常规和低分割及单次照射的免疫效应　Kulzer 等用常规分割（5 × 2 Gy）、低分割（3 × 5 Gy）及单次高剂量（1 × 15 Gy）体外照射人结直肠癌 SW480 细胞，观察对来源于人单核细胞的树突状细胞（DC）免疫效应，其结果与体内观察的结果不一致，可能与体内和体外环境不一致而导致免疫反应不同的结果。实验用人未成熟 DC（iDC）与 3 种不同照射条件的肿瘤细胞共培养，但其后者悬浮于 iDC 之上。实验结果证实，iDC 与常规分割和低分割照射的肿瘤细胞共培养，分泌的免疫活性细胞因子 IL-12、p70、IL-8、IL-6 和 TNF-α 明显高于与单次高剂量照射或未照射的肿瘤细胞。此外，DC 成熟标记 CD80、CD83 和 CD25 也仅在分次照射的肿瘤细胞增高。而且，分次照射的肿瘤细胞引发 iDC 刺激 CD4$^+$ T 细胞。这些结果提示，常规分割和低分割照射快速诱导人结直肠癌 SW480 细胞死亡，这是由于免疫原性潜能所致，激发体外 DC 的成熟和活化。

（二）放疗引发肿瘤免疫效应的机制

1. 放疗诱导肿瘤免疫反应的新观点　自从放疗开始应用于肿瘤的治疗，人们已认识到电离辐射具有引起细胞死亡和炎症反应的特性。然而，近些年免疫学者才注意到电离辐射对肿瘤免疫的反应，并试图探讨其诱导和改善抗肿瘤免疫效应。常规放疗常被认为起到免疫抑制的作用，因此，阻碍其与肿瘤免疫治疗的联合应用。然而，电离辐射与免疫反应之间的关系，现在的认识比以往更为复杂、深刻，并且在应用放疗和免疫治疗方面积累了许多资料。例如，近年来的研究显示，对于高危前列腺癌经过放疗的患者无明显的淋巴细胞减少。此外，实验结果提示，放疗具有免疫刺激作用，引起肿瘤细胞死亡，加之抗原有效性和炎性信号的有关变化，能够影响淋巴细胞和树突状细胞的活化；并短暂地激活补体，在照射局部产生前炎症过敏毒素（anaphylatoxin）C3a 和 C5a，这是肿瘤对放疗反应的关键，同时刺激肿瘤特异免疫的产生。

2. 放疗引发肿瘤免疫反应的机制

（1）释放和恢复肿瘤免疫抗原：为了更好地控制肿瘤，可刺激宿主免疫系统，提高机体免疫功能，以达到治疗肿瘤的目的。但是，特异地刺激免疫系统不易获得成功，甚至在抗原性肿瘤也同样如此。研究者推测，如果对原位肿瘤进行消融性攻击，能够释放肿瘤抗原和危险的信号，将会增强抗肿瘤 T 细胞反应，破坏原发肿瘤残余的恶性细胞和远处转移。为此，研究者对实体癌提出了两项有效的原位消融治疗方案，能够用于杀伤原发性肿瘤，刺激抗肿瘤免疫反应。第一项治疗方案采用电化学消融，通过肿瘤内电极，传递单极脉冲电流；第二项治疗方案应用 α 发射器放疗（diffusing α-emitter radiation therapy，DαRT），通过反冲子代原子释放肿瘤内负载金属线的 ^{224}Ra。这些短寿命 α 发射原子播散在肿瘤，发射致死的 α 粒子。实验结果证实，这两种治疗方案能有效地杀伤各种动物和人恶性原发性实体瘤。这种肿瘤消融的后果，使肿瘤来源的抗原物质得到释放，激活全身 T 细胞依赖的抗肿瘤免疫反应。这些反应对抗续发肿瘤的攻击，杀伤仍存留原发肿瘤和远处转移的恶性细胞。这种抗肿瘤免疫反应可通过免疫辅佐剂 CpG 进一步放大。电化学消融或 DaRT 与免疫刺激剂联合应用能够作为实体转移瘤的治疗方案值得推广应用。

在肿瘤发生时，通过建立免疫抑制微环境，肿瘤可成功逃避免疫的调控。肿瘤局部放疗，可改变肿瘤与宿主的相互作用。许多研究指出，应用标准的放疗剂量，具有潜在的恢复肿瘤免疫抗原，使肿瘤转变为原位针对个体的疫苗。放疗诱导免疫抗原性肿瘤细胞死亡，促进树突状细胞与 T 细胞交叉提呈肿瘤来源的抗原。此外，放疗刺激趋化因子介导的效应 T 细胞在肿瘤的募集；并且，通过上调主要组织相容抗原、NKG2D 配体、黏附分子和死亡受体而促进 T 细胞的识别和杀伤。

（2）引发远隔抗肿瘤免疫效应：近年来，放射肿瘤学家已经开始观察在免疫治疗期间接受放疗患者出现的射野外反应，即远隔效应。远隔效应是指受电离辐射作用的细胞或组织，不仅对其本身产生效应，还可将辐射信号因子通过体液循环系统传递给远处的细胞或组织，引起新的效应，也称远位效应或远位旁效应。这种远隔效应是通过临床前肿瘤模型的实验获得的，是有生物学基础的。实验证实，电离辐射诱导肿瘤免疫原性细胞死亡和促进肿瘤微环境 T 细胞募集和功能，将肿瘤转变为原位的个性化疫苗。在远隔效应中，电离辐射的关键是与免疫检查点抑制剂的协同作用，即与靶向 T 细胞抑制性受体抗体（如细胞毒性 T 淋巴细胞抗原 4 和程序化死亡 1）的协同作用。电离辐射诱导抗肿瘤 T 细胞，以补偿免疫检查点抑制剂活性。

（3）维持肿瘤特异分子免疫性：除了电离辐射（X 射线）直接对癌细胞的靶效应，即诱导 DNA 损伤和细胞死亡，还存在间接的非靶效应，其效应大部分通过免疫系统介导。通过 X 射线诱导肿瘤细胞死亡的免疫原形成，包括被提呈的热休克蛋白 70、三磷酸腺苷和高迁移率族蛋白 B1（high-mobility group box 1）的免疫调节危险信号。这些效应通过固有免疫（自然杀伤细胞）和适应免疫系统（通过树突状细胞激活的 T 细胞）的细胞发挥特异抗肿瘤效应。

促进肿瘤免疫识别和 T 细胞浸润：放疗可维持肿瘤特异分子免疫性。放疗后，电离辐射促进肿瘤免疫识别，增强淋巴细胞浸润。在体外，20 Gy 照射各种肿瘤细胞系和活检肿瘤后，诱导癌睾丸（cancer testis，CT）抗原和主要组织相容性复合物Ⅰ（MHC-Ⅰ）高表达，并呈时间和剂量的依赖性。更重要的是，照射肿瘤细胞，可增强其肿瘤特异 $CD8^+$ T 细胞的识别。单次 30 Gy 照射小鼠结肠癌（免疫原性弱），可改变免疫受抑的肿瘤微环境，使 $CD8^+$ T 细胞肿瘤浸润增强及骨髓衍生的抑制细胞（myeloid derived suppressor cell，MDSC）丧失；这种改变依赖于抗原交叉 $CD8^+$ T 细胞、DC、IFN-γ 分泌和表达 CD40 配体（CD40L）的 $CD4^+$ T 细胞。

诱导或上调细胞表面分子：放疗后，诱导或上调细胞表面分子涉及细胞毒 T 淋巴细胞（CTL）的识别和（或）杀伤肿瘤细胞，包括 MHC-Ⅰ、Fas/CD95、细胞间黏附分子 1（ICAM1）和 NKG2D 配体。单次 10 或 20 Gy 照射，至少上调 91% 的 23 种人肿瘤细胞系的 1 种分子，说明肿瘤表型分子变化可能影响肿瘤免疫原性。电离辐射也能上调其他的分子，如 Fas、MH-Ⅰ 等，增强 CTL 杀伤肿瘤细胞的效果，使肿瘤退变。

诱导分子免疫原性细胞死亡：细胞受照后，发生程序性死亡，包括凋亡、坏死、自噬和有丝分裂灾难等。电离辐射可明显诱导免疫原性细胞死亡（immunogenenic cell death，ICD），其特点是促进树突状细胞摄入死细胞、肿瘤衍生抗原交叉提呈到 T 细胞以及激活抗肿瘤 T 细胞的 3 个分子信号：钙网织蛋白（calreticulin）暴露于肿瘤细胞表面、释放高迁移率族蛋白 B1 和 ATP。

诱导前炎性细胞因子和趋化因子的表达：肿瘤或正常组织受照后，诱导前炎性细胞因子和趋化因子的表达，电离辐射激活抗炎性通路，如单次 5 和 10 Gy 照射后，多效免疫抑制细胞转化生长因子 β（TGF-β）被激活。因此，肿瘤放疗后，可增强激活 TGF-β，并可能阻止抗肿瘤 T 细胞的发生及其功能。

（三）放疗与免疫治疗联合应用效应

1. 与树突状细胞联合应用　研究证实，放疗局部作用主要诱导 DNA 损伤，最后导致肿瘤细胞周期阻滞和细胞死亡；此外，放疗改变肿瘤细胞表型及其微环境，有助于诱导特异的和全身的抗肿瘤免疫反应。因此，在放疗的确切时间点附加免疫治疗，可促进抗肿瘤免疫反应。当分次放疗与树突状细胞联合应用时，由树突状细胞免疫介导的放疗所致的远位效应，可诱导免疫原性肿瘤细胞死亡；同时，产生了以自身肿瘤细胞为基础的疫苗，当与靶向免疫治疗因子联合应用时，放疗可引起抗肿瘤免疫反应。

2. 与 Toll 样受体 7/8 激动剂联合应用　有报道，放疗引起局部和全身抗肿瘤免疫，免疫治疗剂（包括 Toll 样受体 7/8 激动剂，TLR7/8 agonist）可增强免疫。实验观察了 3M-011（854A，一种 TLR7/8 激动剂）作为放疗的一种佐剂，可促进 DC 的抗原提呈活性；当与放疗联合应用时，明显诱导荷瘤（结肠直肠癌和胰腺癌）小鼠局部和全身免疫反应。通过体内和体外实验观察到，在肿瘤放疗中，NK 细胞和 CD8$^+$ T 细胞介导细胞毒效应，DC 显示关键的免疫效应。因此，TLR7/8 激动剂可能在放疗肿瘤抗原的免疫反应中具有潜在的佐剂作用。

3. 与检查点阻断剂联合应用　近年来，在很高免疫原性肿瘤进行检查点阻滞获得了成功。调节性 T（Treg）细胞密集于实体肿瘤，通过抑制抗肿瘤免疫反应可促进肿瘤治疗的发展。应用 Foxp3DTR 基因敲入小鼠，消除 Treg 细胞，使进展性原发和转移肿瘤得到明显的抑制，导致大量的凋亡性肿瘤细胞死亡。这种抗肿瘤活性依赖于 IFN-γ 因子和 CD4$^+$ T 细胞。当影像引导的立体定位放疗与抗程序性死亡 1（programmed death 1，PD-1）检查点阻断剂联合应用于荷瘤（B16-OVA）黑色素瘤或乳腺癌动物，可诱导内源性抗原特异性免疫。立体定位放疗荷瘤动物，发生抗原特异性 T 细胞和 B 细胞介导的免疫反应；当与 PD-1 阻断剂治疗联合应用时，或耗竭 T 蝌细胞，免疫刺激效应明显增强，抗原特异性 CD8$^+$ T 细胞增加，淋巴结的抗原交叉提呈增强，T 细胞进入肿瘤增加，局部肿瘤控制得到改善。

4. 与干扰素 γ（IFN-γ）因子联合应用　IFN-γ 因子是一种炎性细胞因子，如照射黑色素瘤后使其上调，具有对肿瘤细胞的直接细胞毒和抗增殖效应，以及刺激免疫系统适应反应，对抗肿瘤抗原，抑制肿瘤生长的作用。研究证实，IFN-γ 因子对放疗是必要的细胞因子。荷 Colon38 结肠腺癌小鼠，局部接受 15 Gy 照射，其肿瘤减小。在 ^{51}Cr 释放的实验中，由放射治疗肿瘤所获得的 T 细胞显示很大的溶解肿瘤细胞的能力，这一过程依赖 IFN-γ 因子，因 CD8$^+$ T 细胞是 IFN-γ 因子的主要细胞。提示，IFN-γ 因子在介导放疗的抗肿瘤效应中起到关键的作用。

5. 与 Hsp70 多肽复合物（Hsp70. PC-F）联合应用　热休克蛋白 70（Hsp70）是一种信号分子，

能够激活 DC 及 NK 细胞，肿瘤细胞可上调其分子表达。Hsp70. PC-F 是由 DC 和照射富集的肿瘤细胞融合而提取的，产生的伴侣疫苗用于治疗有肺转移瘤的小鼠。用 Hsp70. PC-F 疫苗产生 T 细胞介导的免疫反应，可明显增加 CD4 和 CD8 T 细胞增殖以及诱导效应性 T 细胞，能够靶向辐射抵抗的肿瘤细胞。更重要的是，通过放疗联合其伴侣疫苗，抑制原发肿瘤的生长，使肿瘤细胞转移到肺部的数量明显减少。这些结果表明，Hsp70. PC-F 疫苗能够诱导对辐射抵抗乳腺肿瘤细胞群的特异免疫。因此，与放疗互补，协同杀伤肿瘤细胞。

大量的体外和体内临床前研究证实，放疗能够增强肿瘤细胞的免疫原性，有效地与所选择的免疫治疗方法联合应用治疗成胶质细胞瘤、头颈部鳞状细胞癌（SCCHN）、非小细胞肺癌（NSCLC）和淋巴瘤等模型系统；并且，固有免疫系统细胞（如单核细胞、巨噬细胞和 NK 细胞）、相连的固有和适应免疫系统细胞（如 DC 和 NKT 细胞）以及适应免疫细胞（如 CD4$^+$ 和 CD8$^+$ T 细胞）可促进放疗和（或）放射免疫治疗的效果，提示 DNA 损伤反应是与固有免疫和适应免疫机制相连的。但也应注意到，除了以诱导肿瘤细胞死亡和激活抗肿瘤免疫观点所期望的效应，这种相互联系可能也导致放疗不良反应的发生，包括放射诱导的肺炎及其消退。

放疗激活免疫效应的重要问题是剂量效应关系，可出现不连续的方式，尤其当低剂量照射减弱急性或慢性炎症。在很高剂量范围内，关于诱导肿瘤细胞死亡和刺激免疫细胞募集反应，分次放疗方案明显不同于易损伤的单次剂量照射方案。此外，p53 状态、激素受体状态、功能性 ATM/ATR 信号以及更多的肿瘤细胞特性，影响照射肿瘤细胞的免疫性质，包括肿瘤细胞经受死亡的类型、诱导 NKG2D 配体及刺激单核细胞募集。

因此，未来主要的挑战是确定最佳的放疗剂量及最佳的分次照射方案，以及设计联合的免疫治疗策略。期待研究者将会提出一套有助于达到局部肿瘤控制的最佳放疗方案，伴随着长效刺激全身的抗肿瘤免疫治疗，同时避免不良反应的发生，获得更为理想的治疗肿瘤效果。

6. 靶向性的放射性核素疗法与免疫疗法相结合　美国威斯康星大学等机构研究者成功使癌细胞对机体自身免疫系统的攻击变得更加敏感。通过对小鼠研究，结合两种不同的技术，即利用靶向性放射性核素疗法（能够将低剂量核素的辐射直接运输至癌细胞）与免疫疗法（帮助机体免疫系统识别并破坏癌细胞）相结合。利用低水平辐射肿瘤组织，并使免疫系统能够更加容易地识别肿瘤组织。与传统的外束放射治疗（能以一种非靶向性的方法被运输到所有或大部分机体组织中）不同，靶向性放射性核素疗法主要能将放射性核素与能被肿瘤细胞所吸收的分子联系起来。研究者使用了一种放射性元素和一种特殊分子进行研究，这种特殊分子能模拟快速分裂的癌细胞中发现的一类脂质分子，同时还利用成像技术实现药物制剂精确地注射到机体中。

通过对小鼠研究发现，使用免疫疗法联合靶向性核素疗法要比单独使用任何一种方法都要强大。随后，进一步调查了不同免疫疗法制剂的组合如何帮助抵御癌症躲避宿主机体免疫系统的多种方式。比如，有些癌细胞能够关闭攻击它们的免疫细胞，研究者利用免疫检查点抑制剂阻断癌细胞中和宿主机体免疫细胞的能力，这样免疫细胞有了攻击肿瘤的机会。研究者进行的另一项研究则重点关注免疫细胞自身是如何被激活的，研究一种原位疫苗（in situ vaccine），即将免疫细胞吸引到肿瘤并对其进行激活，以便免疫细胞能够在肿瘤位点识别并杀灭癌细胞，这种技术能够训练免疫系统保留对特定癌症的记忆，其方式类似于针对感染性疾病的疫苗，能指导机体免疫系统识别诸如细菌和病毒等病原体（图16-12）。目前，研究者将前列腺肿瘤疫苗与靶向性核素疗法相结合的方式，并将这种协同方法应用到前列腺癌中，通过研究阐明是否靶向性放疗首先能够削弱肿瘤，从而使受刺激的免疫细胞在攻击前列腺癌细胞时能够更好地发挥疫苗性能。

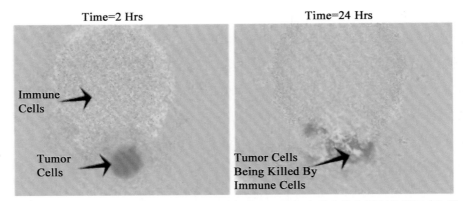

图16-12　将免疫细胞吸引到肿瘤并对其进行激活，以便在肿瘤位点识别并杀灭癌细胞

7. 放疗和免疫疗法通过清除髓外前体红细胞限制肿瘤进展　2021年2月，中国西安交通大学等机构和美国芝加哥大学等机构研究者合作在 Sci Transl Med 杂志发文，聚焦于髓外红细胞前体细胞（extra medullary erythroid precurser），即 Ter 细胞，能分泌神经肽 artemin。研究发现，局部肿瘤放疗、全身免疫治疗或这两种治疗方法结合，能够消耗脾脏中的 Ter 细胞，减少 artemin 的产生，限制局部照射的肿瘤和辐射场以外的肿瘤的进展。通过研究鉴定出的几种靶标可能潜在地改善放疗和免疫治疗后的结果。

这项研究使用动物模型和来自三组不同患者的样本，这些患者分别接受了放疗和化疗的联合治疗、免疫治疗和放射免疫治疗，用于治疗包括肺癌和黑色素瘤在内的各种癌症。经过 Ter 细胞耗竭、阻断 artemin 信号转导和免疫治疗的组合应用，使小鼠的肿瘤负荷得到加强控制。研究者指出，Ter 细胞耗竭依赖于完整的由干扰素 γ 介导的适应性免疫反应，靶向 Ter 细胞的 artemin 通路，增强了模型系统中免疫疗法的疗效。Ter 细胞数量的减少以及 artemin 和 artemin 信号伴侣表达的减少都与接受放疗、放射免疫治疗和免疫治疗的患者的疗效改善有关。研究证实，放疗或免疫治疗与肿瘤诱导的脾脏 Ter 细胞之间存在相互对立的调节作用。

8. 肿瘤细胞通过劫持 caspase-9 信号抑制辐射诱导的免疫反应　2020年5月，美国德克萨斯大学西南医学中心傅阳心和乔健等研究者合作在 Nat Immunol 杂志发文，肿瘤细胞通过劫持 caspase-9 信号，抑制辐射诱导的免疫反应。研究者发现，被辐射的肿瘤细胞劫持了 caspase-9 信号，以抑制自身的 DNA 感应。肿瘤细胞线粒体 DNA 代替了凋亡基因组 DNA，从而触发了本身 DNA 感应。具体而言，在 Casp9$^{-/-}$ 肿瘤中线粒体 DNA 感应的缺失消除了放射产生的治疗作用的增强。研究证明，联合使用泛半胱氨酸蛋白酶抑制剂 emricasan，能够与放射治疗产生协同效果。此外，肿瘤细胞中 caspase-9 信号的丢失通过上调程序性死亡配体 1（PD-L1）导致适应性耐药，并导致肿瘤复发。额外的抗 PD-L1

阻断作用可以进一步克服这种获得性免疫抵抗。因此，将放射治疗与半胱天冬酶抑制剂和抗 PD-L1 结合可以通过依次阻断内在和外在抑制信号有效控制肿瘤。据了解，高剂量辐射能够激活肿瘤细胞中的胱天蛋白酶，从而产生大量的 DNA 片段被抗原呈递细胞感知到，但是辐射后肿瘤细胞中自身的 DNA 感知受到很大限制。

9. 与放疗结合的一种基于巨噬细胞的新型癌症免疫疗法 2021 年 5 月，美国乔治亚州立大学等机构研究者在 *Nat Commun* 杂志发文，发现一种新型的基于巨噬细胞的免疫疗法能有效治疗一系列癌症，包括处于晚期阶段的癌症类型等。

这种新型免疫疗法能通过敲除信号调节蛋白 α（SIRPα）改变巨噬细胞的功能。SIRPα 是一种特殊的受体，其主要的功能是防止巨噬细胞吞噬并破坏健康细胞。癌细胞通常会通过表达能区分其自身与正常细胞的 CD47 标志物利用 SIRPα。在动物研究中，发现 SIRPα 缺失的巨噬细胞能通过诱发炎症并激活肿瘤特异性的 T 细胞开启抵御癌症的强大免疫反应。研究的小鼠会产生炎性免疫反应，而且在大多数情况下，肿瘤在辐射后会立即停止生长；在 4 ~ 12 d 内，携带小型和中型肿瘤的小鼠会完全清除癌细胞，同时不会产生长期的不良反应，而且不会产生肿瘤，被治愈的小鼠与健康小鼠有相似的寿命，大约 18 个月左右。此外，这种方法还有效预防了放疗所产生的主要不良反应，这一机制在放疗后 SIRPα 缺失的小鼠体内是不存在的。

研究者指出，小鼠能够表现出对癌症的长效免疫力，这可能是机体免疫反应足够强大，从而能够控制整个机体肿瘤细胞的结果。即使给予治愈的小鼠注射新生的癌细胞，这些细胞不会形成肿瘤，表明这些小鼠机体中获得了能够预防肿瘤复发的长久免疫力。研究者表示，能获得如此高的治疗效果，是因为能直接利用巨噬细胞，动员机体内的其它细胞，启动一种完美的抗肿瘤免疫反应，同时从肿瘤微环境中剔除免疫抑制因素（其它细胞和细胞因子），会明显影响机体的免疫反应，将这种新型疗法与放疗结合，剔除 SIRPα，能产生足够强大的免疫反应，从而从根本上治愈癌症。

本研究结果表明，SIRPα 是肿瘤微环境中免疫力的主要控制子，能指导放疗后机体的伤口愈合，增强机体的免疫抑制作用，并能赋予一定的疗法耐受性及促进癌症进展。然而，当 SIRPα 缺失时，宿主机体的抗肿瘤免疫反应会明显增强。这种新型疗法有望成为一种"泛癌症疗法（pan-cancer therapy）"，能被用来治疗一系列癌症类型，包括晚期转移性癌症等。本研究为开发 SIRPα 阴性的基于巨噬细胞的疗法提供了强大的证据。目前，这种细胞疗法已经针对整个 NCI-60 癌症检测盘进行了测试，该检测盘由高达 60 多种不同的人类肿瘤细胞系组成，比如白血病、黑色素瘤、肺癌、脑癌和卵巢癌等。研究结果表明，这种细胞疗法非常有效，目前正在向 FDA 申请批准该疗法，同时该疗法有望在 2022 年开始人体临床试验。综上，本研究结果表明，SIRPα 是肿瘤对放射疗法耐受的一种主要调节子，基于 SIRPα 缺失的巨噬细胞疗法能治疗包括晚期、免疫原性较低且转移性等一系列人类癌症。

参考文献

[1] 龚守良, 主编. 医学放射生物医学. 第 4 版. 北京: 中国原子能出版社, 2015.

[2] 龚守良, 编著. 辐射细胞生物学. 第 1 版. 北京: 中国原子能出版社, 2014.

[3] 卢铀, 刘青杰, 主译. 放射生物学 —— 放射与放疗学者读本 (Hall EJ, Giaccia AJ. Radiobiology for the Radiologist). 第 1 版. 北京: 科学出版社, 2015:61–78.

[4] Hall EJ, Giaccia AJ. Radiobiology for Radiologist. 8th ed. Philadelphia: Lippincott Williams & Wilkins, 2019.

[5] Kocakavuk E, Anderson KJ, Varn FS, et al. Radiotherapy is associated with a deletion signature that contributes to poor outcomes in patients with cancer. Nat Genet, 2021, 53(7):1088–1096.

[6] He WS, Dai XF, Jin M, et al. Hypoxia–induced autophagy confers resistance of breast *Cancer Cell*s to ionizing radiation. Oncol Res, 2012, 20(5–6):251–258.

[7] Liu C, Lin Q, Yun Z. Cellular and molecular mechanisms underlying oxygen–dependent radiosensitivity. Radiat Res, 2015, 183(5):487–496.

[8] Ahmed SU, Carruthers R, Gilmour L, et al. Selective inhibition of parallel DNA damage response pathways optimizes radiosensitization of glioblastoma stem–like cells. Cancer Res, 2015, 75(20):4416–4428.

[9] Francica P, Mutlu M, Blomen VA, et al. Functional radiogenetic profiling implicates ERCC6L2 in non–homologous end joining. Cell Rep, 2020, 32(8):108068.

[10] Brunt AM, Haviland JS, Wheatley DA, et al. Hypofractionated breast radiotherapy for 1 week versus 3 weeks (FAST–Forward): 5–year efficacy and late normal tissue effects results from a multicentre, non–inferiority, randomised, phase 3 trial. Lancet, 2020, 395(10237):1613–1626.

[11] 黄鹂, 刘敬佳, 杜立法, 等. 单次、分次照射与 ^{125}I 粒子低剂量率照射对人喉鳞癌 Hep2 细胞的抑制作用. 癌症进展, 2015, 13(1):69–73.

[12] Hou Y, Liang HL, Yu X, et al. Radiotherapy and immunotherapy converge on elimination of tumor-promoting erythroid progenitor cells through adaptive immunity. Sci Transl Med, 2021, 13(582):eabb0130.

[13] Han C, Liu Z, Zhang Y, et al. Tumor cells suppress radiation–induced immunity by hijacking caspase 9 signaling. Nat Immunol, 2020, 21(5):546–554.

[14] Bian Z, Shi L, Kidder K, et al. Intratumoral SIRPα–deficient macrophages activate tumor antigen-specific cytotoxic T cells under radiotherapy. Nat Commun, 2021, 12(1):3229.

[15] Finkelstein SE, Salenius S, Mamz CA, et al. Combining immunotherapy and radiation for prostate cancer. Clin Genitourin Cancer, 2015, 13(1):1–9.

[16] Surge L, bsenko V, Fontana AO, et al. Complementis a central mediator of radiotherapy-induced tumor-specific immunity and clinical response. Hnmunity, 2015, 42(4):767-777.

[17] Filatenkov A, Baker J, MuellerAM, et al. Ablative tumor radiation can change the tumor immune cell induce durable complete remissions. Clin Cancer Res, 2015, 21(16):3727-3739.

第十七章　质子重离子肿瘤治疗

第一节　质子重离子放疗及其原理和特性

目前，恶性肿瘤治疗主要依赖于三大手段，即手术、化疗和放射治疗。放射治疗作为一种物理治疗手段，已有 100 多年的历史。然而，当前常规的放疗技术，如立体适形放疗（3DCRT）和调强放疗（IMRT）也受到一定的限制。质子和重离子放疗的出现，使现代放射治疗迈入了一个崭新的发展时代。目前，肿瘤放疗界普遍认为，质子重离子治疗通过集成高能物理、加速器制造、计算机和自动控制等新技术应用于肿瘤的影像成像、放疗计划、设计、实施和质量控制，使肿瘤放疗的精确性达到当今最高水平，既能有效杀灭肿瘤细胞，又能最大限度保护周围正常组织，具有精度高、疗程短、疗效好和不良反应小等优势，明显优于目前其它放疗技术。

常规放疗的射线是光子（如高能 X 射线、^{60}Co γ 射线等），在穿透人体组织后能量会大量衰减，这既影响肿瘤靶区剂量分布，也导致周围组织受到较大辐射损伤。而质子和重离子射线在进入人体的过程中剂量释放很少，但到达肿瘤靶区时能量全部释放，形成布拉格峰（Bragg 峰），类似于在肿瘤区域进行"立体定向爆破"，即肿瘤靶区接受了较大照射剂量，而周围组织的损伤则降到最低。其中，重离子放疗比质子具有更高能量的粒子射线（目前最常用的是碳离子），能有效杀灭乏氧的或放疗抵抗的肿瘤细胞，并且对各个细胞周期的肿瘤细胞都具有杀伤作用，因此比质子束更有优势。

一、质子重离子放疗的发展

20 世纪 30 年代，美国 Ernest Lawrence 在研究原子结构时发明了回旋加速器，并因此获得 1939 年诺贝尔物理学奖。回旋加速器产生的高能粒子射线不仅对高能物理研究非常重要，其剂量分布曲线与普通光子有明显差异，具备潜在的医学价值。1946 年，哈佛大学 Robert Wilson 在此基础上首先提出了利用高能粒子束治疗肿瘤的设想。1952 年，Cornelius Tobias 在美国加州大学伯克利分校的 Lawrence Berkeley 国家实验室开展了最初的质子和氦粒子放疗实验。1954 年，美国劳伦斯伯克利国家实验室的研究团队进行了世界首例晚期乳腺癌患者的质子治疗。

1954 年后，世界各国纷纷在加速器物理实验室内开展一些研究，探索不同粒子束的临床试验，瑞典乌普萨拉大学（1957）、美国哈佛大学（1961）、前苏联杜布纳联合核子研究所（1967）、日本国立放射医学综合研究所（1979）和瑞士原子研究所 /PSI 研究所（1980）先后开展质子放疗临床研究。

1988年，质子治疗获得了美国FDA的批准。1990年，美国洛玛琳达大学医学中心安装了第一台医用质子治疗设备，能够通过等中心机架从不同方向发射质子束。随后，2006年MD Anderson癌症中心安装了第一台具有扫描束功能的质子治疗设备，也是世界上第一台可实现二维扫描束功能的设备。此后，全球涌现越来越多的质子治疗设备。

近年来，由于超导等先进技术的应用，使医用质子加速器系统更加紧凑。世界上第一台医用超导回旋质子加速器于2007年在瑞士投入运营。之后，超导、激光加速等先进技术研究突飞猛进，国内也开始引进质子加速器用于临床治疗。2018年，中国核工业集团公司的230 MeV质子超导回旋加速器（CYCIAE-230）的核心部件高频腔系统通过源地验收。

相对于质子放疗，重离子放疗技术、设备要求更高，投入更大，因此重离子的放疗临床试验起步比较晚。1975年，美国加利福尼亚大学LBL实验室首次利用高能同步重离子加速器进行Ne离子束放疗的临床试验研究，发现肿瘤局部控制率比常规射线提高2～3倍，取得了较高的肿瘤治愈率。1993年，日本NIRS在千叶县建造了重离子医用加速器（HIMAC），1994年起开始重离子（碳离子）放疗临床试验；截止2016年，HIMAC治疗肿瘤患者的数量已达到约1万例。在欧洲，1996年德国亥姆霍兹重离子研究中心（GSI）基于重离子物理研究的同步加速器建成了重离子治癌装置，实现了重离子束的适形调强治疗和束流的实时监控。根据国际粒子治疗协作委员会（PTCOG）汇总统计：截至2015年10月，国际上已有16个国家和地区的55个粒子中心开展了质子重离子治疗。全球范围内接受质子和重离子治疗分别为106 756例和15 297例。

在国内，中国科学院近代物理研究所（IMP）从1995年开始启动重离子治癌研究项目，2005年在兰州重离子研究装置（Heavy Ion Research Facility in Lanzhou，HIRFL）的基础上自主设计建成重离子治疗浅层肿瘤装置并开始收治患者。在HIRFL治癌研究的基础上，IMP与武威荣华集团和武威肿瘤医院合作，建成了武威紧凑型医用重离子加速器（HIMM），成为国内首台具有自主知识产权的医用重离子加速器，目前已进入临床试验阶段。2015年，经中国国家食品药品监督管理总局（CFDA）审查通过后，在中国首次批准注册了上海市质子重离子医院的质子碳离子治疗设备，并正式对外运营。

据国际粒子治疗协作委员会（Particle Therapy Co-Operative Group，PTCOG）官网数据显示，截至2018年8月，全球约11家重离子放射治疗中心在运行。另外，正在建设的重离子治疗中心有6个，正在筹建的重离子治疗中心有1个。截至2016年12月，全球已有21 580例癌症患者接受了重离子放射治疗。重离子放射治疗发展较快的是日本、德国，日本也是重离子放射治疗肿瘤累积病例最多的国家。

二、质子重离子治癌原理

加速器应用于肿瘤治疗已有60余年的历史，其基本原理是利用加速器产生的粒子束或射线的电离作用，最大限度地破坏肿瘤细胞，较少影响正常组织，这是当前治疗癌症的主要手段（手术、放疗和化疗等）之一。治疗肿瘤可以根据离子束和射线在人体不同部位的电离分布，适应不同位置的病灶。例如，质子的电离曲线比较窄，重离子的电离曲线更窄，可通过照射过程中对束流能量和束流强度的控制，给予肿瘤不同部位事前规定的剂量。治疗肿瘤时，还可以将含有对人体某些器官有亲附性元素的化学药品注入体内，使粒子束或射线与其相互作用。

（一）质子治癌原理

实验证实，氢分子是主要的质子来源。将氢气注入到抽成真空的空间，用有一定速度的电子束流与其碰撞，使氢分子电离成质子。这样，空间中就形成了由质子、电子和氢离子组成的等离子体。之后，用外加的较高电压从等离子体中吸引质子，并注入到粒子加速器中进一步加速，以产生质子束。

癌症质子放疗是氢离子流通过同步加速器加速至光速的 60% 后，在对正常组织几乎不造成任何影响的前提下，直达肿瘤病灶，攻击癌细胞，促其死亡。由于质子的质量比较大，质子束在穿过机体的路径中不会明显发散，可以准确地沉积到肿瘤区域。一定能量的质子在机体中有一个最大的穿透距离，大部分的质子沉积在这个最大穿透距离前几毫米的位置，形成 Bragg 峰，使质子束对到达肿瘤区域前通过正常组织所造成的损伤比其他放疗方法明显减小。

（二）重离子治癌原理

重离子是指重于元素周期表中 2 号元素氦并被电离的粒子。运用重离子束轰击金靶，并以弹性散射后的离子束作为辐射源，利用 Q3D 磁谱仪的主四极和多极磁场的散焦作用，使散射离子束在垂直和水平方向均匀散开，并通过波速散射和波速扫描的方法，调整入射束流强、靶厚、靶角和谱仪角度等，以改变注量大小，在大气环境下以不同的剂量均匀辐照在肿瘤区域，从而用于癌症研究。

重离子相对于其他常规射线的治癌疗程短，对正常组织几乎没有毒副作用，而且能够保留癌症部位所在器官的形貌和功能，局部肿瘤控制率高。重离子束在物质中的剂量分布与其在物质中的能量损失分布成正比。在癌症治疗所需要的重离子能量范围内（80 ~ 430 MeV/u），射程末端前形成一个尖锐的能量损失峰，调节入射离子束的能量，便可改变 Bragg 峰在靶物质中出现的深度。

（三）质子和重离子与常规射线不同

质子和重离子都是带电粒子，与 X 射线、γ 射线和电子线等常规射线不同，具有一定能量的质子和重离子在入射人体组织后存在集中沉积能量的 Bragg 峰（图 17-1）。在治疗肿瘤时，可以通过调节质子（或重离子）的能量，采用 Bragg 峰展宽技术（spread out bragg peak，SOBP；图 17-2），使射线作用于不同深度和大小的肿瘤，实现对肿瘤靶区的高剂量多野辐照，同时使肿瘤周围正常组织受到尽可能小的辐射损伤。相比之下，X 射线、电子线和 γ 射线等常规射线在入射组织的起点附近能量就已经为最大值，到达肿瘤区域则衰减得很多，不仅不利于深部肿瘤的治疗，而且对正常组织产生较大程度的损伤。此外，X 射线、电子线和 γ 射线属于低传能线密度（linear energy transfer，LET）射线，对氧存在的依赖性大，放疗过程中可能会使某些乏氧细胞存活下来，导致治疗的失败；而质子和重离子属于高 LET 射线，肿瘤细胞含氧量对其治疗影响不大，因此比常规射线具有更明显的治疗优势。

（四）质子和重离子性能比较

研究表明，重离子 LET、相对生物效应（relative biological effectiveness，RBE）和氧增强比（oxygen enhancement ratio, OER）皆优于质子，而且剂量分布优势（Bragg 峰）更为显著，所以辐射剂量可更多地沉积到人体深部的恶性肿瘤内，对肿瘤细胞更具杀灭性。重离子束在治疗中表现出一系列的独特优点：治疗精度达 mm 量级；剂量相对集中、照射治疗效率高；对肿瘤周围健康组织损伤更小；治疗过程可实时监测，便于控制位置和剂量，提高治疗精度。因此，重离子被誉为面向 21 世纪最理想的放疗手段。

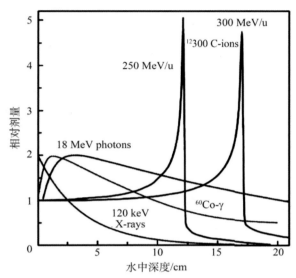

图 17-1　120 keV X 射线、^{60}Co-γ 射线、高能光子及 250 和 300 MeV/u ^{12}C^{6+} 离子束在水中深度剂量分布比较

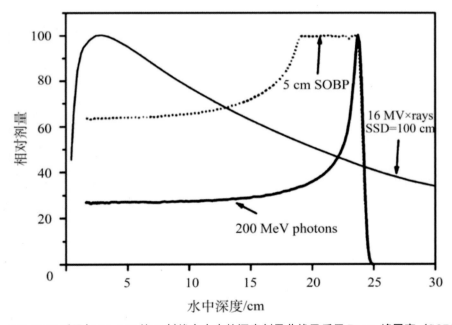

图 17-2　200 MeV 质子与 16 MV 的 X 射线在水中的深度剂量曲线及质子 Bragg 峰展宽（SOBP）曲线

　　碳离子与质子的物理特性相同，但重离子的剂量半影（剂量中心轴到射野边缘的宽度，即剂量从 80% 减小到 20% 的区域宽度）比质子更小。一般，带电粒子质量越大，在射入介质过程中能量损失的速度越快。因此，碳离子的 LET 要高于质子。临床上质子束的 RBE 与光子相近。国际辐射单位与

测量委员会（International Commission on Radiation Units and Measurement，ICRU）建议质子 RBE 值为 1.1。碳离子 RBE 值在 3～5 范围内变动。因此，碳离子是高 LET 射线，对肿瘤和正常组织结构都同样具有较强的杀伤效应。此外，增加单次治疗的剂量，可以减小肿瘤和正常组织的 RBE 值，且肿瘤减小比正常组织慢。因此，大分割技术常用于碳离子治疗，增加肿瘤接受剂量的同时，最大程度保护危及器官，极大缩短了治疗的总时间。

三、质子重离子的物理学和生物学特性

（一）质子的物理学和生物学特性

目前，临床上肿瘤放射治疗大多数采用 4～18 MV 光子治疗。光子射束进入人体最初时，累积剂量不断增加，达到一个最大值，然后呈指数下降。光子束从进入人体至离开，一直在沉积剂量。因此，肿瘤部位前后的正常组织要接受很大的剂量，增加了正常组织的毒性。而质子独特的 Bragg 特性，有效较低了肿瘤周围正常组织的受照剂量。

经过大量的体外和动物实验证实，质子的生物效应比光子高约 10%，即 RBE 为 1.1。因此，质子对肿瘤的杀伤效果更优。然而，加上其独特的物理特性，使质子治疗对位置和运动更加敏感（如肺），位置的偏移可能使剂量最高点覆盖到正常组织上，因此造成的生物损伤必然也比光子强烈。为达到既定的生物效应，质子治疗计划制作更复杂于光子。

质子刀对比其他放射手术方法，其穿透性能强，对病灶的定位效果最佳；机器操作的精准度也最高，对病灶外区域造成的辐射量少，降低诱发二次癌症的概率。与质子治疗相比，X 射线治疗诱发第二原发肿瘤的风险高出 12 倍，接受质子治疗后的患者能拥有更好的生存质量。国外临床治疗数据表明，质子治疗肿瘤有效率达到 95% 以上，5 年存活率高达 80%。此外，质子刀还可以适用于肿瘤复发的治疗，肿瘤之前经过放射治疗后复发，可以再次接受质子治疗，只需要控制质子束的剂量和浓度，这在传统放射治疗中是不可能的。临床上，质子束疗法通常可以治疗前列腺癌、头颈部肿瘤、部分儿童肿瘤和胰腺癌，甚至部分早期乳腺癌和肺癌等。对于早期前列腺癌患者，放疗是常见的用于局部前列腺癌的根治性治疗方法。临床试验证明，高放射剂量可以取得更好的治疗效果。

美国圣路易斯华盛顿大学医学院和宾夕法尼亚大学佩雷尔曼医学院研究者在 *JAMA Oncol* 杂志（2019）发文，对于癌症质子治疗和目前的 X 射线放疗相比，疗效相似，但不良反应更少。在这项研究中，391 例患者接受质子治疗，1092 例患者接受 X 射线放疗。在治疗期间，两组患者在生存率和癌症控制方面无明显差异，质子治疗组 1 年的总体生存率为 83%，而 X 射线治疗组为 81%。在 90 d 内，质子治疗组中有 45 例患者（11.5%）出现了严重的不良反应症状，而 X 射线治疗组有 301 例患者（27.6%）在同一时期出现了严重不良反应症状。这种差异还是在质子治疗组患者平均年龄更大且存在更多医疗问题情况下出现的。研究者称，剔除这些差异因素影响，接受质子治疗的患者在 90 d 内出现严重不良反应症状的风险要比接受 X 射线治疗的患者低三分之二。

（二）重离子的物理学和生物学特性

重离子束在肿瘤治疗方面具有独特的物理学特性和生物学优势，临床上采用碳离子束和氖离子束治疗，都取得了很好的疗效。重离子束比质子束的侧向散射少、射程歧离小及剂量分布好，而且是适用于 PET 监测照射精度最轻的离子。另外，重离子放射治疗拥有倒转剂量深度分布、拓展 Bragg 峰后剂量急剧下降、高 LET、高 RBE、较小氧效应、剂量验证及准确投射肿瘤靶区等特点。这些特点使重离子放射治疗相对于传统放疗有很大的优势，能够更加准确地攻击肿瘤细胞，且对 DNA 致死性更加复杂，对肿瘤的杀伤作用更大。重离子束辐射敏感性不依赖细胞周期时相，对 DNA 损伤的可修复性很小，重离子放疗后癌症的再复发更低。

随着原子序数的增加，核碎片的反应截面升高，核碎片的入射深度大于主束，对肿瘤后部正常细胞也有影响。研究者从物理学和生物学角度比较了碳、氮、氧、氟和氖等 5 种离子束的特点。将所有离子的 Bragg 峰定位在水中 30 cm 处时，氧离子束比碳离子束的核碎片产额更少、侧散射更小；在生物学特性方面，氧离子束也可能与其它离子束存在差异，氧增比可能更小，对肿瘤干细胞的杀伤力更强，有可能作为新一代肿瘤放疗用束流。

1. 深度剂量分布　常规放疗采用的 γ 射线、X 射线和电子束均属低 LET 射线，在进入人体后产生的剂量随深度的增加而呈指数衰减，这类射线对肿瘤及其前后的正常组织均有一定的杀伤作用；在杀伤癌细胞的同时，肿瘤周围组织也受到不同程度的损害，故可能引起近期和远期并发症及后遗症。然而，重离子定位肿瘤准确，周围组织损伤减少倒转剂量分布（inversed dose profile）是碳离子的重要特性。

由于重离子的带电性，在贯穿靶物质时主要通过与靶原子核外电子的碰撞损失能量。在癌症治疗时所需要的重离子能量范围内（80 ~ 430 MeV/u），随着离子束进入组织中深度的增加，离子的速度减慢，与局部组织的相互作用时间变长，将会有较多的能量被转移至组织内。重离子束属高 LET 射线，大部分初始动能是在接近其射程末端时损失掉，在射程末端形成一个高剂量的能量损失峰，即 Bragg 峰。在其峰前是低剂量平坦区，即坪区，而其峰后能量骤降为 0。坪区的 LET 基本与 X 射线相同，峰区则远远高于 X 射线。在 Bragg 峰后仅有很少的能量损失，这即是重离子束相对于常规辐射特有的倒置深度剂量分布。Bragg 峰很窄，仅几毫米的范围，占离子束总能量的 80%。由于常规辐射（X 射线、γ 射线、电子束和中子束）均呈指数衰减型剂量分布，无法将其大部分剂量调整到恶性肿瘤上，结果造成对于通过单一通道照射的深度恶性肿瘤，其前方组织所接受到的能量远大于肿瘤区。因此，在常规辐射治疗时浅层表皮总是受到最大损伤，且较深处的正常组织也会受到较大的伤害。通过改变重离子束的入射能量可以调节离子束 Bragg 峰位的深度，从而在治疗时可精确地将 Bragg 峰位调整在恶性肿瘤靶区上。另外，相对于仅几厘米大小的普通恶性肿瘤，Bragg 峰较窄。因此，在治疗时，需根据恶性肿瘤的前后径来扩展 Bragg 峰（spread-out Bragg peak, SOBP），通常采用调整射线的能量或"补偿滤片法"达到 SOBP。

由于重离子是带电粒子，在磁场作用下会发生偏转，还可以应用栅网扫描技术引导束流对恶性肿瘤进行精确断层扫描的"适形治疗"。如果一个狭窄的带电粒子束在横向方向偏转，辐射剂量就可"绘制"整个肿瘤的轮廓。这样在治疗时，对入射离子的能量、方向进行调节，形成一个拓展 Bragg 峰，将其准确落在肿瘤靶区，实现束流对肿瘤靶区的三维扫描适形和调强放射治疗，最大程度降低对周围正常组织的伤害。由于重离子的带电性利用重离子深部剂量分布的这一特性，通过调节加速器能量使离子束的 Bragg 峰在肿瘤区分布，以达到对肿瘤的最大杀伤，而对肿瘤后面的正常组织不造成影响。

2. 具有散射小及横向散射特点　重离子在入射时由于其与靶原子核之间的库伦作用而发生横向散射。相比于质子和电子，重离子的质量及惯性较大，因此，在前进时其横向散射较小，射程歧离小，有利于 Bragg 峰区在肿瘤靶区的准确定位。据计算，初始直径为 4 mm 的质子束与碳离子束的束流半高宽随着贯穿深度的增加而增加，贯穿深度达到 20 cm 时，质子束的横向散射为初始的170%，而碳离子则仅为25%。对于深度为 15 cm 左右的恶性肿瘤，质子束的剂量范围控制精度为 5 mm，常规辐射无法控制，而重离子束的剂量范围控制精度可为 1 mm。

3. 可产生核碎片　高能重离子束与靶物质碰撞发生核反应，产生比入射离子轻的核碎片，核碎片的产额和组成影响重离子束的射程并产生靶后剂量，因而核碎片不宜多。核碎片的产额与组成与重离子束的种类、初始能量、靶材料的成分以及靶的厚度有关。

4. 具有特征性生物效应　重离子放疗可引起特征性生物效应，具有较高相对生物效应（RBE）、复杂的 DNA 致死性、氧增强比（OER）小和细胞周期依赖性小等特点。

（1）高 RBE 和高 LET：与 X 射线和 γ 射线等常规放疗比较，重离子射线拥有更高的 RBE，碳离子的 RBE 值在为 2.5 ~ 3。重离子束属于致密电离辐射，LET 高，诱导的 DNA 集簇损伤（DNA cluster damage）难于修复，且修复的正确率低，因而 RBE 高。

作为重离子的碳离子具有高的 LET，在穿透的路径上，碳离子能产生很强的局部电离，与传统光子辐射相比，能诱导更严重的辐射损伤。电离辐射通过直接和间接作用，引起 DNA 分子碱基位点损伤，导致 DNA 单链断裂（single-strand break，SSB）或双链断裂（double-strand break，DSB）。有证据显示，高 LET 辐射能诱导肿瘤细胞在 DNA 局部产生两个或更多的集簇损伤，这种损伤通过影响修复酶与 DNA 片段结合，阻碍肿瘤细胞 DNA 修复，进而导致细胞死亡或错误修复。碳离子辐照则是通过上述 DNA 集簇损伤杀伤肿瘤细胞，传统低 LET 辐射的 X 射线，对肿瘤细胞损伤主要以独立的 DNA 单链或双链破坏为主，而肿瘤细胞可对这种损伤进行高保真修复，但对于重离子导致的更复杂多样的 DNA 集簇损伤，修复的可能性不大，DNA 集簇损伤是碳离子杀伤肿瘤细胞的重要机制。

（2）氧增强比小：由于重离子束属于致密的电离辐射，即使在乏氧细胞中也可以诱导产生复杂的、难于修复的 DNA 集簇损伤，因而 OER 小。X 射线等常规辐射的 OER 为 2.5 ~ 3，但高 LET 离子的 OER 可以低到 1。因此，对肿瘤杀伤力大，氧依赖性小放疗主要以损伤肿瘤细胞 DNA 达到治疗的效果。常规放射线多数情况下，在 G_0 期以外的细胞周期内通过射线与细胞内的水和氧等相互作用，产生自由基，间接损伤 DNA 单链，这种损伤比较单一，且氧依赖性强（乏氧环境下自由基产生少），肿瘤组织可启动修复机制对该损伤进行有效的修复。而碳离子束因其高 LET 特性，可在细胞周期任意阶段，致使肿瘤细胞 DNA 产生复杂的集簇损伤，这种损伤很难被修复，且氧依赖性低，所以碳离子对通常的恶性肿瘤，甚至是抗辐射的乏氧肿瘤细胞均产生强大的杀伤力，降低肿瘤复发率。

（3）对细胞周期和氧浓度的依赖性很小：对于重离子束，不同时相细胞的敏感性差别相对于常规射线小得多，对细胞周期和氧浓度依赖性很小，可通过多种机制触发细胞死亡，包括凋亡、坏死、自噬、早衰、加速分化和（或）延迟生殖细胞死亡。由此可见，重离子放射治疗无论是在单纯的放射因素引起的轰击 DNA 链断裂方面，还是在带有生物化学性质的链间改变、链内碱基伤残、细胞周期和氧浓度方面，都比普通的光子 / 射线造成的损坏程度更致命，对 DNA 的修复率也更低。另外，重离子放射过程中对细胞液也会造成影响，致使活性氧聚集，会二次损伤肿瘤细胞，即所谓的间接伤害。重离子散射较小，对精确剂量分布非常有利。

6. 可动态监控束流　碳离子在 Bragg 峰跌落即将结束时，有一个低剂量的拖尾区，这是由核反应产生的 ^{10}C 和 ^{11}C 等形成。因 ^{11}C 可以发射出正电子束，通过正电子发射计算机断层显像（positron emission tomography，PET）可以监测 ^{11}C，从而了解碳离子束在患者体内的分布，所以在患者治疗期间或治疗结束的短时间内行 PET 扫描，可以精确地将离子束控制在靶区，这也是其他射线所没有的特性。

7. 临床治疗特点　重离子束辐射治癌是一种先进的放射治疗技术，适用于局部非扩散性肿瘤的治疗。其临床治疗特点为：① 重离子治疗周期较短，一般疗程为 4~20 次；② 治疗期间患者基本无痛苦，束流辐照间歇时间患者可进行正常活动；③ 使用剂量低，几乎无严重毒副作用，轻微的皮肤色素沉着在 60~90 d 后便可自行消退；④ 能够保留肿瘤所在器官的形貌和功能，保证了患者的生存质量；⑤ 有较高的局部控制率，避免了肿瘤再复发；⑥ 束流斑点发散小，适合高精度治疗；⑦ 三维适形扫描，并可实时在线监控束流在体内的射程和辐照剂量等动态情况。

第二节　质子重离子治疗系统及其相关问题

一、质子与重离子治疗系统

从结构组成原理上，质子与重离子治疗系统基本相同，主要包括加速器、旋转机架、治疗头和治疗计划系统。

（一）加速器

加速器（accelerator）是束流的生产装置，目前世界上专用的质子和重离子治疗中心，基本上采用三种类型：直线加速器、回旋加速器和同步加速器。直线加速器通过电场控制使离子沿直线方向加速，加速器长度与能量增益成正比，所以重离子直线加速器规模非常庞大。回旋加速器通过间隙磁场对离子进行加速，离子运动轨迹类似一个螺旋线，其磁场强度决定了加速器尺寸，而且可以提供稳定束流强度，但很少能够调节参数，需要其他装置配合调制强度。同步加速器是由多级磁铁组成的狭窄真空环，离子在环内反复循环获得加速，其能量可变，但是需要注入和引出系统，操作相对复杂。

可靠性和稳定性一直是重离子加速器设计要求的基础，通常要保证加速器系统的可靠性在 98%

以上，与此同时也要考虑核物理和核化学反应所造成的影响。重离子束具有固有分裂效应，穿透物质后在横截面上会产生 3 个 α 离子，容易产生较轻离子并引起横向阴影扩大和后沿下降，而回旋加速器能量不可变。超导回旋技术能够有效解决采用回旋加速器加速重离子问题。

（二）旋转机架

为减少单一固定束对肿瘤前方正常组织的过度伤害，一般采用多个方向进行照射，旋转机架的产生有效地解决了这一问题。机架装置包含一个能够 ±180° 转动的旋转台，转台内配有很多磁铁，总重超过百吨，但等中心误差不足 1 mm。重离子旋转机架的基本结构比质子复杂得多。目前，重离子旋转机架的设计仍是重离子治疗设备的难点和核心问题之一。

（三）治疗头

治疗头实际上是一个"束流性能转换装置"，把束流照射野扩展到整个计算靶容积（planned target volume，PTV），并使其在 PTV 区域产生的剂量刚好等于要求剂量，以完成适形治疗的目的。其中，如何实现"横向束流扩展"是治疗头的核心技术，其实现方式主要分为两种：散射法（scattering）和扫描法（scanning），也可以称为"被动法"和"主动法"。

（四）治疗计划系统

治疗计划系统（treatment planning system，TPS）辅助医生完成治疗计划和治疗过程，是粒子治疗中必不可少的软件系统。目前，设计的 TPS 系统主要由图像处理模块和剂量计算模块组成。图像处理模块组要实现对 CT、MR、PET 或者融合图像的读取、三维重建及自动或手动分割，勾画出肿瘤区、敏感区以及正常组织。放射医师根据图像数据制定治疗参数，如照射剂量、次数和方向等，通过剂量运算确定剂量分布图。3D 虚拟定位软件帮助医生精确定位组织的位置，并通过不断优化后确定最佳治疗计划方案。在质子治疗的 TPS 系统中，美国瓦里安公司的 Eclipse 系统已经非常成熟，能够实现交互式 IMRT 治疗、图像引导治疗和动态适形治疗等治疗计划。重离子也需要一个相似的治疗计划应用软件。由于重离子 RBE 在体内是变量，与肿瘤位置、类型以及生长周期都有关系，其计算理论基础与质子完全不同。日本三菱电机的 TPS 系统将重离子 RBE 做成了对照表，德国 GSI 则尝试确定 RBE 在体内的函数关系。

二、医用质子和重离子加速器

医用质子和重离子加速器技术复杂，造价昂贵，目前只有少数几个国家能够自主建造。

（一）系统构成

从结构组成原理上，医用质子和重离子加速器系统基本相同，主要包括加速器系统、束流传输系统、治疗终端系统（旋转机架、治疗头和治疗床）及治疗计划系统（TPS）。加速器系统是医用加速器的核心部分，医用质子加速器通常采用回旋加速器或者同步加速器。现有或正建的医用重离子加速器治疗中心主加速器均采用能量可调的同步加速器，注入器则采用直线加速器或回旋加速器，如日本医用重离子加速器中心（HIMAC）和德国GSI的注入器都使用直线加速器，而中国科学院兰州近代物理研究所建设的医用重离子加速器（HIMM）的注入器则使用运行可靠、占地面积更小的回旋加速器。

（二）医用质子加速器（medical proton accelerator）

1990年，美国Loma Linda大学医学中心（LLUMC）研制成功世界首台医用质子同步回旋加速器，并投入临床使用。此后，由于医学影像技术、射线控制技术和计算机放疗计划系统的进展，使质子放疗变得可控和精确，医用质子加速器市场迅速发展。

目前，医用质子加速器治疗中心的质子源采用的回旋加速器与同步加速器技术比较成熟，两者性能比较如表17-1所示。质子治疗时，加速器系统将质子束加速到极高能量（70~250 MeV），然后能量选择系统（ESS）根据治疗计划给予质子束确定能量，该能量等于患者身体中的特定穿透距离，再由传输系统将束流聚焦、塑形并引导至治疗室，最后通过毫米精度的治疗头将质子束导向靶目标。一个治疗中心常建有多个治疗室，分为固定束治疗室和旋转机架治疗室，每个治疗室均配备有治疗床，能根据3D影像自动将患者精准地移动至正确的治疗位置。放疗时，旋转机架与治疗床运动相结合，在TPS系统的引导下选择最佳的辐射方向和角度对患者进行治疗。

表17-1　回旋加速器与同步加速器性能比较

性能	回旋加速器	同步加速器
优点	1. 控制简单：磁场为固定常量	1. 能量可变
	2. 束流连续	2. 磁体之间空间较大，束流容易修正
	3. 可以实现小型化	3. 束流引出率高，设备辐射相对较小
缺点	1. 能量固定	1. 控制复杂：磁场随粒子束流的动能而同步变化
	2. 高精度磁场	2. 多级电磁铁脉冲同步进行
	3. 线圈和铁芯温度控制	3. 束流不连续
	4. 束流引出率70%~90%，设备辐射相对较大	4. 空间需求较大

（三）最紧凑型超导回旋质子治疗系统

2021年3月23日，《中国科学报》报道，合肥综合性国家科学中心超导回旋质子治疗系统加速器束流经过能量选择系统和二四极铁、治疗头等传输系统到达系统治疗头，实现200 MeV稳定质子束流从治疗室引出，标志着国产世界上最紧凑型超导回旋质子治疗系统研制成功（图17-3上）。中国科学院合肥物质科学研究院质子治疗系统研发团队依靠自主创新，历经5年先后突破部件研制、集成总装和系统联调测试等多项"卡脖子"技术，最终实现紧凑型超导加速器技术的自主可控（图17-3左下）。该加速器超导磁体电流密度达140 A/mm²，是国内外同类装置磁体水平的3倍；静电电场达kV/cm，属国际最高应用水平；加速器实现3.0特斯拉最高场强；直径仅2.2 m，总重不超过50吨（图

17-3 右下）。历经数月调试，该系统解决了高精度束流传输与精准适形治疗兼容性难题，掌握了高精准控制与精准定位技术；研制成功首个国产化石墨降能器，可实现 70～185 MeV 能量高精度调节；完成国内首个超临界氦外冷却超导二极铁系统研发和小型化超导旋转系统设计，大幅度降低研制和建设成本。

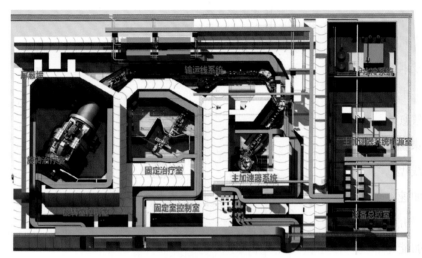

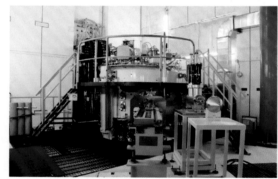 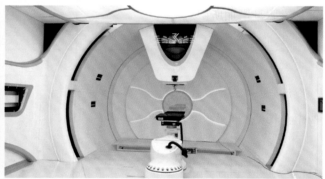

图 17-3　最紧凑型超导回旋质子治疗系统
上图：国产最紧凑型超导回旋质子治疗系统分布示意图；左下图：国产最紧凑型超导回旋质子治疗系统加速器；
右下图：国产最紧凑型超导回旋质子治疗系统治疗室

（三）医用重离子加速器（medical heavy ion accelerator）

重离子加速器是指用来加速比 α 粒子重的离子加速器，有时也可用来加速质子。通过重离子加速器可以将大量的重离子加速到很高的速度，甚至接近光速，高速的重离子形成重离子束，用于重离子物理研究。

1. 扇形聚焦回旋加速器　全世界多数新建和改建的重离子加速器是等时性回旋加速器（即扇形聚焦回旋加速器），其次是串列静电加速器。为了得到较高能量，很多新建的装置采用两台或两台以上加速器串联起来。构成重离子加速器系统，一些是串列静电加速器注入到回旋加速器或直线加速器，另一些是两台回旋加速器串联。

为了把束流从注入器传输到主加速器，需要有一个束流输运系统，对注入器引出束流进行适当的形状变换，以适合主加速器对束流的要求。此外，为减少由于电荷交换而引起的离子损失，对加速器和束流输运系统要求有较高的真空度，一般在 1×10^{-7} Torr 左右。在输运线上应该有电荷分析装置。重离子加速器的结构决定其调试和运行是比较复杂的，一般都应配备一个自动控制系统，控制调试和运行。当然，在加速器内和在输运线上的束流诊断设备是必不可少的。

2. 工作原理　重离子加速器的加速原理和结构基本上与质子加速器相同。但是，对于加速器来说，一般，重离子的荷质比远小于1，质子的荷质比等于1。

3. 利用电荷交换　剥离离子（即原子的剥离）的外层电子。常用的剥离器有固体（如碳膜）和气体两种，剥离外层电子后的离子平均电荷态与电荷态的分布主要由粒子的入射能量决定。一般，能量愈高，平均电荷态愈高。固体剥离器的剥离效率高于气体剥离器，但剥离后的离子的角散和能散较大。

直线加速器束流强度大，粒子种类很少限制，因此第一台能加速周期表上全部元素的离子的全离子加速器就是直线型加速器，也是高能重离子装置中主加速器 —— 同步加速器的理想的注入器。但离子在加速器的加速结构中只能一次加速，不能反复加速，电效率较低。很多实验室正致力于更有效的直线加速器的研究。在高频功率方面，回旋加速器是很经济的，因为离子只需反复通过同一加速结构就能不断地增加能量，它的最大费用是由磁铁的尺寸决定。当要求离子能量高，种类和能量可变时，由于相对质量增加所引起的磁场变化就需要相当精湛的磁场成形技术。

同步加速器在高频和磁铁建造方面是比较经济的，是获得高能重离子的理想加速器。超导加速器用作重离子加速器，由于它在经济上和技术上的巨大优越性，得到广泛的重视。它可以在很低的微波功率下产生高加速电场，或者在很低的激磁功率下产生高的约束磁场。这些都将减小加速器尺寸，降低功率消耗和运行费用，是一种很有前途的重离子加速器。

图 17-4 是兰州重离子研究装置（HIRFL）的甘肃重离子医院垂直和水平终端治疗室。在 HIRFL 治癌研究的基础上，建成的武威紧凑型医用重离子加速器（HIMM，图 17-5）。HIMM 由同步加速器、回旋注入器、离子源、束流传输线和四个治疗终端组成。离子源产生 $^{12}C^{6+}$ 束流，通过回旋加速器和同步加速器加速，引出到治疗终端进行肿瘤治疗。表 17-2 列举了 HIMM 的重要参数。

表 17-2　HIMM 装置的重要参数

离子	$^{12}C^{6+}$	离子	$^{12}C^{6+}$
最高能量 /MeV/u	400.0	束流强度 /pps	$2.0 \times 10^6 \sim 4.0 \times 10^8$
最大深度 /cm	27.0	截止时间 /ms	< 1.0
深度步长 /mm	2.0	治疗模式	主动扫描、被动扫描
剂量率 /Gy/s	0.001 ~ 1.0	治疗终端	一个水平终端，一个垂直终端
照射范围 /mm^2	200 × 200		一个水平和垂直共用终端
束流尺寸 /mm	≤ 12.0		一个与水平面呈 45° 角的终端

中国新闻网 2021 年 5 月 6 日电，甘肃省武威肿瘤医院副院长张雁山表示，中国首台自主知识产权碳离子治疗系统自去年投入临床应用已满"周岁"。一年来，先后有来自北京、上海和香港等24

个地区的 303 例患者在此接受治疗，达预期治疗效果，并成功开展了全球首创膀胱癌"无创"碳离子治疗。

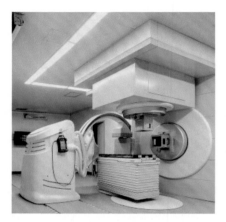

图 17-4　甘肃重离子医院垂直和水平终端治疗室

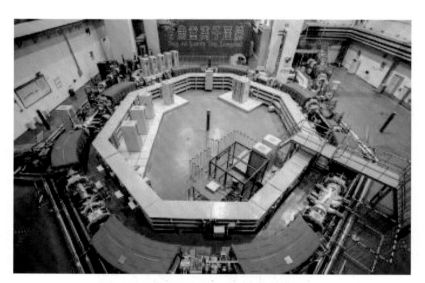

图 17-5　武威医用重离子加速器项目同步环

东北三省一区首台医用重离子加速器项目正式落户长春。2019 年 9 月 12 日新华网报道，东北三省一区首台医用重离子加速器项目在长春新区亚泰国际医药健康产业园正式落户。吉林亚泰医药集团有限公司、吉林大学第一医院、吉林省吉龙实业有限公司、国科离子医疗科技有限公司和长春高新创业投资集团有限公司等单位就优势互补，建设吉林省白求恩重离子肿瘤医院签署了《合作框架协议》。这一项目充分发挥了吉林省、长春市声光电磁产业聚集优势，搭建研究及生产平台，建立医用重离子设备备品备件生产服务基地，支撑后续医疗机构的发展。

（五）建立虚拟实验平台

重离子束治疗肿瘤不仅涉及到复杂的生物效应，而且终端设备和离子加速器的使用成本高昂，实验周期长。为了实际需要，建立了一个虚拟实验项目，即运用计算机对重离子束治癌的过程进行实验模拟，充分利用计算机强大的计算功能，结合重离子与物质的相互作用机制，将实验结果计算并展示出来。选用 FLUKA 软件为虚拟实验平台，利用其内置的重离子与物质相互作用机制，运用蒙特卡罗方法模拟重离子束对人体组织产生的损伤；利用 FLUKA 软件提供的可视化操作界面，最终输出治疗过程中的能量沉积密度分布图（图 17-6）。

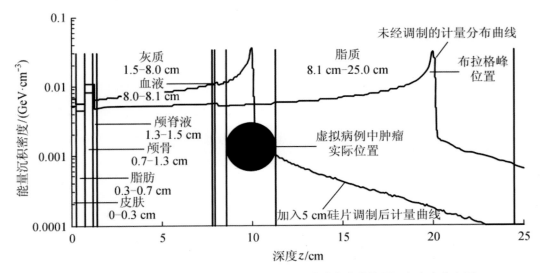

图 17-6　330 MeV/u 碳离子束调制前后在治疗样本中的能量沉积密度分布图

从图 18-6 中可以得到如下结论。

1. 重离子束在模型中的能量沉积密度分布　具有明显的 Bragg 峰特点。通过调节入射到治疗样本的束流能量，改变 Bragg 峰的位置，即可达到治疗肿瘤并减少入射路径上正常组织损伤的目的。对比其他放射治疗技术，这体现了重离子治疗肿瘤的优势。

2. 剂量分布的 Bragg 峰　其峰纵向（沿 z 轴方向）宽度很小，这有利于治疗时精确控制照射位置，细致处理肿瘤边缘，同样也可以减少对病灶周围的损伤。

3. 剂量分布曲线　由剂量分布曲线可以看出，颅骨（因密度大）所受损伤要大于其他正常组织。事实上颅骨为只有钙质构成，其受辐照并不会产生多大的不良反应，而颅内的神经系统是临床治疗时需要注意避开的组织。

4. 能量为 330 MeV/u 的碳离子对模型的损伤作用　其损伤作用集中于深度约 20 cm 的区域，未对肿瘤造成最大损伤，因此需要降低离子入射能量，使 Bragg 峰位于肿瘤处。

针对上述结论，可以通过两种方式（加入降能片和改变离子射出加速器时的能量）调整入射束流的能量，也是目前重离子治疗癌症常用的两种方法。

（六）重离子相对生物学效应值

相对生物效应（RBE）是重离子治疗肿瘤过程中的一个重要参数，是确定吸收剂量的重要参考因素之一。RBE 峰值对应的 LET 与原子序数密切相关。碳离子束在 200 keV/μm 时 RBE 最大，峰区的高剂量被高 RBE 增强，这是采用碳离子束进行肿瘤治疗的一大优势。对于较轻的离子，RBE 最大值处于峰区尾部剂量较小的部分，氦离子束在 100 keV/μm，质子束在 25 keV/μm；对于更重的离子，RBE 最大值在峰区之前。

与 X 射线等传统放射线不同，重离子射线的 RBE 值不再作为一个定值贯穿于整个治疗过程中，它的确定需要考虑更多的情况，衡量更多的相关参数。最初，重离子的临床 RBE 是直接从人体细胞实验数据中得到并直接应用到临床中。后来，人们通过适当的条件，特定地选择适当的 RBE 值。一些 RBE 定值的确定对一些特定肿瘤的治疗获得了一些成功。目前，肿瘤的放疗更多采用强度调控的放射治疗，很多参数可以自由设定，RBE 的确定就更多基于临床经验。由于肿瘤的形状十分复杂，RBE 的确定需要根据靶标的三维参数来确定。

不论是德国的 GSI 还是日本的 HIMAC，关于 RBE 的计算都是与传统且理论技术相对成熟的放射经验和数据相关，从而确定重离子治疗相适宜的 RBE 值，在数据和经验有限的情况下，这是一种简单高效的办法。现在，重离子治疗发展迅速，临床案例也将越来越多，这就需要科研人员不断根据数据来修正已有模型，发展新模型，并在生物学进程不断被探明的情况下将其运用到临床方面。

第三节　质子重离子肿瘤放疗的应用

一、质子重离子肿瘤放疗的基础研究

（一）放射敏感性和适应性反应

1. 放射敏感性　肿瘤细胞与正常细胞的放射敏感性具有一定的差异，对不同射线和不同乏氧状态下的放射敏感性也不同。研究者观察不同乏氧状态下大鼠前列腺癌 RAT–1 细胞系对 X 射线及碳离子照射的放射敏感性。研究结果显示，在细胞存活曲线上达到相同的杀伤水平所需的物理剂量，X 射线需要约 7.2 Gy 可以达到 10% 的存活水平，而碳离子仅仅需要 2.8 Gy，其相对生物效应（RBE）约为 2.6；② 进一步研究发现，碳离子对氧的依赖性小于 X 射线，其氧增强比（OER）在 10% 和 1% 的存活水平大约为 1，光子的 OER 约为 1.1；在乏氧照射实验中，碳离子的 OER 为 1.1，X 射线为 2.7。研究结果证实，在乏氧前列腺癌细胞，碳离子的杀伤效果较 X 射线明显，对氧离子的依赖较小，说明肿瘤细胞对碳离子放射敏感性高于 X 射线。

在对比人乳腺癌 MCF–7 细胞对重离子和 X 射线的辐射敏感性差异的研究中发现，与相同剂量的 X 射线照射相比，$^{12}C^{6+}$ 离子束能够显著地抑制 MCF–7 细胞增殖和克隆形成，并显著增加细胞 G_2/M 期阻滞和凋亡比例，能够显著增加 γ–H2AX 和 Bax 蛋白的表达水平，显著降低 cyclin B1 和 Bcl–2 蛋白的表达水平，说明其离子束能够引起更严重的 DNA 损伤和细胞凋亡效应；同时，显著降低 Akt、mTOR 和 p70S6K 蛋白的磷酸化水平和总蛋白表达水平，这与抑制 Akt/mTOR/p70S6K 信号通路有关。

2. 适应性反应　大量的实验证实，低剂量辐射产生与高剂量辐射迥然不同的生物效应，即低剂量辐射（LDR）增强免疫功能，降低癌症发生的概率，并可治疗癌症，诱导适应性反应。低剂量重离子束 $^{12}C^{6+}$ 辐射可诱发动物细胞或组织的适应性反应和免疫兴奋效应，其特征：低剂量 $^{12}C^{6+}$ 辐射可诱导动物的免疫适应性反应，与常规射线具有不同的细胞周期特征；可诱发正常小鼠机体造血组织和生殖细胞的适应性反应；全身辐照小鼠可激活机体抗氧化系统活性；对小鼠黑色素瘤 B16 细胞等肿瘤细胞未引发适应性反应，全身照射可延长荷瘤动物存活时间、增强肿瘤控制率，对临床治疗肿瘤有参考意义。

另外，研究者观察低剂量重离子辐射对小鼠造血系统的适应性反应特征。实验小鼠给予 2.0 Gy 大剂量 $^{12}C^{+6}$ 射线照射前预先给予 0.050 和 0.075 Gy $^{12}C^{+6}$ 离子束全身照射，其中一批小鼠于照射后 24 h 处死，测定外周血指标、脏器系数、骨髓细胞微核率和骨髓 DNA 含量；第二批小鼠 2.0 Gy 全身辐照后观察其 30 d 存活情况。结果发现，与大剂量直接照射组相比，0.050 Gy 照射组小鼠外周血白细胞和骨髓 DNA 含量升高，小鼠骨髓细胞的微核率降低（$P < 0.05 \sim 0.01$）。0.075 Gy 照射后小鼠外周血白细胞与照射对照组比较有一定下降。研究结果证实，低剂量碳离子束照射能拮抗大剂量照射后引起的骨髓细胞损伤，对造血组织产生适应性反应，对重离子治疗肿瘤及放射防护具有一定参考意义。

上述研究表明，低剂量碳离子预辐射可以诱导正常机体产生适应性反应，减轻攻击剂量造成的辐射损伤，而对肿瘤细胞没有产生适应性反应，对低剂量辐射发挥增强局部放疗疗效并降低其不良反应具有一定的参考价值。临床治疗肿瘤可以考虑在治疗前采用低剂量预辐射，使机体的正常组织因为适应性反应而增强免疫能力，减小治疗剂量带来的辐射损伤，同时肿瘤细胞又不会因为适应性反应而产生辐射耐受。

（二）细胞增殖和死亡等方面

1. 细胞增殖等方面　研究者观察 X 射线和重离子照射对人微血管内皮细胞的增殖、迁移、管样结构形成及基质金属蛋白酶表达的影响。Transwell 迁移实验结果显示，照射 24 h 后，非毒性剂量照射能够抑制人微血管上皮细胞株（HMEC-1 细胞）的迁移，且重离子照射抑制其细胞迁移能力较 X 射线强。基质胶实验显示，重离子照射可显著抑制自发性管样结构的形成，但 X 射线照射的抑制作用不明显。同时，明胶酶谱法证实了重离子照射可明显抑制 HMEC-1 细胞中基质金属蛋白酶（MMP-2 和 MMP-9）的表达，而 X 射线照射对此类酶几乎无任何影响。这些结果显示，重离子的肿瘤放疗优于 X 射线。

另外，研究者探讨重离子射线对肺腺癌 A549 细胞黏附、迁移和侵袭的效应。$^{12}C^{6+}$ 重离子照射能量为 300 MeV，剂量率为 2 Gy/min，展宽 Bragg 峰为 5 mm；照射剂量分别为 0、1、2 和 4 Gy，每个剂量点设 3 个平行样本，在常规照射条件下进行照射。对指数生长的 A549 细胞经过不同剂量重离子射线辐照后，发现细胞黏附能力增强，呈剂量依赖性关系（$P < 0.05$）；随着吸收剂量的增加，迁移能力显著下降（$P < 0.05$），侵袭能力也随之下降（$P < 0.05$），显著减弱细胞的转移能力；并且，重离子辐照后，MMP-2 和 MMP-9 mRNA 表达量显著下调（$P < 0.05$）。这些结果表明，$^{12}C^{6+}$ 重离子能促进 A549 细胞的黏附能力，显著抑制其细胞的迁移和侵袭能力，这可能与 MMP-2 和 MMP-9 表达调节有关。

MMP 几乎能降解细胞外基质（ECM）中的各种蛋白成分，破坏肿瘤细胞侵袭的组织学屏障，在肿瘤侵袭转移中起关键性作用，从而在肿瘤浸润转移中的作用日益受到重视。研究者采用重离子束 $^{12}C^{6+}$ 及常规 X 射线对舌癌细胞 Tca8113 进行照射，用 Western blot 法检测细胞中 MMP-9 的表达。结果发现，与空白对照组比较，在相同时间点，不同剂量的 X 射线对细胞中 MMP-9 的表达影响不明显。低剂量重离子束对舌癌细胞中 MMP-9 表达没有明显影响，而高剂量重离子束辐照后细胞中 MMP-9 表达明显降低（$P < 0.05$）。其结果提示，与常规 X 射线比较，重离子束对舌癌细胞中 MMP-9 的表达抑制具有更高的生物学效应。

2. 细胞凋亡等方面　研究者采用重离子照射人胃癌 SGC7901 细胞，应用流式细胞技术、Western blot 及 RT-PCR 观察重离子诱导其细胞周期、凋亡和错配修复蛋白 2（MSH2）表达。重离子照射实验应用中国科学院近代物理研究所 HIRFL-CSR 装置的深部肿瘤重离子治疗终端，束流为 ^{12}C 离子束。采用分组照射，吸收剂量率 0.3 Gy/min，LET 为 44.56 keV/μm，细胞吸收剂量分别是 0、0.5、1.0、2.0 和 4.0 Gy。研究结果表明，与对照组相比，SGC7901 细胞在辐射后 72 h，G_2/M 期所占细胞比率（33.26 ± 0.08）和凋亡率（24.16 ± 0.64）均达到峰值，且呈时间依赖性增加；经重离子照射后，DNA 错配修复基因 MSH2 mRNA 和蛋白表达水平在 6 h 最高。这些结果提示，重离子在体外诱导 SGC7901 细胞周期阻滞和凋亡，且具有显著的时间依赖性效应；重离子在一定剂量和时间，诱导 SGC7901 细胞 MSH2 基因表达。DNA 错配修复基因 MSH2 可能参与了重离子辐照诱导胃癌细胞 DNA 损伤的修复应答。

3. 杀伤干细胞方面　重离子放疗能有效杀灭肿瘤干细胞。肿瘤干细胞对 X 射线等低 LET 辐射具有较强的抗性，是肿瘤放疗后复发和转移的主要原因。因此，有效杀灭肿瘤干细胞是肿瘤放疗成功的关键。Cui 等人首次用实验证明了碳离子束能够有效杀灭肿瘤干细胞。碳离子束对头颈部鳞状腺癌肿瘤干细胞和结肠癌干细胞的致死作用也得到了证实。聂晶等从神经胶质瘤细胞系 M059K 和 M059J 中分别分离出肿瘤干细胞，并采用经典的克隆形成和软琼脂培养两种方法检测了肿瘤干细胞样细胞的辐射敏感性，发现碳离子束对肿瘤干细胞的杀灭作用显著强于相同剂量的 X 射线。

研究者观察重离子对人舌鳞癌 Tea8113 细胞周期及血管内皮生长因子（VEGF）mRNA 表达的影响，分别用 0、1 和 4 Gy 重离子及 X 射线辐照体外培养的人舌鳞癌 Tea8113 细胞，流式细胞技术观察细胞周期的变化；原位杂交法检测 VEGF mRNA 表达。研究结果发现，0 Gy 组未出现细胞周期阻滞；重离子照射 1 Gy 时，12 h 出现 G_2/M 期阻滞；4 Gy 时在 36 和 48 h 出现 G_2/M 期明显阻滞。X 射线照射 1 Gy 时未出现细胞周期阻滞；4 Gy 照射时，36 和 48 h 出现 G_2/M 期阻滞，与 0 Gy 组相比，$P < 0.05$。与 0 Gy 组相比，1 Gy 时经重离子及 X 射线辐照后，Tea8113 细胞 VEGF mRNA 表达降低；4 Gy 时，重离子组 VEGF mRNA 表达明显降低。这些结果提示，重离子较 X 射线对舌鳞癌细胞细胞周期及 VEGF mRNA 影响更明显，有更可靠的抑癌效果。

4. 远后效应方面　电离辐射的远后效应是一种电离辐射的非靶向效应，发生于受到辐照细胞的后代中，主要表现为基因组的不稳定性。研究发现，人正常肝 HL-7702 细胞受到 X 射线辐照后存活下来的子代细胞继续传代，当传到 15 到 20 代时对其分别给予相同剂量的 X 射线或重离子束照射，受到 X 射线二次辐照的细胞微核率明显地表现出与初次辐照剂量之间的相关性，而受到重离子束再次辐照的细胞则没有发生类似的现象。

基于以上实验结果，一种可能的解释是，射线种类不同对细胞产生的损伤类型也不同。高 LET

重离子对 DNA 的辐射损伤以集簇损伤为主，DNA 集簇损伤不易修复，更不易通过传代遗传给子代细胞，容易将受损细胞引向死亡，所以重离子对细胞的损伤很少表现出远后效应。但这方面的实验数据相对少，因而要得到明确的结论也为时尚早。另外，还需要大量的实验研究来说明不同生物学终点在时间尺度上和外界因素影响下的重离子远后效应。

（三）免疫效应方面

1. 重离子辐射对免疫功能的影响　重离子辐射是否对免疫功能产生影响，不同的实验产生的结果不尽相同。陈小华等研究者通过检测患者免疫球蛋白、T 细胞亚群及 NK 细胞的变化，探讨重离子放射治疗恶性肿瘤对机体免疫功能产生的影响。将 26 例经病理学证实的恶性肿瘤患者采用重离子束局部外照射。结果发现，NK 细胞、CD4$^+$ T 细胞、CD8$^+$ T 细胞及 CD4$^+$/CD8$^+$T 细胞比值在治疗前后均无明显变化，免疫球蛋白 IgG、IgA 和 IgM 在治疗前后无明显变化。提示，重离子治疗对免疫功能无明显影响。

另外，李益民等研究者收集 23 例恶性肿瘤病例，于高能碳离子束放疗第 1 天、第 6 天及放疗结束后检测外周血 T 细胞亚群。结果发现，碳离子放疗后患者总 T 细胞水平明显低于放疗前（$P = 0.002$）；Ts 细胞水平在放疗前、中与放疗后的变化有统计学差异（$P = 0.003$ 和 0.001）。在放疗各时相，Th 细胞和 CD4$^+$/CD8$^+$ T 细胞比值呈降低趋势。NK 细胞和 B 细胞放疗后的水平较放疗前均有所降低。其结果证实，碳离子放疗在一定程度上会损伤机体的细胞免疫功能。

还有，肖凤君等研究者探讨重离子对人外周血 T 细胞增殖、凋亡等生物学功能的影响。研究者将分离的人外周血 T 细胞用 ^{12}C 重离子束坪区照射，能量 70 MeV，LET = 29 keV/μm，照射剂量 1.0 和 2.0 Gy，剂量率 0.5 Gy/min。研究结果发现，重离子照射可明显抑制人外周血 T 细胞增殖，随着剂量增大，抑制作用更加明显；同时，促进 T 细胞凋亡，特别是对于晚期凋亡的诱导作用（$P < 0.01$）。RT–PCR 检测显示，重离子辐射可抑制抗凋亡蛋白 Bcl-2 的表达，促进促凋亡蛋白 Bax 和 caspase–3 的表达（$P < 0.01$）。这些结果提示，重离子辐射可显著抑制 T 细胞的增殖，并促进其凋亡。

2. 重离子束辐射诱导肿瘤免疫原性细胞死亡　免疫原性细胞死亡（immunogenic cell death，ICD）是被免疫系统识别并诱导产生抗肿瘤效应的细胞死亡形式，与引起损伤相关分子模式（damage associated molecular pattern，DAMP）释放的危险信号通路激活有关。相关研究表明，重离子束可以诱导以损伤相关分子模式（DAMP），特别是钙网蛋白（calreticulin，CRT）释放为特征的肿瘤免疫原性细胞死亡，进而激活抗肿瘤免疫反应。重离子束辐射引发肿瘤细胞簇状 DNA 损伤，从而诱导肿瘤细胞免疫原性死亡。经重离子束辐射后，肿瘤细胞通过释放肿瘤相关抗原（tumor associated antigen，TAA），激活热休克蛋白（HSP70 和 HSP90）并通过 CRT 表位转移和 ATP 释放等信号增强抗原提呈细胞（APC）功能。重离子束引发肿瘤细胞免疫原性死亡后可诱导多种损伤相关分子模式释放。与其他射线类似，重离子束辐射不仅引发肿瘤细胞免疫原性死亡，而且诱导远隔效应的发生。

3. 重离子束辐射与肿瘤免疫逃逸　重离子束通过促进肿瘤免疫原性细胞表型变化，对肿瘤微环境进行免疫编辑，增加对免疫监视的敏感性，进而减少肿瘤细胞免疫逃逸。重离子辐射后，部分细胞获得了衰老相关分泌表型，并引起酸可溶性芽孢小蛋白（smallacid-soluble spore protein，SASP）标记物 IL-6、IL-8 和血管内皮生长因子（VEGF）等表达上调，促进肿瘤细胞衰老、凋亡及氧化应激产生。这些变化对于增加肿瘤细胞免疫原性，提高效应细胞免疫应答，减少免疫逃逸至关重要。此外，重离子束在调节细胞周期检查点方面起到重要的作用。研究表明，与相同剂量的 X 射线相比，经重离子照射后，协调 DNA 损伤和细胞周期检查点反应的检查点激酶 1（CHK1）增加约 3 倍。值得注意的是，细胞周期检查点反应显示出明显 LET 依赖性。因此，重离子束在参与细胞周期调节，减少免疫逃逸方面起到关键作用。

（四）医学影像技术对治疗应用的价值

研究者评价 B 超、X 射线模拟定位机和 CT 等医学影像技术对 27 例重离子束照射的头颈部恶性肿瘤患者治疗的应用价值，以了解重离子束照射定位方式及影响精确度的因素。研究结果发现，B 超、X 射线模拟定位机和 CT 等在重离子照射治疗定位中均发挥重要作用，B 超在浅层肿瘤中定位简单、方便，且便于治疗前后的疗效观察，优于 X 射线模拟定位机；CT 在深部肿瘤中定位精确，确定靶区和治疗计划，优于 B 超及 X 射线模拟定位机。这些结果提示，应用 B 超和 CT 等确定重离子照射靶区及治疗后的疗效观察是非常必要的。B 超经济实用，简单快捷，在浅层肿瘤中作用理想；CT 显示解剖图像清晰，并可在适形放疗中根据肿瘤亚临床区域及治疗需要投影形状设计射野制定治疗计划，且方便验证。B 超、X 射线模拟定位机和 CT 三者结合在重离子适形放疗中能发挥重要的作用（表 17-3）。

表 17-3　B 超和 X 射线模拟定位机和计算机断层扫描仪的优缺点比较

项 目	B 超	X 射线模拟定位机	计算机断层扫描仪
图像清晰度	尚清晰	头颈部欠清晰	清 晰
靶区确定	可在头颈部浅层肿瘤	需参考其他影像技术	三维计划系统，在深部肿瘤更有优势
靶区勾画	无法在体表直接完成	需用铅丝等标记后二维勾画	直接在三维勾画
疗效观察	尚方便清晰，但有误差	软组织图像分辨较差	图像清晰对比度好

二、质子重离子肿瘤放疗

（一）质子重离子肿瘤放疗的适应证

1. 选择手术等治疗手段的早期或无效的肿瘤患者　对于可以选择手术等治疗手段的早期肿瘤患者，质子重离子放射治疗有其自身的优势。质子重离子放射治疗是无创技术，没有痛苦，一般只需要照射数次即可，同时又有很好的生物学特性，相比手术能够更大程度地杀灭病灶，同时减少肿瘤的转移和复发。同时，还有很多患者因为种种原因，不具备手术条件，而传统放疗辐射剂量太大，化疗和靶向治疗也面临耐药和失效风险。因此，质子重离子放疗可替代手术，杀灭肿瘤而发挥作用。

对于手术、放疗和化疗已无效的肿瘤患者，质子重离子治疗可能会带来新的治疗机会。比如，胃肠道肿瘤系统的肝转移、普通放疗无效的鼻咽癌以及较为罕见的脊索瘤。除了胃肠道肿瘤之外，大多数肿瘤类型，包括胰腺癌、宫颈癌、乳腺癌、肺癌和前列腺癌等均是质子重离子放射治疗的适应证。

2. 敏感区域肿瘤患者　质子重离子放疗特别适用于复杂组织的肿瘤，周边组织对放疗敏感和将安全放在第一位的头部区域肿瘤，如眼睛、耳朵或脑组织附近，或脑垂体等重要腺体部位，以及肝脏等部位的肿瘤。

3. 治疗常见肿瘤　质子重离子放射治疗因其具有能级高和穿透性强的特点，使适应症范围较普通光子放疗更宽。常见的使用质子重离子放射治疗的肿瘤如表17-4所示。

表17-4　质子重离子放射治疗常见肿瘤

常见肿瘤分类	肿瘤名称
中枢神经系统肿瘤	脑膜瘤、垂体瘤、听神经瘤及星形细胞瘤等
颅底肿瘤	脊索瘤和软骨肉瘤等
头颈部肿瘤	鼻咽癌、口腔癌、咽癌和喉癌等
胸腹部肿瘤	肺癌、食道癌、肝癌和胰腺癌等
盆腔肿瘤	前列腺癌、子宫肿瘤及其他不能切除的盆腔肿瘤等
骨和软组织肿瘤	骨肿瘤和软组织肉瘤

总之，对于质子治疗主要适应证；不可切除或不完全切除的局部侵犯性肿瘤，靠近重要的正常组织结构，如眼黑色素瘤、低级别的颅底和椎体肉瘤、某些耳鼻喉肿瘤（如腺样囊性肿瘤）；对辐射耐受性差的肿瘤，主要是儿科恶性肿瘤等。而重离子治疗，主要是碳离子，最受公认的适应证是：不可手术的、对辐射高度抵制的且大量乏氧细胞存在的肿瘤，如黏膜恶性黑色素瘤、高级别的骨和软组织肉瘤及胰腺癌等。

无论是质子还是重离子治疗，相对光子其适应症都相当局限，甚至有些疾病争议很大（前列腺癌的重离子治疗），需要更多的临床随机试验或者大型多机构回顾数据整合，来提供更有力的证据。

（二）重离子（$^{12}C^{6+}$）放疗恶性黑色素瘤

研究者回顾性分析重离子加速器照射恶性黑色素瘤的疗效。根据治疗方式不同将患者分为传统放疗组和重离子加速器组，每组40例。结果发现，重离子加速器组患者完全缓解12例，部分缓解20例，总缓解率为80.0%（32/40）；传统放射治疗组患者中，完全缓解9例，部分缓解15例，总缓解率为60.0%（24/40）。重离子加速器组患者的总缓解率明显高于传统放射治疗组患者（$P < 0.05$）。重离子加速器组患者中，皮肤起水泡2例，皮肤破溃1例，不良反应发生率为7.5%（3/40）；传统放射治疗组患者中，皮肤起水泡4例，皮肤破溃2例，血小板减少1例，白细胞减少1例，不良反应发生率为20.0%（8/40）。重离子加速器组患者的不良反应发生率明显低于传统放射治疗组患者（$P < 0.05$）。结果提示，重离子加速器照射恶性黑色素瘤的疗效较传统放射治疗显著，可在临床推广使用。

Karasawa 等回顾性分析日本国家辐射科学研究所（The National Institute of Radiological Sciences，NIRS）用重离子（碳离子）放射治疗妇科恶性黑色素瘤临床试验患者 23 例。年龄 51 ~ 80 岁，中位年龄 71 岁，病变部位阴道 14 例，外阴 6 例和宫颈 3 例。放疗方法：碳离子照射临床靶区（CTV1）原发灶 + 淋巴结引流区剂量 36 GyE（当量剂量，Gray equivalent dose，本研究用质子 GyE 代表碳离子 GyE）/10 次，等剂量曲线覆盖 90% CTV1，然后缩野至肿瘤区的原发病灶 + 转移性淋巴结（GTVtb + GTVnd）形成 CTV2，推量至 57.6 ~ 64 GyE。23 例患者中 22 例为 57.6 GyE/16 次，1 例 64 GyE/16 次，每周 4 d，疗程 24 ~ 28 d，中位时间 25 d。为减少器官运动，定位及治疗时膀胱内注入生理盐水 100 ~ 150 ml，阴道填塞棉球。随访：6 ~ 53 个月，中位时间 17 个月。结果发现，3 年局部控制率（local control，LC）、区域控制率（regional control，RC）和远处转移率（various distant-free，DF）分别为 49.9%、76.1% 和 40.1%。无进展（relapse-free，RF）和总生存率（overall survival，OS）分别为 26.6% 与 53.0%。1 例出现Ⅲ级肠道、泌尿系及皮肤放射性反应，无Ⅲ级以上急慢性毒副反应。疗效举例见图 17-7。结果提示，在临床试验观察到碳离子放射治疗妇科恶性黑色素瘤有效，可以作为一种非手术治疗方法的选择。

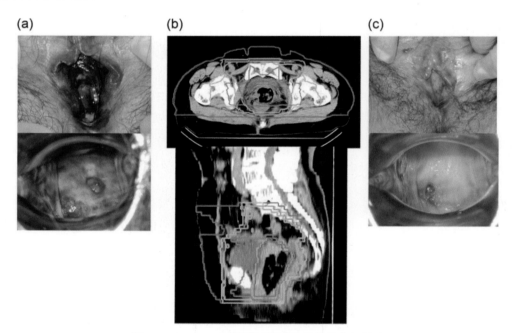

(a)　　　　　　(b)　　　　　　(c)

图 17-7　T3N0M0 阴道恶性黑色素瘤重离子放疗

图中，a. 治疗前妇科检查所见病变范围；b. 放射治疗计划轴向和矢状面剂量分布的 CT 图像；c. 治疗后 1 年。放疗方法：小骨盆和腹股沟区 36 GyE，然后缩野至肿瘤区，总剂量 67.6 GyE，剂量曲线 96%（红色）、90%（橙色）、70%（粉红色）、60%（黄绿色）、50%（绿色）、30%（青色）和 10%（紫色）57.6 GyE；患者无复发生存 2 年

Jingu 等分析 37 例头颈部黏膜恶性黑色素瘤重离子放疗和化疗同期治疗患者，在治疗前预测 ADC 值（表观扩散系数）与远期局控率、无进展生存率和总生存率的关系，采用碳离子放疗随访 5 ~ 43.5 个月，中位随访 19 个月。3 年局控率、无进展生存率和总生存率分别为 81.1%、37.6% 和 81.1%。其最小的 ADC 值被认为是碳离子治疗头颈部黏膜恶性黑色素瘤的预后因子，疗效举例见图 17-8。另外，Demizu 等应用质子或碳离子治疗头颈部恶性黑色素瘤，照射剂量为 65 ~ 70.2 GyE/26 次。结果显示，2 年局控率和总生存率分别为 70% 和 60%，显著改善恶性黑色素瘤的局控率与生存率。

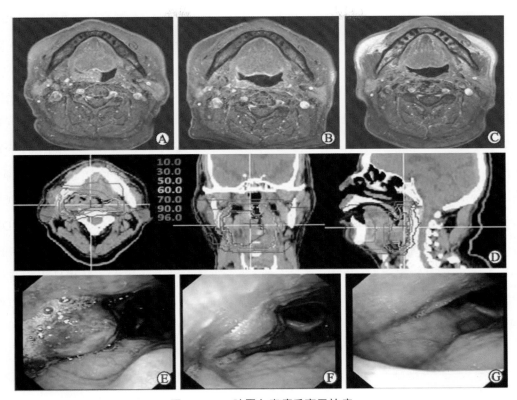

图 17-8 口腔黑色素瘤重离子放疗

患者男性，70 岁；A. 碳离子放疗前 T1 加权 MRI；B. 放疗 6 个月后 MRI；C. 放疗 2 年后 MRI；D. 碳离子剂量分布；
E. 碳离子放疗前内窥镜所见恶性黑色素瘤；F. 放疗 6 个月后内窥镜示恶性黑色素瘤较前缩小；
G. 放疗 2 年后恶性黑色素瘤显著缩小

（三）头颈部、颅底及上皮源性恶性肿瘤

1. 质子放疗 多项剂量学研究显示，质子治疗头颈部肿瘤具有剂量学优势。Resto 等回顾性分析 102 例局部晚期鼻窦肿瘤患者，病理类型各异，接受单纯质子治疗或与光子混合治疗。其完全切除者的 5 年局部控制率和总生存率分别为 95% 和 90%，部分切除者分别为 82% 和 53%，单纯活检者分别为 87% 和 49%。一项临床前研究显示，对于鼻旁和鼻窦肿瘤，质子治疗 5 年局部控制率显著高于 IMRT（88% vs 66%，P = 0.035）。对于其它头颈部肿瘤，有限的数据表明，质子治疗的毒性趋于下降，而局控率和生存率与光子放疗的结果相当。早期的回顾性研究中，分析了单纯质子或光子 / 质子混合治疗局部晚期头颈部肿瘤，5 年局控率可达 84%。有研究显示，IMPT 治疗头颈部肿瘤不仅可行且结果令人鼓舞。对于扁桃体、颊黏膜等单侧性病变，IMPT 较 IMRT 可以显著低降对侧下颌、腮腺、口腔、脊髓和脑干的剂量。而对于口咽癌和鼻咽癌，IMPT 可以显著降低非治疗区（脑、口腔、颌下腺或食管等）剂量。近期的一项研究显示，口咽癌患者在同步放化疗期间需要鼻饲管营养支持的比例，IMRT 为 46%，IMPT 者下降到 19%。剂量上，多数中心给予总剂量 63 ~ 76 GyE，26 ~ 35 次，2.5 ~ 3 GyE/ 次，视交叉及脑干限制于 50 GyE 以下。

2. 碳离子束放疗 有资料显示，从 1994 年 6 月至 2018 年 8 月期间，日本国立放射线医学综合研究所（National Institute of Radiation Medicine，NIRS）重离子放疗 1 万多例癌症患者。其中，前列腺

癌占 26.9%，头颈部癌占 10.2%，骨与软组织肿瘤占 10.8%，肺癌占 9.0%，胰腺癌占 5.9%，肝癌占 5.3%，直肠癌占 5.1%。

（1）碳离子束放疗头颈部肿瘤：目前，头颈部及颅底恶性肿瘤的主要治疗方式为手术切除，但对于浸润较深和位置较特殊的肿瘤，完全切除较为困难，且手术治疗有时会损坏患者面容，严重影响患者生存质量，故需借助放疗提高局部控制率（local control rate，LCR）。而部分肿瘤对常规射线有抵抗性，如脊索瘤、腺样囊性癌等，需要 60 Gy 或以上的剂量才能达到局部控制的疗效，常规放疗受周围危险器官（脊髓、脑干和视神经通路等）的影响而不能安全释放这种剂量水平，碳离子束则能在不损伤周围危险器官、不改变患者面容的前提下达到局部控制疗效。基于上述优势，碳离子束单独或结合手术等其他治疗方式将是头颈部及颅底恶性肿瘤治疗的必然趋势。

日本学者对头颈部肿瘤进行碳离子束放疗，其中包括 175 例腺样囊性癌（adenoid cystic carcinoma，ACC）、102 例恶性黏膜黑色素瘤（mucosal malignant melanoma，MM）和 50 例腺癌，分别位于鼻旁窦、鼻腔、大唾液腺、口腔和喉部等，其中有近 74% 的肿瘤无法行手术治疗，5 年 LCR 分别为 74%、79% 和 81%，5 年总生存率（overall survival rate，OSR）分别为 72%、33% 和 57%。另一项碳离子束放疗，76 例颅底恶性肿瘤患者，包括 44 例脊索瘤、14 例软骨肉瘤、9 例嗅神经母细胞瘤、7 例恶性脑膜瘤、1 例巨细胞瘤和 1 例神经内分泌癌，在 NIRS 中使用碳离子治疗，5 年 LCR 和 OSR 分别为 88% 和 82%，全部患者均未出现严重不良反应。对碳离子放疗腮腺癌，共纳入 46 例患者，其中 16 例腺样囊性癌、8 例腺癌、8 例黏膜上皮癌和 14 例其他类型癌，T2、T3、T4a 和 T4b 的病例数分别为 3、18、8 和 17 例，1 例患者为术后肿瘤残存，20 例为术后局部复发，其余患者为首次治疗，中位随访时间 62 个月，5 年 LCR 和 OSR 分别为 74.5% 和 70.1%，碳离子辐照前 30 例患者未出现面神经麻痹，治疗后 25 例仍正常。

冉俊涛等采用碳离子束（$^{12}C^{6+}$）放疗 13 例头颈部浅表肿瘤，给予 80 ~ 100 MeV/u，总剂量 46 ~ 70 GyE，1 次 /d，连续 12 d。结果发现，非恶性黑色素瘤性皮肤癌、乳头状瘤和恶性黑色素瘤有效率（CR + PR）分别为 100%（9/9）、50%（1/2）和 50%（1/2），13 例患者总局部控制率为 85%（11/13）。皮肤不良反应发生率 1、2 和 3 度分别为 30.8%（4/13）、15.4%（2/13）和 15.4%（2/13），未观察到 4 度皮肤不良反应。结果提示，碳离子束放疗头颈部浅表肿瘤有较好的近期疗效，不良反应轻微，患者可耐受。其中，3 例患者治疗前后比较见图 17-9。

对于深部的颞部腺样囊性癌和唾液腺腺泡细胞癌经手术或 X 射线照射后复发，采用兰州 HIRFL-CSR 碳离子束治疗，收到明显的效果（图 17-10 和图 17-11）。

（2）重离子束治疗胶质瘤：随着重离子束在肿瘤治疗研究的进展，在胶质瘤方面的研究也逐渐增多，但均尚在试验阶段，临床方面的研究还有待进一步深入。孙建军等研究者通过对 T98 和 U251 人恶性胶质瘤细胞进行碳离子束照射，发现其可抑制 Bax（Bcl-2-associated X protein）家族和 Bak-2（Bcl-2-associated killer）的超表达，使胶质瘤细胞凋亡，同时重离子束还可使胶质瘤细胞的线粒体活动受到抑制，也可诱导胶质瘤细胞凋亡。Wadate 等用碳离子束对胶质瘤细胞系，如 U87、U138、U251 及 U373 等细胞进行照射后发现，用高 LET 的碳离子后野生型 p53 对 U87 和 U138 细胞呈高表达，而突变型 p53 对 U251 和 U373 细胞呈高表达，诱导胶质瘤细胞株凋亡，而用低 LET 碳离子进行照射后发现 p53 及 p21 呈低表达，说明高 LET 碳离子照射更能抑制胶质瘤细胞。

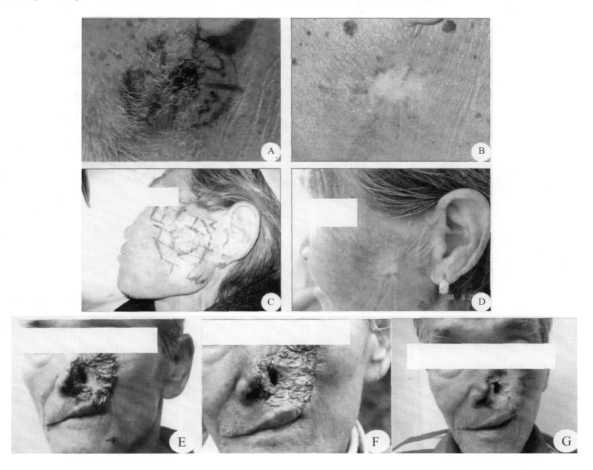

图 17-9　头颈部浅表肿瘤重离子束放疗后外观改变

图中，A 和 B 为左面部基底细胞癌治疗前和治疗后 3 个月；C 和 D 为 1 例左面部皮肤鳞癌治疗前和治疗后 3 个月；E、F 和 G 分别为 1 例左面部恶性黑恶素瘤治疗前和治疗后 3 个月、6 个月图片

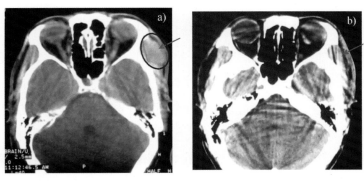

a. 碳离子束放疗前　　　　b. 70.0 GyE/11 F 照射后 6 个月

图 17-10　手术和 X 射线照射后左侧局部复发颞部腺样囊性癌

（3）重离子束治疗上皮源性恶性肿瘤：魏世华等应用 $^{12}C^{6+}$ 重离子束治疗病理确诊的上皮源性恶性肿瘤患者 25 例，男 21 例，女 4 例，年龄 40 ~ 83 岁，平均年龄 67.8 岁；给予能量 80 ~ 100 MeV/u，垂直照射。重离子束经镍窗、脊形过滤器，展宽约为 3 cm × 4 cm 照射野。靶区深度按 2 mm 能量片

划分，并进行笔涂式逐层照射。24 例患者结束重离子束临床试验治疗时间均已 18 个月以上，最长达 42 个月。20 例患者治疗后局部皮肤痂皮脱落及皮下肿块完全消失达临床治愈（CR），4 例患者 3 个月后皮肤痂皮部分脱落肿块消退 75%，达部分缓解（PR），临床有效率（CR + PR）为 95%。1 年局控率 100%，3 年局控率 95.8%。临床观察无血液系统等并发症，所有患者照射野皮肤无破溃等放射性损伤。16 例位于面部的患者中，1 例治疗后 13 个月因复发，再次行手术治疗，2 例老年患者治疗后 1 年以上，因心血管病变病故，但局部均未见复发。本组中有 8 例高分化鳞癌，1 例中分化鳞癌照射后，均得到良好的临床疗效。

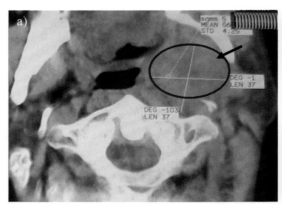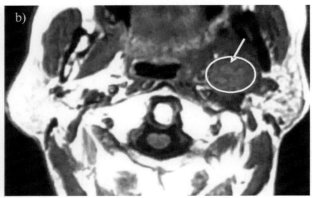

a. 碳离子束放疗前　　　　　b. 50.0 GyE/10 F 照射后 6 个月

图 17-11　手术后局部复发唾液腺腺泡细胞腺癌

（四）消化系统肿瘤

1. 肝脏恶性肿瘤　局部肝细胞癌（HCC）的标准治疗方式包括手术、肝移植、射频消融和肝动脉栓塞等，具体治疗方式根据患者及具体肿瘤情况决定，当患者不符合或拒绝上述治疗方式时，可用放射治疗替代，NIRS 自 1995 年开始研究应用碳离子治疗 HCC，15 次 /5 周为最初临床研究方案，目前缩短到 4 次 / 周。

刘锐锋等通过对重离子治疗 7 例肝脏恶性肿瘤的临床结果，评价其有效性和安全性。治疗结束后随访期为 3 ~ 16 个月，随访率 100%。治疗后 3 个月评价近期疗效，客观缓解率（CR + PR）为 57.1%，疾病控制率（CR + PR + SD）为 100%。7 例患者中除 1 例因特发性血小板较少而死亡外，尚无因肝脏疾病进展而死亡患者，均无肝功能异常和放射性肝炎发生，仅有轻微胃肠道症状，无骨髓抑制发生。碳离子治疗肝脏恶性肿瘤近期疗效显著，安全性高，无明显毒副作用，可以作为无手术指征或不能耐受手术的肝脏原发及继发恶性肿瘤有效的局部治疗手段，但鉴于目前病例数少，随访时间短，其长期疗效尚需病例数的积累和长期的随访来进一步明确。图 17-12 所示为 1 例原发性肝癌（PHC）患者治疗前及治疗后 1 个月 CT 影像，疗效评价为 PR，AFP 由治疗前 43.2 ng/ml 降至 4.2 ng/ml，患者肝功能指标及血常规治疗前后均无明显变化。

目前，对于肝癌的质子放疗研究主要应用调强质子放疗，具有相对于传统光子放疗的优势，横向半影小，保护肿瘤周正常组织，能更加显著减少正常组织受照剂量。另外，对患者进行质子线治疗时尤要注意射野的精准定位。

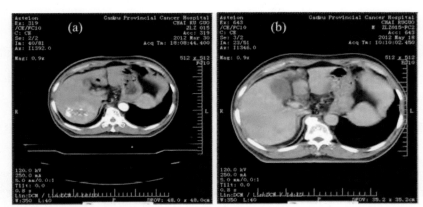

图 17-12 1 例原发性肝癌患者重离子（$^{12}C^{6+}$）放疗前（a）和放疗后 1 个月（b）CT 影像

日本的回顾性研究和前瞻性非随机临床研究显示，质子治疗肝癌有良好的较果。5 年局部控制和 5 年总生存分别为 86% ~ 88% 和 24% ~ 39%。总体毒性很低。其中一项 II 期研究，应用质子治疗无法手术或无法行其它局部治疗的肝癌，给予 76 GyE/20 次，其 2 年无局部进展生存可达 96%，肿瘤直径 < 5 cm、5 ~ 10 cm 和 > 10 cm 的局部制率分别为 96%、84% 和 43%，而这部分患者的放射并发症发生率很低。对有门脉瘤栓的患者，很难进行手术或其它局部治疗，索拉非尼（Sorafenib）对无进展生存的延长效果有限，而质子治疗则显示出可改善患者的局部控制和生存率。

2. 胆管癌 这是一种相对罕见的恶性肿瘤，起源于胆管上皮，通常预后不良，且该疾病进展速度快，症状不明显，大多数患者确诊时已失去手术机会，而碳离子束治疗可缩短治疗时间，与常规放疗相比较能明显降低不良反应，可作为胆管癌新的治疗方向。一项大分割碳离子放射治疗局部晚期、不能手术胆管癌患者给予重离子放疗，共纳入 7 例患者，其中 2 例为 I 期，1 例 II 期，1 例 III 期，3 例 IV A 期，治疗剂量为 52.8 Gy 或 60 Gy，肝内病例给予 4 次分割，肝胃间病例给予 12 次分割，中位随访时间 16 个月，7 例患者中有 5 例获得了局部控制，有 6 例患者存活，未见 3 级以上不良反应。

3. 胰腺癌 胰腺癌常规治疗方式为手术，术前放化疗可提高肿瘤切除率，但因胰腺周围器官（如十二指肠）的耐受剂量低，给常规放疗带来一定难度，而碳离子因其剂量锐减特性可在高剂量治疗肿瘤的同时降低危及器官（organs-at-risk，OAR）的受量。一项术前短疗程碳离子治疗胰腺癌的研究，共纳入 26 例，其中 II A 期 15 例，II B 期 11 例，治疗方案为 8 次 /2 周，总剂量 30 ~ 36.8 Gy，碳离子治疗 2 ~ 4 周后行手术切除，有 5 例患者因出现远处转移或拒绝而未行手术治疗之外，其余 21 例患者 5 年 LCR 为 100%，5 年 OSR 为 52%。研究碳离子联合吉西他滨治疗胰腺癌的最大耐受剂量的临床试验，该试验共纳入 76 例局部晚期胰腺癌患者，分两个阶段进行，第一阶段，碳离子治疗剂量固定为 43.2 Gy，将吉西他滨用量由 400 ~ 1000 mg/m^2，以 300 mg/m^2 标准增加剂量；第二阶段，吉西他滨用量固定为 1000 mg/m^2，碳离子束照射剂量 45.6 ~ 55.2 Gy，以 5% 的增量爬坡，结果显示吉西他滨全量（1000 mg/m^2）时碳离子束的安全治疗剂量为 55.2 Gy，所有患者和高剂量组患者的 2 年总生存率（OSR）分别为 35% 和 48%，仅 1 例患者在碳离子治疗 10 个月后出现 3 级胃溃疡伴出血。

4. 食管癌　日本 NIRS 在 2004 – 2008 年期间对可切除食管癌进行术前碳离子放疗的 Ⅰ / Ⅱ 期临床试验，共纳入 31 例患者，根据日本食管癌分期第 9 版对患者进行分期，其中 10 例患者为 Ⅰ 期，14 例Ⅱ 期，7 例为 Ⅲ 期。治疗剂量从 28.8 Gy 升至 36.8 Gy，在碳离子治疗评估后的 4 ~ 8 周，进行手术，随后进行病理评估，31 例患者中有 12 例完全缓解（complete response，CR），13 例部分缓解（partial remission，PR），其中 12 例达到了病理 CR，Ⅰ 、Ⅱ 和Ⅲ 期患者的 5 年 OSR 分别为 90%、77% 和 33%，5 年无进展生存率（progress free survival rate，PFSR）分别为 80%、69% 和 17%，除 1 例患者出现的急性呼吸窘迫综合征与治疗关系不确定之外，其余患者均未出现不可控制的不良反应，之后随诊观察，31 例患者中 11 例复发，复发原因考虑与淋巴结转移有关。

（五）生殖系统肿瘤和乳腺癌

1. 前列腺癌　日本 NIRS 已有 1700 余例前列腺癌患者接受碳离子束治疗，且因其不良反应少、治疗效果明显而继续被推广。一项来自日本碳离子放射肿瘤学研究组（J–CROS）的报告对使用碳离子治疗前列腺癌进行多中心、前瞻性分析，该研究纳入 T1b ~ T2a、T2b 和 T2c ~ T3b 患者分别为 1210例（56.1%）、73 例（3.4%）和 874 例（40.5%），共 2157 例，按 D'Amico 风险分级标准将患者分为低危、中危和高危组，各组人数分别为 1215 例（56.3%）、679 例（31.5%）和 263 例（12.2%）。研究结果显示，各组 5 年生物学无复发生存率（biochemical recurrence–free survival，BRFS）分别是 92%、89% 和 92%，5 年 LCR 分别为 98%、96% 和 99%，5 年 OSR 分别为 100%、99% 和 96%，所有患者均未出现不可控的不良反应。

2. 宫颈癌等　放射治疗是妇科肿瘤的主要治疗手段之一，尤其是行子宫切除术后，但因妇科肿瘤的特殊位置，放射治疗可能损伤骨髓、小肠和膀胱等重要器官；所以，安全地规避这些器官是妇科肿瘤放疗中的热点问题。Lin 等对罹患妇科肿瘤（宫颈癌和子宫内膜癌）行子宫切除术后的患者给予笔形质子扫描治疗（pencil–beam scanning，PBS），与 IMRT 治疗进行比较。研究发现，在低剂量区（V10，V20），PBS 方案有利于减轻急性血液、胃肠及泌尿生殖系统不良反应，对于骨盆骨髓、大肠和小肠的保护，PBS 要优于 IMRT。Chopra 等认为，V15 区域的大肠和小肠受到的照射剂量是预测晚期 3 级或更高不良反应的独立因素。Lin 等发现，选取质子束照射的方式也很重要，2 个斜向照射野有利于保护骨髓、膀胱、大肠及小肠，但更倾向于后斜位照射，能增加放射治疗的稳定性（减少自身重力的影响），在技术方面，为了减少患者不良反应，可以采用 2 个不同方向的质子束照射。

随机临床试验及与宫颈癌相关的荟萃分析表明，与单独放疗相比，结合化疗可改变宫颈癌患者的局部控制率（LCR）及 OSR，腔内的近距离放疗在子宫癌患者中起重要的作用，但常规的腔内治疗，在多发或体积较大的肿瘤中无法提供足够照射剂量，因此需要体外辐照支持，而碳离子放疗的疗效明显优于 X 射线疗效。1995 – 2013 年，日本 NIRS 用碳离子放疗 197 例晚期宫颈癌患者，治疗方案为 62.4 ~ 74.4 Gy/20 F，明确了碳离子放疗为治疗晚期宫颈癌安全、有效的短程疗法。于 2010 年 2 月完成的使用碳离子放疗宫颈癌的临床研究，共纳入 58 例晚期宫颈腺癌患者，其中Ⅱ B、Ⅲ B 和Ⅳ A 期患者分别为 20、35 和 3 例，肿瘤中位大小是 5.5 cm（3.0 ~ 11.8 cm），27 例患者有盆腔淋巴结转移，中位随访时间是 38 个月，5 年 LCR 及 OSR 分别为 54.5% 和 38.1%，除 1 例 4 级直肠并发症需手术治疗外，其余患者均未见明显不良反应。

3. 乳腺癌　有研究对光子、光子 / 电子线混合和质子进行了剂量学比较，结果显示质子对心肺的保护性更好，心脏平均 V20 分别为 12%、12.4% 和 1.6%，同侧肺平均 V20 分别为 25.3%、21.7% 和 16.2%。有报道，既往接受过放疗的左侧乳腺癌患者，患缺血性心脏病的风险增加。质子治疗也可用于左侧乳腺癌保乳术后患者，但对于大乳腺者，仍需要更好的固定方法，以保持其体位及重复性。

（六）质子放疗小儿肿瘤

大多数小儿肿瘤属于胚胎源性肿瘤，对放射线很敏感，放疗效果明显。但儿童的放疗与成人不同，一方面放疗更容易引起不良反应，即使低剂量照射也易导致生长停滞、神经认知障碍、二次原发肿瘤、内分泌腺功能失调和脊柱侧弯等不良反应；另一方面，虽然小儿肿瘤的放射剂量较低，但照射的总体积相对较大，瘤周的大范围正常组织会受到照射，尤其是髓母细胞瘤的全脊髓照射。对于儿童和青少年肿瘤，质子治疗来代替各种 X 射线治疗已是共识。

1. 视网膜母细胞瘤等　接受过放疗的儿童存活病例，在生长发育、组织晚反应和第二原发癌等方面的晚期不良反应发生风险较高。哈佛大学一项回顾性研究，行质子治疗的 558 例患者，并以 SEER 数据库中的 558 例接受光子放疗的患者作配对，显示质子治疗后有更低的第二原发癌发生率（4.2% vs 7.5%；HR：0.52；P = 0.009）。一组总结了 86 例儿童视网膜母细胞瘤患者的初步数据提示，质子治疗与光子放疗相比，有较低的 10 年累积放射相关并发症或野内第二原发肿瘤发生率（0 vs 14%，P = 0.015）。一项回顾性研究中，70 例儿童室管膜瘤患者接受质子治疗，中位随访 46 个月，达到了较高的 3 年局部控制率和生存率（分别为 83% 和 95%），很少患者出现生长激素水平下降（n = 2）、中枢性甲状腺功能减退（n = 1）或听力减退（n = 2）。儿童 CNS 肿瘤以外的研究，还包括其它软组织肉瘤、生殖细胞肿瘤、尤文肉瘤和纵隔何杰金淋巴瘤等，均显示质子治疗的耐受性良好，局部控制率与光子放疗相当或更优。

2. 颅内室管膜瘤　室管膜瘤的位置特殊，位于颅内，不易充分暴露术野，且手术可能损伤重要功能区，肿瘤残留的可能性较大，术后容易复发，5 年生存率仅为 16% 左右。对于术后复发的室管膜瘤，质子治疗能降低质子束进入和射出体内的剂量，保护肿瘤周围的重要组织，如脑干、脊髓等。目前，主要有两种方式，包括全脑全脊髓放疗（CSI）、聚焦再照射放疗（focal RT）。Merchant 等通过对患儿治疗和观察发现，focal PT 在治疗复发室管膜瘤的安全性和有效性强，且没有严重相关性并发症，只有一小部分患者出现轻微并发症，但可以耐受。

3. 髓母细胞瘤　这是最常见的小儿肿瘤，传统的光子放疗可诱发二次肿瘤、心肺毒性和生长停滞等不良反应，严重影响了患儿的生活质量，在某些患儿中，放射诱导的二次肿瘤可能更容易导致患儿死亡。通过对幸存者的研究发现，患儿死亡率更多取决于放射诱导的心肺不良反应，而非肿瘤的复发和进展，且接受过放疗后的患儿更易发生心血管事件。而质子射线可以减少二次肿瘤发生及心源性死亡的概率，提高患者生活质量。髓母细胞瘤治疗的失败原因主要是局部复发，Miralbell 等认为髓母细胞瘤常发生幕上筛板区复发，认为可能是因为使用遮挡物保护眼睛导致靶区剂量不足，肿瘤细胞得以幸存成为复发的根源，故质子治疗时应当将额叶下筛板纳入计划靶区。

4. 脊索瘤　这是由胚胎残存脊索发生的肿瘤，位于中线骨骼部位，经蝶枕区至骶尾部的任何轴向位置均可发生，约35%发生于颅底斜坡。其特点为低度恶性、生长慢，以侵袭性局部生长为主，常有溶骨性破坏，肿瘤常较大且易累及周围颅神经，使大动脉移位或包绕并侵及海绵窦，手术很难彻底切除，且术后极易复发。以往常规放疗虽可延长生存期，但多数患者是以牺牲部分神经功能为代价的。质子照射为脊索瘤的治疗提供一个新的方法。

陈继锁等探讨质子放疗颅底脊索瘤的疗效及安全性。质子放疗颅底脊索瘤患者31例，照射野参考 CT 及 MR 影像学检查所见，包括肿瘤瘤床边缘外 3 ~ 5 mm，行常规分割 2 Gy/d，总剂量为边缘 50.4 ~ 80.0 Gy。随访 12 ~ 48 个月（平均 27.6 个月）。结果发现，治疗后所有患者均未出现新的颅神经受损症状，治疗后 6 个月 29 例头痛、头晕、眼球活动障碍、视力下降、声音嘶哑和吞咽呛咳等症状明显缓解；治疗后 12 个月另 2 例上述临床症状也得到改善；无明显并发症发生。治疗后 6 个月，复查 MR 示 23 例肿瘤明显缩小（> 50%），5 例轻度缩小（25% ~ 50%）；治疗 12 个月后全部患者的肿瘤均明显缩小，治疗后 3 年有 5 例肿瘤复发；肿瘤 3 年控制率为 87.1%，存活率为 92.2%。结果提示，质子照射治疗颅底脊索瘤疗效好、安全性高，尤其适用于手术后残留及经放射治疗的脊索瘤。

（七）其他肿瘤

1. 非小细胞肺癌

（1）肺癌的质子治疗：目前，对于肺癌的质子治疗研究主要集中在以下三个方面。

质子可减少对肺周重要器官的损伤，如心脏、食管和主要的大血管等部位。质子治疗通过调节 Bragg 峰的位置，可使高能量区正好置于肿瘤区域，肿瘤前的正常组织只受峰值的 1/3 左右的照射剂量，其后区域剂量几乎为 0，提高局部控制率。

质子治疗减少因肿瘤组织位置改变而导致的剂量分布不均。质子治疗的外放边界较小，所以，需要采取细致的质量保证和呼吸补偿来保证调强质子治疗（IMPT）的精确度，尤其对于肺癌，随着呼吸运动而不断变动。可采用呼吸限制、呼吸门控技术和 4D-CT 技术等方法对呼吸运动的整个完整周期进行扫描，从而建立胸部器官与肿瘤靶区随呼吸运动的轨迹，据此制定个体化的靶体积，4D-CT 数据的获取可以实现呼吸周期的同步化。

应用质子治疗肺癌的剂量选择。对于高风险、体积较大、位于中央或靠上的肿瘤，建议采用分次低剂量质子治疗模式，能获得高生物有效剂量（BED），允许正常组织在分次照射的间隔内得以修复。在一项较低分次剂量的分割方案的回顾性研究中，Shioyama 等分析了 28 例 Ⅰ 期 NSCLC 患者，给予质子治疗。其中，Ⅰa 期患者 5 年总生存率为 77%，局控率达到 89%。仅有 1 例发生 3 级急性不良反应，未发现晚期反应，能达到与光子立体定向治疗相同的效果。而对于不能进行手术治疗的肺癌患者，高剂量放疗联合化疗可能比分次低剂量放疗在局部控制率上更具优势，且未加重心肺不良反应。

（2）质子放疗疗效：质子放疗在早期非小细胞肺癌（NSCLC）治疗中具有确定的疗效，尤其对较大的中央型 NSCLC 患者质子放疗可更好地保护周围正常组织；在局部晚期 NSCLC 中报道了有前景的疗效和更低的不良反应，尤其可降低同期化疗时带来的严重不良反应。质子治疗能否减少 NSCLC 患者放疗不良反应，甚至为患者带来长期生存的获益，仍需更大的样本和更多的研究以证实，相对于调强放疗等是否具有明显的优势有待进一步的随机研究证实。

目前，重离子放疗在 NSCLC 中的研究结果较少。通过现有研究，重离子放疗在早期 NSCLC 中初见成效，在中晚期 NSCLC 的治疗中也具有鼓舞人心的局部控制，在高龄患者的放疗中尝试了单次放疗并具有较好的肿瘤控制率，这些治疗上的优势是与碳离子自身优异的物理学和生物学特性相符的。此外，目前放疗研究都倾向于在保证放疗疗效时，使用尽量少的放疗分割次数，而碳离子放疗可能更适合于高总剂量和高单次剂量的放射治疗。

无法手术的早期肺癌和Ⅲ期肺癌为放疗的适应征，质子治疗的正常肺组织剂量较光子放疗有着显著降低。在一项研究中，56 例Ⅰ期 NSCLC 患者接受质子治疗，周围型病变给予 66 GyE/10 次（32 例），中心型病变给予 80 GyE/25 次（24 例）。3 年总生存、无进展生存和局控率分别为 81.3%、73.4% 和 96.0%。全组晚期 2、3 级放射性肺炎发生率分别为 13.4% 和 1.5%，没有 3 级以上毒副反应发生。同步化放疗是Ⅲ期肺癌的一线治疗，应用光子技术进行较高剂量照射带来了较多并发症，却并没有带来显著的生存获益。

日本学者使用碳离子束放疗Ⅰ期 NSCLC 患者 218 例，剂量为 28～50 Gy，平均年龄为 75 岁，T1 期患者 123 例，T2 期 95 例，组织学类型为腺癌 146 例、鳞状细胞癌 68 例、大细胞癌 3 例和黏膜上皮癌 1 例，其中 61.5% 的患者经评价无法行手术治疗，平均随访时间为 57.8 个月。5 年 OSR 为 49.4%，LCR 为 72.7%。治疗剂量在 ≥ 36 Gy 和 < 36 Gy 患者，局部控制率（LCR）存在显著统计学差异；20 例治疗剂量在 48～50 Gy 患者中，5 年的 LCR 为 95.0%，OSR 为 69.2%，无进展生存率（PFSR）为 60.0%（中位随访时间为 58.6 个月），随着治疗剂量的增加，LCR 也相对增高，其中不良反应均可接受。碳离子束放疗对 NSCLC 患者正常肺组织损伤较小，放疗后肺纤维化发病率相对常规放疗较低，具有一定的治疗优势。但肺属于呼吸动度较大的器官，碳离子束放疗单次分割剂量较大。

（3）放疗联合同步化疗：采用质子技术，即使将剂量从光子的 63 GyE 提高到 74 GyE，平均双肺 V5、V10 和 V20，也能得到显著降低。一项应用质子治疗高剂量放疗联合同步化疗Ⅲ期 NSCLC 的Ⅱ期研究中，放疗剂量给予 74 GyE，中位生存可达 29.4 个月，且没有严重的毒性发生。近期一项小样本Ⅱ期研究中，对 15 例Ⅲ期 NSCLC 患者同样采用 74 GyE 剂量联合同步化疗，得到了类似的结果，中位生存 26.7 个月，放射相关的急性肺炎 1 例（1 级），3 级食管反应 1 例，皮肤反应 2 例。

2. 中枢神经系统　对于高级别胶质瘤，质子治疗的生存结果往往来自具有选择性的患者，而在良性肿瘤方面，如动静脉畸形、脑（脊）膜瘤等，此类患者会长期生存，有较高的晚期反应发生风险（包括第二原发癌），质子治疗则可能更具优势。一项研究中，给予 59 例高危（由于病灶较大或位于关键功能区）脑动静脉畸型患者 16 GyE/2 次的质子 SRS（proton stereotactic radiosurgery，PSRS），完全闭塞的中位时间为 62 个月，5 年实际总闭塞率较低（33%）。另一项研究中，248 例脑动静脉畸型患者（254 例病变，23% 位于深部）接受 15 GyE 的单次 PSRS，达到完全闭塞的中位时间为 31 个月，

5 年和 10 年的累积总闭塞率分别为 70% 和 91%，与光子 SRS，包括伽马刀相比，疗效相当。这些数据提示 PSRS 治疗脑动静脉畸型是安全的，但尚缺乏比较质子或光子的随机对照数据。有研究显示，成人脑脊髓照射采用质子技术可以降低椎体剂量和减少急性胃肠、血液学毒性。一项研究中，40 例成人髓母细胞瘤患者接受质子治疗（全脑脊髓照射 30.6 GyE，局部加量至 54 GyE），与光子放疗相比，很少出现治疗相关恶心、呕吐、体重下降和血液学毒性，而 2 年总生存率相似。

3. 局部原发性肉瘤 Sugahara 等报道，碳离子放疗肢体局部原发性肉瘤安全有效。17 例肢体局部原发性肉瘤患者，男 12 例，女 5 例，年龄 14~87 岁，中位年龄 53 岁。其中，9 例为初次发病，8 例为疾病复发。肿瘤位于上肢 4 例，下肢 13 例。组织学诊断显示，骨肉瘤 3 例，淋巴肉瘤 2 例，滑膜肉瘤 2 例，横纹肌肉瘤 2 例，多形性肉瘤 2 例，混杂性病变 6 例。放疗剂量 1 例患者 52.8 GyE，3 例 64 GyE，13 例 70.4 GyE，均于 4 周内分 16 次进行。随访 11~97 个月，中位随访时间为 37 个月。结果显示，放疗有效率（CR + PR）为 65%，5 年局部控制率为 76%，5 年总体生存率为 56%。17 例患者中，10 例未出现疾病恶化，4 例出现局部复发，其中 1 例再次接受放疗而获救，剩余 3 例死于系统性疾病。6 例患者出现远期不良反应。1 例患者出现 3 级股骨骨折，放疗后 27 个月接受外科手术固定。研究结果表明，碳离子放疗是一种有效且安全的治疗方式。

日本 NIRS 先后报道了重离子放射治疗对不可切除的骨和软组织肉瘤剂量递增试验的初步结果。结果显示，采用重离子放疗骨和软组织肉瘤有明显的疗效。重离子放射治疗对于不可切除的尤文氏肉瘤和外周神经鞘瘤在小病例系列中也取得了良好的结果，并成功治疗 1 例年轻女性的原发性心脏血管肉瘤。表 17-5 给出了 NIRS 采用重离子放射治疗各种骨肉瘤和软组织肉瘤的治疗结果。

表 17-5 重离子放射治疗各种骨肉瘤和软组织肉瘤的治疗结果

肿瘤名称	患者例数	总存活率 /%	局部控制率 /%	不良反应	试验终点
不可切除的骨和软组织肉瘤	57	73	46	无大于 3 的急性反应	3 年
不可切除的腹膜后肉瘤	24	50	69	未出现 3 级或更高的毒性	3 年
无法手术切除的躯干骨肉瘤	78	33	62	部分患者出现不良反应	5 年
非骶骨无法切除的脊肉肉瘤	47	52	79	未发现致命毒性，少数出现不良反应	5 年
不可切除的骶骨脊索瘤	188	81	77	未发现致命毒性	5 年
无法手术切除的非颅底软骨肉瘤	75	57	55	无致命毒性，少数出现不良反应	5 年

（八）碳离子放疗与其他疗法的联合应用

1. 碳离子放疗与化疗联合效应 碳离子放疗与化疗药物联合的效应与化疗药物与光子联用的效应不尽相同。碳离子放疗与化疗药物联合应用的基础研究结果如表 17-6 所示。

对于化疗与碳离子放射同期使用究竟是叠加效应还是增敏效应，在临床上进行判断往往比在细胞动物上的基础研究更难（表17-7）。

表17-6　碳离子放疗与化疗药物联合应用的基础研究结果

肿　瘤	研究者	碳离子剂量	药　物	细胞系种类	结　果
胰腺癌	Sai 等	体内剂量 1~6 Gy；体外剂量 15~30 Gy；LET：50 keV/μm	吉西他滨	PK45 和 PANC1	增敏作用
	El Shafie 等	0.125~3 Gy；LET：103 keV/μm	吉西他滨	AsPC-1、BxPC-3 和 PANC1	轻微增敏、叠加效应
	Hirai 等	1~5 Gy；LET：70 keV/μm	PARPi	MIA PaCa-2	增敏作用
	Schlaich 等	0.5~3 Gy；LET：103 keV/μm	喜树碱	BxPC-3 和 PANC1	叠加效应
非小细胞肺癌	Kubo 等	0.5~4 Gy；LET：约 50 keV/μm	卡铂紫杉醇	H460	增敏作用
	Hirakawa 等	1~4 Gy；LET：约 50 keV/μm	17AAG	SQ-5	增敏作用
	Lee 等	1~5 Gy；LET：约 50 keV/μm	PU-H71	A549 和 H1299	增敏作用
	Schlaich 等	0.5~3 Gy；LET：103 keV/μm	喜树碱	A549	叠加作用
神经胶质瘤	Combs 等	0.125~2.4 Gy；LET：103 keV/μm	替莫唑胺	U87-MG 和 LN229	叠加作用
	Harrabi 等	1~3 Gy；LET：103 keV/μm	替莫唑胺	LN18 和 LN-229	叠加作用
	Combs 等	0.125~3 Gy；LET：103 keV/μm	喜树碱、吉西他滨、紫杉醇和顺铂	U87	叠加作用
	Barazzuol 等	LET：85 keV/μm	SAHA	U251 和 LN18	增敏作用
	Berardinelli 等	0~4 Gy；LET：46 keV/μm	RHPS4	U251MG	增敏作用
	Liu 等	2~6 Gy；LET：(50 ± 2.5) keV/μm	Genistein	M059 K、M059 J、U87 和 U251	增敏作用
	Lesueur 等	2 Gy；LET：50 keV/μm	Talazoparib	R633 和 TG1	增敏作用
	Schlaich 等	0.5~3 Gy；LET：103 keV/μm	喜树碱	LN-229	叠加作用
食管鳞癌	Kano 等	0~3 Gy；LET：50 keV/μm	CHAP31	T. Tn，TE-2	增敏作用
	Kitabayashi 等	2~5 Gy；LET（体外）70 keV/μm；LET（体内）50 keV/μm	多西紫杉醇、氟尿嘧啶、顺铂、阿霉素和吉西他滨	TE-2	增敏作用；叠加作用

肿 瘤	研究者	碳离子剂量	药 物	细胞系种类	结 果
其他瘤种	Schlaich 等	0.5 ~ 3 Gy；LET：103 keV/μm	喜树碱、顺铂、吉西他滨和紫杉醇	结直肠癌 WiDr	叠加作用
	Li 等	0 ~ 8 Gy	PU-H71	骨肉瘤 LM8	增敏作用
	Saito 等	0 ~ 4 Gy；LET：108 keV/μm	FK228 和 SAHA	黑色素瘤 B16F10	增敏作用
	Harrabi 等	0 ~ 3 Gy；LET：103 keV/μm	吉西他滨	结直肠癌 WiDr	增敏作用
	Sai 等	1 ~ 3 Gy；LET：0 ~ 80 keV/μm	顺铂乳	腺癌干细胞	增敏作用
	Sai 等	1 ~ 3 Gy；LET：73 keV/μm	顺铂	间皮瘤 H226，MESO1	增敏作用

注：LET. 传能线密度；PARPi. 聚（ADP- 核糖）聚合酶抑制剂

表 17-7　碳离子放疗与化疗药物联合应用的临床结果

研究者	肿瘤类型	研究设计	碳离子剂量	同步化疗	结 果
Shinoto 等	局部晚期胰腺癌	回顾性研究	43.2 ~ 55.2 GyE/12 次	吉西他滨 1000 mg/m²	1 年和 2 年 OS 分别为 73% 和 35%；中位 OS 为 19.6 月
Shiba 等	局部晚期宫颈癌	回顾性研究	52.8 ~ 74.4 GyE/20 次或 24 次	顺铂 40 mg/m²	每周 3 年 OS 和 LC 分别为 47% 和 66%
Okonogi 等	局部晚期子宫颈腺癌	Ⅰ / Ⅱ期临床研究	74.4 GyE/20 次	顺铂 40 mg/m²	每周 2 年 OS、PFS 和 LC 分别为 88%、56% 和 71%
Shinoto 等	头颈部黏膜黑色素瘤	回顾性研究	57.6 GyE/16 次	DTIC120 mg/m²	每天 5 年 LC 为 80.6%；5 年 OS 为 54%

注：OS. 总生存；LC. 局部控制率；PFS. 无进展生存率；DTIC. 二甲基三氮杂咪唑羧酰胺

　　碳离子放射对于癌细胞具有更强杀伤力，在常规光子放疗不敏感的难治性肿瘤中应用前景广阔。化疗作为光子放射治疗常用的综合治疗手段之一已被证实，但其是否适合与碳离子放射联用，不论在临床前和临床研究中均不明确，目前没有明确的证据显示化疗具有碳离子增敏效应，但具有叠加效应，需要针对不同的肿瘤类型进行深入研究。

　　2. 重离子联合免疫检查点抑制剂治疗肿瘤　有研究表明，碳离子联合双重免疫检查点抑制治疗（抗 PD-L1 和抗 CTLA-4 抗体）可以显著增强抗肿瘤免疫活性及远隔效应。该研究显示，碳离子束可以提高免疫检查点蛋白 PD-L1 和 CD80 表达水平，并且呈现出剂量依赖性，进而与免疫检查点抑制剂发挥协同增效作用。另外，碳离子联合免疫检查点抑制剂可以增强照射区域肿瘤细胞 TIL 活性。实验发现，与碳离子或 P1C4 单用治疗相比，碳离子联合 P1C4 组中 CD8⁺/GzmB⁺ TIL 显著增加，免疫激活指标 CD8⁺/Treg 比值明显升高。说明 CD8⁺ T 细胞在介导碳离子辐射与双重免疫治疗引起的免疫应答中发挥关键作用。此外，碳离子联合免疫检查点抑制剂在增加损伤相关分子模式，如 HMGB–1 释放，提高远隔效应及放射敏感性，抑制肿瘤远处转移及改善预后等方面表现出显著优势。

虽然目前研究已表明重离子联合免疫检查点抑制治疗较常规射线具有优越的生物学效应，但其相关分子机制尚未完全明确。先前研究表明，辐射可以作为原位疫苗诱导剂，参与引发肿瘤免疫反应的关键步骤。从机制上讲，DAMP 表达上调是由辐射诱导的 mTOR 信号通路激活以及随后增强的抗原呈递引发。辐射可以通过诱导上调 NKG2D 配体表达，作为先天性和适应性免疫系统的有效免疫调节剂。另外，可以促进肿瘤细胞表面 FAS 表达上调。通过 FAS/FAS–L 轴激活 caspase–3/6/7 诱导程序性细胞死亡。通过该机制，辐射可以增强对免疫治疗诱导的细胞死亡的敏感性。此外，辐射还可以增加肿瘤细胞表面淋巴细胞浸润，其主要涉及两种机制：血管内皮改变增加免疫细胞的外渗及趋化因子诱导剂表达上调促进免疫细胞的迁移和侵袭。另有研究显示，血小板内皮细胞黏附分子 1（CD31）可以通过辐射诱导表达上调，进而发挥免疫协同作用。

参考文献

[1] 王岚, 戴小亚. 全球质子重离子医院现状与展望. 中国医院建筑与装备, 2016, (1):27–31.

[2] 杨小龙, 陈惠贤, 陈继朋, 等. 医用质子重离子加速器应用现状及发展趋势. 中国医疗器械杂志, 2019, 43(1):37–42.

[3] Mohan R, Grosshans D. Proton therapy–present and future. Adv Drug Deliver Rev, 2017, 109:26–44.

[4] 王晓林, 高天欣, 韩潇, 等. 重离子放射治疗技术及临床应用. 北京生物医学工程, 2019, 38(3):312–318.

[5] 刘玉连, 赵徵鑫, 张文艺, 等. 质子放射治疗的现状与展望. 中国医学装备, 2017, 14(7):139–143.

[6] 张涵瑜. 中子、质子、重离子治癌的原理及应用建议. 科技与创新, 2018, 2:1–4.

[7] 杨红杰, 肖平, 罗乐宣, 等. 重离子治疗恶性肿瘤的生物学基础. 罕少疾病杂志, 2015, 22(1):59–62.

[8] 王晓林, 高天欣, 韩潇, 等. 重离子放射治疗技术及临床应用. 北京生物医学工程, 2019, 38(3):312–318.

[9] 张雁山, 王慧娟, 叶延程, 等. 碳离子束放射治疗肿瘤的临床进展. 医学综述, 2017, 23(20):4033–4038,4044.

[10] 陈威佐, 唐君霞, 赵达, 等. 碳离子治疗恶性肿瘤研究进展. 中国肿瘤, 2019, 28(3):208–213.

[11] Koto M, Hasegawa A, Takagi R, et al. Definitive Carbon–ion radiotherapy for locally advanced parotid gland carcinomas. Head Neck, 2017, 39(4):724–729.

[12] Takagi M, Demizu Y, Nagano F, et al. Treatment outcomes of proton or carbon ion therapy for skull base chordoma: a retrospective study. Radiat Oncol, 2018, 13(1):232.

[13] Yamamoto N, Miyamoto T, Nakajima M, et al. A dose escalation clinical trial of single-fraction Carbon ion radiotherapy for peripheral stage I non-small cell lung cancer. J Thorac Oncol, 2016, 12(4):673-680.

[14] Goro K, Hirotoshi K, Shigeo Y, et al. Progressive hypofractionated carbon-ion radiotherapy for hepatocellular. Carcinoma: combined analyses of 2 prospective trials. Cancer, 2017, 123(20):3955-3965.

[15] Takahashi Y, Yasui T, Tamari K, et al. Radiation enhanced the local and distant anti-tumor efficacy in dual immune checkpoint blockade therapy in osteosarcoma. PLoS One, 2017, 12(12):e0189697.

[16] 秦进, 张超, 李莎. 重离子 ($^{12}C^{6+}$) 放射治疗恶性黑色素瘤的临床研究现状. 现代肿瘤医学, 2017, 25(1):146-150.

[17] Koto M, Hasegawa A, Takagi R, et al. Definitive carbonion radiotherapy for locally advanced parotid gland carcinomas. Head Neck, 2017, 39(4):724-729.

[18] Takagi M, Demizu Y, Nagano F, et al. Treatment outcomes of proton or carbon ion therapy for skull base chordoma: a retrospective study. Radiat Oncol, 2018, 13(1):232.

[19] Goro K, Hirotoshi K, Shigeo Y, et al. Progressive hypofractionated carbon-ion radiotherapy for hepatocellular carcinoma: combined analyses of 2 prospective trials. Cancer, 2017, 123(20):3955-3965.

[20] 温杰, 颜学庆, 王俊杰. 肿瘤质子治疗及进展 —— 精准治疗的全新策略. 癌症进展, 2016, 14(9):834-839.

[21] 吉喆, 姜玉良, 王俊杰, 等. 质子放疗的临床应用研究进展. 西部医学, 2016, 28(4):580-584, 封三.

[22] Shinoto M, Yamada S, Terashima K, et al. Carbon ion radiation therapy with concurrent gemcitabine for patients with locally advanced pancreatic cancer. Int J Radiat Oncol Biol Phys, 2015, 95(1):498-504.

[23] Ishikawa H, Katoh H, Kaminuma T, et al. Carbon-ion radiotherapy for prostate cancer：analysis of morbidities and change in health-related quality of life. Anticancer Res, 2015, 35(10):5559-5566.

[24] Nomiya T, Tsuji H, Kawamura H, et al. A multi-institutional analysis of prospective studies of carbon ion radiotherapy for prostate cancer: a report from the Japan Carbon Ion Radiation Oncology Study Group (J-CROS). Radiother Oncol, 2016, 121(2):288-293.

[25] 李四凤, 阴骏, 郎锦义. 非小细胞肺癌质子和重离子放疗的临床研究进展. 四川医学, 2017, 38(6):717-720.

[26] Chang JY, Jabbour SK, Ruysscher DD, et al. Consensus statement on proton therapy on early-stage and locally advanced non-small cell lung cancer. Int J Radiat Oncol Biol Phys, 2015, 95(1):505-516.

[27] Yamamoto N, Miyamoto T, Nakajima M, et al. A dose escalation clinical trial of single-fraction carbon ion radiotherapy for peripheral stage I non-small cell lung cancer. J Thorac Oncol, 2016, 12(4):673-

680.

[28] 王晓林, 高天欣, 韩潇, 等. 重离子放射治疗技术及临床应用. 北京生物医学工程, 2019, 38(3):312–318.

[29] Jensen AD, Uhl M, Chaudhri N, et al. Carbon ion irradiation in the treatment of grossly incomplete or unresectable malignant peripheral nerve sheaths tumors: acute toxicity and preliminary outcome. Radiat Oncol, 2015, 10:109.

[30] 方绪梦, 孔琳. 碳离子放疗与化疗药物联合应用的生物学效应. 中华放射医学与防护杂志, 2019, 39(11):874–879.

[31] 王江涛, 关泉林, 冉俊涛. 重离子束肿瘤放疗的免疫调节作用和机制研究进展. 中华放射医学与防护杂志, 2020, 40(11):888–892.

[32] Huang YL, Dong YL, Zhao JF, et al. Comparison of the effects of photon, proton and carbon–ion radiation on the ecto–calreticulin exposure in various tumor cell lines. Ann Transl Med, 2019, 7(20):542–550.

[33] Kumar S, Suman S, Fornace AJ, et al. Intestinal stem cells acquire premature senescence and senescence associated secretory phenotype coneurrent with persistent DNA damage after heavy ion radiation in mice. Aging (Albany NY), 2019, 11(12):4145–4158.

[34] Kong L, Gao J, Hu J, et al. Carbon ion radiotherapy boost in the treatment of glioblastoma: a randomized phase I/III clinical trial. Cancer Commun (Lond), 2019, 39(1):5.

[35] Ahmed A, Schmidt C, Brunner T. Extra–adrenal glucocorticoid synthesis in the intestinal mucosa: between immune homeostasis and immune escape. Front Immunol, 2019, 10:1438.

[36] Duan S, Guo W, Xu Z, et al. Natural killer group 2D receptor and its ligands in cancer immune escape. Mol Cancer, 2019, 18(10):29.

[37] Berardinelli F, Sgura A, Facoetti A, et al. The G–quadruplex–stabilizing ligand RHPS4 enhances sensitivity of U251MG glioblastoma cells to clinical carbon ion beams. FEBS J, 2018, 285(7):1226–1236. Liu X, Li P, Hirayama R, et al. Genistein sensitizes glioblastoma cells to carbon ions via inhibiting DNA–PKcs

[38] phosphorylation and subsequently repressing NHEJ and delaying HR repair pathways. Radiother Oncol, 2018, 129(1):84–94.

[39] Lesueur P, Chevalier F, El–Habr EA, et al. Radiosensitization effect of talazoparib, a parp inhibitor, on glioblastoma stem cells exposed to low and high linear energy transfer radiation. Sci Rep, 2018, 8(1):3664.

[40] Saito K, Funayama T, Yokota Y, et al. Histone deacetylase inhibitors sensitize murine B16F10 melanoma cells to carbon ionirradiation by inducing G1 phase arrest. Biol Pharm Bull, 2017, 40(6):844–851.

[41] Okonogi N, Wakatsuki M, Kato S, et al. Long–term outcomes of carbon–ion radiotherapy for locally advanced squamous cell carcinoma of the uterine cervix. Anticancer Res, 2018, 38(1):457–463.

[42] Okonogi N, Wakatsuki M, Kato S, et al. Clinical outcomes of carbon ion radiotherapy with concurrent chemotherapy for locally advanced uterine cervical adenocarcinoma in a phase 1/2 clinical trial

(Protocol 1001). Cancer Med, 2018, 7(2):351–359.

[43] Sai S, Suzuki M, Kim EH, et al. Effects of carbon ion beam alone or in combination with cisplatin on malignant mesothelioma cells in vitro. Oncotarget, 2018, 9(19):14849–14861.

[44] Koto M, Demizu Y, Saitoh JI, et al. Multicenter study of carbonion radiation therapy for mucosal melanoma of the head and neck: subanalysis of the Japan Carbon–Ion Radiation Oncology Study Group (J–CROS) Study (1402 HN). Int J Radiat Oncol Biol Phys, 2017, 97(5):1054–1060.

[45] 陈威佐, 唐君霞, 赵达, 等. 碳离子治疗恶性肿瘤研究进展. 中国肿瘤, 2019, 28(3):208–213.

第十八章　肿瘤中子及其俘获治疗

第一节　中子及其中子散射技术

一、中子及其治疗肿瘤进展

（一）中子概论

中子（neutron）是质量为 1.009 原子质量单位的不带电粒子，是组成原子核的核子之一。中子是组成原子核构成化学元素不可缺少的成分（注意，氢原子不含中子），虽然原子的化学性质是由核内的质子数目确定的，但是如果没有中子，由于带正电荷质子间的排斥力（质子带正电，中子不带电），就不可能构成除只有一个质子的氢之外的其他元素。中子是由 2 个下夸克和 1 个上夸克组成。在质量与能量相同条件下，与带电粒子相比，中子的穿透力较大。中子能量传递的主要方式是与原子核相互作用，以某种方式与核作用的概率取决于中子的能量。中子与 X 射线或 γ 射线一样，都是通过产生带电的次级粒子而引起电离的，但 X 射线和 γ 射线是与核外电子发生作用，而中子只与原子核发生作用。

通常将中子按能量大小分为以下 5 类：① 热中子：指与周围介质达到热平衡的中子，在常温（20.4℃）下平均能量为 0.025 eV，现在将 0.5 eV 以下的中子都称为热中子；② 慢中子：0.03 ～ 100 eV；③ 中能中子：0.1 ～ 10 keV；④ 快中子：10 keV ～ 10 MeV；⑤ 高能中子：10 MeV 以上。

中子与 X 射线或 γ 射线一样，都是通过产生带电的次级粒子而引起电离的，但 X 射线和 γ 射线是与核外电子发生作用，而中子只与原子核发生作用。中子与物质的相互作用可分为碰撞与核反应两大类：碰撞包括弹性碰撞、非弹性碰撞和无弹性碰撞等，核反应包括中子俘获和散裂反应等。

1. 弹性碰撞（elastic collision）　入射中子将部分能量传给受碰撞的靶核，使其得到动能而折向另一方向，形成反冲核（recoil nucleus）。同时，入射中子携带另一部分动能也偏离原入射方向，改变方向的中子与物质中其他原子核继续发生碰撞。在中子与物质的碰撞前后，中子与靶核的总能量不变。靶核越轻，获得的动能越多。氢反冲核（即反冲质子）获得的能量最多，可以等于入射中子的能量。氢是组织中含量最多的原子，入射中子与组织中氢原子核的相互作用的生物学意义不能忽视。

2. 无弹性碰撞（inelastic collision）　中子与靶核碰撞后，中子的运动方向发生改变，生成 1 个动能较低的中子，一部分能量用于核的能级激发，随后退激而发射 γ 射线。碰撞后，中子与靶核的总动能下降。组织中的 N、C 和 O 等元素的原子核都能发生这样的反应。

3. 非弹性碰撞（nonelastic collision）　与上述无弹性碰撞的区别，非弹性碰撞是中子与靶核碰撞后形成复合核，然后释放出 1 个次级带电粒子。这种碰撞对组织的损伤是由于次级带电粒子（如 α 粒子）和由于退激反应产生的 γ 射线，在较高能量的中子（如大于 1 MeV 时）入射时才显示其重要性，释放出质子的反应（n，p）和释放出 α 粒子的反应（n，α）被广泛用于中子监测。

4. 中子俘获（neutron capture）　与上述非弹性碰撞的区别，中子俘获是与前者应用习惯的不同。中子俘获发生于较低能量（0.025～100 eV），是热中子组织剂量的来源。中子被核俘获后，由激发态回到基态，释放出 γ 光子。某些物质，如锂、硼等，具有俘获慢中子的大截面，俘获中子后发射出带有正电荷的 α 粒子。

5. 散裂反应（spallation）　入射中子使靶核碎裂而释放出带电粒子或核碎片，如中子与碳原子核作用产生 3 个 α 粒子，或与氧原子核作用产生 4 个 α 粒子。其他重核，如 ^{235}U 和 ^{239}Pu 在吸收中子后能自发裂变。散裂反应只发生在入射中子的能量大于 100 MeV 时。

（二）中子治疗肿瘤进展

中子的发现对人类认识原子核内部结构是一个重要的里程碑，具有重大的理论意义和实际价值，也为原子能利用开辟了新的领域；1932 年，英国物理学家查德威克（James Chadwick）通过实验发现不带电的中子。同年，美国物理学家 Lawrence 发明了回旋加速器。此后，美籍意大利物理学家费米（Enrico Fermi）用中子产生新的放射性元素和开展慢中子核反应而进行开创性的研究工作。费米用中子轰击了元素周期表中的所有元素，并辨认由此而产生的具有放射性元素；同时，费米及其同事观察到，快中子损失能量，可转变为慢中子，这一发现为后来研究重核裂变的链式反应和原子核反应堆的理论设计奠定了坚实的基础。

1938 年，德国物理学家哈恩（Otto Hahn）和斯特拉斯曼（Fritz Strassmann）进行中子撞击铀的实验，发现了中子诱发铀裂变；同年，Stone 首先用粒子回旋加速器产生的中子治疗 24 例恶性肿瘤患者。至 1939 年，中子治疗 226 例不同类型的癌症患者。1946 年，美国物理学家沙尔（Clifford Glenwood Shull）用中子衍射研究磁性材料，还研究了极化慢中子辐射的应用，发明了中子干涉系统，为研究中子与物质之间的相互作用而产生的各种基本效应提供了极其灵敏的工具。1955 年，加拿大物理学家布罗克豪斯（Bertram Niville Brockhouse）用中子散射研究晶格动力学，致力于中子非弹性散射技术的研究，在原有的单轴和二轴中子谱仪的基础上设计了三轴谱仪，得到了广泛的应用，已成为研究凝聚态物理的基本工具。

1960 年，在英国 Fowler 等重新研究中子的肿瘤治疗，复查了原来治疗患者的病历资料，认为快中子对正常组织的晚期损害并没有 X 射线那么高，而对恶性肿瘤的乏氧细胞具有很强的杀伤效果。1963 年，Fowler 等提出中子迟发性效应，认为相对生物效应（RBE）及氧增强比（OER）是肿瘤放射的重要参数，对肿瘤治疗有重要作用。1965 年，美国学者 Schlea 等发现，^{252}Cf 能释放大量的中子及能量，提出应用 ^{252}Cf 中子腔内及组织间放射治疗人类癌症。

1975 年，法国加工医用 ^{252}Cf 中子源。1977 年，美国奥沃公司制成 ^{252}Cf 中子后装机。1999 年，中国深圳灵顿科技公司研制成功世界上首台工业化的中子刀治疗机，在重庆大坪医院进入临床试验。2004 年初，Tačev 等报道了类似的远距离后装 ^{252}Cf 腔内或间质近距离放射治疗系统。

二、中子散射技术

（一）中子散射技术及其特点

1. 中子散射技术　中子作为一种粒子，与材料中的原子核相互作用，其运动方向发生改变而分散传播，发生散射，即为中子散射（neutron scattering）。中子主要是通过中子散射过程实现对样品的研究：当一束中子入射到所研究的对象时，与研究材料中的原子核或磁矩发生相互作用，向各个方向散射。中子束流击发到样品上时，大多数中子会穿过样品，不受任何阻碍；但有些中子直接与样品的原子核发生相互作用，其运动方向发生改变而发生分散传播。通过测量散射出来的中子能量和动量的变化，可以在原子、分子尺度上研究各种物质的微观结构和运动规律，这种研究手段称为中子散射技术。

2. 中子散射特点　中子散射和 X 射线技术都是人类探索物质微观结构的有力手段。慢中子散射技术是当今研究物质微观结构和运动最重要的工具之一，与同步辐射光源在很多方面有相辅相成的作用，在非常宽广的研究领域，如材料、物理、生物、化学、地学和工程等研究中，都是很有效的工具。与其它物质结构的手段相比，中子散射具有以下明显的特点或优势。

（1）具有同位素识别能力：中子可直接与核作用：对轻元素原子灵敏并可区分同位素，是研究生物大分子的强有力工具。中子与原子核的相互作用可以轻易地识别同位素，包括像氢、碳和氧元素，还可以识别原子系数相邻的元素，如铁、钴和镍元素；对有机化合物、生物大分子以及一些合金材料、磁性材料的研究特别有利。因此，中子科学装置成为开展生命科学研究重要的平台。

（2）中子磁矩：与晶格的磁散射一样，中子是直接探测物质磁性结构和磁动力学的唯一物理工具，可以用来研究磁性材料的磁结构和磁相互作用，现代磁学就建立在中子散射技术所取得的一些成果上。

（3）宽广的波长及合适的能量覆盖：中子的宽广的波长范围和晶格参数相近，因此中子可用于研究固体的结构和动力学特征，探测范围从氢原子到生物大分子。对样品系统扰动小，有利于研究微观结构的细微变化。中子非弹性散射是研究动力学特征的理想物理工具。长波中子小角散射是研究纳米、生物和聚合物大分子的特殊实验工具。合适的能量覆盖，可研究物质中各种不同的相互作用和动态过程，探测范围从分子振动和晶格振动，到电子层跃迁。

（4）高穿透力性：由于中子和物质的相互作用没有库仑位垒的影响，同时也不会引起电离，因此其穿透力强，可以观测样品的整体效应，并可在高温高压等极端条件下不受容器和装置的影响而观察物质结构，易于开展工业大部件和极端条件下物质结构和动态的研究。

（5）损伤较小：热中子引起的损伤较小，是一种高度无损的技术。对生物体的损伤，热中子比 X 射线要小 100 倍，特别适用实时地研究生物活体（如蛋白质和病毒的生命活动）。

（二）散裂中子源及其特点

散裂中子源就是当一个高能质子击发到重原子核（钨、汞等元素）上时，一些中子被轰击出来，这个过程称为散裂反应。被轰击的原子核温度升高，更多的中子就会"沸腾"起来并脱离原子核的束缚。每个与原子核相作用的质子能够轰击出 20 到 30 个中子（图 18-1）。

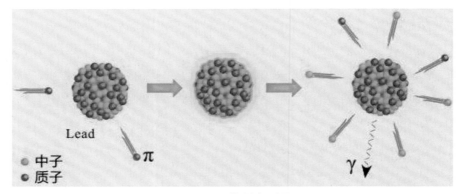

中子
质子

图 18-1　散裂中子源

最早期使用的中子源是放射性同位素中子源，可以自发发射 α 射线的元素与靶物质混合在一块，靶物质吸收一个 α 射线粒子即可放射出一个中子，通过这种反应产生中子；但其强度不太高，中子注量率非常低，寿命短，因而影响和限制其使用。20 世纪用于中子核物理研究的主要工具是用低能粒子加速器产生的带电粒子束轰击靶，通过核反应产生中子，但注量较低，产生效率也较低。因此，低能加速器中子源不适合于生产同位素及核材料。反应堆中子源应用最为广泛，能提供的中子注量率高，但由于反应堆散热技术的限制，所提供的中子通量很难超过当前美国的高通量工程试验堆（HFETR）达到的最高指标（3×10^{15} n/cm² · s）。

散裂中子源的出现突破了反应堆中子源中子通量的极限。当快速粒子，如高能质子，轰击重原子核时，一些中子被"剥离"，或被轰击出来，在核反应中被称为散裂。散裂反应和裂变反应的不同点是：前者不释放那么高的能量，但可以将一个原子核打成几块，这个过程中会产生中子、质子、介子和中微子等产物。一个质子在后靶大概可以产生 20 到 30 个中子，这是散裂中子源的基本条件。20 世纪 80 年代起，质子加速器驱动的散裂中子源，逐渐地进入实际应用阶段。

散裂中子源的特点是在比较小的体积内可产生比较高的中子通量，每个中子能量沉积比反应堆低 4～8 倍，单位体积的中子强度比裂变堆高 4～8 倍，可用较低功率产生与高通量堆相当或更高的平均中子通量。

散裂中子源与反应堆中子源相比有如下优点：① 与脉冲时间飞行技术结合后，能使用脉冲散裂中子源产生的中子脉冲里的全部中子，并有极高的能量分辨率，从而使谱仪的样品处的中子通量和核反应堆相比提高了 100 倍以上；② 脉冲技术给出高分辨率和低本底：脉冲中子源的谱仪具有最高的能量分辨率，脉冲当中含不同波长的超热、热和冷中子，因此谱仪的频宽大，与核反应堆的谱仪比较，能将能量转移范围扩大 5～10 倍；③ 脉冲中子源不用核燃料，不产生核废物，不污染环境，停电就不再产生质子、中子，绝对安全。

2021 年 1 月，散裂中子源首台合作谱仪成功出束。从中国科学院高能物理研究所获悉，中国散裂中子源（CSNS）多物理谱仪成功出束，中子束流与预期相符。多物理谱仪是散裂中子源科学中心、东莞理工学院和香港城市大学共同建设的国内首台中子全散射谱仪，也是 CSNS 第一台合作谱仪。该谱仪的成功出束标志着国内首台中子全散射谱仪的设备研制与安装成功。中子谱仪是利用中子探测物质微观结构与运动的实验装置。CSNS 共规划了 20 台谱仪，包括目前一期已经开放运行的通用粉末衍射仪、小角中子散射仪和多功能反射仪，以及正在建设或筹划建设的多物理谱仪、大气中子辐照谱仪和工程材料中子衍射谱仪等。此次成功出束的多物理谱仪，将主要用于开展不同有序度材料的结构研究，集中在长程有序且局域无序材料、长程无序且中短程有序材料的结构分析测试，将在我国材料科学、凝聚态物理、生命科学和纳米等学科领域发挥重要作用。

三、锎 -252 理化性质及治癌原理

（一）锎 -252 的理化性质

锎 -252（californium-252，^{252}Cf）是美国 Seaborg 等人于 1952 年在 Eniwetok Island 热核反应实验中发现的一种人工放射性同位素。Laurence Berkeley 实验室成功分离出 ^{252}Cf（1958）。^{252}Cf 能自发裂变发射中子和 γ 射线，是首次能得到的可携带的中子源。60 年代开始对其生物学效应、剂量学及临床应用进行了探索性研究，并用于宫颈癌、恶性胶质瘤、恶性黑色素瘤及头颈部肿瘤的近距离放射治疗。目前，^{252}Cf 近距离放射治疗恶性肿瘤在国内外均有临床应用，且显示出越来越大的优势。

1. 物理性质　锎是人工超铀核素，^{239}Pu[20]（钚）受中子辐射后俘获中子而变成镅（Am）和锔（Cm），再俘获中子转变成锫（Bk），最终转变成锎（Cf）。^{252}Cf 同时具有 α 衰变和自发裂变两种衰变方式。经 α 衰变放出 γ 射线（96.9%）；经自发裂变产生的中子虽少（3.092%），但在裂变过程中其产额达到 3.768 n 裂变。^{252}Cf 半衰期为 2.645 年，特征性活度 19.84 TBq/g，中子发生率为 2.3 × 10^{12} n/s/g，平均中子能量 2.14 MeV，平均 γ 射线能量 0.8 MeV。由于裂变中子能量低，穿透力差，不能用于外照射，适于腔内或组织内放疗。在近距离治疗过程中，与组织中的质子（氢核）上的弹性散射是最主要的核反应。具有一定能谱的中子穿过组织时，在质子上弹性散射时将其部分能量传给反冲核（质子），使其运动。这种反冲核在组织中的射程很短，因而具有很高的高 LET 性质。人体细胞的直径约为 10 μm，反冲核的能量几乎全部释放到细胞内足以导致细胞死亡，^{252}Cf 的氧增比值（OER）为 1.1 ~ 1.6，较光子低，这使中子能有效杀伤乏氧细胞，具有对乏氧肿瘤细胞敏感的特性。^{252}Cf 发射中子和 γ 射线，其总剂量等于中子和光子剂量之和，其生物学剂量（D_{Gy-eq}）需要根据中子的相对生物学效应（RBE）进行调整。在临床上，必须通过实验根据肿瘤的控制和正常组织的并发症发生情况来确定适合的 RBE 值。

^{252}Cf 中子与组织作用的主要机制是与原子核（主要是氢原子）发生弹性散射。散射中子失去部分能量，这些能量由反冲核的动能释放。反冲核具有高 LET 性质，在组织中运行距离很短，这意味着中子失去的几乎全部能量均消散在起反应的细胞内，这些能量可达数十 keV 或更高，足以杀死细胞。

^{252}Cf 发射中子和 γ 射线，其总剂量等于光子和中子剂量之和，其中 γ 射线在总剂量中约占 3%，

研究证明，^{252}Cf 近距离治疗组织的剂量分布中，中子的剂量率显著高于光子，光子只是中子的补充，且两者的放射生物效应存在很大区别。因此，光子在总生物剂量中所占比重很小，^{252}Cf 的生物学剂量要根据中子的 BRE 进行调整，即 $D_{Gy-eq} = BREnDn + D\gamma$，RBE 取决于剂量率、研究的细胞类型或生物系统。临床上获得可靠的 RBE 值需通过临床实验根据肿瘤控制和正常组织并发症情况确定。Maruyama 等根据正常组织耐受量测得 Cf 治疗宫颈癌的 RBE 为 6。近来，Endo 等利用 4 cm 厚的铅过滤板使 γ 射线减少到总剂量的 6.7%，而中子剂量减少只有 10%，且其能量无明显改变，从而提高了 V79–4 Hamster 细胞的 RBE。

2. 生化性质　中子射线生物学优势主要有：① RBE 值高，对不同类型细胞的放射敏感性差异小，中子射线属高 LET 单击离子射线，在照射时肿瘤细胞生存曲线几乎呈指数下降，在一定的范围内肩区很小或几乎不存在，因此中子射线对各种细胞的敏感性差异不大，对于致死剂量接近正常组织的耐受量的肿瘤则可利用这一特征降低两者间的差异而获益；② OER 低，能有效杀伤乏氧细胞，具有对乏氧肿瘤细胞敏感的特性；③ 对细胞周期依赖小，对细胞周期各时相均有致死作用；④ 亚致死损伤和致死损伤的修复很少。

（二）中子治癌原理

中子由中子源产生，中子源是利用强流质子加速器加速质子轰击重金属靶产生中子的装置。用中子源产生的中子照射被标的物体，大多数中子会没有阻碍地穿过标的物，少数中子将与标的物的原子核发生反应，并沿某个角度散开。通过测量散射出来的中子能量和动量的变化，可以研究标的物在原子和分子尺度上的微观结构和运动规律。利用该原理，可以将产生的中子束应用于癌症研究中。

1. 高 LET　将中子截面大的核素引入亲肿瘤药物并注射到癌症患者体内，待药物富集于肿瘤组织后，用中子束照射肿瘤部位引起中子俘获反应。中子的优点与其在组织中高 LET 有关。中子的典型数值比兆伏 X 射线的要高 20 ~ 100 倍。在癌症治疗中，这样高的 LET 会引起重要的放射生物学特性，直接破坏细胞内 DNA 分子，同时还破坏细胞其他结构，细胞难于修复，导致复杂的 DNA 损伤群，对细胞杀伤主要是单击致死性损伤。与低 LET 辐射相比，高 LET 与氧是否存在关系比较小，因此，它能更有效地杀伤在肿瘤中发现的缺氧细胞。目前，产生中子的加速器主要有回旋加速器、中子发生器和直线减速器。

高 LET 射线为一种密集电离射线，不仅直接破坏 DNA，而且还损伤细胞的其他结构，导致复杂的 DNA 损伤群。这种 DNA 损伤群不易修复并有可能造成错修复或损伤。中子在治疗增殖缓慢的肿瘤时较为有效，中子射线一次性杀伤能力较常规射线强，可以减少瘤细胞再生机会，但后期反应组织的损伤有可能加重。因此，无或很少有亚致死性损伤的修复（SLDR）和致死性损伤的修复（PLDR）。所以，根治性强、治愈率高。

2. 肿瘤乏氧细胞敏感　ORE 光子低，在常用能量范围内为 1.1 ~ 1.6。X 射线的 OER 平均为 2.6，^{60}Co γ 射线的 OER 为 3，光子的 OER 为 2.5 ~ 3.5，而快中子的 OER 为 1/4 ~ 1.7。抑癌能力强，一次大剂量可杀伤乏氧细胞，对全部乏氧细胞有效。一次给予大剂量中子治疗，可充分杀伤肿瘤细胞。

3. 对细胞周期依赖小　细胞周期处于不同时相，放射敏感性不同，一般是增殖期细胞敏感性增加，但中子射线对于细胞周期的各个时相均有致死作用，即使处于相对静止期的细胞也较为敏感。

放射治疗一般是增殖期细胞敏感性增加，但中子射线对干细胞周期的各个时期均有致死作用，即使处于相对静止期的细胞也较为敏感。细胞增殖周期不同时期对中子放射敏感性差别较小，有利于对腺癌或特殊癌种癌细胞的杀伤。

4. 相对生物效应高　^{252}Cf 的 RBE 较高，5.3 ~ 7。因此，^{252}Cf 后装治疗剂量主要对肿瘤局部剂量高，而附近正常组织剂量小，反应较小。因而，对癌症治疗效果。

光子束照射时，相对抗放射线的肿瘤细胞，对放射线有较大的积累容量，因而生存曲线有一个较宽的肩部。而中子治疗时，生存曲线几乎呈指数下降。在一定范围内，肩区很狭小，因而中子的 RBE 随着每次分割剂量的降低而升高，分割剂量的变化不会导致总剂量明显变化，所以中子更适合大分割、短疗程治疗。

5. 不同类型细胞对中子放射敏感性相同　这说明存在于肿瘤、早反应组织和晚反应组织之间的辐射效应差异缩小，治疗比降低，因此如果肿瘤组织比危险器官更敏感（如精原细胞瘤和霍奇金病），则用光子治疗即可，不宜用中子治疗。而当肿瘤致死剂量接近，甚至高于正常组织耐受量时，中子治疗则可以降低两者之间的差异而获益。

第二节　中子肿瘤治疗及其效果

一、中子肿瘤治疗

中子属于高线性能量传递射线，高能中子具有很强的生物效应，能直接破坏细胞内 DNA 分子，摧毁细胞内分子及亚细胞结构，使细胞难于修复。快中子的生物效应大约比 X 射线作用大 3 倍，且对处于分裂周期不同时期的细胞均敏感，对抵抗普通放疗的乏氧肿瘤细胞同样有极强的杀伤作用。因此，近年来，人们将中子应用于肿瘤治疗中。Douglas 等人以病例进行回顾分析，认为快中子放疗能有效治疗唾液腺肿瘤，且快中子联合伽马刀治疗效果更好；快中子放疗是治疗伴局部肿瘤进展的气管囊状腺样癌的有效方式，优于传统的气管内局部放疗；硼中子俘获治疗多形性胶质母细胞瘤具有很大进展并有很好的疗效。常见的中子治疗肿瘤的报道多是局部照射，未见中子全身辐射治疗肿瘤的报道。因此，探索快中子对肺转移瘤小鼠的作用及生存期的影响对合理利用中子于肿瘤治疗中有重要的意义，为中子治疗肿瘤的临床应用提供实验依据。

中子与常规的 X 射线或化学治疗相比，在细胞循环的整个期间放射性灵敏度变化比较小，在杀死癌细胞的同时能够最大限度地保护正常细胞，并且穿透性强的中子能够实现深部癌症治疗。日本曾对 1016 例癌症患者进行快中子治疗，取得了较好的疗效。美国费米实验室 1976 年利用中子治癌技术治疗 1400 例患者，对唾液腺癌和恶性黑色素癌的局部控制率比光子射线分别高 1 倍和 2 倍左右。研究发现，对于前列腺癌、膀胱癌等 10 种癌症，通过中子治疗得到局部控制的患者占比 50% 以上的有 7 个，而标准治疗仅有 3 个。这说明，中子治疗对患者病情局部控制的效果优于传统标准治疗。表 18-1 所示，中子、质子和重离子治癌比较。

表 18-1　中子、质子和重离子治癌比较

射线类型	重离子	质　子	中　子	X 射线、γ 射线
健康组织辐射损伤	轻	稍　重	重	重
疗　程	短	较　长	短	长
治愈率	高	稍　差	稍　差	差
开始治疗时间	1975/ 美国 2006/ 中国	1954/ 美国 2004/ 中国	1938/ 美国 1991/ 中国	1896/ 欧洲 1920/ 中国
治疗患者数 / 例	约 5000	约 4.5 万	约 3 万	> 千万

二、中子治疗肿瘤效果

（一）头颈部和胸部肿瘤治疗

1. 头颈部肿瘤治疗　有人对 495 例舌、口底、颊黏膜、口咽和下唇等头颈部恶性肿瘤进行 ^{252}Cf 近距离治疗的回顾性临床研究，认为中子近距离疗法适合早期原发和体积小的复发肿瘤的治疗，对于晚期肿瘤则适合采用中子近距离加光子外照射治疗，因为中子可能导致乏氧细胞的损伤而增强肿瘤对光子的敏感性。但 ^{252}Cf 与 ^{60}Co 后装治疗引起的放射损伤无显著差别，主要的损伤为溃疡发生和下颌骨的放射性坏死。因此，在复发难治的头颈部肿瘤治疗中 ^{252}Cf 后装治疗有一定的应用前景。

快中子放射治疗涎腺肿瘤和涎腺恶性肿瘤约占头颈部肿瘤的 5%，治疗手段包括手术及术后放疗。后者主要针对肿瘤不完全切除或有其他高危因素者，如神经周围侵犯、骨侵犯和淋巴结转移的病例。常规的光子放疗对于局部晚期复发的以及手术无法切除的涎腺肿瘤治疗效果较差，其局部控制率约为 25%。美国华盛顿大学肿瘤中心采用回顾性分析的方法，对 279 例行根治性快中子放疗的涎腺肿瘤患者进行总结，其目的在于评价快中子放疗技术治疗涎腺肿瘤的疗效。279 例患者中 263 例有肿瘤残留，141 例发生在大唾液腺，138 例发生在小唾液腺，平均随访 36 个月。其主要的评价指标包括局部控制率、生存率和远处转移率。研究结果显示，病因相关 6 年生存率为 67%。肿瘤发生于小唾液腺，肿瘤为 Ⅰ 期或 Ⅱ 期，无颅底侵犯以及原发性肿瘤，均可显著提高病因相关生存率。肿瘤 6 年局部控制率为 59%。肿瘤小于 4 cm，无颅底侵犯，治疗前未进行其它放疗等因素可显著提高局部控制率。6 年无远处转移率为 64%。与远处转移有关的因素包括原发肿瘤大于 4 cm，有淋巴结转移和颅底受累。3 ~ 4 级的放疗毒性反应 6 年发生率为 10%，无 1 例患者达到 5 级。故研究者认为，快中子放疗是治疗涎腺肿瘤的有效手段，尤其是对较小的涎腺肿瘤可以达到非常好的局部控制作用。

在一般情况下，生长缓慢的肿瘤 RBE 较生长迅速的肿瘤高，所以更适合于接受中子治疗，如恶性唾液腺肿瘤。研究者报道，采用 ^{252}Cf 术中置管后装治疗 8 例复发性头颈部肿瘤，包括口腔和腮腺癌各 3 例，喉癌和皮肤癌各 1 例。所有患者初期局控良好，有 2 例局部复发，6 例死于远处转移，2

例长期存活，存活时间3个月～9年。所有患者均有伤口愈合延迟，1例发生下颌骨放射性坏死。结果提示，²⁵²Cf间质治疗可作为复发难治肿瘤一种可采用的治疗方法。

2. 食管癌治疗　研究报道，34例不易手术治疗的食管癌患者采用²⁵²Cf腔内后装治疗＋外照射，观察结果认为，此法是一种安全和有效的治疗手段。

3. 肺转移模型小鼠治疗　研究者观察不同剂量快中子对肺转移模型小鼠的作用及其对荷瘤鼠生存期的影响，为中子治疗肿瘤的临床应用提供实验依据。方法：应用小鼠宫颈癌U14细胞株尾静脉注射法构建小鼠宫颈癌体内肺转移模型；采用不同剂量的快中子对荷瘤鼠全身照射，于照射后第10天各组随机处死5只实验小鼠，HE染色检测肺转移结节大小与数量；其余荷瘤小鼠继续常规饲养，直至荷瘤小鼠全部死亡，Kaplan-Meler统计方法进行生存期分析。结果：解剖学检测与HE染色均证实，U14肺转移模型制作成功。与对照组比较，快中子照射30 mm和60 mm实验组小鼠肺转移癌结节数减少，荷瘤小鼠的生存期延长，90 mm实验组小鼠的肺转移癌结节数更少但荷瘤鼠的生存期缩短。结论：适当选择快中子照射剂量可有效抑制癌细胞肺转移，提高荷瘤鼠生存期。

各组第1只小鼠死亡时间分别出现在快中子照射后第14天（对照组、30 min）、第16天（90 min）和第20天（60 min）；组织解剖可见肺组织弥漫性布满肿瘤结节（图18-2）。

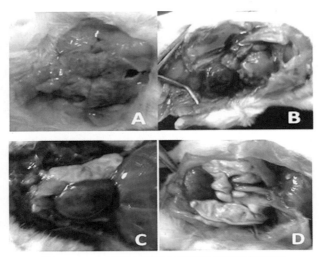

图18-2　各组第1只死亡荷瘤鼠组织学解剖图
图中，A、B、C和D分别为对照组及30、60和90 min实验组

（二）恶性胶质细胞瘤和黑色素瘤治疗

1. 恶性胶质细胞瘤治疗　高危的胶质细胞瘤现有的治疗手段疗效均差。传统的外照射因正常脑组织耐受性制约很难达到根治剂量。为了在不提高正常组织受量的情况下提高肿瘤量，还可进行近距离治疗，因为胶质瘤的失败多由于局部复发。胶质瘤往往存在坏死，乏氧细胞多，分裂期细胞少，因此对光子治疗不敏感，在这方面中子治疗有生物学优势。在早期的快中子外照射治疗脑肿瘤的过程中，肿瘤控制率提高的同时，也提高致死性广泛脑坏死的发生率，因此其应用受到限制。人们开始探索用²⁵²Cf进行近距离治疗。

应用 ^{252}Cf 治疗恶性胶质瘤（Kernohan Ⅲ ~ Ⅳ 级），采用手术切除 + 近距离治疗 + 传统光子外照射（60 ~ 70 Gy），总剂量 300 ncGy（2100 cGy-eq）。治疗 56 例，平均存活 10 个月，2 年生存率 19% ± 6%，与传统治疗相近。考虑到治疗是探索性的，给予的中子剂量很小，其治疗结果较好，同时只有 5 例（9%）发生严重并发症，其中只有 1 例为放疗边缘外脑坏死，表明 ^{252}Cf 治疗是可行的。后来，进行了手术加单独近距离治疗的一期临床试验，以确定最大耐受剂量（MTD）及单独应用 ^{252}Cf 作为放射源的可能性。其研究起始剂量为 900 ncGy，增至 1300 ncGy，因发生 2 例放疗区外脑坏死而终止试验，共治疗 33 例，中位生存时间 10.9 个月（0.5 ~ 63 个月），与传统治疗相似，总治疗时间短（平均 29 h）是主要益处。3 例在放疗区外发生脑坏死（剂量分别达 1200 和 1300 ncGy）。在 20 例进行 2 次病检的病例中证实，在原发肿瘤边缘 2 cm 内复发。有 10 例发生头皮坏死，其原因可能是头皮疏松结缔组织较多，氢原子浓度高，较其它软组织吸收了更高的中子剂量，另外脑外头皮水平中子反射源的延伸使其实际剂量高于计算剂量，感染的存在也可降低头皮坏死的脑剂量值。对此得出结论，中子近距离治疗脑肿瘤是可行的，MTD（二期研究处方量）为 1200 ncGy，头皮的耐受量较大脑低。

另外，研究者采用手术切除 + ^{252}Cf 近距离治疗 + 传统光子外照射（60 ~ 70 Gy）的方法共治疗 56 例恶性胶质瘤，其中位生存时间为 18 个月和 24 个月的生存率分别为 28% 和 19%。早期的中子治疗脑肿瘤因为广泛的脑坏死而使其应用受到限制，但 ^{252}Cf 近距离治疗 + 传统光子外照射的治疗方法合理地增加了肿瘤局部剂量，而降低了正常脑组织的剂量，因此是可以接受的治疗方法。后来，又单独使用 ^{252}Cf 近距离治疗恶性脑胶质瘤，33 例患者中 2 例出现放疗区域外脑坏死而终止试验，10 例患者头皮剂量高于 900 ncGy 后出现头皮坏死，中位生存时间为 10.9 个月，与传统放射治疗相似。由此提出，单纯采用 ^{252}Cf 近距离治疗恶性胶质瘤是可行的，头皮的耐受剂量较大脑低，推荐的 Ⅱ 期最大耐受剂量（MTD）为 1200 ncGy。

2. 恶性黑色素瘤治疗　恶性黑色素瘤对放疗抵抗，预后极差，广泛切除并进行放疗可使局控率提高，但只能达到姑息作用。研究者曾报道，^{252}Cf 治疗 5 例恶性黑色素瘤，2 例达到完全反应。Raju 等报道 5 例，4 例达到完全反应。应用 ^{252}Cf 插植治疗 9 例恶性黑色素瘤剂量 3.9 ~ 11.5 Gy，4 例接受了原发灶切除，平均生存 39 个月（3 个月 ~ 12 年），其中 8 例死于远处转移。所有病例均获局部控制，在研究中发现恶性黑色素瘤对中子放疗反应较其它肿瘤慢，对消退慢的肿瘤放疗后可进行手术治疗，但远处转移仍是影响预后的首要因素。

（三）软组织肉瘤和直肠癌治疗

1. 软组织肉瘤治疗　^{252}Cf 最大优势是腔内或组织间治疗时间短、疗效高和肿瘤反应快，即使巨块肿瘤能快速消退。由于上述 ^{252}Cf 中子的特性和治疗宫颈癌等其他管腔恶性肿瘤的临床研究和经验，恶性骨肿瘤、软组织肉瘤也可能是很好的适应证。骨肉瘤、软组织肉瘤好发于四肢、病变在骨髓腔和组织间，局部蔓延生长，髓腔扩散力强。而 ^{252}Cf 中子治疗最适宜的适应证是腔内组织间治疗，中子源较长可直接插植较长之髓腔进行近距离高剂量内照射。

巨块型骨软组织恶性肿瘤生长迅速，血氧供应不足，乏氧细胞比例高，对常规放射治疗不敏感，

而对 ^{252}Cf 中子射线敏感，从而减少局部复发率，提高疗效。^{252}Cf 中子后装治疗照射方式是腔内或组织间，放射源紧贴肿瘤部位、大部分剂量限局于肿瘤部位，周围正常组织剂量吸收很小，因而周围正常组织，特别是肿瘤邻近血管、神经得到保护，给恶性骨肿瘤保肢术提供了有利条件。

有研究者回顾分析快中子与快中子和光子混合照射治疗软组织肉瘤的疗效及其影响因素。52 例患者共 79 个病灶，其中 19 例 37 个病灶采用 35 MeV p → Be 快中子治疗，3 例 42 个病灶混合照射。单纯中子组剂量 4.0 ~ 21.0 Gy（中位值 1.7 Gy）。混合照射组中子剂量 3.9 ~ 16.0 Gy（中位值 8.8 Gy），光子剂量 9.0 ~ 62.0 Gy（中位值 34.0 Gy），总剂量（16.5 ~ 69.4 Gy，中位值 42.0 Gy）。中子分次剂量 0.8 ~ 1.5 Gy（中位值 1.2 Gy），周二、五照射；光子为常规分割。结果发现，病灶局部控制率为 48.7%，在治疗和随访中仅有 24.1% 的病灶出现进展。非转移性病灶、肿瘤较小以及放射治疗前手术切除是局部控制的有利因素（$P < 0.05$）。混合照射总剂量与局部控制及无进展时间显著正相关（$r_s = 0.453$，$r = 0.288$，P 值分别为 0.01 和 0.032）。混合照射较单纯中子对病灶局部控制的改善接近于有显著性意义（57.1% ：35.5 %，$\chi^2 = 3.60$，$P = 0.058$）。全组患者的 1、3 和 5 年生存率分别为 57.3%、20.5% 和 13.7%，远地转移为主要死因。肿瘤组织学分级较低和接受混合照射的患者生存率较高。全组病灶 3 + 4 级近期放射反应发生率为 2.7%，远期的为 19.0%。快中子治疗软组织肉瘤比常规射线有较高的 RBE，可达 3.0 ~ 4.5，治疗软组织肉瘤可以取得较好的局部控制；中子、光子混合照射有可能改善疗效，不能手术或术后残留的 G1 或 G2 级肿瘤适用于快中子治疗，放射反应的发生率可以接受。

2. 直肠癌治疗　直肠癌的诊断和治疗虽取得了长足的进步，但生存率并无显著提高，原因是直肠癌根治术后的局部复发率高达 4% ~ 40%。60% ~ 80% 的患者在 2 年内出现局部复发。为了提高直肠癌的局部控制率，很多学者对直肠癌手术前放射治疗进行研究，并取得了较好的效果。

Atkoius 等对 59 例直肠腺癌行术前 ^{252}Cf 腔内后装治疗进行观察，在治疗过程中和治疗结束后均未发生肠出血、穿孔等急性放射性并发症，肛门括约肌的功能也无破坏。Burneckis 等对 38 例患者进行术前 ^{60}Co 外照射和 ^{252}Cf 腔内后装治疗，术后 24 h 行外科手术治疗。结果提示，直肠癌术前行高剂量 ^{60}Co 外照射和 ^{252}Cf 腔内后装治疗并不增加手术并发症。

（四）妇科肿瘤治疗

自 20 世纪 70 年代开始，日本、俄罗斯、美国和欧洲一些国家相继开展了有关 ^{252}Cf 后装近距离治疗的基础研究和临床实验。目前，已证实有几种类型的块型和复发肿瘤（妇科恶性肿瘤、恶性脑胶质瘤、黑色素瘤和直肠癌等）中子近距离治疗比传统光子更有效，尤其是妇科肿瘤，如宫颈癌、宫体癌和外阴癌等，临床已取得良好的疗效。

1. 宫颈癌治疗　由于宫颈癌常呈巨块型和缺氧而产生对传统射线的抵抗，同时其解剖结构特殊，所以适合于 ^{252}Cf 近距离治疗，是中子治疗研究最广泛也是取得经验最多的一类肿瘤。俄罗斯国家医学科学院癌症研究中心利用 ^{252}Cf 中子源从 1983 起 10 年中共治疗 1049 例宫颈癌患者，治疗方案先用 ^{252}Cf 再辅以常规外照射，结果 3 年以上生存率为 89.8%，5 年生存率为 86.5%，远优于传统射线，并且因使用了计算机给出准确的治疗剂量，并发症也较低。

为了临床观察比较中子与常规射线治疗癌症的优劣，美国肯塔基大学将 Ⅱ 期外生性宫颈癌患者随机分成两组，分别使用 ^{252}Cf 和 ^{137}Cs 进行腔内照射，外照射条件相同，平均使肿瘤缩小 1/2 的时间，前者为 8.5 d，后者则长达 32.2 d，而且前者利用的治疗剂量只有后者的一半左右，这对保护正常器官十分有益。对晚期宫颈癌患者进行的类似分组治疗，5 年生存率单纯使用 ^{252}Cf 照射为 54%，而 ^{137}Cs 则只有 12%，充分证明了中子治疗的优势。

Maruyama 等用不同的剂量和方案治疗 Ⅰ ~ Ⅲ 期（FIGO）宫颈癌 218 例，方法采用腔内植入（^{252}Cf 和/或 ^{137}Cs）+ 全盆外照射（40 ~ 60 Gy）+ 子宫筋膜外全切（TASBHO）联合治疗，结果 Ⅰ ~ Ⅲ 期患者 5 年生存率分别为 87%、62% 和 33%，10 年生存率为 82%、61% 和 25%，同时发现中子与光子使用的先后顺序是非常重要的，对于 Ⅰ 期，先 ^{252}Cf 后外照射 5 年生存率为 46%，局控率 7%，失败多为远处转移；而先外照射后 ^{252}Cf 的 5 年生存率为 19%，60% 患者在 2 年内发生远处转移。对于 Ⅰ 期块型或管状和 Ⅱ 期较小肿瘤，^{252}Cf 放疗后行手术联合治疗是非常有效的治疗方法，5 年生存率达 92% 和 68%，10 年生存率达 87% 和 62%，均高于单纯放疗组，并且通过手术可对腹部及主动脉旁淋巴结进行分期，便于早期发现转移灶，以及时扩大术野，指导进行放疗或化疗等辅助治疗。^{252}Cf 虽然有很大优势，但由于射线穿透力差，所以对晚期肿瘤效果仍有限，如 Ⅲ 期宫颈癌 50% 的患者有远处转移。因此，Maruyama 等进一步研究了 ^{252}Cf 结合化疗和加速超分割照射对晚期宫颈癌的疗效，共治疗 11 例患者，其中 Ⅲ A 期 1 例，Ⅲ B 期 8 例，Ⅳ A 期 2 例，平均治疗时间 46 d（6.5 周），90% 患者局部肿瘤完全消失，1 例（9%）有残留，但 3 个月后完全消失，平均随访 26 个月，局控率为 91%，1 例因远处转移而失败，经统计处理，3 年无瘤生存率为 90%，早期无严重的放化疗毒性反应，后期只有 1 例出现直肠阴道瘘，在结肠造瘘时，剖腹探查及淋巴结活检均未见肿瘤复发，其他患者未见严重的膀胱炎、直肠炎或肠炎。因此，^{252}Cf 结合化疗对提高晚期宫颈癌局控率有明显的作用。

2. 子宫内膜癌治疗　研究者采用盆腔外照射 + 高剂量率 ^{252}Cf 中子腔内照射治疗子宫内膜癌，Ⅱ 期 261 例，Ⅲ 期 254 例，5 年生存率分别为 86.2% 和 82.3%；10 年生存率为 73.2% 和 68.9%，并发症少，因此认为对抗放射性的晚期子宫内膜癌，^{252}Cf 是非常有效的治疗手段。Maruyama 等采用 ^{252}Cf + 外照射对 31 例原发性 Ⅰ ~ Ⅲ（FIGO）子宫内膜癌进行非随机临床研究，患者普遍体质差，有严重的内科疾患，高龄、肥胖和肿瘤体积大，不能耐受传统放疗及手术，结果 Ⅰ ~ Ⅲ 期 2 年与 5 年生存率分别为 92% 与 83%、68% 与 37% 及 50% 与 50%，1 ~ 3 级 5 年生存率为 10%、8% 和 21%，认为分期和组织学分级是患者生存期的重要决定因素。^{252}Cf 最适于 Ⅰ 期 1 ~ 2 级肿瘤，但对 Ⅱ ~ Ⅳ 期或复发性肿瘤也有效。

3. 阴道癌治疗　阴道癌的发病率低，临床报道尚少，但也认为中子治疗比光子有明显优越性。总之，^{252}Cf 治疗的优点是短期、高效，即使巨块肿瘤也能快速消退，因此 ^{252}Cf 近距离照射非常适合于有中毒症状、虚弱、高龄、肥胖或出血及肿瘤为巨块型并发坏死、感染的患者。由于中子治疗的效果不依赖于剂量率，并且治疗时间短（8 ~ 10 h），无特殊的不良反应和并发症，所以可用于门诊患者的治疗，并适于普及推广。

第三节　肿瘤硼中子俘获治疗

一、肿瘤中子俘获治疗及其特点

（一）肿瘤中子俘获治疗

中子俘获治疗（neutron capture therapy，NCT）是利用中子进入病变组织后，同其中的某些元素的原子核相互作用，发生核反应。被中子作用元素的原子核转变为短半衰期的放射性核素；而放射性核素衰变后释放出射线可直接在组织中产生内辐射作用，并杀伤病变细胞。这种治疗方法被认为治疗癌症的理想方法，其中最常见的就是硼中子俘获治疗（boron neutron capture therapy，BNCT）。

BNCT 是由美国生理物理学家 Locher 于 1936 年最早提出的，成为至今处理脑肿瘤，尤其是治疗脑部恶性胶质瘤最为理想的方法。中子俘获疗法（NCT）是采用热中子束和亲肿瘤药物相结合的一种"二元肿瘤治疗方法"，从 20 世纪 50 年代开始有相关研究的报道。其中，亲肿瘤药物研究比较多的是掺硼（^{10}B）的药物和掺钆（^{157}Gd）的药物研究，还有掺硫（^{33}S）的药物。

BNCT 与 20 世纪 90 年代开展的快中子治疗方式不同，后者不借助亲肿瘤组织的药物，直接使用能量为数十兆电子伏特的快中子，但因其具有较严重的远期并发症而逐渐被放弃使用；而前者使用能量为电子伏特以下的热中子，并结合靶向药开展癌症治疗。

因此，BNCT 是目前国际最前沿的抗癌治疗技术。像恶性脑胶质瘤这种呈浸润性生长的肿瘤，手术很难切净，术后使用 γ 射线或 X 射线等光子放疗，也很难控制肿瘤不再复发。受周围正常脑组织结构的剂量耐受限制，杀死肿瘤细胞的照射剂量难以提高，而且部分肿瘤细胞处于乏氧状态，对传统的放射治疗敏感性下降。BNCT 产生的 α 射线，最大能量可达 2.79 MeV，几个 α 粒子就能杀死肿瘤细胞；与传统放疗相比，BNCT 能对肿瘤细胞产生更高的辐射当量，且不损伤正常组织细胞。因此，即使肿瘤细胞混杂于正常组织细胞包围中，也能精确地杀死肿瘤细胞，同时保护正常组织。这在恶性脑胶质瘤的治疗中尤为重要，因为一方面要最大程度地杀死肿瘤细胞，另一方面又要为正常组织提供最大程度的保护。BNCT 恰能满足以上 2 个条件，更精确、更有效地杀死恶性肿瘤细胞的同时，完善地保护人体的正常脑组织；而且，只需 1 次放疗，不需像光子放疗一样分割为多次放疗，被认为针对恶性脑胶质瘤最好的治疗方法之一。

可用于 BNCT 放疗的中子源主要有 3 类，即裂变核反应堆中子源、基于加速器质子或氚离子打靶的散列中子源以及 D-D、D-T 聚变中子源。到目前为止，BNCT 治疗方案所涉及的技术难题正在被突破，尤其是新世纪以来，加速器中子源的成功研制，为 BNCT 的商业化推广带来光明的前景。以日本为首的国家正在积极开展 BNCT 治疗技术的研发推广，但全世界还没有成熟的 BNCT 治疗设备正式投入市场，这种治疗技术正处于研产转化期。然而，经过 80 年的基础和临床研究，BNCT 正在走向成熟，成为肿瘤治疗的重要武器。

利用核反应堆作为中子源，存在造价高、维护成本贵等因素，而且核安全、核管理及环保等的严格限制，使核反应堆中子源较难建立于医院附近进行普遍使用。目前，在发达国家，BNCT 的疗效进展主要集中在 2 个方面的研究：第一是新型硼化合物的开发应用，第二是使用加速器来源的中子源来代替核反应堆来源的中子源。另外，还有学者建议 BNCT 与替莫唑胺联合应用。在我国，2018 年 6 月 14 日，《科技日报》报道，在南京市举行的 2018 国际硼中子俘获治疗发展论坛上获悉，我国首台具有自主知识产权的 AB–BNCT 治疗装置已经完成设计和建造，进入调试阶段。由南京中硼联康医疗科技有限公司和南京航空航天大学等单位联合开发的、具有自主知识产权的我国第一台加速器治疗装置，已经完成设计和建造，进入调试阶段，并计划于 2019 年完成全部安装，有望在 2020 年应用于临床。

2020 年 8 月 13 日，中国科学院高能物理研究所召开发布会宣布，该所东莞分部研制成功我国首台自主研发的加速器硼中子俘获治疗（BNCT）实验装置，并启动了首轮细胞实验和小动物实验，为开展临床试验做好了前期技术准备。该装置的成功研制，为我国医用 BNCT 治疗装置整机国产化和产业化奠定了技术基础，将为我国肿瘤治疗带来技术性革新。

（二）硼中子俘获治疗机制

BNCT 是一种具有"固有"安全性的生物靶向放射治疗模式，对于浸润型、弥漫型、结节型或有转移的肿瘤具有治愈的可能性。BNCT 利用发生在肿瘤细胞内的核反应，通过将具有亲肿瘤组织无毒的含硼药物注入人体血液，待硼药物富集在肿瘤组织后，利用超热中子束照射肿瘤部位，经由热中子与 ^{10}B 发生反应，释放出具有高线性传能密度（高 LET，单位距离上沉积能量多）特性和高相对生物效应（高 RBE，同样杀灭作用所需剂量小）的粒子，杀灭癌细胞。由于同时需要中子源和 ^{10}B，因此，是一种二元化治疗肿瘤的新方法。

BNCT 的基本过程分为两部分：首先在肿瘤细胞内聚积足够量的稳定性 ^{10}B，即将一种含 ^{10}B 的化合物引入患者体内，这种化合物与肿瘤细胞有很强的亲和力，进入体内后，迅速聚集于肿瘤细胞内，而在其它正常组织中分布很少。这种含硼化合物对人体无毒无害，对癌症也无治疗作用。然后，再用热中子束照射肿瘤部位，使中子与肿瘤细胞内聚集的 ^{10}B 发生 $^{10}B(n, \alpha)^7Li$ 核反应；^{10}B 俘获中子后，形成同位素 ^{11}B，并迅速分裂为反冲原子核 ^7Li 和 α 粒子，肿瘤细胞被 α 射线和 ^7Li 照射而死亡。BCNT 的核反应式为：

$$^{10}B + n \rightarrow {}^{11}B \rightarrow {}^7Li\,(0.84\,\text{MeV}) + 4He\,(1.47\,\text{MeV}) + \gamma\,(0.48\,\text{MeV})，反应概率 93.7\%$$

$$\searrow {}^7Li\,(1.01\,\text{MeV}) + 4He\,(1.78\,\text{MeV})，反应概率 6.3\%$$

上述反应产生 ^7Li 和 4He 两种产物，另外释放辐射能。非放射性元素 ^{10}B 受到热中子照射时，发生核裂变反应，产生具有高线性能量转换的 α 粒子，自身衰变为 ^7Li。这些粒子射线具有能量高、射程短的特点，其单位路径中线性能量传递 > 100 keV/μm，仅需数个 α 粒子产生的能量即可对肿瘤细胞产生致死效应，在组织中的射程约 5 ~ 9 μm，相当于细胞直径，对周围正常细胞损伤小。周围正常细胞的氢（^1H）和氮（^{14}N）也可发生中子俘获反应，产生 γ 射线和质子，^1H 和 ^{14}N 中子反应截面仅分别为 0.332 靶恩和 1.82 靶恩，显著低于 ^{10}B（中子反应截面为 3800 靶恩）；只有当肿瘤组织硼药物载体的浓度显著高于正常组织，才能在最大限度杀死肿瘤细胞的同时，尽可能降低对肿瘤周围组织的损伤。

锂是人体必需的微量元素，其化学性质特殊，无论水合与否，都极易在 DNA 碱基抢占形成氢键的氧、氮位点。锂离子的这种成键化学特性，决定其对 DNA 碱基的影响，也决定其对遗传与发育的影响以及抑癌作用。在体内，只有那些能够快速分裂的组织，在细胞的核膜消失期间，锂离子和含硼化合物等才有随染色质一起混入细胞核内的较大可能，这也是癌组织比周围正常组织中含硼药物的浓度会高出 2～3 倍的原因。因此，少量或微量的锂通常并不会顺利进入细胞核而影响人体正常健康。但是，BNCT 能将锂离子突然进入细胞核内的染色质区。出现在染色质区的锂离子，由于强的亲氧性和极化力，一旦抢占了 DNA 双链上将要形成碱基配对的氢键的氧和氮原子的孤电子对，该碱基将失去配对能力。除了占位作用外，锂离子的结合还会对原来形成氢键的 O–H 或 N–H 键形成排斥作用。这两种作用使得 DNA 的碱基配对失败（图 18-3）。由于 BNCT 在细胞的染色质区引入的锂离子，与碱基原来配对形成氢键的氧或氮原子结合，阻碍了氢键的形成，也阻碍了碱基的配对，从而将细胞阻止于 G_1 期，这可能就是 BNCT 中由产生的锂离子治疗癌症的分子机制。锂离子只是将癌细胞阻止于 G_1 期，而对细胞的其他功能基本没有影响（图 18-4）。

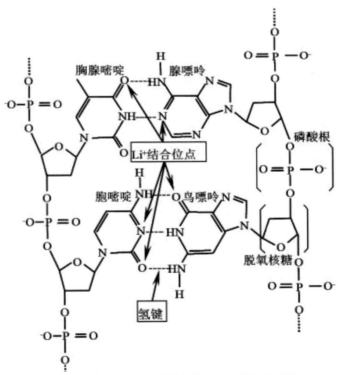

图 18-3　DNA 配对碱基氢键及 Li+ 占位示意图

（三）硼中子俘获治疗过程

硼中子俘获治疗过程如下：① 首先，给患者注射亲肿瘤含硼药物，药物与肿瘤细胞迅速结合并富集在肿瘤细胞内，患者正常组织的含硼药物很少；② 再用超热中子束对准患者的肿瘤部位进行照射；③ 中子与富集在患者肿瘤细胞内的 ^{10}B 发生核反应，释放 α 粒子和 Li 原子，两种粒子可致癌细胞的 DNA 双链断裂，细胞杀伤力极强；④ 中子与硼发生核反应释放射线的射程极短，约在一个细胞直径 10 μm 作用，对正常组织的伤害非常小。

BNCT 疗效好坏的关键因素主要包括两个方面：一方面，含硼药物对肿瘤的选择性要好，肿瘤中的硼药物（^{10}B）浓度需达到 20 ~ 40 ppm（μg/g），肿瘤中的药物浓度与正常组织中的药物浓度之比应大于 3 ~ 5，目前临床使用的掺硼药物的性能与此要求尚有部分差距；另一方面，超热中子束的品质要好，最主要的要求是超热中子通量需大于 2 × 10^9 中子 /cm^2/s（对应的剂量率为 0.5 Gy/min），还要求 γ 射线等污染剂量要小及治疗的最优深度需达到 8 cm 以上等，超热中子束的最佳治疗深度约为 10 cm。

（四）硼中子俘获治疗特点

1. 硼中子俘获治疗优点　BNCT 优点如下：① 靶向性好：α 粒子射程相当于一个细胞的直径（10 μm），而其电离能力很强，形成密集的电离辐射，全部能量都消耗在使肿瘤组织破坏的过程中。肿瘤局部剂量可达 20 Gy 以上。对癌细胞的杀伤作用远大于 X 射线、γ 射线或电子，产生的损伤效应不能修复，同时对周围正常组织损伤小；② 不需要氧效应：α 粒子的生物学效应不需要氧的链锁加强机制，肿瘤细胞往往缺氧，对 X 射线或 γ 射线的放射治疗不敏感，BNCT 正是克服了这种不敏感的缺点，即可以杀死富氧细胞、乏氧细胞及未增殖的 G$_0$ 期细胞；③ 硼元素能与多种载体结合：可通过生物结合或代谢途径进入靶组织，可治疗脑、肝脏、肺脏和骨骼等恶性肿瘤；④ 次生放射性核素的半衰期和射程均很短：患者不需要特殊的防护。

2. 硼中子俘获治疗缺点　就中子束来说，有其尚待解决的问题。目前，已发现的主要问题有以下几点：① 热中子束或超热中子束在穿越组织时，在正常组织内迅速减弱（机体组织包括细胞在内，大约 70% 是水），影响深部肿瘤治疗的效果；② 治疗的中子通量可以准确计算或实测，作用于肿瘤的辐射剂量难以正确估算。因为在肿瘤组织中，^{10}B 俘获热中子产生 α 粒子的量尚未找到合适的测量方法；③ 中子束的内辐射剂量也受到组织中 Na、Cl、N 和 H 生理浓度的影响；④ 病变组织选择性浓聚 ^{10}B 达到治疗要求时，易引起机体的中毒反应。

二、硼中子俘获治疗的剂量分布及给药方式

^{10}B 原子核在组织中亚细胞水平的空间分布和亚细胞形态决定了能量在生物敏感部位的沉积，因此，在 BCNT 研究中微剂量占有举足轻重的地位。江海燕等用 Monte Carlo 模拟分析载能粒子对肿瘤细胞损伤效应，发现能量为 1470 keV 的 α 粒子垂直摄入细胞后，开始时能量高、速度快，电离效应少；随着 α 粒子入射路径的增加，其能量不断减少，速度也在变慢，导致电离效应增强，使比电离数目增大，到路径末端附近出现一个极大值区；峰值过后，α 粒子速度明显变慢，电离本领迅速下降，比电离急剧减小，最后 α 粒子捕获物质中两个电子变成中性的氦原子核停留在细胞中，被组织吸收。故 α 粒子在细胞中的径迹一开始由于能量大，以电离为主要能损方式，行进为直线路径；到径迹末端，由于能量降低，核弹性碰撞占优势，行进路径才变得有点曲折。离子分布结果显示，在 BNCT 中，1470 keV α 粒子每次入射都能到达细胞核内。

（一）BCNT 混合辐射场的剂量特点及其测定

1. BCNT 混合辐射场的剂量特点　BNCT 技术对中子束的要求：中子通量达到 10^9 cm^2/s；中子能量足以到达肿瘤部位。早期临床实验所用的热中子在组织中的能量是随着深度的变化以指数函数形式衰减的，热中子的散射和漫射使中子束不可能限制在一定的肿瘤区域内。当超热中子穿透到组织中时，与组织中的原子进行碰撞而损失能量，变成热中子，然后被 ^{10}B 俘获。因此，与热中子相比，超热中子在组织内的一定深度处能够有效地产生热中子，从而在脑内的特定深度产生一定的治疗效果。

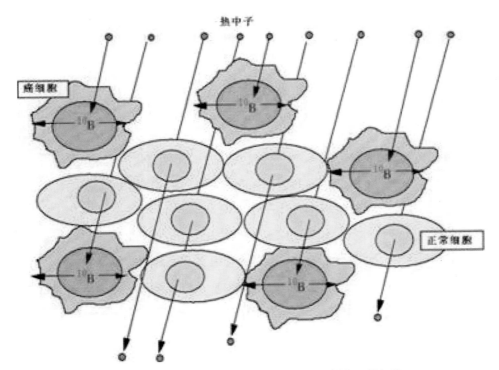

图 18-4　硼中子俘获治疗杀伤肿瘤细胞但不损伤正常细胞

传能线密度（linear energy transfer，LET）是特定能量的带电粒子在介质中穿行单位长度路程由能量转移小于某一特定值的历次碰撞所造成的损失。在 BNCT 过程中，组织中的辐射场是由各种不同 LET 的粒子组成的混合场。^{10}B(n, α)^{7}Li 反应不但可以产生高 LET 的反应产物，中子束和原子核的相互作用还会产生一些不特定的本底剂量。热中子俘获通过 ^{1}H(n, γ) ^{2}H 反应能释放出 γ 射线，还可以通过 ^{14}N(n, p)^{14}C 反应释放出高 LET 的质子，其能量大约是 590 keV。在超热中子束中，能够引起污染的快中子（动能 > 10 keV）会产生高 LET 的反弹质子。

2. 辐射剂量测定　精确计算载能粒子在细胞和亚细胞水平上的微观剂量分布，是改善 BNCT 疗效的重要环节，如果能够理解和量化 BNCT 的微剂量问题，就可以理解俘获反应的辐射生物学效应，进而可预测不同靶的相对效力，为实施 BNCT 所需准确的剂量分布提供剂量学依据。

辐射剂量的测定取决于 3 个因素，即中子束的注量率、照射时间和靶核素（如硼原子）在肿瘤组织内、正常组织内和血液中的分布情况。其中，前二者的实时测量技术是相对成熟的，而硼分布的测定技术尚未精确掌握。由于能量粒子与肿瘤细胞的原初作用非常复杂，患者个体的差异性、硼在人体内新陈代谢过程的不确定性和硼载体药物在肿瘤组织和细胞内分布的不均匀性，目前临床抽取血样，从测得的硼浓度间接推测肿瘤组织的硼浓度的方法尚有很大的模糊性。

由于实验设备及技术手段的制约，对于载能离子在细胞和亚细胞水平上的微观作用过程，目前还不能精确地观察及测量，这已成为 BNCT 研究与临床应用中的瓶颈。为突破现状，国内外学者普遍借助先进的计算机技术，通过建立精确的人体细胞模型，采用 Monte Carlo 模拟方法，如 MCNP 和 MCDB 等程序精确模拟 BNCT 中载能离子与细胞相互作用的原初物理过程。研究者曾采用 SRIM 程序模拟计算载能粒子在人体细胞内的输运过程，给出 α 粒子在细胞内的射程分布、径迹结构及目标靶损伤情况，也模拟分析主要载能粒子在细胞中能量沉积和细胞损伤与存活情况，为 BNCT 的微剂量研究和临床实践提供了一定的科学依据。另外，用正电子发射体（^{18}F）对硼载体药物进行标记，用正电子发射断层显像 PET–CT 实时测定硼的分布可能是解决问题的一种办法。

（二）能量沉积与生物效应

关于细胞中的靶学说，早在 20 世纪 70 年代就有人做了大量实验，结果表明，细胞核中只需 150 cGy 能量就能完全导致细胞克隆死亡，而细胞质中剂量达到 5 万 cGy 时，对细胞存活影响甚微。因此，认为细胞核是细胞中的辐射敏感区域。

采用较为精确的折线函数分析时，当硼原子位于细胞膜外，如果 α 粒子垂直射入细胞中，单次反应使肿瘤细胞死亡的概率为 16%；如果是 ^{7}Li 离子垂直射入，因细胞核中沉积能量太小，对细胞基本无影响，死亡概率为 0。当硼原子位于细胞核外，如果是 α 粒子垂直射入，单次反应使肿瘤细胞死亡的概率为 29%；如果是 ^{7}Li 离子垂直射入，使肿瘤细胞死亡的概率为 7%；如果硼原子位于细胞核中间，单次反应使肿瘤细胞死亡的概率为 38%。

（三）亲肿瘤硼药物载体

利用亲肿瘤的硼药物载体才能有选择性地把硼原子浓聚在靶组织中。BNCT 对含硼药物载体的基本要求有几点：低毒性和低正常组织吸收，肿瘤中的富集度与正常组织中的富集度之比（T/N，> 3 ~ 4∶1）和肿瘤组织中的富集度与血液中的富集度之比（T/B）大于 3；^{10}B 在肿瘤中浓度大于 20 ppm，即每个肿瘤细胞中至少要含 10^9 个 ^{10}B 原子或每克肿瘤组织含 ~20 μg 的 ^{10}B 原子；在中子照射过程中血液中和正常组织中的硼相对快速代谢掉，而肿瘤中的存留时间要足够长；特异性高，能够特异性与肿瘤细胞相结合，最好能够进入细胞结构并聚集于细胞核内。

目前，经过美国 FDA 认可，在 BNCT 临床治疗中常用的掺硼药物载体是巯基十二硼烷二钠盐（BSH，注射后约 6 h 浓度达到峰值）和 L– 对硼酰苯丙氨酸（BPA，注射后约 2 h 浓度达到峰值），属于第二代硼药物载体。其中，BSH 的 T/N 为 10，T/B 约为 1.5，不能通过血脑屏障，但可以在血脑屏障破坏后的肿瘤组织内浓聚。而 BPA 的 T/NT 为 3 ~ 4，T/B 约为 3，可通过血脑屏障，直接进入癌细胞内。从综合性能来看，BSH 和 BPA 距离满足 BNCT 的基本要求还有些距离，目前载硼药物载体的研究已经进入了第三代开发阶段，正在评估的硼载体药物有多面体硼烷阴离子（polyhedral borane anion）和碳硼烷（carborane），科研人员正努力提高硼药物载体的肿瘤选择性，能够与肿瘤目标分子相结合，如将硼与缩氨酸、氨基酸、抗体、核苷、糖、卟啉类化合物、脂质体和纳米颗粒等进行合成，从而能够对特定的肿瘤取得治疗功效上的突破。下面列出几种亲肿瘤硼药物载体。

1. 硼化卟啉（BOPP）　这是一种糖卟啉硼化合物，每个 BOPP 分子含有 40 个硼原子，其分子重量的 30% 是硼原子，有高水溶性。卟啉类化合物对肿瘤细胞有靶向定位作用，能将硼定向带入肿瘤组织中，有效增加硼浓度，而且血药浓度能长时间地保持，是一种极具优势的携带剂。

2. 树枝状大分子硼携带剂　树枝状大分子是近年来出现的具有高度支化结构的大分子，其结构稳定，无免疫原性，临床剂量没有毒性，分子中的聚乙二醇保证其有良好的水溶性。每个树状大分子可结合 250 ~ 400 个 ^{10}B，能将足够量的 ^{10}B 化合物送达癌细胞，对癌细胞能持续产生致死性作用。

3. 核苷酸　核苷酸可水解为磷酸根和核苷。肿瘤细胞繁殖时，需要大量的核苷。如果将 ^{10}B 连接到核苷上，就能使 ^{10}B 进入肿瘤细胞的 DNA 中。由于肿瘤细胞的繁殖速率远大于正常细胞，硼化合物聚积在肿瘤细胞的浓度不仅高于正常细胞，而且聚积在肿瘤细胞核的浓度最大，大幅度提高了对肿瘤细胞的杀伤力。

4. 单克隆抗体内硼携带剂　单克隆抗体能选择性识别肿瘤细胞表面的抗原，并与其结合。因此，可以利用抗体蛋白联接硼化物，作为导向载体。

（四）给药方式及纳米硼递送剂

1. 给药方式　给药方式不同也会间接影响硼化合物在肿瘤组织与正常脑组织的分布。以临床试验中最常使用的对二羟基苯丙氨酸硼（boronophenylalanine，BPA）和巯基硼烷（sodium borocaptate，BSH）为例，L-3,4-二羟苯丙氨酸（L-DOPA）在结构上与 BPA 相似，且均通过左旋氨基酸转运系统进入细胞；使用 L-DOPA 预处理实验动物，可显著提高 BPA 在肿瘤细胞的含量，这可能是由左旋转运系统被 L-DOPA 的跨膜浓度梯度激活所致。对 C6 胶质瘤大鼠使用 L-DOPA 预处理（50 mg/kg，腹腔注射）24 h 后，经颈动脉注射 BPA（300 mg/kg），150 min 后，与未使用 L-DOPA 预处理的对照组相比，胶质瘤细胞 BPA 含量增加 2.7 倍。除此之外，经颈动脉灌注高渗性甘露醇溶液以暂时渗透性开放血-脑脊液屏障，也是一种能够提高硼携带剂在中枢神经系统肿瘤含量的方法。研究证实，对于 F98 胶质瘤大鼠，经颈动脉注射 BSH 和 BPA 后，其 T/N 比值分别明显低于使用甘露醇后再经颈动脉注射 BSH 和 BPA。聚焦超声是另一种可有效开放血-脑脊液屏障、增加 T/N 比值的方法，且克服前者特异性差，同时破坏正常脑组织血-脑脊液屏障。此外，经颈动脉给药较经静脉给药，同时使用多种硼载体药物较单一硼载体药物等方法，可在一定程度上增加肿瘤细胞硼含量。

2. 纳米硼递送剂　由于含硼纳米颗粒具有单个颗粒 ^{10}B 含量高和能通过增强渗透滞留效应进入实体瘤的特性，是当前最受关注的硼递送剂。研究报道，一种侧链连接 BSH 的乙二醇-谷氨酸嵌段聚合物并制备成纳米颗粒，发现这种纳米硼递送剂能够在小鼠 CT26 肿瘤中聚集，并渗透至细胞内部。研究者制备了含有氧化还原基团和碳硼烷的聚合物纳米硼递送剂，相较于小分子 BSH 和 BNP 在血液中的循环时间更长，并且更易聚集于肿瘤中，有利于提高 BNCT 的疗效。同时，BNP 能够清除活性氧，有效抑制 BNCT 治疗过程中高穿透力的 γ 射线对正常细胞产生的氧化损伤，因此不良反应更小。此外，在含硼纳米颗粒上耦联靶向配体，还可实现对肿瘤细胞的主动靶向功能，在含硼纳米颗粒上连接具有成像功能的基团或者进行放射性标记即可通过影像导航开展 BNCT 治疗肿瘤，大大提高治疗的精确度。

常用的成像方式包括 PET、荧光成像、磁共振成像（MRI）和单光子发射计算机断层成像术（SPECT）等。有研究者通过球磨法制备了纳米 ^{10}B 颗粒，然后在其表面耦联肿瘤靶向 RGD 肽和钆络合物，成功实现了 MRI 引导下的 BNCT 治疗小鼠脑胶质瘤。研究者报道了一种连接碳硼烷的卟啉分子，利用 PLGA-mPEG 胶束包裹成为纳米颗粒 BPN。由于纳米颗粒中的卟啉单元能够发射红色荧光，而且还能螯合 ^{64}Cu 同位素，因此实现了肿瘤的荧光和 PET 双模成像。同时，BPN 具有很高的 T/N 和 T/B 值，使其获得了良好的 BNCT 治疗效果。后来，又制备了一种可按需生物降解的氮化硼纳米颗粒用于 BNCT 治疗三阴性乳腺癌。另外，研究者利用热敏感脂质体装载 BPA 并高效递送到肿瘤组织中，然后通过升高肿瘤部位的温度将 BPA 释放出来，大大提高了肿瘤中的 ^{10}B 浓度。

虽然与传统硼递送剂相比，纳米硼递送剂具有诸多优势，但是由于大多数纳米药物有一些固有的缺点，如不同批次制品的性质和疗效可能存在差异及体内降解性差的纳米药物，特别是无机纳米药物，可能会有安全性方面的问题等，这些问题仍需要大量的研究工作得以解决。

三、硼中子俘获治疗的应用

（一）硼中子俘获治疗的进展

BNCT 技术是一种具有发展潜力并正快速发展的先进放疗技术，具有精准靶向、高相对生物效应与短疗程的特点，对大范围弥散性恶性肿瘤治疗具有特殊优势。国际中子俘获治疗协会（ISCNT）秘书长 Bortolussi 曾说，BNCT 结合了中子辐照和靶向药物相结合的二元放射治疗方式，放射治疗结合针对不同部位的靶向药物，二者对机体任何部位的肿瘤都能得到控制和有效治疗。

然而，在 20 世纪 50 年代，多数 BNCT 治疗脑胶质瘤的研究以失败告终，许多患者在接受治疗后半年内死亡，除死于胶质瘤本身外，主要死于 BNCT 治疗的不良反应；其失败的重要原因是硼携带药物载体对脑肿瘤亲和性差、热中子束组织穿透性差以及高血硼浓度对正常脑血管造成损伤。随着第 2 代硼携带药物载体 BSH 和 BPA 研发，以及超热中子束应用，BNCT 疗效有了较大提升。BNCT 要取得满意的疗效，关键问题之一是肿瘤细胞内必须含有足量的 ^{10}B 原子，而周围正常组织和血液中 ^{10}B 原子的浓度是肿瘤中浓度的 1/4～1/3，并且有足量的热中子被 ^{10}B 原子吸收。

另外，BNCT 的影响因素包括肿瘤位置的深浅，肿瘤细胞 ^{10}B 含量是否相对高于正常细胞，是否有足量且能量适中的热中子到达靶区。如何提高 ^{10}B 在肿瘤细胞内的聚集，一直是 BNCT 研究的热点。肿瘤细胞聚集足够量的硼原子是 BNCT 的前提，通常要求每个肿瘤细胞至少应聚集 10^9 个硼原子，其目的是让 α 粒子所产生的辐射吸收剂量大大超过因机体组织中 N 和 H 吸收热中子所产生的辐射吸收剂量。因此，寻求更理想的含硼化合物，将会继续成为 BNCT 的研究热点。

在过去几十年，BNCT主要集中治疗在少数恶性肿瘤上，如多形性胶质母细胞瘤（GBM）、恶性黑色素瘤、头颈部复发性肿瘤和某些转移癌（肝脏、甲状腺癌和头颈部），对于其他种类常见肿瘤（肺癌、肾癌和肝癌等）也做了临床试治，治疗局部复发的、手术难以切除的肿瘤，都具有很好的治疗效果。提高中子俘获治疗效率的主要问题，是使硼原子高效地浓聚于肿瘤细胞，即高肿瘤/脑组织比和高肿瘤/血比率，在肿瘤组织中持续时间长，而在血和正常脑组织中清除快，水溶性和化学性质稳定。目前，最常用的有二羟基苯丙胺酸硼（boronophenylalanine，BPA）和巯基硼烷（sodium borocaptate，BSH）。

（二）治疗脑胶质瘤

BNCT的关键在于中子裂变在组织中产生高线性能量转换及相关的生物学终效应和非线性效应。中子介导的细胞亚致死和潜在致死性损伤无法修复、细胞周期依赖性和细胞内氧饱和度的减弱成为肿瘤细胞被杀伤的机制，因此该反应也可以杀死乏氧细胞和G_0期的细胞，并对化疗和放疗后DNA损伤经常进行修复的难治性肿瘤有明显疗效，在抑制肿瘤复发上优于现有的治疗方法；尤其脑胶质瘤干细胞（glioma stem cell，GSC）在体内处于静止期，对放疗、化疗均有抵抗性。研究发现，CD133[+]脑胶质瘤细胞比CD133[-]脑胶质瘤细胞能更容易地启动DNA修复，从而具有更高的放射耐受性，因此，CD133[+]胶质瘤干细胞被认为是放射治疗后肿瘤复发的根源。

对GSC进行BNCT首先需要足量的^{10}B被GSC吸收，初步结果显示胶质瘤干/祖细胞SU2能够吸收BPA，虽然24 h细胞内加^{10}B的含量仅为分化的胶质瘤细胞SHG-44的60%，但已达到BNCT杀伤细胞的要求，在足量的热中子照射下能够被杀伤。BNCT所产生的亚致死性损伤和潜在致死性损伤无法进行DNA修复；同时，^{10}B(n, α)^{7}Li反应所产生的粒子同样可以杀伤静止期的细胞。因此，BNCT有希望成为杀伤GSC、治疗多形性胶质母细胞瘤（glioblastoma multiform，GBM）及防止肿瘤复发的技术。

BNCT的临床研究最早于1951－1962年在美国开展，日本也从1968年开始进行临床试验，均以对各种形式治疗不敏感的GBM为治疗对象。后来，有文献报道，BNCT能够有效减小GBM患者肿瘤的体积。Kagoi等在1998－2011年间对23例GBM患者进行BNCT治疗，平均生存期为19.5个月，2年、3年和5年生存率分别为26.1%、17.4%和5.8%，优于传统的放射治疗。DNA修复蛋白O^6-甲基鸟嘌呤DNA甲基转移酶（O^6-methylguanine-DNA methyl transferase，MGMT）去甲基化的GBM患者，行BNCT治疗，效果好于常规放疗和替莫唑胺化疗。Yamamoto研究组在日本Tsukuba大学先后对6例胶质瘤患者行BNCT治疗，证实安全性与保守治疗相似。提示，对于复发GBM，在常规放射治疗受到限制及替莫唑胺化疗不敏感时，选择BNCT可能是疗效性和安全性较理想的治疗手段。

研究者在日本国立筑波大学医学院附属医院与京都大学原子力研究所和日本原子力研究所参与BNCT治疗胶质瘤患者。患者，女，38岁，2000年初确诊为右额恶性胶质瘤（WHO Ⅳ级），手术肉眼全切后行BNCT；后复查无复发，已完全回到原岗位工作，复归于社会正常生活；2006年再随访，仍无异常（图18-5）。

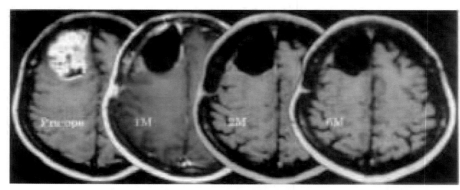

图 18-5　BNCT 治疗恶性胶质瘤

（三）治疗垂体腺瘤和头颈部肿瘤

1. 治疗无功能垂体腺瘤　垂体腺瘤约占颅内肿瘤 15%，仅次于胶质瘤；其中，约 30% 为无功能垂体腺瘤（nonfunctional pituitary adenomas，NFPA）。由于发病早期缺乏特异性临床表现，许多 NFPA 患者确诊时，腺瘤已经侵袭邻近骨质、硬膜和海绵窦等结构，导致手术难以完全切除，以致术后易于复发。研究发现，在 NFPA 细胞中，叶酸受体 α（folate receptor α，FRα）过表达，为应用 BNCT 疗法（硼携带药物载体为叶酸受体特异性的含 ^{10}B 碳纳米微粒）治疗 NFPA 提供可能。Dai 等通过体外实验进一步证实，约 80% NFPA 存在 FRα 过表达，且叶酸受体特异性含 ^{10}B 碳纳米微粒，可通过 FRα 介导的胞吞作用，高效转运到细胞内。应用中子照射后，与对照组比较，NFPA 细胞存活力显著降低，而细胞凋亡率明显升高。

2. 治疗脑瘤　1 例男性脑瘤患者，32 岁，脑瘤手术后进行放化疗，1 年后复发，再次手术化疗后病情进展，出现麻痹和失语症状。作为缓和症状的疗法，患者接受了 BNCT 治疗，希望达到症状改善和在家休养的目的。如图 18-6 所示，BNCT 照射后在 3 周内结束静脉点滴治疗，继续少量服用类固醇类药物。虽然还有轻微的失语症症状，但已能在家独立行走。MRI 分别显示，BNCT 治疗 1 d、2 周和 1 个月后肿瘤逐渐缩小。结论：针对复发的恶性胶质瘤行非开颅 BNCT 治疗，具有缩小肿瘤和维持患者日常生活能力的效果。

3. 治疗头颈部肿瘤　对放疗及化疗抵抗的头颈部肿瘤来说，也可选择 BNCT。Miyatake 等应用 BNCT 治疗高级别脑膜瘤，中位生存期达 45.7 个月。Kato 等报道，对于鳞状细胞癌，肿瘤组织 ^{10}B 浓度的 T/N 比值为 1.8～4.4；此外，T/N 比值在头颈部肉瘤可达 3.1～4.0，在腮腺肿瘤为 3.5；应用 BNCT 治疗后，肿瘤体积可减小至原来 6%～46%，在较小副损伤的条件下，显著改善患者生活质量。Kankaanranta 等对 30 例接受放射治疗后出现局部复发且无法手术的头颈部恶性肿瘤，应用 BNCT 疗法，其中位无进展生存期为 7.5 个月，2 年无进展生存率和总体生存率分别为 20% 和 30%，27% 患者 2 年后未出现局部复发。Aihara 等对 20 例头颈部恶性肿瘤患者（10 例复发性鳞状细胞癌、7 例复发性非鳞状细胞癌及 3 例新诊断的非鳞状细胞癌）应用 BNCT 治疗，其中 11 例达到临床完全缓解，7 例达到临床部分缓解，2 例缓解不明显，有效率为 90%；1 年和 2 年总体生存率分别为 47.1% 和 31.4%，较放疗及化疗并无显著提高；研究者认为，这与 BNCT 治疗时，许多患者已发生远处微小转移灶有关。

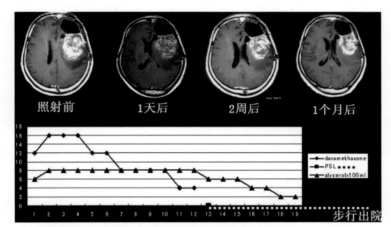

图 18-6　BNCT 照射后的临床预后及 MRI（T1W1 Gd）所见

Lim 回顾性分析 BNCT 对于局部复发的无法手术且有过放射治疗史的头颈部肿瘤患者的安全性和有效性，并与顺铂治疗的化疗患者比较。研究者选择了 7 个针对局部复发且无法手术切除的头颈部肿瘤患者的 BNCT 临床 Ⅰ/Ⅱ期试验，并与西妥昔单抗、5-FU 和顺铂 3 药联合标准化疗方案（EXTREME）Ⅲ期随机对照、系统治疗临床试验进行对比。5 个 BNCT 临床试验加权后的总缓解率为 72.1%（95%CI 62.5% ~ 78.8%）。该研究还评估了 7 个 BNCT 临床试验中的严重不良反应。

（四）治疗其他肿瘤

1. 治疗肝癌　2001 年，意大利巴维亚大学开展的肝癌体外 BNCT，开创了肝转移癌 BNCT 自体移植成功的先例。BNCT 自体移植是将患者的患癌肝脏切下来，经 BNCT 照射，在 10 h 内再将该肝脏植到该无肝患者身上。这个创新技术取得突破性效果，术后 10 d 内患者各种功能逐步恢复；7 个月后进行随诊检查，全部化验指标正常，肿瘤标记指数为负，PET 影像表明肝中无任何转移性结节存在。此案例激发了 BNCT 研究机构新的研究热情，多个 BNCT 科研机构将肝脏等部位癌症作为 BNCT 的目标肿瘤开展研究。另外，Zonta 等也先对肝脏在体外循环条件下进行中子照射，再将肝脏重新植入体内的方法，取得较好疗效。但由于其仅纳入 2 例患者，得到的数据及经验有限。

2. 治疗黑色素瘤　Mishima 曾将 BNCT 应用于人浅表组织的黑素瘤治疗；随后，Kabalka 等及 Fufuda 等学者在研究 BNCT 疗法方面，均在黑素瘤治疗领域获得较理想的成果。据 Gonzalez 等分析，在多发性结节性黑素瘤患者，^{10}B 在肿瘤组织与血液的浓度比值可达 3.05 ± 0.46。2009 年，Menendez 等报道 7 例患者完全缓解率可达 9% ~ 100%，疗效显著。

3. 治疗结肠癌　美国密苏里大学应用反应堆进行 BNCT 治疗 CT26 结肠癌小鼠的研究，其结肠癌小鼠由尾静脉经 2 次注射 CT26 细胞而获得。在第 2 次注射癌细胞后，间隔不同时间，给予热中子束照射 30 h。然后，每天监测肿瘤大小，共 3 d（72 h）。与 EMT6 乳腺癌小鼠比较，尽管肿瘤硼浓度相对较低，45 min 中子照射的 BNCT，50% 治疗小鼠肿瘤完全消退，其中的 50% 从未复发。随着剂量的增加，CT26 结肠癌小鼠肿瘤反应较 EMT6 乳腺癌小鼠更加明显；这种反应，即每 Gy 肿瘤生长延迟系数用剂量反应曲线斜率表示，CT26 结肠癌小鼠肿瘤反应是 1.05，EMT6 乳腺癌小鼠是 0.09。其使用结果提示，在 BNCT 治疗中，肿瘤固有的放射敏感性起到很大的作用，值得注意。

（五）其他中子俘获治疗

1. 钆中子俘获治疗　钆（Gd）最外层有 7 个未成对电子，与其他稀土元素相比，单电子数目最多，电子诱导作用最强，豫驰时间较长，可用于磁共振成像技术（magnetic resonance imaging，MRI）的造影剂。实际上，临床应用的造影剂大多数也是 Gd 造影剂。但游离的 Gd 具有很高的毒性，可以取代生物体内很多肽链和生物酶上的 Ca 离子，抑制其功能。为降低其毒性，常将游离 Gd 与二乙基三胺五乙酸（DTPA）结合，形成稳定的螯合物，在人体内不易解离，可降低其毒性。

在热中子（0.025 eV）能区，$^{157}Gd(n,\gamma)$ 反应截面（254 000 b）高出 $^{10}B(n,\alpha)$ 反应截面（3835 b）两个数量级。$^{157}Gd(n,\gamma)$ 反应生成的 $^{158}Gd^*$ 在退激时还能产生内转换电子或俄歇电子，该反应方程式如下所示：

$$^{157}Gd + n \rightarrow ^{158}Gd^* \rightarrow ^{158}Gd + \gamma + 7.94 \text{ MeV}$$

尽管射线的射程很长，高出与其它射线好几个数量级，但伴随产生的电子射程与细胞直径相当，能够直接对 DNA 造成损伤。此外，Gd–DTPA 作为脑肿瘤的 MRI 造影剂时，体外组织培养显示脑肿瘤细胞对 ^{157}Gd 的摄取量很高；如果 ^{157}Gd 被细胞核大量吸收，这对中子俘获治疗杀死肿瘤细胞是非常有利的。早在 20 世纪 80、90 年代，核医学领域就提出将 ^{157}Gd 用于中子俘获治疗。

尽管 Gd 中子俘获治疗是一种潜在 NCT 治疗方式，但将 Gd 掺入生物活性分子非常困难，到目前为止，仅仅研究了少量用于钆中子俘获治疗的潜在钆药物载体。Gd 作为 MRI 造影剂时，其体外活性已经得到证明，但还未有足够的实验数据来证实钆中子俘获治疗在实验动物肿瘤模型中的效果。

2. 硫中子俘获治疗

（1）硫中子俘获治疗原理：$^{33}S(n,\alpha)^{30}Si$ 反应在中子能量 13.5 keV 处有一个截面较大的共振峰（峰值约为 22 b，半高宽约为 0.3 keV），释放出的能量为 3.1 Me 的粒子，Wagemans 和 Koehler 分别给出了共振反应截面实验数据，结果如下所示：

$$^{33}S + n \rightarrow ^{30}Si + \alpha \ (3.1 \text{ MeV})$$

该反应如同 $^{10}B(n,\alpha)^7Be$，用于肿瘤的中子俘获治疗，即硫中子俘获治疗（SNCT）。SNCT 的治疗方式有两种：一是单独用其进行治疗，可潜在应用于眼内黑色素瘤的治疗；另一种应用方式是将 SNCT 与 BNCT 相结合，对于 13 ~ 14 keV 的中子使用 $^{33}S(n,\alpha)^{30}Si$ 反应治疗，13 keV 以下的中子通过 $^{10}B(n,\alpha)^7Be$ 反应治疗，可以大大提高肿瘤组织中子吸收剂量，特别是深部肿瘤。

硫是生物新陈代谢必需元素，人体内硫的含量远高于硼的含量，分别为 ppt（part per thousand）和 ppm（part per milion）量级，这使得 SNCT 对中子强度要求比 BNCT 低 2 ~ 3 个数量级。增强细胞代谢有助于选择吸收 ^{33}S，提高肿瘤细胞中的浓度。此外，肿瘤细胞相对于正常组织对硫药物载体的选择性吸收也比对硼药物载体的选择吸收高得多。2– 硫尿嘧啶（C4H4N2OS）是一种合适的硫药物载体，可以结合黑色素前体，而不是预先形成黑色素。根据动物实验，肿瘤组织和正常组织对载硫试剂吸收比可达 50 ：1，而目前对硼药物载体的吸收比约为 3 ：1。

用于 SNCT 的中子能量比 BNCT 所需要的中子能量要高，这使 SNCT 可以对深部肿瘤实施治疗。由上述公式可知，93.7% 的 $^{10}B(n,\alpha)^{7}Be$ 反应会产生次级射线，而 $^{33}S(n,\alpha)^{30}Si$ 反应无射线产生，减少了脑组织受到不必要的辐照剂量，避免由射线引起的视神经损伤和放射性视网膜脱落等病症。

（2）硫中子俘获治疗潜在的应用：脉络膜黑色素瘤（choroidalmelanoma，CM）是一种发生于脉络膜大血管层的恶性肿瘤。研究表明，CM 可源于睫状神经的鞘膜细胞，即施万细胞（Schwann cell，SC）；此外，CM 亦可发生于色素携带小细胞，该色素携带小细胞源于葡萄膜基质内成黑色素细胞。但来源于 SC 的 CM 更常见，占全部葡萄膜恶性黑色素瘤的 80% 左右。CM 是最为常见的原发性眼内恶性肿瘤，高发于成人，在国外其病发率显著居于眼内恶性肿瘤之首；在我国，其病发率亦居于第二位。不仅如此，研究揭示，CM 恶性程度高，使患者丧失视力的同时，亦可严重威胁患者生命。

一项眼肿瘤合作研究机构（The Collaborative Ocular Melanoma Study，COMS）的研究，对 1003 例 CM 瘤患者进行随机对照试验，以考察眶外入射治疗对黑色素瘤转移率的影响。在该试验中，对 506 例患者进行单纯眼球摘除治疗，其余 497 例患者在眼球摘除前给予放射治疗，并于术后第 6 周进行首次随访，此后每半年随访 1 次以跟踪评价。长达 5 年的随访结果表明，患者中单纯采用眼球摘除疗法的死亡率高达 47%，而放射治疗可显著降低死亡率至 44%，合理改善脉络膜黑色素瘤的诊治方案对于患者的预后至关重要。

脉络膜黑色素瘤最明显的症状是视力障碍，不同黑色素瘤患者的症状特征因肿瘤发生部位而异。大量临床研究表明，位于黄斑区的 CM 早期表现为视力障碍；当 CM 位于黄斑区周边区时，临床症状出现较晚。脉络膜的 Brvch 膜随着 CM 的增大逐渐被突破，增长的 CM 不断向色素上皮、视网膜神经上皮间隙内延伸，最终致使视网膜脱离等严重临床症状。不仅如此，当 CM 进一步侵入玻璃体时，患者可继发表现出青光眼相关症状（眼红、呕吐等）。化疗（每疗程 3~4 周）可有效抑制 CM 增殖，并在一定程度上避免眼球摘除，进而保留了患者的眼球及其有效视力。然而，长期全身化疗可引起骨髓抑制、耳毒性和肾毒性等不良反应。此外，肿瘤耐药性亦随着大剂量化疗逐渐显现。为此，COMS 推荐了两种治疗 CM 的方法如下。

眼球摘除术：一种简单、有效的 CM 治疗方法，当患者病情严重恶化以致于无法恢复有用视力时，或者肿瘤组织向脉络膜、视神经扩散及向眼眶浸润时，眼球摘除术可以挽救患者生命。放射疗法：使用短距离放射疗法向肿瘤部位植于 ^{125}I 低能源，使放射剂量在肿瘤组织和周围健康组织之间形成一个很大的梯度，杀死黑色素瘤，同时减少对周围健康组织的伤害。但是，当达到最小辐射剂量 85 Gy 时，可能引发视网膜病变或视神经病变等不良反应。

Porras 等人的研究结果显示，使用低能中子（13.5 keV）治疗时，肿瘤细胞内的 ^{33}S 与中子发生共振俘获反应，释放出的粒子能量全部沉积到细胞内，这使肿瘤细胞的辐照剂量急剧增强；同刀相比，^{33}S 共振反应产生的粒子具有更高的生物效应，可适用于 CM 治疗。在放射疗法中，生物剂量是一种常用的剂量测量参考标准，可以用来评估 SNCT 的治疗效果。SNCT 的生物剂量主要取决于 $^{33}S(n,\alpha)^{30}Si$ 共振反应截面，中子束流通量，尤其是 13.5 keV 中子的通量。为了深入开展 SNCT 在肿瘤治疗方面的研究，设计了用于 SNCT 的加速器中子源系统，SNCT 共振积分截面检验预先研究方案。

参考文献

[1] 张涵瑜 . 中子、质子、重离子治癌的原理及应用建议 . 科技与创新 , 2018, 2:1–4.

[2] 李环宇 , 景士伟 . 中子管中子对小鼠宫颈癌肺转移治疗作用的初步研究 . 中国核科学技术进展报告 (第四卷) : 核医学分卷 , 2015:8–12.

[3] 王孝恩 . 硼中子俘获法治疗癌症的分子机理 . 临床医药文献杂志 , 2018, 5(36):185–186,189.

[4] 王志成 , 代从新 , 卢琳 , 等 . 硼中子俘获疗法治疗中枢神经系统肿瘤的研究进展 . 中国微侵袭神经外科杂志 , 2018, 23(11):516–519.

[5] 徐笛 , 张玉财 , 周琪怡 , 等 . 肿瘤硼中子俘获治疗的理论基础与近期研究进展 . 中华放射医学与防护杂志 , 2021, 41(1):74–77.

[6] Shi Y, Li J, Zhang Z, et al. Tracing boron with fluorescence and PET imaging of boronated porphyrin nanocomplex for imaging guided boron neutron capture therapy. ACS Appl Mater Interfaces, 2018, 10(50):43387–43395.

[7] Li L, Li J, Shi Y, et al. On–demend biodegradable boron nitride nanoparticles for treating triple negative breast cancer with boron neutron capture therapy. ACS Nano, 2019, 13(12):13843–13852.

[8] Luderer MJ, Muz B, Alhallak K, et al. Thermal sensitive liposomes improve delivery of boronated agents for boron neutron capture therapy. Pharm Res, 2019, 36(10):144.

[9] Lim D, Quah DS, Leech M, et al. Clinical potential of boron neutron capture therapy for locally recurrent inoperable previously irradiated head and neck cancer. App; Radiat Isot, 2015, 106:237–241.

[10] Maitz CA, Khan AA, Kueffer PJ, et al. Validation and comparison of the therapeutic efficacy of boron neutron capture therapy mediated by boron–rich liposomes in multiple murine tumor models. Translat Oncol, 2017, 10(4): 686–692.

[11] 彭猛 , 兰长林 , 贺国珠 . 硫中子俘获治疗中子源技术研究 . 兰州大学硕士研究生学位论文 , 2017.

第十九章　肿瘤放射增敏

第一节　肿瘤放射增敏及增敏剂

放射治疗作为肿瘤治疗的重要手段,原因在于电离辐射对正常组织细胞和肿瘤的生物学效应不同。在了解影响辐射生物学效应的因素基础上,提高肿瘤控制与正常组织并发症之间差异的治疗比,即提高肿瘤细胞对放射线的敏感性,是肿瘤放射治疗成败的关键。放射治疗增敏研究已经逐渐成为近年来放射生物学领域的热点问题。

一、细胞放射敏感性及放射增敏

同一剂量、同一种辐射作用于机体后,体内不同细胞变化的差别很大,有些细胞迅速死亡,另一些细胞则仍保持其形态完整性,说明各种细胞对电离辐射的敏感程度存在很大的差异。

体内的细胞群体依据其更新速率不同可分为3大类:第1类是不断分裂、更新的细胞群体,对电离辐射的敏感性较高,如造血细胞、胃肠黏膜上皮细胞和生殖上皮细胞等;第2类是不分裂的细胞群体,如神经细胞、肌肉细胞、成熟粒细胞和红细胞等,对电离辐射有相对的抗性(从形态损伤的角度衡量);第3类细胞在一般状态下基本不分裂或分裂的速率很低,因而对辐射相对地不敏感,但在受到刺激后可以迅速分裂,其放射敏感性随之增高,典型的例子是再生肝。当肝脏部分切除或受化学损伤而使残留肝细胞分裂活跃时,其放射敏感性高于正常状态下的肝细胞。

Bergonie 和 Tribondeau 根据对大鼠睾丸组织辐射效应进行分析,曾提出一条定律,即组织的放射敏感性与其细胞的分裂活动成正比,而与其分化程度成反比。但从组织水平再深入到细胞水平仔细分析时,即有许多例外。例如,淋巴细胞属于高度分化和不增殖的细胞,对辐射却非常敏感。胸腺是对辐射十分敏感的器官,但胸腺中分化、成熟不同阶段的胸腺细胞之间,放射敏感性却存在很大差别。

不同种病理类型的肿瘤细胞有着不同的放射敏感性,肿瘤细胞的放射敏感性还与细胞分化程度、细胞周期、临床分期和解剖大体分型等诸多因素有关。为提高射线对肿瘤细胞的杀伤效应,提高肿瘤的控制率和治愈率,应用一些药物或物理等方法来提高肿瘤细胞对射线的敏感性,这一过程称为放射增敏(radiosensitization)。

虽然现代放疗技术的进步推动放疗效果的提高,但是在临床工作中,部分肿瘤对放射线不敏感,或由于病灶周围正常组织最大耐受剂量的制约不能对肿瘤实施根治性照射,这些都限制了肿瘤放射治疗的效果。因此,如何提高肿瘤对放射线的敏感性,以期在相同的放疗剂量下达到更好的肿瘤控制或者以更小的放疗剂量达到同样的治疗效果，是放疗医师面临的突出问题。为了解决这一问题，放射增敏剂应运而生。放射增敏剂的修饰效应如图 19-1 所示。

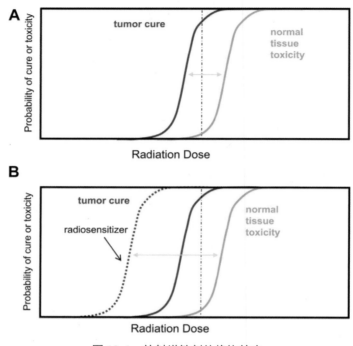

图 19-1　放射增敏剂的修饰效应

二、肿瘤放射增敏机制

（一）增加 DNA 损伤及降低其修复

1. 增加 DNA 损伤　电离辐射可以引起 DNA 发生各种类型的损伤：DNA 蛋白质交联、DNA 单链断裂（SSB）、DNA 双链断裂（DSB）及碱基的破坏或脱落等。其中，DSB 是最重要的致死性损伤。肿瘤细胞照射后，采用双链断裂修复检测，可预测放射增敏性。

2. 降低 DNA 修复　近些年来研究发现，DNA 损伤后发生一系列 DNA 修复信号反应，特别是其 DSB 修复反应，是一个多步骤的复杂过程，由多个功能蛋白的交替联合，构成一个完整的修复系统，其修复过程涉及蛋白磷酸化、乙酰化、泛素化和生物素化等修饰功能。在电离辐射诱发 DSB 的损伤修复中，主要涉及非同源末端连接（non-homologous end-joining，NHEJ）和同源重组修复（homologous recombination，HR）两种途径。在原核生物，如酵母菌中，HR 是主要的修复方式；在哺乳动物中，由于 HR 修复要求具有完整的姐妹染色单体，因此这种修复方式只局限于 S 期和 G_2 期，通常以 NHEJ 为主要修复方式。研究者推测，人类肿瘤的基因组复制频率高，利用胞内修复信号通路可以解释，癌细胞中基因组某些部分的异常复制是如何发生的。放射增敏的修复抑制与细胞损伤的修复同步发生，通过抑制亚致死性及潜在致死性损伤修复，进而增加致死性损伤。

潜在致死损伤修复（PLDR）的能力较强是肿瘤细胞放射抗拒的一个原因。从临床放射抗拒肿瘤所得到的细胞系中证实，其修复能力很强，平均细胞存活能力明显增加；而在放射可治愈的肿瘤细胞中 PLDR 较少。在体内的肿瘤实验中，特别是在较大的肿瘤，可观察到 PLDR，在每分次 2 Gy 照射后，这一类型的修复很少，但不是零，特别是在生长缓慢的肿瘤内大部分细胞是静止细胞。因此，PLDR 是解释一些肿瘤，如恶性黑色素瘤、胶质母细胞瘤和骨肉瘤等的放射抗拒性，以及某一组织类型肿瘤不同个体之间放射敏感性差异的因素之一。亚致死损伤的修复（SLDR）的速度在不同的细胞系也是不同的，这可以解释高剂量率（1 Gy/min）照射放射敏感性类似的细胞后和低剂量率照射后的存活有差别的现象。细胞间接触的作用对这种类型的修复也是重要的，这可以用单细胞悬液或用细胞球体照射后细胞存活的差别中发现。

（二）促进肿瘤乏氧细胞的氧合效应

氧可增强放射所致的 DNA 损伤。肿瘤细胞乏氧时，放射抗拒，一般比正常细胞高 2.5 ~ 3 倍。基础研究和临床实践发现，针对肿瘤细胞乏氧导致放疗抗拒而采取的多种措施能显著增强放射增敏效果，有利于提高肿瘤的治愈率。

1. 增强肿瘤组织氧合　增加肿瘤组织氧合的措施：① 在高压氧仓中进行放射治疗，增加血液中氧浓度，使乏氧细胞变成有氧细胞；② 在照射同时，在常压下让患者吸入含 95% 氧与 5% CO_2 的混合气体，可引起呼吸频率增加，促使末梢血管扩张，氧扩散增加；③ 采用传递修饰剂，如氟碳乳剂（FC），能携带大量的氧，并能在进入肿瘤组织的乏氧区而释放氧；④ 血红蛋白携氧能力增强化合物，如 BW12C 和 BW589C；⑤ 钙离子拮抗剂（如肉桂苯哌嗪、氟桂嗪）通过抑制细胞呼吸而达到提高肿瘤细胞氧张力的作用；⑥ 利用每次照射后乏氧细胞转变成氧合细胞的规律，采用小剂量分次照射。

2. 乏氧细胞增敏剂　乏氧细胞增敏剂是一种能提高肿瘤内氧含量、减少乏氧细胞产生的方法。这类物质的特殊结构能参与乏氧细胞的生物还原代谢，包括硝基咪唑化合物和非硝基咪唑类化合物。

3. 生物还原剂　生物还原剂也称作乏氧细胞毒物，可在肿瘤乏氧区产生对乏氧细胞有毒的产物，具有细胞毒性和射线增敏双重功效，是近年来放射增敏研究的热点，包括杂环氮氧化合物替拉扎明（TPZ）、二硝基苯芥和 banoxantrone（AQ4N）等。

4. 特异性调控靶基因的放疗增敏　此方法调控 DNA 修复能力和细胞周期进程，并促进凋亡有关基因或因子的作用，如自杀基因、ATM 基因和转录因子 NF-κB 等。在合理的调控下，通过改变肿瘤的内在放疗敏感性来提高疗效。ATM 直接参与乳腺癌基因 BRCA1 和 BRCA2 的调控，至少有两种 ATM 基因的特异突变与乳腺癌的发病有关。近年来，针对乏氧诱导因子有很多相关报道，提示其在肿瘤的形成、转移及复发中发挥显著作用，同时有诸多针对乏氧诱导因子的靶向治疗研究获得了较为理想的结果。

（三）影响细胞周期进程

1. 将细胞阻滞在放射敏感性最高的时期　肿瘤细胞对于电离辐射的反应取决于在细胞周期中所处的位置，M 期细胞对辐射很敏感，较小剂量即可引起细胞死亡或染色体畸变，使下一代子细胞夭折；G_2 期细胞对辐射最敏感，其次为 G_1 期细胞，而 S 期细胞对辐射较不敏感，若 S 期较长，则早 S 期（ES）比晚 S 期（LS）细胞对辐射较敏感。

2. 解除 DNA 复制前周期或分裂前周期的阻滞　放射引起的肿瘤细胞 DNA 损伤常导致细胞周期 G_1 和 G_2 期阻滞。对于这些肿瘤细胞，若去除 G_2 期阻滞，使大部分含 DNA 损伤的细胞在 DNA 未得到修复的情况下进入细胞分裂期，会导致细胞的增殖性死亡增加，理论上能够提高放射的敏感性。

（四）干扰细胞周期检查点的修复信号

放射致 DNA 损伤后，细胞周期调控机制启动，细胞停滞于周期检查点，发生 G_1 期和 G_2 期阻滞，对损伤的 DNA 进行修复，不能修复则启动凋亡。细胞周期检查点激酶 CHK1 和 CHK2 感受 DNA 的损伤和修复信号，然后激活效应分子，如 p53、DNA-PK、Cde25、PCNA、组蛋白 H3、Aurora B 及 Plk1 等，最终导致细胞周期停滞。即使 p53 发生突变，抑制 CHK1 时，同样会促进细胞凋亡，提示 CHK1 在放射导致的 DNA 损伤修复中起重要作用；同样，CHK2 在 DNA 双链修复中起举足轻重的作用。如果放射损伤后不能出现正常的周期阻滞及 DNA 修复，其放射敏感性发生改变。研究发现，cyclin D1 表达水平直接与肿瘤细胞放射抗拒正相关，而 cyclin B1 表达上调导致放射抗拒，其表达下调则增加 G_2 期阻滞，从而增加放射敏感性。

（五）促进肿瘤细胞死亡

通过电离辐射引起肿瘤细胞死亡的方式，可包括细胞凋亡、坏死和自噬等。在这些细胞死亡方式中，涉及许多不同信号转导途径。因此，为提高肿瘤放射增敏效应，应促进肿瘤细胞发生不同形式死亡的信号转导途径。

（六）提高自由基水平

自由基是指能够独立存在的，带有一个或多个不成对电子的原子、分子、离子或原子团。所谓"不成对电子"，即单独占据原子或分子轨道的电子。凡是自由基，不论是不带电荷的分子或原子，还是带有正电荷或负电荷的离子，其共同特征就是带有不成对电子。自由基是不成对的电子，化学性强，包括一些活性氧，对 DNA 有很强的破坏作用。DNA 分子中的碱基、核糖和磷酸二酯键都可遭受自由基的攻击，造成碱基与核糖氧化、链断裂及与蛋白质交联等多种类型的损伤。因此，尽可能提高肿瘤自由基水平，消除抗氧化酶活性，达到增强肿瘤放射增敏的作用。

三、放射增敏剂

放射增敏剂主要指肿瘤放射增敏剂，是一种通过提高肿瘤细胞对放射线的敏感性，增强放射线对肿瘤细胞的杀伤力，最终可有效提高放疗效果的物质，与其肿瘤细胞类型、细胞分化程度、细胞周期、临床分期和解剖大体分型等诸多因素有关。为增强射线对肿瘤细胞的杀伤效应，提高肿瘤的控制率和治愈率，应用一些药物或物理等方法提高肿瘤细胞对射线的敏感性，这一过程称为放射增敏（radiosensitization）。

（一）放射增敏剂具备的条件

辐射增敏剂的作用常用增敏比（sensitive enhancement ratio，SER）表示，即单纯照射时达到一特定的生物效应和电离辐射联合应用放射增敏剂后达到同样生物效应所需照射剂量的比值；用放射增敏剂后，要达到单纯照射的特定生物效应，能够降低一定的照射剂量。

$$SER=\frac{D_0（无增敏剂存在）}{D_0（有增敏剂存在）}$$

一个好的放射增敏剂必须同时具备下列条件：① 治疗剂量对正常细胞无毒或毒性很低，并对正常细胞增敏作用小或无增敏作用；② 易溶于水，不易与其他物质起反应，性质稳定；③ 渗透性强，能向无毛细血管区域内的细胞渗透；④ 有适当长的生物半排期，以保证药物在体内的浓度，并可到达肿瘤组织；⑤ 对增殖和静止的肿瘤细胞，特别是肿瘤乏氧细胞有较强的致敏作用；⑥ 在常用的放疗分次剂量内有效。多年来，已经发现了许多能够增强辐射细胞效应的化合物，但其大多数未能满足上述条件，而限制其应用。

（二）放射增敏剂种类

放射增敏剂包括许多种类，研究比较深入的有 DNA 前体碱基类似物、亲电子放射增敏剂（包括硝基咪唑类、硝基芳香烃及硝基杂环类化合物）、非亲电子放射增敏剂（主要是中药单体）、DNA 前体碱基类似物、乏氧细胞放射增敏剂、生物还原化合物、放射损伤修复抑制剂、巯基抑制剂、氧利用抑制剂、类氧化合物、黄酮类化合物、细胞毒类增敏剂、靶向放射增敏剂、与基因有关的肿瘤放射增敏剂、抗代谢药物和纳米材料等。多年来，已经发现有多种能够增加哺乳动物细胞放射敏感性的化合物，但是绝大多数都不能用于肿瘤放射治疗的临床实践，其原因是其对肿瘤及正常组织的作用没有差别。

第二节　肿瘤放射增敏剂种类及其临床应用

一、亲电子性和非亲电子性放射增敏剂

（一）亲电子性放射增敏剂

自从英国 Adams 及其同事提出亲电子理论后，极大地推动了放射增敏剂的研究，已经对大量的化学物质进行了离体和整体的筛选，对其中增敏效应明显的化合物进行了深入的作用机制研究和临床疗效的观察。有关亲电子性放射增敏剂列举如下。

1. DNA 前体碱基类似物　5- 碘脱氧尿嘧啶和 5- 溴脱氧尿嘧啶的分子结构与正常细胞内 DNA 前体胸腺嘧啶很类似，在 DNA 复制时可取代相应的胸腺嘧啶掺入 DNA 链，抑制 DNA 合成，或使这种被取代的 DNA 链变得比较"脆弱"，从而提高放射敏感性；放射增敏作用的程度，将随胸腺嘧啶被替代的百分率的增加而加大，由于其可能影响正常组织细胞代谢，因此目前尚不能在临床上推广使用。

2. 生物还原化合物　这是在乏氧条件下能还原生成一种具有细胞毒作用的代谢产物，并能直接

引起肿瘤组织内乏氧细胞的死亡，也可增加某些抗癌药物的细胞毒性作用，如化疗药丝裂霉素 C、AQ4N（一种醌类化合物）和替拉加明（一种不含硝基的氮氧化物）。

3. 修复抑制剂　这类抑制剂包括对潜在致死损伤修复的抑制物和对 DNA 修复酶的钝化物，如阿糖腺苷 Ara-A 对肿瘤细胞的潜在致死性损伤的修复有很强的抑制作用，从而起到放射增敏作用；同样，阻断受照射肿瘤细胞 DNA 链断裂修复以及钝化 DNA 修复菌，也能达到增敏的目的，这类化合物有放线菌素 D 和利福霉素等。

4. 巯基抑制剂　这类抑制剂包括巯基耗竭剂和细胞内巯基合成抑制剂，前者如 N- 乙基马来亚胺和顺丁烯二酸二乙酯化合物，能与细胞内的巯基结合，耗竭细胞内起防护作用的谷胱甘肽，使其含量降低，增加放射对细胞的杀灭，达到增敏的目的。

5. 氧利用抑制剂　其结构中常带有硝基苯及其衍生物，能抑制细胞呼吸，增加氧在组织内的扩散距离，从而增加细胞中可供利用的游离氧，如鱼藤酮能抑制肺细胞球体的氧摄入量，增强细胞对放射线的敏感性。

6. 类氧化合物　这类化合物有一定的亲电子性，能形成稳定的自由基，夺取电子，使乏氧细胞增敏，如一氧化氮（NO）能使乏氧细胞增敏。

7. 硝基咪唑等化合物　硝基咪唑 - 烷基磺酰胺有两个硝基咪唑，能聚集在肿瘤组织中，被证明具有较强的亲电子力及增敏效果。其他类型的化学放射增敏剂，如假底物，影响细胞信号传导的化学物质，靶向递送系统和抑制辐射防护物质的化学物质，也已经取得了一些进展，有些正在进行临床前评估。

（二）非亲电子性放射增敏剂

近几年来，从中药中筛选有效的放射增敏剂，实验室研究及临床应用均显示一定的放射增敏效果。

1. 姜黄素的放射增敏作用　姜黄素是一种从天然植物提取的中药单体，在多种肿瘤细胞的防治上显示出巨大的潜能，其抗肿瘤和放射增敏作用，已在诸多实验中得到证实。近来的体内研究相继证实姜黄素能够抑制宫颈癌细胞增殖，促进其凋亡，同时对宫颈癌细胞起放射增敏作用。

2. 槲皮素的放射增敏作用　槲皮素（quercetin）是一种具有广谱抗癌作用的中药制剂，近年来的研究表明其对乳腺癌、前列腺癌等实体肿瘤具有放射增敏作用。邓守恒等研究槲皮素对人宫颈癌 HeLa 细胞株的体外放射增敏作用及其机制。结果证实，槲皮素可通过阻滞 HeLa 细胞周期于 G_2/M 期，下调 Bcl-2/Bax 的比率，诱导其细胞凋亡，并增强其对放射线的敏感性。

3. 复方苦参的放射增敏作用　复方苦参注射液是一种广泛应用于临床、具有广谱抗肿瘤作用的中药制剂，可通过直接杀伤肿瘤细胞及保护机体免疫功能等途径增强调强放疗和腔内后装对宫颈癌患者的放疗疗效并有效减轻放疗毒副反应，对宫颈癌具有较好的应用前景。袁选举和王贤和研究复方苦参注射液对人宫颈癌 HeLa 细胞的体外放射增敏作用及其机制。结果证实，复方苦参注射液可通过阻滞宫颈癌 HeLa 细胞周期于 G_2/M 期，下调 Bcl-2/Bax 比值，诱导细胞发生凋亡，并增强其对放射线的敏感性。

4. 人参皂苷 Rg3 的放射增敏作用　从中药人参中提取出的人参皂苷单体成分中，人参皂苷 Rg3

是具有明显抗肿瘤活性的重要单体之一，由其组成的中药参一胶囊，在临床应用中得到逐步推广，对放射治疗的辅助作用得到了广泛肯定。近年来，Rg3 在临床中的抗肿瘤作用受到研究学者重视，与其相关的临床及实验研究逐步开展，并取得了很多重要的研究成果。国内外研究均表明，Rg3 对肿瘤放疗具有确切的增敏作用，其作用机制主要与抑制新生血管生成、增强肿瘤细胞凋亡、调节肿瘤细胞周期、抑制细胞增殖和增强机体免疫功能等方面相关。

二、核酸和蛋白放射增敏剂

（一）与基因有关的肿瘤放射增敏剂

1. 自杀基因放射导向治疗　自杀基因（suicide gene）是指来自原核或低等生物（主要是某些病毒和细菌）的前药转换基因或细胞毒因子受体基因，该类基因的表达产物是一些特殊的酶，可以将原先对哺乳动物无毒或低毒的前体药物转换成毒性产物而致细胞死亡。将自杀基因作为治疗性目的基因用于肿瘤的治疗过程，即为自杀基因治疗。自杀基因联合放疗，主要是利用辐射时空调控自杀基因的体内表达，提高自杀基因靶向转移的效率，从而提高肿瘤对辐射的敏感性，可以在治疗中减少照射剂量，减轻对正常组织的毒副作用。

2. 抑癌基因联合放射治疗　抑癌基因（tumor suppressor gene）有 10 多种，其编码的产物广泛分布于细胞各个部位，主要包括 Rb、p53、p16、PTEN、APC、NF1 和 NF2 等，其主要功能包括稳定染色体、调节细胞周期、转导细胞信号、构建细胞骨架及调控细胞生长和迁移等。一旦抑癌基因失活，则导致肿瘤的发生。一些抑癌基因联合放射治疗收到明显的效果。p53 基因是 DNA 链损伤最早、最关键的反应分子，细胞受到射线照射后发生的一系列变化与其基因有关；选用人源性 p53 基因，应用脂质体转染 p53 基因的人肺腺癌 A549 和人卵巢癌 SKOV-3 两种细胞株，有效抑制肿瘤细胞增殖和促进凋亡，使肿瘤生长受抑。10 号染色体缺失的磷酸酯酶活性和张力素同源基因（phosphatase and tensin homologue deleted on chromosome ten gene，PTEN）和放疗联合疗效显著，通过诱导肿瘤细胞凋亡和抑制血管增生实现的。将人源性肿瘤抑制基因 PTEN 克隆于可被辐射激活的 Egr-1 启动子下游，通过目的基因的转入提高细胞的放射敏感性，降低等效照射剂量，发挥基因辐射的协同作用，提高放疗疗效。p16 基因联合放疗时也可改变细胞的放射敏感性。

3. 内皮抑素和血管抑素联合放射治疗　内皮抑素（endostatin）能够特异地抑制血管内皮细胞生长，血管抑素（angiostatin）也是抑制血管生成因子，两者通过抑制血管内皮细胞增殖和迁移，促进凋亡，从而抑制肿瘤组织内新生血管的生成，进而起到抑制肿瘤的生长而达到治疗肿瘤的目的。实验证实，endostatin 基因和 angiostatin 基因单独与放疗联合，增强辐射敏感性，对肿瘤有明显的抑制作用，两者与放疗联合效果更佳。

4. 细胞因子基因联合放射治疗　细胞因子（cytokine）包括多种类别，在肿瘤的发生、生长和转移过程中起到重要的作用。干扰素 γ（interferon γ，IFN-γ）是细胞因子 IFN 超家族的重要成员，具有广泛的生物学功能，其抗肿瘤作用早已得到充分肯定，具有抑制血管生成作用。肿瘤坏死因子（tumor

necrosis factor，TNF）是迄今为止发现抗肿瘤活性最强的细胞因子，但由于其强烈的毒副作用使其临床应用受到限制。然而，大量的实验表明，TNF-α 靶向性导入治疗，可以解决这些难题。应用 pEgr1-IFNγ 和 pEgr1-TNFα 重组质粒分别与放射联合作用，均可激活免疫功能，使某些细胞因子和细胞毒活性增强，促进抗肿瘤作用。IL-2、IL-4、IL-10、IL-12、IL-18 和 IL-24，参与机体的多种生理及病理反应，在肿瘤的发生、发展及其治疗方面具有密切的关系；其中，应用 pEgr1-IL-24 质粒，联合照射对肿瘤细胞生长具有明显的抑制作用。

5. 共刺激分子基因联合放射治疗共刺激分子（costimulatory molecule）B7（B7.1 和 B7.2）参与 T 细胞活化的间接抗肿瘤作用及 IL-12 和 IL-18 的细胞毒作用，并参与黏附分子调节和抑制肿瘤血管生成等抗肿瘤作用。通过构建双基因表达质粒 pEgr1-IL18-B7.1、pEgr1-IL18-B7.2 和 pNEgr1-mIL12，将具有辐射诱导表达特性的基因质粒转入肿瘤细胞内，在电离辐射作用下，对荷瘤小鼠恶性黑色素瘤生长发生明显的抑制作用，其抗肿瘤作用机制可能与免疫功能增强有关。

6. 凋亡诱导基因联合放射治疗　细胞凋亡相关基因较多，靶向这些基因的研究都取得了明显的效果。肿瘤坏死因子相关凋亡诱导配体（TNF related apoptosisinducing ligand, TRAIL）具有大量、快速诱导凋亡的作用，但仅诱导转化细胞、肿瘤细胞和病毒感染细胞凋亡，使正常细胞逃逸其杀伤作用。构建的 TRAIL 表达载体 pEgr1-shTRAIL 具有辐射诱导基因表达增强的特性，与辐射联合应用发挥基因与辐射的协同作用，提高抑制肿瘤效果。第 2 个线粒体衍生的半胱天冬蛋白酶激活剂（second mitochondria-derived activator of caspase, Smac），促进肿瘤细胞凋亡时，还可通过增强肿瘤免疫及影响肿瘤细胞周期等机制发挥抗肿瘤作用，在肿瘤治疗中具有很好的应用前景。构建的全长型人 Smac 表达载体，转染人乳腺癌 MCF-7 细胞，联合 X 射线照射，可明显增强凋亡，抑制细胞增殖。另外，通过不同方式，构建的 TRAIL 或 Smac 载体，或两者共构建的载体，联合照射，均具有明显的抑瘤效应。凋亡诱导因子（apoptosis inducing factor, AIF）作为一种多功能性分子，既有氧化还原活性，又有促凋亡活性的特点，其截短型 AIFΔ1-480 也具有诱导细胞凋亡的作用，利用 Egr-1 介导的截短型 AIF 真核表达载体 pEgr1-AIFΔ1-480，转染乳腺癌 MCF-7 细胞，并联合电离辐射，可以增强诱导细胞凋亡的作用。

7. 沉默 ATM 基因的表达　李高峰等探讨 ATM 基因表达沉默对肝癌细胞辐射增敏的影响。实验采用含 ATM 干扰片段的慢病毒感染 HepG2 细胞，制成单细胞悬液，给予不同剂量照射，研究 RNAi 前后 HepG2 细胞照射后细胞集落形成率，利用 Graphpad prism 5.0 软件拟和线性二次曲线模型和单击多靶模型，得出放射生物学参数。结果发现，HepG2 细胞干扰前后 D_0 值分别为 3.37 ± 0.03 和 3.50 ± 0.06，Dq 值分别为 1.73 ± 0.02 和 1.21 ± 0.03，α/β 值分别为 0.72 ± 0.11 和 3.52 ± 0.30，D_0、Dq 和 α/β 值差异均有统计学意义。放射增敏比 SER = 1.37。由此可见，RNA 干扰 ATM 基因可以改变肝癌细胞的放射生物学参数，达到放射增敏的目的，ATM 可能成为肝癌患者治疗的新靶点。

8. 沉默 UHRF1 对人食管癌细胞裸鼠移植瘤的放射增敏作用及其机制　西安交通大学惠蓓娜等探讨沉默食管癌细胞泛素样含 PHD 和环指域 1（ubiquitin-like with PHD and ring finger domains 1, UHRF1）基因对裸鼠移植瘤放射敏感性的影响及可能机制。将 20 只雌性裸鼠随机分为空载组、空载

+ 照射组、沉默 UHRF1 组和沉默 UHRF1 + 照射组，于裸鼠皮下接种 Eca109 食管癌细胞，构建裸鼠移植瘤模型。成瘤 22 d（肿瘤直径 8 mm 左右）开始给予放射线照射，1 次 2 Gy，共 5 次，每 3 天测量 1 次移植瘤的最大径（a）和最短径（b），计算肿瘤体积（ab2/2），2 周后处死裸鼠，称量瘤体质量。结果发现，沉默 UHRF1 基因可以增加人食管癌细胞裸鼠移植瘤的放射敏感性，该作用可能与促进肿瘤细胞凋亡和抑制 PI3K/AKT/mTOR 信号通路活性有关。

9. 寡核苷酸和 siRNA 增敏剂　易于设计和合成的寡核苷酸在调节基因表达中起重要作用，反义寡核苷酸作为放射增敏剂被广泛应用。siRNA 是一种长度为 20 ~ 25 bp 的双链 RNA。siRNA 在转录后通过互补结合和降解 mRNA，干扰特定基因的表达。因此，siRNA 可以通过沉默与放射抗性相关的基因，增强电离辐射效应。通过环状二核苷酸激活干扰素基因模拟物（STING）可以增强胰腺癌放疗的疗效。因此，核苷酸被证明是一种潜在的放射增敏剂。针对人端粒酶逆转录酶的硫磷酸化修饰的反义寡核苷酸（PS-ASODN）显示出在肝癌中促进 RT 的能力。一种靶向反义寡核苷酸（BR-1）使人类肿瘤细胞对电离辐射更敏感的新型 BRCA2，也揭示了寡核苷酸在放射增敏中的潜力。抑制 caspase 活化并导致细胞凋亡负调控的生存素被 siRNA 下调，导致 HNSCC 的放射敏感性增强。siRNA 介导的 HuR（一种与抗 RT 抗性相关的 mRNA 结合蛋白）敲低，可以引起氧化应激和 DNA 损伤，从而导致放射敏感性的增强。

大分子药物比小分子药物具有更好的特异性和更少的靶外效应，并易于设计和生产。生物信息学、分子克隆等大分子调控技术的发展有助于解决免疫原性、稳定性等大分子调控障碍。因此，大分子在放射增敏剂的开发中具有广阔的应用前景。

10. miRNA 增敏剂　miRNA 是一类内源性小的非编码 RNA（约 22 个核苷酸），是转录后水平基因表达的重要调节因子。已经表明，特异性 miRNA 可用于改善放疗疗效。一些 miRNA 被发现与多种肿瘤细胞的放射敏感性相关，并且在抗性亚群中被下调。因此，这些 miRNA 可以在上调或给药后增加放疗的疗效。此外，肿瘤细胞中一些 miRNA 的过表达会降低放射敏感性。在这种情况下，miRNA 可以用作靶标，需要下调以增强电离辐射效应。研究发现，miR-205 在放射抗性乳腺癌细胞中下调，并通过靶向锌指 E-box 结合同源框 1（ZEB1）和泛素耦联酶 Ubc13 来提高异种移植模型中的放射敏感性。miRNA-34a 通过影响 53BP1 介导的 DNA 损伤反应和 p53 非依赖性途径增加 DNA 损伤和有丝分裂突变。因此，miR-34a 可用于增强 RT 效应。miR-1284 在肝细胞癌中的过度表达通过调节 Sp1 转录因子增加了放射敏感性。miR-203 是与癌症发生和发展相关的重要 miRNA，其过度表达并下调与 DNA 修复相关的多种途径，如 Akt 和 JAK/STAT3，并显示出增强人肿瘤细胞系放射敏感性的潜力。miR-9 被发现能够通过靶向 NRP1，增强放射抗性 A549 细胞的放疗效果。miR-153 显示出通过靶向 Nrf-2/GPx1/ROS 途径能降低胶质瘤干细胞的放射抗性的潜力。其他 miRNA，如 miR-15、miR-214、miR-145、miR-381、miR-449a 和 miR-200c，也通过影响不同的信号传导途径而增强辐射效应。生物信息学和分子克隆技术的发展加快了 miRNA 表达谱分析和过表达或抑制的研究。因此，寻找与肿瘤放射敏感性相关的 miRNA 成为开发放射增敏剂的有效策略。

（二）DNA 前体碱基类似物

1. 卤化嘧啶类　卤化嘧啶类放射增敏剂属于 DNA 前体碱基类似物，其中以 5-iododeoxyuridine 和 5-bromodeoxyuridine 为代表，其分子结构与 DNA 前体胸腺嘧啶类似，在 DNA 复制时可取代相应的胸腺嘧啶掺入 DNA 链，抑制 DNA 合成，从而提高细胞的放射敏感性。卤化嘧啶类化合物的放射增敏作用首先在细菌中得到证实，以后在整体及离体照射的哺乳动物细胞中也得到证实。放射增敏作用伴有细胞存活曲线斜率和肩区的变化。卤化嘧啶类放射增敏剂作用的程度取决于掺入量的多少，肿瘤细胞周期快，掺入量多，因此其放射增敏作用高于正常细胞。

2. 硫代寡核苷酸类　岑彦艳和郑江报道，他们所在的实验室研制的高效放射增敏剂，即含有 12 个碱基的硫代寡核苷酸 CpG ODN107。经药效学研究表明，CpG ODN107 联合电离辐射，可抑制神经胶质瘤细胞生长，诱导其细胞自噬性死亡，延长动物生存时间，是一种治疗神经胶质瘤的新型放射增敏剂。

3. 脱氧胞苷酸类　在表观遗传学方面，DNA 甲基化可能介导肿瘤治疗的敏感性。研究证实，去甲基化剂 5-Aza-2'- 脱氧胞苷酸（5-Aza-CdR）对人骨肉瘤细胞的放射敏感性发生影响。5-Aza-CdR 能够使 3 种骨肉瘤细胞以时间依赖的方式产生放射敏感性，作用 48 h 达最大效应。用 5-Aza-CdR 预处理 G_2/M 期同步化 SaOS2、HOS 和 U2OS 细胞，增强电离辐射诱导的凋亡。5-Aza-CdR 可恢复 3 种细胞 14-3-3σ、CHK2 和 DAPK-1 mRNA 表达，伴有其启动子去甲基化。这些研究证实，由 5-Aza-CdR 所致的去甲基化，通过阻滞 G_2/M 期细胞和增加细胞凋亡而增强某些骨肉瘤细胞的放射敏感性，部分是通过上调 14-3-3σ、CHK2 和 DAPK-1 基因介导的结果，提示 5-Aza-CdR 对于改善骨肉瘤的治疗效果可能是一种潜在的放射增敏剂。

4. 氟尿嘧啶脱氧核苷　吴春丽等研究氟尿嘧啶脱氧核苷（FUDR）对鼻咽癌 CNE-1 细胞毒性作用及联合放疗的放射增敏作用，同时与 5- 氟尿嘧啶（5-Fu）作比较。结果发现，从浓度抑制率曲线得出 FUDR 和 5-Fu 的侵染剂量（infective dose, ID）分别为 0.078 和 0.509 mg/ml；成克隆分析法得出，FUDR 的放射增敏比和放疗 2 Gy 时的增敏比分别为 1.504 和 1.677；5-Fu 的放射增敏比和放疗 2 Gy 时的增敏比分别为 1.159 和 1.287；加入 FUDR 或 5-Fu 后各时间段 S 期细胞较对照组均增多。FUDR 和 5-Fu 处理后，CNE1 细胞 p53 蛋白表达增加，FUDR 组增加更明显。这些结果提示，低浓度 FUDR 和 5-Fu 分别联合放疗均能增加鼻咽癌 CNE-1 细胞的放射敏感性，p53 蛋白表达增加，且 FUDR 作用更明显。

5. 含 CpG 基序的寡核苷酸序列　人工合成的含 CpG 基序的寡核苷酸序列（CpG oligodeoxynucleotide, CpG ODN）已成为一种具有非特异性免疫刺激能力的免疫佐剂，可有效诱导 T、B 细胞活化和抗原提呈细胞成熟，增强机体免疫反应，具有放射增敏作用。颜伟等探讨 CpG ODN 增强人肺腺癌上皮 A549 细胞株放射增敏作用。结果显示，CpG ODN 增加人肺腺癌上皮 A549 细胞 TNF-α、IL-12、INF-γ 和 NO 的分泌；在联合 β 射线照射后，对 A549 细胞的杀伤更加显著，并显著抑制其细胞 AP-1 的活化。其结果证实，CpG ODN 对 A549 细胞具有明显的放射增敏作用。

（三）蛋白质和多肽增敏剂

除了与放疗同时使用的抗体药物之外，已经进行了大量努力探索蛋白质和肽类用作放射增敏剂。蛋白质，如抗体和短肽，对肿瘤细胞过表达的抗原和受体表现出高亲和力。例如，表皮生长因子受体靶向抗体 SYM004，通过下调 MAPK 信号通过抑制 DSB 修复和诱导细胞凋亡而显示对肿瘤细胞的放射增敏作用。单克隆抗体 AIIB2 通过抑制 b1 整合素，然后抑制 DSB 修复，显示出对 HNSCC 的放射增敏作用。此外，蛋白质可用于输送药物或治疗放射性核素（用于近距离放射治疗）。携带用于近距离放射治疗的放射性核素的肽已经发展成一种肽受体放疗的策略。研究发现，血清中的蛋白质和肽，如 C- 反应性肽、HSP 和对氧磷酶 -2，与放射抗性有关，可用作放疗的生物标志物和靶标。HSP-70 和 HMGB1 对巨噬细胞抑制蛋白 -1a 的突变衍生物 ECI301 也有辅助作用，增强放疗的远期效应。其他蛋白，如 DZ1 和 NKTR-214，也可以提高放疗的疗效。此外，靶向蛋白可以作为药物传递系统，丰富肿瘤细胞中的放射增敏剂。

三、化合物类放射增敏剂

（一）细胞毒类放射增敏剂

在临床试验中，与放疗联合应用的部分具有放射增敏作用的细胞毒类增敏剂包括铂类、紫杉醇类、嘧啶类似物、有机砷化合物、DNA 拓扑异构酶 I 抑制剂和阿克拉霉素几种。

1. 铂类和紫杉醇类

（1）铂类：铂类中的顺铂具有细胞毒性，能直接杀伤肿瘤细胞，并可诱导癌细胞 DNA 结构的改变，具有抑制亚致死损伤修复的能力。卡铂为第 2 代铂类抗肿瘤药，其作用机制与顺铂相同，而胃肠道及肾脏毒性明显较低。卡铂与顺铂的药代动力学有差异。卡铂更适合作放射增敏剂，其作用机制主要是引起靶细胞 DNA 的链间或链内交联，破坏 DNA 而抑制肿瘤的生长，属周期非特异性药物；除细胞毒作用外，还可抑制放射杀伤后肿瘤细胞的 DNA 修复，从而促进肿瘤细胞死亡，且不良反应小；在大多数情况下作为放射增敏剂与紫杉醇类药物合用。奥沙利铂为第 3 代铂类抗肿瘤药，具有更高的 DNA 聚合物毒性和更强的 DNA 合成抑制作用，比顺铂更有效的放射增敏剂。另外，奥沙利铂通常与氟尿嘧啶（5-FU）联合用于全身化疗，其耐受性和有效性有待于进一步评估。

（2）紫杉醇：紫杉醇可激活 p53 磷酸化，导致肿瘤细胞有丝分裂延迟、G_2/M 期阻滞及细胞凋亡，对正常细胞的放射增敏作用远小于对肿瘤细胞的作用。纳米粒子的化学治疗易于积聚在肿瘤部位。纳米粒子 Genexol-PM 为 23.91 ± 0.41 nm，表面电荷 - 8.1 ± 3.1 mV。体外（非小细胞肺癌细胞株）和体内（小鼠异种移植非小细胞肺癌模型）实验证实，Genexol-PM 比紫杉醇抗肿瘤药物更有效，并控制释放紫杉醇而治疗肿瘤。

多烯紫杉醇（docetaxel）是广泛应用于各种肿瘤的放射增敏剂，但其治疗效果仍未得到改善。研究者基于白明胶酶介导的多烯紫杉醇负载纳米粒子（docetaxel-loaded nanoparticle，DOC-NP），使 3 种白明胶酶过表达的胃癌（GC）细胞放射敏感性明显增高，其增高与增加 G_2/M 阻滞、活性氧（ROS）、DNA 双链断裂（DSB）和细胞凋亡有关。因此，DOC-NP 在白明胶酶过表达的肿瘤中是必要选择的放射增敏剂。

2. 有机砷化合物　有机砷化合物 darinaparsin（DPS）是体外肿瘤细胞和皮下异种移植肿瘤的细胞毒素和放射增敏剂。然而，DPS 保护电离辐射所致克隆死亡的正常肠隐窝上皮细胞。

3. 喜树碱类、阿克拉霉素和替莫唑胺

（1）喜树碱类：这是 DNA 拓扑异构酶Ⅰ抑制剂主要的肿瘤放射增敏剂，通过形成稳定的 DNA 拓扑异构酶Ⅰ双链复合物，阻断 DNA 链断裂的修复，使可修复的 DNA 单链断裂（SSB）成为不可修复的 DSB，即作用于拓扑异构酶Ⅰ而产生细胞毒性作用。

（2）阿克拉霉素（aclacinomycin，Acm）：Acm 是糖基化的化合物，最初用于治疗难治性急性髓性白血病。Acm 可通过抑制拓扑异构酶Ⅰ和Ⅱ或通过产生的活性氧（ROS）损伤 DNA。通过高通量筛查证实，Acm 可降低糖蛋白质膜的表达，包括表皮生长因子受体（EGFR）和甲硫氨酸（Met），但不抑制 N 连接糖基化和泛蛋白转位；并且，Acm 积聚在内质网（ER）部位。用 Acm 预处理，可致敏电离辐射作用 EGFR 突变的非小细胞肺癌（NSCLC）HCC827 和 HCC2935 细胞，但不影响受体酪氨酸激酶（RTK）非依赖的和 KRAS 突变的 A549 NSCLC 细胞。因此，Acm 及其类似化合物可能作为放射增敏剂，依赖于 RTK，靶向 ER，致敏肿瘤细胞。

（3）替莫唑胺：DNA 烷化剂替莫唑胺是一种 DNA 甲基化剂，可以形成 O^6-甲基鸟嘌呤，并激活错配修复途径。O^6-甲基鸟嘌呤 DNA 甲基转移酶（MGMT）则可以修复损伤并阻止细胞凋亡，从而逆转替莫唑胺的上述作用。替莫唑胺无论是在体外胶质瘤，还是胶质瘤异体种植模型中，均被作为放射增敏剂使用，其作用是导致有丝分裂死亡的增加，而不是促进细胞凋亡或细胞周期转折点的激活。Ⅲ期临床试验显示替莫唑胺与放疗联合使用可明显提高高级别胶质瘤的疗效，现已作为高级别胶质瘤的标准治疗，但其药物作用机制与 MGMT 活性无关。

（二）黄酮类等化合物放射增敏剂

1. 黄酮类化合物　黄酮类化合物（flavonoid）具有增敏作用的有黄酮类、黄酮醇类、异黄酮类、黄烷醇类和查耳酮类等。黄酮类包括芹黄素、木犀草素和白杨黄素等，是以 2-苯基色原酮为基本母核，在 3 位上无含氧取代的一类化合物，分别对肺癌和人胃癌细胞等具有放射增敏作用。黄酮醇类包括槲皮素和漆树黄酮等，是在黄酮基本母核的 3 位上连有羟基或其他含氧基团，分别对人直肠腺癌上皮细胞、人宫颈癌细胞、人乳腺癌细胞、人前列腺癌细胞和结直肠癌细胞等具有放射增敏作用。异黄酮类包括染料木黄酮、黄豆苷元和黄豆黄素等，其母核为 3-苯基色原酮结构，主要存在于豆科植物中，是黄酮类放射增敏剂研究较早、较深入的一类；这类化合物与哺乳动物雌激素结构相似，具有雌激素样作用，尤其对激素相关疾病的乳腺癌和前列腺癌等具有放射增敏作用，对宫颈癌细胞、肾癌细胞和非小细胞肺癌细胞也有一定的放射增敏作用。没食子儿茶素没食子酸酯是黄烷醇类的衍生物，其结构中 C

环上的 3 或 4 位上存在羟基，对人肝癌细胞、人脑癌微血管上皮细胞、胶质母细胞瘤细胞和人乳腺癌细胞均有不同程度的放射增敏作用。查耳酮类包括 2',5'- 二羟基查耳酮和 2,2'- 二羟基查耳酮，为二氢黄酮 C 环的 1 和 2 位键断裂生成的开环衍生物，对人结直肠癌细胞和人胰腺癌细胞具有放射增敏作用。另外，夫拉平度（flavopiridol）是一种合成黄酮类放射增敏剂，也是一种细胞周期依赖性激酶抑制剂，对多种肿瘤细胞具有放射增敏作用。

通过大量的实验证实，黄酮类化合物对不同肿瘤细胞具有较强的放射增敏作用，其机制主要是通过抑制放射损伤修复、调节细胞周期进程、诱导肿瘤细胞凋亡、抑制新生血管生成和调节活性氧（ROS）等，增强肿瘤细胞的放射敏感性；同时，具有抗氧化、抗炎、镇痛和保肝等作用，使其具有降低电离辐射对正常细胞的损伤作用。虽然实验研究显示黄酮类化合物可通过一些途径起到放射增敏作用，但其机制尚不十分明确，目前多集中在体外细胞实验研究阶段，对模拟人体内环境的动物实验较少。因此，应进一步加强增敏机制和动物实验研究，以便逐步进入临床前实验，应用于临床患者。

2. 硝基咪唑化合物　硝基咪唑 – 烷基磺酰胺有两个硝基咪唑，能聚集在肿瘤组织中，被证明具有较强的亲电子力及增敏效果。其他类型的化学放射增敏剂，如假底物，影响细胞信号传导的化学物质，靶向递送系统和抑制辐射防护物质的化学物质，也已经取得了一些进展，有些正在进行临床前评估。

SN30000 也具有两个硝基咪唑，能够改善缺氧环境，具有放疗增敏的效果。甘氨双唑钠是我国自行研制的硝基咪唑类化合物，已被批准生产，适用于头颈部肿瘤、食管癌和肺癌等实体肿瘤进行放射治疗的患者。研究证实，甘氨双唑钠不仅能够有效的提高食管癌患者的近期疗效，而且不增加放疗不良反应；但是，关于甘氨双唑钠能否提高食管癌远期疗效仍然存在争议。唐华燕等探讨肿瘤放射增敏剂甘氨双唑钠在鼻咽癌放射治疗中的应用价值。结果发现，甘氨双唑钠联合放疗鼻咽癌患者，效果确切，可有效提高治疗效果，减少毒副作用，延长生存时间，促进患者生存质量提高，值得推广应用。张玉红报道，在鼻咽癌放射治疗中，采用肿瘤放射增敏剂甘氨双唑钠，能够提升疗效，无论是在治疗有效率方面，还是在其毒副作用的减轻方面，都有明显的效果，因此甘氨双唑钠在鼻咽癌放射治疗中具有较为明显的临床应用价值。刘磊和王学薇分析甘氨双唑钠在鼻咽癌放射治疗的临床价值，结果证实其总有效率为 92%，明显高于常规组的 68%，认为在常规放疗的基础上配合甘氨双唑钠治疗，具有良好的临床治疗效果。

3. 其他化学类放射增敏剂　其他类型的化学放射增敏剂，如假底物，影响细胞信号传导的化学物质，靶向递送系统和抑制辐射防护物质的化学物质，也已经取得了一些进展，有些正在进行临床前评估。

对于假底物，其基本原理是进行 DNA 合成的细胞无法有效区分胸腺嘧啶及其卤化类似物，如溴脱氧尿苷（BrUdR）或碘脱氧尿苷（IUdR）。因此，假底物被结合到新合成的 DNA 中并破坏其功能，导致细胞死亡。在放疗的背景下，BrUdR 结合、DNA 链断裂和克隆存活之间存在相关性。最近，更多的研究集中在氟类似物上，尤其是 5- 氟尿嘧啶（5-FU）、5-FUdR、吉西他滨（2',2'- 二氟 -2' 脱氧胞苷，5-FU 的前药卡培他滨），并有研究揭示的 5- 卤代脱氧尿苷在放射增敏中的作用机制。

有研究发现，与凋亡、转移、DNA 修复、蛋白质降解和其他过程相关的多种信号传导通路对放疗的疗效有影响。调节重要通路的化学物质，如 DNA 修复抑制剂和细胞凋亡激活剂，能够增强放疗效果。一些化学物质，如 RSU1069，具有双重或多重作用，因此不仅可以通过"氧效应"，而且通过对信号通路的影响（如抑制 DNA 修复）使细胞致敏。随着放射抗性机制研究的发展，发现多种信号通路与放射敏感性相关，为放射增敏提供了更多的靶点，如 HDAC4、MDM2、c-MET-PI3K-Akt、PI3K-Akt-mTOR、CSF1R、Wnt、ADAM17、MAPK、RAD51、a3 整合素和整合素 a6/Akt/Erk。一些相关药物正在开发中，如热休克蛋白 90（HSP90）的抑制剂 TAS-116 在 X 射线和碳离子辐射的情况下显示出有利的放射增敏作用。HDAC4 敲低和 HDAC 抑制剂均可增强放疗诱导的细胞死亡，并减少 DSB 的修复，导致放疗对肝细胞癌细胞的疗效增加。AMG 232 联合放疗可通过抑制 MDM2 显著抑制小鼠模型肿瘤的生长。BKM120 可通过靶向 PI3K-Akt 通路使肝细胞癌敏感。BEZ235 是一种双重 PI3K-mTOR 抑制剂，可以增强结直肠癌细胞的放射敏感性。所有这些研究都强调了进一步研究放射敏感性机制的潜在益处。

能够在肿瘤细胞内进行辐射防护的物质，如 GSH，会影响放疗的疗效。因此，抑制这些辐射防护物质是放射增敏的可操作策略。一些放射增敏剂，如氧及其模拟物，与硫醇具有反应性，导致肿瘤细胞中还原剂的消耗。消耗细胞内硫醇的另一种方法是抑制它们的生物合成，并且应用 L-S- 丁硫氨酸亚砜亚胺耗尽细胞 GSH 并增强放疗效果。MnOC-2-PyP 以过氧化氢介导的方式调节硫醇氧化，显示出增加人前列腺癌细胞中放疗疗效的可能性。氧化还原酶，如超氧化物歧化酶（SOD）、谷胱甘肽还原酶和硫氧还蛋白还原酶，清除超氧化物和羟基自由基并抑制超氧化物诱导的 DNA 链断裂，导致放疗的疗效降低。因此，通过抑制剂抑制肿瘤细胞中的这些酶应是放射增敏的策略。化学放射增敏剂是放射增敏的第一种策略，并且在不断发展。临床试验中正在研究几种化学物质，可能会在未来产生更多选择，并为进一步研究提供指导。

4. 漆黄素纳米胶束的研制　漆黄素（fisetin），即 3,3',4',7- 四羟基黄酮，是一种提取自漆树科黄栌属植物、木蜡树等的天然黄酮类化合物，也普遍存在于人们日常食用的水果蔬菜中。而且，漆黄素具有广泛的生物学活性，包括抗氧化、抗炎、抗前列腺素活性、解痉、神经保护及抗肿瘤作用。大量研究显示，漆黄素可通过抑制肿瘤细胞增殖、诱导肿瘤细胞凋亡、调节细胞周期阻滞、抗血管生成和抑制肿瘤细胞侵袭迁移等方式，在结直肠癌、肺癌、前列腺癌、肝癌、骨肉瘤和宫颈癌等多种恶性肿瘤中发挥抗肿瘤作用。初步研究显示，漆黄素具有辐射生物效应修饰作用，但其肿瘤放疗增敏作用及机制还有待进一步明确。此外，漆黄素在水中很难分散形成水基制剂也严重束缚了漆黄素的研究与应用。为此，研究者进行漆黄素纳米胶束的制备及其肿瘤放疗增敏作用和机制研究。

在本研究中，成功制备了粒径小、分布均匀、高包封率及具有缓释作用的漆黄素纳米胶束，打破了漆黄素难溶于水的应用限制，同时漆黄素胶束具有增加细胞药物摄取的优势。利用透射电镜观察漆黄素胶束的形貌（图 19-2），漆黄素胶束呈均匀的球形，粒径为 30 nm 左右。这也进一步证明采用薄膜分散法制备的漆黄素胶束是分散良好的纳米制剂。

体外研究的结果显示，漆黄素胶束通过增加放疗后细胞内活性氧含量、抑制细胞放射损伤修复、诱导细胞周期阻滞在对放疗更敏感的 G_2/M 期、促进肿瘤细胞凋亡发挥放疗增敏作用。进一步分析后发现，放疗后细胞内 PDGFRβ/STAT1/STAT3/Bcl-2 通路活化，漆黄素胶束可抑制该通路活化促进细胞死亡，增加肿瘤细胞的放射敏感性从图 19-3）可以看出，放疗后细胞内 PDGFRβ/STAT1/STAT3/Bcl-2 通路活化，phospho-STAT1 及 phospho-STAT3 的表达上调、抗凋亡蛋白 Bcl-2 表达增加。而漆黄素胶束可抑制放疗后该通路的活化，抑制 phospho-STAT1、phospho-STAT3 及 Bcl-2 的表达，cleaved caspase-3 表达上调。经 CP-673451 预处理，放疗后 phospho-STAT1 及 Bcl-2 的表达下调、cleaved caspase-3 表达上调，并可进一步强强漆黄素胶束对放疗后 phospho-STAT1 及 Bcl-2 表达的抑制作用；PDGF-BB 则上调放疗后 phospho-STAT3 及 Bcl-2、下调 cleaved caspase-3 的表达水平，并可逆转或削弱漆黄素胶束对放疗后 phospho-STAT3 和 Bcl-2 表达的抑制作用。

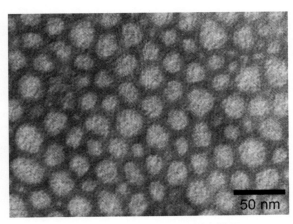

图 19-2　漆黄素胶束的透射电镜图

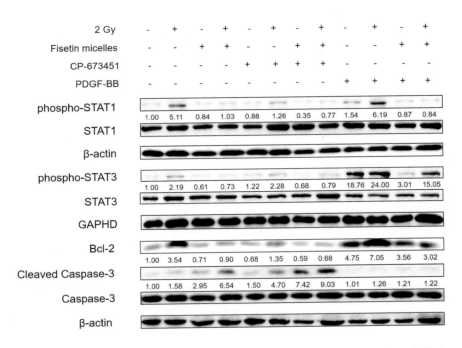

图 19-3　漆黄素胶束抑制放疗后 PDGFRβ/STAT1/STAT3/Bcl-2 通路的活化

四、靶向放射增敏剂

在建立的小鼠 CT26 结肠癌和 4T1 乳腺癌皮下移植瘤模型中，漆黄素胶束同样表现出高效的放射增敏作用，与放疗协同抑制肿瘤进展，且治疗剂量的漆黄素胶束对小鼠无明显毒性作用。各组小鼠肿瘤组织的 H&E 染色结果（图 19-4）显示，空白对照组及空白胶束组肿瘤细胞核大深染、胞核和胞质比例增高、核分裂象多见；漆黄素胶束组及放疗组的肿瘤细胞可见不同程度的核固缩；联合治疗组细胞数量减少、胞核变小，细胞质更加嗜酸性，可见无组织红染区。结果提示，漆黄素胶束联合放疗可加剧肿瘤细胞坏死，达到协同增敏的作用。总之，漆黄素胶束是一种潜在可行的、高效低毒的放射增敏剂。

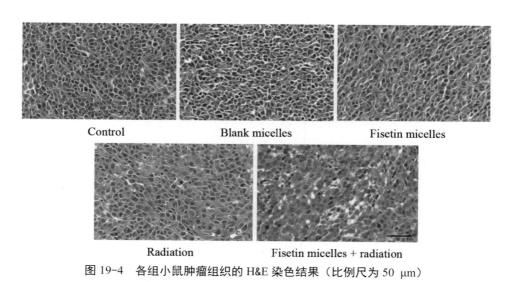

Control Blank micelles Fisetin micelles

Radiation Fisetin micelles + radiation

图 19-4 各组小鼠肿瘤组织的 H&E 染色结果（比例尺为 50 μm）

利用对肿瘤具有一定靶向性的结构，对效果确切的增敏剂进行结构改造，使其富集于肿瘤部位，如将抗肿瘤药物以共价键与对肿瘤具有一定亲和力的卟啉类化合物连接，制成具有靶向放射性增敏剂，可取得减毒、增效的作用。可设计用脂质体包被和输送放射增敏剂，或用纳米药物粒子或载药纳米颗粒，以不同方式使增敏剂选择性富集于特定的靶部位。近年来，随着对放射增敏机制研究的不断深入，分子靶向增敏剂的研究也逐渐受到重视，许多潜在的放射增敏分子靶点与细胞凋亡、细胞周期调控及 DNA 损伤修复密切相关，从而为肿瘤的放射治疗提供了新的思路。

（一）以肿瘤新生血管和环氧合酶为靶点

1. 以肿瘤新生血管为靶点 对于调控肿瘤血管生成的因子，如表皮生长因子（EGF）、成纤维细胞生长因子 2（FGF2）、血小板衍生生长因子（PDGF）、血管内皮生长因子（VEGF）、整合素 αvβ3 和 αvβ5 等，具有促进血管生长的作用，均可参与肿瘤放射治疗的增敏。使用生长因子抗体（如贝伐珠单抗）和小分子抑制剂均可阻滞肿瘤血管的生成。研究显示，放疗可使 VEGF、bFGF 和 PDGF 高表达，这可能与 PI3K、Akt 和 mTOR 的激活以及缺氧、VEGF 诱导通路促进细胞生长和抗辐射相关。

2. 以环氧合酶（COX-2）为靶点 COX-2 是体内前列腺素合成的限速酶，在多种肿瘤中高表达，应用其抑制剂塞来昔布作为增敏剂可提高肿瘤的放射敏感性。在用人体外 A549 肺癌细胞小鼠转移瘤实验中显示，COX-2 抑制剂能够增加非小细胞肺癌骨转移放射治疗敏感性；对其毒副作用进行评估，其毒性可以耐受。然而，叶本模等探讨塞来昔布对肿瘤放射治疗的增敏作用及不良反应，与单纯放疗类似，即塞来昔布对放射增敏作用不明显。

宋轶鹏等应用选择性 COX-2 抑制剂 NS-398 作用于胰腺癌 PC93 细胞株，观察其放射增敏作用及其可能的增敏机制。结果发现，PC-3 细胞存在 COX-2 的异常高表达，NS-398 可显著增强 PC-3 细胞的放射敏感性；NS-398 联合放射，G_0 和 G_1 期细胞比率上调，细胞内 p21 mRNA 表达上调。这些结果提示，NS-398 可增强胰腺癌细胞 PC-3 的放射敏感性，其机制可能与上调 p21 mRNA 表达及细胞阻滞于 G_0 和 G_1 期相关。

以肿瘤细胞表面抗原或胞内核苷酸为靶点：这类放射增敏剂分子可直接定位于肿瘤细胞表面或细胞内，如采用 RNAi 技术阻断 survivin 基因的表达，可诱导肿瘤细胞的自发凋亡，显示其明显的放射敏感性。

（二）以肿瘤放射敏感性相关通路中的关键节点为靶标

肿瘤细胞对辐射的敏感性受多条通路的控制，涉及肿瘤细胞微环境的调节、辐射抗性基因表达的激活及 DNA 损伤的修复，通过影响肿瘤放射敏感性通路中的关键节点，达到增敏作用，如应用 PI3K/PKB 抑制剂阻断 PI3K/PKB 信号通路、选择性阻断 NF-κB 家族的 RelB 向核内转运、增强一氧化氮合酶（NOS）活性及抑制乏氧诱导因子 1（HIF-1）基因活性或其蛋白向核内转运等，均成为靶向放射增敏的研究方向。

1. PI3K/Akt 通路抑制剂　彭玲珍等探讨 PI3K/Akt 信号转导通路抑制剂 LY294002 对人恶性胶质瘤 U87 细胞的放射增敏作用。结果发现，LY294002 对 U87 细胞的生长有抑制作用，且呈剂量依赖性；在较低浓度时（25 μmol/L）可降低 U87 细胞照射后的克隆形成率，其放射增敏比（SER）为 1.01；LY294002 联合放射的周期分布及凋亡率与单纯 LY294002 和放射比较均有差异统计学意义（$P < 0.05$），表现为 G_0/G_1 期细胞增加，S 期细胞减少，凋亡率增加。提示，LY294002 可增强 U87 细胞的放射敏感性，抑制 PI3K/Akt 信号转导通路，可提高胶质瘤的放射治疗效果。

2. 乏氧诱导因子 1（HIF-1）通路抑制剂　HIF-1 的基因表达与肿瘤乏氧有关，增加肿瘤血管生成、肿瘤细胞糖酵解及肿瘤、生存和转移。HIF-1 是由一个 β 亚基和一个 α 亚基组成的，其稳定性是由翻译后修饰调节。HIF-1 在富氧细胞中由于泛素化和胰蛋白酶介导的降解变得很不稳定。HIF-1α 在含氧量正常的条件下，也能通过很多生长因子和致癌信号途径的作用导致表达增加。在多种肿瘤中，HIF-1 的活性明显增加，且其与侵袭性生长和放疗抵抗有关，是预后不良的指标之一。因此，通过药物途径抑制 HIF-1 表达及其活性，从而阻断多种机制，控制肿瘤进展和放疗抵抗，可能为实体瘤的治疗带来理想的效果。例如，酪氨酸激酶抑制剂 herception、iressa 和 herbimycin，PKC 抑制剂 calphostin C，PI3K 抑制剂 wortmannin 和 LY294002，MAPK 抑制剂 PD98059 都能阻断 HiF-1α 的表达，苯醌及其衍生物 17-AAG 均为热休克蛋白特异性抑制剂，可在正常与乏氧条件下抑制 HiF-1α 转录活性并降解 HIF-1α 蛋白，具有剂量与时间依赖性，这已得到证实。有学者报道，热休克蛋白 90 抑制剂 17-AAG 增强携带野生型 p53 基因的肿瘤放疗敏感性，在正常细胞中未观察到；另外，研究者证实 17-AAG 是很有效的肿瘤放疗增敏剂，甚至于携带 p53 突变基因的肿瘤细胞。

组氨酸脱乙酰酶抑制剂 FK228 能抑制乏氧条件下 HiF-1α 的表达和活性，通过抑制其活性而减少肿瘤血管的生成，抑制肿瘤的发展。研究证明，TAS-106 通过抑制 HIF-1α 和下调 survivin 基因表达，增强电离辐射对乏氧肿瘤细胞诱导的凋亡。然而，很多这些药物针对 HiF-1α 是非选择性的，可能在调节中改变不同的信号途径。

（三）组蛋白乙酰酶抑制剂及靶向 Aurora 激酶抑制剂

1. 组蛋白乙酰酶抑制剂　组蛋白在维持和调节核染色质结构以及基因调节方面起着重要作用。组蛋白去乙酰酶抑制剂，如 vorinostat 可以延长组蛋白乙酰化作用，从而干扰正常的调节过程。不同的组蛋白去乙酰化酶（HDAC）结构亦不同，对多种肿瘤细胞有放射增敏作用。由于动态的乙酰和脱乙酰过程，放射增敏剂在放疗前后均暴露于 HDAC，它与 DNA 修复的动力学、基因转录及非组蛋白乙酰化作用等相关。同样，组蛋白的磷酸化作用也可作为靶向放射增敏的方向。

祁丽等探讨组蛋白去乙酰化酶抑制剂 SAHA 对胰腺癌 Patu8988 细胞增殖的影响和放射增敏作用。实验结果证实，SAHA 可抑制 Patu8988 细胞增殖，呈浓度和时间依赖性，48 h 的半抑制浓度（IC50）为 5.40 µmol/L。SAHA 联合放疗处理 Patu8988 细胞的克隆形成率明显低于单独放疗处理，D_0 值分别为 1.513 和 2.229，Dq 值分别为 0.783 和 1.321，放射增敏比（SER）为 1.47；并发现，SAHA 可增加 Patu8988 细胞内组蛋白 H4 乙酰化水平，抑制 DNA 修复蛋白 Ku70 表达，促进凋亡相关基因 Bax 表达，呈剂量依赖性。其结果提示，SAHA 以浓度和时间依赖性方式抑制胰腺癌 Patu8988 细胞的增殖，并具有放射增敏作用，抑制断裂 DNA 双链修复及促进凋亡可能是其作用机制之一。

2. 靶向 aurora 激酶抑制剂　一种分子靶向 aurora 激酶（与有丝分裂调控有关的蛋白激酶）抑制剂 VE-465 联合放疗，进行体外（Huh7 和 PLC-5 细胞株）和体内（异位和常位荷异种移植肝细胞癌的重度联合免疫缺陷小鼠）治疗肝细胞癌（HCC）的研究。研究发现，VE-465 明显增加辐射诱导 HCC 的死亡率，其机制涉及增加抑制组蛋白 H3 的磷酸化及阻断细胞周期变化。在荷异位异种移植 HCC 的重度联合免疫缺陷小鼠，用 VE-465（20 mg/kg/d × 9 d）预处理，明显增强放射治疗（5 Gy/d × 5 d）抑制肿瘤的效应（增加 54.0%）。对常位模型的 Huh7 肿瘤生长，其抑制效应可增加 17.2%，其机制涉及肿瘤细胞凋亡的增加。通过上述实验证实，VE-465 作为一种治疗 HCC 放射增敏剂的潜在 Aurora 激酶抑制剂。

（四）靶向 DNA 修复放射增敏剂

1. 双 mTORC1/2 抑制剂　哺乳动物雷帕霉素靶蛋白（mTOR）是辐射致敏的靶。放射治疗是胶质母细胞瘤的最初治疗模式，mTOR 在神经胶质母细胞瘤（GBM）常失去调控作用。AZD2014 是一种双 mTORC1/2 抑制剂，应用 AZD2014 处理胶质母细胞瘤干样细胞（GSC），mTORC1 和 2 活性受抑。根据克隆存活分析，在照射前 1 h 将 AZD2014 加到培养基，增强 CD133+ 和 CD15+ GSC 的放射敏感性。然而，用 AZD2014 处理，对开始的 γH2AX 焦点水平无效，辐射诱导的 γH2AX 焦点明显地被延迟。AZD2014 联合照射荷常位异种移植 GSC 小鼠，明显延长其存活。由此说明，AZD2014 增强体外和体内 GSC 的放射敏感性，其效应涉及 DNA 修复的抑制。这些结果提示，双 mTORC1/2 抑制剂可能是应用治疗 GBM 的放射增敏剂。

2. 靶向 DNA 修复酶抑制剂　DNA 修复酶 I 由放射诱发并在修复破坏的单链 DNA 中起重要作用。影响 DNA 修复酶的药物通过抑制 DNA 修复促进放射组织细胞的凋亡。当放射剂量分次实施时，放射增敏作用更加明显，这反映 DNA 早期修复中其修复酶的抑制在不断累积，尤其是对处于高增殖期的细胞极为重要，这类细胞处于多重双链破坏的 S 期终点，DNA 单链修复被损伤。这些发现表明，DNA 修复酶抑制剂尤其适用于分次放疗，这种假设正在临床试验验证中。

（五）其他靶向放射增敏剂

1. EGFR 靶向抑制剂　表皮生长因子受体（EGFR）的靶向抑制剂主要有 4 类：① 阻断 EGFR 细胞外受体功能区的单克隆抗体（EGFR-Mab）；② 抑制 EGFR 胞内酪氨酸激酶（TK）功能区自身磷酸化的小分子药物（EGFR-TKI）；③ 阻断 EGFR 产生的反义核苷酸；④ 一些毒素与 EGFR 及其配体或者单克隆抗体形成复合物，通过其毒性而达到杀死肿瘤的目的，如 pseudomonas 外毒素。其中，前两类药物已经进行了比较深入的基础研究，并且部分药物（如西妥昔单抗、吉非替尼和厄洛替尼）已经进行了了早期的临床试验，有希望作为潜在的放射增敏剂。

2. 以 EGFR 为靶点的单抗　泰欣生（尼妥珠单抗，nimotuzumab）是全球第一个以 EGFR 为靶点的单抗药物，中国第一个治疗恶性肿瘤的人源化单克隆抗体。尼妥珠单抗能够竞争性结合 EGFR，阻断由 EGFR 与其介导的下游信号转导通路，从而抑制肿瘤细胞增殖、诱导分化、促进细胞凋亡、抑制肿瘤血管生成和增强放化疗疗效。王兴等观察尼妥珠单抗联合 ^{125}I 粒子持续低剂量照射对人舌鳞癌 CAL-27 细胞的抑制效果，发现其细胞凋亡率显著高于单纯尼妥珠单抗和单纯照射细胞凋亡率之和，并发现尼妥珠单抗与 ^{125}I 粒子照射释放的低剂量 γ 射线照射 CAL-27 细胞具有明显的放射增敏作用。

3. 表皮生长因子受体酪氨酸激酶抑制剂（EGFR-TKI）　EGFR-TKI 可以阻断 EGFR 效应器的自体磷酸化，抑制其激活，引起细胞周期阻滞、诱导细胞凋亡和抑制放射损伤的再修复。降糖药物二甲双胍能够在 EGRF-TKI 这条通路上起作用，减少该通路的抵制作用。二甲双胍还可能通过 ATM-AMPK 依赖的途径，增强放疗的效果。PI3K/AKT 信号传导是受体酪氨酸激酶的一个很重要的下游途径，它的激活导致细胞损伤修复以及放射拮抗性的提高。雷帕霉素靶蛋白（mTOR）抑制剂 RAD001 为此类化合物中研究较多的放疗增敏剂，细胞实验研究显示了放疗增敏的效果，其增敏机制可能是使肿瘤细胞周期停滞在 G_2 期，增强放疗敏感性。

赵明等探讨酪氨酸激酶抑制剂（TKI）OSI-906 对鼻咽癌 SUNE-1 细胞放疗增敏的作用机制，结果发现 OSI-906 可明显抑制 SUNE-1 细胞增殖；X 射线照射可激活 IGF-1R/AKT 和 IGF-1R/ERK 信号通路，而 OSI-906 可抑制这 2 条信号通路的激活；OSI-906 可增加细胞 G_2/M 期比例，提高 X 射线照射对细胞的放射敏感性；焦点成型实验提示 OSI-906 增加 X 射线照射细胞的 γ-H2AX 焦点数。这些结果说明，OSI-906 增加鼻咽癌细胞放疗敏感性，其机制可能与抑制 PI3K/AKT 和 Ras/MAPK 细胞增殖信号通路激活以及改变细胞周期、诱导基因组不稳定性有关。

4. Debio 1143 增敏剂联合放化疗治疗头颈癌　2020 年 8 月，瑞士 Debiopharm 生物制药公司公布了 Debio 1143 增敏剂治疗高危局部晚期头颈部鳞状细胞癌（LA-SCCHN）随机Ⅱ期研究取得令人信服的 3 年随访结果。该研究评估了 Debio 1143 增敏剂联合放化疗（CRT）与单用 CRT 治疗高危 LA-SCCHN 患者的疗效和安全性。数据显示，与 CRT 对照组相比，Debio 1143 + CRT 治疗组总生存期（OS）有统计学和临床意义的显著改善、死亡风险降低了一半（$P = 0.0261$）。此外，96 例 LA-SCCHN 患者的 3 年随访结果也证实了 2020 年发表在 *Lancet* 杂志上的 2 年预期结果的持续性，所有其他关键终点均有统计学的显著改善，包括无进展生存率翻倍、缓解持续时间更长。Debio 1143 + CRT 方案在 2 年时观察到的可预测和可管理的安全性在第 3 年基本上保持不变。值得注意的是，研究治疗是在研究开始时在 3 个周期（每个周期为 3 周）内进行的。

Debio 1143（图 19-5）是一种潜在首创的（first-in-class）、口服 IAP（细胞凋亡抑制蛋白）抑制剂，通过促进细胞程序性死亡和增强抗肿瘤免疫，使肿瘤细胞对放化疗敏感。Debio 1143 具有免疫调节特性，是与免疫检查点抑制剂联合应用的天然候选药物。此外，与 IAP 拮抗剂类的其他成员一样，Debio 1143 通过模拟天然 SMAC（第二个线粒体衍生的脱天蛋白酶激活剂）的活性来促进癌细胞的凋亡。通过这种双重作用模式，Debio 1143 有潜力与免疫治疗、化疗和（或）放疗相结合，改善多种类型癌症患者的治疗效果。在 LA-SCCHN 患者中观察到的临床益处表明，将 Debio 1143 整合到广泛使用的 CRT 方案中，是一种很有前途的治疗方法，可用于多种癌症类型。

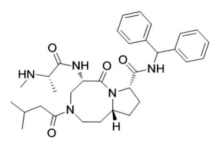

图 19-5　Debio 1143 化学结构式

2020 年 2 月，美国 FDA 授予 Debio 1143 突破性药物资格（BTD）。头颈部鳞状细胞癌（SCCHN）是世界第六常见的癌症类型，超过一半的患者被诊断为局部晚期（LA）疾病。高危 LA-SCCHN 患者，包括 HPV 阴性口咽癌（OPC）患者和重度吸烟者，即使按照目前的护理标准（SOC），预后也很差，因为超过一半的患者会复发。Debiopharm 公司将在 2020 年 9 月启动一项关键Ⅲ期试验，评估 Debio 1143 联合 CRT 治疗头颈部癌症患者。该公司也正在评估 Debio 1143 与免疫检查点抑制剂（PD-1/PD-L1）联合治疗多种实体瘤。现已有 200 多例患者在不同的肿瘤适应症和治疗路线中接受了 Debio 1143 的治疗，在这些研究中均显示了良好和一致的安全性。

5. 人表皮生长因子受体 ERBB2 单克隆抗体　曲妥珠单抗可以克服乳腺癌细胞系中过度表达 ERBB2 的电离辐射抵抗现象。曲妥珠单抗和放疗的联合使用在女性局限性进展期乳腺癌的小型Ⅱ期临床研究中取得令人满意的结果。小分子酪氨酸激酶抑制剂拉帕替尼对 ERBB1 和 ERBB2 有很高的特异性，在体外细胞研究中被当作多种肿瘤的放射增敏剂。

6. 双重阻断 CD47 和 HER2 消除乳腺癌细胞的放疗抗性（*Nat Commun*，2020）　放疗相比于化疗具有相对较小的全身性不良反应，且被应用于所有亚型乳腺癌（BC）的治疗。然而，由于潜在的肿瘤放疗抵抗，最终可能会导致患者肿瘤复发或转移（图 19-6）。目前，放疗与靶向免疫疗法相结合的治疗策略正越来越多的用于各种癌症的治疗。虽然靶向性免疫治疗可以提高肿瘤放疗的疗效，但放疗对肿瘤细胞的免疫抑制作用仍有待进一步研究。

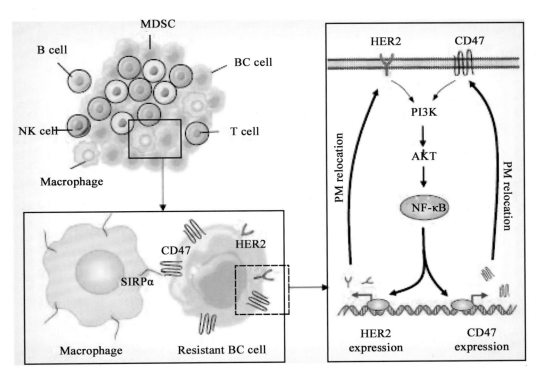

图 19-6　放疗抗性乳腺癌细胞模型

　　CD47 介导的抗吞噬作用在放射抵抗乳腺癌细胞和放疗的小鼠同基因乳腺癌中与 HER2 同时上调。两种受体的共表达在预后不良的复发性乳腺癌患者中更常见。在表达 HER2 的细胞中，CD47 优先上调，阻断 CD47 或 HER2 可降低这两种受体的克隆原性。CRISPR 介导的 CD47 和 HER2 双基因敲除不仅能够抑制克隆形成，还能增强巨噬细胞介导的攻击。两种受体的双抗体协同放疗对同基因小鼠乳腺肿瘤的控制作用。根据数据表明，抗辐射乳腺癌的侵袭行为是由 CD47 介导的抗吞噬作用结合 HER2 促进增殖引起的。在乳腺癌放疗中，CD47 和 HER2 的双重阻断有助于消除耐药癌细胞。

　　CD47 和 HER2 在多种癌症中共表达。CD47 是人类骨髓细胞中表达的一种特异性抗原，是人骨髓细胞中的一种特异性抗原。肿瘤细胞上的 CD47 可与巨噬细胞上的配体 SIRPα 结合，导致 SIRPα 胞浆尾端磷酸化，从而启动抑制巨噬细胞吞噬能力的信号级联。利用人源化 CD47 抗体进行肿瘤免疫治疗的目的是增强巨噬细胞介导的肿瘤细胞清除率，在具有可耐受毒性的人类癌症中显示出抗肿瘤的功效。然而，除了增强肿瘤的吞噬功能外，阻断 CD47 还可以通过抑制 EGFR 信号来改善乳腺癌的抗原呈递，抑制乳腺癌干细胞（BCSC）的侵袭表型。根据研究数据表示，抗辐射乳腺癌细胞中 CD47 和 HER2 的协同转录调控。阻断 CD47 不仅可以增强巨噬细胞介导的吞噬功能，而且还可以抑制放射抗性乳腺癌细胞中 HER2 相关的攻击性，这一点可以通过放疗和抑制两种受体协同抑制的小鼠同基因乳腺癌来重现。这些结果显示，一种潜在的促肿瘤生长机制，这是由于 CD47 增强的免疫避免与 HER2 促进的内在细胞增殖的影响，导致抗性乳腺癌细胞的攻击行为。在乳腺癌放射治疗中，双重阻断 CD47 和 HER2 可以有效消除耐药性癌细胞。

电离辐射诱导的 CD47 转录通过 HER2-NF-κB 轴调控。该研究发现，在放疗抗性乳腺癌细胞中，CD47 介导的抗吞噬作用增强，同时 HER2 的表达水平也升高。在预后较差的复发性 BC 患者中，经常能够检测到这两种受体蛋白的共表达。在 HER2 表达的细胞中 CD47 的表达被优先上调，而阻断 CD47 或 HER2 的表达可同时降低这两种受体蛋白的水平，伴随着细胞集落形成能力的减弱和吞噬作用的增强。

双重阻断 CD47 和 HER2 与放疗具有协同抑癌作用。同样的，通过 CRISPR 技术双敲除 CD47 和 HER2 不仅能够抑制细胞集落的形成，且能够增强巨噬细胞对肿瘤细胞的攻击能力。进一步的研究显示，在同源小鼠乳腺肿瘤中，这两种受体蛋白的双重抗体与放疗具有协同抑癌作用。放疗抗性乳腺癌细胞模型。综上研究结果显示，具有放疗抗性的乳腺癌细胞的侵袭作用是由 CD47 介导的抗吞噬作用与 HER2 介导的细胞增殖作用共同引起的。CD47 和 HER2 的双重阻断则可以抵消乳腺癌细胞的放疗抗性。

五、其他类放射增敏剂

（一）乏氧细胞放射增敏剂

1. 乏氧细胞放射增敏剂的研究　大量的研究表明，动物实验肿瘤以及人类肿瘤内部均存在一定比例的乏氧细胞，对低传能线密度（LET）辐射相当抗拒，是肿瘤治愈的障碍之一。为了克服这一问题，曾经提出过许多方法，如应用高压氧仓和高 LET 射线等克服和改善乏氧细胞的放射抗拒状态。乏氧细胞增敏剂亲电子化合物是解决此问题的最新途径，这类化合物能选择性地作用于肿瘤组织中的乏氧细胞，而对有氧细胞没有作用。乏氧细胞增敏剂大部分为硝基咪唑类化合物，临床上已经广泛推广使用的放疗增敏剂希美钠属于乏氧细胞增敏剂。已被证实，在头颈肿瘤、肺癌和子宫颈癌均有一定的增敏效果，能提高肿瘤局部控制率。另外，王忠帅等观察希美钠联合放射治疗鼻咽癌患者，发现治疗有效率为 68.89%，对照组为 40.91%（$P < 0.05$）。因此，对鼻咽癌患者采用希美钠增敏治疗安全性高，效果显著．值得临床推广应用。

乏氧细胞放射增敏剂的研究始于 20 世纪 60 年代，在放射增敏剂中研究最多，占比例最大。乏氧细胞放射增敏剂只作用于肿瘤细胞中的乏氧细胞，而对正常组织细胞无影响。其作用机制可用亲电子性假说解释，认为乏氧细胞放射增敏剂具有很强的电子亲和力，可以从靶分子上夺去电离产生的电子，从而减少靶分子复原的几率，使其成为自由基，造成稳定的细胞损伤。这类增敏剂包含硝基的芳香族和杂环化合物，具有共轭羰基化合物和非硝基类化合物；其中，以硝基咪唑类化合物研究的较多，也较深入。在研究硝基咪唑环的不同取代位置的化合物中，发现其增敏效应因硝基位置而异：2- 硝基咪唑 > 5- 硝基咪唑 > 4- 硝基咪唑。甲硝哒唑（metronidazole）是最早用于临床研究的 5- 硝基咪唑类化合物，有中等程度增敏作用，在组织内分布广，生物半存留期较长。有人采用 30 Gy/19 d 照射 9 次的方案治疗恶性胶质细胞瘤，每次照射前并用增敏剂组较单纯照射组患者的中位生存期提高。然而，要产生明显的增敏作用，需要的药物浓度很高，而其对神经系统的毒性作用限制了该增敏剂的用药次数和剂量。2-硝基咪唑类的电子亲和作用比 5-硝基咪唑类强，此类药物中的 misonidazole（MISO）是一种作用非常强的增敏剂。已经证明，当乏氧细胞中 MISO 浓度达 10 mmol/L 时，细胞的放射敏感性可近于充氧细胞。在欧洲和美国，MISO 已用于临床治疗各种人类肿瘤，对头颈部肿瘤治疗有明显的放射增敏作用。但由于 MISO SR-2 能通过血脑屏障，对中枢神经系统和周围神经均有毒性作用，因而限制其应用。SR-2508 和 R0-03-8799 亦属于 2-硝基咪唑类药物，此两种新药的毒性作用低，亲电子性更强，至少比 MISO 强 5 倍。

大多数临床实验证实，硝基咪唑衍生物作为放射增敏剂具有神经毒性作用。新一代硝基咪唑核苷衍生物 doranidazole 作为理想的放射增敏剂进行了大量研究。doranidazole 对照射后 5 种结肠癌细胞的生长起到显著的抑制作用，其放射增敏比为 1.79，并诱导细胞凋亡。这种增敏作用具有显著的时间和剂量相关性。

实验研究显示，doranidazole（PR-350）明显增强体外缺氧情况下辐射诱导增殖性神经胶质瘤细胞死亡，但在常氧情况下无作用。在脑荷 C6 胶质瘤大鼠的血脑屏障（BBB）完全受到破坏，^{14}C-doranidazole 特异地穿入肿瘤区域。doranidazole 与 X 射线联合应用，明显抑制 C6 胶质瘤的生长。这些结果证实，荷胶质瘤大鼠血脑屏障破坏，使不能穿透血脑屏障的嗜缺氧的 doranidazole 侵润和分布靶区，达到抑制胶质瘤细胞的目的。

2. RRx-001 作为放射治疗增敏剂　RRx-001 又称 1-溴乙酰基-3,3-二硝基氮杂环丁烷（ABDNAZ），分子式为 $C_5H_6BrN_3O_5$，相对分子质量为 268.02。近几年来，随着研究的深入，RRx-001 的独特结构及其具有的药用价值也逐步被人们发现。RRx-001 可通过一氧化氮（NO）介导的细胞毒作用、抗血管生成和表观遗传修饰等机制发挥其抗肿瘤活性，可用于治疗脑癌、结直肠癌和非小细胞肺癌等多种肿瘤。

Ning 等利用 CCK-8 法体外研究 RRx-001 对 SCC Ⅶ、HT29、MCF-7 和 A549 等多种肿瘤细胞的细胞毒性，结果发现其可有效抑制上述细胞的增殖，显现出与顺铂相似的抗肿瘤活性。相比于常氧条件，RRx-001 在乏氧条件下对 SCC Ⅶ细胞具有明显的细胞毒性，且其细胞毒性强于替拉扎明。

另外，RRx-001 联合放疗肿瘤具有协同效应。Bednarski 等发现，将乏氧的肿瘤细胞（HT29 和 SCC Ⅶ）暴露于 RRx-001，可产生一定量的活性氧（ROS）；与此同时，在 RRx-001 联合电离辐射也能刺激肿瘤细胞产生 ROS。Ning 等体外实验发现，RRx-001 联合放疗可以不同程度地增加常氧和乏氧条件下 SCC Ⅶ细胞的辐射敏感性，可将乏氧细胞的辐射生存率降低至与常氧细胞相近的水平；进一步的动物实验也显示，RRx-001 联合放疗可进一步抑制 SCC Ⅶ荷瘤小鼠的肿瘤生长，体外和体内实验均展现出了 RRx-001 的放射增敏活性。值得注意的是，只有选择合适的 RRx-001 剂量和给药时间，才能发挥更好的协同效应。Ning 等发现，当以 7 Gy 放疗剂量和 10 mg/kg 的 RRx-001 联用时，可较好地抑制肿瘤生长。

在放疗过程中，一方面射线会直接作用于核酸、蛋白等生物大分子，导致其结构的改变和生物活性的丧失；另一方面放射线能裂解细胞中的水，产生大量 ROS 自由基，通过自由基对 DNA 等造成间接损伤。RRx-001 的放疗增敏机制可能与其产生的 ROS 和氮族产物（RNS）有关。

3. 缺氧特异性细胞毒素　一些芳香族氮氧化物、脂肪族氮氧化物、醌、过渡金属配合物和被定义为生物还原剂的硝基化合物已引起了极大的关注。由于它们对缺氧细胞的优先细胞毒性，使它们与放疗具有协同作用。这些化合物中最突出的一种是替拉唑胺（TPZ），在临床试验中显示出活性。TPZ 被还原为一种代谢产物，作为一种自由基，比其母体药物更具反应性，然后在低氧环境下导致 DSB、SSB 和碱基损伤。TPZ 的类似物 SN30000 具有更好的扩散性能，正在研发中。SN30000 可以在缺氧条件下被二黄素还原酶代谢，其毒性代谢物可以增强放疗效应。AQ4N 是脂族氮氧化物的代表，通过细胞色素 P450 同工酶或一氧化氮合酶 2A，在氧敏感的双电子还原中被还原，导致 AQ4 的形成。AQ4 是一种细胞毒性化合物，具有高 DNA 亲和力，可以促进放疗的作用。AQ4N 在临床前研究中显示出显著活性，而其临床试验（NCT00394628）处于未知结果。具有电子亲和力和还原活性的硝基咪唑，如 RSU1069 及其前体药物 RB6145 也显示出前景，从而扩大了候选药物的范围。

（二）氧及其模拟物放射增敏剂

通常，常规放射治疗效果通过水辐解而产生自由基的间接作用而实现，然后破坏生物大分子。由自由基引起的生物分子损伤可以通过还原剂修复，如含有硫醇的谷胱甘肽（GSH），硫醇是一种中和细胞内自由基的给电子基团。如果存在氧，它将固定损伤，提高放疗的疗效，并且氧模拟物（主要是含硝化合物）具有类似的作用。修复和固定功能可以通过以下公式简单解释：R·＋HS-→损坏修复→细胞存活＋R·＋O_2→损伤固定→细胞死亡。其中，R·代表生物分子的基团，HS-代表硫醇。在大多数，常见类型的实体肿瘤中发现的缺氧（低氧）区域极大地限制了放疗的效果。因此，氧及其模拟物可用作放射增敏剂。

用作放射增敏剂的氧的模拟物主要是含具有电子亲和力的硝基的化合物，并且能够以类似于氧的方式固定由自由基引起的生物分子损伤。电子亲和放射增敏剂的原型是硝基苯，然后研究重点转向硝基咪唑，并发现合成了相当多的衍生物。最著名和最早开发的化合物之一是米索硝唑，一种 2-硝基咪唑，在几乎所有的实体小鼠肿瘤中都显示出放射增敏作用。然而，研究结果在大量临床试验中并不是阳性，可能是因其亲脂性引起的剂量限制性毒性作用，导致渗入神经系统的阴性后果。进一步努力改善硝基咪唑的药代动力学性质，如增加亲水性和引入特定基团，以减少周围神经病变和增加缺氧细胞的摄取。与米索硝唑相比，依他硝唑具有更好的亲水性，因其侧链被羟基修饰。哌莫硝唑具有肿瘤特异性，因其含有哌啶，具有碱性，可以通过正常组织和肿瘤细胞之间的 pH 梯度而进入肿瘤部位。这两种化合物的毒性都小于米索硝唑，但在临床试验中没有显示出有益的效果。硝基咪唑类是在氧模拟物和碳酸酐酶抑制剂同时发挥作用的新化合物的背景下发展起来的，并重新成为缺氧成像的有用诊断探针。

一些其他硝基化合物已被用于缺氧放射增敏。尼莫拉唑是一种 5-硝基咪唑，被发现在几项试验中有效。在丹麦该化合物已推荐用头颈癌的治疗，尤其是血浆中骨桥蛋白含量高的患者，并在EORTC 国际中进一步探讨。最初用作火箭燃料成分的二硝基氮杂环丁烷 RRx-001 被发现是一种有效的低毒性放射增敏剂，目前正在临床试验中进行评估（NCT02871843）。

利用氧及其模拟物通过"自由基损伤"改善放射治疗，这正是常规放射治疗的基础，也是开发放射增敏剂的良好出发点。虽然在这一方向上取得了很大的进展，但仍存在一些阻碍临床转化的障碍，如硝基和高氧的不良反应及缺乏结构类型、可选的具有"氧效应"的活性基团及肿瘤特异性等。除了进一步改进结构，以改善疗效和药代动力学外，还应将更多的精力集中于低氧特异性细胞毒素和作用于辐射敏感性相关通路的化学物质。

（三）抗代谢药物和纳米材料放射增敏剂

1. 抗代谢药物　抗代谢药物在结构上与正常细胞中核酸或蛋白质代谢物相似，因此能与体内代谢物发生特异性结合，从而影响或拮抗代谢功能，产生细胞毒性。抗代谢药物可通过抑制脱氧核苷酸三磷酸腺苷的合成干扰细胞内核酸平衡并破坏 DNA 复制的准确性，发挥放射增敏作用。另外，大多数抗代谢药使细胞阻滞于放射敏感的 G_1/S 边界期。虽然单独用代谢拮抗剂不能导致细胞凋亡，但可以通过加剧电离辐射引起的基因组 DNA 损伤而启动细胞凋亡。

（1）叶酸类似物：其类似物甲氨蝶呤和培美曲塞抑制 DNA 合成的关键酶二氢叶酸还原酶，嘌呤类似物如 6- 巯基嘌呤（6-MP）干扰嘌呤合成，可进入 DNA 代谢，从而诱导细胞周期阻滞和细胞凋亡。尽管目前有一些临床前数据提示叶酸和嘌呤类似物具有放射增敏性，但仍不如嘧啶类似物研究深入。

（2）嘧啶类似物：5- 氟尿嘧啶（5-FU）是一种尿嘧啶类似物，包括其前体卡培他滨在胃肠道肿瘤的综合治疗中占重要地位。5-FU 在 DNA 和 RNA 合成相关过程中都有作用，但其放射增敏的生物学基础主要是抑制 DNA 复制和修复所必需的胸苷酸合成酶。此外，由于核苷酸池失衡，5-FU 的代谢物嵌入 DNA，导致单链断裂，对胸苷酸合成酶的抑制进一步促进 DNA 修复失败，从而导致细胞凋亡。5-FU 与放疗协同作用可导致细胞无法修复受损的 DNA。因其半衰期短，5-FU 作为放疗增敏剂使用时通常给予持续静脉注射，而不是单次大剂量治疗。为达到最好效果，卡培他滨每天分 2 次口服，建议其中 1 次于放疗前 1~2 h 给药。胞苷类似物吉西他滨，无论临床前研究还是临床研究都证实其对各种肿瘤都是一种有效的放射增敏剂。吉西他滨治疗 24 h 后，三磷酸腺苷池枯竭的同时，细胞被阻滞于S 期。嘧啶类似物中的吉西他滨（gemeitabine）作为放射增敏剂，主要用于胰癌、非小细胞肺癌及膀胱癌的治疗，通过损耗 dATP 和延迟 S 期而增加肿瘤的放射敏感性，其放射增敏作用也依靠完整的同源重组和错配修复过程。因为吉西他滨的作用无法立刻实现（如三磷酸腺苷消耗以及细胞周期阻滞），所以吉西他滨用药 24 h 内给予放射治疗将无法起到放疗增敏作用。

2. 纳米技术在肿瘤放射治疗中的应用　基于纳米材料优异的物理化学特性，可通过多种机制在增强肿瘤放疗效果、降低放疗副作用方面发挥关键作用，利用含高原子序数元素纳米材料的高 X 射线吸收截面积和纳米材料的肿瘤组织靶向性，有效实现肿瘤部位的局部放射增强，利用纳米载体靶向运输氧气、H_2O_2 酶等改善肿瘤组织乏氧微环境，提高肿瘤放疗敏感性；基于纳米材料的特性，将放疗与化疗、热疗和光动力治疗等其他肿瘤治疗手段联合，利用不同治疗方式的协同效应，有效增强肿瘤治疗效果。除肿瘤治疗功能之外，能够在体内成像下进行实时监测的纳米材料将有助于优化放疗计划，实现精准放疗和诊疗一体化。纳米结构的物质能够优先聚集在肿瘤组织中，而在正常组织的分布却很少。根据其主要成分的不同，可以分为无机纳米粒子和有机纳米粒子。

（1）无机纳米粒子：无机纳米粒子主要活性成分为金属元素，在元素周期表中排列靠后。最早研究的无机纳米粒子为氧化铪纳米粒子。不同大小的氧化铪纳米材料，有不同的特性。NBTXR3 是氧化铪纳米材料中的一种，研究发现其在上皮、间质以及神经胶质母细胞瘤细胞系中集聚，随放疗剂量的增加而增多。NBTXR3 纳米物质不仅可以提高细胞对放疗的增敏度，还可以用来评估放疗的局部剂量。另外一种纳米材料金纳米粒（gold NP）与氧化铪纳米粒有类似的增敏特性。研究者综合文献报道认为，在体外细胞实验中金纳米粒体现了一定的放疗增敏效果。

纳米金（GNP）是一种新型纳米材料，现被广泛用于各个学科的研究。在医学领域，GNP 材料的肿瘤放射增敏作用。研究者发现，将 GNP 颗粒与肿瘤细胞混合或注射至肿瘤组织中，使用光子束照射后，能够增加生物有效剂量，证实 GNP 材料的放射增敏作用。随着 GNP 微粒研究的深入，放射增敏相关的研究也越来越多。研究者发现，GNP 在 MCF-7 乳腺癌细胞系、DU-145 前列腺癌细胞系和 HeLa 宫颈癌细胞系等以及一些肿瘤动物模型中，均具有放射增敏现象。目前研究表明，GNP 这一新型材料相较一些常用的化学增敏剂，如氟尿嘧啶和吉西他滨等，不仅具有良好的放射增敏效果，而且可以作为抗肿瘤药物的载体，为肿瘤治疗的靶向性和高效性提供条件。

（2）有机物质的纳米粒子：有机物质的纳米粒子微脂体多柔比星（liposomal doxorubicin）在较多的体外细胞实验和预临床试验中均展示了放疗增敏的效果。研究者将人恶性神经胶质瘤 U87 细胞正位异种移植到小鼠大脑中，在对实验小鼠放疗的同时给予聚乙二醇化的和非聚乙二醇化的微脂体多柔比星，结果观察到两种形式的微脂体多柔比星均显示了放疗增敏的效果，而且能够通过血脑屏障在肿瘤组织相对聚集。另外，开展的小鼠的移植肉瘤模型实验中，微脂体多柔比星显示了增敏的效果。除此之外，在肝细胞癌的小鼠移植瘤模型实验和早期淋巴瘤的临床试验等研究中也显示了放疗增敏的效果。

另外的两种有机纳米粒子微脂体顺铂（liposomal cisplatin）和 Genexol-PM 的研究中，研究者观察 20 例头颈部鳞状细胞癌患者，发现 2 种有机纳米粒子具有放疗增敏的特性，且安全性较好。并且，有研究者认为，Genexol-PM 能够增加放疗的敏感性，并且与紫杉醇做比较，其增敏效果增强。

（3）纳米结构化合物和药物输送系统：除金属纳米材料外，一些化学放射增敏剂已被制成纳米制剂，改善了它们的药代动力学特性，增强了它们在肿瘤部位的富集，并提高了它们的作用。

纳米输送系统是一种通过将放射增敏剂运送到肿瘤部位，实现药物定向的有效方法，已引起了广泛的兴趣，近年来取得了进展。该策略通过阻断细胞周期，改善氧合作用和金属本身的剂量沉积效应，将载于空心氧化钛纳米壳中的化学放射增敏剂、氧载体、siRNA 和过氧化氢酶等传递到肿瘤部位，进行放射增敏。此外，纳米系统还可以将 ^{225}Ac（释放 α 粒子）、^{131}I 和 ^{125}I 等放射性粒子精确地送到肿瘤部位，进行近距离放射治疗。结合纳米载体的辐射增敏效应，该方法具有广阔的应用前景。纳米材料的分布可以通过与射线或与壳层结合的磁离子来监测，这为图像引导下的增强放射治疗提供了一种方案。纳米材料，如金纳米颗粒和脂质体，通过靶向分子作为传递系统进行功能化，并已显示出良好的结果。

尽管纳米放射增敏剂研究取得了令人鼓舞的进展，但临床转化仍然是一项挑战。影响临床转化的因素有很多，如纳米制剂的性质（大小、形状、表面涂层和功能化）、辐射源和能量的选择以及治疗指征的选择，其主要障碍可能是存在的长期毒性。体液中的稳定性是影响纳米结构成药性的另一个关键因素。与体液中的生物分子的相互作用可能使纳米结构不稳定，尤其是纳米颗粒和纳米团簇可能通过破坏静电排斥力或交换表面配体而导致聚集。聚集会改变药代动力学和细胞反应，甚至会产生堵塞血管等不良反应。因此，在设计纳米放射增敏剂时应考虑几个因素，大小是最重要的决定因素。具有高比表面积的小尺寸高 Z 纳米颗粒具有较高的催化活性，能够产生更多的 ROS，比大尺寸的纳米颗粒具有更好的辐射增敏效果。特别是带正电荷的小纳米粒子具有静电结合带负电荷 DNA 的能力。HD < 5.5 nm 可被肾脏清除的纳米材料具有更好的药代动力学，在肿瘤细胞中富集。此外，纳米结构的表面可以通过使用生物相容性材料，如聚乙二醇进行改性，以提高其在体内的稳定性。利用纳米材料表面的靶分子进行功能修饰可以实现肿瘤靶向富集，是一种很有前途的纳米放射增敏剂设计策略。综上所述，合理的设计有助于开发生物相容性纳米放射增敏剂，促进临床转化。

（4）铁钯纳米颗粒修饰的碳纳米管对人乳腺癌 MCF-7 细胞的放射增敏作用：武汉大学孔祥跃等人探究铁钯纳米颗粒修饰的碳纳米管（FePd@CNTs）对人乳腺癌 MCF-7 细胞的放射增敏作用。用化学还原法制备 FePd@CNTs，并通过透射电子显微镜、能谱仪进行表征。CCK-8 法检测 FePd@CNTs 对人正常乳腺上皮 MCF-10A 细胞的相容性。结果发现，FePd 纳米颗粒成功地通过化学还原方法被修饰在 CNTs 的表面。FePd@CNTs 对 MCF-10A 细胞显示低细胞毒性（IC50 = 738.3 μg/m），同时可有效增强 X 射线对 MCF-7 细胞的杀伤（增敏比为 1.22）。这些结果证实，FePd@CNTs 具有对乳腺癌的治疗作用与放射增敏的潜力。

参考文献

[1] Giulietti A. Laser-driven particle acceleration for radiobiology and radiotherapy: where we are and where we are going. Proc SPIE, 2017, 10239:102390401-102390421.

[2] Rey S, Schito L, Koritzinsky M, et al. Molecular targeting of hypoxia in radiotherapy. Adv Drug Deliv Rev, 2017, 109:45-62.

[3] Mendez LC, Weiss Y, D'Souza DP, et al. Three-dimensional guided perineal-based interstitial brachytherapy in cervical cancer: A systematic review of technique, local control, and toxicities. Radiother Oncol, 2017, 99(2):e302-e303.

[4] Raziee H, Moraes FY, Murgic J, et al. Improved outcomes with dose escalation in localized prostate cancer treated with precision image-guided radiotherapy. Radiother Oncol, 2017, 123(3):459.

[5] Krause M, Dubrovska A, Linge A, et al. Cancer stem cells: Radioresistance, prediction of radiotherapy outcome and specific targets for combined treatments. Adv Drug Deliv Rev, 2017, 109:63-73.

[6] Goel S, Ni D, Cai W. Harnessing the power of nanotechnology for enhanced radiation therapy. ACS Nano, 2017, 11:5233-5237.

[7] Bousquet PA. Reactive oxygen species (ROS) and mitochondrial DNA (mtDNA) damage in tumor hypoxia, poor radiotherapy response, and metastatic progression of rectal cancer. Cancer Res, 2017, 77:1782-1782.

[8] Mapelli P, Incerti E, Fallanca F, et al. Concomitant lung cancer and gastrointestinal stromal tumor: first report of hypoxia imaging with ^{18}F-FAZA PET/CT. Clin Nucl Med, 2017, 42:e349-e351.

[9] Savi A, Incerti E, Fallanca F, et al. First evaluation of PET-based human dosimetry and biodistribution of ^{18}F-FAZA, a tracer for imaging tumor hypoxia. J Nucl Med, 2017, 58(8):1224-1229.

[10] Mistry IN, Thomas M, Edd C, et al. Clinical advances of hypoxia-activated prodrugs in combination with radiation therapy. Int J Radiat Oncol Biol Phys, 2017, 98(5):1183-1196.

[11] Lee Y, Sunada S, Hirakawa H, et al. TAS-116, a novel Hsp90 inhibitor, selectively enhances radiosensitivity of human Cancer Cells to X-rays and carbon ion radiation. Mol Cancer Ther, 2017, 16(1):16-24.

[12] Prabakaran PJ, Javaid AM, Swick AD, et al. Radiosensitization of adenoid cystic carcinoma with MDM2 inhibition. Clin Cancer Res, 2017, 23:6044-6053.

[13] Cui L, Her S, Borst GR, et al. Radiosensitization by gold nanoparticles: Will they ever make it to the clinic? Radiother Oncol, 2017, 124(3):344-356.

[14] Rosa S, Connolly C, Schettino G, et al. Biological mechanisms of gold nanoparticle radiosensitization. Cancer Nanotechnol, 2017, 8(1):2.

[15] Gao M, Liang C, Song X, et al. Erythrocyte-membrane-enveloped perfluorocarbon as nanoscale artificial red *Blood* cells to relieve tumor hypoxia and enhance cancer radiotherapy. Adv Mater, 2017, 29(35):1701429.

[16] Zhu C, Sempkowski M, Holleran T, et al. Alpha-particle radiotherapy: For large solid tumors diffusion trumps targeting. Biomaterials, 2017, 130:67-75.

[17] Tian L, Chen Q, Yi X, et al. Albumin-templated manganese dioxide nanoparticles for enhanced radioisotope therapy. Small, 2017, 13(25).

[18] Yang Y, Xie Q, Zhao Z, et al. Functionalized selenium nanosystem as radiation sensitizer of ^{125}I seeds for precise cancer therapy. ACS Appl Mater Interfaces, 2017, 9(31):25857-25869.

[19] Xue L, Xiong K. microRNA-9 acts as a tumor suppressor and enhances radio sensitivity in radio-

resistant A549 cells by targeting NRP1. Int J Radiat Onco. Biol Phys, 2017, 99:e628.

[20] Jin ZH. ^{67}Cu-radiolabeling of a multimeric RGD peptide for aVb3 integrin-targeted radionuclide therapy: stability, therapeutic efficacy, and safety studies in mice. Nucl Med Commun, 2017, 38:347-355.

[21] Mcnamara MJ, Kasiewicz M, Hilgartmartiszus I, et al. NKTR-214 synergizes with radiotherapy to drive tumor regression. Cancer Res, 2017, 77:1604-1604.

[22] Cao F, Ju X, Chen D, et al. Phosphorothioate-modified antisense oligonucleotides against human telomerase reverse transcriptase sensitize Cancer Cells to radiotherapy. Mol Med Rep, 2017, 16(2):2089-2094.

[23] Citrin DE. Radiation modifiers. Hematol Oncol Clin North Am, 2019, 33(6):1041-1055.

[24] 林斌伟, 谭榜宪. 甘氨双唑钠对食管癌放射治疗增敏作用的研究进展. 川北医学院学报, 2016, 31(1):146-148.

[25] 唐华燕, 吴辰, 李柔. 肿瘤放射增敏剂在鼻咽癌放射治疗中的应用价值. 中国当代医药, 2018, 25(23):109-111.

[26] 张玉江. 肿瘤放射增敏剂在鼻咽癌放射治疗的临床价值. 黑龙江医药科学, 2017, 40(5):81-82.

[27] 刘磊, 王学薇. 肿瘤放射增敏剂在鼻咽癌放射治疗的临床价值. 中国现代药物应用, 2017, 11(1):126-127.

[28] Fang Liu. Radiosensitization effect and mechanisms of polymeric micelles entrapping fisetin in cancer therapy (漆黄素纳米胶束的制备及其肿瘤放疗增敏作用和机制研究). 四川大学博士学位论文, 2021.

[29] 叶本模, 唐春蔓, 尹显飞, 等. 塞来昔布对肿瘤放射治疗的增敏作用. 中国肿瘤临床与康复, 2017, 24(7):854-856.

[30] 王兴, 辜健敏, 孟箭, 等. 尼妥珠单抗对 ^{125}I 粒子照射人舌鳞癌 CAL-27 细胞的增敏作用. 上海口腔医学, 2016, 25(4):409-413.

[31] 赵明, 王嚣, 王福光, 等. IGF-1R 抑制剂 OSI-906 对鼻咽癌细胞 SUN E-1 放射增敏作用的研究. 现代肿瘤医学, 2017, 25(2):167-171.

[32] Candas-Green D, Xie B, Huang J, et al. Dual Blockade of CD47 and HER2 eliminates radioresistant brwast cancer cells. Nat Commun, 2020, 11(1):4591.

[33] Wang F, Liu YH, Zhang T, et al. Aging-associated changes in CD47 arrangement and interaction with thrombospondin-1 on red blood cells visualized by super-resolution imaging. Aging cell, 2020, 19(10):e13224.

[34] Kim TY, Yoon MS, Hustinx H, et al. Assessing and mitigating the interference of ALX148, a novel CD47 blocking agent, in pretransfusion compatibility testing. Transfusion, 2020, 60(10):2399-2407.

[35] Trizova Z, Vachtenheim Jr J, Snajdauf M, et al. Tumoral and paratumoral NK cells and CD8[+] T cells of esophageal carcinoma patients express high levels of CD47. Sci Rep, 2020, 10(1):13936.

[36] 高阳, 杨翠红, 褚丽萍. RRx-001 作为放射治疗增敏剂的研究进展. 天津医药, 2017,

45(5):545-548.

[37] 姚雨竹，王东东，仲晓燕，等 . 基于纳米材料的恶性肿瘤放射治疗增敏研究进展 . 医药导报，2018, 37(6):690-697.

[38] Sung WM, Ye SJ, Mcnamara AL, et al. Dependence of gold nanoparticle radiosensitization on cell geometry. Nanoscale, 2017, 9(18):5843-5853.

[39] 惠蓓娜，刘易婷，马海琳，等 . 沉默 UHRF1 对人食管癌细胞裸鼠移植瘤的放射增敏作用及其机制 . 现代肿瘤医学，2021, 29(17):2970-2975.

[40] 孔祥跃，吕梦，彭小清，等 . 铁钯纳米颗粒修饰的碳纳米管对人乳腺癌 MCF-7 细胞的放射增敏作用 . 中华放射肿瘤学杂志，2021, 35(8):841-845.

第二十章　肿瘤基因放射治疗

第一节　肿瘤基因治疗

一、基因治疗的发展

随着现代分子生物学及其技术的发展，人们对疾病的认识和治疗手段已进入分子水平。越来越多的研究资料表明，多种疾病与基因的结构和功能改变有关，因而萌生了从基因水平治疗疾病的想法。DNA 重组、基因转移、基因克隆和表达等技术的建立和完善，为基因治疗（gene therapy）奠定了基础。1963 年，美国分子生物学家乔舒亚·莱德伯格提出基因交换和基因优化的概念。1968 年，Rogers 和 Pfuderer 证实病毒可作为基因传递的载体。进入 80 年代，对基因治疗能否进入临床存在很大的争议。直到 1989 年，美国才批准了世界上第一个基因治疗临床试验方案，但不是一个真正意义上的基因治疗，而是用一个示踪基因构建一个表达载体，了解该示踪基因在人体内的分布和表达情况。

1990 年 9 月 14 日，Anderson 首次应用腺苷脱氨酶（adenosine deaminase，ADA）基因治疗了 1 例因 ADA 基因缺陷而导致严重联合免疫缺陷病（severe combined immune deficiency, SCID）的 4 岁女童，经反转录病毒导入自身 T 细胞，再经扩增后回输患儿体内，5 年后其体内 10% 造血细胞呈 ADA 基因阳性，这一成功病例标志基因治疗时代的开始。1999 年 9 月 17 日，1 例患有罕见鸟氨酸氨甲酰基转移酶缺陷症（OTC）的 18 岁男性，在临床试验时对腺病毒载体产生严重的免疫排斥反应而不幸去世，给基因治疗带来了沉重的打击。

2000 年，法国巴黎 Necker 儿童医院首次报道了利用莫罗尼小鼠白血病病毒成功治疗了儿童 X 连锁重症联合免疫缺陷症。2009 年，通过腺相关病毒载体（AAV2）将 RPE65 基因注入患者体内，成功治疗雷伯先天性黑蒙症。经过研究者的不懈努力，基因治疗虽然遇到许多坎坷，但也取得了令人瞩目的进步。*Science* 杂志评出 2009 年十大科学突破，其中位列第七的是基因治疗，这为征服肿瘤等疾病带来了新的希望。2016 年，Strimvelis 在欧盟批准上市，用于治疗 ADA-SCID。至此，基因治疗药物的监管愈加规范化、系统化，标志着基因治疗的新时代的到来。

2018 年 9 月 28 日，药明康德公司报道，近日 FDA 宣布取消对 Sarepta Therapeutics 和 Epizyme 公司的临床试验禁令。Sarepta Therapeutics 公司是一家致力于开发精准基因疗法，治疗罕见神经肌肉疾病，是利用化学合成的二氨基磷酸酯吗啉代寡聚物（PMO），影响 RNA 的转译过程，从而改变蛋白合成。在杜兴肌营养不良症患者（DMD）中，由于基因突变导致肌肉细胞不能正常生成抗肌萎缩蛋白（dystrophin），而 PMO 能够使核糖体跳过发生突变的外显子，虽然产生的蛋白功能可能有所减弱，但是其可以一定程度上弥补抗肌萎缩蛋白缺失带来的功能缺陷。Epizyme 公司是一家开发创新表观遗传学疗法的公司，研发的 tazemetostat 是一种 "first-in-class" EZH2 小分子抑制剂。抑制 EZH2 活性可以激发肿瘤抑制基因的表达，从而抑制肿瘤细胞生长。Tazemetostat 在前期临床试验中已经在血癌和具有特定遗传特征的实体瘤患者中表现出临床活性。

与美国及欧洲相比，我国基因治疗基础研究和临床试验开展得较早，起点也不低。早在 20 世纪 70 年代，学者吴旻对遗传性疾病等的防治提出了基因治疗的问题；1985 年，再次撰文指出基因治疗的重要目标是肿瘤。我国是世界上较早开展基因治疗临床试验的国家，基因治疗基础研究和临床试验基本与世界同步。复旦大学从 1987 年就开展了血友病 B 的基因治疗研究；1991 年，对 2 例血友病 B 患者进行基因治疗特殊临床试验，这也是我国第一个基因治疗临床试验方案。之后，我国对单基因遗传病、恶性肿瘤、心血管疾病、神经性疾病和艾滋病等多种人类重大疾病开展了基因治疗基础和临床试验研究。2003 年，世界上第一个获准上市的基因治疗产品，即重组人 p53 抗癌注射液（今又生）的推出，引起国内外的广泛争议。2015 年 4 月 18 日，黄军用 CRISPR/Cas9 技术将人类胚胎中致 β 型地中海贫血症的基因进行修饰，激起了国内外的广泛争议。2015 年 12 月召开的人类基因编辑国际峰会达成共识：鼓励基因编辑的基础研究及体细胞基因治疗的临床应用，禁止人类生殖相关细胞系基因编辑的临床应用。2017 年 2 月 14 日，美国发布报告称，在父母双方均患有严重遗传疾病而渴望健康后代的情况下，基因编辑技术可应用于卵子、精子及早期胚胎细胞。

目前，基因治疗已从遗传病扩展到肿瘤、心血管疾病、神经系统疾病及传染病等；并且，应用于亚健康的治疗，如疲劳、肥胖、脱发和衰老等。然而，基因治疗尚存在一些需要解决的问题，诸如基因导入系统、基因表达的可控性、寄主产生免疫反应及选择更佳、更多的基因治疗。在所有的临床试验方案中，恶性肿瘤占全部基因治疗的首位，其次是单基因疾病、心血管疾病、感染性疾病和其他疾病等。随着人们对基因和疾病认识的不断深入，科学技术的不断发展，相信在不久的将来，基因治疗将会给人类健康带来深远的影响。

二、基因治疗及其策略

（一）基因治疗概述

基因是一段染色体 DNA 序列，用于产生功能产物多肽或功能 RNA 分子。基因治疗是指在基因水平上将治疗基因，即正常有功能的基因或其他有治疗作用的基因，通过基因转移技术，将外源正常基因导入靶细胞，纠正或补偿因基因缺陷和异常引起的疾病，以达到治疗目的的一种生物治疗方法，从而赋予生物体新的抗病功能。也就是，将用基因替换、基因补偿、基因沉默和基因编辑等策略，通过病毒载体或非病毒载体方式导入靶细胞，以纠正或补偿缺陷和异常基因引起的疾病，能实现治疗性蛋白的长期表达和组织特异性表达，无需药物干预、放疗或手术治疗，即可从根源上解决传统疗法存在的一系列问题。这一新兴的治疗方法可针对多种疾病。确切地说，基因是指遗传物质信息相关的特异性 DNA 序列的转移，是一项高度集成、综合性高难度的生物技术。

基因治疗是随着 DNA 重组技术的成熟而发展起来的，是以改变人的遗传物质为基础的生物医学治疗技术，是通过一定方式将人正常基因或有治疗作用的 DNA 序列导入人体靶细胞而干预疾病的发生、发展和进程，纠正人自身基因结构或功能上的错乱，杀灭病变细胞或增强机体清除病变细胞的能力等，从而达到治疗疾病的目的。也就是，基因治疗是将具有治疗价值的基因，即"治疗基因"，装配于能在人体细胞中表达所必须元件的载体中，导入细胞，直接进行表达。例如，干扰某个基因的功能、恢复失去的功能和启动一个新功能。基因治疗的策略，即达到基因置换、基因增补、基因修饰、基因抑制或封闭。从广义说，基因治疗也包括转基因等方面的技术应用，还可包括从 DNA 水平采取的治疗某些疾病的措施和新技术。基因治疗根据靶细胞的不同，分为生殖细胞（germ cell）治疗和体细胞（somatic cell）治疗两类，由于前者涉及人类伦理学等诸多问题，暂不宜应用；因此，基因治疗研究的重点是体细胞基因治疗。基因治疗最初以治疗单基因遗传病为主，而现在已广泛应用于肿瘤等疾病治疗领域的研究。

基因治疗是随着精准医学时代的到来，在临床治疗中起到越来越重要的作用，在已进入临床研究的基因治疗中，肿瘤相关基因治疗占一半以上。肿瘤基因治疗可以通过改变基因表达的强度，导致肿瘤坏死，破坏细胞生长使肿瘤衰退，修改基因提高后续的抗癌反应性，修复目标基因防止后续恶性肿瘤相关血栓形成等。目前，肿瘤基因治疗的主要类型包括自杀基因、基因沉默、抑癌基因、免疫调节和抑制肿瘤血管生成等。

体外转录信使 RNA（*in vitro* transcription messenger RNA，IVT mRNA）起初因其高免疫原性、低稳定性和生产制备的局限性，被认为是一种不适合的基因疗法。近年来，随着 mRNA 合成、化学修饰 mRNA 和递送技术的发展，mRNA 稳定性和翻译效率大幅提高，免疫原性逐步可控，在肿瘤免疫治疗领域显示了重要价值。mRNA 基因药物与其他生物治疗药物相比存在较多优势：① mRNA 易在体外生产和纯化，除去蛋白药物及病毒载体制备的复杂过程，同时可避免宿主蛋白及病毒源性污染；② IVT mRNA 的生产工艺通用性强，可以快速应用于生产不同的目的蛋白，节省药物研发时间，提高效率；③ mRNA 仅需进入细胞质即可翻译成蛋白质，无需进入细胞核，因此不存在基因的插入和整合，提高药物的安全性；④ 通过调节序列修饰和递送载体可以改变其半衰期；⑤ 临床试验发现，虽然 mRNA 的蛋白质表达是短暂性的，但其对于肿瘤的免疫治疗应用有效，且有利于药代动力学和剂量的控制。

重组腺相关病毒载体是基因治疗的主要工具。尽管在一些临床试验中有物理或化学方法被开发用于基因递送，但病毒载体，尤其是腺相关病毒（AAV）载体仍是主要的基因递送载体，AAV 载体具备免疫原性低、长期表达和高效递送目的遗传信息递送到靶细胞或组织及非整合等优势。用于重组 AAV 制备的工艺有多种，比如杆状病毒系统、辅助病毒系统和无辅助病毒系统，其中以无辅助病毒的瞬时转染方式为主。随着悬浮细胞培养基的发展，对于悬浮系统生产 rAAV 开发相对多年前容易许多。尽管如此，重组 AAV 病毒载体的规模化生产仍存在以下挑战：稳健的悬浮细胞系，瞬时转染带来的不稳定性，悬浮培养条件下大规模瞬时转染效率的提高，降低非目的基因的包装率，空壳病毒的有效分离及相关检测方法，生产过程监测方法的稳定性和可靠性，放行方法的开发，尤其是纯度和性能相关检测指标。

一种新型基因疗法有望靶向作用肠癌扩散进而杀灭癌细胞。2021 年 3 月，澳大利亚南澳健康与医学研究所等机构在 *Gastroenterology* 杂志发文，分析了基因疗法治疗转移性肠癌患者。在肠癌中，预后最差的患者机体中往往有很多促进或支持肿瘤生长的成纤维细胞；坏的成纤维细胞能促进肿瘤细胞的异常生长，而好的成纤维细胞则会减缓肿瘤生长并减少肿瘤的扩散。研究者所开发的新型基因疗法能够将好的成纤维细胞直接运输到支持性细胞中，大部分的肠癌会转移到机体肝脏组织中，在临床前研究模型中，这种新型疗法能通过注射唯一能靶向作用肝脏的病毒发挥作用，随后会在器官中产生更多支持良性的细胞信号，并能缩小肿瘤，最终延长患者的寿命。

（二）基因治疗方法和策略

1. 基因治疗方法　目前，常用的基因治疗方法可以归纳为以下两种：一种方法是体细胞基因治疗，或称"二步基因治疗"，即将受体细胞在体外培养转移入外源基因，经过适当的选择系统，把重组的受体细胞回输患者体内，让外源基因表达，以改善患者症状，这种方法是目前基因治疗普遍采用的方法，又称体外法（*ex vivo*）。另一种方法称为"直接法基因治疗"，是指不需要细胞移植而直接将外源基因 DNA 注射到机体内，DNA 可以单纯注射，也可与辅助物（如脂质体）一起注射，使其在体内转录、表达而发挥治疗作用，故又称为体内法（*in vivo*）。体内法的基因治疗比体外法简单、直接和经济，疗效也比较确切，常用的体内基因直接转移手段有病毒介导、寡核苷酸直接注射、受体介导、脂质体介导和体内基因直接注射。此外，还有原位法（*in situ*）。

2. 基因治疗策略　随着基因治疗研究的深入发展，不仅将外源性正常基因导入到病变细胞中，或采用适当的手段抑制细胞内过度表达的基因；而且，可将特定的基因导入非病变细胞，或向功能异常的细胞（如肿瘤细胞）中导入其不存在的基因。目前，基因治疗方案根据其目的可分为 5 类，即基因置换、基因增补、基因修饰、基因导入、基因抑制或封闭。

（1）基因置换（gene replacement）：这种治疗策略也称基因矫正（gene correction），是用特异的功能正常的基因取代致病基因，一般将正常基因导入基因缺陷的靶细胞内，经同源重组进行准确的原位修复，但重组效率低。要实现基因置换，需要将正常基因定向导入受体细胞的基因缺陷部位，能够在受体细胞中适度、稳定和长期表达，并对宿主安全、无害。

（2）基因增补（gene augmentation）：这种治疗策略是通过导入正常的外源基因来弥补体内缺陷的基因表达产物，其特点是不需去除异常基因，此法比较常用。

（3）基因修饰（gene modification）：这种治疗策略也属于基因增补，但其目的是改变或改善细胞功能，通过导入非特异性外源基因，使某些细胞具有新的生物学特性，以达到治疗疾病的目的。这些外源基因包括增强免疫效应基因、肿瘤细胞免疫原性基因、肿瘤药物敏感基因和肿瘤药物耐受基因等。

（4）基因导入（gene introduction）通过导入自杀基因，诱发细胞自杀效应，也是一种基因治疗策略。这种治疗策略是将自杀基因转入宿主细胞中，其编码的酶能使无毒性的药物前体转化为细胞毒性代谢物，诱导靶细胞产生自杀效应，从而达到清除肿瘤细胞的目的。

（5）基因抑制或封闭（gene suppression or blockage）：根据碱基互补原理，用人工合成或生物体合成的特定互补的 DNA 或 RNA 片段抑制或封闭基因表达的技术，利用反义治疗技术可以针对不同肿瘤设计与其致癌基因或相应 mRNA 互补的反义 DNA 或 RNA 片段，封闭这些基因并抑制其表达。

2017 年 10 月 19 日，美国政府批准第二种基于改造患者自身免疫细胞的疗法（yescarta 基因疗法）治疗特定淋巴癌患者。

（三）基因治疗程序和转移方法

1. 基因治疗程序　其基本程序如下：① 在内切酶的作用下，分离、制备待克隆的 DNA 片段（目的基因，治疗基因）；② 将目的基因与载体在体外连接，形成重组 DNA；③ 重组 DNA 进入宿主细胞；④ 筛选、鉴定阳性重组子；⑤ 重组子的扩增（PDR 聚合酶链式反应）。

2. 基因转移方法　这种方法分为物理、化学和生物 3 大类。物理方法包括 DNA 直接注射法、显微注射法、电穿孔法和 DNA 微粒子轰击法等，化学方法包括磷酸钙沉淀法、葡聚糖法、脂质体融合法和受体介导法等，生物方法包括逆转录病毒（retrovirus，Rt）、腺病毒（adenovirus，ADV）、腺病毒相关病毒（adeno-associated virus，AAV）、单纯疱疹病毒（herpes simplex virus，HSV）、慢病毒（lentivirus）、痘苗病毒（vaccinia virus）、杆状病毒（baculovirus，granulosis virus）和人细胞巨化病毒（cytomegalovirus，CMV）等载体系统。在这 3 大类基因转移方法中，生物方法的效率及其靶向性明显优于另外两种方法，是目前研究最多、应用最广的方法。

（四）基因治疗的一些关键问题

有效的基因转移和靶细胞是基因治疗成为一种医治疾病手段必须加以充分考虑的关键因素。

1. 基因转移的方法　这种方法有理化方法和生物方法。物理方法主要有裸露 DNA 直接注射、颗粒轰击、电穿孔和显微注射等。化学方法主要有磷酸钙沉淀、多聚季胺盐、脂质体包埋和 DNA- 配基的结合体等。生物方法主要指病毒介导的基因转移，有反转录病毒、腺病毒和单纯疱疹病毒等。

2. 靶细胞　由于受精卵或早期胚胎细胞的遗传改变会影响后代，伦理学障碍和技术上的困难使生殖细胞基因治疗一直未能开展，所以在现有条件下，基因治疗主要仅限于体细胞。体细胞基因治疗是指将外源性基因导入机体特定的细胞内以弥补基因的缺陷，使机体恢复健康。由于其只涉及体细胞的遗传改变，因此并不影响下一代。一般来说，进行体细胞基因治疗还要选用合适的活细胞作为体外遗传操作和加工的靶细胞。经修饰加工后的活细胞，通过输入、注射或经手术植入等方法导入患者体内产生治疗效应。

三、肿瘤基因治疗

（一）肿瘤基因治疗概述

随着癌基因和抑癌基因的相继发现及分子生物学手段的发展和完善，基因治疗在肿瘤治疗中将会起到重要的作用。目前,肿瘤基因治疗(tumor gene therapy)常用的策略有细胞因子导入、肿瘤疫苗制备、自杀基因疗法、利用反义技术封闭活化的癌基因、基因敲除、基因突变、向靶组织转移抑癌基因以及 RNA 干扰癌基因等。

基因治疗一般涉及目的基因、载体和受体细胞 3 个方面。有效的基因治疗依赖于外源基因高效而稳定的表达。一般来说,进行肿瘤基因治疗的载体主要可分为非病毒载体和病毒载体系统。非病毒载体包括裸 DNA、脂质体 /DNA 复合物、微环载体、阳离子脂质体、阳离子多聚复合物、多肽类递送载体、分子耦联载体、基于抗体的靶向基因传递系统、纳米颗粒转染系统、细菌载体、干细胞载体、蛋白质转导、壳聚糖载体和环糊精类聚合物等。非病毒载体其安全性及免疫方面的问题较少,但基因转移效率低、稳定性差和表达维持时间较短。病毒载体指通过携带有目的基因的病毒感染靶细胞并表达出目的基因的方法。病毒是在漫长的自然进化过程中存活下来的没有细胞结构的最小、最简单的生命寄生形式,通常可以高效率地进入特定的细胞类型,表达自身蛋白,并产生新的病毒粒子。因此,病毒是首先被改造作为基因治疗的载体。利用病毒载体系统介导基因转移,以其高转染率和良好的靶向性而成为肿瘤基因治疗中最广泛的方法,其中包括逆转录病毒(RV)、腺病毒(AV)、腺相关病毒(AAV)、慢病毒(LV)、单纯疱疹病毒(HSV)、杂交病毒(HV)、杆状病毒(BV)、细胞巨化病毒(CMV)和牛痘苗病毒(BVV)等载体。

肿瘤基因治疗不需要像遗传病那样终身持续应用,只需要较短的疗程即可;另外,不需要外源基因持续表达,只要阶段性表达即可达到杀伤肿瘤细胞的目的,多数肿瘤基因治疗是将目的基因导入肿瘤细胞。因此,肿瘤基因治疗对目的基因表达调控的要求远不如遗传病治疗严格。一般,肿瘤基因载体应具备:① 非侵袭性给药方式;② 作用靶点包括原发灶和转移病灶,特别是远隔部位的微小转移灶及特殊部位病灶,如中枢神经系统和睾丸病灶等;③ 使治疗基因作用具有肿瘤特异性和时间可调控性,并能持续表达。

基因治疗是指通过对人体遗传物质进行矫正、补充或改造来达到治疗疾病的目的,或称为"基因靶点治疗(gene-targeted therapy)",已逐渐被接受为手术、化疗和放疗等常规疗法的一种重要补充的治疗手段。肿瘤基因治疗的原理是将目的基因用基因转移技术导入靶细胞,从而表达此基因并获得特定的功能,继而执行或介导对肿瘤的杀伤和抑制作用,以期达到治疗的目的。近年来,肿瘤基因治疗因其具有特异性、安全性和有效性的特点而受到人们越来越多的关注,许多实验及临床研究取得了满意的效果。随着对肿瘤发生、发展的分子生物学机制研究的深入,基因克隆、基因重组、基因转移和基因表达调控等分子生物学技术的发展、成熟,肿瘤基因治疗的基本方法、策略已经逐步形成,并发展成为肿瘤生物治疗的研究热点。

肿瘤的发生、发展是由于某些原癌基因的激活、抑癌基因的失活以及凋亡相关基因的改变而导致细胞增殖、分化和凋亡失调的结果。针对肿瘤发生的遗传学背景,将外源性目的基因引入肿瘤细胞或其他体细胞内以纠正过度活化或补偿缺陷的基因,从而达到治疗肿瘤的目的。同时,针对肿瘤细胞、肿瘤的血管改变、肿瘤患者的免疫系统和骨髓变化的基因治疗等,逐渐发展更多的方法。肿瘤基因治疗的主要途径包括癌基因治疗、抑癌基因治疗、凋亡诱导基因、细胞因子基因、免疫基因治疗和肿瘤血管基因治疗，还有反义基因、药物敏感基因（自杀基因）治疗和多药耐药基因治疗等，以及上述基因的联合应用。

（二）IVT mRNA 的合成、纯化及修饰

IVT mRNA 在体外通常以包含启动子、5' 非翻译区（untranslated region，UTR）、基因编码序列开放读框（open reading frame，ORF）和 3'UTR 的线性 DNA（如线性 pDNA、PCR 产物）为模板，以 4 种核苷酸和人工合成的帽子类似物（如 m7GpppG、m27,3'-OGpppG）为原料，利用噬菌体 RNA 聚合酶（T7 或 SP6）转录出包含帽子的 RNA，然后用 DNA 酶降解模板 DNA，再利用多聚腺苷酸聚合酶以腺苷酸为原料合成 PolyA 尾巴，最后进行分离和纯化。在制备过程中对 mRNA 进行纯化，可以减少双链 mRNA 的产生，减少细胞的免疫应答。

为提高 mRNA 稳定性、翻译效率及降低其免疫原性，可采取多种方法对其进行改造和修饰，包括对提高 mRNA 稳定性和蛋白表达至关重要的 5' 和 3'UTR 区域序列的改进和修饰（如采用 β- 珠蛋白的 UTR），ORF 密码子的优化（选择与 tRNA 同源的密码子），使用 m27,3'-OGpppG 帽子结构，以及控制 PolyA 尾巴的长度等。研究表明，通过引入化学修饰核苷酸可以显著降低固有免疫反应，提高 mRNA 活性，经过化学修饰和纯化的 mRNA 在树突状细胞（DC）中可明显提高蛋白表达量。但也有研究表明，经过纯化未修饰序列优化的 mRNA 能够在 HeLa 细胞中产生比修饰过的 mRNA 更多的蛋白质。在实际应用中，无论是采用纯化还是修饰技术，应根据靶细胞的类型采用不同的 mRNA 合成与生产策略，以达到最佳药效。

（三）基因药物的纳米载体递送

纳米载体介导的小干扰 RNA（siRNA）的递送提供了一种细胞内抗原合成的办法，在抗肿瘤免疫治疗中有着很大的应用价值。研究者开发一种负载编码肿瘤抗原的 siRNA 的脂质复合物 RNA-lipoplex（LPX），通过控制正负电荷比，控制 RNA 的转染效率及脾脏靶向性，外层的脂肪酸层保护 RNA 免受核糖核酸酶的降解，并靶向 DC 递送 RNA；RNA-LPX 可介导 DC 和巨噬细胞的有效摄取并表达编码抗原，可诱导浆细胞样 DC 和巨噬细胞释放干扰素 α（IFN-α）；还发现编码新抗原或内源性抗原的 RNA-LPX 能诱导强烈的效应 T 细胞和记忆性 T 细胞反应。研究者构建了一种递送 CTLA-4 siRNA 的阳离子纳米粒 NPsiCTLA-4，在体外可以有效地将 siRNA 传递到 T 细胞中，并能降低 T 细胞活化后的 CTLA-4 mRNA 和蛋白水平；体内实验表明，该纳米粒子能够将 CTLA-4 siRNA 导入肿瘤部位的 CD4$^+$ 和 CD8$^+$ T 细胞亚群中，提高抗肿瘤 CD8$^+$ T 细胞的比例，同时降低肿瘤浸润淋巴细胞（TIL）中抑制性调节 T 细胞（Treg）的比例，从而增强肿瘤浸润 T 细胞的活化和抗肿瘤免疫反应，NPsiCTLA-4 可以有效抑制黑素瘤小鼠的肿瘤生长，延长其生存期。

肿瘤相关巨噬细胞（TAM）是肿瘤免疫治疗的理想靶点，而 M2 型巨噬细胞是肿瘤微环境内数量较多的一种白细胞，可通过多种机制引起免疫抑制。研究者构建了一种靶向 M2 样 TAM 的多肽 - 脂质纳米颗粒（M2NP），以解决 M2 型细胞引起的免疫抑制作用。M2NP 可以负载靶向 M2 型细胞的多肽和干扰抗集落刺激因子 1 受体表达的 siRNA，与对照组相比，荷载 siRNA 的 M2NP 能消除 M2

样 TAM（52%）、缩小肿瘤大小（87%）和延长生存期。此外，该分子靶向策略还能抑制免疫抑制因子 IL-10 和转化生长因子 β（TGF-β）的产生，增加免疫刺激因子 IL-12 和 IFN-γ 的表达，增加 CD8$^+$ T 细胞在肿瘤微环境浸润（2.9 倍），携带 siRNA 的 M2NP 可下调浸润 CD8$^+$ T 细胞上标志物 PD-1 和 T 细胞免疫球蛋白和黏蛋白 3（Tim-3）的表达并刺激 IFN-γ 的分泌（6.2 倍）。

（四）超声微泡介导基因治疗

近年来，超声微泡造影剂作为一种新型的非病毒载体受到了广泛关注，因其具有制备简单、基因转染率高和无免疫原性等优点，在肿瘤基因治疗方面具有良好的应用前景。

1. 携载基因超声微泡的制备　为将超声微泡应用于基因治疗，需要制备携载基因的超声微泡。目前，微泡与基因结合的方法主要有以下两种：一是在微泡制备过程中将基因与膜壳材料混合，并将基因装载在微泡的膜壳上；二是将基因结合在微泡的膜壳表面。基因可以通过静电吸附的方式连接在微泡的表面，因此，由阳离子脂质或者阳离子聚合物为膜壳材料制备的微泡更适合与带负电的基因结合用于基因治疗。大量研究也表明，与中性微泡相比，阳离子微泡可以明显增加基因携载量及提高基因转染效率。

2. 超声微泡在乳腺癌基因治疗中的应用　决定基因治疗能否成功的关键是如何将基因安全、有效地导入靶组织或细胞，并促进其表达。目前，超声微泡应用于基因治疗主要是通过超声靶向微泡破坏（ultrasound-targeted microbubble destruction，UTMD）技术实现。UTMD 的作用机制是利用超声辐照将携载外源性基因的微泡在靶组织或器官内击破，从而将外源性基因释放出来，同时微泡爆破时产生的空化效应能使细胞膜通透性增加，促进基因进入细胞内实现转染。

自杀基因疗法又称为基因导向性酶前体药物治疗或药物的前体激活基因治疗，是将某些病毒或细菌的基因导入肿瘤细胞中，其表达的酶可催化无毒的药物前体转变为细胞毒性物质，从而起到杀伤肿瘤细胞的作用。目前，应用最广泛的自杀基因系统为 HSV-TK/GCV 和 CD/5-Fc。研究者成功构建了 pEGFP-KDRP-CD/TK 重组质粒，并运用 UTMD 联合 SonoVue 微泡介导双自杀基因 HSV-TK/GCV 与 CD/5-Fc 在乳腺癌 MCF-7 细胞中转染表达，研究发现激酶插入域受体（kinase insert domain receptor，KDR）启动子可以驱动双自杀基因在 MCF-7 细胞特异性表达，协同杀伤肿瘤细胞。另外，基因替代疗法主要是将缺失的抑癌基因转染到肿瘤细胞内，从而达到杀伤肿瘤细胞的目的。p53 基因在调控细胞周期和诱导细胞凋亡上起到关键性作用，研究者在超声引导下瘤内注射超声造影剂联合 p53 基因治疗乳腺癌，发现能够提高 p53 的表达，从而抑制肿瘤增长。

（五）多功能非病毒载体应用于肿瘤基因治疗

关于基因治疗，用于临床试验的载体主要分为病毒载体与非病毒载体。但病毒载体存在的安全问题限制其应用。与其相比，非病毒载体具有更优越的安全性，且易于制备，可携带大量核酸；但其缺点在于转染效率低下，基因表达的持续时间短。传统的非病毒载体包括物理载体及化学载体，物理递送方式包括直接注射裸 DNA、电穿孔、基因枪、声孔效应和流体动力基因转移等，但这些治疗方式并不能有效地保护基因不被核酸酶降解。化学载体包括无机纳米颗粒（二氧化硅、磁性纳米粒子、磷酸钙、金纳米粒子、碳纳米粒子和量子点等）、阳离子聚合物及脂质体等。这些载体易于被化学基团包装修饰，从而克服将基因递送入核的层层障碍。但是，早期的非病毒载体存在作用单一、靶向性差、转染效率低且无法示踪等缺点，以至不能达到很好的治疗效果。为此，近年来，人们发展了一系列多功能病毒载体。

1. 多功能非病毒载体　这种载体是在传统非病毒载体的基础上研发出的一系列具有多项功能的非病毒载体递送系统，是将多种功能整合于同一个非病毒载体中，使其能同时实现靶向、成像、示踪、光热疗、载药或可控释药等。例如，研究者设计的多功能包络型纳米器件（multifunctional envelope-type nano device，MEND），可以通过层层包装，在特定时点执行特定的功能，从而实现将基因递送入核的屏障。它们可以通过表面功能化减少网状内皮系统的摄取、逃逸细胞的内吞作用、保护核酸免于过早降解以及添加配体，以靶向到达肿瘤部位。此外，一些无机纳米粒子也可以利用其自身材料特性，发展为多功能载体。例如，磁性纳米颗粒可以作为磁共振成像的造影剂；金纳米颗粒可以产生光热效应；量子点颗粒可以进行示踪成像；还有些纳米颗粒可同时搭载药物与基因。对这些特殊的材料进行包装，不仅能有效地将基因药物递送入细胞内，同时能通过外部干扰达到最佳的抑癌作用。如今发展的"组合"纳米医学，将多功能非病毒载体运用于化学药物的递送，已在癌症治疗中进行了大量的实验，证实能够有效减少肿瘤细胞的耐药性及化疗药物的不良反应。虽然，多功能非病毒载体在运载基因中的应用不如化学药物成熟，但是也处于快速发展中。目前，多功能非病毒载体在肿瘤基因治疗领域涵盖了影像导向基因治疗、光热驱动基因治疗和联合药物基因治疗等。

2. 多功能非病毒载体的应用

（1）影像导向基因治疗：这是指非病毒载体既可以进行影像成像，又可以进行基因运载，在医学影像导向作用下实现肿瘤的基因治疗。影像导向基因治疗的多功能非病毒载体以磁性纳米颗粒最为常见。磁性纳米颗粒是指具有磁性的铁、镍和钴等材料合成的纳米颗粒，可在临床实践中被用作磁共振成像（MRI）的对比增强剂。以氧化铁为核心材料合成的超顺磁性氧化铁纳米粒子（superparamagnetic iron oxide nanoparticle，SPION）在生物医学应用中作用广泛。使用磁性纳米颗粒作为递送基因的载体可以通过多种方式提高癌症治疗的有效性。首先，磁性纳米颗粒可作为造影剂用于 MRI 监测并定量测定其在体内的分布情况，这有利于控制药物剂量；其次，通过成像作用可以对疗效进行评估；其三，磁性纳米材料通过影像导向作用可以靶向于肿瘤的特异位点，从而提高了治疗的选择性，减小不良反应，降低治疗成本。同时，利用磁场驱动是一种非侵入性的治疗方式。

（2）光热驱动基因治疗：这也是近年发展起来的一种新的基因治疗策略，是通过在组织中诱导热疗杀死癌细胞并协同基因治疗的一种新方法。传统的热疗通常是侵入性的，容易造成非特异性的细胞损伤。如今开发出的金纳米材料（AuNs）具有独特的光热性能，能够在近红外光（NIR）的照射下，将光能转化为热能，并且具有稳定性、良好的生物相容性和易于制备等优点。运用此类载体将治疗基因递送入细胞内，同时在外部近红外光的照射下，对肿瘤部位进行非侵入性的光热疗法，从而达到更加有效的抑癌作用。除金纳米材料以外，能进行光热疗法的还有氧化石墨烯（GO）和单壁碳纳米管（SWNT）等。

（3）联合药物基因治疗：由于肿瘤细胞对化疗药物的耐药性以及化疗药物带来的不良反应，传统化疗药物的抑癌作用非常局限。因此，基因与药物的联合递送系统近来受到越来越多的关注。将基因疗法与化学疗法结合，可以有效降低药物耐药性，协同增强抗癌效果。这种方法的难点在于如何进行共同递送，因为核酸与小分子药物具有显著不同的物理化学性质。能够同时携带基因与药物的纳米载体要求具备非免疫原性、无毒、有效浓缩和固定核酸，并能够封装小分子等特点。联合药物基因治疗将化疗与基因治疗结合在一起，可以扬长避短，最大效率地发挥抗肿瘤的作用。通过减少药量从而减小对正常组织的损害及不良反应。并且，由于靶向递送，使得药物强有效的针对肿瘤，从而进一步增强抗肿瘤效果。

（六）骨髓间充质干细胞在肿瘤基因治疗中的应用

骨髓间充质干细胞（BMSC）因具有良好的肿瘤趋向性而作为肿瘤基因治疗的载体细胞。将目的基因导入 BMSC 中，使其稳定持续的表达，对于肿瘤基因治疗具有重要的意义。目前，关于基因转染的方法较为常见的是重组腺病毒转染法。研究者利用重组腺病毒将 IL-12 导入 BMSC 中，可抑制卵巢癌细胞增殖并促进其凋亡。另外，利用重组腺病毒将色素上皮衍生因子（pigment epithelium-derived factor，PEDF）导入 BMSC 中，PEDF 可以在体外持续稳定地表达。有研究证实，重组慢病毒比重组腺病毒转染法具有更优的转染效率。研究者将慢病毒介导的 Ephrin B2 基因转染大鼠 BMSC，发现 Ephrin B2 在调节 BMSC 迁移具有重要作用。利用慢病毒介导 CX43 基因修饰小鼠 BMSC，CX43 基因可以在体外稳定持续地表达。

BMSC 易于外源基因的导入，并且具有良好的肿瘤趋向性，可以作为肿瘤基因治疗的理想靶向载体。相信未来 BMSC 会有广阔的应用前景。但是，其临床应用的安全性也不容忽视。已有研究证实，BMSC 在肿瘤微环境中会发生增殖增强，甚至是恶性转化，而且可以在裸小鼠体内成瘤。在病毒转染过程中如何保证其安全性也是亟待解决的问题。

（七）锁核酸的基因治疗

锁核酸（locked nucleic acid，LNA）是一种核苷酸衍生物，作为一种反义治疗药物在分子生物学研究领域已引起人们广泛的关注，有希望成为肿瘤基因治疗的新方式。LNA 又称为桥核酸，是一种特殊的双环状核苷酸衍生物，结构中含有一个或多个 2'-O,4'-C- 亚甲基 -β-D- 呋喃核糖核酸单体，核糖中的 2'-O 位和 4'-C 位通过不同的缩水作用形成氧亚甲基桥、硫亚甲基桥或胺亚甲基桥，并连接成环形，这个环形桥锁定了呋喃糖 C3'- 内型的 N 构型，降低了核糖结构的柔韧性，增加了磷酸盐骨架局部结构的稳定性。并且，LNA 与其他物质相结合时，可在一定程度上增加两者复合物的稳定性。此外，LNA 取代的双链嘧啶链中，改变了双螺旋结构，通过主沟槽调节影响复合体空间结构，有利于形成三角形结构，从而使复合物更加稳定。

与其他核苷酸类似物相比，LNA 与 DNA 和 RNA 在结构上具有相同的磷酸盐骨架，故对 DNA 和 RNA 具有很好的识别能力和亲和力。因此，有人尝试将 2 个寡核苷酸组合在一起，以创造一个既稳定又成熟的寡核苷酸。研究报道，三唑键取代磷酸键的寡核苷酸与 LNA 组合而形成新寡核苷酸时，在与 RNA 和 DNA 结合的过程中，发现新寡核苷酸展现出更高的特异性和更强的亲和力，并且明显优于仅含有三唑键取代磷酸键的寡核苷酸或 LNA，这是因为三唑键取代磷酸键的寡核苷酸与 LNA 的组合，可能改变了空间构象，使该复合物与 DNA 和 RNA 的结合能够降低 DNA 和 RNA 的阴离子，且更具有亲和力和稳定性。不仅如此，与单独的三唑键取代磷酸键的寡核苷酸或 LNA 相对比，该复合物对核酸酶的酶解作用具有更强的抗性，并已证实该复合物对 30 种核酸外切酶也同样具备很强的抗性。因此，该复合物在治疗药物中的适当比例可以大大提高药物在体内稳定性。与此同时，研究者合成并研究了三唑连接的、LNA 修饰的二核苷酸特性，并将它们结合到反义寡核苷酸和双链的 siRNA 中，发现此二核苷酸在寡核苷酸的 3' 或 5' 末端掺入时产生高结合亲和力，具有高活性和核酸酶抗性，其中已知的螺旋结构更具有灵活性，含有三唑二聚体修饰的 siRNA 是该系列中最活跃的 siRNA。有人报道，基于 LNA 更好的寡核苷酸，与 LNA 相比，在核糖的 2'-O 和 4'-C 之间具有乙烯桥的 2'-O,4'-C-乙烯桥联核酸（ENA），除了具备 LNA 一样高的互补 DNA 和 RNA 结合力外，还具有更高的核酸酶抗性，提示这是一种具有良好前景的反义治疗药物，具有重要的研究价值。

LNA 技术现已广泛应用于 miRNA 研究、SNP 基因分型、mRNA 反义寡核苷酸、等位基因特异性 PCR、RNA 干扰、DNAzymes、荧光偏振探针、分子信标、微阵列基因表达谱分析、基因修复与外显子跳跃、拼接变异检测以及比较基因组杂交等领域。同时，LNA 已经成功用于克服研究非常短的序列的困难，并得到极大地改进，在许多情况下能够特异性和灵敏地检测非编码核糖核酸及其他小核糖核酸分子，LNA 寡核苷酸区分高度相似序列的独特能力已在许多针对较长核糖核酸序列（如核糖核酸）的应用中得到进一步开发。此外，LNA 已成功用于低丰度核酸和染色体脱氧核糖核酸的检测，在诸多疾病中，如胃癌、肺癌和乳腺癌等均有相关报道。

LNA 在基因治疗上具有显而易见的特点：① LNA 单体结合到寡核苷酸链中可提高解链温度，每引入 1 个 LNA 单体，即可使解链温度提高 3℃，其与 DNA 和 RNA 互补成为双链时提供很强的热稳定性；② 抗酶解能力强，LNA 具有特殊的结构而具有抗 3' 脱氧核苷酸酶降解的能力，保护 LNA 结合物不受到降解；③ LNA 与 DNA 和 RNA 的结合可以对目的基因进行调控或者抑制，同时又可以被 RNase H 识别，从而对 mRNA 进行降解；④ LNA 在与 DNA 和 RNA 结合时，具有明显的错配辨别力；⑤ LNA 本身水溶性较好，可以自由出入细胞，易被机体吸收；⑥ LNA 单体半衰期长，如引入一个 LNA 单体到寡核苷酸中，此寡核苷酸在体内的半衰期至少可提高 10 倍。因此，通过 LNA 技术结合分子生物学等方法治疗基因异常所产生的问题，具有很好的应用前景。

（八）CRISPR/Cas9 基因编辑技术的应用

1. 新型基因组编辑技术的核心思路　目前，在 CRISPR/Cas9 技术上，已开展基因编辑的基础研究、体细胞和生殖（可遗传）基因编辑等领域的研究，广泛应用于细胞的基因编辑和基因调节、基因敲除动物模型的构建及人类疾病动物模型的治疗等领域；可以精确改变内源致病基因，有望从根本上治愈某些遗传疾病。如图 20-1 所示，新型基因组编辑技术的核心思路是通过基因工程的方法针对目标位点设计并构建特定的核酸内切酶，使其能特异性识别、结合并切割靶向序列，在基因组的特定位点产生 DNA 双链断裂（DSB），通过非同源末端连接（non-homologous end joining，NHEJ）的方式产生插入或缺失（insertions and deletion，Indel），导致基因的敲除，在提供外源模板的条件下可通过 NHEJ 等方式发生靶向整合，将治疗基因靶向整合到基因组或对突变基因进行定点修复，成功编辑的细胞可传递给子代，以实现疾病的长期修复效果。目前，基于基因组编辑技术的临床试验的相关报道展示了良好的治疗效果。其中，针对急性髓性白血病和母细胞性浆细胞样树突状细胞肿瘤的早期临床试验则是利用 TALEN 编辑的靶向 CD123 的同种异体 CAR-T 细胞进行治疗。相比于 ZFN 和 TALEN，CRISPR/Cas9 基因编辑系统以其简易性、高效性及安全性被认为是当前最有潜力的基因编辑工具。由北京大学邓宏魁研究组等多个研究团队首次利用 CRISPR/Cas9 基因编辑的成体造血干细胞（HSC）治疗白血病患者，实现了 CCR5 突变的 HSPC 在患有急性淋巴母细胞性白血病仅在移植后 4 周得到了完全缓解。

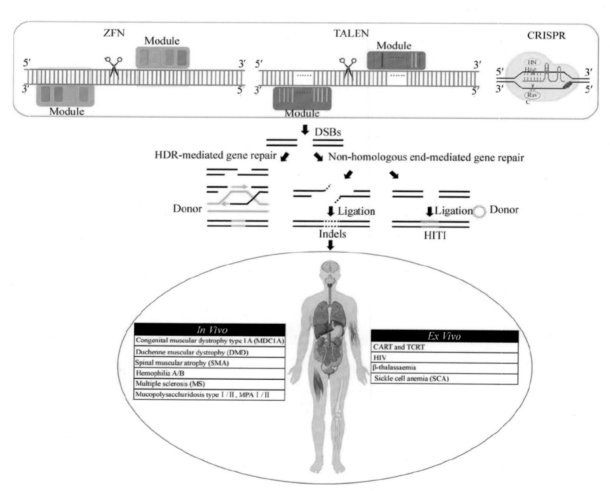

图 20-1　基于基因组编辑技术的临床试验

2. 基因编辑工具脱靶检测技术　CRISPR/Cas9 及其衍生工具单碱基编辑器已广泛应用于生命科学和医学研究。然而，其基因编辑造成的脱靶风险阻碍着该技术实际应用。我国杨辉等在 *Science*（2019）和 *Nature*（2019）杂志发文，建立了新一代基因编辑工具脱靶检测技术，即 GOTI（genome-wide off-target analysis by two-cell embryo injection），并使用该技术发现之前普遍认为安全的单碱基基因编辑技术存在严重的、无法预测的 DNA 脱靶问题。该技术进一步将脱靶检测范围扩大至 RNA 水平，发现常用的两种单碱基编辑技术均存在大量的 RNA 脱靶，通过对单碱基编辑工具进行改造，筛选到既保留高效的单碱基编辑活性又不会造成额外脱靶的新一代高保真单碱基编辑工具，为单碱基编辑应用于临床治疗提供了重要的基础。

3. 构建超精准的碱基编辑器　基于 CRISPR 的基因编辑具有潜在的治疗优势及存在的一些技术缺陷。美国学者构建超精准的碱基编辑器（*Nature Biotechnol*，2020），可以重写组成 DNA 的四个碱基。研究者发明了新的 CRISPR 工具，通过改进碱基编辑器的精确度和基因组靶向能力，解决了一些重大问题。碱基编辑器的工作原理是靶向 DNA 的特定区域，然后将某些碱基转换为其他的碱基；在转换后，碱基编辑器，如将 C–G 转化为 T–A 的胞嘧啶碱基，有时会执行不必要的脱靶编辑。研究者设计出新的胞嘧啶碱基编辑器，将一种难以脱靶编辑减少了 10 ~ 100 倍，从而使这些新的胞嘧啶碱基编辑器有望用于治疗人类疾病，包括恶性肿瘤。研究者使现有的 Cas9 蛋白进化而获得了新一代 CRISPR–Cas9 蛋白，能够靶向更大部分的致病突变，包括一种导致镰形细胞贫血的突变。

4. 新型 Cas9 突变体有望使基因编辑更加精准　Cas9 的螺旋桥（bridge helix）是进化保守结构域。德国 Bratovič 等发现（*Nat Chem Biol*，2020），这种螺旋桥在 Cas9 与其导向 RNA 和 DNA 靶点相互作用上的机制上起到关键作用，他们识别出一组氨基酸残基，能与导向 RNA 的磷酸骨架接触，从而促进稳定回路结构的形成，后者对于 Cas9 的活性非常重要；在这种回路结构中，Cas9 结合导向 RNA 能与 DNA 靶向序列的互补链进行配对，同时还会替换第二股 DNA 链，使 Cas9 能切割两条 DNA 链。通过改变这些氨基酸残基，能够产生新的 Cas9 突变体，多个突变体切割脱靶位点的频率明显变低，其中一种 R63A/Q768A 的突变体还能够增加人类细胞中 Cas9 基因编辑的特异性。

5. CRISPR/Cas9 选择性消除小鼠体内肿瘤细胞　2020 年 10 月，西班牙国家癌症研究中心（CNIO）Rodríguez–Perales 及其研究团队在 *Nat Commun* 杂志发文，利用 CRISPR/Cas9 基因编辑技术消除了融合基因，为开发专门破坏肿瘤而不影响健康细胞的癌症疗法展示了可观的前景。融合基因是来自 2 个不同基因的 DNA 片段不正确连接在一起的异常结果，这是细胞分裂过程中偶然发生的事件。如果细胞不能从这个错误中获益，就会死亡，融合基因也会被淘汰。但当这个错误导致生殖或生存优势时，携带这种融合基因的细胞将会增殖，融合基因及其编码的蛋白会触发肿瘤形成。许多染色体重排及其产生的融合基因是儿童肉瘤和白血病的起源。融合基因也存在于前列腺瘤、乳腺癌、肺瘤和脑瘤等其他癌症中。总的来说，它们存在于高达 20% 的癌症中。在这项研究中，研究者在尤文肉瘤和慢性髓细胞白血病（CML）的细胞系和小鼠模型中，利用 CRISPR/Cas9 切除导致肿瘤的融合基因，从而成功地消除肿瘤细胞。研究者是在位于融合基因两端的内含子（基因的非编码区域）中进行 2 次切割。这样，在自行修复这些切割的过程中，肿瘤细胞会将切割的两端连接起来，这将导致位于中间的融合基因被完全消除，会自动导致肿瘤细胞的死亡。

6. 利用 CRISPR 对免疫反应进行编辑使基因疗法更有效　基因治疗一般依靠腺相关病毒（AAV）等病毒将基因递送到细胞中。在基于 CRISPR 的基因疗法中，分子剪刀可以移除有缺陷的基因，并添加一个缺失的序列或暂时改变它的表达，但人体对 AAV 的免疫反应。为了克服这一障碍，2020 年 9 月，美国匹兹堡大学医学院研究者在 *Nat Cell Biol* 杂志发文，构建一种以不同方式使用 CRISPR 的系统，短暂地抑制了与 AAV 抗体产生有关的基因，这种病毒可以不受阻碍地递送携带的基因。研究者利用 CRISPR 控制的免疫抑制系统治疗小鼠，随后再次将其暴露在 AAV 中时，并没有产生更多的抗体来对抗这种病毒。与对照小鼠相比，这些接受治疗的小鼠更容易接受后续的基于 AAV 递送的基因疗法。与对照小鼠相比，利用治疗小鼠对 AAV 的免疫反应较低的工具，开始探索有助于降低针对 AAV 的抗体形成，并有可能解决基因治疗试验的安全性和有效性问题。

（九）利用细菌降解癌基因 Myc 治疗癌症

2021 年 6 月，瑞典隆德大学研究者在 *Nat Biotechnol* 杂志发文，发现了大肠杆菌靶向并降解参与多种类型癌症产生的癌基因 Myc。早期已确定的癌基因，因发生突变可以触发癌细胞产生，并解释了它们的竞争优势。多效性转录因子 Myc 为典型的癌基因，并且在大多数人类癌症中具有超常活性。因此，靶向 Myc 是非常理想的。然而，找到用于治疗 C-myc 抑制剂一直是个问题。在这项研究中，发现尿道致病性大肠杆菌从被感染的细胞和组织中消耗 C-myc 蛋白，这是加速 C-myc 蛋白降解和减弱 Myc 表达的结果。这一发现是在观察到急性肾盂肾炎(acute pyelonephritis)患儿的 Myc 表达量下降后取得的。通过筛选尿道致病性大肠杆菌释放的分子，发现 Lon 蛋白酶是 Myc 降解的主要效应物，对 Myc 具有选择性。然后，将这种细菌策略转化为癌症治疗，并且在两种不同的癌症模型中显示出 Lon 治疗的显著效果。对肿瘤生长和提高生存率的强大治疗效果支持了这种分子的治疗潜力。令人惊讶的是，Lon 蛋白酶被证明主要影响 Myc 过度活跃的细胞，这表明它所产生的不良反应是有限的。

第二节　肿瘤基因治疗载体

在基因治疗中，载体系统的选择是一个至关重要的环节，而理想的基因治疗载体（gene therapy vector）应具备以下特点：① 载体可携带遗传物质，易于进入靶细胞；② 在特异细胞或组织中外源基因能够被精确地调节，有规律、充分、持续和稳定的表达；③ 转染性高，能有效感染分裂期和非分裂期细胞；④ 安全、有效，并具有专一转染靶细胞的效能；⑤ 具有弱免疫原性，载体的任何部分不会引起免疫反应；⑥ 易于大量生产。

基因导入系统（gene delivery system）是基因治疗的关键环节，进一步提高基因治疗的效果，发展新型、高效的基因治疗载体，使携带的基因具有更高的靶向性、杀伤性、表达稳定性和可控性，这是基因治疗成功的关键，已成为基因治疗研究的重点。当前，肿瘤基因治疗应用的载体主要集中于病毒载体系统和非病毒载体系统。

一、病毒介导的基因转移系统

用于肿瘤基因治疗的病毒载体（viral vector）应具备如下基本条件：① 携带外源基因并能包装成

病毒颗粒；② 介导外源基因的转移和表达；③ 对机体不致病。每一种病毒载体系统都有其优点和缺点，因此需对其改造后才能用于人体。

（一）病毒载体分类、包装和纯化

1. 病毒载体分类　病毒载体可分为两种类型，即重组型病毒载体和无病毒基因的病毒载体。重组型病毒载体是选择性地删除病毒的某些必需基因，尤其是立早基因（immediate early gene，IEG）和早期基因（early gene），或控制其表达，缺失的必需基因的功能由互补细胞反式提供，用外源基因表达单位替代病毒非必需基因区，病毒复制和包装所需的顺式作用元件不变；可通过同源重组方法将外源基因表达单位插入病毒基因组中，如在重组腺病毒构建方法中，将外源基因表达盒（exogenous gene expression cassette）插入穿梭质粒（如 pXCX2 或 pFGdX1）的腺病毒同源序列中，与辅助质粒（含有腺病毒基因组的质粒，如 JM17 或 pBHG）共转染 293 细胞，通过细胞内的同源重组获得含有外源基因的重组腺病毒。

无病毒基因的病毒载体往往由载体质粒和辅助系统组成，重组载体质粒主要由外源基因表达盒、病毒复制和包装所必需的顺式作用元件及质粒骨架组成，辅助系统包括病毒复制和包装所必需的所有反式作用元件。在辅助系统的作用下，重组载体质粒以特定形式（单链或双链，DNA 或 RNA）被包装到病毒壳粒中，其中不含有任何病毒基因。其优点是安全性好，容量大；缺点是需要辅助病毒参与载体 DNA 的包装，而辅助病毒又难以同载体病毒分离开，造成最终产品中辅助病毒污染，从而影响其应用。实际上，可将无病毒基因的病毒载体看作是重组病毒载体的一种极端减毒情况。

2. 病毒载体的包装系统　此系统包括宿主细胞、病毒复制和包装所必需的顺式作用元件、外源基因表达盒以及辅助元件三部分：① 宿主细胞为病毒复制和包装提供了必要的环境条件，而且许多细胞成分还直接参与了病毒的复制和包装过程，如反转录病毒的包装细胞为 PA317 细胞，腺病毒的为 293 细胞；② 构建重组病毒载体时，病毒复制和包装所需的顺式作用元件存在于病毒基因组中（病毒基因组可以由具有感染性的病毒颗粒提供，也可以质粒形式提供），其步骤大致如下，先将外源基因表达盒插入穿梭质粒携带的病毒同源序列中，将重组穿梭质粒转染至细胞中，再用辅助病毒感染，或将重组穿梭质粒与病毒基因组质粒共转染细胞，最后重组质粒与病毒基因组在细胞中进行同源重组并产生表达外源基因的重组病毒；③ 辅助元件包括病毒复制和包装所必需的反式作用元件，主要包括病毒基因转录调控基因、病毒合成和包装所需的各种酶类的基因、病毒的外壳蛋白基因等，常用的形式有辅助质粒、辅助病毒和包装细胞系。

3. 病毒载体的纯化方法　病毒可以看作是一个具有特定结构的生物大分子，由位于中心的核酸和蛋白质外壳组成，有些病毒还具有脂质膜和糖蛋白或糖脂。许多分离纯化蛋白质的方法，如离心和梯度离心、盐析、柱层析、超滤和透析等方法都可用于病毒的纯化，但由于病毒结构的复杂性，纯化时不能采用蛋白质变性和复性的方法，因为一旦病毒蛋白发生变性，或病毒结构发生破坏，在体外就很难再重建成有感染性的病毒颗粒。因此，在病毒的纯化过程中必须保持病毒的结构不受破坏，并监测其感染活性。病毒纯化可分为以下几个步骤：① 初始物的收集和制备：根据病毒产生方式的不同需采取不同的方式，对于不导致细胞病变和死亡的病毒，如逆转录病毒，可不断收集产毒细胞的培养上清作为初始物；对于在产毒过程中宿主细胞发生病变和死亡的病毒（如腺病毒），在产毒达高峰时收集培养上清，并裂解细胞以释放细胞内的病毒；② 初始物的浓缩：在不影响目标病毒的感染性的前提下，可选用盐析、超滤和透析等方法浓缩；③ 目标病毒的分离和纯化：氯化铯梯度离心法和柱层析法为分离纯化各种病毒的常用方法。

（二）逆转录病毒载体

逆转录病毒（retrovirus，RV）为单链 RNA 病毒，主要来源于莫洛尼鼠白血病病毒（moloney's leukemogenic virus，MLV），其基因组为 8.5 kb，所携带的遗传物质为 RNA，能自身合成一种逆转录酶，将其 RNA 逆转录为 cDNA，并稳定整合到宿主 DNA 中。RV 载体的优点是能持久表达目的基因，在转移过程中不易受到胞内 DNA 酶的降解，感染细胞范围广，基因容量较大，机体对载体产生的免疫反应较低，是转基因技术应用的主要载体之一；缺点是载体的整合是随机的，靶基因表达受插入位点两侧的宿主 DNA 序列影响，并可导致插入突变，而且 MLV 整合前复合体从胞浆迁移到胞核需依赖于有丝分裂过程中核膜的破裂，载体只感染分裂增殖期的细胞，其导入效率低，靶向性较差。

研究者构建一种携带胸腺激素基因的 RV 载体，转染膀胱癌小鼠模型，可发现有胸腺激素的表达，且与仅有复制缺陷功能的 RV 转染模型相比较，肿瘤发生率低，肿块小，生存率高。利用抗原抗体能特异性识别结合的原理，不仅将 RV 应用于体外培养的黑色素瘤细胞靶向性载体上获得成功，还在体内实验时发现表达高分子重链黑色素抗原的肿瘤细胞（即 HMWMAA⁺）能被该载体靶向性识别，而与此同时未观察到其他组织细胞受染，从而实现了专一性抗肿瘤的目的。研究者构建了携带抑制肿瘤的 IL-6 基因的 RV 载体 pZIP-IL-6 cDNA，转染克隆的肿瘤 HT 229 细胞，发现瘤细胞的增殖周期延长，瘤细胞数量倍增时间延长，抑制了 HT 229 细胞的生长。

研究者在进一步寻求开发新的、高效、安全和稳定的 RV 载体，复制缺陷型泡沫病毒载体等，改建其组织靶向性。体内有效的基因治疗需要有足够高的感染率（$< 10^7$ cfu/ml），大部分 RV 载体都很难达到。因此，RV 载体更适用于体外转染，而且随着更多其它病毒载体的出现，临床上用 RV 载体转移基因的研究正在逐渐减少。

（三）腺病毒载体

1. 腺病毒简介　腺病毒（adenovirus，AV）是一种线状双链 DNA 病毒，其基因组长约 30～50 kb，由非结构性早期基因、编码结构蛋白的晚期基因和 RNA 聚合酶、转录子组成。AV 基因组编码区主要由 E1A、E1B、E2、E3 和 E4 区组成，E1A 和 F1B 与病毒自我复制能力有关，E3 与宿主免疫逃逸有关。在体外转基因实验中，将单纯疱疹病毒胸苷激酶（herpes simplex virus thymidine kinase，HSV-tk）基因转入可复制的 AV 载体中，构建出 IG.A d5E1 (+) E3TK，并将其转染体外培养的神经胶质瘤细胞后，再联用更昔洛韦（GCV），可产生显著的抗肿瘤效果。在 AV5 型上构建 HSV-tk 和 IL-2 基因表达的载体，瘤内注射给小鼠甲状腺髓样癌模型，有 63% 以上的肿瘤消退。在针对目的基因表达调控的问题上，研究者成功地构建了携带 FasL-GFP 及联合四环素调控表达的复合型 AV 载体，能有效地控制目的基因的表达，并能专一攻击前列腺癌细胞。

以上结果显示，AV 载体的优点是导入效率明显高于 RV，可制备的病毒滴度高（> 10^{11} cfu/ml），能感染各时相的细胞，对分裂和非分裂细胞都有感染性，不与宿主基因发生整合，因而较广泛地应用与研究；缺点是无靶向性，插入片段一般也不大于 8 kb，而且能引起机体较强的免疫反应，使外源基因不能在体内长期表达。

2. 研制的三代腺病毒　第 1 代 AV 载体是缺失了 E1A 区、E1B 区及 E3 区的复制缺陷型病毒载体，缺失的 E1 区一般由辅助细胞（293 细胞系）提供，293 细胞系的基因组中含有能够稳定表达的 AdE1 区基因，但是载体与表达 E1 蛋白的 293 细胞之间存在同源序列，载体在细胞中繁殖时可通过同源重组重新获得 E1 区，转变为复制型 AV；而且，载体仍能表达 E2 蛋白，会激发机体免疫反应。第 2 代 AV 载体是病毒基因组的 E2A 区缺失，并突变或缺失 E4 区基因，动物实验表明这种载体引起的宿主炎症和免疫反应较弱，而目的基因的表达时间更长。第 3 代 AV 载体全部去除了病毒结构基因，只保留了必要的顺式作用元件，总长不到 1 kb，被去除的基因功能由辅助病毒反式提供；这种新型载体具有容量大（最高可达 36 kb），目的基因的表达时间大大延长等优点。

后来，研究者主要通过改构 AV 衣壳蛋白，采用特异性启动子（如 AFP、hTERT 和 Egr-1 等）启动外源基因的表达，改造 AV 结构基因而使其选择性复制等策略，提高 AV 的特异性和靶向性，研制了许多新型、安全和有效的 AV 载体，如靶向性 AV 载体、复制型 AV 载体和 3 型 AV 的十二面体蛋白亚单位颗粒等。其中，靶向性 AV 载体能将目的基因特异导入靶细胞，并通过采用组织特异性或疾病状态下使基因调控元件过表达，从而控制基因的转录。

3. 经过基因改造的 AV 对抗转移性癌症　2020 年 11 月，美国埃默里大学和凯斯西储大学研究者在 *Sci Transl Med* 杂志发文，重新设计了人类 AV，使其不容易被先天免疫系统的一部分捕获，注射到血液中而不会引起大规模的炎症反应。这项研究报道了这种重新设计的病毒低温电镜（cryo-EM）结构，而且能够消除小鼠体内的播散性肿瘤（图 20-2）。在静脉注射病毒时，先天性免疫系统将它们送入肝脏的效率相当高。由于这个原因，大多数溶瘤病毒被直接送入肿瘤，而不影响转移瘤。相比之下，将可能以足够高的剂量全身性地递送修饰后的病毒以抑制肿瘤生长，同时不会引发危及生命的全身性毒副作用。重新设计 AV，这种递送系统已被用于数十项癌症临床试验中，以刺激宿主抗肿瘤反应。

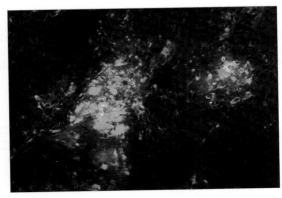

图 20-2　经过改造的腺病毒（绿色）通过人肺腺癌结节传播而导致癌细胞死亡（红色）

2021 年，美国 Shayakhmetov 和 Stewart 的实验室在 *Science* 杂志发表了关于 AV 如何与血液中的一种宿主因子（凝血因子 X）相互作用的低温电镜分析。在这种情况下，在 3 个部位对 AV 进行修饰，以尽量减少其病毒与特定血液因子的相互作用。结果发现，这种病毒仍然可以组装并保持感染和杀死肿瘤细胞的功能。对修饰后的 AV 仍有可能形成一种较慢建立的适应性免疫反应，类似于接种疫苗后观察到的情况。一组病毒可以用于对癌症患者进行连续给药，以延长治疗效果。这项研究首次发现可以修改天然 IgM 与 AV 的结合。因此，引入了防止病毒在血液中失活并阻止其被肝脏巨噬细胞捕获的突变。到目前为止，认为任何有规律的重复结构，如这种病毒的外壳（即衣壳），都会吸引低亲和力的天然 IgM 抗体结合，导致它迅速失活并从血液中清除。

研究者还替换了 AV 中与人类细胞整合素（integrin）相互作用的部分，将这一部分替换为另一种人类蛋白，即将这种病毒靶向肿瘤细胞的层粘连蛋白 α1（laminin–α1）的序列。研究者获得了这种重新设计的 AV 的高分辨率低温电镜结构。当注射到小鼠体内时，高剂量的标准 AV 会在几天内引发肝脏损伤和死亡，但是这种重新设计的 AV 不会如此。这种重新设计的 AV 可以消除一些移植了人类肺癌细胞的小鼠机体的播散性肿瘤，但不能消除所有小鼠身上的肿瘤：大约 35% 的小鼠出现了完全的反应，没有检测到的肿瘤，存活时间也延长了。研究发现，肺部的肿瘤部位被转化为瘢痕组织。

4. 腺病毒攻击癌细胞　由于添加了 RNA 稳定因子，AV 现在能够更好地靶向并杀死癌细胞。2020年 5 月，日本北海道大学 Higashino 等研究者在 *Cancer* 杂志发文，已经制造出一种 AV 可以在癌细胞内部进行复制，并利用特殊的 RNA 稳定因子杀死癌细胞。

研究者制造了两种新的针对癌细胞的 AV。使用了富含 adenylate–uridylate 的元素（ARE），这是 RNA 分子中的信号，会加速 mRNA 在人类细胞中的快速衰变。ARE 确保 mRNA 不会继续编码细胞中不必要的蛋白质。细胞生长和增殖所需的基因往往含有 ARE。

然而，在一定的应激条件下，含 ARE 的 mRNA 可以暂时稳定下来，维持一些必要的细胞过程。ARE–mRNA 在癌细胞中也很稳定，支持其持续增殖。研究者将 ARE 从 2 个人基因插入到 1 个 AV 复制基因中，制造出新的 AV：AdARET 和 AdAREF（图 20–3），其目的是使 ARE 稳定杀伤 AV，只能在癌细胞内复制，而不能在正常健康的细胞内复制。事实上，AdARET 和 AdAREF 都可以在实验室中复制并杀死癌细胞，而对正常细胞几乎没有影响。实验证实，癌细胞的特异性复制是由于病毒基因与 ARE 的稳定，而这在健康细胞中没有发生。

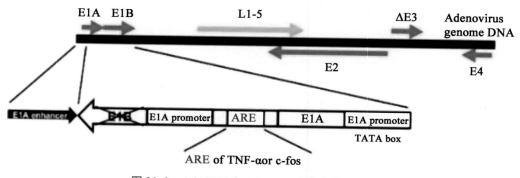

图 20–3　AdARET 和 AdAREF 腺病毒基因组 DNA

研究者将人癌细胞注射到裸鼠的皮肤下，随后发展成肿瘤。当 AdARET 和 AdAREF 病毒被注射到肿瘤中时，导致肿瘤显著减小。在之前的一项研究中，一位研究者使用了属于另一种基因的 ARE，发现这种 AV 在含有 RAS 基因突变的癌症中特别有效。另一方面，AdARET 和 AdAREF 病毒在没有 RAS 基因突变的情况下对癌细胞有效，使这些病毒适用于更广泛的癌细胞治疗。

5. 修饰的腺病毒将癌症治疗基因直接传递到肿瘤细胞中　2021 年 5 月，瑞士苏黎世大学研究者对 AV 进行了修饰，将癌症治疗基因直接传递到肿瘤细胞中。与化疗或放疗不同，这种方法对健康细胞没有伤害。一旦进入肿瘤细胞，传递的基因成为治疗性抗体、细胞因子和其他信号物质，这些物质由癌细胞自身产生，并从内到外消灭肿瘤。这是诱骗肿瘤通过自身细胞产生抗癌物质来消灭自身的方法。研究者称该技术为 SHREAD，即伪装的重定向 AV。利用 SHREAD 系统，让肿瘤本身在小鼠的乳房中产生一种临床认可的 AV 抗体，即曲妥珠单抗。研究发现，几天后，SHREAD 在肿瘤中产生的抗体比直接注射时更多。此外，SHREAD 在血液和其他可能发生不良反应的组织中的浓度显著降低。研究者使用一种非常复杂、高分辨率的 3D 成像方法，并将组织渲染成完全透明的，以显示体内产生的治疗性抗体是如何在肿瘤血管中创造小孔并破坏肿瘤细胞，从而从内部治疗肿瘤的（图 20-4）。

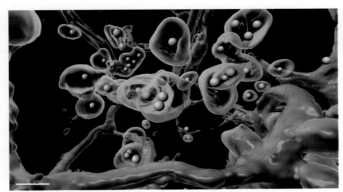

图 20-4　利用 SHREAD 技术治疗荷瘤小鼠肿瘤的 3D 扫描图像
图中，用特殊显微镜进行 3D 扫描，肿瘤被制成完全透明的；
红色是血管，绿松石色是肿瘤细胞，黄色是治疗性抗体

6. 新型腺病毒递送系统使瘤内抗体水平比直接给药提高 21 倍　肿瘤靶向疗法有两大难题：脱靶毒性和实体瘤穿透。例如，抗体通常是静脉内递送，并且需要多次重复给药才能获得足够的水平，从而在肿瘤中发挥作用，而健康组织如果暴露在相似的药物水平中则可能会发生药物不良反应。2021 年 5 月，瑞士苏黎世大学研究者在 *Proc Natl Acad Sci USA* 杂志发文，利用改良 AV 将治疗性基因递送到肿瘤细胞中，通过在肿瘤细胞内产生抗体，实现由内而外杀伤肿瘤。

研究者设计一个基于 AV 血清型 5（Ad5）的 SHREAD（SHielded, REtargeted ADenovirus）基因治疗平台，SHREAD 可根据选定的表面标记物（本研究为 HER2）靶向特定细胞，并将靶细胞转化为分泌治疗物质的生物加工场所，而且 SHREAD 使用了基于抗体三聚体单链可变片段（scFv）的防护罩，可大大降低肝脏嗜性，还能使其免受免疫系统的清除作用。利用这一平台，诱导肿瘤细胞表达抗癌药杀灭自身，这些治疗物质大部分停留在治疗位置，肿瘤微环境中的药物浓度更高，而扩散到全身循环中的剂量要低得多，从而减少了对健康器官和组织的损害。

在概念验证研究中，SHREAD系统使小鼠HER2过表达乳腺肿瘤中产生了曲妥珠单抗，而且与直接注射曲妥珠单抗相比，SHREAD在肿瘤中产生的抗体量更多。研究者使用高分辨率3D成像技术使组织完全透明，证明SHREAD高水平的肿瘤细胞特异性转导和显著且持久的抗体产生（图20-5）。此外，SHREAD可以显著降低血液和其它组织中抗体的浓度，从而降低发生不良反应的可能。利用这一技术，对分泌的抗体进行局部量化，并直接观察到肿瘤中孔的形成发生增强以及完整脉管系统的破坏，而且在治疗第11天，与直接给药相比，抗体的原位产生，使肿瘤中测得的曲妥珠单抗高了21倍，血浆中的曲妥珠单抗低了89倍，肝脏中的曲妥珠单抗低了2.2倍。通过吸入气雾剂将SHREAD递送给患者，可以在肺细胞中定向产生COVID抗体。这种方法将降低疗法成本，增加COVID疗法的可及性，而且疫苗的递送也能通过吸入方法进行改良。

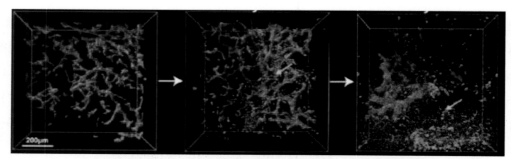

图20-5　应用高分辨率3D成像技术证明基因治疗平台（SHREAD）可显著且持久产生抗体
左图为未经治疗，中图和右图分别为治疗第11天和第61天；绿色箭头指向抗体

（四）腺相关病毒载体

1. 腺相关病毒概述　腺相关病毒（adeno-associated virus，AAV）最早发现于20世纪60年代，是一种无包膜的单链DNA缺陷病毒，属于细小病毒科的依赖性病毒属，是一种缺陷型病毒，只能与辅助病毒（如AV或单纯疱疹病毒）共同感染时才可能进行有效的复制和产生溶细胞型感染。AAV载体无致病性，免疫原性低，不存在插入突变或致癌的危险，能感染分裂和不分裂细胞。研究者在体外实验中发现，AAV-2能抑制人乳头瘤病毒（HPV）所引起的细胞转化，特别是HPV-18和-16，发现AAV-2是通过抑制HPV启动子来达到抑制其转化的目的，从而显示了AAV在人宫颈癌治疗中的应用前景。研究发现，AAV能提高人肿瘤和实验肿瘤对化疗药物（如顺铂）的敏感性，用AAV-2转染HeLa和A549细胞，可促进顺铂介导的DNA断裂引发肿瘤细胞凋亡，而AAV-2本身不产生任何细胞毒性物质，但在小细胞肺癌P693细胞中并不存在这种效应，表明其介导的促进细胞凋亡与细胞类型有很大的关系，这可能与AAV所介导的凋亡信号传递途径因细胞类型的不同而有很大的差异有关。

AAV属于细小病毒科，其基因组结构简单，小于8 kb，依赖于辅助病毒存在，如AV。AAV仅包含两端的ITR序列和2个编码基因（rep和cap），易于操作。AAV宿主范围广泛，存在于多种脊椎动物中，包括人类和非人类灵长类动物；缺点是存在感染滴度低，仅能携带4 kb左右的外源基因，负载容量小，其转基因效率因细胞或组织类型不同而有较大的差异。尽管如此，AAV仍不失为一有效的传统抗肿瘤疗法的辅助手段。如将具有转录和促进表达功能的一种基因片段WPRE插入AAV载体中，使 AAV 载体的容量扩大至 5.75 kb，不但获得了高滴度载体，而且基因表达的强度成倍增长。AAV 是天然复制缺陷型病毒，需要 AV 或单纯疱疹病毒辅助感染。野生型 AAV 能稳定整合入人 19 号染色体的 S1 位点，但是重组后的 AAV 载体失去了整合位点特异性。构建重组 AAV 载体，可将病毒的编码序列完全用治疗基因代替，仅保留两端的 ITR 序列。重组载体能用作体内外肌细胞、神经细胞、造血干细胞和感光细胞等的基因转移载体。现已研制的拼接型载体打破了包装容量的限制，双链自身互补 AAV 载体则可将 siRNA 导入某些多重耐药的肿瘤细胞中。目前的共识认为，AAV 不会引起任何人类疾病。AAV 不同血清型具有不同的细胞 / 组织嗜性和转导效率。现已发现了包括 AAV1、AAV2、AAV3、AAV4、AAV5、AAV6、AAV7、AAV8、AAV9 和 AAVrh10 在内的多种类型，均依赖其特定的氨基酸序列，衣壳结构及其与宿主细胞因子的相互作用达到不同的效果。AAV 载体可在体内进行长期的表达，针对一些神经元细胞，持续表达时间甚至可以长达 2 年以上。曾有研究表明，AAV 基因组在细胞核中主要是以环状的 dsDNA 附加体存在，该模式有利于其长期表达；利于被修饰改造，如重组 AAV（rAAV）已经成为体内基因治疗递送的主要平台。其中，uniQure 公司的 Glybera 就是采用 rAAV 的基因治疗产品，2012 年被 EMA 批准用于治疗脂蛋白脂肪酶缺乏症。

对于 rAAV，仍然不能忽视其基因治疗中的安全性问题。通过减少其免疫反应（对 rAAV 载体的固有免疫反应和获得性免疫反应）和与宿主染色体的整合，提高靶向性及发现定点整合安全位点等方式，促进其安全性，使其能更加广泛地应用于基因治疗。

2. 腺相关病毒载体存在潜在致癌性　2020 年 11 月，发表在 *Nature* 杂志最新研究，通过长达 10 年时间监测，被公认为安全的 AAV 载体存在潜在致癌性。研究表明，一项针对患有血友病的狗接受 AAV 基因疗法的 10 年研究后发现，AAV 可能会增加肝癌风险的基因组变化。AAV 载体在骨骼肌基因治疗、肝脏基因治疗、中枢神经系统基因治疗、视网膜退行性疾病的基因治疗以及心脏相关疾病的基因治疗等方面都有应用。而且，目前已经有使用该类型病毒载体的基因治疗药物获批上市。

关于 AAV 载体有可能诱发癌症的情况此前已经有相关报道，称这项针对狗的血友病的新研究表明，AAV 可以轻易将其携带的基因插入到宿主的 DNA 中，并且插入位置靠近调控细胞生长的基因，有诱发癌症的可能性。根据报道，该研究聚焦血友病，包括凝血因子Ⅷ变异，以及开发基于基因疗法的血友病治疗方案。由于健康狗的肝细胞通常处于静止状态，狗模型非常适合长期研究，这些研究旨在了解 AAV 基因治疗的持久性和安全性。通过对 9 只患有 A 型血友病的狗进行 AAV 基因治疗，并随访 10 年。研究团队发现，这种治疗能在整个研究期间改善狗的血友病症状，并检测到了与细胞生长和癌症相关的基因整合。

该研究采用 AAV-cFⅧ的 AAV8 或 AAV9 载体可将 FⅧ缺乏症纠正至正常 FⅧ水平的 1.9% ~ 11.3%。在 9 只狗中有 2 只，FⅧ活性水平在治疗后约 4 年开始逐渐增加。9 只狗均未显示出肿瘤或肝功能改变的迹象。对来自 6 只狗的肝脏样品中整合位点的分析确定了基因组 DNA 中 1741 个独特的 AAV 整合事件以及 5 只狗中扩展的细胞克隆，其中近 44% 的整合涉及细胞生长。全部恢复的整合载体被部分删除或重新排列。数据表明，2 只狗中 FⅧ蛋白表达的增加可能是由于携带整合载体的细胞克隆扩增所致。由此可见，这些结果支持采用 AAV 基因治疗血友病 A 的临床开发，同时强调对潜在遗传毒性进行长期监测的重要性。除了进行潜在的毒性监测，早在 2018 年，基因疗法开拓者 Wilson 教授指出，高剂量使用 AAV 载体可能会导致安全问题。在 Audentes 公司主导的 ASPIRO 试验（NCT03199469）中，由于采用高剂量的 AAV 载体治疗 XLMTM，从而导致 3 例受试患者死亡，进一步证实 AAV 载体高剂量使用有可能导致的不良后果。

3. 对腺相关病毒载体进行改造 最近，美国 FDA 批准了基于 AAV 的基因替换疗法用于治疗脊髓肌肉萎缩和一种形式的遗传性视网膜营养不良，突出了这种治疗方式的前景。体内基因疗法的一个关键挑战是它们可能会引起免疫反应和炎症，这可能会影响这类疗法的效果或持续时间，在极少数情况下甚至会危及生命。对于报道的 3 例儿童在治疗 X 连锁肌管病的临床试验中接受高剂量系统递送的 AAV 基因治疗后死亡的事件，显著表明 AAV 介导的毒性和免疫反应尚未完全理解，目前的 AAV 递送载体仍需进一步改进。

AAV 衣壳和基因组都可以作为免疫原性成分，包含治疗基因的载体基因组可以激活 Toll 样受体 9（TLR9）的蛋白。TLR9 是一种模式识别受体，可以在专门的免疫细胞中检测外来 DNA。这种检测首先会引发免疫反应，导致炎症（先天性免疫），随后针对 AAV 衣壳的更特异性免疫反应（适应性免疫，以细胞毒性 T 细胞的形式），阻止这种疗法起作用，带来潜在风险。如今，美国哈佛大学韦斯生物启发工程研究所 Church 团队和哈佛医学院的 Cepko 团队等人开发出一种耦联免疫调节（coupled immunomodulation）策略。在这种策略中，将短 TLR9 抑制序列直接整合到更长的含有治疗性 DNA 序列的 AAV 基因组中。在小鼠的不同组织以及猪和非人灵长类动物的眼部组织中进行了研究，显示出广泛的抗免疫原性潜力。重要的是，在猕猴玻璃体腔内注射 AAV 的高免疫原性模型中，除了 TLR9 激活外，其他途径可能促进炎症。相关研究结果发表在 2021 年 2 月的 Sci Transl Med 杂志上。

研究者推测，结合并抑制 TLR9 激活的小片段 DNA，包括来自人染色体末端端粒的 DNA 序列，当直接被整合到 AAV 基因组中时，是一种对 AAV 基因组免受这种免疫监视机制影响的方法。研究者首先构建出一系列合成 DNA 的"炎症抑制寡核苷酸（inflammation-inhibiting oligonucleotide, IO）"序列，每个序列都带有与不同的 TLR9 抑制序列相连接的高度炎症性的部分，并测试了这些 IO 序列对体外培养细胞的影响。TLR9 抑制序列的存在使炎症反应减弱了 95%。与未修饰的载体相比，当通过直接串联整合到 AAV 载体时，这些 IO 序列抑制了原代人类免疫细胞中的先天免疫反应。为了在体内测试 AAV，将 AAV 递送到小鼠全身或局部肌肉组织。缺乏 IO 序列的对照病毒诱导了肝脏中的抗病毒干扰素反应和先天性免疫细胞的浸润，并导致肌肉组织中细胞毒性 T 细胞的浸润和激活。这些效应在缺乏功能性 TLR9 通路的突变小鼠中不存在，这表明 TLR9 确实是 AAV 诱导的炎症的关键调节因子。重要的是，在接受基因组中含有 IO 序列的工程化 AAV 递送的小鼠中，这些效应受到阻断或大大降低，这种耦联免疫调节策略增强了这种病毒递送的治疗基因的表达，从而表明这种策略具有潜在的疗效。

由于存在限制免疫细胞和免疫抑制因子进入的血液 - 视网膜屏障，眼睛通常被描述为免疫特权（immune-privileged）场所。然而，多个临床试验已经报道了在将治疗相关剂量的 AAV 递送眼内后出现眼内炎症，这表明了免疫特权的局限性。大多数基于 AAV 的眼部基因疗法都直接应用于视网膜（视网膜下注射）。AAV 递送到眼睛的玻璃体腔（玻璃体腔内注射）是非常理想的，这是因其将具有较小的侵入性，并可能允许靶向更多的细胞；但不幸的是，它可会引起高度炎症。利用小鼠玻璃体腔内注射 AAV 后的体内成像和免疫细胞表征技术，证实与未修饰的 AAV 相比，这种病毒基因组中整入的 IO 序列降低了眼部的炎症和浸润性 T 细胞群体的数量（图 20-6）。这进一步与这种载体编码的报告基因在视网膜中的表达量提升数倍相吻合。接下来，在大型动物模型中研究了耦联免疫调节策略，首先在猪中通过视网膜下注射，然后在猕猴中通过玻璃体腔内注射。该策略缓解了猪体内由对照 AAV 引发的独特病理，包括高精尖视觉所必需的感光细胞的缩短。研究还发现，包括小胶质细胞和 T 细胞在内的免疫细胞对视网膜感光层的浸润得到了实质性的拯救。

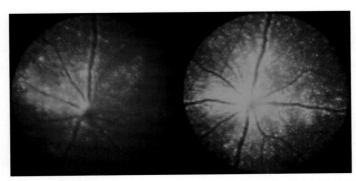

图 20-6　利用小鼠玻璃体腔内注射腺相关病毒（AAV）后的体内成像和免疫细胞表征技术证实其基因组中整入的寡核苷酸（IO）序列降低了眼部的炎症和浸润性 T 细胞群体的数量

通过玻璃体腔内注射工程化 AAV 和对照 AAV 的猕猴中，虽然看到耦联免疫调节方法延迟了对照病毒引发的临床葡萄膜炎症状，并使治疗基因的表达量增加了 2 倍，但遗憾的是这些免疫抑制作用并不明显。此外，使用预防性全身免疫抑制也无法预防观察到的葡萄膜炎，这表明这种途径的免疫原性挑战更复杂。从 AAV 诱导的眼内不良反应，以及对 TLR9 抑制序列和对类固醇的适度反应来看，这些结果表明导致注射部位不良反应的机制不止一种。

（五）单纯疱疹病毒载体

单纯疱疹病毒（herpes simplex virus，HSV）是一类双链 DNA 病毒，其载体携带 30～50 kb 的外源基因，可在多种细胞中复制，免疫原性低，感染分裂和不分裂细胞，尤其是对神经系统细胞易感，不与宿主细胞发生整合。HSV 载体主要用于神经系统疾病的基因治疗，但同时所引起的神经毒性及潜伏性感染也不容忽视；其载体也可用于人类造血细胞的基因治疗，常被改造为应用于肿瘤基因治疗的载体。

研究发现，HSV-1 所介导的溶瘤效应是一种理想的治疗恶性增殖细胞的方法，构建了 ICP34.5 蛋白突变的重组 HSV-1，这种突变株能选择性在快速增殖的恶性细胞中分裂增殖，并直接产生溶瘤效应。将 G207 突变株应用于人宫颈癌 C33a 细胞，可发生显著的病变细胞；若将其突变株联合小剂量放疗的种植 Me180 的荷瘤裸小鼠，可引起 42% 肿瘤完全消退。G207 型突变株已进入临床试验，G207 及 NV1020 和 1066 可能成为治疗胸膜间皮瘤的有效基因治疗载体。研究者构建了非感染性单环 HSV（DISC-HSV）作为肿瘤免疫治疗的载体，能携带细胞因子基因感染大部分细胞，并最快在感染后 72 h 表达目的基因，构建的载体 DISC-HSV-mGM-CSF 应用于动物肿瘤模型时可引起大部分的肿瘤消退。

在靶向性溶瘤的研究方面，研究者成功构建了重组 HSV-R7020，对肝癌细胞有选择性破坏效应，当其应用于肝癌 Hep3B 细胞时，可在其产生较高的滴度，并介导肿瘤的消退，对动物或健康成人不会引发任何不良反应（如 HSV-1 和 -2 型感染）。

用作基因治疗载体的主要是 HSV-1 型，其病毒不能整合入宿主细胞染色体，只能短暂表达。HSV 感染细胞后引起的细胞毒作用可显著降低 HSV 载体的治疗作用。因此，需要去除特异的病毒 ICP 基因，减少其细胞毒性。HSV 载体主要有两种形式，一是经同源重组直接将目的基因插入 HSV 骨架中建立的重组载体，另一种则是仅保留 HSV 的复制起始点和包装信号的扩增子载体。重组载体需要由辅助病毒辅助增殖，重组 HSV 颗粒比较稳定，病毒滴度可达到 10^{12} cfu/ml。目前的研究主要致力于减少病毒的细胞毒性，增强病毒载体的神经细胞靶向性。复制缺陷型载体不含 HSV-1 的任何编码基因，细胞毒性及免疫原性小，基本消除了病毒基因表达的可能，使宿主细胞中不存在野生型潜伏感染，安全性好。

（六）慢病毒载体

慢病毒（lentivirus，LV）属于逆转录病毒科（retrovidae），为 RNA 病毒。LV 的某些病毒蛋白（如整合素酶、基质及 Vpr）能使病毒整合前复合体转运入胞核内，病毒 RNA 在反转录过程中形成的独特三链 DNA 区域也能促进胞核的转运，无需依赖细胞的有丝分裂。LV 除了具有一般 RV Gag、Pol 和 Env 3 个基本结构基因外，还包括 4 个辅助基因 Vif、Vpr、Nef 和 Vpu 及 2 个调节基因 Tat 和 Rev。LV 载体来源于多个物种，如人类免疫缺陷病毒（human immunodeficiency virus，HIV）等，其载体能用于感染不分裂细胞，如神经细胞、造血细胞和肌纤维细胞等。LV 能稳定整合入宿主染色体，持久稳定表达外源基因。研究发现，在基因治疗卵巢癌的体内实验中，LV 载体转染效率比 RV 载体高 10 倍，表达效率高 100 多倍。Gerolami 等将带有 HSV-TK/GFP 融合蛋白的 LV 载体在体内和体外转染大鼠或人肝癌细胞，抑制其生长，不对正常肝细胞起作用。研究者在 LV 载体中插入一个受雄性激素调控并在前列腺特异表达的启动子和增强绿色荧光蛋白（EGFP）基因，经转染的前列腺癌细胞，观察到 EGFP 的表达，同时雄性激素能促进 EGFP 的表达而不改变表达的特异性。LV 用作基因治疗载体有毒力恢复、垂直感染等安全问题，而安全性是基因治疗载体的首要条件。另外，LV 载体尚不能将目的基因插入特定位点，这就有可能导致癌基因的激活或抑癌基因的抑制，从而诱导癌症的发生。因此，LV 载体要应用于临床还有待于更多的深入研究。

第 3 代 LV 载体删除了野生型病毒的大部分基因 3LTRU3 区的增强子和启动子，几乎完全消除了产生可复制病毒的可能性，保证其安全性。第四代系统是在第三代 3 质粒系统的基础上发展而来，剔除原来的 tat 基因，把 env 基因放在单独的表达质粒上，这样就形成了 4 个质粒的系统，即 pGag/Pol、pRev 和 pVSV-G。此代系统使产生活性病毒的可能被大大降低。在第 4 代 LV 载体系统中，4 质粒系统比 3 质粒系统在生物安全性方面更好，应用较多；另外，病毒载体系统的高转导效率、低细胞毒性及低免疫应答反应，使其成为高效稳定的常用科研工具，与其他逆转录相比，LV 有其独特的优势。

LV 介导的 RNAi 是将 LV 载体特性与 RNAi 特异性抑制同源基因表达的作用相结合，能够在各类细胞中实现针对原癌基因的 RNAi，从而特异性降低其表达，并产生持续而稳定的诱导靶基因沉默的作用。目前，LV 介导的 RNAi 在沉默突变基因及增强抗肿瘤药物疗效方面的研究较为深人。在对鼻咽癌的抗肿瘤药物研究中，用 LV 载体结合存在于人类多种恶性肿瘤细胞中高表达的 ABCC2（一种ATP 结合盒多药耐药转录蛋白）的 shRNA，转染抗顺铂的鼻咽癌 CNE2 细胞系，使其细胞对顺铂的敏感性较转染前明显提高。在对神经胶质瘤的研究中，应用 LV 载体加速了神经胶质瘤细胞的凋亡。因此，LV 载体的应用在相当程度上提高了肿瘤细胞对传统化疗药物的敏感性。

研究者以 LV 为载体，利用 shRNA 技术，构建角化不良蛋白基因（DKC1 基因）表达抑制的人宫颈癌 HeLa 细胞模型，研究 DKC1 基因表达对端粒酶活性、端粒长度及放射敏感性的影响。该研究以LV 为载体通过 shRNA 技术建立 DKC1 基因低表达的细胞模型，并利用 RT-PCR 和 Western blot 验证干扰效率。通过端粒重复序列扩增酶联免疫吸附试验检测端粒酶活性，实时 PCR 检测相对端粒长度，克隆形成实验计算克隆形成率，并利用单击多靶模型拟合细胞存活曲线、计算放射生物学相关参数（D_0、D_q、N 和 SF2）及放射增敏比（SER）。结果发现，以 LV 为载体的 DKC1 干扰序列（Lv-shDKC1）转染 HeLa 细胞后，与空白对照组相比，干扰组 DKC1 mRNA 及蛋白表达水平均明显下降。与空白对照组及阴性对照组相比，干扰组端粒酶活性明显降低，相对端粒长度明显缩短。干扰组存活分数（SF2）明显降低。结果提示，干扰 DKC1 的表达对人宫颈癌 HeLa 细胞具有放射增敏作用，可通过抑制端粒酶活性、缩短相对端粒长度而发挥放射增敏作用，有望成为新的放射增敏靶点。

（七）杂交病毒载体

各病毒载体都具有其独特的优缺点，因此将几种病毒载体的有效部分进行拼接，可重新组装成新型杂交病毒（hybrid virus，HV）载体，分为同种病毒的杂交和异种病毒的杂交两种。其中，研究较多的是 AAV-AV 杂交病毒载体，利用 AAV 的复制机制和 AV 的包装过程，将 AAV 复制中间体由 AV 包装元件包装入 AV 的衣壳中，组成新的杂交病毒载体，能有效发挥 AAV 载体大容量、AV 载体持久表达及感染不分裂细胞的特性。另一常用的是 AV- 小鼠白血病病毒（MLV）杂交病毒，将 RV 装入 AV载体中，可提高 MLV 的病毒滴度。将 AAV 的整合元件基因 Rep 和 ITR 序列导入到 HSV-1 扩增子载体中，能使 HV 位点特异性整合入分裂细胞的基因组中，有效提高目的基因的稳定持久表达。另外，还有许多其他的杂交病毒载体正在研究中。

（八）其他病毒载体

近年来，出现了更多的基因治疗病毒载体，如杆状病毒（baculovirus）、牛痘苗病毒（bonibe vaccinia virus）和细胞巨化病毒（cytomegalovirus）等。重组杆状病毒载体具有容量大、易操作、易纯化和安全性高等优点，是在昆虫细胞中表达的载体，后发现也可在哺乳动物细胞中表达而被用于基因治疗。牛痘病毒能高效感染，不整合染色体，能携带大片段 DNA，在膀胱癌基因治疗 I 期临床试验中发现，注射大量重组牛痘病毒不会产生明显的不良反应，但接种后会产生一定的免疫反应，且有明显的细胞病变。已有报道，一种新型减毒痘病毒载体 NYVAC，安全性高，现已进入临床试验。利用CMV 对造血细胞的亲嗜性，可以将其改造为基因治疗载体，用于治疗先天性和获得性造血系统疾病；

而且，CMV 基因组长达 230 kb，可以携带大片段的外源基因。

二、非病毒介导的基因转移系统

非病毒介导的基因转移系统具有毒性及免疫反应低，外源基因整合几率低，无基因插入片段大小的限制，使用简便，获得方便，便于保存和检验等优点；但基因转移效率低下，基因表达时间短。非病毒载体系统的种类很多，下面简要介绍有关的 14 种。

（一）裸 DNA

将目的基因连接在表达的质粒或噬菌体中直接注射而不依赖其它物质的介导，是最简单的非病毒载体系统，即为裸 DNA（bare DNA）；其缺点是需要较大剂量的 DNA，一般大于 50 μg 才能见效，而且只能维持 2 ~ 3 个月。将细胞因子和肿瘤抑制基因直接注射到相应组织细胞，可诱导产生有效的抗肿瘤免疫。肌内注射后可直接诱导相应的免疫反应，也可检测到 DNA 的明显表达。

目前，以裸 DNA 为载体进行基因治疗的临床试验约占总的 18.3%，已知皮肤细胞、某些肿瘤细胞及免疫细胞对裸 DNA 较为敏感。肌内注射后 DNA 明显表达，并可直接诱导相应的细胞免疫或体液免疫反应；使用的 DNA 疫苗就是用编码病毒抗原的质粒直接肌内注射，可获得有效的抗病毒免疫。电穿孔（electroporation）技术和微粒子轰击法（micropartic lebombardment，也称作基因枪）的出现，大大提高了裸 DNA 的转染效率，而且使 DNA 可直接到达细胞核，避免了各种酶对 DNA 的降解。

基因枪是通过提供给包裹有 DNA 的微小颗粒，以很高的初速度，使其进入细胞内，从而达到转移外源 DNA 的目的。该技术简单，对靶细胞无特殊要求，所需基因量小，对目的基因大小要求不严格，安全性高。利用基因枪技术将编码小鼠促红细胞生成素（EPO）基因的质粒注射入小鼠肌肉组织内，引起小鼠血球压积持续升高达 8 个月之久，效应大小可通过注射剂量和次数调节，这说明基因枪技术也是一种安全有效的基因转移手段。

目前，使用的 DNA 疫苗，就是用编码病毒抗原的质粒直接肌内注射，可获得有效的抗病毒免疫。虽然将裸 DNA 直接用于病变组织是可行的基因转移策略，但是对于解剖学上不能进入的部位，如器官里的实体瘤，给予裸 DNA 显然是无效的。Taniyama 等使用高频、低强度的超声波将荧光素酶质粒 DNA 转染到培养的人血管平滑肌细胞和内皮细胞。结果显示，在这两种细胞中的荧光素酶活性显著增加。

（二）脂质体 /DNA 复合物

脂质体（liposome）是具有双层磷脂质膜的封闭式粒子，能促进极性大分子穿透胞膜，介导 DNA 进入细胞，其磷脂还包含亲水和疏水基团。因此，这些分子在水中自动组装结合而形成有序的微观和宏观结构，以最低限度地减少分散的液相和长碳氢脂肪酰基间的不稳定性。根据脂质体包裹 DNA 的方式不同，可将其分为阳离子脂质体、阴离子脂质体、pH 敏感脂质体及融合脂质体等。

脂质体载体是利用人造双层，包装 DNA 后形成的脂质体 /DNA 复合物（liposome/DNA complex），是应用最多的非病毒介导的基因转移系统。虽然脂质体载体转染效率较低、转移的基因瞬间表达以及基因转移缺乏靶向特异性等不足之处，但其结构及成分设计中的机动性、制备方法的多样性、体内相对较高的安全性、使用简便以及在动物模型和新近临床体内试验的可行性等均预示其介导的基因转移在未来基因治疗研究中将具有广阔的发展前景。现已应用该技术在体内进行 p53、人组织激肽释放酶和人粒细胞集落刺激因子等多种基因的转移实验。随着对脂质体转移系统转染机制研究的不断深入，人们逐渐发展了许多增加其体内转染效率的方法，如在脂质体和 DNA 复合物中加入少量的多聚阳离子多肽（protamine 等），可形成类似病毒样颗粒，从而减少复合物间的凝聚，延长其稳定时间，显著提高脂质体系统在体内外的转染效率。

通过脂质体介导比利用病毒转导进行基因转移具有以下明显的优势：① 脂质体与基因的复合过程比较容易；② 易于大量生产；③ 脂质体是非病毒性载体，与细胞膜融合将目的基因导入细胞后，脂质即被降解，无毒，无免疫原性；④ DNA 或 RNA 可得到保护，不被灭活或被核酸酶降解；⑤ 脂质体携带的基因可能转运至特定部位；⑥ 体外和体内实验表明，接近染色体大小的 DNA 片段也能被转运至宿主基因组中并增长；⑦ 转染过程方便易行，重现性好。脂质体自身聚集性脂类分子包封水相介质，可分为大、小多层，寡多层和单室脂质体，医学应用较多为小单室脂质体。

基于脂质体作为药物载体系统的经验，理想的用于转运基因的脂质体，对于质粒 DNA 具有高包封率，保护 DNA 不被血浆核酶降解的特点，粒径分布范围窄，粒径平均为 100 nm 或者更小。为使脂质体接近血管外区域，故采用具有广泛的结合潜力脂类，这种特殊脂类可促进与细胞膜融合和（或）提高脂质体在循环系统中的稳定性。第一种为传统上的脂质体，人们可控制其体外行为，但不能控制其体内行为，很快被灭活或被固定；第二种为无活性脂质体（即不与外界作用），由于聚合物包封于表面的立体稳定性而抑制其相互作用；第三种脂质体表面结合抗原、凝集素或其他基团，由于表面结合的特定配基，也可特定地相互作用；第四种为反应活性脂质体，如离子型、靶敏感型和融合性脂质体，这种脂质体有时指相转变的多孔脂质体，脂质体内有离子敏感亚基，Ca^{2+} 和其他金属离子敏感性脂质体，也包括阳离子脂质体和阴离子脂质体。阴离子脂质体不属于有反应活性类，但特殊的实验，如试管内与相反电荷（多）离子相互作用例子除外。

阳离子脂质体可介导基因在易于到达的肿瘤组织中高水平表达，且商品化产品种类多，易获得，但由于带正电荷而存在细胞毒性的问题，脂质体一般不用于体内基因治疗。目前，研究者致力于通过改变脂质体的化学结构，选用适当的辅助脂质，调节脂质与核酸的电荷比及配体修饰等方法，优化其性能，使其更好地满足肿瘤基因治疗的需要。现已证实，用聚乙二醇（PEG）包覆能够减少红细胞的聚集而避免肺栓塞，使 MePEG-PLA（聚乳酸）聚合物胶束转染率更高，而其肝细胞毒性更低。

（三）微环载体

微环载体（microannulus vector）是近年来诞生的新型表达载体，由于不含抗生素耐药基因、复制起始点和细菌 DNA 等细菌骨架序列，可使基因安全稳定地持续表达。

微环 DNA 的产生及纯化：微环是体内位点特异性结合过程的结果。质粒的真核表达组件两侧有一种位点特异重组酶的 2 个识别位点 attB 和 attP。重组酶在体内表达，介导 2 个识别位点发生重组，将亲本质粒分为 2 个超螺旋分子：含有不需要的细菌骨架序列的微环和治疗表达单元的微环。

微环 DNA 是较小的超螺旋质粒，无细菌骨架序列，与调控序列一起仅编码治疗性基因。大量研究表明，在表达水平和持续表达方面，微环 DNA 均能大大提高转基因表达水平。而且，微环 DNA 不含对生物安全性有隐患的序列，如抗生素基因。因此，不含细菌骨架序列的微环 DNA 为高效而安全的非病毒基因治疗提供了一种新的方法和手段。

与编码相同转基因的常规对照质粒相比，微环 DNA 的转基因表达水平更高。与亲本质粒比较，转染相同数量的微环 DNA 使编码转基因的表达水平显著增加。通过微环 DNA 和未重组质粒的体内研究，证实微环 DNA 的作用比体外更强，向大鼠头颈肌肉或人头颈癌细胞注射微环 DNA 和亲本质粒或更大的质粒，微环质粒的报告基因表达增加 3 ~ 50 倍。

（四）阳离子脂质体

1. 阳离子脂质体（cationic liposome）　这种脂质体用于核酸的转染已有数十年历史，是目前研究中最有效、细胞毒性最小的非病毒基因传递载体之一。常见的有 Dc Chol/DOPE、普通阳离子脂质双层、脂质体 DOTAP、Lipofectine 和 pH 敏感脂质体等。在生理 pH 值下，带正电的阳性脂类的头部基团，通过与带负电的核酸磷酸基团相互作用，形成多个脂质体颗粒包裹核酸分子的夹层结构。仍带有一定的正电荷复合物通过电荷间相互作用被细胞内吞或与细胞膜融合。在内吞体环境中，阳离子脂质体中的中性脂类发生构象改变，导致复合物被释放到胞质中，从而避免了核酸遭到溶酶体的破坏。在胞质中释放出来的核酸在一定的时间解开与阳离子脂质体的结合，并在有丝分裂时进入核内，表达其携带的基因。

阳离子脂质体的低细胞毒性、结构多样性、可控的水溶性和脂溶性、适当的密度和正电荷分布以及高转移效率和潜在的靶向功能，都使其成为新型非病毒载体基因递送的有效方法之一。在现有 4 种 L- 阿拉伯糖基阳离子糖脂（Ara-DiC12MA、Ara-DiC14MA、Ara-DiC16MA 和 Ara-DiC18MA）中，Ara-DiC16MA 脂质体在 HEK293、PC-3 和 Mat 细胞中具有良好的转染效能，并且在体外也保持低细胞毒性和更好的摄取能力，这表明 Ara-DiC16MA 将会成为低毒基因递送的有效载体。但是，无论脂质体与质粒的复合物，还是脂质体自身，在通过内吞途径进入胞质后，只有很少一部分核酸能够进入核内。因为体积太大不可能通过核孔复合体的途径入胞核，所以都要依赖有丝分裂时核膜的暂时消失才能进入。因而，脂质体如何有效进入胞核，成为其核酸递送的主要问题。

2. 光激活脂质体运输 CRISPR 基因疗法　2020 年 11 月，英国新南威尔士大学等机构在 *ACS Appl Mater Interfaces* 杂志发文，揭示了一种安全且更具靶向性的方法来运输 CRISPR 基因疗法。研究者指出，这种光激活的脂质体能够帮助运输 CRISPR 基因疗法，更加安全且直接。研究者发现，通常在药理学中用于包裹药物或基因的脂质体能被光记过，从而在机体特定部位释放药物。

研究者所使用的脂质体是一种与细胞膜材料非常相似的脂质分子的球状纳米结构，能够携带 CRISPR 分子至机体的靶向位点；如今脂质体作为一种极其有效的药物运输系统得到了很好的证实，这些脂质体分子的制备相对简单一些，能被填充到适当的药物中，随后被注射到体内。由于脂质体是最常见且最成熟的药物运输载体，因此要比病毒安全得多。与传统的基于脂质体的运输系统不同的是，研究者所使用的脂质体能在光照下开启，当光照射到脂质体上时，能被立即破坏并释放整个有效的"负荷"。

利用细胞系和动物模型进行研究后发现，当脂质体被 LED 光照射诱发时，会释放出 CRISPR 内容物，随后这些内容物就会寻找其感兴趣的基因。这种光能够激活脂质体至皮肤表面以下 1 cm 深度。研究者表示，未来研究中将会使用 X 射线达到相同的效果。研究者希望能在深度超过 1 cm 的深层组织中进行 CRISPR 运输的 X 射线触发过程；此前研究结果表明，脂质体能被 X 射线所触发；CRISPR 技术在医学研究中给研究者带来极大的希望，尤其是在癌症研究领域；化疗在摧毁癌细胞方面很有优势，但由于其并没有针对性，因此其最终会损伤正常健康的细胞。

（五）阳离子多聚复合物

目前，运用较为广泛的阳离子多聚复合物（cationic polycomplex）有聚乙烯亚胺（polyethylenimine，PEI）、聚赖氨酸 PLL、聚 4- 羟基 -L- 脯氨酸酯和 PEI/PLA（聚乳酸）复合物介导的转染等。其中，PEI 是近年来被应用于基因载体研究的新型阳离子多聚物，在许多基因治疗研究中表现出优异的转染能力。研究发现，PEI 的聚阳离子结构非常适合包装核酸。PEI 的每 3 个单体有一个质子化的氨基氮原子。这些特性使 PEI 能有效地保护核酸抵抗内吞体酸性环境的降解作用。另外，一些实验还表明，PEI 具有一定的使内吞体膜去稳定的能力。在 PEI/PLA 复合物中，PLA 可能起到一种促融多肽的作用，即帮助复合物尽快从内吞体释放到胞质中，减少其被溶酶体环境破坏。

已有许多报道，在癌症的基因治疗中，有关阳离子聚合物作为递送载体将 siRNA 在体内有效递送到靶细胞的研究和应用。例如，使用胶原蛋白水凝胶作为载体，以测试 Id1 靶向 siRNA 局部和持续递送体内胃癌抑制的可行性；为了增强 siRNA 的递送，PEI 被用于斑块修饰，证实加入 PEI 的胶原蛋白水凝胶载体可促进 Id1-siRNA 进入靶细胞，延长沉默效应，进一步抑制体外和体内的肿瘤生长。

2016 年，Wang 等用中性酰肼基团取代 PEI 的伯氨基，产生新类型中性聚合物，这种聚合物不仅在体外显示出良好的生物相容性和细胞内化效率，而且还允许斑马鱼心脏的组织摄取。研究的实验结果显示，将常规支链 PEI 转化为这种新类型的非病毒载体中性聚合物，可使其递送 siRNA 分子更中和、稳定和高效，并且所得到的功能递送系统可进一步探索用于治疗心血管疾病的 siRNA 治疗的开发。阳离子多聚复合物具备良好核酸递送载体的潜能，但是其本身存在的细胞毒性也不容忽视。目前，对于阳离子多聚物介导的转染确切的细胞内过程研究还处于起步阶段，有效地降低其细胞毒性是研究的主要问题。

（六）多肽类递送载体

多肽类递送载体（polypeptide delivery vector），既可以用作药物载体的修饰剂，也可以作为载体的主要成分。利用多肽修饰的阳离子聚合物，能提高核酸分子的组织靶向性、细胞透膜率以及生物活性。作为载体，其与药物之间以共价键形式相连，结合后稳定性高，且在体内可降解，无毒，具有良好的生物相容性。2017 年，Wan 等将多功能肽与脂质结合形成复合物，即脂质 1,2- 二油酰 -sn- 甘油

基 –3– 磷酸乙醇胺（DOPE）与明确定义的合成多功能肽结合，这种递送系统的产生和优化为乳腺癌细胞开发了有效的基因传递平台。其研究结果表明，肽 / 脂质杂交系统是将 DNA 或 siRNA 递送到乳腺癌细胞中的优选候选物，可用于靶向治疗 Bcl–2 过度表达的乳腺癌患者。

多肽介导的核酸药物递送系统能显著提高药物的透膜性和靶向性，减少其毒副作用，增强疗效，在药物靶向递送系统中也具有广阔的应用前景。不过，肽类载体的制备工艺、脱靶效应及毒副作用是其在核酸药物递送系统应用研究领域中需解决的问题。

由于 DNA 带负电，利用阳离子多聚肽的氨基基团的阳电荷与 DNA 的磷酸基团结合发生电性中和，可以使 DNA 缩合形成稳定的阳离子多肽复合物（cation polypeptide complex），DNA 不易被核酸酶降解，并可防止大的复合体在短时间内沉淀，从而提高转染效率。同阳离子脂质体相比，该系统具有更强的聚合 DNA 的能力。多聚阳离子物质，如聚乙烯亚胺（polyethylenimine，PEI）、poly–lysine 和 protamine 等可用来作为与 DNA 结合的阳性支架。研究资料表明，PEI 可通过不同途径介导有效的基因转移，并可避免溶酶体酶的降解。Bonsted 等研究报道，多聚阳离子物质 poly–L–lysine 与腺病毒非共价结合形成的复合物经光化学法处理，显示出非常高的转染效率，报告基因的表达率可达到 75%，并且这种效应在低表达柯萨齐 – 腺病毒受体的细胞株更为明显。实验证实，将转铁蛋白与 PEI 相连，该系统可靶向转移外源基因进入受体表达阳性的宿主细胞。

（七）分子耦联载体

分子耦联载体（molecule–coupling vector）是由 DNA、DNA 结合因子和配体三部分组成。配体与特异的受体结合，经受体介导的细胞内吞途径将目的基因转移至细胞内，分子耦联载体进入细胞后形成胞内体，其膜破裂后 DNA 进入细胞质，再进入细胞核内进行基因表达。利用这个原理，已成功地将多种外源性目的基因选择性地导入到靶细胞中，并且只在靶细胞中检测到目的基因的表达。

在正常情况下，分子耦联载体进入细胞后形成胞内体，其膜破裂后，DNA 进入胞质，再进入胞核内进行基因表达。但胞内体常与溶酶体结合，导致 DNA 降解，降低基因转移效率。当腺病毒同时通过受体介导的细胞内吞途径进入细胞后，可促进胞内体膜的破裂，降低溶酶体对 DNA 的降解作用，大大提高基因转移效率。因此，再将腺病毒与分子耦联载体耦联，形成的腺病毒 – 多聚赖氨酸 DNA 复合物进入细胞后可有效避开溶酶体降解途径；其复合物的靶向性由腺病毒决定，而许多种细胞具有腺病毒受体，使其复合物的感染靶向性不高。

（八）基于抗体的靶向基因传递系统

为了获得 DNA 与特异性细胞的靶向结合，早期的研究是将不同的质粒 DNA 与各种单克隆抗体结合，在体内外转染小鼠淋巴细胞实验中，证明有一定的效果。为了进一步提高 DNA 进入细胞核的能力，有报道，在引入靶向抗体的同时，将质粒 DNA 与组蛋白 H1 非共价连接，其中组蛋白 H1 起到 DNA 载体的作用而降低核酸酶的降解，则有利于进入静止期细胞的胞核中，再把一种能使吞噬泡膜不稳定的膜去稳定性多肽（两性分子肽）连接上去，则有利于 DNA 从吞噬泡逃逸而进入细胞质。实验证明，这种新型基因载体不仅能在体外特异性地转染靶细胞，而且在体内经静脉注射后能在肾癌细胞中有效表达。

（九）纳米颗粒转染系统

随着科学不断发展，人们从微观水平认识到一些纳米材料的生物学活性，当物质小到纳米级后，就会表现出小颗粒的特性，其颗粒的表面能和表面张力增加，表面周围的一些粒子由于缺少与相应的原子结合而留有许多空位键，易与其他原子结合形成稳定状态，现已研究出一批粒径小、分布均匀及形态规则的纳米基因转运体。各种受到研究者关注的纳米材料，包括脂质体、聚合物纳米结构、纳米金、硅纳米材料、量子点、磁性纳米颗粒和碳纳米管等，因其各自的独特性质，成为核酸类药物递送系统的候选材料。利用硅纳米颗粒（nanometer particle）与脂质体混及与 DNA 一起转染的细胞，发现其转染效率比单纯脂质体转染高 8 倍，用二价阳离子修饰硅纳米颗粒表面后，能与 DNA 结合，并且结合在颗粒上的 DNA 能抵抗 DNase 的作用。

纳米颗粒转染系统（nano-particle transfection system）即纳米粒作为基因转运载体，将 DNA 和 RNA 等基因治疗分子包裹在纳米颗粒之中或吸附在其表面，同时也在颗粒表面耦联特异性的靶向分子，如特异性配体和单克隆抗体等。通过靶向分子与细胞表面特异性受体结合，在细胞摄取作用下进入细胞内，实现安全有效的靶向性基因治疗，具有以下显著优点：① 稳定、无毒性，能包裹、浓缩和保护基因免遭核酸酶的降解；② 比表面积大，具有生物亲和性，易在其表面耦联特异性的靶向分子，起到定位和靶向作用，实现基因治疗的特异性；③ 允许基因缓慢释放，有效地延长作用时间，并维持有效的产物浓度，提高转染效率和转染产物的生物利用度；④ 代谢产物少、不良反应小及无免疫排斥反应等。

纳米粒对基因的高效转运特性已得到实验证实。目前，许多研究者正致力于探索纳米粒作为基因转运载体，进行包括肿瘤在内的各种疾病的基因治疗的可行性。美国密西根州大学医学院免疫学家、纳米医学技术权威 James Baker 研制出一种具有精确纳米结构、树突状的多聚物，其表面上有大量的分子基团。将装载了 DNA 的树状聚合体注入组织后，其大小正好细胞以内吞的方式进入细胞，使 DNA 分子释放出来，进入细胞核，实现基因的整合。该载体能识别和计算癌变、肿瘤等病灶部位及导入 DNA 剂量，定向地局部治疗；而且，动物实验表明其无毒副作用和基因转染率高，这些功能使其成为很好的 DNA 导入细胞的载体。纳米粒所携带的基因不同，作用不一。将带有 αvβ3 配基的多聚阳离子脂质体纳米粒作为基因转运载体，与突变的 Raf 基因共轭连接，进行靶向肿瘤组织中新生血管内皮细胞的基因治疗的动物实验研究。其结果显示，小鼠静脉注射包装了靶基因的纳米粒引起肿瘤组织中内皮细胞凋亡，最终导致肿瘤细胞的凋亡和原发肿瘤及转移瘤的生长抑制，为肿瘤基因治疗提供了良好的思路。另外也发现，整合素 αvβ3 靶向的纳米粒子能高效、特异地与小鼠体内肿瘤新生血管的内皮细胞结合，进而发挥细胞毒作用，诱导内皮细胞凋亡或坏死，从而抑制肿瘤细胞生长。纳米粒子携带抗肿瘤转移基因 NM23-H1 可抑制肿瘤转移，联用环磷酰胺作用后，可增强肿瘤细胞对化疗药物的敏感性，肿瘤抑制作用更为显著。

近年来，采用纳米粒包囊并介导反义寡核苷酸或小干扰 RNA 分子（small interfering RNA, siRNA）入胞而发挥治疗作用的研究已相当广泛。采用反义核苷酸技术进行基因治疗，将胆固醇结合到十二聚体的寡脱氧核糖核酸上形成复合物，吸附于聚氰基丙酸烷基酯纳米粒上，然后转染人膀胱癌细胞，结果显示该复合物可通过与H-ras原癌基因mRNA变异区互补结合，从而抑制肿瘤的增殖。另外，将靶向分泌性clusterin信号肽（signal peptide of secretory clusterin，sCLU）的siRNA分子可有效地与纳米粒子连接形成共聚物，可有效抑制电离辐射诱发的sCLU蛋白表达，从而增强辐射对癌细胞的杀伤性。

研究者采用纳米生物技术制备了一系列抗癌药物的控释载体，聚乳酸-O-羧甲基壳聚糖用超声波法制备成纳米微球，并将其携带寡核苷酸转染TJ905人脑胶质瘤细胞，通过一系列的方法对细胞的转染情况进行体外检测，以探讨其作为非病毒基因载体的可能性。聚乳酸和O-羧甲基壳聚糖是两种性质不同的高分子材料，将二者结合作为新的非病毒基因载体有如下优点：① 聚乳酸和O-羧甲基壳聚糖都是具有良好生物相容性和生物降解性的高分子材料，对人体无毒无害；② 由于O-羧甲基壳聚糖带正电荷，使其能通过静电吸附作用携带负电荷的基因物质（如寡核苷酸），从而通过空间位阻效应，防止体内DNA酶对寡核苷酸的降解；③ O-羧甲基壳聚糖为水溶性高分子，可解决基因载体制备和转染过程中的沉淀问题；④ O-羧甲基壳聚糖为多糖类物质，可与某些肿瘤表面的多糖受体结合，增加该类基因载体的肿瘤靶向性；⑤ 聚乳酸带负电荷，O-羧甲基壳聚糖带正电荷，将二者制备成纳米微球，可调节微球结构中正负电荷的比例，从而降低由过强正电荷产生的载体本身的细胞毒性；⑥ 聚乳酸和O-羧甲基壳聚糖都是生物降解的高分子材料，可通过纳米生物技术达到基因的控制释放，从而使基因治疗达到最佳效果。

新型纳米分子递送技术：rosette nanotube（RNT）是近年来研究的一种新型仿生纳米分子材料，具有良好的跨膜转运能力。在结构上，RNT由自动排列的超分子机构组成，基础的结构是鸟嘌呤和胞嘧啶的配对连接。同时，RNT有中空的通道，能够与药物结合，形成一个封装系统，将药物包裹其中完成药物递送。而且，RNT胶囊状的形状也可以有效保护不稳定的miRNA，防止其出现分解。RNT的管状结构是由一级结构的赖氨酸侧链和二级结构的氢键在疏水性的相互作用下组成的管状结构，同时含有疏水性基团，可与中性及带负电的分子络合形成复合物，更好地携带寡核苷酸分子透过质膜。

RNT的特性：① RNT容易合成，其疏水性外周可快速进行自组装而形成一个环状的纳米管；② 仿生的纳米材料结构特点使其容易与细胞黏附；③ 氨基酸侧链可调节，在使用过程中，可通过调节氨基酸侧链来调整递送功能及靶向作用；④ 可通过侧链的空间分布，增强其功能。这些特性决定其可以作为一种高效、可靠的细胞递送载体。由于RNT外层的疏水性，因此，具有相当好的生物相容性及细胞亲密度，并且已经成功地应用于疏水性药物的递送。

（十）细菌载体

细菌载体（bacterium vector）主要采用低毒、无毒且具有靶向性感染的某些细菌，经过基因改造，使某些非致病性的细菌具有直接破坏肿瘤细胞的作用或传递杀伤肿瘤细胞的分子。已证实，一些无芽孢厌氧菌、减毒的梭状芽孢杆菌、沙门氏菌和分枝杆菌等均可选择性地在肿瘤组织繁殖，并抑制肿瘤生长，是肿瘤靶向性治疗的理想载体。营养缺陷型菌株能使载体在全身给药时富集于肿瘤组织而具备肿瘤靶向性，并可降低细菌毒性，突变菌株对多种抗生素敏感，可避免细菌过量繁殖而引起脓毒症或菌血症。改变细菌的基因，可以降低脂多糖诱发的全身性肿瘤坏死因子产生，减小毒性，解决细菌脂质 A 带来的安全性问题。

减毒鼠伤寒沙门菌作为肿瘤基因治疗载体，不仅能呈递外源基因，而且本身还有抑制肿瘤生长的作用。应用梭状芽孢杆菌无毒株作为自杀基因载体治疗肿瘤，可见自杀基因在肿瘤内表达，给予前体药物则表现出显著的抗肿瘤效果。研究者又致力于将一种侵袭性大肠杆菌作为外源基因表达载体用于肿瘤的治疗。目前，细菌作为基因治疗载体的实验都是在小鼠体内完成的，载体的效力和安全性还需要经过大量的实验研究得以证实。

研究发现，长双歧杆菌（bifidobacterium longum）作为基因转染载体具有肿瘤定位特异性，无明显毒性，可明显抑制肿瘤生长的特性。国内有人证实，青春双歧杆菌（bifidobacterium adolescentis）作为基因转染载体具有定向性、安全性和有效性等特性，能有效抑制肿瘤生长。利用双歧杆菌载体，携带抑血管生成（angiogenesis）基因经尾静脉注射治疗移植肿瘤的报道，发现此携带外援杀伤基因的双歧杆菌可靶向转移到肿瘤低氧部位，并在此实现定位表达，抑制移植瘤的生长，而其他正常组织则无表达，从而开辟了一条肿瘤靶向基因治疗的新途径。双歧杆菌作为一种新的转移表达系统具有以下几方面的优点：① 双歧杆菌是人正常肠道厌氧菌，对维持人体健康起到重要的作用，不产生毒素；② 可提高机体的免疫反应，抑制体内多种肿瘤的生长，如肝癌和肺癌等；③ 体内外可被各种抗生素和有氧环境消灭，因此，易被清除；④ 双歧杆菌自身具有很强的抗肿瘤作用；⑤ 静脉注入后，仅在肿瘤低氧部位生长繁殖并表达，具有高度靶向性，对正常组织无不良反应。这些均表明，双歧杆菌可被用作高效特异的表达载体系统实现抗肿瘤基因治疗。近来，将双歧杆菌作为基因转移载体，将自杀基因、促凋亡基因、抗血管生成基因和肿瘤抑制基因等成功导入肿瘤细胞 / 组织，取得了一定的成果。

刘林林等采用含乳酸菌启动子的原核表达载体 pNZ44，成功地构建了重组质粒 pNZ44–ssEndostatin，并用电转化技术将其转入双歧杆菌中，检测到 endostatin 表达。利用 ELISA 法检测转化有重组质粒的双歧杆菌上清中，无 endostatin 表达；但在菌体中，无论缺氧还是有氧条件下，endostatin 表达量较高（140 ~ 160 ng/ml）。而且，培养 48 h 的转化有重组质粒的双歧杆菌中的 endostatin 表达量较培养 48 h 的高；缺氧条件下较有氧的高。

（十一）干细胞载体

干细胞（stem cell）由于其特有的生物学特性及潜在的生物医学应用价值使其成为生物学领域最热点课题之一，在恶性肿瘤治疗中的前景也越来越引人注目。其中，神经干细胞作为一种新型的基因治疗的载体，与以往应用的其它载体相比具有以下优点：① 能够长期稳定地表达外源基因，且转染率高；② 容易获得，可以在体外长期培养、扩增；③ 无毒副作用，免疫排斥反应小；④ 具有多向分化潜能，能与正常脑组织整合；⑤ 能在脑实质内迁移，可以弥散到较远的距离。神经干细胞在治疗脑胶质瘤方面尤为突出，能够弥补病毒载体的某些不足，成为颅内肿瘤基因治疗的理想载体。研究发现，当神经干细胞植入荷瘤小鼠体内肿瘤后，会遍布整个肿瘤，并随肿瘤向其他部位迁移；如果植入脑内远离肿瘤的部位（如正常组织、对侧大脑半球或脑室内）神经干细胞也会穿过正常组织向肿瘤部位迁移。以神经干细胞为载体的研究还处于起始阶段，但初步的结果已显示出强大的生命力。

（十二）蛋白质转导

在多数基因治疗中，需要直接转运基因表达产物，而不是基因本身。蛋白质转导的出现使转运蛋白质进入细胞成为现实。在研究中，人们发现一些蛋白质有被细胞吸收的能力；经过进一步研究，发现这些蛋白质中有蛋白质转导结构域（protein transduction domain，PTD），当把这些 PTD 与其他蛋白质嵌合表达时，这些蛋白质也具有类似的进入细胞的能力，甚至进入胞核中。目前，被广泛研究的这样的蛋白质序列有 4 种。

1. 黑腹果蝇触足肽（antennapedia peptide） 黑腹果蝇触足肽是从黑腹果蝇一个同源蛋白质家族中分离出来的，这个家族是一类反式作用因子，均通过 C 末端排列成 3 个螺旋的 60 个氨基酸序列，即同源异型结构域（AntpHD），以识别并结合 DNA，穿膜时其结构域所带的正电荷中和细胞膜上磷脂分子的负电荷，形成一个疏水内腔，穿过质膜，引导蛋白质进入胞质。现已有人利用与 AntpHD 的 16 个氨基酸残基相融合的方法，将能引起细胞免疫的 9 肽抗原表位导入抗原递呈细胞，在 C57BL/6 小鼠中引起细胞免疫反应，抑制可表达卵清蛋白的肿瘤细胞（EG7-OVA）的生长。但是，AntpHD 的缺陷只能转导肽段或分子量小的蛋白质。

2. 单纯疱疹病毒 VP22 蛋白 这种病毒蛋白是成熟蛋白衣壳与包膜间的间层的主要成分。VP22 在体内合成后，在信号序列协助下，通过非经典的依赖于高尔基体途径分泌出细胞；而后，VP22 能以很高的效率再次进入细胞，这种重新进入细胞的 VP22 蛋白能被核定位信号识别，进入胞核，结合在染色质上，随分裂传递给子细胞。有研究表明，VP22 可以介导一些大的蛋白质，如绿色荧光蛋白、p53、HSV 胸苷激酶以及分子量为 116 kD 的 β- 半乳糖苷酶，进入多种细胞。

3. HIV TAT 蛋白转导模体（protein transduction motif） 人免疫缺陷病毒（human immunodeficiency virus，HIV）型反式作用元件 TAT 是 HIV 后期转录的调控子，对 HIV 复制是必需的，可被培养细胞吸收，具有蛋白质转导的能力。目前，利用 TAT 肽已经成功地将许多蛋白质转入了多种细胞，但这种方法要求将重组蛋白质进行纯化。此外，还有一些人工合成的磷脂酰胆碱也具有蛋白质转导的功能，部分人工合成的磷脂酰胆碱对外源大分子的转运效率更高，最高可达 TAT PTD 的 33 倍。

4. 细胞穿膜肽（cell penetrating peptide，CPP） CPP 是一类能携带大分子物质进入细胞的短肽，其本身具有主动穿过细胞膜屏障的能力，且这种穿膜能力不依赖经典的胞吞作用。近年来，CPP 已经作为药物胞内递送的载体，可以将 DNA、siRNA、小分子药物、蛋白和胶束等治疗物质有效递送至细胞内发挥治疗作用。2017 年，Fan 等在研究碘化钠转运蛋白（NIS）的细胞穿膜肽对甲状腺癌 ^{131}I 放疗影响时，结合 HIV-1 TAT 肽（细胞穿膜肽，dTAT），建立了纳米颗粒载体（dTAT NP），将其转染培养的 TPC-1 细胞作为模型研究这种针对肿瘤靶向基因递送的细胞穿透策略的传递效率。然而，由于 CPP 作为递送载体的应用复杂且难于控制，其摄取效率、生物利用度及毒性等方面的问题都有待于进一步研究。

（十三）壳聚糖载体

壳聚糖（chitosan）是将来源于自然界中广泛存在的甲壳类动物中的甲壳质（chitin）进行脱乙酰化后获得的多糖类物质，是一种无毒、无不良反应的物质，具有生物黏附性、生物相容性和可降解性。有研究者证实，壳聚糖能够与 DNA 形成稳定的复合物，抵抗血清的降解作用，并能在体内、体外表达报告基因，但壳聚糖介导的基因表达出现较晚，安全和无毒。

为了提高壳聚糖的递送性能，研究者对其进行季铵化，增加其表面电荷量和溶解性，即可明显增强对肝癌细胞的转染效果，还能实现消化道黏膜内基因转移。壳聚糖用脱氧胆酸后，形成壳聚糖自聚体，作为 DNA 输送载体。有研究报道，壳聚糖/DNA 纳米粒子在无配体 – 受体相互作用下可穿过细胞膜。研究发现，DPPC 中的疏水链分子间和分子内相互作用力因壳聚糖与膜的强烈作用而显著降低，壳聚糖也降低了酰基链二维堆积的有序性，使 DPPC 膜的扰动性提高，增加 DPPC 双层的流动性，这一实验结果揭示了壳聚糖跨膜的机制。

（十四）环糊精类聚合物

环糊精类聚合物（cyclodextrin polymer）属于糖性聚合物，生物相容性很好，但环糊精载体在体内高盐浓度下不稳定、易聚集的限制。环糊精衍生物可以直接作为基因递送载体，也可作为连接臂或是修饰物用于其他基因递送载体的构建，还可通过准聚轮烷或聚轮烷的形式用于基因递送。研究表明，含转铁蛋白的环糊精类聚合物与 siRNA 形成的复合物在小鼠体内可以抑制转移性尤文氏肉瘤的生长。2016 年，Jiang 等研究发现基于聚 β- 环糊精（PCD）和偶氮苯末端聚阳离子的超分子宿主，即聚阳离子基因递送系统；通过体外实验表明，光敏超分子多阳离子聚合物（PCD/Az–LPDM/DNA 和 PCD/Az–BPDM/DNA）具有更高的转染效率和更低的细胞毒性；同时，在紫外线（UV）照射之后，更多的 DNA 在细胞核内部传递和释放，光敏超分子复合物的转染效率明显提高。因此，含有偶氮苯封端的阳离子聚合物和 PCD 的光响应超分子宿主 – 客体系统是有希望的基因载体。

另外，研究者开发了具有 pH 敏感性的八精氨酸修饰的葡聚糖基因载体。α- 环糊精用八精氨酸（CDR）修饰后具有优异的细胞穿透能力，选择葡聚糖作为骨架，证明用脱壳多糖的基于 CPP 的复合物可能成为有前景的非病毒基因递送载体。虽然环糊精在基因递送领域具有极为广阔的应用前景，但仍存在体循环稀释稳定性差、内涵体逃逸能力弱和转染效率低等问题。

三、基因治疗载体的有关问题

（一）基因治疗载体的选择

自 1989 年开展第 1 例人体基因转移以来，据不完全统计，有 2/3 以上的临床方案中应用了病毒载体进行基因导入。美国 Pennsylvania 大学应用腺相关病毒（AAV）载体携带Ⅳ因子成功治疗了血友病 B 患者，法国科学家应用反转录病毒载体成功治疗 2 例严重综合免疫缺陷症 X1（SCID–X1）患者。虽然肿瘤的基因治疗已进入临床研究阶段，但整体疗效并不很理想。临床研究表明，目前非病毒载体系统在体内存在转染率低、抗癌基因表达量低及不能定向表达等问题，而病毒载体可弥补这一缺陷，即病毒载体携带治疗基因导入肿瘤组织，使其在肿瘤细胞内繁殖并表达大量目的基因，达到从数百倍，乃至数千倍增强的治疗效果。

基因治疗载体的选择，主要选择转移率高，能将外源基因定向导入靶细胞，并能转导不分裂的细胞，稳定整合到宿主染色体的载体。逆转录病毒（RV）和腺相关病毒（AAV）可以整合到宿主基因组，其转移率几乎达100%，并可持续表达。RV作为基因治疗载体在基因转移技术中具有许多优点，其成功率高，因而常用于基因治疗。但RV较不稳定，纯化和浓缩后的RV容易丧失其感染能力，因而限制了RV在活体内的进一步应用。AAV的整合效率虽不及RV，但可直接注射到患者体内，携带基因产生的表达产物治疗疾病。腺病毒（AV）在体外可高表达，维持时间也较长，但重复感染所引起的免疫反应不容忽视。然而，AV可整合到不分裂的细胞中。上个世纪末，条件复制型腺病毒（conditionally replicative adenovirus，CRAD）概念被提出并受到广泛的关注。这种AV感染部分肿瘤细胞后，能够在肿瘤细胞内特异性复制，裂解肿瘤细胞后，释放病毒颗粒感染周围的肿瘤细胞，以达到逐步消灭肿瘤的目的。而且，通过复制可大大增加治疗基因的拷贝数，使治疗基因高水平表达。更重要的一点是，CRAD在正常细胞内不能复制，不损害正常细胞，安全性较好。

目前，基因-病毒治疗法已经提出，但限于其安全性，如有复制能力病毒的产生等仍是临床治疗中的一大障碍。病毒载体由于充分利用了病毒高度进化所具有的感染和寄生特性，已被广泛应用，现在约85%的基因治疗临床项目采用病毒载体。但是，病毒载体仍存在许多不足，主要体现在免疫原性高、毒性大、目的基因容量小和靶向特异性差，对插入DNA长度也有限制，制备较复杂及费用较高等缺点。因此，在进行基因治疗时选择一种安全有效的载体是相当关键的，载体不当引起的插入突变可能引发重要基因的失活，或者激活原癌基因，后果严重。同时，导入的外源基因一般不具有表达调控系统，其表达水平高低可能会影响机体的一些正常生理功能。

（二）病毒载体的发展方向

随着人们对基因治疗的要求越来越高，病毒载体也在不断改进和完善，其发展方向大致可分为以下几个方面。

1. 简便、高效的病毒载体包装系统　双组成因素生产系统由缺陷病毒和细胞株组成，将成为研究热点，如AV生产系统，此系统可大量扩增病毒。

2. 无病毒基因的病毒载体　这种载体即去除病毒载体中所有的病毒基因，只保留复制和包装所必需的顺式作用元件，这种策略可最大限度地扩大载体容量并减少病毒对细胞的直接毒性和病毒蛋白表达引起的免疫毒性，AV的微载体(mini-AV)、AAV载体和单纯疱疹病毒（HSV）扩增子载体都是无病毒基因的病毒载体，这一系统需要解决的问题是如何建立高效安全的包装系统。

3. 可调控表达外源基因的病毒载体　在许多疾病的基因治疗中，实现外源基因的可调控表达十分重要。例如，糖尿病的基因治疗，其外源的胰岛素基因表达最好受血糖水平的调控；肾性贫血的基因治疗，其促红细胞生成素基因的表达最好能受血氧含量的调控等。目前，所研究的表达调控系统主要包括各种药物诱导的表达"开关"，其中四环素控制系统（Tet-on和Tet-off）在体外和体内实验中都表现出良好的表达调控作用。然而，由于其中的反式作用蛋白是异种蛋白，在机体内可能引起毒性和免疫反应，因此用于人体还需考虑其安全性和长期有效性。用缺氧反应元件（hypoxia response element，HRE）AV 载体表达外源基因，缺氧可激活 bHLH/PAS 家族转录因子表达，可结合于 HRE 核心序列，诱导其下游基因表达。

4. 自我扩增型载体　这些载体以正链 RNA 病毒 Sindbis 病毒和 Semliki Forest 病毒为基础，用目的基因代替病毒的外壳蛋白编码序列，导入靶细胞中，病毒的复制蛋白大量复制重组的基因组，mRNA 水平的增高导致高水平的目的基因表达，自我扩增型载体可以是 RNA、DNA 和重组 AV。

5. 特异性复制型病毒载体（specifically replicating vector）　这种病毒载体是指那些在某种特异性的组织中进行产毒性复制，而在其他组织中不增殖的病毒载体，主要用于特异性裂解肿瘤细胞，如 AV 突变株 Onyx-015 的 E1B 基因功能缺失，可以选择性的在 p53 基因突变的肿瘤细胞中增殖，而在正常细胞中不增殖，用此突变株联合化疗治疗恶性肿瘤Ⅱ期临床结果令人满意，现已进入Ⅲ期临床试验。

6. 嵌合型病毒载体　这种病毒载体是将不同病毒的基因元件进行组合，形成重组杂合病毒，如 AV 与 AAV 的杂合体病毒，既具有 AV 的感染性和基因组特性，又具有 AAV 的染色体整合性。

7. 靶向性病毒载体　这种病毒载体能特异地结合并感染某种细胞的病毒载体，将病毒颗粒与某一靶向分子或特异性抗体耦联，也可通过改变病毒外壳蛋白的结构，使其对细胞的亲嗜性发生改变。

（三）靶细胞的选择

由于病毒载体的各个特定序列常与特异的细胞因子结合，因而选择适宜的靶细胞类型直接决定载体的表达效率及存在状态。在基因治疗过程中，需要从患者体内选取合适的靶细胞，以接受外源基因。合适的靶细胞是基因治疗成败的关键之一。选择靶细胞时，应考虑疾病的性质和部位、易于体外培养和遗传操作和被基因转染并高效表达以及可行的转移方法。目前，较常应用的靶细胞是骨髓细胞和 T 细胞。近年来，新生儿脐带血中的干细胞被用作靶细胞，成功地治疗婴儿的 ADA 缺陷的 SCID 病；另外，其他类型的细胞，如角质细胞、肝细胞、皮肤成纤维细胞和血管内皮细胞等也用于基因治疗。

第三节　肿瘤基因放射治疗及其应用前景

一、肿瘤基因放射治疗的理论依据

（一）肿瘤基因放射治疗的提出

早期生长反应基因 1（early growth response gene 1，Egr-1）启动子序列中含有 6 个 CarG [CC(A+T-rich)6GG] 血清反应元件。研究证明，电离辐射作用于受照细胞产生的活性氧中间产物（reactive oxygen intermediates，ROIS），可激活 CarG 元件，继而诱导下游基因表达的增强。在深入研究 Egr-1

基因启动子辐射诱导特性的基础上，美国 Weichselbaum 等首先利用其启动子和肿瘤坏死因子 α（TNF-α）基因构建成表达质粒 pEgr1-TNFα，再将其转染该质粒的靶细胞，注入对辐射具有抗性的异种移植肿瘤内，当其肿瘤局部给予 X 射线照射后，瘤内 TNF-α 水平较未照射组高 2.7 倍，肿瘤生长受到明显抑制，且未见局部和全身毒性的增加。接着，Weichselbaum 所领导的实验室进行了一系列的以 TNF-α 为治疗基因的肿瘤基因放射治疗的实验研究。随后，Hallahan 等利用复制缺陷型腺病毒介导 Egr1-TNF 基因转移，观察放疗联合基因治疗对不同大小肿瘤的抑制作用。研究结果发现，单纯 X 射线照射仅对较小移植瘤的生长有抑制作用，而肿瘤内注射 Ad.Egr1-TNF 联合局部放疗对大小移植肿瘤均有显著的抑制作用。此后，肿瘤基因放射治疗（tumor gene-radiation therapy）在国内外愈益受到关注，成为放射肿瘤学研究的热点之一。

近年来，Weichselbaum 这个实验室在肿瘤基因放射治疗方面又作了大量的研究工作，他们研制的 TNFerade，即 Ad.Egr1-TNF，一种辐射诱导的腺病毒载体，已应用于治疗不能手术的胰腺癌，并进入了 III 期临床试验，在肉瘤、黑色素瘤及胰腺、食管、直肠和头颈部肿瘤的临床试验中给予了评价。应用 Ad.Egr1-TNF 联合照射，通过局部肿瘤微环境产生的 TNF-α 控制肿瘤的生长和淋巴结转移，增加和刺激 CD8$^+$ CTL 细胞产生，达到由局部和远隔部位免疫介导的抗肿瘤效应。

放射治疗是目前临床最普遍和最重要的肿瘤治疗手段之一，但长期以来肿瘤临近部位正常组织的放射损伤和某些肿瘤的辐射抗性问题，使其疗效和应用受到了一定的限制。肿瘤的基因治疗是对肿瘤有直接或间接杀伤作用的基因，经载体转入体内，在肿瘤的生长部位进行表达，从而发挥杀伤肿瘤的作用。但实现一种外源基因在肿瘤生长部位的定位表达，并非易事，尤其是某些基因的产物既对肿瘤有杀伤作用，同时也能造成正常组织的损伤。

根据肿瘤的放射治疗和基因治疗各自的特点，Weichselbaum 曾提出了将两者结合应用，即肿瘤的基因 - 放射治疗的设想；其含义是将辐射诱导性基因的调控序列与肿瘤杀伤基因相耦联，转染肿瘤细胞，在对肿瘤实施局部放疗的同时，诱导肿瘤杀伤基因表达的增强，产生辐射和基因表达产物的协同抑瘤作用。这样，一方面将放疗与基因治疗有机地结合，发挥协同作用，可增强肿瘤对放射治疗的敏感性，也可以相对降低照射剂量，缓解对正常组织的损伤；另一方面也可以通过局部照射来实现基因的定位表达，并且在肿瘤受照时基因表达；一旦照射停止，基因表达随即终止，实现了基因表达的空间和时间的可调控性。

（二）利用辐射实现对转移基因体内表达的时空调控

基因治疗的安全性是基因治疗研究中必须首先考虑的问题。治疗基因表达的可控性是解决该问题的关键。为提高肿瘤基因治疗的安全性，必须有效地调控治疗基因仅在肿瘤局限性（或靶向性）表达。目前，主要有两种调控机制：一是所谓的"转录靶向调控机制"，即选用肿瘤相关抗原（如 AFP 和 CEA）等基因的顺式作用元件（如启动子和增强子）与相应的目的基因构建成表达盒，插入基因转移载体，这样转移基因仅在产生上述肿瘤相关抗原的肿瘤细胞中表达，从而对肿瘤细胞产生特异性杀伤效应；二是所谓的"转基因表达的外源调控机制"，利用可受某种因素诱导表达基因的顺式作用元件，与相应的目的基因构建成表达盒，插入基因转移载体，这样转移基因在体内的表达直接受相应诱导因素的调控。其中，Egr-1 启动子的发现为放疗与基因治疗的有效结合提供了新思路，从而奠定了恶性肿瘤基因放射治疗的理论基础。Egr-1 启动子不同于一般组织特异性启动子，后者诱导的基因表达常呈持续性，而 Egr-1 启动子具有辐射诱导特性，辐射后诱导基因表达，辐射反应结束后基因表达随之减弱或终止。

利用电离辐射诱导表达的 Egr-1 启动子，与目的基因构建成辐射诱导基因表达调控系统受到了人们的高度重视。该调控系统不仅可将基因治疗与放射治疗有机地结合起来，而且借助日趋完善的三维立体照射技术，准确地照射肿瘤组织，并有效地控制肿瘤组织与正常组织的照射剂量，达到肿瘤靶向照射的目的，鉴于辐射束具有靶向性和可控性，可实现对目的基因肿瘤局限性表达的时空调控。此外，其调控系统可适用于多种肿瘤，具有广谱性、简便性和易于临床推广等优点，而且利用亲肿瘤放射性核素作为诱导剂，可望用于转移性肿瘤的基因治疗。目前，Egr-1 启动子介导的肿瘤基因 – 放射治疗取得了很大的进展。大量研究表明，Egr-1 启动子的辐射诱导特性，可保证目的基因有效的靶向性表达。

（三）电离辐射提高基因靶向转移的效率

电离辐射使受照细胞表面受损、穿孔，引起细胞膜通透性和跨膜电位的改变，便于带负电荷的外源 DNA 主动进入细胞。随着照射剂量的增加，进入细胞内的基因产物量也相应地增加。研究者发现，9 Gy γ 射线照射，可使质粒介导的 DNA 初始转染效率提高 1400 倍。Northern 杂交检测发现，γ 射线照射细胞内游离质粒的拷贝数是未照射的 1/2，而质粒整合到细胞基因组的细胞数却显著高于未照射细胞数，这表明电离辐射提高基因转移效率可能是通过提高质粒与细胞基因组之间的非同源重组率，促进质粒整合到细胞基因组等途径实现的。另外发现，若对病毒感的细胞进行辐射预处理，可使转导起始水平提高 40 倍，且转基因表达持续时间明显延长，说明辐射同样可促进腺病毒载体介导的基因转移效率，延长转移基因表达的持续时间，同时腺病毒与细胞之间的基因组整合率也明显提高。而且，更值得注意的是，同样经 3 Gy 照射和 Ad5-CMVlacZ 感染 3 d 后，与成纤维细胞相比，肿瘤细胞内的半乳糖苷酶活性显著增高，前者仅提高 2.5 倍，而后者提高 48 倍，这充分说明辐射可有效地促进基因靶向性而向肿瘤细胞转移。另有研究者将腺病毒 Ad. CMV-luc 感染 γ 射线照射后的小鼠肺癌细胞，造成细胞内 luc 基因编码产物呈剂量依赖性扩增，其效率最高可达 24 倍；而且，发现建立的小鼠荷瘤模型，给予局部预照射的瘤体内 luc 表达水平明显增高，说明辐射可促进腺病毒基因载体在体内的转移。还有研究发现，4 Gy 照射后腺相关病毒感染的细胞中，双链复制型腺相关病毒基因组明显提高，表明 γ 射线照射可增强其病毒介导的转基因表达水平。研究发现，采用亚临床剂量的碳离子束照射，可显著提高外源性 p53 基因的细胞转移效率、表达水平和持续时间，增强 p53 对宫颈腺癌细胞的抑制作用，且优于同等剂量的 γ 射线照射。因此，辐射具有靶向性，不仅可快速有效地控制肿瘤生长，降低肿瘤负荷，又可促进基因的靶向转移、高效表达，延长基因表达持续时间，从而为肿瘤基因 – 放射治疗疗效的发挥创造有利的条件。

（四）基因治疗提高肿瘤对放射治疗的敏感性

放疗作为肿瘤临床治疗的常规手段之一，约半数以上的肿瘤患者在治疗过程中需要接受放疗。但是，临床上不同种类的肿瘤细胞或种类相同而分期不同的肿瘤细胞，辐射敏感性各有不同，而且大多数肿瘤对辐射不敏感，甚至对辐射具有抵抗性，这使在同样治疗条件下，不同肿瘤患者即便是肿瘤类型、病理分级和部位等都相同的情况下，治疗效果存在较大差异。通过使用与放射治疗敏感相关的基因可以改变肿瘤细胞的辐射敏感性，从而提高放疗疗效。

有关肿瘤的放射敏感性分子和细胞生物学研究表明，放射治疗主要是引起肿瘤细胞 DNA 损伤及与细胞凋亡相关的基因或蛋白表达的改变，最终启动肿瘤细胞凋亡过程。与细胞 DNA 双链断裂（DNA double strand break，DSB）损伤修复能力相关的 Ku80、ATM（ataxia–telangiectasia mutant）和 p53 等，以及与细胞凋亡和细胞周期有关的 Bax、Bcl–2 和 Erb2 等均与细胞的辐射敏感性有关。目前，以放射敏感性相关基因为靶的基因治疗方案已成为放射增敏研究的重点，如通过促进促凋亡基因 Bax 及抑制凋亡抑制基因 Bcl–2、Bcl–xl 的转录，或使肿瘤细胞阻滞于 G_1 期，减少进入 S 期的细胞，因 G_1 期细胞对放疗较为敏感，从而提高肿瘤细胞的辐射敏感性。研究发现，辐射敏感性低的人鼻咽癌细胞 TE–1 经脂质体介导转染携带 Bax cDNA 的质粒后，辐射敏感性增强，表现在照射后转染 Bax 质粒的细胞凋亡明显增加。同样，采用反义寡核苷酸和 RNAi 技术等抑制细胞内 Bcl–2 和 Bcl–xl 基因表达后，肿瘤细胞的辐射敏感性也增强。

二、肿瘤基因放射治疗的特点

根据放射治疗和基因治疗各自的特点，将基因治疗与放射治疗结合是当前肿瘤治疗的热点。目前，两者结合主要体现在以下 6 个方面：① 药物敏感基因系统与放射治疗的联合；② 肿瘤抑制基因与放射治疗的联合；③ 免疫基因治疗与放射治疗的联合；④ 放射诱导启动子的基因治疗；⑤ 双（多）基因治疗与放射治疗的联合；⑥ 放疗保护性基因治疗。

综合现有的研究结果，放疗与基因治疗相结合发挥协同作用，主要通过以下 6 个途径：① 外源基因转染诱导放射敏感性，从而增强电离辐射对肿瘤细胞的杀伤作用；② 外源基因转染的肿瘤细胞发生细胞周期阻滞，出现瘤细胞同步化，增加放射治疗杀伤作用；③ 基因诱导放射防护，降低放射对正常组织的损伤；④ 放疗可提高基因靶向转移效率，并增强治疗基因的表达；⑤ 提高外源 DNA 与受体细胞 DNA 的重组和整合；⑥ 应用放射诱导启动子对外源基因表达进行时空调控。

（一）药物敏感基因系统与放射治疗的联合应用

药物敏感基因（drug sensitivity gene）疗法又称自杀基因（suicide gene）疗法、分子化疗（molecular chemotherapy）、病毒介导的酶解前药疗法（VDEPT）和基因导向的酶解药物前体疗法（GDEPT），是将前药转换酶基因（自杀基因）导入肿瘤细胞，该基因编码特殊的酶，可将原先无毒性的前药在肿瘤细胞中代谢为毒性产物，该产物作为 DNA 合成的核苷替代物掺入到 DNA 中，干扰细胞 DNA 的合成，从而引起这些肿瘤细胞的自杀。而且，有研究表明，自杀基因治疗肿瘤，不仅转导自杀基因的肿瘤细胞可被杀灭，未转染细胞也可被杀灭，称为旁观者效应（bystander effect，BE）。自杀基因前药转换作用具有直接肿瘤细胞杀伤作用和强效的旁观者效应，因而被认为是肿瘤基因治疗领域中最有希望获得突破的研究课题之一。

目前，研究最深入、应用最为广泛的两种药物敏感基因治疗体系为单纯疱疹病毒胸苷激酶（herpes simplex virus thymidine kinase，HSV-TK）/丙氧鸟苷（ganciclovir，GCV）系统和大肠杆菌胞嘧啶脱氨酶（cytosine deaminase，CD）/5-氟胞嘧啶（5-fluorocytosine，5-Fc）系统。药物敏感自杀基因联合放疗的优势在于：药物敏感自杀基因和放疗分别作用于细胞周期中的 S 期和 G_2/M 期，联合应用可提高疗效；磷酸化的前体药物掺入新合成的 DNA 后，导致 DNA 合成终止，进而引起细胞死亡。因此，可增加 DNA 对射线的敏感性；磷酸化的前体药物掺入 DNA 中可干扰辐射损伤的修复。放疗可使药物从受损伤的细胞中释放出来，从而强化了基因治疗的旁观者效应。体内外实验研究证实，HSV-TK/GCV 系统和 CD/5-Fc 系统均能提高肿瘤对辐射的敏感性。体外实验发现，照射剂量为 2、4、6 和 8 Gy，转染效率分别由 21.3% 提高到 62.2%、78.0%、83.2% 和 87.8%，且 CD 基因的表达增加。而且，CD 基因联合照射可显著增加抗肿瘤作用；体内实验也显示，CD/5-Fc 组、照射组和 CD/5-Fc 联合照射组的肿瘤体积分别减少 48.5%、37.4% 和 81.5%，肿瘤重量分别降低 41.7%、37.7% 和 80%，表明放射可提高脂质体介导的 CD 基因转染效率和表达水平。与单一疗法相比，自杀基因联合放射治疗可显著增强抗肿瘤作用。将含有胞嘧啶脱氨酶和胸苷激酶融合蛋白（CD-TK）的腺病毒载体转染结直肠癌细胞株 SW480，发现自杀基因疗法可明显增强细胞的放射敏感性，且双自杀基因较单基因治疗的抑瘤效应和旁观者效应更为明显，双自杀基因之间具有协同作用。大量的研究结果显示，肿瘤药物敏感基因系统与放疗的联合治疗能获得较单一疗法明显的疗效，将二者联合作为一种新型有效的抗肿瘤策略，有望在未来的临床治疗中得到广泛的应用。

（二）肿瘤抑制基因与放射治疗的联合应用

正常细胞在分裂过程中，其增殖和死亡之间是平衡的，如果此平衡被打破，细胞增殖失控，就会导致肿瘤发生。因此，基因治疗可从激活、促进肿瘤细胞凋亡和抑制肿瘤细胞增殖两方面着手，调节肿瘤细胞增殖和凋亡，抑制肿瘤细胞恶性生长。其中，p53 基因作为细胞内重要的抑癌基因，与肿瘤的放射敏感性密切相关，针对其研究的最多。

野生型 p53 基因的功能就像"分子警察"，监控着基因组的完整性和准确性，当 DNA 受损时，p53 蛋白在细胞核内积累，DNA 复制停止，细胞周期停滞在 G_1 期，在 DNA 复制之前对其损伤进行修复。若修复失败，p53 蛋白则启动凋亡程序，引起细胞凋亡。因此，野生型 p53 基因在控制细胞周期停滞、DNA 修复或细胞凋亡方面起着重要的作用。但是，p53 基因发生突变后，丧失了正常功能，转为癌基因，可表现出对放射治疗的抗拒性。并且，p53 基因的状态对肿瘤治疗效果和预后密切相关。鉴于 p53 基因的突变或丢失是大多数肿瘤中最常见的分子异常之一，恢复和重建肿瘤细胞中野生型 p53 基因的功能以及将 p53 基因与其他抑癌基因或肿瘤治疗手段相联合，抑制肿瘤的研究，已成为目前肿瘤治疗研究的热点。近年来的研究表明，野生型 p53 基因可通过细胞周期阻滞、抑制损伤的 DNA 修复及促进细胞凋亡等增强肿瘤细胞对放疗的敏感性，且辐射能上调野生型 p53 蛋白的表达。Kawabe 等报道，腺病毒介导的基因在体内外均能明显增加非小细胞肺癌细胞株和裸鼠移植瘤的放疗敏感性。Swisher 等对此进行了 II 期临床试验研究，结果显示瘤内注射腺病毒介导的 p53 基因后再给予放疗，局部病灶体积缩小，患者生存期延长。因此，将野生型 p53 基因转染与放疗联合用于 p53 基因突变或缺失的恶性肿瘤的治疗研究具有重要的意义。

另外，还有很多肿瘤相关基因与放射治疗相结合可用于抗肿瘤治疗的研究，如促凋亡基因（TRAIL、Smac 和 Bax 等）、抗肿瘤血管生成基因（endostatin 和 angiostatin 等）及 DNA 修复相关基因等。大量研究表明，这些基因导入肿瘤细胞，可增加肿瘤的放射敏感性，发挥其促进肿瘤细胞凋亡、抑制肿瘤 DNA 修复及血管生成等抗肿瘤作用，与放疗联合后发挥协同作用，增强抑瘤效应。近些年来，RNA 干扰（RNA interference，RNAi）现象的出现，研究者利用 RNAi 技术特异、高效地沉默肿瘤相关基因，如细胞凋亡抑制蛋白家族（inhibiting apoptotic protein，IAP）、促肿瘤血管生成因子（vascular endothelial growth factor，VEGF）、乏氧诱导因子 1α（hypoxia-inducible factor 1α, HIF-1α）、DNA 修复相关基因 Ku70/80 和共济失调 - 毛细血管扩张突变基因（ataxia-telangiectasia mutated gene，ATM）等，通过抑制这些基因 mRNA 和蛋白水平的表达，增加肿瘤对放射的敏感性，这为肿瘤基因 - 放射治疗的联合应用开辟了新途径。

（三）免疫基因治疗与放射治疗的联合应用

大多人类肿瘤的免疫原性较弱，肿瘤细胞会产生免疫抑制因子，全面抑制机体的细胞免疫和体液免疫，逃避宿主杀伤肿瘤细胞。在恶性肿瘤的治疗方面虽已有许多进展，并取得可喜的成果；但微小残留病灶仍难以被现行诸多治疗方案彻底清除，如果应用肿瘤免疫治疗激发机体免疫监视系统，消灭残存肿瘤细胞，有可能彻底治愈肿瘤。肿瘤免疫基因治疗指应用基因转移技术，将主要组织相容性复合物（major histocompatibility complex，MHC）、共刺激分子、细胞因子及受体和肿瘤抗原及病毒抗原等外源基因导入人体，提高机体的抗肿瘤免疫反应，从而达到抑制和杀伤肿瘤细胞的目的。

肿瘤免疫基因治疗是一种新型的肿瘤治疗模式，自美国于 1990 年 10 月首次对恶性黑素瘤患者进行肿瘤免疫基因临床治疗以来，研究进展迅速，部分已进入临床应用阶段，并取得了明显的治疗效果。而放射治疗可杀死癌细胞，减少肿瘤来源的免疫抑制因子的生成，间接增加肿瘤的抗原性，诱导机体的免疫应答。采用基因转移方法将 TNF-α 基因导入肿瘤组织中，不仅可在肿瘤局部产生高浓度的 TNF-α，直接杀伤肿瘤细胞，还可增强肿瘤对放射的敏感性。研究者将携带 TNF-α 的腺病毒注入大鼠皮下胶质瘤模型，并给予 10 Gy 照射。结果显示，联合治疗组肿瘤生长速率明显降低，体积变小，有丝分裂细胞数量减少，凋亡小体略增加。联合治疗组外周血 Th/Ts 比值降低，NK 细胞数量增多，体内免疫功能上调，效应细胞数量增多，免疫活性增强。吴丛梅等的研究结果显示，pEgr1-TNFα 基因联合放射治疗抗肿瘤作用明显优于单纯放疗组和单纯基因治疗组，同时可以减轻放疗对机体免疫功能的损伤。这些研究结果表明，将肿瘤免疫基因治疗与放射治疗相结合，可同时发挥抗肿瘤免疫和肿瘤杀伤作用，其疗效明显高于单一疗法的治疗效果。

（四）辐射的敏感启动子与基因治疗

电离辐射可激活某些编码转录因子的立早基因（immediate early gene），从而启动其下游基因的转录。将编码特定治疗基因的连接在这些早期基因的启动子下游，电离辐射即可作为启动治疗基因转录的开关。立早基因包括 Egr 家族、Jun 家族及 Fos 家族。肿瘤细胞经照射后，Egr 和 Jun 基因呈一过性表达，其表达水平呈照射时间和剂量依赖性。因此，将具有射线激活和调节基因表达特性的启动子连接在编码细胞毒蛋白基因的上游，构成重组体应用于肿瘤治疗，为肿瘤治疗开辟了新的途径，即肿瘤基因 – 放射治疗。而且，随着分子生物学和基因工程的发展，肿瘤基因 – 放射治疗已成为近年来肿瘤治疗领域新的研究热点。

到目前为止，人们发现的辐射敏感启动子主要有 WAF-1（wild type p53-activated fragment 1，野生型 p53 激活片段 1）、GADD45α（growth arrest and DNA damage-inducible protein 45α，生长抑制和 DNA 损伤诱导蛋白 45α）、t-PA（tissue-type plasminogen activator，组织型纤溶酶原激活剂）及 Egr-1 启动子等几种。其中，对 Egr-1 启动子的认识和研究最为深入，借助其所含的 6 个 CarG [CC(A+T-rich)6GG] 血清反应元件，在电离辐射作用下，诱导下游基因表达增强，并广泛地应用于多种肿瘤基因 – 放射治疗中，已取得了可观的结果。目前，用于 Egr-1 调控序列后的目的基因包括细胞因子、自杀基因、肿瘤抑制基因及耐药基因等。在射线照射下，这些目的基因被转录激活表达，发挥抗肿瘤免疫、增强对肿瘤细胞的识别能力、抑制或阻断肿瘤相关基因的异常表达以及提高肿瘤对药物的敏感性等作用。基因 – 放射治疗肿瘤在国际上愈益受到关注，成为放射肿瘤学研究热点之一。

大量研究表明，Egr-1 基因启动子具有辐射诱导抗肿瘤基因表达增强的特性，所介导的肿瘤基因 – 放射治疗可明显抑制移植肿瘤的生长和转移，延长荷瘤动物生存时间，其体内抑瘤作用明显优于单纯放疗或基因治疗，且未见明显的毒副作用。吉林大学国家卫健委放射生物学重点实验室在肿瘤基因 – 放射治疗方面做了大量工作，分别构建了 10 余种携带 Egr-1 启动子的单 / 双基因重组质粒，如 pEgr1-TNFα、pEgr1-IFNγ、pEgr1-Endostatin、pEgr1-Angiostatin 和 pEgr1-PTEN 等，系统探讨其体内外辐射诱导表达规律和抑瘤效应，结果表明电离辐射可明显诱导重组质粒中位于 Egr-1 启动子下游的基因表达增强，且具有一定的量效和时程规律，采用上述重组质粒进行基因 – 放射治疗，其抑瘤效应明显优于单纯放疗和基因治疗。这些充分说明，Egr-1 启动子介导的肿瘤基因 – 放射治疗已成为一种新的有应用前景的肿瘤综合治疗方案。

令人振奋的是，美国芝加哥大学 Weichselbaum 教授领导的研究小组已率先开展了携带 Egr-1 启动子调控的人 TNF-α 基因的复制缺陷性腺病毒载体 TNFerade 瘤体内注射，并联合放射治疗软组织肉瘤的 I 期临床试验，取得了令人满意的治疗效果。这项试验共有 14 例患者接受治疗，其中有 2 例患者的局部治疗病灶完全消退，9 例部分消退，1 例病灶稳定无进展，不良反应轻微，所有受试患者血清 TNF-α 含量均低于 15 pg/ml，血、尿和唾液培养均未检测到病毒。此次实验首次证实，临床应用基因 – 放射治疗的有效性和安全性，为该疗法的临床应用起到了巨大的推进作用。随后，他们相继进行了 TNFerade 联合放疗治疗黑色素瘤、胰腺癌、鼻咽癌、直肠癌和头颈部肿瘤的临床试验研究。目前，该研究小组正积极开展针对不能手术的胰腺癌患者的 III 期临床实验研究。若能成功，TNFerade 将有望成为美国第一个批准用于癌症的基因治疗。

乏氧是实体肿瘤发展过程中存在的普遍现象。肿瘤乏氧细胞的存在不仅使肿瘤对放化疗的抗拒性增加，还使肿瘤更具有侵袭性，容易发生远处转移。有研究发现，Egr-1启动子在临床常规照射剂量下，尤其是在实体瘤乏氧环境下其辐射诱导活性有所下降，影响目的基因在受照射后的表达水平，从而限制了基因－放射治疗的应用及疗效；其机制可能为乏氧导致照射后氧自由基产量降低，而辐射却是通过氧自由基诱导Egr-1启动子的转录活性。除了设计克服乏氧抗拒的治疗策略，很多研究小组选择利用肿瘤的乏氧特性获得治疗效果。乏氧反应元件（hypoxia response element，HRE）是介导细胞乏氧反应的重要调控序列，是一种乏氧敏感性增强子，在实体瘤中的活性较高，可通过与HIF-1特异性结合而诱导下游基因表达。有研究表明，将HRE与Egr-1启动子序列相串联，构建乏氧/辐射双敏感启动子，可使启动子在乏氧条件下的转录活性显著增强，使乏氧变为肿瘤基因－放射治疗促进因素。目前，国内外已有HRE和Egr-1启动子嵌合调控自杀基因TK、CD/UPRT和抑瘤素M等基因表达方面的研究，这为解决恶性肿瘤乏氧细胞的辐射抗拒提供了崭新的思路。

（五）双（多）基因治疗与放射治疗的联合应用

肿瘤的发生发展涉及多因素、多途径和多基因变化的复杂的多阶段过程，为提高肿瘤基因－放射治疗效果，联合应用2（多）个有效的治疗基因，协同放射治疗，从多个角度杀伤肿瘤细胞，可能是更为理想的选择。

越来越多的研究着眼于双基因联合放射治疗，并已取得一定的研究成果。研究者构建了pEgr1-mIFNγ、pEgr1-mEndostatin单基因表达质粒和pEgr1-mIFNγ-mEndostatin双基因共表达质粒，进行基因－放射治疗抗肿瘤作用的研究。结果证实，上述构建的单、双基因表达质粒均具有辐射诱导表达增强特性；抑瘤效应依次为：双基因－放射治疗＞单基因－放射治疗＞单基因或单纯放射治疗；其抑瘤效应机制主要是联合发挥IFN-γ的免疫调节和抗肿瘤作用、endostatin的抗肿瘤血管生成作用和电离辐射对肿瘤的直接杀伤作用。Xian等将小鼠白介素2（IL-2）和IL-12与X射线放射治疗单独或联合用于头颈部鳞状细胞癌治疗的研究，结果发现与单一或任二者联合治疗相比，三者联合应用显示出较好的抗肿瘤活性，且瘤内IL-2和IL-12细胞因子的表达最高，CD4$^+$和CD8$^+$ T细胞浸润、NK细胞及CTL细胞活性也明显增强。还有研究表明，pEgr1-IL-18-B7.1或pEgr1-IL18-B7.2双基因疗法联合放射治疗黑色素瘤的效果均优于单一疗法。

另外，多基因治疗研究也有报道。Guo等将TK基因构建到逆转录病毒载体pLxSN上，mIL-2和mGM-CSF插入载体pIRES中，首先体外实验检测TK/GCV对胃癌细胞的杀伤作用和旁观者效应，然后TK/GCV联合mIL-2/mGM-CSF两种细胞因子基因进行体内实验研究，检测该疗法的抑瘤作用。体外结果显示，TK/GCV能有效地杀死肿瘤细胞，且仅20%导入TK基因的细胞能引起70%～80%细胞死亡，表现出很强的旁观者效应；体内结果显示，应用TK/GCV即可抑制肿瘤生长，结合mIL-2/mGM-CSF基因治疗后，抑瘤效应显著增加，大部分肿瘤完全消退。Yao等研究发现，双自杀基因疗法和survivin反义寡核苷酸相结合可有效杀伤结肠直肠癌细胞SW620、乳腺癌细胞MCF-7和血管内皮细胞 ECV304。上述实验结果表明，采用双（多）基因和放射联合治疗肿瘤有可能得到更为明显的疗效，是一个很好的切入点。

（六）放射保护性基因治疗

肿瘤放疗常因射线对临近的正常组织或器官的损伤而限制了照射剂量，从而影响治疗效果。一些基因的表达产物可有效地保护正常组织和器官，如锰超氧化物歧化酶（manganese superoxide dismutase，Mn-SOD）基因是目前比较理想的辐射保护基因。Mn-SOD 主要分布在原核细胞和真核细胞的线粒体基质中，具有抗氧化和放射保护作用，其抗辐射作用可能与细胞经电离辐射后，通过辐射诱导的 NF-κB 转录活化因子激活 Mn-SOD 基因启动子而引起基因表达上调有关。在实验研究中，先将此基因构建成重组质粒，然后通过脂质体介导或构建成重组腺病毒，转入肺脏、食管、口腔、口咽和膀胱等组织或器官后再照射，可使局部照射诱导的炎性细胞因子表达显著减少，降低严重的放射性损伤。目前，已开始进行针对非小细胞肺癌放化疗联合治疗中放射性食管炎，以及头颈癌放化疗联合治疗放射性黏膜炎的一种 Mn-SOD 放疗保护性基因治疗的临床试验。Epperly 等在模拟全身照射的动物实验中，单次 20 Gy 照射前 24 h 经气管给予 Mn-SOD 重组质粒及脂质体的混合物（MnSOD-PL），可显著降低肺纤维化的发生率。

进一步分析发现，照射前 Mn-SOD 基因治疗使血管内皮细胞内表达的可刺激支气管肺泡巨嗜细胞聚集、迁移和增殖的血管细胞黏附分子 1（vascular cell adhesion molecule-1，VCAM-1）及细胞内黏附分子 1（intracellular adhesion molecule-1，ICAM-1）的表达降低。而且，新近研究发现，口腔内给予 MnSOD-PL 可延长口腔瘤模型小鼠在照射场的生存时间，且体外检测发现其对正常组织的辐射保护，可增强肿瘤细胞的放射敏感性，这可能与其抗氧化作用有关；静脉注射 MnSOD-PL 能降低全身辐射（total body irradiation，TBI）导致的寿命缩短；单次静脉注射携带 MnSOD 的腺相关病毒可减缓单次 30 或 35 Gy 照射所造成的皮肤损伤，表明腺相关病毒介导的 MnSOD 表达可作为用于防止辐射治疗或放射事故造成正常组织损伤的潜在对策。此外，转化生长因子-β（transforming growth factor-β，TGF-β）Ⅱ型受体可结合 TGF-β，从而阻滞 TGF-β 受体介导的信号转导。研究发现，TGF-β1 在放射性肺炎的发生中起重要作用，腺病毒介导的可溶性 TGF-β Ⅱ型受体过表达有望用于放射性肺炎的预防。

三、肿瘤基因放射治疗的现状和前景

（一）肿瘤基因放射治疗的现状

根据放射治疗和基因治疗各自的特点，将基因治疗与放射治疗结合是目前肿瘤治疗的研究方向，两者有机地结合主要体现在药物敏感基因系统与放射治疗的联合、肿瘤抑制基因与放射治疗的联合、免疫基因治疗与放射治疗的联合、放射诱导启动子的基因治疗、双（多）基因治疗与放射治疗的联合及放疗保护性基因治疗。

当前，国内学者已构建了一些重组质粒和重组腺病毒载体等，进行肿瘤基因放射治疗的实验研究。

综合国内外研究结果，可以认为：① 以质粒或复制缺陷型腺病毒介导的 Egr–1 抗肿瘤基因导入瘤内均具有辐射诱导抗肿瘤基因表达增强的特性；② Egr–1 启动子介导的肿瘤基因放射治疗可明显抑制移植肿瘤的生长和转移，延长荷瘤动物生存时间，其体内抑瘤作用明显优于单纯放疗或基因治疗，且未见明显的毒副作用；③ 肿瘤基因放射治疗已成为一种新的有应用前景的肿瘤综合治疗方案。

近些年来，吉林大学国家卫健委放射生物学重点实验室科研团队在肿瘤基因放射治疗研究领域进行了不懈的努力，获得一些重要的成果。这个科研团队构建了许多单基因质粒（pEgr1–IFNγ、pEgr1–TNFα、pEgr1–ssEndostatin、pEgr1–Angiostatin、pNEgr1–mIL12、pEgr1–IL18、pEgr1–IL24、pEgr1–7.1、pEgr1–7.2、pEgr1–PTEN、pEgr1–shTRAIL、pcEgr1–hp53、pcDNA3.1–Egr1–AIFΔ1–480、pshuttle–Egr1–hSmac、CRAd.pEgr1–Smac 和 CRAd.pEgr1–TRAIL 等）和双基因质粒（pEgr1–IFNγ–Endostatin、pEgr1–IL18–B7.1、pEgr1–IL18–B7.2 和 pshuttle–Egr1–shTRAIL–shES 等）。通过大量的实验研究证实，这些质粒经过脂质体或条件复制型腺病毒介导的肿瘤细胞（包括黑色素瘤细胞、肺癌细胞、胶质瘤细胞、卵巢癌细胞和乳腺癌细胞等），联合照射，在体外或体内移植肿瘤细胞生长均有显著的抑制作用，并推迟肿瘤的发生时间、降低肿瘤生长速率和延长动物生存时间；同时，证实这些质粒联合照射的效果明显好于单纯照射和单纯基因，双基因质粒联合照射的效果明显好于单基因质粒联合照射，多次照射的效果好于单次照射，条件复制型腺病毒介导的质粒抑制肿瘤细胞生长的效果更佳。另外，发现低剂量电离辐射在优化 pEgr–IL18–B7.1 基因放射治疗中发挥重要的作用，在荷黑色素瘤小鼠进行 pEgr–IL18–B7.1 基因放疗中，再联合 75 mGy 照射，可增强免疫功能、抑制肿瘤生长和减少肿瘤转移的效应，并达到减少局部辐射剂量、增强抑瘤效果和延长存活时间的目的。在上述研究基础上，又构建了 pGenesil–HIF1α siRNA 和 pGenesil–survivin siRNA 单基因质粒和 pshuttle–pGenesil–survivin siRNA–HIF1α siRNA 双基因质粒，应用 RNAi 技术靶向 HIF–1α 和 survivin 基因联合照射，发现在体外或在体内裸小鼠移植肝癌细胞生长均有显著的抑制作用或延长动物的存活时间，双靶向干涉基因联合放疗的效果明显优于单靶向干涉基因联合放疗。当前，这个科研团队正试图进行磁性纳米粒子标记的携带 TRAIL 和 Smac 双基因的腺病毒联合放热疗治疗肝癌的实验研究。

经过研究者的多年探索和实践，已深刻地认识到：① 肿瘤基因放射治疗可将放疗与基因治疗有机地结合，发挥协同作用，可增强肿瘤对放射治疗的敏感性，提高基因靶向转移和杀伤的效率，也可以相对降低照射剂量，缓解对正常组织的损伤；② 也可以通过局部照射，实现基因的定位表达，在肿瘤受照时基因表达，一旦照射停止，基因表达随即终止，实现基因表达的空间和时间的可调控性；③ 外源基因转染的肿瘤细胞发生细胞周期阻滞，出现肿瘤细胞同步化，增加放射治疗杀伤作用；④ 提高外源 DNA 与受体细胞 DNA 的重组和整合。

目前，肿瘤基因放射治疗取得了令人瞩目的进展，但仍存在一些不足。Egr–1 启动子诱导的治疗基因表达水平低，持续时间较短，使其表达不能满足需要，直接影响抗肿瘤疗效。基因转移载体系统是肿瘤基因治疗的关键，因此，应寻找更为有效、高效和定向的基因转移载体系统，以提高其疗效。此外，基因治疗的安全性、复杂性也是亟待解决的问题。

肿瘤的基因放射治疗已逐渐从理论走向实践，部分治疗方案已进入临床试验，成为恶性肿瘤治疗的一个重要组成部分。基因治疗能提高肿瘤对放疗和化疗的敏感性，减少肿瘤的复发和转移，但并不能取代常规的手术、化疗及放疗，成为唯一的抗肿瘤策略。基因治疗与放射治疗结合治疗恶性肿瘤，使两者的优势互补，抗肿瘤效应得以强化，是肿瘤治疗未来的发展方向之一。随着人类基因组计划完成带来的新基因座控制区、内含子、染色质隔离子、特异的启动子和增强子的发现与分离，人们对肿瘤发病机制、生长调控认识的深入及基因转移技术的不断发展，相信这些难题会逐渐被克服，肿瘤基因放射治疗将发挥更大的潜能。

（二）肿瘤基因放射治疗的前景

肿瘤基因－放射治疗为恶性肿瘤的临床治疗提供了崭新的空间，实现了基因的定位和定时表达，并可适当地减低照射剂量，尽量减少辐射对肿瘤周围正常组织的损伤。对于表浅的肿瘤，采用局部照射联合基因治疗的方法应用到临床肿瘤治疗的可行性已受到广泛关注；尤其对某些辐射抗性高的肿瘤，由于患者对射线的耐受能力有限，难以采用大剂量照射进行治疗，若将照射与具有杀伤作用的基因联合应用，将有希望替代单纯放疗，能够取得更好的治疗效果。而对于机体深部组织的肿瘤，将基因治疗与亲肿瘤放射性核素结合用于转移性肿瘤的基因治疗，是值得探讨和期望实现的课题。此外，肿瘤基因－放射治疗可实现外源基因的定位与限时的表达理论与方法，对于其他疾病的基因治疗也有很高的借鉴价值。将化疗与基因－放射治疗联合治疗肿瘤也不失为临床肿瘤治疗的新策略。国内外的研究结果均证实，肿瘤的基因－放射治疗具有可行性。

辐射敏感启动子 Egr-1 基因的克隆及其功能的确定为临床肿瘤基因－放射治疗提供了新思路。根据肿瘤放射治疗的特点，应用 Egr-1 启动子介导的基因－放射治疗可明显抑制移植肿瘤的生长和转移，延长荷瘤动物生存时间，其体内抑瘤作用明显优于单纯放疗或基因治疗，且未见明显的毒副作用；以质粒或复制缺陷型腺病毒介导的 Egr-1 抗肿瘤基因导入瘤内均具有辐射诱导抗肿瘤基因表达增强的特性。

虽然目前肿瘤基因联合放射治疗取得了可喜的成果，但仍存在不足。比如，Egr-1 启动子诱导的治疗基因的表达水平低，持续时间短暂，使得治疗基因的表达还不能满足体内治疗肿瘤的需要，直接影响了抗肿瘤疗效。而且，通过寻找高效、定向的基因转移载体系统和更为有效的治疗基因等方法来提高肿瘤基因治疗的疗效是目前联合治疗中急需解决的问题。不同的肿瘤发生机制不尽相同，因此寻找针对所有肿瘤均有效的基因是件不易之事。此外，基因治疗的安全性、复杂性也是亟待解决的问题。随着人类基因组计划完成带来的新基因座控制区、内含子、隔离子、特异的启动子和增强子的发现与分离，人们对肿瘤发病机制、生长调控认识的深入及基因转移技术的不断发展，相信这些难题会被克服，基因治疗与放射治疗的联合运用将发挥更加理想的疗效。

第四节　Egr-1 基因及其辐射诱导特性

一、Egr-1 基因结构

Egr-1 又称 NGFI-A、Zif268、Krox-24、TIS8 和 G0S30 等，是立早基因（immediate early gene，IEG）家族成员之一，其表达受多种因素的调节，如电离辐射、生长因子和神经递质等。在各种类型的细胞中，促有丝分裂和促分化信号可快速诱导 Egr-1 短暂表达，如成纤维细胞受丝裂原刺激 15～30 min，Egr-1 即可开始重新转录。Egr-1 基因可被 V-Src 和 V-Fps 的蛋白酪氨酸激酶激活，通过蛋白激酶 C（protein kinase C，PKC）依赖或非依赖信号转导途径进行。Egr-1 基因的激活在细胞生长、增殖和分化中起重要的调控作用，如在胚胎性癌细胞（embroynic carcinoma cell，EC）系的心脏和神经分化过程中及人髓样白血病细胞系单核细胞分化过程中可诱导 Egr-1 基因表达；当细胞受到生长因子、射线及细胞因子损伤等刺激引起细胞膜去极化时，Egr-1 等基因迅速激活，细胞由 G_0 进入 G_1 期，导致细胞增殖分化。此外，Egr-1 在组织纤维化、创伤愈合和肿瘤等的发生发展中也发挥着重要作用，还可能是一种肿瘤抑制基因。

Egr-1 基因普遍存在于从酵母到人的真核细胞基因库中，进化中相当保守。该基因在小鼠和人的核酸和蛋白水平上的同源性分别为 87% 和 94%。而且，与 DNA 结合的关键性锌指结构域（第 340～419 氨基酸），人和大鼠相同。人 Egr-1 基因定位于 5q31.1，长 2.1 kb，编码 3.3 kb 成熟的 mRNA。Egr-1 基因 5' 区包含 4 个血清反应元件，分别为 cAMP 反应元件 CRE、AP1 反应元件、SP1 结合区 EBS 和 SRE。其中，SRE 序列为血清反应元件的核心区域，含放射敏感性的 CArG 盒 /CC(A + T-rich)GG 区。该 CArG 盒可感受体内外理化刺激，如电离辐射和自由基等，诱导 Egr-1 基因转录表达。Egr-1 基因下游为外显子区域，编码 533 个氨基酸的核磷蛋白，分子量约为 80 kD。此外，小鼠 Egr-1 基因被成功克隆并分析：该基因长约 3.8 kb，包括 2 个外显子和 1 个 700 bp 的内含子；确定其转录起始位点位于 -950 bp 至 +260 bp 序列。在这一段序列中，定位了 "TATA" 和 "CCAAT" 盒子分别在 -26 和 -337 bp 处，另外有 6 个 CArG [CC(A + T-rich)6GG] 血清反应元件。还有研究证实，Egr-1 和 C-fos 在结构上无相关性，但其有相似的调节方式，这可能与其分享 5' 顺式调节元件和启动子中血清反应元件有关。

Egr-1 基因蛋白分子含有 2 个转录激活区和 3 个功能区。转录激活区的 C 末端活性低，为低活性区，含 5 个前后排列的由 8 个氨基酸组成的拷贝重复序列（T/S、T/S、F/Y、P、S、P、X 和 X），可激活下游基因，增加转录活性 4～7 倍；而 N 末端为强活性区，能增加下游基因的转录活性达 80 倍。3 个功能区依次为 N 末端、中心功能区和 C 末端，其中 N 末端由 311 个氨基酸组成，富含苏氨酸、丝氨酸和丙氨酸；中心功能区为 3 个前后排列的锌指功能区（zinc finger domain），该功能区含 2 个组氨酸、2 个半胱氨酸和 1 个锌离子，具有 DNA 结合特性，与下游基因中富含 GC 的元件相结合而调节其转录，可能促进或抑制其表达。

二、CArG 赋予 Egr-1 基因辐射诱导特性

芝加哥大学 Datta 等为了检验顺式作用元件在 X 射线诱导的 Egr-1 转录反应中的作用，将 Egr-1 启动子区与氯霉素转乙酰酶（CAT）基因连接，构建 pEgr-1p1.2 质粒。当质粒转染 HL-525 细胞后，经 20 Gy X 射线照射，CAT 活性比未照射的 CAT 活性高 4.1 倍。去除 Egr-1 启动子 –550～–50 bp 部分，照射与未照射的 CAT 活性无明显差别，提示 X 射线诱导 Egr-1 是由启动子 –550～–50 bp 的区域介导的。他们进一步进行了作用元件删除实验，构建了一系列 Egr-1 启动子序列与 CAT 连接的质粒：① pE425，含 6 个 CArG 盒子；② pE395，去除最远端的 CArG 的盒子；③ pE359，去除最远端的 2 个 CArG 的盒子；④ pE342，去除最远端的 3 个 CArG 的盒子；⑤ pE125，去除最远端的 4 个 CArG 的盒子；⑥ pE98，去除最远端的 5 个 CArG 的盒子；⑦ pE70，去除 6 个 CArG 的盒子。各组质粒转染 HL-525 细胞，接受 20 Gy X 射线照射，检测的 CAT 活性以 pE425 组 CAT 活性为 100%，按上述质粒顺序依次为 71%、39%、4%、1%、1% 和 3%。证明 X 射线诱导 Egr-1 是通过其启动子 –550～–50 bp 序列介导的，通过 6 个 CArG 元件来激活 Egr-1 基因的转录，其中最远端的 3 个 CArG 元件在反应过程中起重要作用（图 20-7）。

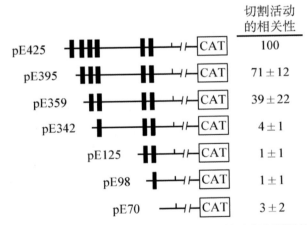

图 20-7　删除 Egr-1 启动子中的 CArG 元件对其电离辐射诱导性的影响

三、ROI 通过 CArG 诱导 Egr-1 转录

Datta 等发现，在人髓样白血病细胞系中，佛波酯（phorbol myfismte acetate，PMA）可增加 Egr-1 基因的表达。如用 PMA 处理野生型 HL-60 细胞，1 h 后 Egr-1 转录水平达到最高，这说明蛋白激酶 C（PKC）在诱导 Egr-1 表达中具有激活作用。HL-525 细胞系缺乏 PKC 介导的信号系统，用 PMA 处理 HL-525 细胞后，结果与 HL-60 相反，其 Egr-1 mRNA 水平仅有少量增加。然而，用电离辐射处理 HL-525，15 min 即可检测到 Egr-1 转录的增加，3 h 达到最高；但这种作用是瞬时的，8 h 后 Egr-1 表达减少。因此，认为此效应可能与受照细胞中活性氧中间产物（reactive oxygen intermediate，ROI）的形成有关。用 H_2O_2 进行同样的实验发现，H_2O_2 与电离辐射一样可以诱导 Egr-1 在 HL-525 细胞中的表达，这可能是由 PMA 直接激活信号通路介导的。

用抗氧化剂 NAC 抑制 ROI（NAC 可以通过去除 ROI 而消除氧化活性，增加细胞内谷胱甘肽水

平）发现，用 NAC 处理 HL-525 细胞对 Egr-1 的基础表达无影响，而抗氧化剂完全抑制了电离辐射和 H_2O_2 诱导 Egr-1 mRNA 水平的提高。说明 ROI 通过转录激活来提高 Egr-1 表达。

为了研究 X 射线是否诱导 Egr-1 启动子激活可被 NAC 抑制，将 pE425 转染 HL-525 细胞系，36 h 后用电离辐射或 H_2O_2 处理，处理前 30 min 加入 NAC，8 h 后分析 CAT 活性，结果显示 NAC 抑制 pE425 的转录激活。另一实验检测 NAC 对电离辐射和 H_2O_2 诱导 CArG 元件的激活作用：Egr-1 启动子最远端的 CArG 元件与 HSV-TK 和 CAT 基因串联，构成 pSER1Tk 质粒，重组体转染 HL-525 细胞，36 h 后用电离辐射或 H_2O_2 处理，处理前 30 min 加入 NAC，8 h 后收获细胞分析 CAT 活性。结果显示，电离辐射和 H_2O_2 可加强 CAT 的表达，但 NAC 抑制了这种效应。

许多不同的途径能够共同提高或（和）共同抑制或以独立、平行的方式激活 Egr-1，刺激主要路径，通过一系列级联反应最终作用于 Egr-1 启动子。确定调节 Egr-1 相关的信号是 RAF/MEK/ERK 信号通路，cAMP/PKA 和 PKC。但在众多信号通路之间亦有相互交叉及相互作用，有待进一步证实。肿瘤放射治疗以基因水平调节为基础对肿瘤细胞进行杀伤。CArG 盒感受射线促进 Egr-1 转录，调节下游多个促凋亡基因，促进肿瘤细胞凋亡达到肿瘤治疗的目的。Egr-1 在肿瘤放射治疗方面，其下游基因研究已有大量研究成果。

电离辐射可使受照组织发生水解，产生活性氧（ROS），进一步活化 Egr-1 基因启动子区 SRE 上的 CArG 盒，并使 Egr-1 基因表达增加。Egr-1 感受电离辐射后，介导凋亡效应器，包括肿瘤坏死因子（TNF-α）、p53、Rb、Bax、PTEN 和 NAG-1 等的转录，促进肿瘤细胞凋亡。在研究棒曲霉素时，发现其可诱导 ROS 生成，进而促进 ATF3 表达，同时 ERK1/2 表达增高，通过 MAPK 途径增高 Egr-1 含量和促进结肠癌细胞凋亡。应用促性腺激素释放激素（GnRH）刺激 Egr-1 基因表达需要多种介质，可通过不同通路完成，其主要途径是 PKC/ERK/SRE 协同 cAMP 途径，促性腺激素释放激素（GnRH）动态控制 Egr-1 水平，可应用于癌症治疗。应用表柔比星诱导乳腺癌 MCF-7/Adr 细胞凋亡的同时，活化 p38MAPK 信号通路，Egr-1 表达增加促进下游 p53 基因表达，对抗表柔比星耐药。

以上实验结果提示，Egr-1 启动子最远端的 CArG 元件在辐射诱导和其它应激过程中起重要作用，而且这种作用是由 ROI 介导的。

四、辐射诱导 Egr-1 基因及下游基因表达

蒋鸣等利用 ^{60}Co γ 射线照射诱导 K562 细胞表达 Egr-1 基因。结果发现，在 K562 细胞受照后，Egr-1 基因的转录水平明显升高，在 0.5～1 h 升至最高，在 8 h 后降至正常水平以下，证实了 Egr-1 基因的调控序列在 K562 细胞体系中能被射线诱导表达。其结果表明，在 K562 细胞株中，Egr-1 基因的调控序列具有辐射可诱导特性，这为构建放射线可诱导的表达性载体，并在 K562 细胞中表达的可行性找出了初步答案。构建这一载体在肿瘤的基因治疗中具有重要意义。假定能够在 Egr-1 调控序列后连接上 TNF cDNA 或 HSV-1 cDNA，即可利用较低剂量的射线诱导上述 cDNA 表达，以达到用电离辐射和基因表达产物综合治疗肿瘤的目的，即可能有助于减少放疗的剂量，使疗效保持不变或更佳。假定能够在 Egr-1 基因的调控序列后连接上 Fms 样酪氨酸激酶基因（flt-3）cDNA，鉴于 flt-3 被认为

具有一定的辐射防护作用，则这一表达载体可能具有一定的减少辐射防护功能。如上所述，构建这一表达载体有着一定的可行性和多种实用意义，值得进一步深入研究。

在深入研究辐射诱导 Egr-1 表达分子机制的基础上，Weichselbaum 等首先利用 Egr-1 基因启动子和肿瘤坏死因子 α（TNF-α）基因构建成质粒 pEgr1-TNF-α，将转染 pEgr1-TNF-α 的造血干细胞 HL-525 注射入具有辐射抗性的人鳞状细胞癌细胞（SQ-20B）的异种移植瘤内；当肿瘤局部给予 X 射线照射后，肿瘤局部 TNF-α 水平较未照射对照组高 2.7 倍，肿瘤生长受到了明显的抑制，且未见局部和全身毒性的增加。随后，Hallahan 等研究发现，单纯 X 射线照射仅对较小移植瘤的生长有抑制作用，而肿瘤内注射复制缺陷型腺病毒 Ad.pEgr1-TNF-α 联合局部放疗对大小移植肿瘤均有显著的抑制作用。Mauceri 等的动物实验研究也显示，Ad.pEgr1-TNF-α 联合射线照射肿瘤局部后，小鼠瘤内血管形成广泛的血栓并伴有肿瘤坏死，血栓和坏死在未荷瘤组、单纯转染 Ad.pEgr1-TNF-α 组和单纯照射组均未检测到，这表明 Ad.pEgr1-TNF-α 与辐射联合治疗肿瘤可使肿瘤微血管闭塞，并无明显正常组织损伤，也证实了 Ad.pEgr1-TNF-α 经局部辐射后可选择性地在肿瘤组织特异表达。另外，放射性核素（^{67}Ga）也可有效激活 Egr-1 启动子诱导其下游基因表达。由于 ^{67}Ga 为短半衰期放射形核素，可选择性地聚集于肿瘤组织，通过反复使用 ^{67}Ga 可诱导肿瘤局部转染基因的特异性表达，从而达到治疗转移性肿瘤的目的。

为了提高 Egr-1 启动子对辐射的敏感性及转录活性，Scott 等对其结构不断进行优化。他们首先改造了野生型 Egr-1 启动子，仅仅保留 4 个辐射反应元件 CArG 作为增强子，将其与 CMV 启动子的转录起始必需元件（如 TATA 盒）相连，构建合成型启动子。该启动子既保留了野生型 Egr-1 启动子的辐射激活特性，又有较强的转录活性，约为野生型 Egr-1 启动子的 2 倍。他们还将 Egr-1 启动子的辐射反应元件与 P1 噬菌体的 cre/loxp 重组酶基因功能元件相连，构建成"人工分子开关"表达调控系统。该策略利用 Egr-1 启动子辐射激活及调控 cre 重组酶基因的表达，后者通过 loxp 位点介导的重组激活下游基因的转录和表达，使激活信号强烈放大，大大增强了对下游基因表达的调控。实验结果表明，相同剂量照射后，"人工分子开关"表达调控系统下游报告基因的表达量增加约 40 倍，而合成型辐射激活启动子诱导下游报告基因表达增加仅 3.1 倍。鉴于 Egr-1 启动子的辐射激活特性，国内外学者相继开展了有关利用 Egr-1 启动子进行肿瘤基因 – 放射治疗的实验研究，取得了一定的成果。

第五节　CRAd.pEgr1-TRAIL-Smac 联合照射对肿瘤细胞的抑制效应

依据肿瘤基因 – 放射治疗模式，研究者利用对肿瘤细胞具有靶向性的溶瘤腺病毒作为载体，采用 Egr-1 启动子，可在辐射诱导下增强其下游目的基因表达的特性，以及 TRAIL 和 Smac 基因的协同促肿瘤细胞凋亡的作用，构建了携带 TRAIL 和 Smac 双基因的具有双重靶向的 pAd.Egr1-TRAIL-Smac-hTERT-E1A(CR2)-E1B-E1B55K 的溶瘤腺病毒质粒，并在 HEK293 细胞中成功地将其包装成携带 Egr-1 启动子、TRAIL 和 Smac 双基因的双重靶向溶瘤腺病毒 CRAd.pEgr1-TRAIL-Smac，探讨其联合 X 射线照射对 MDA-MB-231 细胞增殖及凋亡的影响，以及 MDA-MB-231 细胞凋亡途径中相关基因的 mRNA 和蛋白表达规律。

一、条件复制型腺病毒应用于肿瘤治疗

随着人们对肿瘤细胞的分子异常和病毒分子生物学研究的逐渐深入以及现代生物技术的飞速发展，病毒可以有目的的被改造，使其特异地感染并杀伤肿瘤细胞。这种可特异地感染肿瘤细胞并在其中大量复制最终裂解肿瘤细胞，而对机体正常细胞无杀伤作用的病毒即是溶瘤病毒（oncolytic virus），又称为肿瘤增殖型病毒。目前，已应用于肿瘤临床研究的病毒主要有腺病毒（adenovirus，AV）、呼肠孤病毒（reovirus）、单纯疱疹病毒 1（herpes simplex virus 1，HSV-1）和新城疫病毒（new castle disease virus，NDV）等，其中 AV 的基因结构、功能及其表达调控研究得比较深入。

（一）溶瘤病毒治疗肿瘤研究

1. 溶瘤病毒和 CAR-T 细胞疗法联手可有效根除实体瘤　2020 年 9 月，美国希望之城研究者在 *Sci Transl Med* 杂志发文，将溶瘤病毒和 CAR-T 疗法两种强效的免疫疗法结合起来，成功地靶向和根除单独用 CAR-T 细胞疗法难以治疗的实体瘤。研究者对溶瘤病毒进行基因改造，使其进入肿瘤细胞，并诱导在肿瘤细胞表面上表达 CD19 蛋白。然后，使用靶向 CD19 的 CAR-T 细胞，识别和攻击这些实体瘤。这项研究可能会扩大 CD19 CAR-T 细胞的使用范围，用于治疗患有任何实体瘤的患者。本研究表明，溶瘤病毒是一种强大而有前途的方法，可与 CAR-T 细胞疗法结合，以便更有效地靶向实体瘤。实体瘤周围是免疫抑制性肿瘤微环境。当一个 CAR-T 细胞试图进入肿瘤、存活并杀死癌细胞时，这种肿瘤微环境的存在使它不能有效地做到这一点，溶瘤病毒能够突破这种肿瘤微环境。

研究者设计的溶瘤病毒进入癌细胞，并利用细胞自身的分子机器进行自我复制，能够对癌细胞进行重编程，使表达一种截短的 CAR-T 细胞靶点 CD19。研究者首先构建一种溶瘤病毒（OV19t），使其进入肿瘤细胞并开始产生截短的 CD19（CD19t）。研究者在三阴性乳腺癌细胞系以及胰腺癌、前列腺癌、卵巢癌、头颈癌和脑瘤细胞中成功地做到。然后，CD19 CAR-T 细胞与 OV19t 在体外和针对小鼠的治疗研究中进行组合使用。当用溶瘤病毒 OV19t 感染肿瘤细胞时，观察到肿瘤细胞表达 CD19t 的时间比溶瘤病毒能够杀死肿瘤细胞的时间要早得多，这给了一个利用 CD19 CAR-T 细胞靶向肿瘤的机会窗口。这两者的结合具有强大的协同效应。研究表明，联合使用溶瘤病毒和 CAR-T 细胞治愈了癌症的小鼠表现出了长时间的保护性抗肿瘤免疫力。免疫系统建立了对肿瘤的记忆反应。一旦在最初的组合治疗后，肿瘤被根除，这些小鼠免受肿瘤复发。引入溶瘤病毒可逆转肿瘤微环境，使其更容易接受 CAR-T 细胞疗法。

2. 下一代溶瘤病毒开发　溶瘤病毒是一类能够优先感染和杀死癌细胞的病毒，有潜力改善对免疫疗法或化疗药物无反应或耐药的患者。然而，尽管这类抗癌疗法已被研究数十年，迄今为止仅有一款基于单纯疱疹病毒 1 型的溶瘤病毒（T-VEC）获美国 FDA 批准上市。瘤内注射的 T-VEC 在治疗黑素

色瘤局部病变的患者中显示了疗效，但转移性黑色素瘤很大程度上对 T-VEC 耐药。

在对抗转移性癌症方面，溶瘤病毒一直面临着一个巨大的障碍，即人类的免疫系统。当溶瘤病毒经系统给药到达血液中后，免疫系统会快速捕获它们。血液中的天然免疫球蛋白 M（IgM）抗体和补体成分会通过调节、灭活和靶向血源性病毒，使其被先天免疫系统的吞噬细胞降解。2020 年 11 月，美国埃默里大学和凯斯西储大学研究团队研究者在 *Sci Transll Med* 杂志发文，通过多重改造，成功使人类腺病毒（human adenovirus，HAdv）不会被先天免疫系统捕获，从而通过系统递送溶瘤病毒来治疗转移性癌症成为可能。

HAdv 在感染和杀死各种类型的癌细胞方面非常有效。尽管这些特性使其在用于开发溶瘤病毒候选疗法方面极具吸引力，但系统递送 HAdv 可引发强烈的全身炎症反应和肝毒性，因此限制了该病毒平台的临床应用。研究表明，静脉注射 HAdv-C5 血清型后，病毒颗粒会迅速被血液中的凝血因子 X（coagulation factor X）调理。虽然凝血因子 X 与 HAdv-C5 结合可保护病毒免受补体介导的失活，但两者的结合促进了肝细胞感染，引发肝毒性。此外，凝血因子 X 与 HAdv-C5 的结合也增强了先天免疫细胞对病毒的识别，从而促进全身炎症的激活。在静脉输注后，HAdv 颗粒会迅速被吞噬细胞从血液中清除，尤其是肝脏中的 Kupffer 细胞（位于肝脏中的特殊巨噬细胞）。当被吞噬细胞捕获时，HAdv 通过病毒五邻体基质蛋白（penton base protein）中的 Arg-Gly-Asp（RGD）氨基酸基序与细胞中的 β3 整合素（β3-containing integrins）相互作用。在高剂量静脉注射后，这种相互作用会触发促炎 IL-1α 依赖性信号传导的激活，引发急性细胞因子风暴。因此，开发一种安全有效的适合于系统给药的溶瘤病毒需要多管齐下的方法来调节病毒与体液因子和组织吞噬细胞的相互作用。

在这项新研究中，一种经过多重改造后依然能够装配，且保留着感染和杀伤肿瘤细胞功能的新型腺病毒 Ad5-3M（图 20-8）。研究表明，在小鼠模型中，改造后的腺病毒能够有效抑制肿瘤生长，且未表现出毒性作用。具体来说，研究者首先发现天然 IgM 抗体是与主要的人类腺病毒 HAdv-C5 衣壳蛋白 hexon 的高变区 1（HVR1）结合。基于此，利用靶向诱变，对腺病毒进行了 3 处修改，获得了一种改良版的腺病毒 Ad5-3M。Ad5-3M 包含 3 个突变，1 个在 hexon HVR1 环的突变可阻断病毒与 IgM 结合；1 个在 hexon HVR7 环的突变可使病毒无法与凝血因子 X 结合，抑制凝血因子 X 依赖性肝细胞感染；1 个 penton- 整合素重定向突变，使病毒不与巨噬细胞中的 β3 整合素相互作用，而与存在于上皮肿瘤细胞上的含其它 β 亚基的整合素结合。系统递送后，Ad5-3M 病毒能够逃避肝脏巨噬细胞的捕获，且不会触发肝毒性和炎性细胞因子激活。

本研究首次证实，通过在病毒中的 IgM 结合位点引入突变能够修改 HAdv 与天然 IgM 的结合。Ad5-3M 不仅可抵抗由血液因子导致的失活，避免被捕获到肝脏巨噬细胞中，且在静脉给药后未触发肝毒性。此外，Ad5-3M 系统给药可导致病毒在肿瘤细胞中复制。系统递送后，Ad5-3M 可抑制肿瘤生长，延长携带局部或扩散性肿瘤的小鼠的生存。抗癌疗效评估显示，高剂量的标准腺病毒被注射到小鼠中会触发肝损伤，会在几天内死亡。相比之下，改良版的腺病毒 Ad5-3M 能够清除一些移植了人类肺癌细胞的小鼠身上的扩散性肿瘤。大约 35% 的动物出现了完全缓解（不再检测到肿瘤），且生存期延长。

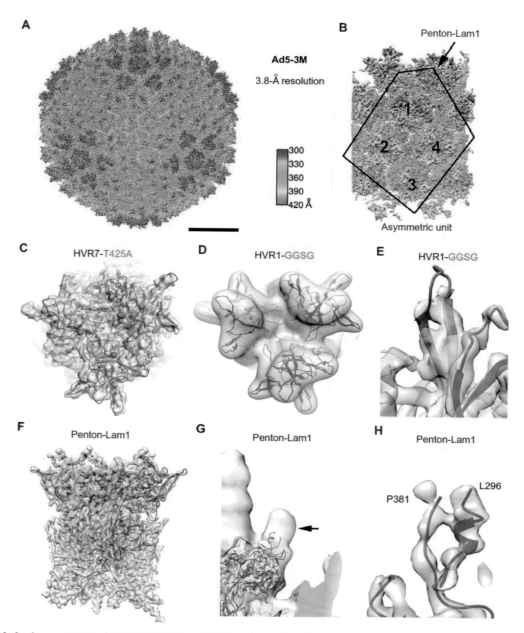

图 20-8　hexon HVR1 和 HVR7 环以及五邻体基质 RGD 环发生突变的 Ad5-3M 病毒高分辨冷冻电镜结构

　　以上结果表明，工程改造病毒使其能够逃避先天免疫系统"攻击"，有望为开发对现有治疗方式耐药的人类癌症的系统递送病毒疗法提供了一种可推广的方法。长期以来，当溶瘤病毒通过静脉注射递送时，先天免疫系统都会快速有效地将病毒送到肝脏中。这使大多数溶瘤病毒通过瘤内注射直接被递送到肿瘤中，从而限制其对转移性肿瘤的作用。这项研究揭示，通过系统递送足够高剂量的改良版溶瘤病毒达到抑制肿瘤生长，且不触发危及生命的系统性毒性的效果是可能的。

　　这项研究的主要创新点是对于常用于溶瘤病毒的 5 型腺病毒的衣壳（capsid）上的 Hexon 和 penton 蛋白同时做了 3 处改造，其目的是在 3 方面降低病毒的非特异性免疫原性：① 取消与 IgM 的结合；② 取消与凝血因子 X 的结合；③ 阻止与 β3 integrin 结合并转为与上皮肿瘤细胞高表达的其他 integrin

结合。这是因为 IgM 与腺病毒的结合可能促进了病毒被肝内的 Kupffer 细胞吞噬，而凝血因子 X 和 β3 integrin 与腺病毒结合介导了该病毒的肝毒性。经过上述改造后的腺病毒 hAd5-3M 在血液中的灭活率有明显改善，并且显示了静脉注射在免疫缺陷小鼠上对肿瘤细胞株和 PDX 肿瘤的疗效。这个研究似乎较好地解决了腺病毒系统给药的肝毒性问题。

3. 单细胞测序揭示溶瘤病毒疗法介导的抗肿瘤反应　2021 年 1 月，瑞士苏黎世大学 Reinhard Dummer 研究组在 *Cancer Cell* 杂志发文，揭示溶瘤病毒疗法介导的抗肿瘤反应。Talimogene laherparepvec（T-VEC）是一种经基因修饰的单纯疱疹病毒 1（HSV-1），已批准用于癌症治疗。研究者在原发性皮肤 B 细胞淋巴瘤（pCBCL）中探讨了注射该病毒对临床、组织学、单细胞转录组学和免疫组化水平的影响。13 例患者接受了病灶内 T-VEC，其中 11 例在注射的病灶中显示出肿瘤反应。通过单细胞测序，确定了恶性人群并分离了 3 种 pCBCL 亚型。注射后 24 h，在注射部位的恶性和非恶性细胞中检测到 HSV-1 T-VEC 转录本，但未注射部位则无。溶瘤病毒疗法可迅速根除恶性细胞，还导致干扰素途径活化和天然杀伤细胞、单核细胞和树突状细胞的早期汇集。这些事件之后，细胞毒性 T 细胞发生富集，并且调节性 T 细胞减少。

（二）腺病毒的基本生物学特征

腺病毒（AV）是一种普遍存在于自然界中的线性双链 DNA 病毒，无包膜，核衣壳呈 20 面体立体对称，病毒颗粒的直径约为 60 ~ 90 nm。AV 基因组大小约为 36 kb，分为编码区及非编码区。其编码区含 5 个早期转录单位，即 E1A、E1B、E2、E3 和 E4，可编码病毒的调节蛋白；2 个延迟转录单位，即 IX 和 Iva2；1 个晚期转录单位，即 L1-L5，负责编码病毒的结构蛋白。另外，根据 AV 基因的同源性，可将其分为 A ~ F 6 个亚型，不同的 AV 对人体器官具有一定的靶向性，如 A 和 F 型 AV 可选择性地作用于胃肠道，一些 B 型及 C 和 E 型可特异地感染呼吸道，D 型感染眼部。在 AV 基因组的两端各有一段长约 100 ~ 150 bp 的末端反向重复序列（inverted terminal repeats sequence，ITRS），其中左侧 ITRS 的 3' 末端有一段长度约为 300 bp 的包装信号（Ψ），为 AV 复制、包装必需的顺式作用元件。当宿主细胞处于静止期时，病毒必须与细胞蛋白作用才能激活细胞使其复制和分裂。E1A 是 AV 感染后第一个转录的基因，其表达产物可与很多细胞蛋白结合，从而启动细胞的 DNA 复制及细胞周期进程；E1B 基因的表达产物可以抑制感染细胞的死亡，从而使病毒继续复制；E2 区参与 AV 的 DNA 复制、晚期病毒基因的转录与翻译；E3 区编码的多肽主要参与免疫监视，减弱宿主免疫系统对感染细胞的识别作用；E4 区基因表达产物可关闭宿主细胞蛋白合成，抑制细胞凋亡。在编码早期蛋白的转录单位中，E1、E3 和 E4 区可接受外源 DNA 的插入及替代。

（三）条件复制型腺病毒

1. 3 代腺病毒载体　自 AV 应用于临床试验以来，大约有 300 余个利用 AV 作为载体的临床试验方案。根据 AV 基因的置换区段不同，针对腺病毒载体的研究可分为 3 个阶段，即 1、2 和 3 代腺病毒载体。

第1、2和3代AV载体均具有复制缺陷的特性，在宿主体内产生的AV没有增殖能力；转染细胞后，在机体免疫系统的识别下被清除，因而外源基因的表达时间较短。随着AV载体被广泛地应用于临床试验，人们寻找一种在肿瘤基因治疗中可以特异地靶向肿瘤细胞且可使外源治疗DNA稳定、高效表达的病毒载体，即条件复制型AV（conditionally replicative adenovirus，CRAD）的研制及其在肿瘤治疗方面的应用。CRAD又称为溶瘤AV，感染肿瘤细胞后，可在肿瘤细胞内复制，使肿瘤细胞溶解死亡，同时由死亡细胞释放出的病毒颗粒继续感染周围的肿瘤细胞，产生级联效应，最终达到消灭肿瘤的目的。此外，条件复制型AV内复制，而在正常细胞内几乎无法复制，因而不伤害机体正常细胞。条件复制型AV应用于肿瘤治疗，其基本原理是基于病毒自身在肿瘤细胞中复制增殖，最终导致肿瘤细胞发生裂解死亡，与传统的抗肿瘤治疗方法不存在交叉耐受性，且与放疗和化疗联合应用可产生协同作用，增强抑瘤效应。

2. ^{125}I–RSOAds–hTERT/PSA溶瘤腺病毒对前列腺癌靶向治疗作用　研究者采用PCR扩增技术及双酶切连接技术构建^{125}I–RSOAds–hTERT/PSA溶瘤AV（^{125}I–病毒复合物）。通过缺口末端标记法（TUNEL）染色、流式细胞术及caspase-3免疫印迹实验分别从体内和体检测^{125}I–病毒复合物对前列腺癌细胞的杀伤作用。通过酶联免疫吸附实验法检测人前列腺癌细胞株PC3和小鼠前列腺癌细胞株RM-1培养上清液（图20-9）及血清中的白介素2（IL-2）、IL-10、肿瘤坏死因子α（TNF-α）和γ干扰素（IFN-γ）等的分泌水平，探究^{125}I–病毒复合物对肿瘤组织细胞因子分泌水平的影响。通过免疫组织化学法以及免疫荧光实验探究^{125}I–病毒复合物对前列腺癌组织及癌细胞中CD24、CD44及前列腺干细胞抗原（PSCA）表达的调节，同时检测瘤组织中CD32和血管内皮生长因子（VEGF）表达水平，以及CD4$^+$和CD8$^+$T细胞及巨噬细胞浸润情况。结果发现，^{125}I–病毒复合物体内、体外均可显著诱导癌细胞凋亡，同时显著高于^{125}I组和病毒复合物组（图20-10）。同时，IL-2、IL-10、TNF-α和IFN-γ在体内体外含量均明显升高。^{125}I–病毒复合物可降低癌细胞及癌组织中CD24、CD44及PSCA表达，减小癌组织重量，抑制癌组织血管生成，同时调节肿瘤组织中免疫反应。结果提示，^{125}I–病毒复合物溶瘤AV对前列腺癌靶向可显著杀伤癌细胞，减少癌组织重量和血管生成，同时改善肿瘤微环境。

二、TRAIL和Smac基因与肿瘤治疗

（一）TRAIL基因与肿瘤治疗

肿瘤坏死因子家族（tumor necrosis factor，TNF）中有3种分子可以诱导肿瘤细胞发生凋亡，包括FasL、TNF-α及肿瘤坏死因子相关的凋亡诱导配体（tumor necrosis factor related apoptosis inducing ligand，TRAIL）。TRAIL是肿瘤坏死因子家族的新成员之一，与FasL具有较高的同源性，Wiley等发现并首次克隆成功。TRAIL在调节细胞死亡、机体的免疫反应及炎症等方面发挥重要的作用。与FasL及TNF-α相比，TRAIL能够特异性地诱导多种肿瘤细胞发生凋亡，而对正常细胞没有损伤；比FasL及TNF-α拥有更广的抗癌谱；对NF-κB有微弱的激活作用；即便全身用药，也不会产生类似

FasL 及 TNF-α 那样严重的炎症反应。因此，TRAIL 作为一种更为安全有效且极具潜力的抗肿瘤因子，必将拥有更为广阔的应用前景。

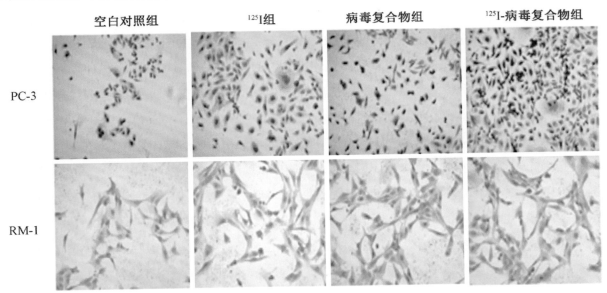

图 20-9　各组前列腺癌细胞 RM-1 和 PC3 的凋亡水平　TUNEL 染色 × 200

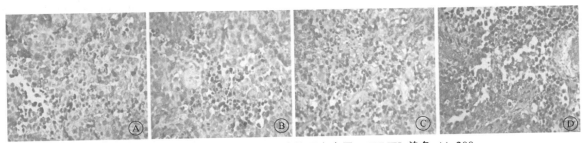

图 20-10　各组小鼠肿瘤组织细胞的凋亡水平　TUNEL 染色 × 200
图中，A. 空白对照组；B. ^{125}I 组；C. 病毒复合物组；D. ^{125}I- 病毒复合物组

1. TRAIL 基因的分子结构与生物学特性　TRAIL 基因是相对分子量为 32.5 kD 的 Ⅱ 型跨膜蛋白，定位于染色体的 3q26.1-26.2，全长为 1769 bp，含有 5 个外显子，可编码 281 个氨基酸。金属蛋白酶（MMP）可在 TRAIL 蛋白的第 109 位氨基酸残基处（N- 糖基化位点）将其切割，产生 114 ～ 281 位氨基酸残基的胞外功能片段；在 TRAIL 蛋白氨基末端 137 ～ 152 位氨基酸残基处可形成一个由 12 ～ 16 个氨基酸残基组成的插入环，此环其与受体结合，发挥其细胞毒性；在 TRAIL 蛋白的 230 位氨基酸残基处有一个不配对的半胱氨酸残基（Cys 230），可与二价的锌离子螯合，使其形成一个链夹心的三聚体活性结构，对于维持其空间结构及生物学活性具有关键作用；定点诱变半胱氨酸残基为丝氨酸或丙氨酸，可以降低 TRAIL 的稳定性，使其与受体的结合能力降低约 200 倍；TRAIL 在人体大多数正常组织中广泛表达，如脾、肺、肾、前列腺、卵巢、淋巴结及外周血淋巴细胞等，同时在活化的 T 细胞、树突状细胞、NK 细胞和单核细胞中也可表达，而在肝、脑和睾丸等组织中未检测其表达。

2. TRAIL 与细胞凋亡　TRAIL 可与受体结合，发挥促凋亡作用。TRAIL 与细胞膜上的死亡受体（DR）结合后，激活凋亡信号途径。DR5/DR4 与 TRAIL 结合，形成三聚复合物，诱导 DR 死亡结构域与 FADD（Fas 相关蛋白的死亡结构域）C 末端的死亡结构域结合，同时 FADD 以 N 末端的死亡效应结构域与 procaspase-8 结合，形成 DISC（死亡诱导信号复合物），使 procaspase-8 发生剪切，变为有活性的 caspase-8。caspase-8 激活后，可通过传递凋亡信号途径，导致细胞发生凋亡。TRAIL 与受体结合后，还可激活核转录因子 κB（NF-κB）、促分裂原活化蛋白激酶（MAPK）、蛋白激酶 C（PKC）和 PI3K/Akt 途径等，同时这些活化的因子及途径还可反过来调节 TRAIL 诱导细胞凋亡的活性。TRAIL 可以选择性地杀伤肿瘤细胞，而对正常细胞没有损伤，因而使其在抗肿瘤治疗中拥有良好的应用前景。

3. TRAIL 基因与一些肿瘤治疗　　TRAIL 可以选择性地杀伤肿瘤细胞，而对正常细胞没有损伤，因而使其在抗肿瘤治疗中拥有良好的应用前景。在临床试验中，证实了 TRAIL 的安全性及有效性。近年来研究表明，TRAIL 不仅单独应用时具有抗肿瘤的活性，与放疗或化疗联合应用时可起到协同杀伤肿瘤的作用。电离辐射可上调 TRAIL、DR4 及 DR5 的表达，增强肿瘤细胞对 TRAIL 的敏感性，诱导肿瘤细胞发生凋亡，增强抑瘤效应，已在一些肿瘤（白血病、乳腺癌、胰腺癌、胶质瘤、结肠癌、甲状腺癌及神经母细胞瘤等）的临床前试验中取得较好的效果。化疗药物可增强 TRAIL 对肿瘤细胞凋亡诱导作用的机制目前尚未完全阐明，通常认为化疗可通过上调 DR 或肿瘤细胞胞内与胞外途径之间的对话，使肿瘤细胞对 TRAIL 诱导凋亡的敏感性增强，同样也能够逆转部分肿瘤细胞对化疗的耐药性。研究表明，一些蛋白抑制剂可提高耐药细胞对 TRAIL 诱导凋亡的敏感性，如 mTOR 抑制剂、HDAC 抑制剂、蛋白酶抑制剂、Akt 的抑制剂、Hsp90 抑制剂、DNA 甲基转移酶抑制剂、干扰素及酪蛋白激酶 2 抑制剂等。

4. 脂质聚合物促进细胞产生有效杀灭乳腺癌细胞的 TRAIL 蛋白　　2019 年 12 月，加拿大阿尔伯塔大学等机构研究者在 *Human Gene Ther* 杂志发文，开发了一种脂质聚合物（lipopolymer）能促进细胞产生一种有效杀灭肿瘤细胞的 TRAIL 蛋白。这种脂质聚合物的加入能利用 TRAIL 蛋白的积极抗癌特性，有效消除患者的不良反应，发挥强大的功效，促进癌细胞死亡，并有望解决 TRAIL 疗法中细胞的耐药性问题。

（二）Smac 基因与肿瘤治疗

Smac 是 2000 年 Wang 等由 HeLa 细胞中分离出并首次报道的一种新型线粒体蛋白质，命名为第二个线粒体衍生的半胱天冬蛋白酶激活剂（second mitochondrial derived activator of caspase，Smac）。与此同时，Verhagen 等由 293T 细胞中分离出的一种低等电点（PI）的凋亡抑制蛋白（inhibitor of apoptosis protein，IAP）直接结合蛋白（direct IAP- binding protein with low pI，DIABLO）。经过比对分析，Smac 与 DIABLO 两者为同一种蛋白质，因而命名为 Smac/DIABLO 蛋白。免疫分析的结果表明，Smac/DIABLO 定位于线粒体内，在凋亡信号的刺激下，可与细胞色素 c（Cyt c）一起释放入胞质中，与 IAP 结合可抑制 IAP 的抗凋亡活性，增强凋亡效应。由于 Smac 只能特异性地诱导肿瘤细胞发生凋亡，而不损伤正常细胞，故已成为近年来各国研究者关注的热点。

1. Smac 基因的分子结构及及生物学特性　　Smac 基因位于人的 12 号染色体长臂，其 mRNA 全长为 1.5 kb，包含 7 个外显子，可编码 239 个氨基酸的前体蛋白，分子量约为 27 kD，PI 约为 6.5。Smac 分子 N 末端的 1~55 位氨基酸残基为线粒体定位序列（MTS），可以保证在胞质中生成的 Smac 准确定位于线粒体。此时的 Smac 为无活性的前体分子，不能与 IAP 结合，当其进入线粒体后，MTS 立即被剪切掉，变为成熟的 Smac，即野生型 Smac。成熟的 Smac 含有 184 个氨基酸残基，分子量为 23 kD，PI 为 5.3。Smac 前体仅局限于线粒体膜上，而成熟的 Smac 以二聚体的形式存在于线粒体膜间隙，在一些凋亡刺激因素的作用下，由线粒体膜间隙释放进入胞浆，发挥其促凋亡活性，故在线粒体膜上及胞浆内均有成熟 Smac 的存在。不同组织中 Smac 的表达水平不同，在成人睾丸组织中表达最强，其次是肝、心及肾，而在肺、胸腺、脑及外周血中表达最低；然而，Smac 在肿瘤细胞内广泛表达。

2. Smac 与细胞凋亡　细胞凋亡是一种非常复杂的生理过程，当各种刺激因素经相应的受体，通过效应分子的相互作用，引起 caspase 家族的级联反应，导致细胞发生凋亡。caspase 是含半胱氨酸的天冬氨酸蛋白水解酶，通常以无活性的酶原形式存于在细胞中，在凋亡过程中这些酶原可被剪切激活，发挥促凋亡活性。根据起始 caspase 的不同，可将细胞凋亡的信号途径分为 3 种：死亡受体途径、线粒体途径及内质网应激途径。在一些刺激因素，如抗癌药物、DNA 损伤、化学信号及紫外线等的作用下，Smac 由线粒体释放入胞浆，通过多种途径引发 caspase 家族的级联反应，引起细胞凋亡。TRAIL 激活 caspase-8-tBid-bax 的级联反应后，可使成熟的 Smac 迅速释放进入胞质中，并与 XIAP 因子结合，解除 XIAP 对 caspase-3 的抑制，继而导致细胞凋亡。

3. Smac 与肿瘤治疗　Smac 在不同的癌组织中表达能力不同，Smac 低表达可能会抑制肿瘤细胞的凋亡，导致肿瘤细胞增殖；而其高表达则可促进肿瘤细胞凋亡，抑制肿瘤生长。IAP 是 Smac 特异性的作用靶点，其过表达可导致肿瘤增长，因而有效地增加肿瘤细胞内 Smac 的含量，可增强抑瘤效应。Smac 可通过多种途径促进肿瘤细胞发生凋亡，达到抗肿瘤治疗的目的，因此可将 Smac 与多种基因及凋亡因子联合起来应用于肿瘤的基因治疗。同时，Smac 对正常细胞无促凋亡作用，这为抗肿瘤治疗的靶向性提供了思路。虽然目前人们对 Smac 的功能及其作用机制有了一定的了解，但仍有很多关键性的问题尚需探究，如 Smac 过量是否对机体正常器官和组织具有损害作用，对肿瘤化疗的辅助作用是否具有广泛性，是否有其他分子可弥补 Smac 功能及其化学类似物的毒性等。随着人们对 Smac 促凋亡机制研究的逐步深入，在肿瘤生物治疗领域必将拥有更为广阔的应用前景。

三、重组质粒的构建及重组腺病毒的包装

本研究将 TRAIL 和 Smac 基因通过 IRES 基因串联，成功构建了具有双重靶向的条件复制型腺病毒（AV）载体 pShuttle-Egr1-TRAIL-Smac-hTERT-E1A-E1Bp-E1B55K，经脂质体转染入 HEK293 细胞内进行病毒的包装及扩增，得到稳定滴度的病毒液，经 PCR 及 Western blot 鉴定，证明本研究成功获得了重组 AV，即 CRAd.pEgr1-TRAIL-Smac。

内部核糖体进入位点（IRES）序列是微小 RNA 病毒家族中脑心肌炎病毒（ECMV）mRNA 5' 末端的一段非翻译区，可在上游启动子的调控下，使 IRES 序列及与其相连的基因同时发生转录，并且以不依赖帽的形式来启动远端基因 mRNA 的翻译，从而使多种基因在同一载体上得到良好的表达。

本研究利用基因重组技术，将 TRAIL 及 Smac 基因的 cDNA 连接入双基因表达载体 pIRES 中，然后将其构建在 Egr-1 启动子基因下游，利用 Egr-1 启动子的辐射诱导特性，可同时调控下游 TRAIL 和 Smac 基因的表达，发挥 TRAIL 和 Smac 基因的协同抑瘤效应，提高肿瘤基因 – 放射治疗的疗效。

（一）重组质粒 pShuttle-Egr1-TRAIL-Smac-hTERT-E1A-E1Bp-E1B55K 的构建和鉴定

以构建的 pMD19T-TRAIL 为模板，扩增 TRAIL 基因。以构建的 pMD19T-Smac 为模板，扩增 Smac 基因。以构建的 pMD18T-Egr1 为模板，扩增 Egr-1 启动子基因序列。在上述基础上，构建 pIRES-TRAIL-Smac 载体 pShuttle-Egr1-TRAIL-Smac-hTERT-E1A-E1Bp-E1B55K 载体构建流程（图 20-11）：将 pShuttle-hTERT-E1A-E1Bp-E1B55K 载体与 pIRES-TRAIL-Smac 载体均用 Xho Ⅰ 和 Xba Ⅰ 双酶切，分别回收 pShuttle-hTERT-E1A-E1Bp-E1B55K 载体片段和 TRAIL-Smac 基因片段，用 T4 DNA 连接酶将二者连接起来，获得重组质粒 pShuttle-TRAIL-Smac-hTERT-E1A-E1Bp-E1B55K；将 PMD19T-Egr1 载体与 pShuttle-TRAIL-Smac-hTERT-E1A-E1Bp-E1B55K 均用 Not Ⅰ 和 EcoR Ⅴ双酶切，回收 pShuttle-TRAIL-Smac-hTERT-E1A-E1Bp-E1B55K 载体片段和 Egr-1 启动子片段，将二者用 T4 DNA 连接酶连接，获得重组质粒 pShuttle-Egr1-TRAIL-Smac-hTERT-E1A-E1Bp-E1B55K。

以 pShuttle-Egr1-TRAIL-Smac-hTERT-E1A-E1Bp-E1B55K 质粒为模板，利用 Egr1 启动子基因的上游引物及 TRAIL 基因的下游引物进行 PCR 扩增，得到一大小约为 1336 bp 的特异性条带（PCR1）；用 Smac 基因的上游引物，hTERT 基因的下游引物进行 PCR 扩增，得到一大小约为 1038 bp 的特异性条带（PCR2）；以 Kpn Ⅰ 酶切重组质粒 pShuttle-Egr1-TRAIL-Smac-hTERT-E1A-E1Bp-E1B55K，获得大小为 3523 和 6739 bp 的两条特异性条带，鉴定结果与预期完全相符，证明本研究成功构建了重组质粒 pShuttle-Egr1-TRAIL-Smac-hTERT-E1A-E1Bp- E1B55K（图 20-12）。

（二）重组腺病毒的包装和鉴定

1. 重组条件复制型腺病毒载体的制备及鉴定　将重组穿梭载体 pShuttle-Egr1-TRAIL-Smac-hTERT-E1A-E1Bp-E1B55K 用 Pme Ⅰ 单酶切，回收去磷酸化的线性载体。将线性穿梭载体电转化至 BJ5183-AdEasy 大肠杆菌感受态细胞中，通过培养，小提质粒，鉴定第 3 泳道为同源重组的重组条件复制型腺病毒质粒，可进行下一步病毒包装。

2. 重组腺病毒的包装　将 HEK293 细胞接种于 24 孔培养板培养，待细胞融合达 70% 时，利用 Lipofect transfection reagent 将重组腺病毒质粒（Pac Ⅰ 酶切线性化）转染至 HEK293 细胞中，约 10 ~ 14 d 左右细胞出现特征病变，即空斑病变（CPE，图 20-13）：镜下见局部细胞发生圆缩、脱落。将培养板交替置于 −20℃ 与 37℃ 环境中，反复冻融 3 次后，收获病毒，此为第 1 代病毒，将 pAd.Egr1-TRAIL-Smac-hTERT-E1A-E1Bp-E1B55K 重组质粒转染 HEK293 细胞而收获的病毒命名为 CRAd. pEgr1-TRAIL-Smac。

3. 重组腺病毒滴度的测定　将 HEK293 细胞接种于 96 孔培养板中培养箱中培养 5 d，观察并记录每个浓度出现细胞病变的孔数。采用 Reed-Muench 法计算重组腺病毒的 TCID50 值，即病毒滴度。重复 3 次进行病毒滴度测定，最后得到的 CRAd.pEgr1–TRAIL–Smac 滴度为 $T = 4.2 \times 10^8$ pfu/ml。

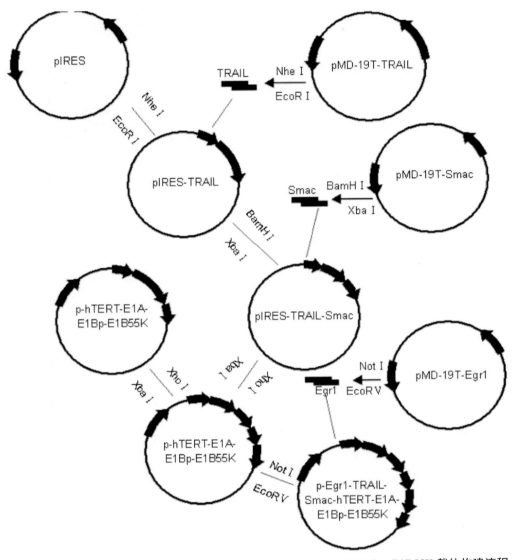

图 20-11　重组质粒 pShuttle–Egr1–TRAIL–Smac–hTERT–E1A–E1Bp–E1B55K 载体构建流程

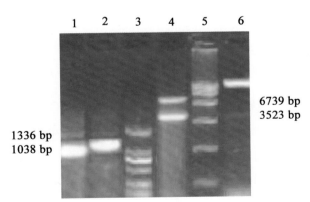

图 20-12　重组质粒 pShuttle–Egr1–TRAIL–Smac–hTERT–E1A–E1Bp–E1B55K 的鉴定
图中，1. PCR1；2. PCR2；3. DL 2000 marker；
4. pShuttle–Egr1–TRAIL–Smac–hTERT–E1A–E1Bp–E1B55K cut with Kpn Ⅰ；5. DL 15000 marker；
6. pShuttle–Egr1–TRAIL–Smac–hTERT–E1A–E1Bp–E1B55K

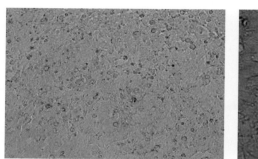

图 20-13　转染 14 d 后的重组腺病毒载体（× 40）

4. 重组腺病毒的 PCR 鉴定　取 4 μl **CRAd.pEgr1-TRAIL-Smac** 病毒液作为模板，分别以 TRAIL、Egr-1、E1B55K、hTERT、Smac 及 E1A-E1Bp 基因的上下游引物进行 PCR 扩增，取 10 μl **PCR** 产物经 1% 琼脂糖凝胶电泳后，得到 6 条大小约为 879、457、250、298、740 和 1148 bp 的特异性条带（图 20-14 左，另外含有第 2 泳道的的），提示 TRAIL、Egr-1、E1B55K、hTERT、Smac 和 E1A-E1Bp 基因已经成功重组腺病毒 CRAd.pEgr1-TRAIL-Smac。

5. 重组腺病毒中 TRAIL 和 Smac 蛋白的鉴定　应用 Western blot 法检测重组腺病毒 CRAd.pEgr1-TRAIL-Smac 中 TRAIL 和 Smac 蛋白的表达。吸取 8 μl CRAd.pEgr1-TRAIL-Smac 病毒液直接上样，检测结果如图（图 20-14 右）。图中可见，重组腺病毒 CRAd.pEgr1-TRAIL-Smac 中有 TRAIL 和 Smac 蛋白的表达，说明本研究成功获得重组腺病毒 CRAd.pEgr1-TRAIL-Smac。

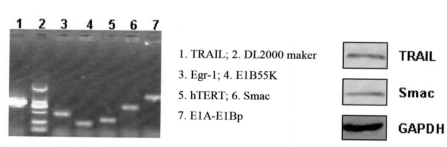

1. TRAIL; 2. DL2000 maker
3. Egr-1; 4. E1B55K
5. hTERT; 6. Smac
7. E1A-E1Bp

图 20-14　分别应用 PCR（左）和 Western blot（右）鉴定 CRAd. pEgr1-TRAIL-Smac

四、重组腺病毒或联合照射对肿瘤细胞的作用

（一）重组腺病毒或联合照射对肿瘤细胞增殖的影响

采用 CCK-8 试剂盒检测，分别以 0、1、5、10、50 和 250 MOI 滴度的病毒感染 MDA-MB-231 细胞，于感染后 24、48 及 72 h 酶标仪检测 A490 值。结果显示，在同一个时间点，细胞的生长抑制率随着病毒滴度的增加而逐渐增加，并表现出明显的剂量依赖性；从 10 MOI 开始，各组细胞的生长抑制率与 0 MOI 组比较差异具有统计学意义（$P < 0.05$ 或 $P < 0.01$）；5 MOI 病毒感染细胞 72 h 后，与 0 MOI 组比较有显著性差异（$P < 0.01$）；且在同一滴度下，随着感染病毒的时间延长，各组细胞的生长抑制率逐渐增加。实验结果显示，CRAd.pEgr1-TRAIL-Smac 与 CRAd.p 对细胞生长抑制的作

用趋势相似。

（二）重组腺病毒联合照射对肿瘤细胞生长抑制的剂量和时程效应

1. 重组腺病毒联合 X 射线照射对 MDA-MB-231 细胞生长抑制的剂量效应 采用 CCK-8 试剂盒检测，以 5 MOI 滴度病毒感染 MDA-MB-231 细胞 24 h 后，分别给予 0、0.5、1.0、2.0 和 5.0 Gy X 射线照射，并于照射后 24 h 以酶标仪检测 A490 值。结果显示，随着照射剂量的增加，各组细胞的生长抑制率逐渐增加，其中 CRAd.pEgr1-TRAIL、CRAd.pEgr1-Smac 及 CRAd.pEgr1-TRAIL-Smac 组从 0.5 Gy 开始与对照组比较差异具有统计学意义（$P < 0.05$ 或 $P < 0.01$）；CRAd.p、CRAd.pEgr1-TRAIL 和 CRAd.pEgr1-Smac 组与 CRAd.pEgr1-TRAIL-Smac 组比较在 1.0 ~ 5.0 Gy 时差异具有统计学意义（$P < 0.05$ 或 $P < 0.01$）。

2. 重组腺病毒联合 2.0 Gy X 射线照射对 MDA-MB-231 细胞生长抑制的时程效应 采用 CCK-8 试剂盒检测，以 5 MOI 滴度病毒感染 MDA-MB-231 细胞 24 h 后，照射组给予 2.0 Gy X 射线照射，分别于照射后 6、12、24 和 48 h 以酶标仪检测 A490 值。实验结果显示，2.0 Gy X 射线照射后，经病毒感染的各组细胞均出现生长抑制，由 6 h 开始与对照组相比即具有显著性差异（$P < 0.05$ 或 $P < 0.01$），其中以 CRAd.pEgr1-TRAIL-Smac + 2.0 Gy 组差异最具显著性；照射后 24 及 48 h，与其它各组比较，CRAd.pEgr1-TRAIL-Smac + 2.0 Gy 组细胞生长抑制最为明显，差异具有显著性（$P < 0.05$ 或 $P < 0.01$）。

以上结果显示，5 MOI 滴度病毒感染 MDA-MB-231 细胞后 24 h，给予不同剂量 X 射线照射，于照射后 24 h 检测 A_{490} 值，随着照射剂量的增加，各组细胞的生长抑制率逐渐增加，其中以 CRAd.pEgr1-TRAIL-Smac 组抑制增强最为明显，与其它各组相比差异具有统计学意义（$P < 0.05$ 或 $P < 0.01$）。这些结果提示，CRAd.pEgr1-TRAIL-Smac 联合 X 射线照射可有效地降低单纯照射组及单基因治疗组的辐射剂量。并且，CRAd.pEgr1-TRAIL-Smac 联合 2.0 Gy X 射线照射对 MDA-MB-231 细胞生长抑制作用的时程效应，证实了携带双基因的重组腺病毒与照射联合可协同发挥抗肿瘤作用。

（三）重组腺病毒联合 2.0 Gy 照射对肿瘤细胞凋亡的影响

采用流式细胞术检测，以 5 MOI 滴度病毒感染 MDA-MB-231 细胞 24 h 后，给予 2.0 Gy X 射线照射，并于照射后 6、12、24 及 48 h 收集细胞，采用 Annexin V/PI 双染，FCM 法检测各组细胞凋亡情况。结果显示，与对照组相比，2.0 Gy X 射线照射后各组细胞凋亡率增加，其中以 CRAd.pEgr1-TRAIL-Smac + 2.0 Gy 组细胞凋亡百分数增加最为明显，且与其它各组比较差异具有显著性（$P < 0.05$ 或 $P < 0.01$）。以上结果表明，电离辐射可诱导 Egr-1 启动子调控其下游 TRAIL 及 Smac 基因表达增强，使二者协同发挥促肿瘤细胞凋亡作用。

（四）重组腺病毒联合 2.0 Gy 照射对肿瘤细胞周期进程的影响

采用流式细胞术检测，以 5 MOI 滴度病毒感染 MDA-MB-231 细胞后 24 h，给予 2.0 Gy X 射线照射，分别于照射后 6、12、24 和 48 h 收集细胞，采用 PI 单染，FCM 法检测细胞周期中各时相细胞百分数的变化。结果显示，与对照组相比，2.0 Gy X 射线照射后各组细胞中 S 期细胞百分数升高，12 h 达峰值（$P < 0.01$），24 h 仍未见回落。同时，G_2/M 期细胞百分数开始增加，除 CRAd.p 组外，其它各组与对照组相比差异均具有统计学意义（$P < 0.01$）；照后 48 h，此期细胞百分数达最高值，其中以 CRAd.pEgr1-TRAIL-Smac + 2.0 Gy 组增加最明显，与其它各组相比差异具有统计学意义（$P < 0.01$）。

这些结果提示，重组腺病毒感染细胞后，以 S 期和 G_2 期阻滞为主，未见 G_1 期阻滞，其中以 CRAd.pEgr1-TRAIL-Smac 联合 2.0 Gy X 射线照射组最为明显，可能与 MDA-MB-231 乳腺癌细胞内 p53 的状态有关，发生突变的 p53 不能导致细胞 G_1 期阻滞。

（五）重组腺病毒联合照射对肿瘤细胞中凋亡相关基因表达的影响

细胞凋亡是由细胞内、外许多蛋白质参与的复杂过程。为了解 CRAd. pEgr1-TRAIL-Smac 在 MDA-MB-231 细胞中的辐射诱导表达规律及其抗肿瘤机制，本研究进一步检测了凋亡相关基因 TRAIL、死亡受体 5（DR5）、Smac、细胞色素 c（Cyt c）及半胱氨酸蛋白酶（caspase-8、-9 和 -3）基因 mRNA 及其蛋白表达水平的变化。2.0 Gy X 射线照射后 4 h，各组细胞中 TRAIL、DR5、Smac、Cyt c 及 caspase-8、-9、-3 基因 mRNA 表达均开始增加，8 h 达峰值，其中以 CRAd.pEgr1-TRAIL-Smac + 2.0 Gy 组各基因 mRNA 表达增强最为明显，随后各基因表达逐渐降低。TRAIL、DR5、Smac、Cyt c 及 caspase-8、-9、-3 基因蛋白表达与 mRNA 表达水平基本一致，2.0 Gy 照射后 6 h，各组细胞中 7 种蛋白表达开始升高；于照射后 12 h，DR5、Smac、Cyt c 及 caspase-8、-9、-3 蛋白表达达峰值，照射 24 h 后 TRAIL 蛋白表达才达到峰值；照射后 48 h，7 种蛋白表达逐渐降低，但仍高于对照组，且蛋白表达仍以 CRAd.pEgr1-TRAIL-Smac + 2.0 Gy 组增强最为明显。由于 TRAIL 蛋白是一种分泌性蛋白，其跨膜穿梭后，信号肽被信号肽酶剪切，才能完成分泌的过程，因此检测到的 TRAIL 蛋白表达峰值晚于其他 6 种蛋白。这 7 种基因 mRNA 表达早于蛋白水平的表达，故照射 4 h 后 mRNA 表达开始增强，8 h 达峰值；而蛋白表达则从照射后 6 h 开始增强，12 h 达峰值，以后逐步降低。上述结果所示，CRAd.pEgr1-TRAIL-Smac + 2.0 Gy X 射线照射组 TRAIL、DR5、Smac、Cyt c 及 caspase-8、-9、-3 mRNA 及其蛋白水平表达在照射后一直处于较高水平，符合 CRAd.pEgr1-TRAIL-Smac 联合放疗对 MDA-MB-231 细胞有较强的杀伤及凋亡诱导的作用。据此推测，辐射可通过 Egr-1 启动子诱导下游 TRAIL 及 Smac 基因的表达增强，使二者协同发挥促凋亡作用，CRAd.pEgr1-TRAIL-Smac 联合辐射促进了 MDA-MB-231 细胞中凋亡相关基因 TRAIL、DR5、Smac、Cyt c 及 caspase-8、-9、-3 的蛋白表达。综上所述，可以得出，CRAd.pEgr1-TRAIL-Smac 联合辐射可能通过如下多种途径诱导人乳腺癌 MDA-MB-231 细胞发生凋亡。

1. TRAIL 与细胞膜上的 DR 结合后激活凋亡信号途径　DR5/DR4 与 TRAIL 结合，形成了诱导死亡信号复合体（DISC），使 procaspase-8 发生剪切，转变为有活性的 caspase-8。caspase-8 激活后，可通过两种途径传递凋亡信号：① 非线粒体依赖性途径，caspase-8 直接激活 caspase-3、-6 及 -7 而诱导细胞凋亡；② 线粒体途径，caspase-8 使 Bcl-2 家族 Bid 蛋白断裂变为截短型的 Bid（tBid），使线粒体的跨膜电位降低或受到破坏，使 Cyt c 及 Smac 释放，激活 caspase-9，进而活化效应蛋白 caspase-3、-6 和 -7，并最终导致细胞凋亡。

2. 在一些刺激因素，如射线、抗癌药物、化学信号及 DNA 损伤等的作用下　Smac 由线粒体释放入胞浆，通过多种途径引发 caspase 家族的级联反应，引起细胞凋亡：① Smac 与凋亡抑制蛋白（IAP）的杆状病毒凋亡抑制重复蛋白 2（BIR2）或 BIR3 功能区特异性结合，解除了 IAP 的凋亡抑制作用，从而使细胞凋亡；② TRAIL 激活了 caspase-8-tBid-bax 的级联反应后，可使成熟的 Smac 迅速释放进入胞质中，并与 X 连锁凋亡抑制蛋白（XIAP）结合，解除了 XIAP 对 caspase-3 的抑制作用，继而导致细胞凋亡；③ Smac 释放的同时伴有 Cyt c 的释放，后者与凋亡激活因子 Apaf-1 及 caspase-9 前体结合形成 Cyt c-Apaf-1-caspase-9 复合物，即凋亡小体，活化的 caspase-9 可进一步激活下游的效应蛋白 caspase-3 及 -7，从而促进细胞发生凋亡。

3. CRAd.pEgr1-TRAIL-Smac 利用其溶瘤作用　使 TRAIL 与 Smac 基因在肿瘤细胞内持续表达，协同诱导肿瘤细胞凋亡。

上述 3 种途径并非独立发挥作用，它们相互交叉，共同发挥抗肿瘤作用。因此，经体外实验证实，CRAd.pEgr1-TRAIL-Smac 联合 X 射线照射可有效地抑制人乳腺癌 MDA-MB-231 细胞的增殖，促进细胞发生凋亡，其效果优于单纯放射治疗组和单基因治疗联合放疗组。

第六节　三重靶向 CRAd.pE-Smac 联合照射对肿瘤细胞的抑制效应

一、三重靶向性腺病毒载体

（一）三重靶向性腺病毒载体的设计

肿瘤的基因 - 放射治疗研究两个非常重要的问题值得关注：靶基因的选择及其靶向性。Smac 是一种由线粒体释放的促凋亡蛋白，其调控凋亡机制为特异性地结合凋亡抑制蛋白 IAP，解除它们对 caspases 家族的抑制，从而导致细胞凋亡抑制作用的丧失，促进细胞凋亡；当细胞接收到凋亡刺激信号后，储存于线粒体内的 Smac 即释放入胞浆，激活相应的信号通路，发挥促凋亡作用。而放疗本身则对促进肿瘤细胞凋亡起到治疗作用，因此，本研究将 Smac 基因作为靶基因，进而提高放疗的促凋亡作用，有效地抑制肿瘤。另外，将腺病毒载体进行改造，构建条件复制型腺病毒，增强其在肿瘤细胞中的复制，提高靶向性。本研究利用缺氧反应原件（HRE）和人端粒酶逆转录酶启动子（hTERT）驱动腺病毒载体的复制，有效地增强其在乏氧肿瘤细胞中的复制，进而增强 Smac 蛋白在乏氧肿瘤细胞中的表达。而且，还利用 Egr-1 启动子介导 Smac 基因在辐射条件下的表达，从而进一步增强表达效果。本研究设计了三重靶向的条件复制型腺病毒（AV），研究其辐射诱导表达特性及抗肿瘤效应，并探讨其作用机制，为提肿瘤高基因 - 放射治疗效果开辟了新的途径，为肿瘤综合治疗提供了新的思路和实验依据。

条件复制型 AV 的改造方案有很多，本研究利用人端粒逆转录酶（hTERT）启动子的肿瘤内特异表达，用其替换 AV 载体中 E1A（AV 基因组编码区早期转录基因之一，包括 E1Bp 及 E1B55K 基因片段）

的启动子，这样可以增强其在肿瘤中的复制，可以增强所携带治疗基因的表达，这是第 1 重增强靶向性。而且，乏氧反应元件（HRE）与其他启动子构建成嵌合性启动子时，可以增强所介导基因在乏氧条件下的表达，所以本研究又将其构建在 hTERT 启动子的上游，构建嵌合性启动子，实现条件复制型 AV 在乏氧肿瘤细胞复制，这是第 2 重增强靶向性。Egr-1 是即刻早期反应基因家族成员之一，可受电离辐射、自由基和缺氧等因素刺激而得以活化，进而诱导下游基因的高效表达，根据 Egr-1 的辐射诱导特性，很多研究者利用其介导肿瘤基因 - 放射治疗的靶基因，可实现对目的基因肿瘤局限性表达的时空调控，本研究将其作为治疗基因 Smac 的启动子，实现辐射诱导其高效表达，这是第 3 重增强靶向性。总之，本研究所设计的三重靶向性既有增强肿瘤靶向性，又有克服肿瘤乏氧条件下表达低的弱点，还有利用电离辐射增强靶向表达，可谓一举三得。

（二）重组质粒的构建

1. 目的基因的钓取和鉴定　本研究利用 PCR 和巢式 PCR 技术分别钓取 E1A-E1Bp、E1B55K 基因、Smac 基因和 hTERT 启动子序列，并且从已构建（T-Egr-1 载体）上克隆出 Egr-1 启动子序列和合成 HRE 启动子序列，通过基因重组的技术用 hTERT 启动子替换 AV 复制必须基因的启动子，而且将 HRE 构建于 hTERT 上游形成嵌合性启动子，然后将 Egr-1 启动子置于 Smac 片段的上游，构建出肿瘤、乏氧和辐射的三重靶向条件复制型 AV 穿梭载体 pShuttle-Egr1-Smac-HRE-hTERT-E1A-E1Bp-E1B55K，并成功地进行了病毒包装；病毒经过 HEK293 细胞的扩增，得到了滴度稳定的病毒，且经过鉴定完全正确，说明 HRE。

几种目的基因的钓取，均利用 RT-PCR 方法在基因的上、下游引物扩增得到该基因的 DNA 片段。例如，① 经凝胶电泳获得的 Egr1 启动子基因条带为 457 bp 左右，与 pMD19T 载体连接产物为 pMD19T-Egr1；② 以 HeLa 细胞得到的 cDNA 为模板，获得的 742 bp 左右的 Smac 基因特异性条带，与 pMD19T 连接产物为 pMD19T-Smac；③ 经人工设计内含 4 个小鼠磷酸甘油酸激酶 1 基因 5' 末端缺氧反应元件（HRE）的两条互补的寡核苷酸序列，经酶切后将其片段插入测序载体 pMD19T，构建 pMD19T-HRE；④ 经凝胶电泳获得的 hTERT 启动子基因条带为 298 bp 左右，与 pMD19T 载体连接产物为 pMD19T-hTERT；⑤ 经凝胶电泳获得的 E1B55K 基因条带为 250 bp 左右，与 pMD19T 载体进行连接，获得产物 pMD19T-E1B55K；⑥ 经凝胶电泳获得的 E1A-E1Bp 基因条带为 1172 bp 左右，与 pMD19T 载体连接，其连接产物 pMD19T-E1A-E1Bp。

2. 重组质粒 pShuttle-Egr1-Smac-HRE-hTERT-E1A-E1Bp-E1B55K 的构建及鉴定　质粒 pShuttle-Egr1-Smac-HRE-hTERT-E1A-E1Bp-E1B55K 的构建流程如图 20-15。

（三）重组腺病毒的包装、鉴定和扩增

1. 重组腺病毒的包装和鉴定　培养 HEK293 细胞，采用脂质体介导的转染方法，将 Pac I 酶切线性化的重组腺病毒质量转染 HEK293 细胞，约 2 周后出现病变，镜下可见细胞圆缩、脱落（图 20-16）。此时，收集细胞，反复冻融 3 次，收获病毒，以 pAd.Egr1-Smac-HRE-hTert-E1A-E1Bp-E1B55K 重组质粒转染 HEK293 细胞包装的病毒命名为 CRAd.pEgr1-Smac-HRE，以 pAd.hTert-E1A-

E1Bp–E1B55K 重组质粒转染 HEK293 细胞包装的病毒命名为 CRAd.p。

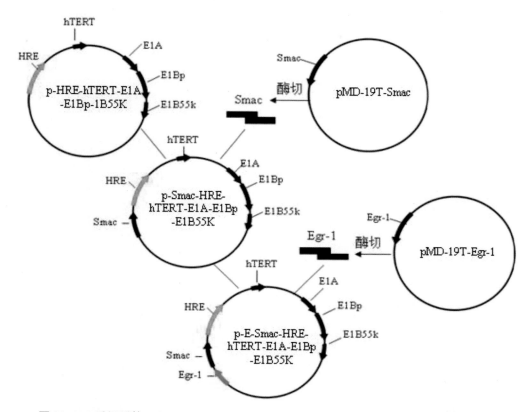

图 20-15　重组质粒 pShuttle–Egr1–Smac–HRE–hTERT–E1A–E1Bp–E1B55K 构建流程图

2. 重组腺病毒的扩增　将第 1 代病毒冻融，接种于 HEK293 细胞，加含 2% 血清的 DMEM，5 ~ 7 d 后细胞出现病变（图 20-17），收集细胞。根据实验需要，可继续 2 ~ 5 代病毒扩增。

本研究利用 PCR 和巢式 PCR 技术分别钓取 E1A–E1Bp 基因、E1B55K 基因、Smac 基因和 hTERT 启动子序列，并且从已构建的 T–Egr–1 载体上克隆出 Egr–1 启动子序列和合成 HRE 启动子序列，通过基因重组的技术用 hTERT 启动子替换 AV 复制必需基因的启动子，而且将 HRE 构建于 hTERT 上游形成嵌合性启动子，然后将 Egr–1 启动子置于 Smac 片段的上游，构建出肿瘤、乏氧和辐射的三重靶向条件复制型 AV 穿梭载体 pShuttle–Egr1–Smac–HRE–hTERT–E1A–E1Bp–E1B55K，并成功地进行病毒包装；病毒经过 HEK293 细胞的扩增，得到了滴度稳定的病毒，且经过鉴定完全正确，说明 HRE、hTERT、Egr–1、Smac、E1A–E1Bp 和 E1B55K 基因已经成功重组进 AV 的 CRAd.pE–Smac 中，重组 AV 的 CRAd.pEgr1–TRAIL 中有 TRAIL 蛋白的表达，为进一步探讨三重靶向的条件复制腺病毒联合电离辐射对 AV 细胞 MDA–MB–231 的体外杀伤效应奠定了基础。

二、Smac mRNA 和蛋白的表达特点

（一）Smac mRNA 表达

实验结果证实，CRAd.pE–Smac 和 CRAd.pE–Smac + H 组 Smac mRNA 表达随时间延长逐渐增加，

重组腺病毒转染 12 h 达到峰值,然后下降,且以 CRAd.pE-Smac + H 组增加的更明显($P < 0.05$, $P < 0.01$)。4 Gy 照射后,Smac 表达的时程规律与未照射时基本一致,且相同时间点时较未照射时显著增加(CARd.pE-Smac 组转染 12 h 除外, $P < 0.05$, $P < 0.01$)。

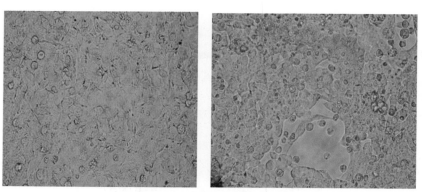

图 20-16　重组腺病毒包装后 14 d 的电镜图

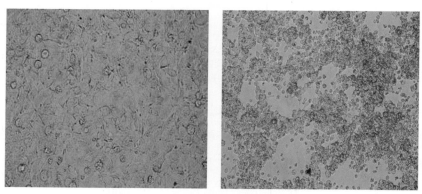

图 20-17　重组腺病毒扩增电镜图

（二）Smac 蛋白的表达

从实验结果可见,未照射细胞在重组腺病毒转染 6 h,Smac 蛋白在各组之间表达差异不明显;转染 12、24 和 48 h,CRAd.pE-Smac、乏氧（H）和 CRAd.pE-Smac + H 组 Smac 蛋白表达均有不同程度增加,尤其以 24 h 最明显。4 Gy 照射后 6 h,Smac 表达未见明显增加,而转染 12、24 和 48 h 在 CRAd.pE-Smac 组中表达增加,且较未照射时也增加,尤其以转染 24 和 48 h CRAd.pE-Smac + H 组增加最明显,说明辐射激活了 Egr-1 启动子的辐射诱导特性,且乏氧能够诱导条件复制型腺病毒复制增加,暗示本研究实现了治疗基因 Smac 的辐射和乏氧靶向性过表达。

三、CRAd. pE-Smac 或联合照射对肿瘤细胞的作用

（一）CRAd. pE-Smac 或联合照射对 MDA-MB-231 细胞增殖的影响

在未照射条件下,在重组腺病毒感染 6 h,开始乏氧后能够明显抑制 MDA-MB-231 细胞生长（ $P < 0.05$ 或 $P < 0.01$ ）,从 12 h 开始感染病毒也能导致 MDA-MB-231 细胞生长抑制,且随时间延长抑制更明显,

这可能与条件复制型腺病毒自身也具有抑制肿瘤细胞增殖有关。4 Gy 照射后 6 h，感染 CRAd.pE-Smac 病毒的细胞增殖未见明显降低，而给予乏氧后则显著降低（$P < 0.01$）；从 12 h 开始各组细胞增殖均显著降低（$P < 0.05$ 或 $P < 0.01$），且以 48 h 最为最低。这说明照射后 6 h，Smac 蛋白处于较低表达，未发挥作用，随着时间的延长表达增加后充分发挥抑制增殖作用。

CARd.pE-Smac 病毒感染乳腺癌 MDA-MB-231 细胞后，进行氯化钴乏氧，在未照射时，从转染 6 h 即开始乏氧的细胞的增殖即开始减慢，至 48 h 甚至增殖抑制，并且联合病毒和空病毒 CARd.p 的细胞抑制增殖更严重；4 Gy 照射后，6 h 时单纯乏氧对增殖反而影响不大，从转染 12 h 至 48 h 开始增殖变慢，甚至出现抑制，且较未照射时抑制的更明显。这说明过表达的 Smac、乏氧和辐射都能抑制细胞增殖，只是在时程效应上存在差异。本研究从三重靶向的角度都能发挥抑制增殖达到作用。

（二）CRAd. pE-Smac 或联合照射对 MDA-MB-231 细胞周期进程的影响

在转染重组腺病毒 12 h，在未照射条件下，主要导致 G_2/M 期细胞百分比明显增加（$P < 0.05$，$P < 0.01$），尤其以 CRAd.p、CRAd.pE-Smac + H 和 CRAd.p + H 组增加的最显著；4 Gy 照射后，各实验组均显著增加（$P < 0.05$，$P < 0.01$），尤其以 CRAd.p 组、CRAd.pE-Smac + H 组和 CRAd.p + H 组增加最显著，而且与未对照条件下各组比较无显著差异。在转染重组腺病毒 24 h，在未照射条件下，主要导致 S 期和 G_2/M 期细胞百分比增加，各实验组 G_2/M 期细胞百分比均显著增加（$P < 0.05$，$P < 0.01$），尤其以 CRAd.pE-Smac + H 组和 CRAd.p + H 组增加的最显著；而 CRAd.pE-Smac + H 组和 CRAd.p + H 组 S 期细胞百分比也显著增加（$P < 0.05$）。4 Gy 照射后，CRAd.p 和 CRAd.pE-Smac + H 组的 S 期细胞，以及 CRAd.pE-Smac + H 和 CRAd.p + H 组 G_2/M 期细胞百分比均显著增加（$P < 0.05$，$P < 0.01$）；并且，CRAd.p 组的 S 期细胞百分比较未照射时显著增加（$P < 0.05$）。转染重组腺病毒 48 h；未照射条件下，各期细胞周期百分比无明显变化。4 Gy 照射后，各实验组细胞（除了 CRAd.p 组外）的 $G0/G_1$ 期细胞百分比均显著增加（$P < 0.05$，$P < 0.01$），但却导致 S 期细胞百分比显著降低（$P < 0.05$）和 CRAd.p 组和 CRAd.p + H 组的 G_2/M 期细胞百分比的显著增加（$P < 0.05$）；且可以导致 S 期细胞百分比和 G_2/M 期细胞百分比较未照射时显著增加（$P < 0.05$）。这些结果说明，感染 CRAd.pE-Smac 和 CRAd.p 的细胞能够使 S 期延迟和 G_2/M 期阻滞，乏氧后能增加这种效应，而电离辐射也可以导致 S 期延迟和 G_2/M 期阻滞，且可以增加病毒导致的细胞周期分布变化。

（三）CRAd. pE-Smac 或联合照射对 MDA-MB-231 细胞凋亡的影响

重组腺病毒（AV）转染 12 h，在未照射条件，CRAd.pE-Smac、乏氧、CRAd.pE-Smac + H 和 CRAd.p + H 组都能诱导 MDA-MB-231 细胞凋亡显著增加（$P < 0.05$，$P < 0.01$），其中以 CRAd.pE-Smac + H 和 CRAd.p + H 组增加最明显，但感染 CARd.p 病毒则无此效应。4 Gy 照射后，凋亡的变化规律与未照射各组凋亡百分比基本一致，其中 CRAd.pE-Smac + H 组增加最为明显；而且，4 Gy 照射各组细胞凋亡较未照射时均显著增加（$P < 0.05$ 或 $P < 0.01$）；重组腺病毒转染 24 和 48 h，各组凋亡变化的规律与转染 12 h 时基本一致，且较 12 h 时增加，转染 48 h 乏氧并不影响感染病毒诱导的细胞

凋亡。

（四）CRAd. pE-Smac 或联合照射对细胞凋亡基因和蛋白表达的影响

1. Cyt c mRNA 和蛋白的表达

（1）Cyt c mRNA 的表达：从研究结果可以看出，在未照射条件下，重组腺病毒转染 4~24 h 内，感染 CRAd.pE-Smac 后 Cyt c mRNA 表达增加，且以转染 12 和 24 h 表达最多，均较对照组增加显著（$P <$ 0.05），而感染 CRAd.pE-Smac 后进行乏氧则从转染 24 h 显著增加（$P < 0.05$）。4 Gy 照射后，感染 CRAd.pE-Smac 后 Cyt c mRNA 表达规律与未照射基本一致；而与对照组比较，CRAd.pE-Smac 组（转染 4、8、12 和 24 h）、乏氧（转染 8、12 和 24 h）、CRAd.p 组（转染 8、12 和 24 h）、CRAd.pE-Smac + H 组（转染 4、8、12 和 24 h）和 CRAd.p + H 组（12 和 24 h）Cyt c mRNA 表达显著增加（$P < 0.05$，$P < 0.01$），其中以转染 12 h 最为明显（乏氧组在转染 8 h 和 CARd.pE-Smac 组在转染 24 h 除外）。

（2）Cyt c 蛋白的表达：研究结果证实，在未照射条件下，重组腺病毒转染 12 h，CRAd.pE-Smac 和乏氧组 Cyt c 蛋白表达增加；转染 24 h，CRAd.p、CRAd.pE-Smac + H 和 CARd.p + H 组 Cyt c 蛋白表达增加；转染 48 h 时只有 CARd.pE-Smac 组 Cyt c 蛋白表达增加。4 Gy 照射后，各组细胞 Cyt c 蛋白表达较未照射增加；转染 6 h，CRAd.p、CRAd.pE-Smac + H 和 CRAd.p + H 组 Cyt c 蛋白表达增加；转染 12 h，CRAd.pE-Smac、乏氧、CRAd.p、CRAd.pE-Smac + H 和 CARd.p + H 组 Cyt c 蛋白表达增加；转染 24 和 48 h，Cyt c 蛋白表达规律与 12 h 时基本一致，其中以转染 24 h 时最明显。

2. caspase-9 mRNA 和蛋白的表达

（1）caspase-9 mRNA 的表达：从实验结果可以看出，在未照射条件下，重组腺病毒转染 4~24 h 内，相同时间点各组细胞中 caspase-9 mRNA 表达均较对照组显著增加（$P < 0.05$，$P < 0.01$），其中 CRAd.pE-Smac 组（转染 12 h）、乏氧组（转染 8 h）、CRAd.p 组（转染 8 h）、CRAd.pE-Smac + H 和 CRAd.p + H（转染 12 h）caspase-9 mRNA 表达在各组最大，且以 CRAd.pE-Smac 组（转染 12 h）表达最大。4 Gy 照射后，相同时间点各组细胞中 caspase-9 mRNA 表达均较对照组显著增加（$P < 0.05$，$P < 0.01$），与未照射时表达规律基本一致，只是 4 Gy 照射能够显著提高各组 caspase-9 mRNA 的表达。

（2）caspase-9 蛋白的表达：由实验结果可以看出，在未照射条件下，重组腺病毒转染 6 h，pro-casapse-9 蛋白表达未见明显变化，且未见有活性的片段（cleaved caspase-9）；转染 12 h 时，pro-casapse-9 在 CRAd.pE-Smac、CRAd.p、CRAd.pE-Smac + H 和 CRAd.p + H 组均表达增加，但未见有活性的片段；转染 24 和 48 h，可见 cleaved caspase-9，且均较对照组表达增加。4 Gy 照射后，转染 6 h，出现 cleaved caspase-9，且以 CRAd.pE-Smac 和 CRAd.pE-Smac + H 组表达增加最多；转染 12 h，pro-caspase-9 和 cleaved caspase-9 均有表达增高，以 CRAd.pE-Smac + H 组表达最大；转染 24 h，可见 cleaved caspase-9 表达，且以 CRAd.p、CRAd.pE-Smac + H 和 CRAd.p + H 组表达最大；转染 48 h，只有 cleaved caspase-9 表达，且无明显的规律性。

3. caspase-3 mRNA 和蛋白的表达

（1）caspase-3 mRNA 的表达：从实验结果可以看出，在未照射条件下，重组腺病毒转染 4~24 h 内，

CARd.pE-Smac 组 caspase-3 mRNA 表达随时间延长逐渐增加（$P < 0.05$，$P < 0.01$），转染 24 h 表达最大；乏氧组从转染 8 h 开始显著增加（$P < 0.05$，$P < 0.01$），转染 12 h 表达最大；而 CRAd.pE-Smac + H 和 CRAd.p + H 组 caspase-3 mRNA 表达从转染 8 h 开始显著增加（$P < 0.05$，$P < 0.01$），且转染 12 h 表达最大；其中以 CRAd.pE-Smac + H 组，转染 12 h caspase-3 mRNA 表达最大。4 Gy 照射后，caspase-3 mRNA 表达规律与未照射时基本一致，且未见较未照射时增加的趋势。

（2）caspase-3 蛋白的表达：由实验结果看出，在未照射条件下，重组腺病毒转染 6 h，pro-casase-3 蛋白表达减少，而 cleaved caspase-3 蛋白变化不明显；转染 12 h 时，pro-casase-3 蛋白表达无明显变化，而 cleaved caspase-3 蛋白则在各组均较对照组增加；24 和 48 h 时，pro-casase-3 蛋白无表达，而 cleaved caspase-3 蛋白则在 CRAd.pE-Smac、CRAd.p、CRAd.pE-Smac + H 和 CRAd.p + H 组均表达增加。4 Gy 照射后，转染 6 h，pro-casase-3 蛋白表达减少，cleaved caspase-3 蛋白表达逐渐增多，CRAd.pE-Smac + H 组和 CRAd.p + H 组增加最多；转染 12 h，cleaved caspase-3 蛋白表达较未照射时增加，但是各组间无明显差异；转染 24 和 48 h，cleaved caspase-3 蛋白表达与未照射时规律基本一致。

本研究发现，感染病毒 CARd.pE-Smac、乏氧和 4 Gy 照射都能导致乳腺癌细胞阻滞在 G_2/M 期，只是三者联合应用时效应最强。本实验导致 MDA-MB-231 细胞 G_2/M 期阻滞，可能增加细胞放射敏感性，有利于肿瘤放疗。另外，肿瘤基因 - 放射治疗的目的不仅包括抑制细胞增殖，同时也要诱导细胞死亡。凋亡是细胞死亡的方式之一，电离辐射可以直接诱导肿瘤细胞凋亡，并且诱导细胞周期检查点的阻滞，这是临床肿瘤放射治疗的基础。用一定的放射治疗策略启动细胞凋亡能够有效地抑制肿瘤细胞的生长，这对肿瘤放疗非常有意义。本研究发现，从转染 12 h 开始到 48 h，未照射时感染病毒 CARd.pE-Smac、乏氧或者二者联合都能导致凋亡达到增加，而且给予 4 Gy 照射后，这种诱导凋亡的效应增强，而且研究还发现，随着时间延长，诱导凋亡也增加，基本上至 48 h 时，未照射和照射导致的细胞凋亡差别不大了，可能和辐射导致的效应已经耗尽有关。

本研究探讨 CRAd.pE-Smac 联合 X 射线照射对 MDA-MB-231 细胞杀伤的分子机制。细胞凋亡是由细胞内、外许多蛋白质参与的复杂过程，Smac 在线粒体内，由线粒体释放入胞浆后，通过多种途径引发 caspase 家族的级联反应，进而促进细胞凋亡。Smac 在多作用肿瘤中表达，且与多种肿瘤的发生、发展密切相关，过表达 Smac 基因能够促进肿瘤细胞凋亡和增强肿瘤细胞对放疗和化疗的敏感性。研究表明，过表达 Smac 可以使肿瘤细胞对凋亡刺激更加敏感，尤其是 Smac 蛋白 N 末端分离下来的短氨基酸序列也可与 XIAP 反应，一定浓度还可以杀伤 IAP 过表达的肿瘤细胞。Smac 诱导凋亡的信号通路依赖于线粒体通路，协同 Cyt c 一起释放后，激活 caspase-9 和 -3。本研究通过 Smac 及 Cyt c、casapse-9 和 -3 mRNA 和蛋白的表达，以探讨过表达 Smac 诱导凋亡的分子机制。腺病毒 CARd.pE-Smac 感染乳腺癌细胞 MDA-MB-231 后，进行乏氧处理，在未照射时，单纯给予 CARd.pE-Smac 病毒感染即可以诱导 Smac、Cyt c、caspase-9 和 -3 mRNA 表达的增加，而给予乏氧则增加了这种诱导作用（Cyt c 和 caspase-9 mRNA 除外），且在 4 ~ 24 h 时间范围内，在 12 h 时达到峰值。4 Gy 照射后，可以诱导 Smac、Cyt c、caspase-9 和 -3 mRNA 表达的增加，除了 Cyt c mRNA 没有三者叠加效应增加作用外，其他各因子均具有病毒 CARd.pE-Smac、乏氧和辐射三者叠加诱导相关分子 mRNA 表达增强的特点，体现了三重靶向的特性。进而本实验也检测 Smac、Cyt c、caspase-9 和 -3 蛋白表达的变化，结果显示 Smac、Cyt c、caspase-9 和 -3 蛋白表达的规律具有与 mRNA 相似的表达特点，且 caspase-9 和 -3 出现了具有活性的片段，这是参与诱导凋亡的必要条件。这些结果提示，乏氧和辐射诱导 Smac 在 MDA-MB-231 细胞中过表达，同时引起细胞凋亡，Smac 的释放过程通常伴随着 Cyt c 的释放，释放入胞浆的 Smac 与 Cyt c 通过多种途径启动 caspase 家族的级联反应，这些凋亡刺激信号的最终执行者为凋亡的核心蛋白酶 caspase-3。

综上所述，本研究实现了肿瘤特异性、乏氧和辐射靶向性的 Smac 过表达，而且对于乳腺癌 MDA-MB-231 细胞具有明显的增殖抑制和诱导凋亡作用，并能够使细胞阻滞于 G_2/M 期，一个辐射敏感期，这也有利于后续的放射治疗疗效。本研究提供的乳腺癌基因 - 放射治疗方案有望解决两个问题：① 利用实体瘤内乏氧微环境的状态，克服肿瘤基因 - 放射治疗时乏氧导致的效果不佳；② 利用条件复制型腺病毒载体实现了治疗基因在肿瘤细胞中乏氧和辐射双重靶向性增加，充分结合放疗时有利和不利的情况实现基因放射治疗的利益最大化。本研究为临床乳腺癌的治疗提供了新的思路。

参考文献

[1] 司琪, 蔡奥捷, 程晓寒, 等. 基因治疗的发展及其伦理反思. 中国医学伦理学, 2017, 30(12):1494-1499.

[2] Schaefer KA, Wu WH, Colgan DF, et al. Unexpected mutations after CRISPR-Cas9 editing in vivo. Nat Methods, 2017, 14(6):547.

[3] Goswami R, Subramanian G, Silayeva L, et al. Gene therapy leaves a vicious cycle. Front Oncol, 2019, 9:297.

[4] Wang D, Tai PWL, Gao G. Adeno-associated virus vector as a platform for gene therapy delivery. Nat Rev Drug Discov, 2019, 18(5):358-378.

[5] Kobayashi HK, Gieniec KA, Wright JA, et al. The balance of stromal BMP signaling mediated by GREM1 and ISLR drives colorectal carcinogenesis. Gastroenterology, 2021, 160(4):1224-1239.e30.

[6] 潘燕平, 张昊, 向虹, 等. mRNA 疗法在肿瘤免疫治疗中的应用. 中国肿瘤临床, 2019, 46(3):154-158.

[7] 韩治敏, 宫春爱, 强磊, 等. 纳米技术应用于肿瘤免疫治疗的研究进展. 第二军医大学学报, 2019, 40(5):560-566.

[8] 赖晓舒, 徐金锋. 超声微泡在乳腺癌基因治疗中的研究进展. 影像研究与医学应用, 2020, 4(6):1-2.

[9] Wang LY, Zheng SS. Advances in low-frequency ultrasound combined with microbubbles in targeted tumor therapy. J Zhejiang Univ-Sci B, 2019, 20(4):291-299.

[10] 肖月, 李格非, 刘丹, 等. 多功能非病毒载体在肿瘤基因治疗中的应用. 癌变·畸变·突变, 2019, 31(3):249-252,256.

[11] 赵慧巧, 卢年华, 张旭东, 等. 骨髓间充质干细胞在肿瘤基因治疗中的应用研究进展. 甘肃科技, 2018, 34(24):134-136.

[12] 彭彬, 邓益斌. 锁核酸在肝癌的基因诊断与治疗研究新进展. 右江医学, 2019, 47(12):881-885.

[13] 陈曦, 陈亮, 李大力. 基因治疗在临床应用中的研究进展. 生物工程学报, 2019, 35(12):2295-2307.

[14] Martinez-Lage M, Torres-Ruiz R, Puig-Serra P, et al. In vivo CRISPR/Cas9 targeting of fusion oncogenes for selective elimination of Cancer Cells. Nat Commun, 2020, 11(1):5060.

[15] Moghadam F, LeGraw R, Velazquez JJ, et al. Synthetic immunomodulation with a CRISPR super-repressor in vivo. Nat Cell Biol, 2020, 22(9):1143-1154.

[16] Butler DSC, Cafaro C, Putze J, et al. A bacterial protease depletes c-MYC and increases survival in mouse models of bladder and colon cancer. Nat Biotechnol, 2021, 39(6):754-764.

[17] Atasheva S, Emerson CC, Yao J, et al. Systemic cancer therapy with engineered adenovirus that evades innate immunity. Sci Transll Med, 2020, 12(571):eabc6659.

[18] Mikawa Y, Alam MT, Hossain E, et al. Conditionally replicative adenovirus controlled by the stabilization system of AU-rich elements containing mRNA. Cancers, 2020, 12(5):1205.

[19] Smith SN, Schubert R, Simic B, et al. The SHREAD gene therapy platform for paracrine delivery improves tumor localization and intratumoral effects of a clinical antibody. Proc Natl Acad Sci USA, 2021, 118(21):e2017925118.

[20] 张梅, 于英君. 基因治疗中重组腺相关病毒载体的安全性. 中国实验诊断学, 2017, 21(4):751-753.

[21] Hinderer C, Katz N, Buza EL, et al. Severe toxicity in nonhuman primates and piglets following high-dose intravenous administration of an adeno-associated virus vector expressing human SMN. Human Gene Ther, 2018, 29(3):285-298.

[22] Nguyen GN, Everett JK, Kafle S, et al. A long-term study of AAV gene therapy in dogs with hemophilia A identifies clonal expansions of transduced liver cells. Nat Biotechnol, 2021, 39(1):47-55.

[23] Chan YK, Wang SK, Chu CJ, et al. Engineering adeno-associated viral vectors to evade innate immune and inflammatory responses. Sci Transl Med, 2021, 13(580):eabd3438.

[24] 汤晗, 聂建云, 李文斌. 慢病毒载体系统的发展及在肿瘤基因治疗中的应用. 现代肿瘤医学, 2017, 25(10): 1659-1662.

[25] 柳正春, 蔡锐, 张凯丽, 等. 慢病毒介导的 DKC1 基因沉默对人宫颈癌 HeLa 细胞放射敏感性

的影响.中华放射医学与防护杂志, 2020, 40(8):590–594.

[26] Aksoy YA, Yang B, Chen W, et al. Spatial and temporal control of CRISPR–Cas9–mediated gene editing delivered via a light–triggered liposome system. ACS Appl Mater Interfaces, 2020, 12(47):52433–52444.

[27] Wan Y, Dai W, Nevagi RJ, et al. Multifunctional peptide lipid nanocomplexes for efficient targeted delivery of DNA and siDNA into breast Cancer Cells Acta Biomater, 2017, 1(59): 257–268.

[28] 杨姣, 孙甫. 基因治疗核酸递送载体的研究进展. 山西医科大学学报, 2018, 49(3):310–315.

[29] Fan YX, Liang ZX, Liu QZ, et al. Cell penetrating peptide of sodium iodide symporter effect on the I–133 radiotherapy on thyroid cancer. Exp Ther Med, 2017, 13(3):989–994.

[30] Park AK, Fong Y, Kim SI, et al. Effective combination immunotherapy using oncolytic viruses to deliver CAR targets to solid tumors. Sci Transl Med, 2020, 12(559):eaaz1863.

[31] Atasheva S, Emerson CC, Yao J, et al. Systemic cancer therapy with engineered adenovirus that evades innate immunity. Sci Transl Med, 2020, 12(571):eabc6659.

[32] Ramelyte E, Tastanova A, Zsolt Balázs Z, et al. Oncolytic virotherapy–mediated anti–tumor response: a single–cell perspective. Cancer Cell, 2021, 39(3):394–406.e4.

[33] 史振铎, 魏振宁, 郝林, 等. 核素 ^{125}I 标记 hTERT/PSA 启动子双调控溶瘤腺病毒对前列腺癌靶向治疗及肿瘤微环境的影响. 中华放射医学与防护杂志, 2020, 40(8):573–581.

[34] Thapa B, Kc R, Bahniuk M, et al. Breathing new life into TRAIL for breast cancer therapy: Co–delivery of pTRAIL and complementary siRNAs using lipopolymers. Human Gene Ther, 2019, 30(12):1531–1546.

[35] 吴嘉慧, 龚守良, 刘娅. CRAd.pEgr1–TRAIL–Smac 联合放射对 MDA–MB–231 细胞杀伤效应的研究. 吉林大学博士学位论文, 2013.

[36] 刘威武, 龚守良. 三重靶向 CRAd.pE–Smac 联合 X 射线对 MDA–MB–231 细胞的体外杀伤作用. 吉林大学博士学位论文, 2013.

[37] Wu JH, Wang HF, Wang ZC, et al. Conditionally replicating adenovirus combined with gene–targeted radiotherapy induces apoptosis via TRAIL death receptors in MDA–MB–231 cells. Mol Med Rep, 2013, 8:299–305.

[38] Liu WW, Liu Y, Liang S, et al. Hypoxia– and radiation–induced overexpression of Smac by an adenoviral vector and its effects on cell cycle and apoptosis in MDA–MB–231 human breast cancer cells. Exp Ther Med, 2013, 6(6):1560–1564.

第二十一章　肿瘤靶向放射性药物治疗

第一节　放射性药物及放射免疫、受体靶向治疗

一、放射性药物分类及其特点

（一）放射性药物

放射性药物（radiation pharmaceutical）是指含有放射性核素的供医学诊断和治疗的一类特殊制剂。放射性药物可以是放射性核素的无机化合物，如具有放射性的碘（^{131}I）化钠、氯化亚铊（^{201}Tl）和二氯化锶（^{89}Sr）等；但大多数放射性药物由两部分组成，即放射性核素部分和非放射性的被标记部分，后者可以是化合物、抗生素、血液成分、生化制剂（多肽、激素等）和生物制品等（单克隆抗体等）。获得国家药品监督管理部门批准文号的放射性药物称为放射性药品。放射性药品必须经过国家批准生产，并且同时具有批准文号、质量标准和使用说明书。

（二）放射性药物分类

放射性药物有多种分类的方法：① 按放射性核素的物理半衰期可分为长半衰期、短半衰期和超短半衰期类放射性药物；② 按放射性核素生产来源可分为核反应堆生产的（包括裂变）、加速器生产的和从放射性核素发生器得到的放射性药物；③ 按放射性核素辐射类型可分为发射单光子、正电子和β粒子等放射性药物；④ 按放射性药物本身的剂型可分为注射液、颗粒剂、口服溶液剂、胶囊剂、气雾剂和喷雾剂（气体、气溶胶）等放射性药物；⑤ 按放射性药物的给药途径可分为静脉、动脉、腔内、鞘内和皮下等注射放射性药物；⑥ 通常，临床习惯按照使用目的和用途将放射性药物分为体内用和体外用两类，前者又可细分为神经、心血管和呼吸等各系统诊断用和治疗用放射性药物。

这里，必须指出，体外放射性药物主要指放射性核素标记的免疫诊断试剂盒，这类试剂盒作为放射性药物是国务院发布的《放射性药品管理办法》明确规定的。

（三）放射性药物特点

1.具有放射性和不恒定性

（1）具有放射性：放射性药物中的放射性核素发出的粒子或射线具有放射性，而且具有双重性：一方面，作为放射性药物的有效性，不是以"毒性"来评价的；另一方面，在放射性药物生产、制备

或使用不当时，这些放射性核素又会对接触人员造成辐射危害，甚至对环境带来污染。

（2）具有不恒定性：放射性药物中的放射性核素是不稳定的，会自发地衰变为另一种核素或核能态。放射性药物不仅放射性的量随时间不断减少，而且其内在质量也可能发生改变。因此，在放射性药物生产、制备、质量控制和临床使用中，均需给予足够的重视。

2. 具有自辐射分解潜能　放射性药物在存放过程中，核素衰变发出粒子或射线，可直接作用于放射性药物本身，引起化合物结构或生物活性丧失，导致放射性药物在体内生物学行为改变，即发生辐射生物效应，这种现象称为自辐射分解。发生这些现象的程度，通常与放射性药物的放射性浓度或比活度成正比，其放射性浓度、比活度越高，自辐射分解作用越明显。因此，为保证使用效果，最好选择使用即时制备的放射性药物。

3. 应用量少　放射性药物的应用入量与普通药比较，少得多。例如，常用的诊断含锝（^{99m}Tc）放射性药物，一次静脉注射 370 MBq（10 mCi），其中 ^{99m}Tc 的化学质量仅为 $10^{-10} \sim 10^{-9}$ mol，与 ^{99m}Tc 一并注射的其他组分也不过 mg 水平，并且大多数为一次使用，因此，几乎不存在体内蓄积而引起的化学危害性。

4. 选用的特殊要求　为了合理地利用放射性药物，对其核素的选择均有不同的要求。首先，选择的放射性核素应具有优良的核性质。放射性核素有千余种之多，但只有那些核性质适合医学应用的放射性核素，方可用来制备放射性药物。对于治疗用放射性核素，应选择以发射 α 和 β 粒子或内转换电子及俄歇电子的核素，同时应具有较长的有效半衰期，以增大对靶器官或组织的辐射。其次，作为医用放射性核素的纯度，尽可能高。若伴有核杂质，其有效半衰期应短于主要核素，以免影响诊断质量或质量效果，并使受照者受到不必要的辐射剂量。另外，最好选择治疗核素的粒子能量在相对短时间内完全沉积在组织中，其能量范围小于 1 MeV。

二、放射免疫靶向治疗

（一）放射免疫靶向治疗原理

放射免疫靶向治疗（radioimmuno-targeted therapy，RIT）原理是将肿瘤相关抗原的特异性抗体（单克隆抗体；monoclonal antibody，McAb）作为核素载体，用放射性核素对其进行标记，注入体内与肿瘤细胞相应抗原特异性结合，使肿瘤组织内长时间浓聚大量的放射性核素，利用其在衰变过程中释放出 α 或 β 射线的辐射作用，抑制、杀伤或杀死肿瘤细胞，达到治疗目的。

RIT 要求携带放射性核素的单克隆抗体特异地结合到病灶部位，同时尽量减少对正常组织的损伤。与传统的放射治疗不同的是，传统放疗利用的是短时间内大剂量的照射，对正常细胞的杀伤作用也很强；RIT 是在较长的时间内持续照射，照射峰值也比传统的方法低很多，因而对正常细胞的杀伤作用较弱。受 RIT 持续照射的细胞，被阻滞在 G_2 期，G_2/M 期是细胞周期中对辐射最敏感的时相，目前认为肿瘤细胞在该期的积聚将有利于持续低剂量辐射的细胞毒性作用，而且持续的照射可能会通过抑制 DNA 损伤修复而增强杀伤作用。

（二）常用核素

RIT 中核素的选择取决于其射线种类、在组织中的射程、半衰期以及机体排泄情况。目前，RIT 应用最为普遍的是 β 射线。

1. β 粒子发射体　^{131}I、^{90}Y 和 ^{188}Re 是目前应用最广的 β 粒子发射体（β particle emitter）。^{131}I 因易于发射可显像的 γ 射线、合适的半衰期（8 d）和简单的蛋白标记化学性质而在 RIT 中大量应用，其标记化合物的主要缺点是对患者有较高辐射剂量和高能光子。^{90}Y 是纯 β 粒子发射体，有较高的能量和长的射程，适合应用于较大的肿瘤，标记方法也比较简单；其缺点是缺乏可以显像的 γ 光子。

金属粒子发射体 ^{177}Lu 和 ^{67}Cu 是 ^{131}I 和 ^{90}Y 替代品。^{177}Lu 的半衰期和剂量优势与 ^{131}I 相同，^{67}Cu 发射 γ 和 β 射线，适合 RIT，又能体外显像，且标记的单克隆抗体在骨骼、肝脏和肾脏中沉积很少，辐射损伤小，应用前景好。另外，^{125}I、^{212}Bi、^{211}At 和 ^{186}Re 也被考虑应用的 β 源。

近年来，可由 ^{188}W–^{188}Re 发生器获得 ^{188}Re 作为治疗用放射性药物受到重视。^{188}Re 的半衰期为 16.9 h，能发射最大能量 2.12 MeV 的 β 射线，其辐射作用一方面可直接引起生物大分子的损伤，导致细胞凋亡；另一方面还可电离水分子，产生过氧化氢及氧自由基，间接加速细胞凋亡，利用 ^{188}Re 及其标记物进行肿瘤内照射治疗，可诱导乳腺癌和前列腺癌细胞凋亡。^{188}Re 可同时发射能量为 155 keV 的 γ 射线，T1/2 为 16.9 h，可用于显像，以了解药物的内照射吸收剂量和评价治疗前后病变范围变化；^{188}Re 与 ^{99m}Tc 同属Ⅶ B 族元素，化学性质相近，标记多种放射性药物的可能性更大，应用范围更广。目前，^{188}Re-HEDP 已用于治疗恶性肿瘤骨转移骨痛、^{188}ReO$_4$ 治疗或预防血管成型术后再狭窄和 ^{188}Re 碘油介入治疗肝癌等。

2. α 粒子发射体　^{212}Bi 和 ^{213}Bi 是常用的 α 粒子发射体（α particle emitter）。α 射线具有不同的能量范围，有很高的传能线密度（LET），LET 为 100 ~ 200 keV/μm；当 α 粒子穿过细胞核时，释放能量为 1.0 MeV，能产生致死的 DNA 断裂链，其相对生物效应是 β 粒子的 8 倍左右。α 粒子在组织内射程 50 ~ 90 μm，射程短可避免对非靶组织的损害，特别适合小于 0.5 mm 的肿瘤。用 α 发射体进行的细胞存活研究显示，被 α 射线照射后的细胞无氧耗量增加，且无任何辐射损伤的修复反应。α 放射核素半衰期过短或过长，均不适合医学用途，几种适合治疗的 α 放射核素性质列于表 21-1。

表 21-1　适用于治疗的 α 放射核素的性质

核素	半衰期	来源	母体	射程 /μm	nengl/MeV
^{223}Ra	11.4 d	发生器	^{227}Ac	43	5.54、5.61、5.71 和 5.75
^{225}Ac	10.0 d	发生器	^{229}Th	48	5.85、6.34、7.07、5.85 和 8.35
^{213}Bi	45.6 min	发生器	^{225}Ac	81	8.5
^{211}At	7.21 h	回旋加速器	^{209}Bi	65	5.87 和 7.45
^{212}Bi	60.5 min	发生器	^{224}Ra	70	6.05、6.09 和 8.78
^{149}Tb	4.12 h	回旋加速器	142Nd 或 141Pr	28	3.97
^{227}Th	18.7 d	发生器	227Ac	49	6.15

3. 俄歇电子或内转换电子　通过电子俘获或内转换发射俄歇电子或内转换电子，射程多为 10 nm；只有当衰变位置靠近 DNA 时，才产生治疗作用。例如，^{125}I 衰变在 DNA 附近比在细胞膜上杀死细胞的效率要高 100 倍。这类放射性药物在细胞内的定位，是决定治疗效果的关键因素。^{125}I 已被证明可用于治疗甲状腺毒症，当 ^{125}I–IUdR（5– 碘脱氧核糖尿苷，碘苷）掺入 DNA，可通过发射俄歇电子而破坏 DNA 链。

（三）抗体的特性与瘤灶摄取率

作为放射性核素载体的抗体，应具有如下特点：① 特异性好，减少对其他组织交叉反应及损伤其他组织而引起不良反应，降低药物的用量；② 亲和力高，不易从抗原上脱落；③ 异源性小，以减少人抗鼠抗体（HAMA）的产生，便于重复治疗；④ 性质稳定；⑤ 纯化方便、产量高。

在放射免疫靶向治疗中，使用的单克隆抗体（McAb）绝大多数是 IgG 超家族，可提高肿瘤对抗体的摄取率。但是，IgG 分子质量较大，限制其从血液中向肿瘤组织的扩散；而且，从血液中清除较慢，多次给药会产生 HAMA，导致肿瘤 / 非肿瘤摄取比值（T/NT）不高。为了解决这些问题，出现了 IgG 的 Fab、F(ab')2 片段及小分子抗体（如 ScFv、Fab）等。这类抗体虽然明显增强穿透性，提高 T/NT 比值，但是放射金属，如 ^{111}In 被肾脏重吸收或摄取，使肾毒性增加，因而妨碍了抗体片段的应用。有报道，提前给高剂量阳离子氨基酸（cationic amino acid）能明显减少肾小管的重吸收。临床上用这种方法联合阳离子氨基酸与 ^{90}Y–DOTA/DOTATOC，可使肾和骨髓承受最大照射剂量增加。

随着基因工程进步，出现了人源性抗体和嵌合性抗体，其亲和力偏低，在机体内半衰期过长，特别是噬菌体展现（phage display）技术的建立和发展，使体外可以大规模地生产完全人源化的 McAb，甚至可以制造出在人体内由于免疫耐受等原因所不能或不易产生的抗体。

核素标记的单抗进入肿瘤后的命运：大多数抗体在内化后，都在溶酶体中被降解；但实验证明，与螯合剂 – 赖氨酸耦联的核素被溶酶体俘获，而与螯合剂 – 酪氨酸耦联的核素则被排出细胞。通常，在 McAb 代谢后释放到组织里，如果抗原–抗体复合物被内化到细胞内，就会导致其从抗体上脱落的"脱卤作用"。而 ^{90}Y 在抗体代谢后，仍保留在组织中，而且其辐射剂量有所增强，因此也可能增加了正常组织的损伤。

（四）给药方式

1. 多次重复给药　由于肿瘤组织内的肿瘤细胞分布于不同的周期时相，且对放射治疗的敏感性不同，所以分次 RIT 比单次效果更佳。分次 RIT 在一定程度上克服肿瘤细胞周期的治疗逃逸效应，缓解肿瘤组织内的高组织压，改善瘤组织的血运，使乏氧细胞再充氧而有利于对肿瘤细胞的杀伤。

2. 联合治疗　将次足量紫杉醇与 ^{90}Y 标记抗体联合治疗乳腺癌试验，与单纯 RIT 比较，治疗反应率增加，随后成功地把这种给药方式应用于临床治疗乳腺癌及前列腺癌。有人认为，化疗药物可以增强 RIT 作用，也有人认为这与某一细胞系中 p53 有关。

3. 局部注射　某些肿瘤，如颅内肿瘤和卵巢癌转移瘤，多局限于盆腔或腹膜腔，在没有腹水情况下，对于这类肿瘤局部灌注给药，可加大放射剂量，且多次给药有利于获得满意的疗效，也可同时进行局部和全身给药。

（五）临床应用

RIT 主要应用于治疗血液系统的恶性肿瘤，如淋巴瘤等；而实体瘤因其体积较大，血供不均匀，且大多有坏死区，再加上完整的单克隆抗体分子量较大，导致抗体很难进入肿瘤内部，分布不均而疗效不佳。

淋巴瘤的 RIT 研究已进入了多中心的 Ⅲ ~ Ⅳ 期临床试验阶段；对 B 细胞淋巴瘤的有效率已达 70% ~ 80%，完全缓解率达 35% ~ 40%。该治疗方法在临床取得较满意的疗效可能与以下几个因素有关：① 淋巴细胞对射线敏感；② 体液免疫的缺陷减少了 HAMA（人抗鼠抗体反应）反应；③ 淋巴瘤细胞较其他实体肿瘤细胞更易与抗体结合。^{90}Y–ibritumomab 是第一个被美国 FDA 批准应用于临床的放射免疫制剂，主要用于复发的淋巴瘤患者或对单独应用美罗华（Mabthera）疗效不佳的患者。研究证实，^{90}Y–ibritumomab 联合美罗华治疗淋巴瘤的有效率达到了 80%，而单纯美罗华组的有效率仅为 53%。随后，又研究出 ^{131}I–tositumomab 和 ^{90}Y–epratuzumab，前者主要用于化疗后复发或对美罗华耐受的滤泡型非霍奇金淋巴瘤（NHL）治疗，后者是目前在 NHL 的 RIT 中唯一应用人源性单克隆抗体的制剂。

RIT 是一种很有前途的治疗方法，尤其是抗 CD20$^+$ 单抗美罗华的问世，美罗华能特异地结合 CD20$^+$ 细胞，美罗华用放射性核素标记，将核素带入肿瘤部位，起到联合治疗的目的，提高对肿瘤细胞的杀伤作用。

关于 RIT 在实体瘤中的应用报道主要限于临床试验阶段，如 ^{131}I–Hep 治疗不能手术的巨块型肝细胞肝癌；有研究用 ^{131}I 标记癌胚抗原（carcino–embryonic antigen，CEA）治疗结直肠癌，尤其是术后微小残留病灶及微小转移灶。亦有报道，应用 ^{125}I–MN–24（抗 CEA 抗体）有望成为临床上有效的甲状腺髓样癌 RIT 的放射性药物。但由于实体瘤对射线的敏感性普遍较差，故核素标记抗体在治疗实体瘤方面成功经验很少，需要进一步的临床研究。

1. 甲状腺髓样癌放射免疫靶向治疗　在甲状腺髓样癌（medullary thyroid carcinoma，MTC）靶向治疗的研究中，应用 ^{131}I 标记非特异性抗 CEA 单克隆抗体形成 ^{131}I–F6，并联合具有抑制血管生成作用的免疫球蛋白 G1（IgG1）抗体贝伐单抗对移植瘤小鼠模型进行抗肿瘤治疗，显示其可抑制肿瘤生长，说明贝伐单抗预处理可改善 ^{131}I–F6 的疗效。

另外，发现 MTC 中 CEA 呈阳性表达，对晚期 MTC 患者（血浆降钙素倍增时间 < 5 年）进行抗 CEA/抗 DTPA（diethylenetriamine pentaacetic acid，二亚乙基三胺五乙酸）铟双特异性单克隆抗体治疗，用 ^{131}I 标记的 di–DTPA 二价半抗原进行随访，结果显示高风险患者（血浆降钙素增倍时间 < 2 年）治疗后生存率显著延长，且可诱导长期的疾病稳定。

再有，靶向作用于 MTC 细胞的放射性标记的生长抑素类似物（^{90}Y–DOTATOC），其治疗安全、无明显毒副作用，优于细胞毒性化学疗法，可作为改善转移性 MTC 患者预后的一种治疗方法。MTC 组织中含有丰富的生长抑素受体（somatostatin receptor，SSTR；包括 SSTR 1 ~ 5 等），用放射性标记的生长抑素类似物 ^{90}Y–DOTATOC 可作为显像剂和治疗药物对甲状腺癌进行诊断和治疗。生长抑素类似物奥曲肽（octreotide）具有 8 个氨基酸，在体内相对稳定，应用放射性核素标记后可作为有价值的显像剂和治疗药物，这种肽螯合的化合物进入人体后，通过靶细胞的特异受体 SSTR 进入到细胞内，经过细胞内的溶酶体内化作用将肽降解，使其离开靶细胞进入到血循环内，而与 DTPA 结合的放射性金属螯合物仍留在靶细胞内，使靶细胞内的放射性远高于周围正常组织。MTC 患者奥曲肽显像呈阳性，即可摄取该放射性核素的标记物，提示患者有采用 ^{90}Y–DOTATOC 治疗的可能性，并可以利用 ^{90}Y 发射的 β 射线达到对肿瘤组织进行靶向性辐射治疗的作用。临床试验证实，^{90}Y–DOTATOC 治疗 Ⅱ 期转移性 MTC 患者，可以延长患者生存期，并且 29% 的患者血浆降钙素下降；另外研究，患者缓解期达 3～40 个月。

AG490 是一种 Janus 激酶 2 的特异性抑制剂，能够特异地抑制 JAK 信号转导因子与转录激活因子信号通路，达到抑制肿瘤生长的目的。用不同浓度的 AG490 处理 MTC TT 细胞，显示其可抑制 MTC TT 细胞的增殖，并通过调节 Bcl-2 和 Bax 水平加速其凋亡，并呈浓度和时间依赖性；AG490 能够提高 MTC TT 细胞的放射敏感性，呈量效关系。AG490 的作用机制可能是抑制 JAK 信号转导因子与转录激活因子信号通路的磷酸化所致。

2. 血液系统恶性肿瘤的放射免疫治疗　血液系统恶性肿瘤对放射性具有较高的敏感性，而且也是抗体容易到达的部位，因此放射免疫治疗效果好。临床常用 CD20 核素标记的单克隆抗体，包括 ibritumomab（Zevalin，连接螯合剂 tiuxetan 经硫脲共价键结合而成）、tositumomab（Bexxar）是 IgG2a 型鼠源性抗 CD20 单克隆抗体）及其他单克隆抗体。多项研究表明，放射性核素 ^{131}I 和 ^{90}Y 标记的 McAb 的放射免疫治疗，目前在难治的低度恶性、滤泡型或转化的 B 细胞淋巴瘤中的疗效逐渐得到认可。放射免疫治疗对 B 细胞淋巴瘤的有效率可达 70%～80%，完全缓解率达 35%～40%，毒性反应是可逆的，但是对实体瘤效果欠佳。

3. 肺癌的放射免疫靶向治疗　在临床应用的放射免疫靶向治疗药物有 ^{131}I 标记的肿瘤细胞和人鼠嵌合单抗（^{131}I–chTNT）获得批准。^{131}I–chTNT 是通过基因工程方法，将可变区小鼠抗体与恒定区人免疫球蛋白嵌合而成的单克隆抗体，其特异性较高，对放、化疗失败的非小细胞性肺癌（NSCI C）患者具有明显的疗效。由于实体肿瘤中心部位常有自发性缺血坏死，chTNT 易与坏死肿瘤细胞核抗原结合，利用放射性碘的 β 射线的生物效应对坏死区边缘的肿瘤活细胞进行杀伤，造成新的坏死，由内到外摧毁肿瘤而达到治疗目的。正常细胞能阻止大分子抗体进入，因此 chTNT 不会对健康组织产生损伤。

4. 肝癌的放射免疫靶向治疗　原发性肝细胞癌（HCC）的放射免疫靶向治疗自 20 世纪 80 年代开展以来，国内外进行了大量的研究，已经取得一定的效益。早期就有应用抗甲胎蛋白（AFP）抗体和抗铁蛋白抗体进行的 HCC 的放射免疫靶向治疗的报道，用 ^{131}I 标记抗肝癌小鼠单抗（Hab18）治疗原发性肝癌。另外，将 ^{125}I– 抗 AFP 用于治疗手术不能切除的 HCC。以后，将射频消融术应用 ^{131}I–chTNT 辅助性放射免疫治疗肝转移癌的 Ⅰ 期安全性及显像学研究。Hep 是肝癌细胞膜抗原提取后制备的单克隆抗体，^{131}I–Hep 对肝癌细胞有较高亲和力，体外和体内实验对肝癌细胞有较强的杀伤力。

5. 前列腺癌的放射免疫靶向治疗　放射性核素标记的 McAb 应用于前列腺癌治疗的依据：① 前列腺癌是相对放射敏感器官；② 放射治疗是目前局部前列腺癌的有效治疗手段，一旦癌症发生转移，其治疗就会受到限制；而放射免疫靶向治疗可通过靶向抗原将核素带到肿瘤细胞而发挥作用，不受部位的限制。在前列腺癌的放免治疗抗体的临床前和临床研究中，常用的有抗 TAG 72、CA 170、Tomoregulin、Mindin/RG–1 和 PSMA 等单克隆抗体。

（六）放射致遗传物质从胞核中泄漏会触发癌症的免疫系统反应

2020 年 12 月，美国德州大学西南医学中心研究者在 *Cancer Cell* 杂志发文，指出在免疫疗法之前进行放疗，触发细胞中 DNA 的释放，可能是对抗癌症的有效方法。大约 10 年前，美国 FDA 批准了检查点抑制剂作为免疫疗法。2015 年，研究发现由于细胞的"错配修复"系统存在缺陷，这些疗法很有希望，能在复制 DNA 时对 DNA 进行校对。往往使肿瘤难以通过化学疗法和放射线等传统疗法进行治疗的突变，被认为是检查点抑制剂有效对抗错配修复缺陷（dMMR）肿瘤的原因。然而，最新研究中指出，尽管无反应者也具有相同多的突变，但只有约一半的 dMMR 肿瘤患者对这些疗法有反应。这就是说，除了这些许多突变以外，还存在某些机制，才能触发免疫攻击。

为了更好地理解是什么触发了针对这些肿瘤的免疫反应，研究者改变了人类和小鼠癌细胞基因，剔除了 Mlh1 基因，后者是错配修复的关键基因。结果显示，与未经处理的正常细胞相比，没有 Mlh1 的细胞会迅速积累 DNA 断裂和细胞质 DNA，而不是 DNA 正常存在的细胞核中，用放射线处理这些细胞能显著增加细胞质 DNA。

研究者认为，胞核外 DNA 断裂的增加是由于 Exo1 基因的过度激活所引起的，该基因与 Mlh1 紧密结合，可以在复制和修复过程中减少 DNA 的错误。进一步的研究表明，当研究者从没有 Mlh1 的细胞中删除该基因或破坏 Mlh1 和 Exo1 产生的蛋白质之间的相互作用时，细胞不再积累 DNA 断裂和胞质 DNA。但是，当 Exo1 在这些细胞中保持活性时，它切割 DNA 并不会减弱，促使这种受损的遗传物质从细胞核中泄漏出来。更多实验表明，这种泄漏的 DNA 激活了 cGAS–STING 通路，该通路是免疫系统的一部分，可感知胞核外部的 DNA，出现严重细胞损伤或感染的迹象，然后触发免疫反应。

实验证明，破坏了丢失 Mlh1 的癌细胞中的这种途径时，肿瘤的生长速度远快于具有完整 cGAS–STING 途径的细胞，因为它们没有免疫系统。进一步表明，通过用检查点抑制剂治疗携带 Mlh1 基因缺陷的动物，这种 DNA 感应途径对于免疫应答至关重要。当这些肿瘤具有正常的 cGAS–STING 途径时，药物是有效的。但当研究者破坏了该途径的任何部分时，肿瘤就会拒绝治疗。将这项研究与患有 dMMR 癌症的患者联系起来，研究者测试了肿瘤样品的 cGAS–STING 功能。由于错配修复可以影响任何基因，因此在患有 dMMR 肿瘤的患者中，该途径中的基因也经常发生突变。医学记录显示，与那些蛋白表达量较低的患者相比，在 cGAS–STING 途径中表达或激活蛋白水平较高的患者更有可能存活更长，或对检查点抑制剂起反应。这些发现最终可能会指导将来如何治疗 dMMR 肿瘤。研究者还发现，操纵 cGAS–STING 途径下游因子的方法，这样可以提高其在失去 DNA 传感器的肿瘤中的作用，从而使这些癌症对检查点抑制剂产生反应。此外，由于辐射会促使 DNA 泄漏到细胞质中，因此可以进一步增强这些疗法的有效性。这种在免疫疗法之前进行放射治疗的策略已经在临床试验中得到了验证。

三、受体介导的靶向治疗

（一）受体介导的放射性同位素靶向治疗

在肿瘤疾病中，由于基因的突变与扩增，肿瘤细胞膜上的某些受体常常超量表达。利用配体（ligand）与受体（receptor）结合具有高特异性、高选择性及高亲和性的特点，利用配基的载体作用载上放射性药物，通过受体介导将放射性配基–受体复合物导入肿瘤细胞内，发挥射线的辐射生物效应而行靶向药物治疗。

20世纪90年代以来，受体介导的靶向药物治疗已取得了一定的进展，近年来也有人将其称作肽受体放射性核素治疗。目前，一些生物活性肽受体介导的靶向药物治疗已显示出较强的生命力。其中，研究最成熟的是由生长抑素受体（somatostatin receptor, SSTR）介导的靶向抑癌治疗，如奥曲肽、RC–160和DOTA–TOC等生长抑素类似物作为载体，载上 ^{188}Re、^{177}Lu 和 ^{90}Y 等放射性药物，形成耦联物行靶向药物治疗，研究结果显示效果显著，注入药物的SSTR阳性肿瘤患者和小鼠，均可见到瘤体明显减小或消失，全身非靶器官受照剂量大大减少。其他肿瘤受体（如血管内皮生长因子EGFR和血管活性肠肽VIP受体）介导的靶向药物治疗肿瘤的研究也在探索之中。Teunissen等报道，用放射性核素标记的胃泌素类似物现已成功用于胆囊收缩素–B–受体阳性肿瘤，如甲状腺髓样癌的治疗。还有一些放射性配体，如神经肽Y类似物用于前列腺癌和乳腺癌等。用 ^{90}Y–DOTA–奥曲肽治疗不摄取 ^{131}I 的分化型甲状腺癌转移灶、甲状腺髓样癌、来自胃肠胰的神经内分泌肿瘤、小细胞癌和嗜铬细胞瘤等。

（二）MTC 细胞多肽受体靶向治疗

MTC细胞膜上既表达生长抑素，也表达生长抑素受体，将 ^{90}Y–DOTATOC（^{90}Y–DOTA–D–phe1–tyr3–octreotido）和IL–2相结合后，利用 ^{90}Y–DOTATOC 与肿瘤细胞表面生长抑素受体结合后，发射纯β射线，杀灭瘤细胞，对进展期MTC患者进行6个月的治疗，6例患者中2例部分缓解，3例病情稳定，其中3例血清降钙素水平明显下降。

靶向性多肽通常用于识别恶性肿瘤细胞表面表达相应的特异性受体。因此，应用MTC表面能表达血管靶向性短肽（vascular targeting peptide, VTP）受体的特点，对第5代聚酰胺–胺 [polyamindoamine（G5.0），PAMAM（G5.0）] 纳米材料表面进行修饰，使其便于连接VTP，并用 ^{131}I 对其进行标记，形成靶向和诊治MTC一体的新型探针 ^{131}I–PAMAM(G5.0)–VTP。测定结果表明，该探针具有较好的标记率及放化纯度，并用该探针进行体外细胞实验，结果表明 ^{131}I–PAMAM(G5.0)–VTP 能被不具有钠碘共同转运体的MTC TT细胞摄取，具有靶向MTC细胞的性能。陈礼林等利用MTC表面能表达多肽SRESPHP（SR）受体的特点，合成新型探针 ^{131}I–PAMAM(G5.0)–SR，并对探针进行体外细胞实验，结果显示 ^{131}I–PAMAM(G5.0)–SR 能被不具有钠碘共同转运体的MTC TT细胞摄取，具有较好的靶向性。在 ^{131}I 相同放射性活度下，^{131}I–PAMAM(G5.0)–SR 对MTC TT细胞的辐射损伤作用较 ^{131}I–PAMAM(G5.0) 更强。该项研究结果说明，^{131}I–PAMAM(G5.0)–SR 具有更好的生物学性质，能更好地靶向 MTC TT 细胞并被该细胞摄取，从而发挥放射性核素治疗作用，是具有潜在临床应用价值的靶向探针。

（三）胰升糖素瘤多肽受体靶向治疗

胰升糖素瘤即胰岛 α 细胞瘤，是一种非常罕见的胰腺神经内分泌肿瘤，临床常表现为特征性的坏死性游走性红斑、体重下降、糖尿病和贫血等，往往在明确诊断时已发生多处肝脏转移，在手术切除胰腺原发病灶以后，对转移病灶的治疗效果一般均不理想。李乃适等对 1 例 41 岁女性多处转移的胰升糖素瘤患者术后化疗后采用受体介导的放射性同位素靶向治疗，患者经 ^{90}Y-DOTA- 奥曲肽治疗后症状基本消失，血清胰升糖素水平基本稳定，腹部 CT 显示肝转移病灶略有缩小，证实 ^{90}Y-DOTA- 奥曲肽治疗恶性胰升糖素瘤有一定疗效。

（四）生长抑素受体介导的放射性核素肿瘤治疗

放射性核素标记的生长抑素类似物（SSTA）与肿瘤细胞膜上生长抑素受体（SSTR）特异性、高亲和力的靶向性结合，通过细胞内吞作用将放射性核素摄入肿瘤细胞，发挥内照射作用，从而抑制肿瘤生长，促进肿瘤凋亡，这种治疗方法称为生长抑素受体介导的放射性核素治疗（somatostatin receptor targeted radionuclide therapy，SRTRT）。由于大多数消化道肿瘤、实体瘤以及神经内分泌肿瘤均高表达生长抑素受体，因此 SRTRT 被广泛地应用于肿瘤的治疗，可以明显缓解肿瘤患者的临床症状、延长存活率和改善生活质量。

临床较为常见的放射性核素标记 SSTA 有 ^{111}In- 奥曲肽、^{90}Y- 奥曲肽和 ^{177}Lu- 奥曲肽，三者对 SSTR2 均具有较强的亲和力，肿瘤摄取量高。SRTRT 抗肿瘤效应，其载体 SSTA 作用于 SSTR 后对肿瘤信号通路等的调控；另外，放射性核素通过载体 SSTA 与 SSTR 结合进入细胞内，主要是分布于肿瘤组织，产生杀伤作用。

为了更加广泛的应用 SRTRT 技术，将有可能成为已经转移或不能手术治疗的肿瘤患者的首选，其中包括神经内分泌肿瘤、胃肠道胰腺肿瘤、乳腺癌和甲状腺癌等。然而，SRTRT 技术需要改进和更新，这些包括新的放射性核素的应用、肽类类似物的最佳化、上调肿瘤的受体数量、联合 SRTRT 与其他治疗手段以及辅助用药的新选择等。

许多肿瘤均可过度表达一种或多种受体，使用针对受体特异性的放射性标记多肽可靶向于肿瘤，迄今生长抑素（SST）靶向多肽正被广泛用于癌症患者的显像和治疗。应用 ^{177}Lu 标记生长抑素类似物的多肽受体靶向放射性核素治疗（PRRT），可改善神经内分泌肿瘤患者的临床症状、延长生存时间和提高生活质量。联合应用不同的治疗剂靶向于一种或多种肿瘤特异性受体以及降低非靶放射性摄取，将进一步增大 PRRT 的治疗窗，联合应用不同的方法治疗癌症患者将进一步提高 PRRT 的治疗效果。

第二节　放射性核素及其药物的靶向治疗

一、放射性核素基因治疗

（一）放射性核素基因治疗的现状

放射性核素（radionuclide）基因治疗是在结合放射性治疗与基因治疗优点的基础上提出的一种全新治疗方法，不仅可以为多种恶性肿瘤的早期诊断提供一种无创伤的灵敏方法，而且通过使用适合治疗用的放射性核素进行标记，达到导向治疗肿瘤和其他有异常基因表达疾病的作用，理论上讲效果优于常规放疗或化疗。

放射性核素基因治疗主要是对肿瘤的发病机制、诊断和治疗不断探索的基础上发展起来的，已经成为研究、诊断和治疗肿瘤的最主要手段之一。肿瘤的基因疗法就是利用肿瘤细胞特有的形状，在肿瘤原位选择性地杀死恶性细胞，因其具有广泛的临床实用性，故放射性核素基因疗法已经成为肿瘤治疗研究的热点，不管是利用对放射易感的基因增强剂控制自杀基因的选择性表达，还是利用依赖氧的增强剂产生选择性治疗基因的表达，放射性核素基因治疗都为肿瘤的治疗打开了一扇新的窗户。

反义显像技术（antisense imaging technique）是利用放射性核素标记的肿瘤细胞 DNA 或 mRNA 中某些序列互补的 ASON 与靶序列的特异结合实现基因显像。Boyd 等利用这一原理及一些中枢神经系统起源的肿瘤具有去甲肾上腺素运输体（NAT）及能富集放射性药物的原理，将 NAT 转染入不携带 NAT 的神经胶质瘤细胞（UVW 细胞），使其能够具有浓聚放射性药物的功能，经不同剂量的 ^{131}I– 间碘苄胍处理；结果显示，非中枢神经系统起源的肿瘤经转染 NAT 后，同样可以用放射性药物治疗。动物模型证实，50% ~ 60% 的甲状腺癌杀瘤效应体现在表达碘化钠同向转运体（sodium iodide symporter，NIS）功能的细胞上，而表达 NIS 基因的细胞可以富集 ^{131}I，将 NIS 基因转染入人类恶性肿瘤细胞，实现肿瘤的放射性核素治疗。通过观察 ^{131}I 在肿瘤细胞内动力学和吸收剂量，发现 hNIS 表达的前列腺癌细胞聚集的碘化物是对照组的 200 倍，于是 Mitrofanova 等将克隆 NIS 的 cDNA 携带在逆转录病毒载体上，然后转染在甲状腺癌细胞上，可以准确、高效地杀伤肿瘤细胞。同样，Kakinuma 等通过腺病毒介导的 NIS 的 cDNA 转染前列腺癌细胞，导致 ^{131}I 在前列腺癌细胞内大量聚集，从而实现对前列腺癌的治疗。Spitzweg 等利用前列腺特异抗原定向启动子表达 NIS 基因，实现放射性同位素在前列腺腺癌细胞的浓聚，显示了放射性核素基因疗法准确性高、特异性好的优点。

（二）^{125}I 与基因治疗联合杀伤肿瘤细胞

以脂质体介导的辐射敏感性基因联合胞嘧啶脱氨酶（cytosine deaminase，CD）基因转染膀胱癌 EJ 细胞，研究放射性核素 ^{125}I 照射后 5- 氟胞嘧啶（5-fluoroeytosine，5-FC）对转染膀胱癌 EJ 细胞的杀伤作用。人工合成辐射敏感性启动子 E8，将启动子克隆至质粒 pCD 的 CD 基因上游，构建以 E8

为启动子、CD 基因为目的基因的新质粒，并采用 DNA 测序法测定 E8 和 CD 基因的序列；脂质体 Lipofeetamine2000 介导 pE8-CD 转染膀胱癌 EJ 细胞，用 ^{125}I 照射（吸收剂量为 2 Gy）后，测定 CD 蛋白表达；在转染 EJ 细胞中分别加入不同剂量 ^{125}I 和 5-FC，测定各组细胞存活率。DNA 测序显示构建的 pE8-CD 质粒含 E8 启动子及 CD 基因序列；Western blot 可检测到 CD 基因蛋白表达；^{125}I 加 5-FC 组细胞存活率明显低于未经 ^{125}I 照射组及未加 5-FC 组，与 5- 氟尿嘧啶（5-FU）组相近。这表明，放射性核素与基因治疗联合对肿瘤细胞具有协同杀伤作用。

放射性核素虽然已广泛应用于各个领域，但其昂贵的价格及安全性问题仍然限制其发展，研究者希望改进标记技术和标记位置降低成本，但仍然不能从根本上解决这一问题。基因治疗也存在着诸如造价昂贵、基因载体的毒副作用、转染率低以及可能带来的基因突变等问题，这些问题限制其应用。放射性核素基因治疗则同样存在上述的种种问题，特别是细胞膜的转运问题限制着目前基因治疗的发展。

二、放射性核素微粒肿瘤组织间定向植入治疗

（一）放射性粒子植入治疗

放射性粒子植入（radioactive particle embedding）治疗属于组织间放射治疗，是指将放射性粒子经手术或借助影像学与内镜的引导穿刺植入肿瘤实体内或受肿瘤浸润（包括淋巴扩散途径的组织）的组织中，利用放射性粒子持续发射 β 或 γ 射线，经低剂量率连续辐射作用，杀死肿瘤细胞或抑制肿瘤细胞生长，以消除或控制肿瘤的发展，达到治疗或缓解症状的目的，而正常组织不受或仅有微小损伤。

临床应用证实，放射性粒子植入对前列腺癌、胰腺癌、肝癌、乳腺癌和肺癌等疗效肯定，表现为肿瘤组织缩小、转移和复发减少、生存率提高；尤其在前列腺癌的应用已近 30 年，2～5 年的局部肿瘤控制率可达 83%～100%，略高于放疗。近年来，^{125}I 粒子植入逐渐应用于骨转移癌的治疗，其镇痛有效率达 92% 以上，并且有助于缩小骨转移癌病灶。

（二）^{125}I 粒子治疗的原理及适应症

^{125}I 物理半衰期 60.2 d，γ 射线能量为 27 keV。^{125}I 粒子是一种极为先进的微型密封放射源，粒子呈长 4.5～5 mm、直径 0.8 mm 的小圆柱体，有效放射半径为 1.0 cm，在体内有效作用时间为 120 d。植入后，^{125}I 粒子能持续低剂量释放 γ 射线，直接作用于肿瘤细胞的 DNA，造成双链断裂；另外，还可间接地使体内的水分子电离，产生自由基，促进肿瘤细胞的凋亡，使肿瘤细胞无法繁殖而达到治疗肿瘤的目的。^{125}I 粒子与远距离外照射比较，其放射生物学特点主要是剂量率不同，^{125}I 粒子具有半衰期长、剂量率低和相对生物效应高的优点。

^{125}I 粒子治疗的病种较为广泛，包括脑胶质瘤、脑膜瘤、脑转移瘤、鼻咽和眼眶内肿瘤、口咽和口腔癌，颈部转移癌、肺癌（原发或转移）、胸膜间皮瘤、乳腺癌、食管癌、纵隔恶性肿瘤、肝癌、胆管癌、胰腺癌、晚期胃肠癌及恶性肿瘤局部骨转移等。

（三）^{125}I 粒子组织间植入治疗恶性肿瘤方法

1. 术中直视下插植　①当肿物生长于重要脏器周围并浸润其组织，无法切除时；②肿物虽能切除，但不完整，残留肿物厚度大于 1.0 cm 以上；③肿物浸润到周围重要脏器，如心包和大血管等，可在术中直视下将粒子植入瘤体中；④适应于肺癌、肝癌、胰腺癌和淋巴结转移癌。

2. CT 监控下经皮穿刺行粒子植入　肿瘤属于Ⅲ和Ⅳ期无法手术切除，或因患者身体状况不允许手术切除时，在 CT 监控下，分层面经皮穿刺行粒子植入，微创，几乎无全身反应，患者易于接受。只要有进针通道，几乎适用于各种肿瘤患者。

3. B 超引导下粒子植入　①超声引导下经皮行粒子植入，适用于胸壁肿瘤、颈部肿瘤、锁骨上淋巴转移癌、腋窝淋巴结转移癌和肝癌等；②术中超声引导下粒子植入，术中探查发现肿物位于实质组织内，如肿物生长于肺门部、胰腺等无法手术切除时，可使用术中超声引导下，进行粒子植入。

4. 纤维支气管镜（FFB）直视下大气管内肿物行粒子植入　经 FFB 检查并证实肿瘤生长部位后，在直视下用特制导管、导丝行粒子植入。这种手术特别适用于肿瘤生长于大气管内并向管腔突出，造成气道狭窄者。

5. 放射性 ^{125}I 粒子支架植入　应用特制的嵌有放射性粒子的支架，将粒子安置在支架上植入因癌性狭窄的大气管和食管肿瘤部位，在解除狭窄的同时，对肿瘤实施内放射治疗。

（四）粒子植入治疗的操作规范

放射性粒子治疗的临床操作规范应包括：①术前准备：包括患者术前的常规检查和准备，如前列腺癌应进行肠道准备和备皮；②术前计划：主要是术前 1~2 周对治疗的病灶进行超声和 CT 扫描，层厚 3~5 mm，将图像传送到计划系统进行术前计划，确定粒子治疗剂量、活度和数目；③实施粒子治疗：粒子治疗术式包括术中植入、超声引导下植入、CT 引导下植入和 MRI 引导下植入；④术后质量验证：粒子治疗后由于患者体位、术中病变变化和粒子移位等均可以导致与术前计划发生偏差，因此术后的计划应该是肿瘤实际接受的剂量；⑤术后随访：粒子治疗后应进行随访，了解肿瘤治疗的疗效和不良反应。

对放射性 ^{125}I 粒子植入联合锶核素（^{89}Sr）内照射治疗转移性椎体肿瘤患者，生活质量、疼痛评分、病灶大小以及生存时间等指标上均明显优于对照组患者（$P < 0.05$），具有良好的临床疗效和应用价值。但是，由于个体化因素较多，参数变量难以统一以及本研究中的样本数量（34 例）有限，这种联合方案的优化还有待于进一步论证。

（五）^{125}I 粒子组织间植入治疗肿瘤优点

1. ^{125}I 粒子体内放疗肿瘤的优点　①近距离杀死肿瘤细胞；②低剂量照射可增加肿瘤内乏氧细胞的敏感性，从而增强对肿瘤细胞的杀灭作用；③增加肿瘤细胞对放射线的敏感性；④有效提高射线的肿瘤局部与正常组织剂量分配比；⑤不良反应小，并发症发生率低，不产生明显的放射毒性，方法简便、经济。

2. 近距离放射相对外放射的优点　① 对正常组织损伤小：^{125}I 粒子近距离治疗可以有效地提高射线局部与正常组织剂量分配，既达到比较高的治疗率，又减少了对正常组织的损伤；② 可持续杀伤肿瘤细胞：^{125}I 粒子可持续不间断地作用于肿瘤细胞周期各时相，对肿瘤细胞有杀伤能力的有效期限为 4 ~ 5 个半衰期，长达 280 d，为靶区所接收剂量常为外放射最大处方剂量的 2 倍（正常组织所能耐受剂量 < 70 Gy），其粒子植入后开始的剂量率仅为直线加速器的 1%；③ 靶向性强，达到真正的适形：CT 引导技术的引入显著提高粒子临床治疗的精度。在影像设备引导下的肿瘤穿刺技术，可以直接把放射源送入肿瘤组织间的各个角落，可以达到真正形态上的适形；通过初次术后评价对于局部粒子没有分布到或在评价器又有进展的病灶，进行追加的补种，实现了时间上的适形；对于肿瘤局部可以在穿刺中取组织活检，有肿瘤细胞存在或癌基因检测阳性的予以粒子植入可以实现组织和分子层面的适形。

（六）^{125}I 粒子植入治疗肿瘤

1. 长期粒子植入治疗颅内肿瘤　粒子的植入有模板植入、术中直视下植入和 B 超或 CT 引导下植入。对于恶性脑胶质瘤复发或单个脑转移瘤术后复发，开颅后尽可能切除肿瘤。手术切除肉眼可见的实体肿瘤，因为 ^{125}I 粒子能量较低，穿透距离较短，只能杀死显微镜下浸润肿瘤或 1 cm 实体瘤。肿瘤切除后，进行粒子植入，粒子间隔 0.5 ~ 1.0 cm；或将粒子缝合在可吸收材料内，粒子排列在手术切除腔道，间距 0.5 ~ 1.0 cm，术后用黏体黏合剂固定粒子。粒子植入后，由于术中牵拉，组织结构移位和人体的活动，均有可能导致粒子位置发生移动，这样往往会导致肿瘤靶区剂量与术前治疗计划相比发生偏差和变化。因此，术后应对粒子植入进行质量评估。低活度粒子长期植入较高活度短暂粒子植入治疗的并发症轻微。急性毒性反应包括癫痫发作、神经症状恶化、感染和出血较少；晚期并发症包括脑水肿和脑坏死。

段劲峰等对 CT 引导立体定向粒子植入进行脑胶质瘤放疗的临床方法和评价。对 16 例脑胶质瘤进行 ^{125}I 粒子肿瘤间质内照射，其中肿瘤位于大脑额和颞叶深部 5 例，基底节区 4 例，枕叶深部 3 例，侧脑室内 3 例，半球内 1 例。9 例为原发胶质瘤，7 例为术后复发胶质瘤。根据患者的 CT 或 MR 影像资料，通过肿瘤治疗计划系统确定植入粒子数目。结果证实，16 例患者运用 CT 引导立体定向经皮颅骨钻孔粒子植入术均获得成功，住院时间 5 ~ 20 d，平均 12 d，无手术严重并发症，无死亡。观察 12、18、24、30 和 36 个月生存率分别为 93.75%、87.5%、81.25%、68.75% 和 56.25%，说明 ^{125}I 粒子植入放疗是治疗脑深部胶质瘤的一种有效方法。

2. ^{125}I 粒子植入治疗肺癌　① 对于经皮穿刺者，在 CT 或 B 超引导下经皮穿刺，将 ^{125}I 粒子植入周围型肺癌，特别是病灶靠近或侵犯胸壁者；② 对于胸腔镜辅助小切口术中植入粒子，适用于心肺功能较差等原因不能耐受肺叶或全肺切除的肺癌患者、病变侵犯重要器官无法手术切除者及术中癌残留者；③ 通过开胸，确定肿瘤大小及能切除的范围，切除大部分肿瘤后，确定放疗所需覆盖的面积和体积，包括临床肉眼可见的肿瘤边缘，用计算尺测出肿瘤残留面积，按传统的 nomogram 图计算出所需 ^{125}I 粒子的剂量及在肿瘤中的空间分布，从残留肿瘤边缘的 12 点开始将 ^{125}I 粒子刺入肿瘤中约 0.5 cm，并

检查 ^{125}I 粒子是否植入肿瘤组织，若无则重新再来。

在手术过程中，应认真记录粒子的数量、粒子的活度和粒子的位置，手术完毕后及时行胸部正位及侧位 X 射线片或 CT 检查，用以确定种植粒子的部位，并可以显示治疗体积与周围正常组织的关系，从而对植入粒子的质量进行验证。粒子植入质量评价：位于肿瘤边缘或以内，均匀分布，无肿瘤外分布及粒子移位和脱落，为合格；粒子植入效果评：满足每个 CT 层面粒源活度在 TPS 计算值。正负 38% 范围内即为合格。

三、多种类型的靶向性治疗

（一）多靶点联合阻断治疗

分子靶向治疗（molecular targeted therapy）是在细胞分子水平上，针对已经明确的致癌位点（该位点可以是肿瘤细胞内部的一个蛋白分子，也可以是一个基因片段），设计相应的治疗药物，这种药物进入体内会特异地选择致癌位点，与其相结合而发生作用，使肿瘤细胞特异性死亡，而不会波及肿瘤周围的正常组织细胞，所以又被称为"生物导弹"。目前，认为实体瘤的信号传导是一个复杂的、多因素的蛋白网络系统，抑制单一信号传导往往不足以遏制肿瘤的进展。临床试验结果显示，多靶点抑制剂在治疗方面优于单靶点抑制剂，可联合阻断信号传导是肿瘤治疗和药物开发的发展方向。

多靶点药物治疗（multitarget drug treatment）可以同时作用于疾病网络中的多个靶点，对各靶点的作用可以产生协同效应，使总效应大于各单效应之和，达到最佳的治疗效果。多靶点药物的研究尤其适用于肿瘤治疗。肿瘤的发生发展是由多基因参与的多步骤、多阶段和体内外因素相互作用的复杂过程，且多数肿瘤至少有 5 个独立的突变位点，因此需要多靶点治疗来确保药物抗肿瘤作用的有效性和持久性。

在各种分子靶点中，酪氨酸激酶（PTK）是目前研究较多且效果明显的抗肿瘤药物靶点。受体酪氨酸激酶抑制剂（RTKI）就是这种发现的成果之一，对肿瘤的治疗提供了新的希望。RTKI 主要是抑制酪氨酸激酶的磷酸化，从而阻断下游的信号途径，起到抑制肿瘤生长的作用。

细胞生长因子的受体大多数含有酪氨酸激酶（TK）的肽链序列，因此统称为 TK 受体，依据肽链序列被分成若干家族：① 以表皮生长因子受体（EGPR）为代表，由 4 种结构类似的受体酪氨酸激酶蛋白组成，即 ErbB-1（EGFR）、ErbB-2（HER-2）、ErbB-3（HER-3）和 ErbB-4（HER-4），此类受体的高表达常见于上皮细胞肿瘤；② 血小板衍生生长因子受体（PDGFR）家族，包括 PDGFRα、PDGFRβ、集落刺激因子 -1 受体（CSF-1R）和 C-kit 等，此类受体在脑和血液系统肿瘤中常见高表达；③ 胰岛素受体家族，包括胰岛素受体、胰岛素样生长因子（IGFR）和胰岛素相关受体（IRR）等，在血液细胞肿瘤中常见此类受体的高表达；④ 血管内皮生长因子受体（VEGFR），是血管生成的重要正性调节因子，包括 VEGFR-1（Flt-1）、VEGFR-2（Flk-1/KDR）、VEGFR-3 和 VEGFR-4。TK 受体还包括纤维细胞生长因子受体（FGFR）家族，包括 FGFR-1、FGFR-2、FGFR-3、FGFR-4 和角化细胞生长因子受体等，此类受体在血管生成方面起重要作用。多靶点酪氨酸激酶抑制剂抗肿瘤的机制包括抑制血管生成及对肿瘤细胞存活和增殖时造成的多个酪氨酸激酶受体异常水平进行调控。

目前，已上市及正在进行临床试验的多靶点 RTKI 有以下几种药物：① 苏尼替尼（sunitinib），可同时对 VEGFR-1、VEGFR-2、VEGFR-3、PDGFR-α、PDGFR-β、C-Kit 和 Flt-3 产生特异性抑制作用，有显著的抑制血管生成和抗肿瘤活性，主要用于胃肠间质瘤和晚期肾癌；② 索拉非尼（sorafenib），对 Raf、VEGFR-1、VEGFR-2 和 VEGFR-3 均有抑制作用，还可以作用于 PDGFR-B、FGFR、C-kit、Flt-3 和 RET 等，用于晚期肾癌的治疗；③ 伐地他尼（vandetanib），可选择性抑制 Flt-1、PDGFR、FGFR-1、ErbB-2、IGF-IR 及丝氨酸苏氨酸激酶等，可延长患者的生存时间；④ 达沙替尼（dasatinib）是新型双重 Src 和 BCR-ABL 激酶抑制剂，用于治疗对伊马替尼等一线药物化疗不敏感的各期慢性粒细胞白血病（CML），以及对其他疗法无效或不能耐受的急性淋巴细胞白血病（ALL）成年患者；⑤ 此外，还有多种靶向抑制药，如伐他拉尼和拉帕替尼等。

靶向治疗与化疗不同，化疗是基于它的细胞毒作用杀死肿瘤细胞，使肿瘤缩小，但同时也杀伤了正常的细胞；靶向药物能识别肿瘤的特定调控、代谢通路并阻断其通路，从而抑制肿瘤的生长。抑制血管内皮生长因子受体（VEGFR）信号通路和表皮生长因子受体（EGFR）信号通路的药物已经被多种临床验证可用于非小细胞肺癌（NSCLC）的治疗，疗效确切，不良反应少。

多靶点多重抑制则为靶向治疗 NSCLC 提供了更多的保证。对于多靶点治疗 NSCLC 的酪氨酸激酶抑制剂包括：① 德他尼又叫 ZD6474 和 Zactima，主要作用于肿瘤细胞的 VEGF、EGF 和 RET 酪氨酸激酶活性；② 凡索拉非尼是一种小分子的 Raf 激酶抑制剂，可以阻断 VEGFR、PDGFR、Fit-3 和 C-kit 激酶；③ 舒尼替尼是一种口服小分子制剂，阻断肿瘤细胞的 VEGFR、PDGFR、Fit-3 和 C-kit 激酶活性；④ 帕唑帕尼是一种新型口服血管生成抑制剂，以 VEGFR、血小板源性生长因子受体（PDGFR）和 C-kit 为靶点发挥作用。相信随着肿瘤发生、发展、恶化机制及信号通路的不断深入研究，将会有更多的新靶向药物、多靶点联合方案能得到开发、应用。

（二）抗新生血管靶向治疗

随着分子肿瘤学的发展以及人们对肿瘤本质认识的逐步深入，分子靶向治疗在癌症的治疗中发挥着愈来愈重要的作用，其中以肿瘤血管（tumor vessel）为靶点的治疗策略是众多学者关注的焦点。肿瘤血管的分子靶向治疗是以肿瘤血管系统为靶点，选择性地作用在肿瘤新生血管上，在分子水平发挥抗肿瘤作用，而对正常组织的不良反应极小，成为目前探索肿瘤治疗新方法的热点领域。1971 年，Folkman 首先提出抗血管形成可作为肿瘤治疗的一个途径。随后，这种以肿瘤血管为靶点的治疗策略，即肿瘤血管靶向治疗（vascular targeting therapy）日益受到重视。目前，肿瘤血管靶向治疗策略主要包括两方面：抑制肿瘤血管生成和阻断肿瘤血管血流。

肿瘤血管生成抑制策略是以阻止和减少肿瘤组织血管生成为目的的治疗方法。血管生成是肿瘤生长的关键，实体瘤的进行性生长依赖于其诱导产生的血管网建立。血管形成还确保肿瘤代谢的进行，对肿瘤增殖必不可少，肿瘤需要功能性的血管网络提供氧气、养料，并清除代谢产物。肿瘤除了通过与宿主血管融合而获得部分血管外，还必须通过形成新生血管网构建自己的血管系统，这样才能持续地生长和发展。血管内皮生长因子（vascular endothelial growth factor，VEGF）可直接作用于血管内皮细胞，刺激其发生有丝分裂，从而促进新生血管的生长，这是最重要的血管形成因子，被视为抑制血管形成的最重要的靶向分子之一。

迄今，抗 VEGF 单克隆抗体贝伐和 VEGFR（VEGF receptor）的酪氨酸激酶抑制剂（tyrosine kinase inhibitor，TKI）索拉非尼和苏尼替尼已被美国食品与药品管理局（FDA）批准上市。但是，Ebos 等和 Pàez-Ribes 等的最新研究互为补充，共同证实了在某些肿瘤类型中，靶向作用于 VEGF 通路的各种抗血管生成治疗可能引起转移的增多。目前，一些血管生成抑制剂，特别是针对 VEGF 及其受体的各类抑制剂，已被证明具有良好的抗肿瘤效应。相对于传统的化疗药物，不引起耐药性是抗血管生成治疗的最大优点。但使用 VEGF 抑制剂最令人担心的是，VEGF 的生理性和保护性功能也可能被抑制，从而产生远期毒性。因此，寻找高度特异性的抗 VEGF 抑制剂，避免对生理性血管生成的影响，加强抗肿瘤活性，是十分必要的。随着对 VEGF 抑制剂及其他血管生成抑制剂的不断研究，抗血管生成必将为肿瘤治疗带来新的希望。

在诸多的抗肿瘤血管生成因子中，研究较多且疗效较好的主要有：抗 VEGF 抗体、血管抑素（angiostatin）、内皮抑素（endostatin）和血管内皮生长抑制剂（vascular endothelial growth inhibitor，VEGI）等。然而，这些抑制因子多数仍以阻止或减缓肿瘤血管进一步生长为主，对已形成的血管则难以达到破坏作用。

血管阻断作用特点及血管阻断制剂：肿瘤血管阻断制剂（vascular-disrupting agent，VDA）是一种可以快速而选择性地引起肿瘤血管损伤的药物，其作用机制是破坏实体瘤血管内皮细胞，导致肿瘤细胞缺乏养料和氧气而死亡，引起肿瘤内大部分已构建成熟的血管和芽生毛细血管的阻塞，迅速导致肿瘤的大面积坏死。抗血管新生制剂旨在抑制肿瘤新生血管新生的过程，抑制肿瘤新生血管的形成，应用处于早期阶段的肿瘤或无症状的转移瘤的预防，因此，对已形成的血管影响比较小。VDA 则是通过快速而有选择地损坏或阻塞已构建完成的肿瘤血管，使肿瘤血供受阻，从而引起肿瘤坏死，对于治疗较大体积的肿瘤有显著的疗效，能间接地杀死已对传统抗肿瘤增殖的放化疗方法产生抵抗的肿瘤细胞。例如，Hu 等研究的以组织因子（tissue factor，TF）为靶向的免疫结合物（immunoconjugate），可以选择性破坏已形成的肿瘤血管而不损害正常血管。

肿瘤血管生成主要通过 VEGF-VEGFR 信号通路介导及相关肿瘤微环境（TME）作用下发生及发展，抗血管生成治疗为恶性肿瘤治疗的重要部分。当然，最确定的抑制肿瘤血管生成的方法是阻断 VEGF 通路，但一些非 VEGF 因子，如血小板衍生因子（PDGF）、成纤维细胞生长因子（FGF）、肝细胞生长因子（HGF）及血管生成素（Sng）等也参与肿瘤血管生成，有必要发展药物针对多种促血管生成途径。抗血管生成靶向药物，通过对肿瘤血管生成信号通路的阻断剂局部微环境的改变，改变肿瘤新生血管的数量及形态等，与放化疗、靶向及免疫治疗联合起到抗肿瘤作用。

抗肿瘤血管的靶向治疗策略是医学研究的前沿课题，一个理想的靶向肿瘤的治疗策略应能特异性靶向肿瘤组织；不影响正常组织及正常细胞；既能杀灭肿瘤细胞，也能杀灭肿瘤干细胞；能进入肿瘤组织内部，无免疫障碍。虽然目前大多均处于临床前阶段，但随着人们对肿瘤的基因及其功能认识的不断深入，相信在不久的将来，有可能研究出更多新的靶向更精确、疗效更确切的肿瘤治疗方案。

（三）治疗多种类型癌症的靶向性 α 射线导弹疗法

2021 年 3 月，日本大阪大学等机构研究者在 *Cancer Sci* 杂志发文，一种癌症特异性的 L 型氨基酸转运蛋白（LAT1）在癌症组织中往往高度表达，抑制 LAT1 的功能会产生抗肿瘤的效应；利用一种新型药物开发了一种靶向性的 α 疗法，靶向作用 LAT1。研究者首次开发了 α 射线发射器砹 –211（astatine，^{211}At），^{211}At 在地球上最为稀有元素。靶向性 α 疗法能够选择性地运输 α 射线发射器至肿瘤组织；与传统的 β 疗法相比，其优势在于 α 射线的衰减具有高度的靶向性，而且高传能线密度（LET）的转移会导致 DNA 双链发生断裂，从而会有效诱发细胞死亡。α 辐射的半衰期较短，且组织穿透有限，所以确保其较高的治疗效果，而且对周围正常细胞的不良反应较少。

为了将放射性同位素携带到癌细胞中，将其附着在 α- 甲基 –L 酪氨酸上，而 α- 甲基 –L 酪氨酸对于 LAT1 具有很高的亲和力，这一设计利用了快速增殖的癌细胞对营养需求增加的特点。研究发现，^{211}At 标记的 α- 甲基 –L 酪氨酸（^{211}At-AAMT）对 LAT1 具有较高的亲和力，能有效抑制肿瘤细胞，并在体外促进 DNA 双链断裂。随后，进一步扩展了研究，评估了 ^{211}At-AAMT 的积累和 LAT1 在实验小鼠模型中的作用；通过对人胰腺癌细胞系进一步的研究后，发现 ^{211}At-AAMT 能选择性地在肿瘤中积累并抑制其生长，在较高的剂量下，甚至还能抑制转移性黑色素瘤小鼠模型在肺部的转移能力（图 21-1）。研究证实，^{211}At 在治疗包括晚期和转移性癌症等的治疗效果，同时还能利用氨基酸转运蛋白 LAT1 作为放射性核素疗法的转运载体；当药物被运输到癌症患处时，能够被癌细胞以营养物质的方式吸收，从而在细胞内部对癌症进行攻击。这种新型疗法既增加了疗效，给药又方便，作为一种可注射的短程放射性药物，^{211}At 还可以在门诊使用，要比传统的放疗具有更大优势，甚至还可以作为特定癌症外科手术的替代治疗方案。这种新方法拥有巨大的潜力，能给放射性核素疗法带来革命性的变化，不仅有望有效治疗胰腺癌，还能治疗一些缺乏有效疗法的恶性肿瘤，包括晚期或转移性癌症等。

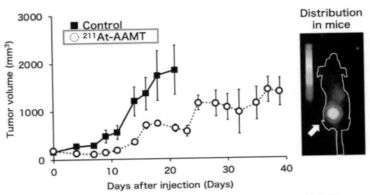

图 21-1　^{211}At-AAMT 选择性地在肿瘤中积累并抑制其生长

四、单光子和正电子放射性药物

（一）单光子放射性药物

放射性药物可分为诊断放射性药物和治疗放射性药物两种。其中，单光子放射性药物中，^{99m}Tc 标记的各种化合物，占核医学诊断用药的 80% 以上。

1. 单光子发射计算机断层显像及 ^{99}Mo/^{99m}Tc 发生器的问世　单光子发射计算机断层显像（single photon emission computerized tomography，SPECT）的物理基础是 γ 射线。SPECT 显像依赖于单光子发射的放射性药物。在进行 SPECT 显像之前，必须预先在人体内引入一种能发射 γ 射线的放射性药物。目前，单光子放射性诊断药物使用最为广泛的是 ^{99m}Tc 药物。1960 年，美国 Brookhaven National Laboratory 研发成功了 ^{99}Mo/^{99m}Tc 发生器，^{99}Mo 为钼 -99，^{99m}Tc 为锝 -99m。^{99}Mo/^{99m}Tc 发生器的问世是放射性药物化学领域的一场革命。从此，短寿命核素 ^{99m}Tc 作为长寿命核素 ^{99}Mo 的子体可以通过 ^{99}Mo/^{99m}Tc 发生器获得，这为核医学中 ^{99m}Tc 的广泛使用奠定了放射性核素基础。

2. Tc 的核物理和化学特性　Tc 是银灰色金属，属Ⅶ B 族，原子序数 43。Tc 的衰变属同质异能跃迁，发射出两种具有探测意义的 γ 射线，两者的能量非常接近，因而可以近似地认为 Tc 是单能的纯 γ 射线发射体。这种能量的 γ 射线既适合于体外探测，又易于准直。而其 6.02 h 的半衰期，既满足了核医学诊断的要求，又不会对受检者带来无为的照射，其相对辐射剂量因子 DF 仅为 3.10 × 10。这些优良的核物理特性，加之易于制备，价格低廉，使 Tc 成为核医学应用最广泛的放射性核素。自然界无稳定的核素，基态为 ^{99}Tc。Tc 能以 8 种氧化态存在于自然界，存在于硫、卤的氧化物和高锝酸盐中，较低氧化态通过和连接剂复合而获得稳定。Tc 虽然具有多变的价态，但其中最常见的是在溶液中以高锝酸根形式存在 Tc，这是 Tc 所有价态中最稳定的价态。另外，^{99m}Tc 发射能量较为理想的 140 keV 的 γ 射线，适合于显像；由于没有粒子辐射和短半衰期，对于患者的辐射剂量较小；当用 ^{99m}Tc 标记某个化学底物，所得的标记物具有高的靶与非靶比；在核医学科，^{99m}Tc 放射性药物的质控可以采用常规手段迅速达到。

3. 对 ^{99m}Tc 药物的研究及应用　由于 ^{99m}Tc 具有上述优点，人们对 ^{99m}Tc 药物进行了广泛而深入的研究，已有数百种 ^{99m}Tc 药物被用于诊断程序中，其中 30 多种已用于临床研究。^{99m}Tc 药物已被用于甲状腺、肿瘤、心肌和骨等疾病的显像诊断及肾、脑、肝、脾和肺等器官功能的诊断。由于 ^{99m}Tc 是最理想的核素，在核医学诊断中，大约 85% 使用 ^{99m}Tc 药物。一批 ^{99m}Tc 标记的放射性药物的研制和合成，如 ^{99m}Tc-sestamibi、^{99m}Tc-ECD 和 ^{99m}Tc-DTPA 等已成为心肌灌注显像、脑血流灌注显像和肾动态显像的常用显像剂；此外，^{99m}Tc-N(NOEt)2、^{99m}Tc-HL91 和 ^{99m}Tc-TRADOT-1 等一批新型放射性药物也即将应用于临床。

（二）正电子放射性药物

1. 探索正电子放射性药物的开发和应用　正电子发射断层扫描（positron emission tomography，PET）是一种依赖于正电子放射性药物（PET 药物）的成像手段，通过向生物体内注射 PET 药物，配合 PET/CT 和 PET/MRI 等扫描设备实现活体内示踪、无创、可视化和定量化研究 PET 药物在体内的生物分布、代谢及靶点信息等。2020 年初，暨南大学附属第一医院联合广东省药学会在《今日药学》杂志首次介绍了"正电子发射断层显像技术在药物开发 0 期临床研究中的应用"。0 期临床研究，也称为探索性新药临床试验（exploratory investigational new drug，eIND）或探索性临床试验（exploratory clinical trial），旨在加快有前景的药物开发，在小规模受试人群（10 ~ 30 例）中，通过微剂量研究快速获得药物在人体内的药代动力学（pharmacokinetics，PK）和药效学（pharmacodynamics，PD）等初步信息，为后期药物 Ⅰ ~ Ⅲ 期临床试验提高效率、节约资源。微剂量（microdosing）指不超过 100 μg（对小分子药物而言）或无可见不良反应剂量的 1/100，以较低剂量为准。

2. 正电子放射性药物　PET 药物是指以正电子核素（如 ^{18}F、^{11}C、^{15}O 和 ^{13}N 等）标记而制备的核医学示踪剂，即通过衰变而发射出一个中微子及一个正电子的一类药物。一般，PET 药物可分为 4 类，包括乏氧 PET 药物、灌注类 PET 药物、受体 PET 药物和代谢类 PET 药物。正电子是由正电子核素通过衰变产生，与带负电荷的电子不同，是其反物质。在核衰变过程中，其中的质子转变为中子，其本身发射的正电子会以湮灭辐射的形式逐步失去电子质量，射程为 1 ~ 2 mm，进而转变为 2 个完全相反方向的光子。当 PET 药物被标记上正电子核素后，便能够单独与 PET/CT 或 PET 结合而应用，最终实现清晰的成像。PET/CT 是一种运用 PET 示踪剂对活体组织器官内生化状态进行显示的先进显像技术，运用该技术能够在体外对这些物质进入人体后的生化及生理变化实施动态、定量及无创观察，从具体的分子水平来细致观察药物或是代谢物在人体内的具体活动及分布。

3. 正电子发射计算机断层显像的原理　PET 是一种利用示踪原理和正电子符合探测技术反映活体生物活动的医学影像技术，其基本原理是将特定的放射性药物注入人体，根据正电子核素衰变释放出的正电子与生物体中的负电子结合产生一对能量相同（511 keV），但方向相反的 γ 光子，即湮没过程（annihilation），通过高灵敏的探测器进行探测，采集 γ 光子计数，由计算机进行图像处理，建立三维图像，得到人体内标记化合物的分布图像，对细胞和分子水平生物过程进行定性和定量研究，揭示活体状态下机体动态的生物学程。PET 提供的信息，较传统的解剖结构显像更全面、更深入，可更早期地发现病变（机体内的所有异常变化都有功能的异常，但是有时却没有结构上的异常）。PET 显像对研究和判断疾病的发生、发展及其转归有重要价值，其过程如图 21-2 所示。

4. 核素 ^{18}F（氟 –18）在 PET 显像的优势　在 PET 显像中，最常用的核素是 ^{18}F，这是因为 ^{18}F 具有以下特点：① 18F 具有较长的半衰期（110 min），^{18}F 药物的合成和研究可持续到几小时，并可以把药物运输到较远的 PET 中心；② 由于正电子能量较低（640 keV），在软组织中的运动距离短（2.3 mm），分辨率高且辐射剂量低；③ 相对较高放射性量的 ^{18}F– 核素可被合成；④ 与更短半衰期的其它正电子核素相比，^{18}F 使代谢物和血浆分析（这些研究需要定量和进行动力学研究）成为可能。在临床 PET/CT 显像中，95% 以上所使用的药物是氟 [^{18}F] 脱氧葡萄糖（^{18}F-FDG），其结构示于图 21-3。^{18}F-FDG 是核医学中最重要、临床中最有用的 PET 显像药物。

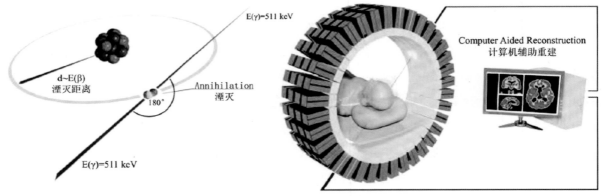

图 21-2 正电子湮灭（左）及 PET 显像仪采集 γ 光子过程（右）

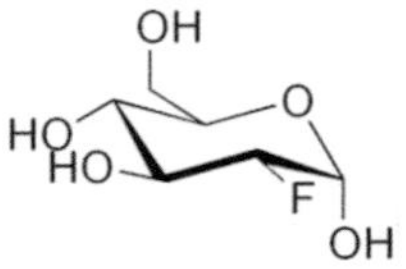

图 21-3 氟 [¹⁸F] 脱氧葡萄糖（¹⁸F-FDG）结构

5. PET 显像为功能显像　CT 和核磁共振（MRI）显像可以提供解剖学方面的精确信息，主要着重于判断人体内的形态结构变化，属于结构显像；而 PET 则用于探测人体脏器代谢与功能的动态变化，属于功能显像。PET 是将放射性药物（例如，正电子核素标记一些生理需要的化合物或代谢底物，如葡萄糖、脂肪酸、氨基酸、受体的配体及水等）引入体内后，应用正电子断层扫描仪在分子水平上直接研究它们在人体（活体）内的功能和代谢过程，探测示踪剂浓度仅在皮摩尔至纳摩尔范围内（$10^{-15} \sim 10^{-12}$ mol）。PET 显像已经成为现代医学诊断疑难疾病和治疗效果评估的不可或缺的高新技术手段。PET 显像装置与 CT 和核磁显像方法的融合（PET-CT，PET-MRI），实现功能影像与结构影像的有机结合，大幅度提高了诊断的精确性，为疾病的个性化治疗奠定了基础（图 21-4）。

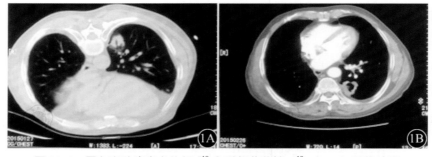

图 21-4 黑色素肿瘤患者的氟 [¹⁸F] 脱氧葡萄糖（¹⁸F-FDG）显像结果

6. 正电子放射性药物的特点　其特点如下：① PET 药物批量相对较少，每批药物仅有数种；② PET 药物的标记不仅要求自动化，还需快速，对其药物的制备或是质量控制检验均需做到快速可行，这也势必增加了对 PET 药物生产工艺的要求；③ 正电子核素的半衰期相对较短，所以能在比较短的时间内重复给药，从而实现对不同病理或生理状态下示踪剂的分布研究；④ 正电子核素大部分情况下均为组成生命的最基本元素的放射性同位素，如 ¹³N 是 ¹⁴N 的同位素，¹⁵O 是 ¹⁶O 的同位素等。

7. 正电子放射性药物的应用　研究表明，正电子放射性药物的应用主要包括如下几种重要方式。

1184

（1）代谢性 PET 药物的应用：患者在被正电子核素标记后，在参与人体的代谢过程中会发生一些物理性质方面的变化，有助于获得患者不正常代谢信息。该应用方式对部分恶性疾病的初期临床诊断具有非常高的应用价值。

（2）受体类 PRT 药物的应用：此类药物利用正电子核素对机体进行标识，确定受体组织的分布范围及密度等。该方法显示出的影像较为清晰，且不会对机体产生创伤，是一种常用的现代诊疗技术。在临床医学中常用的药物包括多巴胺受体显像剂和雌激素受体显像剂等。

（3）灌注类 PET 药物的应用：此类药物在临床上主要被用于脑和心脏血流的显像。通常，应用于心肌血流的量化测定对冠心病的诊断。

（4）乏氧 PET 药物的应用：此类药物在进入肿瘤组织后会由于乏氧而在肿瘤组织内滞留、显像。临床上大都采用 ^{18}F 标记的氟硝基咪唑丙醇。

从左至右分别为 PET、CT 及 PET-CT 融合影像，PET-CT 融合影像提供了解剖及功能信息，并且定位了癌症组织位置，箭头所指亮点区为组织对葡萄糖高摄取区域。

参考文献

[1] 马寄晓，刘秀杰，何作祥，主编．实用临床核医学．第 3 版．北京：中国原子能出版社，2012:787-790.

[2] 何蕊，朱高红．甲状腺髓样癌靶向治疗的研究进展．国际放射医学核医学杂志，2018, 42(2):154-160.

[3] 李娟，甘生敏，罗超，等．AG490 抑制甲状腺髓样癌 TT 细胞增殖并提高其放射敏感性．细胞与分子免疫学杂志，2015, 31(6):753-757.

[4] Guan J, Lu C, Jin Q, et al. MLH1 deficiency-triggered DNA hyperexcision by exonuclease 1 activates the cGAS-STING pathway. Cancer Cell, 2020, S1535-6108(20)30596-1.

[5] He R, Wang H, Zhu GH, et al. Incorporating ^{131}I into a PAMAM (G5.0) dendrimer-conjugate: design of a theranostic nanosensor for medullary thyroid carcinoma. RSC Adv, 2017, 7(26):16181-16188.

[6] 陈礼林，谢丽君，朱高红，等．靶向肽结合 131I-PAMA(5G) 抑制甲状腺样癌细胞增殖的研究．国际放射医学核医学杂志，2017, 41(5):307-311.

[7] 张小玉，吴超群，代洪玉，等．放射性粒子植入联合锶 89 治疗转移性椎体肿瘤的疗效分析．四川医学，2015, 36(12):1667-1670.

[8] 薛金敏，朱宇熹．抗肿瘤血管生成靶向治疗研究进展．现代医药卫生，2018, 34(16):2492-2496.

[9] Kaneda-Nakashima K, Zhang Z, Manabe Y, et al. α-Emitting cancer therapy using 211 At-AAMT targeting LAT1. Cancer Sci, 2020, 112(3):1132-1140.

[10] 广东省药学会. 正电子类放射性药物 0 期临床研究申请工作专家共识. 今日药学, 2020, 30(12):1-15.

[11] 沈浪涛. 放射性药物化学领域中的重要事件和研究前沿. 核化学与放射化学, 2015, 37(5):355-365.

[12] 张淑贤, 乔晋萍, 李崧, 等. 走近放射性药物化学——学习和认识正电子核素标记的放射性药物. 化学教育, 2015, (14):1-5.

[13] 慕荣臻. 正电子放射性药物及其相关问题研究. 生物化工, 2018, 4(3):125-127.

第二十二章　肿瘤的热疗和冷冻治疗

第一节　肿瘤的热疗

近些年来，随着科学的进步，技术的先进，肿瘤热疗得到迅猛发展，射频、微波和超声等技术及相应的仪器设备相继应用于肿瘤热疗中，使热疗继手术、放疗、化疗和生物治疗后的第五大肿瘤治疗方式，由此产生了肿瘤热疗学（thermatology）这门学科；这是一门利用热的生物学效应治疗肿瘤的学科，通过各种加热技术和方法使患者体内的肿瘤病灶温度升高到一定程度，以杀灭肿瘤细胞。随着肿瘤热疗学发展，也促进了肿瘤放疗、化疗和热疗的联合应用，并得到明显的疗效。

一、热疗及其分类

（一）热疗的发展

1. 古老的加热疗法　热疗（hyperthermia）一词源于希腊文，是指高热或过热疗法。人类很早以前就认识到热疗对疾病的治疗作用，热疗最早可追溯到公元前5000年。在古希腊、埃及、中国和日本都有使用热水浴治疗疾病的记载。埃及医生的文稿中有用加温治疗乳腺肿瘤的记载。希腊素有"医学之父"名医希波克拉底（Hippocrates，公元前460－370年）曾用加热治疗肿瘤。中国古代的医生用"砭石"和火治疗疾病，并以此创造了针灸术；并且，使用药物熏蒸、药浴、热水浴、温泉浴、艾灸和火罐等方法治疗各种疾病。《外台秘要》记载有用千金灸治疗瘰疬的方法，这种病可能就是结核或肿瘤。现在，民间流传用火针和小烙铁治疗外科疾病，其中也包括人体浅表的肿瘤。

中药熏蒸疗法又称为中药蒸煮疗法、中药汽浴疗法、药透疗法和热雾疗法等。在一些少数民族地区，被称为"烘雅"。中药熏蒸是以热药蒸汽为治疗因子的化学、物理综合疗法。这种方法最早记载于先秦，后世不乏其术。到清代，中药熏蒸趋于成熟。到了近代，随着科学技术的进展，中药熏蒸无论是理论还是实践均有相应发展，逐渐广泛用于休闲保健、康复疗养和临床治疗疾病的诸多方面。然而，这些古老的方法，加热速度慢，热源能量低且热量难以进入体内，对深层肿瘤疗效差，存在许多缺点和不足。

2. 近代的加热疗法　1866年，德国医生Bush首次报道关于发热有助于治疗肿瘤的医学论文，1例经病理学证实的面部肿瘤患者，因感染丹毒而发高烧，高烧后肿瘤消失了。1887年，Bruns首先提出将热疗应用于肿瘤治疗的设想。19世纪末，著名的美国医生Coley用人为升高体温的方法治疗肿瘤，给癌症患者接种细菌毒素（Coley毒素，Coley's toxin），诱发患者发热至42℃/24～36 h，使很多患者病情得到缓解。

到了近代，在抗生素问世前，热疗是治疗各种感染性疾病的常用方法。奥地利医生 Jauregg 有意给一些患者接种疟疾患者的血液，造成其疟疾感染，诱发高热，用以治疗中枢神经系统的梅毒感染。由于疗效显著，后来此方法成为当时治疗中枢神经系统梅毒感染的标准疗法，挽救了不少患者的生命，Jauregg 也因此而获得 1927 年诺贝尔医学或生理学奖。

1953 年，Helen Naut 报道用 Coley 毒素诱发高热，治疗 30 例软组织肉瘤、淋巴瘤和宫颈癌等，其中 25 例生存达 10 年以上。1957 年，Selawry 整理多篇文献资料，经病理证实的 450 例自行消退的恶性肿瘤患者中，至少有 150 例患有疟疾和伤寒等疾病而诱发高热的病史。这一系列的实践、探索，证实加热可治疗某些疾病，特别是治疗恶性肿瘤顽症。可是，采用毒素诱导人体加热的方法，难以估计机体对毒素反应的程度，并可能诱发机体免疫反应，具有很大的危险性；因而，限制了这种热疗方法的应用和发展。

3. 晚近的加热疗法　1975 年，在日内瓦召开了第一次国际加温治疗癌症的会议。1978 年，美国癌症学会召开第一次全国加温治疗癌症会议，并在此后每年召开 1 次；同年，我国河南省肿瘤医院与有关单位协作开展了有关微波加温治疗癌症的基础和临床研究。进入 20 世纪 80 年代，北京、上海等地开展了加温治疗癌症的研究，并开始在临床上真正地应用。1981 年，在北京召开第一次全国肿瘤热疗学术会议。在国内外，相继研制多种热疗设备，用于临床试验和肿瘤的治疗。

20 世纪 90 年代以后，随着人们对肿瘤热疗的深入研究，肿瘤热疗在临床上得到了长足发展。目前，国内外热疗不仅有浅部热疗、深部热疗和腔内热疗，还有全身热疗、瘤内介入热疗等多种肿瘤治疗方式，涉及的肿瘤几乎囊括了除脑肿瘤以外的全身各种肿瘤。随着现代科技手段的进步，尤其是物理加温技术的发展，其手段多样化、方法各异，如射频、微波、超声、激光、红外线和磁感应等加热新技术问世，大幅度提高了能量，使全身热疗发展到局部热疗，低温热疗发展到高温热疗，提高了对深层次肿瘤的疗效。同时，由于现代电子技术和医学影像学的发展，使热疗过程中得到精确的控温和准确的肿瘤定位。

（二）热疗的分类

热疗属于物理治疗的一类，以各种热源为介体，将热传递到机体，以达到治疗的目的。热疗既可利用介质通过传导、对流和辐射等传递方式将热源的热量传给机体，又可利用电磁原理，使机体吸收电磁场的能量，变成热能。一些光疗（如红外线治疗）的生理作用也是热作用。热疗的应用方法分为干热法和湿热法两种，干热法：有热水袋、烤灯、电热垫、水热毯和化学加热袋等；湿热法：有热敷、热水坐浴和热水浸泡等。

1. 按加热范围分类　热疗按着不同的分类方法有不同的分类形式。按照加热范围，热疗可分为全身热疗、区域热疗和局部热疗。

（1）全身热疗：这是指身体各部加热，使体温均匀升高而达到治疗温度的方法，有体表加热和体外循环血液加温法。体表加热可分为蜡浴、温水辐射、吸入热气、红外线辐射和微波加热等。红外线辐射加热效果确实、不良反应小、易于监测和成本较低而在临床上应用较多。体外循环加热是指用特殊的设备将体内部分血液泵出体外加热到预定温度，而后再灌入体内达到治疗温度的方法，但因设备和成本昂贵不易普及。

（2）区域性热疗：加热范围比局部大，即对身体一部分区域加热，一般加热范围占全身体积的 1/4 ～ 1/3。加热方法有微波、射频和区域性热灌注等。区域性加热可使机体某一区域温度达到 40 ～ 44℃，多与放疗、化疗合并应用，以增加热疗效果，治疗范围包括除头颈部肿瘤外的躯干部各种早、中、晚期恶性肿瘤，要求有严格的体温监控系统和保护脑组织免受热损伤的措施，以免发生危险。

（3）局部热疗：加热范围局限于病变和周围小部分正常组织，而全身温度无明显升高。加热源有红外线（适于皮肤表面病变的加热）、局部热水浴（适于动物实验肢体末端病灶加热）、超声波（适于较表浅病灶，或超声波作用通道不含气，或骨组织的深部病变加热）、微波（适于较表浅病变的加热）、射频电感式（适于较表浅病变的加热）和射频电容式局部透热（适于深部及表浅病变的加热）。局部加热分为局部体表加热、组织间加热、腔内加热、局部灌注加热和腹腔内灌注加热。局部热疗适应于多种浅表肿瘤，如浅表淋巴结转移癌、皮肤癌、恶性黑色素瘤及其他在机体浅表部位的肿瘤，是一种安全、有效和常用的加热方法。

2. 按作用部位分类　热疗按作用部位分类如下。

（1）经体表加热：这种方法系非损伤的治疗方法，患者容易接受，是肿瘤热疗最常用的加热方法，对表浅病变较容易加热使其达到有效的治疗温度，但使深部组织病变达到有效温度相当困难。

（2）经体表 – 体腔加热：此法采用射频电容式经体表局部透热同时，在体腔内放置电极，与电容电极的任何一极相联，使体腔周围的病变组织得到有效的加热，温度更高。

（3）体腔内加热：利用人体的自然腔道（如鼻腔、食管、胆管、直肠、宫颈、前列腺和膀胱等），将体腔内的电极或辐射器沿管腔插入到病变部位进行直接加热。这样，避免了热源的能量被体表和深层组织吸收而削弱对体腔内病变的加热，使热源能直接对体腔内病变进行加热，而周边正常组织受热较少。辐射器分为射频电容式和微波式辐射器两种类型。

（4）组织间加热：治疗时，将针状电极或微波针状辐射器直接刺入病变组织，使病变组织直接加热。如射频电流通过时，靶组织中产生的正负离子在射频电场中高速振动而摩擦升温，使局部组织发生变性及凝固坏死。组织间加热可加热至常规温度范围并配合放化疗使用，也可以升温至凝固性坏死的范围而单独使用。

（5）靶向加热：通过各种方法，适形精确地将肿瘤区加热到有效治疗温度范围，同时又尽量减少周围正常组织过热而产生并发症，以克服常规高温热疗分布不均匀、靶向能力差及加热效率低的缺陷。靶向加温可以将加热区域局限在包含肿瘤的最小范围内，可以最大限度减少加温治疗所带来的并发症。在临床上，应用靶向加热设备包括超声聚焦刀、多级射频消融、微波消融治疗和磁感应治疗等。

（6）热灌注热疗：热灌注技术包括肢体肿瘤的体外循环热灌注、体腔内（腹腔、胸腔和膀胱等）热灌注和选择性动脉插管介入性热灌注等方法。一般，体外灌注的生理盐水温度为 45℃ 左右，灌注到腹腔、盆腔后，保持在 38 ～ 39℃；然后，体外用电容式射频加热，使腔内位点提升至 40 ～ 43℃，一直维持到治疗结束。腔内热灌注通常与局部化疗联合应用，可明显提高肿瘤局部的血药浓度而不引起全身的不良反应。

3. 按温度分类　热疗可按照温度分类，不同的加热温度具有不同的生物效应（表 22-1），局部加温治疗按照治疗时所产生的温度可分为低温热疗、传统热疗、高温热疗和热消融 4 类。

表 22-1　不同加热温度的生物效应

温度范围（℃）	加热时间	物理效应	生物效应
< -50	> 10 min	冻结	细胞结构彻底破坏
0 ~ 25	> 10 min	通透性降低	血液灌注降低，细胞代谢减慢，低温杀伤效应
25 ~ 40	不限时间	无	细胞生长
40 ~ 45	30 ~ 60 min	光镜下组织结构变化，极少数细胞凋亡	血液灌注增加，热耐受诱导，放疗、化疗增敏，可逆性细胞损伤
45 ~ 50	10 ~ 30 min	凋亡、坏死和凝固	蛋白质变性，非可逆性细胞损伤，细胞坏死
50 ~ 60	2 ~ 10 min	坏死和凝固	蛋白质变性，细胞死亡
60 ~ 140	数秒	凝固和消融	蛋白质变性，膜破裂，细胞皱缩
100 ~ 300	数秒	气化	细胞皱缩，细胞外气化，空泡形成
> 300	< 1 s	炭化，烟雾产生	炭化

（1）低温热疗：这是将治疗组织加温到 39 ~ 41℃，持续一段时间；其作用机制是增加加温部位的血液灌注、血管通透性和氧分压，并增加局部代谢活性、药物摄取及放疗、化疗敏感性。

（2）传统热疗：这是将肿瘤加温到 41 ~ 45℃，持续 30 ~ 60 min，利于杀伤肿瘤细胞，并增加放疗、化疗敏感性。

（3）高温热疗：热疗的温度范围达 45 ~ 60℃，可将肿瘤和正常组织坏死、凝固，可刺激机体免疫系统，增强机体对肿瘤的免疫力。

（4）热消融：这是直接用 > 60℃温度破坏组织，对肿瘤和正常细胞均由非常强的细胞毒作用，使肿瘤组织发生广泛的凝固，甚至炭化（取决于温度）。

4. 按热源分类　按照热的热源分类，热疗法可为高频透热疗、辐射热疗和传导热疗。

（1）高频透热疗：磁电热疗是利用高频或超高频电磁场作用于人体，使其产生内生热，达到消炎、消肿、止痛和改善血液循环目的；此法除热效应外，尚有非热效应，也有治疗作用，常用的方法有短波疗法、超短波疗法、微波疗法和毫米波疗法。

（2）辐射热疗法：这是利用红外辐射进行治疗，有止痛、消肿和改善局部血循环的作用，常用方法有红外线治疗、光浴和频谱治疗等，所用辐射器并不接触人体。

（3）传导热疗：这是利用热源介体直接接触人体，将热传入人体的治疗方法，有改善局部循环、消肿、止痛和缓解黏连的作用；某些热源介体除有热效应外，尚对人体有机械压力和化学刺激作用，常用方法有蜡疗、泥疗、中药熥敷和蒸气疗等。

二、肿瘤热疗、热剂量及测温

（一）肿瘤热疗概述

热疗是利用有关物理能量在组织中沉积而产生热效应，使肿瘤组织温度上升到有效治疗温度，并维持一段时间，引起肿瘤细胞生长受阻、死亡，而不影响正常细胞的损伤。物理因素包括高温、低温、机械振动、超声、微波、红外线和射频等，这些因素都会以热的形式对生物机体产生生物效应。

热能是物质内部分子运动能量的总称，温度是热能的量度。热的本质是分子运动形式。人体内存在各种器官、组织和细胞，由各种分子和带电离子组成，分子包含极性分子和非极性分子。当人体组织受外加电磁场作用时，其内部的自由电子、离子沿电磁场力作用方向运动，引起定向传导电流或局部涡旋电流，产生欧姆加热效应。极性分子或原非极性但因电磁场作用而极化的分子，则在电磁场作用下，随其频率振动，分子内能增加而产生感应加热效应。当两个电极正负极性变化很快时，离子和极性分子来不及随交变电场迅速变化而振动，产生了分子扭动，进而产生分子摩擦，导致摩擦生热。

肿瘤热疗中涉及电场热效应和磁场热效应。对于一个细胞来说，细胞膜几乎绝缘，但非完全绝缘，膜内外有导电性能良好的电解质，可看作两层金属板，膜是电解质，从而构成电容器。膜可以让某些离子进入，意味着细胞是漏电电容，相当于电阻和电容并联。人作为一个整体，其外层是导电能力很差的皮肤，内部有导电能力很强的体液，给人体加上两电极，就可以将其看作一个电解质电容。由于有电流进出人体，因此，也可将其看作电容和电阻的并联电路。给人体加直流电压时，体液中正、负离子将分别向异性电极移动，并在移动中遇到阻力，从而使部分电能转化为热能，这一热作用服从焦耳定律。

（二）热疗的热剂量

近年来，随着测温技术的发展和热剂量学（thermal dosiology）的临床需求，逐步建立了一系列的理论和研究方法，为剂量学的临床应用奠定了基础。临床热剂量学的研究及应用使肿瘤热疗逐步向着科学化、规范化和量化的方向发展，随之制订了许多热参数及合理的评价热效应体系。这些热参数的测量需要有精确的测温仪器和测量热疗所产生的生物学效应（即应在治疗方法和治疗的细胞毒性之间找到定量关系）及对整个热疗过程进行描述。

1. 热剂量与放疗剂量的差异　热剂量（thermal dose）与放疗剂量存在的差异是热的生物学效应与进入组织的能量积存无关，只与加热温度和时间有关。而且，加热杀伤细胞的能量比 X 射线大数千倍，两者的作用机制不同。放疗剂量并不存在生物效应的阈值，但生物效应随其剂量增加而增大；细胞杀死数量不是输入热剂量多少所致，而是能量累积实际温度的结果。因此，热剂量可以认为是生物细胞持续存在于某一能量状态的时间长短，如细胞从 37℃升高到 43℃后，放在理想的隔热环境 3 min 或 100 min，投入的能量都是 6 × 4.186 kcal/g，但生物效应并不相同。

2. 热剂量学参数　大量细胞学实验证明，在 43 ~ 57℃范围内，温度每降低 1℃，达到相同细胞杀灭所需的时间要增加 2 倍；43 ~ 49℃为 4 ~ 6 倍。根据这一特点，Arrhenius 曾提出等效热剂量的概念，即温度升高 1℃，杀灭癌细胞所需的作用时间成倍的减少，把不同的温度 / 时间换算为 43℃ /min；但临床热疗时，多为多点测温，如何把各数据点与疗效相连，还难以把握。研究者在加热过程中将采集的温度数据可按温度高低排序，以表达所测点的温度发生频度率与温度数值的关系；根据不同温度发生率的分布图，以测量点的最低温度为 100%，高于此温度的百分数递减，提出较为合理的热剂量概念，即十分位描记码（tindex）。例如，在肿瘤全部测温点的数据中有 90% 达到此温度的数值称为 T90，类似的有 T50 和 T20 等；T90 累积分钟数（CMT90 ≥ tindex）即在治疗过程中达到和超过 T90 某一温度的累积分钟数，相当于 43℃ T90 累积分钟数（CEM43T90），从每分钟测得的全部温度数据求出该时刻的 T90，再把两相邻分钟的 T90 换算成相当于 43℃ 的时间（min），将全治疗过程的积累总和时间，即 CEMT90，以分钟表示。这些热剂量参数的测量方法通常在需要加热的病灶及肿瘤内部置入测温导管 1 ~ 4 根，监测肿瘤周围的正常组织及瘤内温度，沿导管每隔 0.5 ~ 1.0 cm 记录一温度数值，监测点平均 10 个，热疗持续时间 40 min，使每个测量点、每 1 分钟都有一个数据，再将温度数据由低到高排列，根据相应的计算软件可得出任意的百分数数据（如 T90、T50 和 T20）及 T90 等于或高于任何温度的累积分钟数。

随着热疗技术的发展，在肿瘤热疗临床的热剂量理解和应用已发生了变革，从温度测量有限的非标准程序到热参数测量的标准程序方面取得了进步。目前，已有许多的热疗临床医生将患者随机分组，用于前瞻性的热剂量评估试验，或是将热疗后的患者资料进行热剂量参数与疗效的相关性研究。

3. 温度、时间与热剂量　热剂量涉及温度和时间，热剂量单位包括加温的质和量。对肿瘤加温的质，即有效加温的程度、区域和深度。细胞实验表明，细胞存活率与温度呈负相关性。Hilger 等将人 MX-1 腺癌细胞和人 HTB-125 成纤维细胞在 45 ~ 90℃ 孵育 4 min，发现随着加热温度的升高，呈指数增长的 DNA 损伤与温度之间呈现 "S" 型曲线。肿瘤消除的阈值温度在 55 ~ 60℃ 之间；当受损的 DNA 达到 50% 以上时，细胞寿命明显缩短，良性和恶性细胞的热敏感性无差异。Jordan 等运用磁性靶向热疗技术对雄性大鼠脑恶性神经胶质瘤热疗证实，不同加热温度动物的存活率不同，随着加热温度的增高，肿瘤的局部控制率增强，提高治疗肿瘤的温度更有助于提高动物的存活率。

加温的量，即在优良加温质的基础上，必须达一定的时间才能获得满意的肿瘤效应。研究表明，中等热疗剂量可明显提高肿瘤组织的氧含量，42.5℃ 持续 30 min 后，肿瘤组织的氧分压值在 10 ~ 15 min 内比对照组高 3 倍；靶向热消融技术的肿瘤热疗中，0.25 s 即可杀死处于 70℃ 的癌细胞，0.1 s 可使处于 100℃ 的癌细胞坏死

Shah 和 Bhowmick 实验用 50 ~ 70℃ 水浴热疗人 HepG2 肝癌细胞株，最长加热 9 min，证实随着治疗温度的增加和加热速率增高，可达到在短时间内较好的治疗效果，同时减少各种不利因素的诱发。另外的研究表明，在相同温度下，随着热疗时间的延长，细胞的增殖率和存活率降低，克隆形成能力和增殖细胞核抗原（PCNA）表达也降低。热疗温度与热疗时间之间的量效关系有机结合，可达到最佳的治疗效果。在一定的承受范围内，温度越高，热疗的疗效越好。

4. 热剂量的影响因素　① 热敏感性：不同种属动物间同类组织的热敏感性相同，不同种细胞的热损伤阈值也相似，但同种动物不同组织的热敏感性不一致；② 加热方式：由于加热方式不同，各种

热疗的前期处理各不相同；③ 温度：理想的热疗是使肿瘤内温度达到均匀分布，但热疗温度存在时间和空间上的波动，热稳态是相对的；④ 测量温度：肿瘤热疗的温度分布，必须通过加热区域内的三维温度分布值获得，但现在多采用有创性测温，在肿瘤中心和周围邻近部位的正常组织或器官有限的几个点进行测温，难以获得整个加温部位的温度分布情况。

（三）加温的生物学特点

1. 细胞存活曲线　在一定的温度范围内，加温杀灭细胞，细胞的存活率随时间变化呈对数 – 线性关系（图 22-1）。在曲线的起始部位有肩区，随后为指数部分。初始的肩区意味着损伤需要积累到一定水平才会导致细胞的死亡，这与放射线所致亚致死性损伤有些相似。在较低温度时曲线的末段可变得较为平坦，是由加温过程中细胞产生热的耐受所致，与放射线照射后出现的乏氧细胞不同。

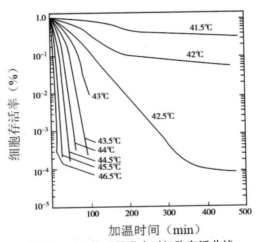

图 22-1　加热不同温度时细胞存活曲线

2. 影响细胞存活的因素

（1）细胞周期：处于细胞周期的 S 期细胞对加温最敏感；放射线照射时，G_2 期和 M 期细胞最敏感，对 S 期细胞不敏感。因此，加温与放疗结合有互补效应，是联合治疗的基础之一。

（2）细胞乏氧状态：细胞处于乏氧状态时对放射抗拒，但乏氧与否对热的敏感性无明显差别，加温与放射治疗结合增强对乏氧细胞的杀灭作用。

（3）pH 值：处于低 pH 值状态的细胞对热较为敏感，但长期处于低 pH 值状态的细胞热敏感性并不提高，而在短期内使细胞从正常 pH 值状态降到低 pH 值状态，细胞的热敏感性增加，这是提高热疗效果的途径之一。

3. 热耐受　第一次加温后引起细胞对后继加温的抗拒现象称为热耐受。热耐受不是细胞固有的遗传特性，而是暂时用于保护细胞本身免受损伤的现象，可由长时间、持续低温加热诱发，也可在两次加温治疗过程中产生。第一次加温以后几个小时就开始形成热耐受，24 ~ 48 h 达高峰，72 h 以后热耐受基本消失。

（四）肿瘤热疗无损测温方法

肿瘤热疗时，必须精确控制治疗区域的温度，才能达到理想的治疗效果。由于温度在人体内的分布存在不均匀性，温度测量的精度一般要达到 0.5% 左右才能满足临床要求。临床上，肿瘤热疗测温技术可分为有损测温和无损测温。有损测温是指将测温的热电偶或者热敏电阻传感器利用探针的引导，直接穿入肿瘤热疗部位，从而获得单点或者多点的温度。但是，该方法需要将测温针插入人体内，对人体造成损伤，且需要考虑多种因素，比如放入的测温元件是否会影响病灶部位的温度场分布、热疗效果，测温元件是否会引起病变细胞的转移，并且所测得温度为点温度而非整个病灶部位温度场的分布等，这些都会造成测温精度的下降。目前，临床上重点研究无损测温方法，常用的方法有电阻抗断层成像（ectrical impedance tomograph, EIT）测温、红外热图引导技术、微波辐射测温法、超声无损测温、磁共振成像测温（MRI）以及近些年出现的外加交变磁场的磁纳米温度测量等新型测温方法。

三、肿瘤热疗机制

（一）热疗对肿瘤细胞的杀伤作用

研究表明，热疗可以抑制 DNA、RNA 及蛋白质的合成，使肿瘤细胞增殖受抑，促进其死亡。加热还可损伤与 DNA 结合的染色体组蛋白，引起核基质内变性蛋白的聚集，从而影响 DNA 复制、转录和修复等多种功能。肿瘤组织内结构紊乱，高热时可抑制其细胞呼吸，使无氧酵解增强，pH 值下降和溶酶体活性加强，导致肿瘤细胞溶解而死亡。

一般，46℃以上的热疗称为热消融，对细胞的作用方式以直接致死效应为主。对神经胶质细胞的研究发现，47℃加热 1 h，其细胞死亡以坏死为主；人黑色素瘤细胞株 48℃加热 30 min，大部分细胞发生坏死。热疗后，细胞线粒体膜、溶酶体膜和内质网膜均发生破坏，并由于溶酶体酸性水解酶的大量释放，导致胞膜破裂，细胞质外溢，引起细胞死亡。

当加热到 42～45℃温度，称为温热疗法，主要引起肿瘤细胞凋亡，而对周围正常组织的损伤较小。在 43℃，被认为是肿瘤细胞发生凋亡的临界温度，也是临床运用较多的热疗温度，正常组织的临界值是 45.7℃；但不同的肿瘤类型细胞由于携带的基因差异，对热的敏感性不同，诱导细胞凋亡的临界温度也不一致。

加热可引起肿瘤细胞周期进程发生改变，主要是 G_1 期阻滞，S 期细胞延迟，导致其细胞死亡。研究表明，热疗能够激活线粒体，通过释放凋亡诱导因子 AIF、Smac/Diablo 等物质引发非 caspase 依赖性凋亡和（或）释放细胞色素 c，导致 caspase 依赖性凋亡。热疗可将细胞的分裂阻滞于 G_1 期，少数细胞 G_2/M 期受到阻滞。细胞周期中 G_1 期是细胞整合胞内外各种信号最重要的时期，与细胞的增殖密切相关，G_1 期阻滞可造成调控路径的改变而引起细胞群中各增殖周期细胞比例的改变；同时，S 期细胞延迟，使细胞凋亡。

研究显示，热疗能激活 p53 诱导的细胞信号通路，从而诱导细胞凋亡。Oei 等针对热疗影响高危险的人乳头瘤病毒 16 和 18 型宫颈癌细胞株研究发现，经过 42℃加热后 1 h，可有效阻止 p53 与人乳头瘤病毒产生的早期蛋白 6（E6）相结合，从而加速 p53 依赖性的癌细胞凋亡。另有相关报道，肿瘤热疗能促进野生型 p53 基因的表达，并增加 p53 与 WAF1 上游的特异性结合位点 p53 的结合活性，抑制多种周期素的活性，进而抑制癌细胞增殖。

（二）热疗引起肿瘤细胞物质和能量代谢障碍

热疗引起肿瘤细胞物质和能量代谢障碍：① 高温使细胞核散乱，出现大量不规则空泡，导致细胞核遗传物质的破坏；② 细胞质内线粒体肿胀、空泡化及髓鞘样变，数目减少，粗面内质网逐渐扩张；③ 细胞膜的流动性和通透性改变，导致细胞内环境发生变化，同时妨碍经膜转运蛋白和细胞表面受体的功能；④ 细胞骨架损伤，细胞形态、有丝分裂器和细胞内原生质膜等的结构遭到破坏；⑤ 酶复合体及多酶体系的有序性发生改变，通过膜扩散的氧相对减少；有氧代谢减少，无氧代谢增强，肿瘤内呼吸抑制，加重瘤细胞缺氧和供能不足，造成肿瘤细胞的死亡。

另外，在全身热疗时，人体排出大量汗液，平时不能开放的孔道会得到最大限度的开放，在大量汗液排出的同时，会将体内及皮肤吸收的有毒物质排出，这使机体免遭有毒物质刺激而达到预防疾病的目的。

（三）热疗影响肿瘤微环境和侵袭转移

1. 影响肿瘤微环境　热疗影响肿瘤微环境，主要影响血管系统。在实体肿瘤的微环境中，主要由肿瘤细胞、基质细胞（包括成纤维细胞、免疫和炎性细胞、血管内皮细胞等）以及细胞外基质构成，具有低氧、低 pH、炎性反应、血管持续生长和免疫抑制等多种特征。现已发现，热疗能改变实体肿瘤内部的微循环结构和功能，进而抑制癌细胞的生长与迁移。一方面肿瘤微环境中的血管仅由单层内皮细胞构成，在高热、高压的条件下容易直接受损；另一方面则通过作用于血管内皮生长因子（VEGF）及其下游产物而抑制血管生成。将 Fe_3O_4 磁性纳米微球注入荷瘤大鼠肿瘤组织内，给予交变磁场后，控制在 50～55℃温度，发现磁感应热疗不仅可以下调荷瘤鼠体内的 VEGF 及其受体（Flk-1 和 Flt-1）的表达，降低微环境中的微血管密度（MVD）计数，并且还抑制新生血管的再生。此外，肿瘤微环境中血管排列结构紊乱错杂，从而形成了许多血窦；建立在这个特殊结构的基础上，瘤体加温后，其内部温度与周围邻近正常组织构成了一定的温度差，从而保证在肿瘤局部加热至 40～43℃时，既能达到大量杀灭肿瘤细胞的疗效，又防止正常组织细胞损伤的目的。肿瘤微环境总是处于低氧的状态下，经过加热后其内部血流灌注量往往会增加，这间接提高了微环境中的氧含量，同时也增强了癌细胞对放射治疗的敏感性。

2. 影响肿瘤的侵袭和转移　热疗在抑制肿瘤生长的同时，也抑制肿瘤侵袭转移，这是由于加热暂时性增加细胞内 cAMP 的表达而抑制膜型基质金属蛋白酶（MMP）的产生和胶原酶前体的激活所致。加热还明显降低对热耐受强的 HT21080 和 HAL28 细胞的尿激酶型纤溶酶原激活物（UPA）受体表达，从而减少 UPA 在细胞表面的结合位点，减弱蛋白水解，抑制肿瘤细胞的侵袭转移。一些黏附因子缺失，可引起原发肿瘤细胞脱落、侵袭和转移。加热 42.5℃处理 60 min 后，细胞所表达的 E- 钙黏素、B- 整合素和细胞间黏附分子显著增多，同时可抑制肿瘤细胞产生大量的蛋白水解酶，降解细胞外基质，降低肿瘤细胞迁移力。

（四）热疗提高机体免疫功能

热疗可有效刺激体内免疫系统，激活补体，释放细胞因子，产生大量的 T 细胞、NK 细胞和巨噬细胞，刺激先天和后天免疫反应，提高免疫系统对癌细胞的应答能力。有研究者通过体外细胞实验发现，在热疗作用下，可提高 IL-2 表达，加快与 IL-2 受体结合，启动免疫细胞的增殖活化，尤其是促进 CD4$^+$ T 细胞的定向分化，提高细胞免疫对肿瘤细胞的杀伤作用。Toraya-Brown 等将癌细胞加热至 43℃，持续 30 min，发现肿瘤内 IL-6 水平升高，由此进一步加强了特异性 CD8$^+$ T 细胞及其它免疫细胞向癌瘤组织内聚集。Repasky 等研究发现，在体外对抗原特异性 CD8$^+$ T 细胞加热后，会加强其分泌干扰素 γ（IFN-γ）因子和对肿瘤细胞的杀伤能力。另外有学者认为，经过高温加热的细胞膜，其膜内的磷脂双分子层会加速流动，并使镶嵌在肿瘤细胞膜中的抗原决定簇更容易暴露，增加肿瘤细胞的抗原性，有助于免疫细胞的识别及杀伤作用，增强机体的免疫监视能力。研究发现，在实施热疗患者的晚期，IL-8、生长激素和皮质激素也增加；同时，固有记忆 T 细胞重新分布而进入淋巴组织等待抗原的暴露，效应 T 细胞进入外周组织发挥抗肿瘤功能。

另外的研究发现，热疗时产生的热休克蛋白在细胞坏死时，可被释放入血，介导树突状细胞的成熟，产生特异性免疫，包括 NK 细胞、CD4$^+$ 和 CD8$^+$ T 细胞的激活以及 IL-12 等细胞因子的释放，发挥其抗肿瘤作用。同时，热疗还可以诱导免疫效应细胞再分布，影响细胞因子的表达。

（五）加温对肿瘤的其他作用

1. 加温与肿瘤及正常组织血流的关系　正常组织有完善的动、静脉血液回流系统，毛细血管经常处于闭合状态，加温后毛细血管开放，血流量增加，血流将热量带走，不会形成热的滞留。肿瘤组织的新生血管并不成熟，有大量的血窦，毛细血管也经常处于开放状态且血流慢，加温后血流量变化不明显，致使肿瘤温度逐渐上升，并且散热慢而形成热的滞留。加温后的最终结果，导致肿瘤温度高于正常组织温度，是加温可以杀灭肿瘤而不损伤正常组织的主要机制之一。肿瘤体积小时，血流与正常组织相似，不会形成温度差，因而小肿瘤不宜应用加温治疗。

2. 加温与细胞增殖周期的关系　加温治疗对 S 期的细胞最敏感，从而增强了放射线对肿瘤的治疗作用。

3. 加温与细胞的氧合状态　加温治疗的效果与细胞是否处于乏氧状态无关，弥补了放射线对乏氧细胞不敏感的不足，增强了对乏氧细胞的治疗作用。

4. 加温与 pH 值及营养状况的关系　肿瘤细胞的代谢以无氧酵解作用为主，常处于酸性环境中，对热较为敏感，因此肿瘤对热的反应性要高于正常组织。

5. 肿瘤细胞与正常细胞的热敏感性不同　肿瘤细胞为增殖细胞，对热的反应比正常细胞更为敏感。

四、热疗与放化疗的联合应用

(一)热疗联合放疗的理论基础

热疗与放疗联合治疗肿瘤具有协同效应,其理论基础:① 放疗的氧增强比(oxygen enhancement ratio,OER)对富氧细胞的敏感性高于乏氧细胞,而热疗恰恰对乏氧细胞的敏感性高于富氧细胞,因此,可用放疗联合热疗达到既杀灭富氧细胞又杀灭乏氧细胞的目的;② M 期细胞的放射敏感性最高,S 期细胞对放射抗拒而对热敏感,放疗后大量 M 期肿瘤细胞损伤,细胞周期出现再分布,S 期细胞数量相对增多,这时再进行热疗,则进入 S 期细胞被热杀伤;③ 热疗能抑制或延缓肿瘤细胞损伤后 DNA 双链的修复,还可以抑制辐射引起正常组织细胞的亚致死性损伤和潜在致死性损伤的修复,从而减轻放射损伤;④ 热疗可减少肿瘤细胞的热耐受性,提高热疗效果;⑤ 热疗能增加肿瘤内的氧分压,改善其乏氧状态,增加放疗敏感性,对低 pH 肿瘤细胞疗效佳,而放疗则相反,故在肿瘤细胞外环境方面,热疗与放疗也有互补作用;⑥ 肿瘤周边血供较好,热疗对肿瘤周边细胞的杀伤作用远不及对肿瘤中央的杀伤作用,其治疗失败的主要原因为肿瘤周边性复发,而放疗局部控制失败的主要原因是肿瘤中央的局部复发,二者联合作用可达到互补。

(二)热疗与放疗的联合应用

对于热疗和放疗联合应用,临床上多主张多次热疗,但由于热耐受的影响,两次热疗的时间间隔不应低于 48 ~ 72 h,即 1 周内热疗的次数最多为 2 次。当然,也可采用 1 周 1 次热疗的方法,与放疗同步进行。加温与放疗同步进行的增敏作用最大,但在照射前、后 1 个多小时内加热,对放射有不同程度的加强作用。两者同时进行,一方面导致正常组织的放射损伤加重,另一方面在临床上实施有一定困难,因此一般不采用。临床上经常采用的模式为先放疗后热疗,但先热疗后放疗对疗效并无明显影响,只是两者时间尽量控制在 40 min 内,最迟不超过 1 h 为好。热疗时必须有温度监测,肿瘤内争取在 42℃以上,下限值不低于 41.5℃,上限低于 45 ~ 50℃。加温时间达治疗温度后持续 30 ~ 60 min,每周加热 1 ~ 2 次,总疗程 10 ~ 20 次。

肿瘤热疗使用范围包括:人体胸腔、腹腔和盆腔(除头部和血液之外)等部位表浅及深部的原发、复发的恶性实体肿瘤和术后可能存在的亚临床病灶;胸腔:肺癌、食管癌、贲门癌、纵膈肿瘤和恶性淋巴瘤等;腹腔:胃癌、肿瘤、胰腺癌、结肠癌、平滑肌肉瘤和肾癌等;盆腔:卵巢癌、直肠癌和子宫癌等;软组织肉瘤及转移瘤等。在以下情况下禁用热疗:① 严重心脏病患者及带心脏起搏器者;② 肿瘤部位有结核者;③ 有出血倾向者;④ 在经期的女性患者;⑤ 体内植有金属物体,如腹钢板、钢钉者接骨;⑥ 孕妇;⑦ 颅内占位性病变;⑧ 各种白血病患者。

对于肿瘤多发病灶,在采用放射治疗全部病灶的基础上,对部分做热疗,其完全反应(CR)率明显高于单纯放疗者;而且,局部控制时间也较单纯放疗明显延长。

（三）影响热疗联合放疗的因素

1. 热疗因素

（1）热疗次数：考虑到热疗的局限性，单纯热疗很难保证瘤体受到均匀有效的加热；如采用多次加热，在一定程度上可以克服这方面的缺陷。但由于热耐受的影响，两次热疗的时间间隔最短不应低于 48～72 h。也就是，1 周的热疗的次数最多为 2 次，也可采用每周 1 次热疗的方法。

（2）热疗与放疗的顺序：从机制上讲，热疗联合放疗，除了热增敏比外，热疗的细胞毒效应更为明显。因此，不主张放疗的同时直接热疗。临床上经常采用的模式为先放疗后热疗。

（3）分次热疗的间隔时间：间隔时间的长短注意取决于热耐受情况。热耐受为第 1 次热疗后对后继加热产生的抗拒现象，此现象为暂时性，无遗传性，一般可在加热后 48～72 h 消失，以后细胞又再次恢复对热的敏感性。因此，两次热疗之间要间隔 72 h，每周最多热疗 2 次。

2. 肿瘤因素

（1）肿瘤部位：对浅表病灶，凡肿瘤病变位于较为平坦的部位，如胸壁，易于加热并有较好的温度分布，热疗的效果比较理想。头颈部病变部位凹凸不平，加热时温度分布受到很大的影响，可影响其疗效。研究显示，即便是小于 3 cm 的病变，热放疗的效果由于部位的不同而差别明显，胸壁病变的 CR（完全缓解）率为 62%，而头颈部转移淋巴结的 CR 率仅为 38%。对深部肿瘤，应采用深部射频热疗；但因射频电磁波受气体的影响，深部肿瘤热放疗效果总的来说，胸部肿瘤不如腹部，腹部肿瘤不如盆腔。如果肿瘤内均能得到有效的加热，则部位对疗效基本无影响。

（2）肿瘤大小：一般认为，热疗对晚期肿瘤体积大的病变治疗有优势，主要是因为大肿瘤较小肿瘤病变的热蓄积作用更为明显，而小肿瘤加热时不易达到治疗温度。因此，利用热疗治疗体积小的肿瘤效果有限。但临床实践表明，如果能保证小肿瘤病变加热时达到有限的治疗温度，采用热放疗的综合治疗一样可取得满意的疗效，而且在肿瘤的完全消退率和局部控制率方面优于大病变。在临床上，如果肿瘤不大，但在治疗前考虑到肿瘤对放疗不敏感，或放疗的局部控制率较为困难，可直接选用放疗联合热疗的治疗方案。

（3）肿瘤组织学类型：对于肿瘤热疗，过去一般认为，黑色素瘤和肉瘤治疗效果好于上皮来源的鳞癌和腺癌等，但发现只要能达到有效的治疗温度，则组织学类型与热疗效果没有直接相关性。

3. 放射治疗相关因素

（1）分次剂量的大小：联合热疗的最佳放疗分次剂量目前仍不明确。理论上讲，如果热疗和放疗间为协同作用，采用分次大剂量放疗有效率高；如果热疗和放疗为相互独立的作用，则无必要采用分次大剂量的放疗。因为热疗和放疗间的作用是协同作用，还是相互独立的作用，或者是两者兼有之，目前无一致的结论。因此，临床上配合热疗的分次照射剂量的适度仍不清楚。早年对浅表肿瘤长采用分次 3～4 Gy 的放疗联合热疗，但目前则主张常规分割剂量；对于深部肿瘤，因分次照射剂量大的放疗容易造成放射损伤，所以一直主张常规分割放疗。

（2）总剂量的多少：过去认为，热疗配合放疗可以降低放疗的总剂量照射；目前的研究表明，放疗总剂量的多少显著影响热疗联合放疗的疗效。研究证实，深部肿瘤的热疗联合放疗的疗效与总剂量多少显著相关，≥ 45 Gy 放疗总剂量的 CR 率为 54%，而 < 45 Gy 照射的 CR 率仅为 7%，与其他研究结论相似。因此，为最大可能地提高放疗的局部控制率，放疗的总剂量无需降低，仍可采用标准的根治剂量，由于热疗的介入，在一定程度上会降低放疗并发症的发生。

4. 热疗联合放疗疗效标准　热疗联合放疗的病变基本为放疗不敏感的病例类型或瘤体较大的病变，单纯放疗较难控制者，如进行热疗联合放疗，尽管表现为有效，但按照 WHO 评定疗效的标准，相对一部分有效的病变，尤其是瘤体较大的病变往往被判为无效。因此，有人主张热疗联合放疗后疗效评定时间应后推至治疗结束后 3 个月，甚至半年瘤体的变化，断定其疗法是否有效。热疗联合放疗治疗有效的另一个标准为瘤体内出现坏死区，尽管瘤体无明显变化，但治疗后瘤体内出现坏死或原有坏死区域扩大，均视为热放疗有效的一种标记。例如，1 例左侧腋窝恶性神经鞘瘤手术无法切除患者，经热疗联合放疗后瘤体大小无变化，但瘤体实性结节出现坏死，治疗后随访局部控制良好，半年后死于治疗转移（图 22-2）。

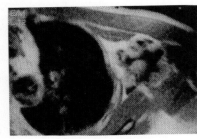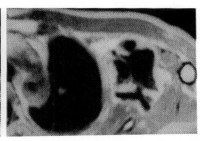

图 22-2　1 例左侧腋窝恶性神经鞘瘤手术无法切除患者经热疗联合放疗后效果
左图：热疗前左腋窝实性结节 + 坏死区；右图：热疗后肿瘤大小无变化，
但实性结节坏死、原坏死区加大

（四）常见肿瘤的热疗联合放疗

1. 头颈部肿瘤　随机性研究表明，小于 3 cm 的病变，热疗 + 放疗组的完全缓解率、局部控制率和远期生存率，都优于单纯放射治疗。以后的随机性研究证实，热疗 + 放疗对头颈部癌的疗效明显好于单纯放疗。Datta 报道，65 例头颈部癌（包括颊黏膜、舌、硬腭、扁桃体和口底癌等）的随机性研究，证实热疗 + 放疗组的完全缓解（CR）率 55%，1.5 年无瘤生存率为 33%，均优于单纯放疗组的 CR 率及 1.5 年无瘤生存率的 32% 和 19%。Valdagni 等报道，44 例 N2-3 头颈部癌的随机性研究，单纯放疗的平均剂量为 68 Gy，热疗 + 放疗的平均剂量为 67.5 Gy；热疗于放疗后 20 ~ 30 min 内进行，采用 280 ~ 300 MHz 微波热疗，瘤内温度 42.5℃，持续 30 min，结果显示两组完全缓解率、局部无复发生存率和 5 年生存率均有显著性差异。以上研究均未见到热疗增加放疗的急性及远期并发症。对放疗后复发的头颈部癌，其预后很差，对此类患者采用组织间插置后装放疗，再配合化疗，仍可取得较为满意的治疗效果。德国研究者报道，一组 15 例足量放疗后（其中 9 例已行手术治疗）局部复发的患者，采用局部脉冲式组织间插置后装技术，局部中位剂量 55 Gy 照射，在放疗结束的最后 1 d，进行组织间热疗，平均治疗温度 41.5℃，持续 50 min。放疗过程中，顺铂 + 5- 氟尿嘧啶同步化疗，局控率达到了 80%，2 年生存率为 67%，效果满意。

2. 鼻咽癌 鼻咽癌热疗大多数是利用微波辐射器对鼻咽癌颈淋巴结转移灶进行外照射加热，同时将带测温装置的腔内辐射器经鼻导入鼻咽腔，对原发灶热疗，局部加热达 42 ~ 45℃，热疗与放疗间隔 < 1 h，放射剂量达 40 Gy。研究者经 Meta 分析证实，热放联合治疗与单纯放疗相比，能提高肿瘤原发灶的完全缓解率。热疗作为鼻咽癌的辅助治疗，不增加皮肤及黏膜不良反应的发生，能部分提高鼻咽癌原发灶及颈部淋巴结的缓解率，安全有效。通过微波热疗（45 ~ 60 min/ 次，2 次 / 周，6 ~ 8 次）联合放化疗对鼻咽癌颈部淋巴结 N2 和 N3 期转移患者治疗发现，放化热疗组和放化疗组 N3 期患者的疗效差异有统计学意义，而对于 N2 期的患者则无统计学意义，证实了放疗、同期化疗配合微波热疗对于 N3 期的鼻咽癌转移淋巴结患者有较好的临床疗效。

3. 食管癌 许多临床研究表明，合理的热疗配合放疗可提高局部控制率，改善食管癌的预后，延长患者的生存期。日本学者从 20 世纪 80 年代就开始研究术前在放、化疗的基础上，加用腔内热疗，以提高疗效。早期研究发现，单纯放化疗与在此基础上加用腔内热疗比较，患者术后 5 年生存率分别是 14.7% 和 43.2%，差异显著。在随后的随机对照研究中，又证实热放化疗主观症状的改善和客观缓解率都高于未热疗者，3 年生存率比对照组高 1 倍以上。另有资料显示，136 例食管癌患者术前采用热放化疗，术后病理完全缓解率高达 65.4%，5 年生存率为 22.3%。107 例术前接受放化疗，术后病理缓解率 50.5%，5 年生存率 13.7%。热疗对已丧失手术机会的晚期食管癌患者，其症状改善和生存期延长也具有优势。

4. 结直肠癌 近些年来，新辅助化疗被作为临床研究的热点和重点，因其能缩小术前肿瘤体积、提高早期或进展期实体瘤患者的手术切除率。基于热疗自身的特点和疗效作用，进一步引入新辅助放化疗联合热疗的研究。胡金飞等报道，对 68 例进展期结肠癌患者进行新辅助放化疗联合热疗临床疗效发现，微波治疗的总有效率（82.35%）明显高于单独新辅助化放疗的总有效率（47.06%）。而且，应用新辅助放化疗联合热疗的实验组患者，术后复发率（2.94%）显著低于对照组的复发率（15.71%）。

对于直肠癌患者术前采用热疗联合放化疗的临床研究，发现术前采用热疗联合放化疗，5 年生存率为 91.3%，对照为 64.0%，差异显著。另外，有人分析了大量直肠癌热疗、化疗和放疗等文献，发现术前热放化治疗可以显著提高手术切除率，减少局部复发，延长生存期；术前热放化疗不增加术后并发症；术中、术后加用热疗者局部复发率明显降低；复发切除肿瘤的局部复发者，加用热疗更容易缩小病灶，减轻痛苦。热疗用于直肠癌的治疗有相当的潜力。

5. 胃癌 胃癌易发生腹腔内播散转移，腹腔内热化疗是最常用的综合治疗方式之一，使化疗药物在腔内达到较高浓度；热疗可以增强药物对肿瘤组织的穿透力，对化疗药物的细胞毒性有增强效应，而对腹膜无损伤作用。热化疗对散在的多发性小的种植病灶效果较好，一项对 141 例胃癌的前瞻性随机对照研究表明，热化疗组腹腔复发率只有 1.4%，未接受治疗的对照却高达 22.5%，4 年生存率也有明显差异（76% 与 58%）。

6. 胰腺癌 胰腺癌发病时，80% 患者已丧失手术时机，易出现黄疸、疼痛等症状，治疗十分棘手。Kouloulias 等对 27 例 Ⅳ 期胰腺癌患者进行化疗 – 改道手术 – 放化疗模式治疗，对另外 10 例患者在术中对病灶区域进行热疗（43～45℃）。结果，加用热疗者平均生存期显著延长，生活质量和疼痛评分显著改善，肿瘤标志癌胚抗原和糖链抗原明显降低。

7. 软组织肉瘤　软组织肉瘤对放疗和化疗均不敏感，手术是唯一公认的治疗方法。Wendtner 等给 58 例内脏和后腹膜软组织肉瘤高危患者 4 个周期的热化疗，药物选择足叶乙甙、异环磷酰胺和阿霉素，再进行手术切除，术后给予辅助放化疗。结果，经影像学证实病灶缩小者占 33%，术前接受热化疗有效者 5 年局部控制率 59%，总生存率 60%；热化疗无效者 5 年局部控制率为 0，总生存率 10%，差异显著。

8. 非小细胞肺癌　利用放疗联合热疗治疗中晚期肺癌患者，与单纯放疗中晚期肺癌的患者比较疗效，热疗联合放疗有效率 80%，单纯治疗组有效率只有 60%。热疗联合化疗组明显优于单纯放疗组。

9. 肝癌　一项研究显示，给莫里斯小鼠肝细胞瘤 3924A 放疗（剂量分别为 0、25、35 和 45 Gy），共 10 次，配合或不配合热疗（每周 2 次，靶区温度 40～42℃），用探针测试肝脏和食管温度。肝内探针显示，热疗开始后肝内温度 40℃，持续加热 5～8 min，靶区温度 40℃维持 22 min，或 41℃维持 10 min。结果，不同放疗剂量下热疗使肿瘤生长延缓；与较高剂量热疗（> 42℃）对细胞直接的损伤作用不同，较低剂量热疗可提高肿瘤的放疗敏感性。

陈斌等对确诊的中、晚期原发性肝癌 43 例进行疗效评价，动脉化疗栓塞（TACE）治疗及化疗药物治疗联合热疗、放疗治疗与行 TACE + 3D-CRT 治疗比较，两组治疗前后肿瘤大小及甲胎蛋白变化的对比，前者肿瘤明显小于后者；热疗组有效率 82.61%；非热疗组有效率 65%，证实介入化学治疗和放疗联合热疗能提高中、晚期肝癌的疗效。

10. 宫颈癌　宫颈癌的治疗主要是手术和放射治疗，有全身转移或晚期患者则行全身或区域性化疗，热疗对晚期、复发的宫颈癌治疗有一定疗效。荷兰 Franckena 等证实，热放疗对局部中晚期宫颈癌长期治疗，局部控制和生存率得到明显改善，并不会增加后期不良反应；通过总结 378 例热放疗原发性局部晚期宫颈癌显示，完全缓解（CR）率、局部控制率和存活率与以前荷兰随机深部热疗的观测结果相类似。我国刘甲炎等报道，与单纯用放、化疗比较，对晚期宫颈癌患者进行深部热疗加同步放化疗，可提高患者近期疗效，且无严重的并发症，是中晚期宫颈癌治疗中的一种安全有效的模式。并且，放疗加用腔内微波热疗可以减少放疗剂量，或避免腔内放疗，减少相应副反应的发生。

（四）肿瘤的热疗联合放化疗

1. 热疗联合放化疗治疗局部晚期非小细胞肺癌　赵凯等观察热疗联合放化疗治疗局部晚期非小细胞肺癌（NSCLC）的临床效果及其对生存的影响。选取 110 例局部晚期 NSCLC 患者，随机分为观察组和对照组，每组 55 例。观察组给予同步放化疗联合热疗治疗，对照组给予同步放化疗治疗。化疗采用紫杉醇 175 mg/m²，卡铂曲线下面积 AUC = 5，均每个周期第 1 天静点，21 d 为 1 个周期，共进行 4～6 个周期的治疗。应用 6 MV-X 射线放疗，CT 模拟定位后勾画靶区，常规分割照射：2 Gy/次，5 次/周，总剂量 60～70 Gy，放疗 6～7 周。热疗采用珠海和佳医疗设备股份有限公司 HG-2000 型体外高频热疗机，热疗靶区为肺部原发肿瘤区域及纵隔淋巴结转移区域，根据热疗机参数设定肿瘤中心参考温度 40～43℃，每次 60 min，2 次/周，8～12 次为 1 个疗程，治疗 1 个疗程，与放疗同步开始。

结果发现，观察组有效率明显高于对照组。两组患者放射性食管炎、放射性肺炎、骨髓抑制和放射性皮炎发生率差异无统计学意义；观察组2年累积生存率明显高于对照组。结果提示，热疗联合放化疗治疗局部晚期NSCLC的近期效果确切，与单纯放化疗比较提高了生存率。

2. 热疗与化疗的联合应用　研究证实，热疗与化疗联合应用可产生协同作用，增加化疗对肿瘤的控制作用。热疗增加化疗疗效的可能机制：① 热疗时，肿瘤内部血管扩张、血流加速及血管通透性增加，从而增加肿瘤内化疗药物的浓度；② 通过抑制DNA修复和多药耐药性p-糖蛋白的表达，增加肿瘤细胞对化疗药物的敏感性，减少或逆转肿瘤耐药性的发生；③ 热疗促进药物诱发肿瘤细胞凋亡，很多化疗药物可以通过不同机制最终诱发细胞凋亡，热疗可以促进这一过程；④ 同放疗一样，化疗对乏氧细胞不敏感，而热疗对乏氧细胞敏感，热疗联合化疗可以收到协同增效作用；⑤ 多数化疗药物加热过程中，药物活性明显增加。

临床上，肿瘤的热疗联合化疗有多种方式，但实施较为简单易行的是化疗后热疗，即一般在化疗的当天或次日实施1次热疗，间隔48～72 h实施第2次热疗。下面，以2例常规化疗无效的患者，加用深部热疗后达到肿瘤消失控制的效果。1例肢体恶性纤维组织细胞瘤术后肺转移，内科化疗3周期进展，在不改变原化疗方案的基础上对肿瘤部位加热，又行原治疗方案化疗2周期+4次热疗，复查肺部肿瘤完全消失（图22-3）。另1例胃癌晚期，术后病理印戒细胞癌、病变穿透浆膜层及多发淋巴结转移；术后常规草酸铂＋卡培他滨化疗6周期，治疗中出现腹腔积液，随后停用全身化疗，改用腹腔热灌注化疗，DDP 50 mg/次，每周1次，2次治疗后腹腔积液消失，4次治疗为1周期，控制半年（图22-4）。

第二节　肿瘤的冷冻治疗

冷冻治疗（cryotherapy）又称为低温外科（cryosurgery），是利用低温器械有控制性地使病灶组织经历降温、冻结及复温过程，造成组织不可逆损伤而致坏死的一门临床医学学科。冷冻治疗具有许多独特的优点，其方法简单、较安全，术后无出血或少出血，疼痛较轻，并发症少；而且，可能改变组织的抗原结构，诱发免疫反应，从而促进免疫功能增强等。冷冻经历了冰、液态氧、液态二氧化碳和液氮的演变，直至高压氩气，治疗范围由机体的表浅皮肤疾病，到体内深部肿瘤，已达到类似手术切除的治疗效果，从而衍生了现代冷冻治疗学这门学科。

一、冷冻治疗、制冷方法及制冷系统

（一）冷冻治疗的发展

应用低温冷冻治疗疾病历史已久。早在4000多年前，古埃及和古希腊人用冰止痛和抗炎，治疗疾病。我国古代就有用冰块或冰盐水外敷颈部及乳房包块使其消肿止痛的记载。1850年，英国医生

Arnott 报道，应用冰冻盐溶液作为冷媒局部治疗进展期乳腺癌和宫颈癌，使肿瘤体积减小、排液减少、疼痛减轻及寿命延长，开创了冷冻治疗肿瘤的先河。

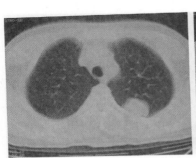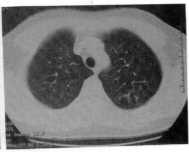

图 22-3　难治性肺转移癌的热化疗效果
左图：热疗前；右图：全身化疗 2 周期 + 热疗 4 次后

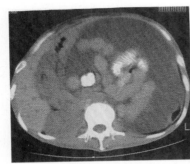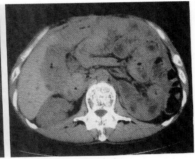

图 22-4　难治性癌性腹腔积液的腹腔热灌注化疗效果
左图：胃癌术后全身化疗中复发；右图：腹腔热灌注化疗 4 次

18 世纪后叶，由于科学技术的发展，液化气制冷引起了人们的注意。1877 年圣诞前夜，Cailletet 在法国科学院宣布氧和二氧化碳在高压下变成液体；1895 年，德国 Linde 将其液态气体作为商业产品出售。1899 年，纽约医生首先用其液态气体制冷剂治疗许多疾病，包括上皮瘤。纽约皮肤病专家 Whitehouse（1864—1938）发现，上皮性肿瘤经放疗后加用其液态气体治疗，比反复应用放疗的效果好。因此，液态气体治疗某些疾病曾在 20 世纪 20 - 30 年代风靡一时。

20 世纪 30 年代，Lortat-Jocobs 和 Solente 应用液体二氧化碳通过各种尺寸的铜尖端，治疗皮肤病变和妇科病变。进入 40 年代，前苏联 Kapitsa 和美国 Collins 将液化氢和氮混合制造液氮，开创了液氮冷冻治疗的时代。1950 年，Allington 首次用液氮治疗疾病。

1961 年，美国神经外科医生 Cooper 等应用液氮作为冷冻源，制成了能控制冷冻坏死范围的液氮冻机，一些学者开始用于某些癌症的治疗。在国内，1973 年原上海医科大学肝癌研究所开展了冷冻治疗肝癌的实验和临床研究，并取得良好效果。20 世纪 90 年代中后期，Baust 等研制成功第一代以液氮作为冷媒的、以直径更小、真空绝热刀杆为探针的、可经皮穿刺的冷冻设备，进一步提高了治疗的精度和减少了并发症，得到了广泛应用。

1993 年，美国学者应用数十项太空专利技术发明了氩氦冷冻治疗系统（氩氦刀）。经过数年的试验，美国（1998）氩氦刀治疗系统和以色列（2000）氩氦刀相继通过美国 FDA 和欧共体 CE 注册认证，开始应用于实体瘤的靶向治疗。近些年来，中国的氩氦刀治疗技术日趋成熟，在一些实体癌症的治疗方面获得了大量病例的临床经验，确立了这一领域治疗在国际上的主导地位。

（二）制冷方法

1. 冷冻物质制冷法　用于治疗由于运动损伤机体的冷冻疗法，是利用低温物质或冷冻剂物理状态（固态、液态和气态）的变化过程所发生的吸热，如溶解热、升华热和气化热，使周围介质冷却而制冷。

一般，简便的方法可用冷水或井水（12 ~ 14℃）洗涤、洗澡、冲洗、淋浴、浸泡、敷贴和灌注等。直接用冰作用强，可用冰块轻触按摩；也可用冰冻毛巾（盐水湿透后放冰箱冷冻的毛巾）；或带碎冰的毛巾（毛巾放入少水多冰的冰糊中，然后取出）包裹、包扎或压迫；或用装入碎冰袋敷贴；也可将肢体浸入冰水中（冰和水以 1 : 1 混合）浸泡。冰水在导管内循环作用体外或腔内循环冷却等。此外，还可用冷的泥类包裹，冷空气吹风等。

2. 相变制冷法　利用低温液体的相变吸热降温，称为相变制冷法。目前，冷冻外科中应用最多的是利用物质由液体变成气体时需要吸收大量气化潜热的原理，使组织温度迅速降低，也就是通过相变吸热实现组织冻结。可以用于冷冻外科的相变介质很多，如氟利昂、液氧、液氮、干冰和液态丙烷等。其中，由于液氮来源丰富，价格低廉，沸点低，具有无色、无味、无毒和不助燃等优良特性，成为冷冻外壳中应用最普遍的冷却介质。手术中，将液氮通入冷冻治疗器内，当其接触组织时气化吸热，即可使治疗器探头的温度迅速降低，使组织快速降温、冻结，并导致坏死；也可将液氮直接喷射到病变组织表面，使组织更迅速降温以致损伤。

（1）利用溶解过程（固态 → 液态）制冷法：有冰及冰的混合物，即冰盐合剂，如 3 份冰和 1 份食盐可产生 –20℃低温；2 份冰和 1 份浓硝酸（须事先放在冰箱中冷却）可达 –56℃低温。用时，必须将冰和盐捣碎，并充分混合，才能达到前述温度。冰盐冷剂在医疗上已很少采用。

（2）利用升华过程制冷：有二氧化碳（干冰），温度 –78.9℃，由于其导热力差，应将其混在一种适当的液体（如丙酮、酒精和三氯乙烯等）中使用。

（3）利用蒸发过程制冷法：常用的有液氮和二氧化碳等。

3. 节流膨胀制冷法　压力较高的实际气体流经小孔绝热节流时，随着压力的下降，温度往往会发生变化。这种效应在热力学上被称为绝热节流效应，也叫焦耳 – 汤姆逊效应（Joule–Thomson effect）。按照焦耳 – 汤姆逊效应使高压气体或液体通过阀门或小孔而绝热膨胀产生低温的方法。在室温下节流膨胀制冷决定于所用气体是否高于"转化温度"。高于室温的二氧化碳和氮等经节流膨胀时产生冷却效应；低于室温的氢和氦等经阀门膨胀时，气体温度反而升高。低温气体在低温手术器械中流动，可以吸收组织中的热量，使组织温度降低并冻结。根据气体的不同可以将低温手术刀分为氩氦刀、液体二氧化碳冷冻刀和氮气冷冻刀。

4. 温差电制冷法　这种制冷法又称热电制冷、半导体制冷或电子制冷，利用直流电通过两种不同的导体或半导体交换处所产生的温差，即利用帕尔贴效应（Peltier effect）产生低温的冷制方法。用几级串联法可获得更好的制冷效应。有人用三级温差电制冷，可达 –123℃的低温。目前，普遍使用的半导体材料，单级热电堆可以获得 50 K 左右的温差；多级热电堆可以获得更大的温差，但级数增加则体积加大，不便于临床使用。半导体制冷的优点是使用方便，其缺点是由于目前材料性能的限制，获得的温度不够低，冷量较小，对需要较大冷量才能冻结并损伤的病变组织，应用上受到限制。

（二）制冷剂及冷冻系统

1. 制冷剂　当前，医学上常用的制冷剂分为 3 种，即气态制冷剂、液态制冷剂和固态制冷剂。气态制冷剂常用的有高压氧气、氮气、二氧化碳和氧化氮气等。高压氧气和氮气来源方便，经过节流后，能得到 $-100℃$ 左右的低温。液态制冷剂有液态空气、液氮、液氧和氟利昂等。液氮稳定，不与其他物质起化学反应，无毒、无味，安全、可靠，作为制冷剂被广泛应用。固态制冷剂主要为固态二氧化碳，即干冰，升华时可得到 $-78.9℃$ 低温；无毒、不燃。但不易保存，冷量也比较小。

2. 冷冻治疗系统

（1）氩氦冷冻系统：即氩氦靶向治疗系统，采用美国航空和航天总署（NASA）20 多项专利技术，兼具超低温和热效应及免疫增强等多重作用的微创靶向治疗系统。氩氦靶向治疗系统的基本原理是以氩气为冷媒、氦气为热媒，氩气和氦气分别储存于高压不锈钢气瓶中。根据 Joule-Thomson 定律，氩气快速超低温制冷技术，可借氩气在刀尖内急速释放，在十几秒内冷冻病变组织至 $-165 \sim -120℃$；又可借氦气在刀尖急速释放，快速将冰球解冻及急速复温和升温。这种降温和升温的速度、时间及温度、冰球大小和形状，是可以精确设定和控制的。

氩氦靶向冷冻治疗系统的探针为中空的穿刺针，可输入高压的常温氩气和氦气，其内部有进流管，管道外有换热器，针尖有温度感应器和节流喷嘴。高压氩气和氦气通过传输管进入针杆，高速通过进流管，从节流喷嘴释放，进入容积相对较大的膨胀空间，高压急剧降至常压，从而产生急速降温或升温的气体节流效应。降至常压的气体，通过进流管外返回，并释放于大气中。节流后的氩气可通过换热器与进流管内氩气进行温度交换，使进流管内氩气温度降低，最终使针尖温度进一步降低。流出的气体通过热量交换，使温度升高，探针针杆的温度接近常温；同时，由于针芯周围有绝缘层，探针只在刀尖处降温，不至于损伤穿刺路径中的组织。

（2）液氮冷冻治疗系统：目前，液氮冷冻治疗主要用于身体表浅或易于直接接触部位的肿瘤，对深部脏器肿瘤的冷冻治疗也在探索中。液氮冷冻治疗肿瘤，能在特定区域内快速达到极度低温，造成一个周界明确、范围可预测的冷冻坏死区。冷冻的时间主要取决于冷冻的方法和肿瘤的大小，一般为 30 s ~ 30 min，冷冻 15 min 可达到最大冷冻效应的 80% ~ 90%。冷冻治疗的操作比较安全、简便，无疼痛，禁忌证少，无出血或很少出血。冷冻后组织反应较轻，修复快。

液氮冷冻的方法有 5 种：① 接触冷冻：冷冻头置于表面，轻轻加压冷冻；② 插入冷冻：将针形冷冻头插入肿瘤内，以达到较深部位肿瘤的治疗；③ 漏斗灌入：将液氮通过漏斗灌入肿瘤腔；④ 直接喷洒：将液氮直接喷在病变区，适用于表面积大而高低不平的弥散性浅表的肿瘤；⑤ 棉拭子或棉球浸蘸法：可选用相应大小的消毒棉签，浸足液氮，立刻直接病灶；此法易于控制冷冻范围和深度，愈后瘢痕较轻。

（3）二氧化碳冷冻治疗系统：这也是根据 Joule-thompson 原理，高压的二氧化碳气体通过小孔释放、节流膨胀制冷法，产生低温的一种冷冻治疗系统。二氧化碳冷冻治疗设备包括 3 个部分，即制冷源（二氧化碳储存罐）、控制装置和冷冻探头。在冷冻治疗时，探头顶端的温度可达 $-80℃$，组织温度约 $-30℃$，从冷冻到融化时间为 1 min/ 周。

二、冷冻的生物学效应

（一）冷冻细胞效应

实验表明，造成组织细胞破坏的临界温度为 $-5 \sim -50℃$，以 $-20 \sim -25℃$ 组织损伤最显著，冷冻后的组织细胞出现脱水、电解质浓缩、细胞内冰晶形成、类脂蛋白复合体变性、温度休克、血液淤积及细胞内外渗透压改变等病理变化，引起细胞内结构破坏，最终造成细胞死亡。

1. 冰晶形成　冷冻对机体细胞是一个高强度的物理刺激，如氩氦刀靶区内的组织细胞是否发生坏死，与冷刺激强度、作用时间及强度 – 时间这 3 个要素有直接的关系。当温度 $< -0.56℃$ 时，细胞间质液体冷冻。但细胞内液仍不冷冻，因而导致细胞外液电解质浓度和渗透压升高，引起细胞内水分外渗，造成细胞内脱水。当温度下降至 $-15 \sim -10℃$ 时，细胞内冰晶开始形成。当温度降至 $-40℃$ 以下时，除了细胞内、外形成冰晶外，细胞外冰晶可穿过细胞膜与细胞内冰晶一同损伤细胞。当温度迅速下降至 $-100 \sim -40℃$ 时，可快速在细胞内、外和微静脉、微动脉内形成冰晶，引起细胞脱水和破裂，毛细血管破裂。这种冰晶形成率、冷冻时间和冷冻复温循环次数，与细胞死亡呈正相关；而且，冷冻速率与其损失密切相关。

2. 复温效应　冷冻复温时，也可引起细胞的损伤。快速降温冷冻，细胞内会形成大量的小冰晶，随后的解冻期由于细胞膜的破裂和再水化作用，导致细胞凋亡。在冷冻过程结束后，化冻也对组织造成损伤，在温度从 $-40℃$ 逐渐回升到 $-20℃$ 的过程中，冰晶会发生膨胀、爆裂，引起细胞结构破坏、崩解和死亡。另外，在组织复温时，这些小冰晶可发生重结晶，使细胞内冰晶膨胀，导致细胞破裂，形成窒死性损伤。

3. 亚细胞结构破坏　冷冻可引起亚细胞结构破坏，损伤细胞而死亡。细胞膜对冷冻热融的损伤作用特别敏感，冷冻治疗可引起细胞膜结构破裂和溶解。冷冻可明显破坏细胞内线粒体结构，冷冻至 $-60 \sim -40℃$ 时，线粒体膜损伤，线粒体酶全部释放。冷冻时，核膜损伤、溶解，其成分丢失，核内染色质外流；核仁组织区的结构和功能破坏；细胞内 DNA 浓缩，不能进行复制、转录和翻译活动，这些事件是导致细胞死亡的重要原因。冷冻可致溶酶体损伤，其中的酶逸出，造成细胞结构自溶。冷冻也可致内质网损伤，引起蛋白质等物质代谢障碍，生物膜及核内蛋白质变性，使细胞死亡。

4. 细胞凋亡　在冷冻治疗脑胶质细胞瘤的动物模型观察到，冷冻灶的中心以坏死为主，而在冷冻灶周围出现较多的凋亡细胞，出现的峰值在冷冻后 24 ~ 48 h，并可延续到 72 h，与冷冻致组织细胞坏死的时间分布一致。

（二）冷冻血管效应

研究者通过动物实验证实，舌在冷冻后几分钟内，冷冻灶组织充血、水肿；冷冻 3 h，出现明显的毛细血管壁损伤，内皮细胞间断开，组织渗出红细胞，微小动静脉出现血栓，血管壁肌层变性；冷冻6 h后，动静脉内皮明显损伤，中性粒细胞渗出；冷冻24 h后，局部有大量的中性粒细胞；冷冻48 h后，可见中性粒细胞黏附于变性的肌纤维上；冷冻4 d后，出现局部组织坏死和静脉栓塞。

冷冻组织的直接结果是引起血管收缩，这是由皮肤冷感受器经局部和交感性反应引起的组织缺血。冷冻使周围血管收缩后，明显地减少外周血流量，并改变血管的通透性；这有助于减少渗出，防止水肿。冷冻后，由于局部血流减慢，小静脉内出现血流淤滞，阻断微循环；同时，冷冻可直接损伤毛细血管内皮，使内皮下胶原纤维裸露，引起血小板与损伤的血管壁黏附，激活凝血因子形成血栓而栓塞血管，导致血流停止，组织发生缺血性梗死。另外，冷冻引起组织损伤而造成组织因子释放，进一步激活外源性凝血系统，加速局部血凝和血栓形成，其后果是引起组织缺血、缺氧，发生酸中毒、电解质紊乱，导致组织坏死。

（三）冷冻组织效应

人体对冷刺激的反应包含局部反应和全身反应，局部组织的降温是其生物学效应的基础。组织细胞因寒冷破坏的临界温度一般在 $-20℃$ 左右，但不同的组织存在很大差异。如骨组织和皮肤角质层对冷冻具有一定抵抗力。冷冻使局部组织细胞破坏的机制是细胞脱水，电解质浓缩到有害程度，pH值降低，细胞内外形成冰晶，类脂蛋白复合体变性，血流淤滞及低温休克等。冷冻后的复温过程对组织细胞同样有破坏作用。

1. 皮肤效应　人体皮肤的冷觉感受器比热觉感受器数目多，因而对冷冻刺激比较敏感，并可反射性地引起局部的和全身的反应。在皮温降至冰点前，皮肤血管收缩，触觉敏感降低，皮肤麻木；降至冰点时，皮肤骤然变白而坚硬；继续加深冷冻，便发生凝冻而稍显隆起。冷冻消除后，因边缘区逐渐向中心区出现潮红，在冷冻区中可出现水肿，甚至大疱、血疱。

2. 神经反应　持续的冷作用皮肤感受器后，首先引起兴奋，以后抑制，最后麻痹，使神经传导速度减慢，以至暂时丧失功能。患者首先感觉冷，以后有烧灼及刺痛感，再后才止痛。由于感觉敏感性降低，有镇痛麻醉作用。在皮肤外感受器受刺激，可影响 $\alpha-$ 运动神经元的活动，使肌张力降低，达到解痉并减少痉挛性疼痛。动物实验证明，冷冻使轴突反射减弱。当温度降低至6℃时，运动神经即受到抑制；降至1℃时，感觉神经也被抑制。但瞬时冷冻刺激对神经有兴奋作用。

3. 肌肉和骨组织效应　骨骼肌在冷冻 $-20℃$ 后，肌原纤维扭曲、变形或断裂，线粒体聚集，肿胀明显，其中的嵴大部分断裂，基质密度降低，肌质网系统明显扩张，形成低电子密度的液泡，肌细胞膜与基膜分离，肌膜局部破裂，在冷冻后一段时间肌细胞发生死亡。冷刺激肌肉后，可有肌电位不同时期的改变，并出现肌肉震颤。长时间冷冻的作用可供肌梭传入纤维和 $\alpha-$ 运动神经元的活动受到抑制，使肌张力下降；冷冻还明显地限制肌梭活动的交感神经支配，由此产生的刺激阈升高，可使痉挛患者肌张力下降，抽搐受抑制和牵张反射降低。局部冷冻使神经肌肉的化学物质传递减慢，因而肌肉的收缩期、松弛期及潜伏期均延长，降低肌张力，肌肉收缩与松弛的速度而缓解肌痉挛。

耳廓软骨冷冻 $-180℃$ 后，局部变红；冷冻后1周，软骨细胞明显溶解、坏死和消失，软骨膜急性渗出，并形成干痂；冷冻后 2 周，在原坏死软骨表面出现新生的软骨；冷冻后 4 周，表皮修复；冷冻后 6 周，新生的软骨组织逐渐从两个表面向中部长入，并逐渐成熟；冷冻后 2 个月，软骨愈合，并修复完毕。颌骨在 −180℃冷冻，未见明显改变；冷冻后 36 h，骨髓中毛细血管扩张充血，管壁断裂、出血，并有血细胞渗出；冷冻后 6 周，可见坏死骨的外周有吸收和新生骨组织。

（四）冷冻调节反应

在冷冻早期，机体为了调节产热和散热之间的动态平衡，一方面使产热增加，另一方面则使散热减少。冷冻可增强代谢功能，提高基础代谢率，降低被冷冻组织的代谢，减少其氧化耗量。冷冻可引起热调节的改变和全身反应，如引发体温调节对抗反应、交感反应、冷加压反应（高压升高）及抗体的适应性反应等。此外，冷冻作用一定的节段区皮肤，可通过节段反射引起相应某个内脏的反应，如腹部冷敷可反射性地增强胃肠道功能，促进胃酸分泌增加；如果直接对消化道冷冻，则效果恰好相反。

（五）冷冻免疫反应

临床与实验证明，组织细胞经冷冻破坏后，可形成特异性抗原，使机体产生相应的免疫反应。实验证实，冷冻后 ≥ 75 kD 大分子抗原成分减少，但小分子蛋白抗原（14 ~ 24 kD）成分明显增加，提示冷冻后组织的免疫反应明显增强。同时，一些免疫指标增加，提高了机体细胞的免疫力。研究还证实，冷冻后，残存的坏死肿瘤细胞可形成特异性抗原，诱导机体产生具有组织特异性和种属特异性的抗体，引发冷冻诱导的免疫反应。在免疫反应中，组织内有大量的中性细胞、巨噬细胞及 T 细胞的浸润，发挥免疫功能，虽然激活的这些免疫反应对于肿瘤有杀伤作用，但仍不能够杀灭全部肿瘤。

三、肿瘤冷冻治疗

（一）肿瘤冷冻治疗的类型及其设计

近些年来，人们对肿瘤冷冻治疗给予足够的重视，使其得到不断的发展和改进；尤其是氩氦冷冻手术系统的广泛应用，使冷冻技术日趋成熟。

1. 肿瘤冷冻治疗的类型　肿瘤冷冻治疗分为快速冷冻和慢速冷冻治疗。根据 Mazur 的二因素理论，快速冷冻和慢速冷冻具有不同的杀伤机制。在快速降温过程中肿瘤细胞内快速形成胞内冰，在复温过程中获得能量后又会出现再结晶现象；这种结晶与再结晶变化中，形成的微小冰晶可破坏肿瘤细胞的结构。然而，在慢性冷冻时，在肿瘤细胞外产生的冰晶，将增大细胞内外溶质的浓度差，引起细胞内外渗透压差，使细胞内液外渗，肿瘤细胞脱水。

肿瘤冷冻治疗又可分为完全性冷冻和不完全性冷冻两类。前者，即根治性冷冻治疗；后者，即姑息性冷冻治疗。采用完全性冷冻，是对无明显淋巴结及转移灶者，将肿瘤病灶完全冷冻灭活，其冷冻范围大于肿瘤边缘 0.5 ~ 1.0 cm；对于小于 0.5 cm 肿瘤，无明显转移灶者，采用多刀组合冷冻，力争全面灭活肿瘤细胞。采用不完全性冷冻，是对已存在区域淋巴结转移或转移灶者，但在冷冻后需进行综合治疗，以达到控制肿瘤细胞增殖，改善生存质量，延长生存期。

2. 靶区冷冻治疗的设计　　凡具有肿瘤经皮靶向治疗手术指征者，治疗前 1 个月内原则上应进行增强 CT 或 MRI 等必要的检查，以明确肿瘤大小、范围及毗邻关系，为患者的临床分期及合理制订治疗方案提供客观依据。

在设计肿瘤靶区内冷冻剂量时，实质是对肿瘤靶区内冷冻刀靶点位置的设置和冷冻范围的精确设计，但由于生产厂家的冷冻设备参数不尽相同，个体和组织器官的差异，多刀融合冷冻与单刀冷冻范围参数的不同，在实施中必须给予认真考虑。另外，冷冻中存在一定的变量，尤其对于一些冷冻范围控制要求极高者，应坚持冷冻术中实时监测冰球的三维空间范围，以免冷冻范围超越设计范围而造成严重的并发症。

靶点原则上选择肿瘤边缘处。如肿瘤较大，可选用以 3 mm 冷冻探针为主的多刀组合冷冻方案；周围情况允许时，选用 5 mm 冷冻探针效果更好。设计原则要求多刀组合冷冻所形成的冰球应尽可能将肿瘤组织包含其内，冰球冷冻范围应大于肿瘤边缘 1 cm 以上。如肿瘤边界不清，伴有肺不张等，可先行正电子发射扫描 CT（PET-CT），以明确肿瘤范围。

（二）冷冻治疗与放疗结合

实验表明，冷冻对许多种肿瘤的破坏作用大于正常细胞，使部分患者的生存质量和总生存率得到明显的提高，这里对一些肿瘤的冷冻治疗效果不做详细的介绍。然而，在实施肿瘤冷冻治疗过程中，受到许多因素的影响，必须给予足够的注意。但研究者认为，在冷冻前后一般需要结合其他治疗方法，如结合放疗、化疗等治疗方法，能够收到理想的治疗效果。例如，在冷冻术前给予放疗的目的是控制亚临床病灶，因冷冻治疗受到肿瘤周围重要组织器官的限制，治疗往往不彻底，需要辅以放疗。另外，在氩氦冷冻治疗后给予局部放疗，即在其治疗后 2 周或化疗 1～2 个周期后开始放疗，会达到预期的结果。下面阐述一些肿瘤经冷冻治疗后，与放疗结合，进行综合性治疗。

1. 纵隔肿瘤　　当肿瘤浸润纵隔，或有纵隔、肺门淋巴结转移者，术后可辅以放疗；如有局灶性残留存在，再次冷冻有困难时，可辅以放疗；也可经皮肤穿刺肿瘤内植入放射性核素（如胶体磷或 ^{125}I 粒子）等，达到杀灭或控制肿瘤的目的。在冷冻治疗后放疗，常用于浸润型胸腺瘤术后和其他纵隔肿瘤因冷冻治疗前估计不足，冷冻术后肿瘤残存，可在治疗后 2～4 周给予局部照射，剂量根据不同病例类型给予 45～60 Gy/4.5～6 周。照射范围为中上纵隔、病灶和患侧肺门区；前后野垂直对穿照射，常规剂量，DT 40 Gy/20 次后，缩野避开脊髓，病灶区追加剂量 DT 10～24 Gy/5～12 次。

2. 肺癌　　1 例 54 岁男性肺癌患者，肺门及纵隔占位病变 8 个月余，曾用诺维本及卡铂化疗。随后，心包内穿刺抽液及局部化疗，并放置上腔静脉支架。接着，给予右纵隔肺癌氩氦刀治疗及放化疗粒子植入术，右颈部转移的淋巴结也植入放化疗粒子，右侧胸腔积液行胸腔镜下氩气刀、胸膜腔黏连术等治疗后，患者病情缓解，出院后存活 8 个月。

另外，牛立志等经皮穿刺氩氦刀结合 ^{125}I 粒子植入，治疗 50 例非小细胞肺癌（NSCLC）。接受粒子植入的肿瘤均超过 5 cm。在随访的 32 例患者中，1、2 和 3 年存活率分别为 68%、43% 和 34%。其中，7 例存活已超过 3 年以上。

冷冻手术治疗为肺癌治疗的最佳选择方案，但适于其治疗者仅为 20% ~ 30%；另外，由于手术损伤大，部分患者不愿接受手术治疗。因此，以氩氦冷冻为主的多学科综合治疗成为人们关注的热点。

3. 乳腺癌　对于乳腺癌，氩氦冷冻治疗前后采用合理的综合治疗非常重要。较早期（T1，T2，N0，M0）的乳腺癌患者，可直接施行氩氦冷冻手术；高危患者再加放疗及辅助化疗，有望达到保乳的效果。对于局部晚期乳腺癌患者，可先实施新辅助化疗，待肿瘤缩小、局限后，再给予氩氦冷冻手术，然后再给予辅助化疗，化疗结束后可酌情给予放疗。

4. 前列腺癌　对于前列腺癌，冷冻治疗与放射性粒子植入结合治疗，主要适合于不能根治性冷冻的晚期患者，可先行氩氦冷冻治疗，术后 1 ~ 2 个月复查，通过 MRI 确定残留肿瘤的范围、体积大小，做出粒子植入计划。放射性核素宜选择 ^{125}I 和 ^{103}Pd，释放的低能 γ 射线，既可保证前列腺受到高强度照射，又保护膀胱和直肠。大多数粒子种植空间分布间距为 1 cm，但由于前面和侧面解剖结构的限制，有时其间距为 0.5 cm。一般，^{125}I 粒子源为 0.25 ~ 0.37 mCi（9.25 ~ 13.7 MBq），^{103}Pd 粒子源为 1.0 ~ 1.4 mCi（37.0 ~ 51.8 MBq）。

前列腺癌冷冻治疗与外照射结合，其适应证：① T1 ~ 3 期前列腺癌，PSA ≤ 10 μg/L；② 局限性前列腺癌，PSA 值较高，Gleason 分级较高；③ 前列腺癌出现盆腔淋巴结转移；④ 雄激素非依赖性前列腺癌。前列腺癌外照射范围包括前列腺、前列腺外周组织、精囊腺和区域淋巴结。每天 4 野照射。上界在 S2，下界通过输尿管造影决定侧野包括真骨盆外 1 ~ 2 cm，外上角加挡块。每天照射 1.8 Gy，总剂量 45 Gy。因阴囊及会阴部水肿需在氩氦冷冻治疗后 7 ~ 10 d 消退，才能进行外照射。氩氦冷冻治疗后，肿瘤细胞坏死，血供减少，肿瘤组织对射线的敏感性增加，因此，冷冻治疗与放疗结合比单纯放疗效果好。

5. 宫颈癌　宫颈癌的氩氦冷冻治疗后，必须配合局部放疗及全身化疗，才能取得较好的远期疗效。当肿瘤 > 8 cm，完全冷冻有困难时，可先采取子宫动脉栓塞术治疗，使肿瘤缩小后再行氩氦冷冻治疗。然后，酌情补充介入治疗，可提高疗效。另外，特殊部位的残余病灶，也可植入 ^{125}I 粒子内照射、化学缓释药物植入或体外放疗、热疗，进一步灭活残留细胞。

6. 直肠癌　直肠癌因肿瘤不规则，当侵犯肠壁或邻近脏器时，不能进行根治性靶向冷冻治疗，因其治疗后易复发。对复发可能性的患者，靶向冷冻治疗后可考虑辅助放疗。适合根治性放疗：① 分化好的腺癌，淋巴结转移率低；② 肿瘤不超过 5 cm 长、3 cm 宽；③ 肿瘤外形最好为外突型癌，或无明显浸润的癌；④ 直肠系膜未扪到转移淋巴结。适合姑息性放疗：晚期直肠癌不能手术，或术后复发癌，并由于局部疼痛难忍，伴有出血分泌黏液，给予放疗，以减轻症状。放疗多采用三野等中心照射，剂量为 50 Gy/25 次 /5 周后，缩野加量 10 ~ 15 Gy。粒子植入内放疗，适用于氩氦冷冻治疗不彻底的肿瘤；在粒子植入时，应与肿瘤周围的组织器官距离不少于 1 cm，以免造成损伤，出现肠瘘等严重并发症。

对于冷冻治疗不能彻底切除的肿瘤，治疗后辅以放疗，可推迟肿瘤复发时间，延长生存期。如采用放射性粒子植入，在导管引导下 ^{192}Ir 治疗，或病灶内植入 ^{125}I 粒子和化疗粒子等。外放疗时，在颅外远距离照射，1.8 ~ 2.0 Gy，DT 50 ~ 60 Gy。

（三）冷冻治疗注意事项

1. 冷冻治疗后，创面要保持清洁、干燥，每日涂抹药膏，以防感染，让结痂自然脱落。

2. 冷冻治疗一般全身反应少见，个别患者如出现震颤、头晕、恶心、面色苍白和出汗等现象，多因过度紧张所致，经平卧休息或身体其他部位施，以温热治疗可很快恢复。

3. 冷冻治疗达一定深度时，常有痛感，一般不需处理；个别因痛而致休克，则需卧床休息并去除制冷物及全身复温处理即可恢复。有时，出现局部搔痒荨麻疹时，可能与过敏有关，经对症处理后可恢复。

4. 冷冻过度或时间过久，局部常可出现水肿及渗出，严重时出现大疱、血疱，应严格无菌穿刺抽液，涂 1%～2% 龙胆紫液进行无菌换药可愈。如果 1 次治疗未愈，需要重复治疗时，应待痂皮自行脱落后再进行下 1 次治疗。

5. 一般，冷冻治疗后，皮损中央为色素脱失，周围为色素沉着；特别是颜面部接受冷冻治疗后，应注意遮光防晒，避免加重局部色素沉着。

6. 如果冷冻部位有血管或者过深时，个别患者可出现延迟性水肿、渗出、血疱、出血、慢性溃疡、肥厚瘢痕和疮面不愈合等，应早期积极对症治疗。对面部治疗，尤其应当注意。

7. 个别患者可能出现局部神经功能障碍，如皮肤麻木、疼痛，一般于 3～6 个月内逐渐恢复。

参考文献

[1] 嵇敏洁, 印佳, 杨悦, 等. 肿瘤热疗无损测温方法的研究进展. 北京生物医学工程, 2019, 38(1):96-101.

[2] 赵凯, 王志武, 杨俊泉. 热疗联合放化疗治疗局部晚期非小细胞肺癌的临床效果. 中国医药导报, 2020, 17(11):84-87.

[3] Neshasteh-Riz A, Eyvazzadeh N, Rostami A, et al. Cytogenetic damage from hyperthermia, 6 mV X-rays, and topotecan in glioblastoma spheroids, simultaneously, and separately. J Cancer Res Ther, 2018, 14(6):1273-1278.

[4] Issels RD, Lindner LH, Verweij J, et al. Effect of neoadjuvant chemotherapy plus regional hyperthermia on longterm outcomes among patients with localized high-risk soft tissue sarcoma: The eortc 62961-esho 95 randomized clinical trial. JAMA Oncol, 2018, 4(4):483-492.

[5] Yang WH, Xie J, Lai ZY, et al. Radiofrequency deep hyperthermia combined with chemotherapy in the treatment of advanced non-small cell lung cancer. Chin Med J (Engl), 2019, 132(8):922-927.

[6] Ando K, Suzuki Y, Kaminuma T, et al. Tumor-specific cd8-positive t cell-mediated antitumor immunity is implicated in the antitumor effect of local hyperthermia. Int J Hyperthermia, 2018, 35(1):226-231.

[7] Kok HP, Korshuize-van Straten L, Bakker A, et al. Online adaptive hyperthermia treatment planning during locoregional heating to suppress treatment-limiting hot spots. Int J Radiat Oncol Biol Phys, 2017, 99(4):1039-1047.

[8] 胡金飞，王道荣．新辅助放化疗联合热疗治疗进展期直肠癌的临床效果和安全性．中国医药导报，2013, 10(30):64-66.

[9] 廖洪，龚伟，杨俊，等．微波热疗联合放化疗治疗鼻咽癌 N2 和 N3 期颈部淋巴结转移患者的疗效观察．中国肿瘤临床与康复．2014, 21(12):1479-l481.

[10] 肖绍文，马胜林，张珊文，等．中国肿瘤热疗临床应用指南 (201 7.V1.1). 中华放射肿瘤学杂志，2017, 26(4):369-375.

[11] Firnhaber C, Swarts A, Goeieman B, et al. Cryotherapy Reduces Progression of Cervical Intraepithelial Neoplasia Grade 1 in South African HIV Infected Women: A randomized, controlled trial. J Acquir Immune Defic Syndr, 2017, 76(5):532-538.

[12] Cekmez Y, Sanlikan F, Gocmen A, et al. Is cryotherapy friend or foe for symptomatic cervical ectopy? Med Princ Pract, 2016, 25(1):8-11.

[13] 柴建兰，常淑芳．冷冻治疗宫颈病变的研究进展．科学咨询 (科技 · 管理)，2018, (2):49-50.

[14] 姜心成．支气管镜介入冷冻治疗气管、支气管腔内恶性肿瘤的临床效果分析．中国现代药物应用，2018, 2(2):23-25.

[15] 王洪武，张楠，李冬妹，等．恶性气道肿瘤的冷冻治疗．国际呼吸杂志，2015, 35(22):1699-1702.

第二十三章　肿瘤激光治疗

第一节　激光及其在医学中的应用

一、激光及其特征

（一）激　光

激光（light amplification by stimulated emission of radiation，laser）是 20 世纪以来，继原子能、计算机和半导体之后，人类的又一重大发明。1917 年，爱因斯坦发表的《辐射的量子理论》（Quantum Theory of Radiation），提出了激光的概念。1960 年 5 月 16 日，西奥多·梅曼（Theodore Maiman）在实验室中首次展示了红宝石激光器，创造出第一个人造相干光源。同年 8 月，将其成果发表在 *Nature* 杂志上，并因此获得诺贝尔物理学奖。1961 年，激光首次应用于临床，以后经历了基础理论和临床应用研究；到 80 年代，形成了激光医学学科；1981 年，世界卫生组织（WHO）将激光医学列为医学的一门新学科。

激光是 20 世纪 60 年代问世的新光源，具有方向性佳、发射角小、亮度强、光谱纯、相干性好和能量密度高等特点。以激光器为基础的激光工业，现已广泛应用于许多领域中，包括医疗卫生、文化教育以及科研等方面。激光医学作为一门医学的边缘学科，不仅可以用多种方法治疗各种疾病，也可以用于诊断疾病及基础医学领域的研究。

激光器在外界能源作用下，使介质原子里绕核运动的电子从低能位跃迁至高能位，当其在激光器谐振腔中受感于感应光后，再返回低能状态时释放出经辐射而放大的光能（图 23-1）。医学上利用激光照射人体组织，产生生物效应，从而达到治疗的目的。

（二）激光特征

1. 相干性　相干性是激光的一个重要性质。相干性也可理解为光子的"同步性"，这种同步性持续的时间越长，光的单色性就越强。而光的颜色与光子的波长相对应，如绿光的波长大约在 500～550 nm 之间。若要让多个光子长时间维持同步，其波长必须非常精确地排列。

激光的相干性，决定了激光束在执行各种精密任务时的能力。例如，世界上最精确的计时设备光学晶格钟，就是依赖激光的这一特性才得以存在。1958 年，肖洛和汤斯提出了激光理论，对一个理想激光器的相干时间进行了预计；他们计算了激光相干性的上限，认为光子的激光相干性受限于盒子内的光子数量的平方。这个极限被物理学家称为肖洛-汤斯极限。一直以来，物理学家都将这个极限视为激光物理学中的一条"金科玉律"，直到两项新研究的出现。

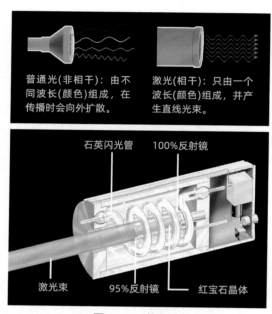

图 23-1　激光器

2. 定向发光、亮度高

（1）定向发光：普通光源是向四面八方发光。激光器发射的激光，是朝一个方向射出，光束的发散度极小，大约只有 0.001 弧度，接近平行。

（2）亮度高：红宝石激光器的激光亮度，能超过氙灯的几百亿倍。因为激光的亮度极高，所以能够照亮远距离的物体。激光亮度极高的主要原因是定向发光。大量光子集中在一个极小的空间范围内射出，能量密度自然极高。

3. 颜色纯、能量密度大

（1）颜色纯：光的颜色由光的波长（或频率）决定。激光器输出的光，波长分布范围非常窄，因此颜色极纯。以输出红光的氦氖激光器为例，其光的波长分布范围可以窄到 2×10^{-9} nm，是氙灯发射的红光波长分布范围的万分之二。由此可见，激光器的单色性远远超过任何一种单色光源。

激光的颜色取决于激光的波长，而波长取决于发出激光的活性物质，即被刺激后能产生激光的那种材料。刺激红宝石能产生深玫瑰色的激光束，如用于皮肤病的治疗和外科手术；氩气能够产生蓝绿色的激光束，在显微眼科手术中也是不可缺少的。半导体产生的激光能发出红外光，因此眼睛看不见。

（2）能量密度大：光子的能量是用 $E = h\nu$ 来计算的，其中 h 为普朗克常量，ν 为频率。由此可知，频率越高，能量越高。激光频率范围 $3.846 \times 10 \sim 7.895 \times 10^{14}$ Hz。

4. 其他特性

（1）激光是单色的、单频的：有一些激光器可以同时产生不同频率的激光，但是这些激光是互相隔离的，使用时也是分开的。

（2）激光是高度集中的：也就是说它要经过很长的一段距离才会出现分散或者收敛的现象。

二、激光在医学中的应用

（一）用于医学治疗的激光

激光在医学上的应用主要分为 3 大类，即激光生命科学研究、激光医学诊断和激光疾病治疗，其中激光疾病治疗又分为激光手术治疗、弱激光生物刺激作用的非手术治疗和激光的光动力治疗。激光技术在治疗肿瘤方面充分显示出显著的有效性和特殊的优越性，具有很大的应用潜力。许多医院把肿瘤的激光治疗方法与外科治疗、放射治疗、化学治疗和免疫治疗并列为 5 种疗法之一。

回顾肿瘤的激光治疗史，大致经历了从脉冲激光到连续激光，从治疗体表肿瘤到经内窥镜治疗内腔肿瘤，从用激光热效应治疗到用其光化效应治疗的历程。Goldman 等于 1963 年首先用红宝石激光，研究其对生物组织的作用，并于 1964 年用该激光成功地破坏了人体黑痣和黑色素瘤。目前，主要利用激光的热效应直接切除或杀伤肿瘤细胞，以及利用激光与光敏剂结合产生光化反应 – 光动力学杀伤肿瘤，其他还有利用激光的刺激效应增强机体免疫功能等间接达到防癌治癌的目的。

应用于临床治疗的激光主要包括脉冲式染料激光、CO_2 激光、半导体激光及各种掺杂的 YAG 激光（Nd、Ho 和 Er）等。激光束输出的波长、能量密度、脉宽、模式和发散度是评价激光对生物物质作用的重要参数。应用于临床的激光机 / 激光技术包括脉冲染料激光机、红宝石激光机、翠绿宝石激光机、CO_2 激光机和 Nd:YAG 激光机。

用于治疗的激光，通常是几个瓦特中等强度的激光。激光对组织的作用，还取决于激光脉冲的发射方式，以典型的连续脉冲发射方式的激光有氩离子激光、二极管激光和 CO_2 激光；以短脉冲方式发射的激光有 Er:YAG 激光或许多 Nd:YAG 激光，短脉冲式的激光强度（即功率）可以达到 1000 W 或更高，这些强度高、吸光性也高的激光，只适用于清除硬组织。激光光纤的直径为 300 ~ 600 μm，单个裸尖激光纤维只能消融直径 15 mm 的组织，间质纤维可消融直径 50 mm。激光手术的最大优越性，不需要住院治疗，手术切口小，术中不出血，创伤轻，无瘢痕。

（二）一种新的激光设备

2019 年 6 月报道，激光设备 Cytophone 可检测杀死血液中的肿瘤细胞，改善黑色素瘤筛查和治疗。这项研究将一种激光设备瞄准皮肤癌患者的手，并检测在血液中循环的肿瘤细胞（circulating tumor cell，CTC），能够改善对黑色素瘤的筛查，还可能监测其治疗是否有效，甚至通过杀死这些在血液中的细胞，抑制原发性肿瘤的扩散。研究者提示，在这种设备能够帮助黑色素瘤患者之前，仍有许多研究工作要开展。而且，这些方法通常不能检测早期癌症释放的少量癌细胞，也不适用于黑色素瘤，这是因为这种癌症释放的癌细胞并不显示这种方法检测 CTC 所需的主要表面标志物。

在这项研究中，将激光与一种超声探测器相结合，构建出"Cytophone"的设备，通过声学手段检测细胞。当将 Cytophone 的激光照射在动物或人的皮肤上，使光线穿过皮肤几毫米进入近表面血管时，任何经过的黑色素瘤细胞都会因黑色素而轻微发热。这种无害的加热产生的微小声波可被超声探测器检测到。

将这种设备对准一个人的手几秒钟到 1 h，并在大量吸收能量较少的红细胞背景噪音中寻找信号时，在 19 例健康志愿者中未检测到 CTC；但在 28 例黑色素瘤患者中，有 27 例出现 CTC 信号尖峰（图 23-2）。Cytophone 能够检测 1 L 血液中的单个 CTC 细胞，这比在通常 7.5 ml 血液样本中检测 CTC 的其他检测方法灵敏 1000 倍。这种设备还可检测到有潜力生长并杀死癌症患者的小血凝块。一个有趣的现象是，当将激光调到更高但仍然安全的能量水平时，发现患者的 CTC 水平在 1 h 内下降，这是因为这种设备正在破坏血液中的癌细胞，而不会引起任何不良反应。虽然这种设备不太可能完全消除人体内的癌症，即原发性肿瘤或转移性肿瘤将继续释放癌细胞，但是 Cytophone 可能用于增强癌症药物的作用。这种设备可能用于追踪抗癌药物是否起作用。如果起作用的话，患者的 CTC 水平会下降。可以每隔 3 个月进行定期监测，观察黑色素瘤是否会复发。这种设备还可能作为皮肤检查的附加组件，用于改善对黑色素瘤的筛查。当然，这些应用还有很长的路要走，还需要探索 Cytophone 是否能够在皮肤颜色更深的患者中找到 CTC。这些患者的正常细胞中，较高水平的黑色素可能让 Cytophone 很难区分任何癌细胞。

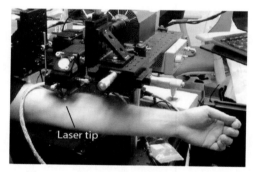

图 23-2　激光设备 Cytophone 对准手臂

（三）利用激光等技术揭示细胞自我修复的分子机制

2020 年 10 月，美国芝加哥大学等机构研究者在 *Proc Natl Acad Sci USA* 杂志发文，利用激光揭示了细胞中自我修复的分子机制。当细胞相互碰撞时，产生的力会驱动使其移动并摇晃，甚至有时候会引起细胞破裂，细胞会持续产生驱动力并发生响应，同时也会被周围的环境所吸引；过度拉伸的细胞会开启自我修复的反应。目前，利用显微镜能观察到这一现象，但并不清楚细胞内的修复和适应过程是如何开启的。这项研究中，进行了一项创新性的研究，揭示了细胞内的特殊蛋白质是如何检测到驱动力量并开启修复过程的。

所有的细胞都拥有肌动蛋白细胞骨架，即一种丝状蛋白网络，对细胞的迁移、生长和伸展等过程都至关重要。此前，研究者观察到，细胞中 zyxin 蛋白质能够移动到这些拉伸的肌动蛋白结构中，但并不清楚是如何发挥作用的，也不知道这种蛋白的功能。研究者发现，包括 zyxin 和单细胞裂殖酵母蛋白 paxillin 在内的动物蛋白能够检测肌动蛋白细胞骨架中受压的材料，当在实验室中施加机械力后，这些蛋白质会立即聚集在其需要修复处的周围，并能直接与肌动蛋白丝的拉伸构象直接结合。

研究者表示，记录这些蛋白质的行为过程才能够帮助开发出完美的检测手段，并利用纯化的组分在细胞外部成功重现其自我修复的过程；利用计算机程序，能梳理出人类基因组的特性，并从中分离到可能参与上述过程的特殊蛋白。研究发现，LIM 蛋白质结构域家族就在基因组中出现了 70 多次，表明其可能与人类进化密切相关。随后，在实验室中，研究者利用激光作为一种人工方法，模拟诸如拉伸等驱动力对细胞所造成的损伤，还在每一个 LIM 蛋白上添加荧光标签，并用高倍显微镜观察细胞的修复过程，发现一旦细胞发生破裂，人类基因组中编码的 70 多种 LIM 结构域蛋白就会快速响应并检测损伤，随后聚集到患处。显然，LIM 的驱动力敏感性是广泛存在的，同时还能够通过进化被复制并粘贴到多种蛋白质中。

目前，研究者正在含有成千上万种不同类型蛋白质的高度复杂细胞中分析这类蛋白所产生的检测和修复反应。然而，为了真正理解该过程，还需要纯化必要的组分并在细胞外重建整个过程。随后，研究这利用了一种"全内反射荧光显微镜"的技术和一个复杂的过程创建其所需要蛋白质的纯化样本，而这在以前是从未进行过的。研究者表示，能在酵母和哺乳动物细胞中观察到 LIM 所接到的力量感应效应，表明其是一种受进化保护和传播的古老功能，这种高度保守的机制似乎能被其它过程用来感知细胞中的驱动力。通过 LIM 结构域所介导的细胞驱动力感应机制或许能指导除了细胞修复外的其它多种细胞过程，比如控制干细胞的命运、细胞增殖、细胞的迁移以及需要研究者更深入探讨的多样化信号通路。

三、激光治疗肿瘤

（一）激光对生物组织的效应

激光治疗肿瘤原理主要利用激光对生物组织的热效应、光压效应和电磁场效应。

1. 热效应　激光作用于生物组织后，光子可被生物分子吸收，转移成热能，使组织温度升高，即为热效应。激光能量密度极高，在激光束辐射下，瞬间内（几个毫秒）可使生物组织的局部温度高达 $200 \sim 1000\,℃$，使蛋白质变性、凝固或气化。激光使生物组织产热机制主要有两种：① 吸收生热：主要是红外激光作用到生物组织时的生热方式，因为生物组织（包括肿瘤组织）内含水量达 70% 以上，对红外线的吸收光谱与水相近，即生物组织对红外线的最大吸收峰发生在水的红外光谱峰值处，最高峰在 2.82 和 6.3 μm；② 碰撞生热：主要是可见光和紫外激光作用生物组织或肿瘤组织的一种产热方式，当激光作用生物组织或肿瘤时，使生物组织产热的速率超过其散热速率时，生物组织温度升高。

2. 光压力和电磁场效应　激光能被色素组织（特别是黑色组织）吸收，增加热效应的作用。另外，激光本身的光压加上由高热引起的组织膨胀而产生的二次冲击波，可使已产生热效应肿瘤组织破坏，蛋白质分解。激光也是一种电磁波，产生的电磁场，可使组织电离化、胞核分解。因此，激光的抗肿瘤作用主要是利用激光的热效应和光动力学效应实现的。

（二）激光治疗肿瘤的热反应

1. 热致凝固、气化　组织内激光治疗是一种最小侵入的原位肿瘤清除方法，在超声波、X 射线、

CT 和 MRI 引导下,通过经皮穿刺,经穿刺针内插入细光导纤维到肿瘤中心,接着释放低功率(1～2 W)及在一特定波长下加热。纤维尖端释放的激光穿透并在周围组织散射,被热吸收,随后的热损伤导致肿瘤的凝固坏死。组织内激光治疗的突出特征是肿瘤局部加热,癌细胞被选择性杀伤,正常细胞不受损伤。

当激光照射肿瘤组织,使组织温度达到 55～60℃以上时,肿瘤组织蛋白约在 10 s 内发生热凝固变性,从而破坏肿瘤组织达到治疗目的。当激光照射肿瘤组织,使组织温度升至 100℃以上时,因组织内含有丰富的水,可出现组织液沸腾,水蒸气会冲破细胞或组织释放出来,从而破坏肿瘤组织,达到治疗的目的。在激光作用时间较短的情况下,热致气化时因水吸收大量热能,而激光照射周围组织细胞升热较少,不会导致热损伤。

2. 热致炭化、燃烧　激光照射肿瘤组织,使组织温度达到 300～400℃时,组织立即发生干性坏死,水分蒸发,坏死组织呈黑色,称为炭化,主要残留于组织表面,一部分可随蒸汽飞溅组织外。激光照射肿瘤组织时,当组织温度达到 530℃时,即可发生燃烧,可见火光,组织中水分因高温而蒸发。临床上,有时将热致气化、热致炭化及热致燃烧统称为气化治疗。

3. 热致压强　激光束直接作用于肿瘤组织而导致的压强常很小。热致压强是激光用于肿瘤组织切割的主要机制,不是光子直接作用所致,而是由光子间接产生,称为二次压强,包括热致气化反冲压、热致气化膨胀压、热致膨胀超声压及电致伸缩压等。

单独激光直接治疗肿瘤,如肿瘤组织比较表浅,则多利用热致凝固、热致气化和热致炭化等几种作用;而对较大包块的良性和恶性肿瘤及带蒂的良性肿瘤根部切割时,则利用激光的热致压强作用。激光手术刀的作用也是利用激光热致压强作用,不但可直接切除肿瘤组织,还可将激光刀用于食管癌、胃癌和结直肠癌等手术中对正常组织的切割、分离及止血等,具有出血少、无机械接触、可防止肿瘤术中扩散和转移等优点;但因激光手术时利用激光高热能作用,炭化或凝固组织残渣遗留,使愈合速度减慢。

（三）肿瘤激光消融

1. 激光消融　激光消融(laser ablation)是一种利用光能转化后的热能损毁组织的方法。激光辐射机体组织时,除了对组织加热和产生热损伤外,还可能发生组织气化、熔融、喷射和高温分解等现象,这些作用都可归结为组织消融,从而实现对目标组织凝固或切割。

一般,医用激光的辐射波长位于红外波段,红外线能量可直接穿透 12～15 mm 的组织;但由于热能的传导,实际可达到的消融区域范围更大。激光作用于组织的生物效应取决于组织内温度分布情况,这是由激光的各种物理特性,如波长、功率、脉冲持续时间、能量密度、输出方式及靶组织自身的光热特性所决定的。激光光纤的直径为 300～600 μm,传统的单个裸尖激光纤维往往只能消融直径 15 mm 的组织。间质纤维末梢呈扁方形或圆柱形,长度约 10～40 mm,形成的消融灶可达 50 mm。在激光消融中,应用最广泛的波长为 1064 nm 的 Nd:YAG 激光。

2. 激光消融的目的　为充分损毁靶组织,必须达到细胞毒性温度,但热能的蓄积往往受到各种限制，尤其是组织特性的限制。在经皮途径热消融过程中，热能往往集中于光导纤维末梢周围。在一定激光功率或能量条件下，病灶坏死直径随功率或能量的增加而增加；但伴随温度增高，激光光纤头端的损伤及其与周围组织的炭化一同限制了能量的进一步传导。

经临床试验研究，获得了激光治疗的凝固、气化、炭化和消融等临界温度。组织温度大于60℃可导致快速凝固性坏死和细胞瞬间死亡；若温度较低，如42℃，消融时间较长，如持续30~60 min也可使细胞不可逆死亡。温度高于100℃将导致组织气化，而高于300℃则致组织炭化。由于炭化组织妨碍光能的穿透及热能的传导，并导致光纤本身损坏；此外，组织在高温下气化时形成的气体成为一种绝缘体，限制热能积蓄，所以应避免过高的消融温度。

为提高热能与组织间的相互作用，可采用：① 提高热能蓄积，如重复导入激光光纤探头以扩大消融的直径，或同步精确定位导入多个探头，导入光纤内部的冷却针和能量脉冲技术的应用，同样可以达到能量有效蓄积的目的；② 提高组织导热性，如注射盐水或其他复合物，提高组织的离子表面积，也可使靶组织的热传导快于周围正常组织；由于人体组织本身的组成特性，使热消融在肝癌的治疗中较有优势；③ 降低组织的热耐受，研究较少，理论上，化疗及放疗后的组织血供方式及组织特性发生改变，使其热耐受性降低。

在活体及肿瘤中，激光消融的组织体积受到的限制和差异较离体实验中更加明显。较高的组织灌流将导致热沉效应，血液灌流引起的对流将缩小消融坏死的范围。离体实验中，凝固组织的形态较锐利、规则；在活体中，其形态表现个体差异很大，取决于肿块形态和局部组织血管分布及血液灌流的差异。在射频和激光消融中，血流灌注导致的冷却作用可使靶组织的消融体积缩小。

第二节　　激光治疗肿瘤的临床应用

激光由特别装置产生，非常精确地聚焦在很小的治疗区域。激光内镜治疗通常是特殊的激光光线通过柔性管道（内窥镜）进行，也可用于癌症的诊断。激光内镜可通过口、鼻、肛门、尿道和阴道处进入体内靶器官。激光治疗时，通过内镜可直接观察肿瘤，并将激光精确对准靶组织，然后开启装置，产生激光。激光紧靠肿瘤组织处产生强烈的热量，60℃时可凝固蛋白，100℃时激光可气化组织。组织通常在几秒钟内被烧焦，释放出烟并遗留下一个孔及溃疡。激光治疗仅能切除器官表面可见的肿瘤，如为较大的实体肿瘤，激光治疗只能杀死表面肿瘤。对人体部分表面的肿瘤，达不到彻底治疗的要求。也有用光动力学激光治疗，就是注射一种化学物质，使组织对光更敏感（如血啉致敏后），再进行激光更能选择性杀死肿瘤细胞；也有利用癌症组织对光有特殊的亲和力的特点而用特殊波长治疗癌症。

一、激光治疗肿瘤特点和效果

（一）激光治疗肿瘤特点

与传统有效的手术治疗、放射治疗和化学治疗比较，激光治疗有明显的特点。

1. 治疗手段灵活多样　激光治疗是根据肿瘤的不同类型、不同部位和不同进展选用激光所引起的物理的、化学的和机械的因子进行加热，或凝固、气化、切割和光动力学法等一系列相应的方法，给予根治性治疗或姑息治疗。

2. 治疗肿瘤的特异性　传统的手术，不管是正常组织还是肿瘤组织，总是"一刀切"。化学治疗时，同时损害正常组织和正常的免疫功能，不良反应较强。激光治疗由于热凝固作用，在激光切割的同时，将"刀口"两侧的淋巴管和小血管封闭住，可避免癌细胞的术中转移，术后并发症少，疼痛轻。

3. 手术质量高、程序简化　激光"刀"只要操作熟练，则切口锐利，损伤小、愈合快，能止血又能汽化，并瞬间烧尽残余物而手术野十分清晰，所以手术质量高，可保留器官功能。

对消化道、呼吸道和泌尿道等内腔某些肿瘤手术时，不必进行切开手术。即使体表肿瘤，过去难以"下刀"的复发部位，现在若用激光束毫无困难，很多手术禁忌症现在都可以做激光手术。

4. 不适应性　不适应做激光治疗的癌症：虽然激光治疗有上述优点，其适用的基本条件是激光可以直接照射的部位及未发现临床转移的病例。然而，即使是早期癌，如果是深部肺癌、胃壁内隐蔽的癌等，不适于应用激光治疗。此外，当肿瘤直径超过 2 cm，即使是治疗适应证也很难彻底治愈。

（二）激光治疗多种肿瘤

到目前为止，接受激光治疗的癌症患者，包括肝癌、食管癌、胃癌、结肠癌、子宫癌、膀胱癌、头颈部癌及皮肤癌等，已取得了很好的治疗效果。其中，应用较多的有肝癌、食管癌及膀胱癌。

在一些选择的病例中，激光治疗可治愈肿瘤。此项技术可用于减轻出血、梗阻等严重的症状，特别是在癌症不能被外科治疗、放疗或化疗治愈；或常规治疗因高龄、营养不良或心肺疾病不能进行时，也有因为保留功能而使用激光治疗。

激光技术对肿瘤的临床应用研究具有明显的潜力与优势，如不能接受手术切除的恶性吞咽困难的晚期食道癌、贲门癌、肠癌和胰腺癌等梗阻性疾病，用激光通过内镜汽化消融和光动力疗法治疗，对原发性与结直肠转移性肝癌经皮在超声或 MRI 引导下，采用 Nd:YAG 激光间质性光凝肿瘤组织，可安全有效地缓解症状，明显改善患者的生存质量。激光选择性治疗恶性肿瘤具有创伤小、住院期短、安全、死亡率低及远期疗效较好等优点。

从 20 世纪 80 年代开始，国外许多学者开始进行激光治疗肝脏肿瘤试验性研究，表明肝肿瘤细胞比正常细胞对热更敏感，而且激光气化引起的热凝固在超声和组织学上有较好的相关性。进入 90 年代以来，我国学者也在肝癌的动物研究方面进行了大量工作，观察了超声影像与肝组织改变的关系，对比了激光照射能量与肝组织温度变化及热损伤的关系。实验研究表明，超声引导下经皮 Nd:YAG 激光肝癌凝固术是可行的。近年来，随着影像技术的发展，利用 CT 和 MRI 定位准确的特点，高功率激光切割技术得到了更进一步的发展；尤其是半导体激光在临床上的应用，给肝癌组织内激光热疗展现了新局面。

对于早期肺癌，特别是大气管表面直径 1 cm 以下的肿瘤，基本上可以获得 100% 的治愈。另外，对于高龄或者心、肺功能极差而不能耐受手术的患者，以及患者不愿接受手术治疗的，应用激光疗法也可取得较好的疗效。对于病变广泛不能切除的病例，可以术前实施激光治疗，使癌瘤变小，再手术切除。对于已经不能够完全治愈的病例，也可以用此法缩小病灶，改善患者全身状况，而后再给予综合化疗。

（三）激光治疗肿瘤的效果

1. 激光治疗泌尿生殖系统肿瘤　激光技术已广泛运用于治疗良性前列腺增生，其安全性已被大量文献证实。该项技术应用于膀胱肿瘤时具有可以消除闭孔神经反射，减少术中出血，缩短留置尿管时间，减少住院天数的优势。目前，开展的应用激光的整块切除技术更加符合无瘤原则，术后病理标本可以准确地分期分级，有望替代传统经尿道膀胱肿瘤电切术而成为新的手术标准，但亟待证实激光整块切除技术是否有显著的生存获益。

2. 激光治疗声门型喉癌　通过 Meta 分析发现，激光治疗 T1 声门型喉癌患者的最终 5 年生存率和保喉率明显高于放射治疗组，但两者局部控制率无明显差异。对于手术风险大，肿瘤分期较晚，或是患者拒绝手术的病例，大多数学者更倾向于选择放射治疗，而对于局限于声带的 T1 声门型喉癌患者，更倾向于选择激光治疗。

研究者探究 CO_2 激光声带切除术对于早期声门型喉癌患者嗓音的影响。回顾性分析 40 例接受 CO_2 激光治疗早期声门型喉癌患者的术前、术后临床资料，对患者进行术前及术后的嗓音障碍指数（VHI）简化中文版（VHI-13）量表评分。结果发现，所有患者术后 8 ~ 97 个月进行嗓音评估，其中存活率为 100%，无局部复发及明显术后并发症。喉癌患者术后与健康对照比较，基频（F0）、基频微扰（jitler）、振幅微扰（shimmer）和最长发声时间（MPT）差异均有统计学意义。累及前连合组较未累及前连合组基频微扰和振幅微扰指标差异均有统计学意义。VHI 评分提示，早期声门型喉癌患者术前大部分处于重度嗓音障碍，术后大部分处于中度嗓音障碍。喉癌患者术后与健康对照相比，健康对照 VHI 评分总分、生理、心理和情感分数较低，喉癌患者术前术后 VHI 总分、生理评分都较低，差异均有统计学意义。结果提示，CO_2 激光手术治疗早期声门喉癌患者，术后存活率高，复发率低，并发症少；CO_2 激光手术导致明显声学参数改变；患者术后声音质量与是否累及前连合等因素相关；早期声门喉癌患者 CO_2 激光术后 VHI 总分、生理评分优于术前。图 23-3 所示，激光手术术后并发症总体较少，但是仍可出现前连合粘连、室带过度代偿等并发症。

3. 长脉冲激光治疗深部皮肤血管瘤　陈深等探讨长脉冲激光治疗深部皮肤血管瘤和静脉畸形后激光治疗态维护的临床意义。分析深部皮肤血管瘤和静脉畸形病例 150 例，在实施磁共振血管成像（MRA）诊断定位，结合体表皮肤控低温条件下行高能量、大剂量长脉冲激光治疗，随机分为 A、B 和 C 组。结果发现，经过 8 ~ 12 次治疗，A 组医学冷敷 30 min，血管瘤和静脉畸形治愈率 36.0%，显效率 36.0%，有效率 28.0%，总有效率 100.0%，出现水泡 4 例，有轻微色素沉着 9 例，不良反应率 18.0%。B 组医学冷敷为 4 h，治愈率 50.0%，显效率 38.0%，有效率 12.0%，总有效率 100.0%，出现水泡 3 例，轻微色素沉着 7 例，不良反应率 14.0%。C 组医学冷敷为 7 h 以上，治愈率 68.0%，显效率 22.0%，有效率 10.0%，总有效率 100.0%，出现水泡 2 例，轻微色素沉着 2 例，不良反应率 4.0%。发生水泡病例其治愈后有出现轻微瘢痕或色素沉着现象。结果提示，体表皮肤控低温条件下可行高能量、大剂量长脉冲激光治疗深部皮肤血管瘤和静脉畸形，激光治疗后"激光治疗态"的保持和维护，可延长瘤体内光热凝固作用时间，减缓血流再通时间，减少瘤体周围组织反应和不良反应发生，提高治疗效果。

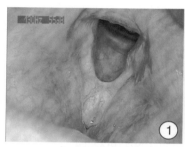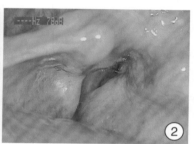

图 23-3　声门型喉癌患者激光术后，① 前连合粘连，② 室带过度代偿

4. 近红外激光实现深部原位肺肿瘤光动力和光热协同治疗　2020 年 6 月，中国科学院上海光学精密机械研究所强场激光物理国家重点实验室研究团队在实验中采用黑磷纳米片复合材料，在近红外激光的诱导下，实现了局域表面等离子体增强的深部原位肺肿瘤光动力和光热的协同治疗。作为一种新型的二维材料，黑磷纳米片以其独特的二维层状结构和 0.3 ~ 2.0 eV 的层间带隙引起了人们的广泛关注。近年来，黑磷纳米片被广泛应用于光动力治疗（PDT）、光热治疗（PTT）以及载药释药等医疗研究领域。然而，黑磷纳米片在生物组织的光学透明窗口中的弱光吸收限制了具有强氧化性的单线态氧的产生和 PTT 治疗深部肿瘤的效率。将黑磷纳米片与其它纳米材料相结合，可以提高黑磷纳米片的 PDT 和 PTT 效率。但是，该方法目前鲜有报道。此外，黑磷纳米片具有良好的生物兼容性，并且在生物体内可以降解为对人体有益的磷酸根，无长期生物毒性。

该研究团队同香港中文大学合作，通过在黑磷纳米薄片（BPNS）上组装金纳米双锥（GNBP）开发了一种新型纳米复合材料（BPNS–GNBP）。这种纳米复合材料可以通过金纳米双锥局部表面等离子体共振，在肿瘤治疗中同时提高黑磷纳米薄片的具有强氧化性的单线态氧的生成和光热转换效率。基于该双模态光治疗功能，BPNS–GNBP 在体内外均表现出良好的抑瘤效果（图 23-4）。研究结果表明，BPNS–GNBP 有望作为一种双模态光治疗剂用于增强癌症治疗。

二、不同种类激光治疗肿瘤

（一）CO_2 激光治疗

CO_2 激光治疗是近年来临床运用广泛的医用激光治疗手段，属于中红外线波段，是一种经分子气体激光器发出的激光，具有高单色性、相干性良好和能量转换率高等特点。临床上可将 CO_2 激光束聚焦后形成极小的光斑，功率密度高度聚集，局部温度达 $200 \sim 1000℃$，光斑处的高温及一定的压强对病变组织有切割及气化功能，并可将暴露于切口处的毛细血管封闭，促使术中切割相关病变部位少出血，甚至不出血。由于 CO_2 激光治疗的微损伤、止血效果好、功能保全好、术野清晰及无机械损伤的特点，目前已被广泛应用于尖锐湿疣、声门癌、喉癌、咽喉部血管瘤、咽喉接触性肉芽肿块和面部疤痕的治疗，疗效理想。

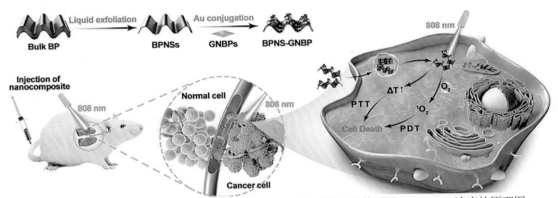

图 23-4 BPNS-GNBP 纳米复合材料的制备和局域表面等离子体增强 PDT-PTT 治疗的原理图

研究者采用 CO_2 微创激光手术治疗 36 例患者咽喉良性肿瘤，另外采用传统手术切除治疗 46 例患者作为对照。CO_2 微创激光手术后 6 个月和 12 个月的临床疗效均明显优于对照组患者（$P < 0.05$），手术时间、术中出血量及住院时间也均明显低于对照组患者（$P < 0.05$）。结果提示，CO_2 激光治疗咽喉良性肿瘤，疗效更佳，且手术时间短，术中出血量少，住院时间短，值得应用。

黄少鹏等对支撑显微喉镜下通过 CO_2 激光微创手术治疗早期声门型喉癌的疗效进行回顾性分析。激光手术后随访 $25 \sim 96$ 个月，喉功能保留率为 96.70%，复发率为 11.0%。5 年整体生存率为 93.2%，局部区域（喉 + 颈部淋巴结）5 年控制率（无肿瘤复发和转移的比率）为 86.7%。由此说明，采用这种方法治疗早期声门型喉癌的疗效可靠，具有创伤小、喉功能保全好、恢复快和并发症少的优点。

金丹等探讨支撑喉镜下 CO_2 激光微创手术治疗喉肿瘤的临床疗效。回顾性分析喉肿瘤患者 45 例，其中 CO_2 激光微创手术治疗 20 例，传统开放性手术治疗 25 例。结果发现，采用 CO_2 激光微创手术治疗 T1 和 T2 期患者，手术时间、出血量、VAS 疼痛评分、住院时间和住院费用均明显少于传统开放性手术。结果证实，支撑喉镜下 CO_2 激光微创手术较传统开放手术对 T1/T2 期喉肿瘤的临床疗效确切，值得临床应用推广。

（二）钬激光治疗

近年来，钬激光凭借其良好的切割和电凝作用、组织穿透深度浅及热损伤小等优点，在泌尿系统和颅内肿瘤治疗中得到广泛推广，特别是在非肌层浸润性膀胱癌（NMIBC）患者的治疗获得较为理想的治疗效果。

王志等将 NMIBC 患者分为 A 组及 B 组，每组各 50 例。A 组患者采用经尿道膀胱肿瘤钬激光切除术（HOLRBT）治疗，B 组患者采用经尿道膀胱肿瘤电切术（TURBT）治疗。结果显示，B 组患者的手术时间、术中出血量、膀胱冲洗时间、术后住院时间及尿管留置时间均少于 A 组（$P < 0.05$）；术后并发症发生率明显低于对照组（$P < 0.05$）。术后 3 d，B 组患者血清多肽生长因子、肿瘤特异性生长因子水平明显低于 A 组，而血浆纤维蛋白原水平明显高于 A 组（$P < 0.05$）。结果提示，与 TURBT 比较，采用 HOLRBT 方法治疗 NMIBC 可显著降低患者手术创伤，安全有效，并可加快患者的康复速度。邓晓俊等也系统评价经尿道钬激光切除术治疗 NMIBC 的有效性和安全性，证实其具有操作简单，对膀胱组织损伤小，术中出血少，是一种疗效安全可靠的微创术式。

研究者徐宝海比较经尿道钬激光与传统电切术治疗 NMIBC 的疗效，发现激光手术时间长，术中失血量、住院时间和导管留置时间均显著优于电切术（$P < 0.01$），总并发症发生率、膀胱冲洗率和术后 1 年内肿瘤复发率显著低于电切术（$P < 0.05$），疾病控制率和总有效率显著高于电切术（$P < 0.05$）。结果提示，经尿道钬激光切除术治疗 NMIBC 的疗效优于传统电切术治疗，并发症较少，远期生存率较高。

研究者探讨超声微泡造影剂联合经尿道钬激光膀胱肿瘤切除术的效果，发现患者手术时长、术中出血量、住院时间、留置尿管时间以及膀胱冲洗时间均明显降低，术后 3 个月、6 个月和 1 年生存率明显增加，患者的闭孔神经反射、尿道狭窄、膀胱痉挛以及血钠水平降低等并发症明显减少，证实这种治疗手段效果好，术后复发率、并发症的发生率低，创伤小，明显延长了患者的生存时间。

梁昌景等对比表浅层膀胱癌应用经尿道钬激光膀胱肿瘤切除术与经尿道膀胱肿瘤电切术的治疗效果。结果发现，与经尿道膀胱肿瘤电切术比较，实施经尿道钬激光膀胱肿瘤切除术患者的肝细胞生长因子（HGF）和肿瘤特异性生长因子（TSGF）水平明显降低，纤维蛋白原（Fib）水平明显增高；术中出血量明显减少，膀胱冲洗时间、尿管留置时间和住院时间明显缩短，白细胞介素 6（IL-6）、IL-8、IL-10 和肿瘤坏死因子（TNF-α）水平明显降低；并发症发生率明显降低。结果提示，经尿道钬激光膀胱肿瘤切除术在表浅层膀胱癌的临床治疗中，既可改善血清指标及炎症因子水平，又可缩短患者住院时间，降低并发症发生率，治疗效果较高。

贾卫华等观察神经内镜辅助钬激光疗法与立体定向放射疗法治疗颅内肿瘤的临床效果。对照组行立体定向放射治疗，观察组行神经内镜辅助钬激光治疗。结果发现，观察组治疗总有效率（92.5%）明显高于对照组（72.5%，$P < 0.05$），并发症发生率（10.0%）明显低于对照组（27.5%，$P < 0.05$），6 个月和 12 个月生存率（95.0% 和 77.5%）明显高于对照组（85.0% 和 62.5%，$P < 0.05$），生活质量显著优于对照组（$P < 0.05$）。结果提示，在颅内肿瘤治疗中，选择神经内镜辅助钬激光疗法，疗效确切，安全性高，能有效改善预后，提高患者生存率及生活质量。

（三）绿激光治疗

绿激光是波长为 1064 nm 的氮氖激光穿过磷化钠钛晶体后转化为波长 532 nm 的绿色可见光，其能量可被组织中的血红蛋白选择性吸收，汽化组织后可产生厚约 1～2 mm 的凝固层，可使肿瘤周围的血管及淋巴管封闭，避免肿瘤的播散，且术中基本不出血；手术视野及组织结构清晰，有助于精细操作，彻底切除肿瘤。

1. 经尿道膀胱肿瘤绿激光汽化术治疗膀胱尿路上皮癌　张志华等探讨经尿道膀胱肿瘤绿激光汽化术（PVBT）治疗膀胱尿路上皮癌的疗效及安全性。其中，NMIBC 405 例，肌层浸润性膀胱癌（MIBC）117 例。PVBT 治疗后膀胱灌注表柔比星，其中 MIBC 患者联合术后静脉化疗（吉西他滨 + 顺铂）。结果发现，NMIBC 组住院时间（7.32 ± 1.28）d，手术时间（27.08 ± 5.36）min，留置尿管时间（2.42 ± 0.34）d；术后随访 12~60 个月，复发 38 例（9.4%），其中 3 例行根治性膀胱切除术，余 35 例再次行 PVBT；405 例患者全部存活。MIBC 组住院时间（26.18 ± 1.92）d，手术时间（38.32 ± 6.54）min，留置尿管时间（2.72 ± 0.85）d，术后随访 12~60 个月，复发 19 例（16.2%），4 例患者行根治性膀胱切除术，余 15 例再次行 PVBT；复发者中有 6 例死于膀胱癌远处转移（2 例肺转移，4 例骨转移），余 111 例存活。结果提示，PVBT 是安全、有效的手术方式，尤其适用于 NMIBC 及不能或不愿行根治性膀胱切除术的 MIBC 患者。

2. 绿激光治疗膀胱尿路上皮癌　李勇等选择绿激光治疗膀胱尿路上皮癌，对照组采用经尿道膀胱肿瘤电切术。结果证实，绿激光治疗膀胱尿路上皮癌创伤小、出血量少，临床不良反应少，复发率低，效果优于传统的尿道膀胱肿瘤电切术，是治疗膀胱尿路上皮癌有效方法。

3. 经尿道膀胱肿瘤直束绿激光剜除术治疗非肌层浸润性膀胱癌　研究者李慎谟观察经尿道膀胱肿瘤直束绿激光剜除术（FGLEBT）治疗非肌层浸润性膀胱癌（NMIBC）的疗效及安全性。使用随机双盲法将 84 例 NMIBC 患者分为对照组和观察组，各 42 例。对照组接受经尿道膀胱肿瘤电切术（TURBT）治疗，观察组接受 FGLEBT 术治疗。结果发现，两组患者住院时间组间差异无统计学意义；但观察组手术时、术中出血量和尿管留置时间水平均明显低于对照组；术后 3 d，观察组白细胞和 C 反应蛋白水平明显低于对照组；观察组术后并发症发生率 4.76%，明显低于对照组 21.43%。结果证实，FGLEBT 术治疗 NMIBC 临床疗效和安全性均优于 URBT 术，可作为临床首选术式。

金纳米颗粒利用绿色激光加热而改善其穿透并破坏恶性细胞的能力。2020 年 4 月，美国纽约大学等机构研究者在 *Chemistry* 杂志发文，开发了一种新型的一步合成方法来获取水稳定性且便于使用的金纳米颗粒，这些纳米颗粒能利用简单的绿色激光加热，从而能改善其穿透并破坏恶性细胞的能力，同时还能帮助释放化疗药物；这些纳米颗粒的独特设计还能降低药物的不良反应并潜在改善患者的生活质量。研究者简单地将三苯基膦金氯化物盐水溶液在微波辐射下加热，制备出了三苯基膦功能化的金纳米颗粒，其表面覆盖有三苯基膦分子的生物兼容性金纳米颗粒，能优先穿过癌细胞，当将纳米颗粒加热后，金纳米颗粒的细胞杀伤性得到明显改善；当使用绿色激光照射照射癌细胞时，联合疗法有望提高对癌细胞的杀伤能力。由于纳米颗粒能够被限制在癌变组织区域，吸收的激光能量所产生的热量会使局部温度升高，从而释放药物来杀灭癌细胞，同时不会损伤癌细胞周围的正常组织。因此，这种新型的纳米颗粒实际上是一种加热制剂和药物运输系统，药物包被的颗粒能够通过抑制癌细胞的黏附和侵袭表现出更强的抗癌细胞转移潜能。

除了环保和经济性之外，这种新方法还为后期研究者进一步开发新型磷化功能性纳米颗粒提供了一定的可能性。这种方便的水溶性纳米颗粒拥有一种可编程的抗癌药物释放能力以及 pH/ 光热双重响应能力，在杀灭癌细胞的同时不会损伤健康的细胞。

（四）Nd:YAG激光治疗

Nd:YAG为钇铝石榴石晶体，晶体内Nd原子含量为0.6% ~ 1.1%，属于固体激光，可激发脉冲激光或连续式激光，发射激光为红外线波长1.064 μm。Nd:YAG激光器的手持件上装配好各种类型的宝石刀头后，成为接触式激光刀，其操作的灵活度和切割能力大大提高，且对周围组织的热损害范围小于0.2 mm，与CO_2激光器相近，远低于电刀的不规则热损伤（0.5 ~ 10 mm），特别是对手术野狭小、位置深在的肿瘤就更加显示出其优势。

范益民等观察接触式Nd:YAG激光显微手术治疗髓内肿瘤的疗效，应用美国1992年脊髓损伤协会（ASIA）提出的脊髓损伤标准评分进行统计分析。对所有脊髓髓内肿瘤患者随机分为A组和B组，其中A组接受常规显微手术，B组接受接触式激光器配合显微手术。对两组治疗前后，术后3个月与术前评分差异有统计学意义（$P < 0.001$）。结果证实，接触式Nd:YAG激光可以精确地切除和汽化髓内肿瘤，减少副损伤；如配合显微手术，比单纯使用显微手术，增加脊髓髓内肿瘤的切除率和术后功能好转率，术后6个月内脊髓功能恢复良好，6个月后病情趋于稳定。

经尿道切除表浅非浸润型膀胱肿瘤是目前临床广泛应用的腔内泌尿外科手术方法之一，对于电切及种类繁多的激光，Nd:YAG激光为基层医院开展手术的首选。观察的33例膀胱表浅非浸润型肿瘤患者全部手术1次成功，未出现闭孔神经反射、膀胱穿孔及肿瘤残留，无输血病例。术后随访27例患者（占81%）1 ~ 7年，复发2例（占6%），行2次激光切除治疗。结果说明，经尿道Nd:YAG激光治疗表浅非浸润型膀胱肿瘤是一种简便、安全和有效的手术方法。

（五）红激光治疗

在波长980 nm的红激光，恰好为冲洗液和血液混合的吸收峰值上，能被水和血红蛋白同时且平衡地吸收，止血效果是所有激光中最佳的。姜亚卓等对无法行根治性手术的肾盂、输尿管上皮肿瘤患者进行腔内红激光治疗，评价其有效性与安全性。结果发现，13例患者中，肾盂肿瘤行经皮肾镜激光手术9例，输尿管肿瘤行输尿管镜激光手术4例，平均手术时间分别为（47.22 ± 6.25）和（25.0 ± 4.84）min；平均出血量分别约为（133.3 ± 24.9）和（40.0 ± 7.07）ml；血尿及肾积水得到控制，5例呈现局部进展，1例术后10个月死亡；未出现严重并发症。结果提示，对于特殊情况下的肾盂、输尿管肿瘤患者，腔内红激光手术具有创伤小、止血效果好，可以姑息性切除肿瘤，降低肿瘤负荷，保护肾脏功能，也能减缓肿瘤进展，可以作为这一类患者的首选治疗方案。

研究者通过对无法行根治性手术的上尿路上皮肿瘤患者进行腔内红激光治疗情况，评价该术式的有效性与安全性。对收治的肾盂、输尿管肿瘤，其中13例行腔内激光手术治疗。结果发现，13例患者中，肾盂肿瘤行经皮肾镜激光手术9例，输尿管肿瘤行输尿管镜激光手术4例，平均手术时间分别为47.22 ± 6.25 min和25.0 ± 4.84 min；平均出血量分别为133.3 ± 24.9 ml和40.0 ± 7.07 ml；血尿及肾积水情况得到控制，5/13例呈现局部进展，1/13例术后10个月死亡；未出现严重并发症。结果提示，对于特殊情况下的肾盂、输尿管肿瘤患者，腔内激光手术具有创伤小，止血效果好，可以姑息性切除肿瘤,降低肿瘤负荷,保护肾脏功能,也能减缓肿瘤进展,可以作为这一类患者的首选治疗方案。

(六)半导体激光治疗

半导体激光是成熟较早、进展较快的一类激光器,由于其波长范围宽、制作简单和成本低,易于大量生产,并由于体积小、重量轻和寿命长,品种多,应用范围广。1470 nm 半导体激光为新型手术激光,与钬激光、绿激光等相比,具有血红蛋白吸收性及水吸收性双重特性,同时具有良好止血效果及强大的汽化切割功能,可精确地切割组织,正常组织损伤小,为治疗膀胱肿瘤提供了一种新型选择。

杨茂林等将收治的 216 例浅表性膀胱肿瘤患者分别行 1470 nm 半导体激光和等离子电切术治疗。结果发现,激光组的手术时间、术中出血量、留置尿管时间及术后住院时间均明显小于电切组,且术中和术后 6 h 的血肾上腺素、去甲肾上腺素及血管紧张素 II 水平均明显低于电切组($P < 0.05$)。激光组未发生闭孔神经反射和膀胱穿孔,总并发症发生率为 5.1%,术后 24 个月膀胱肿瘤复发率为 7.1%;电切组闭孔神经反射发生率为 7.6%,膀胱穿孔发生率为 1.7%,总并发症发生率为 15.3%,术后 24 个月膀胱肿瘤复发率为 17.8%;激光组的上述指标均明显低于电切组($P < 0.05$)。结果提示,1470 nm 半导体激光手术治疗非浸润性膀胱肿瘤临床疗效确切,操作简单,术后并发症发生率低,安全性高,中远期复发率低,且对患者应激水平影响小。

杨荣权等探讨 1470 nm 半导体激光联合阿帕奇醌膀胱灌注治疗浅表性膀胱肿瘤的疗效。将浅表性膀胱癌患者随机分为半导体激光联合阿帕奇醌灌注方案组(阿帕奇醌灌注组)和半导体激光联合吡柔比星方案组(吡柔比星灌注组),每组均为 56 例,同时进行为期 12 ~ 36 个月的随访观察。结果发现,阿帕奇醌膀胱灌注组和吡柔比星灌注组的 1 年复发率分别为 5.36% 和 19.64%;36 个月累计复发率分别为 8.93% 和 26.79%,阿帕奇醌膀胱灌注组 1 年复发率及 36 个月累积复发率显著低于吡柔比星灌注组($P < 0.05$)。阿帕奇醌膀胱灌注组无复发生存时间(30.06 ± 2.38)个月显著高于吡柔比星灌注组(23.42 ± 4.05)个月($P < 0.05$)。结果证实,与 1470 nm 半导体激光联合吡柔比星灌注治疗相比,激光治疗联合阿帕奇醌膀胱灌注治疗浅表性膀胱肿瘤有更低的近期及远期复发率和更好的生存时间,同时不良反应易于耐受,是膀胱浅表性肿瘤的一种理想治疗手法。

杨成林等探讨肿瘤基底黏膜下吉西他滨溶液扩张辅助 1470 nm 半导体激光经尿道肿瘤整块切除术治疗 NMIBC 的疗效及安全性。NMIBC 患者行肿瘤基底黏膜下吉西他滨溶液扩张辅助激光经尿道肿瘤整块切除术(观察组)30 例,行经尿道膀胱肿瘤切除术(对照组)32 例。结果发现,术中闭孔神经反射发生率、术后膀胱冲洗时间、术后留置尿管时间和住院时间,观察组均优于对照组($P < 0.05$)。0.5、1 和 1.5 年无肿瘤复发生存率,观察组分别为 96.7%、93.3% 和 90.0%,对照组分别为 87.5%、75.0% 和 68.8%($P = 0.042$)。结果提示,肿瘤基底黏膜下吉西他滨溶液扩张辅助 1470 nm 激光经尿道肿瘤整块切除术治疗 NMIBC,安全有效。

(七)激光免疫疗法药物治疗头颈部肿瘤

新华社东京 2020 年 9 月 30 日电,日本厚生劳动省日前批准了一款全球首个激光免疫疗法药物用于治疗头颈部恶性肿瘤,希望激光免疫疗法成为癌症治疗的新选择。据报道,日本乐天医疗公司研发的 Akalux 新型癌症药物获批，用药对象是手术无法切除的头颈部恶性肿瘤患者。与这款药物联合使用的 BioBlade 激光系统也已获批。Akalux 包含攻击癌细胞的抗体和能对激光产生反应的化学物质，通过输液给患者用药，在药物和癌细胞结合后，再向患者照射近红外激光，激活药物中的抗体，从而达到破坏癌细胞的目的。这种治疗方法称为光免疫疗法。在日本和美国进行的临床试验中，Akalux 的安全性和一定的有效性得到确认。另据《每日新闻》报道，这款药物在美国进行临床试验时，患者虽然出现疼痛和浮肿等症状，但没有出现被认为是该药物引起的严重不良反应。

（八）美容激光辐射增强免疫检查点抑制剂的抗肿瘤反应

2021 年 2 月，美国麻省总医院（MGH）在 *Sci Transl Med* 杂志发文，发明的一种美容激光可能提高某些抗肿瘤疗法的有效性，并将其使用范围扩大到更多不同形式的癌症，这种策略在小鼠身上进行了测试和验证。

免疫检查点抑制剂是增强免疫系统对各种癌症反应的重要药物，但只有某些患者能从这些药物中获益。这些患者的癌细胞往往具有多种突变，这些突变被免疫系统识别为外来物，从而诱发炎症反应。为了扩大免疫检查点抑制剂对更多患者的益处，在免疫原性差的免疫检查点抑制剂无法起作用的黑色素瘤小鼠进行实验发现，将黑色素瘤细胞暴露在紫外线辐射下，会发生更多的突变，从而使免疫检查点抑制剂更有效地增强对黑色素瘤的免疫反应。出乎意料的是，这种增强的免疫反应包括对肿瘤中非突变蛋白的免疫攻击，这一过程被称为"表位扩散（epitope spreading）"。表位扩散可能很重要，这是因为许多人类癌症的突变数量并不高，相应地对免疫疗法的反应也不好，所以一种能够安全地靶向非突变蛋白的治疗方法可能很有价值。

于是，研究者试图寻找一种替代品来替代紫外线辐射后由突变引发的反应，这是因为将突变添加到患者的肿瘤中作为一种治疗策略可能并不安全。研究发现，使用 MGH 开发的美容激光，也就是点阵激光（fractional laser）照射到肿瘤上后，可以引发一种模拟突变存在的局部炎症，强烈增强对非突变肿瘤蛋白的免疫攻击，从而治愈许多小鼠所患的对免疫疗法没有反应的肿瘤。研究结果表明，使用这样的激光方法，或其他优化靶向肿瘤上非突变蛋白靶标的免疫反应的方法，可能会使免疫检查点抑制剂对目前无法治愈的癌症有效。

三、肿瘤的激光消融治疗效果

（一）激光消融治疗肿瘤

激光消融主要治疗肿瘤。相对于传统外科肝叶切除手术，经皮激光热消融能够产生很好的临床效果，其严重并发症发生率仅 1.26%。在治疗小肝细胞癌方面，目前认为激光热消融的切除率与外科手术相似，对于肿瘤个数 ≤ 3 个，单个结节 ≤ 3 cm，或肿瘤直径在 5 cm 以下，Child 分级 A ~ B 级，且无其他严重肝外系统疾病者，都可以进行激光热消融治疗。

对于直径 3 cm 以下的结节，激光热消融往往可达到完全消融的效果，肿瘤灶残余与复发的概率很低。在乳腺非小叶性恶性肿瘤中，直径小于 2 cm 结节的完全消融率约 88%，大于 2 cm 则疗效不佳。此外，激光消融在甲状腺及肾上腺肿瘤的治疗当中也有一定应用。研究发现，激光消融与射频消融，认为两种方法 1、3 和 5 年生存率无显著差异，而对于 Child A 级且肿瘤结节直径小于 2.5 cm 的患者，射频消融治疗后的生存率高于激光消融。

消融治疗需要在影像设备导向下进行。目前，应用的影像导向及监控技术包括 X 射线、CT、MRI 和超声，主要根据影像设备显示病灶的能力选择影像技术，目的是提供最佳穿刺途径和显示病变附近的主要结构，使治疗效率最大化，风险最小化；此外，操作者技术以及治疗成本 - 效果比也是影响临床选择的重要因素。

（二）激光消融治疗肿瘤的有效性和安全性

熊琨等通过 PubMed、CBM 和 CNKI 数据库的检索与文献，筛选纳入符合要求的临床研究文献，分析激光消融或其联合治疗的安全性和有效性。结果发现，激光消融及其联合治疗原发性肝癌有其特点和较好的有效性与安全性，但激光消融治疗原发性小肝癌与手术切除相比无明显优势。

另外，研究者评价超声引导下经皮激光消融治疗复发性甲状腺乳头状癌颈部转移淋巴结的安全性及有效性。术后随访 32.22 ± 6.26 个月，末次随访复查时消融区最大径及体积明显小于治疗前淋巴结最大径及体积（$P < 0.001$）。术后仅 1 例发生喉返神经损伤，于 3 个月内自行恢复；其余患者均无颈部血肿、局部感染或气管及食管损伤等严重并发症。研究结果提示，超声引导下经皮激光消融治疗是一种安全、有效的治疗复发性甲状腺乳头状癌颈部转移淋巴结的方法。

（三）超声引导的激光消融治疗

1. 经皮激光消融　目前，采用 Nd:YAG 激光，输出激光波长为 1064 nm，光纤直径为 0.3 mm，输出功率最高可到 10 W 的连续激光，利用该波长对肿瘤组织良好的凝固特性，从而将使肿瘤组织消融，导致其失去生物活性，其消融效果较显著。目前，已经商品化的激光产品和超声仪结合在一起，通过超声的引导，将 21G 穿刺针穿刺到消融部位，并将光纤导入穿刺针到达消融部位进行激光消融，该设备最多可接 4 根光纤进行同步消融，以增大消融范围。

甲状腺乳头状癌是临床上分化型甲状腺癌的最常见类型，对其术后颈部复发转移淋巴结常需进行手术清扫；但术后由于局部解剖结构改变、组织粘连等原因，致使淋巴结清扫难度增加，且并发症发生率升高。采用超声引导经皮激光消融治疗甲状腺微小乳头状癌。术后 1、3、6、12 个月及以后每 6 个月，超声检查随访。所有患者经皮激光消融治疗成功，未发生严重并发症，病灶的最大径和体积缩小，平均体积缩小率为 94.3%；48（78.7%）个病灶完全消失，13（21.3%）个病灶呈瘢痕样改变。术后可见坏死组织及炎性细胞，未见肿瘤细胞。1 例患者术后 30 个月发现颈部淋巴结转移，行手术治疗。结果提示，超声引导经皮激光消融治疗甲状腺微小乳头状癌是安全可靠、有效的局部治疗方法。

2. 治疗甲状腺乳头状癌及甲状腺结节　甲状腺乳头状癌恶性程度低，预后情况较好，但仍存在局部复发风险。研究者探讨超声引导激光消融对甲状腺乳头状癌局部复发的治疗效果。应用激光消融治疗后 12 个月，结节体积和直径降低，癌肿逐渐缩小，结节回声消失和血流信号消失的比率降低；血清甲状腺球蛋白水平呈逐渐下降趋势。结果提示，超声引导激光消融具有安全性高、预后好、创伤小和恢复速度快的优点，可有效治疗甲状腺乳头状癌局部复发，可作为甲状腺乳头状癌局部复发患者手术方式的一种选择。

甲状腺结节的治疗方式包括口服左旋甲状腺素片、乙醇注射硬化治疗、激光消融术和手术治疗等，其中激光消融术以其微创、疗效确切等优势，得到了临床广泛应用。研究者应用超声造影在甲状腺结节激光消融术中、术后，完全消融率达 100%，术后喉返神经损伤、声音嘶哑和颈部疼痛发生率均明显降低；术后 6 个月甲状腺激素水平未见明显变化，其结节体积明显降低。提示，超声造影的围术期应用能够提高完全消融率、降低并发症及减少甲状腺功能波动，为术后疗效判断及复发风险评估提供一定指导。

3. 治疗小肝癌　肝癌是一种常见的恶性肿瘤，随着体检和诊断技术的提高，越来越多的小肝癌被早期发现。小肝癌是指单个癌结节 < 3 cm 或相邻两个癌结节直径之和 < 3 cm。通过超声引导下对不同大小、不同部位的小肝癌进行消融治疗，探讨激光消融在高危部位小肝癌消融治疗的临床价值。结果显示，≤ 1 cm 组、1 ~ 2 cm 组和 2 ~ 3 cm 组病灶的完全消融率分别为 100%、86.4% 和 82.7%。高危组和非高危组病灶的完全消融率分别为 85.7% 和 92.1%，并发症发生率分别为 9.1% 和 5.7%。激光消融可较好地运用于高危部位小肝癌进行消融治疗。

曲君君研究证实，超声造影辅助激光消融术在治疗小肝癌中，其术后并发症发生率明显降低，但复发率与对照组差别不显著，认为超声造影辅助激光消融术治疗小肝癌的效果显著，具有创伤性小、恢复快等优势，可以降低术后并发症发生率，在条件允许情况下，其可以代替开腹手术进行治疗。

潘东英等观察超声引导下激光消融和射频消融治疗小肝癌治疗 1 个月后的消融效果，血清甲胎蛋白（AFP）和癌胚抗原（CEA）水平及术后不良反应。结果证实，二种治疗方法均是治疗小肝癌的有效方法，但激光消融操作简便、可重复性强，在操作方面更具有优势。

4. 治疗前列腺癌　前列腺癌是老年男性常见恶性肿瘤之一，在我国虽处于低发病率国家，但近年来发病率不断上升的趋势。陈旖旎等回顾性分析 1 例超声引导下经会阴前列腺癌激光局部消融的治疗技术及其临床疗效。患者术后无明显并发症，2 年随访期间前列腺特异性抗原（prostate-specific antigen，PSA）逐步降至并维持在较低水平，影像学检查未见明显复发征象。因此，激光消融治疗前列腺癌前景乐观，但仍需大样本多中心前瞻性研究对其安全性及疗效进行评价。

参考文献

[1] Galanzha EI, Menyaev YA, Yadem AC, et al. In vivo liquid biopsy using Cytophone platform for photoacoustic detection of circulating tumor cells in patients with melanoma. Sci Transl Med. 2019,

11(496):eaat5857.

[2] Winkelman JD, Anderson CA, Suarez C, et al. Evolutionarily diverse LIM domain–containing proteins bind stressed actin filaments through a conserved mechanism. Proc Natl Acad Sci USA, 2020, 117(41):25532–25542.

[3] 刘泽赋, 刘卓炜. 激光技术在非肌层浸润性膀胱肿瘤中的治疗进展. 肿瘤学杂志, 2017, 23(7):587–592.

[4] Hu S, Yang Y, Jiang B, et al. Treatment of condyloma acuminatum using the combination of laser ablation and ALA–PDT. Photodiagnosis Photodyn Ther, 2019, 25:193–196.

[5] Yunanto A, Wahyudi I, Hamid ARAH, et al. Zero ischaemia open partial nephrectomy using thulium laser in pediatric renal tumor: A first experience. Urol Cas Rep, 2018, 19:45–47.

[6] Lu M, Liu X. Comparison of green light laser photoselective vaporization and thulium laser enucleation for nonmuscle invasive bladder cancer. Photomed Laser Surg, 2018, 36(7):383–385.

[7] 莫海兰, 方红雁, 高明华, 等. 激光与放射治疗 T1 声门型喉癌的系统评价及 Meta 分析. 中国医学文摘耳鼻咽喉科学, 2016, 31(4):176–180.

[8] 潘晓菲, 王军, 肖洋. CO_2 激光治疗早期声门型喉癌嗓音分析. 临床耳鼻咽喉头颈外科杂志, 2020, 34(2):162–165.

[9] Zhou W, Jiang S, Zhan W, et al. Ultrasound–guided percutaneous laser ablation of unifocal T1N0M0 papillary thyroid microcarcinoma: Preliminary results. Eur Radiol, 2017, 27(7):2934–2940.

[10] 张璐, 彭艳, 周伟, 等. 超声引导经皮激光消融治疗甲状腺微小乳头状癌的疗效. 外科理论与实践, 2017, 22(5):433–437.

[11] Cheng Z, Yu X, Han Z, et al. Ultrasound–guided hydrodissection for assisting percutaneous microwave ablation of renal cell carcinomas adjacent to intestinal tracts: a preliminary clinical study. Int J Hyperthermia, 2018, 34(3): 315–320.

[12] 潘国强, 李雄英, 王红艳, 等. 超声引导激光消融治疗甲状腺乳头状癌的价值. 中国现代医学杂志, 2018, 28(28):117–121.

[13] Zhou W, Jiang S, Zhan W, et al. Ultrasound–guided percutaneous laser ablation of unifocal T1N0M0 papillary thyroid microcarcinoma: preliminary results. Eur Radiol, 2017, 27(7):2934–2940.

[14] Zhao CK, Xu HX, Lu F, et al. Factors associated with initial incomplete ablation for benign thyroid nodules after radiofrequency ablation: first results of CEUS evaluation. Clin Hemorheol Microcirc, 2017, 65(4):393–405.

[15] Mauri G, Cova L, Monaco CG, et al. Benign thyroid nodules treatment using percutaneous laser ablation (PLA) and radiofrequency ablation (RFA). Int J Hyperthermia, 2017, 33(3):295–299.

[16] Cervelli R, Mazzeo S, Denapoli EL, et al. Radiofrequency ablation in the treatment of benign thyroid nodules: an effcient and safe alternative to surgery. J Vasc Interv Radiol, 2017, 28(10):1400–1408.

[17] 胡健，宋倩，周宇微，等．超声造影在甲状腺结节激光消融术中及术后指导价值分析．现代仪器与医疗，2018, 24(5):4–5,3.

[18] 杨继志，黄永潮，杨家瀚，等．CO_2 激光治疗喉部良性肿瘤患者的疗效观察．中国肿瘤临床与康复，2018, 25(11):1343–1346.

[19] 金丹，李巍，王洪江，等．CO_2 激光微创手术治疗喉肿瘤的临床疗效分析．徐州医科大学学报，2020, 40(1):65–67.

[20] 王志，申凯，王耀东．经尿道膀胱肿瘤钬激光切除术及经尿道膀胱肿瘤电切术治疗非肌层浸润膀胱癌临床疗效观察．创伤与急危重病医学，2018, 6(4):208–210.

[21] 邓晓俊，刘峰，王伟峰，等．经尿道钬激光切除术治疗非肌层浸润性膀胱癌临床疗效分析．国际泌尿系统杂志，2016, 36(1):74–76.

[22] 徐宝海．经尿道钬激光与传统电切术治疗非肌层浸润型膀胱肿瘤的疗效比较．实用临床医药杂志，2018, 22(24):105–108.

[23] 赵华才，王志刚，梁亮，等．应用超声微泡造影剂联合经尿道钬激光膀胱肿瘤切除术的效果及对患者生存时间的影响．现代肿瘤医学，2019, 27(1):92–95.

[24] 梁昌景，潘建海，吴扬，等．经尿道钬激光膀胱肿瘤切除术与经尿道膀胱肿瘤电切术治疗表浅层膀胱癌的效果对比．中国当代医药，2018, 25(35):59–61.

[25] 张志华，陈雅童，李昭夷，等．绿激光汽化术治疗膀胱肿瘤 522 例临床观察．天津医药，2017, 45(9):976–979.

[26] 李勇，徐志刚，程文广．尿道膀胱肿瘤电切术与绿激光治疗膀胱尿路上皮癌的疗效对比．河北医学，2018, 24(9):1544–1548.

[27] 李慎谟．经尿道膀胱肿瘤直束绿激光剜除术治疗非肌层浸润性膀胱癌患者的疗效．黑龙江医药科学，2020, 43(3):114–115,117.

[28] Benyettou F, Nair AR, Dho Y, et al. Aqueous synthesis of triphenylphosphine–modified gold nanoparticles for synergistic in vitro and in vivo photo–thermal chemotherapy. Chemistry, 2020, 26(23):5270–5279.

[29] 李彦生．Nd–YAG 激光治疗浅表性膀胱肿瘤疗效观察．中国农村卫生，2018, 22(148):87.

[30] 姜亚卓，曹伟，程继，等．腔内激光手术治疗肾盂输尿管肿瘤．现代肿瘤医学，2017, 25(22):3644–3647.

[31] 杨茂林，余闫宏，章卓睿，等．半导体激光与等离子电切术治疗浅表性膀胱肿瘤的疗效比较．重庆医学，2017, 46(13):1762–1767.

[32] 杨荣权，廖泽明，蔡勇．1470 nm 半导体激光联合阿帕奇醌膀胱灌注治疗浅表性膀胱肿瘤的疗效评价．微创泌尿外科杂志，2018, 7(3):192–195.

[33] 杨成林，王尉，肖远松，等．肿瘤基底黏膜下吉西他滨溶液扩张辅助 1470 nm 激光经尿道膀胱肿瘤整块切除术治疗非肌层浸润性膀胱癌．实用医学杂志，2019, 35(1):61–65.

[34] Lo JA, Kawakubo M, Juneja VR, et al. Epitope spreading toward wild-type melanocyte-lineage antigens rescues suboptimal immune checkpoint blockade responses. Sci Transl Med, 2021, 13(581):eabd8636.

[35] 熊琨, 陈丹妮, 白飞, 等. 原发性肝癌激光消融的有效性和安全性初步评估. 肝脏, 2018, 23(9):782-785.

[36] 张璐, 詹维伟, 周伟, 等. 超声引导下经皮激光消融治疗甲状腺乳头状癌术后复发转移淋巴结. 中国介入影像与治疗学, 2018, 15(8):461-464.

第二十四章　肿瘤光动力学治疗

第一节　光动力学治疗原理及光动力反应

光动力学治疗（photodynamic therapy，PDT）是一种新型的肿瘤治疗方法，是通过肿瘤组织对光敏剂的选择性吸收和潴留，然后用合适波长和剂量的光激发光敏剂产生细胞毒性物质，即活性氧类物质，杀伤肿瘤细胞，从而达到治疗目的。随着各种新型半导体激光器的不断研制成功，各种新型光敏剂的出现，光动力学治疗的技术也愈发成熟。

一、光动力学治疗的发展

光动力学治疗属于光医学范畴。追溯历史，在 3000～4000 年前，古代埃及、希腊和国人均有外敷或口服某些植物（补骨脂灵）经光照来治疗牛皮癣和白斑病等皮肤疾病的记载，其中的补骨脂灵具有光敏化作用。随着化学的发展，1834 年 Kallbrunner 首先从佛手油（bergamot oil）中提取了 5- 甲氧补骨脂素，但直到 20 世纪 70 年代才用于临床，经紫外线 A 激发后用于牛皮癣、白斑或免疫调节的治疗。

光动力学治疗最主要的光敏剂是卟啉类物质，是 1841 年 Scherer 在研究血液性质的实验中发现的。1867 年，Thudichum 发现其荧光特性；1871 年，Hoppe 命名为血卟啉（hematoporphyrin）。进入 20 世纪初，一些学者开始研究血卟啉的生物学作用；直到 70 年代，对血卟啉的临床应用研究主要集中在应用其荧光特性检测肿瘤。

1976 年，Kelly 和 Snell 应用一种血卟啉衍生物（hematoporphyrin derivative, HpD）治疗膀胱癌成功，由此开创了光动力学治疗（PDT）的时代。1996 年，美国食品药品管理署（FDA）批准该疗法用于治疗食管癌；1997 年，法国和荷兰批准治疗中晚期肺癌和食管癌，德国批准治疗早期肺癌，日本批准治疗早期食管癌以及肺癌、胃癌和宫颈癌；1998 年，美国批准治疗早期支气管内癌及梗阻型支气管内癌（肺癌）。随着第一个光敏剂 poifrme sodium 于 1993 至 1997 年在美国、加拿大、欧盟、日本及韩国陆续被批准上市，PDT 领域的研究、开发和应用迅速活跃起来。迄今全世界合成或提取的光敏剂约 15 000 种，但是批准临床引用的仅十几种，均具有局限性。近年来，由于光敏物质、光激活装置以及导光系统的发展和进步，PDT 已逐步成为肿瘤的基本治疗手段之一。

PDT 的发展可归纳为 3 个阶段：① 萌芽阶段：时间约从 3000 余年前直到 19 世纪，此阶段以应用天然的物质结合阳光。治疗皮肤疾病为主；② 实验室研究阶段：时间从 19 世纪至 20 世纪 70 年代，此阶段开始提取各种光敏剂，提出光动力学效应的概念，并开展以实验室为主的各种研究；③ 临床应用研究阶段：时间从 20 世纪 70 年代至今，此阶段开展用光动力学疗法对多种肿瘤进行治疗的临床研究，同时激光也开始应用于临床，代替原来的传统光源，有利于腔内肿瘤开展光动力学治疗。

第五种癌症疗法：光免疫疗法。2020 年 8 月，据《日本经济新闻》报道，日本乐天集团旗下的乐天医疗近日发布消息，研制出癌症"光免疫疗法"新药，已向日本厚生劳动省提交了生产销售申请。光免疫疗法作为继手术、放射线、抗癌药物和癌症免疫治疗药物之后的"第五种癌症治疗"方法之一而备受关注。该疗法由在美国国立卫生研究院（NIH）从事癌症研究的小林久隆开发，此次乐天集团申请的是针对喉部复发型头颈癌患者的治疗药。光免疫疗法使用不发热的红色光精确地瞄准癌细胞进行攻击，因此不易对全身产生不良反应。光免疫疗法目前也存在尚未解决的课题，如应用光线难以照射到肿瘤部位，对白血病等血液性癌症产生的效果也很难预料。

二、光动力学治疗的基本原理

PDT 是一种新的独特的治疗方法，其基本原理是机体在接受光敏剂（photosensitizer）后一定时间，可较多地存留在肿瘤组织内，此时以特定波长的可见光照射肿瘤部位，发生光化学反应，破坏肿瘤的组织和细胞，最终达到治疗目的。

PDT 的实施包括 3 大要素：光敏剂、可见光和氧气。这三者单独使用均无毒性，联合起来应用能引起光化学反应，进而产生活性氧类物质，如单线态氧分子 $^1O_2$，后者具有很强的细胞毒性，能快速引起细胞死亡。PDT 反应产生的 $^1O_2$，很容易与蛋白中的半胱氨酸、蛋氨酸、甲硫氨酸、酪氨酸、色氨酸及组氨酸等氨基酸的残基、脂质中的不饱和脂肪酸和核酸中的鸟嘌呤发生作用，初始反应的光氧化产物还可继发引起肽链内、肽链间及 DNA– 蛋白的共价交联，从而引起细胞的膜损伤、酶失活、受体丧失、能量代谢降低、细胞骨架破坏、细胞内运输中断、损伤修复能力丧失及不能增殖等，最终导致细胞死亡和组织破坏。

当被肿瘤细胞靶向吸收的具有激光敏感性的光敏剂被特定波长的激光激发后，能从基态跃进到激发态；然后，通过不同的方式回到基态，将多余的能量转移给其所在环境中的氧分子（O_2），进而产生活性氧（reactive oxygen species，ROS），后者进而导致细胞成分的不可逆性损伤。值得注意的是，ROS 的过氧化氢（H_2O_2），既能够诱导细胞发生自噬，也可以转变为氧化活性更强的羟基，其细胞毒性也更强。此过程中所需的激光功率较低，因而不会对细胞和组织产生热损伤。

PDT 通过以下两种方式保证其对肿瘤组织或细胞的选择性杀伤：① 肿瘤细胞选择性吸收和潴留光敏剂；② 将激光照射范围尽可能局限于肿瘤组织。此外，研究发现，所有临床批准应用的光敏剂均不能进入靶细胞的细胞核，从而避免胞核 DNA 的损伤，而 DNA 受损伤后可以发生突变，进而使细胞对治疗产生耐药性，这在一定程度上可以防止 PDT 耐药性的发生。

目前，开发同时具有光波导和光敏化性质的生物分子基材料，对于单细胞水平上的肿瘤 PDT 具有重要意义。近几年，研究者组装了系列红细胞膜伪装的纳米生物材料，通过"免疫欺骗"的思路，躲避免疫系统的识别与清除，实现了高选择性的肿瘤光动力治疗。研究者通过分子组装大规模制备出天然生物小分子维生素 B2 的单晶纳米棒，发现该纳米棒具有光波导性质和光敏化氧气后，产生 ROS 的性质。通过集成上述两种性质，在远程局域光照射下，维生素 B2 纳米棒可用于单细胞水平上的高效肿瘤 PDT。研究者以荷黑色素瘤小鼠为模型，进行了系统化的活体肿瘤 PDT 研究。该研究工作基于天然光活性生物分子基组装体精准肿瘤 PDT 提供了新途径。

三、光动力反应

PDT 是利用光敏剂和相应波长的照射光引起的光动力反应，在有氧的情况下产生化学性质非常活泼的单线态氧 $^1O_2$（或某些活泼的自由基），与肿瘤组织和细胞内的脂质、氨基酸和核酸等多种生物大分子发生作用，引起细胞和组织的功能障碍和结构损伤，杀伤、破坏肿瘤细胞，引起肿瘤细胞的坏死或凋亡，达到治疗目的。

这种反应的基本机制如下：可见光是波长 360 ~ 760 nm 的电磁波，特定波长的光子具有一定的能量。光敏剂分子受到相应波长的可见光（hv）照射，吸收光波能量，从基态转为激发态；因其电子自旋多重性的唯一性，这种分子在磁场中只有一个能阶，故成为单线态的激发态。处于单线态的激发态光敏剂分子寿命极短，常以纳秒（ns）计，不超过 1 μs。在如此短暂的瞬间，往往来不及与周围物质发生反应，自行转入另一种激发态。这时，分子中由两个不成对电子分占 2 个轨道，在磁场中有 3 个能阶，故称为三重态的激发态。

三重态的激发态光敏剂分子的能级略低于单线态的激发态，其寿命很长，有的可达数毫秒，容易与周围环境中的多种物质发生反应，释放能量，而本身则回到稳定的基态，在 PDT 过程中光敏剂主要是在这种状态中起作用。

激发态光敏剂对生物组织的光敏损伤过程有两种作用机制：① Ⅰ型损伤机制：激发态光敏剂直接与周围环境的某些底物分子（A）起作用，将电子转移给底物分子或从底物分子提抽一个电子，使底物分子形成带阳电或阴电的自由基对（A⁻ 和 A⁺），而起到生物损伤效应；② Ⅱ型损伤机制：生物组织常含有丰富的氧，天然的氧分子处于一种稳定的能量状态，称为基态氧。如激发态光敏剂先与组织中的基态氧分子发生反应，通过能量传递使氧分子的电子能量转入激发状态，形成活泼形式的单线态氧分子，单线态氧则与周围的生物大分子发生氧化作用，损伤生物组织。

在生物组织中，上述两种机制可同时发生或相互竞争，究竟以哪一型为主，与光敏剂的性质有关；也受环境中多种因素的影响，如光敏剂分子周围存在的化学物质的性质和浓度、氧分子浓度、能量传递给氧的效率和周围化学物质对单线态氧的敏感程度、周围环境的极性和 pH 值等。

据研究，激发态卟啉类光敏剂的光动力学作用主要是通过Ⅱ型机制产生的单线态氧起作用，但可能也有羟自由基、超氧阴离子和过氧化氢等活性物质参与；其作用部位多在细胞内的膜系统，如线粒体和高尔基体等。单线态氧与其它分子可以发生两种化学反应，一种是与其它分子发生氧化或过氧化反应，另一种是单线态氧将激发能传递给其它分子成为激发态而本身回到基态，这一现象称为淬灭。许多自由基的化学性质都非常活泼，可相互发生化合反应，如自由基与其它物质的过氧化反应、歧化反应等。此外，在上述Ⅰ型和Ⅱ型初始反应基础上，可进一步发生各种继发性的化学反应，产生一系列新的活性物质，单线态氧的寿命极短，通常在细胞内不超过 0.6 μs，扩散距离不到 0.07 μm，但足以破坏其邻近的蛋白质、脂质及核酸等重要成分，引起细胞的功能障碍和结构损伤，表现为凋亡或坏死。激发态的分子也可以光子的形式释放能量，即发出荧光回到基态。观测光敏剂的荧光，可以了解各种光敏剂在体内外各种组织或细胞内的存在、分布和含量，这一现象在临床上可用于肿瘤定位和诊断，具有重要的实际意义。

第二节　光动力学的基本要素

PDT 的 3 大基本要素包括光敏剂、可见光和氧。PDT 是利用特定波长的激光激活组织内滞留的光敏剂，与组织内的分子氧发生作用，产生化学性质很活泼的单线态氧及一些活泼的自由基，这些产物与生物大分子发生反应，破坏细胞和细胞器的结构和功能，从而杀伤细胞，达到治疗的目的。

一、光敏剂及研制的三代光敏剂

（一）光敏剂

临床上比较理想的光敏剂，应当具备或基本满足以下几点：① 光敏剂是化学结构明确的单一物质，在水溶液中能较好地保持单体状态而很少聚合；② 单线态氧量子产率高，三线态寿命长；③ 性质稳定，不易发生淬灭；④ 光对组织的穿透深度大，光的吸收峰位于波长偏长的红光或近红外区；⑤ 肿瘤组织的选择性吸收好，滞留时间长，但在体内存留时间短、代谢清除快；⑥ 使用安全，毒性低微，不良反应少，无致癌、致突变和致畸作用；⑦ 稳定性好，便于长期保存；⑧ 制备工艺简单，生产成本低廉。目前，临床上实际应用 HpD 还远远不能满足这些要求，这也是制约光动力学治疗（PDT）发展的重要因素。光敏剂的发展已经经历三代。

（二）第一代光敏剂

第一代光敏剂主要是血卟啉类，Photofrin® 是临床上首先批准应用的光敏剂，但其成分较复杂，含有超过 60 种化合物，不适于大量重复合成。而且，其单线态氧产率低，在正常组织中也有大量吸收，代谢比较缓慢，治疗后通常需要避光 4 ~ 6 周。

1. 血卟啉衍生物（HpD，图 24-1）和 Photofrin Ⅰ 及 Ⅱ 　1942 年，Auler 等观察到血卟啉能选择性地富集于肿瘤组织，在光的激发下摄入血卟啉（HP）的病变组织能产生桔红色荧光，因此，提出将 HP 作为肿瘤定位诊断剂的可能性。1959 年，Lipson 制备了 HpD，并于 1966 年首次用 HpD 加光照射治疗转移性胸壁乳腺癌。HpD 是一种混合物，其组成非常复杂，含量最多的是血卟啉、羟乙基乙烯基次卟啉（HVD）和原卟啉（PP），但这 3 种组分在体内没有光敏效应。HpD 中有效的光敏活性组分是以二聚体和六聚体形式存在的通过醚键和酯键连接的卟啉单位。

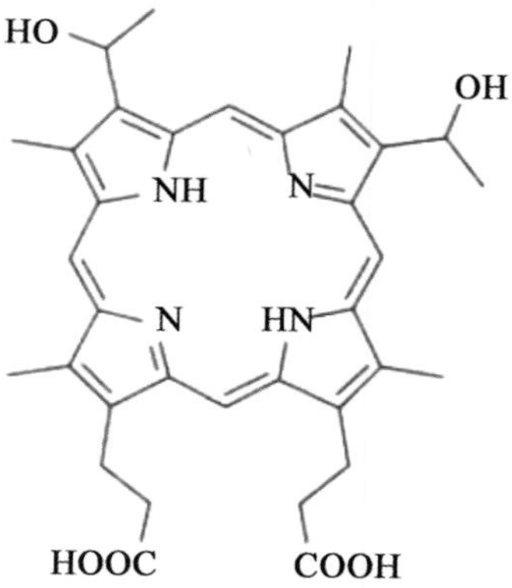

图 24-1　血卟啉衍生物（HpD）结构式

2. 血卟啉单甲醚（hematoporphyrin monomethyl ether，HME）　HME 是我国自主开发的一种 PDT 药物。与 HpD 一样，HME 也是一种混合卟啉类光敏剂，与 HpD 不同之处在于其有效成分是卟啉单体，而不是二聚体和多聚体。HME 较之 HpD 有着更稳定的化学组成，与肿瘤组织的选择性结合能力更强，且肿瘤光生物活性成分结构明确，临床不良反应更小，现已成功用于消化道癌等癌症的治疗，在对鲜红斑痣等良性皮肤病的治疗中亦获得较满意的结果。

第一代光敏剂在早期浅表性肿瘤的治疗中已获得了较满意的疗效，但是存在一些严重缺陷：最大吸收波长在 630 nm 左右，摩尔吸光系数 $\varepsilon < 2000$ mol/L · cm^{-1}，在光疗窗口的吸光度较低，所需激发光难以穿透人体深层组织；具有严重的光敏不良反应，容易引起皮肤溃烂；由于成分复杂，难以建立准确的剂量 - 药效关系。

在结构上，卟啉由四个称为吡咯亚基的亚基组成，这些亚基赋予它们特定的电子特性。这些电子性质与癌细胞上的受体结合，促进卟啉在癌细胞中的选择性积累，从而作为有效的药物递送系统。但是，与卟啉结合的官能团的空间位置（原子排列）如何促进卟啉耦联药物在癌细胞中的最大积累和分布尚未得到很好的研究。2021 年 1 月，日本东京理科大学研究者在 *Sci Rep* 杂志发文，更深入地研究了卟啉衍生物结构在肿瘤的积累和影响。卟啉由于其在癌细胞中的蓄积能力而被用作治疗癌症新药的基本骨架，具有不同的官能团修饰位置以进行药物结合。

研究者探索了卟啉中官能团的 β（第三）和内消旋（中间）位置。使用乳腺癌细胞系研究这些功能性位置影响癌细胞，发现介孔衍生物在细胞中的蓄积量比 β 衍生物高 3 倍，而且具有较小官能团的衍生物比较大的衍生物具有更好的聚集性。接下来，研究了这些官能团的位置影响卟啉进入癌症的途径，发现卟啉结合物与血浆蛋白形成复合物，促进它们通过内吞小泡的转运。另外，这些化合物还可以通过细胞膜扩散到细胞质中。此外，考虑到它们的富电子性质，卟啉可能与将其转运至细胞的血清蛋白相互作用。因此，研究者测量了不同的位置影响这些卟啉耦联物与血清蛋白的亲和力，以及增加的亲和力如何增强肿瘤的积累，发现介观位置改善了卟啉缀合物的细胞内积累，但对小功能基团向细胞内的移动没有重要影响。上述研究表明，卟啉的官能团修饰位置极大地影响膜的通透性和细胞内肿瘤的积累，这一发现可以为新型卟啉的结构设计提供指导。

（三）第二代光敏剂

针对混合型血卟啉衍生物光敏剂的不足，20世纪80年代初期开始改进光敏剂的研究，到1989年提出第二代光敏剂的概念。光化学家合成了许多在光疗窗口有强吸收的第二代光疗药物，从分子结构来看，包括卟啉、卟吩、杂型卟啉、金属酞菁和稠环醌类等。这些第二代光敏剂由于具有其特殊的优点而越来越引起光生物学家的重视，如苯并卟啉衍生物单酸（BPDMA）、卟吩类光敏剂单天冬胺酰基卟吩（MACE）、锡红紫素（SnET2和SnNt2）及焦脱镁叶绿酸α-己醚衍生物（HPPH）等。

国产新型光敏剂CDHS801，属于二氢卟吩类，是我国"七五"科技攻关研制的第二代光敏剂；是从中药蚕砂中提取获得，其主要成分是脱镁叶绿三酸的钠盐及其聚合物，光毒性低无需避光，来源广泛，价格较低，而且其体内和体外疗效肯定。近年，我国自主生产了新型第二代二氢卟吩类光敏剂叶绿酸e4和f，与CDHS801相比，其化学纯度更高（均为纯品），单线态氧产率高，吸收峰位于红光区，无需避光。国外目前对于第2代光敏剂研究和应用较多的是5-氨基乙酰丙酸（5-aminolevulinicacid，5-ALA），是光敏剂内源性卟啉（protopor-phyrin IX，PP IX）的前体，被靶细胞吸收后进入其线粒体内，在机体血红素合成的过程中代谢成为PP IX，从而发挥光敏剂的作用。肿瘤组织的新生血管化过程可以产生较多的易渗漏和发生扭曲的血管，但是同时又可导致发挥潴留排泄作用的淋巴管相对缺乏，这可能在一定程度上可以解释为什么光敏剂能被肿瘤细胞特异性吸收和潴留，因为光敏剂需要通过血管运行到肿瘤细胞，并借助淋巴管排泄其代谢产物。为了提高ALA的亲脂性，研究者对ALA进行化学修饰，在其结构中添加上己酯键，从而生成光敏剂HAL。研究发现，HAL对泌尿系上皮的渗透能力比ALA更强，从而可以在上皮细胞内代谢形成更高浓度的PP IX。相比ALA，HAL介导的光动力学诊断的假阳性率明显降低，但在诊断的特异性方面则没有明显的提高。虽然如此，HAL仍然比ALA更具优势。

（四）第三代光敏剂

为了进一步提高光敏剂的靶向性，人们开始研制第三代光敏剂，这些光敏剂主要是对第二代的光敏剂进行修饰，耦联上不同的靶向分子颗粒，如单克隆抗体、各种碳水化合物、铁传递蛋白、叶酸、表皮生长因子和生长抑素等，保证光敏剂可以被肿瘤细胞更高选择性地摄取，从而大大降低PDT过程中的不良反应。目前，研究比较成熟的帕利泊芬（padeliporfin），其吸收峰位于700~800 nm之间，组织穿透能力和肿瘤特异性比第二代光敏剂更高。

二、新研制的光敏剂

（一）线粒体靶向多功能近红外小分子光敏剂的合成与生物学活性

研究者谭旭等研究发现，一类具有肿瘤靶向性的吲哚七甲川花菁类近红外荧光小分子，不需要化学连接靶向配体，能够被多种肿瘤细胞选择性摄取，同时蓄积于肿瘤细胞的线粒体中。某些花菁类近红外荧光小分子化合物已经被证明具有一定的光敏效应。为此，在获得线粒体靶向染料分子的基础上，通过化学结构修饰，制备合成具有靶向肿瘤细胞线粒体和整合光动力学治疗（PDT）和光热治疗（PTT）

双模态光学治疗的吲哚七甲川花菁类近红外荧光小分子光敏剂，显著提高光学治疗的疗效。

1. 肿瘤细胞线粒体靶向化学小分子类光敏剂的设计与合成　本研究以吲哚七甲川链为线粒体靶向母核结构，通过改变吲哚环上的 N- 烷基侧链的链长（碳数 $n = 1.5$）及侧链末端的官能团（以甲基、甲氧基、羧基、芳香基、羟基、磺酸基和氨基酸等进行取代），合成了 27 个具有不同 LogP、极性及摩尔吸光系数的新型吲哚七甲川花菁类近红外荧光小分子，为获得同时具有肿瘤细胞线粒体靶向、同步光热和光动力治疗的多功能小分子提供了候选化合物。

2. 目标光敏剂的筛选及体外多种肿瘤细胞中的光热和光动力作用研究　从合成的 27 个代表性吲哚七甲川花菁类近红外荧光小分子中，通过肿瘤靶向（肿瘤组织与肌肉组织的蓄积差别）、光热特性（溶液升温情况）和光动力特性（单线态氧、ROS 生成水平），筛选获得了具有显著肿瘤靶向特性、光热和光动力作用的新型多功能小分子化合物 7。小分子化合物 7 结构式如下：

$$-O-\!\!\!\bigcirc\!\!\!-COOH$$

进一步在 A549、H460、MCF-7 和 4T1 等多种肿瘤细胞株上验证了化合物 7 的光诱导杀伤作用；通过冰浴处理或加入 N- 乙酰半胱氨（NAC，自由基清除剂）进行干预，证实化合物 7 具有光热、光动力协同的杀伤效应；通过将化合物 7 与两种线粒体探针（mito-tracker、Rh0123）进行共染，确证了其线粒体靶向蓄积特性；通过流式细胞分析和 Western blot 检测结果发现，肿瘤细胞线粒体途径的细胞调亡可能是化合物 7 发挥光疗效果的作用机制。

为了在体研究化合物 7 的肿瘤优先选择性蓄积，研究者应用小鼠乳腺癌 4T1 细胞株建立了皮下移植瘤小鼠模型。受试模型动物经尾静脉给予 0.4 mg/kg 剂量的化合物 7，然后在各个不同的时间点进行近红外荧光成像。如图 24-2 所示，化合物 7 表现出良好的肿瘤成像及肿瘤选择性蓄积的能力。结束最后一次活体成像（72 h 时间点）后，所有受试模型动物的主要脏器与肿瘤组织被解离出来进行离体的近红外荧光成像。

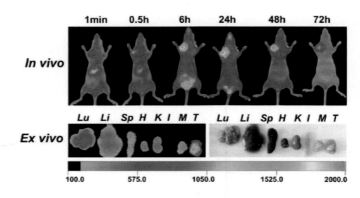

图 24-2　化合物 7 在 4T1 细胞株原位乳腺癌模型中的肿瘤选择性蓄积研究
图中，所显示的为活体及离体近红外荧光成像的图像结果，主要脏器及肿瘤的离体近红外荧光图像从左至右分别为：
肺（Lu）、肝（Li）、脾（Sp）、心（H）、肾（K）、小肠（I）、肌肉（M）和肿瘤（T）

3. 体内多种荷瘤动物模型上验证目标光敏剂 7 的光学治疗作用　化合物 7 的靶向光学治疗肿瘤的效果依次在多种皮下移植瘤、原位移植瘤动物模型上进行了验证。通过近红外荧光成像，结果发现其在人肺癌 A549 细胞株 A549、小鼠乳腺癌 4T1 细胞株皮下及 4T1 原位移植瘤模型中均表现出良好的肿瘤选择性蓄积特性；向肿瘤部位给予（808 nm、0.8 W/cm²）的激光照射作用 5 min，然后分别通过红外热成像仪监测肿瘤部位的温度变化或检测肿瘤组织中的 ROS 生成水平，在体内模型中进一步证实了化合物 7 的光热、光动力协同治疗作用；通过测量肿瘤体积、动物体重变化情况及动物的生存率，证实化合物 7 显著地抑制肿瘤的生长，在监测期间动物的生存率为 100%，并且没有动物出现肿瘤复发；通过血常规、肝肾功能生化指标的测量及主要脏器的病理切片观察，发现与正常对照组相比，化合物 7 没有引起明显的毒副作用。另外，本研究还在基于临床患者的肿瘤标本建立的 PDX 动物模型上确证了化合物 7 的肿瘤光学治疗的显著疗效，进一步探索了其临床转化应用的前景。

在肿瘤部位受到激光照射 24 h 后，收集各组模型动物肿瘤组织进行 HE 染色。如图 24-3 中所分别显示，在小鼠乳腺癌 4T1 细胞株皮下移植瘤模型中均在注射化合物 7 的照射组中的肿瘤出现了大面积的组织损伤（组织坏死及细胞凋亡），而其余各组中的肿瘤细胞则生长旺盛。

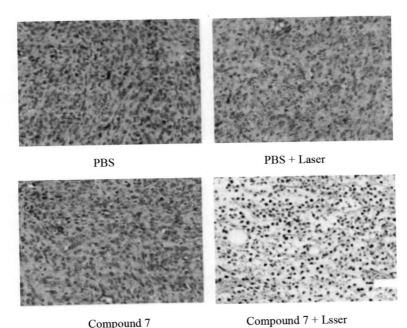

图 24-3　小鼠乳腺癌 4T1 细胞株皮移植瘤模型中各组动物的肿瘤 HE 染色图片，标尺为：200 μm

为了研究化合物 7 的临床应用潜力，从 3 例皮肤鳞状细胞癌患者获得的肿瘤标本移植到正常裸小鼠背侧皮下，建立人源癌组织标本移植瘤模型（PDX）。移植 12 h 后，模型动物经尾静脉给于 5 mg/kg 化合物 7，24 h 后进行近红外荧光成像。成像结果发现，肿瘤移植的部位出现显著性高于周围组织的近红外荧光信号，说明化合物 7 选择性蓄积到患者来源的肿瘤移植物中（图 24-4a）。根据近红外荧光成像提示结果，在动物癌组织移植部位给予 5 min 近红外激光照射（808 nm，0.8 W/cm²）。在光照的过程中通过热成像发现，仅癌组织移植部位的温度迅速地上升到了 49℃（图 24-4b）。光照结束 24 h 后，癌组织标本从动物体内取出后，进行 HE 染色。染色结果显示，注射化合物 7 后接受光照的模型动物皮下的癌组织标本中出现明显的凋亡及坏死（图 24-4c），更进一步在患者来源的肿瘤移植物模型中证实了化合物 7 的良好的光学治疗疗效。

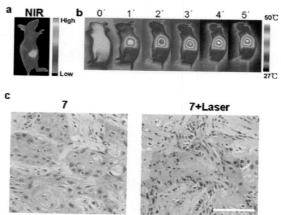

图 24-4 化合物 7 在人源癌组织标本移植物瘤模型（PDX）的光学治疗效应评估
图中，a. 通过活体近红外荧光成像验证了化台物 7 在 PDX 移植瘤模型动物的肿瘤靶向蓄积特性（NIR：near infrared region 近红外区域）；b. 5 min 近红外激光照射过程中的实时红外热成像结果；
c. PDX 移植瘤模型中肿瘤 HE 染色图片结果，标尺为：200 μm

（二）开发新型光敏蛋白

1. 开发出新型的光毒性蛋白 SuperNova2 2020 年 11 月，俄罗斯斯科尔科沃科技学院、俄罗斯科学院生物有机化学研究所和英国伦敦医学科学研究所研究者在 *Int J Mol Sci* 杂志发文，开发出一种增强版的 SuperNova，即 SuperNova2，这是一种基因编码的光毒性合成剂，有助于通过光照控制细胞内过程。

作为一种重要的研究工具，光毒性蛋白作为基因编码的光敏剂，在光照射下产生 ROS。与常见的化学光敏剂相比，光毒性蛋白是由细胞本身进行基因编码和表达的，这使其很容易控制，并被引导到细胞中的任何选定的区室中。由于在光的作用下形成 ROS，光毒性蛋白可以产生严格的局部氧化应激，以破坏选定的细胞群体或使靶蛋白失效。这是在对细胞过程进行建模中特别追求的功能。

第一个光毒性蛋白 KillerRed 是由斯科尔科沃科技学院生命科学中心 Lukyanov 领导的研究团队在 2006 年描述的。KillerRed 被日本科学家进一步强化，并更名为 SuperNova。在这项新的研究中，Lukyanov 团队开发了 SuperNova2，这是 SuperNova 的改进版，显示出高速和完全的成熟，并且是单体的，使这种新的蛋白很容易使用，并适用于各种各样的分子生物学任务。

2. 可编码光敏蛋白质 2021 年 1 月，中国科学院生物物理研究所王江云课题组与华中科技大学钟芳锐、吴钰周课题组题在 *J Am Chem Soc* 杂志发文，基于前期设计的一种可以基因编码的光敏蛋白质，进一步实现了光敏蛋白质吸收光能驱动卤代芳烃羟化脱卤反应的功能。苯酚类结构普遍存在于药物、农药、材料以及天然产物中，已经报道了多种不同的策略合成此类结构，其中最具吸引力的方法为卤代芳烃直接羟基化，目前已经报道了钯、铜等金属作为催化剂，强碱作为羟基源，对卤代芳烃直接进行羟基化。水作为一种绿色环保的溶剂，具有极大的潜力作为羟基来源。

前期研究发现，通过使用基因密码子扩展技术可以将非天然氨基酸插入荧光蛋白（PSP），从而改造发色团生成具有高还原活性的物种，进一步在蛋白表面特定位置引入三联吡啶镍配合物，可以驱动二氧化碳光还原（*Nat Chem*, 2018；*Acc Chem Res*, 2019），在这些研究工作中 PSP 蛋白表现出优异的光化学性质。基于此，研究者设计对引入 PSP–NiII(bpy) 人工光敏金属蛋白作为催化剂进行酚类物质的合成进行探索，期望将 PSP–NiII(bpy) 人工光敏金属蛋白进一步应用于光敏蛋白 – 金属协同催化小分子转化体系。

通过使用对溴苯甲醛作为底物分子，在水相体系中探究了此光敏蛋白催化芳基卤化物脱卤与水进行交叉耦联，构建酚类物质的活性，一系列条件优化，发现 PSP–NiII(bpy) 可以成功实现温和条件下卤代芳烃与水的交叉耦联构建酚类。进一步底物扩展实验表明，反应体系对不同取代的底物分子均以优异的产率得到相应苯酚类产物，同时也可以进一步用于卤代芳烃脱卤构建 C–N 键。瞬态光谱实验表明，在任何条件下均未观察到 PSP 自由基信号，因此反应过程中可能没有产生 PSP 自由基，DIPEA 仅仅作为碱促进产物的形成，PSP 光敏蛋白吸收光能后通过能量转移促进激发态 NiII 复合物的形成，随后通过还原消除以及氧化加成循环实现酚类产物的合成。通过在 PSP 蛋白表面不同位点引入 Cys 突变体，进一步探究其发色团与镍催化中心之间距离对反应活性的影响。实验结果表明，当两者之间距离太大或者太小均对反应活性存在较大影响，两者之间存在最适反应距离。研究开发了一种温和条件下光敏金属酶催化交叉耦联反应的策略。这种人工光敏酶可以有效整合 PSP 蛋白以及 NiII(bpy) 配合物，并且可以通过精确调控两者之间的距离，进而提高反应催化效率，可以将芳基卤化物高效转化为苯酚类物质，同时对于高价值 C–N 键的形成也具有很大潜力。

3. 研究揭示光动力抗肿瘤疗法　2021 年 3 月，俄罗斯 RUDN 大学和俄罗斯科学院涅斯梅亚诺夫有机化合物研究所研究者在 *Dyes Pigments* 杂志发文，合成并研究了一系列新的氯衍生物，可用于癌症光疗，以诊断肿瘤并提高肿瘤细胞对光的敏感性。由于四吡咯类有机物质（如卟啉）可以在肿瘤细胞中积聚，因此可用于光动力癌症治疗。当使用一定波长的光治疗时，一些基于四吡咯的药物会刺激破坏肿瘤细胞的活性氧中间体的产生。研究者建议使用氯衍生物作为类似药物的基础。氯长期以来一直被认为是 PDT 有前途的物质，吸收的波长比卟啉更长，因此可以影响更深的组织。此外，加入硼和氟的氯具有最大的利用潜力。

为了比较不同氯衍生物的性质，研究者合成了两种结构相似的物质。第一个具有与氯循环相连的 4 个烃循环，每个烃循环与 4 个氟原子和碳硼烷（一种含硼的有机化合物）的多面体分子的其余部分结合。第二种化合物缺少氟原子，但是 4 个烃环上有 4 个碳硼烷分子与其结合。这两种新合成的化合物都是水溶性的，并且能够与蛋白质分子（即人血清白蛋白）结合，这对于靶向药物向肿瘤的递送很重要。在确认这两种化合物都能产生 ROI 后，研究者对细胞培养物和实验动物进行生物学测试，表明含氟化合物比仅含硼化合物更好地渗透细胞。出乎意料的是，这两种物质在细胞中积累的对抗肿瘤药物的抵抗力都比对敏感性更高的药物更快。研究证实，没有光，这些化合物通常对细胞是安全的。但是，暴露于光线后，它们会在 10 min 内杀死细胞。为了评估新化合物的潜力，研究者在动物黑素瘤和神经胶质瘤模型中对其进行了测试。向荷有黑素瘤的小鼠注射任一物质的 1% 溶液，然后使其暴露于光线下。经过 14 d 的治疗，肿瘤几乎完全消失。然而，单独地注射药物或者光照处理都对动物没有任何治疗作用。

4. 光遗传学新型光控元件蛋白 cpLOV2　2021 年 8 月，中国科学院合肥物质科学研究院强磁场科学中心王俊峰课题组与三家国外团队合作在 *Nat Chem Biol* 杂志发文，基于燕麦蓝光受体蛋白 LOV2，进行了优化循环排列（circular permutation）设计，获得了能够提供不同锁定界面的光控开关元件蛋白 cpLOV2，进一步拓展了 LOV2 系列蛋白在光遗传学工程中的应用。研究者利用 cpLOV2，实现钙离子通道的远程开启、CRISPR-Cas9 介导的基因编辑控制、基因转录的光控重编程、癌细胞自杀的激活以及光控细胞免疫疗法诱导肿瘤细胞体内杀伤。LOV2 是一种光控开关蛋白，受到蓝光激发后，蛋白质 C 末端 Jα 螺旋会发生解旋并与感光核心 PAS 结构域分离。将具有生命活动调控功能的不同蛋白质效应子（effector）连接到 LOV2 的 C 末端，利用其在黑暗下被锁定失活、光照下被释放激活的特点，实现光遗传学对生命活动的控制。然而，效应子通常只能连接到 LOV2 蛋白的 C 末端，与光控元件相互作用锁定界面相对有限，使整个开发过程成功率不高。

该研究中，对 LOV2 进行了优化循环排列，设计构建了 cpLOV2，在保持 PAS 结构域不变前提下，将蛋白质的 N、C 两个末端转移到 Jα 螺旋的另一端，使光照释放 Jα 螺旋的过程发生在蛋白的 N 末端，从而拓展效应子的可用连接方式。在体外实验中，利用液体磁共振等技术，证明 cpLOV2 具有与 LOV2 相似的整体结构和光激发后 Jα 螺旋解旋并释放能量，在 LOVTRAP 和 iLID 两种光控蛋白二聚体系中实现了无缝转化。

cpLOV2 为光遗传学应用的开发提供了更多可能性。例如，在 STIM1 介导的光控 ORAI 钙离子通道开放的应用中，尝试了多种不同的基于 LOV2 和 cpLOV2 构建方式，结合 STIM1 效应子 SOAR、自抑制区域 CC1 等不同序列，新发现了几种仅在 cpLOV2 构建方式下可实现较强的光控通道激活效应的组合，从而证明 cpLOV2 与效应子的作用界面、方式和 LOV2 存在显著区别。cpLOV2 对于需要自由 N 末端的效应子，如细胞程序性坏死（necroptosis）的关键因子 MLKL，cpLOV2-MLKL 有效实现了光控的细胞死亡（LOV2-MLKL 无法实现）。

结合 CAR-T 细胞疗法，研究者设计出基于 cpLOV2 的光控二聚体系（cpLID），以此为基础，构建了光敏嵌合抗原受体 optoCAR。光响应的 optoCAR-T 细胞可特异性识别 CD19 肿瘤抗原，导致 T 细胞活化、增殖且行使对 Raji 淋巴瘤细胞的杀伤。在小鼠实验中，利用上转换纳米颗粒（UCNP），将机体高穿透性的红外光转换成蓝光，激活注入小鼠体内的 optoCAR-T 细胞，从而在动物模型上实现针对淋巴瘤的高效光控治疗。optoCAR-T 疗法具有较好的时间空间控制和可逆激活的能力，使治疗的脱靶效应毒性减小，在不损失肿瘤杀伤效果的同时，有望减少不良反应的产生。

5. 用硫原子取代荧光团中的单个氧原子而转变为光敏分子　2020 年 6 月，美国莱斯大学研究者在 *Chem Sci* 杂志发文，用硫原子取代普通荧光团中的单个氧原子，可以将其转变为光敏分子。当暴露在光线下时，这些分子产生活性氧（ROS），在实验室中杀伤乳腺癌细胞。这种光动力疗法已经投入使用，因为已知光触发分子会产生细胞毒性 ROS。莱斯大学实验室的一步化合物不含重原子，触发时会产生高比率的 ROS，闭光时不再产生 ROS。实验室的各种硫基荧光团吸收可见光到近红外波长的光，这些光可以穿透到组织中 5 mm。

这项工作是通过之前的研究制造更好的荧光染料，但深入研究其机制时，发现硫基荧光团在被光激发时可以产生大量的单线态氧，这才是真正的介导因子。为了进行测试，研究者将光敏剂与曲妥珠单抗结合。该组合对 HER2 阳性癌细胞系显示了强大的细胞毒性，但对 HER2 阴性细胞几乎没有活性。

实验表明，这种光敏剂既能靶向单层癌细胞，也能靶向多细胞肿瘤球体。研究者认为，这种光敏剂的一个重大应用是皮肤癌。光线穿透基底细胞癌表面很容易。研究者指出，太阳能电池、光催化应用和有机化学可能受益于这种光敏剂。

6. 基于蛋白质的近红外光激发的放疗 – 免疫治疗增敏体系　　2020 年 4 月，苏州大学功能纳米与软物质研究院汪超团队在 *NanoMicro Lett* 杂志发文，开发了一种基于蛋白质的近红外光激发的放疗 – 免疫治疗增敏体系。肿瘤的传统治疗方法中放疗具有重要的作用，癌症的放疗增敏能够有效减少射线带来的毒副作用，一氧化氮等气体类放疗增敏剂被用于放疗增敏。与此同时，一氧化氮和放疗也能激活肿瘤免疫，从而增效免疫检查点阻断疗法等肿瘤免疫治疗。

这一体系通过对蛋白质表面基团的修饰，引入的一氧化氮供体基团（–SNO）具有热响应性及光响应性，高温时会释放一氧化氮。为了提高一氧化氮释放效率，采用生物矿化的方法在蛋白质空腔中合成硫化银量子点，利用硫化银量子点的光热性能，释放一氧化氮。该纳米颗粒通过被动靶向富集到肿瘤部位，808 nm 波长激光照射引起光热从而导致一氧化氮的释放，进一步一氧化氮增强放疗的效果，成功消除 NOD 小鼠皮下 4T1 肿瘤。随后，使用模式抗原 OVA 作为载体，合成的 Ag2S@OVA–SNO 纳米颗粒能够有效增强小鼠的抗肿瘤免疫反应（图 24–5）。该体系能够实现一氧化氮的有效控释，增敏肿瘤放疗 – 免疫治疗，并通过改变蛋白质载体，实现特异性的免疫增强。

本研究合成的基于硫化银的近红外响应的多功能癌症治疗体系实现一氧化氮控制释放。利用硫化银光热效应，实现了一氧化氮在肿瘤部位释放，同时借助一氧化氮带来的放疗增敏和免疫增强效应，实现了对肿瘤的高效放疗 – 免疫治疗联合治疗。该体系能够通过使用不同的载体蛋白实现更广或更加特异性的应用。

7. 酶敏感型嵌合肽　　将疏水性光敏剂原卟啉（PpIX）和亲水性多肽结合，设计并合成一种刺激响应型两亲性嵌合肽 PpIX–GGK(TPP)G–GFLGR8 GD（PTGR），利用该多肽在水溶液中能发生自组装行为，从而得到前药胶束。该胶束在 RGD 肽的作用下能有效富集在表面过度表达整合素 αvβ3 的肿瘤细胞周围；在 R8 穿膜肽的帮助下快速进入肿瘤细胞内；由于癌细胞的胞质内存在大量的组织蛋白酶 B，能够有效破坏 GFLG 多肽片段，导致前药胶束结构瓦解并释放出疏水性 PpIX 衍生物。此外，在三苯基膦（TPP）的引导下，组织蛋白酶 B 光敏剂 PpIX 能高效富集在线粒体周围，并在特定光照条件下产生大量的活性氧（ROS），从而有效破坏线粒体，进而诱导细胞凋亡和坏死，实现 PDT 肿瘤的目的。这种将光敏剂运输到亚细胞部位的策略，为 PDT 的高效发挥开辟了一条新的途径。

PTGR 的合成路线如图 24–6 所示。取三苯甲基氯树（0.8 g，0.97 mmol/g）于多肽固相合成柱中，加入适量二甲基甲酰胺（DMF）进行溶胀 45 min，溶胀结束后进行抽滤。向多肽固相合成柱中加入 Fmoc-Asp(OtBu)–OH（3 mol/L）和二异丙基乙胺（DIEA，6 mol/L）的 DMF 混合液，反应 2 h。反应结束后抽出滤液，并用 DMF 洗涤 4 次。然后，向多肽固相合成柱中加入含有 30% 哌啶的 DMF 溶液反应 10 min，抽取滤液，脱除芴甲氧羰基（Fmoc）保护基团。随后，向多肽固相合成柱中加入 Fmoc-Gly-OH（2 mol/L）、六氟磷酸酯（HBTU，2.4 mol/L）、三氮唑（HOBt，2.4 mol/L）和 DIEA（2 ml）的 DMF 混合液，反应 2 h，进行抽滤，并用 DMF 洗涤数次。重复以上脱保护、洗涤和缩合步骤，至合成的嵌合肽序列为 PpIX–GGK(Dde)G–GFLG–R8 GD。接着，向固相合成柱中加入含有 20% 水合肼的 DMF 溶液反应 5 min，抽取滤液，重复反应 8 次，脱去 Dde 保护基团，用 DMF 洗涤数次至水合肼被完全洗掉。加入 4– 羧丁基三苯基溴化膦（4 mol/L）、HBTU（4.8 mol/L）、HOBt（4.8 mol/L）和 DIEA（2 ml）的 DMF 混合液，反应 2 h 后抽滤。然后，用 DMF、甲醇和二氯甲烷洗涤数次，真空干燥。干燥后，向反应器中加入切落剂（体积占比为 95% TFA、2.5% H₂O、2.5% TIS）反应 100 min 后，收集滤液，经过旋蒸浓缩后，用冷乙醚沉淀后离心，真空干燥 24 h，得到嵌合肽分子。多肽酶解前后的分子量均通过 MALDI–TOF 测得。

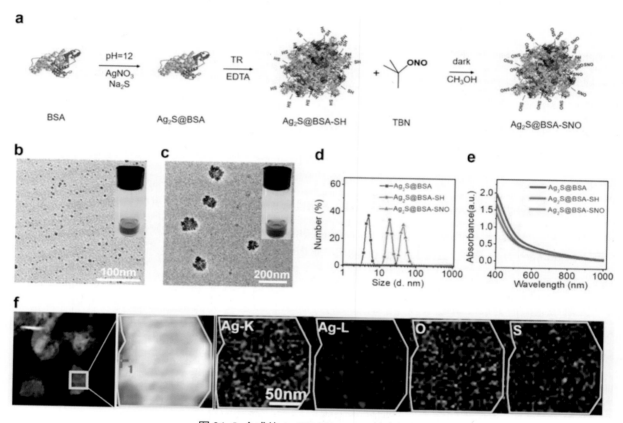

图 24-5 合成的 Ag2S@OVA–SNO 纳米颗粒

图中，a. Ag2S@BSA–SNO 的合成示意图；b，c. Ag2S@BSA 和 Ag2S@BSA–SNO 的 TEM 图及溶液照片；
d. Ag2S@BSA–SNO 合成过程中中间产物及最终产物的粒径分布；e. 含有 Ag2S 的三种纳米颗粒
均有一致的紫外 – 可见光吸收图谱；f. Ag2S@BSA–SNO 纳米颗粒的元素分布

本项技术研究，通过合理设计多肽序列，利用多肽的固相合成法，成功合成得到含有光敏剂 PpIX 的两亲性嵌合肽 PTGR。PTGR 在水中能够发生自组装，得到具有核壳结构的纳米前药胶束。胶束 PTGR 能主动靶向进入宫颈癌 HeLa 细胞，在细胞内有效释放出 PpIX，并富集在癌细胞线粒体周围。胶束 PTGR 在特定波长光照下，产生大量 ROS，从而有效破坏癌细胞线粒体，以实现光动力治疗的目的。

8. 发明最小的一种光敏感剂 SeNBD 分子　光活化分子能在光的控制下对恶性细胞进行消融（ablation），然而当靶向细胞与周围健康的组织相似时，目前的制剂在疾病早期阶段是无效的。2021年 4 月，英国爱丁堡大学等机构在 *Nat Commun* 杂志发文，在斑马鱼和细胞中进行测试发现一种光激活药物能进入并杀灭癌细胞和细菌细胞，不会损伤周围的健康细胞。将这种微小的杀癌细胞分子与特殊的食品化合物结合后，能诱导癌细胞摄入这种药物，这种 SeNBD 分子比当前的光敏感疗法分子小，更容易穿过细胞的防御系统。

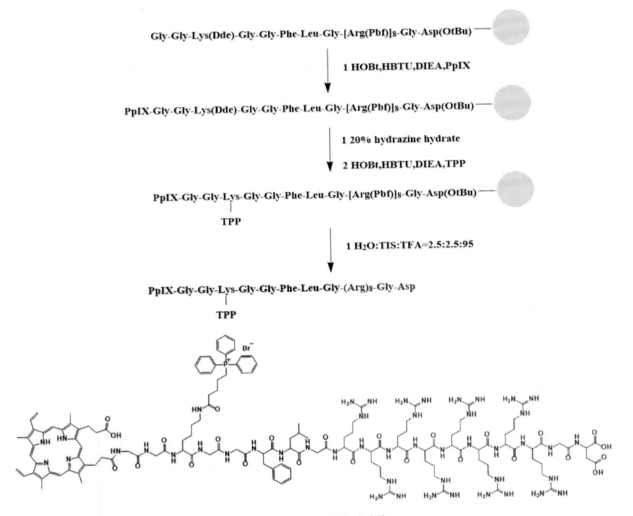

图 24-6　PTGR 的合成路线

研究者发明最小的一种光敏感剂 SeNBD 分子，除了小到足以能进入细胞外，还是一种光敏剂的药物，这意味着当其被可见光激活后就能够杀灭靶向细胞。利用光来开启药物分子，外科医生能准确确定药物发挥作用的位点，从而避免攻击宿主机体的健康组织，并能防止其它抗癌药物所诱发的不良反应，是较为安全的。综上，研究结果表明，当暴露于非毒性的可见光后，多功能的苯并硒二唑（benzoselenadiazole）代谢产物能以较高的准确度选择性地杀灭病原体细胞（而不是健康细胞），还能减少疗法在体内的任何潜在不良反应，并利用细胞代谢特性实现更加安全的治疗和手术手段。

9. 宫颈癌前病变荧光诊疗新方法　2020 年 9 月，俄罗斯国家核研究大学莫斯科工程物理学院和莫斯科国立谢切诺夫第一医科大学研究者在 *Laser Phys Lett* 杂志发文，提出了宫颈癌前病变荧光诊断和光动力内科治疗诊疗新方法，并在所有参与研究的女患者证实了治疗的有效性。研究者提出的荧光诊断法可在不影响组织中所发生生物过程的情况下获取组织样本信息。在 PDT 治疗中，将光敏剂引入人体血液后发现，肿瘤细胞能够比健康细胞积聚大量光敏剂。经过一定时间后，大多数光敏剂离开正常细胞，但仍保留在癌细胞中时，肿瘤细胞就会受到一定波长的激光辐射。

氯型光敏剂吸收辐射并产生 ROS，这些 ROS 会杀死附近的癌细胞并损害血管，从而阻止癌细胞吸收必要的营养。与此同时，利用光谱仪记录光敏剂被激光激发时产生的荧光便能够准确判断肿瘤的边界。10 例经形态学确诊为白斑和宫颈发育异常的患者接受了 PDT 临床治疗，3 个月后，所有患者不再有肿瘤细胞。治疗过程中还发现，使用这种治疗方法还能消灭人乳头瘤病毒，维持宫颈的正常生理结构，这对于计划怀孕的妇女尤其重要。

（三）双通道荧光成像监测线粒体和溶酶体靶向化疗与光动力协同治疗

华南理工大学唐本忠等研究者（2018）开发一种诊疗一体化纳米探针，可实现线粒体和溶酶体靶向的化疗与光动力协同治疗，而且可通过双通道荧光点亮成像实时监测细胞内药物释放过程。研究者以线粒体靶向的 AIE-Mito-TPP 分子和光敏剂 AlPcSNa4 为底物，通过静电、疏水和 π-π 相互作用，自组装形成诊疗一体化纳米探针 AIE-Mito-TPP/AlPcSNa4 NPs（图 24-7）。由于 AIE-Mito-TPP 和 AlPcSNa4 之间存在荧光共振能量转移（FRET）过程，且光敏剂 AlPcSNa4 在聚集态时存在荧光自我猝灭效应，AIE-Mito-TPP/AlPcSNa4 纳米探针自身几乎不发荧光。当该纳米探针通过内吞作用进入细胞的溶酶体后，在溶酶体的弱酸性环境下逐渐解离，释放 AIE-Mito-TPP 和 AlPcSNa4，并分别靶向线粒体和溶酶体；同时，在细胞内的释放过程可通过同时恢复 AIE-Mito-TPP 的绿色荧光和光敏剂 AlPcSNa4 的红色荧光实时监测。聚集于线粒体的 AIE-Mito-TPP 分子，能够有效降低线粒体膜电势并抑制 ATP 的合成，从而破坏线粒体的功能；同时，溶酶体中的 AlPcSNa4 在近红外光照下产生的活性氧（ROS），能够有效破坏溶酶体的结构和功能。因此，该 AIE-Mito-TPP/AlPcSNa4 纳米探针能够实现线粒体和溶酶体双细胞器靶向的化疗与光动力协同治疗，并通过双通道荧光点亮成像实时监测细胞内药物释放过程。

研究者通过透射电子显微镜（TEM）和动态光散射（DLS）表征了 AIE-Mito-TPP/AlPcSNa4 NPs 和 AIE-Mito-TPP 的粒径和表面电势。相对于 AIE-Mito-TPP 分子形成的无序聚集体，AIE-Mito-TPP/AlPcSNa4 可自组装为球状纳米粒子，其平均水合粒径约为 77 nm，分散系数为 0.161，表面电势为 1.04 mV。

进一步考察盐度、pH 值和表面活性剂（SDS）对 AIE-Mito-TPP/AlPcSNa4 NPs 的紫外 - 可见吸收和荧光光谱的影响，证实 AIE-Mito-TPP/AlPcSNa4 NPs 是通过静电、π - π 和疏水作用自组装而成。由于 AIE-Mito-TPP 的发射光谱和和 AlPcSNa4 的激发光谱有部分重叠，所以二者自组装形成的 AIE-Mito-TPP/AlPcSNa4 NPs，可有效发生荧光共振能量转移（FRET）过程，同时由于 AlPcSNa4 在聚集态的荧光自我猝灭效应，AIE-Mito-TPP/AlPcSNa4 NPs 自身几乎不发荧光。

研究者进一步通过激光共聚焦荧光成像和流式细胞术监测了 AIE-Mito-TPP，AlPcSNa4 和 AIE-Mito-TPP/AlPcSNa4 NPs 进入黑色素瘤 A375 细胞的过程，发现 AIE-Mito-TPP 自身可快速进入细胞内线粒体，而 AlPcSNa4 自身由于带有负电荷，几乎不能进入细胞。AIE-Mito-TPP/AlPcSNa4 NPs 可通过内吞作用快速进入细胞内溶酶体，在溶酶体的弱酸性环境下逐步解离，并逐渐恢复 AIE-Mito-TPP 和 AlPcSNa4 的绿色和红色荧光。因此，该纳米探针在细胞内的释放过程可通过双荧光通道实时监测。

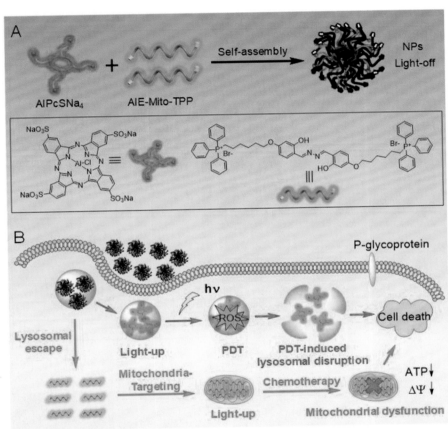

图 24-7　基于双通道荧光点亮成像自我监测线粒体和溶酶体靶向的化疗与光动力协同治疗
图中，A. AIE-Mito-TPP 和 AlPcSNa4 自组装制备 AIE-Mito-TPP/AlPcSNa4 纳米探针的示意图；
B. 线粒体和溶酶体靶向的化疗与光动力协同治疗以及双通道荧光自我点亮监测示意图

研究者进一步通过体内肿瘤治疗实验证实，AIE-Mito-TPP/AlPcSNa4 NPs 在近红外光照下（660 nm，0.1 W/cm²），能够显著抑制肿瘤的生长（图 24-8A）。将肿瘤从裸鼠体内剥离，检测肿瘤的大小、重量并切片进行 HE 染色（图 24-8B、C 和 E），进一步证实了 AIE-Mito-TPP/AlPcSNa4 NPs 在光照下能够有效抑制肿瘤的生长。同时，在治疗期间小鼠的体重未发生明显变化（图 24-8D），表明该纳米探针具有很好的生物相容性。

为了进一步评估 AIE-Mito-TPP/AlPcSNa4 NPs 的生物安全性，在治疗 21 d 后，通过 HE 染色心、肝、脾、肺和肾器官，未发现明显的炎症和损伤。同时，通过分析尿素氮、谷丙转氨酶、谷草转氨酶和血清总蛋白的表达水平，发现治疗组的数值与对照组的数值相近，表明该纳米探针具有很好的生物安全性。

该研究工作制备了诊疗一体的 AIE-Mito-TPP/AlPcSNa4 纳米探针，通过内吞作用快速进入癌细胞，在细胞内的释放过程可通过双荧光通道实时点亮监测，同时线粒体靶向的 AIE-Mito-TPP 可有效破坏线粒体的功能，AlPcSNa4 可通过光照生成的活性氧有效破坏溶酶体的结构和功能。该线粒体和溶酶体双细胞器靶向的化疗与光动力协同治疗的策略以及荧光自我点亮监测功能，有望在成像指导下的癌症精准治疗领域有广阔的应用前景。

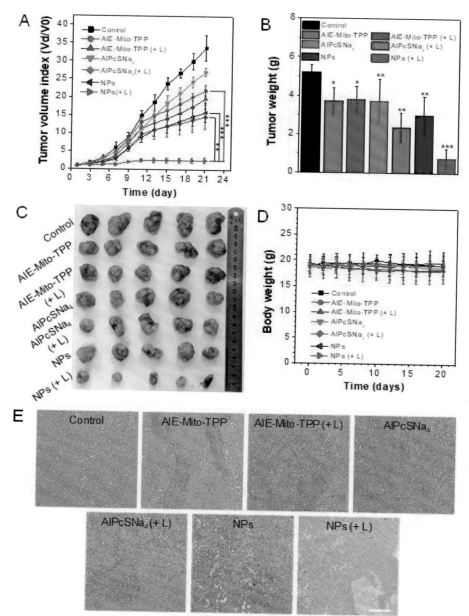

图 24-8　AIE-Mito-TPP/AlPcSNa4 NPs 在光照下对肿瘤生长的抑制作用
图中，A. 裸鼠体内肿瘤体积指数随时间变化图；B. 不同条件下［AIE-Mito-TPP、AIE-Mito-TPP（+ L）、AlPcSNa4、AlPcSNa4（+ L）、AIE-Mito-TPP/AlPcSNa4 NPs 和 AIE-Mito-TPP/AlPcSNa4 NPs（+ L）］，治疗 21 d 后的平均瘤重；C. 治疗 21 d 后，从小鼠中剥离的肿瘤照片（$n = 5$）；D. 裸鼠体重随时间的变化图；E. 肿瘤切片的 HE 染色图

（四）AIE 探针实现高效肿瘤光动力 - 免疫协同治疗

2021 年 3 月，华中科技大学等校研究者在 *Natl Sci Rev* 杂志发文，利用红细胞膜负载聚集诱导发光（aggregation-induced emission，AIE）光敏剂和免疫佐剂 Poly(I:C)，在小鼠模型中实现了对肿瘤的高效光动力 - 免疫协同治疗。AIE 光敏剂在聚集状态下具有更强的光敏活性，因此适用于 PDT。但是，

仅依靠 PDT 依旧很难彻底清除肿瘤。因此，在这项研究中，将 PDT 与免疫佐剂 Poly(I:C) 相结合，利用红细胞膜同时负载 AIE 光敏剂和 Poly(I:C)，构建出 M@AP 探针，实现了对肿瘤的高效光动力 – 免疫协同治疗。

Poly(I:C) 是一种 Toll 样受体 3 激动剂，可直接诱导肿瘤细胞凋亡，并促进肿瘤细胞分泌免疫因子。然而，Poly(I:C) 诱导的免疫应答率在一定类型的恶性肿瘤中仍然很低，且 Poly(I:C) 具有较大的细胞毒性，使其临床应用受到极大限制。在体内，M@AP 会富集于肿瘤组织（实体瘤具有高通透性和滞留效应，EPR effect）和脾脏（脾脏是破损红细胞的归巢清除场所）。在肿瘤组织中，给予光照治疗时，AIE 光敏剂产生过量的 ROS，与 Poly(I:C) 共同作用，诱导肿瘤细胞死亡，同时促进肿瘤抗原释放入血、激活机体的免疫反应。在脾脏内，Poly(I:C) 则诱导免疫细胞分泌大量免疫因子，协同激活机体免疫。体内实验表明，M@AP 探针在光照下不仅可以直接杀死肿瘤细胞，在 Poly(I:C) 的协同作用下还可以活化免疫细胞，促进细胞因子 IL-1、IL-6、TNF-α 和 IFN-γ 的释放，从而实现对肿瘤的高效光动力 – 免疫协同治疗。更有意思的是，在黑色素瘤肺转移小鼠模型中，M@AP 探针也显示出色的抗转移癌的能力，这将为肿瘤复发和转移治疗提供可能性。

（五）二氧化硅纳米颗粒用于光动力疗法治疗多种癌症

2020 年 8 月，加拿大魁北克大学国立科学研究院（INRS）的 Vetrone 科研团队在 *Chem Sci* 杂志发文，常用于治疗皮肤癌和皮肤癌前病变的 PDT（以二氧化硅纳米颗粒作为分子药物递送载体）可用于治疗其它多种癌症。在目前的临床治疗中，PDT 仅局限于治疗浅表性皮肤癌，要实现基于 ROS 的高效治疗，Vetrone 团队研究发现二氧化硅纳米颗粒可将具有更强组织穿透能力的近红外光（NIR）转换为可见光，触发化学反应并释放出 ROS，可以达到给药至肿瘤深层乏氧组织的目的。Vetrone 认为，将光敏药物选择性地包裹在二氧化硅纳米胶囊中的方法，赋予 PDT 许多新的功能，对于 PDT 在深层肿瘤诊疗上的应用具有一定价值。接下来，研究团队计划将在人体内对二氧化硅纳米颗粒进行测试。

（六）基于内质网靶向罗丹明铱配合物光敏剂 Ir-Rho-G2

2020 年 10 月，中国科学院深圳先进技术研究院等单位研究者在 *Chem Sci* 杂志发文，在前期研究工作基础上（*ACS Appl Mater Interfaces*，2019）合作开发出一种基于内质网靶向罗丹明铱配合物光敏剂（Ir-Rho-G2）。研究发现，传统的光敏剂存在 ROS 生成不足、亚细胞器靶向能力不强等缺点。因此，开发出新型高效 ROS 生成及亚细胞靶向的光敏剂，以提高 PDT 效果，对实现癌症精准 PDT 具有重要意义。研究者在前期研究基础上，通过改变金属元素，获得高效金属配合物光敏剂，更进一步构建配体调控策略；通过改变环化配体并调节光化学 / 物理和生物特性，增强罗丹明修饰铱复合物的单线态氧生成能力和亚细胞器靶向定位能力。研究表明，经过配体调控的金属配合物（Ir-Rho-G2）表现出良好的亚细胞器内质网靶向能力，有较低的暗毒性；在光照条件下，金属配合物产生高反应活性细胞毒性 ROS，靶向内质网的金属配合物引起内质网应激，从而激活细胞凋亡信号通路，提高 PDT 效果。活体近红外荧光成像和活体肿瘤 PDT 实验结果分别表现出良好的肿瘤靶向富集和显著的肿瘤生长抑制效果（图 24-9）。因此，利用配体调控策略开发出具有高效 ROS 生成和细胞器靶向能力的光诊疗光敏剂，有利于精确治疗肿瘤。

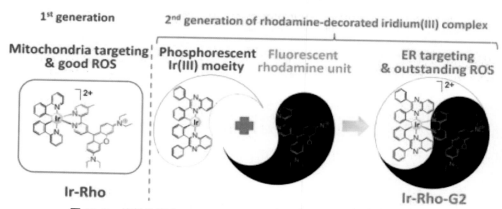

图 24-9　线粒体靶向 Ir-Rho 配合物及通过配体调控获得的内质网靶向
和高效单线态氧生成能力 Ir-Rho-G2 配合物

（七）建立了一种超分子光催化剂 Nano-SA-TCPP

2020 年 7 月，清华大学及中国科学院理化技术研究所研究者在 *Natl Sci Rev* 杂志发文，建立一种超分子光催化剂 Nano-SA-TCPP，可在 600～700 nm 波长下进行照射，治疗实体瘤（100 mm³），可以在 10 min 内消除。光催化治疗后 50 d，小鼠存活率从 0 增加到 100%。基于卟啉的光催化剂的尺寸选择作用，可以被癌细胞靶向内化而不进入正常细胞。该疗法对正常细胞和生物体没有毒性和不良反应。而且，光催化疗法对多种癌细胞系有效。由于其高效，安全和通用性，光催化疗法提供了征服肿瘤的新方法。

研究者曾报道，一种制备自组装四羧基苯基卟啉（SA-TCPP）的超分子光催化剂的方法，证明其被 420～750 nm 波长光激发的氧化能力。基于卟啉分子药物出色的生物容量和单线态氧的释放而被广泛用于 PDT，其中一些已经实现了临床应用。光疗方法的障碍之一是其渗透深度，这对于检测也很重要。在 600～1200 nm 之间的红色 /NIR 光区域称为组织的光学窗口，有利于深度穿透。

（八）光子纳米药物－超低温剥离的 2D 锡纳米片有效治疗癌症

近年来，锡（Sn）由于其灵活可变的价态使其发展成不同类型的锡基材料，广泛应用于许多领域；特别是其在生物学方面受到了极大的关注，被发现具有良好的抗肿瘤活性，可以参与核酸和蛋白的合成，也可以参与一些酶的生物反应等。2D Sn 作为一种典型的二维拓扑材料，与氧化锡等锡基的材料有很大的不同，具有特定的物理化学特性，可调谐禁带、手性相和强自旋轨道耦合以及通过其稳定的屈曲结构产生的量子自旋霍尔效应等。目前，有效制备 2D Sn 仍面临着处于优化形态、量产和小型化的阶段。在此，通过联合经典的自上而下的液相剥离法和超低温剥离法相结合的方法制备得到了 2D Sn 纳米片，可以作为光子纳米药物有效地消除肿瘤。2021 年 3 月，美国哈佛大学医学院、我国中南大学和暨南大学团队合作，开发了一种超低温剥离和液相剥离相结合的新方法，成功地制备了 2D Sn 纳米片（SnNSs）。所得 SnNSs 具有典型的片状结构，平均尺寸为 ~100 nm，厚度为 ~5.1 nm。经聚乙二醇（PEG）修饰后，得到的 SnNSs（SnNSs@PEG）具有良好的稳定性、优越的生物相容性和优异的光热性能，可作为光热试剂用于多模态成像（荧光／光声／光热成像）引导光热消除癌症，使其成为精确有效的癌症治疗的光子纳米药物（图 24-10）。

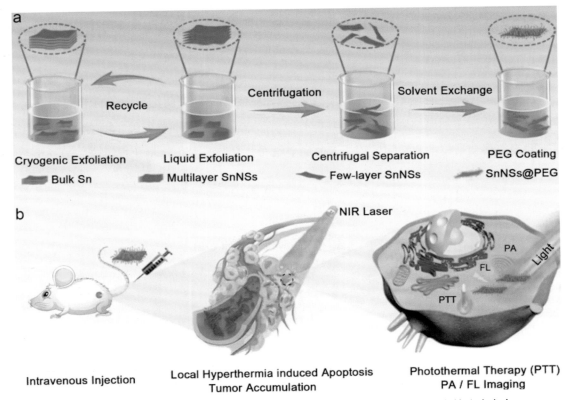

图 24-10　光子纳米药物－超低温剥离的 2D 锡纳米片（SnNSs）制备并有效治疗癌症

　　研制的 SnNSs@PEG 经过 Cy5.5 标记后，展现出显著的近红外成像能力。经过验证，SnNSs@PEG 具有显著的光声成像能力，且在注射后 12 h，其体内光声信号达到最强。此外，SnNSs@PEG 在荷瘤小鼠体内展现了良好的光热成像能力，在近红外激光照射条件下，小鼠肿瘤部位温度显著上升，表明了 SnNSs@PEG 具有良好的体内光热性能。SnNSs@PEG 的体外抗肿瘤活性经修饰后的 SnNSs@PEG 具有良好的生物相容性，几乎对细胞无毒，且表现出了显著的光热抗肿瘤活性，细胞死活复染以及流式细胞术均验证其良好的光热抗肿瘤活性。研究 SnNSs@PEG 抗肿瘤机制发现，其抗肿瘤活性主要来自于光热效应导致肿瘤细胞线粒体膜电位发生变化，线粒体功能发生紊乱而引起细胞凋亡。

　　SnNSs@PEG 的体内抗肿瘤活性由于 SnNSs@PEG 具有良好的体内多模式成像能力和显著的体内光热性能，还表现出显著的体内光热抗肿瘤活性。经 SnNSs@PEG 和近红外激光联合治疗后，小鼠肿瘤显著受抑，而其他对照组小鼠肿瘤始终保持增长。小鼠肿瘤切片也证实了经光热治疗后，小鼠肿瘤绝大部分发生了坏死。在治疗期间，小鼠体重没有发生明显的变化，表明其良好的体内生物安全性。

（九）纳米技术与光热遗传的基因工程技术相结合的抗癌疗法

　　研究者发现，癌症干细胞与患者癌症进展和转移密切相关，这反映了癌症干细胞能够自我更新并进入机体的循环系统中。2020 年 8 月，日本先进科学技术研究所等机构研究者在 *Nat Commun* 杂志发文，将纳米技术与光热遗传技术（photothermogenetics）的基因工程技术相结合，开发出一种针对致死性癌症干细胞特性的调控技术，光热遗传技术能促进机体对癌症有效消除。研究者表示，开发出一种光活性的功能性纳米碳复合体分子，是由聚乙二醇（PEG）修饰的碳纳米角（CNH）组成，而这种特殊的碳纳米角携带有能针对潜在 2 型草酸家族受体的抗体分子，这种具有光活性的功能性纳米碳复合体分子能作为一种靶向性癌症化疗制剂，具有很高的治疗性潜力。

实际上，纳米复合体能通过生物渗透性的近红外光进行有效地加热，当应用于癌细胞和小鼠肿瘤模型后，这些复合体就会通过光热诱发钙质流入过表达 TRPV2 的靶向细胞中（TRPV2 是一种温度反应性膜蛋白），从而增加癌细胞的死亡率并能有效调节癌症中的干细胞特性（图 24-11）。当前，实验结果有助于实现纳米技术和基因工程技术的完美结合，从而开发出新型化疗手段，治疗很多难治性的癌症，并控制致命性癌症的干细胞特性。

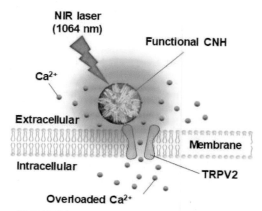

图 24-11　纳米技术与光热遗传的基因工程技术相结合的抗癌疗法

三、光　源

（一）不同光源

光动力学治疗（PDT）应用效果，应是吸收的光能量与组织内所含的光敏剂、氧分子共同作用的结果。光照条件是否得当，对于疗效的影响至关重要。光照射到生物组织，会发生反射、折射、透射和吸收等现象。各种生物组织和器官因结构、成分和均匀程度等不同，其光学特性有很大的差异。在临床治疗中，已知照射光的功率，从而推算出功率密度，但对被照射组织吸收的光能只能大概估计；加上肿瘤和机体许多因素的影响，如肿瘤表面被覆物的厚度、局部乏氧程度等，对同一类型的肿瘤，以同样条件的光动力学治疗，可能结果很不相同。有些情况下，虽然所用照射光的剂量很大，但相当大一部分光被肿瘤表面的坏死物遮盖，没有被吸收，从而直接影响治疗效果。在实际工作中，常常通过调整照射光的功率、照射的时间以及光斑的大小 3 个参数来掌握照射条件。

可见光照射线粒体靶向光敏剂作用细胞后，可增强辐射杀伤 HeLa 细胞的自噬和凋亡（图 24-12）。其中，蓝光穿透组织的能力最弱，而红光与红外光穿透能力则较强，所以临床上 PDT 中所使用的激光的波长一般在 600 ~ 800 nm 之间。根据 PDT 应用的不同，即使是对于同样的光敏剂，所需要采用的激光光源仍然可能不同。一般来讲，激光光源的选择与光敏剂（自身的激发和吸收光谱），所治疗的疾病（位置、大小和组织特征等）及经济状况有关。PDT 的治疗效果也取决于多个参数：激光的剂量、照射时间和照射方式（持续照射或者节律性照射）。此外，激光的功率大小也能影响 PDT 的治疗效果。

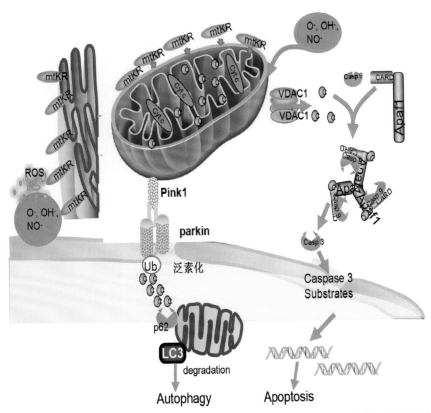

图 24-12　可见光照射线粒体靶向光敏剂作用细胞后增强辐射杀伤 HeLa 细胞的自噬和凋亡模式

尽管实验中激光和白炽灯均可用于 PDT，但是临床上一般均采用激光作为激发光源。在肿瘤光动力学治疗中，应用较多的激光器有：氪离子泵浦染料激光器（630 nm）、铜蒸汽泵浦染料激光器（630 nm）、金蒸汽泵浦染料激光器（627.8 nm）、氦氖激光器（632.8 nm）、KTP 倍频的 Nd:YAG 激光器（532 nm）和氩离子激光器（488 nm，514 nm）等。目前，正在研制的新一代光敏剂，吸收峰多在 650 nm 以上，有的甚至超过 700 nm，需要研制波长与之相匹配的激光器，其中半导体激光器因其体积小、效率高、性能稳定及操作简单，最受重视。

（二）利用 800 nm 飞秒激光治疗小鼠深度肿瘤

在双光子 PDT 研究中，利用 800 nm 飞秒激光实现了小鼠深度肿瘤诊疗，为深层组织肿瘤治疗提供了新的诊疗方案。在 PDT 中，由于光敏剂需要与光发生反应，而光在人体组织的穿透能力较差，所以很难进行深层治疗。上海光机所设计并试用了新型金纳米双锥体来负载光敏剂。金纳米双锥体具有化学惰性和很小的生物毒性，更强的局部电场增强和极高的双光子截面作用。其双光子作用截面比光敏剂本身要高几个数量级，可以更高效地将能量转移到附着的光敏剂上，间接地使氧分子敏化，产生更多的 ROS。

为了能够使光线到达更深入的部位，研究者采用生物光学窗口（即光在生物组织内穿透深度达到最大值的波长区间）的 800 nm 飞秒脉冲激光照射被标记的部位，同时该波长的激光对正常组织和细胞具有较小的光毒性。实验小鼠肿瘤模型的肿瘤生长 2 周，体积达到约 100 ~ 150 mm³ 时，将荷瘤小鼠随机分成 4 组：① 缓冲溶液（PBS）组，对照组；② 光敏剂：铝酞菁（AlPcS）组；③ 光敏剂递送载体：金纳米双锥体（GBP）；④ 光敏剂与递送载体的复合物（GBP–AlPcS）。对 4 组小鼠分别注射相应的药物，然后在注射 2 h 后，用 2.8 W/cm² 的强度进行 30 min 的 800 nm 飞秒激光照射。分别在第 1 天和第 9 天给小鼠注射药物并照射。治疗后每 2 天测量体重和肿瘤大小，最终在开始治疗 18 d 后，取出代表性小鼠的肿瘤组织。

实验结果表明，第 4 组存在明显的肿瘤生长抑制（图 24-13）。从图 24-14 观察到，第 4 组小鼠肿瘤部位出现明显的出血性损伤，有效的肿瘤抑制作用。而在研究期间，第 1 和 2 组中的肿瘤显著生长，表明单独的光照射和单独的 AlPcS 注射都不能抑制肿瘤生长。此实验表明，GBP–AlPcS 治疗诊断剂没有明显的急性毒性，而且能明显抑制体内深部组织肿瘤的生长。

从图 24-15 所示，仅在具有 GBP–AlPcS 治疗的肿瘤中观察到明显广泛的肿瘤坏死。在 GBP 治疗组中，散发的坏死区域被恶性细胞包围，并伴有核异型。这可能是由于飞秒激光照射下 GBP 的光热效应。在 PBS 和游离的 AlPcS 处理组中，H&E 和 TUNEL 染色切片未显示任何明显的肿瘤坏死。结果表明，GBP–AlPcS 可用作高效的双光子动力学治疗药剂。

上述不同处理方式对心、肝、脾、肺和肾正常组织无显著损伤，即对正常组织没有可观测到的不良反应。复合物 GBP–AlPcS 实验结果表明，该系统具有改善传统光动力疗法的治疗深度和精确度。

四、氧　气

氧气对于光动力学治疗（PDT）的结果具有复杂的作用。如果没有氧气，PDT 就不产生肿瘤抑制的效果。例如，临床发现实体瘤中央的乏氧肿瘤细胞往往不能被 PDT 所杀灭。ROS 的产生以及 PDT 的治疗效果与肿瘤组织中氧气的压力与浓度密切相关。因此，在 PDT 治疗过程密切监控氧气的浓度十分必要。PDT 过程中，如果采用较高功率的激光照射，其氧化组织周围氧气分子的速率会超过组织循环供给氧的速率，造成氧气的压力下降，进而明显降低 PDT 的治疗效果。相反，如果应用低功率的激光激发，则需要延长激光的照射时间，以保证 PDT 的治疗效果。目前，处理 PDT 过程中缺氧问题的方法主要有间断照射激光，而不是连续照射；降低激光的功率。同时，在 PDT 治疗的过程中，保证氧气补充的时间，也可以防止氧气耗竭。此外，改变激光照射的方位，诱导被照射的组织细胞发生凋亡能在一定程度上保证氧气压力下降时 PDT 治疗的效果。

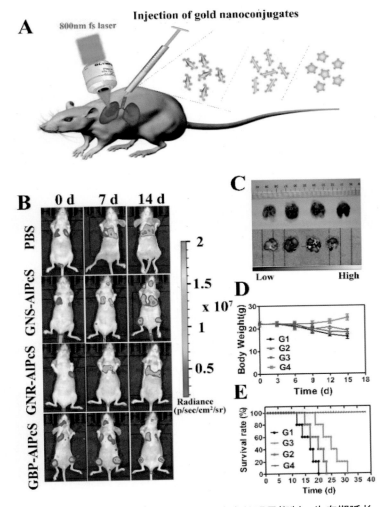

图 24-13　经 PDT 治疗后小鼠肺部肿瘤生长明显抑制，生存期延长

图中，A. 小鼠原位肺癌杀伤示意图；B. 小鼠原位肺癌细胞杀伤活体荧光像；C. 杀伤后肺部剥离实物图以及荧光图；
D. 治疗过程中小鼠体重变化；E. 经过不同药物的治疗后，小鼠的存活情况

　　目前，在临床前研究模型中已实现对组织中氧气浓度的实时监控，但是原位分光镜检测系统并不能实时监测氧气浓度，因其实施也需要激光激发，而这样会对 PDT 中光敏剂的激发产生干扰。有报道，应用实时增强 MRI 来检测 PDT 治疗过程中机体的血氧浓度，发现机体的血氧浓度与靶器官组织中氧浓度成正比。

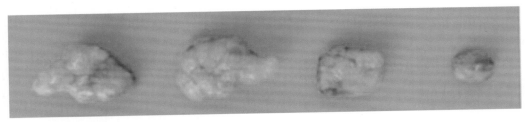

　　PBS + laser　　　　　A1PcS + laser　　　　GBP + laser　　　GBP-A1PcS + laser

图 24-14　小鼠肿瘤经不同处理方式的形体

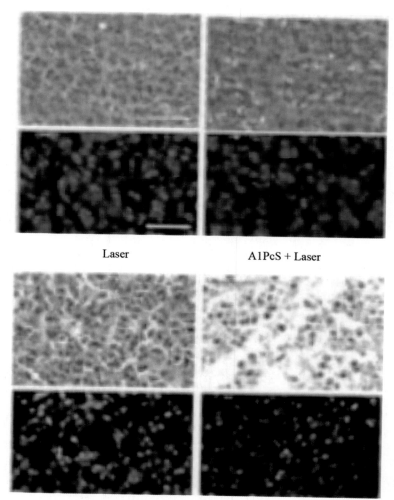

Laser　　　　　　　　　　　A1PcS + Laser

图 24-15　小鼠肿瘤经不同处理方式的组织学（每组上图 H&E 染色）和细胞凋亡（每组下图 TUNEL）

研究者利用新型的近红外多光谱检测系统（NIR-PMT），在不同 PDT 条件下对单线态氧（$^1O_2$）发生情况进行实时监测，并探讨其发生特性与 PDT 抗肿瘤效果之间的相关性。给 BALB/c 裸小鼠皮下注射人舌癌 HSC-3 细胞悬液。实验以盐酸氨基乙酰丙酸（5-ALA）为光敏剂加激光光照射进行 PDT。结果发现，$^1O_2$ 显示明显的功率及能量依赖性。高照射功率诱导高水平的 $^1O_2$ 发生，从而产生较强的抗肿瘤效果。舌癌裸小鼠皮下移植瘤在 PDT 治疗后 90 d 内，肿瘤生长受到明显抑制，但在 2 例体积较大的肿瘤中观察到复发迹象。结果证实，$^1O_2$ 发生与 PDT 的抗肿瘤效果有着密切关系；尽管以 5-ALA 为光敏剂诱导的 PDT 在舌癌裸小鼠模型中显示了强大的抗肿瘤特性，但该方法更适于口腔部小肿瘤的治疗。

针对乏氧肿瘤的 PDT。临床批准的光敏剂（PSs）需要可见光激发，有限的组织穿透能力制约了 PDT 在深层肿瘤治疗上的应用。更重要的是，作为实体瘤的固有特性，肿瘤乏氧不仅是导致肿瘤侵袭、转移和复发的重要原因，还严重抑制了 PDT 基于分子氧光化学反应的治疗效果；另外，PDT 过程中氧气的消耗会进一步抑制 PDT。因此，发展针对乏氧肿瘤的高效诊疗方法，成为目前肿瘤治疗领域的一大关键。

国家纳米科学中心李乐乐课题组在乏氧肿瘤诊疗方面取得进展（*J Am Chem Soc*，2020）。研究者在国际多家杂志提出了利用上转换发光远程操控生物传感以实现"时 – 空"可控生物检测的概念性方法，并拓展实现了多种重要生物标志物的"时 – 空"可控精准检测和信号放大；同时，开发了上转换发光触发的精准诊疗方法，以提高肿瘤诊疗特异性并降低不良反应。在前期基础上，李乐乐等设计并合成了上转换金属有机框架异质结构（UCS），实现针对乏氧肿瘤的近红外光触发的光动力治疗、缺氧激活型化疗和免疫治疗相结合的联合治疗。而且，通过上转换发光及寿命成像技术可对该体系的靶向输运及能量传递进行可视化的实时监测，监控 PDT 疗效并指导精准用药。首先，通过 UCNP 的表面工程化和随后的种子介导生长策略，高产量地合成了具有核 – 壳结构的 UCS。与将 PSs 附着到 UCNP 表面的传统方法相比，该步法更简单且 PSs 负载效率和含量更高。因此，在近红外光激发下，UCNP 捕获低能量光子后通过共振能量转移将能量传递给临近的大量 PSs，实现高效光动力治疗。进一步将乏氧激活的前药替拉帕扎明（TPZ）装载在异质结构纳米孔道中，制备出最终体系 TPZ/UCS，以实现有效的协同治疗。TPZ 可在低氧肿瘤微环境以及 PDT 耗氧作用下，通过单电子还原反应产生有毒的氧化自由基，实现对乏氧肿瘤细胞的特异性杀伤。此外，将该体系与 α-PD–L1 检查点阻断治疗的结合有效提高了毒性 T 细胞的特异性肿瘤浸润，不仅可根除原发灶，而且可以通过系统抗肿瘤免疫反应抑制未治疗的远端肿瘤生长。该研究工作为乏氧肿瘤的诊疗提供了一种新思路，将近红外光触发 PDT 和乏氧激活的化疗与免疫疗法有机联合，是乏氧肿瘤治疗的新方向（图 24–16）。

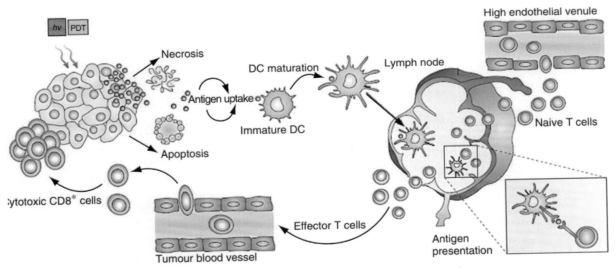

图 24-16　光动力疗法（PDT）结合免疫疗法对癌症的治疗

第三节　肿瘤的光动力学治疗

一、光动力学治疗肿瘤的机制

在肿瘤组织中，光敏剂的积蓄机制，可能是患病机体内血卟啉的产生与血浆蛋白有关，同时也与脂蛋白（大部分为低密度的）、球蛋白和白蛋白有关。已知在肿瘤细胞中含有大量的脂蛋白受体，因此，血卟啉的积蓄使细胞内的线粒体、溶酶体和细胞质受到严重的伤害。研究结果证明，与完全溶解的光敏剂水溶液的pH值相比，肿瘤饱和溶液的pH值较低，这说明肿瘤内部血糖过高。在血糖过高的环境中，容易产生血卟啉，同时使其积蓄，当血卟啉被吸收后，肿瘤就会解体。血卟啉是一种混合物，其中任何物质都会对肿瘤产生光敏作用。在肿瘤细胞内为了获得足够的光敏物，一定要在注射碳酸氢盐溶液或弱酸溶液后，保证在 3~24 h 内，机体产生 10 mg/kg 的血卟啉。

（一）PDT 杀伤细胞的作用

许多文献显示，PDT 是通过诱导肿瘤细胞凋亡和细胞坏死杀伤肿瘤细胞。PDT 反应产生的单线态氧，很容易与蛋白质中的半胱氨酸、蛋氨酸、甲硫氨酸、酪氨酸、色氨酸和组氨酸等氨基酸残基以及脂质中的不饱和脂肪酸和核酸中的鸟嘌呤发生作用；PDT 初始反应的光氧化产物还可以继发引起肽链内、肽链间及 DNA- 蛋白质的交联，从而引起细胞的膜损伤、酶失活、受体丧失、细胞骨架破坏、能量代谢降低、细胞内运输中断、损伤修复能力丧失及不能增殖等一系列改变，最终导致细胞死亡和组织破坏。许多研究表明，胞质膜和线粒体是细胞对 PDT 最敏感的细胞器；但其它细胞器，如溶酶体、内质网、微管、核糖体及胞核等，也可能受到损伤破坏。细胞的死亡可能是多种损伤的最终结果。

在 PDT 治疗中，作用于肿瘤细胞膜的键合作用，不仅使肿瘤细胞受到损伤，而且会阻碍氧化还原反应的进行。因此，PDT 治疗导致肿瘤细胞的死亡，参与生化反应的 ROS 是不断增加的。由于在肿瘤细胞中卟啉的浓缩反应是不可逆反应，可以把肿瘤血管及血管周围敏化物的积蓄解释为 PDT 的效果。在正常组织中，血卟啉的含量是很低的，而在肿瘤细胞内其含量很高。因此，血卟啉含量的变化，能够有力地证明治疗效果。

（二）PDT 杀伤肿瘤的作用

PDT 对体内肿瘤的杀伤机制，较体外培养细胞的情况更为复杂。光动力学作用的效率取决于光敏剂的种类、生物组织的类型和生物学特性、组织含氧的程度以及光敏剂与肿瘤组织结合的状态等多种因素。尽管许多文献已经表明，单线态氧是光动力学效应的决定性因素，但在体内条件下测定单线态氧的浓度和效率极为困难。实际上，实体肿瘤本身的许多因素可能影响 PDT 治疗的效果。肿瘤组织不是单纯和均一的肿瘤细胞群体，还有间质、血管和炎症细胞等多种成分，都可因 PDT 作用而发生改变，又可互相发生影响。

1. 光敏作用对肿瘤细胞的影响　在早年的研究中，人们通过肉眼观察到机体注射血卟啉后肿瘤部位发生荧光，与周围正常组织分界明显，许多体外培养细胞的实验也显示血卟啉衍生物（HpD）选择性进入肿瘤细胞内，被光激发而杀伤肿瘤细胞。PDT 可以引起肿瘤细胞坏死和凋亡，肿瘤细胞的坏死常出现在肿瘤细胞微循环改变之后，故认为肿瘤细胞的坏死是肿瘤微循环受损的一种继发性改变。

但是，也有实验研究提示，在体内条件下，PDT 对肿瘤细胞有一定的杀伤作用。研究者发现，细胞凋亡是 PDT 作用的早期重要变化，并发现许多引起细胞凋亡的相关因素，如 Ca^{2+}、神经酰胺、表皮生长因子和肿瘤相关基因等的作用。

在 PDT 治疗支气管肺癌患者中，应用光敏剂喜百分 2 mg/kg 注射后 48 h，在内窥镜下用国产半导体激光治疗机柱形光纤 630 nm 光动力学激光，剂量按 200 J/cm² 照射病变部位，必要时在 72 ~ 96 h 再重复照射 1 ~ 2 次。结果显示，经 PDT 治疗后，CD3⁺ 和 CD4⁺ T 细胞升高，CD8⁺ T 细胞降低，CD4⁺/CD8⁺ T 细胞比值升高。PDT 治疗对肿瘤细胞有选择性杀伤作用，通过免疫调节能增强机体免疫功能。

2. 光敏作用对微血管的影响　肿瘤内微循环损伤后的缺血、缺氧，可能对光动力作用引起的肿瘤细胞坏死起关键作用。研究提示，PDT 对肿瘤组织中微血管和微循环的损伤作用，对于肿瘤细胞的最终死亡有着非常重要的影响。通过电镜直接观察到，在 PDT 后迅速出现血管损伤，特别是内皮细胞损伤，血管周围迅速出现水肿。PDT 后，微循环改变，微血管变细，微血管扩张，血细胞聚集，血流缓慢，血流完全停止。关于血管损伤和微循环障碍，还需要考虑到血小板的影响。在许多情况下，内皮细胞损伤或血小板破坏都可能启动血管内凝血过程；血小板的光敏激活可能与内皮细胞损伤有关；同时，在微循环障碍中起重要作用，两者之间也可能互相影响。

3. 光敏作用对肿瘤其它成分的影响　肿瘤组织中的间质对肿瘤细胞的代谢和生长有重要影响。有实验表明，光敏处理彻底破坏肿瘤的瘤床间质，对于防止肿瘤残留或复发很重要，提示间质 PDT 损伤在肿瘤光敏杀伤机制中的作用不容忽略。

肿瘤组织中常有数量不等的各种免疫细胞存在，PDT 可使人的中性粒细胞迅速失去运动能力，肿瘤周围巨噬细胞、粒细胞增多，大量钾离子外渗，琥珀酸脱氢酶、乳酸脱氢酶和乳酸脱氢酶失活，继而酸性磷酸酶也失活。粒细胞受损后，释出的氧自由基可能损伤邻近的内皮细胞，释放出的蛋白酶、弹性蛋白酶和胶原酶也可能破坏近旁的结缔组织和血管基底膜。肥大细胞对 PDT 很敏感，释放出的组织胺是一种很强的血管活性物质。巨噬细胞比肿瘤细胞摄取更多的光敏剂，光照后可引起严重的损伤。

PDT 破坏肿瘤的机制非常复杂，多数学者认为，在 PDT 杀伤肿瘤的过程中，主要是引起微血管的功能障碍和结构损伤。由于局部的微循环障碍和缺血缺氧，导致肿瘤细胞的继发死亡，但这并不排除 PDT 对肿瘤细胞有一定的直接作用。

4. 低剂量光动力学疗法可以调控肿瘤微环境　一项新的研究揭示了低剂量 PDT 影响血管微结构的机制。通过体外共培养周细胞和内皮细胞，研究者发现低剂量 PDT 通过 Rho、肌球蛋白轻链和局灶性黏附激酶磷酸化（MLC-P 和 FAK-P）激活周细胞，导致细胞骨架重构，周细胞更有效地收缩三维胶原凝胶。这些体外现象在 2 个体内恶性胸膜间皮瘤模型中得到证实，发现低剂量 PDT 可引起周细胞的 MLC-P，这与内皮细胞的周细胞覆盖率增加有关。血管结构的这种变化与肿瘤间质液压力的降低和肿瘤中大分子分布的增强有关。

二、光动力学治疗肿瘤方法、适应证及效果

光动力学治疗（PDT）主要用于空腔器官肿瘤的治疗，或与手术结合，用于手术残端部位的照射，预防术后复发。这种疗法可用于多种实体肿瘤的治疗。

（一）光动力学治疗方法

1. 给药方法　可以经静脉、动脉注射给药，也可行肿瘤组织内注射或肿瘤表面敷贴给药：① 静脉注射：先以皮肤划痕法作过敏试验，阴性反应者可静脉注射给药；HpD 可按 2.5 ~ 5.0 mg/kg 体重给药，加入 5% 葡萄糖液 250 ~ 500 ml 中，稀释后缓慢滴注；患者在注射药物后应避光，48 ~ 72 h 后可选用 405 nm 波长的激光对肿瘤局部照射，进行荧光诊断，然后根据肿瘤的大小及部位选用合适的激光进行照射；② 动脉给药：根据肿瘤的血液供应，选取其主要动脉，顺行或逆行注药，用药后 24 h 进行光照；③ 肿瘤组织内注射：稀释 HpD 为 0.5% 溶液，在肿瘤组织基底多点注射，让 HpD 浸润肿瘤组织中，注射药物后 1 h 可光照，体表、黏膜外生性肿瘤可采用此法；④ 肿瘤表面敷贴：用 HpD 原液纱布敷贴溃疡或浅表病灶，3 ~ 4 h 后局部照射，对浅表性皮肤癌效果好。

2. 照射剂量　光照功率密度一般为 100 ~ 250 mW/cm^2，能量密度为 100 ~ 500 J/cm^2，视肿瘤的类型、大小和部位等具体情况而定。但由于器官运动和皱褶，保持能量均匀很困难，计算照光能量方法较复杂。

穿透深度估计：根据报道，支气管肺癌光照剂量为 495 J/cm^2（30 mW，25 min），光照后手术切除肿瘤，发现肿瘤组织深度在 3 cm 以内有明显的退行性变化，正常组织无此改变。因而认为 630 nm 的红光对肿瘤组织的光化作用深度约为 3 cm。照射前需对肿瘤表面的黏液、污物、血液和坏死组织进行清除，若未能进行彻底清除，将显著地影响 PDT 治疗的有效深度。

3. 照射方法　根据肿瘤部位、形状及大小选择不同的照射方式：① 分野照射：用于体表肿瘤，要求使肿瘤病灶全部被照射，不可遗漏病灶，分野照射可以先后进行，也可多条光纤多光斑同时进行；② 组织间穿刺照射：巨大肿瘤或带蒂肿瘤光穿透能力差，不能深入肿瘤病灶深部，可选择肿瘤基底部，分多点穿刺插入柱状光纤，每点相隔 1.0 ~ 1.5 cm，进行组织间照射，使肿瘤基底在光照后坏死；③ 配合内镜照射：用于内腔器官，如气管、支气管肺癌、食管癌、胃癌、大肠癌及膀肤癌等。

4. 光导纤维的选择　根据不同病灶，选用最适用的光导纤维：① 点状光纤：适用于体表癌及堵塞管道的肿瘤；② 扩束光纤：带镜头，可扩大照射范围；③ 柱状光纤：可插入肿瘤组织中进行照射，包括直接插入和套针插入两种，适用于块状肿瘤或较深部的肿瘤；④ 球状光纤：可以向四周发光，适用膀胱癌和鼻咽癌。

5. 获得最佳效果　为达到最佳的治疗效果，必须保证激光辐射的强度、具备可视性全方位内窥镜，接受辐射部位的周围不应该有移动性淋巴结。对于未扩散性恶性肿瘤需要采用不同方式的激光辐射，如表面激光辐射、内部组织激光辐射以及组合性激光辐射，其中最好的方式是前两种。由于光敏物具有不同的光吸收能力，所以针对每一种光活化物，要采用不同波长的激光照射。如果光活化物对激光照射拥有穿透性，则要加大激光的辐射强度。在压缩力的作用下，红色光的辐射可以达到 1 cm 深度，而其他颜色光的辐射深度还较浅。激光光束的优势在于在小范围光谱上可以实现大功率长波长辐射。这样，可以保证辐射到达肿瘤部位，而且很少丢失光能量。因此，这保证了光强度与光功率密度。为了获得人工合成的血卟啉，红色光的辐射波长应调整为 610 nm 和 630 nm。治疗不同类型的新生恶性肿瘤（肺癌、食管癌和眼癌等）应使用红色诺丹明 B 激光器（氩气激光器，波长为 630 nm，功率为 1 ~ 4 W，功率密度为 20 ~ 4000 MW/cm^2）。染料激光器可以调整辐射波长，还可以在相关范围内获得较大的功率密度，这样就可以减少治疗步骤。

（二）双光子动力学疗法的三步骤

第一步，精准识别肿瘤细胞。这一步主要由光敏剂与光敏剂递送载体共同完成。光敏剂递送载体，将光敏剂运送到目标位置。目前，相对高效准确的方式是在载体表面或光敏剂上修饰靶向分子，可以与肿瘤细胞表面的受体进行结合而不会与正常细胞结合，进而通过内吞功能进入肿瘤细胞。

第二步，激光照射标记区。当没有光照射时，光敏剂具有很好的暗稳定性，会在肿瘤细胞内部，基本不会产生不良反应。而当激光照射到肿瘤组织时，负载光敏剂的递送载体会被两个光子所激发到达单线态，通过系间窜跃到达三线态，因为在三线态的寿命较长，可以与周围的氧气、水等发生反应产生单线态氧、超氧根离子和自由基等活性物质，这些活性物质具有强氧化性或强还原性。

第三步，消灭肿瘤细胞。活性氧消灭癌细胞的途径主要有三种：一种是破坏肿瘤组织附近的微血管，引起病灶血供不足，间接导致肿瘤细胞死亡；另一种是可以与细胞内蛋白、DNA 和脂质等结合，使细胞失活，导致肿瘤细胞凋亡、坏死或自体吞噬；还有一种方式是局部诱发非特异性应急炎性反应以及后期的一系列免疫反应，对于抑制和破坏肿瘤具有持续性的系统效应。

（三）光动力学治疗适应证

从文献报道中尚未发现有哪种类型的肿瘤对 PDT 完全不起反应，无论是低分化癌或者是高分化癌、腺癌或鳞癌，都有不同程度的疗效。从肿瘤的生长部位来看，目前主要用于皮肤、外生殖器肿瘤及眼、鼻腔和口腔等腔道肿瘤，以及内镜能够到达的呼吸道、消化道和泌尿生殖等部位的恶性肿瘤。早期肿瘤可得到根治，晚期肿瘤可得到改善症状的姑息疗效。按病理分类，PDT 适用的肿瘤类别有基底细胞癌、移行细胞癌、腺癌、黏液表皮样癌、小细胞未分化癌、腺样囊腺癌及肉瘤等。

激光配合内镜，对腔道黏膜癌可做出诊断、治疗，避免了开胸、开腹大手术而得到治疗，特别是对于年老体弱、心、肺、肝和肾功能不全及凝血机制障碍等不能接受手术的患者是一种较好的治疗手段。而对于肿瘤患者，有手术机会者应尽量手术切除，对于已有深度浸润或远处转移的肿瘤，不宜单纯采用 PDT，而应进行综合治疗。

（四）光动力学治疗后组织学改变

1. 肉眼所见　皮肤肿瘤光照 4~6 h 后，局部充血、红斑样变，逐渐出现水肿、水泡，溃疡处有渗液外溢现象，如重复照射可致反应加重，组织坏死、溃疡形成。数日后，溃疡面形成棕色痂皮，约 1 个月后溃疡基底新生上皮逐渐形成，痂皮脱落。腔道黏膜上皮病灶光照后当日产生局部肿胀，第 2 天可见白膜形成，重复照光后坏死白膜增厚，形成较厚湿痂皮，大约 3 周后逐渐脱落，新生黏膜形成。

2. 光学显微镜下改变　PDT 后 24 h，在肿瘤深部可看到微血管出现弥漫性损伤，微血管和小血管高度扩张，血管附近大量中性粒细胞和淋巴细胞浸润。96 h 后，肿瘤细胞膜破裂，胞浆溶解，胞核呈浓缩小点状或棒状。大部分角化区可见大量核碎片和中性粒细胞，与放射治疗后癌细胞改变很相似。但 PDT 与放疗不同，直接光照及散射光照的癌组织内，癌巢的退行性变化完全一样，癌巢退行性变在中央部分明显，癌巢表面、边缘部位残留的癌细胞明显多于中央部位；退行性变为Ⅱ期，而无Ⅲ期；在没有癌细胞浸润的组织内，无退行性变。

3. 电子显微镜下的改变　大量毛细血管内皮细胞高度肿胀，毛细血管内皮细胞微窗孔增宽或内皮细胞断裂，红细胞和血小板从中逸出，部分毛细血管内皮细胞仅遗留一些坏死后的残迹，肿瘤细胞可见线粒体肿胀，灶性空化，胞核的基质轻度凝集。

（五）光动力学治疗效果和缺点

1. 光动力学治疗效果　光敏剂既可通过纳米颗粒、抗体、核酸适体和肽链等靶向输送到癌细胞，又可被蛋白酶、核酸和环境等特异性地激活，从而对癌细胞进行诊断分析，选择性地杀死癌细胞，对正常细胞无伤害。通过检测激活的光敏剂产生的荧光，可实时监测癌细胞的发展状况，并实时评估 PDT 的治疗效果。统计数据表明，接受 PDT 的、未扩散癌症的患者，5 年存活率达 50% ~ 70%；而内科未扩散性癌症患者，存活率达 70% ~ 90%。治疗未扩散性癌症时，采用的是 NⅡ肿瘤治疗仪和 M3PB 辐射医疗仪，这两种仪器产生的全是动态激光。这种仪器可用于治疗皮肤癌、口腔癌、声带癌、乳腺癌、宫颈癌、外阴道癌、直肠癌、肺癌、食管癌、胃癌、大肠癌和膀胱癌等。除此之外，这种仪器还可以抑制始发的支气管瘤、膀胱瘤或者防止这些肿瘤的复发。PDT 对早期癌症（皮肤癌、肺癌、食管癌和膀胱癌）的治疗效果更为明显，同时可以治疗组织癌、肉瘤、无色素瘤、黑色素瘤和其它肿瘤等。该方法可以与外科疗法和放射疗法等同步进行。

2. 光动力学治疗缺点　现有的 PDT 治疗，有几方面缺点：① 常用的光敏剂主要是卟啉衍生物，这些分子对肿瘤组织缺乏靶向性，也就是光敏剂的非特异性定位及非特异性激活，在病灶难以富集达到有效浓度，影响治疗效果；② 光敏剂分子多为疏水性分子，易团聚，在体内不易传输到病灶，在皮肤中排泄慢、滞留时间长，易产生皮肤光毒反应，治疗期间至少应避光 20 d 以上；③ 光敏剂需要吸收可见光，在体内组织的穿透能力较差，治疗不能深入到组织内部，多局限于表皮或浅组织区域的肿瘤部位；④ 激光照射仅限于表浅或内腔道内包块，深部包块因激光穿透作用表浅，杀伤作用有限；⑤ 静脉给 HpD 可达全身，在肝、肾和脾脏内较多，影响机体代谢。因此，增强光动力学杀伤癌细胞效果是光动力研究的重要课题之一。

三、光动力学治疗肿瘤例证

（一）治疗表浅肿瘤

1. 治疗皮肤癌　研究者刘慧龙等观察 PDT 治疗皮肤恶性肿瘤的临床疗效及不良反应。先后应用中国科学院电子学研究所研制的 IEAu-3 型金蒸汽激光器（波长 627.8 nm）和英国 DIOM ED 公司生产的半导体激光器（波长 630 nm）作为光源，功率密度为 100 ~ 150 mW/cm²，能量密度为 150 ~ 300 J/cm²。光敏剂为 HpD，按 5 mg/kg 给药。在给药后 24 ~ 72 h 内，针对患者病灶进行 PDT 治疗，共接受 1 ~ 4 个疗程的 PDT 治疗。结果显示，30 例患者中，完全有效 15 例（50%），部分有效 10 例（33.3%），无效 5 例（16.7%），无疾病进展病例，总有效 25 例（83.3%）。所有病例均未出现严重毒副反应。

结果证实，PDT 是治疗皮肤恶性肿瘤一种安全、有效的治疗方法，尤其是对临床常见的皮肤基底细胞癌和鳞状细胞癌有较好的疗效。

2. 治疗 Paget 病　乳腺外 Paget 病是一种少见的皮肤恶性肿瘤，好发于老年人的眼睑、腋窝、外耳道及会阴部等皮肤、体表大腺体集中的区域。研究者观察 PDT 治疗乳腺外 Paget 病的临床疗效。给患者静脉注射光敏剂 photofrin（2 mg/kg）后，24 ~ 72 h 内以功率为 100 ~ 150 mW/cm²，能量密度为 150 ~ 300 J/cm²，波长 630 nm 半导体激光照射病灶。治疗后 24、48 和 72 h，在 1、3 和 6 个月后观察患者病灶局部反应。结果显示，治疗后 24 h，病灶局部明显变暗、发黑；96 ~ 120 h 后局部开始结痂，渗出明显减少。治疗后 3 个月，1 例患者病灶消失，3 例患者病灶明显缩小达 50% 以上。1 例患者局部渗出仍然较多，未获控制。结果提示，光动力学疗法是乳腺外 Paget 病的有效治疗方法。

3. 治疗口腔颌面部等癌症　口腔颌面部组织结构紧凑复杂，涉及多种重要器官，这一部位的癌瘤手术后往往造成容貌严重受损和功能缺失，影响患者的生存质量。PDT 由于其良好的选择性杀伤特点，用于口腔颌面部癌的治疗可收到很好的效果，特别适用于病灶局限、浅表、无淋巴结转移和全身情况较差而不能耐受手术的高龄患者，如绿激光和 RevoLix 2 μm 激光治疗浅表性膀胱肿瘤等。

（二）治疗恶性黑色素瘤

研究者探讨 PDT 治疗恶性黑色素瘤的临床疗效。静脉滴注血卟啉衍生物（HpD）5 mg/kg 后 6 ~ 72 h 内，以金蒸气激光或半导体激光照光，功率密度 120 ~ 150 mW/cm²，能量密度 120 ~ 200 J/cm²。结果显示，6 例患者中，完全效应 4 例，部分效应 2 例，总有效率达 100%。1 例患者随访 6 年未见复发。所有病例均未出现严重毒副反应。结果提示，PDT 是治疗恶性黑色素瘤的有效方法。

（三）治疗消化道癌

1. 治疗上消化道癌　刘端祺等研究金蒸气 PDT 治疗上消化道癌的近期疗效及毒副反应。应用金蒸气激光器作为治疗光源，激光波长 627.8 nm，功率密度 200 ~ 400 mW/cm²，能量密度 100 ~ 300 J/cm²。光敏剂为血卟啉衍生物，按 5 mg/kg 于照光前 12 ~ 24 h 静脉滴注。结果显示，完成治疗的 67 例患者中，完全效应 5 例（7.5%），明显效应 40 例（59.7%），稍有效应 16 例（23.9%），无效 6 例（9.0%），总有效率为 67.2%。所有病例均未出现严重毒副反应。提示，金蒸气激光光动力学疗法治疗临床各期上消化道癌疗效肯定，毒副反应轻，耐受性好，是一种较好的姑息性治疗方法。

刘慧龙等分析比较 3 种光敏剂介导的 PDT 上消化道癌的近期疗效和不良反应。上消化道癌患者分别应用血卟啉衍生物（67 例）、血卟啉单甲醚（58 例）及卟吩姆钠（56 例）作为光敏剂，给药剂量分别为 5、6 和 2 mg/kg，于照光前 6 ~ 24 h 静脉滴注。分别应用金蒸气激光和半导体激光作为治疗光源，功率密度 200 ~ 400 mW/cm²，能量密度 100 ~ 300 J/cm²。治疗 1 ~ 5 次后评价疗效。结果发现，3 种光敏光动力疗效治疗临床各期上消化道癌疗效相近，不良反应轻，耐受性好，是较好的姑息治疗手段。

李文媛等探讨一种新型卟啉类光敏剂 DTP 对人食管癌 EC109 细胞的 PDT 作用机制。结果发现，DTP-PDT 显示对 EC109 细胞较强的杀伤作用；细胞内 DTP 吸收呈显著的剂量依赖性；分布于细胞溶酶体内；而其致细胞死亡方式主要为凋亡，即可能通过损伤溶酶体而间接启动细胞凋亡途径。

2. 治疗胃癌　姜黄素（curcumin）是从中药姜黄中提取的酚类化合物，具有光化学反应特性，并能显著诱导细胞凋亡，具有高效低毒的特性，有望开发成为 PDT 治疗肿瘤的新型光敏剂。旷焱平等研究不同能量密度激光作用于姜黄素对人胃癌 MGC-803 细胞的 PDT 杀伤作用。5 μmol/L 姜黄素与胃癌 MGC-803 细胞共同培养后，分别用不同能量密度 9.6、19.4 和 40.2 J/cm^2 的波长为 405 nm 的激光照射。结果显示，随着激光剂量增大，细胞的抑制率及凋亡率呈上升趋势，能量密度为 40.2 J/cm^2 的激光照射后最为明显（$P < 0.05$）。随着激光剂量增大，细胞内线粒体膜电位显著降低，细胞内 ROS 和 Ca^{2+} 显著增加，能量密度增加为 40.2 J/cm^2 时最为明显（$P < 0.05$）。结果提示，以 405 nm 的激光照射，姜黄素对胃癌 MGC-803 细胞有杀伤作用，在一定范围内呈剂量依赖关系。

3. 治疗结直肠癌　PDT 适用于治疗结直肠腺瘤和小的癌肿，在治疗结直肠癌，愈合过程中不会引起瘢痕性狭窄，因为胶原未被破坏，故不会减少结肠的机械性张力。

（四）治疗呼吸系统肿瘤

喉癌术后复发难以再次手术或放疗，PDT 则可以作为很好的补充治疗手段。另外，支气管癌是呼吸道的高发肿瘤，对于经纤维支气管镜检查确认的早期非小细胞肺癌，采用镜下 PDT 可使其治愈。对部分中晚期癌，采用该疗法可达到疏通管腔、改善呼吸功能的姑息目的，有些患者可获得病情控制，为外科切除创造条件。

徐国良等探讨经内镜激光消融联合 PDT 治疗气管支气管肿瘤的临床疗效。对 56 例气管支气管肿瘤患者先用 YAG 激光经内镜进行消融治疗，然后按 2 mg/kg 静注光敏剂（photosan 或癌光灵），48 及 72 h 后用 630 nm 激光照射肿瘤部位。结果显示，完全效应 32 例（57.1%），明显效应 21 例（37.5%），微效应 3 例（5.4%）。2 例类癌患者现已分别存活 4 年和 3 年 2 个月，虽已有转移但仍生存。其余患者生存时间最短为 2 个月，最长为 19 个月，中位生存期为 8.5 个月。结果提示，经气管镜激光消融联合 PDT 治疗气管支气管肿瘤起效快，能迅速改善症状，也能取得较为满意的远期疗效。

（五）治疗脑瘤和胶质瘤

1. 治疗脑肿瘤　李飞等观察国产血卟啉衍生物（HpD）PDT 治疗恶性脑肿瘤的疗效及安全性。HpD 剂量为 5.0 mg/kg，光波长为 628 nm，总能量为 240 J/cm^2。结果发现，5 例患者治疗后 3 d 内，颅内压有轻微升高，用脱水药物可得到控制；PDT 对瘤床 1.0 cm 深的肿瘤有治疗作用，可使肿瘤复发时间延迟 2 ~ 3 个月，未出现过敏反应和肝肾功能损害等并发症。结果证实，应用国产 HPD 单次 PDT 治疗恶性脑肿瘤有一定的治疗作用，脑水肿及颅内压可以得到控制，安全性好。

2. 治疗脑胶质瘤　临床上，大多将 PDT 作为手术切除的辅助治疗措施。PDT 对胶质瘤有特殊的治疗作用，因为肿瘤细胞具有高度摄取光敏剂的能力，这种疗法能明显延长脑胶质瘤患者的无瘤生存期和改善生存质量，是一种治疗恶性脑胶质瘤的有效方法，如 Nd-Yt-Al garnet 激光治疗脑肿瘤。

人脑胶质瘤是一种侵袭性的恶性肿瘤，其边界不清，手术难以全切，术后的放、化疗效果差。5-氨基乙酰丙酸（5-aminolevulimic acid，5-ALA）是人体合成卟啉和血红素的前体。外源性 5-ALA 诱导产生的血红素合成前体原卟啉IX，能够选择性地聚集于人脑胶质瘤细胞内，在一定波长的光辐射下，发生荧光反应和光促氧化反应。利用这种荧光反应可以进行术中定位脑胶质瘤边界，辅助切除肿瘤残留组织，保护正常脑组织；并且，进一步通过光促氧化反应产生活性氧物质，杀伤肿瘤组织。大量临床研究表明，光动力学诊断（photodynamic diagnosis，PDD）及PDT治疗能够明显减少肿瘤复发的机会，并延长患者生存时间。

许焕波等应用光敏剂5-氨基乙酰丙酸介导PDT治疗对体外培养的人脑胶质瘤U251细胞株的疗效。结果证实，5-氨基乙酰丙酸本身对U251细胞无细胞毒性作用；单孔累积能量45 J/cm^2、5-氨基乙酰丙酸浓度为2.5 mmol/L时，PDT效果最好，U251细胞生存率约为50.2%，5-氨基乙酰丙酸介导的PDT对U251细胞有杀伤作用。

王宇等研究不同剂量新型叶绿素光敏剂HPPH，通过PDT治疗大鼠C6脑胶质细胞移植瘤模型的效果。结果证实，应用磁共振平扫、增强和磁共振波谱技术（MRS）对大鼠脑组织进行扫描分析，能在无创情况下动态观察接种C6脑胶质瘤后及PDT治疗后大鼠脑组织内胶质瘤的生长情况，了解病变的能量代谢、生化改变，并对特定化合物进行定量分析。HPPH-PDT能治疗大鼠C6脑胶质瘤移植瘤，HPPH剂量以0.30 mg/kg较佳。HPPH-PDT疗效优于HPD-PDT。

王宇等又研究不同剂量HPPH-PDT治疗大鼠C6脑胶质细胞移植瘤模型效果。结果证实，应用磁共振增强和磁共振波谱技术（DWI），能在无创情况下动态观察接种C6脑胶质瘤后大鼠脑组织内胶质瘤的生长情况，了解肿瘤细胞的凋亡以及肿瘤细胞密集区域，测量肿瘤肿块大小。HPPH-PDT能治疗大鼠C6脑胶质瘤移植瘤，HPPH剂量以0.30 mg/kg较佳。HPPH-PDT疗效优于HPD-PDT。

（六）治疗肝门胆管癌

肝门胆管癌少见，是一种起源于胆管上皮细胞的恶性肿瘤。根治性手术切除是目前可能治愈肝门胆管癌并最大限度延长生存期的唯一方法，然而超过一半的患者在确诊时已属肿瘤晚期而丧失手术机会。放疗和化疗能否延长患者生存期，仍缺少可靠大数据研究的支持。PDT作为一种新兴的治疗胆管肿瘤的新辅助姑息疗法，其主要优点是可以抑制肿瘤生长、延长生存时间、降低黄疸和改善生存质量，同时其并发症发生率较低，患者耐受性较好，对机体损害较小，可重复应用又不失疗效，具有潜在的应用前景。

从目前的研究来看，PDT用于进展期胆管癌治疗，无论是单纯应用，还是与支架置入等其他方法联合应用，都有一定优势。与传统的放、化疗相比，不良反应小及局部症状改善明显等多方面的特点。

另外，金丝桃素（Hyp）作为光敏剂，在不可切除胆管癌的综合治疗中发挥重要的作用。Hyp作为一种安全有效的天然药物，不仅在肿瘤治疗中发挥作用，而且将在肿瘤早期诊断中也发挥独特的优势。随着其药理作用机制及药代动力学方面研究不断深入，将会为其在肿瘤的临床诊断与治疗方面打开一条新的通路。

（七）治疗泌尿系统肿瘤

张晓东探究有关 PDT 与膀胱内灌注化疗治疗膀胱癌远期疗效对比情况。观察组采用经尿道膀胱手术切除术与 PDT 治疗，对照组采用经尿道膀胱手术切除术与膀胱内灌注化疗方法，每组各 25 例。结果显示，观察组患者疗效明显好于对照组；其生活质量为 92.0%，显著优于对照组的 73.9%；其复发率为 12.0%，显著低于对照组的 36.0%。提示，经尿道膀胱手术切除术、PDT 与膀胱内灌注化疗治疗膀胱癌远期疗效显著，在治疗的过程中无任何不良反应，治疗环境安全、可靠，操作方法简单、方便。

由于光动力学在膀胱癌和前列腺癌的起步较早，目前临床应用的研究也比较广泛。随着第 2 代光敏剂的成熟和新型光敏剂的开发，更少的不良反应、更长的荧光显示时间使光动力学诊断（PDD）对肿瘤的诊断或辅助手术方面有较大的潜能。通过多项对照试验，PDT 在非肌层浸润性膀胱癌（non muscle invasive urothelial carcimama，NMIBC）和局限性前列腺癌的应用也显现出无创的优势。在前列腺增生症（benign prostate hyperplasia，BPH）、上尿路移行细胞癌和肾癌等疾病中，PDT 也有一定的治疗潜能。

光敏剂和光纤技术的改进为 PDT 添加了更广泛的应用空间，但是疾病的治疗，尤其是肿瘤的治疗往往是一项综合方案。正如 PDD 在经尿道膀胱肿瘤电切术（transurethral resection，TUR）、输尿管镜和腹腔镜手术中的诊断应用，PDT 也应被当作一项技术被整合进治疗方案。例如，经皮肾镜引导下的 PDT，可能在局限性肾肿瘤的治疗中发挥作用。此外，PDT 作用机制的明确也大大改变 PDT 的有效性。例如，miRNA 为代表的分子机制在 PDT 中的作用逐渐被揭示，使得通过分子水平增强 PDT 效用成为可能。

（八）治疗宫颈癌、卵巢癌和乳腺癌

1. 治疗宫颈癌和卵巢癌　兰秀秀等观察 PDT 对宫颈癌 HeLa 细胞与卵巢癌细胞 Skov3 的体外凋亡及增殖的影响。结果发现，光照强度为 2.5 J/cm² 条件下，HeLa 和 Skov3 细胞随着光敏剂浓度的增加，其凋亡率均增加。提示，PDT 对 HeLa 和 Skov3 均有不同程度的抑制作用，且卵巢癌细胞的死亡模式与细胞类型、光敏剂浓度及 PDT 光照强度相关。

蔡良知等研究光敏剂五聚赖氨酸-β-羧基酞菁锌［ZnPc-(Lys)5］光动力诱导宫颈癌 HeLa 细胞死亡的方式。结果发现，HeLa 细胞对 ZnPc-(Lys)5 光敏剂的摄取随其浓度的升高而增强，光敏剂对 HeLa 细胞的 PDT 疗效理想，无毒性；其介导的 PDT 治疗是通过诱导细胞凋亡途径而达到消灭肿瘤细胞的作用；ZnPc-(Lys)5 对 HeLa 细胞光动力作用后随作用的不同时间，其凋亡的比率有显著性差异。HeLa 细胞在光动力作用 1 h，超微结构主要表现为早期凋亡，2 h 后为晚期凋亡和胀亡的特征改变。结果提示，光敏剂 ZnPc-(Lys)5 介导的 PDT 主要通过凋亡途径，特异性诱导宫颈癌 HeLa 细胞的死亡。

2. 治疗乳腺癌　李冰等探讨藻蓝蛋白介导的 PDT 在乳腺癌治疗中的机制。将乳腺癌 MCF-7 细胞接种于小鼠肋缘皮下腺区构建乳腺癌小鼠模型。结果证实，藻蓝蛋白可以作为一种光敏剂，其介导的 PDT 通过增强机体的免疫力，同时启动乳腺癌细胞内的凋亡信号转导通路诱导细胞凋亡，从而达到杀死肿瘤的目的。

（九）治疗 S180 肉瘤

黎静等利用激光激活光敏剂叶绿酸 e4 研究其对荷 S180 肉瘤小鼠的杀伤作用。荷瘤小鼠腹腔注射 e4，40 mg/kg，6 h 后用强度为 24 W/cm^2 的激光照射肿瘤区域 20 min，12 d 后发现，肿瘤生长明显受抑，肿瘤的平均重量明显减轻。结果证实，光敏剂 e4 的 PDT 治疗对小鼠 S-180 肉瘤有明显杀伤或抑制作用。

四、光动力学治疗与其他疗法联合应用

由于 PDT 治疗的局部性，与其他疗法的联合应用也同样无明显的全身毒性，这对于老年、体质较弱患者等尤为重要。而且，由于 PDT 主要是依赖较为特殊的 ROS 细胞毒性作用，与其他疗法的联合应用而诱发机体产生交叉耐药的可能性也不大。

（一）光动力学结合免疫疗法

1. 单克隆抗体耦联光敏剂　目前，国内外已有较多关于 PDT 联合其他疗法治疗肿瘤的报道。PDT 常与手术治疗、新辅助放化疗、辅助放化疗以及荧光内镜联合治疗肿瘤。另外，增强光敏剂向靶组织的传递效率，将单克隆抗体耦联到光敏剂上，以达到治疗肿瘤的目的。此外，PDT 联合那些抑制光敏剂排出的药物，能明显增强肿瘤细胞对 PDT 的敏感性，但是这种方法只限于那些已经明确以细胞外排蛋白（如 ABCG2）为作用底物的光敏剂。另外，也有采用螯合铁类物质促进氨基乙酰丙酸（ALA）及其衍生物向 PP IX 转化的速率，增强 PDT 的治疗效果。

将光敏剂与抗肿瘤的单克隆抗体（McAb）在体外连接后再输入体内，既可增加光敏剂在肿瘤中的含量，又可利用单克隆抗体和 PDT 双重作用杀伤肿瘤细胞。研究者探讨单克隆抗体 17.1A（可识别 HT29 结肠癌抗体）与光敏剂 Ce6 交联用于结肠癌肝转移模型体内分布，发现 17.1A-Ce6 交联物在应用后 3 h，在肿瘤内聚集是单独 Ce6 的 2~7 倍。另外，研究者将酞菁类光敏剂（AlPCS4）与癌胚抗原（CEA）单克隆抗体（35A7Mab）共价连接，每 1 mol/L 的 35A7 单抗可连接 5 至 16 mol/L 的 AlPCS4。在裸小鼠结肠癌（T380）模型实验中，35A7 McAb-(AlPCS4A1)12 结合到肿瘤细胞上结合率最高，选择性作用最强；体外细胞抑制实验中，AlPCS4 的 25 μg/ml 浓度，35A7 McAb-(AlPCS4A1)12 可达到对结肠癌细胞 91% 的生长抑制作用。还有研究者将 mTHPC 与抗磷癌的单克隆抗体（MAb425）连接用于肿瘤实验，明显地增强 mTHPC 的肿瘤选择性滞留，且在血液中 mTHPC 清除更快，PDT 后肿瘤细胞毒性作用增强。mTHPC 与 AlPCS4 比较，AlPCS4-McAb 肿瘤滞留作用更强，其细胞半数致死量更低，主要可能是 AlPCS4-Mab 与整个靶细胞内和细胞表面都有较好的结合。

另有报道，环氧合酶（COX）抑制剂、抗血管生成药物及针对新生血管生长因子（如 VEGF）的单克隆抗体均能显著提高 PDT 对肿瘤细胞的生长抑制作用。将 PDT 与信号转导通路相关的抗体，如表皮生长因子抗体西妥昔单抗联合应用，可以显著增强 PDT 的治疗效果。也有报道，同时应用两种不同的光敏剂，可以协同抑制肿瘤细胞以及血液细胞的生长。

2. PDT 结合免疫疗法对晚期胃癌有一定疗效　DT 结合免疫疗法（用自身活化的 T 细胞），对晚期胃癌有一定疗效，可以促进症状的改善。研究者先用自然杀伤细胞（NK 细胞）诱导产生 IL-2，再

用 mTHPC-PDT 对 HT29 结肠癌动物模型进行处理，可明显增加 PDT 效果，而单独过继治疗无效；在 NK 细胞基础上的过继免疫可作为结肠癌的有效辅助 PDT 疗法。

3. 光调控 CAR-T 疗法可有效杀伤皮肤癌　2020 年 2 月，美国加利福尼亚大学圣地亚哥分校研究者在 *Sci Adv* 杂志发文，开发一种控制系统，可以使 CAR-T 细胞疗法在治疗癌症时更安全、更有效。通过对 CAR-T 细胞进行编程以使其在蓝光刺激下被激活，达到精确控制 T 细胞，破坏小鼠皮肤肿瘤，而又不损害健康组织。在小鼠的测试中，接受工程化改造的 CAR-T 细胞对皮肤肿瘤的杀伤结果显示其可使肿瘤大小减少 8～9 倍。为了创建此类细胞，研究者安装了一个开关，该开关可在体内特定位置激活 CAR-T 细胞。该开关使用位于 CAR-T 细胞内部的两种工程蛋白，当暴露于蓝光脉冲时会结合；一旦结合在一起，这些蛋白质就会触发抗原靶向受体的表达。由于光线无法深入人体，该方法可用于治疗皮肤表面附近的实体瘤。

4. 黑磷光免疫疗法可增强抗肿瘤疗效　2020 年 10 月，深圳大学张晗团队联合布法罗大学研究者在 *Light Sci Appl* 杂志发文，提出了基于黑磷材料的光免疫疗法，该疗法结合 CD47 抗体增强抗肿瘤免疫反应。近年来，二维黑磷纳米片作为一种新型光热剂，由于其具有良好的生物相容性和光响应特性，在生物医学应用以及临床转化领域中引起广泛关注。张晗等研究发现，黑磷的光热效应不仅可直接杀死癌细胞和释放的肿瘤特异性抗原，还能募集更多的单核细胞到消融的肿瘤组织处，启动固有免疫反应、提呈抗原和激活 CTL 介导的获得性免疫反应，作为有效的免疫激活剂调节肿瘤微环境的免疫抑制状态、提高肿瘤固有的弱免疫原性。

研究还发现，黑磷联合 aCD47 诱导 TAM 重新极化到 M1 型巨噬细胞，阻断癌细胞 CD47-SIRPα，促进巨噬细胞的吞噬功能。激活的巨噬细胞进一步增强肿瘤特异性抗原的交叉提呈，然后促进肿瘤抗原特异性效应 T 细胞的产生，可能迁移到远端肿瘤，破坏表达相同抗原的癌细胞，从而诱导远端效应，抑制转移性癌症。总的来说，黑磷光免疫反应可以逆转肿瘤微环境中的免疫抑制状态，进一步增强抗肿瘤免疫反应，以促进 aCD47 阻断癌症的免疫治疗。联合疗法激活固有免疫和获得性免疫，促进局部和全身性抗肿瘤免疫反应。该联合策略可增强 aCD47 在实体瘤中的治疗功效。

5. 血小板中装载光热纳米颗粒与免疫激动剂　2021 年 3 月，中国科学院过程工程所与中国科学院大学化学科学学院科研团队合作在 *Sci Adv* 杂志发文，在血小板中装载光热纳米颗粒与免疫激动剂，制备了新型血小板仿生剂型，在动物实验上实现高效的肿瘤光热 - 免疫联合治疗，为肿瘤的靶向递送和联合治疗提供了新思路。光热疗法的基本原理是将光热材料递送至肿瘤部位，把近红外激光的光能转换为热能，最终达到"热"死肿瘤细胞的目的，具有治疗部位精确可控、杀伤效率高及不良反应小等优点。目前，研究者已经研发出用于抗肿瘤药物递送的多种载体。但是，由于肿瘤的异质性和个体差异，肿瘤部位的富集效果还有待提高。而且，肿瘤组织往往比较致密，载体在肿瘤内的渗透也受到限制。

血小板可以天然黏附受损血管，并能在激活状态下形成血栓和分泌纳米囊泡。当血管受损时，破损处发出"信号"，血小板获得"信号"后被激活，然后聚集到破损处形成血栓；激活的血小板进一步放大"信号"，使更多血小板聚集。因此，在这项研究中，提出了利用血小板作为载体的递送策略。

在光热材料的选择、合成上，这种新型光热纳米粒子的光热转换效率达到69.2%，因此低功率近红外光（NIR）照射可以产生足够的局部热疗。除了光热材料外，还将免疫激动剂也装载进血小板中（图24-17）。据了解，装载过程操作简单、条件温和。

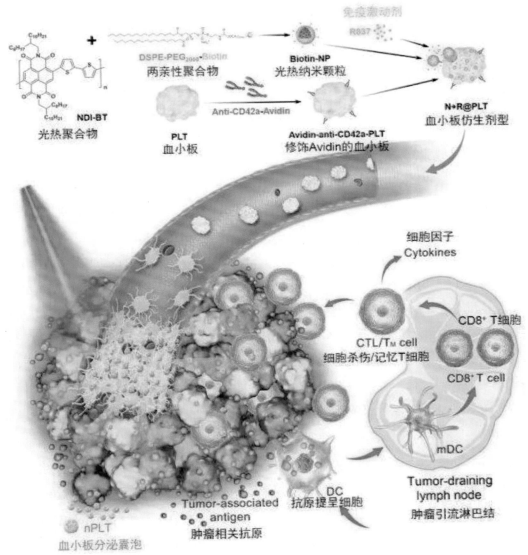

图24-17 基于血小板的仿生剂型在肿瘤光热－免疫联合治疗中的作用示意图

实验中，在低功率近红外光照射下，光热所引起的肿瘤局部急性血管损伤激活血小板，通过层层放大"信号"的"级联效应"在肿瘤血管处形成血栓，以此形成光热纳米颗粒和免疫激动剂的载体。而富集的血小板在上述激活状态下还可以进一步分泌纳米级血小板囊泡。纳米级血小板囊泡将光热纳米颗粒和免疫激动剂运送到肿瘤组织深处，扩大抗肿瘤范围。因此，这不仅有利于光热清除更多的肿瘤细胞，而且可以增强肿瘤抗原的免疫原性，在动物实验中完全抑制肿瘤的转移和复发。目前，鉴于所装载的纳米颗粒、药物等具有很好的灵活性，并且血小板可从患者或者供体获得，该血小板仿生剂型在肿瘤个体化精准治疗领域具有较好的临床应用前景。据研究者介绍，上述成果在通过伦理审批后，已完成人源化血小板剂型的构建，并在重建人源化免疫系统的患者来源肿瘤异种移植模型上确认了显著的疗效，但仍处于动物水平的临床前研究，实际临床疗效仍有待进一步确认。

5.近红外光免疫疗法 近红外光免疫疗法（near-infrared photoimmunotherapy，NIR-PIT）药物一般由靶向肿瘤的特异性单抗（mAb）与光吸收剂（photoabsorber）通过连接子（linker）相连接构成，其本质上是一种 ADC（抗体耦联药物）药物。NIR-PIT 药物的作用机制，其特异性单抗部分功能同一般的 ADC 类药物一样，都是特异性靶向肿瘤表面相关靶点；但不同于一般 ADC 药物，与特异性单抗通过连接子相连的化学小分子不是细胞毒物质，而是一种水溶性的酞菁衍生物。

IR700 是一种可被近红外光激发的光活化的小分子。在机体中，NIR-PIT 药物通过特异性单抗准确地靶向肿瘤表面靶点，同时将与其连接的 IR700 携带到肿瘤微环境中。当使用近红外光照射时，近红外光会引起轴向配体释放反应，从而显著改变 IR700 的亲水性，导致耦联物形状及其聚集倾向的改变，这一物理变化会诱导肿瘤细胞膜内的物理应力，从而导致跨膜水流量增加，最终导致细胞破裂和坏死细胞死亡。这只是导致肿瘤细胞死亡的第一步。在这一设计中，选择 IR700 作为光吸收剂（photoabsorber）的原因是其可被近红外光激发，而近红外光是非电离的，不会对 DNA 造成损害，对正常细胞无害，且近红外光可以穿透组织几厘米。

由于 NIR-PIT 药物主要结合过度表达肿瘤相关抗原的肿瘤细胞，因此光活化后的耦联药物会选择性杀死肿瘤细胞，而不损害包括肿瘤浸润免疫细胞在内的相邻正常细胞。此外，IR700 本身是一种水溶性光染料，没有光毒性或生物毒性。因此，从 NIR-PIT 药物上解离的未结合的 IR700 是安全的，并且很容易从尿液中排出。靶标特异性 NIR-PIT 药物结合有限的近红外暴露，可形成高度靶向的肿瘤治疗方法，对正常组织的损害极小，甚至没有。

值得说明的是，与其他传统疗法不同，由 NIR-PIT 药物诱导的高度特异性肿瘤细胞死亡不会损害机体对肿瘤的免疫力，甚至会激活多克隆肿瘤特异性免疫反应。实际上，NIR-PIT 药物导致细胞快速死亡的性质使其具有高度免疫原性。NIR-PIT 药物使肿瘤细胞的细胞破裂和死亡后，会快速释放胞内肿瘤相关的特异性抗原，从而诱导局部树突状细胞激活，进而激活 T 细胞，导致 T 细胞增殖和其介导的肿瘤细胞杀伤，这一过程被称为免疫原性细胞死亡（immunogenic cell death，ICD）。以上由 NIR-PIT 药物引发的 ICD 是其杀伤肿瘤细胞的第二步，也是光免疫疗法（photoimmunotherapy）称谓的由来。

（二）聚集诱导发光纳米仿生机器人

1.聚集发光元件的 AIE 纳米仿生机器人系统 2020 年 9 月，中国科学院深圳先进技术研究院等机构研究者合作在 *ACS Nano* 杂志发文，研发出一种基于聚集发光元件的 AIE 纳米仿生机器人系统，用于血脑屏障穿越及脑胶质瘤靶向诊疗（图 24-18）。一般意义上的机器大部分由两个或者两个以上的构件组成，当构件与构件之间在获得合适的能量后会发生相对运动。纳米机器人（nanorobot）是机器人工程学的新兴科技，是当今高新科技的前沿热点之一，是以分子水平的生物学原理为设计原型，设计制造可对纳米空间进行操作的"功能分子器件"。纳米机器人的材料设计与开发，需要在分子层次以上的介观层次或者更大的聚集态层次对分子聚集体进行系统研究，聚集诱导发光（aggregation-induced emission，AIE）为聚集态科学的研究提供研究平台。

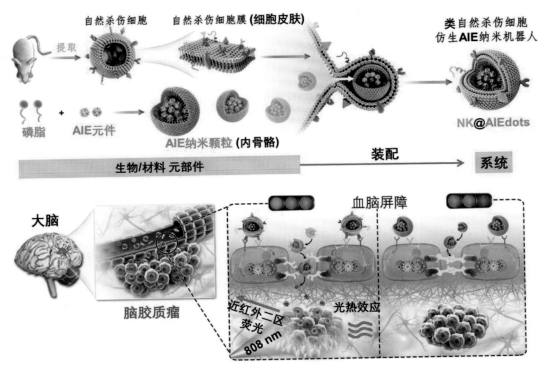

图 24-18　聚集发光元件的 AIE 纳米仿生机器人系统用于血脑屏障穿越及脑胶质瘤靶向诊疗

很多传统有机发光材料只能在低浓度的溶液中才能发光，一旦溶液浓度提高或者呈固态时，分子聚集就会使发光减弱，甚至完全消失。这种现象被称为"聚集导致发光淬灭（ACQ）"，是有机发光材料设计和应用的一大难题。一类有机分子单分子状态下荧光微弱甚至观察不到荧光，而在聚集状态下荧光显著增强，这种现象称为 AIE，意即"聚集诱导发光"现象。AIE 研究在新材料的创制、机制的探索以及应用的拓展等方面都有着巨大潜力。

自然杀伤细胞（NK 细胞）是机体重要的免疫细胞，不仅与抗肿瘤、抗病毒感染和免疫调节有关，而且在某些情况下参与超敏反应和自身免疫性疾病的发生，它不依赖抗体和补体，即能直接杀伤靶细胞，如肿瘤细胞或受病毒感染的细胞等；此外，尚有免疫调节功能，参与移植排斥反应和某些自身免疫病的发生发展。NK 细胞的功能及其胞膜表面的多种抗原蛋白具有密切联系。

基于前期 NK 细胞膜仿生纳米载体系统的工作基础（*ACS Nano*，2018），以 AIE 聚合物材料为内骨骼，以自然杀伤细胞膜为外部皮肤的纳米机器人系统，既保留 AIE 材料在聚集态的近红外二区发光性能，同时赋予 AIE 材料自然杀伤细胞免疫调节与识别的功能。在小鼠实验中，构建的纳米机器人可以通过调控血脑屏障表皮细胞间的紧密连接（TJs），引发血－脑屏障细胞骨架重排，导致细胞间隙增大而形成细胞间"绿色通道"，帮助自己穿越血脑屏障。在跨越血脑屏障进入脑部区域后，纳米机器人可以利用 NK 细胞膜表面蛋白与肿瘤细胞膜表面受体的特异性识别，富集到脑胶质瘤细胞内。借助深圳先进院自行搭建的近红外二区共聚焦细胞成像平台、近红外二区流式细胞分析平台和近红外二区小动物活体成像平台，研究者分别从细胞水平和活体水平对纳米机器人的靶向能力进行验证，在原位移植脑胶质瘤的小鼠模型上，实现高信噪比脑部肿瘤成像引导的光热治疗，为脑肿瘤及其他脑部疾病的诊疗提供新的工具。

AIE 纳米仿生机器人也可以作为脑胶质瘤治疗的光热剂，其光热转换效率为 45.3%。通过原位脑胶质瘤模型，进一步评估了 AIE 纳米仿生机器人在体内脑胶质瘤靶向光热治疗的效果。将 AIE 纳米仿生机器人注射入小鼠体内后 24 h，在激光照射下，其脑胶质瘤处的温度有所提高，且没有出现明显的器官损伤，表明仿自然杀伤细胞纳米机器人通过光热治疗，能有效地抑制脑胶质瘤的生长。为脑肿瘤及其他脑部疾病的诊疗提供了新的工具。

2. 应用金 - 银纳米机器人构建光热 - 气体联合肿瘤深部治疗纳米系统　2020 年 6 月，天津大学药学院李楠团队在 *Biomaterials* 杂志发文，将金银作为纳米抗癌药物载体，同时也发挥治疗作用，研发出更高效、更精准和更智能的新一代纳米抗癌机器人。课题组研发的新一代纳米抗癌机器人，将金 - 银中空纳米三角和二氧化硫前药精巧地整合于一体，构建了一种有效的光热 - 气体联合肿瘤深部治疗纳米系统。该纳米抗癌机器人从三个方面进行了创新，有效提高了治疗的深度与精准度。

在形状上，这种三角型纳米机器人比普通球形载体更能容易进入细胞，实验中从分析荧光强度来看，大概是普通球形的 1.3 倍。其次，让纳米抗癌机器人本身成为治疗癌症良药，遴选了在纳米级十分活跃的金银作为纳米机器人制备材料，在近红外光照射下，金 - 银中空纳米三角可以产生大量的热，杀死肿瘤细胞，实现光热治疗。同时，利用癌症细胞微环境的特性，还可以智能解锁纳米机器人搭载的抗癌药物，更好地杀死癌症细胞，不伤害正常细胞。利用肿瘤细胞内的酸性条件诱导二氧化硫前药按需释放二氧化硫气体，可在肿瘤细胞内部弥散，实现对深部肿瘤的治疗。光热 - 气体联合治疗可以同时激活细胞凋亡通路，加速肿瘤细胞的凋亡。研究结果表明，该纳米系统在体内外对深部肿瘤均有良好的治疗效果，已经成功地使用纳米机器人杀死了实验小鼠体内的肿瘤细胞。

3. 微纳机器人利用光合作用靶向治疗肿瘤　2020 年 3 月，浙江大学医学院周民团队在 *Adv Funct Mater* 杂志发文，研制微纳机器人，以微藻作为活体支架，涂层磁性外衣，靶向输送至肿瘤组织，成功改善肿瘤乏氧微环境，并有效实现磁共振 / 荧光 / 光声三模态医学影像导航下的肿瘤诊断与治疗。微纳机器人指的是尺度介于微纳米级别，可以对微纳空间进行精细操作的机器人。由于其具有灵活运动、精确靶向和药物运输等能力，在靶向递送、无创手术等疾病诊断治疗生物医学领域具有广阔的应用前景。

肿瘤细胞在快速增殖中消耗大量的氧，导致肿瘤组织内部存在乏氧微环境，成为肿瘤治疗耐受现象的重要原因之一。螺旋藻，一种生活中常见的微藻，作为水生植物能够通过光合作用产生氧。研究者将超顺磁性的四氧化三铁纳米颗粒通过浸涂工艺，均匀涂层至微藻表面。磁性工程化的微藻能够在外部磁场控制下，定向运动至肿瘤。本研究的创新性在于无机和有机的微纳体，选择性把药物输送到肿瘤缺氧部位。研究者所研制的微纳机器人是一种光合生物杂交体系统，这个系统既保持了微藻高效的产氧活性，还兼有四氧化三铁纳米颗粒的定向磁驱能力。在具体治疗中，通过体外交变磁场将微纳机器人靶向运送并积累至肿瘤，通过体外光照，由光合作用原位产生氧来减轻肿瘤内部乏氧程度，从而提高放疗的效率。在小鼠的原位乳腺癌模型中，经增强的联合治疗展现了明显的肿瘤生长抑制作用。

光合生物杂交微纳泳体系统对于放疗具有积极作用,经过射线处理后释放的叶绿素能作为光敏剂,进而产生具有细胞毒性的 ROS 来杀死肿瘤细胞,实现协同 PDT。正常的 PDT 需要氧气和活性氧才能顺利开展,目前的微纳机器人能够很好地解决这两个需求。此外,微藻中含有的大量叶绿素,也具有天然荧光和光声成像功能,可以无创性地监测肿瘤治疗情况和肿瘤微环境变化。

(三)将化疗、中药和光动力疗法整合治疗

1. 将化疗和光动力疗法整合治疗耐药性癌症 2020 年 4 月,法国巴黎文理研究大学研究者在 *Ange Chem Int Ed* 杂志发文,利用不同药物的组合有望抵御某些癌症类型对药物的耐受性。临床上,使用最频繁的化疗药物就是顺铂,是一种基于铂(Ⅱ)离子的金属复合物,该药物的作用机制是结合肿瘤细胞的 DNA,从而破坏其 DNA 结构并靶向作用细胞死亡,其它化合物也能够促进顺铂与 DNA 的相互作用,而且通常能与顺铂结合用作化疗。在临床过程中,每一种药物都是单独使用的,可能不会同时或以固定的比例达到肿瘤部位。这项研究中,将顺铂、丁酸苯酯(顺铂的化学增强剂)和 PDT 药物 [基于钌(Ⅱ)的金属复合物] 结合,制成了一种 Ru-Pt 的单一化合物,这些药物能互相结合完整地进入患者的血管中,最终作用于肿瘤细胞,同时能够降低药物的不良反应以及患者进行药物剂量调整的需求。如今,研究者设计出 Ru-Pt 一半的光疗法 Ru(Ⅱ),以便其能在波长谱的深红色部分利用激光来激发,从而渗入生物组织中,顺铂和包含一半 Ru-Pt 的丁酸苯酯能被用来设计作为前体药物,被细胞内部的组分所激活,这些治疗性的组分都能被分子之间的间隔互相连接;正确的间隔长度对于确保两种药物不会相互干扰至关重要,但分子仍然很小,可以是水溶性的,同时也能够穿过细胞膜。

随后,研究者将 Ru-Pt 添加到了某些正常细胞和癌细胞中,发现 Ru-Pt 比单一化合物 Ru(Ⅱ)和 Pt(Ⅳ)能够有效杀灭癌细胞,辐射后的样本会表现出较高的肿瘤杀伤率。这说明,这些特殊药物在肿瘤细胞中被激活是可能的,相比单一制剂作用,Ru-Pt 在针对药物耐受性癌细胞的治疗上效率是前者的 10 倍,相关研究结果证明了多模式药物在开发更具选择性和有效药物上的巨大潜力,这些药物往往具有更小的不良反应,而且作用效率更高。

另外,陈祖林应用超低浓度的丝裂霉素(MMC)可增强 PDT 杀伤结肠癌细胞,进一步研究表明超低浓度的丝裂霉素可阻滞结肠癌细胞于 G_0 和 G_1 期,增加光敏剂在静止期细胞内的含量,从而增强 PDT 杀伤作用。研究者利用阿霉素可增强 PDT 杀伤癌细胞作用,主要原因是 PDT 可增强阿霉素在肿瘤内浓度,而不增加在其它正常组织内阿霉素浓度,PDT 还可增强其它大分子抗癌药的传输和效果。

2. 用纳米纺织材料载药 随着肿瘤发病率越来越高,如何提高现有药物疗效成为研究者攻关的目标。南通大学戴家木等研究者在 *Chem Engin* 杂志(2020)发文,开发出一套阿霉素负载多孔纳米碳纤维的药物缓释系统,利用织物材料作为药物载体,进行化学 - 光热协同治疗,对提高肿瘤治疗效果具有重要意义。该方法通过光热试剂对肿瘤进行光热治疗的同时,使化疗药物缓慢释放,延长了药物的作用周期。在光热试剂作用下,化疗药物能够在光热治疗过程中加速释放,在光热停止后恢复正常释放速率,且不间断地进行化学治疗,从而在较低化疗药物浓度下实现对肿瘤细胞的高效抑制。这一方法能够通过瘤内注射的方式达到定点投放的目的,有助于提高肿瘤治疗效果。目前,碳基光热试剂

主要包括石墨烯和碳纳米管等材料。但是，现有碳基光热试剂制备条件苛刻，制作成本高，生产效率低，使肿瘤疾病的治疗受到局限。

戴家木团队利用非织造技术，使用静电纺丝制备了具有优良亲水性的多孔纳米碳纤维。该材料制备简单，且成本相对较低，一方面可以作为光热试剂将光能转换成热能，另一方面可以用作药物载体负载抗肿瘤药物。将纳米碳纤维制成制剂后注射到肿瘤部位，再使用近红外光照射该部位，升高局部温度杀死肿瘤细胞，并智能加速药物的释放速率，实现化学－光热协同治疗，达到定点、微创且高效的治疗效果。这一研究成果对纳米和纺织材料在生物医用领域的应用提供了一个新的研究方向和可能性。

3. 中药肉桂醛与过渡金属化合物结合构建肿瘤光动力学治疗试剂　2020 年 9 月，云南大学高峰研究组在 *Inorg Chem* 杂志发文，将传统中药和香料肉桂（Cinnamomum cassia）中的活性成分肉桂醛与具有双光子吸收性质的过渡金属有机化合物结合，构建了一系列新型双光子激发的肿瘤 PDT 试剂。该治疗试剂能够特异性地结合于肿瘤细胞线粒体，吸收具有高组织穿透性（深至 1 cm）的 800 nm 红外光，借助高振子强度的 IL 和 MLCT 跃迁，高效地将细胞内氧转化为单线态氧，最终消灭肿瘤细胞。当前，使用的 PDT 的光波长基本集中在短波长的可见光（如蓝光），甚至紫外光。这些光对人体仍然有一定的损害，而且光穿透效果也有一定限制，仅能穿透 1 mm 左右。本项研究系列化合物具有极强的磷光发射性质，能够作为单、双光子激发的细胞线粒体染料。

（四）光动力学治疗联合某些疗法治疗肿瘤

1. 光动力学联合声动力学治疗肿瘤　研究者观察 PDT 联合声动力学疗法（sono-dynamic therapy，SDT）对小鼠鳞癌超微结构的影响。以镓卟啉衍生物 ATX-70 作为光敏剂和声敏剂，分别用 PDT 和 SDT 以及两者联合处理小鼠鳞癌，利用透射电镜观察不同时间段取材的细胞超微结构的变化。结果发现，激光或超声激活 ATX-70 对鳞癌细胞超微结构的破坏程度随取材时间的延长而加剧，联合应用对肿瘤细胞破坏程度更明显。其损伤位点主要集中在胞膜、线粒体、内质网及胞核，同时还观察到一些肿瘤细胞表现出明显的凋亡特征。提示，PDT 结合 SDT 比单用破坏肿瘤细胞程度更明显，主要通过破坏细胞超微结构杀伤肿瘤细胞，部分通过诱导凋亡杀伤肿瘤细胞。

2. 干扰和消除氧化蛋白的再折叠过程　由于蛋白占细胞干重 70% 以上，靶细胞内的蛋白是 PDT 氧化作用的主要靶点。被氧化的蛋白可以被分子伴侣，如热应激蛋白（HSP）重新折叠，但是这些被氧化的蛋白的结构往往不能成功复原，从而导致很多蛋白的错误折叠并聚集，最终引起细胞死亡。错误折叠如果大量聚集于内质网，会引起内质网应激，该反应如果不能被非折叠蛋白反应所复原，也会导致细胞死亡。那些干扰被氧化的蛋白再折叠和消除过程的治疗方法能增加肿瘤细胞对 PDT 的敏感性。HSP90 蛋白抑制剂格尔德霉素（geldanamycin）通过调节 HSP 蛋白的功能，可以增加肿瘤细胞对 PDT 的敏感性。蛋白酶体抑制剂硼替佐米（bortezomib）是一种用于造血系统紊乱的药物，研究发现其能通过进一步增强内质网应激而增加 PDT 的细胞毒性作用。另外，雷帕霉素、Bcl-2 拮抗剂、熊脱氧胆酸和神经酰胺类似物也可以增加肿瘤细胞对 PDT 的敏感性。研究还发现，参与 ROS 清除的酶类抑制剂（如超氧化物歧化酶 SOD、HO-1 或者 NO 合酶）均能增强 PDT 的抗肿瘤效应。

3. 光动力学调控 miR143 激活 Bcl-2/Bax 途径　兰艳丽等探讨在宫颈癌 HeLa 细胞中 PDT 调控对 miR143 激活 Bcl-2/Bax 的信号途径的影响。人宫颈癌 HeLa 细胞分别进行 miR143 干扰处理、PDT 处理及 miR143 干扰联合 PDT 处理。结果发现，PDT + miR143 组细胞抑制率和凋亡率分别显著高于 PDT 组和 miR143 组（$P < 0.05$），穿膜细胞数也显著增加（$P < 0.05$）。细胞处理后，三组 miR143 和 Bcl-2 mRNA 表达水平较处理前均显著升高（$P < 0.0001$），而 PDT + miR143 组显著高于另外两组（$P < 0.05$），但三组 Bax mRNA 表达水平无明显变化。结果提示，在宫颈癌细胞中，PDT 对 miR143 激活 Bcl-2/Bax 的信号途径起正向调控作用。

4. 纳米光敏剂工程化沙门氏菌治疗实体瘤　中国科学院深圳先进技术研究院蔡林涛和刘陈立合作，构建了厌氧靶向的生物 / 非生物交联递送系统，通过细菌的生物治疗和纳米光敏剂的光热治疗联合抑制实体瘤。研究发现，以光敏剂吲哚菁绿（indocyanine green，ICG）等材料为基础的光热纳米光敏剂，在近红外激光照射条件下产生光热效应，直接杀灭癌细胞。但在肿瘤治疗过程中，一直受限于靶向性差和穿透性弱等因素。一些细菌具有肿瘤趋向性、组织穿透性等优势，使其成为靶向实体瘤的潜在新载体。但是，活细菌应用于肿瘤治疗仍然存在着疗效和毒性难以平衡的问题。随着合成生物学的兴起，研究者利用工程化改造的肿瘤，靶向沙门氏菌 YB1 作为载体，并通过共价交联的方式将包载 ICG 的磷脂聚合物纳米光敏剂（INP）连接在工程菌 YB1 表面。这种细菌驱动的递送策略能够将 INP 高特异性地靶向传递到肿瘤缺氧核心，同时利用 INP 的荧光实时成像性能和光热高效转换能力，使其对肿瘤内的 YB1-INPs 精准光热干预。

研究结果表明，INP 介导的光热干预能够有效地破坏肿瘤组织，并释放吸引细菌的营养物质，促进 YB1-INP 扩散和渗透到整个肿瘤，YB1-INP 在肿瘤的富集量比无激光干预组提高了 14 倍。最后，采用近红外激光照射，完全消融了肿瘤，并对主要脏器没有损伤。通过细菌的生物治疗和纳米光敏剂的光热治疗可以实现高效、安全地根除实体瘤。生物 / 非生物交联递送系统为实体瘤治疗提供了一种新的方法，同时也为肿瘤细菌疗法提供了一种新的思路。

参考文献

[1] Nishida K, Tojo T, Kondo T, et al. Evaluation of the correlation between porphyrin accumulation in cancer cells and functional positions for application as a drug carrier. Sci Rep, 2021, 11(1):2046.

[2] Gorbachev DA, Staroverov DB, Lukyanov KA, et al. Genetically encoded red photosensitizers with enhanced phototoxicity. Int J Mol Sci, 2020, 21(22):8800.

[3] Fu Y, Huang J, Wu, Y, et al. Biocatalytic cross-coupling of aryl halides with a genetically engineered photosensitizer artificial dehalogenase. J Am Chem Soc, 2021, 143(2):617-622.

[4] He L, Tan P, Zhu L, et al. Circularly permuted LOV2 as a modular photoswitch for optogenetic engineering. Nat Chem Biol, 2021, 17(8):915–923.

[5] Tang J, Wang L, Loredo A, et al. Single–atom replacement as a general approach towards visible–light/near–infrared heavy–atom–free photosensitizers for photodynamic therapy. Chem Sci, 2020, 11(26):6701–6708.

[6] 谭旭, 史春梦. 线粒体靶向多功能近红外小分子光敏剂的合成与生物学活性研究. 第三军医大学硕士学位论文, 2016.

[7] Zhou X, Meng Z, She J, et al. Near–Infrared light–responsive nitric oxide delivery platform for enhanced radioimmunotherapy. NanoMicro Lett, 2020, 12(1):100.

[8] 田翔, 程鉴家, 张爱清. 构建酶敏感型嵌合肽用于肿瘤光动力学治疗. 功能材料, 2020, 51(4):4084–4089,4095.

[9] Benson S, de Moliner F, Fernandez A, et al. Photoactivatable metabolic warheads enable precise and safe ablation of target cells in vivo. Nat Commun, 2021, 12(1):2369.

[10] Ouyang J, Zhang L, Li L, et al. Cryogenic eexfoliation of 2D stanene nanosheets for cancer theranostics. Nano–Micro Lett, 2021, 13(1):90.

[11] Yu Y, Yang X, Reghu S, et al. Photothermogenetic inhibition of cancer stemness by near–infrared–light–activatable nanocomplexes. Nat Commun, 2020, 11(1):4117.

[12] Wang J, Zhuo X, Xiao X, et al. AlPcS–loaded gold nanobipyramids with high two–photon efficiency for photodynamic therapy in vivo. Nanoscale, 2019, 11(7):3386–3395.

[13] 吴英鹰, 黄光武, 张哲. 光动力学治疗诱导舌癌裸鼠肿瘤模型中活性氧离子发生特性及其与抗肿瘤效应的相关性. 中国临床研究, 2017, 30(5):600–604.

[14] Shao Y, Liu B, Di Z, et al. Engineering of upconverted metal–organic frameworks for near–infrared light–triggered combinational photodynamic/chemo–/immunotherapy against hypoxic tumors. J Am Chem Soc, 2020, 142(8):3939–3946.

[15] Cavin S, Riedel T, Rosskopfova P, et al. Vascular–targeted low dose photodynamic therapy stabilizes tumor vessels by modulating pericyte contractility. Lasers Surg Med, 2019, 51(6):550–561.

[16] Wang J, Zhuo X, Xiao X, et al. AlPcS–loaded gold nanobipyramids with high two–photon efficiency for photodynamic therapy in vivo. Nanoscale, 2019, 11(7):3386–3395.

[17] 李文媛, 陈靖京. 新型卟啉类光敏剂对食管癌细胞杀伤作用的体外实验研究. 长治医学院学报, 2016, 30(4):248–251.

[18] 李志原, 李小祺, 崔培元. 不可切除肝门胆管癌的光动力学治疗现状. 中国肿瘤临床, 2016, 43(16):735–738.

[19] 张晓东. 光动力学疗法与膀胱内灌注化疗治疗膀胱癌远期疗效对比分析. 中西医结合心血管病杂志, 2016, 4 (5):86,88.

[20] 涂门江, 贺海清, 艾凯, 等. 光动力学诊断与治疗在泌尿外科应用的研究进展. 现代泌尿外科杂志, 2016, 21(9):721-726.

[21] 兰秀秀, 陈小姣, 潘伙燕. 光动力学治疗卵巢癌的体外实验研究. 齐齐哈尔医学院学报, 2015, 36(12):1862-1863.

[22] 蔡良知, 毛晓丹, 孙蓬明, 等. 光敏剂五聚赖氨酸 -β- 羰基酞菁锌对宫颈癌 HeLa 细胞的光动力学治疗研究. 福建医药杂志, 2016, 38(2):68-72.

[23] Huang Z, Wu Y, Allen ME, et al. Engineering light-controllable CAR T cells for cancer immunotherapy. Sci Adv, 2020, 6(8):eaay9209.

[24] Zong X, Hu H, Ouyang G, et al. Black phosphorus-based van der Waals heterostructures for mid-infrared light-emission applications. Light Sci Appl, 2020, 9:114.

[25] Xie Z, Peng M, Lu R, et al. Black phosphorus-based photothermal therapy with aCD47-mediated immune checkpoint blockade for enhanced cancer immunotherapy. Light Sci Appl, 2020, 9:161.

[26] Zong X, Hu H, Ouyang G, et al. Black phosphorus-based van der Waals heterostructures for mid-infrared light-emission applications. Light Sci Appl, 2020, 9(1):114.

[27] Deng G, Peng X, Sun Z, et al. Natural-killer-cell-Inspired nanorobots with aggregation-induced emission characteristics for near-Infrared-II fluorescence-guided glioma theranostics. ACS Nano, 2020, 14(9):11452-11462.

[28] Karges J, Yempala T, Tharaud M, et al. A multi-action and multi-target RuII-PtIV conjugate combining cancer-activated chemotherapy and photodynamic therapy to overcome drug resistant cancers. Ange Chem Int Ed, 2020, 59(18):7069-7075.

[29] 堵建岗, 劳力民. 光动力学结合声动力学治疗对小鼠鳞癌细胞超微结构的影响. 激光生物学报, 2015, 24(4):331-334,363.

[30] 兰艳丽, 刘韵. 光动力学调控 miR143 激活 Bcl-2/Bax 的信号路径对人宫颈癌的治疗机制. 实用癌症杂志, 2016, 31(4):541-544.

第二十五章　肿瘤微波消融治疗

第一节　微波消融治疗肿瘤及治疗设备

一、微波消融治疗肿瘤及物理学基础

（一）微波消融治疗肿瘤

20 世纪 70 年代，微波消融（microwave ablation，MWA）技术开始应用于临床。利用微波治疗肿瘤通常被认为是肿瘤热疗的一种。1973 年，Giovanella 发现 42.5℃持续 2 h 后，C57BL/6 小鼠肉瘤细胞 95% 死亡，而正常细胞 43% 死亡，提示肿瘤恶变时耐热性下降。Dickson 进一步提出，在 42 ~ 43℃可选择性损伤肿瘤组织，而在 45 ~ 50℃可损伤正常组织。1973 年 10 月，世界卫生组织在波兰华沙会议上为了统一微波生物学作用机制的方法，提出了将微波强度分为 3 种：大于 10 mW/cm^2 为热效应，1 ~ 10 mW/cm^2 为微热效应，小于 1 mW/cm^2 为非热效应。

1986 年，日本 Tabuse 等率先开始了 MWA 在肝癌治疗中的探索。1988 年，日本久留米大学第二外科首先试用微波凝固灭活肿瘤治疗，取得成功后，在日本全国推广。1989 年，高必有等报道，中国人民解放军总医院在国内率先开展了植入式微波治疗肝癌的临床研究。1992 年以来，超声引导下经皮局部消融治疗肝肿瘤技术在国内外迅速兴起，成为继肝动脉栓塞化学治疗肝癌之后的又一种微创手术治疗方法，被誉为介入性超声发展史上的新里程碑。20 世纪 90 年代，原北京医科大学董宝玮与中国航天科工集团第二研究院 207 所合作开发了中国第一台 MWA 治疗肝癌，并在国内率先开展 MWA 治疗肝癌的研究。此后，该技术迅速发展、普及，先后在肺癌、肾癌、腹膜后肿瘤、肝血管瘤和子宫肌瘤等多种实体良恶性肿瘤治疗中发挥作用。

（二）微波消融治疗肿瘤的物理学基础

微波频率为 300 MHz ~ 300 GHz，波长为 1 ~ 1000 mm。微波辐射是一种电磁辐射。微波是无线电波中一个有限频带的简称，是分米波，厘米波，毫米波和亚毫米波的统称。微波频率比一般的无线电波频率高，通常也称为"超高频电磁波"。微波作为一种电磁波也具有波粒二象性。微波的基本性质通常呈现为穿透、反射和吸收三个特性。对于玻璃、塑料和瓷器，微波几乎是穿越而不被吸收。对于水和食物等，会吸收微波而使自身发热；对金属类物质，则会反射微波，可由直流电或 50 Hz 的交流电通过一特殊的器件获得。

通过超声或 CT 引导、腹腔镜或开放下将连有微波发生器的 MWA 针准确定位到肿瘤内，利用高频电磁波，使生物体细胞内、外液中含有的大量带电离子、极性和非极性分子发生振动和转动，与周围其他离子或分子相互碰撞产热，在 60～100℃下组织蛋白出现变性凝固，导致肿瘤细胞不可逆的坏死，从而达到治疗的目的。此外，MWA 还可使肿瘤周围的微血管和动脉闭塞，形成一缺血反应带，阻止向肿瘤组织供血，这可能在治疗时达到防止肿瘤转移的目的。

一般，频率越高，波长越短，其辐射方向性越集中，但入射深度较小；反之，频率越低，方向越差，但入射深度较大。因此，高频率微波较适合于浅表组织肿瘤治疗，而低频率的微波较适合于深部组织的肿瘤治疗。在微波电场作用下，由微波与生物体相互作用产生热效应的机制包括离子导电损耗和极性分子（偶极子）的介质损耗。随着微波电场的交变，偶极子来回转动，在转动中与相邻的分子产生类似摩擦热。这两种发热过程在本质上是不同的，前者主要是离子，先从电场取得动能，然后转变成热能，产生热量的多少取决于离子的迁移速度，因此仅在微波频率低端与频率有关；后者是极性分子，先从电场取得位能，然后变成热能，产生的热量与频率关系很大，但其可以引起组织吸收能量而升温。由于生物组织从微波辐射场中吸收的能量绝大部分转变为组织热量，因此可以用生物组织每单位重量的比吸收功率（specific absorption rate，SAR）及每单位体积组织的吸收功率密度（absorption rate density，ARD）衡量对组织的加热效果。各种组织由于含水量、密度、温度、导电性和导热性等不同，对微波能量的吸收和产热也不同，并且不同组织对各频段微波的反应也不尽相同，这种差异往往构成微波热疗中选择性加热的依据。

组织吸收微波能量后，产热而引起的升温取决于电场分布和组织性质，其中的电场分布又与辐射源的频率、组织的尺寸及介电特性等存在复杂的函数关系。组织热学性质和神经-血液循环的冷却机制又决定组织的温度分布。热疗时，除肿瘤细胞外，正常组织也受到不同程度的加热，但因正常组织血液循环迅速，使组织内热量消散。然而，癌细胞本身的低氧张力使其 pH 值稍低，pH 值低的细胞对热敏感。因此，癌细胞所在部位升温更高，且其内部血液循环相对较差，也使癌区局部升温较高，最终导致其坏死。

在微波场中，介质吸收微波功率的大小计算公式如下：

$$P = 2\pi f \cdot E^2 \cdot \varepsilon_r \cdot V \cdot \tan\delta$$

式中，f 是微波场频率，E 为电场强度，ε_r 为介电常数，$\tan\delta$ 为介质消耗正切值，V 为物质介质吸收微波的有效体积。微波辐射在机体内所产生的热分布是不均匀的，这由组织的介电特性所决定，不同介质材料的 ε_r 和 $\tan\delta$ 不同，故在微波场作用下的热效应也不同。

二、微波治疗肿瘤的生物学效应

（一）微波辐射对生物组织产生的热效应与非热效应

微波辐射对生物组织产生的作用可分为热效应与非热效应两大类。热效应是指在高频电磁场中，每秒内其正负极方向发生几百万次的改变，使位于场内的生物体内部带电偶极子的极性方向随之发生改变，从而与周围其它粒子和分子发生碰撞、摩擦而产生热效应。

非热效应是指除热效应以外的其它效应，如电效应、磁效应及化学效应等。在微波电磁场的作用下，生物体内的一些分子将会产生变形和振动，可影响细胞膜的功能，使其内、外电位发生变化，从而引起生物效应性改变。微波干扰生物电（如心电、脑电、肌电、神经传导电位与细胞活动膜电位等）的节律，会导致心脏、颅神经及内分泌活动等一系列障碍。目前，对微波的非热效应的认识尚不深刻。

当生物体受到强功率微波照射时，热效应是主要的。一般认为，功率密度在 $10\ mW/cm^2$ 以上者，多产生微热效应，功率密度越高，产生热效应的阈强度越低；若长期受到低功率密度（$\leqslant 10\ mW/cm^2$）微波辐射，其主要效应为非热效应，机体受照剂量不高，亦无明显升温反应，但仍然会出现一系列慢性病理症候群，包括神经衰弱、记忆力减退、失眠、头晕、头痛、脱发、心动过缓、血压降低和食欲减退等。通常认为，这是由于人体反复接受低强度辐射而导致的长期累积效应。热效应和非热效应可以同时存在，但热效应仅为基本的化学变化，如蛋白质的变性失活，促进血液凝固等；而非热效应所引起的改变要复杂得多。

（二）肿瘤组织的特殊性

1. 肿瘤组织本身的特殊性　肿瘤组织含水量多于周围正常组织，容易被加热，从而引起组织损伤。研究者发现，肝癌组织的血流量比正常肝组织小 20 倍。用同位素稀释技术发现，肿瘤组织血供仅为周围正常组织的 2% ~ 15%。肿瘤组织不像周围正常组织那样，对热刺激进行即时调整而增加血流量，因此，可对肿瘤组织选择性加热。

肿瘤的血流慢，散热较慢，加之肿瘤细胞较正常细胞含水量高，因此可摄入较多的微波辐射能量，同时在高温作用下细胞内各种酶类功能失活，最终使瘤体原位消灭。另外，微波辐照还能引起受照组织或血管内皮损伤，造成细胞通透性改变，最终引起肿瘤细胞消亡。

2. 肿瘤组织处于特殊的微环境　肿瘤微环境（tumor microenvironment）是指在肿瘤生长过程中，由肿瘤细胞和非肿瘤细胞共同构成的，与肿瘤发生和转移相关的局部稳态环境主要包括肿瘤细胞、内皮细胞、成纤维细胞、免疫细胞和细胞外基质的结构组分（如胶原蛋白、弹性蛋白等），及其分泌的细胞因子、肽类生长因子等可溶性物质。肿瘤组织缺氧、pH 值偏低、营养供应不足以及乳酸堆积等，增加了微波热效应对肿瘤细胞的杀伤作用，且肿瘤细胞损伤之后溶酶体酶的释放可以导致细胞的延迟死亡。研究表明，急性酸化时肿瘤细胞内的 pH 值下降明显，热疗效果较好。反之，慢性酸化时肿瘤组织对热疗的反应无明显改变。

3. 微波加热凝固具有以下特点　① 微波加热凝固属于内热型，可形成内外同热，使组织受热均匀；② 组织粘连在辐射器上仍能辐射，热效应衰减不明显；③ 加热凝固组织时，无烟雾产生；④ 微波加热凝固范围与深度在很大程度上取决于微波治疗机的类型、辐射器的用材和微波导入的功率和时间；⑤ 微波使生物组织产生的热量，与输出功率和辐射时间呈正相关，随着热量的增加，凝固范围加大，组织变形由无炭化凝固至炭化凝固；⑥ 组织凝固区的大小和深度与贴附或插入组织的天线大小和长度有关，针状辐射器长度越长，热凝深度越深。

（三）微波辐射对肿瘤细胞及其微环境的影响

1. 微波辐射对肿瘤组织细胞及其分子的影响　微波辐射后常常引起细胞形态结构的改变，并造成细胞功能的损害。在电磁场中，水分子等极性分子随微波频率变化而剧烈运动，并且细胞中的带电离子及胶状颗粒也随微波震荡而运动摩擦生热，瞬间肿瘤体内温度快速升高，随之蛋白质凝固变性，细胞核和染色质也发生凝固，甚至细胞炭化，使肿瘤细胞完全坏死。微波可以引起蛋白质变性，细胞内ATP 酶、碱性磷酸酶（AKP）和琥珀酸脱氢酶活性降低，使 DNA 聚合酶和修复酶变性、失活。微波辐射还可以抑制肿瘤细胞 DNA 合成，使其损伤，导致细胞周期改变，有丝分裂异常或抑制，造成中期分裂相畸变，引起染色体桥、染色体断裂，形成非整倍体、多倍体、双着丝点和姐妹染色单体互换（SCE）频率显著增加等。光镜下，可见细胞边界不清、质膜松弛破裂、胞浆空泡化、胞质外流及核碎裂等。透射电镜下，可见线粒体肿胀、嵴突缺损、多聚核糖体解聚、粗面内质网上的核糖体脱落、核周隙扩大、核膜松弛破裂、核内结构不清及核质外流等。扫描电镜显示，细胞局部肿胀，微绒毛粘连融合，丝状伪足粘连变形，球状胞突皱缩凹陷，细胞克隆能力下降，DNA 含量减少。晚近有报道，在大块坏死肿瘤组织的周围可见细胞凋亡，并认为当温度不足以引起细胞坏死时可导致另一种形式的细胞死亡，即凋亡。另外，微波热疗抑制凋亡基因 Bcl-2、突变性 p53 等表达，促进凋亡基因 p53、Fas 等表达，可调节具有双重作用的基因 C-myc、C-fos 等，导致肿瘤细胞凋亡。所有这些不仅与微波的热作用有关，而且与肿瘤所处的微环境有关。

2. 微波消融（MWA）对肿瘤微环境的影响　研究表明，MWA 治疗在肿瘤原位灭活的同时，在一定程度上改变肿瘤微环境。MWA 治疗非小细胞肺癌后第 1、3 天及第 1 个月，患者血清血管内皮生长因子（VEGF）、诱导型一氧化氮合酶（iNOS）较术前降低，进一步抑制肿瘤的生长；此外，能增强抗原提呈细胞（APC），T 细胞和 NK 细胞等免疫细胞的活性，增加 IL-12、IFN-γ 和 TNF-α 等正向免疫因子的含量，从而提高肿瘤放射治疗和化学治疗疗效。

（四）微波对免疫功能的影响

MWA 术作为一种治疗肿瘤的热消融方法，具有操作简便、消融彻底等优点，同时也可通过影响肿瘤微环境、淋巴细胞、免疫因子、HSP 和红细胞等改善机体的免疫功能，提高机体的抗肿瘤能力。MWA 治疗肿瘤的免疫效应还可以与肿瘤的免疫治疗（包括过继免疫细胞、注射免疫增强剂和免疫检查点阻断等）相结合，实现更好的肿瘤治疗效果。对此尚有争议，甚至相互矛盾。有人认为，全身或局部组织的加热治疗会压制宿主的免疫反应，导致肿瘤细胞的增生与转移。

MWA 对红细胞免疫功能发生影响　研究表明，肝癌患者存在继发性红细胞功能障碍，红细胞免疫复合物花环形成率明显升高，而红细胞补体 C3b 受体花环形成率明显降低；在 MWA 治疗肿瘤 14 d 后，患者红细胞免疫复合物花环形成率降低至正常水平，说明 MWA 后机体红细胞免疫功能得到恢复。

2. 对机体免疫因子的影响　肿瘤细胞自身能分泌抑制性免疫因子，热消融治疗后肿瘤组织凝固性坏死，从而降低肿瘤微环境或整个机体中肿瘤细胞分泌免疫抑制因子的水平，使机体的免疫系统能正常地识别和杀灭肿瘤组织，抗肿瘤细胞因子，如 IL-2、TNF-α、IL-12、IFN-γ、IL-4 和 IL-10 分泌增加；

而免疫抑制因子，如可溶性 IL-2 受体（sIL-2R）和血清转化生长因子 β1（TGF-β1）水平降低。

3. 对热休克蛋白的影响　在 MWA 热效应和非热效应作用下，肿瘤组织合成热休克蛋白（HSP）。HSP 从肿瘤细胞中释放后可以有效激活处于静态的抗原呈递细胞（APC），启动机体抗肿瘤免疫反应。另外，HSP 能够介导肿瘤抗原的交叉启动，即细胞外 HSP 与肿瘤抗原结合的能力被内在化并呈递给 APC 上的主要组织相容性复合体 I 类分子（MHC I）类分子，有效激活针对肿瘤抗原的细胞毒 T 淋巴细胞（CTL）的过程。研究显示，HSP 是坏死后的肿瘤细胞裂解出来的，而且交叉启动效应也因坏死肿瘤细胞裂解物的产生而增强。HSP 的生成受抑时，小鼠胸腺瘤细胞裂解物诱导树突状细胞（DC）成熟的途径也随之被阻断。有证据表明，处于凋亡状态的肾癌、鳞状细胞癌和胰腺癌细胞也可增强 DC 的活性，说明 HSP 的生成方式和功能因癌细胞病理类型的不同而存在差异。

（五）微波与放疗和化疗的协同作用

MWA 近期疗效显著，但作为去除局部肿瘤的手段，存在无法消灭亚临床病灶的缺点，这也是靶向消融技术普遍存在的问题。同时，由于局部解剖位置、患者体质虚弱等原因，常不能进行肿瘤区域的完全消融。MWA 后常伴随局部复发，是造成消融后肿瘤复发及进展的主要原因。如何对消融区域的亚临床病灶进行有效杀伤，是提高 MWA 治疗恶性肿瘤疗效需要解决的重要问题。因此，临床上难以单纯用微波治疗肿瘤患者，常与手术、放射治疗、化学治疗及免疫治疗等联用，收到一定的效果。

1. 与放射治疗的协同作用　许多研究者认为，当肿瘤组织 pH 值偏高时，微波加热治疗与放射治疗联合使用效果较理想，可能由于此时肿瘤组织的含氧量也偏高，故而对放射治疗的敏感性增加。需要指出的是，人体肿瘤细胞内的 pH 值正常，而且细胞内的 pH 值与热疗的效果密切相关，因此应尽可能降低肿瘤细胞内的 pH 值。微波热疗可杀伤对放射治疗不敏感的乏氧细胞和 S 期细胞，提高联合治疗的效果。另外，微波热疗还可以抑制亚致死量电离辐射后细胞的损伤修复而提高治疗效果。因此，临床上多采用微波联合放射治疗肿瘤。

微波与放射治疗联合应用的报道很多。有报道，对于头颈部的肿瘤单纯放射治疗完全缓解率为 46%，而联合使用放射治疗与微波透热治疗的完全缓解率为 85%。微波可以杀伤对放射治疗不敏感的 S 期细胞及乏氧细胞，阻止细胞损伤后的修复，还可以导致肿瘤组织血管内皮细胞损伤，血管修复能力下降，抑制肿瘤血管的生成，从而增加治疗效果。需要指出的是，要注意放射治疗与微波治疗的顺序。实验研究表明，放射治疗与微波治疗同时进行效果最好，其次为先行放射治疗后行微波透热治疗。若先进行微波治疗，可能导致血管阻塞，氧供减少，乏氧细胞增多，从而使放射治疗效果降低。为此，已有人研制出可同时进行放射治疗与微波透热治疗的设备，但各次透热治疗之间应相隔多少时间也很重要，在一次微波加热治疗之后，细胞会产生热休克蛋白，对于正常组织可以起到保护作用，但对于肿瘤组织则会导致加热治疗效果的降低。为此，有学者提出每周进行 1~2 次微波加热治疗，并与放射治疗相结合为宜。

2. 与化学治疗的协同作用　化学治疗是用化学物质来治疗恶性肿瘤，是一种传统的肿瘤治疗方法，利用化学药物杀死肿瘤细胞、抑制肿瘤细胞生长繁殖和促进肿瘤细胞分化的一种治疗方式，这是一种全身性治疗手段，对原发灶、转移灶和亚临床转移灶均有治疗作用。化学治疗具有手术、放疗等治疗手段不具备的优势，能够在全身范围内对肿瘤细胞进行杀伤。因此，MWA 联合化学治疗在理论上具备了可行性。研究证实，微波加热治疗可以增加肿瘤组织对化学治疗药物的摄取，延长药物在肿瘤组织的停留时间，增加肿瘤组织对药物的敏感性，提高化学治疗的效果，减少化学治疗药物的用药剂量及其毒副作用，从而延长生存期。

微波热疗可提高化学治疗药物对细胞渗透性，有利于发挥药物对胞内蛋白及核酸代谢的影响；另外，微波热疗促进局部肿瘤组织细胞间血流动力学改变，供氧增加，局部乏氧环境减少，而乏氧细胞常对化学治疗药物耐受，因而热化疗可起到互补增效作用。常用药物的烷化剂，如氮芥、环磷酰胺等，在温度高于 37℃ 即有增效作用；而铂类药物，常常溶解渗透性差，微波热疗则可明显增加其渗透距离，使药效提高。

无论是培养细胞、动物模型还是临床应用方面，均证明微波治疗可与化学治疗产生协同作用，可使某些化学治疗药物，如噻替哌、博来霉素和左旋溶瘤素等活性增强，显著提高疗效，增强其杀伤肿瘤的作用，同时还可以减少用药剂量。晚近报道，对于与脂质体结合的药物以及以微丸技术生产的药物也可以增加其在肿瘤组织的摄取，从而杀伤肿瘤组织，延长宿主的生存期。微波热疗后，肿瘤细胞可产生高温耐受性，通常认为这与热休克蛋白有关。有些化疗药物，如丝裂霉素 C、博来霉素和顺铂等，可以阻止耐热现象的发生，增强微波抗肿瘤效应。

MWA 后联合全身化学治疗提高远期疗效，进而提高生存期。单纯化学治疗不能在短时间内减少肿瘤负荷，而联合 MWA 可以显著减少肿瘤负荷，从而客观地提高了化疗药物的疗效，因此两者联合可以提高疗效。除全身化学治疗外，局部化学治疗主要为经导管动脉化疗栓塞（transcatheter arterial chemoembolization，TACE）及经腹腔镜、胸腔镜等各种腔镜下进行静脉插管化学治疗。两者的联合可以分为先行局部化学治疗，再进行 MWA 和先行 MWA，再行局部化学治疗。

三、微波治疗设备

（一）微波肿瘤治疗仪

微波肿瘤治疗仪是利用计算机自动控制微波对肿瘤治疗，将微波的能量转变成热能，从而使肿瘤组织快速凝固、止血和灼除肿瘤组织。各种微波设备的组成要素基本相同，其主要组成部分包括四个组成部分，即微波震荡源、控制电路、测温控制电路和适用于各种应用的辐射器。

1. 微波振荡器及频率　临床常用的微波频率为 2450、915 及 433 MHz，其加热深度分别为 2、4 和 6 cm。也就是，微波频率越高，加热深度越浅。因此，应根据疾病组织的不同情况，选用合适频率的微波，治疗各种疾病。

2. 控制电路　在微波治疗仪器中，有时需要严格控制治疗过程中微波输出功率的量和治疗时间长短，以及治疗完成后的关机和呼叫。仪器有输出微波功率值的显示及调节钮；治疗时间倒计时显示灯功能，便于操作、使用。在做微波手术刀治疗时，一般用脚踏开关控制手术时间。同时，控制好测温电路。

3. 微波辐射器　在微波治疗中，辐射器是一个关键部件。腔外辐射器是指人体体腔外使用的辐射器。腔内辐射器是在人体体腔内使用的辐射器，如入鼻腔、耳腔、口腔、食管、肛门、尿道和阴道、子宫等处使用，其外形是不同直径的棒状。微波手术刀是一种用微波烧灼治疗的部件，微创型腔内辐射器是用于脑肿瘤治疗和肝癌凝固治疗的插入式辐射器。使用时，人体表面开一小孔，在B超或磁共振仪帮助下，通过定位器把辐射器直接插入脑部肿瘤或肝部肿瘤，再用大功率微波使肿瘤凝固，达到治疗的目的，辐射器要求直径细小，创伤面小，术后康复快。肿瘤加热治疗的目的是在尽可能地杀死肿瘤细胞的同时，减少对正常组织的损伤。因此，宜根据不同的部位、不同性质的肿瘤，选择不同的辐射方式及配以不同的能量输出。

（二）肿瘤微波热疗中电极

微波热疗研究的核心问题是设计合理的微波电极，使其产生的电磁场分布，能精确、均匀地加热位于身体各个部位的肿瘤组织，而对附近的正常组织损伤很小。

1. 微波热疗电极设计方法　在微波治疗中，治疗组织由多种结构和不同电参数的耗媒质组成，且处于热疗电极的近场区，直接影响电极辐射的场分布。因此，在根据治疗要求设计微波热疗电极时，常采用数值计算的方法模拟电极产生电磁场的分布，进一步从电磁场分布得到组织内单位质量吸收的电磁能量（SAR）和温度的分布（电极的加热模型），在模拟数值计算得到的加热结果与实际要求相符时，再据此设计和制作电极。通过体外实验验证电极的加热模型是否与计算模拟的结果相同。设计的电极经过动物实验验证后，方可应用于临床，并通过临床应用对治疗设备提出更进一步的改进。除了临床的微波热疗设备，有的设备还包括有循环冷却系统，电极的设计与研究是整个系统的关键。

2. 微波热疗电极的设计　由于微波的波长较短，在组织中衰减快，穿透能力差，能量的聚焦能力强，具有加热效率高、作用范围容易控制等优点。根据微波治疗方式，可将其归纳为体外热疗、腔内介入热疗和有创植入热疗三种类型。

（1）体外微波热疗电极：开口波导辐射器是体外治疗中常用的微波辐射器，可将波导管直接对准治疗部位进行辐射热疗。由于微波的穿透能力有限，对生长在表面组织的浅层肿瘤组织（皮下2～3 cm深），可采用波导管辐射的模式进行热疗。如治疗位置较深，常采用多个电极组成的电极阵，通过聚焦实现对较深层组织的治疗。由波导辐射器组成的阵列电极可以在表面下一定深度内实现较理想的均匀加热，治疗深度可达6 cm，并扩大了加热范围，对大面积肿瘤疗效显著。阵列电极也可用微带电极及由微带电极组成的电极阵实现，具有体积小、重量轻及易与人体保持共形且辐射面积大等优点，在体外热疗中经常使用。对于处于身体表皮下7 cm以下的深层肿瘤，常用环形相控电极阵进行体外热疗。

（2）腔内介入微波热疗电极：某些肿瘤的位置处于体腔内，如胃、直肠、子宫、宫颈、前列腺、膀胱、气管和支气管等，采用无损伤的方式，在体腔内插入（即介入）微波治疗电极，根据体腔及病灶区的位置及大小设计不同形状的微波辐射电极，通过医用乳胶导管介入到体腔内，使微波能量直接加热病变组织，加热效率高，功率容易控制，同时减少对正常组织的损伤。

由于偶极子电极具有结构简单、辐射能量效率高及能量和方向易于调节的优点，且容易通过乳胶导管介入到体腔内，因此成为研究中最为常用的体腔内介入式微波辐射电极。其中，用标准的同轴线制成的偶极子电极使用最广泛。为了提高末端的加热效果，可增加同轴辐射电极末端的辐射面积。另外，为了使能量分布从双峰变为单峰，并使治疗区域相对集中，可采用偶极子电极双臂的外导体为螺旋状。在体腔的介入治疗中，一般仅采用单个电极对病区进行加热，治疗区域有限，当治疗区域体积较大时，多采用有创植入式微波辐射阵列进行治疗。

（3）有创植入微波热疗电极：对于非体腔部位的深层组织肿瘤，或体腔内范围较大的肿瘤，常采用有创植入的方法进行热疗，其电极与上述介入方式使用基本相同，主要为同轴线构成的偶极子电极。为了减小置入过程和治疗过程对机体造成的损伤，置入电极的尺寸通常较小。在体腔内介入和植入治疗中，常采用 915 MHz 和 2450 MHz 频率，前者的单个同轴植入电极在组织中的加热范围沿轴向约 5 cm，沿径向仅 2 cm；后者电极的加热范围更小。因此，对于大体积肿瘤仍需要采用多个微波辐射电极组成的电极阵列进行加热。

（三）乳腺癌微波热疗共形阵列天线设计

现今，微波热疗已是乳腺癌治疗的一种方法。将适当频率范围的微波能量发送到乳房，施加的电磁辐射会诱发局部发热。重要的是，将肿瘤加热至高于 42℃（高温治疗所需的温度）的温度，同时将健康组织保持在正常体温。已经提出了几种有用的方法，将微波能量引导至癌组织，包括新颖的聚焦方法和创新的微波硬件设计。然而，要克服最持久的问题是在乳房的复杂介质环境中实现局部聚焦的微波功率。使用微波热疗治疗乳腺癌的成功，很大程度上取决于每个天线单元馈入激励信号的准确性。

研究者使用优化激励信号的正确相位和幅度，构建 3D 人体乳房模型和 3D 天线阵列。基于乳腺癌多病发于乳房四个象限（以乳头为中心画一条水平线和垂直线，将乳房分为内上、内下、外上和外下四个象限）的表浅位置处，使用高频结构仿真软件 HFSS，设计了一款工作于 915 MHz 频点处的乳腺癌微波热疗共形阵列天线，允许通过使用固定天线阵列将微波能量瞄准位于乳房四个象限不同位置的肿瘤。在使用 HFSS 计算出乳房内的比吸收率 SAR（specific absorption rate）后，通过多物理场仿真软件 COMSOL Multiphsics 对乳房内的温度场进行求解。在这项研究中，微波热疗是在更加真实的环境中进行，而不是过度简化，并考虑乳房组织的热电特性。仿真和实验结果表明，通过对阵列天线各个阵元相位的优化，微波能量的确能够在乳房内实现偏移聚焦在乳房的四个象限的不同位置处。

本研究设计了尺寸紧凑的单元天线及天线阵。在先前的研究中，天线被模拟为理想的源。为了提高系统性能，天线必须紧凑，以便为形成复杂的 3D 天线阵列提供灵活性。天线阵列设计成使电磁能量可以聚焦到乳房体模内四个象限表浅层的不同位置处。乳房体膜及天线的制作成逼真的乳房体膜及阵列天线的实物，体膜应模拟人体乳房的大小及其物理特性。通过在微波热疗系统上进行实验，验证了所提出的天线的性能。

（四）剂量及温度测量

微波辐射的目的是尽可能多地杀伤肿瘤细胞，同时尽可能少地损伤正常组织。但是，对于深部肿瘤的治疗尚未达到与浅表肿瘤相当的效果，为此人们研制使用透镜聚焦辐射器，以提高透入深度并保持良好的方向性，但效果并非理想。照射组织的温度及其分布也非常重要，实验研究表明，最低温度决定透热治疗的效果，而最高温度决定对正常组织的损伤。无论是高温短时电凝治疗，还是低温较长时间治疗，没有准确的温度测量不可能对加热治疗的效果给予准确的评价。

温度测量问题通常使用热电阻、热电偶以及光纤探针插入到要测量的部位进行测量，属于有创性检查，但其中也存在一些问题。首先，金属导体会干扰电磁场的分布，使其分布不均匀，同时金属部分会过热，温度升高，导致测量不准；其次，以金属探针测量的温度仅能反映探针所处的局部组织的温度，并且由于组织血流量的变化，组织结构本身并不一定均匀，同时在治疗过程中组织的特性也在发生变化，因此很难反映被照射组织整体温度的实时变化情况。有人提出，以 1 根探针 /cm^3 的密度进行测量可以准确地反映被照射组织的整体温度分布情况，对此尚存争议，并且在临床实际运用中很难做到。较理想的测量方法应该是无创性检查，并可实时地反映肿瘤组织温度变化。已有使用液晶胶片、MRI 等方法在人体肌肉组织的模型中进行温度测量的报道，取得了与多极探针相当的温度测量结果，并得到了较好的 SAR 分布图形。但是，考虑到患者组织器官的移动，血流分布以及组织的不均一性等情况尚不能在临床应用。

另外，微波加热区域与肿瘤的匹配程度低导致对正常组织的损伤偏高。由于肿瘤细胞相比正常组织吸收微波能量能力强，且血流不畅，导致其在治疗过程中散热慢，正常细胞受到影响前达到肿瘤细胞消融温度，并达到治疗癌症的目的。但在实际应用中很难保证正常组织不受损伤，故需要尽量将加热区域控制在最小范围内，以减小对正常组织的影响。

为了提高有效温度覆盖率，采用序列温度匹配方法对有效温度区域与肿瘤进行分析。研究者使用一种微带螺旋天线采用序列温度匹配方法，通过调整微带天线的辐射功率和时长，将根据生物热传导方程仿真出的模拟温度场与模拟肿瘤 CT 图像，按照同一方向序列进行匹配，确定最终辐射方案在有效治疗温度全部囊括肿瘤的前提下使温度区域最小，通过实验验证有效温度范围与仿真模拟有效温度范围吻合。

通过仿真计算得到微波天线形成的比吸收率分布图像，再经过计算模拟出温度场分布，然后以此温度分布覆盖肿瘤图像，调整辐射功率和辐射时长，确定在有效治疗前提下的最小有效温度场，分析有效温度覆盖率，从而得到在进行肿瘤加热的同时将正常组织损伤降到最低的热疗方案。最后，通过体模实验验证此方法的有效性。

第二节　微波治疗肿瘤

一、微波治疗肝胆及消化道肿瘤

（一）微波治疗肝胆肿瘤

1. 微波治疗原发性肝癌　肝癌是最常见的恶性肿瘤之一，发病率和死亡率均较高。目前，临床上治疗原发性肝癌的方法有很多，根据美国 2011 年肝病学会更新版肝癌治疗指南，肝癌根治性治疗手段主要包括外科手术、肝动脉化疗栓塞、局部无水酒精注射和射频消融等。由于仅有不到 30% 的患者适合外科手术治疗，因此消融治疗在肝肿瘤的治疗中起到了越来越重要的作用。

研究者选取的 18 例肝肿瘤患者（共入选 42 个病灶）均实施水冷微波消融（MWA）治疗，对其临床资料进行回顾性分析。结果发现，随着微波时间的延长以及微波功率的加大，肝肿瘤的消融范围横径、纵径以及消融区体积均逐渐增大，各组的纵径与消融区体积对比，差异均有统计学意义（$P <$ 0.05）；术后 1、2、3 和 6 个月进行 MRI 评价分析，肝肿瘤患者残余病灶 11 个，残留率为 26.2%；肿瘤大小、靠近大管道以及消融安全范围均是残留的危险因素，其中肿瘤大小为独立危险因素。结果提示，水冷 MWA 治疗肝肿瘤，增加 MWA 功率或延长 MWA 时间，可明显扩大肝肿瘤的消融范围，肿瘤大小、靠近大管道以及消融安全范围均是残留的危险因素，其中肿瘤大小是肝癌微波治疗中残留的独立危险因素。

2. 微波治疗肝转移癌　肝脏是消化道肿瘤血行转移最早出现和最常见的部位，肝转移瘤最佳治疗方法仍为外科手术切除，可使患者 5 年生存率提高到 25% ~ 39%。但仅 10% ~ 20% 的肝转移患者在治疗初始能够进行手术，对于不能切除的肝转移患者若采用全身化学治疗，疗效通常欠佳，不良反应较大，不能有效提高生存率，同时也影响生存质量。

（1）治疗结直肠癌肝转移癌：结直肠癌的肝转移是影响结直肠癌预后的重要因素之一，也是导致患者死亡的主要原因。研究者探讨 CT 引导经皮穿刺 MWA 治疗难治性结直肠癌肝转移的临床疗效和并发症。26 例化疗无效的结直肠癌肝转移患者，在 CT 引导下行经皮穿刺肝转移瘤 MWA 治疗，微波频率 2450 MHz，输出功率 20 ~ 80 W，持续时间 5 ~ 30 min。治疗后 3 个月复查肝脏增强 CT 或 MRI，评价肝转移瘤的疗效。结果显示，共治疗 51 次，治疗肿瘤数目 46 个。21 例患者肝脏肿瘤的最大长径总和减少，疾病控制率（CR + PR + SD）为 80.8%，其中 4 例患者肿瘤消失，13 例患者肿瘤的最大长径总和减少 30% 以上，有效率（CR + PR）为 65.4%，CT 或 MRI 表现为病灶密度减低或出现气化灶。MWA 后 1、2 和 3 年的累计生存率分别为 73.1%（19 例）、53.8%（14 例）和 26.9%（7 例），中位生存期（MST）为 21 个月。发生严重并发症 5 例，包括胆汁瘤 2 例，肝脓肿 1 例，十二指肠穿孔 1 例，急性腹膜炎 1 例。结果证实，CT 引导经皮穿刺 MWA 治疗难治性结直肠癌肝转移微创、有效及并发症少。

　　MWA 治疗肝转移癌方法：术前 30 min 肌注地西泮针 10 mg 镇静，术前 10 min 肌注盐酸曲马多 0.1 g 预防疼痛。治疗时，先行 CT 扫描，选取穿刺点、穿刺针道、进针角度及深度（以距肿瘤近、血管远且操作方便为原则）。常规消毒、铺巾，用 2% 利多卡因 5 ml 局部麻醉穿刺点后，将微波针按照设计的角度、深度穿入至预定位置（多沿肿瘤长轴穿入，针尖至肿瘤远端）。然后，重复扫描，确定针尖位置准确后，连接 MWA 治疗仪及水循环冷却仪开始治疗，开始功率为 60 W，持续时间 5 ~ 30 min（视患者治疗反应调整功率及时间）。而且，在治疗中间断进行 CT 扫描，观察病灶变化，采用多次进针、多点组合的方式，尽可能使凝固范围覆盖整个瘤体。对于直径 ≥ 3 cm 的肿瘤，采用多点穿刺，逐次进行微波治疗；对于直径 < 3 cm 的肿瘤，用一次性微波治疗，治疗范围以超过肿瘤边缘 1 cm 为界。治疗结束后消融针道，拔除微波针，压迫 2 ~ 4 min 后包扎。术后给予心电监护及吸氧 24 h。

　　（2）联合 TACE 治疗消化道肿瘤肝转移癌：研究者经导管肝动脉化疗栓塞术（TACE）联合经皮 MWA（PMCT）序贯治疗消化道肿瘤肝转移瘤。选取 126 例消化道肿瘤肝转移患者，随机分为对照组（拟行 TACE 治疗）和观察组（采取 TACE 联合 PMCT 治疗）。结果显示，观察组总有效率为 85.71%，显著高于对照组的 57.14%（$P < 0.01$），随访 6、12、18 及 24 个月生存率均明显高于对照组同期（$P < 0.01$）。两组治疗均未出现严重并发症。结果证实，对于消化道肿瘤肝转移患者应用 TACE 联合 PMCT 治疗可显著提高近期临床疗效，延缓病情发展，改善患者预后，提高患者术后生存率，且不良反应发生率较低，是临床对消化道肿瘤肝转移的一种有效、安全的治疗方法。

　　3. 不同影像引导下的微波治疗肝癌

　　（1）超声引导和腹腔镜下微波治疗：研究者回顾性分析 MWA 治疗的肝恶性肿瘤患者，分为超声引导下经皮肝穿刺 MWA 组（A 组）55 例和腹腔镜下 MWA 组（B 组）50 例。采用 Kaplan-Meier 法计算平均无瘤生存时间。结果发现，所有患者术后症状均有改善，肝区疼痛明显减轻，食欲增进。A 和 B 组 MWA 并发症发生率分别为 27.3% 和 8.0%（$P < 0.05$）；一次性完全消融率分别为 74.5% 和 92.0%（$P < 0.05$）；术后 1 个月肝功能 Child-Pugh 分级评价比较，$P < 0.05$；平均住院费用 B 组高于 A 组（$P < 0.05$）；两组患者平均住院时间、平均无瘤生存时间及 1 年无瘤生存率无明显差异；术后 2 年及 3 年无瘤生存率比较 B 组优于 A 组（$P < 0.05$）。因此，认为经腹腔镜途径扩大和优化了肝肿瘤微波治疗适应证范围，疗效好，并发症少，是对肝恶性肿瘤微波治疗的拓展、完善和优化。

　　（2）腹腔镜联合超声引导下治疗：研究者回顾性分析腹腔镜联合超声引导在 MWA 肝脏恶性肿瘤治疗中的应用价值。48 例患者均手术过程顺利，手术时间 30 ~ 160 min，术中失血量 10 ~ 100 ml，术后住院 5 ~ 10 d，术后无出血、胆汁瘘、消化道穿孔及膈肌损伤等严重并发症发生；术后发热 18 例，给予退热治疗后好转；出现血红蛋白尿 5 例、发生肺内感染 2 例，均经保守治疗后好转，术后恢复良好，围手术期无死亡病例。随访 4 ~ 48 个月，术后 1 个月完全消融率为 85.4%（41/48），7 例不完全消融的患者经第 2 次 MWA 后达到完全消融。因此，腹腔镜联合超声引导微波消融治疗肝脏恶性肿瘤安全、有效，具有可行性。

　　（3）腹腔镜下微波固化治疗：B 超引导下常规经皮微波治疗有一定的盲目性，对于特殊部位肝癌穿刺难度大，易并发副损伤。因此，研究者采用腹腔镜下微波固化治疗特殊部位肝癌 42 例患者，与经皮微波固化治疗特殊部位的肝癌 63 例患者进行比较研究。结果发现，两组均无围手术期死亡病例，微波治疗平均时间腹腔镜微波组（14.5 ± 2.4 min）较经皮微波组（8.3 ± 1.6 min）显著延长（$P < 0.05$），术后患者恢复时间腹腔镜微波组（6.3 ± 2.1 d）和经皮微波组（5.8 ± 3.7 d）两者无明显差异；术后甲胎蛋白（AFP）下降率两组无明显差异；对于靠近膈肌（Ⅲ / Ⅶ / Ⅷ段）的肿瘤术后胸水的发生率，腹腔镜微波组明显低于经皮微波组（$P < 0.05$）；近胆囊床（Ⅴ / Ⅳ b 段）的肿瘤腹腔镜微波组术后胆囊损伤率明显低于经皮微波组（$P < 0.05$），其余并发症两组无明显差别。结果证实，腹腔镜下 MWA 治疗可以弥补超声引导下经皮肤穿刺肝癌微波固化术的缺陷，特别是对特殊部位的小肝癌，临床疗效明显，有重要的临床应用前景。

4. 微波和射频消融治疗肝癌的比较　研究者对超声引导下经皮 MWA 与 CT 超声引导下肿瘤射频消融治疗原发性肝癌的临床效果进行比较（图 25-1）。46 例（72 个病灶）原发性肝癌患者，随机数字表法均分为对照组（行超声引导下经皮 MWA 治疗）和研究组（行 CT 超声引导下肿瘤射频消融治疗）。结果发现，研究组手术时间、术后住院时间分别较对照组显著缩短（$P < 0.05$）；两组术后病灶均较好地清除；研究组 3 年复发率较对照组显著降低（$P < 0.05$）。结果说明，超声引导下经皮 MWA 与 CT 超声引导下肿瘤射频消融对原发性肝癌的临床疗效均显著，射频消融在手术时间、住院时间、消融时间和 3 年复发率方面均具有更显著优势，值得临床推广应用。

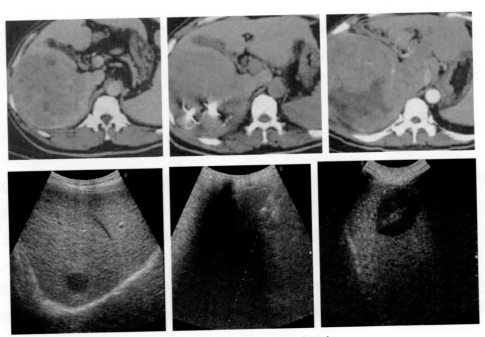

图 25-1　微波和射频消融治疗肝癌

图中，左上，肝癌患者术前影像学图像，提示肝右叶可见 110 cm² 大小的原发性大肝癌；中上，肝癌患者经射频电极针穿刺直至肿瘤部位，进行射频消融治疗，且肿瘤病灶逐渐被清除；右上，肝癌患者经皮射频消融术后影像学图像，增强 CT 扫描显示肿瘤病灶坏死，内部以及边缘无明显强化；下图为原发性肝癌经 MWA 术治疗前后超声造影表现：左下，肝癌患者微波治疗前超声造影显示肝右叶癌动脉早期明显增强，超声造影呈明显快进快出强化；中下，肝癌患者经 MWA 术治疗后超声造影肝右叶消融区动脉期无明显增强；右下，肝癌患者经 MWA 术治疗后 1 周超声造影图片，超声造影可见 2 个范围分别为 4.0 cm × 2.5 cm 和 5.0 cm × 4.0 cm 的凝固区，且内无造影剂填充

5. 微波与射频联合 TACE 治疗肝癌　研究者对比大功率（60 ~ 100 W）MWA 与射频消融分别联

合动脉化疗栓塞（TACE）介入治疗中大肝癌的疗效。试验分为微波联合组 59 例（74 个病灶）和射频联合组 55 例（68 个病灶）。结果显示，微波联合组治疗后直径 5 ~ 10 cm 肿瘤完全坏死率和消融 1 次总完全坏死率、控制率和生存率均高于射频联合组，复发率低于射频联合组（$P < 0.05$）。两组均出现轻度不良反应，给予对症治疗后消失。因此，MWA 联合 TACE 治疗中大肝癌较射频消融联合 TACE 治疗效果更好，且不增加不良反应发生风险。

6. 微波治疗肝脏海绵状血管瘤　肝脏海绵状血管瘤（hepatic cavernous hemangioma，HCH）是发病率最高的肝脏良性肿瘤，MWA 治疗 HCH 主要是基于其潜在的并发症，如破裂、瘤内出血及肿瘤引起的焦虑、疼痛和不适，或某些 HCH 过大（直径 > 5 cm）。研究者通过超声引导下 MWA 治疗 HCH 起初完全消融率为 91.5%，后期完全消融率为 95.7%。另有研究者报道，MWA 治疗肝脏巨大 HCH，立即消融后，肿瘤的平均直径和体积分别减少 25% 和 62%。MWA 治疗大的 HCH，相比手术切除更能减少创伤和并发症，达到安全、微创的目的。但也有学者认为，MWA 对治疗 HCH 也存在一些不能忽视的问题，因为 MWA 治疗 HCH 是基于破坏血管瘤的血管内皮而形成血栓的原理，在消融瘤体时，血液被同时加热并进入循环，被破坏的红细胞可释放出血红蛋白，术后存在腹腔出血、脓肿和血红蛋白尿，甚至急性肾衰。胡清雯等报道，通过超声引导下经皮肝穿刺 MWA 治疗 HCH 患者 30 例，发生 1 例急性溶血致急性肾衰竭，1 例腹壁脓肿，说明 MWA 治疗 HCH 虽然创伤较小、疗效明显，但对于位置特殊、体积较大的肝脏血管瘤仍存在一定的风险。提示，MWA 治疗 HCH 虽然是一种安全、有效的微创治疗方式，但基于其本身的治疗原理，也存在一定的风险。因此，在充分认识到 HCH 进行 MWA 治疗的适应症以及并发症，才能更好地保证患者的安全，并取得良好的治疗效果。

7. 多谱勒及能量造影检测微波治疗肝癌的血流变化　能量多谱勒成像（power Doppler imaging，PDI）是一种以能量模式显示血管内血流信号的彩色血流成像方式，不仅能显示肝癌瘤体内相对较高流速血流，更能显示彩色多谱勒无法显示的低速血流，瘤体内星点状、短条状血流显示更多，连续性更好；能量造影更准确地探测到小团块内的更微弱更低速的血流，确保和提高微波治疗的疗效评价。

研究者观察 15 例 24 个病灶肝癌患者微波治疗后血流显像的变化（图 25-2）。应用 PDI 及能量造影检测治疗前后血流显像的变化。结果显示，治疗后 19 个病灶瘤内和（或）瘤旁血流消失，5 个病灶血流减少；治疗前所有病灶瘤旁均显示血流，治疗后 20 个病灶瘤旁血流消失，13 个病灶（直径 < 2.5 cm）全部血流消失。血流减少或消失与甲胎蛋白（AFP）和癌胚抗原（CEA）水平下降一致。因此，PDI 及能量造影对监测肝癌微波治疗后血流变化及评定疗效有肯定的价值。

8. 超声引导下微波消融治疗肝细胞癌的短期预后及影响因素　沈强等探讨超声引导下肝细胞肝癌微波消融术后短期预后情况及其危险因素。回顾性分析接受微波消融治疗的 410 例肝细胞癌患者资料。结果发现，微波消融治疗肝细胞癌患者的短期预后良好，合并糖尿病、肿瘤位置和肿瘤大小是微波消融术后早期复发的危险因素。

9. 微波治疗胆囊癌　研究者报道，10 例患阻塞性胆囊癌的病例应用微波介入加热和铱 -192（^{192}Ir）放疗法。局麻下经皮穿刺导入标准胆囊引流管，管内放置微波天线（915 MHz）和二组测温头，在 X 射线下到达胆囊部，功率 15 ~ 20 W，加热升温至 44 ~ 45℃，保持 60 min 后拔出天线，放入 ^{192}Ir，剂量 55~79 Gy，置留 5~7 d 后移出 ^{192}Ir，再放入微波天线加热，剂量同前。结果显示，2 例在第 2 次加热后出现导管纽结或导管内胆汁瘀积，其他病例耐受治疗良好，胆囊阻塞症状减轻，治疗后无任何急性并发症。研究者指出，该技术对潜在的阻塞性胆囊癌是可行的，对胆囊癌治疗的同时又达到对胆囊的减压作用。

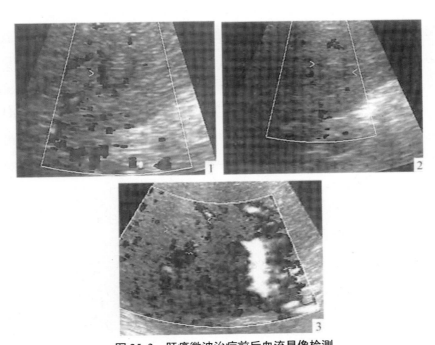

图 25-2　肝癌微波治疗前后血流显像检测

图中，1. 同一病灶治疗前 PDI 显示瘤旁明显血流，呈条状包饶病灶；2. 同一病灶治疗后能量造影前瘤内及瘤旁未见明显血流；3. 同一病灶治疗后能量造影瘤旁可见包绕的条状血流，较造影前明显增多

（二）微波治疗消化道肿瘤

1. 微波治疗食道癌和贲门癌　研究者对 53 例早期或中期食道癌和贲门癌患者行胃镜下微波加热凝固方法，频率为 2450 MHz，功率为 20~60 W，每点凝固 5~30 s。治疗 2~4 次后，吞咽困难减轻 52 例（98%），食道口径扩大 48 例（90%）。改善最明显的是肿瘤呈息肉状方式生长的类型。病理活检证实，24 例微波治疗后肿瘤坏死。随访 22 例超过 3 个月，8 例超过 6 个月。结果证实，22 例继续保持疗效，19 例肿瘤呈豆腐渣状停止生长。研究者认为，胃镜下微波治疗食道和贲门癌能有效地抑制肿瘤生长，改善患者进食，减轻患者痛苦，延长生存期。

2. 微波治疗阑尾黏液癌腹腔转移癌等肿瘤　研究者报道，77 例阑尾黏液癌腹腔转移术后再行热化疗，平均癌胚抗原（CEA）值由 31.2 降至 6.9（$P=0.000$），中位生存期（MST）可达 28 个月。另有研究显示，126 例晚期实体瘤（包括肠癌等），热化疗总有效率（oRR）20.63%，与对照组（单纯化学治疗）比较差异有统计学意义（$P<0.01$），并且随热疗次数适当增多疗效更好，即 4 次者优于 2 次者。

3. 微波治疗胃肠胰神经内分泌肿瘤　目前，检测技术不断发展，神经内分泌肿瘤（neuroendocrine neoplasm，NEN）在胃肠道、胰腺、胆囊、肺和肝脏等非分泌器官也常见，其进展缓慢，预后评估困难。

研究者回顾性分析经皮 MWA 同步动脉化疗栓塞（TACE）治疗 19 例胃肠胰神经内分泌肿瘤（GEP-NEN）伴肝转移患者。结果发现，完全缓解（CR）1 例（5%），局部缓解（PR）3 例（16%），疾病进展（PD）7 例（37%），疾病稳定（SD）8 例（42%），有效率（RR）21%，疾病控制率（DCR）63%。全组患者的中位无进展生存期（PFS）和中位总生存期（OS）分别为 25 和 34 个月，1 年和 3 年生存率分别为 95% 和 84%。单因素生存分析发现，血清胰腺癌和肠癌相关抗原（CA19-9）、肝转移灶病理 WHO 分级以及肝转移灶肿瘤负荷是患者生存预后的主要风险因素，其中肝转移灶 WHO 分级达到 G3。提示，患者中位 OS 较差（P < 0.05），而肝转移灶肿瘤负荷与中位 PFS 呈负相关性（P < 0.05）。此外，经皮 MWA 同步 TACE 治疗 GEP-NEN 后，嗜铬粒蛋白 A（CgA）水平较术前明显降低，且大部分降至正常水平（P < 0.05）。这些结果证实，经皮 MWA 同步 TACE 是治疗 GEP-NEN 肝转移安全有效的方法。1 例 60 岁男性患者出现胰腺神经内分泌肿瘤肝转移，行超声引导下 MWA 同步联合 TACE 治疗，其效果如图 25-3 所示。

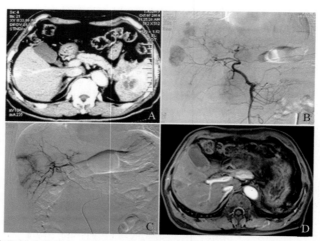

图 25-3　60 岁男性胰腺神经内分泌肿瘤肝转移行超声引导下 MWA 同步联合 TACE 治疗
图中，A. 术前 CT 扫描证实，肝右叶有一病变，血供丰富，在动脉相占位胰尾和脾脏；B. 在肝脏动脉相期间，第一次介入手术血管造影术提示血供丰富的多样肿瘤；C. 应用磁共振血管成像（MRA）同步联合 TACE 后，血管造影的数字化处理（DSA）的血管造影术显示消融范围超过肿瘤边缘，肿瘤消失，充血和水肿后周围血液增加，展示完全的消融状态；D. 应用 MRA 同步联合 TACE 后 2 年，在早期动脉相的核磁动态增强显示，肝右叶完全消融的范围减少

另外，研究者选取 90 例胃肠神经内分泌肿瘤，在超声引导下行 MWA 治疗。治疗前超声显示，肿瘤内均有血流信号，治疗后血流信号减少或消失（P < 0.05）；有 2 例发热，5 例进针处疼痛，对症治疗后消失，不良反应轻微（P < 0.05）；40 例死亡，50 例存活，分化程度、肿瘤数目、肿瘤大小和复发转移均是影响胃肠神经内分泌肿患者生存情况的独立危险因素（P < 0.05）。因此，在超声引导下 MWA 治疗胃肠神经内分泌肿瘤，效果较好，不良反应轻微，患者的生存情况与肿瘤的分化程度、肿瘤的数目、肿瘤大小和复发转移有关。

二、微波治疗肺癌及腺体肿瘤

（一）微波治疗肺癌

肺癌是临床上最常见的恶性肿瘤之一，对于孤立性非转移性肺肿瘤，手术切除仍是治疗的金标准。

然而，约80%的患者发现时已经是中、晚期，或者由于患者本身合并有其他基础疾病，即使早期发现，也失去了手术切除的机会。另外，许多患者因心肺功能差、高龄及合并疾病较多不能手术切除。化学治疗和放射治疗等方法，由于其不良反应及耐药性等原因，使其治疗有一定局限性。对于这些患者，微创的治疗方法，如射频消融和微波消融等，已成为可能的替代方案。

1. CT引导微波治疗肺癌　研究者应用冷循环MWA术治疗肺部恶性肿瘤。根据病灶的大小、形状，以不同的功率、时间对28例患者局麻下在CT引导下经皮MWA治疗，临床症状均有不同程度的改善，其中完全缓解（CR）4例（14.3%），部分缓解（PR）21例（75.0%），无变化及进展3例（10.7%），有效（CR + PR）为90.0%，无明显不良反应。结果证实，CT引导下经皮冷循环微波肿瘤消融术是一种微创、不良反应少及近期疗效良好的肺癌综合治疗新方法。

中国医科大学杨海涛等研究证实，CT引导下穿刺活检联合相同针道微波消融治疗肺癌术后同侧单发恶性倾向肺结节效果确切，安全性较好。

2. 治疗晚期肺部恶性肿瘤　研究者对CT引导下MWA技术治疗晚期肺部恶性肿瘤患者的安全性及疗效进行评估（图25-4）。结果显示，50例共54个病灶进行MWA治疗，成功率100%。治疗后90 d行CT检查，总有效率74.1%（40/54）。患者体力情况改善率64%（32/50）。全组平均生存时间11.9个月（95%CI 10.2 ~ 13.5个月），1年生存率达到28.0%。术中主要不良反应为胸痛、心率下降、剧烈咳嗽及少量咯血，均未影响治疗完成；术后常见有气胸、咯血、少量胸腔积液和肺炎，积极治疗后好转，未出现严重并发症。因此，认为MWA对晚期肺部恶性肿瘤具有较好的近期疗效，操作方便，患者痛苦小，并发症轻，是一种安全有效的姑息治疗方法。

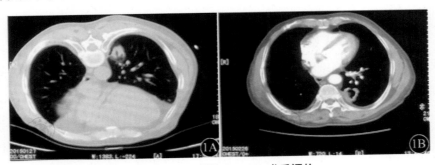

图25-4　CT引导下MWA术后评价

图中，A. 治疗后即刻CT扫描结果：肿瘤呈不均匀低密度状态，多数病灶四周存在毛玻璃样阴影（52/54，96.2%），部分病灶存在蜂窝气泡样变化；B. 治疗后1个月CT检查，与治疗前相比，病灶体积改变不明显，增强扫描未出现显著的血管强化，有些病灶中存在液化坏死或空洞

3. 治疗周围型肺癌　研究者在CT引导下经皮经微波热凝固治疗周围型肺癌。使用单极微波辐射天线经皮经肺穿刺治疗周围型非小细胞肺癌（NSCLC）47例（共59病灶）。微波频率2450 MHz，功率40 ~ 80 W，每点加热10 ~ 15 min。根据肿瘤的直径及形状进行单点固化或者多点多次固化。结果显示，肿瘤微波固化消融治疗后的即刻CT表现为病灶密度减低或出现气化灶。治疗后2个月复查显示，病灶消失者（CR）5例，病灶缩小 > 50%者（PR）25例，有效率（CR + PR）为65.96%。随访3 ~ 40个月，1年、2年及3年生存率分别为68.1%（32/47）、46.8%（22/47）和27.7%（13/47）。相关并发症为气胸10例，胸腔积液2例，肺部感染1例。结果证实，CT引导经皮微波热凝固疗法治疗周围

型肺癌是有效、微创和安全的新方法。

研究者认为，对直径 < 3 cm 的肺癌病灶进行微波热凝固治疗时，单电极一次即可完全灭活，而直径 > 5 cm 的肿瘤形状往往不对称，多呈不规则形，容易导致微波热凝固后肿瘤残余。研究者也发现，肿瘤直径和凝固范围与疗效相关，肿瘤直径 < 3 cm 的完全固化率明显高于肿瘤直径 ≥ 3 cm 的患者，直径 > 5 cm 的肿瘤，很难达到完全固化。

4. 治疗中央型肺癌　肺癌中约 3/4 为中央型，经纤维支气管镜微波组织凝固（microwave tissue coagulation，MTC）治疗中央型肺癌已取得满意疗效，其治疗方法是运用纤维支气管镜在直视下将特制的袖状针探头直接刺入癌体内，高能量密度微波集中于尖端后作用于癌细胞内，使其产生高热，导致细胞死亡。同时，高温能使周围的小血管痉挛、内皮细胞破坏等导致血栓形成，从而达到凝固治疗出血、切除肿瘤等目的。对于周围型肺癌，CT 引导经皮穿刺 MWA 治疗可以根治 I 期原发性周围型肺癌，并对其他部位原发性肿瘤转移至肺部的病变亦有很好的疗效。

5. 磁共振和 CT 导向下的微波消融技术治疗肺癌　王玉瑛等探讨磁共振（MRI）和 CT 引导下微波消融（MWA）技术在肺癌治疗中的应用价值。研究者选取行 MWA 治疗的 60 例患者。根据患者所选择的定位方法分为 A 组（MRI 定位）和 B 组（CT 定位）。结果发现，A 组患者的机器扫描次数及引导治疗的总扫描时间显著低于 B 组患者（均 $P < 0.001$）。结果证实，MRI 引导的 MWA 是一种微创治疗肺肿瘤的方法，机器扫描次数少，引导治疗的总扫描时间短，无辐射。

6. 联合放化疗治疗肺癌

（1）微波联合放、化疗抑制肿瘤细胞生长：MWA 治疗肺癌虽然能有效杀灭肿瘤细胞，但因肿瘤常常呈不规则状，并且部分肿瘤体积较大，导致仅行 MWA 治疗容易出现肿瘤细胞残余，从而有复发转移的可能。研究发现，MWA 治疗后再行放、化疗能有效减少肿瘤细胞的生长，其机制可能是：① MWA 先有效地减少局部肿瘤细胞数量，控制肿瘤生长，随后化学治疗杀伤循环中的和远处转移的肿瘤细胞，起到全身治疗作用；② MWA 可以直接消灭包括 G_0 期细胞和肿瘤干细胞在内的各期各类肿瘤细胞，化学治疗则主要促使肿瘤增殖期和非干细胞凋亡，两者联合可以杀灭各期各类肿瘤细胞；③ MWA 能明显增强机体的抗肿瘤免疫作用，弥补化学治疗药物对机体的免疫抑制；④ 放射治疗可以消灭转移（如淋巴结）及对化学治疗不敏感的肿瘤细胞；⑤ 微波组织凝固（MTC）后化学治疗可以杀灭对高温耐受的癌细胞，增强 MTC 抗肿瘤作用；⑥ MTC 治疗消灭大部分肿瘤细胞后，肿瘤细胞会加速分裂增殖，对化学治疗药物摄取增加，癌细胞内药物浓度明显升高，使化学治疗药物能更好地发挥作用。

（2）微波联合化学治疗肺癌：研究者探讨 CT 引导 MWA 术在肺癌治疗中的应用效果。选择的肺癌患者随机分为观察组和对照组，各组为 16 例，前者单纯化疗治疗，后者在化疗治疗的基础上，采用 CT 引导 MWA 治疗。结果发现，观察组控制率（93.75%）明显高于对照组（68.75%），$P < 0.05$。与对照组比较，观察组气胸的发生率明显降低（$P < 0.05$）。因此，使用 CT 引导 MWA 治疗肺癌具有显著的疗效，操作简单，创伤小，安全性良好，不良反应少，能够加强对局部肿瘤细胞的消灭，有利于提高疾病控制率和改善患者的生存质量，疗效远远优于单纯化疗治疗。

（3）微波联合放射性粒子治疗肺癌：研究者按照随机数字表法将肺癌患者随机分为研究组（32例）和对照组（28例），前者采用 CT 监视下经皮穿刺 MWA 联合放射性粒子植入法治疗，后者采用MWA 术治疗。结果发现，研究组患者的 1 年生存率显著高于对照组患者（$P < 0.05$）；两组患者的生活质量 KPS 评分比较，$P < 0.05$。术前 15 例肺组织存在肺不张，^{125}I 粒子植入术后 10 例症状减轻，5例消失；术前 13 例不同程度症状的胸腔积液患者，术后全部消失；研究组和对照组患者的总有效率分别为 90.62% 和 67.86%（$P < 0.05$）。因此，采用 CT 监视下经皮穿刺 MWA 联合放射性粒子植入术治疗实体肿瘤患者，可以显著提高其疗效，患者易于接受、并发症轻及损伤小。

7. 微波治疗肺癌的适应证及恶性浆膜腔积液

（1）肺癌 MWA 术的适应证：① 手术不可切除的周围型非小细胞肺癌；② 肿瘤与大支气管、大血管相距 > 1.0 cm 者；③ 心肺功能严重受损，无法开展手术，或年龄过大不愿接受手术治疗的周围型肺癌；④ 无法手术的小细胞肺癌经放、化疗后疾病进展；⑤ 肺部多发转移瘤（3 个以下）；⑥ 不愿接受手术的患者。

（2）恶性浆膜腔积液的治疗：恶性胸腹腔积液是众多中晚期肿瘤最为常见的并发症之一，发生率在 60% 以上。一般，常用治疗方式为胸腹腔内置管液体引流，配合腔内化学治疗药物及黏附剂、生物制剂类等，可起到一定作用；但常有部分患者效果欠佳，尤其在治疗后，胸膜腔发生分隔包裹、粘连及腹腔内粘连继发肠梗阻等现象，常影响总体治疗效果。

研究者收集了国内针对胸腔积液热化疗相关的 19 项随机对照研究数据，共 1134 例患者资料，进行Meta 分析显示，与单纯胸腔灌注化学治疗比较，胸腔内化学治疗联合微波热疗可明显提高患者恶性胸腔积液缓解率（OR = 3.89，95%CI：2.89 ~ 5.05，$P = 0.000$）；可明显提高生活质量改善率（OR = 3.14，95%CI：2.39 ~ 4.18，$P = 0.000$）。治疗相关不良反应，如胃肠道反应、骨髓抑制及胸痛等，并未明显增加。另外，研究者者收集 42 例高功率微波腹部加热联合化学治疗恶性腹腔积液患者资料，回顾性分析显示，几种常见肿瘤恶性腹腔积液治疗总有效率为 77.8%，对照组为 41.7%。

（二）微波治疗甲状腺和肾上腺肿瘤

1. 微波治疗甲状腺瘤　传统的甲状腺良性肿瘤治疗方法主要为甲状腺切除术，在患者颈部做开放性切口，分离出甲状腺、切除，手术创伤大，术中容易误伤食管、大血管、甲状旁腺以及喉返神经等。近年来，超声引导下经皮 MWA 术治疗甲状腺肿瘤在临床开始普及，对术区及操作有更加准确的把握，并且对机体创伤小，术后恢复快。

研究者回顾性分析 120 例行超声引导下甲状腺良性肿瘤 MWA 术患者，手术并发症总发生率为8.33%，术后 6 个月，患者血中游离三碘甲状腺原氨酸（FT3）、游离四碘甲状腺原氨酸（FT4）和促甲状腺激素（TSH）浓度与术前比较无统计学意义，其肿瘤最大直径及体积与术前比较显著较低（$P < 0.05$）。因此，超声引导下 MWA 治疗甲状腺良性肿瘤可有效缩小肿瘤体积，并发症较少。

另外，研究者选择甲状腺良性肿瘤患者，52 例应用 MWA 治疗，发现手术瘢痕小，并发症少，明显优于 56 例常规手术治疗（$P < 0.05$）。因此，甲状腺良性肿瘤采用 MWA 治疗，美容效果良好，

降低了并发症。

还有研究者将 50 例甲状腺良性肿瘤患者采用 MWA 手术治疗，发现其手术时间、出血量和住院时间分别优于 50 例传统手术治疗（$P < 0.05$）。因此，MWA 手术治疗值得优先选择和积极推广。

2. 微波治疗肾上腺肿瘤　原发性肾上腺肿瘤临床较为常见。手术是治疗原发性肾上腺肿瘤的传统方法。肾上腺也是转移癌的好发部位，对于局限于肾上腺的转移癌，手术切除可能达到根治的目的。虽然手术仍是目前治疗肾上腺肿瘤的重要手段，但其创伤较大、术中出血多及并发症发生率高；因此，研究者选用 MWA 术治疗肾上腺肿瘤。

研究者观察超声引导经皮微波消融治疗肾上腺肿瘤的安全性和临床疗效。9 例肾上腺肿瘤患者（9个病灶），其中肾上腺转移癌 5 例，肾上腺嗜铬细胞瘤 1 例，肾上腺非功能性腺瘤 3 例。肿瘤直径 2.0 ~ 4.5 cm。治疗时，在超声引导下将水冷式微波天线置入肿瘤内，肿瘤直径 < 2 cm 者使用一根微波天线，肿瘤直径 > 2 cm 者使用 2 根微波天线。邻近肠道的肾上腺肿瘤，在微波辐射时瘤周测温，保持治疗温度 < 54℃，同时辅以瘤周无水乙醇注射（5 ~ 8 ml）以增强疗效。微波消融后 3 d 内行超声造影观察有无残存肿瘤，造影无肿瘤残存者于治疗后第 1、3 个月，随后每 3 ~ 4 个月行增强 CT/MR 评价肿瘤的治疗效果。结果证实，8 例病灶在 1 次消融后完全坏死，1 例病灶在 2 次消融后完全坏死，微波消融无严重并发症出现，随访期内未发生肿瘤局部复发。因此，超声引导经皮微波消融肾上腺肿瘤安全有效、副作用小，是治疗局限性肾上腺肿瘤的有效方法。1 例肝癌左肾上腺转患者移行超声引导下经皮微波消融治疗前后 MR 图像如图 25-5 所示。

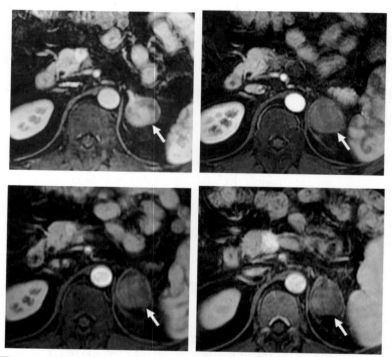

图 25-5　肝癌左肾上腺转移行超声引导下经皮微波消融治疗前后 MR 图像
患者，男，51 岁；A. 治疗前增强 MR 显示肿瘤血供丰富；B. 治疗后 3 个月 MR；C. 治疗后 6 个月的 MR；
D. 治疗后 1 年行增强 MR 显示消融区无血流灌注

三、微波治疗泌尿系统和妇科等肿瘤

（一）微波治疗肾癌和膀胱癌

1. 微波治疗肾癌途径的比较　MWA 术治疗肾癌的穿刺途径有多种，包括经皮途径、腹腔镜或开放性操作等，各有其优、缺点。可以根据患者的病情、肿瘤的特点（位置、数量、大小及生长方式）和操作者的倾向进行选择。经皮途径可以在患者有意识或深度镇静下进行操作，尤其适于那些对手术耐受差的患者。同时，这种方式可以缩短住院时间，便于重复治疗，对比增强扫描还可以在手术中监测肿瘤是否完全消融。但经皮途径不能清楚地显示小肿瘤或深部肿瘤，可能会损伤消融组织周围的脏器。对于开放性和腹腔镜操作下穿刺，这种方式可以提供清晰的手术视野和大的操作范围，适用于靠近肾门、输尿管、大血管及周围器官的肿瘤。与开放手术比较，腹腔镜手术具有创伤小，且气腹可使血管压缩，减少肿瘤的血流供应，降低对血管周围肿瘤进行消融的冷却效应等优点。因此，MWA 术治疗肾癌穿刺的方法多样，临床应用中需要根据肿瘤的位置、患者的自身情况及器械、设备的性能，需要综合考虑，以选择合适的穿刺途径进行治疗。

2. 微波治疗肾癌　MWA 术作为一种微创治疗肾癌的有效方法，可以有效保护患者肾功能；对于早期的小肾癌，MWA 术可作为手术的替代治疗；对于晚期的大肿瘤、肾癌术后复发及转移者，可作为姑息治疗，减轻症状，提高生活质量，延长生存时间。

研究者对 84 例肾肿瘤患者给予腹腔镜下辅助 MWA，而后手术剜除肾肿瘤。结果显示，手术均顺利完成，术中均未阻断肾动脉，无术中大出血或中转开放手术，出血量为 50 ～ 350 ml，手术时间为 70 ～ 120 min。术后病理诊断为肾透明细胞癌 60 例，血管平滑肌脂肪瘤 16 例，嗜酸性细胞瘤 4 例，嫌色细胞癌 2 例，乳头状肾细胞癌 2 例。术中血管平滑肌脂肪瘤普遍出血较多。术后血管平滑肌脂肪瘤出血 1 例。全部病例随访 12 个月，无肿瘤复发、远处转移或死亡病例。因此，腹腔镜下 MWA 肾肿瘤剜除术是一种安全有效的保留肾单位的手术方式，具有出血量少、手术时间短和术后并发症少等优点。

3. 微波治疗小肾癌　研究者回顾性分析腹腔镜下 MWA 辅助治疗的 20 例小肾癌患者的临床资料，肿瘤 ≤ 3 cm 的患者直接行 MWA；肿瘤 > 3 cm 的患者在肿瘤周围行 MWA，再行切除术。经过手术治疗后，均获取成功，所有患者肿瘤边缘病理检查均未发现瘤细胞，患者的平均手术时间为 101.5 ± 14.3 min，平均术中出血量为 70.6 ± 2.38 ml，平均住院时间为 5.7 ± 1.3 d；有 3 例出现并发症，其中 1 例发热、2 例出血，经过对症治疗后均缓解，并发症的发生率为 15%。治疗后，患者的血红蛋白、肌酐变化不大，差异无统计学意义。这些结果说明，腹腔镜下 MWA 辅助小肾癌治疗效果好，手术时间短，术中出血量少，平均住院时间短，对血红蛋白和肌酐等相关指标影响不大，具有临床应用价值。

4. 微波治疗膀胱癌　研究者对 14 例膀胱癌患者实施髂内动脉化学治疗联合膀胱内 2450 MHz 微波天线辐射加热治疗。化学治疗药物阿霉素（ADM）和顺氯胺铂（CDDP）总量 40 ～ 360 mg，分多次给药，每日 1 ～ 2 次，每次 10 ～ 20 mg，在膀胱加热时（功率 15 ～ 20 W，温度 >40℃，保持 1 h），分 8 次以上注入。结果显示，8 例可评价，其中 CR 为 2 例，PR 为 4 例，NC 和 PD 各 1 例。生存期 3

年 9 例（71.4%），5 年 4 例（62.5%）。术者认为，动脉化疗结合膀胱内加热可加强药物疗效，方法安全，不良反应，可延长患者生存期。

（二）微波治疗腹腔和妇科等肿瘤

1. 微波治疗腹盆腔肿瘤　研究者回顾性分析 379 例（604 个病灶）腹盆腔恶性肿瘤患者，在超声引导下穿刺 MWA 治疗，手术过程顺利。消融时间 180～720 s，消融功率 40～70 W。消融治疗 1 个月后超声造影或增强 CT/MRI 复查，完全消融 549 个病灶，部分消融 55 个病灶。肿瘤早期总灭活率为 90.9%（549/604），总复发率为 9.1%（55/604）。严重并发症发生率 0.3%（2/604）。其结果提示，超声引导穿刺 MWA 治疗腹盆腔恶性肿瘤是一种可行、安全及有效的方法，可成为一种微创治疗腹盆腔恶性肿瘤的姑息性治疗术，在临床上具有应用和推广价值。图 25-6 为邻近膈肌肿瘤 MWA 术后超声造影图（左）和邻近大血管肿瘤 MWA 术后增强 CT 图（右）。

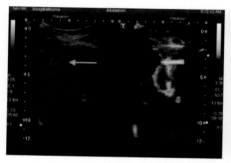 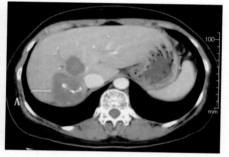

→（细）：邻近膈肌肿瘤；→（粗）：　　　　→（细）：下腔静脉；→（粗）：
消融灶无强化，完全消融　　　　　　术后增强 CT，消融灶无强化，完全消融

图 25-6　邻近膈肌肿瘤 MWA 术后超声造影图（左）和邻近大血管肿瘤 MWA 术后增强 CT 图（右）

图中，MWA 前在膈肌与肿瘤之间注入生理盐水 200～500 ml，制造人工腹水分离肿瘤与膈肌；消融邻近膈肌肿瘤区域，局部加注无水乙醇 10～15 ml 进行弥补（左图）；术后未出现大血管损伤等严重并发症，可能由于大血管内的血流量大，当周围组织行热消融治疗时，血流能够迅速带走热量，从而避免管壁结构受损（右图）

2. 微波联合放射性粒子治疗腹腔肿瘤　软组织恶性肿瘤复发率及转移率高。研究者回顾性分析 25 例 CT 引导下经皮穿刺 MWA 术联合 ^{125}I 粒子植入治疗腹腔恶性软组织肿瘤，术后 1 周复查 CT。结果发现，患者中位无进展生存期（PFS）为 5 个月，疾病完全缓解（CR）6 例（24%），部分缓解（PR）10 例（40%），稳定（SD）7 例（28%），疾病进展（PD）2 例（8%），有效率（RR）为 64%，疾病控制率（DCR）为 92%。术后重度并发症为零。生存 24 例，随访时间 6～32 个月，平均生存期 14 个月，死亡 1 例。因此，CT 引导下 MWA 联合 ^{125}I 粒子植入治疗腹腔恶性软组织肿瘤微创、安全和有效。图 25-7 所示，腹腔肿瘤病灶，经 MWA 联合 ^{125}I 粒子植入术后 2 个月后，CT 复查，病灶完全坏死，未见强化，周边 ^{125}I 粒子均匀分布。

3. 微波治疗妇科肿瘤　微波治疗妇科肿瘤逐渐受到关注，目前应用较多的是局部微波加热疗法，不仅可用于浅表的外阴、阴道和宫颈恶性肿瘤，而且还可用于深部的卵巢和宫体恶生肿瘤。通常，将其与放射治疗或化学治疗合用，可以增强疗效，减轻毒副作用。研究者观察 65 例阴道和外阴恶性病变的治疗，其中 27 例进行单纯化学治疗，38 例进行化学治疗加微波加热疗法。结果发现，化学治疗与微波加热疗法合用，原发癌有效率为 81.3%，其中 4 例完全缓解（CR）；对复发癌疗效由单纯化学

治疗的 14.3% 提高到 42.9%；长期疗效观察显示，瘤体变小，便于进一步手术或化学治疗。另外的研究者应用微波加热与放射治疗晚期宫颈癌 18 例，单独放射治疗 46 例，发现前者局部肿瘤控制率明显高于后者，而且正常组织未发生急、慢性并发症。还有研究者用微波加热与化学治疗深部卵巢癌，也取得令人满意的疗效。研究者报道，微波加热与联合化学治疗或放射治疗 94 例不同部位的妇科恶性肿瘤，将其与单独联合化学治疗或放射治疗比较，证实微波加热能增强化学治疗或放射治疗的疗效，改善预后，肿瘤组织病理损伤加剧，肿瘤体积缩小。另有报道，对于中晚期宫颈癌（Ⅱb、Ⅲ及Ⅳa期）放、化疗联合微波热疗，完全缓解率（CR）可达 90%。

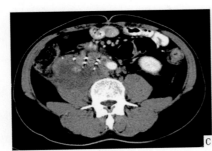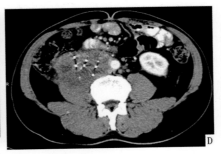

图 25-7　典型病例的 CT 扫描影像

图中，A 和 B. 腹腔肿瘤病灶；C 和 D. MWA 联合 [125]I 粒子植入术后 2 个月复查 CT，
MWA 后病灶完全坏死，未见强化，周边 [125]I 粒子均匀分布

另外，许多研究显示，微波组织凝固可使局部组织温度达到 65 ~ 100℃，使肿瘤细胞直接发生凝固变性和环死，疗效显著，可治疗多种妇科肿瘤。例如，用微波组织凝固方法治疗子宫颈上皮肉瘤样变，95% 以上的患者能一次性治愈，疗效明显优于激光及电灼，且并发症少。微波组织凝固也可用于治疗脱入阴道的子宫黏膜下肌瘤，疗效肯定，操作简单、安全，损伤少，止血效果好。采用微波组织凝固方法治疗宫颈癌阴道出血，局部控制出血迅速，止血效果满意。

4. 治疗乳腺肿瘤　微波在外科也应用于乳腺的治疗。研究者对 1 例发展伴有皮肤侵害的乳腺癌行瘤体内微波加热，频率 2450 MHz，功率 10 W，时间 90 s；关机时，立即在瘤体内测温，中心温度超过 60℃，距中心 1 cm 处超过 42℃，整个肿瘤共插 21 个点。术后对切除的标本进行观察，发现加热使瘤体受到热损伤，瘤体中血管梗阻，血液循环被扰乱，损害区在微波针周围 1 cm，深达 1.5 cm。另外，研究者用放射治疗联合微波热疗，对 44 例局部复发的乳腺癌患者经观察研究，结果发现治疗 1 个月后 CR 占 41%，PR 占 23%，NR 占 36%。12 个月后，CR 增至 67%。

四、微波治疗头颈部肿瘤

（一）微波治疗脑肿瘤

1. 肿瘤切除的凝固止血作用　在我国，将微波应用于脑肿瘤手术中的报道不多。基于动物实验的研究成果，对于切除颅内血供丰富的脑肿瘤，微波的高效能止血作用具有显著的优势，尤其是针对发源于颅底部或邻近脑功能区的大型脑膜瘤。贡雁行等开展的微波高温固化器切除良、恶性脑肿瘤的研究，在 15 例患者中，3 例肿瘤位于矢状窦旁，其他均在额、颞、顶和枕叶。采取瘤外（于肿瘤与脑组织之间用微波高温固化器加热）切除 6 例，先瘤内后瘤外（先用微波高温固化器于瘤内分块切除，再用双极电凝行瘤壁切除）9 例。除 6 例胶质瘤、1 例脑转移瘤和 1 例矢状窦旁脑膜瘤作次全切除外，其余 4 例脑膜瘤、2 例胶质瘤及 1 例脑转移瘤均为全切除。由此可以看出，在微波热效应凝固止血的辅助下，术中出血量减少，并可明显地提高脑肿瘤的手术全切除率。

2. 肿瘤腔灌注微波加热　肿瘤腔灌注加热法系指先将脑肿瘤全切除或大部分切除，随后将林格液注入瘤腔内，置入微波辐射探头，于瘤腔内加热，使温度控制在 42 ~ 45℃。此法可明显地减少脑肿瘤的复发率。研究者用此法治疗 25 例脑恶性胶质瘤，除去失访的 11 例，对 14 例进行随访 21 ~ 41 个月，平均生存期为 31 个月；而常规手术后的患者平均生存期仅为 11.3 个月。这可能是由于肿瘤与周围血管的关系，加热的有效时间应严格控制；若作用时间短，则起不到杀伤残余肿瘤细胞的作用；而延长作用时间，则可能对周围血管及正常脑组织造成不可逆性损害。

3. 对脑深部肿瘤的直接加热　对肿瘤的直接加热疗法较多，如单探针植入微波消融法和三探针植入微波消融法等。微波直接热疗法适用于脑深部肿瘤（如丘脑、胼胝体和第三脑室的星形细胞瘤），其方法是在立体定向引导下，将一小型微波天线探头置入脑肿瘤内，或放置在不能完全切除残留的瘤内，另一端的导线从头皮引出，接上微波发射仪进行定时加热。根据肿瘤的体积行深、浅两处加热，一般将瘤内温度升至 42℃，每次加热时间维持在 30 ~ 60 min，并配合放射治疗或化学治疗。研究者用局部加热法治疗 12 例经传统方法效果不佳的脑恶性胶质瘤患者，经 1 ~ 9 次的加热治疗，其中 3 例因治疗前病情已危重，经 1 ~ 2 次加热治疗效果欠佳；其余 9 例加热治疗后病情均有不同程度的好转。

4. 微波联合化学治疗脑肿瘤　高温热疗可与化疗药物联合应用，能起到良好的疗效。研究者在脑胶质瘤动物实验中行动脉内、静脉内化学治疗及 MWA 加热治疗胶质瘤，动脉给药注射用盐酸尼莫司汀化疗，18 mg/kg，局部微波加热 42℃ /45 min。结果表明，单纯动脉给药组生存时间要长于静脉给药组，加热结合动脉给药组比静脉给药组生存时间显著延长。研究发现，卡莫司汀与 MWA 加热联合治疗恶性胶质瘤有协同作用。另有报道，MWA 热疗可以提高阿霉素和丝裂霉素对缺氧胶质瘤细胞的毒性损伤作用，从而推测其增加了药物在肿瘤细胞内的浓度，使 DNA 损伤并减少 DNA 链损伤后的修复，导致 DNA 耗竭而提升了药物的抗肿瘤作用，认为热化疗联合应是治疗脑恶性胶质瘤的可行途径。还有人采用一种时间复用技术（time-multiplexing technique）的无创、选择性脑肿瘤杀伤研究，该法是根据肿瘤位置，经过系列的物理计算，从而在脑部找出 3 个有效的治疗靶点行微波热疗，可有效地保护正常脑组织。一项便携头戴式低中频电治疗仪，与化学治疗的联合应用，可以明显减少脑胶质瘤的复发率。在 117 例脑肿瘤术后患者中，80% 的患者于治疗后的 12 个月内未见胶质瘤复发，且患者的生存质量得到了很大的提高。

（二）微波治疗头颈部等肿瘤

为观察放射治疗配合微波热疗对颈部已固定的转移性癌的治疗效果，宋玲琴等对患有晚期恶性肿瘤的患者进行微波治疗与化学治疗的对比研究。病灶按 WHO 规定的实体肿瘤的近期疗效的分级标准。实验中，热、化疗组有效率（完全缓解 + 部分缓解，CR + PR）为 50.0%（13/26），化学治疗组有效率为 22.2%（6/27），P < 0.05。这表明，微波热疗与化学治疗联合，能提高肿瘤的治疗效果，增强化学治疗的疗效。

陈军等对头颈部肿瘤、食管癌及肺癌颈部转移性癌，用微波热疗 + 放射治疗（观察组 55 例）及单纯放射治疗（对照组 50 例）的方法，进行疗效对比观察。在治疗结束时，观察组完全消退 38 例（69.1%），对照组为 13 例（26.0%）。随访结束时，观察组完全消退 47 例（85.4%），单放组为 30 例（60.0%）。其结果表明，微波热疗联合放射治疗对治疗颈部已固定的转移性癌疗效良好，对无法行手术切除的病变是一种较好的治疗手段。

（三）微波治疗眼和口腔肿瘤

1. 微波治疗眼肿瘤　有报道，治疗 44 例脉络膜黑色素瘤患者，使用 2450 MHz 频率的微波，功率 10 ~ 15 W，使用针形天线插入肿瘤部位进行治疗，以巩膜测量的温度为准，42℃持续 45 min，然后再进行放射治疗。平均随访 22 个月，97.7% 的病例肿瘤得到控制。另外，在动物实验基础上对 64 例临床患者进行了微波治疗，包括慢性炎症、结膜乳头状瘤、睑板腺癌和睑缘及结膜赘生物等，随访 6 ~ 12 个月，效果良好。组织充血、水肿反应轻，损伤小，伤口愈合快。有人用微波热凝治疗眼睑黄色瘤，痂皮脱落后皮肤恢复正常肤色，未留瘢痕；与手术相比，具有出血少、复发少、瘢痕少及时间短等优点。

为安全地在眼部肿瘤中应用微波治疗，Finger 等设计了一套眼球内肿瘤的模拟系统。在一个充满眼球组织相等介质的聚丙烯冻胶盒内，用一种热敏感的液体水晶卡将冻胶一分为二，微波天线的热场分布可在胶体内具体表现出来，天线通过卡进入胶体的另半部分对胶体加热。通过此种实验，有助于天线设计。研究结果发现，设计出的天线在模拟实验中证明对眼是安全的。研究者对 44 例早期脉络膜黑色素瘤患者实施该技术，频率 2450 MHz，功率 10 ~ 15 W，将针状天线插入到肿瘤下进行斑点状加热治疗，同时在巩膜测温，肿瘤边缘最低温度 42℃，时间 45 min，然后接受放射治疗。全部病例接受随访，6 例死亡，1 例因瘤体转移（39 个月后），2 例眼球摘除，2 例青光眼。平均随访 22.2 个月，有 97.7% 的病例局部肿瘤控制。研究者认为，以上方法治疗脉络膜黑色素瘤可降低放射治疗剂量，也有较好的作用。

对于眼科肿瘤，微波治疗经常与其它疗法联合应用，如微波热疗联合放射治疗，敷贴器治疗眼部色素膜肿瘤。将一个盘形微波天线放在肿瘤下的巩膜上，治疗时肿瘤顶端的温度不低于 42℃，持续 45 min。放射治疗敷贴器使用 ^{125}I 或者 ^{103}Pd，48 例患者使用此疗法。其中 42 例（88%）减少了放射剂量。随访 8 年的结果，97% 例肿瘤得到了局部控制。共有 13 例死亡，其中 4 例死于色素膜肿瘤转移。上述结果提示，在肿瘤治疗中使用微波疗法，可以减少放疗剂量，两者联合治疗色素膜肿瘤已获得满意的疗效。单独放射治疗色素膜肿瘤也有较好的疗效，但是 30% ~ 60% 患者出现特异性视力损害，主要对黄斑和视网膜血管的损害。故降低放射剂量，可以减少这些损害。

2. 微波治疗口腔肿瘤

（1）治疗口腔良性肿瘤：目前，口腔良性肿瘤多数采用手术方法将肿瘤部位切除，手术创伤较大，且术后恢复期较长，手术切口处有疤痕残留，给患者身心造成很大的压力。但近几年来，微波热凝技术在临床逐渐替代手术，在口腔良性肿瘤治疗方面应用越来越广泛。研究者选取 113 例良性口腔肿瘤患者，采用多功能微波治疗仪进行治疗。结果显示，疗效优良者 98 例（86.73%），有效者 15 例（13.27%），其中经 2 次治疗后好转 2 例（1.77%），痊愈后出院；随访 18 ~ 36 个月，患者均未出现并发症或复发。

另外的研究，选择口腔良性肿瘤患者 150 例，其中口腔黏液囊肿 80 例，血管瘤 40 例，乳头状瘤 18 例，纤维性增生 8 例，牙龈瘤 4 例。采用 WB-100 型微波多功能治疗机治疗，输出频率 2450 MHz，最高输出功率 200 W，输入电源 220 V（50 Hz），定时 1 ~ 900 s。随访 1 ~ 3 年，135 例 1 次治疗痊愈，15 例 2 次治疗痊愈，随访无 1 例复发。结果证实，微波治疗口腔良性肿瘤方便，快速和安全。

微波热凝治疗口腔良性肿瘤的优势比较明显，主要包括：① 微波属于内热型加热设备，在病变部位能够内外加热，维持病变组织均匀受热状态；② 辐射器上附着病变组织，但微波机械的热能效率并未因此减弱；③ 微波加热时，病变组织产生热凝效应时，并未发生厌恶情况；④ 病灶组织范围大小及深度通常无限制，热凝技能需要根据临床实际及时调整热度及治疗时间；⑤ 应用的多功能治疗仪可调节输出功率及预热时间，针状天线也同样灵活，故临床治疗较方便。

（2）治疗口腔恶性肿瘤：研究者对 16 例舌原位癌和 8 例舌癌伴舌基底癌患者使用 915 MHz 微波瘤体内插入加热，25 个肿瘤均受到不同程度的破坏，CR 为 21 例。另外，研究者在 7 个口底癌、13 个舌癌病例中应用微波加热凝固，随访 9 ~ 24 个月，修复期损伤得到控制，病理报告全部转阴，口舌功能和外观结合整形，效果满意。

五、微波治疗骨及其他肿瘤

（一）微波治疗骨肿瘤

1. 微波治疗骨肿瘤的优势　与传统方法相比，MWA 能更快地缓解疼痛，缩小手术界限提高保肢效果，并且短期内显著地提高生命质量。微波原位灭活技术治疗肢体骨肿瘤与传统的"瘤段截除加重建"保肢手术相比具有明显的优越性，只做肿瘤的原位分离，包括重要的血管神经束和未被侵犯的肌肉，而不破坏骨与关节内外结构。

对于多种晚期骨转移瘤，化学治疗同时加内生场全身热疗与对照组（同病种同化疗方案）比较，骨痛缓解率 82.8% vs 60.0%；骨质病灶缓解率为 83.3% vs 60.1%。此外，更多研究表明，全身微波热疗配合化学治疗，除提高瘤灶缓解率外，可明显改善晚期肿瘤患者的生存期及生活质量。

2. 微波治疗脊柱肿瘤

（1）治疗恶性脊柱肿瘤：对于恶性脊柱肿瘤，虽然病变椎体整块切除较分块切除方案从减少肿瘤扩散的理论上有其一定的优越性，但整块切除要求的技术条件较高，手术创伤相对较大，手术时间较长。病变椎体的手术切除是采用 I 期前、后联合入路，还是采用后正中入路，目前也存在争论。研究者对 15 例均接受 I 期经后正中入路全脊椎及脊柱稳定性重建联合术中微波治疗，术后胸腰背部疼痛症状减轻或消失，随访 3 ~ 12 个月，未发现肿瘤复发，植骨融合满意，内固定稳定，并且手术出血少，手术时间短。因此，胸腰椎恶性肿瘤Ⅰ期手术切除联合术中微波治疗是治疗胸腰椎恶性肿瘤的有效方法。

（2）治疗脊柱转移瘤：脊柱转移瘤常见的原发部位包括乳腺、肺和前列腺，首要表现为疼痛，疼痛往往是根性痛或者轴向失稳引起疼痛。尽管通过相关治疗，上述症状并未获得明显缓解，因为有限的生存期及带瘤生存状态，治疗的目的往往是症状的减轻而非治愈。传统的治疗方式包括止痛药物的对症治疗、化学治疗、激素治疗、核素治疗、放射治疗及外科治疗，在过去几十年间随着微创椎体成形技术的兴起及脊柱转移瘤手术方法的演变，取得了较好的临床效果。近来，微波灭活肿瘤广泛应用于临床，取得良好的治疗效果。

研究者探讨胸椎转移瘤微波原位灭活肿瘤复合开放椎体成形、钉棒内固定治疗的有效性及安全性。选取符合条件的胸椎转移瘤患者17例，采用微波原位灭活肿瘤复合开放椎体成形、钉棒内固定治疗。结果发现，患者平均手术时间为284.7 ± 51.3 min，术中平均失血为2259 ± 1354 ml，术中骨水泥渗漏为11.8%，术中无相关临床并发症。NRS评分术前平均为5.18 ± 2.04分，术后1个月平均为2.82 ± 1.59分（$P < 0.05$）。神经损伤评估D、E级比例由治疗前52.9%升高到88.2%（$P < 0.05$）。KPS评分（80 ~ 100）由术前17.6%提升为58.8%，治疗前后比较差异有统计学意义（$P < 0.05$）。因此，微波原位灭活肿瘤复合开放椎体成形、钉棒内固定治疗胸椎转移瘤是一种潜在可选择的治疗方式，尚需大样本临床研究论证。

3. 微波治疗骨盆肿瘤　骨盆是原发性恶性骨肿瘤和转移癌的好发部位，常侵犯至髋臼周围。由于骨盆肿瘤多起病隐匿，早期不易发现，初诊时往往已处于中晚期，瘤体往往较大、侵袭范围广，加之其局部解剖的复杂性，导致外科切除的困难。该部位肿瘤手术创伤较大，并发症较高，以复发和感染为主。为此，研究者选取15例骨盆骨肿瘤及骨转移瘤患者均行原位微波灭活术及肿瘤全部或部分切除术，观察术后疗效。结果发现，患者术中出血量为750.1 ± 90.2 ml。随访6 ~ 25个月。患者术后疼痛视觉模拟评分（VAS）较术前降低（$P < 0.05$）。手术切口延迟愈合1例，骨盆骨肿瘤肢体关节功能优良率86.7%（13/15）。术后局部复发3例，死于原发疾病（无骨盆肿瘤复发）8例，随访期间存活4例。因此，微波原位灭活术治疗骨盆肿瘤，术中出血不多，术后获得比较满意的肿瘤局部控制，是一种有效的辅助治疗技术。

4. 微波治疗肢体肿瘤　当前，保肢手术成为肢体肿瘤治疗的主流。研究者设计的新型微波消融保肢手术模式，是仅将荷瘤骨从周围的正常组织分离而无需将整块骨关节切除，然后通过微波天线阵列对肿瘤原位灭活，最后对灭活的荷瘤骨段进行加固（包括自体骨移植、异体骨移植和钢板螺钉内固定等）。该术式使骨肿瘤邻近的自然大关节结构得以保留，极大地促进了骨肿瘤患者近期和远期的肢体功能。在719例肢体肿瘤患者施行微波消融保肢手术。其中，高度恶性肿瘤629例（主要是成骨肉瘤，恶性纤维组织细胞瘤和伊文氏肉瘤分别居第2、3位），低度恶性肿瘤62例（主要有软骨肉瘤42例、造釉细胞瘤16例），孤立性转移癌28例。术前均给予2 ~ 3个疗程的化疗。微波消融保肢术后高度恶性肿瘤3年生存率为59.1%，低度恶性肿瘤3年生存率为88.7%。尽管转移癌患者手术的主要目的是姑息性和减轻症状，但也有11例得到长期的局部和全身控制。并发症包括局部复发（8.5%）、深部感染（1.8%）和术后骨折（5%，多发生在研究早期）。绝大多数存活病例所保留的肢体无论从美容学上还是功能学上均满意，按世界保肢学会标准，平均功能得分在90%以上。图25-8所示，股骨近端甲状腺癌孤立性转移灶经微波消融治疗前后效果图。

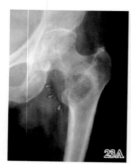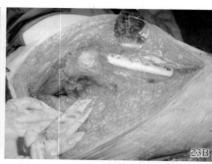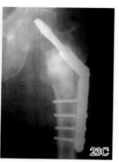

图25-8　股骨近端甲状腺癌孤立性转移灶微波消融治疗前后图
图中，23A. 术前X射线片；23B. 术中消融；23C. 术后X射线片，髋关节功能良好

（二）微波治疗其他肿瘤

1.治疗皮肤黏膜肿瘤　研究者探讨微波治疗皮肤、黏膜肿瘤类疾病的临床疗效。根据瘤体的部位、性质和大小选择合适的幅射器、治疗方位及治疗进针次数。功率为30~40 W，凝固时间一般在2~4 s。结果发现，66例中除2例皮脂腺进行了第2次治疗痊愈外，其余均1次治愈。因此，微波治疗皮肤黏膜肿瘤类疾病，具有操作简便、安全、不出血、无异味和1次治愈率高的特点，无明显不良反应。

2.联合放疗和化疗对不同部位肿瘤的治疗　研究者对27例不同部位的肿瘤患者（头颈部23例，乳腺3例，皮肤恶性黑色素瘤1例）采用放射治疗加微波热疗方法。先用915 MHz微波在瘤体内加热60 min，温度由热像仪监测在45℃，立即插入铱–192（^{192}Ir）瘤体内放疗，剂量10~12 Gy，时间8.5~21.0 min。结果发现，全部病例中16例（59%）治疗中需止痛，6例（22%）皮肤出现水疱和溃疡。肿瘤CR为24例（89%），PR为3例（11%）。随访3~43个月，2年局部控制率在74%。其结果表明，放射治疗加微波热疗效果肯定，可能是微波在热损伤肿瘤的同时，也具有癌细胞对放射治疗作用的敏感性。

3.多模态超声评价经皮微波消融治疗乳腺良性肿瘤的疗效　华国勇等利用多模态超声评估经皮穿刺微波消融（MWA）治疗乳腺良性肿瘤的疗效。收集35例乳腺多发良性肿瘤患者病例信息。患者全部接受超声引导下经皮MWA治疗。在术前，术后3、6和12个月复查。结果发现，35例患者共计75个结节平均直径约1.98 ± 1.10 cm，均完成精准消融（完全消融率100%），平均消融治疗时间35.3 ± 21.1 min，平均住院时间3 + 1 d，术前和术后多模态超声下患者乳腺病灶直径、体积均较术前明显减小（$P < 0.05$）。随访期间结节缩小率明显减低（$P < 0.05$），术后超声造影均无对比剂灌注，弹性成像显示结节硬度增加，随访期间硬度逐渐减低至结节消失。消融前后多模态超声图像对比评估，表明MWA均达彻底性。术后可出现疼痛及皮肤灼伤等并发症，经对症处理后恢复。结论：多模态超声评估经皮MWA治疗乳腺良性肿瘤的效果显著，多模态超声在介入治疗领域具有可靠的应用价值。

4.^{125}I放射性粒子植入联合微波消融治疗胸壁巨大转移瘤　转移性胸壁肿瘤可破坏胸壁而引起疼

痛，影响生活质量，甚至威胁生命；尤其是胸壁巨大转移瘤（最大径 > 6.5 cm），手术常无法完整切除，治疗的首要目的在于减轻肿瘤负荷、缓解疼痛和提升患者生活质量。近年来，CT 引导下 ^{125}I 放射性粒子植入治疗胸壁巨大转移瘤逐渐成熟，与消融技术联合应用可减少植入粒子数量，减轻并发症。本研究观察 ^{125}I 放射性粒子植入联合微波消融治疗胸壁巨大转移瘤的效果。

参考文献

[1] 王艳洋，杜永兴 . 乳腺癌微波热疗共形阵列天线设计 . 内蒙古科技大学硕士学位论文，2019.

[2] 杜永兴，冯路平，张令泽，等 . 基于序列温度匹配方法的肿瘤微波治疗 . 中国医学物理学杂志，2016, 33(12):1257–1261.

[3] 唐俊，张永生，范卫君 . 微波消融肝肿瘤术中影响因素及消融后残留危险因素研究 . 中国医学创新，2017, 14(13):23–26.

[4] 陈威，张孟增，鲁北，等 . TACE 联合微波消融治疗消化道肿瘤肝转移的疗效分析，肝胆外科杂志，2018, 26(3):202–205.

[5] Zhuang X, Wang Q, Wang N, et al. Effects of combining transarterial chemoembolization with percutaneous microwavetherapy for hepatocellular carcinoma abutting the coagulation diaphragm. Minim Invasive Ther Allied Techno1, 2016, 25:107–112.

[6] 安东均，安琳，张成，等 . 腹腔镜下微波消融治疗肝恶性肿瘤的效果分析 . 临床肝胆病杂志，2017, 33(11):2158–2161.

[7] 许东，于浩，赵哲明，等 . 腹腔镜联合超声引导微波消融治疗肝脏恶性肿瘤的体会 . 肝脏，2016, 21(2):116–118.

[8] 赵亚杰，陈义发 . 经腹腔镜引导微波固化术对特殊部位肝癌的临床意义 . 华中科技大学硕士学位论文，2016.

[9] 李丽珍，钟秋红，黄昌辉，等 . 超声引导下经皮微波消融与 CT 超声引导下肿瘤射频消融治疗原发性肝癌的临床比较 . 中国 CT 和 MRI 杂志，2017, 15(1):76–78,82.

[10] 沈桢，阎皓 . 大功率微波消融联合动脉化疗栓塞介入治疗中大肝癌疗效及安全性研究 . 解放军医药杂志，2016, 28(10):31–35.

[11] 郭庆，胡杉杉，严高武，等 . 微波消融术治疗肝脏肿瘤的研究进展 . 实用肿瘤学杂志，2017, 31(3):268–271.

[12] 高珊珊，浦宁，楼文晖，等 . 经皮微波消融同步肝动脉化疗栓塞治疗胃肠胰神经内分泌肿瘤肝转移的临床疗效 . 复旦学报（医学版），2017, 44(3):267–273,299.

[13] Lucchina N, Tsetis D, Ierardi AM, et al. Current role of microwave ablation in the treatment of small

hepatocellular carcinomas. Ann Gastroenterol, 2016, 29(4):460–465.

[14] Wu ZB, Si ZM, Qian S, et al. Percutaneous microwave ablation combined with synchronous transcatheter arterial chemoembolization for the treatment of colorectal liver metastases: Results from a follow–up cohort. Onco Targets Ther, 2016, 9:3783–3789.

[15] 刘婕, 贺海玲. 超声引导下微波消融治疗胃肠神经内分泌肿瘤的应用研究. 实用癌症杂志, 2017, 32(11):1848–1850.

[16] 李劲松, 王涛, 戴秀梅, 等. CT 引导下微波消融治疗晚期肺部恶性肿瘤的临床疗效. 中华临床医师杂志 (电子版), 2016, 10(22):3483–3486.

[17] 彭寿洲. CT 导微波消融术在肺癌治疗中的应用. 深圳中西医结合杂志, 2016, 26(14):121–122.

[18] 曾立, 何永越, 王道笃, 等. CT 监视下经皮穿刺微波消融联合放射性粒子植入治疗实体肿瘤临床分析. 中国医药科学, 2016, 6(11):168–171.

[19] 吴苏静. 超声引导下微波消融在甲状腺良性肿瘤治疗中的应用. 现代诊断与治疗, 2017, 28(2):212–214.

[20] 吴艳军, 耿成义. 甲状腺良性肿瘤微波消融治疗的临床观察. 中华肿瘤防治杂志, 2016, 23(2):87–88.

[21] 罗斯立, 梁展雄, 汤长江. 微波消融手术治疗甲状腺良性肿瘤的疗效和意义分析. 中国实用医药, 2017, 12(13):43–44.

[22] 印荣, 单玉喜, 俞弘颀, 等. 腹腔镜下微波消融剜除术治疗肾脏肿瘤的疗效分析. 现代泌尿生殖肿瘤杂志, 2017, 9(1):5–7.

[23] 王耀锋, 蒋曙光, 邵世营, 等. 腹腔镜下微波消融辅助治疗小肾癌临床疗效. 中国实用医药, 2016, 11(1):34–34.

[24] 徐彬, 曹伟田, 顾姝嫣, 等. 超声引导穿刺微波消融治疗腹盆腔恶性肿瘤. 中国超声医学杂志, 2017, 33(1):35–37.

[25] 吴孟孟, 孙亚红, 宋鹏远, 等. 微波消融联合 ^{125}I 粒子植入治疗腹腔恶性软组织肿瘤的临床观察. 中华肿瘤防治杂志, 2016, 23(16):1099–1103.

[26] Wong J, Cooper A. Local ablation for solid tumor liver metastases: Techniques and treatment efficacy. Cancer Control, 2016, 23(1):30–35.

[27] 刘斌, 袁振超, 贺聚良, 等. 微波原位灭活肿瘤复合开放椎体成形、钉棒内固定治疗胸椎转移瘤的临床近期效果. 广东医学, 2017, 38(12):1859–1861.

[28] Ma Y, Wallace AN, Madaelil TP, et al. Treatment of osseous metastases using the spinal tumor ablation with radiofrequency (STAR) system. Expert Rev Med Devices, 2016, 13(12):1137–1145.

[29] 袁振超, 刘斌, 莫立根, 等. 原位微波灭活术治疗骨盆肿瘤的临床疗效观察. 广西医学, 2017, 39(7):1085–1087.

[30] 陈玲玲, 林泽枫, 张余. 微波消融治疗肿瘤免疫效应研究进展. 实用医学杂志, 2018,

34(17):2826-2829.

[31] Zhou Y, Xu X, Ding J, et al. Dynamic changes of T-cell subsets and their relation with tumor recurrence after microwave ablation in patients with hepatocellular carcinoma. J Cancer Res Ther, 2018, 14(1):40-45.

[32] Zhu J, Yu M, Chen L, et al. Enhanced antitumor efficacy through microwave ablation in combination with immune checkpoints blockade in breast cancer: A preclinical study in a murine model. Diagn Interv Imaging, 2018, 99(3)135-142.

[33] Bäcklund M, Freedman J. Microwave ablation and immune activation in the treatment of recurrent colorectal lung metastases:a case report. Case Rep Oncol, 2017, 10(1):383-387.

[34] Yang X, Ye X, Zhang L, et al. Microwave ablation for lung cancer patients with a single lung：Clinical evaluation of 11 cases. Thorac Cancer, 2018, 9(5):548-554.

[35] Keisari Y. Tumor abolition and antitumor immunostimulation by physicochemical tumor ablation. Front Biosci (Landmark Ed), 2017, 22:310-347.

[36] Wu F. Heat-based tumor ablation: role of the immune response. Adv Exp Med Biol, 2016, 880:131-153.

[37] Zhu M, Sun Z, Ng CK. Image-guided thermal ablation with MR-based thermometry. Quant Imaging Med Surg, 2017, 7(3):356-368.

[38] Wu H, Chen B, Peng B. Effects of intratumoral injection of immunoactivator after microwave ablation on antitumor immunity in a mouse model of hepatocellular carcinoma. Exp Ther Med, 2018, 15(2):1914-1917.

[39] Li L, Wang W, Pan H, et al. Microwave ablation combined with OK-432 induces Th1-type response and specific antitumor immunity in a murine model of breast cancer. J Transl Med, 2017, 15(1):23.

[40] Zhang H, Hou X, Cai H, et al. Effects of microwave ablation on T-cell subsets and cytokines of patients with hepatocellular carcinoma. Minim Invasive Ther Allied Technol, 2017, 26(4):207-211.

[41] Mo Z, Lu H, Mo S, et al. Ultrasound-guided radiofrequency ablation enhances natural killer mediated antitumor immunity against liver cancer. Oncology Lett, 2018, 15(5):7014-7020.

[42] Takaki H, Cornelis F, Kako Y, et al. Thermal ablation and immunomodulation: From preclinical experiments to clinical trials. Diagn Interv Imaging, 2017, 98(9):651-659.

[43] Kurebayashi Y, Ojima H, Tsujikawa H, et al. Landscape of immune microenvironment in hepatocellular carcinoma and its additional impact on histological and molecular classification. Hepatology, 2018, 68(3):1025-1041.

[44] Schilling D, Garrido C, Combs S, et al. The Hsp70 inhibiting peptide aptamer A17 potentiates radiosensitization of tumor cells by Hsp90 inhibition. Cancer Lett, 2017, 390:146-152.

[45] 沈强，王能，张敬磊，等．超声引导下微波消融治疗肝细胞肝癌的短期预后及影响因素分析．

第二军医大学学报, 2021, 42(6):603–608.

[46] 杨海涛, 冯潇, 王振元. CT 引导下穿刺活检联合相同针道微波消融治疗肺癌术后同侧单发恶性倾向肺结节. 中国介入影像与治疗学, 2021, 18(9):513–516.

[47] 王玉瑛, 沈晓康, 李康, 等. 磁共振和 CT 导向下的微波消融技术在肺癌治疗中的应用. 现代医学, 2021, 40(7):737–741.

[48] 华国勇, 郭建琴, 李旻, 等. 多模态超声评价经皮微波消融治疗乳腺良性肿瘤的疗效. 介入放射学杂志, 2021, 10(8):816–819.

[49] 冯潇, 杨海涛, 王振元. ^{125}I 放射性粒子植入联合微波消融治疗胸壁巨大转移瘤. 中国介入影像与治疗学, 2021, 18(10):438–439.

第二十六章　肿瘤射频消融治疗

第一节　射频消融原理、装置及其对肿瘤作用

射频消融（radiofrequency ablation，RFA）是近些年发展的新技术。射频是指频率在 100 MHz 以下的电磁波。当射频的电流频率高到一定值时（> 100 kHz），引起组织内带电荷的离子运动，即摩擦生热（60 ~ 100℃）。RFA 设备常用的频率为 200 ~ 500 kHz，输出功率为 100 ~ 400 W。RFA 术是一种热凝固疗法，是在超声、CT 或 MRI 等影像引导下，将针状或多针状电极直接刺入患者肿瘤部位，通过 RFA 仪测控单元和计算机控制，将大功率射频能量通过消融电极传送到肿瘤组织内，利用肿瘤组织中的导电离子和极化分子，按射频交变电流的方向进行快速变化，使肿瘤组织本身产生摩擦热。

利用热凝固疗法治疗肿瘤的历史最早可追溯到几千年前，古埃及人和古希腊人曾利用烧灼的方法治疗浅表溃疡和肿瘤。1891 年，Arsonval 发现射频电流（10 kHz）能够穿过肝组织，引起肝组织局部温度升高而不引起神经肌肉兴奋，可用于治疗肝脏疾病。之后，RFA 术逐渐应用于心脏、前列腺及神经系统等疾病的治疗。在治疗恶性肿瘤方面，Rossi 等于 1990 年率先采用神经外科手术中的消融模式，将 RFA 术应用于肝脏原发性和继发性恶性肿瘤的治疗，并取得成功。1995 年，Anzai 等首次采用 RFA 治疗脑肿瘤，10 个月后随访经 MRI 影像证实，所有病灶达到局部控制的疗效。

一、射频消融治疗原理

射频是一种频率达到每秒 15 万次的高频振动。人体是由许多有机和无机物质构成的复杂结构，体液中含有大量的电介质，如离子、水和胶体微粒等，机体主要依靠离子移动传导电流。在高频交流电的作用下，离子的浓度变化方向随电流方向为正负半周往返变化。在高频振荡下，两电极之间的离子沿电力线方向快速运动，由移动状态逐渐变为振动状态。由于各种离子的大小、质量、电荷及移动速度不同，离子相互磨擦并与其它微粒相碰撞而产生生物热作用；由于肿瘤散热差，使肿瘤组织温度高于其邻近正常组织，致使癌细胞内外水分蒸发、干燥和固缩脱落，以致于发生无菌性坏死，加上癌细胞对高热敏感，高热能杀灭癌细胞，而不发生不良反应。这种微创治疗方法，产热程度与电流强度和持续时间呈正相关，与阻抗呈负相关，并与组织的含水量、组织血流量及加温的速度密切相关。

具有消融和切割功能的射频治疗仪的治疗机制主要为热效应。目前，医用射频大多采用 200 ~ 750 kHz 的频率。一般，RFA 术是利用波长 460 ~ 500 kHz 的射频交变电流，通过射频电极针，使其周

围组织中的带电粒子高速震荡摩擦产热，温度达 50～110℃，导致电极周围肿瘤细胞发生凝固性坏死，肿瘤组织产生不可逆的凝固性坏死，从而灭活肿瘤细胞。坏死组织（灭活组织）在患者体内（原位）将其部分吸收（术后约 1 个月），坏死组织周围形成纤维化包膜，包膜内聚集 DNA，能增强患者的免疫功能，提高疗效。同时，肿瘤周围组织凝固坏死，形成一个反应带，切断肿瘤血供，并防止肿瘤转移。根据治疗经验，对直径 3 cm 以下的肿瘤，单次射频消融治疗可完全消除局部肿瘤，达到与外科手术切除一样的效果；对大于 3 cm 的肿瘤，可采用单点或者多点叠加 RFA 治疗的方法；或者先对肿瘤进行动脉栓塞，使部分肿瘤坏死后，再采用单针或者多针多点叠加 RFA 治疗，最终热杀整个肿瘤。

肿瘤 RFA 治疗具有疗效高、创伤小、痛苦小及适应证广等优点，其治疗效果与外科手术切除类似，但不用开刀，只有针眼大小的穿刺伤口，术后反应轻微，恢复快，住院时间短；与放疗、化疗等传统的肿瘤治疗手段相比，RFA 治疗属于微创术，疗效确切，治疗精确度强，而且没有放疗、化疗引起的恶心、呕吐、脱发和白细胞降低等严重不良反应。RFA 术可用于人体器官良、恶性实体肿瘤的治疗，广泛用于多种实体肿瘤的治疗中，如肝脏肿瘤、肺部肿瘤、纵隔淋巴结肿瘤、肾脏和肾上腺肿瘤、前列腺肿瘤及良恶性骨肿瘤等。对于不能手术切除的上述原发性或者转移性晚期肿瘤、不能承受放疗化疗的实体肿瘤患者，均可接受 RFA 治疗。目前，该疗法已被美国肿瘤学会推荐作为肝癌、肺癌和肾癌等实体肿瘤及肝、肺转移性肿瘤一线治疗方案。

二、射频消融装置

（一）射频消融仪

所有 RFA 仪装置由射频电流发生器（功率为 50～200 W）、测控单元、电极针、皮肤电极和计算机五部分组成。该系统组成一闭合环路，将电极针与患者皮肤电极相连。测控单元是通过监控肿瘤组织的阻抗、温度等参数的变化，自动调节 RFA 的输出功率，使肿瘤组织快速产生大范围的凝固性坏死。消融电极是 RFA 仪的核心部件，因其直接影响凝固、坏死的大小和形状。理想的凝固区形状应为球形或扁球形。在 B 超或 CT 影像的引导下将多针电极直接刺入病变组织肿块内，射频电极针可使组织内温度超过 60℃，细胞死亡，产生坏死区域；如局部的组织温度超过 100℃，肿瘤组织和围绕器官的实质发生凝固坏死，治疗时可产生一个很大的球形凝固坏死区，凝固坏死区之外还有 43～60℃的热疗区，在此区域内，癌细胞可被杀死，而正常细胞可恢复。

根据 RFA 术的工作原理，射频电极周围组织的温度升高并非由电极自身温度升高和传导所致，而是组织中离子在电极的高频交替变化的电流作用下产生振荡运动，离子振荡摩擦生热，引起局部组织温度升高。最初的单电极式射频探针的射频电流从单电极向外传播时，随着传播距离的增大，能量迅速下降，其程度与传播距离的平方成反比，因此组织凝固坏死区直径最大只能够达到 1.6 cm。随后，出现的双电极式射频探针消融的范围达到 4～5 cm。多极式射频探针的问世，使组织凝固坏死区达到 3.5～7 cm。为了让热传导能够使肿瘤凝固坏死达到足够的范围，RFA 区域常需要包括肿瘤周边的部分正常组织。因此，根据组织坏死的最大范围，多数学者认为 RFA 治疗肿瘤的直径一般不超过 6 cm，在 3 cm 以内效果最佳。

肿瘤 RFA 治疗有许多优势，但对影像设备的清晰度以及医生的影像判别和介入穿刺水平有很高的要求。这种治疗的全过程一直在影像设备的观察和引导下进行，治疗靶向性精准、范围清晰及过程容易控制，对周围的正常组织不会因高温而造成损伤。手术医生必须立即在 CT 或者超声图像上判别出肿瘤组织和正常组织，然后隔着皮肤调整射频针穿刺的角度和深度，准确地抵达肿瘤，从而在完全杀死肿瘤的同时，最大限度地保护正常组织，这需要手术医生良好的影像学水平及丰富的介入治疗经验。

目前，国内应用的射频发生器主要是美国三家公司（RITA、RTC 和 RADIONICS）和国产（航天部）4 种机型。RITA 系统主机的能量设置为 50 ~ 150 W，发生器频率为 460 kHz；RTC 公司与 RATA 系统相似，能量为 100 W；RADIONCS 的 RFA 系统发生器频率为 500 kHz，能量为 200 W；国产的功率为 200 W。射频电极针主要有两种类型：一种类型为 RITA、RTC 和国产的射频电极针，针长 12 ~ 25 cm，直径 2 cm，末端可张开 7 ~ 12 个小电极的鞘形多电极针；另一种类型为 RADIONICS，电极针为中空可灌注循环冷却水的单针和 3 根平行呈三角形分布针的电极针。RITA 是通过温度的变化控制射频发生器的工作，而 RTC 和 RADIONICS 则是通过电阻的变化来控制。

（二）多极射频

Rossi 等 1990 年报道，经皮消融肝肿瘤的可能性，1993 年首次发表相关的临床研究成果。20 世纪末至 21 世纪初，Goldberg 等和 McGahan 等将 RFA 术用于动物实验，之后逐渐应用于临床治疗肝肿瘤。随着 RFA 的发展，RFA 针从最初的单极发展到多极。单极的有效消融范围小，对于大肿瘤效果差。研究表明，如果用直径 4 cm 球形损毁灶治疗一个直径 7 cm 的肿瘤，需要 22 个点才能完整地覆盖（实际操作困难）；用直径 5 cm 球形损毁灶，也需要 12 个点。

近 20 余年来，RFA 术取得了长足的发展与进步。美国 RITA 公司已开发出针对不同大小肿瘤的系列 RFA 针。目前，处于临床应用及研发阶段的电极针主要有以下几种类型，如多针尖可扩展电极针、灌注电极针、内冷却电极针、双电极针及复合电极针等。

根据肿瘤大小选择个体化的 RFA 针，直径 3 cm 以下的肿瘤可以选择第 1 代伞状多极针或单极针；但由于受温度传导影响，各种单极针损毁灶体积较小，3 cm 以上较大肿瘤损毁不彻底，即使对肿瘤进行单极针分次多点损毁，也不能完全覆盖，对患者正常肺组织损伤也较大。直径 3 ~ 5 cm 的肿瘤应选择第 2 代多极针，即美国 RITA 公司研发的第 2 代锚状多极针，一次最大消融直径达 5 cm 以上，因此适合 5 cm 以下的所有肿瘤。直径 5 ~ 7 cm 以上的肿瘤应选择最新第 3 代超级针；研究证明，如果用直径 4 cm 球形损毁灶治疗一个直径 7 cm 的肿瘤，需要 22 个点才能完整地覆盖（实际操作困难）。用直径 5 cm 球形损毁灶，也需要 12 个点。美国 RITA 公司最新研发第 3 代超级多极针，一次消融直径达 7 cm 以上，并使用特殊注射泵，使热传导更快、更均匀，治疗时间大幅缩短，治疗大肿瘤效果更确切。

在操作 RFA 术时，一般采用局麻，CT 扫描定位，在 CT、彩色 B 超影像的引导下，按测定的距离和角度将多极子母针消融电极准确刺入肿瘤部位，RFA 仪在电子计算机控制下将射频脉冲能量通过多极针传导到肿瘤组织中，使肿瘤组织产生局部高温（70～95℃），从而达到使肿瘤组织及其邻近的可能被扩散组织凝固坏死的目的，坏死组织在原位被机化或吸收。肿瘤细胞对热的耐受能力比正常细胞差，局部加温至39～40℃可使癌细胞停止分裂，达41～42℃时可致癌细胞死亡或引起其DNA损伤，49℃以上发生不可逆的肿瘤细胞损伤。集束电极射频发出高频率射频波，激发组织细胞进行等离子震荡，所产生的热量可使局部温度达到90℃以上，从而快速有效地杀死肿瘤细胞。RFA术持续时间1～2 h，安全系数较高，痛苦小、恢复较快，术后观察1～3 d即可出院。结合化疗或放疗，可达到延长患者生命、提高生命质量和减轻患者痛苦的目的。

（三）射频消融治疗途径

RFA治疗途径主要是在相关影像技术引导下经皮穿刺、腹腔镜和开腹进行RFA，目前最常用的影像引导方法是B超和CT。经皮穿刺RFA术的优点是创伤小、手术时间短、恢复快、操作简单及可反复应用。当病灶较大，或其邻近肝内主要血管、胆管及腹腔相关脏器，经皮穿刺RFA术有较大风险时，应选择经腹腔镜或开腹途径。此外，随着超声造影技术（CEUS）的发展，CEUS能更精确、更清楚地显示肿瘤的实际大小、浸润范围，明确周围组织与其关系，加之CEUS对RFA治疗后的残余肿瘤组织显示良好，因而RFA术中应用CEUS可使肿瘤残余的发生率显著降低。

使用射频热效应引起组织凝固性坏死而达到切除肿瘤的目的，目前已在许多姑息疗法中成为新的热点。该技术可有效快速地杀死局部肿瘤细胞，同时可使肿瘤周围的血管组织凝固形成一个反应带，使之不能继续向肿瘤供血和有利于防止肿瘤转移。整个治疗过程是在计算机控制视屏监视下进行，集束电极发出的射频波一次可使组织凝固性坏死范围（灭活肿瘤区）达5 cm × 5 cm × 5 cm，是一种最先进的杀伤肿瘤较多而损害机体较轻的"导向治疗方法"和微创的肿瘤切除治疗方法。

RFA作为一项新技术，仍需要做大量工作，使之更加成熟，包括：① 完善设备，增加凝固性坏死的体积；② 诱导凝固性坏死区的细胞再生；③ 对短期和长期疗效准确可靠的监测；④ 足够的样本资料和长期的随访资料对临床效果客观的评价；⑤ 使消融技术标准化、规范化；⑥ 使RFA术和其他技术更有效地联合应用。

三、射频消融对肿瘤的作用

（一）射频消融的肿瘤细胞效应

RFA对细胞损伤效应分为直接损伤效应与间接损伤效应。直接损伤效应包括热消融改变细胞膜完整性、流动性及渗透性，导致线粒体、高尔基体功能及DNA和RNA合成障碍，并且释放大量溶酶体酶破坏周围组织，包括肿瘤细胞。间接损伤效应包括诱导细胞凋亡及血管损伤引起的缺血再灌注损伤等。

从宏观上看，RFA是对肿瘤细胞进行了直接杀伤，但进一步研究发现肿瘤局部免疫反应也发生了相关的改变。RFA后，释放大量细胞免疫原，如DNA、RNA、热休克蛋白（heat shock protein，HSP）和尿酸高机动组蛋白B1（uric acid high mobility group protein，HMGB1）激活一系列先天性免疫和获得性免疫反应。在 $60 \sim 100℃$ 时细胞发生凝固性坏死，在邻近射频后凝固性坏死的区域，免疫细胞浸润明显，包括中性粒细胞、巨噬细胞、树突状细胞、自然杀伤细胞、B 细胞和 T 细胞。在动物模型及临床样本中也发现了治疗后免疫细胞亚群的改变。研究表明，RFA 治疗后，HSP70 表达增加在激活抗肿瘤免疫反应中起着关键作用，细胞内的 HSP70 通过抑制细胞凋亡，保护组织免受损伤；而分泌至细胞外的 HSP70，参与各种抗原免疫反应，促进肿瘤微环境中特异性抗原的表达，诱导特异性 $CD4^+$ 和 $CD8^+$ T 细胞分化为细胞毒性 T 细胞，从而增强机体抗肿瘤免疫，提高患者的无进展生存期。这些都说明激活免疫反应在 RFA 治疗中也发挥着至关重要的作用。

另外的研究也显示，RFA 治疗后免疫功能的变化。RFA 能够通过局部的凝固性坏死刺激局部炎性反应，增加肿瘤特异性 T 细胞的免疫反应，经 RFA 治疗的肝癌组织相对于未行 RFA 治疗肝癌组织和正常肝组织，能够通过暴露肿瘤抗原、加速抗原提呈细胞成熟而促进肝癌特异性 T 细胞反应。RFA 治疗后，机体抗肿瘤免疫功能短时间内有明显改善，能产生较为明显的 Th1 型免疫应答，显著提高患者机体的抗肝癌免疫功能。在 RFA 治疗前后 30 例原发性肝癌患者外周血中免疫亚群及 Th1/Th2 细胞因子发生变化，而 RFA 治疗前与治疗后 $5 \sim 7$ d 及 1 个月，T 细胞亚群及 B 细胞无明显变化，但 NK 细胞较治疗前明显增多；Th1 型细胞因子（IL-2、IFN-γ 和 TNF-α）明显增多，近期疗效不佳患者 Th2 型细胞因子（IL-4、IL-6 和 IL-10）增高。分析不同临床特点的患者，RFA 治疗对年轻、男性、肝癌分期较早及肝功能状态佳的患者免疫细胞亚群和细胞因子改变的程度明显；而治疗后肿瘤标志物甲胎蛋白（AFP）降低明显及 1 个月后消融完全的患者，其免疫细胞亚群和细胞因子改变的程度明显高于 AFP 降低不明显和消融不完全的患者。

RFA 治疗恶性肿瘤引起机体免疫功能增强的可能原因：① RFA 治疗可直接杀死恶性肿瘤细胞，减轻肿瘤负荷，缓解肿瘤导致的免疫抑制状态，恢复机体免疫功能；② 残留在体内的肿瘤细胞，形成肿瘤细胞"疫苗"，能诱导特异性 CTL 的增殖和分化，增强机体细胞免疫功能；③ 产生大量的热能，使肿瘤细胞表面抗原暴露或特异性肿瘤抗原决定簇改变，从而增强肿瘤细胞表面的抗原性，以便机体内抗原提呈细胞（APC）摄取后递呈给效应性 T 细胞而发挥免疫应答；④ 肿瘤细胞被射频仪释放的热能原位灭活后产生大量热休克蛋白，参与肿瘤抗原呈递和激发 T 细胞介导的细胞免疫；⑤ 肿瘤局部发生炎症反应，引起瘤体内大量炎症细胞浸润，增强细胞介导的免疫反应。

RFA 治疗肿瘤可引起一些因子和信号通路的变化。研究显示，在结肠癌肝转移模型中，通过 RFA、冷冻和激光等治疗，灌注离体肝脏后收集灌注液细胞，可检测到基质金属蛋白酶 2（MMP-2）和 MMP-9 表达不同程度地升高。体内外实验均发现，RFA 治疗后造成的烧灼边缘缺氧过渡区出现 CD95 和 CD95L 表达升高，过渡区肝癌细胞增殖加速，转移侵袭力增加。通过低温造成不完全消融建立兔肝癌 RFA 治疗后残癌模型，发现 RFA 治疗后残癌迅速增生，肺转移侵袭增加，同时检测发现相对于未行 RFA 治疗癌组织，残癌 PCNA、MMP-9、VEGF、HGF 及 IL-6 等蛋白过表达。通过体外模拟射频不完全消融，发现肝癌细胞 VEGF 表达增加，促进肝癌细胞增殖。而上皮间质转化（EMT）也参与了不完全消融后肝癌细胞转移及侵袭增加的过程。

miR-130a 通过一定的信号通路和分子机制促进肝癌细胞 EMT 的过程，从而造成肝癌细胞的转移和侵袭增加。miR-130a 的靶基因以及相应的信号通路仍值得进一步研究，miR-130a 有可能成为肝癌分子治疗的靶向之一。

（二）射频消融肿瘤治疗并发症

在 20 世纪 90 年代，RFA 治疗容易发生血胸、腹腔出血和胆囊炎等并发症。随着 RFA 电极的改进、影像学的发展及临床经验的积累，使 RFA 治疗的并发症逐渐减少。一项回顾分析，RFA 治疗的 218 病例中，仅 4 例（1.8%）出现严重并发症，分别为腹腔出血、血胸、肿瘤种植和持续 1 个月的高胆红素血症。

RFA 治疗肿瘤常见的并发症包括：① RFA 术后出血，来自血管方面，如门静脉血栓、肝静脉血栓性肝淤血、肝梗塞及肝胞膜下血肿；② 脏器损伤：主要是经皮穿刺 RFA 时穿刺针误伤或直接烧灼造成邻近肠管损伤、穿孔和膈肌损伤等，以及胃肠道损伤、血气胸和肿瘤种植等；③ 感染：大多于术后 3 ~ 7 d 发生，主要是消融病灶和（或）腹腔感染；④ 胆管损伤：包括胆道狭窄、脓肿和胆道出血，可导致胆漏或胆道狭窄；⑤ 肝功能损害：一般损害较轻，多在 2 周内恢复至治疗前水平；其中肝功能衰竭为最严重的并发症；⑥ 肺部并发症：避免损伤导致血胸或气胸；⑦ 心血管意外：因 RFA 治疗所产生的高温可刺激肝包膜及肝内迷走神经导致的迷走神经兴奋，出现心率减慢、心律不齐和血压下降等并发症，严重者可导致死亡，对有冠心病的患者在治疗过程中要进行心电监护并准备除颤设备；⑧ 电极板贴合不当所致皮肤烧伤；⑨ 肿瘤种植：电极退出时烧灼针道，避免针道种植；⑩ RFA 后综合征：这是指患者经 RFA 治疗后所表现的低热、恶心、呕吐、消融部位疼痛及全身不适等相关迟发性症状，一般对症治疗即可消退。

上述大多数的并发症均可通过保守治疗、外科修补、引流及预防性使用抗生素药物等缓解。总的来说，RFA 术后并发症具有发生率低、可控和病死率低的特点。RFA 作为肝癌治疗方法具有疗效可靠、相对安全、操作容易及并发症少的特点，值得深入研究和发展，尤其对于小肝癌以及肝功能不良而不能行手术切除的肝癌患者可作为首选方案。

第二节　射频消融治疗肝癌

肝癌（liver cancer）是危害人体最大的恶性肿瘤之一，手术切除虽然是主要的治疗手段，但由于肝癌 90% 以上有乙型肝炎病毒（hepatitis B virus，HBV）感染背景，多数合并肝硬化，患者就诊时多为晚期，肝功能差；仅有 20% ~ 37% 能获得手术根治，并且术后复发率较高。临床许多肝癌患者以往采用肝动脉化疗栓塞术（hepatic arterial chemoembolization，TACE）和酒精注射治疗，获得一定的疗效；但这两种方法均需反复多次治疗，大肝癌难以彻底灭活，且不适宜严重肝功能失代偿者，故临床需要更有效的局部治疗手段。

大量文献报道，RFA 治疗原发性、转移性肝癌获得了令人满意的疗效。研究显示，RFA 治疗小肝癌（直径＜3 cm），6个月时完全坏死率为90%。对不能手术的肝癌患者，RFA是理想的选择，长期生存率可与手术相媲美。对于巨大肿瘤、多发病灶和其他原因不能手术切除者，肝部分切除术后复发者以及期望有限生命中高质量存活者，RFA作为对症疗法比手术、化疗更合理，可减轻疼痛和压迫症状，避免化疗药物的不良作用。对肝癌患者，主张RFA术与手术切除术、肝动脉化疗栓塞术（transcatheter arterial chemoembolization，TACE）及腹腔镜手术联合应用。RFA对小肝癌的治疗价值已得到证实。肿瘤越小完全消融灭活的机会越大，但目前多数研究者将RFA用于临床不宜手术切除，或不能耐受手术，或拒绝手术的患者。

在我国，大部分肝细胞癌（hepatocellular carcinoma，HCC）患者初诊时已为进展期，外科手术等根治性治疗机会较少，且对传统细胞毒性化疗药物不敏感，包括RFA在内的多种介入治疗手段在进展期肝细胞癌临床治疗中起着重要作用。因此，RFA术与其他疗法的联合应用，会收到明显的效果：① 不同介入治疗策略之间联合使用的治疗效果显著优于单独使用，TACE联合索拉非尼、3D立体定向放疗（3D-CRT）及经皮微波消融（PMCT）可改善客观有效率，TACE联合索拉非尼治疗时应注意相关毒副作用；② 肿瘤抑制因子MEIS-1是潜在的RFA治疗预后的指示分子，HCC细胞中过表达MEIS-1能够显著促进RFA对肝细胞癌细胞的杀伤作用，并对RFA治疗产生增敏作用；③ 阿帕替尼微晶缓释制剂能够长期存留在裸小鼠皮下肿瘤组织内，具有缓释作用；阿帕替尼微晶制剂瘤内注射，能够长效抑制RFA治疗引起的肝癌细胞的上皮间质转化作用，进而发挥对RFA治疗的增敏作用。

一、射频消融治疗肝癌的疗效

（一）回顾性分析射频消融治疗效果

张雯雯等通过回顾性研究10年期间905例行肝癌RFA治疗患者的临床资料和实验室检测的有关项目，分析RFA术应用的效果。研究结果证实，RFA治疗作为肝癌经皮超声引导消融的有益补充，能够降低术后并发症发生率，增加手术的安全性，体现了精准、微创的治疗理念及良好的临床应用价值。对于一些无法切除的小肝癌，肿瘤毗邻肝内较大管道系统或肝脏周围脏器，尤其合并肝硬化门脉高压症的患者，RFA术既是很好的手术治疗方案，也是肝移植等待期的桥接方案。但RFA术的广泛开展仍需要较高的腹腔镜肝脏外科技巧和腹腔镜超声影像技术。基于患者真实影像信息的肝脏重建模型是肝脏外科手术规划中有力的工具，可在术前模拟患者肿瘤位置和重要管道结构、规划介入治疗方案，从而缩短RFA术中进针时间和手术时间，减少对患者肝脏功能的影响和平均住院日，明显延长无瘤生存时间，是对RFA术的重要补充。

（二）经皮超声引导下的射频消融治疗后果

张伟民等观察经皮超声引导下肝细胞癌（HCC）RFA治疗后大样本（525例）长期生存率、死亡及复发风险因素。研究结果显示，RFA治疗后1～10年生存率分别是97%、86%、72%、61%、52%、46%、40%、35%、29%和23%；认为肿瘤大小、边界、凝血酶原时间、抗乙肝病毒治疗和甲胎蛋白（alpha fetal protein，AFP）治疗应答是HCC经皮超声引导下根治性RFA术后独立死亡风险因子；

肿瘤大小、乙肝病毒 DNA（HBV-DNA）拷贝数、AFP 浓度及其应答是 HCC 经皮超声引导下根治性 RFA 术后独立复发风险因子。HCC 根治性 RFA 术后复发相对于未复发有比较差的中位生存时间。

（三）腹腔镜超声引导下射频消融治疗小肝癌

腹腔镜超声引导下 RFA 治疗小肝癌可达到精准、微创，对于一些无法切除的小肝癌，肿瘤毗邻肝内较大管道系统或肝周围脏器，尤其合并肝硬化门脉高压症时，腹腔镜下 RFA（laparoscopic RFA，LRFA）既是好的手术治疗方案，也是肝移植等待期的桥接方案。但腹腔镜超声下的操作需要外科医生较好的三维解剖、立体视觉技能，同时应有较好的超声操作技巧和判识读片能力，对医生综合要求较高。如以上技巧缺失，LRFA 的并发症同样会给患者带来不可挽回的风险和损失。因此，选择合适的超声探查位置、进针路线，以缩短手术时间、避免重要管道和周围器官的损伤、减少手术并发症的发生，是 LRFA 研究的重点。同时，对于大肿瘤的 RFA 治疗时间、能量的控制以及射频范围的把握，也是需要克服的难点。利用术前三维重建及三维导航技术能够很好地融合腹腔镜手术、超声引导和 RFA 治疗的优势，应当作为当前研究的热点。

（四）射频消融对转移性肝癌的治疗效果

研究者分析 RFA 治疗对转移性肝癌的临床效果。156 例转移性肝癌患者，男 88 例，女 68 例；平均年龄 55.3 岁；对照组 84 例，采取单纯全身化疗；研究组 72 例，行 RFA 术联合全身化学治疗。治疗后随访 3 ~ 39 个月。结果发现，研究组有效率、疾病控制率及 1 年、2 年和 3 年以上生存率均显著高于对照组（$P < 0.05$）。研究组 352 个肝内转移灶中，完全毁损率为 84.66%，局部复发率为 44.89%；其中 1、2 ~ 3 和 3 个以上肝内转移灶及肝内转移灶最大直径 0 ~ 3 cm、3 ~ 5 cm 和 > 5 cm 患者的完全毁损率及局部复发率差异显著（$P < 0.05$）。研究组无手术死亡、感染及重要脏器功能衰竭并发症，不良反应主要为发热和局部疼痛；经对症治疗后，均在短期内显著好转，未增加化学治疗对肝脏的毒副作用。这些结果提示，RFA 术对转移性肝癌治疗的效果确切，有助于毁损肝内转移灶，延长生存期，且安全性高。

（五）射频消融与手术切除比较

姜学远和王禹比较分析 RFA 术与手术切除对小肝癌治疗的临床治疗效果。结果证实，经皮 RFA 术（25 例）和手术开腹肝切除术（25 例）治疗小肝癌患者 1 年和 3 年无瘤生存率及生存率比较，均无显著差异。射频组和手术组患者术后住院分别为 6.10 ± 4.69 d 和 12.2 ± 5.30 d（$P = 0.001$），丙氨酸氨基转移酶（alanine aminotransferase，ALT）术后 5 d 与术前差值分别为 44 ± 43.5 U/L 和 112.1 ± 90.5 U/L（$P = 0.003$）。因此，经皮 RFA 术对小肝癌的治疗提供了一种新的治疗手段，对于肿瘤直径 ≤ 5 cm；或多发肿瘤，直径 ≤ 3 cm 的小肝癌，RFA 术效果基本与传统手术治疗效果相近，都能达到根治效果，而 RFA 术具有操作简单、创伤小、恢复时间短及并发症少等优点。在经济条件允许，患者认可且适应症符合的情况下，RFA 术可替代部分传统开腹手术治疗。

另外，研究者比较 RFA 术与腹腔镜肝切除术治疗肝细胞癌的疗效及安全性。Meta 分析共纳入 9

项研究 851 例患者，其中 RFA 手术 439 例，腹腔镜手术 412 例。分析结果显示，RFA 治疗组手术时间、术中出血量及输血率、术后并发症发生率、住院时间均非常显著短（少）于腹腔镜手术组（$P < 0.01$），但肿瘤复发率显著高于腹腔镜手术组（$P < 0.05$）、3 年生存率和 3 年无瘤生存率均非常显著低于腹腔镜手术组（$P < 0.01$）。结果提示，对于肿瘤直径 $\leqslant$ 6.5 cm 早期肝癌患者，腹腔镜肝切除术远期效果优于 RFA 术，而 RFA 术的安全性高于腹腔镜肝切除术。

王超等进行超声引导下射频消融术与微创切除术治疗小肝癌的远期预后比较。选取 80 例小肝癌患者，分为消融组和切除组，每组 40 例。消融组接受超声引导下射频消融术治疗，切除组接受微创切除术。结果发现，与微创切除术比较，超声引导下射频消融治疗小肝癌在减少肝功能损伤、术后并发症方面具有一定优势，两者具有相似的远期预后效果。

（六）射频消融对肝血管瘤的治疗效果

孙倩等观察并分析经皮穿刺超声引导下的肝血管瘤 RFA 术的临床应用效果。入组 246 例肝血管瘤患者均行经皮穿刺超声影像引导下的肝血管瘤 RFA 术，平均时间为 47.9 ± 1.23 min；术中及术后出现 RFA 相关并发症 73 例，Ⅰ、Ⅱ和Ⅳ级并发症分别为 67 例、3 例和 3 例，经治疗后均好转。随访时间，病灶完全缓解率、缓解率和部分缓解率分别为 85.77%、9.35% 和 4.88%（$P < 0.05$）。结果提示，经皮穿刺超声引导下的肝血管瘤 RFA 术是一种安全有效的微创手段，值得临床推广。

（七）超声造影联合实时影像射频消融治疗困难肝癌

研究者探讨超声造影联合实时影像虚拟导航系统对经皮困难肝癌进行RFA治疗的可行性及安全性。实验组 41 例患者共 52 个困难病灶采用超声造影联合实时虚拟影像导航系统辅助下经皮进行 RFA 治疗，同期对照组 40 例患者共 54 个病灶部分采用增强 CT 引导下、部分采用经腹腔镜及开腹后超声引导下进行 RFA 治疗。结果发现，实验组 41 例患者的 52 个病灶均比较成功地完成超声和 CT 或 MRI 图像融合（图26-1 左上）并于术中超声引导下射频消融治疗（图 26-1 中上），图像融合成功率为 100%，超声与 CT 对位 35 例，与 MRI 对位 5 例，图像对位用时 10～30 min，平均 15.2 min，同样对照组也同样于术中超声引导下 RFA 治疗（图 26-1 右上、左下和右下）。两组 81 例患者治疗中及治疗后发生 3 例较严重并发症；其中，术中发生肿瘤破裂出血 1 例，血性胸水 1 例，肝脓肿 1 例，其余病例均未发生严重并发症，两组术中及术后疼痛评分、术中出血及术后发热比较差异具有统计学意义（$P < 0.05$），疼痛评分、术后出血及发热概率实验组均低于对照组，术后 1 个月两组病灶肿瘤残留率及术后 3 个月、6 个月两组治疗后复发率差异无统计学意义。结果证实，超声造影联合实时影像虚拟导航系统对经皮困难肝癌进行射频消融治疗与传统方法比较肿瘤残留率及复发率无差异，同时疼痛及出血并发症发生率较低，具有较好的可行性及安全性。

（八）超声联合 CT 检查在肝恶性肿瘤射频消融治疗中的应用

郑雪等探讨超声联合 CT 引导下 RFA 治疗肝恶性肿瘤患者的疗效。将收治的肝恶性肿瘤患者 96 例，均接受 RFA 治疗，其中 46 例在超声引导下，50 例在超声联合 CT 引导下行 RFA 治疗。在术后 3 个月复查 MRI，评估疗效。结果发现，在 RFA 治疗 3 个月后，超声联合 CT 引导组总有效率为 94.0%，显著高于超声引导组的 80.4%（图 26-2）；在 RFA 治疗后两组并发症发生率分别为 4.0% 和 13.0%；治疗后，超声联合 CT 引导组血清肌酐和甲胎蛋白（AFP）水平与超声引导组差异无统计学意义。结果证实，在行 RFA 治疗肝恶性肿瘤患者时，采取超声联合 CT 检查引导可保证穿刺更精确，消融效果更好，且并发症发生率低，具有很大的临床应用价值。

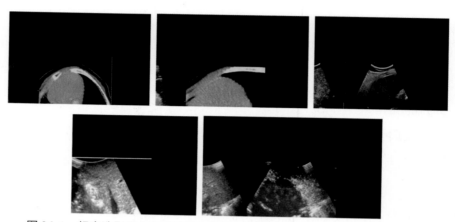

图 26-1　超声造影联合实时影像虚拟导航系统在困难肝癌射频消融治疗应用

图中，左上：肝右叶病灶，常规超声显示不清，增强 CT 显示清晰，将二者图像进行融合后显示病灶部位，病灶略靠近肝脏边缘；中上：肝右叶上述病灶图像融合后在术中超声引导下射频消融治疗；右上：肝右叶肝癌，肿瘤靠近膈肌，超声造影显示高增强（箭头示）；左下：上述肿瘤开腹后行射频消融治疗；右下：术中射频消融结束即刻超声造影检查，肿瘤消融完全（箭头示）

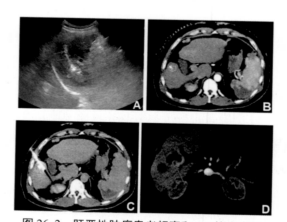

图 26-2　肝恶性肿瘤患者超声和 CT 检查表现

图中，A. 在超声引导下确认消融针进入肿瘤组织内（箭头）；B. CT 扫描确认消融针进入肿瘤组织；C. 在消融病灶后，行术中增强 CT 检查，发现病变消融完全；D. 在消融术后 3 个月，复查 MRI，见肝右前叶病灶边缘结节状强化（箭头），考虑肿瘤残留

（九）射频消融治疗肝癌的适应证和禁忌证

1. 适应证　①肿瘤最大直径 ≤ 5 cm 的单个病灶；②肝内病灶数目 ≤ 3 个，其中最大直径 ≤ 3 cm；③原发肿瘤已切除的且转移性肝癌数目小于 3 个，转移灶直径 < 5 cm；④无肝外转移及主要相关脉管侵犯；⑤肝功能 Child-Pugh A 级或 B 级，或经内科保肝治疗后达到上述分级；⑥当单个病灶直径 > 5 cm 或者多发病灶其最大直径 > 3 cm 而不能行手术切除时，RFA 治疗可作为姑息性治疗或联合治疗的一部分。

2. 禁忌证　① 弥漫性肝癌或外裸、巨大型肝癌；② 合并门静脉或肝静脉等主要相关血管癌栓、毗邻器官侵犯或远处转移；③ 肝功能分级 Child-Pugh C 级，积极保肝治疗无好转；④ 合并活动性感染，尤其是胆管系统炎症等；⑤ 存在严重出血倾向者；⑥ 近 1 个月内有食管 - 胃底静脉曲张破裂出血；⑦ 主要脏器功能差或恶病质者；⑧ 配合治疗有困难者。以下情况为相对禁忌证：肿瘤邻近周围相关脏器，如胆囊、胆管、胃肠和膈肌等部位；第一肝门区肿瘤。

（十）射频消融治疗胆道恶性梗阻

胆道恶性梗阻（biliary tract malignancy obstruction）常由胆管癌、胰腺癌、胆囊癌、壶腹癌以及其他部位肿瘤转移的淋巴结压迫侵犯胆道引起。由于其解剖位置深、起病隐匿，且缺乏有效的早期诊断手段，故确诊时往往已到中晚期而失去根治性切除机会，预后较差。目前，主要的姑息性治疗方案是通过放射介入或内镜下置入支架的方法保证胆道的充分引流，在此基础上进一步行化疗或放疗。但 50% 以上的患者可在数月内出现支架再狭窄或堵塞症状，引起梗阻性黄疸及胆道感染，降低其生活质量，并加速病情进展。

近年来，光动力治疗、胆道支架联合放射性粒子植入及 RFA 术等先后报道用于胆道恶性梗阻的治疗。2011 年，Steel 等首次报道运用 RFA 治疗胆道恶性梗阻患者，初步研究认为，RFA 治疗具有较好的安全性，并可维持较长的胆道支架通畅期。此后，多项研究表明，RFA 术安全、有效，可起到延长支架通畅期，甚至延长患者的生存期，是一种颇具应用前景的用于胆道恶性梗阻姑息性治疗的微创方法。

RFA 是通过电极发出高频射波，使组织凝固坏死，并且在肿瘤坏死周围形成一个反应带，切断肿瘤血供，阻止肿瘤的生长和转移。由于传统的射频导管为单极导管，有发生邻近器官损伤、皮肤灼伤及消融范围无法有效控制的风险，使 RFA 术在胆道恶性梗阻中的应用受到了限制。HabibTMEndoHBP 导管（英国 Emcision 有限公司）的问世使胆管腔内的 RFA 治疗成为可能。该导管（8 Fr × 1.8 m）头端有 2 个环状电极，电极的宽带及间距均为 8 mm，电极远端距导管头端为 5 mm，消融长度超过 25 mm。该导管可通过皮经肝穿刺胆管或内镜下经乳头的方式进入胆道，射频发射器将能量通过导管传递到头端的 2 个电极，产生的热量使导管周围形成圆柱状的凝固性坏死区，起到毁损局部肿瘤组织、保持胆道通畅的作用。因此，不仅可对狭窄的胆道进行腔内 RFA 治疗，还可用于疏通狭窄或闭塞的胆道金属支架。初步的研究证实，胆道内 RFA 可明显延长支架的通畅期，对于闭塞的胆道支架再开通也有较好的疗效。

二、射频消融与其他疗法联合治疗肝癌

（一）与中药联合治疗

通过 Meta 分析中药联合 RFA 治疗原发性肝癌的疗效。本研究共纳入 15 篇文献，共有 1080 例研究对象入选，中药联合 RFA 治疗组 552 例，单纯 RFA 治疗组 528 例。Meta 分析显示，与单纯 RFA 治疗比较，中药联合 RFA 治疗原发性肝癌：1 年复发率明显降低（$P < 0.01$）；近期对主症肝区疼痛、

发热、腹胀、食欲不振和黄疸等方面的疗效更有效（$P < 0.05$ 或 $P < 0.01$）；实体瘤的有效率及 1 年生存率增高，但差异无统计学意义；生存质量（KPS 评分）评分（$P < 0.01$）及提高率（$P < 0.05$）明显增加；甲胎蛋白（AFP）下降明显（$P < 0.01$）。结果证实，与单纯 RFA 比较，中药联合 RFA 治疗原发性肝癌复发率明显降低，近期主症疗效更佳，对降低 AFP 疗效更好，能明显提高患者生存质量。

（二）与手术切除联合治疗

对于多发性占位的肝肿瘤，且单一手术切除十分困难或者没有手术切除机会的患者，可采用 RFA 局部区域治疗联合外科切除的方法。对于肝癌肝内多发转移，也可以尝试手术切除原发灶，同步针对转移灶给于 RFA 治疗，这样可使更多的患者获得治愈的机会，但是需要重视潜在的风险。对于部分结肠癌肝转移患者，RFA 术联合外科手术切除可能是个更好的选择。

腹腔镜手术联合 RFA 治疗原发性肝癌具有清晰暴露操作视野、便于准确消融、缩短术后康复时间及控制肿瘤复发率等优势，同时对胃肠、胆囊和心包等组织及脏器具有较好的保护作用。对于第一、第二肝门等结构较为复杂的部位也可以顺利进行操作，这进一步证实了腹腔镜手术联合局部消融治疗对特殊部位肝癌病灶也是一种较安全可行的治疗方法。

陈书德等探讨腹腔镜下射频消融（LRFA）与经皮射频消融（PRFA）治疗原发性肝癌的疗效和安全性（图 26-3）。回顾性分析 HCC 患者 78 个肿瘤结节，分为 LRFA 组 30 例 46 个肿瘤结节，PRFA 组 30 例 32 个肿瘤结节。结果发现，LRFA 组术后瘤体完全消融率为 95.65%，PRFA 组为 93.75%。两组严重并发症发生率 LRFA 组为 0，PRFA 组为 6.7%（$P < 0.05$）。LRFA 组复发率 13.33%，复发时间为 6 ~ 32 月；PRFA 组复发率 23.33%，复发时间为 4 ~ 34 个月（$P < 0.05$）。两组 1 年和 3 年总生存率：LRFA 组为 96.15% 和 55.12%，PRFA 组为 93.73% 和 48.54%，两组比较差异无统计学意义。结果提示，LRFA 与 PRFA 都是治疗原发性肝癌的有效手段，但是 LRFA 的复发率和严重并发症的发生率较低，安全性更高，尤其在治疗特殊部位肝癌更具优势。

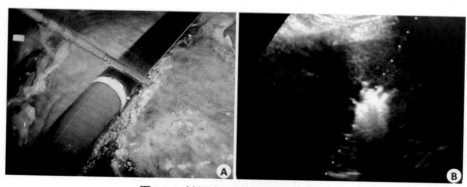

图 26-3 射频消融治疗肝癌术中情况
图中，A. 腹腔镜射频消融；B. 经皮射频消融

研究者比较 RFA 辅助肝切除术与嵌夹结扎法在巨大肝脏肿瘤切除中的有效性及安全性。在 31 例患者中，15 例采用 RFA 辅助肝切除术（RF-LR 组），16 例采用传统的嵌夹结扎法（CC-LR 组）。结果发现，两组患者术前评估未见明显差异。CC-LR 组与 RF-LR 组比较，患者中位术中出血量（1000

ml vs 600 ml，P = 0.005）及需输血患者例数（13 例 vs 6 例，P = 0.029）均显著升高，但两组间手术时间、肝门阻断、术后并发症发生情况和围手术期死亡例数无统计学差异。RF-LR 组术后患者 1、2 和 3 年总体生存率分别为 80.0%、70.0% 和 35.0%，与 CC-LR 组（76.9%、61.5% 和 38.5%）比较未见统计学差异。这些结果提示，RFA 辅助肝切除术能有效减少巨大肝脏肿瘤患者术中出血量及输血患者例数，尤其对合并肝硬化患者适用，且与嵌夹结扎法具有相似的长期生存率。

（三）与肝动脉化疗栓塞联合治疗

由于单纯应用 RFA 治疗有效，尤其对于病灶直径在 3 cm 以上的患者，采用肝动脉化疗栓塞术（TACE）联合 RFA 治疗原发性肝癌初治或者复发患者，以及肝内胆管细胞癌、转移性肝癌，甚至肝血管瘤的患者，可以取得协同效果，延长患者的总生存期和肿瘤无进展时间。TACE 联合 RFA 治疗能发挥协同效果，主要在 RFA 之前栓塞动脉能减少肝内肿瘤的血供，使肿块内发生坏死，破坏肿瘤内间隔，发现一些微小转移灶。

研究者探讨 TACE 联合 RFA 治疗巨块型肝癌临床疗效。选择巨块型肝癌患者，采用随机数字表法将患者分为两组，每组各 27 例。对照组单纯行 TACE 术治疗，观察组在此基础上行 RFA 术。结果发现，治疗后两组甲胎蛋白（AFP）、谷丙转氨酶（ALT）和谷草转氨酶（AST）均明显下降（P < 0.05），但观察组比对照组下降幅度更为明显（P < 0.05）。观察组总有效率为 96.30%，明显高于对照组的 70.37%（P < 0.05）。观察组 1 年生存率、复发率和转移率与对照组均无显著性差异。结果提示，TACE 联合 RFA 术较单独使用 TACE 疗效更为显著，可明显降低患者 AFP，改善肝功能，不降低 1 年生存率，不增加复发率及转移率。

杨青松探讨 RFA 术联合 TACE 治疗原发性肝癌的临床效果。对照组患者仅应用 TACE 治疗，观察组患者应用 RFA 联合 TACE 治疗。治疗后随访 2 年，观察组和对照组患者的肿瘤完全坏死率分别为 94.44%（17/18）和 55.56%（10/18）。结果提示，RFA 术联合 TACE 治疗原发性肝癌的临床治疗效果显著，可使肿瘤组织坏死率显著提高，提高患者近期的生存率。王二慧也探讨 RFA 术联合 TACE 治疗原发性肝癌的临床效果，在治疗后随访的半年以及 1 年的生存率明显高于对照组（P < 0.05），指出对于大肝癌患者，选择 RFA 术联合 TACE 治疗的效果较单纯 TACE 效果理想，能够提高其生存率。

另外，卢彩成等观察经动脉介入和超声影像引导下 RFA 术联合治疗肝脏恶性肿瘤患者的效果。对照组行 TACE 和局部化疗治疗（39 例），观察组行 TACE 和超声影像引导下 RFA 联合治疗（41 例）。结果发现，观察组治疗有效率明显高于对照组（P < 0.05），甲胎蛋白（AFP）含量 > 200 μg/L 的例数明显少于对照组，而 < 200 μg/L 例数明显多于对照组（P < 0.05）；观察组转移率明显低于对照组，而 3 年生存率明显高于对照组（P < 0.05）。结果提示，对肝脏恶性肿瘤患者采用 TACE 和超声影像引导下 RFA 联合治疗效果明显，安全性更高，能降低转移率，提高生存率，值得采用。

（四）与经皮无水酒精注射联合治疗

RFA 术联合经皮无水酒精注射（percutaneous ethanol injection，PEI）治疗优势主要是 PEI 通过破坏肿瘤血管，能减少 RFA 所致的热沉降效应，进而提高肿瘤组织内的热传导效果；联合治疗较单纯的热消融能取得更好的治疗效果；PEI 能弥散到肿瘤消融区域不足的地方，间接扩大了消融范围。联合治疗主要针对较大的病灶和邻近重要部位的病灶。联合治疗导致肿瘤组织坏死所需的能量阈值降低，且 PEI 和 RFA 之间间隔 5 min 的治疗效果更好。一般，采用先 PEI 后 RFA 的方法，当然也可先 RFA 后 PEI，具体顺序可以灵活应用，但 PEI 过程中最好采用多孔针，效果更好。

（五）与近距离放疗联合治疗

RFA 术联合放射粒子植入治疗主要是针对消融的高危区域或者影像学检查提示消融不足的部分，利用碘 –125（^{125}I）粒子组织穿透力弱的特点，避免出现大剂量放疗造成的肝损伤，同时在局部持续对放射敏感的增殖期（G_2/M 期）肿瘤细胞起作用，从而破坏肿瘤的增殖能力。而且，在 TACE 和 RFA 治疗后肿瘤的主要血供消失，对于周边部分新生血管形成的状态，^{125}I 粒子更容易发挥杀伤作用，有效地提高了局部控制率。其次，由于肿瘤残留区域范围较小，少量粒子就可获得比 RFA 术更佳的效果，使患者获益更明显。还有，针对高危区域，放射粒子植入更具安全性。

张贵军等探讨放射性粒子植入联合 RFA 治疗中晚期肝内胆管细胞癌（ICC）的临床效果。结果证实，RFA 联合 ^{125}I 粒子植入术（观察组，24 例）与化疗（对照组，24 例）患者治疗后，血清肿瘤标志物（CEA、CA199 和 DKK）水平均较治疗前明显降低，且观察组明显低于对照组（$P < 0.05$）。观察组患者的缓解率明显高于对照组（$P < 0.05$）；但两组患者的获益率差异无统计学意义。两组患者 1 年及 2 年生存率差异无统计学意义，但观察组患者 3 年生存率高于对照组（$P < 0.05$）。提示，RFA 术联合 ^{125}I 粒子植入术治疗 ICC 患者，可以提高缓解率，降低血清肿瘤标志物水平，延长患者的生存时间。

（六）微创经皮椎体成形术联合 RFA 治疗脊柱转移性肿瘤

赵全阳等探讨微创经皮椎体成形术联合 RFA 治疗脊柱转移性肿瘤的疗效及对患者 C– 反应蛋白（CRP）水平的影响。选取脊柱转移性肿瘤患者 220 例，按照治疗方式分为对照组和观察组，分别为 70 例和 150 例。对照组患者进行微创经皮椎体成形术，观察组患者在此基础上进行 RFA 治疗。结果发现，观察组患者治疗总有效率为 88.0%，显著高于对照组的 58.6%。观察组患者术后 1 d 和术后 5 个月，视觉模拟疼痛评分（VAS）均明显低于对照组；术后 7 d、术后 2 个月和术后 5 个月的疼痛缓解总有效率均显著高于对照组；术后 24 h 和 48 h，CRP 水平均显著低于对照组；术后 5 个月，采用 Oswestry 功能障碍指数（ODI）对患者生活质量进行评分，2 组患者均降低，但观察组明显低于对照组。结果证实，微创经皮椎体成形术联合 RFA 能够有效改善脊柱转移性肿瘤患者的疼痛情况、脊髓功能，降低机体炎症反应，提高患者生活质量。

（七）微创射频消融与化学疗法舒尼替尼联合治疗肝癌

2020 年 10 月，美国密苏里大学医学院研究者发文，发现了一种治疗组合，可显著降低肿瘤的生长并延长患有肝癌的小鼠寿命。该疗法将微创射频消融（RFA）与化学疗法舒尼替尼联合使用。单独来讲，每种疗法在肝癌的治疗中均具有适度的作用。该小组假设将两种治疗方法配对通过激活针对靶细胞并破坏肝癌细胞的免疫反应而产生影响。

研究者将小鼠分为四组：对照组、仅接受舒尼替尼的组、仅接受 RFA 的组以及同时接受 RFA 和舒尼替尼的组。研究者在 10 周内通过磁共振成像（MRI）监测每只小鼠的肿瘤进展，发现接受联合疗法的小鼠肿瘤生长明显减慢。联合治疗组小鼠的寿命显著长于所有其他组。这些结果表明，舒尼替尼和 RFA 整合疗法是一种优于每种疗法的有效治疗策略，可显著抑制肿瘤生长并延长小鼠的寿命。

第三节　射频消融治疗其他肿瘤

一、射频消融治疗肺和骨肿瘤

（一）射频消融治疗肺癌

1. 射频消融治疗肺癌的疗效

（1）RFA 术成为肺癌治疗的重要手段：肺癌（lung cancer）是最常见的肿瘤之一，占癌症发病数的 13%，是全球男性、发达国家女性癌症死亡率之首。早期肺癌首选外科治疗，但仅有 20%～30% 肺癌患者适合手术，局部 RFA 术已成为肺肿瘤临床治疗重要手段；相比其他治疗，有微创、安全、恢复快、操作相对简单及适用范围广等优势。临床研究表明，对早期无手术指征的非小细胞肺癌（non-small cell lung cancer，NSCLC），RFA 治疗后患者 1 年、3 年和 5 年生存率分别为 90%、70% 和 50%，病死率小于 2%。研究者对 54 例不能手术的ⅠA 期 NSCLC 行 RFA 术，治疗后患者肺功能未受到影响，1 年和 2 年生存率分别为 86.3% 和 69.8%，局部肿瘤进展率分别为 31.1% 和 40.2%。另外，对 420 例肺肿瘤 1000 次 RFA 治疗的回顾性分析，病死率为 0.4%，严重并发症发生率为 9.8%，包括无菌性胸膜炎（2.3%）、肺炎（1.8%）、肺脓肿（1.6%）、出血（1.6%）、气胸（1.6%）、种植转移（0.1%）和膈肌损伤（0.1%）。虽然 RFA 术在治疗肺肿瘤临床疗效方面取得较满意结果，但相比手术和立体定向放射治疗等手段，其有效性和安全性仍需大样本、多中心随机对照研究，给予进一步证实。

CT 影像引导下肺癌 RFA 治疗，能快速有效地使病灶局部组织气化、干燥，最终凝固和灭活肿瘤组织，同时使肿瘤周围组织凝固、坏死，形成一个反应带，切断肿瘤血供并防止肿瘤转移，最终形成液化灶或纤维化组织，从而达到局部消除肿瘤组织的目的。高温影响肿瘤细胞生物膜的相变、流动性及其生物膜的各种功能；高温增加肿瘤细胞内溶酶体活性，破坏多种细胞器，引起癌细胞凋亡；同时，坏死物质的吸收作为内源性致热物的刺激，可激发机体的抗肿瘤免疫，进而提高机体的免疫功能。射频治疗可消融 5 cm × 5 cm × 6 cm 体积的球形凝固灶，并可通过计算机自动控制凝固灶的大小，对正常肺组织损伤极小，对患者全身条件要求不高，对血压脉搏及血氧饱和度影响不大。

杨锦钊等研究肺部肿瘤 CT 引导下 RFA 治疗及近期疗效。选取肺部肿瘤患者 295 例展开研究，其中肺癌 86 例，结肠癌肺转移瘤 179 例，乳腺癌肺转移瘤 7 例，肝癌肺转移 19 例，其他肺转移 4 例，均在 CT 引导下行 RFA 治疗，术后 1 个月、3 个月和 6 个月增强 CT 扫描，观察近期疗效。结果发现，术前与术后 1 个月、3 个月和 6 个月比较，术后 6 个月的平均病灶直径、瘤体直径明显小于术后 1 个月和 3 个月与术前；术后患者的血管化指数（VI）、血流指数（FI）和血管化血流指数（VFI）明显低于术前。结果证实，肺部恶性肿瘤 CT 引导下 RFA 近期疗效明显。

（2）"一站式"灌注 - 能谱成像在 RFA 治疗肺癌的应用：研究者观察"一站式"灌注 - 能谱成像（一次扫描可获得灌注和能谱两种图像）的多参数在 30 例肺癌 RFA 治疗前后的变化，探讨其近期疗效。患者分别于术前 3 ~ 5 d 和术后 30 ~ 45 d 行病灶部位 CT 灌注扫描，根据原始图像重建能谱图像，并对比术前、术后灌注参数及其近期疗效的意义。结果证实，行 RFA 治疗后，全组病例的平均通过时间值升高，其余 CT 灌注参数及所有能谱参数均值均下降。血流量（$P < 0.001$）、血容量（$P < 0.001$）、表面通透性（$P < 0.034$）、动脉期碘（水）基值（$P < 0.001$）、静脉期碘（水）基值（$P < 0.001$）、动脉期能谱曲线斜率（$P < 0.001$）及静脉期能谱曲线斜率（$P < 0.001$）于术前和术后的差异有统计学意义。RFA 治疗前后，有效组的各参数变化差值均大于无效组，但只有血流量（$P = 0.005$）、表面通透性（$P = 0.002$）、动脉期碘（水）基值（$P = 0.005$）及静脉期碘（水）基值（$P = 0.014$）变化差值有统计学意义。提示，"一站式"灌注 - 能谱成像是一种评价 RFA 治疗肺癌近期疗效的有效方法。

（3）RFA 治疗晚期非小细胞肺癌：万岩等应用 RFA 治疗晚期非小细胞肺癌（NSCLC）160 例，均顺利完成，无术中死亡病例；术后并发症包括发热、胸痛、气胸、胸腔积液、出血、咯血、肺炎、膈神经损伤和空洞等，经对症处理后均好转，患者可耐受。提示，RFA 治疗晚期 NSCLC 安全、有效，但也会引起并发症。预防并发生症对提高晚期 NSCLC 患者生活质量具有临床意义。

研究者探讨低剂量螺旋 CT 引导下经皮 RFA 治疗 NSCLC 的临床效能及应用安全性。随访 2 年的 38 例周围型 NSCLC 患者，男 25 例，女 13 例；年龄 54 ~ 85 岁，平均 68.3 岁。结果发现，全部病例均顺利完成 RFA 术，< 3 cm 肿瘤 RFA 治疗后 12 个月和 24 个月有效率分别为 90% 和 80%，控制率分别为 100% 和 85%；≥ 3 cm 肿瘤 RFA 治疗后 12 个月和 24 个月有效率分别为 44% 和 27%，控制率分别为 72% 和 27%。术中出现并发症 13 例（气胸 6 例、疼痛 5 例、出血 1 例、滞针 1 例及术后发热 5 例），均顺利处置。结果提示，低剂量螺旋 CT 影像引导下经皮 RFA 治疗周围型 NSCLC 有良好疗效，尤其适合 3 cm 以内的肿瘤。临床操作创伤小，相对安全，是周围型 NSCLC 治疗的有效补充。图 26-4 所示，应用 RFA 治疗 3 例周围型 NSCLC 患者后影像学变化。

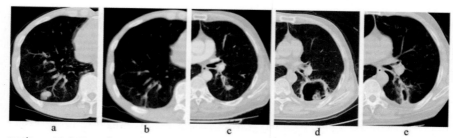

a ~ b 为男性，67 岁，a 示右肺下叶 1.5 cm × 2.0 cm 结节，穿刺证实为中分化腺癌，b 为 RFA 术后 6 个月病灶呈纤维条索状；c ~ e 为另一患者男性，60 岁，c 示左肺下叶 1.2 cm × 1.6 cm 结节，术中穿刺证实为腺癌，d 和 e 示消融术后 10 d 和 3 个月消融区出现空洞并缩小，引流支气管显示

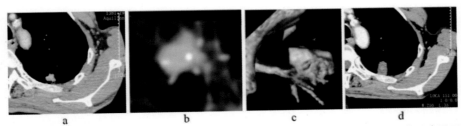

男性，79 岁，a 示左肺下叶直径 1.3 cm 结节明显强化，穿刺病理证实为鳞癌；b～c 示三维重建显示 RFA 电极 1 枚
主针和 3 枚锚针位于病灶内；d 示 3 个月后结节无强化

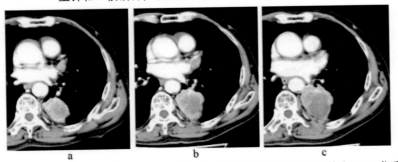

男性，76 岁，a 示左肺下叶 3.5 cm × 4.3 cm 椭圆形肿块，穿刺病理证实鳞癌；b 示首次 RFA 术后 6 个月复查肿块内侧、
前侧增大进展；c 示再次 RFA 后 3 个月肿块近纵隔大血管侧进展

图 26-4　RFA 治疗周围型非小细胞肺癌（NSCLC）患者后影像学变化

（4）RFA 治疗肺部转移性病灶：研究者探讨 CT 引导下 RFA 治疗 102 例 128 个肺部转移性
病灶疗效。消融功率范围 40～80 W，消融时间 12～25 min。结果发现，所有患者均成功实施 RFA。
治疗后完全消融病灶 120 个，复查 CT 显示病灶无强化，边缘清晰，体积呈不同程度渐进性缩小，为
纤维条索状、结节状和空洞状等改变。术后 3 个月复查，8 个病灶可见边缘结节状强化；即刻行 2 次
RFA 术，术后复查其中 7 个病灶完全灭活，1 个仍有增大趋势，行放射性粒子植入术控制病灶。术后
6 例出现中、大量气胸，予以胸腔闭式引流；少量气胸 12 例，发热 12 例，对症处理后均好转；无严
重并发症发生。结果提示，CT 影像引导下经皮穿刺 RFA 治疗肺转移瘤安全、有效，具有高度临床应
用价值。图 26-5 所示，应用 RFA 治疗 1 例女患（66 岁）左前臂软骨肉瘤肺转移的效果。

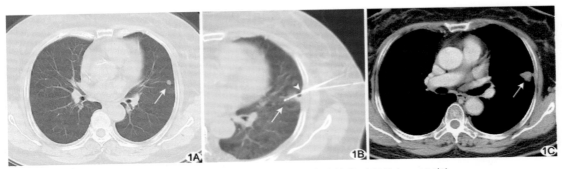

图 26-5　应用 RFA 治疗左前臂软骨肉瘤肺转移（患者女，66 岁）
图中，A. CT 显示左肺舌叶胸膜下结节影（箭头），结合病史考虑肺转移；B. CT 监测下置入射频电极针（箭头），
于邻近胸膜处放置千叶针（箭头），维持功率 40～60 W，消融 12 min 后病灶周围可见晕环征；C. 术后 1 个月 CT 复查，
消融区域呈边界光整三角形实变区，无明显强化（箭头）

2.射频消融治疗肺癌的优点、适应证、禁忌证和并发症

（1）与手术相比的优点：RFA 治疗在操作上，与手术相比具有以下优点：① 不需开胸，创伤小，

局部麻醉下即可完成；② 治疗可单独应用，也可多次重复进行；③ 住院周期短，恢复快；④ 并发症发生率低，生活质量高；⑤ 操作方便灵活，CT 定位目标直观、准确及安全可靠；⑥ 肺癌患者接受 RFA 治疗，肿瘤发生凝固性坏死，使肿瘤血流中断或消失，避免了手术过程中挤压或牵引瘤体而增加肿瘤种植和转移的可能性，这对防止术后出血、肺癌血行转移及肺内播散有重要意义。改变传统的只给予单一模式的放疗或化疗方法，采用 RFA 能够局部灭活癌细胞，减轻肿瘤负荷，给这些患者提供了一种新的有效治疗手段。因此，RFA 治疗肺癌是可行的。

（2）治疗肺癌的适应症：① 完全消融的适应证：不能手术治疗的周围型孤立性早期 NSCLS，肿瘤最大径 ≤ 3 cm，淋巴结和远处无转移；单侧转移瘤总数 ≤ 3 个，双侧转移瘤总数 ≤ 5 个，最大径 ≤ 3 cm 的肺转移瘤，且原发病灶得以控制；② 姑息性消融的适应证：达不到完全消融适应证的患者，如最大径 > 3 cm、病灶多发，可多次、多针及多点进行消融，结合综合治疗，延缓肿瘤进展。综合治疗失败后的肺部肿瘤，如肿瘤进展或复发。

（3）治疗肺癌的禁忌症：① 绝对禁忌证：严重出血倾向，血小板 < 50 × 10^9/L，严重的心肺功能不全；② 相对禁忌证：高危部位的病灶，如与大血管或主支气管的距离小于 1 cm；心脏起搏器植入者、体内金属植入物。

（4）常见并发症：主要包括气胸、胸腔积液或积血、胸壁血肿、反应性胸膜增厚、肺炎和咯血；罕见并发症包括针道种植转移、急性呼吸窘迫综合征（ARDS）、肺梗死、支气管胸膜瘘和空气栓塞。气胸是最为常见的并发症，发生率为 13% ~ 75%；影响因素主要有穿刺深度、穿刺次数及患者自身的肺功能状况，大部分可自行吸收，仅约 10% 患者需要行胸腔穿刺抽吸或闭式引流处理。胸腔积液或积血发生率大约在 20%，积液或积血一般 1 周左右可吸收消散；对于大咯血或是活动性出血，保守止血无效，则应立即介入栓塞出血动脉或外科手术。因此，为保证安全，病灶距离大血管或气管至少 1 cm 以上。针道种植转移极少有报道，手术操作过程中，消融针进入病灶位置不理想，多次调整，可引起肿瘤细胞脱落引起种植转移。

3. 联合其他疗法治疗肺癌

（1）与表皮生长因子受体酪氨酸激酶抑制剂（EGFR-TKI）联合治疗肺癌：研究者回顾性分析 RFA 术联合 EGFR-TKI 治疗表皮生长因子（EGFR）突变非小细胞肺癌（NSCLC）效果。67 例患者中，右肺 42 例，左肺 25 例；Ⅰ 期 5 例，Ⅱ 期 2 例，Ⅲ 期 11 例，Ⅳ 期 49 例。结果发现，所有患者无围术期死亡。治疗后平均随访 21.9 个月。局部进展率为 19.4%（13/67），局部进展时间平均 18.1 个月。平均肿瘤无进展时间（PFS）为 34.0 ± 5.0 个月，平均总生存时间（OS）为 36.0 ± 4.2 个月。RFA 联合不同 EGFR-TKI 治疗 NSCLC 的平均 PFS 和平均 OS 均无统计学差异。结果提示，针对 EGFR 敏感突变的 NSCLC 患者，RFA 联合 EGFR-TKI 可提高局部控制率，并延长肿瘤无进展生存期和总生存期。

（2）与放化疗联合治疗肺癌：郝俊超和李珍珍观察肺部肿瘤低剂量 CT 影像引导下 RFA 联合化疗的临床疗效，对照组行正常剂量 CT 影像引导 RFA + 化疗。对照组行常规剂量 CT 影像引导下 RFA 治疗，调整扫描管电流参数 220 mA，管电压 120 kV，设置扫描 5 层，厚度 3.75 mm，时间 0.9 s；观察组行低剂量 CT 影像引导下 RFA 治疗，扫描层数、厚度及时间与对照组相同，仅将管电流参数调整至 60 mA，管电压为 100 kV；RFA 治疗后 1 周均予以化疗，取吉西他滨 1000 mg/m² 和顺铂 100 mg/m² 化疗，3 周 / 疗程，共化疗 3 疗程。结果显示，两组 CT 权重剂量指数（CTDIW）及实际治疗效果无明显差异，但观察组剂量长度乘积（DLP）水平明显低于对照组组（$P < 0.05$）。结果提示，通过低剂量 CT 影像引导 RFA + 化疗，可显著减小患者辐射作用，安全性较高，并能有效保障临床治疗效果。

另外，吕艺华等观察肺部肿瘤患者中采取高温 RFA 术和放化疗结合治疗的临床效果。依据随机数字表法，分为放化疗单独治疗对照组及开展高温 RFA 和放化疗结合治疗实验组，每组患者各 25 例。结果发现，对照组患者生活质量改善率和临床治疗有效率均明显低于实验组（$P < 0.05$），而并发症发生率明显高于实验组（$P < 0.05$）。结果提示，将高温 RFA 术和放化疗结合治疗肺部肿瘤患者中，有利于提升患者的生存质量。

（二）射频消融治疗骨肿瘤

1. 射频消融治疗良、恶性骨肿瘤　RFA 治疗良性和恶性骨肿瘤（bone tumor），是近几年发展起来的疗法。这项技术最早用于病灶较小的疼痛性良性肿瘤，即骨样骨瘤（osteoidosteoma）的热凝固治疗。CT 影像引导下 RFA 治疗骨样骨瘤是安全有效的，可替代常规手术治疗骨样骨瘤，并可避免很长的手术恢复时间和较大手术瘢痕等问题。有报道，RFA 治疗良性肿瘤的一次性成功率可达 90%。

RFA 治疗对于缓解失去手术时机的骨转移性病灶引起的疼痛是安全有效的。与其他消融方法相比，RFA 的优点是，使肿瘤细胞死亡迅速，损毁范围能够精确控制。损毁温度可监控，可在成像系统引导下经皮穿刺插入电极针，也可在局麻和患者意识清醒状态下实施操作。对接受不足以产生骨髓抑制的放射剂量治疗后，仍感到持续性疼痛的转移性骨肿瘤患者，经过 RFA 治疗后疼痛得到明显缓解。

RFA 术联合椎体成形术（PVP）治疗恶性骨肿瘤，在杀灭肿瘤的同时能够有效地加强骨的强度和硬度，尤其是对脊柱恶性肿瘤，可起到稳定脊柱、防止后突畸形的效果，疗效得到了临床的肯定。CT 影像引导下经皮穿刺，通过中空活检针将消融电极插入病灶，实施 RFA 后注射骨水泥，操作安全、简便，疗效确切。RFA 术联合 PVP 选择性治疗椎体转移性肿瘤后，疼痛症状缓解迅速，同时可增加脊柱稳定性，长期疗效评价令人期待。

2. 射频消融治疗骨肿瘤的动物实验研究　应用单电极 UniblateTM Rita 射频消融仪，对猪椎体进行 RFA 术，探讨其安全参数及其相应的消融范围。95℃及 100℃射频消融 15 min，椎管内最高温度分别为 39 ~ 44.2℃和 45.6 ~ 50.1℃，平均为 41.07 ± 1.96℃和 48.98 ± 5.00℃（$P = 0.005$），消融范围平均分别为 2.25 ± 0.18 cm 和 2.53 ± 0.15 cm（$P = 0.016$）。75 W/100℃时，消融 5、8、10 和 12 min，椎管内平均最高温度分别为 41.8 ± 1.1℃、44.4 ± 1.3℃、45.9 ± 2.1℃和 48.5 ± 0.5℃，平均消融范围分别为 1.45 ± 0.30 cm、1.91 ± 0.21 cm、2.08 ± 0.17 cm 和 2.46 ± 0.19 cm。

研究者采用 CT 影像引导经皮穿刺将 VX2 瘤块接种入新西兰大白兔的 L4 或 L5 椎体内，2 周后成功建立椎体肿瘤模型。经皮 RFA 治疗，射频开始后每间隔 30 s 分别测量其椎管内及椎体内的温度值。结果发现，RFA 术可使肿瘤椎体温度在短时间内升高至毁损值；随着射频时间的延长，椎管内温度逐渐升高，椎管内与椎体内温度存在显著差异；对于射频范围为 1 cm 的射频针治疗椎体肿瘤时，射频时间控制在 3 min 可能比较安全。

另外，在建模后，在 RFA 治疗 3 和 5 min 后第 1 天及第 7 天，分别观察急性瘫痪率（24 h 内），并应用 PET–CT 影像检查肿瘤椎体的标准摄取值（standard uptake value，SUV）最大值（SUVmax）及平均值（SUVmean）。结果发现，在 RFA 治疗 3 和 5 min 后，急性瘫痪率存在明显的统计学差异（$P < 0.05$），在治疗后第 1 天及第 7 天 SUV 值明显降低（$P < 0.05$），射频区域肿瘤细胞明显坏死。提示，RFA 治疗可导致椎体内肿瘤细胞明显坏死，对于直径为 1 cm 的椎体肿瘤，射频 3 min 与 5 min 的疗效相仿，但射频 5 min 明显增加了神经损伤的风险。

3. 射频消融治疗骨转移瘤　骨是转移性肿瘤的好发部位之一，在死于恶性肿瘤的患者中，约有 80% 发生骨转移，其中约有 50% 为脊柱转移。临床研究表明，骨肿瘤组织在 50℃时，4 ~ 6 min 即发生不可逆的细胞坏死，30 min 即可杀死全部骨肿瘤细胞。脊柱肿瘤在组织结构及理化性质等方面与其他组织器官有明显差异，即使同种性质的肿瘤，在分期、分级不同时，其结构与生物学性质等方面也有较大不同。另外，脊柱转移性肿瘤，特别是存在椎板被肿瘤侵蚀破坏者，由于肿瘤病灶直接侵犯邻近椎管，RFA 术中的热效应及术后肿瘤周围组织凝固坏死形成的反应带可引起部分组织水肿，椎管相对于其他脏器空间位置狭小，因此对于这类患者的脊柱肿瘤行 RFA 术操作时应慎重。

2000 年，Dupuy 等首次报道，应用 RFA 治疗 1 例恶性血管外皮瘤腰椎转移患者，目标椎体的后缘皮质尚完整，采用 Radionics 3 cm Cool–Tip 射频电极，RFA 术 12 min，无操作相关并发症，术后随访 13 个月无症状复发，但骶骨出现新的转移灶。

Nakatsuka 等报道，10 例邻近脊髓痛性脊柱转移瘤患者，均接受过放疗和（或）化疗，疼痛无缓解。患者在椎管内实时温控监测下，对肿瘤边缘距脊髓 1 cm 以内，采用 RFA 治疗。术后平均生存期为 4.5 ± 1.3 个月，1 例疼痛复现，2 例出现新发病灶致疼痛，所有患者术后随访中死亡；其中，6 例温控探头误入蛛网膜下腔，提示硬膜外间隙放置温控探头对于防止消融过程中脊髓热损伤有一定意义，但实际操作困难。因为脊柱复杂的解剖和生物力学，RFA 的安全性和有效性必须分别对待。

Wallace 等使用脊柱肿瘤 RFA 系统对 72 例患者的 110 处脊柱转移灶治疗，术前数字评分法（numerical rating scale，NRS）评分 ≥ 4 分的患者占 89%（64/72）；这些患者术前疼痛平均和中位评分分别为 8.0 ± 1.9 分和 8.0 分；术后 1 周随访，平均疼痛评分降至 3.9 ± 3.0 分，中位疼痛评分降至 3.25 分（$P < 0.0001$）；术后 4 周随访，31% 的患者止痛药物使用剂量明显减少（18/58），50% 的患者活动量增加（29/58）。之后，Wallace 等再次采用脊柱肿瘤 RFA 系统对 32 例肿瘤破坏椎体后缘皮质和 49 例肿瘤位于椎弓根的患者治疗，尽管肿瘤位置靠近脊髓，但术后仅有 4 例（5.6%，4/72）出现神经根性疼痛，采用封闭疗法治愈。

Anchala 等报道，对 34 例患者进行 96 次 RFA 治疗，其中涉及 128 处脊柱转移病灶，术后患者疼痛在 1 周和 4 周后均有减轻。Bagla 等报道了一个多中心前瞻性研究，其中包括 50 例患者共计 69 处脊柱转移癌病灶，使用脊柱肿瘤 RFA 系统联合骨水泥注入病椎，术后疼痛数字评分（numerical pain rating scale，NRPS）从 5.9 降至术后 90 d 时的 2.1（$P < 0.0001$）；Oswestry 功能障碍指数（Oswestry disability index，ODI）从 52.9% 降至 37.0%（$P < 0.08$）；FACT–G7 量表（Functional Assessment of

Cancer Therapy–General 7）从 10.9 升至 16.2（$P = 0.0001$）；FACTBP 量表（Functional Assessment of Cancer Therapy Quality–of–Life Measurement in Patients with Bone Pain）从 22.6 升至 38.9（$P < 0.001$），无操作相关并发症出现。

4. 射频消融联合其他方案治疗骨肿瘤　RFA 术能够处理难以切除的脊柱原发性或继发性肿瘤，但其对转移性脊柱肿瘤的治疗具有一定的局限性，主要体现在对于提高生存率意义不大。然而，作为一种姑息性治疗手段，RFA 术可联合经皮椎体成形术（percutaneous vertebroplasty，PVP）等微创方法治疗转移性脊柱肿瘤，在杀伤肿瘤同时，能加强骨的强度及硬度，尤其是对脊柱恶性肿瘤，起到稳定脊柱、防止后凸畸形的作用，疗效得到了临床的肯定，但长期疗效评价令人期待。同时，RFA 术操作安全简便、可减轻疼痛及提高生活质量，也不增加术后感染等并发症的发生率，为无手术指征的转移性脊柱肿瘤患者提供一项有效的治疗选择。CT 影像引导下经皮穿刺，通过中空活检针将消融电极插入病灶，实施 RFA 后注射骨水泥，操作安全、简便、疗效确切。RFA 术联合 PVP 选择性治疗椎体转移性肿瘤后，疼痛症状缓解迅速，同时可增加脊柱稳定性。

研究者曾报道，1 例一期行 RFA 术联合 PVP 治疗肾癌 L3 椎体转移病例，无相关并发症，术后患者疼痛完全缓解（根据 VAS 评分判断），日常活动不受限，无神经受损体征；研究者认为，因为 RFA 术损毁了肿瘤血管，并使射频区域组织均一性提高，从而有利于注入的聚甲基丙烯酸甲酯（polymeric methyl methacrylate，PMMA）骨水泥的分布，并防止其渗漏或进入而引流静脉形成栓子。

研究者探讨经皮椎体后凸成形术（PKP）联合 RFA 术对治疗脊柱转移肿瘤的安全性。所有患者均先行 RFA 术，再行 PKP。结果发现，手术成功率 100%，手术后患者的 VAS 评分与手术前相比显著降低（$P < 0.05$），RFA 术中未出现皮肤灼烧等并发症。在 20 例患者中，术后 2 例出现骨水泥椎旁渗漏，3 例出现椎间隙渗漏。结果提示，PKP 联合 RFA 术对治疗脊柱转移肿瘤能够取得良好的疗效，具有高效的止痛效果，并发症发生率低，手术创口小，安全性高，有临床推广应用的价值。

研究者对比研究 RFA 术联合外科手术（23 例）及单纯外科手术（26 例）治疗脊柱转移瘤的临床疗效。结果证实，两组治疗后的 VAS 评分均明显下降，神经功能状态较前明显改善。与对照组相比，联合组的术中出血量少（$P = 0.002$）、手术时间短（$P < 0.001$）。对照组复发率为 73.1%，复发时间为 9.84 ± 2.93 个月；联合组复发率为 30.4%，复发时间为 14.0 ± 2.24 个月。

二、射频消融治疗乳腺癌和泌尿生殖系统肿瘤

（一）射频消融治疗乳腺癌

随着成像技术的发展，小的乳腺癌（breast cancer）更早地被检出以及更高保乳美容效果的要求，微创性治疗乳腺肿瘤的方法正在逐步得以应用和推广，并有望取代大多数外科切除术。RFA 术作为新的微创治疗手段，主要应用于小的局限性乳腺肿瘤，该手段具有疤痕小、最大范围保留乳腺组织等优点，获得美国 FDA 批准应用于临床。邬向军等对 20 例 2 cm 以下的乳腺癌，手术切除前进行 RFA 治疗，标本病理结果显示 RFA 已杀灭了全部癌细胞以及周边的正常组织。与肝癌相比，乳腺癌对 RFA

反应良好，需要治疗时间短，这可能与周围是绝缘的脂肪有关；但脂肪液化可引起不规则的未坏死区。RFA 治疗的局限在于正常乳腺组织难以加热，肿瘤边缘不能完全消融，因而复发率高。

研究者对 29 例 T1 期乳腺癌行 RFA 治疗的前瞻性研究，完全消融率 92.3%；并发症方面，3 例出现皮肤烧伤，1 例出现慢性肉芽肿性乳腺炎。另外，采用新型单针双极射频治疗系统，对 15 例乳腺癌进行治疗，证实 RFA 术对直径 ≤ 2 cm 浸润性乳腺癌是安全、有效的。还有，对 14 例浸润性导管癌行超声影像引导 RFA 治疗，肿瘤直径 0.6 ~ 2.0 cm，中位随访 39.9 个月，所有病灶消融完全且无复发。一项多中心 II 期临床研究，超声影像引导下 RFA 治疗 25 例，病灶直径 0.9 ~ 3.8 cm，平均消融时间 11 min，19 个病灶完全灭活，无并发症发生；完全消融率方面，直径 < 2 cm 组为 92.8% 显著高于直径 > 2 cm 组 54.5%。

（二）射频消融治疗子宫肌瘤

1. RFA 治疗子宫肌瘤的疗效　子宫肌瘤（uterine fibroid）是女性生殖器官最常见的良性肿瘤，常见于 30 ~ 50 岁女性，发病率约 20%，40 ~ 50 岁女性发病率为 51.2% ~ 60.0%。在超声影像引导下行 RFA 子宫肌瘤治疗定位精确、出血少，不影响内分泌功能，疗效确切，其操作方便、安全和省时；并且，患者耐受性好，恢复迅速，症状得到有效缓解，生活质量得到改善，适合在统一规范化技术及操作流程的基础上临床推广。

将射频发生器产生的射频，在 B 超影像引导下，经电极针定点发射到子宫肌瘤中心，使肌瘤带电，在高频交流电作用下，瘤内离子往复高频震动，离子间摩擦产热，热度可达 40 ~ 60℃，肿瘤组织耐热性低，这样温度足以使肿瘤细胞脱水，细胞内蛋白变性，细胞凝固、坏死，以后逐渐被机体吸收排出体外，达到不用开刀消除子宫肌瘤、保留子宫的目的。因此，射频生物热效应使子宫肌瘤发生如下作用：① 肌瘤细胞死亡；② 血管损伤和闭锁血供；③ 肌瘤内的神经破坏；④ pH 值下降；⑤ 激素受体被破坏；⑥ 免疫系统特别使吞噬系统被激活，最后瘤体达到自行缩小、消失。

在 B 超引导下将射频电极针（自凝刀）经阴道宫颈定点插入子宫肌瘤中心，利用生物热效应使肌瘤细胞死亡，神经、血管和激素受体受到破坏，逐渐被机体吸收或排出，达到不用开刀消除子宫肌瘤、保留子宫的目的。该手术创伤小、安全性高，无近、远期不良反应，适应于孤立的、直径小于 5 cm 的子宫（腺）肌瘤患者。

RFA 治疗子宫肌瘤并不影响子宫、卵巢的功能，但治疗后内膜可能受损，子宫肌壁有瘢痕形成的可能；是否对妊娠、分娩产生影响，尚需进一步观察。所以，RFA 治疗子宫肌瘤更适合于无生育要求而要保留子宫的女性。

研究者探讨经腹超声影像引导下经阴道 RFA 治疗子宫肌瘤的病理基础及疗效。对离体猪肝组织进行 RFA 术实验，分别用尖端裸露 1.0 cm 和 1.5 cm 的两种型号射频刀，设定其功率为 10、20、30 和 40 W，发现其消融范围与消融时间和功率有关，形态呈椭圆形，纵向长径随消融刀裸露长度的增加而增大；在同一型号射频刀以 30 W 和 20 W 为热消融治疗的最适宜功率。另外，对 43 例子宫肌瘤患者采用腹部超声引导下经阴道 RFA 治疗后，靶区组织凝固性坏死，超声造影可显示病变组织的血流灌注特征，并清楚显示消融区范围及残留子宫肌瘤。因此，超声造影是一种评价 RFA 治疗子宫肌瘤早期疗效的有效影像学方法，腹部超声引导下经阴道 RFA 子宫肌瘤是一种安全、有效的治疗方法。

2. 射频消融治疗子宫肌瘤的适应证和禁忌证

（1）适应证：① 绝经前有症状的子宫肌瘤患者，拒绝子宫切除术或子宫肌瘤剔除；② 单发或肌瘤数目 ≤ 3 个的肌壁间、黏膜下子宫肌瘤；③ 不带蒂的浆膜下子宫肌瘤，且浆膜下部分与壁间部分之比 < 1 : 2。

（2）禁忌证：① 带蒂的浆膜下肌瘤；② 生殖系统有明显急性炎症或恶性肿瘤；③ 妊娠期或哺乳期；④ 血液系统疾病，如凝血功能障碍、重度贫血等；⑤ 严重子宫内膜异位症或腹腔感染；⑥ 怀疑腹腔粘连；⑦ 严重慢性疾病或心脏病；⑧ 内装有心脏起搏器及体内有金属假体；⑨ 有麻醉或腹部手术禁忌。

3. 射频消融与高强度聚焦超声对比分析　研究者对比高强度聚焦超声（HIFU, 136 例）和 RFA（114 例）两种方法治疗子宫腺肌瘤患者的临床疗效。根据子宫腺肌瘤直径将患者分为 3 组（2 ~ 4 cm、> 4 ~ 6 cm 和 > 6 ~ 8 cm 组）。结果发现，HIFU 及 RFA 组间患者一般情况及其腺肌瘤不同直径 3 组间病例数分布、年龄和不同位置肌瘤构成比，均无统计学差异，两种治疗组总有效率分别为 83.09% 和 93.86%（$P < 0.05$）。对于 2 ~ 4 cm 的子宫腺肌瘤患者，HIFU 及 RFA 治疗组总有效率差异也无统计学意义。对于 > 4 ~ 6 cm 和 > 6 ~ 8 cm 的子宫腺肌瘤患者，RFA 治疗组总有效率明显高于 HIFU 治疗组（$P < 0.05$），而 HIFU 治疗组并发症发生率显著低于 RFA 治疗组（$P < 0.05$）。研究者提示，对于直径小于 4 cm 的子宫腺肌瘤患者建议选择 HIFU，因其疗效与 RFA 相当，但并发症发生率低；对于大于 4 cm 的子宫腺肌瘤，建议选择 RFA 治疗。两种治疗方法对于子宫腺肌瘤患者均是有效的治疗方法，值得临床推广。

（三）射频消融治疗骨盆肿瘤

复发的直肠癌、前列腺癌和妇科恶性肿瘤均可浸润骨盆，引起骨盆肿瘤（pelvis tumor），放疗和手术是其首选的治疗手段，但这些疗法对浸润腰骶神经丛引起的疼痛常无效。这些病例进行局部 RFA 治疗，可得到局部控制和减轻症状，但不要损伤直肠和膀胱。

研究者探讨 RFA 术治疗结直肠癌（colorectal cancer）肝转移的可行性。结果证实，经 RFA 治疗的局部复发率、肝内新发病灶发生率和出现远处转移的比例分别为 18.6%、37.3% 和 22.0%。RFA 治疗后中位无进展生存期（PFS）为 4.8 月，诊断为结直肠癌肝转移日期起的中位总生存期（OS）为 43.3 月。既往有肝切除术与无肝切除术患者的中位 PFS 分别为 3.5 个月与 5.3 个月（$P = 0.02$）。消融病灶数量小于和大于 3 个的患者 PFS 分别为 5.8 个月和 3.0 个月（$P = 0.01$）；术前无和有肝外转移患者 PFS 分别为 5.2 个月和 2.5 个月（$P = 0.02$）。肝脏转移灶射频后远处转移灶的患者具有最长的总生存期（61.8 个月），而肝内及肝外同时复发的患者具有最短的中位 OS（19.6 个月，$P = 0.02$）。消融肿瘤的最大直径小于 3 cm 与 3.1 ~ 5 cm 的患者的中位 PFS 为 5.6 个月与 3.0 个月（$P = 0.03$）；中位 OS 分别为 54.3 个月及 21.9 个月（$P = 0.001$）。肝转移时间在结肠癌诊断后 6 个月内与超过 6 个月患者的中位 OS 分别为 60.0 个月和 29.8 个月（$P = 0.01$）。经过 COX 回归多因素分析后，影响 PFS 的因素为消融病灶数量、肝切除术及肝外转移，影响 OS 的因素则为肝转移时间及消融肿瘤的最大直径。结果提示，RFA 术具有住院时间短、并发症发生率低等优势，通过 RFA 治疗复发后结合再次肝 RFA 术、手术切除术和转移灶 RFA 术等治疗方法，能够有效延长总生存期。因此，RFA 术被认为是局部病灶治疗的重要且有效的辅助手段。

（四）射频消融治疗肾肿瘤

手术切除是肾细胞癌（renal-cell carcinoma）治疗的金标准，但并发症高。近年来，保留肾单位的手术已经成为肾肿瘤的新治疗标准，包括开放或者腹腔镜肾部分切除术以及各种组织消融治疗，如 RFA、冷冻、高能聚焦超声以及微波热疗等。其中，RFA 术是早期肾细胞癌治疗手段之一，因其可以在局麻下经皮穿刺进行操作，能保留肾单位，创伤小，患者耐受好，恢复快，并发症发生率低，对于高龄、高危和肾脏偶发小肿瘤患者具有明显的优势。

研究者采用 RFA 治疗 26 例不适合手术肾细胞癌患者，平均年龄 79 岁，成功率和有效率分别达到 100% 和 92.6%，无并发症发生，18 例治疗当天出院，相比手术明显缩短住院时间。另外，研究者对 38 例单发肾肿瘤行 RFA 治疗，成功率为 95%，2 例发生肠穿孔和血胸，其 3 年和 7 年总生存率分别为 73.4% 和 50.3%。还有研究者对 200 个肾肿瘤进行治疗，肿瘤直径 1～5.6 cm，成功率为 98.5%，平均随访 46.1 个月，5 年总生存率和无瘤生存率分别为 75.8% 和 93.5%；严重并发症包括尿路损伤 6 例、肾盂皮肤瘘 1 例、急性肾小管坏死 1 例和脓肿 2 例，肿瘤直径 < 3 cm 及肿瘤外向生长是影响疗效的两个独立因素。一项对 RFA 和手术切除对比研究，证实 RFA 是安全有效治疗手段，且并发症发生率低于手术，影响肾肿瘤 RFA 疗效因素包括肿瘤大小、位置、消融时间和组织阻抗等，对直径 < 3 cm 肿瘤可实现一次性完全灭活，而对 3～3.5 cm 肿瘤则需要多次消融，且肿瘤大小是 RFA 治疗后局部复发重要预后因素。另外研究者认为，外生型肾肿瘤疗效要优于中央型，后者主要因较大血管"热沉效应"导致消融不彻底，对此类肿瘤可先行栓塞再行 RFA。

研究者评价 CT 影像引导下经皮 RFA 治疗 T1b 期孤立肾肿瘤的中长期效果。17 例生理性或功能性孤立肾肿瘤患者均为单发、T1bNxM0 期。结果发现，所有患者均顺利进行手术，平均手术时间为 74 ± 11 min，术中与术后未见严重并发症。术后 1 周复查 CT 提示，14 例肿瘤病灶完全消融；3 例局部仍有增强信号，为肿瘤残留，经二次治疗后肿瘤消融完全。其中，2 例和 1 例分别在术后 6 个月和 12 个月复发，未再进行治疗；继续随访，其中 1 例在术后 27 个月时因肿瘤复发转移死亡。本组患者 3 年肿瘤相关生存率为 94.12%，3 年肿瘤复发率为 17.65%。存活患者术后 3 年平均血肌酐计算肾小球滤过率，与术前比较差异无统计学意义。结果证实，CT 引导下经皮 RFA 治疗 T1bNxM0 期肾肿瘤安全有效，对肾脏功能影响小，有一定的复发风险；但对于孤立肾患者，可以作为姑息性治疗的良好选择。

近年来，肾肿瘤 RFA 术已广泛应用于小肾癌（small renal carcinoma）的治疗，基本达到了对肾癌微创治疗的目的。研究者应用肾小球滤过率（GFR，采用 ^{99m}Tc-DTPA 肾核素扫描）及增强 CT，探讨肾肿瘤 RFA 治疗对肾单位功能的影响。结果证实，RFA 术后 1 个月和术后 1 年，对总肾功能无影响，血清肌酐（Cr）水平无明显变化，对健侧肾脏无间接性损害，也无迟发性损害，但对患侧肾脏正常组织有一定的毁损作用。RFA 治疗对周围正常肾脏组织有一定的消融作用；术后消融区域稳定，且消融组织有被机体逐渐吸收的趋势。患侧肾小球过滤率（GFR）减少值与正常肾脏毁损体积间存在相关性；毁损体积是影响患侧 GFR 变化的重要因素。

RFA 治疗肾肿瘤的适应证与传统上保留肾单位手术指征相似，包括肾癌患者合并严重内科疾病或者肾功能在边缘状态；孤立肾细胞癌或者移植肾细胞癌，接受肾脏部分切除术会导致肾功能不全者；同时，双侧原发性肾细胞癌，较小的肿瘤可以接受 RFA 治疗；肾细胞癌局部复发，特别是无远处转移，而且具有明显内科合并症者；遗传性肾癌，如 von Hippel-Lindau 综合征，因其肾癌倾向于发生多中心肿瘤，RFA 可以避免早期双肾切除。适合接受 RFA 治疗的肾肿瘤体积尚无明显界限，通常认为肿瘤体积在 4 cm 以下，位于肾脏外周的肿瘤更适宜 RFA 治疗，患者的预期生存期应该超过 4 个月；另外，不愿接受外科手术治疗的患者也可选择 RFA 治疗。RFA 治疗的禁忌证为未纠正的凝血功能障碍，近期发生心肌梗死或者不稳定型心绞痛，以及某些疾病的急性期，如重症感染。

（五）射频消融治疗前列腺癌

目前，有关 RFA 治疗前列腺癌（prostatic carcinoma）的文献报道较少。最先，报道了 10 例前列腺癌患者的 21 个肿瘤病灶行 RFA 治疗，消融后用 MRI 影像对坏死灶进行检测，1～7 d 后行前列腺癌根治术，发现术后组织病理结果与预期消融结果一致，并与 MRI 检测结果一致；据此，证明 EFA 术损毁范围是可以控制的，并可以用 MRI 等影像设备进行检测。另外，研究者对 35 例肾上腺转移癌行 RFA 治疗，轻微和严重并发症发生率分别为 44% 和 8.3%，完全灭活率为 94%；随访期内，8 例发生局部肿瘤进展，患者 1 年、3 年和 5 年总生存率分别为 75%、34% 和 30%。

对于 RFA 治疗前列腺癌的适应证：经皮穿刺 RFA 定位准确，温控可靠，操作时间短，可在局部麻醉下进行，但目前尚未有大型研究对其与前列腺癌根治术疗效进行比较，也无其远期疗效结论。因此，仅适用于全身脏器功能欠佳不能耐受手术的局灶性前列腺癌，或前列腺癌已经发生转移，或者根治术后复发不宜再次手术等患者，行估息减瘤治疗。

经过 RFA 治疗后，可能会出现一些并发症，常见的有：① 尿潴留，出现的概率为 13.3%～41.6%；② 血尿；③ 尿路刺激症状，40% 的患者可有此症状，一般 1 周内出现，4 周后则会消失；④ 尿路感染且经常发生；⑤ 尿道狭窄，发生概率 < 1.5%；⑥ 逆行性射精；⑦ 勃起功能障碍。

三、射频消融治疗腺体及耳鼻咽喉肿瘤

（一）射频消融治疗胰腺癌

胰腺癌（pancreatic cancer）是一种高度恶性的消化系统肿瘤，其病死率高，5 年生存率低于 8%。对于局部晚期胰腺癌患者，可选治疗方案甚少，而 RFA 术作为一种姑息性的辅助治疗手段，因其局部疗效好、创伤小以及使患者生活质量改善明显而备受关注。

1. 胰腺癌治疗　当正常的胰腺小叶结构已被肿瘤组织所代替时，可引起肿瘤区域内胰管分支的破

坏或变形，导致胰管梗阻或分布稀疏，尤其位于胰头肿瘤，长期持续的梗阻导致的严重胰管内高压可使正常胰腺组织、胰管系统扩张，压迫胰腺实质，使其萎缩。采取直视下 B 超 /CT 影像引导多点小范围毁损的方法，每次射频针伞部张开直径小于 2.0 cm，确保射频治疗仅在肿瘤区域内进行，避开正常胰腺组织及扩张胰管，可有效避免胰漏或胰腺炎的发生。由于射频能确切灭活肿瘤细胞，并凝固肿瘤血管，因此在射频前可安全地在病变部位取活检。因为射频治疗是在 B 超 /CT 影像引导、监测下进行，可清晰观察肿瘤与周围大血管粘连程度及周围关系，充分显露肿瘤边界，动态观察进针方向及电极张开过程，提示固化范围和强度，所以能有效避免周围脏器损伤和穿刺部位的出血。多电极射频疗法具有手术创伤小、安全、有效及并发症少的特点，可使患者在带瘤情况下减轻痛苦，延长生存期。RFA治疗胰腺癌，治疗周期短，为失去根治性切除机会的患者提供了新的治疗手段，不失为一种值得推广的方法。

研究者采用 Habib 新型消融导管超声影像引导下治疗的 6 例早期胰腺肿瘤患者中，2 例完全缓解、3 例部分缓解。而胰腺癌本身具有嗜神经生长的特点，加之其解剖位于腹膜后，靠近腹腔神经节，因此局部晚期胰腺癌患者疼痛非常明显。研究表明，RFA 治疗后患者疼痛情况显著改善，疼痛分数由 5.50 ± 1.81 降至 1.63 ± 0.86，提示 RFA 治疗能够明显缓解晚期疼痛，改善患者生存质量。

2. 防止射频消融治疗胰腺癌并发症的发生　虽然 RFA 治疗局部晚期胰腺癌的疗效十分显著，但在运用早期，术后胰瘘、门静脉血栓形成、胃肠道出血和急性胰腺炎并发症的发生率高达 10% ~ 37%，手术相关死亡率达 0 ~ 19%。国内有研究显示，中心消融可能增加胰瘘出现的概率，而 RFA 治疗导致的胰管高压是引起胰瘘的原因之一。但可在射频完毕后加热针道、创面喷洒蛋白凝胶、胰腺周围放置引流管及术后使用生长抑素等，以预防胰瘘的发生。

为防止这些并发症的发生，除了术前、术中及术后给予患者及时有效的处理以外，其穿刺系统直径由原来的 15 G 到 21 G，甚至 22 G，此技术的改进是如今并发症减少的关键。考虑到 RFA 治疗局部晚期胰腺癌潜在的并发症以及局部治疗的特点，影像学监测治疗反应显得尤为重要。因此，对于 RFA 术后的随访"金标准"依旧是增强 CT 或者 MRI。PET/CT 影像同样是"金标准"之一，尤其是 CT 或 MRI 仍不明确的患者。但也有文献报道，随访过程中增强 MRI 敏感性要明显高于增强 CT。

3. 射频消融治疗胰腺癌适应证及优势

（1）RFA 治疗晚期胰体尾癌的适应证为：① 术前经 CT 和 MRI 胰胆管成像（MRCP）等影像学检查确定，或经病理证实的胰腺肿瘤；② 术前影像学证实未见明显远处转移；③ 术前血管造影示胰腺少血供肿瘤；④ 术前影像学显示肿瘤直径在 5 ~ 10 cm 为宜；⑤ 术中确认肿瘤已侵犯腹主动脉、腹腔干或肝总动脉，无法手术切除；⑥ 肝脏等主要脏器和盆腹膜均无明显转移病灶；⑦ 胰体尾肿瘤可侵及部分周围脏器，如胃壁和横结肠壁等。

（2）RFA 治疗优势：RFA 术作为姑息性疗法的一种，治疗局部晚期胰腺癌虽不能起到根治效果，但却具有以下临床优势：① 通过肿瘤局部坏死，减轻肿瘤负荷，可为根治性手术争取合理的治疗时间窗，能真正延长患者生存期；② 具有一定镇痛效果，减少患者镇痛药物的使用量；③ 改变肿瘤局部免疫微环境，激活机体抗肿瘤免疫。基于以上分析，RFA 术对无远处转移的局部晚期胰腺癌患者的治疗效果是值得肯定的，但各种单一治疗胰腺癌的方法均存在缺点，尽管 RFA 治疗范围有限，对较大病灶可以采取多点消融，尽可能地减少肿瘤负荷。

4. 与其他疗法联合治疗胰腺癌　　目前，RFA 治疗局部晚期胰腺癌通常联合应用其他治疗方式。在胰腺癌早期，研究者通过前瞻性临床对照研究，比较 RFA 术联合姑息性手术与单纯姑息性手术治疗，全部 RFA 组患者的最长生存期达到 33 个月，较单纯姑息性治疗组最长生存期 30 个月明显延长；且接受治疗的 Ⅲ 期胰腺癌患者的最长生存时间可达 38 个月。RFA 治疗术后患者血清胆红素、血清肿瘤标志物 CA19-9 和 CA242 水平均明显低于对照组，提示患者预后良好。另有研究者对 100 例接受 RFA 治疗的 Ⅲ 期胰腺癌患者进行前瞻性随机对照研究，中位随访时间为 12 个月，55 例患者死亡，19 例疾病进展，22 例无疾病进展。患者中位总生存期为 20 个月，中位疾病相关存活率（disease-specific survival，DSS）为 23 个月。还有研究者回顾性分析 107 例 RFA 治疗局部晚期胰腺癌的疗效，随访至少 18 个月，所有患者中位总生存期为 25.6 个月，部分联合 RFA、放化疗和动脉内灌注 3 种治疗方式的患者总生存期可以达到 34 个月。

（二）射频消融治疗肾上腺肿瘤

肾上腺肿瘤（adrenal tumor）传统治疗以手术为主，但创伤较大，且部分患者因年龄且伴有其他疾病等原因不适应手术治疗。RFA 术已经广泛应用于肾上腺良、恶性肿瘤的治疗，基本可替代手术治疗。肾上腺恶性肿瘤包括原发性肿瘤和转移性肿瘤，传统的治疗方法包括开放式外科切除及腔镜下切除。

随着肿瘤微创治疗技术的进步，创伤小而治疗效果明显的介入治疗技术越来越为学术界所接受。这类介入技术包括动脉栓塞化疗和化学消融（局部注射酒精或冰醋酸）。与 RFA 术相比，化学消融存在的问题：① 消融剂的弥散范围不易控制；② 乙醇无法透过肿瘤内的纤维隔膜，临床上常需进行多次注射，才能达到治疗目的，这在一定程度上增加了患者的痛苦，并可能为恶性肿瘤的转移提供更多机会，治疗后复发的情况也比较常见；③ 乙酸有较好的穿透性，但对注射剂量的估算仍缺乏大样本的研究结果。RFA 与化学消融相比较，更容易控制消融范围的大小。

近年有报道，将 RFA 应用于临床治疗 11 例良性功能性肾上腺腺瘤（adrenal adenoma），10 例得到完全消融，1 例因紧邻下腔静脉而导致不完全消融，治疗后患者基础醛固酮水平得到显著降低，收缩压、舒张压及平均血压治疗后 1 周显著降低，并在随后随访中保持稳定。

（三）射频消融治疗甲状腺肿瘤

手术是治疗甲状腺肿瘤（thyroid tumor）重要手段，但术后具有创伤较大、复发率高、甲状腺功能损伤严重、患者需终身服药及手术切口影响美观等缺点。药物治疗仅对部分患者有效，且停药后极易复发，常出现淋巴结转移。手术切除甲状腺后，需多次手术。RFA 术作为新治疗方法，已广泛用于甲状腺肿瘤临床治疗，是安全、有效的，也适用于减轻腺癌和鳞癌淋巴结转移而出现严重症状的疗法。2012 年，韩国甲状腺放射学会推荐 RFA 术作为良性甲状腺肿瘤和甲状腺复发癌治疗手段，并建议"经峡部穿刺法"和"移动消融技术"保证技术安全性和有效性。

Ugurlu 等对 65 个良性甲状腺肿瘤行前瞻性临床研究发现，RFA 治疗后患者吞咽困难、颈部包块及异物感、甲状腺机能亢进等症状均减轻或消失，6个月随访，结节平均缩小74%；少部分患者有疼痛感。Jang 等对经皮穿刺乙醇注射（PEI）治疗不理想20例囊性为主结节行 RFA 治疗，其症状评分由4.8降至1.1，认为 RFA 术可作为 PEI 治疗不理想囊性结节的替代治疗手段。

Park 等对16例无手术指征的复发性甲状腺癌（thyroid cancer）行 RFA 治疗，肿瘤平均直径2.9 cm（0.7～4.8 cm），治疗后6例消融完全，9例消融不完全，1例失败，消融不完全和失败主要是由于患者难以忍受疼痛、病灶严重钙化或大血管包绕病灶所致。也有研究表明，对直径 < 2 cm 复发性甲状腺癌行 RFA 并与手术进行对照，1年无瘤生存率两组分别为96.0%和92.6%，3年无瘤生存率分别为92.2%和92.2%，两组声音嘶哑发生率分别为7.3%和9.0%，两组比较均无统计学差异。Shin 等指出，超声影像引导 RFA 治疗复发性甲状腺癌安全、有效，尤其适合手术高风险或不能耐受手术患者，治疗成功率达75%～91.6%，局部肿瘤复发率为0～25%；并发症主要为治疗区疼痛，另有皮肤烧伤、声音改变等，而 RFA 造成的治疗区疼痛数小时可缓解，亦可通过降低发射功率和深层次局部麻醉得到缓解。

Wang 等采用超声影像引导 RFA 治疗8例共20个甲状腺癌颈部转移淋巴结，治疗后即刻超声造影显示所有转移淋巴结得到完全消融，平均随访9.4个月，5个淋巴结消失，4个较前缩小80%，9个缩小50%～80%，2个缩小少于50%；因此，超声影像引导 RFA 术是甲状腺癌淋巴结转移有效、安全的治疗手段。

Baek 等通过多中心包括1459例良性甲状腺肿瘤研究显示，RFA 治疗引起的并发症发生率为3.3%；严重并发症包括声音改变15例、臂丛神经损伤1例、肿瘤破裂3例和永久性甲状腺功能减退1例；轻微并发症包括血肿15例、皮肤烧伤4例和呕吐9例。

（四）射频消融治疗鼻咽喉肿瘤

1. 治疗鼻腔鼻窦肿瘤　陈震宇等探讨鼻内镜外科技术与低温等离子射频术相结合治疗早期鼻腔鼻窦恶性肿瘤（nasal cavity and paranasal sinus tumor）的疗效。12例手术治疗并完成1年随访的鼻腔鼻窦恶性肿瘤患者，均在鼻内镜下行低温等离子 RFA 术，其中鳞状细胞癌8例，腺样囊性癌3例，髓外浆细胞瘤1例。术后1个月辅助放疗。结果发现，术中出血量为20～150 ml，中位出血量为50 ml。手术用时40～90 min，中位时间为60 min。术后1个月门诊复查鼻内镜，术腔无肿瘤残留、上皮化较好，术后1年复查无复发。结果提示，鼻内镜下低温等离子射频手术治疗早期鼻腔鼻窦恶性肿瘤，在切除肿瘤同时具有术中出血少、手术时间短、术后反应小、恢复较快及患者舒适性高等优点。

2. 治疗咽旁隙肿瘤　邓月等探讨内镜下低温等离子 RFA 术切除高位咽旁隙肿瘤（parapharyngeal space tumor）的安全性和疗效。根据肿瘤部位选择不同的手术径路，全麻后，沿术前设计切口切开组织，暴露肿瘤，在内镜辅助下低温等离子 RFA 切除肿瘤，其中经颈侧径路7例，经口径路6例；术中出血前者约40 ml，后者约80 ml。术后接受60 Gy 剂量放疗。结果发现，13例患者肿瘤均完全切除，术后病理结果示良性肿瘤12例（多形性腺瘤8例，神经鞘膜瘤2例，脉管瘤1例，脑膜瘤1例），恶性肿瘤1例（黏液表皮样癌1例）。术后随访2年以上，均无复发。结果提示，内镜辅助下低温等离子 RFA 术切除高位咽旁隙肿瘤，能清晰暴露深部不可直视的肿瘤，达到完全切除的效果，手术局部切口小，术中出血量少，并发症少，证实这种方法的可行性和安全性。

3. 治疗喉癌　研究者比较微创低温等离子 RFA 术与垂直半喉切除术治疗早期声门型喉癌（glottal laryngocarcinoma）的临床疗效。选取早期声门型喉癌患者，按照手术方式不同分为微创组 43 例和常规组 43 例，其中微创组给予微创低温等离子 RFA 术治疗，常规组给予垂直半喉切除术治疗。结果发现，常规组手术时间、术中出血量和住院时间均显著高于微创组，术后 2 组基频微扰（jitter）和振幅微扰（shimmer）指标显著低于术前（$P < 0.05$），谐躁比（HNR）显著高于术前（$P < 0.05$），且微创组上述指标明显优于常规组（$P < 0.05$）；常规组总并发症发生率 27.91%，明显高于微创组 6.98%；常规组局部复发率、远处转移率较微创组略高（$P > 0.05$）。结果提示，低温等离子 RFA 术治疗早期声门型喉癌疗效确切，可显著缩短手术时间及住院时间；同时，可保留患者喉部功能，降低术后并发症发生率，2 年内复发率及死亡率不高于垂直半喉切除术。

参考文献

[1] 谢辉，郭志 . 进展期肝细胞癌射频消融治疗预后的指示分子与增敏策略研究 . 天津医科大学博士研究生学位论文，2018.

[2] 张伟民，王国文，甘建和 . 经皮超声引导下肝癌 RFA 长期生存率及其复发与死亡影响因素分析 . 苏州大学 . 博士研究生学位论文，2018.

[3] 张志安，张庆永，耿周 . 射频消融术对转移性肝癌的效果研究 . 生物医学工程与临床，2018，22(6):679–683.

[4] 邓骏，江旭，杨晓辉，等 . 射频消融与腹腔镜肝切除术治疗肝癌效果 Meta 分析 . 人民军医，2019, 62(3):238–243.

[5] Yazici P, Akyuz M, Yigitbas H, et al. A comparison of perioperative cutcomes in elderly patients with malignant liver tumors undergoing laparoscopic liver resection versus radiofrequency ablation. Surg Endosc, 2017, 31(3):1269–1274.

[6] Casaccia M, Santori G, Bottino G, et al. Laparoscopic resection *vs* laparoscopic radiofrequency ablation for the treatment of small hepatocellular carcinomas: A single–center analysis. Word J Gastroenterol, 2017, 23(4):653–660.

[7] 孙倩，黄建钊，刘江伟，等 . 经皮穿刺超声引导下的肝血管瘤射频消融治疗 246 例分析 . 影像研究与医学应用，2019, 3(7):200–202.

[8] 高军喜，韩伟，谷昊，等 . 超声造影联合实时影像虚拟导航系统在困难肝癌射频消融治疗应用 . 中国临床医学影像杂志，2020, 31(7):495–499.

[9] 郑雪，宣之东，王玉，等.超声联合 CT 检查在肝恶性肿瘤射频消融治疗中的应用价值探讨.实用肝脏病杂志，2020, 23(4):589–592.

[10] Kudo M, Ueshima K, Osaki Y, et al. B–mode ultrasonography versus contrast–enhanced ultrasonography for surveillance of hepatocellular carcinoma: A prospective multicenter randomized controlled trial. Liver Cancer, 2019, 8(4):271–280.

[11] Yoon IS, Shin JH, Han K, et al. Ultrasound–guided intraoperative radiofrequency ablation and surgical resection for liver metastasis from malignant gastrointestinal stromal tumors. Korean J Radiol, 2018, 19(1):54–62.

[12] Han Y, Shao N, Xi X, et al. Use of microwave ablation in the treatment of patients with multiple primary malignant tumors. Thorac Cancer, 2017, 8(4):365–371.

[13] Lee DH, Lee JM. Recent advances in the image–guided tumor ablation of liver malignancies: radiofrequency ablation with multiple eElectrodes, real–time multimodality fusion imaging, and new energy sources. Korean J Radiol, 2018, 19(4):545–559.

[14] Ciprian C, Vlad R, Elena C, et al. Immediate and long–term results of radiofrequency ablation for colorectal liver metastases. Anticancer Res, 2017, 37(11):6489–6494.

[15] 陆磊，张筱凤.射频消融治疗胆道恶性梗阻的研究进展.浙江医学，2017, 39(13):1123–1126,1130.

[16] Wu TT, Li WM, Li HC, et al. Percutaneous intraductal radiofrequency ablation for extrahepatic distal cholangiocarcinoma: A method for prolonging stent patency and achieving better functional status and quality of life. Cardiovasc Intervent Radiol, 2017, 40(2):260–269.

[17] 蒋著椿，侯恩存.中药联合射频消融治疗原发性肝癌临床研究 Meta 分析.广西中医药大学.硕士研究生学位论文，2017.

[18] 陈丽，应希慧，涂建飞，等.射频消融联合其他介入综合技术治疗原发性肝癌研究进展.中华介入放射学电子杂志，2019, 7(1):75–80.

[19] Santambrogio R, Chiang J, Barabino M, et al. Comparison of laparoscopic microwave to radiofrequency ablation of small hepatocellular carcinoma (≤ 3 cm). Ann Surg Oncol, 2017, 24(1):257–263.

[20] Lee KF, Wong J, Hui JW, et al. Long–term outcomes of microwave versus radiofrequency ablation for hepatocellular carcinoma by surgical approach: A retrospective comparative study. Asian J Surg, 2017, 40(4):301–308.

[21] 黄庆录.腹腔镜手术联合局部消融治疗肝癌的研究进展.广西医学，2018, 40(23):2839–2842.

[22] Espinosa W, Liu YW, Wang CC, et al. Combined resection and radiofrequency ablation versus transarterial embolization for intermediate–stage hepatocellular carcinoma: a propensity score matching study. J Formos Med Assoc, 2018, 117(3):197.203.

[23] Santambrogio R, Chiang J, Barabino M, et al. Comparison of laparoscopic microwave to

radiofrequency ablation of small hepatocellular carcinoma (≤ 3 cm). Ann Surg Oncol, 2017, 24(1):257–263.

[24] 陈书德，王宏光，张文智，等 . 腹腔镜下射频消融与经皮射频消融治疗原发性肝癌 . 南方医科大学学报，2018, 38(9):1147–1150.

[25] 向俊西，刘鹏，董鼎辉，等 . 射频消融辅助肝切除术在巨大肝脏肿瘤治疗中的应用 . 现代肿瘤医学，2019, 27(1):75–78.

[26] Reccia I, Kumar J, Kusano T, et al. Radiofrequency–assisted liver resection: Technique and results. Surg Oncol, 2018, 27(3): 415–420.

[27] Rong Z, Lu Q, Yan J. Totally laparoscopic radiofrequency–assisted liver partition with portal vein ligation for hepatocellular carcinoma in cirrhotic liver. Medicine (Baltimore), 2017, 96(51):e9431.

[28] Quesada R, Moreno A, Poves I, et al. The impact of radiofrequency–assisted transection on local hepatic recurrence after resection of colorectal liver metastases. Surg Oncol, 2017, 26(3):229–235.

[29] Ypsilantis P, Lambropoulou M, Karayiannakis A, et al. Tissue injury of the remnant liver following radiofrequency–assisted partial hepatectomy. J BUON, 2017, 22(5):1172–1179.

[30] Wang Q, Yan J, Feng X, et al. Safety and efficacy of radiofrequency–assisted ALPPS (RALPPS) in patients with cirrhosis–related hepatocellular carcinoma. Int J Hyperthermia, 2017: 846–852.

[31] 王海增，陈红娜，宋太民 . TACE 联合射频消融术治疗巨块型肝癌临床疗效分析 . 湖北科技学院学报 (医学版), 2018, 32(5):390–393.

[32] 杨青松 . 射频消融联合肝动脉化疗栓塞治疗原发性肝癌的临床探讨 . 航空航天医学杂志，2018, 29(10):1227–1228.

[33] 王二慧 . 探讨肝动脉化疗栓塞联合射频消融治疗大肝癌的临床疗效 . 世界最新医学信息文摘，2018, 18(93):78.

[34] 卢彩成，张贵荣，简以增 . 经动脉介入联合超声下射频消融治疗肝脏恶性肿瘤的临床效果观察 . 中外医学研究，2018, 16(30):18–20.

[35] 张贵军，李宏，马霁波，等 . ^{125}I 放射性粒子植入术联合射频消融在中晚期肝内胆管细胞癌治疗中的临床价值 . 中华全科医学，2019, 17(4):577–579.

[36] 赵全阳，时宝振，滕元平，等 . 微创经皮椎体成形术联合射频消融术治疗脊柱转移性肿瘤的疗效及对患者 CRP 水平的影响 . 实用癌症杂志，2020, 35(6):921–924,931.

[37] Qi X, Yang M, Ma L, et al. Synergizing sunitinib and radiofrequency ablation to treat hepatocellular cancer by triggering the antitumor immune response. J Immunother Cancer, 2020, 8(2):e001038.

[38] 杨锦钊，赵振梁，莫均杰，等 . 肺部肿瘤 CT 引导下射频消融治疗及近期疗效分析 . 吉林医学，2020, 41(7):1705–1706.

[39] 王伟根，吉珉，应碧伟，等 . 低剂量螺旋 CT 引导下经皮射频消融术治疗周围型非小细胞肺癌的临床研究 . 中国现代医生，2018, 56(26):103–110.

[40] 张肖，张晶，张啸波，等 . CT 引导下射频消融术治疗肺转移瘤 . 中国介入影像与治疗学，2019,

16(3):131–134.

[41] Bin Traiki TA, Fisher OM, Valle SJ, et al. Percutaneous lung ablation of pulmonary recurrence may improve survival in selected patients undergoing cytoreductive surgery for colorectal cancer with peritoneal carcinomatosis. Eur J Surg Oncol, 2017, 43(10):1939–1948.

[42] 刘宝东, 胡牧, 刘磊, 等. 射频消融联合表皮生长因子受体酪氨酸激酶抑制剂治疗表皮生长因子受体突变非小细胞肺癌的临床价值. 介入放射学杂志, 2018, 27(11):1036–1039.

[43] 郝俊超, 李珍珍. 肺部肿瘤低剂量 CT 引导下射频消融联合化疗临床有效性分析. 临床医药文献杂志, 2019, 6(12):80.

[44] 吕艺华, 赵子龙, 刘利国, 等. 高温射频消融结合放化疗治疗肺部肿瘤的临床研究. 系统医学, 2018, 3(24):147–151.

[45] Gao Y, Chen J, Zhang J, et al. Radiofrequency ablation of primary non–small cell lung cancer: A retrospective study on 108 patients. J BUON, 2019, 24(4):1610–1618.

[46] Liu S, Zhu X, Qin Z, et al. Computed tomography–guided percutaneous cryoablation for lung ground–glassopacity: A pilot study. J Cancer Res Ther, 2019, 15(2):370–374.

[47] Healey TT, March BT, Baird G, et al. Microwave ablation for lung neoplasms: a retrospective analysis of long–term results. J Vasc Interv Radiol, 2017, 28(2):206–211.

[48] Yang X, Ye X, Lin Z, et al. Computed tomography–guided percutaneous microwave ablation for treatment of peripheral ground–glass opacity–Lung adenocarcinoma: A pilot study. J Cancer Res Ther, 2018, 14(4):764–771.

[49] 刘永刚, 曹佳实, 刘超, 等. 射频消融治疗转移性脊柱肿瘤的研究进展. 中国脊柱脊髓杂志, 2017, 27(9):838–841.

[50] Maugeri R, Graziano F, Basile L, et al. Reconstruction of vertebral body after radiofrequency ablation and augmentation in dorsolumbar metastatic vertebral fracture: analysis of clinical and radiological outcome in a clinical series of 18 patients. Acta Neurochir Suppl, 2017, 124:81–86.

[51] Maugeri R, Graziano F, Basile L, et al. Reconstruction of vertebral body after radiofrequency ablation and augmentation in dorsolumbar metastatic vertebral fracture: analysis of clinical and radiological outcome in a clinical series of 18 patients. Acta Neurochir Suppl, 2017, 124: 81–86.

[52] 栗战营, 刘白鹭, 朱雁兵, 等. 经皮椎体后凸成形术联合射频消融术治疗脊柱转移肿瘤的安全性. 智慧健康, 2019, 5(3):93–94.

[53] 游芳, 何春妮, 洪新如. 超声引导下射频消融治疗子宫肌瘤的研究进展. 国际妇产科学杂志, 2018, 45(3):306–309.

[54] 辛玲丽, 侯庆香, 董湘萍, 等. 高强度聚焦超声和射频消融治疗子宫腺肌瘤的临床对比研究. 现代肿瘤医学, 2019, 27(8):1390–1394.

[55] Younes G, Tulandi T. Conservative surgery for adenomyosis and results: A systematic review. J

Minimally Invasive Gynecol, 2018, 25(2):265–276.

[56] Zhang L, Rao F, Setzen R. High intensity focused ultrasound for the treatment of adenomyosis: selection criteria, efficacy, safety and fertility. Acta Obstet Gynecol Scand, 2017, 96(6):707–714.

[57] 景抗震 , 傅点 , 徐晓峰 , 等 . CT 引导下经皮射频消融治疗 T1bNxM0 期孤立肾肿瘤的中长期随访观察 . 东南国防医药 , 2018, 20(6)571–574.

[58] 陈震宇 , 何飞 , 尤彬彬 , 等 . 鼻内镜下低温等离子射频消融术在早期鼻腔鼻窦恶性肿瘤治疗中的应用 . 中国医学文摘耳鼻咽喉科学 , 2019, 34(1):5–7.

[59] 邓月 , 程寅 , 徐亚平 , 等 . 内镜下低温等离子射频消融切除高位咽旁隙肿瘤的临床疗效分析 . 中国耳鼻咽喉颅底外科杂志 , 2019, 25(1):69–72.

[60] 鞠丽娴 , 李井成 , 罗松微 . 创低温等离子射频消融术与垂直半喉切除术治疗早期声门型喉癌的疗效比较 . 武汉大学学报 (医学版), 2019, 40(3):1–5.

[61] 王超 , 郑柏 , 桂茂崇 , 等 . 超声引导下射频消融术与微创切除术治疗小肝癌的远期预后比较 . 中国现代医学杂志 , 2021, 31(16):7–11.

第二十七章　肿瘤高强度聚焦超声治疗

第一节　高强度聚焦超声及其设备和肿瘤疗效

一、高强度聚焦超声

声波是物体机械振动状态（或能量）的传播形式。超声波是指振动频率大于 2 万 Hz 以上的，其每秒的振动次数（频率）甚高，超出了人耳听觉的一般上限（2 万 Hz），人们将其称为超声波。由于其频率高，因而具有许多特点：首先是功率大，其能量比一般声波大得多，因而可以用来切削、焊接和钻孔等。由于超声波频率高，波长短，衍射不严重，具有良好的定向性，工业与医学上常用超声波进行超声探测。超声和可闻声本质上是一致的，它们的共同点都是一种机械振动模式，通常以纵波的方式在弹性介质内传播，是一种能量的传播形式，其不同点是超声波频率高，波长短，在一定距离内沿直线传播具有良好的束射性和方向性，即每超声波熔接器秒振动 100 万次，可闻波的频率在 16 ~ 2 万 Hz 之间）。

1942 年，Lynn 首先提出超声外科（ultrasound surgery）的概念。1952 年，Burov 提出，治疗肿瘤短时间用高强度聚焦超声（high intensity focuse ultrasound，HIFU）比长时间低强度超声效果更好。随后，人们对 HIFU 的组织效应进行了大量的研究，并深入开展了一系列 HIFU 治疗肿瘤的实验及临床研究。Frizzell 等认为，组织破坏的强度阈值与频率无关，其机制主要是热效应。到了 20 世纪 80 年代初，GIFU 已作为治疗肿瘤一种重要的研究和应用手段。进入 90 年代末至 20 世纪初，国内外有好几家公司成功地研制出 GIFU 肿瘤治疗机，并在许多医院得到开展、应用，取得了较好的效果。目前，HIFU 技术可用于治疗许多种肿瘤，包括子宫肌瘤、乳腺癌、恶性骨肿瘤、软组织肉瘤、肝癌、胰腺癌以及前列腺癌等。

HIFU 是在超声监控下，通过体外机械运动，将超声能量汇聚于靶区，使焦点实现在体内由点、面、体的切割，从而实现三维适形性治疗，在消融靶区的同时保留周围正常组织。由于不用手术治疗，实现体外无创消融，对正常组织损伤较小，患者机体恢复快，尽可能避免有创操作相关的感染、出血、血肿、瘢痕形成以及并发症等，可明显缩短住院时间，不良反应小，且治疗过程中可实时对病灶进行监测，特别适用于肿瘤术后复发或年老体弱不能耐受手术、药物效果不佳的患者。大量研究发现，HIFU 治疗能显著改善患者疼痛、厌食等症状，减轻患者痛苦，改善患者生存质量，是 20 世纪末新兴的肿瘤无创治疗技术。

二、高强度聚焦超声治疗设备及实施剂量

HIFU 肿瘤治疗系统依靠功率源产生电能，经换能器转变成声能，聚焦后对靶区组织进行治疗；治疗控制系统完成对治疗计划的制定、治疗过程的实施、控制和协调；定位及实时评估系统依靠影像确定治疗靶区的位置、毗邻关系，根据治疗中影像的变化实时评价疗效、反馈调节治疗剂量，并监控治疗过程；运动控制系统通过床体固定装置维持患者的体位，治疗头以六自由度的运动实施不同部位肿瘤的治疗。

（一）高强度聚焦超声治疗设备

HIFU 治疗设备一般由以下部分组成：① 医生工作站：包括系统工作站及影像监控系统，主要提供操作平台，并在治疗过程中实时影像监控，对肿瘤进行诊断、定位，在治疗中实时反馈治疗情况；② 扫描运动装置：在计算机控制下，治疗头可在 X、Y、Z 三维坐标上移动及绕 3 个坐标轴旋转角度，实现六维调节治疗头扫描运动功能，使焦域处于病灶确定部位；③ 治疗床：用于承载患者，协助调整体位；④ 治疗头：含超声发射发生装置和显像定位探头，输出用于治疗的 HIFU；⑤ 水处理装置：分为前置水处理和后置水处理，为尽可能减少声波在传递中的衰减，前置水要求微粒 < 2 μm，电导率 < 10 μs/cm，后置水要求含气量 < 5 μg/L，且符合治疗所需的温度。

自 20 世纪 70 年代以来，人们就对超声热疗的关键部件超声换能器进行了不断的改进和研究。为了提高声强 I，采用了多种聚焦方法。超声加温治疗肿瘤的最大特点是超声波可以聚焦，它可以把声能聚焦到 2 mm × 2 mm × 10 mm 的空间里，其体积显著小于一般的常见肿瘤，而此时的能量极大（声强 I 大于 1000 W/cm^2），这是任何其他加温方法所不能做到的，唯独超声聚焦方法可以做到，因为高频超声波在人体中传播的波长可以小到毫米以下，如 2 MHz 的超声波长 λ 仅为 0.75 mm。对这样小的波长聚焦很方便。现有的 HIFU 聚焦换能器按聚焦原理主要可分为以下几种：单元透镜聚焦换能器、多元小平面几何聚焦换能器、多元双重聚焦换能器、单个环形自聚焦换能器和相控阵换能器。

（二）实施剂量

HIFU 肿瘤治疗的剂量应依据设备制造商提供的相关数据及不同接受治疗的个体确定，理想的治疗剂量应该既能在靶区组织内产生肯定的凝固性坏死，又能保证靶区外组织的安全。应用超声影像监控的 HIFU 肿瘤治疗系统，治疗中靶区组织在监控超声影像中产生的灰度变化是反映靶区是否产生凝固性坏死的可靠标志，是实时反馈治疗剂量强度的重要指标，一般要求治疗后靶区应出现较治疗前稳定地增高 10 个超声灰阶值。应用磁共振成像（MRI）监控的 HIFU 肿瘤治疗系统，MRI 可实时反映治疗靶区的平均温升，有利于反馈调节治疗剂量。

HIFU 肿瘤治疗中监控超声影像的灰度变化以及 MRI 监控中的温升均是对治疗剂量的间接判断方式，应该提倡采用能够直接反映治疗的生物学效应的剂量指标，更为准确地表述治疗剂量，如能效因子（energy efficiency factor，EEF），每灭活 1 mm^3 组织所需的治疗剂量（焦耳），即 J/mm^3。

（三）高强度聚焦超声经颅治疗的仿真模型

为了研究脑组织和脑肿瘤组织在 HIFU 治疗时形成焦域的特性及坏死肿瘤组织、不同治疗剂量参数以及多次治疗时焦点间距和时间间隔对 HIFU 形成焦域的影响，研究者以脑胶质瘤患者为例，利用患者头颅 CT 图像数据建立 HIFU 经颅治疗的仿真模型，基于 Westervelt 声波非线性传播方程和 Pennes 生物热传导方程进行 HIFU 经颅治疗的仿真研究。结果表明，脑组织和脑肿瘤组织内形成 HIFU 焦域的差异较小，坏死肿瘤组织对 HIFU 温度场分布有较小影响；辐照声强越大，焦点温升达到同一温度所用时间越短，焦域长短轴越短，颅骨处温升越低；当焦点间距小于 3 mm 时，第一次辐照形成的温度场分布对第二次辐照焦点温升达到同一温度所需辐照时间影响较大，当焦点间距大于等于 3 mm 时，第一次辐照形成的温度场分布几乎对第二次辐照无影响；两次辐照时间间隔对颅骨处温升和两次聚焦形成 60℃ 以上温度分布影响较小。

三、高强度聚焦超声的生物效应及肿瘤疗效

（一）高强度聚焦超声的生物效应

HIFU 利用超声学原理，将超声波直接通过体外聚焦到瘤体；超声聚焦时，利用超声产生的高温，焦点温度达 70 ~ 110℃，造成肿瘤细胞的瞬间消亡，并导致空化及高温和机械效应的产生，进而使肿瘤失去转移及增生的能力，引起肿瘤凝固坏死，是一种非侵入式的肿瘤治疗技术，效果明显。超声能够将声束聚集在一个非常微小的区域，使焦点部位的组织在短时间内被杀死，并导致固化，在计算机的控制下进行点点成线、线线成面和面面成体移动，达到治疗一定体积肿瘤的目的。

HIFU 在靶区组织产生凝固性坏死灶或损伤灶，其显著的特点是在治疗区及其以外的区域产生一清楚的过渡带，其过渡区不超过 50 μm，仅含有 5 ~ 7 层的细胞，对靶区组织起直接杀伤作用，而对其周围组织无损伤或损伤较轻。

1. 热效应　在进行 HIFU 治疗肿瘤的过程中，热效应是主要的作用机制。超声波能够在人体的组织中进行传播，由于摩擦可能会引起黏滞损耗，无论是热传导的消耗还是分子弛豫过程，都能够将部分有序的声波震动转化为无序分子热运动能量。一定高强度的超声波在组织内传播时，不断被组织吸收而转变为热量，使组织温度迅速升高，在焦点区形成高温（达到 65 ~ 100℃），组织中的癌细胞会产生不可逆性坏死，达到外科手术的效果。该凝固性坏死区域会产生一个很锐利的边界，既对靶区组织起到直接杀伤破坏的作用，又不损伤周围正常组织。

在动物肝脏中的研究发现，在治疗的焦域中心的温度最高，可达 53℃。此温度完全可使细胞蛋白变性，靶区组织发生凝固性坏死。在离体肝组织中，在一定声强下，辐照时间越长，焦域中心温度越高，生物学焦域亦越大，但与焦域外缘温升区大致相同（均为 4.5 mm）。解剖及病理学检查证实，损伤组织与其周围正常组织分界线清楚。在活体肝组织中，距焦域外围 2.5 mm 处，温度正常。活体组织温升区较离体组织窄，可能是活体组织通过靶区周围血流散热所致。这些结果提示，HIFU 可有效地损伤靶区组织，而周围组织不受影响或影响较小。

由于肿瘤组织不耐热，供血不足，血量相对较少，只为正常组织的 2%～15%，这是进行超声治疗的一个基础。在正常的组织中，能够进行正常血液循环散热，但是在肿瘤内部，温度比正常的组织温度要高 5～9℃。所以，通过对肿瘤特异性的热能作用，能够对损害正常组织的癌细胞进行杀灭。

在肿瘤细胞的周期中，在 DNA 合成期，对热较为敏感。所以，在 DNA 合成较为旺盛的肝细胞，是非常容易被损伤、破坏。其次，HIFU 在生物组织发生作用后，能够使组织内产生气泡，同时随着超声波出现膨胀或者塌陷，导致膜性结构的连续性失去，使细胞出现不可逆的损伤。最后，HIFU 能够对恶性肿瘤内的微血管进行选择性的破坏，使其发生栓塞，并导致死亡。

2. 免疫效应　大量研究结果表明，HIFU 治疗后可刺激机体免疫系统，对人体免疫反应产生一定的促进作用。HIFU 所致的坏死肿瘤组织，能起到刺激人体免疫的作用。研究证明，超声消融还可阻断肿瘤血管的再生，并能够诱发人体抗肿瘤的免疫功能。

HIFU 在肿瘤治疗中可诱导免疫反应，抑制肿瘤的活性。患者的免疫系统选择性识别和破坏肿瘤细胞在抗肿瘤免疫中发挥着重要的作用，而这需要肿瘤抗原的表达和暴露。由于肿瘤抗原加工及肿瘤释放的免疫抑制细胞因子，在传统治疗后，大多数患者的免疫系统不能控制初期肿瘤的生长、发展及局部的复发和转移。HIFU 可以激活宿主抗肿瘤免疫，控制微转移。例如，HIFU 消融后，胰腺癌患者的 NK 细胞活性增加，血液循环中的 $CD4^+/CD8^+$ T 细胞比例和 $CD4^+$ T 细胞增加。一些研究显示，HIFU 治疗患者的树突状细胞、巨噬细胞和 B 细胞浓度增加，但 HIFU 治疗胰腺癌后免疫增强的基本机制尚未完全了解。钟国成等应用超声造影实时判断 32 例胰腺癌患者接受 HIFU 治疗的疗效，治疗后 96 h，患者血清 Th1/Th2 及热休克蛋白量均比治疗前明显增加。

超声微泡造影剂由气体核心及包封气体的壳膜材料构成，由于其直径为微米级甚至纳米级，可以顺利通过肺循环到达全身组织器官，微泡的特殊生物特性决定它不仅是一种良好的超声显像对比剂，而且是一种重要的药物递送及基因转染载体，开创了无创超声诊断和治疗的新领域。微泡装载免疫药物或免疫基因，特异性结合靶细胞，可提高机体免疫应答。微泡也可以通过降低低频超声空化阈值，增加细胞膜通透性，调控免疫平衡，增强低频超声的免疫作用。

3. 空化效应　超声的空化效应是指超声作用下生物组织及其液体中的微小气泡在变大、收缩的一系列快速重复性动力学过程。当声强超过阈值时，空泡将会急剧震荡，体积发生剧变以至猝灭，从而产生局部高温、高压等现象。这种空化效应既可使肿瘤细胞因膜的活动性加强而使肿瘤抗原暴露出来，同时也使细胞质和细胞核内的抗原呈现于细胞表面，这就改变了肿瘤组织的免疫原性，加强了机体对肿瘤组织的免疫反应。由于空化作用伴随发生的冲击波、射流对细胞的作用，使细胞膜通透性增加，大分子物质可以进入细胞，这种现象称为"声孔效应"。声孔效应是"超声增强药物传递"和"超声基因疗法"的重要物理基础。声孔效应可以促进免疫细胞因子进入肿瘤组织内，调控免疫平衡。

4. 机械效应　机械效应是超声的原发效应，在超声作用下组织细胞高频震动，可使细胞膜破坏，在膜性结构破坏的瞬间，产生高温、高压，使细胞膜结构产生高度活性基团，并与组织内其他成分相互作用而产生化学反应，致使靶区内细胞受损。另外，当高频震动超过组织弹性极限时，可以引起细胞浆流动、蛋白质变形、细胞功能改变、DNA 大分子降解及蛋白质变性，从而损伤组织。

（二）高强度聚焦超声的肿瘤疗效评价

1. 高强度聚焦超声在肿瘤治疗后的疗效评价　HIFU 肿瘤治疗后的疗效评价应建立在影像学评价和临床评价的基础上，分为早期影像学评价、临床综合评价和临床随访。

（1）早期影像学评价：其目的是确定治疗后是否在治疗靶区产生肿瘤的凝固性坏死以及坏死的范围，决定是否需要再次 HIFU 肿瘤治疗。在 HIFU 肿瘤治疗后 1 个月内，行 CT 和（或）MRI 动态增强检查，必要时增加放射性核素显像检查，如骨肿瘤需加作 SPECT。

完全热"切除"的标准：治疗区组织完全凝固性坏死，其范围不小于原肿瘤的范围。部分热"切除"的标准：治疗区组织有凝固性坏死，其范围小于原肿瘤的范围。治疗无效的标准：治疗区组织无凝固性坏死。没有达到完全热"切除"标准的肿瘤，应根据治疗目的（完全治疗或姑息治疗）决定是否再次 HIFU 肿瘤治疗。

（2）临床综合评价：包括临床症状、体征、实验室检查、肿瘤标记物、病理组织学以及生存质量（QOL）等进行综合评价。

（3）临床随访：其中，影像学检查随访用于评估治疗局部的转归、有无远处转移，患者的生存随访用于评估预后。HIFU 肿瘤治疗对肿瘤患者预后的影响是评价 HIFU 疗效、确立 HIFU 肿瘤治疗在肿瘤综合治疗中的地位的重要指标。

2. 高强度聚焦超声肿瘤治疗的影像学评估

（1）HIFU 肿瘤治疗的局部疗效判断：应以影像学评价为主，主要是判断治疗靶区组织内有无凝固性坏死产生以及坏死的范围。判断疗效的 CT 和 MRI 检查，先平扫，然后动态增强扫描。扫描的范围必须包括 HIFU 治疗的整个组织器官。HIFU 治疗前、后采用的影像检查方法应尽量一致，应提供 1～3、6 和 12 个月以上的影像随访结果。

（2）凝固性坏死的 CT 表现：凝固性坏死在 CT 平扫呈低密度，动态增强扫描动脉期（或毛细血管期）、门静脉期（或实质期）和延迟期均无强化，其边缘出现一薄层较均匀的强化影。

（3）凝固性坏死的 MRI 表现：凝固性坏死在 T2WI（T2 加权像）呈低或稍高信号、T1WI（T1 加权像）稍高或稍低信号，用脂肪抑制后 T1WI 的稍高信号无变化（未被抑制），动态增强扫描（使用 3 维或 2 维脂肪抑制梯度回波序列，对比剂使用 Gd–DTPA）动脉期（或毛细血管期）、门静脉期（或实质期）和延迟期均无强化，其边缘出现一薄层较均匀的强化影。

（三）高强度聚焦超声在肿瘤治疗的应用价值

HIFU 将超声波能量高度聚焦，具有定位准确、治疗时间短、疗效直观及对周围正常组织无损等优点，是一种安全有效的物理治疗方法，不出血、无辐射及无明显不良反应的外科肿瘤治疗新技术；能够尽可能保留患者的正常组织和功能，精确破坏肿瘤组织。在距离体表 3～15 cm 深度的，绝大多数腹腔盆腔及体表等处的实体肿瘤，均可实施超声聚焦治疗；对于年老体弱，或具有明显全身其它脏器（如肝、肾和胰等）并发症及其他明显手术禁忌症的患者也可施行治疗；对与中晚期肿瘤，除可以局部杀死原发肿瘤细胞外，还可以结合放、化疗方法，以提高放、化疗的疗效。对手术无法切除的肿瘤,对放、化疗不敏感,或术后复发不愿再次接受手术切除,应用 GIFU 刀可以使肿瘤实体缩小或坏死,有利于缓解症状,改善患者生存状况,提高机体免疫力和患者生活质量。因此,GIFU 显示了其他热疗方法所无法比拟的优越性,已成为热疗乃至肿瘤治疗领域的一个研究热点。

但是,对于含气空腔脏器的肿瘤及中枢系统的肿瘤不适用,治疗通道中存在静脉栓子和显著动脉硬化、钙化及严重凝血功能障碍的患者禁忌。暂时发热、局部疼痛及皮肤灼伤是最常见的并发症,严格掌握治疗适应症和治疗剂量、规范操作,可减少治疗引发的损伤。HIFU 治疗作为一种新型治疗技术,已经成功应用于实质性肿瘤和非肿瘤治疗,可延长患者生命,改善生活质量。目前,HIFU 无损测温、实时监控成像及评价技术,还需进一步解决和标准化。随着基础研究的逐步深化,HIFU 治疗方法将运用于更多的临床治疗中。

在目前,进行 GIFU 治疗后面临一个较大的难题,就是肿瘤的残留问题,聚焦超声治疗的关键就是要制定足够的安全消融范围。在治疗后进行评价,这不仅能够进行补充治疗,同时能够有效地防止病灶的扩散,使患者的术后情况得到改善。HIFU 治疗与射频消融术有着类似之处,主要是通过热效应,对肿瘤细胞进行杀灭,两者在对肿瘤的治疗过程中都会产生炎症反应。增强 CT 很难区分血带和残留病灶及准确地评估病灶,这个过程需要 1 个月的时间。但是,在此期间,病灶可能会由于残留的出现而导致迅速的恶化。很多学者认为,在进行热消融治疗以后的 24~48 h,最适合运用超声造影进行疗效评估。

第三节　高强度聚焦超声在肿瘤治疗的应用

一、高强度聚焦超声治疗消化道肿瘤

(一)高强度聚焦超声治疗肝癌

随着肝癌患者发病率和死亡率逐年增加,肝癌已成为威胁人类生命的常见恶性肿瘤之一。现阶段,肝癌的常用治疗手段主要是手术、放疗和介入治疗等,均有一定的疗效和优势。近年来,发展的 HIFU,在治疗肝癌中具有独特的特点和优势。

1. 治疗方法　在进行 HIFU 时,患者体位根据治疗部位进行调整,使超声束从较理想的途径进入病灶内。治疗介质为脱气水。依据彩超扫查情况,明确肿瘤的位置、数量、大小及与临近组织的关系,确定治疗范围、次数和制定治疗方案(根治性或姑息性)。确定焦点后,固定体位,治疗探头作 X、Y、Z 方向运动,由点到面再到体的三维适形治疗,由深至浅,治疗各切面靶组织,直至覆盖预定治疗范围,避免残留。术中注意观察治疗患者的呼吸、心率及皮肤变化,实时监测焦点的位置、灰度变化及血流情况,及时调整治疗剂量及焦点位置。

2. 应用三维超声造影技术观察 HIFU 治疗肝癌　为了研究 HIFU 在肿瘤治疗中的有效性及安全性,研究者分别应用彩色多普勒超声和三维超声造影技术,观察肝癌经 HIFU 治疗前后病灶周边及内部的表现，判断肿瘤灭活及残留情况，以增强 CT 为标准，探讨三维超声造影在肝癌经 HIFU 治疗后疗效评估方面的应用价值，为临床进一步治疗提供指导。选取不宜进行手术、放疗或不愿接受手术治疗的肝癌患者，自愿接受 GIFU 治疗的肝癌患者，其中男性 69 例，女性 21 例，年龄 28 ~ 65 岁；原发性肝癌 66 例，转移性肝癌 24 例；肿瘤直径为 2 ~ 14 cm，平均 6 cm。观察组 46 例，采用三维超声造影检查；对照组 44 例，采用彩色多普勒超声检查。

研究结果发现，对 90 例肝癌患者进行 HIFU 消融热疗及补充治疗，完全消融 73 例，不完全消融 13 例，无明显疗效 4 例；观察组符合率 82.6%，对照组符合率为 63.6%，前者明显优于后者（$P < 0.05$），即三维超声造影评估的准确性显著优于常规彩色多普勒超声检查。这些结果提示，HIFU 是安全有效的，可以对不能手术的肝癌患者进行姑息治疗。治疗后运用三维超声造影评价观察，能够实时、立体和直观显示治疗前后的血流灌注情况，具有无辐射、无创和安全性高等优势，三维超声造影用于 HIFU 消融治疗肝癌疗效评估具有可行性，可作为肝癌治疗后疗效评价的首选方法。

3. 高强度聚焦超声治疗肝癌的安全性、有效性　研究者应用 HIFU 治疗 122 例肝癌患者，其中男 88 例，女 34 例，年龄 24 ~ 78 岁。治疗参数：探头频率 0.96 MHz，焦距 134 mm，焦域 1.5 ~ 10 mm，声功率 200 ~ 400 W，扫描速度 3 mm/s，焦域声强 4000 ~ 15 000 W/cm²，层距 5 mm。术前均行螺旋 CT（SCT）和超声检查，以明确肿瘤的性质、形态、部位、数目以及与周围组织和脏器的毗邻关系。结果证实，HIFU 对肝癌是一种安全有效的治疗方法；其能效因子（EEF）能够直接反映 HIFU 治疗肝癌量效关系，可作为 HIFU 治疗肝癌剂量学研究的量化指标；肝癌距肝脏边缘的距离、肋间隙宽度、肿瘤的直径及血供分级与 EEF 具有线性相关关系。

许利劫等对 77 例伴血管侵犯原发性肝癌的病例进行研究，比较 HIFU 治疗前、后 HIFU 治疗和非 HIFU 治疗增强 CT 或 MRI 等影像学变化及甲胎蛋白（AFP）阳性患者 AFP 值的变化。结果发现，37 例 HIFU 治疗患者病灶均有一定的消融作用，最大消融率为 98%，AFP 值较 HIFU 治疗前明显降低。37 例患者均未发生严重不良反应，证明 HIFU 能消融伴血管侵犯的肝癌，是伴血管侵犯原发性肝癌患者可选择的一种安全有效的治疗方法。

4. 高强度聚焦超声治疗增强移植性肝癌小鼠的免疫治疗作用　研究者探讨 GIFU 治疗 H22 移植性肝癌后活化的淋巴细胞对早期同种肿瘤的治疗作用及临床意义。实验用 C57BL/6J 近交系 H22 荷瘤小鼠，随机分为 GIFU 组和假超声组，每组 16 只。GIFU 组在 H22 肝癌移植后 7 d 接受 GIFU 治疗。GIFU 治疗后 14 d，应用乳酸脱氢酶（LDH）释放法测定各组小鼠在不同效靶比脾淋巴细胞对 H22 肝癌细胞体外杀伤活性；90 只 C57BL/6J 荷瘤小鼠随机分为 GIFU 组、假超声组和对照组，分别接受 3 组提取的淋巴细胞静脉注射，观察各组小鼠肿瘤消退率、肿瘤体积、肿瘤转移发生率及生存率。结果发现，与假超声组和对照组比较，GIFU 组对 H22 细胞杀伤活性明显增强（$P < 0.01$）。接种第 60 天，与假超声组和对照组比较，GIFU 组肿瘤消退率明显增加（$P < 0.01$）；肿瘤体积增长缓慢，而假超声组和对照组转移率随着病程进展明显增加（$P < 0.01$）；GIFU 组存活率明显增加（$P < 0.01$）。这些结果证实，GIFU 治疗 H22 移植性肝癌后，活化的淋巴细胞对早期同种移植性肿有治疗作用。

5. 高强度聚焦超声与氩氦刀治疗富血供肝癌　研究者进行 HIFU 与氩氦刀联合治疗富血供肝癌的

临床观察。收治的原发性肝癌患者 120 例,其中男 79 例,女 41 例,患者年龄 28~76 岁。所有病例均经螺旋 CT(SCT)或 MRI 结合甲胎蛋白(AFP)证实为原发性肝细胞癌,并且均为无法行外科手术切除或者患者本人拒绝接受手术治疗。将患者随机分为 2 组,分别接受 HIFU 治疗及氩氦刀治疗,每组各 60 例。将每组按肿瘤直径分为 3 个亚组(小癌型:瘤体直径 < 3 cm;结节型:3 cm ≤ 瘤体直径 < 5 cm;块状型:5 cm ≤ 瘤体直径 < 10 cm);多发肿瘤按最大肿瘤直径进行分组。

收治的富血供大肝癌 20 例(直径 > 5 cm,肿瘤血供Ⅱ、Ⅲ级)行联合 HIFU 及氩氦刀治疗,其中 12 例先行 HIFU 治疗,经 SCT 或超声复查后证实仍有残留组织,2 周后行氩氦刀治疗;另有 8 例先行氩氦刀治疗,经 SCT 或超声证实有残余肿瘤组织后,再行 HIFU 治疗。该组患者男 14 例,女 6 例,年龄 59.32 ± 12.34 岁,瘤径 5.0~10 cm。对照组为同期单独行 HIFU 治疗的富血供大肝癌 30 例,及单独行氩氦刀治疗的富血供大肝癌 30 例。比较 3 个组治疗方式的有效性及安全性。

研究结果证实,HIFU 和氩氦刀对于直径 < 5 cm 的肝癌均为有效治疗手段,对于富血供的大肝癌,HIFU 及氩氦刀治疗效果均下降,氩氦刀优于 HIFU。HIFU 和氩氦刀均是安全的治疗手段,氩氦刀治疗肝癌需注意并预防冷休克、腹腔出血等严重并发症的发生。HIFU 联合氩氦刀治疗肝癌效果优于单纯 HIFU 治疗或氩氦刀冷冻治疗,HIFU 联合氩氦刀对于富血供大肝癌是一种有效、安全的治疗方式。

6. 高强度聚焦超声刀治疗晚期肝癌的疗效　徐智文等探讨高强度聚焦超声刀治疗晚期肝癌的疗效。选取 60 例晚期肝癌患者随机分为对照组与观察组,各 30 例。对照组采用体部 γ- 刀治疗,观察组在对照组基础上联合高强度聚焦超声刀治疗,比较两组临床疗效、肝功能及不良反应发生情况。结果发现,观察组治疗总有效率明显高于对照组($P < 0.05$);治疗后,两组总胆红素(TBil)、门冬氨酸转氨酶(AST)和丙氨酸转氨酶(ALT)水平均低于治疗前,且观察组明显低于对照组($P < 0.05$);两组不良反应发生率比较差异无统计学意义。结果证实,在体部 γ- 刀的基础上联合高强度聚焦超声刀治疗晚期肝癌的效果显著,可改善患者肝功能,且不会增加不良反应发生率。

7. 化疗联合高强度聚焦超声治疗肝癌

(1)化疗联合高强度聚焦超声治疗婴幼儿肝母细胞瘤:肝母细胞瘤(hepatoblastoma,HB)是起源于肝脏胚胎原基细胞的肝脏肿瘤,受出生时体质量、遗传和胚胎结缔组织异常发育等因素的影响,肿瘤大部分为单发,好发于 0~5 岁婴幼儿,男孩患病率多于女孩。本病恶性程度较高,可经血液和淋巴途径广泛转移。随着病情进展,可导致肺、腹腔、淋巴结和脑组织等部位出现转移性肿瘤。临床治疗 HB 以手术切除为主,但半数以上患儿就诊时已错过最佳的手术时机,单纯进行肿瘤切除并不能获得令人满意的治疗效果,尤其是Ⅲ/Ⅳ期的 HB 患儿,不仅手术治疗效果有限,对放射治疗的敏感性也较差。

研究者回顾性分析长春新碱、阿表霉素联合环磷酰胺(CAO 方案)化疗联合 HIFU 消融治疗 34 例Ⅲ/Ⅳ期 HB 患儿的疗效,其中 16 例接受 CAO 方案化疗联合高频聚焦超声消融治疗,18 例仅接受 CAO 方案化疗治疗。结果发现,在治疗 3 个月末,联合组血清甲胎蛋白(AFP)水平为 43.2 ± 5.4 μg/L,丙氨酸氨基转移酶(ALT)水平 93.5 ± 26.3 U/L,天门冬氨酸氨基转移酶(AST)水平为 91.2 ± 30.2 U/L,显著低于对照组(分别为 55.3 ± 6.2 μg/L、197.1 ± 57.8 U/L 和 213.7 ± 66.2 U/L,$P < 0.05$),

而两组外周血血红蛋白（Hb）水平差异无统计学意义；联合组肿瘤缓解率为81.3%，显著高于对照组的61.1%（$P < 0.05$）；联合组化疗不良反应发生率为18.8%，与对照组的27.8%比，差异无统计学意义。在随访24个月末，联合组病死率为6.3%，与对照组的11.1%比，差异无统计学意义；但联合组肿瘤复发率为13.3%，显著低于对照组的25.0%（$P < 0.05$）。结论，采取CAO方案化疗与HIFU联合治疗Ⅲ/Ⅳ期HB患儿可有效延缓病情发展，提高肿瘤缓解率，降低复发率。

（2）栓塞化疗联合高强度聚焦超声治疗中晚期肝癌：研究者探讨肝动脉介入栓塞化疗（TACE）方案（表阿霉素 + 铂类）联合HIFU消融技术对中晚期肝癌患者的影响。选择姑息性治疗的中晚期肝癌患者，分为TACE组（66例）与联合HIFU消融组（60例）。结果发现，治疗后两组免疫功能均明显增强，而联合HIFU消融组CD3$^+$和CD4$^+$T细胞以及CD4$^+$/CD8$^+$T细胞比值显著高于TACE组（$P < 0.05$）；联合HIFU消融组临床受益率明显高于TACE组（$P < 0.05$），1年和2年生存率明显高于TACE组（$P < 0.05$）。结果证实，与单独TACE治疗相比，HIFU消融联合TACE能够提高患者免疫功能和抗肿瘤疗效，且生存时间和生存率明显提高，而并发症风险未见明显增加，具有较为安全性、可靠性。

8. 高强度聚焦超声联合复方苦参注射液治疗中晚期肝癌　研究者观察GIFU联合复方苦参注射液（主要由苦参、土茯苓、山慈菇和五灵脂等中药材组成）治疗中晚期肝癌的临床效果与安全性。治疗组和对照组均为64例。对照组应用GIFU治疗，治疗组在其基础上联合复方苦参注射液治疗。结果发现，治疗组总有效率显著高于对照组（$P < 0.05$）。治疗后，治疗组疼痛、腹胀、发热和黄疸治疗总有效率显著高于对照组（$P < 0.05$）。提示，GIFU联合复方苦参注射液治疗中晚期肝癌可显著改善患者临床症状与近期疗效。

9. 高强度聚焦超声联合^{125}I粒子植入治疗中晚期原发性肝癌　研究者观察HIFU联合^{125}I粒子植入治疗中晚期原发性肝癌的临床效果。将中晚期原发性肝癌患者分为HIFU组（$n = 28$）和联合组（HIFU + ^{125}I粒子植入术，$n = 32$）。结果发现，联合组患者总缓解率为84.38%，明显高于HIFU组的60.71%（$P < 0.05$）；治疗后，两组患者甲胎蛋白（AFP）均降低，联合组降低幅度更明显（$P < 0.05$）；联合组患者复发率明显降低（$P < 0.05$），2年生存率明显增加（$P < 0.05$）。结果证实，采用HIFU联合^{125}I粒子植入术治疗中晚期原发性肝癌患者，总缓解率高，对患者正常肝组织损伤小，可充分杀灭肿瘤细胞，降低术后局部复发、转移率，提高术后生存率。

（二）高强度聚焦超声治疗胃癌

1. 高强度聚焦超声联合PFC化疗方案治疗进展期胃癌　研究者探讨HIFU联合PFC化疗方案治疗进展期胃癌的疗效及安全性。在80例患者中，对照组采用常规PFC（紫杉醇 + 亚叶酸钙 + 氟尿嘧啶）化疗方案治疗，治疗组在常规PFC化疗基础上加以HIFU联合治疗。结果发现，治疗组和对照组的有效率分别为80%和50%，受益率分别为97.50%和82.5%，$P = 0.025$；CD4、CD56和CD4/CD8 T细胞在两组内治疗前后比较差异均具有统计学意义（$P < 0.05$）。治疗后，治疗组各指标明显优于对照组（$P < 0.05$）；恶心呕吐、骨髓抑制两种不良反应在两组间差异具有

统计学意义（$P < 0.05$）。结果证实，HIFU 联合 PFC 化疗方案治疗进展期胃癌具有更好的临床疗效，能够增强患者免疫能力，不良反应发生率更低。

2. XP 化疗方案联合高强度聚焦超声治疗复发转移性胃癌　王捷等观察 XP 化疗方案（卡培他滨 + 紫杉醇）联合 HIFU 治疗 35 例复发转移性胃癌的效果。结果发现，2 例（5.7%）因不配合检查未评价其疗效；33 例患者（94.3%）中治疗总有效为 15 例（45.5%），临床获益为 25 例（75.8%）。不良反应主要为血液学毒性和非血液学毒性，多为 Ⅰ ～ Ⅱ 度。这些结果说明，XP 化疗方案联合 HIFU 治疗复发转移性胃癌效果满意，不良反应较轻，尤其适合于初治患者。

3. 高强度聚焦超声热疗序贯 FOLFOX-4 化疗治疗胃癌腹膜后淋巴结转移患者　孔凡良等观察 HIFU 热疗序贯 FOLFOX-4 化疗方案（奥沙利铂 + 亚叶酸钙 + 5- 氟尿嘧啶）治疗胃癌腹膜后淋巴结转移的疗效及安全性。85 例患者随机分成两组，即 HIFU 热疗序贯 FOLFOX-4 化疗方案组（试验组，$n = 44$）和单纯 FOLFOX-4 化疗方案组（对照组，$n = 41$，1 例患者死亡）。结果发现，试验组和对照组的治疗有效率分别为 68.2% 和 45.0%（$P < 0.05$）。两组患者治疗后的疼痛和生活质量得到不同程度的改善，且试验组的改善程度均明显高于对照组（$P < 0.05$）。两组 1 年生存率无明显差异（$P < 0.05$）。这些结果说明，HIFU 热疗序贯 FOLFOX-4 化疗方案治疗胃癌腹膜后淋巴结转移较单纯 FOLFOX-4 方案更加有效。

（三）高强度聚焦超声治疗结直肠癌肝转移

近年来，我国结直肠癌（CRC）发病率呈逐年上升趋势，已成为我国国民的健康杀手之一。CRC 最容易转移至肝脏，而治疗失败的最主要原因是肝脏转移。虽然目前手术切除仍然是结直肠癌肝转移（CRLM）的首选治疗方法，但只有极少数患者有手术切除的机会。所以，针对尚无手术机会的 CRLM 患者，肝转移灶的局部姑息性减瘤治疗成为延长生存期、改善生活质量及控制肿瘤发展的重要手段。目前，HIFU 作为局部治疗手段之一，已应用于 CRLM 的临床治疗。

孙艳等报道，14 例接受 HIFU 治疗 CRLM 患者的治疗效果，所有患者生命体征平稳，肝肾功能正常，5 例患者 Karnofsky 评分升高，所有病灶经 MRI 检查提示，治疗区信号明显减低，血供消失，边缘出现一层薄层水肿强化带，6 例患者皮肤出现条索状灼痕。另外，21 例接受 HIFU 治疗的 CRLM 患者随访情况，随访时间为 5 ～ 36 个月，其中放弃 1 例，失访 1 例，其余患者 6、12、24 和 36 个月生存率分别为 94.7%（18/19）、89.5%（17/19）、63.2%（12/19）和 31.6%（6/19），中位生存期为 17 个月。这些结果证实，HIFU 是一种治疗 CRLM 的安全有效方法。

朱小鹏等报道，在 80 例 CRLM 患者中，40 例接受单纯化疗（FOLFOX6 方案，奥沙利铂 + 亚叶酸钙 + 5- 氟尿嘧啶），40 例接受 HIFU 联合化疗。结果证实，联合化疗组临床有效率为 70.0%，1 年生存率为 82.5%，单纯化疗组有效率为 47.5%，1 年生存率为 60.0%；而且，联合化疗组较单纯化疗组疼痛缓解更明显，但两组疾病控制率、2 年生存率及 KPS 评分无显著差异。研究结果表明，HIFU 联合化疗在临床 CRLM 患者的治疗中已取得肯定疗效。

黄松钦等报道了 93 例 CRLM 患者的治疗情况，其中 45 例接受单纯放疗（50 ～ 60 Gy/25 ～ 30 次）

化疗（奥沙利铂＋亚叶酸钙＋5－氟尿嘧啶），48 例接受 HIFU 联合化放疗。结果发现，联合组近期临床疗效有效率为 56.3%，单纯化放疗组为 35.6%，表明 HIFU 联合化放疗治疗 CRLM 近期疗效更好。虽然目前 HIFU 联合放化疗治疗 CRLM 的病例很少，但就上述患者的临床疗效可预见 HIFU 联合放化疗治疗 CRLM 是可行的。

（四）高强度聚焦超声治疗胰腺癌

胰腺癌是一种高度恶性的消化系统肿瘤，因早期无明显的症状而难以被发现。由于诊断的延迟，超过 80% 的胰腺癌患者出现局部进展或转移。胰腺癌预后极差，病死率极高，5 年生存率仅为 6%。对于不可手术切除的患者可进行化疗、放疗或放疗联合化疗等。

1. 高强度聚焦超声治疗非手术胰腺癌的近期疗效　研究者筛选非手术胰腺癌患者 30 例（3 例患者共接受 2 次 HIFU 治疗，共计 33 例次），记录患者 HIFU 治疗前 1 周和治疗后 1 个月肿瘤标志物 CA19-9 和靶病灶影像学变化，HIFU 治疗后，胰腺超声造影检查提示，靶病灶区血供减少；CT 增强检查示，靶病灶区内密度降低；MRI 增强检查示，T1WI 信号增加，T2WI 信号降低；57.7% 患者血清 CA19-9 降低。30 例患者中位生存期 10.4 个月（95%CI：7.93～12.8），6 和 12 个月生存率分别为 66.7% 和 20.0%。其中，1 例患者 HIFU 治疗前后影像学变化如图 27-1。这些结果提示，HIFU 治疗能够有效抑制肿瘤生长，减轻肿瘤负荷，延长胰腺癌患者的生存期，且不良反应少，是非手术胰腺癌患者的治疗方法之一。

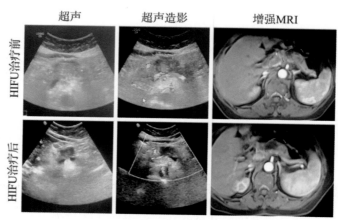

图 27-1　1 例患者 HIFU 治疗前后影像学变化
图中，超声可见靶病灶回声改变，超声造影可见靶病灶血供减少，增强 MRI 可见靶病灶坏死

2. 高强度聚焦超声对晚期胰腺癌的疗效　胰腺属于腹膜后位器官，具有内分泌和外分泌的功能，并有一定的自我修复能力。研究者通过检测 FIFU 消融后大鼠胰腺组织凝固性坏死区组织学结构变化及 Tie-2 受体 mRNA 表达，发现聚焦超声治疗 SD 大鼠胰腺后 1 个月出现新生血管，3～6 个月后损伤灶见大量新生血管结构，Tie-2 的表达量也于消融后 3 个月时达到最大，这些发现为一些血管性疾病的治疗带来了新的思路。

研究者在治疗 21 例晚期胰腺癌时发现，HIFU 可将胰腺癌组织杀死或抑制其生长，患者的疼痛症状可明显减轻,生活质量可以得到明显改善。由于胰腺位置靠后,声能大量衰减造成肿瘤靶区温升降低,热效应不足以引起肿瘤组织发生凝固性坏死,但可以抑制肿瘤的生长,延迟死亡。

3. 高强度聚焦超声联合化疗对胰腺癌的治疗作用 大多数胰腺癌乏血供,化疗的效果有限,而 HIFU 联合化疗的疗效却值得期待。由于热损伤后缺乏血管修复,乏血供的肿瘤对热消融更敏感。HIFU 治疗后,肿瘤内的血流量减少,血管内皮细胞的通透性(血管内空化效应和热效应)增加,使化疗药物穿过血管进入肿瘤间质。超声辐射力有助于化疗药物在肿瘤内的分布,并抑制肿瘤细胞修复化疗损伤。肿瘤血管的减少延迟药物的清除并增加肿瘤局部的药物浓度。虽然各种化疗药物的作用机制不尽相同,HIFU 联合化疗疼痛缓解更显著,临床获益率更高,患者存活时间更长。HIFU 与化疗联合应用治疗胰腺癌时,通过 HIFU 对原发肿瘤的物理破坏可减少患者疼痛,提高生活质量。

研究发现,HIFU 联合吉西他滨及奥沙利铂化疗治疗胰腺癌可显著提高临床疗效,改善临床收益率。另外研究发现,HIFU 及 HIFU 联合吉西他滨治疗晚期胰腺癌患者,14 例患者接受 HIFU 治疗,25 例接受 HIFU 联合吉西他滨治疗。在这些患者中,31 例(79.5%)得到疼痛缓解。中位生存率为 11 个月,所有患者的 6 和 12 个月生存率分别为 82.1% 和 39.5%。与单独 HIFU 治疗相比,HIFU 联合化疗组的 1 年生存率更高($P < 0.01$)。一项 II 期临床试验,同时使用 HIFU 联合吉西他滨治疗 37 例胰腺癌患者。患者在第 1、8 和 15 d 接受吉西他滨治疗,在第 1、3 和 5 天同时进行 HIFU 治疗。每 28 天重复联合治疗方案。结果显示,患者总生存期为 12.6、12 和 24 个月的生存率为 50.6% 和 17.1%。治疗后,70.3% 的患者检测到 1 级或 2 级发热;6 例发生中性粒细胞减少,2 例发生血小板计数减少;3 例患者有恶心、呕吐或腹泻。

研究者进一步探讨 HIFU 对晚期胰腺癌疗效的影响。将晚期胰腺癌患者分为对照组和研究组,每组 55 例,前者给予常规化疗(吉西他滨 + 替吉奥),后者在前者化疗方案基础上给予 HIFU 治疗。结果发现,对照组和研究组客观病情缓解率(ORR)分别为 16.36% 和 30.91%,病情控制率(DCR)分别为 72.72% 和 85.45%($P < 0.05$)。治疗后两组血清甲胎蛋白(AFP)、糖链抗原(CA19-9)及癌胚抗原(CEA)水平均下降,但研究组下降更明显($P < 0.05$)。这些结果提示,HIFU 可有效缓解晚期胰腺癌患者临床症状,降低肿瘤血清某些参数的水平,不增加患者不良反应。

4. 放疗联合高强度聚焦超声治疗胰腺癌 研究者探讨放疗(50 ~ 65 Gy/25 次)联合 GIFU 治疗 100 例胰腺癌的疗效,对照组采用放疗,观察组在对照组放疗的基础上联合 GIFU 治疗。结果发现,治疗后观察组血中 DJ-1(丝裂原依赖性癌基因蛋白)及 miR-155 水平明显低于对照组($P < 0.05$),说明调强放疗联合 GIFU 治疗胰腺癌后可有效提高临床疗效,并降低患者血中 DJ-1 及 miR-155 水平。

HIFU 联合放射治疗拥有广阔的前景。HIFU 治疗减少肿瘤的血流量,阻止热量丧失,导致肿瘤细胞缺氧和损伤,增加细胞毒度,提高放射治疗的敏感性。相比之下,放射治疗对富氧的细胞有效,而热疗更适用于缺氧的细胞。由于热消融后产生的纤维化影响放疗效果,HIFU 通常在在放疗之后或与放疗同时进行。

二、高强度聚焦超声在子宫肌瘤中应用

（一）高强度聚焦超声治疗子宫肌瘤优势和方法

子宫肌瘤为临床常见的良性肿瘤，多发生于 35 岁以上的育龄期女性，在我国发病率为 20%～50%。子宫肌瘤常因引起月经异常、盆腔压迫等症状，或对患者生育造成不良影响而需要临床干预。随着社会的发展和医学的不断进步，更多的肌瘤患者希望在治疗肌瘤的同时能够保留子宫，甚至生育能力。通过 FIFU 作用于瘤体，造成靶组织的凝固性坏死，减轻或缓解肌瘤引起的症状或体征，同时不损伤子宫周围的组织器官，如膀胱、直肠和卵巢等。因此，应用 HIFU 治疗子宫肌瘤具有许多优势。

HIFU 治疗子宫肌瘤前，通过彩色超声了解肌瘤的位置、大小、形态、内部回声及血流信息。当体位固定后，启动定位监视系统，对肌瘤靶区定位，将靶区分成多个连续的治疗切面，通过点、线、面的组合，由深至浅，完成对靶区的适形性消融治疗。在治疗过程中，根据肿瘤变化情况及患者反应进行实时调整，并将治疗后靶区超声图像与治疗前采集的图像对比，回声明显增强时为治疗有效。

（二）高强度聚焦超声治疗的安全性和有效性

HIFU 消融技术作为一种安全有效、不手术、创伤小、恢复快及保留患者器官的治疗手段，因此，在治疗子宫肌瘤得到日益广泛的应用。HIFU 消融子宫肌瘤的原理主要是将体外低能量超声波聚焦在肌瘤病灶处，通过焦点区超声波产生的热效应致使靶区内组织发生凝固性坏死，而不损伤靶区外组织。

1. 采用超声造影分析　马亚慧选取 168 例子宫肌瘤患者应用 HIFU 消融治疗，治疗后采用超声造影分析患者的临床疗效，并评价其安全性。结果发现，经过 HIFU 消融术治疗后，总有效率为 93.45%，不良反应发生率为 2.98%，对症处理后症状缓解不影响整体疗效，术后 1、3 及 6 个月的生活质量评分均明显提高，症状改善评分均明显降低（$P < 0.05$）。结果证实，应用 HIFU 消融治疗子宫肌瘤，效果好、安全性高，可缓解患者的临床症状，提高患者的生活质量。

2. 通过增强 MRI 评估疗效　祝宝让等对 97 个子宫肌瘤进行 HIFU 消融治疗，术后 1 个月通过增强 MRI 进行疗效评估，分为显效（消融率 > 50%）和有效（消融率 < 50%）两个等级。分析肌瘤不同大小、位置、患者年龄和类型等对治疗效果的影响，发现血流丰富的肌瘤，消融的疗效越差；前壁的子宫肌瘤疗效较后壁肌瘤好；肌瘤越大，越利于能量沉积，HIFU 治疗效果越好。

3. 与腹腔镜手术对比　宋丹探讨 HIFU 消融与腹腔镜手术应用于子宫肌瘤患者的临床应用效果。收治的子宫肌瘤患者随机分为研究组和对照组，每组各 40 例患者，研究组采用超声消融术治疗，对照组采用腹腔镜手术治疗。结果显示，研究组患者的临床治疗效果明显优于对照组，住院时间少于对照组，但研究组患者的不良反应发生率显著高于对照组（$P < 0.05$）。因此，HIFU 消融术应用在子宫肌瘤患者临床应用效果显著，对于不良反应发生率，值得临床进一步研究。

陈鑫等诊断为子宫腺肌瘤住院患者 79 例（腺肌瘤 84 个）作为子宫腺肌瘤组，该组内再按同期随机对照试验要求分为：① HIFU 治疗组（37 例，腺肌瘤 37 个）；② 腹腔镜下局部病灶切除术组（42 例，腺肌瘤 47 个）。另设平行正常对照组（为同期行卵巢滤泡性囊肿、输卵管结扎再通和 CIN Ⅲ 手术的

患者 60 例）。研究结果证实，HIFU 治疗子宫腺肌瘤能达到与手术相似的疗效，都能有效改善症状，提高患者生活质量。经 HIFU 治疗，器官组织损伤极小，在保留器官完整性上绝对优于手术治疗；同时，并发症少，不良反应发生率明显低于肌瘤剔除术组。提示，HIFU 治疗安全性优于手术治疗。

研究者将子宫肌瘤患者随机分为 A 和 B 两组，其中 A 组 42 例实施腹腔镜手术治疗，B 组 42 例实施 HIFU 消融治疗。结果发现，组间手术疗效比较，B 组明显优于 A 组（$P < 0.05$）；组间并发症发生情况比较，B 组也明显低于 A 组（$P < 0.05$）。提示，相比腹腔镜手术，对子宫肌瘤患者实施 HIFU 消融治疗的临床疗效更佳，患者并发症更低，这对改善患者预后意义重大，值得临床推广应用。

研究者评估 HIFU 消融术与腹腔镜下子宫肌瘤切除术治疗子宫肌瘤的效果。子宫肌瘤患者 130 例分别纳入 HIFU 消融组和腹腔镜手术组，记录两组患者的治疗相关并发症，应用 SF-36 量表采集治疗前和治疗后 1 年患者生活质量评分。结果发现，与腹腔镜手术组相比，HIFU 消融组治疗相关并发症更少，住院时间更短（2.9 ± 1.5 d vs 6.2 ± 2.7 d，$P < 0.001$）。两种治疗方式均能有效提高生活质量评分，改善子宫肌瘤患者的生活质量。因此，HIFU 消融治疗子宫肌瘤临床并发症少，恢复快，可有效提高子宫肌瘤患者的生活质量。

4. 对机体创伤的分析　　秦娟等通过前瞻性同期对照临床试验，探讨 HIFU 消融子宫肌瘤对机体的创伤，评估其技术的"无创性"。同时，通过对 HIFU 消融后非靶区子宫肌瘤的影像学数据的随访及分析，探讨影响非靶区瘤组织转归的相关影响因素，获得肿瘤局部安全性评价的临床证据，并建立预测非靶区肌瘤转归的模型，为 HIFU 消融子宫肌瘤的临床治疗方案的制定及进一步优化提供了科学依据。与肌瘤剔除组比较，HIFU 组对机体的创伤更小。

非靶区肌瘤的转归与子宫肌瘤的性质及 HIFU 消融率相关。HIFU 消融率达到 70% 以上，可以观察到满意的非靶区子宫肌瘤转归。HIFU 消融部分子宫肌瘤后，在一定距离范围内非靶区的子宫肌瘤的生长会被抑制，HIFU 可以诱导声场内细胞凋亡，凋亡的发生及凋亡率与距离焦点的声场层面有关。

5. 引起子宫内膜反应　　研究者对 HIFU 消融治疗子宫肌瘤时引起子宫内膜反应（包括阴道流血或阴道流液）的相关因素进行回顾性分析。HIFU 消融为非侵入性治疗方法，治疗子宫肌瘤引起阴道流液或流血是其并发症之一，经多重 Logistic 回归分析逐步剔除后，阴道流液与肌瘤边缘到内膜的距离密切相关；体外通过对子宫内膜细胞置于超声近场不同距离，发现超声近场促进细胞增殖，随距离物理学焦域越近，增殖作用减弱；与辐照时间有关，辐照时间越长，增殖减弱。离体 HIFU 消融肌瘤时，子宫内膜凝固性坏死明显，而子宫肌层组织仅有细胞器水肿，无凝固性坏死，说明子宫内膜更易受热损伤。在临床研究中显示，GIFU 消融子宫肌瘤时，近肌瘤子宫内膜有散在充血点，其余子宫内膜未见充血。同时，GIFU 消融肌瘤对卵巢内分泌功能无影响，月经量也无影响，提示子宫内膜局部出血在正常的性激素作用下会增生修复。因此，GIFU 消融子宫肌瘤在目前治疗条件下对子宫内膜是安全的。

6. 对临床症状的观察　　研究者选取 124 例子宫肌瘤患者进行 GIFU 消融治疗，对患者术后与术前的子宫及子宫肌瘤体积进行测量，并观察术后 6 个月患者的临床症状。结果发现，所有患者经 GIFU 治疗后，子宫及子宫肌瘤体积明显减小（$P < 0.05$），对于临床症状改善率较高，对月经期过久、痛经和尿频尿急等临床症状得到较好的改善。结果证实，GIFU 消融治疗子宫肌瘤疗效可靠，临床症状

改善较好，可显著减少子宫肌瘤的体积，该方法安全、有效。

（三）高强度聚焦超声治疗计划系统的制订

GIFU 消融子宫肌瘤首先要通过治疗计划系统（treatment planning system，TPS）制订治疗计划，TPS 包括辅助治疗方法、超声换能器、3D 适形扫描技术和治疗剂量投放等。治疗剂量学标准化是临床适宜技术推广的关键，GIFU 消融剂量学研究就是在考虑其有效性、安全性和治疗效率的前提下，将 GIFU 消融生物学效应量化，确立消融体积与治疗剂量的关系，即 GIFU 消融的能效关系。超声能量在生物组织中沉积形成生物学焦域（biological focal region，BFR），通过 BFR 的移动实现肿瘤的热消融。BFR 可以通过理论进行预测。能效因子（energy efficiency factor，EEF）为超声与生物组织相互作用的量化指标，对同一超声换能器，影响因素包括靶区深面到皮肤表面的距离、靶组织的结构和功能状态、组织声环境、扫描方式及辅助治疗等。本研究总结 GIFU 消融子宫肌瘤的剂量学数据，建立了 EEF 剂量模型，用以临床预测治疗一定体积的肿瘤所需的治疗剂量，为 GIFU 消融治疗子宫肌瘤的 TPS 的制订和优化提供剂量学基础。在给予镇静、镇痛下，GIFU 消融子宫肌瘤可以达到充分消融。EEF 可直接反映子宫肌瘤 GIFU 消融能效关系的规律性，并可作为子宫肌瘤剂量学研究的量化指标。在临床可获得的数据中，子宫肌瘤的位置、大小、血供分级和 T2WI 信号强度可作为预测消融剂量的指标。

（四）MRI 对高强度聚焦超声治疗子宫肌瘤的疗效评价

随着临床治疗病例数的增多，研究者在 MRI-T2WI 高信号子宫肌瘤是否适合 HIFU 消融治疗的问题上出现了分歧。经研究证实，临床采用 HIFU 消融技术治疗子宫肌瘤是安全有效的。子宫肌瘤 HIFU 消融后，其肌瘤体积的缩小程度和肌瘤相关症状缓解的程度及症状缓解持续的时间均与肌瘤的消融率有直接的关系，因而提高肌瘤的消融率成为目前关注的问题。

1. 根据 T2WI 信号强度将子宫肌瘤分类　研究者根据 T2WI 信号强度将子宫肌瘤分为三类：① 低信号：信号强度与骨骼肌大致相当；② 等信号：信号强度高于骨骼肌，但低于子宫肌壁；③ 高信号：信号强度等于或大于子宫肌壁。根据 T2WI 信号强度和分布情况，将 T2WI 高信号子宫肌瘤细分为三类：① 均匀显著高信号：信号分布均匀，强度明显高于子宫肌壁，接近或等于子宫内膜；② 均匀轻度高信号：信号分布均匀，信号强度等于或稍高于子宫肌壁，明显低于子宫内膜；③ 不均匀高信号：肌瘤内存在片状或条带状（宽度 > 5 mm）接近于子宫内膜信号或骨骼肌信号强度的高低信号影。根据造影剂注射 60 s 内增强 MRI 影像上子宫肌瘤相对于子宫肌层的强化程度，将 T2WI 高信号子宫肌瘤分为三类：① 轻度强化，肌瘤的强化程度低于子宫肌层，无论均匀与否；② 均匀强化，肌瘤内的强化信号分布均匀，且信号强化程度等于或高于子宫肌层；③ 不均匀强化，强化信号分布不均，强化信号和轻度或点片状无强化信号交替分布。

从技术成功的角度，T2WI 不均匀高信号和均匀显著高信号肌瘤容易消融，均匀轻度高信号子宫肌瘤消融困难；动态增强 MRI 上动脉灌注期呈轻度和不均匀强化的子宫肌瘤容易消融治疗，均匀强化的子宫肌瘤消融困难；动态增强 MRI 上呈均匀强化的 T2WI 均匀轻度高信号子宫肌瘤消融最困难。

T2WI 联合动态增强 MRI 对预测 HIFU 消融困难的 T2WI 高信号子宫肌瘤有较高的特异性。肌瘤腹侧面到皮肤的距离、肌瘤最大径、肌瘤的强化类型和肌瘤的 T2WI 高信号类型可作为指导 HIFU 消融 T2WI 高信号子宫肌瘤临床剂量投放的变量。对于首次 HIFU 消融困难的 T2WI 均匀轻度高信号肌瘤，术后复发行二次单纯 HIFU 消融治疗仍旧困难。T2WI 均匀轻度高信号子宫肌瘤组织密度低、水分含量高、细胞成分丰富及雌孕激素受体表达高，是 HIFU 消融治疗困难、术后易复发的生物学基础。

2. 应用 MRI 参数预测子宫肌瘤消融效果　研究者回顾性分析 91 例患者 144 个子宫肌瘤的相关 MRI 参数在预测子宫肌瘤消融效果，分析术前靶肌瘤的血供类型、MRI-T2WI 信号强度比值（SIR）、信号均匀度、信号强度值（SI）和表观弥散系数（ADC）与超声消融疗效的关系，设定 MRI 参数阈值并分组比较各组间治疗后肌瘤的消融率。结果发现，少血供和多血供类型的肌瘤平均消融率分别为 89.4% 和 80.9%（$P < 0.05$）；T2WISIR < 1.5 和 ≥ 1.5 的肌瘤平均消融率分别为 89.1% 和 83.6%（$P < 0.05$）；T2WISIR < 200 和 ≥ 200 的肌瘤平均消融率分别为 89.5% 和 81.4%（$P < 0.05$）；ADC $< 1.4 \times 10^{-3}$ mm²/s 和 $\geq 1.4 \times 10^{-3}$ mm²/s 的肌瘤平均消融率分别为 88.3% 和 81.7%（$P < 0.05$）；肌瘤为多血供伴 T2WISIR ≥ 1.5 的消融率低于多血供或少血供伴 T2WISIR < 1.5、少血供伴 T2WISIR ≥ 1.5（$P < 0.05$）；肌瘤为 T2WI 均匀高信号的消融率低于均匀低信号、不均匀高信号和不均匀低信号（$P < 0.05$）。这些结果说明，子宫肌瘤的 MRI 参数可预测 HIFU 消融子宫肌瘤的疗效，血供丰富和 T2WI 均匀高信号的肌瘤超声消融率较低。

3. 利用 MRI 评价高强度聚焦超声对子宫肌瘤疗效　研究者利用 MRI 评价 HIFU 对子宫肌瘤疗效，并探讨 HIFU 治疗子宫肌瘤的影响因素。35 例 66 个肌瘤完成术前 1 周、术后 1 周常规扫描（T1WI、T2WI）及增强扫描，其中有 9 例共 15 个肌瘤患者行术前 1 周、术后 1 周和 3 个月 MRI 平扫及增强扫描，记录消融前肌瘤的位置、类型、径线、肌瘤体积及 MRI T2WI 信号强度；另有 16 例共 16 个肌瘤完成术前 MR 动态增强扫描，术后 1 周增强扫描，消融后肌瘤均出现无灌注区，并通过术前动态增强扫描绘制的时间 - 信号强度曲线（TIC），测量计算动态增强参数。

对于富血供肌瘤可以行 HIFU 治疗，疗效好，其中不同最大强化率值与肌瘤消融效果无统计学意义。肌瘤的位置、T2WI 信号及平均径线对 HIFU 消融结果的影响有统计学意义，其中位于前壁的肌瘤消融率较好，与其他研究结果相一致；在 T2WI 上为低信号表现的肌瘤消融率较好，与其他研究结果相一致；平均径线在 3～5 cm 之间的肌瘤消融率较好，与其他研究结果不一致。

HIFU 消融子宫肌瘤后，MRI T2WI 信号变化与消融无明显关系。T1WI 信号明显增高，且信号增高与消融有明显关系，利用高信号区域体积可以大致估计消融体积。治疗区 T1WI MR 值为 215 和治疗区与肌壁 MR 值差值 10.5 可以作为初步筛选出现消融的参考值。该方法可以有效地节约医疗成本。

4. 通过增强 MRI 检查子宫肌瘤消融的改善程度　研究者收集子宫肌瘤患者 78 例，采用 HIFU 消融治疗，通过增强 MRI 检查患者术后子宫肌瘤消融缩小体积和临床症状改善程度判断疗效。分别在患者治疗前后应用免疫组织化学法测定子宫肌瘤和正常子宫肌层组织中雌激素受体（ER）和孕激素受体（PR）表达水平。结果发现，经聚焦 HIFU 消融治疗，患者经量（增加）、经期（延长）和痛经的治疗有效率分别为 68.3%、69.1% 和 60.0%。治疗后肌瘤体积为 44.6 ± 10.2) cm³ 低于治疗前的 130.8

± 26.4 cm²（$P < 0.05$）。子宫肌瘤组织 ER 和 PR 在治疗后强阳性（＋＋＋）所占比例均明显低于治疗前（$P < 0.05$）；但在治疗后弱阳性（＋）、阳性（＋＋）所占的比例与正常肌层比较差异无统计学意义。结果证实，HIFU 消融治疗子宫肌瘤的临床疗效显著，可降低子宫肌瘤组织 ER 和 PR 表达水平。

5. 定量 MR 信号强度与高强度聚焦超声消融子宫肌瘤疗效的关系　刘一诺等通过定量检测子宫肌瘤磁共振（MRI）T2WI 信号强度（SI）值，评估 MRI T2WI 信号值与 HIFU 消融子宫肌瘤的效果。采集 307 例子宫肌瘤患者的 MRI 资料，将测得的 T2WI SI 值由低到高分为 SI < 200 组、SI 200～300组、SI 300～400 组和 SI ≥ 400 组。分析子宫肌瘤 MRI T2WI SI 与 HIFU 消融效果的关系。结果发现，307 例子宫肌瘤患者 MRI T2WI SI 值 85.67～769.00。肌瘤 SI 值由低到高 4 组的消融率分别为（84 ± 14）%、（79 ± 15）%、（72 ± 19）% 和（68 ± 22）%，组间差异有统计学意义（H = 34.791，P = 0.000）。SI 为 100、200、300、400、500、600 和 700 的肌瘤消融率达到 70% 的概率分别为 83%、78%、72%、63%、54%、46% 和 30%，其预测敏感度为 77.2%，特异度为 54.9%。结果证实，定量分析子宫肌瘤 MRI T2WI SI 可以客观地评价和预测 HIFU 消融子宫肌瘤的效果，SI ≥ 400 的子宫肌瘤消融率可能不足。图 27-2 所示，4 例患者定量 MR 信号强度 SI 与 HIFU 消融子宫肌瘤效果。

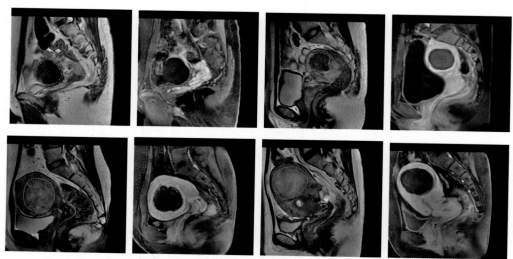

图 27-2　定量 MRI 信号强度（SI）与高强度聚焦超声（HIFU）消融子宫肌瘤效果
左上 2 图：女，44 岁，子宫肌瘤，消融前 T2WI 矢状位图像示肌瘤 SI 为 132.0，消融率为 90.0%；右上 2 图：女，36 岁，子宫肌瘤，消融前 T2WI 矢状位图像示肌瘤 SI 为 296.3，消融率为 80.3%；左下 2 图：女，35 岁，子宫肌瘤，消融前 T2WI 矢状位图像示肌瘤 SI 为 344.3，消融率为 72.4%；右下图 2 图：女，41 岁，子宫肌瘤，消融前 T2WI 矢状位图像示肌瘤 SI 为 597.0，消融率为 64.7%。箭示无灌注区

（五）高强度聚焦超声联合微泡造影剂进行消融子宫肌瘤

HIFU 是一种无创性治疗技术，但对于某些特殊类型的肌瘤，位置较深、血运丰富和富细胞型肌瘤等，消融效率较低，治疗时间较长，这可能导致很多严重并发症的发生。为此，研究者探讨超声微泡造影剂（Sono Vue）增效 HIFU 消融子宫肌瘤技术的安全性和有效性，并采用多种功能 MRI（DWI 和 ADC、T1 Mapping 及 T2 Mapping）成像技术对其疗效进行评估，通过影像多模态检测手段为 HIFU 消融治疗前后的子宫肌瘤病理学改变提供依据，最终提供最优的临床治疗方案。

研究者通过 HIFU 联合 Sono Vue 消融方法，应用 HIFU 和磁共振多模态影像技术（DWI 和

ADC、T1 Mapping 及 T2 Mapping）检测，以提高 HIFU 治疗子宫肌瘤疗效提供依据。结果证实，超声造影剂 Sono Vue 可缩短 HIFU 辐照时间及稳定团块状灰度出现的时间，提高消融效率，降低辐照功率及治疗强度，且无明显不良反应，其增效方式是安全且有效的，具有良好的临床应用价值。消融后，DWI 功能图像显示的特征性改变与肌瘤血管的分布和消融时能量沉积部位相关，等信号组和低信号组的 ADC 值最低，因此 HIFU 消融比较容易，耗时较短；对应的均匀轻度高信号组，ADC 值较高，其治疗耗时最长，消融率也最低（48.3% ± 20.3%），能效因子（energy efficiency factor，EEF）最高（17.8 J/mm³），是五类肌瘤中最难消融的类别。HIFU 消融后，实现了以影像学为技术手段无创获得子宫肌瘤微观病理结果的要求，为影像 - 病理学未来的发展奠定了基础。

另外，研究者证实，超声造影检查结果与术后 MRI 评价结果一致，超声造影可以安全用于 HIFU 消融治疗时评价治疗效果；超声微泡造影剂（声诺维）在 HIFU 消融治疗子宫肌瘤时可能起到增效作用。

（六）超声消融困难子宫肌瘤

随着 HIFU 临床应用的开展，研究者发现部分肌瘤超声消融困难，即使增大剂量，仍达不到理想的消融体积，不适合 HIFU 消融治疗。所以，迫切希望有准确的判断方法，术前筛选，排除该部分患者的治疗。本研究通过常规 MRI，大样本量回顾性研究 HIFU 消融子宫肌瘤疗效与能效因子（EEF）的关系，并通过多因素分析判断影响 EEF 的因素，建立预测量化评估 HIFU 消融困难子宫肌瘤的方法、剂量学模型及 EEF 值，并进一步研究 HIFU 消融困难子宫肌瘤离体标本的声学特性与组织病理学特征，以证实功能 MRI 研究的结果，全面评价超声消融困难子宫肌瘤的特点，从而优化 HIFU 消融治疗子宫肌瘤的临床方案。

研究结果发现，HIFU 消融子宫肌瘤时，肌瘤腹侧面到皮肤的距离、肌瘤 T1WI 增强强化类型、肌瘤大小和肌瘤 T2WI 信号强度等，可作为指导临床剂量投放的变量。HIFU 消融子宫肌瘤时，功能 MRI 的 MRS-Cho/Cr 值、DTI-FA 值、MRS-Lac/Cr 值和 DWI-ADC 值可作为指导临床剂量投放的变量。功能 MRI 能够从肌瘤组织微观结构水平，通过水分子的扩散速度、方向及组织代谢产物，直观、定量地显示出不同类型子宫肌瘤的差异，从而客观、全面地评价 HIFU 消融子宫肌瘤的难易程度。功能 MRI 预测 HIFU 消融困难子宫肌瘤的 EEF 量化值为 ≥ 10.7 J/mm³。子宫肌瘤的声学特性和组织病理学特征进一步解释了功能 MRI 表现多样的原因。困难消融子宫肌瘤的密度、声速和声衰减明显低于容易消融子宫肌瘤；困难消融子宫肌瘤的组织病理学主要表现为肌瘤内富含平滑肌细胞，胶原纤维含量少。

（七）缩宫素辅助超声消融治疗子宫肌瘤

缩宫素是有效的子宫收缩剂，并证实其能使肌瘤内部及周边滋养血管血流频谱发生变化，明显降低 HIFU 消融子宫肌瘤辐照单点温度升高所需的能量和时间，预示缩宫素可能通过对肌瘤血流灌注产生影响，进而提高 HIFU 消融子宫肌瘤的效率。研究者比较子宫肌瘤患者使用缩宫素前后肌瘤血流灌注的变化，探讨缩宫素辅助 HIFU 消融子宫肌瘤的作用。研究证实，子宫肌瘤患者持续静滴 0.1 U/min 剂量的缩宫素，可显著减少大部分肌瘤（50/54）的血流灌注；在 HIFU 消融子宫肌瘤时，使用可以显著降低消融所需能量，提高消融率。

缩宫素能明显降低 HIFU 消融治疗子宫肌瘤所需的能量，从而缩短治疗时间，提高治疗效率，具有很好的临床应用价值。

（八）高强度聚焦超声联合无水乙醇治疗子宫腺肌瘤

研究者探讨 HIFU 联合无水乙醇（PEI）治疗子宫腺肌瘤的临床疗效，选择 76 例子宫肌瘤患者，分为治疗组和对照组，每组各 38 例；对照组采用 HIFU 治疗，治疗组采用 HIFU 联合 PEI 治疗，对比两组临床效果并分析其安全性。结果发现，治疗组肿瘤消融率明显高于对照组（$P < 0.05$）；治疗组能效因子明显低于对照组（$P < 0.05$）。治疗组术后并发症发生率为 15.79%；对照组为 7.89%；组间比较差异无统计学意义。提示，子宫腺肌瘤患者采用 HIFU 联合 PEI 治疗可有效地提高其临床效果，且安全性可靠。

三、高强度聚焦超声治疗乳腺癌和生殖系统肿瘤

（一）高强度聚焦超声治疗乳腺癌

1. 聚焦超声消融治疗兔种植性乳腺肿瘤模型　研究者利用组织块包埋法建立兔 VX2 种植性乳腺肿瘤模型，当其肿瘤直径生长 10 ~ 15 mm 时，接受 HIFU 消融治疗。在超声引导和监控下，消融大部分肿瘤组织，通过热电偶数字显示测温计控制治疗区旁肿瘤组织的温度，避免完全消融肿瘤，以建立 HIFU 后家兔残留乳腺肿瘤模型。然后，综合评价 HIFU 消融后，即刻辐照靶区肿瘤组织和残留肿瘤组织的病理学变化情况，并研究 HIFU 消融后残留乳腺肿瘤组织增殖能力变化的规律及其对机体的影响。在 HIFU 消融后即刻，对超声辐照靶区肿瘤组织和残留肿瘤组织进行病理学检查，并消融后即刻、3、7、14、21 和 28 d 应用免疫组织化学方法检测增殖细胞核抗原（PCNA）及核蛋白 Ki-67 表达的变化，通过尸检观察家兔在不同时间点肿瘤的转移情况及其自然生存时间。

这些实验结果证实，当肿瘤直径约 10 ~ 15 mm 时，为家兔 VX2 种植性乳腺肿瘤模型进行 HIFU 消融处理的最佳时期。HIFU 消融后即刻，HE 染色光镜下无法判断肿瘤细胞的存活情况，但电镜和酶组织化学染色（SDH 和 ACP）检查均能有效证实 HIFU 消融靶区肿瘤组织的瘤细胞已经死亡。经电镜和酶组织化学染色检查证实，通过控制探针处肿瘤组织的温度（最高温升不超过 50℃，且持续时间不超过 10 s），在确保靶区消融效果的前提下建立残留乳腺肿瘤模型是成功的。超声未能一次完全性消融乳腺肿瘤，在短时间内也能有效抑制残留肿瘤的生长和转移，延长机体的生存时间。

2. 高强度聚焦超声联合全氟戊烷液滴在乳腺癌治疗增效中的实验研究　余倩等探讨 HIFU 联合全氟戊烷液滴（perfluoropentane droplet，PFP）对小鼠乳腺癌 4T1 细胞治疗的增效作用。制备 PFP，检测其平均粒径及形态结构。体内动物实验分组处理后，二维超声观察 HIFU 辐照前后肿瘤回声灰度变化情况，超声造影剂灌注缺损面积占总面积百分比评价不同治疗方式对裸鼠皮下移植瘤的消融能力。结果发现，所制备的 PFP 平均粒径为 1.2 μm，形态呈规则球形。细胞实验显示，HIFU 联合 PFP 治疗组乳腺癌细胞死亡率（23.50 ± 1.34）% 显著高于单纯 HIFU 治疗组（14.34 ± 0.55）% 和 HIFU 假照

组（11.76 ± 0.62）%；动物实验显示，HIFU 联合 PFP 治疗组肿瘤消融面积占总面积百分比（84.03 ± 4.47）%，显著高于单纯 HIFU 治疗组（41.23 ± 4.24）%，HIFU 假照组无明显灌注缺损区域。结果提示，HIFU 联合 PFP 可显著增强对乳腺癌细胞及组织的消融能力。图 27-3 所示，荷瘤裸小鼠 HIFU 治疗前后二维超声及超声造影图像。

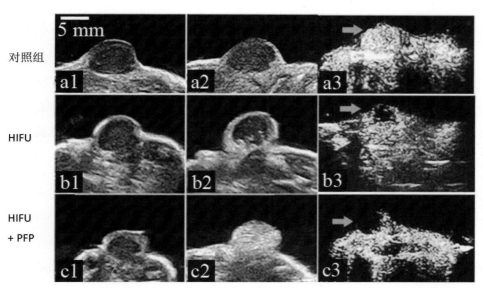

治疗前超声图像　　治疗后二维超声图像　　治疗后超声造影图像

图 27-3　荷瘤裸小鼠 HIFU 治疗前后二维超声及超声造影图像（箭头所示为 HIFU 辐照区域，标尺 5 mm）

3. 磁共振引导高强度聚焦超声治疗乳腺癌　乳腺癌是女性最常见的恶性肿瘤之一，2014 年我国女性乳腺癌新发病例约 27.89 万例，占女性全部恶性肿瘤发病例数的 16.51%，位居女性恶性肿瘤发病率的首位，乳腺癌病死率占女性全部恶性肿瘤病死率的 7.82%。HIFU 用于乳腺肿瘤患者治疗后 5 年无病生存率和无复发率分别为 95% 和 89%。磁共振成像引导 HIFU（MRI guided HIFU，MRIgHIFU）系统，主要由功率源、治疗控制、定位及实时评估和运动控制等系统组成。

HIFU 治疗系统的核心技术是能够在考虑到人体结构不均匀性的前提下对拟治疗的体内病灶实现精准定位，对 HIFU 系统的声输出实现精准的时空控制，对从正常体温到靶组织变性临界温度的全过程进行全程实时监视和引导，对靶组织发生凝固性坏死与否进行在线检测判断。MRI 对浸润性乳腺癌的高灵敏度，有助于发现超声和乳腺钼靶摄影等其他影像学检查所不能发现的多灶病变和多中心病变。因此，由于无电离辐射、软组织对比度高和多参数成像等优点，MRI 已广泛应用于医学诊断。MRI 能够清晰显示病灶及周围区域，在治疗过程中能实时显示焦域的温度，可以在发现治疗位置偏离时及时予以纠正，并且可以实时监控组织消融效果，MRI 是用于 HIFU 系统治疗肿瘤患者的最有效的图像引导目标定位和术中温度监控的方法。

HIFU 术中实时温度监控是 MRIgHIFU 治疗乳腺肿瘤患者的关键技术问题之一，临床上最常用的术中磁共振测温方法是质子共振频率测温法，该方法需要在加热前计算基线参考图像，近年来发展了多种无需基线参考图像的改进磁共振术中测温法。为实现高时空分辨力的术中温度实时监控，可从序列设计、射频线圈设计和磁共振图像重建算法改进等方面入手，新型打印加工工艺解决了 MRIgHIFU

专用的射频线圈设计必须预留超声束穿过空间的问题，显著提高了磁共振图像的成像质量，有利于提高 MRIgHIFU 治疗术中温度实时监控的时空分辨力。

4. 新辅助化疗联合高强度聚焦超声治疗乳腺癌　研究者周玲探讨新辅助化疗联合 GIFU 治疗乳腺癌的临床疗效。将乳腺癌患者随机分为观察组和对照组，各 40 例；对照组患者实施新辅助化疗，观察组在对照组治疗的基础上，实施 HIFU 治疗。新辅助化疗：化疗方案选用 CEF（环磷酰胺 + 5-FU + 表阿霉素）、CMF（环磷酰胺 + 5-FU + 甲氨蝶呤）或 TE（表阿霉素 + 艾素）方案。三种化疗方案均以 21 d 为 1 个疗程，术前共化疗 3 个周期。GIFU 治疗：声强 0 ~ 2000 W/cm²，频率 1.0 MHz，焦域 3 cm × 3 cm × 8 cm，焦距 16.5 cm，发射间隔时间 0.3 s，发射时间 0.15 s，换能器功率 60%。结果发现，观察组治疗后的肿瘤面积、肿瘤体积均明显小于对照组；TNM 分期Ⅲ期降为Ⅱ期和Ⅱ期降为Ⅰ期者所占比例均显著高于对照组（$P < 0.05$）。这些结果说明，新辅助化疗联合 GIFU 治疗乳腺癌可缩小肿瘤体积，减小肿瘤病灶面积，降低肿瘤临床分期，临床疗效确切。

研究者张信高分析 GIFU 联合新辅助化疗（环磷酰胺 + 表阿霉素）治疗乳腺癌的疗效。选取经病理确诊为原发性乳腺癌患者，分为参照组（单纯采用新辅助化疗治疗）和观察组（采用 HIFU 联合新辅助化疗），两组各 41 例，术后均给予乳腺癌改良根治性手术。结果发现，观察组和参照组总有效率分别为 90.24% 和 70.73%（$P < 0.05$）。结果提示，GIFU 联合新辅助化疗治疗乳腺癌疗效确切，值得临床使用。

5. 利用超声波轰炸乳腺癌细胞　2020 年 10 月，以色列特拉维夫大学 Talillovitsh 领导的一个国际研究团队在 *Proc Natl Acad Sci USA* 杂志发文，将超声与靶向肿瘤的微泡结合在一起，一旦超声波被激活，微泡就会像智能的目标弹头一样爆炸，在癌细胞的细胞膜上形成小孔，从而使基因传递成为可能。该技术利用低频超声（250 kHz）引爆微观的肿瘤靶向气泡，能够破坏 80% 的肿瘤细胞。微气泡是充满气体的微小气泡，直径只有血管的十分之一。在特定的频率和压力下，声波使微气泡像气球一样发挥作用，会周期性地膨胀和收缩。这一过程会增加物质从血管到周围组织的转移。研究者使用了在爆炸发生时附着在肿瘤细胞膜上靶向肿瘤的微泡，并将其直接注射到小鼠模型的肿瘤中。这种靶向治疗既安全又经济，能够摧毁大部分肿瘤。为了防止剩余的癌细胞扩散，需要摧毁所有的肿瘤细胞，在微泡旁边注射免疫治疗基因。在最初的爆炸中幸存下来 20% 的癌细胞中形成膜孔，从而基因可以进入细胞，触发免疫反应，摧毁癌细胞。小鼠身体两侧都有肿瘤，但免疫系统也攻击了另一侧。

（二）高强度聚焦超声治疗卵巢癌和宫颈癌等肿瘤

1. 高强度聚焦超声对大鼠卵巢癌的治疗效果　研究者探讨 HIFU 对大鼠卵巢癌的治疗效果及对免疫功能的影响。选取 40 只 SD 大鼠构建原位卵巢癌模型，随机分为对照组和 HIFU 组，每组 20 只。HIFU 组行局部 HIFU 治疗，对照组给予假照射处理。结果发现，HIFU 组大鼠经 HIFU 治疗 7 d，生活状态无变化或有好转，而对照组大鼠逐渐衰竭。HIFU 组大鼠的中位生存时间为 48.0 ± 4.5 d，明显长于对照组的 40.0 ± 3.6 d（$P < 0.05$）；瘤体平均重量为 1.37 ± 0.92 g，显著低于对照组的 2.86 ± 0.73 g（$P < 0.05$）；卵巢组织发生显著形态学变化，血浆中 CD4⁺ T 细胞较对照组显著增高，CD8⁺ T 细胞

较对照组显著降低，$CD4^+/CD8^+$ T 细胞比值较对照组明显提高（$P < 0.05$），说明 HIFU 具有抑制肿瘤生长的作用，可能与增强机体免疫功能有关。

2. 高强度聚焦超声联合化疗对宫颈癌的疗效　研究者探讨 HIFU 联合化疗对女性宫颈癌的疗效和安全性。选择女性宫颈癌患者，将其随机平均分为对照组 34 例和实验组 34 例。对照组患者采用 PF 化疗方案（顺铂 + 5- 氟尿嘧啶），实验组患者采用化疗联合 HIFU 治疗。结果发现，与对照组比较，实验组治疗后完全缓解患者比例较高（$P < 0.05$），且病情进展（PD）患者比例较低（$P < 0.05$），临床治疗效果优于单纯化疗。与对照组比较，实验组发生疼痛（$P < 0.05$）和下肢麻木（$P < 0.05$）的比例较高，其它不良反应事件发生率两组比较差异不显著。实验组患者治疗后 12 个月生存率较高。提示，GIFU 可显著增强化疗对宫颈癌的疗效，提高患者治疗后 12 个月生存率。

3. 参丹散结胶囊联合高强度聚焦超声治疗女性恶性肿瘤骨转移　女性恶性肿瘤骨转移是临床常见疾病之一，骨转移病变常可引起患者出现溶骨性骨结构损伤，并由此导致高钙血症、病理性骨折、骨痛及骨骼功能障碍等骨相关事件发生。目前，临床常采用放射性核素治疗、化疗、内分泌治疗及放疗等方法对妇科恶性肿瘤骨转移进行治疗，但由于部分患者合并基础性疾病且体质较差，常无法耐受上述治疗。核磁共振成像（MRI）引导下的 GIFU 消融是一种新型肿瘤无创治疗技术，具有可准确监测病灶组织温度及治疗的精确性高等特点。

为此，研究者观察参丹散结胶囊联合 MRI 引导下的 GIFU 消融治疗女性恶性肿瘤骨转移的临床疗效。218 例女性恶性肿瘤骨转移患者，对照组给予 MRI 引导下的 GIFU 消融治疗；观察组另给予参丹散结胶囊治疗。结果发现，治疗后，观察组客观缓解率及疾病控制率明显高于对照组（$P < 0.05$）；躯体功能、社会功能、情绪功能、认知功能及角色功能评分均明显高于对照组（$P < 0.05$），疼痛程度、生活能力、行走能力及思维能力评分也明显高于对照组（$P < 0.05$）；骨代谢标记物含量（β- 胶原特殊序列、抗酒石酸酸性磷酸酶 5b、1 型原胶原 N- 末端前肽和血骨钙素）改善程度均明显优于对照组（$P < 0.05$）。这些结果提示，参丹散结胶囊联合 MRI 引导下的 GIFU 消融治疗女性恶性肿瘤骨转移疗效较好。相对于非手术治疗方法，GIFU 消融可更有效地消除骨皮质及骨膜上的神经感受器，从而缩小肿瘤体积，而该类型消融术较姑息性手术切除能够更有效地改善患者疼痛。

（三）高强度聚焦超声治疗前列腺癌

前列腺癌是常见的老年男性恶性肿瘤，多见于 50 岁以上男性，平均发病年龄为 72 岁，其发病率随年龄增加而增加。在我国，前列腺癌的发病率近年来呈逐年上升趋势，目前前列腺癌的主要治疗方式为前列腺癌根治性切除术、放射治疗及内分泌治疗。而对于一些不能耐受或拒绝手术及放疗和局部复发者，HIFU 是一种可行、有效的治疗方式，特别是对于早期的局限性前列腺癌，可作为替代手术或放疗的无创治疗手段。

1. 高强度聚焦超声治疗早期局限性前列腺癌　目前，单独的 HIFU 治疗主要用于治疗早期的局限性前列腺癌，临床适应证主要为年龄大于 70 岁、Gleason 评分小于或等于 7 分，前列腺特异性抗原（PSA）$\leq$ 15 μg/L 及存在并发症不适合手术或拒绝手术，且 TNM 分期为 $T_{1\sim2}N_{x\sim0}M_0$ 的局限性前列腺癌患者。单独 HIFU 治疗早期局限性前列腺癌可明显降低血清 PSA 水平，有效延长生存期。有研究表明，经 HIFU 治疗后，患者免疫功能在近期内可得到较明显的改善和提高。研究还发现，治疗后 2 周患者外周血 CD4$^+$ T 细胞百分比及 CD4$^+$/CD8$^+$ T 细胞比值明显升高，细胞因子 IL-2 和 IFN-γ 水平也明显增高，而 IL-4 和 IL-10 水平明显降低。这可能是因为 HIFU 改变了肿瘤的细胞膜结构及免疫原性，促进肿瘤细胞合成热休克蛋白，从而促进 T 细胞免疫反应，并进一步促进机体产生细胞因子在肿瘤组织中聚集，调节机体抗肿瘤免疫。另外，HIFU 治疗后的坏死产物也可刺激免疫系统。

2. 高强度聚焦超声联合其他疗法治疗前列腺癌

（1）HIFU 联合放射治疗前列腺癌：HIFU 能在一定程度上激活前列腺癌患者的肿瘤免疫，故放疗联合 HIFU 既能消灭癌灶，又能有效激活机体的抗肿瘤免疫反应。有报道，局部放疗后再联合 HIFU 治疗前列腺癌，能够显著延缓肿瘤进展，延长生存期，是一种确切有效的综合治疗方法。

（2）HIFU 联合内分泌治疗前列腺癌：内分泌治疗是治疗晚期前列腺癌的一线治疗方法，主要适用于局部进展和转移性前列腺癌，即 TNM 分期的 $T_3N_{0-3}M_1$ 期，还用于根治性手术和放疗前后的辅助治疗。但在治疗过程中，患者可逐渐产生抵抗转变为非激素依赖性前列腺癌，以致内分泌疗法的效果将大大降低。有研究表明，HIFU 联合内分泌治疗前列腺癌可有效延长晚期患者生存期，比单纯内分泌治疗疗效更佳。研究者将 53 例晚期前列腺癌患者随机分为 HIFU 联合内分泌组及单纯内分泌治疗组，通过对比两组患者血清 PSA、国际前列腺症状评分（IPSS）、前列腺体积（PV）和最大尿流率（Qmax）在治疗前后的变化，发现 HIFU 联合内分泌疗法明显优于单纯内分泌疗法。

HIFU 联合内分泌治疗前列腺癌内分泌治疗是治疗晚期前列腺癌的一线治疗方法，主要适用于局部进展和转移性前列腺癌，即 TNM 分期的 $T_3N_{0-3}M_1$ 期，还用于根治性手术和放疗前后的辅助治疗。但在治疗过程中，患者可逐渐产生抵抗转变为非激素依赖性前列腺癌，以致内分泌疗法的效果将大大降低。有研究表明，HIFU 联合内分泌治疗前列腺癌可有效延长晚期患者生存期，比单纯内分泌治疗疗效更佳。

（3）HIFU 联合经尿道前列腺电切术治疗前列腺癌：HIFU 治疗因受其换能器焦距的限制，对于较大体积（如大于 50 cm^3）的前列腺癌，超声焦点不能到达外周病灶部位，而前列腺癌主要好发于前列腺外周带。经尿道前列腺电切术则可以通过镜下直视直接切除病灶，且不会受病灶大小的影响，但单独的电切术仅适用于较为早期的前列腺癌，若与 HIFU 联合应用则可有效地提高治疗效果。研究者随访 71 例前列腺癌患者发现，经尿道前列腺电切术联合 HIFU 治疗后的患者，前列腺穿刺活检阴性率为 74.0%~77.7%，高于单独行经尿道前列腺电切术患者。故经尿道前列腺电切术联合 HIFU 可提高前列腺穿刺活检阴性率，而且 HIFU 术前 1 个月行经尿道前列腺电切术可降低术后膀胱出口梗阻的发生率。

3. 高强度聚焦超声治疗前列腺癌的并发症、优点及局限性

（1）HIFU 治疗前列腺癌的并发症：HIFU 治疗前列腺癌后的并发症主要有尿频、尿急和尿失禁等在短期内可自愈的泌尿道症状，并可发生膀胱出口梗阻导致的尿潴留、泌尿道感染、附睾炎和阴茎勃起功能障碍等，更严重的并发症则有尿道直肠瘘、急性心血管事件等。对于膀胱出口梗阻并发症，

发生率为 12.0%～25.6%，年龄较大者更容易发生。其余并发症，如尿失禁、附睾炎的发生率约为 12.0% 和 7.6%，泌尿道感染发生率为 16.0%～23.8%，尿道直肠瘘发生率约为 4.0%，有极少数在随访中死于急性心肌梗死的案例报道。

（2）HIFU 治疗前列腺癌的优点：HIFU 是一种非侵入性且能使实体肿瘤细胞坏死的治疗方法，对人体创伤小，并发症少，具有可重复多次治疗的优点。相较于前列腺癌的内分泌治疗，HIFU 对非雄激素依赖性前列腺癌可从根本上消融病灶，具有更好的疗效。与经直肠前列腺切除术相比，HIFU 则具有不出血、创伤小及可多次重复治疗的优势；相比于局部放射治疗，HIFU 则具有无放射性、毒性反应小的优点。HIFU 与其他治疗方法联合应用则对晚期前列腺癌具有更好的疗效。

（3）HIFU 治疗前列腺癌的局限性：由于超声波本身的特性、设备的限制及前列腺癌的特点等各方面的限制，HIFU 存在一些不足：① 对于较晚期的前列腺癌仅通过 HIFU 治疗，不能完全消融病灶，仅能起到局部消融病灶、减轻肿瘤负荷及改善症状的作用，仍需联合其他治疗手段，以达到延长生存期的目的；② 由于超声换能器本身焦距的限制，个别体积较大的前列腺癌，超声可能无法抵达前列腺癌好发的外周带，且不能进行有效消融，此时仍需手术进行切除；③ HIFU 治疗中虽有超声实时监控，但定位病灶后仍需非全身麻醉患者高度配合，以避免在治疗中因微小位移造成位置偏差，防止重新定位延长手术时间，或误伤病灶周围正常组织和腺体。

四、高强度聚焦超声治疗其他肿瘤

（一）高强度聚焦超声治疗肾上腺肿瘤

肾上腺肿瘤常导致心肌病、心律失常和继发性高血压等心血管并发症，其继发性高血压导致心血管事件的发生风险更高。肾上腺肿瘤的治疗由开放性手术逐渐发展到腹腔镜、经皮穿刺消融术，但都无法完全避免有创操作相关的出血、感染和创伤等风险。HIFU 利用超声波产生的瞬态高温和空化作用，使组织产生凝固性坏死，而对靶组织周围几乎无损伤，这提供了一个可精确聚焦治疗肿瘤而无皮肤切口的无创治疗方法。有研究表明，HIFU 可准确定位和有效破坏肾上腺肿瘤组织。

1. 高强度聚焦超声治疗合并心血管并发症肾上腺肿瘤　研究者探讨 HIFU 消融术治疗合并心血管并发症的肾上腺肿瘤患者的有效性和安全性。对 5 例伴有心血管并发症的功能性肾上腺肿瘤患者（共 5 个病灶）进行 HIFU 消融术，其中嗜铬细胞瘤伴儿茶酚胺性心肌病 1 例，原发性醛固酮增多症伴高血压病或腺瘤伴高血压病各 2 例。结果发现，5 例肾上腺肿瘤患者均顺利完成 HIFU 消融术，术中及术后均无严重并发症。2 例较小病灶完全性坏死，2 例病灶 90% 以上坏死，1 例（嗜铬细胞瘤）病灶经 2 次消融后达到部分坏死。1 例合并茶酚胺性心肌病嗜铬细胞瘤患者术后心脏缩小，心功能明显改善（图 27-4）；4 例并发高血压的肾上腺肿瘤患者中，2 例血压恢复正常（图 27-5），2 例降压药用药减少且血压控制良好（图 27-6）。研究者认为，HIFU 消融术能实现安全、有效和无创地消融肾上腺肿瘤，从而缓解相关心血管并发症。

2. 高强度聚焦超声治疗肾上腺嗜铬细胞瘤　研究者探讨 GIFU 治疗肾上腺嗜铬细胞瘤的临床效果。

结果发现，10 例持续性高血压的肾上腺嗜铬细胞瘤患者经 GIFU 治疗后，能够无创性地凝固性坏死肾上腺嗜铬细胞瘤，使持续性高血压恢复至正常水平，无并发症出现。通过比较治疗前后 MRI 的影像学变化，提示治疗靶区凝固性坏死（图 27-7）。研究结果说明，GIFU 是治疗肾上腺嗜铬细胞瘤的安全有效的方法。

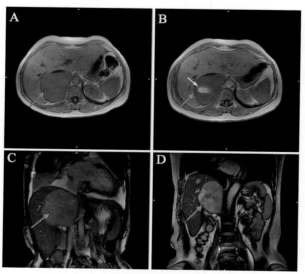

图 27-4　嗜铬细胞瘤患者消融前后 MRI 图像
图中，A. 术前行增强 MRI 的 T2 加权成像；B. 术后 14 d 左右复查腹部增强 MRI 的 T2 加权成像，其内可见消融灶呈长 T2 信号；C. 术前行 MRI 检查的冠状面（稳态采集快速成像序列序列成像）影像；D. 术后 3 个月复查 MRI 检查的冠状面（稳态采集快速成像序列序列成像）影像，可见肿瘤体积明显缩小；
红色箭头所指为肾上腺肿瘤，黄色箭头所指为肿块内消融灶

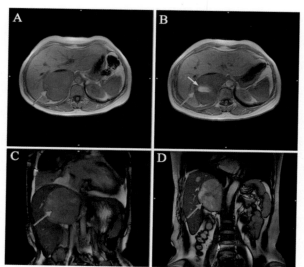

图 27-5　合并轻度高血压的肾上腺腺瘤患者术前的 CT 平扫及增强与术后的 MRI 增强图像
图中，A. 显示术前 CT 平扫右侧肾上腺区一直径约 2.0 cm 的低密度结节影；B. 显示术前 CT 增强后瘤体不均匀强化；C. 术后增强 MRI 图像的 T2 加权图像，显示整个病灶呈高信号影；D. 术后 T1 加权增强图像，显示肿瘤边缘强化，中央无灌注；红色箭头所指为肾上腺肿块

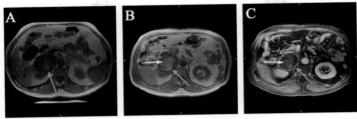

图 27-6　合并顽固性高血压的肾上腺腺瘤患者术前与术后的 MRI 图像

图中，A. 术前行 MRI 检查的 T2 加权成像，右侧肾上腺区可见一边界清楚光滑的类圆形肿块，红色箭头所示；B. HIFU 消融术后 14 d 复查 MRI 的 T2 加权成像，可见肿块中心有一较大范围（大于 90%）呈长 T2 的信号影，黄色箭头所示；C. HIFU 消融术后 14 d 复查 MRI 的 T1 加权增强成像，可见病灶边缘强度强化，中央（大于 90%）无灌注；红色箭头所指为肿瘤所在部位，黄色箭头所示为消融区域

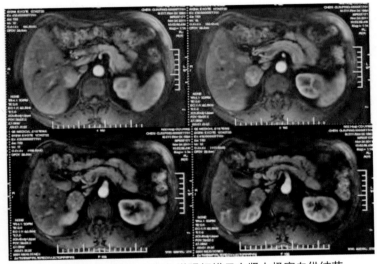

肾上腺嗜铬细胞瘤，T1WI 增强扫描见右肾上极富血供结节

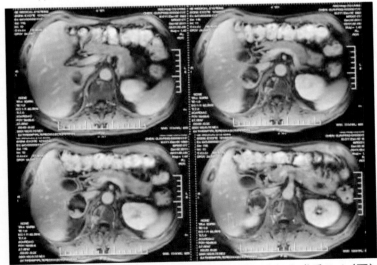

图 27-7　高强度聚焦超声（HIFU）治疗肾上腺嗜铬细胞瘤术前（上）和术后 7 d（下）增强 MRI 声像图

图中，患者治疗后 7 d，T1WI 增强扫描见靶区凝固性坏死

（二）高强度聚焦超声治疗骨肿瘤

骨肿瘤分为原发性和转移性骨肿瘤，是一种致残、致死率较高的疾病，严重影响患者的生活质量。

保守手术切除是治疗原发性骨肿瘤的主要方法，约 80% 保守手术切除能改善骨肉瘤患者的生存率；截肢术仅用于不能传统保守手术治疗的患者。HIFU 现已成为继手术和放化疗等之后治疗恶性骨肿瘤的新手段之一。

1. 高强度聚焦超声治疗骨肿瘤的有效性和安全性　研究者经计算机检索文献、提取资料，采用 RevMan 5.1 软件进行 Meta 分析。纳入 10 个病例系列研究，共 257 例患者（男性 157 例，女性 100 例）。研究显示，HIFU 治疗原发性骨肿瘤 1、2、3 和 5 年总生存率分别为 89.8%、72.3%、60.5% 和 50.5%，其中 Ⅱ b 期患者分别为 93.3%、82.4%、75% 和 63.7%；Ⅲ 期患者分别为 79.2%、42.2%、21.1% 和 15.8%。HIFU 治疗骨肿瘤的局部复发率为 7% ~ 9%。1、2、3 和 5 年复发率分别为 0、6.2%、11.8% 和 11.8%；截肢率为 2% ~ 7%；不良反应发生率为 27.2%（70/257），主要为轻度灼伤（21/257，8.2%）、Ⅰ 度烧伤（16/257，6.2%）、神经损伤（10/257，3.9%）和骨折（6/257，2.3%）等。结果证实，HIFU 为骨肿瘤患者提供了一种可供选择的治疗方案，具有一定的有效性和安全性，但尚需开展针对不同瘤种、临床分期及病灶部位的高质量随机对照试验或队列研究加以验证。

2. 高强度聚焦超声治疗骨肿瘤的适应证和禁忌证

（1）适用于 GIFU 治疗的恶性骨肿瘤：通常位于四肢和骨盆，主要是 Enneking 分期 Ⅱ a 期及 Ⅱ a 期以下，瘤段骨尚有足够负重强度的 Ⅱ b 期及 Ⅲ 期病例也可为其适应证，以及无手术指征的晚期转移性骨肿瘤的止痛治疗。四肢恶性骨肿瘤保肢疗法中，GIFU 的适应证：① 患者年龄在 10 岁以上，骨的生长发育已趋成熟；② Enneking 分期为 Ⅱ a 期效果最为理想，但 Ⅱ b 期肿瘤对化疗反应较佳者也可施行；③ 重要血管、神经束未被侵犯的 Ⅱ b 期肿瘤或未被推挤移位；④ 肿瘤能够被完全切除。

（2）禁忌或应审慎治疗：有下列情况时，应视为禁忌或应审慎治疗：① 肿瘤部位病理性骨折；② 肿瘤位于脊椎、颅骨部位瘤体；③ 与皮肤距离 < 0.5 cm；④ 肿瘤侵犯或超过关节；⑤ 瘤体侵犯或包裹神经、血管；⑥ 瘤骨周围软组织巨大。

3. 高强度聚焦超声治疗恶性骨肿瘤的优缺点

（1）GIFU 治疗骨肿瘤优点：GIFU 治疗骨肿瘤与手术保肢相比较有如下优点：① 非侵入性肿瘤"切除"，减少了肿瘤医源性播散和种植的机会；② GIFU 治疗后可以保持骨原来的形状和连续性，充分利用灭活的肿瘤骨段进行重建；③ GIFU 治疗中可实时监测反馈，评估疗效；④ 对治疗不彻底或局部复发的患者比较容易进行重复治疗；⑤ GIFU 治疗过程痛苦较少，不损伤正常组织，患者易于接受；⑥ 由于无手术切口，不必推迟化疗的进行，有利于保证化疗的剂量强度。与常用的高温治疗技术（微波、射频等）比较，其最突出的优点是非侵入（不需要穿刺）和适形热切除不同形状、大小的肿瘤。

（2）GIFU 治疗骨肿瘤缺点：① GIFU 治疗骨肿瘤的适应证比较窄；② GIFU 治疗骨肿瘤超声实时监控图像相对模糊，组织结构分界不清晰，立体感不强，且超声图像容易受空化效应的干扰；③ 存在一定的并发症，主要有局部神经损伤、皮肤烧伤和病理性骨折等。

4. 高强度聚焦超声治疗骨肉瘤　骨肉瘤是最常见的恶性成骨性肿瘤之一，发病年龄多在 15 ~ 25 岁，男性多于女性。骨肉瘤发病因素复杂、恶性程度很高，预后差。研究者选取 24 例骨肉瘤患者，探讨 GIFU 治疗效果。结果发现，骨肉瘤患者经过 GIFU 治疗后临床症状有所减轻，疼痛缓解，心、肝、脾、肺和肾功能正常，血清碱性磷酸酶（ALP）下降，骨显像和彩色多普勒超声图像显示瘤体明显缩小，瘤体血供减少和肿瘤血管染色体消失，肿瘤细胞发生凝固性大片坏死，回声增强，彩色多普勒超声图像具有特征性变化。因此，GIFU 治疗骨肉瘤有较好的安全性和可靠性，能够有效地缓解患者临床症状体征，在超声覆盖的范围可以有效杀死肿瘤细胞，值得临床上推广使用。

（三）高强度聚焦超声治疗盆腔晚期实性肿瘤

研究者探讨 HIFU 治疗 25 例（共计 58 次）盆腔晚期实性肿瘤的近期临床效果及安全性，均于治疗前行影像学检查及进行疼痛评分，并于治疗后 3 个月随访，观察其影像学变化、肿瘤标志物水平及疼痛的改善，了解治疗过程中并发症。结果发现，经 HIFU 治疗后 3 个月，彩色多普勒检查回声增强、血供明显减少，疼痛评分治疗前后变化有统计学意义；根据肿瘤大小等的变化，其有效率为 56%，疾病稳定率为 84%。其中，1 例出现皮肤灼伤，2 例出现低热，未出现其它并发症及不良反应。结果说明，HIFU 治疗盆腔晚期实性肿瘤有一定疗效，且不良反应少，值得进一步探讨。

（四）高强度聚焦超声治疗膀胱肿瘤

研究者探讨 HIFU 治疗膀胱肿瘤的疗效和安全性。采用 FEP-BY02 型高能聚焦超声肿瘤治疗机对 46 例中晚期膀胱肿瘤患者进行治疗。结果发现，治疗后 3 个月，完全缓解率（CR）为 30.4%（14/46），部分缓解率（PR）为 50.0%（23/46），总有效率为 80.4%（37/46）。全部病例治疗过程未发生不良反应。治疗后 3 年生存率为 58.7%（27/46）。提示，HIFU 治疗中晚期膀胱肿瘤有一定的疗效，治疗安全性较高。

（五）高强度聚焦超声治疗荷瘤兔肾癌

胡骁轶等评估超声检查在 HIFU 治疗兔 VX2 肾癌中的价值及随访的适宜时机。实验采用纯种新西兰大白兔 14 只，建立肾癌原位肿瘤动物模型。VX2 肿瘤细胞株起源于 Shope 病毒诱发的兔乳头状瘤衍生的鳞癌，经过 72 次移植传代后正式建株。这种细胞株是一种可移植的肿瘤细胞株，可接种到兔的肾、肝和子宫等部位，制成原位肿瘤动物模型。

本实验对所有兔先进行超声检查，再随机分成对照组（5 只），仅进行 HIFU 假照射，于 1 周、1 个月后行超声检查；治疗组（9 只），行 HIFU 治疗，1 周、1 个月后行超声检查。结果发现，肿瘤回声：所有肿瘤在治疗前均显示中低回声；对照组肿瘤在假照射后 1 周、1 个月回声不变；治疗组在治疗后 1 周，77.8% 的肿瘤表现为治疗区域结构紊乱、回声增高；治疗后 1 月，治疗区域显示清晰，88.9% 的肿瘤回声增高，并可见到纤维化、钙化表现。肿瘤体积：对照组兔处死前的超声检查所测得肿瘤体积和解剖后所测得肿瘤体积比较，无明显差异；同法比较治疗组肿瘤体积，差异无明显差异。治疗前超声体积和 HIFU 治疗点数之间有较好相关性（$P < 0.05$），回归分析呈一元线性相关。治疗后肿瘤细胞凝固性坏死，伴纤维化、钙化改变；未治疗肿瘤生长旺盛。病理结果和超声结果有良好的一致性。结果提示，超声检查可以为制定 HIFU 治疗计划提供参考，超声可以作为 HIFU 治疗肾癌后可选的随访手段，超声随访宜在治疗后 1 个月进行。上述结果为临床应用提供了重要实验依据。

（六）高强度聚焦超声协同紫杉醇热敏脂质体治疗小鼠 Lewis 肺癌

本实验获得的紫杉醇热敏脂质体是一种热靶向性载体药。在相变温度（一般 42℃ 左右）条件下，脂质体膜磷脂可从凝胶态过渡到液晶态，膜的流动性、通透性大大增加，包裹的紫杉醇可以有效释放。而 HIFU 治疗时产生的温热区理论上应当是理想的药物释放靶区。研究者探讨 HIFU 协同紫杉醇热敏脂质体（PTL）对的治疗效果。实验建立 Lewis 肺癌小鼠模型，按肿瘤大小区组随机分为 6 组，即对照组、单纯 HIFU 组（HIFU）、紫杉醇普通注射液组（PTX）、紫杉醇普通注射液联合 HIFU 组（PTX + HIFU）、紫杉醇热敏脂质体组（PTL）和紫杉醇热敏脂质体联合 HIFU 组（PTL + HIFU）。实验结果发现，PTL + HIFU 组的抑瘤率为 71.6%，显著高于 PTX + HIFU 组的抑瘤率 50.0%（$P < 0.05$），且前两组均高于 PTX 组（21.3%，$P < 0.05$）和 PTL 组（23.4%，$P < 0.05$），PTX 组和 PTL 组的抑瘤率未见明显差异。同时，HIFU 联合两种不同剂型紫杉醇治疗组，与单纯紫杉醇药物治疗组比较，肿瘤细胞坏死范围和程度均较显著，以 HIFU 联合紫杉醇热敏脂质体组最明显。单纯紫杉醇药物治疗的两组，肿瘤坏死情况差异不明显。这些结果提示，GIFU 协同紫杉醇热敏脂质体治疗小鼠 Lewis 肺癌，具有明显的抑瘤效果，HIFU 可以作为热敏脂质体靶向治疗肿瘤的热源。

（七）利用超声波杀伤癌细胞

1. 将超声与靶向肿瘤的微泡结合在一起　2020 年 6 月，以色列特拉维夫大学生物医学工程系的 Ilovitsh 在斯坦福大学的博士后期间在 *Proc Natl Acad Sci USA* 杂志发文，将基因传递到乳腺癌细胞中的非侵入性技术平台，该技术将超声与靶向肿瘤的微泡结合在一起。一旦激活了超声波，微泡就会向目标爆炸，在癌细胞膜上形成孔，实现基因传递。这项研究历时 2 年。研究者在斯坦福大学开发了这项突破性技术。该技术利用低频超声（250 kHz）引爆微观的肿瘤靶向气泡。在体内，细胞破坏达到肿瘤细胞的 80%。微气泡是充满气体的微小气泡，直径只有血管的十分之一。在某些频率和压力下，声波使微气泡像气球一样发挥作用：它们会周期性地膨胀和收缩。这一过程会增加物质从血管到周围组织的转移。使用比以前使用的频率更低的频率，微气泡可以显著扩展，直到猛烈爆炸。

研究者使用了在爆炸发生时附着在肿瘤细胞膜上的靶向肿瘤的微泡，并将其直接注射到小鼠模型的肿瘤中。爆炸中大约 80% 的肿瘤细胞被破坏，安全有效地靶向治疗能够消灭大部分肿瘤。为了防止剩余的癌细胞扩散，需要消灭所有的肿瘤细胞。在微泡旁边注射了一种免疫疗法基因，这种微泡起着特洛伊木马的作用，并向免疫系统发出信号，攻击癌细胞。基因本身不能进入癌细胞。然而，该旨在增强免疫系统的基因与微泡一起被共同注射。在最初爆炸后幸存的其余 20% 的癌细胞中形成了膜孔，从而使基因进入了细胞。这触发了破坏癌细胞的免疫反应。

2. 聚焦超声治疗脑瘤　2020 年 5 月，美国弗吉尼亚大学医学院研究者在 *J Neuro-Oncol* 杂志发文，首创的 HIFU 技术用一种药物打击癌细胞，这种药物使癌细胞对声波敏感，然后用 HIFU 轰击癌细胞。声波在癌细胞内部制造微小气泡，导致癌细胞死亡。研究者正在实验室培养皿中的细胞样本上测试。研究结果表明，该技术在治疗恶性脑瘤和其他具有挑战性的肿瘤适应症方面具有巨大潜力，如肺癌、乳腺癌和黑色素瘤。研究者预测，这项技术特别适用于治疗身体不易接触的敏感部位癌症。

这种方法结合了两种已获批准的选择，即药物 5-ALA 和 HIFU，对几种不同类型的胶质母细胞瘤产生强大的肿瘤杀伤作用。为了评估新 HIFU 技术的潜力，观察了其对小鼠和人类细胞样本的影响，检查声波增敏药物 5-ALA、聚焦超声波和二者联合对细胞的杀伤效果，发现两者的结合比单独使用更有效。这种药物减少了 5% 的活癌细胞数量，而 HIFU 则减少 16%。加在一起，降幅为 47%。HIFU 在体内产生微小的热点，燃烧掉有害细胞，或者破坏细胞到足以引发免疫反应的程度。研究者使用了位于夏洛茨维尔的 HIFU 基金会（Charlottesville-based focus Ultrasound Foundation）的 3D 打印机和软件，完成了这项工作。

（八）EP-BY02 型高强度聚焦超声治疗儿童晚期腹膜后恶性肿瘤

张延刚等探讨 EP-BY02 型高强度聚焦超声（HIFU）对儿童晚期腹膜后恶性肿瘤的临床疗效及对胃肠道穿孔的影响。选取 80 例儿童晚期腹膜后恶性肿瘤患儿。采用放射治疗联合 HIFU 治疗的 40 例患儿纳入 HIFU 组，放射治疗的 40 例患儿纳入对照组。结果发现，治疗后 HIFU 组的总有效率为 82.5%，明显高于对照组的 50.0%（$P < 0.05$）。两组治疗后的疼痛评分低于治疗前，且卡氏评分高于治疗前，HIFU 组上述数据明显优于对照组（均 $P < 0.05$）。两组患儿治疗期间的胃肠道穿孔发生率比较差异无统计学意义。HIFU 组随访第 6 个月、9 个月和 12 个月的生存率分别为 97.5%、92.5% 和 80.0%，均明显高于对照组的 82.5%、72.5% 和 50.0%（均 $P < 0.05$）。因此，EP-BY02 型 HIFU 在儿童晚期腹膜后恶性肿瘤中应用，能提高临床疗效和生存率，缓解癌痛，且不会增加胃肠道穿孔发生率。

参考文献

[1] 陶敏慧，常诗卉，曾苗苗，等. 高强度聚焦超声经颅脑肿瘤治疗焦域的仿真研究. 应用声学，2016, 35(4):324-333.

[2] 毕蓓蕾，李甸源. 高强度聚焦超声消融治疗肝癌的三维超声造影疗效评估. 郑州大学硕士研究生学位论文，2016.

[3] 李捷，张水军. 高强度聚焦超声 (HIFU) 治疗肝癌的剂量学研究及联合氩氦刀治疗的临床研究. 郑州大学博士研究生学位论文，2015.

[4] 黄仕颖，梁爽，魏杨辉，等. CAO 方案化疗联合高频聚焦超声消融治疗 Ⅲ/Ⅳ 期肝母细胞瘤患儿疗效分析. 实用肝脏病杂志，2019, 22(4):569-572.

[5] 方敏洁，付明生，刘强. 肝动脉介入栓塞化疗联合高强度聚焦超声消融术在中晚期肝癌综合治疗中的应用效果和安全性分析. 中国医学装备，2018, 15(6):25-28.

[6] 付利然，桑凤梅，郭伟胜. 复方苦参注射液联合高强度聚焦超声治疗中晚期肝癌的价值. 中国老年学杂志，2018, 38(22):5452-5453.

[7] 张大为，何津，吴会静，等. 高强度聚焦超声联合 [125]I 粒子植入治疗中晚期原发性肝癌临床观察

海南医学, 2017, 28(1):37-40.

[8] 余怡, 许青, 朱忠政, 等. 高强度聚焦超声治疗非手术胰腺癌近期疗效评价及生存分析. 同济大学学报(医学版), 2018, 39(4):61-65.

[9] 张旺利, 刘永永, 王兴军, 等. 高强度聚焦超声对晚期胰腺癌疗效及肿瘤标志物的影响. 中国肿瘤外科杂志, 2018, 10(3):178-181.

[10] 施琦, 马士杰, 周传文, 等. 放疗联合高强度聚焦超声治疗胰腺癌的研究. 中国现代医学杂志, 2020, 30(7):59-63.

[11] 马亚慧. 高强度聚焦超声消融治疗子宫肌瘤的疗效与安全性评价. 现代诊断与治疗, 2018, 29(13):2091-2092.

[12] 宋丹. 探讨超声消融与腹腔镜手术治疗子宫肌瘤的临床对比研究. 中国医药指南, 2016, 14(30):159.

[13] 彭丽. 超声消融与腹腔镜手术治疗子宫肌瘤的疗效对比研究. 吉林医学, 2019, 40(4):850-851.

[14] 廖铃, 许永华, 周崑, 等. MRI 参数预测聚焦超声治疗子宫肌瘤的消融效果研究. 重庆医学, 2017, 46(9):1163-1167.

[15] 刘一诺, 陈锦云, 张蓉, 等. 定量 MR 信号强度与高强度聚焦超声消融子宫肌瘤疗效的关系. 中国医学影像学杂志, 2020, 28(6):466-470.

[16] Chen J, Li Y, Wang Z, et al. Evaluation of high-intensity focused ultrasound ablation for uterine fibroids: an IDEAL prospective exploration study. BJOG, 2018, 125(3):354-364.

[17] Yin N, Hu L, Xiao ZB, et al. Factors influencing thermal injury to skin and abdominal wall structures in HIFU ablation of uterine fibroids. Int J Hyperthermia, 2018, 34:1298-1303.

[18] 王伊, 王智彪, 许永华. 磁共振-超声双模态预测和评估 HIFU 联合微泡造影剂消融子宫肌瘤的临床研究. 重庆医科大学博士研究生学位论文, 2017.

[19] 彭松, 王智彪. 超声消融困难子宫肌瘤的预测策略研究. 重庆医科大学博士研究生学位论文, 2015.

[20] 张峰, 李飞燕. 高强度聚焦超声联合 PEI 治疗子宫腺肌瘤的临床疗效观察. 四川解剖学杂志, 2018, 26(3):44-46.

[21] 余倩, 高乙惠, 许萍萍, 等. 高强度聚焦超声联合全氟戊烷液滴在乳腺癌治疗增效中的实验研究. 声学技术, 2020, 39(2):195-199.

[22] Mauri GL, Nicosia Z, Xu S, et al. Focused ultrasound: tumour ablation and its potential to enhance immunological therapy to cancer. Br J Radiol, 2018, 91(1083):20170641.

[23] Okita K, Narumi R, Azuma T, et al. Effects of breast structure on high-intensity focused ultrasound focal error. J Ther Ultrasound, 2018, 6:4-16.

[24] Kovatcheva R, Zaletel K, Vlahov J, et al. Long-term efficacy of ultrasound-guided high-intensity focused ultrasound treatment of breast fibroadenoma. J Ther Ultrasound, 2017, 5(1):1-9.

[25] Corea J, Ye P, Seo D, et al. Printed receive coils with high acoustic transparency for magnetic resonance guided focused ultrasound. Sci Rep, 2018, 8(1):3392.

[26] 宣建桥，张鞠成．磁共振引导高强度聚焦超声治疗乳腺肿瘤患者的磁共振技术研究进展．医疗装备，2019, 32(9):198-200.

[27] 熊慧，刘小红，周欣，等．高强度聚焦超声对大鼠卵巢癌的治疗效果及对免疫功能的影响．中国当代医药，2018, 25(24):44-46.

[28] 史佳萍，华燕艳，李娜．高强度聚焦超声联合化疗对女性宫颈癌的疗效研究．实用癌症杂志，2016, 31(3):425-427,430.

[29] 任伟，王巧云．参丹散结胶囊联合核磁共振引导下的高强度聚焦超声消融治疗妇科恶性肿瘤骨转移临床研究．陕西中医，2019, 40(5):648-650.

[30] 曾林静，邹建中．高强度聚焦超声在前列腺癌治疗中的应用．现代医药卫生，2016, 32(9):1335-1337.

[31] 胡春兰，周龙，黄晶高．强度聚焦超声消融术治疗伴心血管并发症的肾上腺肿瘤患者5例报告．广西医学，2018, 40(3):245-248,258.

[32] 贾淑平，赵亮，蒋荷娟．高强度聚焦超声消融术在肿瘤治疗方面的应用进展．中国医疗器械信息，2019, 9:48-50.

[33] Ilovitsh T, Feng Y, Foiret J, et al. Low-frequency ultrasound-mediated cytokine transfection enhances T cell recruitment at local and distant tumor sites. Proc Natl Acad Sci USA, 2020, 117(23):12674-12685.

[34] Sheehan K, Sheehan D, Sulaiman M, et al. Investigation of the tumoricidal effects of sonodynamic therapy in malignant glioblastoma brain tumors. J Neurooncol, 2020, 148(1):9-16.

[35] Mainprize T, Lipsman N, Huang Y, et al. Blood-brain barrier opening in primary brain tumors with non-invasive MR-guided focused ultrasound: A clinical safety and feasibility study. Sci Rep, 2019, 9:321.

[36] Ghai S, Perlis N, Lindner U, et al. Magnetic resonance guided focused high frequency ultrasound ablation for focal therapy in prostate cancer-phase 1 trial. Eur Radiol, 2018, 28:4281-4287.

[37] Mauri G, Nicosia L, Xu Z, et al. Focused ultrasound: tumour ablation and its potential to enhance immunological therapy to cancer. Br J Radiol, 2018, 91(1083):20170641.

[38] Maiettini D, Mauri G, Varano G, et al. Pancreatic ablation: minimally invasive treatment options. Int J Hyperthermia, 2019, 36(2):53-58.

[39] Ning Z, Xie J, Chen Q, et al. HIFU is safe, effective, and feasible in pancreatic cancer patients: a monocentric retrospective study among 523 patients. Onco Targets Ther, 2019, 12:1021-1029.

[40] Tao SF, Gu WH, Gu JC, et al. A retrospective case series of high-intensity focused ultrasound (HIFU) in combination with gemcitabine and oxaliplatin (Gemox) on treating elderly middle and advanced pancreatic cancer. Onco Targets Ther, 2019, 12:9735-9745.

[41] Duc NM, Keserci B. Emerging clinical applications of high–intensity focused ultrasound. Diagn Interv Radiol, 2019, 25(5):398–409.

[42] Zhu B, Li J, Diao L, et al. High–intensity focused ultrasound ablation for advanced pancreatic cancer. J Cancer Res Ther, 2019, 15(4):831–835.

[43] Huang G, Ye X, Yang X, et al. Experimental study in vivo ablation of swine pancreas using high–intensity focused ultrasound. J Cancer Res Ther, 2019, 15(2):286–290.

[44] 徐智文, 胡凤霞. 高强度聚焦超声刀治疗晚期肝癌的疗效观察. 当代医学, 2021, 27(26):96–98.

[45] 张延刚, 张春燕. EP–BY02 型高强度聚焦超声对儿童晚期腹膜后恶性肿瘤的疗效观察. 中国肿瘤临床与康复, 2021, 28(7):819–822.

第二十八章 肿瘤磁感应治疗

第一节 肿瘤磁感应治疗、设备及基本原理

一、肿瘤磁感应治疗

1957 年，Gilchrist 等首次提出利用磁感应（magnetic induction）热疗肿瘤方法后，肿瘤磁感应热疗开始被人们认识，并得到快速发展。1979 年，Gordon 等提出临床磁感应热疗技术，即源于磁流体热疗（magnetic fluid hyperthermia，MFH）或细胞内热疗（intracellular hyperthermia，IH）的原理，采用纳米磁流体作为磁感应热疗的加热介质。德国柏林洪堡大学医学院 Jordan 研究组从 1993 年起开始磁流体热疗的实验研究，认为磁性纳米材料诱导的细胞内热疗是未来发展的趋势，即将纳米磁流体注入到靶部位中；由于细胞的吞噬和融合作用，磁性材料进入到细胞中，随着细胞的分裂，母细胞内的磁性材料会进入子细胞；将它们置于功率足够大、频率足够高的交变磁场中，随着细胞内磁性材料的产热，靶细胞会因局部的热效应而死亡，达到治疗效果。此外，日本名古屋大学 Kobayashi 研究组进行了一系列的利用磁流体热疗小型动物的实验研究，也是细胞内热疗的主要支持者之一。

在肿瘤磁感应治疗设备方面，从 20 世纪 60 年代开始，国外对其进行了探索，美国的几个研究组首先开展应用磁性微粒通过交变磁场对肿瘤热疗的实验，德国、美国、日本、意大利和韩国等开展了较多的研究，以德国柏林洪堡医学院 Jordan 研究组的研究处于世界前列，国内的清华大学和东南大学等科研单位在这方面进行了大量的研究。2003 年，Jordan 研究组研发出可供医学实验的交变磁场的加热装置。2004 年，东南大学吴亚和孙剑飞研发出交变磁场小型试验加热模拟装置。清华大学与广东工业大学研究小组通过多年的研究，开发完成了肿瘤动物热疗设备样机。2007 年，清华大学唐劲天研究小组对肿瘤热疗样机进行改进，研制出第 3 代用于临床试验的热疗机，提高了加热治疗的准确性和可控性。

虽然磁感应热疗已经发展了 30 多年，且已应用于临床，但是仍局限于瘤区局部介入给药，面临着注射位置及剂量限制、磁性纳米颗粒在肿瘤中分布不均一、瘤区加热分布不均一、易复发等问题，因而应用范围及适用症受到极大的限制。

二、肿瘤磁感应治疗设备

（一）交变磁场

进行肿瘤磁感应加热治疗，需要选择频率适中的交变磁场作为磁介质感应产热的能量来源。研究者借鉴磁感应加热电源技术，以感应线圈作为交变磁场发生设备，设计开发了一系列实验用中频交变磁场实验装置。

肿瘤磁感应治疗设备是通过外加交变磁场和植入产热介质实现肿瘤热疗的设备。植入肿瘤组织的产热介质在外部的交变磁场的作用下通过感应产生的涡流产热，在肿瘤组织局部传热并形成高温区。肿瘤组织的温度在42℃以上时，即可有效杀死肿瘤细胞，并可以激发人体自身的免疫功能。植入肿瘤组织的产热介质通常为铁磁性材料，分为毫米级、微米级和纳米级三类，其产热功率的主要贡献分别为涡流损耗、磁滞损耗和磁后效弛豫损耗，可以使肿瘤组织内形成适形高温区的同时，正常组织的温度控制在合理范围内，从而保护其不受高温破坏。

1. 磁芯式和线圈式磁感应治疗设备　肿瘤磁感应治疗设备频率在 100～300 kHz 之间。根据磁场的发生原理，肿瘤磁感应治疗设备主要分为磁芯式和线圈式这两类。磁芯式肿瘤磁感应治疗设备的原理是在缠绕在外加磁路上的线圈通入交变电流，从而在磁路上产生磁场。磁路包含磁体和两个磁极间的间隙。磁芯式肿瘤磁感应治疗设备用高磁导率材料形成磁路，通过缠绕在磁路上的线圈中通入交变电流，在磁路上产生磁场。由于空气的磁导率远远低于磁芯材料，磁场主要集中在磁极间隙处，从而形成治疗磁场。线圈式肿瘤磁感应治疗设备直接使用通入交变电流的线圈产生交变磁场。与磁芯式设备相比，线圈式设备的缺点是其磁场方向和强度的分布相对不够均匀，但其避免了磁芯材料的大量使用，减小了制作成本、设备体积和能耗，参数调节更为方便。

武建安等根据需要而实现磁场强度（10 kA/m 以上）和线圈载流，通过下式进行估算：

$$B_0 = \mu 0/2R \cdot N \cdot I$$

由此，可以得到待设计 D 形线圈的大致尺寸与匝数。所设计的 D 形线圈模型如图 28-1a 所示。考虑到模型的对称性，在 y－z 平面上施加 Et＝0 的边界条件，在 x－z 平面上施加 Ht＝0 的边界条件。对模型实施自由网格划分，网格类型为四面体，网格化结果如图 28-1b。

针对头部肿瘤的线圈式磁感应肿瘤治疗设备设计中，为了提高治疗磁场的强度与均匀度，需要对传统的圆形同轴线圈进行改进。根据临床需求和理论分析，采用 D 形线圈设计，并通过软件仿真与实际测量加以评估。研究结果表明，在相同条件下 D 形线圈与圆形线圈相比，其中心磁场强度提高了约 5.9%，达到 12.6 kA/m，有效治疗空间增加约 4.6%，设备性能有了一定的提高。D 形线圈中心处磁场强度为 11.7 kA/m，与仿真值的偏差为 7.7%。软件仿真与实验测量的线圈电感值分别是 3.48 μH 和 3.9 μH，均满足串联谐振的条件，其测量结果均符合设备要求（图 28-2）。

2. 交变磁场参数的优化调控　在实际肿瘤靶向磁感应热疗过程中，优化的交变磁场发生器的参数以及热聚焦装置的设计构建也是非常重要的，具体包括线圈优化结构设计、磁场参数（强度、频率）选择及交变磁场结合恒磁场的热聚焦装置设计构建。这是因为交变磁场不仅可以作为磁感应热疗的能源达到加温治疗肿瘤的效果，它本身的涡流效应对于正常细胞也有一定的作用，因此在肿瘤热疗过程中，应选定安全的交变磁场参数。一般，要求安全性交变磁场的频率（f）和场强（H）的乘积不得超过 5.0×10^9 Am/s；而其配备的感应线圈要求刚好覆盖肿瘤区域，这样可以避免其他脏器处于磁感应强度最高的区域，对机体减少不必要的伤害。

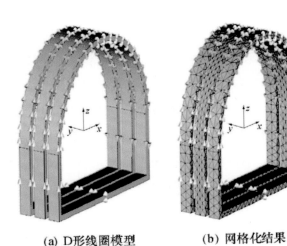

(a) D形线圈模型   (b) 网格化结果

图 28-1　建立 D 形线圈模型与网格化结果

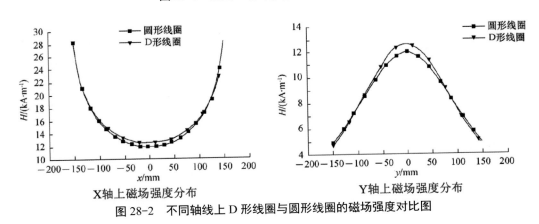

X轴上磁场强度分布

Y轴上磁场强度分布

图 28-2　不同轴线上 D 形线圈与圆形线圈的磁场强度对比图

磁感应热疗所采用的磁场频率范围主要在中低频范围，选择这一范围主要是考虑到过低频率的交变磁场易在人体内产生神经肌肉刺激症状，而过高的频率则可使人体组织内产生涡流加热，使正常组织温度也升高。在实际治疗中，磁场频率随设备而定，一般为设定好的一个固定值，而磁场强度则根据不同的治疗需求进行调节，以达交变磁场的协同杀伤效应。

交变磁场不仅可以作为磁感应热疗的能源达到加温治疗肿瘤的效果，它本身对于肿瘤细胞也有一定的作用。因此，交变磁场对于磁感应加温治疗肿瘤，可能存在协同抑制肿瘤细胞的作用，其机制可能是激发机体免疫或直接诱导肿瘤细胞凋亡。

（二）磁介质

1.磁介质的特性

（1）一种铁磁性物质：磁介质能在交变磁场中升温，是靶向导入到肿瘤区，并发热，以达到治疗肿瘤效果的介质。磁介质是磁感应热疗技术的关键环节，对于实现热疗肿瘤具有重要作用。因此，明确磁介质的热效应及影响因素，研制出适宜的磁介质，对于磁感应技术的应用和发展非常关键。磁介质分为毫米级（mm）、微米级（μm）和纳米（nm）级磁介质。毫米级磁介质属于热敏磁性材料，即毫米级热籽，在交变磁场下的产热机制主要是涡流效应，多用于加温深部肿瘤，有良好的热疗效果。微米级磁介质属于多畴磁性颗粒，在交变磁场下的产热机制主要是磁滞损耗，多用于动脉栓塞热疗，具有很好的协同热疗肿瘤效果。对于纳米级磁介质颗粒，其产热机制是磁性颗粒的磁矢量旋转和颗粒本身的物理旋转，即奈尔松弛（Néel relaxation）。磁性微/纳米颗粒根据其特性，又可分别制成磁流体、磁性脂质体和磁性玻璃陶瓷微/纳米颗粒等。

（2）磁介质的居里点作用及自控温：不同级数的热籽，都有其特定居里温度，可通过居里点现象，在肿瘤磁感应治疗中实现自控温的作用。热籽所采用的合金可以限制其最高温度，即居里点现象。热籽置于交变磁场中，开始感应加热，当其温度升高并达到居里点时，便失去磁性而导致加热升温能力急剧下降，当温度下降到居里点以下时，热籽又具有磁性而恢复加热能力，并最终使要加热的区域达到同热籽居里点相近的温度，因而达到自控温的目的。

（3）不同磁介质具有不同导入肿瘤组织的方式：磁介质是在影像学的引导下进入组织，大大增加磁介质导入的准确性，从而使磁感应热疗具有一定的靶向性。不同的磁介质，具有不同的导入肿瘤组织的方式，因而产生不同的肿瘤热疗作用及体内靶向性。热籽是通过外科方法，利用一个定位模板，经皮植入肿瘤组织，属于组织间植入热疗。

（4）磁性骨水泥：这是一种兼顾骨修复和肿瘤热疗的新型磁感应热疗介质。为了获得性能优良的磁性骨水泥，研究者选择7种微米级金属介质，分别对其形貌、升温能力及磁学性能进行筛选，获得了性能优良的磁性介质。优选出的磁性介质与磷酸钙骨水泥按照不同比例混合，制备出不同配比的磁性骨水泥。通过测试凝固时间、抗压强度和体外升温等指标，进一步确定磁性骨水泥的最优配比，为其应用提供实验依据。

2. 磁性纳米材料　磁性纳米材料的磁感应热疗是近年发展的一种新型治疗方式，利用磁介质进入肿瘤组织后，在外加交变磁场作用下，磁介质由于 Néel 和 Brownian 弛豫效应而感应发热，使肿瘤组织达到一定温度（一般42℃以上）而诱导肿瘤细胞凋亡。此外，高温能增加休克蛋白合成，激发主动免疫的形成，从而达到治疗恶性肿瘤的效果。因其特有的靶向、微创、无毒及疗效明显等优点，磁性纳米材料的磁感应热疗正逐渐受到国内外研究者的关注。

（1）磁性纳米颗粒：随着纳米材料制备技术的快速发展，磁性纳米颗粒被广泛应用于磁感应热疗领域，其中 Fe_3O_4 和 $\gamma-Fe_2O_3$ 磁性纳米颗粒因其优异的生物相容性和磁感应升温性能备受研究者的青睐。利用磁性纳米颗粒作为肿瘤磁感应热疗介质，在导入肿瘤靶区后可实现更均匀的分布，并且具有高效的能量吸收产热效率，提高热疗效果。同时，表面修饰的磁性纳米颗粒还具有无毒性、更好的生物相容性及可注射导入及肿瘤靶区高灌注率等诸多优点。纯质的氧化铁纳米颗粒体系通常存在易团聚的现象，会对颗粒体系磁性及其热疗效果产生直接影响。制备生物医学应用的纳米磁颗粒，需要对颗粒表面进行修饰以防止团聚，并且颗粒表面的保护层还可以进一步进行功能化，连接目标分子或药物以实现纳米磁颗粒载体在靶向治疗中的应用。

磁性纳米颗粒对电磁波有特殊吸收率,在高频交变磁场(alternating magnetic field,AMF)作用下,定位于靶区的纳米磁性粒子能强烈吸收电磁波能量而迅速升温至有效肿瘤治疗温度,从而抑制肿瘤组织生长,甚至使肿瘤消失;而无磁性粒子的正常组织则不受损伤。因此,它在肿瘤的磁感应靶向热疗领域有极大的应用价值。

(2)磁性纳米材料的制备方法:目前,几种经典的合成方法包括化学共沉淀法、高温热解法、溶剂热法、微乳液法及溶胶–凝胶法等。其中,化学共沉淀法和高温热解法是目前应用较为广泛的两种合成方法。研究者采用共沉淀法制备氧化铁纳米颗粒,并分别进行氨基硅烷和油酸钠修饰。对纳米颗粒理化性能综合表征结果显示,与未修饰的氧化铁颗粒相比,氨基硅烷和油酸钠修饰的氧化铁纳米颗粒具有更高的稳定性、良好的分散性和作为感应热疗介质的产热性能。研究者利用油酸钠修饰的氧化铁纳米颗粒对体外肿瘤细胞系和荷瘤大鼠、小鼠进行磁感应热疗实验。研究结果表明,表面耦联肿瘤细胞特异性识别配体的氧化铁纳米颗粒,可以显著提高肿瘤细胞的颗粒内吞效率,从而可以大大提高磁性纳米颗粒的感应热疗效果,并可显著增强颗粒载体所负载药物的细胞毒性。

面向用于体内外磁感应热疗应用的磁性纳米材料,其综合性能的调控,如高性能(磁感应性强、交流磁热效应高等)、稳定性(化学、分散及磁稳定性)及一致性(量产时产品不同批次间的一致性)至关重要。这主要取决于制备方法的改进、优化。另外,在追求各项指标高性能的同时,面向实际应用需求,综合考虑各项性能并优化组合也十分必要。

(3)纳米锰锌铁氧体:这是一种尖晶石结构的软磁复合铁氧体,具有良好的磁学性能、生物活性以及化学稳定性等,在医药领域受到人们的重视。纳米锰锌铁氧体可以作为一种靶向给药的载体和磁感应加热介质,定位治疗肿瘤。纳米锰锌铁氧体粒径极小,在体内不但可以逃脱单核吞噬细胞系统的捕获而磁靶向定位于肿瘤周围,而且还具有很强的吸收电磁波能量,并将其转化为热能的能力,所以在磁靶向给药和磁感应靶向热疗领域具有广阔的应用前景。

研究者采用改良的化学共沉淀法制备 $Mn_{0.5}Zn_{0.5}Fe_2O_4$ 纳米磁性材料,用透射电镜、分析仪及热分析系统等进行表征和特性检测。将其纳米粒子及其不同浓度的磁流体置于 200 kHz 的交变磁场中照射,检测其磁感应自控加热作用;用 $Mn_{0.5}Zn_{0.5}Fe_2O_4$ 浸渍液体外干预小鼠 L929 成纤维细胞,通过检测细胞增殖率评价其细胞毒性。结果表明,制备的锰锌铁氧体纳米粒子为圆形,约 40 nm;纳米锰锌铁氧体磁流体能磁感应加热而升温到 40~51℃,且最终温度能稳定控制不变;纳米锰锌铁氧体浸渍液对细胞未见明显毒性作用。

(4)纳米金颗粒:这种颗粒一般为单质金或金和其他材料的结合体,通常在 1~100 nm 之间。目前,实验中的纳米金颗粒主要有 4 种,分别为金纳米棒(NR)、空心金颗粒(HG)、球状金颗粒(SP)、二氧化硅核心的金外壳纳米颗粒(CS)以及 Fe_2O_3 为内核,金外壳的纳米颗粒。因纳米金颗粒较好的生物相容性、光学特性和磁学性能,在肿瘤治疗具有重要价值。纳米金颗粒在激光辐照下可以破坏内皮细胞,阻断癌细胞的血液供应,使癌细胞因供血不足而发生凋亡或坏死。Fe_2O_3 为内核,金外壳的纳米颗粒在磁场下具有较好的发热潜能,可作为肿瘤磁感应热疗的磁性材料。Mohammad 采用热分解法制备的 AU 外壳，Fe_2O_3 内核的纳米金颗粒，在外加低频交变磁场下具有较好的升温性。聚乙二醇修饰后的金纳米颗粒可将红外激光的能量转化成热能，在荷瘤小鼠体内升温到 55℃左右。

（5）应用 2- 脱氧 -D- 葡萄糖修饰的磁性纳米颗粒：通过动物实验进一步验证，2- 脱氧 -D- 葡萄糖修饰的磁性纳米颗粒在体内成像和肿瘤治疗作用。化学共沉淀法制备的 2- 脱氧 -D- 葡萄糖修饰磁性纳米颗粒平均粒径约为 10 nm，聚合状态平均粒径约为 100 nm，表面 2- 脱氧 -D- 葡萄糖的耦联量约为 3%，呈现超顺磁性，饱和磁化强度为 65.19 emu/g，表面电荷为 11.1 mV，在交变磁场下具有良好的升温性能，并具有良好的体外 MRI 成像能力。生物相容性实验表明其具有良好的生物相容性，无细胞毒性，可用作生物医学材料。体外细胞靶向摄取实验显示，和葡萄糖转运蛋白表达相对偏低的 MCF-7 细胞和 L929 细胞相比，2- 脱氧 -D- 葡萄糖修饰磁性纳米颗粒对葡萄糖转运蛋白高表达的 U251 细胞，表现出明显的靶向性，U251 细胞在同一个时间点对 2- 脱氧 -D- 葡萄糖修饰磁性纳米颗粒和未修饰磁性纳米颗粒的摄取量形成了明显差异。而且，磁性纳米颗粒可进入细胞，停留在胞质内，并随着孵育时间的增加，细胞内的磁纳米颗粒也不断增多。因此，和磁性纳米颗粒共孵育后的细胞可以在体外进行 MRI 成像。将 2- 脱氧 -D- 葡萄糖修饰磁性纳米颗粒直接注射动物肿瘤部位，进行磁感应热疗，可以达到明显的治疗效果，有效降低肿瘤体积生长速度并延长实验动物的生存期，同时还能实现体内的肿瘤 MRI 成像，信号强度和正常组织可以形成鲜明对比。因此，2- 脱氧 -D- 葡萄糖修饰磁性纳米颗粒具有明显的体外肿瘤细胞靶向能力和体内外 MRI 成像能力，并且是一种有效的肿瘤磁感应热疗介质，疗效明显。

（6）载药磁性纳米复合植入膜：研究者研发一种可载药、生物可降解，能在中频交变磁场下升温的载药磁性纳米复合植入膜，并作为磁感应缓释热疗和化疗介质治疗肿瘤。采用溶剂挥发 - 模具成型法制备载药磁性纳米复合植入膜，其表面光滑均一，柔韧性好，具有一定弹性，升温性能良好。多烯紫杉醇药物在体外 35 d 的累积释放率为 90%，达到了药物缓释的目的。体内降解速率高于体外降解速率，在 3 个月左右，植入膜在动物体内降解完全，并被组织吸收。磁性纳米复合植入膜在体外无细胞毒作用，与细胞共孵育不影响细胞形态及增殖。体内实验证明，该植入膜在体内的生物相容性良好，未引起全身炎症反应，对肝肾功能无影响；在体外，对人脑胶质瘤 U251 细胞的杀伤作用显著，且存在热疗和化疗协同增敏效应。该植入膜介导的磁感应热疗和化疗能有效抑制荷瘤裸鼠的肿瘤生长，防止肿瘤复发，显著延长荷瘤裸小鼠的生存期。体内实验，其热疗和化疗使裸小鼠肿瘤体积增长缓慢。其结果证实，负载抗脑胶质瘤药物的磁性纳米复合植入膜作为磁感应热疗介质是可行的，其生物安全性良好，可发挥药物缓释以及热疗和化疗协同等多种优势。

（7）聚乙二醇修饰的硅氧烷氧化铁磁性纳米粒子：应用分步法制备聚乙二醇修饰的硅氧烷氧化铁磁性纳米粒子，具有高产热率、优良的分散稳定性、良好的生物安全性和生物相容性。实验证实，磁小体具有用于肿瘤磁感应热疗的可行性及相对磁流体的优势，为磁小体用于肿瘤磁感应热疗提供有效的实验基础。聚乙二醇修饰的硅氧烷氧化铁磁性纳米粒子，相对于未修饰的氧化铁磁性纳米粒子和硅氧烷修饰的磁性纳米粒子，具有较好的生物相容性，有可能应用于肿瘤磁感应热疗。分步法更加节约成本，更具临床应用前景。磁小体作为一种天然的磁性纳米粒子，相对人工制备的磁流体，具有良好的磁学性质，升温性能佳，生物相容性良好。本研究结果提示其有可能应用于肿瘤磁感应热疗。

（8）"磁力刀"抑制肿瘤生长：2020年7月，中国科学院合肥物质科学研究院强磁场科学中心研究者在 *Chem Engin J* 杂志发文，利用磁溶剂热法合成海胆状镍纳米粒子（UNNP），实现旋转磁场诱导下的肿瘤细胞凋亡以及肿瘤生长抑制。近年来，磁性纳米颗粒（MNP）已被应用于癌症治疗，"磁力刀"概念也随即被提出，即磁性纳米粒子在旋转磁场作用下，产生带有类似"旋转搅拌"功能的机械力，利用这种机械力可以破坏肿瘤细胞，达到与手术刀相同的效果。这种由磁性纳米粒子组成的"磁力刀"不是传统意义上"刀"，是一种磁场带动下的"机械力"，细胞在磁场机械力的作用下被搅碎直至死亡。

因其具有深层肿瘤治疗以及远距离操纵等优势，磁机械癌症疗法受到该领域的持续关注。目前，不同类型的MNP已被应用于磁机械诱导的癌症治疗，但这些MNP存在表面光滑和磁性较弱等缺点，难以在磁机械癌症治疗方面取得更大进展。因此，设计一种具有高饱和磁化强度和结构特异性的MNP对于提升磁机械癌症治疗效率具有重要意义。研究者利用外加磁场和溶剂热法一步合成UNNP，相关表征以及实验表明，该UNNP具有高饱和磁化强度和结构特异性等优点，对正常细胞以及生物体无明显毒副作用。在低频旋转磁场下，UNNP展现了"磁力刀"的作用，有效抑制了小鼠体内乳腺癌的生长。

3. 磁流体和磁性脂质体

（1）磁流体：这是指铁磁性或超顺磁性纳米粒子，混悬于相应的溶剂中，兼有固体磁性和液体流动性。目前，磁流体的主要材料是 Fe_3O_4。Johannsen 等在2005年首次进行磁流体对前列腺治疗的研究，证明其治疗的可行性。Tao 等将 SiO_2 纳米颗粒和药物结合起来，于交变磁场下进行热疗实验，证明其具有较好的升温性和载药功能。Jordan 等人用氨基硅烷修饰后的磁性纳米粒子进行热疗实验，升温热疗过程中与细胞的结合能力优于葡聚糖修饰的纳米粒子。Amit 等人合成 Fe_3O_4 磁性纳米颗粒及 PMAO-PEG，并将二者结合在一起，优化了磁流体；之后，进行了细胞相容性及磁场下升温性检测，均符合热疗需要。李华飞等将纳米粒子同 CD20 抗体结合，构建抗 CD20 纳米抗体梳，作用于淋巴瘤细胞，发现抗 CD20 纳米抗体梳的效果优于游离抗体，诱导凋亡的能力得到提高，并对利妥昔单抗耐药的淋巴瘤细胞仍然具有很好的杀伤效果。纳米粒子可提高转染效率，Teo 等将市售的真核转染试剂 vigofect、氨基硅烷修饰的磁性纳米粒子、氨基硅烷和鱼精蛋白共修饰的磁性纳米粒子同蛋白报告基因 pCDNA-GFP-TNFα 质粒混合后转染 HepG2 细胞，发现修饰后的磁性纳米粒子确实可以提高转染效率，氨基硅烷鱼精蛋白共修饰实验效果好。Chang 等采用磁转染和转染试 FuGENE6 对小鼠胚胎干细胞 D3 进行转染，磁转染和 FuGENE6 转染率分别为 45% 和 15%，证明磁转染效果优于传统的转染方式。

由于活体无损测量技术的限制，难以对肿瘤靶区组织三维温度场分布进行实时监控。为了对热疗过程中磁流体分布及靶区温度场分布获得一定了解，基于理论分析进行数值模拟是有效途径之一。在研究肿瘤磁流体热疗过程中，观察温度梯度与浓度梯度间的耦合效应对磁微粒的弥散及肿瘤内传热的影响，根据非平衡热力学唯象定律建立了包含浓度场及温度场的耦合传热传质模型，以常数形式的热扩散系数表征温度梯度对传质过程的影响程度。通过有限元法求解，得到考虑双场耦合作用时肿瘤内的浓度分布和温度分布。模拟结果表明，与不考虑耦合效应的情况相比，耦合作用可以使磁微粒分布及温度分布更均匀，热扩散系数的大小对温度场随时间的变化趋势具有重要影响。热扩散效应的存在可以改变浓度场的分布，温度梯度可以促进磁流体向周围低温区域传递，降低注射点中心的温度，从而使得浓度场及温度场分布更均匀。

（2）磁性脂质体：这是一种将磁性纳米颗粒掺入到脂质体中所制备出的一种对外界交变磁场具有较强响应性的靶向脂质体制剂，并兼具磁性纳米颗粒和脂质体的功能。

磁性脂质体是一种肿瘤治疗靶向新剂型，多由磁性材料、脂质及药物等组成，脂质是由磷脂，如卵磷脂、豆磷脂等天然磷脂或二棕酰磷脂酰胆碱（DPPC）、二硬脂酰磷脂酰胆碱（DSPC）等合成磷脂为膜材及附加剂胆固醇、十八胺、磷脂酸和维生素E等组成。Kulshrestha等以封装紫杉醇的热敏性磁性脂质体为介质进行释药实验，30 min后，磁性脂质体在37℃和43℃（热疗温度）紫杉醇释放量分别为1.2%和55.58%。此外，HeLa细胞体外热疗实验发现，封装紫杉醇的癌细胞死亡率明显高于未封装紫杉醇的，表明热疗可促进化疗效果。研究者将磁性脂质体植入裸小鼠神经胶质瘤T-9细胞，随后进行磁感应热疗，组织学观察发现，热疗使肿瘤内坏死面积明显增多。此外，发现其通过激活免疫系统，抑制肿瘤细胞生长。张东生等人制备纳米As_2O_3磁性脂质体治疗裸小鼠人宫颈癌，使肿瘤体积和质量均明显降低，治疗效果显著。有人将5-氟尿嘧啶结合到磁性脂质体对癌细胞进行热疗，发现其治疗效果优于单纯的热疗或化疗。

4. 铁磁热籽（thermoseed） 这是一种特殊的合金，由非磁性材料和磁性金属组成，又称金属棒，是最早应用于磁感应热疗的介质，多为直径1 mm的圆柱形金属棒，一般由非磁性材料和磁性材料组成，在其表面包裹生物相容性材料，以防热籽中有毒金属元素通过渗透对人体造成伤害。目前，临床主要应用于脑部和前列腺癌症治疗。

（1）铁磁热籽材料：这种材料包括可植入肿瘤组织内的金属棒（或粒子）和可置入腔道内的金属支架。铁磁热籽的产热主要是涡流损耗和磁滞损耗，涡流损耗与磁场的强度和频率有关，磁滞损耗与磁滞回线的面积成正比。将热籽置于交变磁场中，开始感应加热，当温度升高并达到居里点时，热籽便失去磁性，丧失进一步加热升温的能力；当温度下降至居里点以下时，热籽又恢复磁性而升温，并最终使要加热的区域达到同热籽居里点相近的温度，从而达到对肿瘤热疗的自动控温和升温，这对深部肿瘤的热疗具有重要意义。作为一种典型的磁感应热疗介质，铁磁热籽通常是由磁性金属和非磁性金属制成的合金材料，典型的金属棒直径一般为1 mm，长1～7 cm，多为Ni-Cu、Fe-Pt、Pd-Co和Ni-Sr等，或2种以上的合金材料，有的表面镀一层对人体无害的包膜，以防止有害金属材料对组织的腐蚀，一般用来加热较深的肿瘤。金属支架则可用于腔道肿瘤，如食管癌等消化系统肿瘤，通常要根据实际需要制成不同大小和形状，这种金属支架有产热和姑息扩张治疗（对症治疗）的双重功能，如对于食管癌在加温治疗的同时，又可减轻患者的食管阻塞症状。

由磁性合金材料制成的毫米级铁磁热籽同样可以通过穿刺或手术植入方法导入肿瘤实施磁感应热疗。在中频交变磁场下，铁磁热籽的感应产热主要来自材料的磁滞和涡流损耗。为改善材料的生物相容性，热籽表面还需包覆特殊保护层，在交变磁场下的感应产热性能与其质量、尺度和方位相关。利用铁磁热籽实施磁感应热疗，肿瘤组织可以被持续加热，并可在短时间内迅速升高到需要的治疗温度。

（2）实现自动控温：对于肿瘤组织间植入的热籽磁感应热疗，还可以进一步利用铁磁材料在居里温度下的相变特性，实现感应产热的自动调控，从而实现自动控温的热疗过程。其原理在于铁磁材料在其居里温度之下显示铁磁性。当感应产热使铁磁热籽升温到居里温度之上时，铁磁材料发生顺磁相变而失去磁性，从而失去磁滞损耗产热能力。热籽温度将在肿瘤靶区血流的散热作用下逐渐冷却。而当温度下降到居里温度之下，热籽将恢复磁性，重新开始产热升温。在这个与铁磁－顺磁相变关联的产热机制调控下，可以实现铁磁热籽的自控温热疗过程，靶区温度将稳定在材料的居里温度附近。实现这一自控温热疗的关键在于合适的材料性能，其居里温度应处于治疗所需温度范围。

（3）Ni-Cu合金材料：研究者研制的磁感应热疗用铁磁热籽，材料为 Ni-Cu 合金，表面镀金处理，以保证其生物相容性，直径 0.8 ± 0.02 mm，长度 6 ± 0.1 mm。针对材料镀层、磁场参数、相对磁场取向方位和植入排列方式等因素，对热籽的感应产热性能进行测评。研究表明，Ni-Cu 合金热籽表面的镀金保护层除了可以保证材料生物相容性外，镀金表层中涡流损耗的增强对热籽的产热性能也有一定提高。为验证表面镀金热籽在体内的产热能力，利用体外肌肉组织进行了热籽升温实验，结果表明，热籽植入阵列所包围的肌肉组织可以被有效加热至 $45 \sim 55℃$，证明该材料产热性能可以胜任体内肿瘤的磁感应热疗应用。

采用噻唑蓝（MTT）法对热籽的离体细胞毒性进行测评，通过溶血试验对材料的血液毒性进行测评。此外，通过向活体兔的肌肉组织中植入镀金 Ni-Cu 合金热籽，评价其肌肉组织毒性。实验结果表明，该材料具有很好的生物相容性。本研究利用这种 Ni-Cu 合金热籽开展了一系列磁感应热疗的体内外实验。

5. 金属支架　中低频的电磁场是可以穿过人体很少发生能量衰减，这是这一频段电磁场的优势，但其无法将能量有效地传递给靶组织，不能起到热疗的效果。如果在靶组织内，即在深部靶组织中植入相应的导体或磁性介质，外部施加以中低频的交变磁场，因而产生一种新型的深部靶向热疗技术。基于这一设想，国内外开发了很多感应性加热设备，应用于实验和临床研究，取得了可喜的成果。中南大学实验室 2008 年研制成功国内第一台磁感应加热临床样机。研究者以这台临床样机为基础，研究不同温度支架磁感应热疗对人食管癌 ECA-109 细胞形态、增殖和凋亡的影响，发现金属支架在临床机施加的磁场中升温性能良好，设定的温度能快速达到，且长时间维持平衡。在探讨支架磁感应热疗对猪食管的急性期影响，发现急性期 $48℃$、30 min，组织呈可逆性改变，可作为在体肿瘤治疗的参考参数。

金属支架主要是指金属食管支架，主要材料为 Ni 和 Fe 等合金，应用于食道癌等腔道肿瘤，扩张腔道，减少患者食道堵塞状况，同时通过升温抑制肿瘤生长。研究者以热塑性材料支架为介质，温度为 $42.5 \sim 46.5℃$ 范围，金属支架杀死猪肿瘤细胞的同时未损伤正常细胞。另外，研究者将金属支架和热疗结合起来，对 18 例患者分别进行不同的处理，整个治疗过程患者耐受性较好，无并发症。李春江进行了血管支架非接触性加热对术后在狭窄防止的研究，加热可以通过对细胞的刺激，损伤膜结构和线粒体等，促进细胞凋亡，即导致新生内膜增生过程中伴随大量细胞凋亡，从而防止术后狭窄的发生。

（三）热剂量及影响因素

1. 热剂量　有效的治疗温度和作用时间，是磁感应肿瘤治疗效果的关键。41℃以上的温度可以有效杀伤肿瘤细胞，随着温度的升高，作用时间也在逐渐缩短。不同的肿瘤治疗需求，所需的加热温度和效果也不同。温热疗法：42～46℃，单独应用有限，一般用来增强肿瘤组织对放化疗的敏感性；高温疗法：46～70℃，对肿瘤细胞和正常细胞都由较强的杀伤作用，是组织和细胞发生坏死和凝固，同时刺激机体的免疫系统，增强机体对肿瘤的免疫力。热切除：温度高于70℃，对肿瘤细胞以及正常细胞都有非常强的细胞毒作用，可以使肿瘤组织发生广泛的凝固、炭化。

2. 体内影响因素　由于组织及血液循环散热以及热辐射造成热量流失，使肿瘤区的温度低于预先设计，以至低于治疗的有效温度，会大大降低预期的肿瘤热疗的效果；另外，不同肿瘤组织对高温的热敏感性差别很大，由此会产生不同的肿瘤热疗效果。对于血液供应丰富的肿瘤组织，当受到热刺激时，血管扩张，血流量增加，可带走大量的多余热量，会减轻肿瘤组织的热损伤程度及深度。对于血供较少的肿瘤组织，随着温度增加和作用时间延长，热损伤的深度和范围增加明显。因此，加热不同器官的肿瘤需要针对性地选择不同居里点的热籽或不同剂量的磁流体，并设置不同的磁场参数和加热时间。热疗温度的损失则可以通过一定方法得到改善。

3. Fe_3O_4 水凝胶在交变磁场中的加热效果　研究者采用水热法制备球形 Fe_3O_4，利用羟甲基丙基纤维素（HPMC）及聚乙烯醇（PVA）制备水凝胶；探讨含不同浓度 Fe_3O_4 水凝胶在交变磁场中的加热效果及其在体外不同 pH 环境及不同磁加热时间下药物释放能力。实验制备的球形 Fe_3O_4，颗粒均匀分布于水凝胶中，磁热效果随 Fe_3O_4 浓度增高而增强；在酸性及磁加热条件下，体外药物释放量增加。制备的含 Fe_3O_4 的 HPMC/DOX（阿霉素）水凝胶具有 pH 敏感及磁响应特性。研究者应用荷 4T1 乳腺癌裸小鼠，该水凝胶在超声下呈高回声，联合化疗及磁热疗法，裸小鼠肿瘤未见复发，未出现明显异常，证明制备的含 Fe_3O_4 的 HPMC 水凝胶可用于联合化疗及磁热疗治疗肿瘤。利用此 pH 敏感及磁响应 HPMC/Fe_3O_4 水凝胶联合化疗及磁热疗，能够显著治疗肿瘤及抑制肿瘤的复发。

三、肿瘤磁感应治疗原理

（一）基本原理

磁感应热疗技术是利用铁磁性物质能在交变磁场中升温的物理特性，将铁磁性物质作为热介质引入肿瘤组织，在外部交变磁场的作用下，使局部快速形成与肿瘤适形的高温区，达到杀灭或诱导肿瘤细胞凋亡的作用，避免周边正常组织升温，并激发主动免疫的形成，从而达到治疗恶性肿瘤的效果。由于其加温的特异性和高度靶向性，这一技术将在肿瘤治疗中发挥越来越大的作用。也就是，该方法将特殊制备的磁性介质定位导入肿瘤靶区，在中频交变磁场下诱导磁性介质的磁化损耗产热，以对肿瘤组织加温治疗。

（二）物理机制

磁感应热疗的物理机制涉及材料磁性、磁化损耗、热质传递和温度场分布等问题。作为磁热疗技术实施的基本依据，磁性介质感应产热机制是一个需要首先解决的物理问题。磁性纳米颗粒是肿瘤纳米靶向治疗、靶向药物输运以及热疗－药物联合靶向治疗最具潜力的载体，通常以载液中稳定分散的铁磁流体形式应用于肿瘤靶向热疗。

有关铁磁流体在中频交变磁场下的感应产热机制，在低浓度单分散纳米磁颗粒体系模型下，磁流体中纳米颗粒在中频交变磁场下的感应产热主要来自尼尔弛豫（Néel relaxation）和布朗弛豫（Brownian relaxation）损耗。以典型的 Fe_3O_4 磁流体为例，感应产热功率和交变磁场强度（$H < 16$ kA/m）呈准线性关系，而磁场频率（$f < 200$ kHz）呈准负指数曲线关系。因此，提高交变磁场的强度和频率可以直接提高纳米磁流体的产热功率。然而，实际设备的磁场参数还受到工程技术和安全性因素限制。由计算结果可知，100 kHz 频率附近的交变磁场较为适宜，而磁场强度取决于工程技术难度和安全因素的综合考虑。基于产热机制的研究结论，实验室研制的设备磁场参数为 12 kA/m 左右，频率 40 ~ 300 kHz。除此之外，对磁性纳米颗粒体系感应产热的物性因素、宏观位形影响、磁流体热能与质量传递和温度场演变等物理问题也进行了相关研究。

（三）生物机制

1. 杀伤乏氧肿瘤细胞　肿瘤细胞常处于乏氧环境，在磁介质的高温刺激作用下，乏氧肿瘤细胞对热的承受力远不如正常细胞，易被高温杀伤。当肿瘤组织被靶区磁介质感应加热到 40 ~ 70℃时，热效应可破坏肿瘤组织，致使肿瘤细胞凋亡、坏死，从而达到治疗的目的。然而，从当前的研究进展来看，实现肿瘤磁感应加温治疗的临床应用，主要涉及各类磁性介质的感应产热物理机制、磁感应热疗设备的相关工程技术、新型功能磁介质的研发以及磁热疗相关的生物医学等方面问题。

2. 激发抗肿瘤免疫　研究证明，局部热疗对免疫系统的刺激作用可激活机体的抗肿瘤免疫机制，从而可以诱发原位、远端乃至全身的抗肿瘤免疫效应。将大鼠的神经胶质瘤 T-9 细胞（1×10^7 个）经皮移植到大鼠左股骨侧后第 9 天，将同样等份的细胞经皮移植到右股骨侧。在首次移植肿瘤后第 11 天，将磁性阳离子脂质体注射到左股骨侧肿瘤，并实施交变磁场下的感应热疗，以 24 h 间隔重复治疗 3 次。实验结果显示，在第 28 天时双侧的移植肿瘤均消失。

（1）增强肿瘤免疫监视和干扰素 α 产生：热激发免疫响应可以增强肿瘤免疫监视和干扰素 α 产生，通过其对多种细胞激素及其受体独特的调控机制，产生有效的抗肿瘤免疫效应。实验研究表明，经过热疗的动物在重新引入癌细胞时，机体免疫机制存在一种记忆效应，可以激发免疫系统获得更加适度的二次抗肿瘤免疫响应。从分子生物学的观点来看，热激发免疫机制主要来自 NK 细胞、巨噬细胞、T 细胞和树突状细胞在热效应下的激活。

（2）T 细胞活性增强：研究表明，对于许多恶性疾病而言，加热治疗可以延长 T 细胞的活性，还可以增强穿越内皮微静脉组织的淋巴细胞贩运。研究者的热疗实验也表明，经过加热治疗，荷瘤大鼠和小鼠外周血中的 $CD4^+$ 和 $CD8^+$ T 细胞显著增加。研究者的实验表明，热疗可以增强 IL-2 在小鼠外周血中的聚集，由此可以解释，荷瘤小鼠在热疗作用下肿瘤体积减小和生存期延长的实验结果。

（3）热休克蛋白诱导表达：应用免疫组化法研究发现，热疗前热休克蛋白 70（HSP70）在移植瘤表面的表达水平仅为 1%～2%；而在热疗后，HSP70 表达显著上升，表明热疗作用可以通过增强 HSP70 的表达来提高免疫系统的抗肿瘤能力。

（4）增强肿瘤细胞免疫原性：研究表明，高温可增强肿瘤细胞的免疫原性，即抗原呈递的产热上调至少是热刺激作用下肿瘤细胞免疫原性增强的原因之一。热刺激效应还可以直接上调肿瘤细胞的肿瘤抗原表达，由此增加肿瘤细胞被 T 细胞识别并杀死的概率。实验研究也表明，热疗作用下细胞发生了明显变化（图 28-3），这将对细胞的免疫原性产生影响。由此看来，肿瘤细胞免疫原性的加强可以解释热疗对抗肿瘤免疫响应的增强作用。

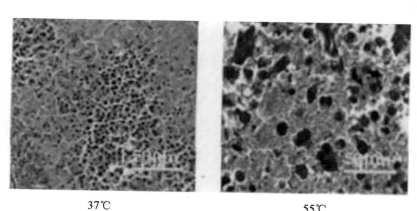

37℃   55℃

图 28-3　热疗对移植瘤细胞形态的影响

第二节　肿瘤磁感应治疗技术、实验研究及临床应用

一、肿瘤磁感应治疗技术、方法及优势

（一）磁感应治疗分类

对于磁感应治疗技术按照不同的标准有多种分类方法。Moroz 等按照磁性材料进入组织的途径及部位可以分为四类：组织间植入磁感应治疗（interstitial implant hyperthermia，IIH）、动脉栓塞磁感应治疗（arterial embolization，AFH）、直接注射磁感应治疗（direct injrction hyperthermia，DIH）和细胞内磁感应治疗（intracellular hyperthermia，IH）。按照所使用的磁性材料的几何特点则又可以将其分为三级，即毫米（mm）级磁介质、微米（μm）级磁介质和纳米（nm）级磁介质。另外，也有将研究的磁介质材料分为磁性微晶玻璃、低居里点铁氧体和铁磁合金热籽和磁流体。

（二）不同方式的肿瘤磁感应热疗

1. 多靶点靶向引导肿瘤磁感应热疗　在磁性纳米材料介导的肿瘤靶向磁感应热疗临床应用中，除了需要磁性纳米材料高的磁感应热效应外，另一重要需求是如何进一步提高磁性纳米材料在瘤区的富集。研究表明，通过肿瘤增强的渗透与滞留作用（enhanced permeability and retention，EPR）效应实现被动靶向的同时，结合主动靶向累积，一定程度上可提高热疗效果。如果针对肿瘤组织上多个靶标分子，设计多靶点靶向磁性纳米颗粒，将更具优势。

靶向磁感应热疗作为一种具有前景的肿瘤治疗新方法，目前还没有真正运用到临床医学中，要发展这种新型的肿瘤疗法，还需做深入研究，尤其是以下几个方面值得考虑。

（1）热疗用磁性纳米材料本身的问题：其中，高性能、生物相容性好且具有主动靶向性磁性纳米材料的选择依然是首选的关键因素。它们的出现，可以在达到较高产热效率的同时，减少给药的剂量，减低体内毒副作用，并减少肝脾等脏器的截留，可望提高磁热疗的靶向性，真正实现细胞内热疗，使肿瘤均匀加热，从而更彻底有效地杀灭肿瘤细胞。

（2）安全性交变磁场的选择与设计：这是靶向磁感应热疗的重要环节。利用现有医疗上能接受的交变磁场，不能提供足够的能量，而选用过高频率的交变磁场则可使机体组织内产生涡流效应，使正常组织也升温。因此，选择一种合适场强和频率的交变磁场是非常重要的。此外，为了避免对正常组织有热损伤，交变磁场配备的磁感应线圈的尺寸要选择适当。目前，可根据理论模拟和实验相结合的方法，以及特定线圈规格的设计来制定相关策略，一方面，通过理论模拟磁性纳米材料尺寸与交变磁场频率、场强的关系，根据设计的纳米颗粒尺寸选择适合磁场参数，以获得最优化的升温效应，并利用实验验证理论模拟；另一方面，根据选择的柱状或碗型螺线管线圈，设计模拟恒磁场的空间组合、自动位置调控装置及水冷系统，以实现磁感应热聚焦，并能调控聚焦空间的大小。

（3）给药剂量、次数以及热计量控制等治疗方案：另外，包括如何结合影像引导更精准地进行磁感应热疗及疗效评估，如何联合其它治疗方法进行更有效的协同治疗，以克服单一治疗方法耐受或耐药的问题。这些基础科学问题与关键技术瓶颈的解决，将会促进磁感应热疗技术的发展与临床应用。

（4）磁性材料治疗后残留的问题：在肿瘤靶向热疗后，磁性纳米材料残留在体内应尽可能少。一般来说，纳米磁性材料的清除可以利用机体的自然代谢和排泄。此外，可以考虑利用一些磁场引导等技术实现对可能超量材料的排出。

2. 多模态成像指导肿瘤磁感应热疗　除了多靶点，磁性纳米材料的多模态设计对实现肿瘤早期诊断、分子分型、肿瘤边界确定以及指导热疗疗效评估具有重要意义，这也是精准医学与个体化诊疗的迫切需求。在医学影像及小动物显微影像设备的基础上，通过高性能多靶点纳米探针设计、多模式化及采用合理的信号放大策略，是进一步提高分子成像特异性、敏感性和精准性的关键和重要问题。多模态纳米探针平台构建及影像学研究提供了一个强有力的工具，具有互补、协同增效的功能，有望克服任何一种医学影像设备的局限，可实现同时高分辨、高灵敏成像及在细胞、分子水平的特异性分子成像。此外，磁性纳米材料在交变磁场作用下加热肿瘤组织，还可以利用红外热成像进行温度和热计量控制。

3. 多机制协同促进肿瘤磁感应热疗　在肿瘤磁感应热疗中，采用多机制协同治疗也是防止肿瘤复发的重要途径。例如，在制备的多靶点磁性纳米材料表面负载药物分子（如紫杉醇、阿霉素），磁感应热能够加速药物释放，同时热疗和化疗联合，协同增效。结合多靶点靶向肿瘤新生血管内皮细胞与肿瘤细胞并进一步内化，包括进入溶酶体等，可有效实现细胞内协同热疗和化疗。此外，研究发现，氧化铁纳米颗粒具有很强的 pH 依赖模拟酶活性，在酸性条件下具有很强的过氧化物酶催化活性，在中性或碱性条件下，表现为过氧化氢酶特性；通过细胞实验可验证上述结论，并揭示定位在细胞溶酶体中的纳米氧化铁在酸性条件下，以过氧化物酶机制导致细胞毒性的新途径。同时，还证明磁性纳米颗粒在交变磁场作用下模拟酶活性显著增加（一方面归于温度增加，另一方面源于磁性纳米颗粒在交变磁场中的旋转运动提供了扩散效应），这预示定位于溶酶体的磁性纳米颗粒在交变磁场作用下类过氧化物酶活性增强，从而导致细胞毒效应。纳米颗粒在溶酶体中表面腐蚀降解以及 Fe^{2+} 释放，也是导致类酶活性及 Fenton 反应增强的原因。如果联合产生双氧水的化疗药物负载，则可以进一步增强其催化双氧水产生羟自由基的能力，从而杀伤细胞。另外，磁感应热效应促进溶酶体膜通透性增加或破坏，也可以促进药物分子释放进入细胞质，从而发挥更强的治疗作用。磁感应热控制药物释放，可增强热疗和化疗协同治疗；同时，联合磁感应热增强模拟酶活性，可导致细胞毒效应，构成了多机制协同治疗。

（三）适形热疗方法

适形热疗方法研究是肿瘤磁感应热疗计划系统临床应用的核心问题，临床医生可以使用该方法在治疗前进行靶区分割和模拟规划，计算出合理的热剂量，从而帮助和指导制定科学的肿瘤热疗计划，达到最优的适形治疗效果。磁感应治疗的适形热疗计划要求医生尽量直观地评估患者肿瘤的生理信息，剥离病变组织和血管，以确定治疗区域，然后根据肿瘤的大小、形态、部位规划热介质植入方案和热剂量场，以达到精确灭活肿瘤，且尽可能减少正常组织损伤和避让重要结构的目标。因此，医学影像可视化、组织器官的适形分割，以及温度分布预测数值算法是适形热疗方法的重要研究内容。

磁感应热疗计划系统（magnetic induction hyperthermia treatment planning system，MHTPS）使用三维 CT 影像进行术前计划制定，采用基于表面重构的热疗计划系统（TPS）分割方法对其中的组织器官或治疗区域进行确定时，只需选取某些（非全部）片层进行轮廓线勾画，然后进行薄板插值，由上节所述的 TPS 模型求取变分隐函数曲面即可。图 28-4 是热疗计划系统中 TPS 分割的整体流程，分割中，根据相交线检查分割是否满足要求，若不满足，则修改或增删轮廓线，重新曲面重构。

医生先在待分割的器官上绘制标记图像，然后经过准备部分、生长部分和停止部分 3 个阶段，最终得到比较理想的分割结果（图 28-5）。随之，将热籽根据模板尺寸间隔适形地植入肿瘤组织，医生可以添加并调整手术路径的位姿、组织参数、磁场参数及治疗时间参数。针对特定靶区热籽排布情况，采用适形热疗计算方法对治疗区域的温度分布情况进行预测，并融合显示到患者的解剖结构图上。最后，医生可以将有效治疗温度区域和肿瘤区域进行对比，从而判断手术计划是否可以有效灭活肿瘤，直到满足实际手术需要为止。

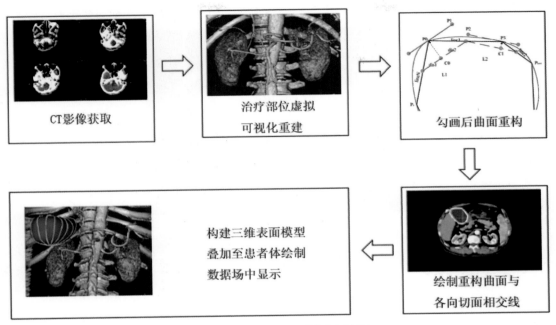

图 28-4　热疗计划系统分割流程

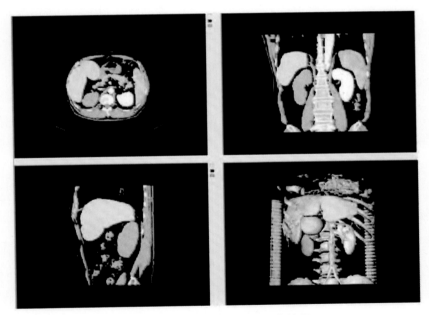

图 28-5　RSS 算法分割多器官结果

　　图 28-6 表示对 1 例肝脏肿瘤患者制定磁感应适形热疗计划的应用示例。从图中可以看出，根据肿瘤几何特性适形植入热籽的磁感应热疗具有非常良好的治疗适形性，能够控制肿瘤内部温度达到有效热损伤，同时保护正常组织。

　　这里强调的是温度分布数值方法。对于三维温度场模型和数值方法，根据磁感应设备的磁场参数、植入热籽的电磁参数及人体组织的特异性热参数，采用有限体积法对治疗靶区内的温度场分布进行计算和仿真，对于选取实际热疗参数及热籽排布情况具有重要的指导作用。

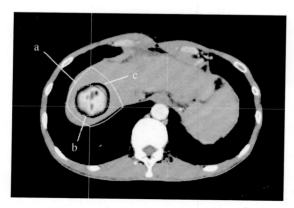

图 28-6　磁感应治疗计划适形热疗方法应用
图中，a. 治疗区域；b. 肿瘤分割区域；c. 有效治疗温度分布

（四）肿瘤磁感应治疗优势

磁感应治疗技术与其它热疗方法相比，具有以下优势：① 动物实验已证明，磁感应治疗技术可提高治疗肿瘤的温度，其作用可使靶区蛋白质变性、细胞损伤，而且激发人体的主动免疫，对抗远处转移和其它病灶；② 磁介质可通过自身的居里点进行自动控温：在未解决无损测温难题的情况下，磁介质的自动控温大大减少了对侵入性测温的需求，减低了治疗的侵袭与创伤性；③ 磁介质的最高温度受自身居里点的控制，使得治疗中组织烧焦和炭化的发生得以避免，从而在保障治疗效果的同时，最大限度地提高治疗的安全性；④ 磁介质在磁场中具有较快的初始加热速度，并且能够很快达到治疗所需要的平衡温度，因此有可能缩短总的治疗时间，提高治疗效果；⑤ 由于使用的磁介质具有生物相容性，因此热籽在一次植入后可供永久性重复使用，这些粒子可以通过手术植入、也可通过在影像学引导下植入并可作为管腔支架植入，属于微创治疗范畴；⑥ 由于磁介质体积很小，对放射线的照射无不良影响，可以与放疗、化疗和生物治疗等联合使用，从而达到最佳疗效；⑦ 由于该疗法是在影像学引导下，将磁介质通过手术植入或者经皮注射入病灶（靶区）部位，基本不受治疗部位的影响，尤其对于以往经过多次治疗，无法再次接受手术切除和放疗的患者，同时不伤及邻近正常组织，实现肿瘤的靶向治疗；⑧ 磁介质具有自控温的特点，治疗中可以通过可变交磁场强度的变化来准确调节适时温度；⑨ 磁介质保留在体内，可多次重复使用；⑩ 可以使部分患者诱导产生主动免疫，攻击未经磁感应治疗的病灶。

磁感应热疗其特有的靶向、微创、无毒副作用和疗效明显等优点正逐渐受到国内研究者的关注。磁感应导向技术可以单独应用，也可以与介入治疗、放疗等联合应用获得协同增效作用，而且治疗后可产生异位免疫效应，在消灭原发病灶的同时，也可清除微小病灶和远处转移。加温方法的独特性和高度靶向性是其他治疗方法无法比拟的，在肿瘤的综合治疗中具有极大的发展空间，对难治性肿瘤应该具有很大的应用前景。

二、肿瘤磁感应治疗的实验研究

（一）动物实验研究

1.磁感应热疗设备的生物效应　研究者应用小型磁感应发生设备产生的磁场，对体外细胞和体内小鼠实验，观察不同磁场强度对体外骨髓间充质干细胞增殖的影响。将分离的间充质干细胞置于 40 kHz 和 400 Gs 中频交变高强度磁场，2 h/d，连续照射 7 d 后，通过噻唑蓝（MTT）法检测细胞增殖情况。结果显示，短期（3 d 内）可促进其细胞增殖；但随着照射时间的延长（3 d 后），增殖开始受抑。

在体内小鼠实验中，观察中频磁场对其认知能力、生殖系统、造血系统、自由基代谢和遗传等方面的影响。对小鼠一般行为学、自由活动和水迷宫测试，发现中频交变磁场高强度长时间（40 kHz 和 400 Gs，2 h/d）照射对小鼠的行为学有一定的影响，引起自主活动减少，对学习记忆无影响。另外，发现强磁场（40 kHz 和 350 Gs）对雄性小鼠精子产生不利影响，但弱磁场（1.8 Gs）无显著影响。同时，强和弱磁场对小鼠脑组织超氧化物歧化酶的活性均无影响，对自由基代谢也无影响。当采用临床磁场条件（120 kHz 和 150 Gs）对大鼠进行连续照射，观察其血常规、血生化指标及重要脏器的质量和病理变化，与对照组比较，均无显著性差异。

2.磁感应热疗荷瘤动物

（1）磁流体联合 IL-2 对小鼠 Lewis 肺癌的作用：研究者观察磁流体热疗（MFH）联合 IL-2 对小鼠 Lewis 肺癌的生长、凋亡及免疫功能的影响。当荷瘤小鼠的瘤体增至 0.8 cm 左右时，单纯给予 MFH 小鼠，其瘤体内注射 0.2 ml（约 75 mg/ml）的磁流体，24 h 后在交变磁场下加温 1 次，通过控制磁场的强度，加温温度稳定在 43℃ 左右，30 min。单纯给予 IL-2 小鼠，在瘤体内注射 0.2 ml（5×10^4 U）IL-2。给予 MFH + IL-2 小鼠，在热疗后 24 h，按上述方法向肿瘤内注射 0.2 ml（5×10^4 U）IL-2。对照组在瘤体内注射 0.2 ml 的 0.9% 氯化钠溶液。结果发现，单纯给予 MFH 和联合给予 MFH + IL-2 小鼠，注射磁流体后，肿瘤内温度迅速升高至 43.0℃，肿瘤细胞呈凋亡和坏死样改变，小鼠外周血 T 细胞水平明显增高（$P < 0.05$），热休克蛋白 70（HSP70）及 CD4$^+$、CD8$^+$ T 细胞水平也均明显升高，小鼠瘤体生长均受抑，MFH + IL-2 小鼠瘤体生长抑制更明显。这些结果说明，在 43℃、30 min 条件下，MFH 能抑制 Lewis 肺癌的生长，诱导荷瘤小鼠机体产生抗肿瘤免疫功能；IL-2 单独对荷瘤小鼠肿瘤生长无明显抑制作用，但可以提高外周血 CD4$^+$ 和 CD8$^+$ T 细胞水平，从而增强 MFH 对 Lewis 肺癌抑瘤效果。

（2）对兔脑胶质瘤进行磁感应加热治疗：研究者对兔脑胶质瘤进行磁感应加热治疗。实验金属磁性针在组织中加热 10 min 后，其温度分别保持在 49℃ 和 47℃ 左右。金属磁性针周围的兔脑组织呈灰白色，直径在 6 mm 以内。镜下急性期呈现层状坏死区，即严重坏死区、渐进坏死 - 水肿区和向外再移行为正常脑组织。1 周后，局部有炎性细胞和胶质细胞增生，逐渐出现修复征象。金属磁性针周围的肿瘤组织亦呈灰白色，范围较大，境界不清。光镜下见大片坏死区，4 d 后出现炎性细胞浸润。电镜下细胞受热收缩，膜性结构破坏，染色质凝结、断裂，随着时间推移，损伤更为严重。

本实验中研制的加热装置是用一个中功率的频率转换器，将工频交流电转变为较高频率的电流，在外接的线圈里形成较强的高频磁场，而被置于其中的感温磁性体因本身的磁滞损耗和涡流而发热。金属磁性针发热后，因热传导而使其周围的组织被加热。实验结果表明，金属磁性针能产生稳定的治疗温度，实验使用的磁性体为针状植入物，可在手术直视下或采用立体定向术植入肿瘤中，术后可反复进行非侵入性加热。因此，更具有临床实用的前景。

（3）对 Wistar 大鼠 Walker-256 肿瘤治疗：研究者探讨 Fe_3O_4 磁性纳米微球磁感应对 Wistar 大鼠 Walker-256 肿瘤的治疗作用。荷瘤大鼠随机分为 NS 组（注入生理盐水而不接受磁场处理）、MF 组（注入磁流体而不接受磁场处理）、MFH1 组（注入磁流体在交变磁场中治疗 1 次）、MFH2 组（治疗 2 次）和 MFH3 组（治疗 3 次）。治疗温度控制在 50～55℃，分别观察肿瘤体积抑制率和生存期以及肿瘤的病理改变。结果发现，MFH2 组和 MFH3 组在 2 周内肿瘤体积明显受抑，其抑制率分别为 65.0% ± 3.5% 和 71.6% ± 4.2%。与 NS 组比较，MFH3 组和 MFH2 组的生存期明显延长（$P < 0.05$）；MFH1 组和 MF 组生存期差异无统计学意义。NS 和 MF 组肿瘤表面光滑，出现小灶性坏死区；癌细胞密度大，核仁明显，易见核分裂相。MFH2 和 MFH3 组瘤内大片坏死残留的无结构红染物质，或空洞，部分胞核有固缩、碎裂及崩解。因此，认为 Fe_3O_4 纳米磁流体介导的磁热疗能抑制大鼠 Walker-256 皮下肿瘤增殖（图 28-7）。

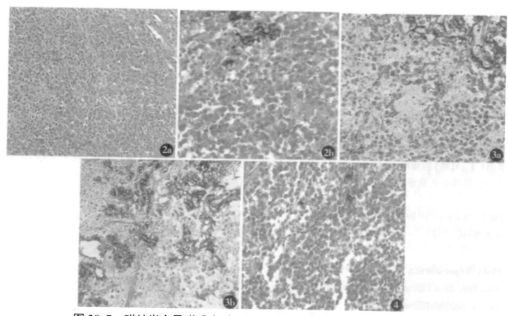

图 28-7　磁纳米介导磁感应对 Wistar 大鼠 Walker-256 肿瘤的治疗作用
图中，2a. NS 组；2b. MF 组，肿瘤细胞密集，内有小坏死灶和出血，可见核分裂相；3a. MFH2 组；3b. MFH3 组，肿瘤细胞稀疏，大片坏死灶，核固缩、溶解；4. MFH1 组，肿瘤细胞较稀疏，较明显的坏死灶和出血

（4）采用磁、光和声等外场操纵和内生能源驱动的微纳生物机器人治疗肿瘤：2020 年 12 月 15 日，中科院之声报道，中国科学院深圳先进技术研究院医药所与集成所等研究者合作，在微纳生物机器人治疗肿瘤研究中取得进展。微纳生物机器人是微纳尺度的类生命机器人，具有自动化和智能化等机器人属性，能够到达现有医疗器械难以企及的微观区域，有望革新传统医学实现疾病的精准诊疗。然而，如何构建具有自主驱动的微纳生物机器人，采用磁、光、声等外场操纵和内生能源驱动机器人穿越复

杂生物屏障，实现疾病的精准治疗，并保障其生物安全性，是当前微纳生物机器人面临的挑战难题和前沿发展趋势。

蔡林涛团队在前期工作的基础上，选用海洋来源的趋磁细菌（AMB-1）作为模板，利用迈克尔加成反应将纳米光敏剂负载到细菌表面，构建了智能微纳生物机器人（AI microrobot），通过磁/光序贯操控，在小鼠体内实现了磁控导航、肿瘤穿透和光热消融。研究表明，微纳生物机器人在磁场操控下，实现了微米尺度的单一或群体精准迁移控制，通过荧光和磁共振双模成像在体内进行实时追踪。利用微纳生物机器人的磁性和缺氧集成靶向，突破复杂的生理屏障带光敏剂进入到肿瘤内部后，利用远程近红外激光触发产生局部高温，实现肿瘤的可视化精准治疗。相关研究成果以"微纳生物机器人磁/光序贯操控靶向治疗肿瘤"为题，2020 年 12 月在线发表在 *Adv Funct Mater* 杂志。具有磁/光序贯操控性能的微纳生物机器人，在磁场下实现了微米尺度的单控群控；突破复杂的生理屏障进入到肿瘤后，近红外光触发消融肿瘤（图 28-8）。

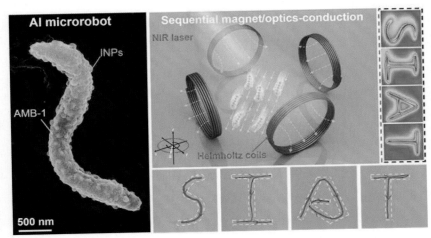

图 28-8　具有磁/光序贯操控性能的微纳生物机器人治疗肿瘤

（二）体外实验研究

1. 纳米介质磁感应热疗血液肿瘤细胞　磁感应热疗能在体外抑制人白血病细胞生长。已知细胞穿膜肽可以携带 Fe_3O_4 纳米粒子进入到细胞中，富集在线粒体和细胞核，有利于增强磁感应热疗效果。将穿膜肽序列与线粒体和细胞核的定位序列相结合，设计出线粒体和细胞核靶向定位的多肽序列，引导磁性纳米粒在细胞内靶向定位。

实验结果证实，不同浓度的不锈钢空心球在 300 kHz、40 Gs 的磁场下温度随浓度升高而增加。应用噻唑蓝（MTT）法检测空心球 24 ~ 72 h 的细胞毒性较小，细胞相容性较好。43℃磁感应热疗 30 min 后，人髓性白血病 K562/G 细胞阻断在 G_2/M 期，凋亡率达 39%；线粒体膜电位去极化细胞所占比例由 10.2% 增加到 70.8%。磁感应热疗后 24 h，K562/G 细胞 caspase-3、-8 和 -9 的酶活性均显著增强，Hsp70 蛋白表达升高，Bax/Bcl-2 比率增大，而 β-catenin 蛋白表达相应降低。提示，磁感应热疗技术可以激活细胞的线粒体信号通路，导致 K562/G 细胞凋亡；信号肽修饰的磁性纳米粒安全、可靠，在应用于磁感应热疗时能够显著提高热疗效率。

2. 磁感应与其他疗法的联合应用

（1）磁感应联合甲氨蝶呤体外实验研究如下。

磁性纳米粒子联合甲氨蝶呤：研究者探讨磁性纳米粒子（magnetic nanoparticle，MNP）联合甲氨蝶呤（methotrexate，MTX）对体外乳腺癌 MCF-7 细胞的毒性作用。制备 MNP 并对其进行表面修饰，对修饰前后的 MNP 进行透射电子显微镜、红外光谱分析、磁化曲线和升温性能等一系列的理化表征检测。研究结果发现，一系列理化性质表征证实，氨基硅烷修饰后的磁性纳米粒子呈近球形，粒径在 10 nm 左右，具有超顺磁性和良好的升温性能。体外细胞实验结果表明，磁场暴露不会对 MCF-7 细胞活力造成影响。热疗对甲氨蝶呤具有一定的协同作用，热疗与甲氨蝶呤的联合应用可以更大力度地杀伤乳腺癌细胞。因此，MNP 联合甲氨蝶呤用于肿瘤综合治疗优于单一治疗。

磁性纳米粒子共价结合甲氨蝶呤：欧阳伟炜等在磁性纳米粒子上用高分子聚乙烯亚胺修饰后，再共价结合化疗药 MTX，该磁性纳米粒子在交变磁场下对肿瘤可产生热疗作用，同时加热促进磁性粒子负载 MTX 的释放，并促进细胞对 MTX 的摄取，提高肿瘤治疗的疗效。本研究采用聚乙烯亚胺（PEI）修饰 Fe_3O_4 磁性纳米粒子作为热介质，将 MTX 共价结合在 PEI 修饰的磁性纳米粒子上，以实现磁感应热疗及化疗的双重治疗作用。自制 PEI 修饰的 Fe_3O_4 磁性纳米粒子，粒径约 10 nm，呈超顺磁性。在大鼠右前胸部乳腺处皮下接种 Walker-256 乳腺癌细胞，7~10 d 后大鼠长出 1.5~2 cm 肿瘤，在肿瘤内注射 1/2 肿瘤体积量的 300 mg/ml 的含 PEI 或 MTX 化疗药的磁流体，24 h 后在肿瘤周围注射 1 ml 的磁流体 30 min 后进入交变磁场（300 kHz）中升温治疗。磁流体升温较好，治疗后肿瘤组织内见大量的磁性纳米粒子分布，热化疗及单纯热疗的肿瘤组织均出现凋亡、坏死改变，以 47℃治疗效果明显；47℃热化疗/热疗激活了机体免疫功能。MTX 修饰的磁流体无明显的毒副作用。

磁流体联合甲氨蝶呤：研究者研制负载抗癌药物 MTX 的磁性纳米药物。采用化学共沉淀法制备磁流体，以 3- 氨基丙基三乙氧基硅烷（3-aminopropyltriethoxysilane，APTES）作为表面活性剂对其进行表面修饰，探讨磁场对人乳腺癌 MCF-7 细胞增殖能力的影响。一系列理化性质表征结果表明，氨基硅烷修饰后的磁性纳米颗粒呈近球形，粒径在 10 nm 左右，仍然保持 Fe_3O_4 的晶核结构，具有超顺磁性。FTIR 分析显示，MTX 可以耦联于氨基硅烷修饰的磁流体表面，制备出 MTX 磁性纳米药物，在交变磁场下具有良好的升温性能，对化疗药物具有缓释作用，且模拟溶酶体的环境更有利于化疗药物的释放。体外实验显示，热疗对甲氨蝶呤具有一定的协同作用，两者联合应用具有更强的杀伤乳腺癌细胞的能力。体内实验显示，荷瘤裸鼠的肿瘤生长明显受抑，肿瘤增长速度较为缓慢，生存时间明显延长。研究结果提示，磁流体联合 MTX 用于乳腺癌磁感应热化疗具有一定的可行性和有效性。

（2）纳米磁性粒子联合阿霉素体外研究如下。

盐酸阿霉素的纳米磁性复合微球：应用一种负载盐酸阿霉素的纳米磁性复合微球作为肿瘤磁感应缓释热疗和化疗的功能型介质，探讨其对人纤维肉瘤 HT-1080 细胞株及人乳腺癌 MCF-7 细胞株的增殖抑制作用。其结果显示，采用双乳化法制备的载药磁性纳米复合微球为中空球形结构，表面光滑，平均粒径为 2.753 μm，药物在复合微球内均匀分布；暴露在外加交变磁场时，不同浓度均显示出良好的升温性能；可实现温控药物缓释。载药磁性纳米复合微球的体外生物相容性良好，无明显细胞毒性，100 mg/ml 的负载磁性纳米粒子复合微球具有一定的细胞毒性。两种细胞株对载药磁性纳米复合微球均具有一定的吞噬作用，存在热化疗协同增敏效应或次加作用。载药磁性纳米复合微球具有明显的抑制肿瘤生长及治疗作用，并显著延长荷瘤小鼠的生存周期；且在观察期内，对荷瘤鼠的重要脏器（肝、心、脾、肺和肾）无不良影响。因此，负载广谱抗肿瘤药物盐酸阿霉素的载药磁性纳米复合微球可作为软组织肉瘤（纤维肉瘤）及乳腺癌磁感应缓释热化疗介质，该材料具有良好生物相容性，对两种细胞株的增殖具有抑制作用，能同时实现温控药物释放、生物降解药物缓释及局部热疗和化疗的综合治疗作用。

载有阿霉素磁性纳米颗粒：制备载有抗肿瘤药物阿霉素（doxorubicin，DOX）和磁性纳米颗粒（magnetic nanoparticles，MNP）的复合磁性碘化油微乳。将 0.38 ml 油相乳化剂 - 聚氧乙烯氢化蓖麻油 40（HCO40）、830 mg OA-MNP 与 4 ml 碘化油混合，超声乳化 1 min，再与 0.5 ml DOX 的生理盐水溶液超声乳化 1 min，即获得载药纳米磁性碘化油微乳。通过体外实验评价其生物相容性及作为肝肿瘤栓塞热化疗介质的可行性。对 MNP 进行改性处理，采用超声乳化的方法，将 DOX、改性后的MNP 及碘化油制成复合微乳。将该微乳置于交变磁场下暴露并检测其升温性能。体外实验采用小鼠成纤维细胞 L-929 和人肝肿瘤细胞 HepG-2，并以 CCK-8 试剂盒检测细胞活力。本研究探讨磁场对细胞增殖能力的影响，不同浓度 DOX 对细胞的毒性作用，以及载有 DOX 的纳米磁性碘化油微乳与磁感应热疗联合应用对肿瘤细胞的杀伤作用，并评价其是否具有热化疗协同增敏效应。其结果发现，该介质在 500 kHz、60 Gs 的交变磁场下升温性能良好，满足热疗对温度的需求。生物相容性良好，符合医疗器械生物学评价国家标准的要求。磁感应热疗联合 DOX 化疗可加大抑制肝肿瘤细胞的增殖，二者存在协同增敏效应。本研究提出的载药纳米磁性碘化油微乳生物相容性良好，在交变磁场下可实现热疗和化疗协同增敏效应，是一种肝肿瘤综合治疗的新型功能型介质。

（3）磁感应热疗联合黄芪体外研究：研究者探讨磁感应热疗不同温度联合黄芪注射液在荷瘤大鼠乳腺癌 Walker-256 细胞治疗中的杀伤作用。结果发现，荷瘤 Wistar 大鼠分别经黄芪联合磁感应热疗和单纯磁感应热疗处理后，一侧瘤体生长受抑，未给予处理的另侧瘤体也有明显的抑制效果。组织学显示，两侧瘤体均呈明显的细胞坏死现象。免疫组化发现，单纯热疗使增殖细胞核抗原（PCNA）明显下降；单纯热疗及黄芪联合热疗，$CD4^+$ T 细胞升高，$CD8^+$ T 细胞降低，CD4/CD8 T 细胞比值明显升高（$P < 0.05$），后者效果更为明显（$P < 0.01$）；INF-γ 和 IL-2 含量均明显增加（$P < 0.05$）。结果提示，磁感应热疗联合黄芪是治疗肿瘤的一种有效途径，可以诱发异位抗肿瘤效应，并能激发荷瘤鼠的免疫功能；对肿瘤加热 50 ~ 55℃，持续 10 min，是治疗肿瘤的有效温度。

（4）磁感应热化疗对人结肠癌 SW480 细胞的影响：本研究选定微米级磁性微球和人结肠癌SW480 细胞作为实验材料，探讨磁感应热疗联合肿瘤化疗药物奥沙利铂或 5- 氟尿嘧啶（5-Fu）对SW480 细胞增殖及凋亡的影响。结果发现，磁性材料升温性和细胞相容性实验表明，磁性微球具有良好的升温性，可在 30 min 内将温度升高到 45℃以上，符合热疗升温需求；毒性实验证明，磁性微球毒性小，进一步确证了磁性微球作为磁感应热疗介质的应用潜能（图 28-9）。磁感应热疗 + 奥沙

利铂和磁感应热疗 + 5-Fu 对细胞抑制率显著，通过组合指数 q 值的计算，磁感应热化疗联合作用于 SW480 细胞时具有协同效应；可显著促进结肠癌 SW480 细胞凋亡，使细胞阻滞在 S 期，奥沙利铂和 5-Fu 分别阻滞细胞在 G_2/M 和 G_0/G_1 期；促进 Bax 蛋白和 mRNA 表达上调，Bcl-2 蛋白和 mRNA 表达下调。

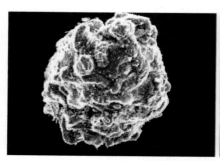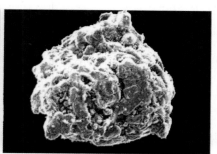

图 28-9 磁性微球扫描电子显微镜图

三、肿瘤磁感应治疗的临床应用

（一）热籽磁感应热疗软组织肿瘤

研究者评估热籽磁感应热疗技术治疗软组织肿瘤的有效性和安全性。对 6 例受试者的 8 个病灶在 CT 模拟机下行增强扫描，图像输入磁感应治疗计划系统（MTPS 2.0），计算热籽和热场的分布。按照实时计划进行热籽插植。在 50 Hz 交变磁场下进行磁感应热疗，并通过热电偶对肿瘤中心及周边区域进行测温，以 50 ± 2℃ 的温度持续 20 ~ 30 min 对肿瘤靶区进行治疗。治疗每 2 ~ 4 天 1 次，共 6 次。结果发现，总体有效率（CR + PR）为 75%（6/8），均未出现严重全身毒副反应。因此，认为热籽磁感应加温治疗是一种可耐受、较为安全可行的软组织肿瘤治疗方法。

在磁感应治疗过程中，治疗温度是研究者关注的一个重要方面。研究发现，46 ~ 55℃ 能够增加凋亡细胞的比例而且能够减少热疗引起的并发症，> 46℃ 足以直接杀灭肿瘤细胞，包括不可逆的蛋白变性和 DNA 损伤；如果温度 > 60℃ 将会增加并发症发生的风险。

（二）磁感应热疗食管癌

当前对食管癌的治疗状况仍有很多问题，超过 65% 的患者无法完全治愈，只能采取姑息治疗手段。研究表明，热疗对食管癌具有一定的有效治疗作用，常规热疗对化学治疗的增敏效应可以使患者的 5 年生存率从 9% 提高到 26%。很多晚期食管癌患者需要在食管病灶部位植入扩张支架。考虑到食管支架材料多为记忆合金，在交变磁场下具有感应产热的能力，因此可能用于磁感应热疗。实验研究证明，该方法具有可行性，并证实支架升温对磁场参数具有明显依赖性，可以通过调节磁场参数实现热疗过程的温度控制。已有研究表明，这种管道支架感应热疗的方法可以有效提高放射治疗的疗效，抑制局部肿瘤生长，改善患者的生存质量。

（三）磁感应热疗联合放射治疗

研究者探讨磁感应热疗联合放射治疗不宜手术的颈部淋巴结复发肿瘤的疗效和安全性。取 27 例不宜手术的颈部淋巴结复发肿瘤病例，给予 2 次磁热籽植入和 4 ~ 8 次不等的加热治疗。计划治疗目标温度为 48 ~ 50℃、维持 30 min，磁感应治疗后 1 周内行放射治疗。治疗结束后 1 ~ 3 个月时复查 CT，治疗后 6 月内不予化疗。结果发现，治疗结束后 3 个月时，患者中 CR 为 55.6%，PR 为 37%，NC 为 3.7%，PD 为 3.7%，治疗总有效率为 92.6%；其中，25 例疼痛缓解，疼痛缓解有效率 92.6%。治疗结束后 6 个月未发现远处转移病例，未发生大出血、放射性食管炎、放射性骨坏死、骨髓抑制及粒子移位脱落等并发症。因此，认为磁感应热疗联合放射治疗不宜手术的复发颈部淋巴结肿瘤安全、有效。

磁感应治疗和适形放疗联合不仅保证了肿瘤的局部控制率同时也可以减少外照射的剂量及外照射的不良反应。有文献显示，由于磁感应热疗能够有效激发机体免疫系统，亦可能对远处转移病灶有抑制作用。综上所述，磁感应热疗联合适形放疗治疗不宜手术的复发颈部淋巴结安全、有效，但尚需进一步的研究探讨其作用机制及其远期疗效和安全性。

（四）磁感应加热治疗前列腺癌

Johannsen 等最早报道，用磁流体热疗（magnetic fluid hyperthermia，MFH）机治疗复发性前列腺癌。治疗前，经 CT 扫描，制订治疗计划。治疗时，经直肠超声定位，从会阴部注射磁流体。磁流体由氨基硅烷包裹，核心粒径 15 nm，颗粒铁浓度 112 mg/ml。第 1 次及最后 1 次治疗时，均经 CT 扫描，记录磁性纳米粒子的分布及测温探针的位置。同时，用侵入性测温，第 1 次治疗最高温度 48.5℃，最低 40.0℃；第 6 次治疗最高温度 42.5℃，最低 39.4℃。磁场频率 100 kHz，磁场强度 4.0 ~ 5.0 kA/m，每周治疗 1 次，每次 60 min，连续 6 次。

随后，Johannsen 等报道 10 例局部复发的前列腺癌患者接受磁感应热疗的结果。热疗后 1 年，前列腺内仍可探及纳米粒子。中位随访 17.5 个月（3 ~ 24 个月），没有观察到系统性不良反应。4 例出现急性尿储留患者，既往有尿道狭窄。无明显的治疗相关不适，生活质量仅有暂时性影响。治疗后，8 例患者前列腺特异抗原（PSA）下降。局部复发的前列腺癌用磁流体热疗，耐受较好，无明显不良反应。

（五）磁流体加热治疗恶性肿瘤

1. 磁流体加热治疗恶性胶质瘤　　Maier-Hauff 等对 14 例复发性恶性胶质瘤患者应用磁性纳米微粒热疗联合放射治疗。外加交变频率为 100 kHz，磁场强度 2.5 ~ 18 kA/m。磁性纳米粒子由氨基硅烷包裹，核心粒径 15 nm，颗粒铁浓度 112 mg/ml。根据 MRI 影像制订治疗计划。每毫升肿瘤组织内注入 0.1 ~ 0.7 ml（中位 0.2 ml）磁流体。未放疗过的患者照射 60 Gy 后，缩野加量 10 Gy；放疗后，复发患者照射 20 ~ 30 Gy。肿瘤内中位最高温度达到 44.6℃（42.4 ~ 49.5℃）。因此，磁性纳米微粒治疗恶性胶质瘤是可行的。

2. 磁流体加热治疗其他恶性肿瘤　　Wust 等应用磁流体加热治疗 22 例复发的不同部位实体肿瘤，患者还分别接受放疗或化疗。磁流体由氨基硅烷包裹，核心粒径 15 nm，颗粒铁浓度 112 mg/ml。根据肿瘤部位的不同，采用不同导入治疗技术，即经 CT、直肠超声或 X 射线透视及术中直视导入技术。

对骨盆部位肿瘤，磁场强度选择 3.0 ~ 6.0 kA/m，颈部及胸部 7.5 kA/m，头部 > 10.0 kA/m。电磁波吸收比值（specific absorption rate，SAR）为 60 ~ 380 W/kg。86% 的肿瘤区达到 40℃，而 42℃ 的温度没有达到理想的分布。

Matsumine 等用含 Fe_3O_4 磁性纳米颗粒的磷酸钙骨水泥治疗 15 例转移性骨肿瘤患者的 16 处骨病灶。其中，7 处病灶刮出后，用髓内钉固定；1 处病灶切除后，做假体植入；其余 8 处病灶用髓内钉固定受累骨。上述病灶均填入含 Fe_3O_4 磁性纳米颗粒的磷酸钙骨水泥。术后 1 周，开始磁感应热疗。另外，8 例患者手术后未行放疗和热疗，22 例患者行术后放疗。经磁感应热疗患者，疼痛减轻，无明显并发症。X 射线评估治疗效果，术后磁感应热疗患者 87% 有效，单纯手术患者 38% 有效，术后放疗患者 91% 有效。由此可见，术后磁感应热疗患者明显好于单纯手术患者，术后磁感应热疗患者与术后放疗患者无明显差异，磁感应热疗对转移性骨肿瘤有较满意的局部控制率。

参考文献

[1] 武建安, 吴祖河, 王亨, 等. 基于有限元仿真的磁感应肿瘤治疗设备线圈优化设计. 清华大学学报 (自然科学版), 2016, 56(4):406–410,416.

[2] 王晓文, 胡妍文, 李利亚, 等. 应用于肿瘤磁感应热疗技术的磷酸钙磁性骨水泥介质的研究. 科技导报 , 2014, 32(30):40–44.

[3] 于超, 乐恺, 张欣欣. 磁流体热疗中热质传递耦合作用研究. 工程热物理学报 , 2011, 32(10):1741–1744.

[4] 谢文升, 高琴, 郭振虎, 等. 功能型复合生物材料用于肿瘤局部热疗的研究进展. 现代肿瘤医学 , 2018, 26(3):474–477.

[5] 刘嘉毅, 唐劲天, 廖遇平. 支架磁感应热疗食管肿瘤的实验研究. 中南大学博士研究生学位论文 , 2011.

[6] 于宏珠, 郝林, 唐劲天. 肿瘤磁感应热疗介质研发进展. 生命科学仪器 , 2018, 16:106–113.

[7] Teo P, Wang XW, Chen BK, et al. Complex of TNF–α and modified Fe3O4 nanoparticles suppresses tumor growth by magnetic induction hyperthermia. Cancer Biother Radiopharm, 2017, 32(10):379–386.

[8] Nemati Z, Javier A, Rodrigo I, et al. Improving the heating eficiency of iron oxide nanoparticles by tuning their shape and size. J Phys Chem C, 2018, 122(4):2367–2378.

[9] 周晓寒, 郑元义. 超声引导下 pH 敏感与磁感应双重响应性水凝胶用于肿瘤治疗的研究. 重庆医科大学硕士学位论文 , 2018.

[10] 谢俊, 陈玲, 严长志, 等. 肿瘤靶向热疗用磁性纳米材料. 中国材料进展 , 2016, 35(8):561–567.

[11] 吴益, 张荣华, 王亨, 等. 磁感应治疗计划系统中组织器官分割方法的研究. 生物医学工程研

究 , 2018, 37(2):173–176.

[12] 卓子寒 , 翟伟明 , 蔡东阳 , 等 . 肿瘤磁感应治疗计划系统适形热疗方法 . 清华大学学报 (自然科学版), 2014, 54(6):706–719.

[13] 胡润磊 , 柯贤福 , 李浒 , 等 . 磁流体热疗联合 IL–2 对小鼠 Lewis 肺癌治疗作用的实验研究 . 浙江医学 , 2014, 36(3):178–181.

[14] 张晗 , 张燕君 . 新型磁感应热疗介质加热诱导癌细胞凋亡的实验探究及信号肽修饰磁性纳米介质的应用 . 山东大学硕士研究生学位论文 , 2017.

[15] 李景丁莎 , 盛军 , 霍美俊 , 等 . 磁感应纳米热化疗用于肿瘤综合治疗的体外研究 . 现代肿瘤医学 , 2013, 21(4):716–719.

[16] 李景丁莎 , 盛军 . 载药磁性纳米复合微球用于肿瘤的磁感应缓释热化疗 . 北京中医药大学 硕士学位论文 , 2013.

[17] 孔维超 , 张阳德 , 魏兰镖 , 等 . 载药纳米磁性碘化油微乳用于肝肿瘤综合治疗的体外评价 . 北京生物医学工程 , 2013, 32(4):357–362,374.

[18] 于宏珠 , 郝林 . 磁感应热化疗对人结肠癌 SW480 细胞的影响 . 沈阳师范大学硕士学位论文 , 2019.

[19] Teo PS, Wang XW, Chen BK, et al. Complex of TNF–α and modified Fe3O4 nanoparticles suppresses tumor growth by magnetic induction hyperthermia. Cancer Biother Radiopharm, 2017, 32(10):379–386.

[20] 王捷忠 , 潘建基 , 张春 , 等 . 关于磁感应热疗技术治疗软组织肿瘤近期疗效和安全性的临床报告 . 福建医科大学学报 , 2012, 46(1):47–50.

[21] 师颖瑞 , 刘珈 , 杨锫 , 等 . 磁感应热疗联合放疗治疗颈部淋巴结复发的临床观察 . 现代生物医学进展 , 2014, 14(1):132–135,155.

第二十九章 肿瘤的手术和中医药与放疗的联合应用

第一节 肿瘤的手术与放疗联合应用

手术治疗（operation therapy）是肿瘤常用治疗手段之一，也是多数早期肿瘤的首选治疗方法，其优点是疗效直接，是绝大多数肿瘤的首选治疗方法。早期手术切除完全的肿瘤有治愈的机会，并且肿瘤对手术切除没有生物抵抗性，不像肿瘤对放疗、化疗等存在有敏感性的问题。但手术治疗也有其致命的缺点，风险高，尤其对于部位敏感的肿瘤，如脑肿瘤，手术危险性大，成功率低；手术对人体创伤大，使患者免疫力降低，对疾病抵抗力下降，易产生一系列手术并发症。手术为局部治疗手段，只适用于早期肿瘤范围，且身体状况能够耐受的患者。因此，手术治疗一般不能单独作为肿瘤治疗的手段，需要与其他治疗方法联合应用。

放射治疗是一种非常重要的手段，其适用范围广，几乎可以用于全身各部位的肿瘤。对接受放疗的患者自身条件要求不高，因年龄大、体质差及已行多次手术等情况不能耐受其他治疗的患者，也可接受放疗。放疗效果确实，治疗方案可靠；治疗过程简单，无痛苦，不需住院治疗，已被患者接受。放疗不良反应相对较少，可避免手术造成的麻醉意外、输血反应、术后感染及化疗造成的脱发、呕吐等不良反应。放疗为非创伤性治疗，早期肿瘤的单纯根治放疗在消灭肿瘤的同时，可保留器官的生理功能；术前放疗，可在不影响手术的前提下提高手术的切除率，在不影响治疗效果的前提下提高器官生理功能保存率；术后放疗，可提高生存率，降低局部复发率。由此可见，放疗和手术治疗是相辅相成的，二者有互补的作用，所以手术治疗联合放疗在肿瘤的治疗中占有重要的地位。

一、术前放疗和免疫治疗

（一）术前放疗的应用

1. 术前放疗的优缺点　术前放疗（preoperation radiotherapy）是指在手术前给予肿瘤组织一定剂量的放疗，以增加手术机会，减少肿瘤复发及降低远处转移率。其优点是：① 可以减轻癌与周边重要脏器粘连，使部分原来不能手术的病例，可争取手术切除，提高肿瘤切除率；② 降低癌细胞的生命力，减少手术所致医源性癌细胞的浸润、播散，预防浸润型残癌的发生；③ 缩小肿瘤的体积，减少手术切除范围，最大限度地保护重要脏器功能；④ 控制肿瘤周边亚临床灶，可使已经转移的淋巴结缩小或消失，癌灶周围血管壁变厚乃至闭塞，阻止癌细胞远处转移和局部复发，降低术中肿瘤种植风险，减少复发率；⑤ 提高患者生存质量，尤其是提高低位直肠癌的保肛率；⑥ 闭塞瘤床内血管和淋巴管，降低淋巴结和远处转移，同时也可预防断端脉管癌栓的发生；⑦ 主体瘤细胞失活，对癌旁上皮的刺激作用消失或减弱，减少癌旁上皮的非典型增生，甚至原位癌的发生。术前放疗的缺点是缺乏病理指导，若放疗剂量和手术间隔时间掌握不当，会加大手术难度，增多术后并发症。目前，常用术前放疗的肿瘤有头颈部肿瘤、肺癌、食管癌和直肠癌等。

2. 术前放疗的适应证及禁忌证　恶性肿瘤的术前放疗目前比较认可的适应证：局部晚期直肠癌，且不伴远处转移，即 T1 ~ T4 患者；Ⅰ b ~ Ⅱ b 期的宫颈癌，Ⅱ ~ Ⅲ 期的局部晚期食管癌，部分中晚期喉癌、肺癌和膀胱癌等。禁忌证：晚期癌症伴恶病质、全身衰竭，不宜手术的恶性肿瘤。

3. 术前放疗方式　术前放疗有 3 种方式：① 常规放疗：1.8 ~ 2 Gy/ 次，5 次 / 周，总剂量 40 ~ 50 Gy；② 短疗程放疗：3 ~ 5 Gy/ 次，5 次 / 周，总剂量 25 ~ 30 Gy；③ 近距离放疗：主要针对宫颈癌的术前放疗，腔内放疗 5 Gy/ 次，2 次 / 周，总剂量 30 Gy。放疗后休息 2 ~ 6 周手术。

（二）肿瘤术前放疗

1. 直肠癌（rectal cancer）　直肠癌的治疗仍坚持以手术为主，综合应用放疗和化疗等辅助手段，以降低直肠癌的局部复发率，提高生存率。术前放疗主要是增加保肛、降低分期和增加手术切除的概率；术中放疗与常规放疗及手术结合，可降低直肠癌的局部复发率，改善患者的生活质量；术后放疗是在术中观察和病理分析后作出的最佳选择。对于直肠癌术后复发或晚期不能手术的直肠癌患者，放疗已成为其治疗的重要手段，可明显缓解因肿瘤压迫盆腔神经引起的疼痛，减少或治愈直肠出血。

（1）术前放疗：郑权报道了一组 762 例直肠癌术前放疗，在术前放疗 173 例中术后局部复发 19 例（11.0%），术前未进行放疗的 589 例中局部复发 123 例（20.9%），两者比较有统计学意义。术前未施行和施行放疗的 5 年生存率分别为 48.1% 和 58.4%。说明肠癌术前放疗可以降低术后局部复发率，提高 5 年生存率。2009 年，刘丽丽等报道，31 例直肠癌患者术前放疗的复发率为 29.0%，淋巴结转移率为 25.8%，均显著低于 31 例同期直接给予根治性手术者（51.6% 和 54.8%）；前者术后 2 年生存率为 69.9%，显著高于后者（39.8%）。结论是，术前放疗对直肠癌患者疗效肯定，可缩小肿瘤体积，降低术后复发率及淋巴结转移率，延长患者的术后生存时间。

范育伟等报道，42 例 T3 和 T4 期直肠癌患者，其中 29 例采用常规放疗，50 Gy/5 周，照射后 5 ~ 6 周手术；另外 13 例采用强化短程放疗方案，25 Gy/5 次 /5 d，第 6 天或第 7 天手术。结果显示，术前放疗临床检查有效率为 69.0%，放疗后降期率为 78.6%，无不耐受放疗急性和远期反应，3 年生存率为 64.3%，出现盆腔局部复发率为 14.3%。说明直肠癌术前放疗可以提高切除率和保肛率，降低局部复发率，不增加术后并发症。另一项研究，78 例 Ⅱ ~ Ⅲ 期直肠癌患者，其中 39 例术前常规放疗，50 Gy/5 周，照后 4 ~ 5 周行根治性手术，未出现由放疗造成的远期并发症；其复发率为 17.9%，单纯手术的为 41.0%；5 年生存率分别为 59.0% 和 35.9%。其结果证实，术前放疗可降低直肠癌的局部复发率，提高生存率；可耐受急性放疗反应，不增加手术难度及并发症。

（2）放化疗后观察 – 等待：对于直肠癌患者，经过放化疗后，是否手术，Renehan 等通过对比放化疗后临床完全缓解的患者接受手术治疗和观察 – 等待（watch–and–wait）方式的肿瘤转归，并研究观察 – 等待随诊方式的安全性。研究显示，存在一定比例的直肠癌患者可以通过观察 – 等待方式避免手术，免除终生造口，同时获得 3 年良好的肿瘤安全性。其结果提示，应从一开始就认真考虑直肠癌患者化放疗策略，观察 – 等待治疗作为标准治疗方式看来是可行的。研究者认为，如果患者在化放疗开始后，少于 14 周内取得早期临床完全缓解，或者大于 24 周取得临床完全缓解，其复发的机会较少。此外，广泛使用 45 Gy 放疗患者的临床完全缓解率为 10% ~ 15%，更高剂量的放化疗能够将其提高到大于 50%。如此高的临床完全缓解率，如果能够在可接受的毒副作用范围内反复出现，那么以上两种策略就可以实现长期、持续的临床完全缓解。然而，这一观察结果还需要临床研究验证。

（3）新辅助短程放疗联合化疗对中低位进展期直肠癌的疗效：结直肠癌的新辅助治疗是指在手术切除前附加辅助治疗，包括放疗、化疗及放化疗 3 种模式。新辅助放疗又包括短程放疗（SCRT）和长程放疗（LCRT）两种模式。薛军等将术前 SCRT 联合化疗应用于中低位进展期直肠癌中，分析该治疗模式的依从性、临床疗效和安全性，从而为局部进展期直肠癌的新辅助治疗提供新的个体化治疗方案。选取 40 例中低位进展期直肠癌患者，年龄 ≤ 80 岁，中位年龄 52 岁；其中，男 26 例，女 14 例，低分化 10 例，中分化 25 例，高分化 5 例，Ⅱ 期 16 例，Ⅲ 期 24 例，病变距肛缘 0 ~ 5 cm 的 18 例，5 ~ 10 cm 的 22 例。入组前均行肠镜病理检查以明确诊断；依照 2010 年美国癌症联合委员会（AJCC）直肠癌第七版 TNM 分期系统确诊为进展期直肠癌；美国东部肿瘤协作组（Eastern Cooperative Oncology Group，ECOG）活动状态评分 ≤ 2 分。所有入组患者先接受盆腔适形调强技术的术前 SCRT，总放射剂量 25 Gy，剂量分割 5 Gy × 5 次，之后 2 周内行化疗治疗，Xelox 方案（奥沙利铂 130 mg/m^2，1 d；卡培他滨 2000 mg/m^2，1 ~ 14 d，3 周为 1 周期，共 4 周期），4 周期后行影像学检查，评估降期效果。新辅助治疗完成后 6 ~ 8 周，满足手术条件后，均接受遵循 TME 原则的根治性手术治疗。

40 例进展期中低位直肠癌患者均顺利完成了 SCRT，中位时间为 7 d（5 ~ 10 d），后行中子俘获治疗（NCT）。35 例患者完成足量的新辅助治疗后复查 MRI，结果显示 CR 4 例（11.43%），PR 21 例（60.0%），SD 7 例（20.0%），PD 3 例（8.57%），总有效率为 71.43%（图 29–1A、B）。35 例患者接受了治疗后的内镜评估，其中 3 例患者达到了内镜下的完全缓解，但均选择了手术治疗，术后病理确诊完全缓解；余 32 例患者亦进行了手术治疗。术后病理 TRG 分级：0 级 0 例，1 级 8 例，2 级 10 例，3 级 14 例，4 级 3 例（图 29–1C、D）。35 例入组患者均行全直肠系膜切除术（TME）手术治疗，全部达到 R0 切除。所有出现的不良反应大多均为 Ⅰ 和 Ⅱ 级，经过治疗或休息后明显缓解。随访 5 ~ 48 个月，共获得完整随访 29 例，随访率为 82.86%（29/35），死亡 8 例，总生存率为 72.41%（21/29），复发 3 例，远处转移 4 例。综上所述，本研究团队证实对于中低位进展期直肠癌，给予 SCRT + NCT 的治疗模式是安全有效的。

2. 食管癌（esophageal carcinoma） 目前，大多数人肯定，食管癌术前放疗效果高于单纯手术或单纯放疗，可以缩小局部病灶，杀伤活跃的癌细胞，使肿瘤周围小血管和淋巴管闭塞，提高食管癌的手术切除率，降低转移率。放疗剂量为 40 Gy，低于 40 Gy 效果较差，而高于 50 Gy 时会明显增加并发症。

近年来，快速术前放疗在临床上应用越来越多，即每天 5 Gy，分 2 次照射，间隔 6 h，总量 25 Gy/5 d。休息 2~4 周后手术。

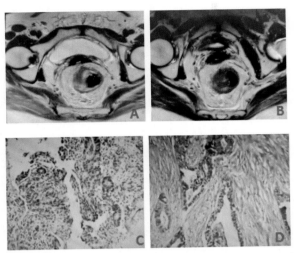

图 29-1 同一患者治疗前后影像学和病理学图片（TRG 1 级）
图中，A. T4aN1M0（治疗前）；B. T4aN1M0（治疗后）；C. 化疗前病理；D. 化疗后病理

温登瑰等运用生存分析的寿命表法和 Kaplan-Meier 法，对比分析了随机抽签的 336 例术前放疗和 1680 例单纯手术中晚期食管癌患者 15~30 年的随访资料，发现术前放疗能显著提高其 5、10和 15 年生存率；与单纯手术者相比，术前放疗后 15 年内生存曲线位置显著提高；Ⅱa 期食管癌术前放疗后，分期下降者比分期不变者生存曲线位置显著提高；对中段食管癌和根治切除者提高远期生存率效果显著。

也有报道，术前放疗对食管癌患者的远期生存率未有明显提高。杨兆禄等报道，252 例Ⅲ期食管癌患者中 126 例给予术前放疗，40 Gy/4 周，放疗后 2~3 周后手术。与单纯手术者比较，能提高手术切除率及 1 年生存率，降低残端癌阳性率及淋巴结转移率，但 3 年和 5 年生存率未有明显提高。

3. 肾癌（renal carcinoma） 肾癌术前放疗主要适用于局部晚期肾癌或对一些病程进展快、恶性程度高和巨大肾癌患者。通过术前照射可使肾癌局部病变减小，提高手术切除率及减少由于手术引起的肿瘤播散和种植，但不能提高其生存率。通常，采用前后两野照射，剂量为 30 Gy/2~3 周，照射后 3 周手术，适合于肿瘤较大、周围浸润者。还有采用 20 Gy/2~3 d，4~7 d 后手术；或 7.5 Gy/ 次，照射 2 次后手术。但相关的研究均报道，肾癌术前放疗对总 5 年生存率无影响，也无放疗对局部控制率影响的报道。

4. 膀胱癌（carcinoma of bladder） 从过去 30 余年的临床研究结果分析，膀胱癌的术前放疗尚无肯定的结论，常规放疗依然存在争议，但支持 T3 膀胱癌术前放疗的证据较多。丹麦的膀胱癌研究组前瞻性对比研究了 154 例 T2~T4a 膀胱癌的术前放疗意义，尽管其生存率高于根治性放疗，但两组的差别未达到统计学意义。一项总结了 5 个肌壁受侵膀胱癌临床研究的 Meta 分析未能发现术前放疗较单纯手术的优势，另一组 140 例病例的Ⅲ期临床研究结论也相似。膀胱癌的术前放疗主要适合于Ⅱ、Ⅲ期患者，特别是较大的浸润癌，多个浸润癌反复复发，肿瘤扩展到前列腺、膀胱周围组织及盆腔壁淋巴结等膀胱外组织。照射野应包括盆腔淋巴结，因为肿瘤未侵犯黏膜底层不会发生转移，肿瘤无浸润层有 20% 区淋巴转移；侵至深层膀胱壁的 50% 淋巴结转移，尤其位于膀胱顶及分化不良的癌淋巴结转移率更高。一般，40 Gy/4 周，选择高能射线照射，如 ^{60}Co γ 射线和加速器 X 射线；治疗范围为腰 4 下缘，闭孔下缘，仅超过盆腔侧壁。

5. 宫颈癌（uterine cervix cancer） 宫颈癌术前放疗可缩小肿瘤体积，提高切除率，降低癌细胞活性，减少手术引起的癌细胞播散。杨英等报道，28 例宫颈病理活检为宫颈癌，临床诊断为 Ⅰb ~ Ⅱb 期的患者，进行术前后装放疗，后装 A 点剂量为 18 ~ 24 Gy，2 ~ 3 周后行根治术；宫颈局部肿块消退有效率达 92.9%，无明显不良反应，随访半年 ~ 3 年 26 例存活，2 例死于肺转移。其结果说明，宫颈癌术前进行适量的腔内后装放射治疗，有利于宫颈癌根治术的进行，降低术后局部的复发率。

宫颈癌的术前放疗主要适应 Ⅰb 和 Ⅱa 细胞分化差的腺癌和腺鳞癌，针对肿瘤原发区采用腔内治疗（是将装有放射源的容器放在阴道腔内及子宫腔内，用后装机进行治疗），由于宫内治疗的放射源距肿瘤很近，同时宫颈、宫体和阴道对放射线的耐受量也较高，以小的剂量取得最大的放射效果，其治疗范围通常包括宫颈、宫体、阴道及宫颈三角区。另外，配合体外照射，主要针对转移区域的治疗，通常治疗范围包括宫旁组织、盆壁组织和盆腔淋巴区。通过腔内与体外照射的相互配合，才能在盆腔内形成一个以宫颈为中心的有效放射区，从而保证最佳的临床治疗效果。腔内治疗要了解 A 和 B 二个参考点：A 点在阴道穹窿垂直向上 2 cm 处，与子宫中心轴外 2 cm 交叉处的点，解剖上相当于子宫动脉与输尿管交叉处；B 点在 A 点水平向外延伸 3 cm 处的点。用模拟机或 CT-sim 机定位，选择加速器能量 10 和 15 MV X 射线及 ^{60}Co γ 射线照射，40 Gy/4 周，休息 3 周后手术；主要以腔内放疗为主，根据分期也可采用体外照射。

对宫颈癌患者进行术前放疗和术后放疗的效果进行比较。术前放疗 36 例，术后放疗 32 例。结果发现，经过治疗后，术前放疗患者的总有效率、Ⅱ级以上骨髓抑制率和生活质量良好率均明显优于术后放疗患者（P < 0.05），说明宫颈癌患者术前放疗的效果显著，放疗的不良反应较小，生活质量更高。

6. 软组织肉瘤（soft tissue sarcoma） 术前放疗可使其巨大的肿瘤缩小，提高保存肢体完整并切除肿瘤的可能性，降低肿瘤细胞的活力，但可能会增加伤口的并发症。一般，DT 50 Gy，1.8 ~ 2.0 Gy/次，4 ~ 6 周后手术，多认为更适合体积较大（>15 cm）或生殖器的肿瘤。

7. 头颈部肿瘤（cephalocevical tumor） 赵兴峰探讨头颈部肿瘤调强放疗联合手术和化疗的临床疗效。选取头颈部肿瘤患者 72 例，均给予调强放疗联合手术和化疗，并进行 18 个月的跟踪随访调查、分析。结果发现，患者区域控制率、3 年局部肿瘤控制率、无远处转移生存率、无瘤生存率和总生存率分别为 89.4%、88.7%、83.6%、68.2% 和 67.2%；通过多因素分析结果证实，治疗前贫血、治疗模式和临床分期是影响患者生存率的独立因素（P < 0.05），患者 0、1、2、3 和 4 级急性口腔黏膜反应发生率分别为 4.17%、20.83%、55.56%、13.89% 和 1.39%；患者 0、1、2 和 3 级急性皮肤反应发生率分别为 2.78%、69.44%、25.00% 和 0；治疗结束 12 个月后患者 1、2 和 3 级口干发生率分别为 20.83%、13.89% 和 1.39%。这些结果说明，头颈部肿瘤调强放疗联合手术和化疗是一种行之有效的治疗方案，值得临床推广。另外，李忠等进行头颈部肿瘤调强放疗联合手术和化疗，也获得了很好的区

域控制率和局部控制率，不良反应可以耐受，降低了口干等不良反应的发生率及病死率，提高了生存质量。

研究者杨萍观察手术联合放疗对喉癌患者甲状腺功能及营养状况的影响。回顾 74 例喉癌患者资料，其中单纯手术治疗 37 例，接受手术联合放疗 37 例。放疗分别在术前 2～4 周及术后 1 个月内进行，使用 γ 射线立体定向放疗，以 50 Gy 照射剂量，按照 4 次 / 周的频率进行治疗。结果发现，手术联合放疗组患者 3 年和 5 年生存率分别为 86.49% 和 51.35% 明显高于单纯手术组 64.86% 和 27.03%。治疗前，两组患者甲状腺功能及营养状况涉及各项指标比较无差异；治疗后，两组组内甲状腺各项生化指标与治疗前比较有显著差异；但两组之间营养状况相关指标比较无差异。结论：手术联合放疗可一定程度上提高喉癌的远期疗效，但可能对患者甲状腺功能产生一定的影响，因此术后要加强对这方面的关注，以预防甲状腺功能降低的发生。

（三）术前免疫疗法对结肠癌患者有效

2020 年 4 月，在一项创新性 NICHE 的 Ⅱ 期临床试验中，荷兰癌症研究所研究者在 *Nat Med* 杂志发文，发现患有结肠癌无远处转移的患者，在等待手术的过程中，可以通过短期的免疫治疗获益，这可以使肿瘤在很短的时间内大幅缩小或清除。患者自身的免疫细胞会清除掉癌细胞。在患有结肠癌微卫星不稳定（microsatellite instable，MSI）亚型的患者中，100% 的患者从免疫治疗中受益；而在患有结肠癌微卫星稳定亚型（microsatellite-stable, MSS）的患者中，25% 的患者受益。

手术前的免疫疗法被称为新辅助免疫疗法（neoadjuvant immunotherapy），其目的在于防止肿瘤复发或转移，而且对于较大的肿瘤来说，这更便于进行外科手术。在肿瘤被移除之前让免疫系统熟悉所有的肿瘤变异，从而使免疫系统能够更好地做出反应。在这项研究中，研究者在结肠癌中展示了新辅助免疫疗法的效果。40 例患有这两种结肠癌亚型的患者参加了 NICHE 研究。其中的 20 例患者患有结肠癌 MSI 亚型，这意味着肿瘤极易发生突变，从而导致数百种突变出现。在所有非转移性结肠癌患者中，15% 的患者患有结肠癌 MSI 亚型。免疫治疗对这 20 例结肠癌 MSI 亚型患者均有效，反应率很好。这些患者在第一次静脉注射免疫治疗药物大约 4 周后接受了手术治疗。在这短短的时间里，绝大多数的肿瘤已经完全或几乎完全清除了。

此前的研究已经表明，免疫治疗对晚期转移性结肠癌 MSI 亚型有效。这有一个很好的科学解释：肿瘤中的新突变越多，它的非自我性就越强，这会导致免疫系统产生反应。结肠癌 MSS 亚型患者的反应率为 25%。在 NICHE 研究中，其余 20 例患者均为结肠癌 MSS 亚型。这种结肠癌亚型对免疫治疗的反应并不好。但发现，这组患者中 25% 的病例也有良好的反应。考虑到 85% 的非转移性结肠癌患都患有这种亚型的结肠癌，这是一个充满希望的结果。研究者在实验室中试图解释结肠癌 MSS 亚型中这种令人吃惊的高反应率，发现了一个新的生物标志物。

二、术中放疗

（一）术中放疗的应用

1. 术中放疗的优点　在手术切除肿瘤或手术暴露不能切除肿瘤的情况下，对瘤床、残存肿瘤、淋巴引流区或原发肿瘤在术中给予一次大剂量照射为术中放疗（radiotherapy in operation）。肿瘤放疗疗效与剂量呈正相关，增加照射剂量可提高肿瘤局部控制率及生存率，但外照射剂量往往受到肿瘤周围正常组织和器官耐受性的限制。其优点，能在直视下将重要脏器移出放射野外而得到保护，肿瘤靶区能得到高剂量的照射，从而提高肿瘤局部控制率、患者生存率及生存质量。术中放疗还可以做到尽早精确放疗。由于放疗在术中同时完成，可以准确地对瘤床及周围组织进行放疗，最大限度地保护正常组织，并减少肿瘤细胞在等待外放疗或外放疗进行过程中的扩增。另外，术中放疗还可以通过对微环境的影响减少局部复发。研究显示，保乳术后 24 h 内在切口处收集的渗液可以刺激乳腺癌细胞株增殖、迁移，然而进行术中放疗后切口处的渗液则对癌细胞的增殖、迁移没有刺激作用。

但是，术中放疗因技术的限制，仅能给单次照射，不符合分次照射原则，多数情况下仍需加用外放射。术中放疗常被用于胃癌、宫颈癌和晚期胰腺癌等肿瘤的治疗，已逐渐成为肿瘤综合治疗中的重要组成部分。

彭莉华等报道 400 例恶性肿瘤在手术切除病灶后直视下术中放疗。对瘤灶淋巴汇流区用 9 ~ 20 MeV 电子线照射，15 ~ 30 Gy，使手术时间比平常延长 20 ~ 30 min，未发现感染及其它并发症。术中放疗 Ⅰ 、Ⅱ期胃癌 5 年生存率为 100%，Ⅲ 期为 61.7%，Ⅳ 期为 14.5%。结肠癌 5 年生存率为 98%，直肠癌 3 年生存率为 100%；对胆囊癌和胰腺癌均能明显提高生活质量何中位生存期；妇科肿瘤能达到较高局部控制率。

2. 术中放疗的适应症和生物学特点　术中放疗适应于：① 根治性切除原发肿瘤时，术中对瘤床及淋巴结引流区进行预防照射；② 外侵肿瘤无法切除或者术后有残存病灶者，进行计划性术中放疗；③ 由于邻近组织或器官放射敏感，单独外照射无法达到局部控制的剂量；④ 术中放疗和外照射结合可获得更满意的剂量分布。对于临床已明确有转移或肿瘤已有广泛扩散者，或不能耐受麻醉、手术和放射治疗的患者，禁忌术中放疗。

肿瘤对单次大剂量治疗的反应主要取决于乏氧细胞，针对这群细胞的药物和治疗的研究是重要的策略。正常组织的并发症是术中放疗的主要限制，因此，避免全器官的照射以减小非目标器官受照，可减少这种反应。应用低剂量的术中放疗，联合其他治疗方法，可以有效地增强局部并发症的控制，大部分术中放疗都要结合术后放疗。

（二）肿瘤术中放疗

1. 直肠癌　局部晚期直肠癌手术治疗目前的主要问题是局部复发，术中放疗与常规放疗及手术、化疗的综合治疗，可降低直肠癌的局部复发率，改善患者的生活质量。郭跃武等报道，97 例直肠癌患者在手术切除病灶后，用 9 ~ 16 MeV 电子线照射瘤床及周围淋巴引流区，剂量为 10 ~ 30 Gy；与同期

122 例单纯手术者比较，Dukes A 期对 5 年局部复发率和生存率无影响；Dukes B 期 3 年和 5 年局部复发率分别下降 19.0% 和 20.2%，生存率分别提高 19.9% 和 27.2%；Dukes C 期 3 年和 5 年局部复发率分别下降 28.8% 26.7%，生存率则分别提高 22.2% 和 32.9%；Dukes D 期 5 年局部复发率虽下降 26.0%，但无统计学意义，生存率未见提高。术中放疗有可能增加粘连性肠梗阻的发生，无其他严重并发症；能提高 Dukes B 和 C 期直肠癌的 3 年和 5 年生存率，同时减少局部复发率。

2. 胃癌（stomach cancer） 术中放疗的主要并发症是产生严重的血管毒性，临床常用 15 Gy 术中放疗与 45 Gy 外照射，有 3% ~ 12.5% 的胃肠出血率。与单纯手术相比，术中放疗加上根治术可以增加局部控制率。蒋阳平等对胃癌患者姑息性切除者（如肿瘤浸润胰腺深度在 3 cm 以内）给予 6 MeV 电子线照射 20 Gy，能切除转移淋巴结者给予 6 ~ 9 MeV 照射 25 Gy，深度 > 3 cm 或（和）淋巴结融合不能切除者给予 9 ~ 12 MeV 照射 30 Gy，术中 1 次照射。与单纯手术者比较，术中放疗不同程度地提高 Ⅱ ~ Ⅳ 期胃癌的 3 年生存率，尤其 Ⅲ 期患者更高。林超鸿等对 106 例 Ⅰ ~ Ⅳ 期胃癌患者行 D2 或选择性 D3 术式，对胃窦、体癌患者施行远侧胃大部切除术时，在腹腔动脉和肝十二指肠韧带区域进行术中照射；在胃体、贲门和全胃癌施行近侧胃大部切除或全胃切除时，将脾脏、胰体尾游离并翻向右侧，扩大术中照射野。与以往 441 例胃癌单纯手术者比较，Ⅰ 和Ⅳ期胃癌术中放疗不能提高术后生存期，Ⅱ 和Ⅲ期胃癌能提高 5 年生存率 14.4% ~ 20.0%，不增加术后并发症和死亡率；其中，Ⅲ 期胃癌采用 D2 术式加术中放疗，1 ~ 5 年生存率显著提高；而采用选择性 D3 手术加术中放疗术后，3 和 4 年生存率较单纯选择性 D3 显著提高。

3. 软组织肿瘤 术中放疗可减少软组织肿瘤手术局部复发机会，使肿瘤缩小，便于手术或以广泛切除术代替截肢术，保留肢体功能。刘红等报道，对 33 例四肢软组织肉瘤切除后，立即用电子加速器对原发瘤床及残存灶等部位在直视下用专用限光筒施行术中照射，有效控制及降低软组织肿瘤的局部复发率，并保留肢体功能。

软组织肿瘤的术中放疗主要适应于：① 肿瘤生长迅速；② 肿瘤体积大，估计手术切除困难或难以切除的病变；③ 分化差，周围浸润严重者；④ 复发性病变。对于胚胎性横纹肌肉瘤和其他分化差、生长快的肉瘤，照射野应适当扩大，如有可能最好包括被侵肌肉的起、止点，但不常规照射淋巴引流区；当肿瘤接近淋巴引流区，应照射其临近范围。根据肿瘤部位选择合适的能量，肢体部病变照射前后两野或两个侧野，躯干部病变用多角度照射、楔形板及多野照射技术，使剂量分布均匀，减少正常组织损伤。肿瘤照射 40 ~ 50 Gy/4 ~ 5 周，休息 2 周后手术；如肿瘤较大、手术安全界不够及切除不彻底者，补加术后放疗 15 ~ 25 Gy/2 周左右，总剂量 65 ~ 70 Gy。

4. 胰腺肿瘤（pancreatic tumor） 术中放疗主要用于局部晚期无法切除的胰腺癌，以减轻疼痛和防止局部肿瘤进展；给予无法切除的胰腺及胰十二指肠切除术后的胰床和高危淋巴结引流区的高剂量放疗。郭跃武等报道了 42 例姑息性手术合并术中放疗，用 9 ~ 16 MeV 电子线直视下照射病灶区域，给予 20 ~ 30 Gy 照射。与未行术中放疗的 59 例患者比较，腹痛和腰背痛完全缓解率分别为 66.7% 和 15.3%，部分缓解率为 26.2% 和 25.4%，总有效率为 92.9% 和 40.7%，平均生存期为 16.7 和 11.9 个月。证明了姑息性手术结合术中放疗能够有效地控制晚期胰腺癌患者的腹痛和腰背痛，改善生活质量，并可适当延长生存期。彭莉华等回顾分析了不能手术切除的 18 例晚期胰腺癌，术中放疗配合新药化疗，明显提高中位生存期。术中放疗还被应用于可切除胰头癌患者，降低单纯手术的局部复发率。有报道，术前 5 氟尿嘧啶（5-FU）放化同步合并胰十二指肠切除术和术前放疗，可将局部复发率降低到 11%。因此，晚期胰腺癌的术中放化疗可明显提高临床受益率，延长生存期。

5. 头颈部肿瘤　　通过综合治疗提高晚期头颈部肿瘤的局部控制率和生存率是目前临床研究的重点。术中放疗不但可以提高局部放疗剂量，同时也保护了周围正常组织，可作为局部晚期或局部复发头颈部肿瘤综合治疗的重要部分。

6. 乳腺癌（breast cancer）

（1）乳腺癌术中放疗的优势：乳腺癌术中可以做到尽早精确放疗。由于放疗在术中同时完成，可以准确地对瘤床及周围组织进行放疗，最大限度地保护正常组织，减少肿瘤细胞在等待放疗或放疗进行过程中的扩增。另外，术中放疗还可以通过对微环境的影响减少局部复发。研究显示，保乳术后 24 h 内在切口处收集的渗液可以刺激乳腺癌细胞株增殖、迁移，而进行术中放疗后切口处的渗液则对癌细胞的增殖、迁移无刺激作用。还有，乳腺癌保乳术术中瘤床照射可以降低局部复发的风险，相关的不良反应发生率控制在可接受范围内。研究证实，通过低能 X 射线进行术中瘤床照射，然后追加全乳腺外照射，可降低局部复发率和不良反应发生率。但是，也有放疗研究者主张术中给予高剂量放疗，从而减少术后放疗的剂量、次数或取消术后放疗，达到缩短患者治疗时间的目的。两种治疗方法各有利弊。但是，由于操作技术和费用高昂的原因，目前很难在短期内在我国大范围推广应用。

（2）乳腺癌行广泛切除 + 腋窝淋巴结清扫术 + 术中放疗：术中放疗作为早期乳腺癌患者接受保乳手术及常规外照射治疗的补充，可用于替代常规全乳腺外照射后的局部加量。针对瘤床的常用剂量是 10 ~ 15 Gy，伤口初步愈合后合并外照射 45 ~ 50 Gy。郭涛等报道了 40 例 Ⅰ ~ Ⅱ b 期乳腺癌患者行肿瘤广泛切除 + 腋窝淋巴结清扫术 + 术中放疗术后，经 5 年随访观察，仅 1 例局部复发，其余患者均健在，无远处转移，无明显放疗反应，双乳对称，外形美观。近年来，近距离放射性粒子插植与保乳治疗早期乳腺癌是其治疗新兴的手段之一。李铁等报道了 31 例乳腺癌患者的保乳治疗，局部扩大切除到切缘并检测为阴性后，^{125}I 粒子插植照射，切口 100% Ⅰ 期甲级愈合；随访 12 ~ 38 个月，无局部复发，无淋巴结及远位器官转移，无不良反应。此法是安全有效的，对于降低局部复发率和改善患者生活质量具有一定的意义。

（3）保乳手术联合术中放疗：研究者观察 1822 例早期乳腺癌患者，纳入标准为单中心原发性乳腺癌且术前影像学评估肿瘤最大径小于 2.5 cm。干预措施：所有患者接受保乳手术，术中立即接受剂量为 21 Gy 的电子放射治疗。辅助治疗方案按照欧洲肿瘤研究所的规则和指南执行。入组患者的中位年龄为 58 岁（33 ~ 83 岁），中位随访时间为 36.1 个月（1 ~ 122 个月）。术后平均随访 36.1 个月，42 例（2.3%）出现了局部复发，中位局部复发时间为 29.2 个月（10.0 ~ 92.5 个月）。26 例（1.4%）无局部复发征象，但以出现远处转移为第一事件。46 例死亡，其中 28 例死亡原因为乳腺癌进展，18 例则为其他原因。5 年总生存率为 97.4%（95%CI：6.4% ~ 98.4%），5 年乳腺癌特异性生存率为 98.3%（95%CI：97.6% ~ 99.1%）。10 年总生存率为 89.7%（95%CI：85.6% ~ 93.7%），10 年乳腺癌特异性生存率为94.6%（95%CI: 91.85~97.3%）。较严重的不良反应是纤维化(1.8%)和脂肪坏死(4.2%)，其它不良反应还包括血肿（5.5%）、水肿（1.3%）、伤口感染（1.3%）和疼痛（0.7%）。78.7%的患者没有发生不良反应；1、2、3、4和5级不良反应发生率分别为16.0%、4.2%、0.9%、0 2%和<0.1%。通过以上观察结果可以看出，保乳手术联合电子术中放疗是一个治疗早期乳腺癌非常有前景的治疗手段，不良反应发生率低、治疗效果好，可以将正常组织的照射时间从6周缩短为术中一次性照射。

（4）术中放疗在保乳手术中安全可行：刘军等探讨术中放疗在早期乳腺癌保乳手术中的应用价值。选择的早期乳腺癌患者，术中放疗组22例行保乳手术及术中放疗，术后放疗组63例患者行保乳手术和术后放疗。其结果显示，2组患者均未出现局部复发及远处转移，生存率为100%；术后并发症及美容效果均无显著性差异。术后并发症：术中放疗组2例患者需要抽吸3次以上的皮下积液，3例出现术后伤口红肿；术后放疗组5例需要抽吸3次以上的皮下积液，2例出现术后伤口红肿。其结果说明，术中放疗在乳腺癌保乳手术中安全可行，有望在部分选择的早期乳腺癌患者中替代全乳照射。

研究者观察早期乳腺癌保乳手术联合术中放疗的中期疗效、安全性和美容效果。回顾性分析63例早期乳腺癌患者，所有患者均行保乳手术联合术中放射治疗。根据肿瘤大小及照射范围选择限光筒直径，确保90%的处方剂量能够覆盖肿瘤周围2~3 cm及其下方1 cm范围的正常组织。术中放疗剂量的选择根据前哨淋巴结冰冻病理报告。若前哨淋巴结活检阳性或年龄小于35岁，则术中单次照射8 Gy作为瘤床补量剂量，术后再行50 Gy/25次的全乳外部照射；若前哨淋巴结活检阴性，则术中一次性照射15~20 Gy根治性剂量，术后不再进行全乳照射。照射剂量率10 Gy/min。

结果发现，本组中位随访102（80~120）个月，患者总生存率98.4%（62/63），无病生存率90.5%（57/63）。7例（11.1%，7/63）患者出现Ⅰ级放射性肺损伤，10例（15.9%，10/63）出现手术部位局部硬化，5例（7.9%，5/63）出现皮肤颜色改变，16例（25.4%，16/63）出现手术部位疼痛。61例美容效果达到优（78.7%，48/63）和良（21.3%，13/63）水平。放射性肺损伤发生率和美容效果与术中放疗剂量关联不显著。结果提示，早期乳腺癌保乳手术联合术中放射治疗可达到良好的疗效和美容效果，无严重不良反应。

（5）早期乳腺癌术中靶向放疗1次：通常，术后为期数周的全乳放疗是标准治疗。近日，TARGIT-A试验的长期结果在 Br Med J 杂志（2020）发表。研究表明，对于早期乳腺癌患者，切除术中进行单剂量靶向放疗与术后进行全乳放疗具有相似疗效，且降低了患者的非乳腺癌死亡率。本研究第一作者，伦敦大学学院 Vaidya 表示，传统观点认为，放疗必须多次进行，而且全乳放疗始终至关重要。然而，全乳放疗过程中，散射辐射会带来不良反应，较长的放疗周期也不便利。研究团队的理念则是，在切除肿瘤后即刻聚焦肿瘤周围区域进行放疗就足够了，如果同样能够改善死亡率，这对患者来说将更方便，成本也更低。

1998年，研究团队用术中靶向放疗第1例患者。紧接着，研究者推动国际合作，开展了这项TARGIT-A试验。这是一项开放标签、在全球32个临床中心开展的跨国研究，纳入了45岁以上患有早期浸润性乳腺导管癌且符合保乳手术条件的女性。2000 - 2012年期间，受试者1：1随机分组接受了根据风险调整（risk adapted）的术中靶向放疗，或按标准方案连续3~6周每天接受全乳放疗。

2013 年，研究团队在 *Lancet* 杂志发表了 TARGIT-A 在 3451 例患者中的早期试验结果。研究数据显示，两种放疗策略的患者乳腺癌死亡率相似，但接受术中靶向放疗的患者，显示出总体死亡率降低的趋势，主要是由于心血管原因、其他癌症等非乳腺癌原因死亡风险更低。然而，尽管达到了非劣效性，接受术中靶向放疗的患者，保乳部位 5 年局部复发率仍然略高（3.3% *vs* 1.3%）。

这次分析覆盖了 2298 例受试者，中位随访时间为 8.6 年，部分患者接受随访长达近 19 年。最新数据进一步验证了早期结果的趋势。术中靶向放疗组患者的 5 年局部复发率稍高（2.11% *vs* 0.95%）；但长期来看，两组患者的局部无复发生存率无显著差异（167 事件 *vs* 147 次事件；HR 1.13，$P = 0.28$），无乳房切除生存率（170 事件 *vs* 175 事件；HR 0.96，$P = 0.74$）、远端无病生存率（133 事件 *vs* 148 事件；HR 0.88，$P = 0.30$）、总体生存率（110 死亡 *vs* 131 死亡；HR 0.82，$P = 0.13$）和乳腺癌死亡率（65 例死亡 *vs* 57 例死亡；HR 1.12，$P = 0.54$）也均无显著差异。值得注意的是，术中靶向放疗组患者非乳腺癌原因死亡的风险显著降低 41%（45 例死亡 *vs* 74 例死亡；HR 0.59，$P = 0.005$）。基于这些结果，TARGIT-A 研究者表示，该长期研究结果表明在乳腺切除术中进行根据风险调整（risk adapted）的单剂量靶向放疗可以有效替代乳腺癌术后长达数周、每天进行的全乳放疗。

同样，应用于早期乳腺癌患者，近年来还有更多旨在简化放疗的试验均取得了令人关注的结果。2015 年，加速部分乳腺照射（APBI）在美国放射肿瘤学会（ASTRO）年会上发布的重要结果。通过多导管近距离放疗，APBI 试验结果显示效果与全乳放疗相当，但不良反应更少。此外，UK Fast 和 Fast-Forward 试验，则评估了为期 1 周的加速放疗方案，表明了缩减放疗周期的可行性。目前，这项试验的拓展随访（TARGIT-Ex）仍在进行中，期待更多证据的推动下，早期乳腺癌患者治疗负担能够进一步减轻。

7.宫颈癌　在治疗上，强调宫颈癌手术、化疗及放疗的综合治疗。目前，许多研究表明，合理应用术中放疗可以提高宫颈癌 Ⅱ b 期患者的生存率。周芙玲等报道，94 例行术中放疗的宫颈癌 Ⅱ b 期患者，中位生存时间为 61.1 个月，2 和 5 年生存率为 92.4% 和 82.3%；Kaplan-Meier 分析提示，末妊娠年龄 36 ~ 42 岁，病理类型为鳞状细胞癌，术前体质量无明显下降及宫颈局部肿物直径 3 ~ 5 cm 者生存期相对较长；Cox 比例风险回归模型分析提示，病理类型、体质量降低和末妊年龄对术中放疗患者的预后有显著性意义。观察结果证实，术中放疗安全有效，能提高其生存率，尤其对 36 ~ 42 岁末妊娠年龄及鳞状细胞癌的患者。刘孜等报道，将 182 例宫颈癌 Ⅱ b 期患者按愿望分成两组：97 例术中放疗组，行全子宫 + 双侧附件切除术，术中采用自制的盆腔专用限光筒照射 12 MeV 的 β 射线 18 ~ 20 Gy，配合术前外照射 6 MV X 射线 20 Gy 及腔内后装放疗 A 点 10 ~ 14 Gy/2 次；85 例单纯放疗组，给予 6 MV X 射线 30 Gy 和中央遮挡 20 Gy，腔内后装放疗 A 点 35 ~ 40 Gy/5 ~ 6 次。两组 5 年生存率分别是 95% 和 88%，术中放疗的生存情况明显改善，5 年生存率为 91%，放射性直肠炎、骨髓抑制和消化道反应等并发症明显减少，这对于缩小宫颈腺癌的手术范围、减少放疗并发症和提高生存质量有积极的意义。

8.其他　局部复发的生殖系统和肾脏肿瘤采用包括术中放疗在内的综合治疗，近 30% 的病例获得长期缓解。应用术中放疗儿童肿瘤可获得很好的局部控制率和生存率。通过术中放疗和外照射，使膀胱、胆道及骨肿瘤等疗效提高。

（三）术中应用新型人工智能技术有望实时检测癌变组织

1. 利用人工智能技术在手术中实时检测癌变组织　将吲哚菁绿（indocyanine green，ICG）与近红外内窥镜技术（near-infrared endoscopy）技术相结合，能够增强手术中组织微灌注的实时评估能力，同时还能动态揭示肿瘤组织与正常组织的区别，尤其是通过视频软件荧光分析的技术。2021年5月，爱尔兰都柏林大学等机构在 *Sci Rep* 杂志发文，开发了一种新型外科技术，能够利用人工智能技术在手术中实时检测癌变组织，从根本上改善患者的治疗结局。

研究者所开发的新方法揭示了利用数码相机和染料相结合，在手术过程中观察活体组织中的癌变过程和确切范围，确保通过手术切除最大的癌变组织。如果癌症能被完全探查出来，更有可能在一次手术中被治愈，或者能利用组合型疗法来确保降低患者的癌症复发风险以及并发症产生风险。在介入过程中，对癌症进行动态学数码判别意味着外科手术医生能更好地在第一时间为个别患者进行完善正确的介入。研究者正在开发的工具能直接部署和使用软件，帮助用户轻松地解释结果，并不必进一步发展专业性的知识。研究者共同开发的新方法不仅能通过外观，还能通过其行为来检测癌变组织，这使其与附近的正常组织有效区分开来。

研究者所开发的技术使用了现有的技术以及当前的工作流，能利用一台摄像机拍摄被注入了特殊染料的可疑区域的视频，随后根据组织的颜色变化，一种算法就能确定该区域组织癌变的概率，在几分钟时间内足以确定一个病变位点是否发生了癌变。如果的确存在癌变位点的话，就没有必要进行活检，在手术中能将其切除，同时也有很好的机会在第一时间移去患者机体中所有的癌变组织，从而能增加患者的治愈和治疗机会。这种新方法对于结直肠癌非常有效（图29-2）。综上，研究人员所开发的技术能帮助外科医生在手术中更好地识别患者机体的癌症位点，而且该技术中的软件分析技术能有效区分侵入性和非侵入性的肿瘤组织，同时未来也有可能实现实时诊断。

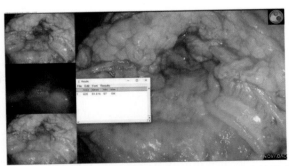

图29-2　近红外内窥镜下全身吲哚菁绿对原发性结直肠癌的数字动态鉴别

2. 探讨吲哚菁绿荧光显像技术在结直肠癌肝转移手术中的临床应用价值　赵英杰等回顾分析结直肠癌肝转移行同期手术治疗的47例患者的临床资料。术前肝MRI确定肝转瘤数量，术中ICG荧光显像联合腹腔镜超声（LUS）定位肿瘤，引导切除或射频消融。术中ICG荧光显影肠壁血流灌注情况，决定是否修改预判的肠横断面位置。术后1年随访患者复发率与病死率。结果：共确定肝转移瘤170个，手术切除病灶117个，射频消融病灶53个。术前肝MRI确定肝转移瘤131个（77.06%），LUS确定肝转移瘤 134 个（78.82%），ICG 荧光成像确定肝转移瘤 127 个（74.71%），LUS 联合 ICG 荧光成像确定肝转移瘤 170 个（100%），仅被 ICG 荧光成像确定的肝转移瘤为 36 个（21.18%）。手术切除的 91 个荧光成像的病灶边缘距离肝被膜的深度为 0.41 cm（0.0 ~ 0.8 cm），肿瘤最大长径平均 2.19 cm（0.4 ~ 12.5 cm）。134 个病灶经 LUS 确定距肝被膜的深度平均为 2.05 cm（1.0 ~ 3.6 cm），肿瘤最大长径平均 3.76 cm（0.5 ~ 12.5 cm）。肠横断面位置修改率为 10.64%，未发生吻合口漏，术后 1 年复发率为 10.64%，病死率为 2.13%。结论：ICG 荧光显像术中能探测到肝 MRI 与 LUS 漏诊的肝转移病灶，有助于肿瘤的彻底清除和选择肠管吻合的最佳位置（图 29-3）。

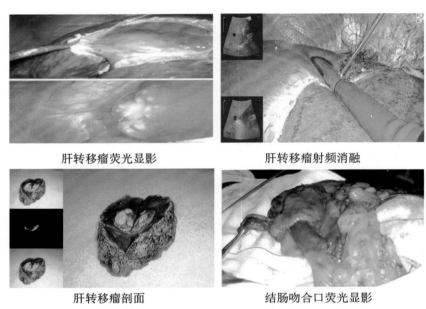

| 肝转移瘤荧光显影 | 肝转移瘤射频消融 |
| 肝转移瘤剖面 | 结肠吻合口荧光显影 |

图 29-3　吲哚菁绿荧光显像技术在结直肠癌肝转移手术中的应用

三、术后放疗

（一）术后放疗的应用

术后放疗（postoperation radiotherapy）是指肿瘤患者在行手术治疗后，根据手术和组织学检查，较确切地确定照射范围（如肿瘤床、手术残端或残端病灶）的放疗。对手术切除不彻底的病例均可采用术后放疗，对降低局部复发率收效较好，能消灭手术野内野外残留灶（包括肉眼和镜下残留）和亚临床灶，能按照肿瘤生物学特点控制肿瘤和最大限度保护重要脏器功能。常用术后放疗的肿瘤有肺癌、直肠癌、头颈肿瘤、乳腺癌和宫颈癌等。其中，对早期乳腺癌国外大量的临床前瞻性研究显示，采用小手术加术后大放疗模式取得令人满意的结果。但术后放疗并不减少手术时肿瘤种植的可能，而且手术使正常血液供应受到扰乱，照射区组织的放射敏感性可能降低。

手术后尽快开始放疗以减少残存肿瘤细胞的增殖是合理的。但是，最佳术后放疗的时间没有确定。普遍能接受的治疗原则是手术后伤口愈合才开始进行放疗。根据采取的不同手术类型和患者身体恢复情况，开始放疗的时间一般是手术后 3 ~ 6 周。早期乳腺癌保乳手术后不做化疗者开始放疗的时间不应超过 8 周，化疗者开始放疗的时间不应超过 20 ~ 24 周。一般，手术后 4 周内开始放疗不增加治疗并发症。有人提出，因肿瘤的复发危险性太高，甚至可以在外科伤口未完全痊愈之前进行放疗；如果手术伤口在 6 周仍然未痊愈，可以开始放疗，大约有三分之二的患者会在放射治疗中或放疗后伤口自行愈合。

（二）肿瘤术后放疗

1. 食管癌

（1）对于食管癌的根治性术后放疗：如果是以预防为目的，效果远好于姑息性手术后，或有残留癌（切缘阳性），或未能切除纵隔淋巴结转移癌。手术中原发灶或局部转移灶有残留或切端阳性灶时，放银夹标记，术后伤口愈合即可放疗。一般，术后 2 ~ 4 周后照射 50 ~ 60 Gy/5 ~ 6 周。根治术后切缘和淋巴结未检出癌细胞者，给予预防性照射 50 Gy/5 周，较局部复发或转移后再照射好。有研究表明，食管癌术后局部复发的患者预后差，但对于肿瘤小、体力状态好的患者给予根治性放疗也有可能获得长期生存。周业琴等报道，255 例食管癌患者手术后，其中 119 例接受放疗，一般在 4 ~ 8 周开始，照射野包括原发瘤床及纵隔淋巴引流区，部分包括胃左淋巴引流区，锁骨上淋巴结转移者加照锁骨区，^{60}Co γ 射线照射 50 ~ 60 Gy，提高了局控率，5 年生存率明显高于单纯手术者。张雨洁等报道，40 例食管癌术后患者均采用电子直线加速器 6 MV X 射线外照射，设三野或四野，无肿瘤残留者照射 50 Gy，有肿瘤残留者照射 60 ~ 70 Gy；锁骨上淋巴结转移灶用 6 MV X 射线和 9 MeV 电子线混合照射 60 ~ 70 Gy，其中 38 例随访 2 ~ 9 年，其局部复发率降低，5 年生存率提高，但远处转移率未降低。

（2）构建食管鳞癌患者根治术后生存预测模型并提出个体化术后辅助治疗标准：2021 年 6 月，北京大学肿瘤医院柯杨团队在 *Ann Surg* 杂志发文，该研究基于北方食管癌高发区及南方非高发区近 6000 例食管鳞癌根治术后患者多维度临床大数据及长达 10 年的生存随访，构建并验证了我国食管鳞癌患者根治术后总生存（OS）的个体化预测模型，同时也为"术后是否应该进行辅助放、化疗以及什么样的患者能从中获益"这一重要临床问题提供了高质量的证据。食管癌是我国高发肿瘤，全球超半数新发病例发生在我国。不同于西方国家以腺癌为主，我国 90% 以上的食管癌病例为鳞状细胞癌。目前，局部食管鳞癌的治疗仍以食管切除术为主，术后结合或不结合辅助放、化疗。

多年来，食管鳞癌外科临床诊疗领域一直存在两个关键问题，一是实现预后评估的精准化，二是实现术后辅助治疗的个体化以使患者最大程度获益。为此，柯杨团队分别与地处于太行山高发区的安阳市肿瘤医院及非高发区的广东省汕头大学医学院附属肿瘤医院建立食管癌精准防治研究合作联盟。基于两家区域性肿瘤专科诊疗机构，共同建立食管癌临床患者队列。此项研究系统收集了两家分中心合计近 6000 例食管鳞癌根治术后患者的一般情况、临床病理、实验室检查和诊疗方案等多维度大数据（总候选预测变量逾 200 个），联合 10 年以上个体水平生存随访结果，成功构建并验证了食管鳞癌患者根治术后总生存的预测模型，并提出了适宜的风险分级标准。

经统计评估，安阳中心建模队列患者样本中，该模型对死亡风险的预测准确率达 72.9%

（C-index = 0.729，95%CI：0.714 ~ 0.744；Bootstrap 重抽样内部验证 C-index = 0.723）。在汕头中心所收集的异质性较强的验证队列样本中，模型预测准确率仍高达 69.5%，提示该模型具有理想的人群适应性及推广潜力。此外，与现行基于 TNM 分期的预后评估系统比较和分层分析结果显示，该模型在建模队列与验证队列中的预测准确率均显著高于 TNM 分期系统，且在各分期内部，这一模型仍可实现理想的风险分层效果，提示其独特的临床应用价值。在实现精准的预后预测基础上，该项研究还进一步揭示术后辅助治疗策略与肿瘤 N 分期在患者预后方面的交互作用，即与单纯手术相比，仅 N1 及以上分期患者可从术后辅助治疗中获益；而对于没有发生淋巴结转移的 N0 期患者，术后辅助治疗不仅无法改善其预后，甚至还会在一定程度上提高其死亡风险。这一发现将有利于明确不同治疗方案的最佳获益群体，进而推动我国食管鳞癌外科治疗的个体化与精准化。

2. 肾癌　其术后放疗主要适用于 Ⅱ 和 Ⅲ 期肾癌及肿瘤未能彻底切除病例，可降低局部复发率，提高肾癌生存率。加拿大温尼伯总医院研究者认为，肾癌术后放疗提高 5 年生存率，使术后局部复发率从 25% 下降到 7%。但以色列的一项统计分析 123 例肾癌表明，肾癌术后辅助放疗并没有明显提高总生存率和局部控制率。肾癌的姑息放疗主要针对局部瘤床复发、邻近或远处淋巴结转移及骨骼或肺转移患者，给予姑息放疗可达到缓解疼痛、改善生存质量及延长生命的目的。但姑息放疗应不低于 45 ~ 50 Gy，4 ~ 5 周内完成。对于晚期肾癌的转移，单个孤立转移灶预后较多发转移者好，前者 5 年生存率在 35% ~ 40%，后者仅为 1% ~ 2%。所以，晚期肾癌放疗仍为最有效的治疗手段之一。肾癌术后放疗应根据体检、静脉尿路造影及手术所见、术后病理及 CT 检查，在模拟机下准确定位。由于肾癌术后原肾床为小肠和肝脏填充，应注意对肝脏、小肠、脊髓和对侧肾脏的保护，利用治疗计划系统，一般采用等中心三野照射。由于小肠是一活动器官，多野照射可使放疗不局限于某一段小肠，进而保护小肠过量照射，并可很好地保护健侧肾脏和脊髓，减少肝脏受照量。肾癌放疗可采用 ^{60}Co γ 射线或高能 X 射线照射，三野同时照射，1.8 ~ 2.0 Gy/d，于 5 ~ 6 周内完成。

3. 子宫内膜癌（endometrial cancer）　子宫内膜癌术后放疗是对手术 – 病理分期后具有高危因素患者重要的辅助治疗，或作为手术范围不足的补充。主要适应于：① 术中发现附件盆腔淋巴结及盆腔内其它器官有转移；② 术后病理报告浸润深肌层或宫颈肌层、断端有残留癌细胞，盆腔淋巴结有转移；③ 对术前估计不足、切除范围不够（按良性瘤手术的）及患者又不同意再做二次手术者；④ 腹水有癌细胞。一般，术后全盆腔照射 40 ~ 50 Gy；腹主动脉旁淋巴区照射 45 ~ 50 Gy。对于拒绝手术及 Ⅱ 期以上的患者，采用宫腔管及宫腔填充法进行腔内治疗，配合体外照射。盆腔照射的照射野上缘在第 4 ~ 5 腰椎水平，照射野下缘相当耻骨联合上缘下 4 cm，两照射野侧缘股骨头内 1/3；A 点剂量 60 ~ 70 Gy，B 点剂量 45 ~ 50 Gy；术前照射剂量 40 ~ 45 Gy，术后照射剂量 45 ~ 50 Gy（预防剂量）。

4. 软组织肉瘤　对于软组织肉瘤，术后放疗可降低软组织肉瘤的局部复发率。卢晓红等回顾分析了 90 例软组织肉瘤术后放疗的疗效，全部用 ^{60}Co γ 射线或加深层 X 射线外照射，常规照射 45 ~ 50 Gy/5 周，然后缩野再照射，低度恶性肉瘤 60 Gy/6 周，中度恶性 65 Gy/6.5 周，高度恶性 70 Gy/7 周。结果发现，3 和 5 年生存率分别为 83.3% 和 61.3%，局部复发率为 5.6%，远处转移率为 11.1%，能大幅度降低软组织肉瘤术后局部复发率。刘士新等报道，90 例软组织肉瘤术后放射治疗的疗效，得到了同样的结论。

软组织肉瘤术后放疗主要对那些残留在手术野内的微小亚临床病灶起到了抑制作用，而对那些团块状和结节状的大块瘤体往往难以奏效。大多数学者认为，即使仅做肿瘤局部切除手术，再加放疗，也能取得与包括截肢术在内的根治性手术相同的疗效，而且保存了肢体。术后照射范围应包括病变涉及的整束肌肉的肌腔隙，或至少应包括肿瘤边缘外放 10 cm 的正常组织。目前，认为初野边缘至少外放 5 cm 可取得较好的局部控制。照射技术要根据肿瘤部位，选择合适的能量。肢体部病变用前后两野或两个侧野照射，躯干部病变用多角度、楔形板及多野照射技术，使剂量分布均匀，减少正常组织损伤。术后初野的剂量应达到 50 Gy，一级靶体积的照射量一般应不低于 60 ~ 62 Gy。若术后有大体残留病灶或切缘阳性，应提高照射剂量，采取缩野技术，局部可加量至 65 ~ 70 Gy，休息 2 周后手术。如肿瘤较大、手术安全界不够及切除不彻底者，应该补加术后放疗 15 ~ 25 Gy/2 周，总剂量 65 ~ 70 Gy。

5. 膀胱癌 膀胱癌施行膀胱部分切除后，膀胱内、骨盆或腹壁有残余，或有肿瘤种植的可能性；已施行全膀胱切除术后，有盆腔淋巴结及已有肿瘤种植者均应行术后放疗。设野与根治性放疗相同。采用高能射线照射，全盆 45 ~ 50 Gy/4.5 ~ 5 周，后缩野补量 10 ~ 20 Gy，补前一野后二野。

另外，研究者探讨经肛门内镜显微手术（transanal cndoscopicmicrosurgcry，TEM）后联合放射治疗早期直肠癌的临床效果。89 例早期直肠癌患者术前经电子肠镜、CT、MRI 和腔内超声等检查证实为单发性病灶，无远处转移灶，无淋巴结转移。肠壁浸润深度为黏膜层或黏膜下层；术前病理取活组织检查组织类型为中、高分化腺癌；术前均未行新辅助放化疗。根据患者及家属意愿分为 TEM 组 42 例和腹腔镜下直肠癌根治术（腔镜）组 47 例，分别采用 TEM 和腹腔镜下直肠癌根治术；TEM 组术后联合放疗。其结果证实，TEM 组手术时间、住院时间、术中出血量、术后并发症种类和例数均明显少于腔镜组（$P < 0.05$）。这些观察结果说明，TEM 具有术中出血量少、手术时间短、术后并发症少、术后恢复快和住院时间短的优点，术后联合放射治疗早期直肠癌是安全可靠的，具有与腹腔镜下直肠癌根治术相同的临床疗效。

有大量研究证实，术后放疗可有效降低直肠癌复发率，延长局部复发时间。也有观点认为，对 I 期低位直肠癌（分化程度好，未侵及脉管）患者行单纯局部切除术疗效可能较好，对高危者（分化程度低和侵及淋巴、血管）术后放疗价值待商榷。上述研究中，TEM 组术后均采用盆腔三维适形放疗，能够降低因手术不能切除直肠系膜，留有潜在转移淋巴结可能导致术后复发的风险。三维适形放疗不仅可以使肿瘤靶区受到较高剂量照射，而且最大限度地保护周围正常组织，有效提高肿瘤靶区的照射率；操作简便，实用性强，与常规放疗相比具有不良反应少的特点，从而提高患者生活质量。有报道显示，盆腔三维适形放疗技术对放疗剂量均匀性控制优势明显，术后复发率低，直肠癌术后宜采用盆腔三维适形方法进行放射治疗。TEM 术后放疗，由于病理诊断明确，术中原病灶处留有银夹，使瘤床范围更加准确，从而能避免过度治疗，相对也减少了放疗不良反应。

6.乳腺癌和妇科肿瘤

（1）乳腺癌：对于乳腺癌，术后放疗可降低局部和区域淋巴结复发，尤其对腋窝淋巴结阳性 ≥ 4 个或 T3 患者，但对生存率的影响尚无肯定的结论。Fowble 等认为，术后放疗提高生存率的前提是：① 术后有残存的亚临床病灶；② 放疗能够有效消灭这些亚临床病灶；③ 不伴有潜在的远处转移灶，或有限的潜在远处转移灶能被全身治疗消灭。因此，从理论上讲，在全身辅助性治疗的前提下，术后放疗可以提高生存率。

目前多数认为，乳腺癌术后在普遍接受辅助性化疗或内分泌治疗的前提下，术后放疗主要适用于局部和区域淋巴结复发高危（25% ~ 40%）的患者，即 T3 或腋窝淋巴结阳性 ≥ 4 个患者，或 1 ~ 3 个淋巴结阳性但腋窝淋巴结检测不彻底者；而 1 ~ 3 个淋巴结阳性、腋窝淋巴结检测彻底者是否也应行术后放疗，尚需进一步评价。关于判定腋窝淋巴结检测是否彻底的问题是临床上的一个难点。近年来，Lyer 等建立了评价腋窝检测是否彻底的标准，认为腋窝淋巴结转移程度的准确性与淋巴结阳性数目及其总数有关：T1 病变淋巴结 1 个阳性者，至少需要检测 8 个淋巴结才能使淋巴结转移 ≥ 4 个的可能性，要达到同样标准，2 和 3 个淋巴结阳性者分别需要检测 15 和 20 个腋窝淋巴结；T2 病变 1、2 和 3 个淋巴结阳性者则分别需要检测 10、16 和 20 个淋巴结。可见，如果检测的淋巴结数目太少，会影响对淋巴结转移严重程度的评价，影响治疗方案的选择和疗效的评价。

照射靶区：① 腋窝：近年来的一些临床研究说明根治术或改良根治术后照射腋窝没有好处，腋窝淋巴结解剖术后再做腋窝放疗会导致上肢水肿的概率增加。Larson 等报道，腋窝淋巴结清扫术后，同侧上肢发生水肿率为 36%，不做放疗者仅 12%。对降低复发收益不大，也不增加生存率，而且还会导致皮肤感觉异常及上肢乏力等并发症，严重影响患者的生活质量，故不建议术后行腋窝放疗；② 内乳区：临床上内乳淋巴结复发较为少见，不支持术后放疗，而且一些研究认为其术后放疗会导致心血管病变和肺损伤，增加患者的非肿瘤死亡率。目前，对内乳淋巴结的处理，主张不做内乳照射，或改善照射技术，在不增加心肺并发症的前提下行内乳区照射。根据患者情况，可采用电子线或电子线 /X 射线混合射线进行直角或偏角照射，推荐使用 CT 治疗计划系统以减少对心肺照射。Marks 等认为，上 3 个肋间内乳淋巴结占大多数（80%），而且更易受侵，故缩小内乳区照射范围，只包括同侧第 1 ~ 3 肋间，使心肺照射体积进一步减少，有一定的参考价值。③ 胸壁：术后放疗常规照射胸壁。④ 锁骨上淋巴结：如腋窝淋巴结阳性，锁骨上淋巴结阳性率将增加，所以，常规照射锁骨上区。所有上述靶区均照射 50 Gy/25 次。

研究常规分割放疗和大分割放疗对早期乳腺癌患者行保乳手术后的疗效及安全性。选取保乳术后病理分期为 pT1 ~ 2 N0 ~ 1M0 的早期乳腺癌患者，随机将早期乳腺癌患者分为大分割放疗和常规分割放疗组，各 46 例。大分割放疗组 2.4 Gy/ 次，总共 18 次，总剂量 43.2 Gy，总时间为 22 d。常规分割治疗组 2 Gy/ 次，总共 25 次，总剂量 50 Gy，总时间为 42 d。其结果证实，中位随访 40 个月，随访率为 100%。2 组 3 年生存率、急性皮肤不良反应发生率、皮肤及皮下组织晚期不良反应发生率、美容效果优良率以及放疗引起的血液学毒性表现都较为接近（$P > 0.05$）。由此说明，大分割放疗方案较常规放疗方案对于行保乳手术的早期乳腺癌患者可以缩短放疗时间，同时也不会影响治疗的效果和安全性。

另外，有人研究发现，总剂量 42.5 Gy（22 d）和总剂量为 50 Gy（35 d）的常规分割方案比较，加速大分割方案和常规分割方案效果几乎一样，主要指标是皮肤急性放射性损伤、局部复发率和美容效果。然而，亚组研究显示，常规分割放疗和大分割放疗在针对高组织学分级的患者时表现出较大的差异，两者 10 年的局部复发率分别为 4.7% 和 15.6%（$P = 0.01$）。显然，大分割放疗方案较常规放疗方案优越。

（2）子宫内膜癌：游兴文等探讨放化疗联合应用在具有高危因素子宫内膜癌患者术后治疗中的应用价值。选取 87 例接受手术治疗的子宫内膜癌患者，分为化疗组（$n = 42$，术后接受 TC 化疗方案，即紫杉醇 + 顺铂治疗方案）和联合组（$n = 45$，术后接受 TC 化疗方案联合放疗）。两组患者均行子宫及双侧附件切除手术 + 盆腔、腹主动脉周围淋巴结清扫术。术后，行 TC 方案化疗：第 1 天，130 mg/m^2 紫杉醇，静脉滴注；第 2 天，65 mg/m^2 顺铂 + 400 ml 95% 氯化钠溶液静脉滴注。联合组在接受 TC 方案化疗的同时接受放疗，具体放疗方法：于模拟定位机选取 L5 椎上缘为放疗上界，平闭孔下缘为放疗下界，股骨头内 1/2 处为左右界；伴腹主动脉旁淋巴结转移者，需设置腹主动脉延伸界。放疗总剂量为 45 Gy；盆腔野中央挡铅 4 cm × 8 cm，照射 12 ~ 15 次，剂量为 25 ~ 30 Gy；盆腔四野挡铅 3 ~ 4 cm，照射 10 ~ 12 次，剂量为 15 ~ 20 Gy；每周治疗 5 次。

结果发现，化疗后，联合组患者血清中的糖类抗原 125（CA125）、人附睾蛋白 4（HE4）、血管内皮生长因子（VEGF）和基质金属蛋白酶 9（MMP9）水平均明显低于化疗组（$P < 0.01$）。放化疗过程中，联合组患者的骨髓抑制和胃肠道反应的发生率明显高于化疗组（$P < 0.01$）；两组患者的肝肾功能不全、周围神经炎、脱发的发生和中位生存时间差异均无统计学意义。结果证实，具有高危因素的子宫内膜癌患者术后接受放疗联合化疗较单纯化疗更有助于降低肿瘤标志物的水平，但不良反应更加明显，中位生存时间差异不大。

（3）宫颈癌：对于宫颈癌，术后放疗适应于：① 宫颈癌术后有残留、附件受累、肿瘤侵犯血管及淋巴管内有癌栓者；② 手术切除范围不够，盆腔淋巴结阳性和癌细胞分化差者；③ 术前诊断错误（术前按良性瘤或原位癌诊断），而术后病理报告侵润癌，患者又不同意进行第二次手术者。采用腔内治疗方式，主要针对肿瘤原发区的治疗（是将装有放射源的容器放在阴道腔内及子宫腔内，用后装机照射），配合体外照射。用模拟机或 CT-sim 机定位，选择加速器能量 10 和 15 MV X 射线及 ^{60}Co γ 射线，采用三维适形或前后对穿照射。照射野上缘在第 4、5 腰椎水平，下缘在耻骨联合上缘下 4 ~ 5 cm（相当闭孔下缘水平），侧界在股骨头内 1/3 处（相当髂前上脊内侧缘）。应采用三维适形治疗方式，充分体现侧野优势以保护膀胱及直肠。A 点，宫颈区 65 ~ 70 Gy/6 ~ 7 周；B 点，宫旁区 45 ~ 50 Gy/4 ~ 5 周。

7. 鼻咽癌　颜光堂等将鼻咽癌放疗后并发鼻窦炎患者，通过随机法分为对照组和治疗组，每组各 35 例。所有患者给予根治性放射治疗，经 CT 检查诊断为鼻窦炎，排除手术不耐受或由非鼻咽癌放射治疗引发的鼻窦炎者。对照组患者行保守治疗，冲洗鼻腔、鼻咽，同时给予大环内酯类药物，配合使用多种黏液溶解促排剂，以有效改善患者临床症状。

治疗组患者行鼻内镜手术，使用鼻内窥镜和监视系统，对受累鼻窦进行充分开放，切除不可逆病变组织，对可逆病变组织则尽可能保留。如患者伴有鼻腔粘连，必须对鼻腔内粘连分离，并切除粘连带；如合并鼻中隔偏曲则应对偏曲进行矫治。手术结束后，对患者鼻腔进行填充，具体选择膨胀海绵，术后 2～3 d 取出，同时给予患者抗感染治疗，并采用 0.9% 氯化钠溶液冲洗鼻腔，温度为 34～38℃。治疗组患者总有效率明显高于对照组（$P < 0.05$），头痛、鼻塞、流脓涕和口鼻发臭症状评分明显低于对照组（$P < 0.05$），鼻黏膜慢性充血肿胀消失时间和鼻窦开口区脓性分泌物消失时间短于对照组（$P < 0.05$）。这些结果说明，鼻内镜手术治疗鼻咽癌放疗后并发鼻窦炎患者效果确切，能有效改善患者临床症状及体征。

但需要注意的是，必须合理控制手术时间，鼻咽癌放疗后患者鼻黏膜纤毛受损严重，鼻咽腔表达的血管内皮生长因子细胞会发生脱落或坏死，进而阻碍上皮营养吸收，且患者病情不稳定，故手术治疗并非越早越好，尽量在放疗后半年实施手术治疗。此外，围术期应加强抗炎治疗，给予患者抗生素类药物治疗，并冲洗鼻咽腔，以提高临床效果。邓晓奕等观察结果显示，鼻咽癌放疗致鼻窦炎患者采用鼻内镜手术治疗后鼻窦黏膜反应强烈，粘连发生率为 38.9%，已严重影响到患者的预后。因此，给予患者鼻内镜手术治疗，治疗组患者总有效率高于对照组，头痛、鼻塞、流脓涕和口鼻发臭症状评分低于对照组，黏膜慢性充血肿胀消失时间和鼻窦开口区脓性分泌物消失时间短于对照组。

8. 口腔颌面部肿瘤

（1）老年口腔颌面部肿瘤：研究者分析局部化疗与手术治疗法配合定位放疗应用于老年口腔颌面部肿瘤治疗中的效果。选取老年口腔颌面部肿瘤患者，根据不同治疗方式将其分为研究组与对照组，各 34 例。对照组行手术治疗，研究组行局部化疗与手术治疗法配合定位放疗。结果发现，研究组老年口腔颌面部肿瘤患者治疗后总有效率（97.06%）明显高于对照组（5.88%，$P < 0.05$），研究组不良反应发生率（76.47%）明显低于对照组（26.47%，$P < 0.05$）。由此说明，局部化疗与手术治疗法配合定位放疗应用于老年口腔颌面部肿瘤治疗中的效果显著，可进一步降低患者不良反应的发生率，促进其快速康复，值得在临床治疗工作中推广运用。

王在智等观察手术治疗配合定位放疗和局部化疗对老年口腔颌面部肿瘤的临床效果。研究对象为老年口腔颌面部肿瘤患者，随机将其均分为对照组（37 例）与观察组（37 例）。对照组患者采用手术治疗法，观察组患者同时配合定位放疗法和局部化疗法。其结果发现，观察组治疗总有效率（83.8%）显著高于对照组（62.2%），而不良反应发生率（18.9%）显著低于对照组（40.5%，$P < 0.05$），治疗后 1 年、2 年和 3 年生存率均显著高于对照组（$P < 0.05$）。其结果说明，手术治疗法配合定位放射治疗法和局部化疗法治疗老年口腔颌面部肿瘤的临床效果理想，适合于临床推广应用。

（2）小涎腺恶性肿瘤：研究者探讨手术联合放射治疗小涎腺恶性肿瘤的疗效。研究者回顾性分析小涎腺恶性肿瘤患者的临床资料，随机分为手术加放疗组和单纯手术治疗组，各 32 例。其结果证实，手术加放疗组术后复发率（12.50%）及远处转移率（15.63%）均显著低于单纯手术治疗组（$P < 0.05$）；术后 2～10 年的生存率均显著高于单纯手术治疗组（$P < 0.05$）。放疗剂量 50～60 Gy 组 10 年生存率（73.33%）明显高于其他剂量组（$P < 0.05$）。其结果说明，手术联合放射治疗小涎腺恶性肿瘤可显著提高患者术后生存率，其中术后辅助放疗剂量以 50～60 Gy 效果最佳。另外，对涎腺恶性肿瘤研究显示，手术联合放疗患者的生存率均明显高于单一手术治疗的生存率；单一手术治疗组局部复发危险

度是手术加放疗组的 9.7 倍，区域复发危险度是手术加放疗组的 2.3 倍。

目前，手术治疗仍然是小涎腺肿瘤的临床首选治疗方法，但难以对组织进行彻底清扫，易发生转移。大量涎腺肿瘤临床研究表明，放射治疗在涎腺肿瘤治疗中占有重要地位，手术加术后放疗能够提高肿瘤局部控制率。有报道，50 ~ 60 Gy 的局部放疗对于直径 < 1.0 cm 的亚临床病灶可达到 90% 的杀灭效果，这是术后放疗能够提高患者生存率的主要原因。放射治疗具有无伤口，不需进行组织切除，并可保留面神经的腺体。术后联合放疗治疗，保存了患者器官功能，显著提高患者生活质量。放射治疗受解剖部位限制较小，有充足的放射野，能对散在的已侵入到瘤外组织的癌症细胞或者是沿神经、血管进行扩散的癌症细胞达到有效杀灭作用，并能同时照射淋巴引流区。研究显示，手术联合放疗患者的生存率均明显高于单一手术治疗的生存率；单一手术治疗组局部复发危险度是手术加放疗组的 9.7 倍，区域复发危险度是手术加放疗组的 2.3 倍。

9. 直肠癌

（1）直肠癌术后接受三维适形放疗联合健脾补肾活血方法治疗：研究者孙志勤探讨并分析用三维适形放疗联合健脾补肾活血方对接受手术后的直肠癌患者疗效。选取 40 例直肠癌手术后患者，随机分为观察组（n = 20）与对照组（n = 20）。术后，用三维适形放疗对对照组患者进行治疗，用三维适形放疗联合健脾补肾活血方对观察组患者进行治疗。三维适形放疗每次照射的剂量为 2 Gy/ 次，共 25 次；联合健脾补肾活健脾补肾活血方的药物组成及制用法是：红枣、炒白术和陈皮各 10 g，当归、焦山楂、女贞子、巴戟天、法半夏、茯苓、党参、薏苡仁、竹茹、补骨脂、山茱萸和黄精各 15 g，鸡血藤和生黄芪各 30 g。水煎服，每天服 1 剂（约 400 ml），分早晚 2 次服用，共用药 4 周。结果发现，治疗后观察组患者癌痛为 Ⅰ ~ Ⅱ 级所占的比例明显高于对照组患者，癌痛分级为 Ⅲ 级的所占比例明显低于对照组；放疗相关不良反应的发生率明显低于对照组患者，其临床受益率明显高于对照组患者；KPS 评分 ≥ 50 分患者所占的比例明显高于对照组患者，其中 KPS 评分 < 50 分的患者所占的比例低于对照组患者。这些结果证实，用三维适形放疗联合健脾补肾活血方对接受手术后的直肠癌患者进行治疗能显著提高其临床受益率，减轻其癌痛的程度，降低其放疗相关不良反应的发生率。

（2）直肠癌术后实施三维适形放疗联合卡培他滨化疗：研究者史雪飞探讨手术后 Ⅱ ~ Ⅲ 期直肠癌患者实施三维适形放疗联合卡培他滨化疗的效果。将 38 例 Ⅱ ~ Ⅲ 期直肠癌患者随机分为对照组（n = 19）和观察组（n = 19），均进行三维适形放疗。在此基础上，观察组患者使用卡培他滨进行化疗。使用 6 MV X 射线照射患者的临床靶区和计划靶区，计划靶区为各个临床靶区周围 0.8 cm 内的部位，单次照射剂量为 1.8 ~ 2 Gy，总照射剂量为 45 ~ 50 Gy，照射次数为 25 ~ 28 次，共 5 周。根据患者的具体情况调整其治疗的频率。在此基础上，为观察组患者使用卡培他滨进行化疗，患者每天口服 2 次卡培他滨片剂，每天口服 825 mg/m^2，饭后服用，连续服 5 周。

结果发现，治疗后，观察组患者术后 2 年内直肠癌局部复发率明显低于对照组患者，其治疗期间骨髓抑制的发生率、腹泻的发生率及手足综合征的发生率均明显高于对照组患者。其结果提示，对进行手术治疗后的 Ⅱ ~ Ⅲ 期直肠癌患者实施三维适形放疗联合卡培他滨化疗可降低其病情的局部复发率，但提高其不良反应的发生率。

（3）老年直肠癌术后采用化疗联合三维适形放疗：周菁等探讨老年直肠癌术后患者采用化学治疗联合三维适形放疗后，对患者的生存、复发及免疫功能的影响。选取老年直肠癌手术患者 68 例为观察对象，随机分成研究组和对照组，每组 34 例。对照组患者给予单纯的调强放射治疗；研究组患者在对照组治疗的基础上，同时给予三维适形放疗。采用 600CD 直线加速器进行强调放射治疗，使用 5 ~ 7 个野强调放疗，5 周 DT 50 Gy，5 d/ 周。研究组患者在对照组治疗的基础上，同时给予患者卡培他滨治疗，口服，2 次 /d，早晚各 1 次，总剂量为 1600 mg/m²，第 1 ~ 14 天给药，1 个治疗周期为 21 d，连续治疗 2 个周期。

结果发现，研究组患者的局部复发率和转移发生率均低于对照组；无病生存率和总生存率均高于对照组；治疗后研究组患者的生存质量评分高于对照组；研究组总不良反应发生率显著低于对照组；治疗前后，两组患者的各项 T 细胞亚群指标差异无统计学意义。结果证实，采用化疗联合三维适形放疗对老年直肠癌术后患者的临床综合效果显著，联合治疗方法能够有效地控制老年直肠癌术后患者的复发情况、有效降低患者不良反应发生率，显著改善患者的生存质量，但对患者免疫功能影响效果与单纯化疗基本一致。

（4）早期直肠癌经肛门内镜显微手术联合放疗：研究者闻庆探讨经肛门内镜显微手术（TEM）联合放疗在早期直肠癌患者中应用效果。选择早期直肠癌患者 100 例，随机分为两组，各 50 例。对照组行腹腔镜直肠癌根治术，观察组行 TEM 联合放疗。手术方法：术前常规行肠道准备，静脉复合麻醉，取改良截石位；扩肛后经肛门插入直肠镜，调节位置，暴露病灶；沿肿瘤边缘标记，距肿瘤大约 1 cm 处，沿标记行全层切除，取出标本后，检查切除标本切缘的安全距离、切除深度。放疗：术后 2 ~ 4 周行行盆腔三维适形放疗，6 MV X 射线，结合肿瘤位置选择放射野，放疗剂量为全盆腔 DT 45 ~ 50 Gy/5 周，每日 4 野照射，5 次 / 周，5 周为 1 个疗程。

结果发现，观察组手术时间和住院时间均明显短于对照组，术中出血量明显少于对照组，并发症发生率明显低于对照组。经随访 12 个月后，无肿瘤复发情况。结果证实，TEM 联合放疗在早期直肠癌中能够缩短手术时间，减少术中出血量，降低并发症发生率，利于减少或避免肿瘤复发。

（5）放疗联合替吉奥化疗治疗术后复发直肠癌：张波等观察放疗联合替吉奥化疗治疗术后复发直肠癌的效果。选取经手术治疗后复发直肠癌患者 82 例，按照随机数字表法分为试验组和对照组，各 41 例。选择医科达公司 Precise 直线加速器，X 射线能量为 6 MV，放疗模式设置为 64 ~ 66 Gy/32 ~ 33 次。试验组在对照组的基础上，联合使用替吉奥化疗。于放疗开始的第 1 天，口服替吉奥胶囊，2 次 /d，早晚餐后口服，连续给药 28 d，休息 14 d，为 1 个治疗周期。放疗结束后，再化疗 2 个周期。

结果发现，试验组治疗总有效率明显高于对照组，其腹胀、首次肛门排气时间、肠鸣音恢复时间、排便时间以及胃液引流量明显少于对照组；大体肿瘤体积、大肠围绕的靶区体积、小肠围绕的靶区体积、计划靶区体积及心脏靶区体积也均明显低于对照组。结果提示，放疗联合替吉奥化疗治疗术后复发直肠癌的效果明显，可显著改善临床症状，在临床中有较高的应用价值。

10. 儿童中枢性原始神经外胚瘤　武万水等分析手术联合化疗及放疗治疗儿童中枢性原始神经外胚瘤（cPNET）疗效，并探讨其预后危险因素。收集 42 例 cPNET 患儿临床资料。患儿术后 3 ~ 4 周开始放化疗。患儿按照临床特点分为标危（$n = 21$）和高危两组（$n = 21$），并按危险因素分级给予治疗。对标危组患儿手术后 3 ~ 4 周采用卡铂 200 mg/m² + 依托泊苷 100 mg/m²，连续静脉用药 4 d，连续使用两次之后进行放疗。高危组患儿中，对 3 岁以下，分期为 M1 ~ M4 的患儿，化疗方案以 HIT 2000 方案为基础，将原方案中卡铂 200 mg/m² + 依托泊苷 150 mg/m²，静脉用药 3 d，改为卡铂 200 mg/m² + 依托泊苷 100 mg/m²，连续静脉用药 4 d；结束化疗前出现肿瘤播散或转移的患儿，更改治疗方案为异环磷酰胺 2 g/m² + 奈达铂 30 mg/m² + 依托泊苷 100 mg/m²，静脉用药 3 d；若肿瘤仍无法控制，可改用二线化疗方案或二次放疗 / 手术方案。3 岁以上的患儿手术后 3 ~ 4 周采用卡铂 200 mg/m² + 依托泊苷 100 mg/m²，连续静脉用药 4 d，每 3 ~ 4 周化疗 1 次，共 2 ~ 4 次化疗；化疗完成后进行放疗。所有患儿放疗结束后，均进行维持化疗。

结果发现，42 例患儿的中位总生存（OS）期为 2.0 年，中位无事件生存（EFS）期为 1.3 年；1 年、3 年和 5 年 OS 率分别为 76.2% ± 6.6%、41.4% ± 8.7% 和 37.3% ± 8.8%，1 年、3 年和 5 年 EFS 率分别为 64.3% ± 7.4%、32.7% ± 8.0% 和 28.0% ± 8.1%。单因素分析结果显示，不同手术切除方式、化疗次数、危险度分级患儿 OS 率和 EFS 率比较差异有统计学意义（$P < 0.05$），放疗和未放疗患儿的 OS 率比较差异亦有统计学意义（$P < 0.05$）。多因素 Cox 回归分析结果显示，化疗次数和危险度分级是 cPNET 患儿 OS 率及 EFS 率的独立影响因素；化疗次数越多，危险度越低，EFS 率及 OS 率越高。结果提示，手术、化疗及放疗联合的综合治疗是目前治疗儿童 cPNET 的有效方法，早期发现早期治疗及尽量延长、坚持化疗，有助于提高 EFS 率及 OS 率。

11. ¹⁸F-fluciclovine-PET/CT 指导前列腺癌术后挽救性放疗可显著延长生存期　2021 年 5 月，美国埃默里大学温希普癌症研究所 Jani 团队在 *Lancet* 杂志发文，比较了 ¹⁸F-fluciclovine-PET/CT 显像与单纯常规显像（骨扫描和 CT 或 MRI）指导前列腺癌术后挽救性放疗对患者预后的影响。

在挽救性前列腺切除术后放疗中改善癌症控制作用的研究，进行了一项单中心、开放标签、临床 2/3 期和随机对照试验，招募前列腺切除术后前列腺特异性抗原（PSA）可检测且常规显像阴性（无盆腔外或骨发现）的前列腺癌患者。将这些患者按 1 : 1 随机分组，分别接受单纯常规显像指导的放疗，或常规显像加 ¹⁸F-fluciclovine-PET/CT 指导的放疗。在 ¹⁸F-fluciclovine-PET/CT 组中，放疗严格根据 PET 结果来决定，PET 结果也用于靶区划定。主要终点为 3 年无事件生存率，通过对接受放疗的患者进行单变量和多变量分析，将事件定义为生化或临床复发或进展，或开始全身治疗。

2012 年 9 月 18 日到 2019 年 3 月 4 日，研究组共随机分配了 165 例患者，中位随访时间为 3.52 年。¹⁸F-fluciclovine-PET/CT 组中的 PET 结果显示 4 例患者放疗失败，将其排除在生存分析之外。常规显像组中有 33% 的患者未达到中位生存期，¹⁸F-fluciclovine-PET/CT 组中有 20%，常规显像组的 3 年无事件生存率为 63.0%，¹⁸F-fluciclovine-PET/CT 组中为 75.5%，组间差异显著。在校正分析中，研究组与无事件生存率显著相关。两个研究组的毒性相似，最常见的不良反应是尿频或尿急（常规显像组发生率为 46%，¹⁸F-fluciclovine-PET/CT 组为 41%）和急性腹泻（常规显像组发生率为 14%，¹⁸F-fluciclovine-PET/CT 组为 21%）。研究结果表明，在前列腺切除术后放疗决策和计划中联合使用 ¹⁸F-fluciclovine-PET/CT 可显著提高无生化复发或持续的生存率。

第二节　肿瘤的中医药与放疗联合应用

一、中医药在肿瘤治疗中的作用

（一）对中医药治疗肿瘤的认识

对中医药治疗肿瘤的认识源远流长，早在 3500 年前殷墟出土的甲骨文中已有"瘤"字的记载。在 2000 多年前，《黄帝内经》即有类似肿瘤的记载，"寒气客于肠外与卫气相博"和"邪气居其间"，邪气所在部位不同，引发不同的肿瘤。《内经选读》中提到"肠覃"和"石瘕"，前者可能指肠癌，即由寒邪入侵肠外，卫气与寒气相互搏结，气血积滞，日益滋生而成，初起像鸡卵大小，渐渐长大，至病的后期，腹胀大如怀孕，若触按腹部包块，质地坚硬，可以移动；后者可能指子宫肿瘤，即寒邪侵犯子宫口，使子宫闭塞，气血不通，恶血凝结成块，留滞宫内而成，因病在胞宫，故月经紊乱。在其他中医古籍中，也有类似肿瘤的记载，如"石瘿"（可能为甲状腺癌，出自《备急千金要方》）和"乳石"（可能为乳腺癌，出自《肘后备急方》）等；并且，宋代赵佶《圣济总录》提到"瘤之为义，留滞而不去也"，是"聚而不溃（出自王安石的《周礼、天官注》）"的恶疡等内容，当机体气血亏虚、运行失常、郁结凝滞及脏腑蓄毒等内环境失调，导致肿瘤的发生。公元 1170 年，宋代东轩居士在《卫济宝书》中第一次用"嵒"（岩）字，将其作为一个特定的病名。元代窦汉卿在《疮疡经验全书》中描述"捻之内如山岩，故名之，早治得生，迟则内溃肉烂见五脏而死"。直到明代，《外科启玄》中有"论癌发"的记载，开始用"癌"字，统称乳腺癌及其他恶性肿瘤，"癌"字由"嵒"字演化而来。

祖国传统医学对肿瘤的病因有许多记载，认为肿瘤是由于外邪侵袭、阴阳失调、饮食不节、七情郁结、正气亏虚和脏腑受损等原因，导致气滞血瘀，久之"积聚"而致。在治疗上，祖国中医学书籍中有大量的论述，如《晋书》中记载，"初帝目有瘤疾，使医割之"。近几十年来，通过中医药治疗肿瘤实践，提出了扶正培本、清热解毒、活血化瘀和软坚散结等法则，并对其实质运用现代科学方法进行探索，也提出了扶正与祛邪、辨证与辨病及局部与整体相结合的指导方针。

（二）对中医药治疗肿瘤的新认识

1. 中医药治疗肿瘤的优势　　当今，对中医药治疗肿瘤有许多新的认识。中药的多层次、多环节及多靶点的作用机制有利于肿瘤患者的整体调理，如人参皂苷 Rg3 具有抗肿瘤作用，其功能包括肿瘤化学预防作用、抗氧化作用、参与受损细胞修复和再生及肿瘤生物学逆转等方面。中药的双向调节作用有利于全身调节，如单味药百合，具有益智和养五脏等补虚损作用，也有增强免疫功能、抗疲劳和耐缺氧等强壮作用，其中含有的秋水仙碱又具有较强的抗肿瘤作用；莪术提取物榄香烯对多种肿瘤有抑制作用，也具有免疫调节、升高白细胞和改善微循环的功能。补气养血类中药具有增强免疫功能、减轻放疗和化疗肿瘤的不良影响，如以黄芪和女贞子组成的贞芪扶正制剂、黄芪和珍珠组成的芪珍制剂、人参和黄芪组成的参芪制剂以及灵芝及银杏叶提取物等，促进细胞免疫功能。

天然中草药有效成分主要有多糖、生物碱、蛋白质、苷类和油脂等生物活性物质。大量的研究表明，中药多糖具有免疫调节、抗肿瘤、抗炎、抗病毒、抗氧化、抗辐射、降血糖、降血脂和保肝等多种功能；其中，中药多糖的免疫调节活性及抗肿瘤作用倍受关注。清热解毒类药物较为广抗菌谱，能抑制病菌，提高机体非特异免疫力，对一些实验性动物荷瘤有一定的抑制作用。活血化瘀类药物能降低血小板凝集，有利于防止癌细胞在血中滞留、聚集和种植，减少转移；影响微循环，增加血管通透性，改善实体瘤局部的缺氧状态，提高治疗肿瘤的敏感性。扶正培本类药物能够补益滋养，治疗人体各种虚证，改善细胞免疫功能，加强垂体－肾上腺皮质调节功能，增强肿瘤放疗效果。

中药治疗肿瘤的时机多用在手术、放疗和化疗之后，具有辨证施治及同病异治的特点；例如，同一种疾病，可有活血化瘀、软坚散结、清热解毒、化瘀通络及以毒攻毒等多种治疗原则。中药可对症处理肿瘤患者的疼痛、多汗、厌食、便秘、低热和失眠等症状有一定缓解作用，也能调节肿瘤患者的心理障碍。

2. 灵芝酸可诱导食管鳞癌细胞凋亡和自噬性细胞死亡　2020年，中国科学院合肥物质科学研究院黄青课题组在灵芝抗癌药理研究方面取得新发现，灵芝酸可以诱导食管鳞癌细胞凋亡和自噬性细胞死亡。作为一种传统中药，灵芝（图29-4）在我国已有两千多年的药用史，灵芝酸是灵芝中具有抗肿瘤、抑制细胞增殖等作用的重要药理成分，但其作用机制中还存在不少未知科学问题有待探明。

黄青课题组近期究发现，灵芝酸在不同的作用时间和不同剂量上，都会显著降低食管鳞癌细胞的活力，并且效果会随着剂量的增加而增强。灵芝酸不仅可以诱导食管鳞癌细胞凋亡，同时还可以诱导细胞自噬。研究发现，灵芝酸可以促进自噬小体发生，同时阻断其与自噬溶酶体的融合，从而引起自噬性细胞死亡。这项研究为灵芝酸作为抗肿瘤佐剂应用于食管鳞癌的治疗提供了理论依据。目前，国际期刊《民族药理学杂志》发表了该研究成果。

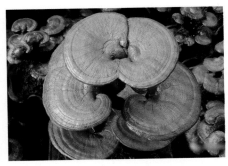

图29-4　灵芝中的灵芝酸可以诱导食管鳞癌细胞凋亡和细胞自噬

3. 中药来源阿可拉定抗肿瘤作用

（1）中药来源阿可拉定小分子免疫调节抗肿瘤作用机制：2021年4月，研究者Mo等在 *Eur J Immunol* 杂志发文，揭示中药来源的阿可拉定免疫调节抗肿瘤作用机制。阿可拉定是北京盛诺基医药正在进行临床Ⅲ期研究的中药1类新药，前期研究表明阿可拉定作为从中药淫羊藿提取的小分子，具有抗炎症、直接抑制肿瘤细胞生长和抗肿瘤细胞生长的免疫调节作用。NF-κB是细胞凋亡、抗炎症和抗感染等生物免疫反应的最重要信号传导通路的关键因子，其活化和迁移受到 IKK（IκBα kinase）等复杂分子精细化的调节。研究者应用生物化学方法结合分子靶标高通量筛选技术，发现阿可拉定可以直接作用于 NF-κB 信号通路中的 IKKα 和 IKKβ，干预 IKK 激酶复合物的生成，抑制 NF-κB 从细胞质向细胞核迁移，从而下调免疫检查点配体分子 PD-L1 的表达。该研究发现为进一步研究阿可拉定的抗炎和免疫调节信号通路、抗肿瘤作用的机制和联合用药提供了重要的分子生物学依据，有望为发挥中药小分子阿可拉定独特的免疫调节和联合治疗肿瘤患者的临床研究提供更多创新思路及选择方案。

（2）小分子中药阿可拉定下调肝癌髓源免疫抑制细胞的产生和激活：2021 年 2 月，中山大学生命科学院研究者在 *Front Immunol* 杂志发文，阿可拉定免疫调节抗肿瘤的作用机制。骨髓源性抑制细胞（myeloid-derived suppressor cell，MDSC）是显著抑制免疫细胞应答能力的免疫抑制细胞，这些细胞抑制杀伤性 T 细胞的激活和功能，阻止 NK 细胞介导的细胞杀伤性，诱发调节性 T 细胞，促进癌细胞的干性和血管生成和转移，并影响几乎所有类型的癌症治疗。前期研究表明，小鼠肝细胞癌模型中，阿可拉定可降低荷瘤小鼠脾脏中和肿瘤中 MDSC 的比例。髓外循环系统中的造血前体细胞的分化表现出髓系细胞偏倚现象，实体瘤患者也表现出向髓细胞偏倚分化现象。进一步发现，脾脏中的髓外造血（EMH）出现髓系细胞偏倚，促进产生功能性骨髓源性抑制细胞，在疾病进展中起关键作用。

这项研究结果显示，在小鼠携带原位和皮下肝癌肿瘤模型中，阿可拉定显著减少 MDSC 在肿瘤和脾脏的蓄积和激活，从而增加细胞毒 T 淋巴细胞（CTL）的数量和活性。在作用机制上，阿可拉定是通过下调肿瘤相关的脾髓外造血，从而减少 MDSC 的产生和激活。通过脐血造血干细胞体外短期培养的方法，证实阿可拉定对人体 MDSC 有抑制作用。此外，在小鼠肝细胞癌动物模型中，阿可拉定协同 PD-1 抗体增强免疫治疗的疗效。这些发现，揭示阿可拉定通过下调脾髓外造血而减少 MDSC 的产生和激活，是其免疫调节抗肿瘤的机制之一。这一成果也揭示靶向脾髓外造血是开发单独或者联合治疗癌症药物的新思路。

4. 从热带植物中提取抗肺癌药物　2020 年 12 月，俄罗斯国立研究型技术大学 MISIS 研究者在 *J Metals*（*JOM*）杂志发文，研制出抑制癌细胞生长的氧化锌纳米棒。在研发过程中，研究者从印度安达曼和尼科巴岛的热带雨林生长的尼古巴龙菊叶子中的提取物，并从醋酸锌中获得用于治疗肺癌的纳米棒。由于氧化锌纳米棒具有抗菌作用，可通过损坏癌细胞的细胞膜有效抑制癌细胞生长。尼古巴龙菊最早发现于安达曼和尼科巴群岛，尚不知道其医疗用途，但尼古巴人和其他地方部落使用这种植物来治疗蝎子叮咬、皮肤过敏等。俄国研究者表示，将尼古巴龙菊叶提取物与醋酸锌混合，制成无毒的纳米棒，将所得溶液在磁力搅拌器中保持 2 h；然后使其沉降，直至形成透明的白色沉淀；最后，将沉淀物在 80℃下干燥，以获得纯的氧化锌纳米棒粉末。利用纳米棒对人肺癌细胞的抑制活性研究发现，氧化锌纳米棒导致氧化应激，从而破坏 DNA 并导致癌细胞的死亡。使用氧化锌纳米棒，还可以基于纳米技术对肺癌进行靶向治疗。

5. 雷公藤中提取的化合物治疗癌症

（1）从雷公藤中提取的雷公藤甲素治疗胶质瘤：2020 年 5 月，中国科学院大连化学物理研究所生物分子高分辨分离分析及代谢组学研究组研究员许国旺团队与美国国家癌症研究所（NCI）研究员杨春章团队合作在 *Proc Natl Acad Sci USA* 杂志发文，在异柠檬酸脱氢酶 1（IDH1）突变胶质瘤的治疗方面，揭示了 Nrf2 调控的谷胱甘肽（GSH）代谢通路的重要性，提出了干预谷胱甘肽代谢治疗胶质瘤的新策略。胶质瘤是最常见的原发性脑肿瘤，IDH1 突变是其中常见的致病性突变，但目前缺乏针对 IDH1 突变胶质瘤的选择性治疗方法。针对此问题，该研究团队发现 IDH1 突变的癌细胞中，谷胱甘肽合成代谢通路十分活跃。谷胱甘肽合成代谢受 Nrf2 转录因子的调控，是重要的抗氧化代谢途径。体外研究发现，抑制 Nrf2 的转录活性，可减少谷胱甘肽的合成，从而使 IDH1 突变的癌细胞凋亡。基于此发现，研究团队提出了抑制谷胱甘肽代谢途径治疗 IDH1 突变胶质瘤的新策略。

雷公藤甲素（triptolide）是从雷公藤中提取的一种二萜环氧化合物，是高效的 Nrf2 抑制剂。在体外和体内模型中发现，雷公藤甲素干预的 IDH1 突变胶质瘤细胞中，Nrf2 的转录活性被抑制，GCLC、GCLM 和 SLC7A11 的表达下调，从而破坏了谷胱甘肽的代谢，细胞内的氧化损伤增加，导致细胞凋亡。该研究阐述了抑制 Nrf2 调控的谷胱甘肽代谢通路对肿瘤治疗的重要性，同时为治疗 IDH1 突变的恶性肿瘤提供了一种新的思路（图 19-5）。

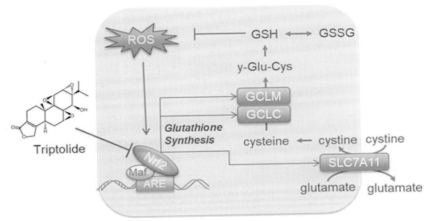

图 19-5　雷公藤甲素治疗 IDH1 突变胶质瘤机制

（2）雷公藤中提取的化合物治疗胰腺癌患者：2020 年 11 月，美国 City of Hope 下属的转化基因组学研究所研究者在 *Oncogenesis* 杂志发文，表明雷公藤（这种植物在中国用于治疗关节疼痛有几个世纪的历史）提取物能够杀死癌细胞，并有可能改善胰腺癌患者临床预后。关键的植物提取化合物是一种水溶性的前药 minnelide（雷公藤内酯醇），这种药物能攻击胰腺癌细胞和肿瘤周围的保护性基质茧。minnelide 的作用机制是破坏维持胰腺癌细胞遗传稳定性所需的超级增强子，以及帮助构成癌旁基质的癌症相关成纤维细胞。癌细胞的生长和生存依赖于超强增强子，通过破坏这些超强增强子，雷公藤内酯醇不仅直接攻击癌细胞，而且可以加速癌旁基质细胞死亡。雷公藤内酯醇已被认为是一种通用的转录抑制剂和一种有效的抗肿瘤药物，但这是首次报道其在调节超级增强子以调节基因表达，特别是致癌基因方面的作用。雷公藤原产于中国、日本和韩国。中医用雷公藤治疗发烧、炎症和自身免疫性疾病，如多发性硬化症和类风湿性关节炎，已有 2000 多年的历史。雷公藤内酯醇是从雷公藤中提取的 100 多种生物活性成分之一。

6. 绿茶中的特殊化合物增加 p53 有效抵御癌症发生　2021 年 2 月，英国伦斯勒理工学院等机构研究者在 *Nat Commun* 杂志发文，发现绿茶中的一种抗氧化剂能增加细胞中 p53 的水平。研究者阐明了 p53 和绿茶中的化合物表没食子儿茶素（没食子酸酯，epigallocatechin gallate，EGCG）之间的直接相互作用。研究者 Wang 指出，p53 和 EGCG 都是研究者非常感兴趣的研究靶点，p53 的突变在超过 50% 的人类癌症中都存在，而 EGCG 则是绿茶（一种风靡全球的饮料）中的主要抗氧化剂，如今发现其二者之间的直接相互作用，有望帮助开发新型抗癌药物。此外，相关研究结果还能帮助解释 EGCG 是如何增强 p53 的抗癌活性的，这为开发 EGCG 样化合物的新型药物提供了新的思路和希望。

p53 还被认为是人类癌症中最重要的抑癌基因，拥有多种已知的抗癌功能，包括抑制细胞生长而进行 DNA 修复和激活 DNA 修复机制，如果 DNA 损伤不能被修复时开启细胞凋亡过程等机制，该基因蛋白的 N 末端结构域拥有一种灵活的形状，因此根据其与多个分子之间的相互作用，能发挥多种功能。EGCG 则是一种天然的抗氧化剂，能消除氧气代谢所造成的几乎持续性的损伤，绿茶中富含 EGCG，同时也被包装成为一种草药补充剂。研究者发现，EGCG 和 p53 之间的相互作用能够保护蛋白不被降解。通常情况下，p53 在体内产生后，当其 N 末端结构域与一种 MDM2（小鼠双小蛋白 2，murine double minute 2）的蛋白质相互作用时，p53 会被迅速降解，这种周期性的产生和降解能将 p53 的水平保持在一个低水平阶段。EGCG 和 MDM2 能在 p53 的 N 末端结构域的相同位点与其结合，当 EGCG 与 p53 结合时，蛋白质不会通过 MDM2 被降解，因此 p53 的水平会增加到与 EGCG 发生直接相互作用。这就意味着，会有更多的 p53 发挥抗癌功能，这是一种非常重要的相互作用。

7. 搭建抗肿瘤候选药物淫羊藿素的人工生物合成途径　2021 年 4 月，中国科学院分子植物科学卓越创新中心周志华研究组与华南植物园王瑛研究团队合作在《科学通报》杂志发文，首次搭建了晚期肝癌候选药物淫羊藿素的人工生物合成途径，并通过创建微生物细胞工厂，实现了以葡萄糖为碳源从头合成淫羊藿素。淫羊藿素是中药淫羊藿的主要活性成分，也是晚期肝癌候选药物阿可拉定的单一成分，目前阿可拉定已经完成了 III 期临床试验。为此，从淫羊藿中挖掘与鉴定了异戊烯基转移酶 EsPT2，其高效催化黄酮类化合物山奈酚（KAE）的 C8 异戊烯基化合成 8- 异戊烯基山奈酚（8P-KAE）；从大豆中鉴定了催化 8P-KAE 的 C4'-OH 甲基化的甲基转移酶 GmOMT2，搭建了淫羊藿素的人工生物合成途径。

同时，研究者通过引入 11 个外源基因以及改造 12 个酵母内源基因，构建了高产 8P-KAE 的酵母底盘；并通过将甲基转移酶 GmOMT2 定位于弱碱性的线粒体中进行表达，或将 8P-KAE 酵母底盘与表达甲基转移酶 GmOMT2 的大肠杆菌共培养，实现了淫羊藿素的合成，在摇瓶发酵条件下其产量分别为 7.2 mg/L 和 19.7 mg/L 发酵液。这项研究不仅鉴定了两个新的生物元件，而且首次实现了淫羊藿素的从头人工合成，为规模化制备淫羊藿素及其衍生物奠定了基础，同时也为解决合成生物学研究可能面临的生物元件 pH 不适配问题提供了可借鉴的新策略。

8. 中药人参的抗肿瘤效应

（1）中药复方苦参注射液增敏索拉菲尼治疗肝癌新机制：2020 年 3 月，中国科学院上海营养与健康研究所及上海交通大学公共卫生学院王慧研究组在 *J Immunother Cancer* 杂志发文，表明中药复方苦参注射液（compound kushen injection，CKI）通过 TNFR1 解除肿瘤免疫微环境中的肿瘤相关巨噬细胞（TAM）引起的免疫抑制，从而增敏低剂量索拉菲尼（Sorafenib）的肝癌治疗效果，为肝癌的临床治疗提供了新策略（图 29-6）。

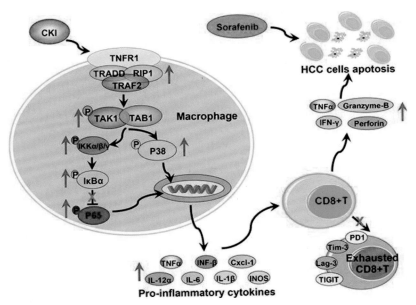

图 29-6　复方苦参注射液（CKI）增敏索拉菲尼（sorafenib）的肝癌治疗效果
图中，复方苦参注射液（CKI）通过 TNFR1 解除肿瘤免疫微环境中的肿瘤相关巨噬细胞（TAM）引起的免疫抑制，从而增敏低剂量索拉菲尼（sorafenib）的肝癌治疗效果

索拉菲尼作为第一个靶向肝癌细胞的化学药物，是临床上用于晚期肝癌患者的一线治疗药物。但是由于药物引起的毒副作用、继发性耐药、肿瘤异质性以及抑制性肿瘤免疫微环境等原因，仅有 30% 的患者具有有效的治疗效果。TAM 作为肿瘤免疫微环境中重要的炎性细胞之一，参与了肿瘤的发生发展、侵袭和转移等过程，与肿瘤血管生成和免疫抑制密切相关。因此，靶向肿瘤微环境中的肿瘤相关 TAM 重塑肿瘤微环境，成为肿瘤治疗领域的研究热点。

CKI 在临床上被批准用于治疗癌症引起的疼痛。前期研究表明，CKI 能提高肝动脉插管化疗栓塞的治疗效果。在本研究中，通过体内和体外实验发现，CKI 通过抑制促肿瘤 M2-TAM 的浸润及分化，提高抗肿瘤 M1-TAMs 的浸润及分化，从而增加肿瘤微环境中的 CD8$^+$ T 细胞数量并增强 CD8$^+$ T 细胞的肿瘤杀伤能力，同时降低 CD8$^+$ T 细胞的功能耗竭来维持持续的免疫杀伤活性。作为免疫调节剂，CKI 增敏低剂量索拉菲尼的肝癌治疗效果，抑制肝癌复发，并降低索拉菲尼的肝脏毒性。其机制研究揭示，CKI 靶向 TAM 表面 TNFR1 及其介导的 NF-κB/P65 和 p38/MAPK 信号转导，促进抗肿瘤 M1-TAMs 的分化，进而激活 CD8$^+$ T 细胞的抗肿瘤活性。综上所述，该研究揭示了 CKI 抗肝癌的作用机制，表明传统其作为免疫调节剂与化疗药物联合使用可能是肝癌治疗的一种新策略。

（2）人参多糖增强抗 PD-1/PD-L1 免疫治疗肿瘤的作用：2021 年 5 月，澳门科技大学在 *Gut* 杂志发文，人参多糖（GP）联合 αPD-1mAb 可能是提高非小细胞肺癌（NSCLC）患者对抗 PD-1 免疫治疗敏感性的一种新策略。肠道微生物区系可作为一种新的生物标志物预测抗 PD-1 免疫治疗的反应。

近年来，肠道微生物区系激发了肿瘤免疫治疗的兴趣。已证明，在临床前肿瘤模型和癌症患者中对癌症免疫治疗都有良好的反应。因此，调节肠道微生物区系的策略已被提出用于治疗癌症患者，并作为新的反应预测生物标志物。

长期服用人参提取物可以调节大鼠肠道微生物区系。有研究报道，人参的整个提取物可以特异性地增加粪肠球菌的丰度，有助于其长链脂肪酸代谢物肉豆蔻酸的减肥作用。人参含有多种活性成分，其中的 GP 被证明具有免疫调节功能，如激活巨噬细胞、T 细胞和自然杀伤细胞。此外，GP 还能改善肠道代谢，调节肠道微生物区系，特别是能促进乳杆菌的生长。综上所述，发现 GP 通过增强增强 CD8PD-1mAb 的抗肿瘤作用，可能是通过重塑肠道微生物区系和色氨酸代谢解决的。复合处理还增加普通芽孢杆菌和磷的丰度，并恢复了对 αPD-1mAb 的反应。总之，研究数据表明，GP 可以作为 NSCLC 患者的饮食补充剂，以提高免疫治疗的疗效。

9. 双氢青蒿素治疗多期结肠炎相关性结直肠癌疗效　2021 年 4 月，浙江大学研究者在 *Theranostics* 杂志发文，揭示了双氢青蒿素（dihydroartemisinin，DHA）在结肠炎相关性结直肠癌（colitis-associated colorectal cancer，CAC）的发生和发展过程中可能是一种有效的药物，无明显的不良反应（图 29-7）。

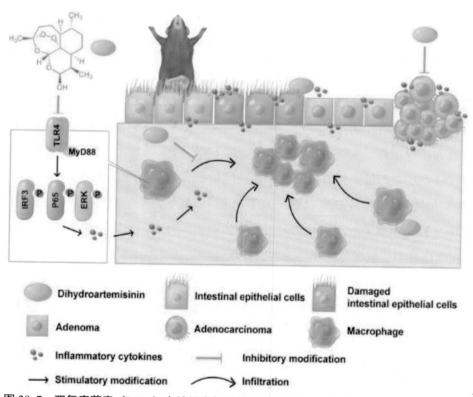

图 29-7　双氢青蒿素（DHA）在结肠炎相关性结直肠癌（CAC）多个阶段的疗效示意图

在大多数癌症中，癌症相关基因的突变和表观遗传修饰与 CAC 发病有关。此外，包括巨噬细胞、树突状细胞和 T 细胞在内的各种免疫细胞参与的炎症反应与 CAC 的发病机制有关。在 CAC 的早期阶段，巨噬细胞分化为 M1 型，以促进炎症和清除病原体。而在 CAC 晚期，巨噬细胞增殖为 M2 型，抑制对肿瘤的免疫反应，促进肿瘤的生长和浸润。由于 CAC 是一个从炎症到癌症的循序渐进的过程，因此 CAC 的预防占有至关重要的地位。目前，炎症性肠病（IBD）的治疗选择包括非生物治疗和生物治疗，如 5- 氨基水杨酸（5-ASA）、类固醇和抗肿瘤坏死因子（TNF）药物等。一旦发现恶性肿瘤，应考虑全结肠切除术。由于这些治疗方法的疗效有限，且不良反应不断涌现，应开发出同时具有治疗早期炎症和晚期肿瘤的潜在治疗潜力的替代药物。

DHA 是青蒿素类化合物的活性代谢物，是青蒿素的衍生物。研究者建立了恶唑酮（OXA）和 2,4,6- 三硝基苯磺酸（TNBS）诱导的小鼠结肠炎模型，以评价 DHA 对 IBD 的治疗作用。研究者发现，DHA 通过调节 T 辅助细胞 /T 调节细胞平衡来改善结肠炎症状。在结肠炎治疗过程中，DHA 调节 PI3K/AKT 和 NF-κB 信号通路。此外，DHA 通过多种机制，包括凋亡、细胞迁移抑制和细胞周期阻滞，在各种癌症中显示出抗肿瘤作用，包括卵巢癌、胃癌、肝癌和其他实体瘤。DHA 是化疗和免疫治疗的有效增强剂。有研究发现，奥沙利铂、DHA 和 PD-1 抗体的组合对活性氧（ROS）的产生有很强的协同作用，并激活了对结直肠癌的免疫反应。

研究者构建了 CAC 模型，确定 DHA 在炎症和肿瘤发生中的作用，发现 DHA 通过抑制巨噬细胞中的 TLR4 信号通路，降低了 CAC 早期的炎症反应。此外，DHA 还促进了 CAC 晚期结肠癌细胞的凋亡。总之，口服 DHA 通过在早期抑制巨噬细胞相关的炎症反应和在晚期抑制肿瘤细胞生长，抑制 CAC 的发展。DHA 是治疗 CAC 不同阶段的一种安全有效的药物。

10. 原花青素 -B2 抗肝癌机制　2020 年 10 月，中国科学院上海营养与健康研究所营养代谢与食品安全重点实验室尹慧勇研究组在 *Redox Biol* 杂志发文，发现花生红衣中提取的多酚类活性物质原花青素 B2（OPC-B2）是一种新型 AKT 别构抑制剂，可与 AKT 直接结合并抑制其磷酸化，发挥抗肿瘤活性；AKT 蛋白上 Lys297 和 Arg86 在 OPC-B2 与 AKT 间的结合中发挥重要作用。这可能为肝癌的临床治疗提供潜在治疗策略。

OPC-B2 是一种具有特殊结构的多酚黄酮类化合物，由两个表儿茶素连接形成，可从花生红衣、苹果和葡萄等食物中提取。以往研究发现，原花青素具有抗氧化与抗炎等生物活性，可降低胆固醇水平，保护血管内皮细胞免受自由基对血管内皮的损害。该研究发现，花生红衣中提取的 OPC-B2 直接结合并抑制 AKT 活性和下游信号通路，从而抑制肝癌细胞的增殖、代谢及肿瘤生长；研究进一步发现，与已知的 AKT 变构抑制剂 MK-2206 相似，OPC-B2 可与 AKT 的催化结构域及 PH（血小板 - 白细胞 C 激酶底物同源域，pleckstrin homology）结构域结合，从而抑制 AKT 活性；Lys297 和 Arg86 作为 AKT 与 OPC-B2 结合的关键位点，突变后解除 OPC-B2 的抗肿瘤作用（图 29-8）。

11. 蜜蜂毒素杀伤恶性乳腺癌细胞　2020 年 9 月，澳大利亚哈里·珀金斯医学研究所和西澳大利亚大学研究者在 *Precis Oncol* 杂志发文，使用来自珀斯西澳大利亚州、爱尔兰和英格兰的 312 株蜜蜂和大黄蜂的毒液，测试了毒液对乳腺癌临床亚型的影响。结果表明，蜜蜂毒液能够有效杀伤三阴性乳腺癌和高表达 HER2 的乳腺癌细胞。这项研究的目的是研究蜜蜂毒液和一种蜂毒素成分对不同类型乳腺癌细胞的抗癌特性。研究者在蜜蜂毒液中测试了一种极小的带正电的肽，称为蜂毒肽。研究者合成该肽，发现其能够有效重现蜜蜂毒液的大部分抗癌作用。研究发现，蜜蜂毒液和蜂毒肽均显著地、选择性地迅速降低三阴性乳腺癌和富含 HER2 的乳腺癌细胞的活力。特定浓度的蜜蜂毒液可以诱导 100% 癌细胞死亡，而对正常细胞的影响却很小。此外，发现蜂毒肽可以在 60 min 内完全破坏癌细胞膜。

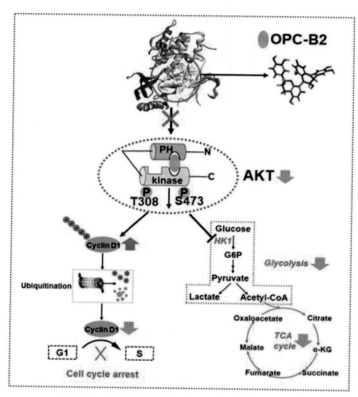

图 29-8　原花青素 -B2（OPC-B2）抗肝癌机制

蜜蜂毒液中的蜂毒素也有另一个显著的效果。在 20 min 内，蜂毒肽能够减少癌细胞生长和细胞分裂所必需的化学信号。蜂毒肽通过抑制三阴性乳腺癌中通常过表达的受体（表皮生长因子受体）的活化，调节乳腺癌细胞中的信号传导，并抑制富含 HER2 的乳腺癌中过表达的 HER2 的活化。这项研究表明，天然化合物可用于治疗人类疾病。

（三）中西医结合治疗肿瘤的基础研究

中西医结合治疗肿瘤的基础研究，近年来获得了许多进展，包括以下几个方面。

1. 对肿瘤细胞的直接抑制和杀灭作用　肿瘤细胞的无限增殖是肿瘤发生发展的主要原因。从中药中提取和半合成的长春花碱、喜树碱和菌类多糖等临床常用的抗肿瘤药物，作用于肿瘤细胞生长的不同阶段，使 DNA、RNA 或蛋白质的合成受到障碍，从而使肿瘤细胞停止于增殖周期的某一时相，或作用于肿瘤细胞能量代谢的某一环节，导致肿瘤细胞呼吸链受阻而死亡，或破坏细胞膜引起细胞自溶死亡。

从三尖杉植物中提取出的三尖杉酯碱和高三尖杉酯碱，能够抑制肿瘤细胞 DNA 合成，已用于急性非淋巴细胞白血病的治疗，疗效较好。从我国特有的植物喜树种子中分离提取的羟基喜树碱，在体外主要抑制核酸，尤其是 DNA 合成，对治疗高危性慢性粒细胞白血病有一定疗效。榄香烯乳是从中药莪术中提取的，其主要活性成分为 β- 榄香烯乳，是一种非细胞毒性的广谱抗肿瘤药物，对多种肿瘤细胞的 DNA、RNA 及蛋白质合成均有抑制作用，影响癌细胞的糖、脂代谢。丹参酮是中药丹参的有效成分之一，该类化合物具有广泛的菲醌结构，其中菲环结构与 DNA 分子相结合，而呋喃环和醌类结构可产生自由基引起 DNA 损伤，从而抑制肿瘤细胞 DNA 合成，诱导细胞凋亡。

2. 抑制肿瘤细胞增殖　冬凌草甲素可显著降低 Raji 细胞（一种人成淋巴细胞样细胞，有补体 C1q、C3b 和 C3d 受体）的端粒酶活性，抑制细胞的生长，诱导细胞凋亡，具有明显的体外抗肿瘤作用。紫杉醇作用于人白血病细胞株 K562 后可见细胞染色质浓聚和凋亡小体形成，流式细胞术（FCM）显示细胞凋亡率明显增加，提示其有抑制 K562 细胞增殖及诱导凋亡的作用。不同浓度露蜂房醇提取物可明显抑制 K562 细胞增殖，其作用机制可能是通过抑制 Bcl-2 和 Bax 的表达，从而诱导肿瘤细胞凋亡。大蒜素随着浓度和作用时间的增加，使人早幼白血病 HL-60 细胞的端粒酶活性显著降低，HL-60 细胞的增长被明显抑制。榄香烯乳作用于细胞周期 S 期、G_2 期及 M 期的检查点，阻滞 S 期细胞进入 G_2/M 期，降低肿瘤细胞分裂能力，抑制其增殖，并迅速导致其凋亡。甲异靛是合成靛玉红的类似产物，研究表明其治疗慢性髓细胞性白血病（CML）的机制可能通过降低 STAT5 和 Erk2 蛋白含量，部分阻止 CBR-ABL 恶性信号的传导，从而抑制 K562 细胞增殖并导致其凋亡。三七皂甙 R1 为中药三七总皂苷的主要成分之一，可显著抑制 HL-60 细胞增殖，且随着药物浓度增加而抑制作用增强。经苦参碱作用后，HL-60 细胞 G_1/G_0 期比例逐步增高，说明其将 HL-60 细胞阻滞在 G_1 期，具有抑制 HL-60 细胞增殖的作用。

3. 抑制肿瘤血管生成　中药复方健脾导滞中药制剂、人参皂苷 Rg3 和多烯紫杉醇具有抑制肿瘤血管生成的作用。以不同剂量的中药复方健脾导滞中药制剂给 SD 大鼠灌胃制备含药血清，然后以含药血清培养胃癌细胞；共同培养两代后，发现益气活血中药对胃癌细胞的生长、p53 和 VEGF 及其受体的表达均有抑制作用。另外，通过人乳腺浸润性导管癌动物模型体内研究，提示 Rg3 能降低肿瘤组织的微血管密度及血管内皮生长因子（VEGF）的表达，有抑制乳腺癌血管生成的作用。

4. 干扰肿瘤相关的信号转导　中医药的多靶点效应在信号转导方面的作用进行了大量的研究，如苦参碱能抑制 K562 细胞内的蛋白酪氨酸激酶活性，干扰肿瘤相关的信号转导。0.1 mg/ml 的苦参碱作用 K562 细胞后，伴随蛋白酪氨酸激酶的活性变化，蛋白酪氨酸磷酸酶的活性也有一个短暂的下降。

5. 逆转肿瘤多药耐药　体外实验证实，β- 榄香烯乳剂可逆转乳腺癌耐药细胞系 MCF-7/ADM 对化疗药物的耐受性，增加细胞内药物浓度。进一步的实验还证实，β- 榄香烯作用后，MCF-7/ADM 细胞中 Bcl-2 的表达明显降低，说明这种逆转作用还伴随对耐药细胞凋亡的促进作用。研究证实，补骨脂的主要成分补骨脂素在非细胞毒性剂量下，能使 MCF-7/ADR 细胞 Bcl-2 的表达降低，并呈剂量依赖性。由熟地黄、当归、川芎和白芍组成的四物合剂是常见的活血化瘀中药复方，与多柔比星合用，对 K562/ADM 细胞耐药性的逆转倍数及细胞内 ADM 蓄积量比多柔比星单用时明显提高，并认为其逆转作用可能与降低 P- 糖蛋白（P-glucoprotein，P-gp）药物外排、增加细胞内药物浓度有关；进一步研究证实，四物合剂逆转 K562/ADM 多药耐药作用的药效活性组分为熟地黄粗多糖。大黄素能增加罗丹明（Rh123）在耐药细胞 MCF-7/AD 内的蓄积，减少外排，长时间作用后可见 P-gp 表达减少，对耐药细胞产生逆转效应。

6. 中医药抗肿瘤转移　研究发现，一些中药以不同的作用机制抑制肿瘤转移，如金荞麦、苦马豆素、大黄素、紫杉醇、多烯紫杉醇、川芎嗪、苦参碱、鸡血藤、丹参、人参皂苷、香菇多糖、莪术、8-甲氧基补骨脂和黄连素等；探讨抗肿瘤转移治疗法，包括扶正培本法、活血化瘀法、清肺化痰法、化湿利水法、熄风通络法、清热解毒法和收敛固涩法等。

7. 提高机体免疫功能　人参、党参、黄芪、枸杞子、参三七、冬虫夏草和刺五加等补益类中药的煎剂及有效成分均有良好的促进 IL-2 的产生，提高 NK 和 LAK 细胞活性，发挥抗肿瘤的作用。云芝多糖、香菇多糖和虫草多糖均能诱生 TNF；黄芪、当归、枸杞子、党参、五味子、芍药、黄芩、生地、甘草、茯苓多糖和猪苓多糖皆能诱生 IL-2、TNF 的产生。黄芪多糖、当归多糖和小檗胺协同人胚胎低分子活性肽，能促进免疫细胞活化，促进内源活性因子释放，增强对白血病细胞的杀伤和抑制作用。人参皂苷诱导人 T 细胞白血病细胞株凋亡的机制是通过抑制凋亡基因 Bcl-2 表达、降低 Bcl-2/Bax 比值实现的。研究发现，黄芪多糖能增强人淋巴细胞、小鼠腹腔巨噬细胞和中性粒细胞的话化，反转免疫抑制剂对免疫器官和免疫功能的影响。

8. 建立不同证候肿瘤动物模型　建立类似临床肿瘤"辨证"的动物模型，可进行肿瘤辨证论治的基础实验研究，如张栋等复制了动物阳虚、阴虚和血瘀等不同的病理状态，在此基础上使动物荷瘤，研究不同中医"证"在不同的生长方式下对肿瘤生长及转移的影响，以及不同证型对腹水瘤小鼠存活期的影响。刘玉琴报道，金龙胶囊（鲜守宫、鲜金钱白花蛇和鲜蕲蛇）和金水鲜胶囊（鲜守宫、鲜活蛤蚧、鲜金钱白花蛇、鲜西洋参和冬虫夏草）具有多种有效生物活性成分，可抑制肿瘤血管形成和增强免疫调节等作用。

二、中医药在肿瘤放射治疗中的作用

（一）中医药在肿瘤放疗中的辩证减毒

在治疗恶性肿瘤中，常用中医药，或与手术治疗、放疗和化疗联合治疗，收到一定的效果。中医药辅以放射治疗，可以减轻放疗引起的不良反应。中医理论认为，放射线为热毒，可以伤阴耗气及伤脾胃等脏腑，即杀伤局部肿瘤细胞和正常组织细胞，中药可减轻或防止这种损伤效应。中医药对放疗有一定的增效作用，如黄芪、太子参、山药、桃仁、红花、丹参和鸡血藤等益气活血剂，可增加食管癌和鼻咽癌等放疗效果，延长生存期，推测其可能与改善肿瘤周围的血液循环及增加血氧供应有关。

放射线是一种带有"火热"性质的物质，作用于机体可产生很强的祛邪作用，接受了照射的患者以虚证多见。而热可化火，火能灼津，可引起阴虚火旺的证候；另一方面，放疗在祛邪的同时对骨髓产生抑制，损伤气血，导致机体气血亏虚。食管癌患者多采用胸部前后野对穿照射。胸部有众多脏器集中，当放射线直接作用于胸部时就更易损伤阴津和气血而出现阴虚火旺、气血两虚的症候，且损伤程度也较深。针对这一病因、病机特点，采用辨证论的方法分别以六味地黄汤为主治疗阴虚火旺症，经八珍汤为主治疗气血两虚症；并根据"肾为五脏之本""肾主骨""骨生髓"和"肾为水脏、主津液"等理论，加入枸杞子、菟丝子和女贞子等补肾之品，体现了辩证与辩瘤相结合的用药特点。现代药理研究表明，六味地黄汤、四君子汤和四物汤等方药具有抑制肿瘤生长、调节机体免疫功能的作用，减轻消化道症状发生率，保护和改善外周血象方面，中医辨证论治有较好的减毒作用，通过中药对放疗的减毒作用和提高免疫作用，改善患者生活质量，增强其对放射线的耐受力，从而保证放疗的顺利完成，故治疗效果得到提高。

（二）中医药对放疗引起全身反应的作用

在肿瘤放疗中和放疗后，可引起全身反应。中医认为，放疗在有效杀伤癌细胞同时，也会引起气阴两伤的证候，如口干口渴、咽喉干燥、干咳少痰、烦躁、眠差及大便干结，舌质红、无苔和脉细数，中医辨证属阴虚内热，治宜滋阴清热，以清热解毒、益气养阴和凉血为主，可用竹叶石膏汤清营汤加减，常用银花、连翘、沙参、麦冬、生地、元参、芦根、赤芍、丹皮、知母、牛蒡子、紫花地丁和太子参等药物。放疗后出现胸脘痞闷、肢体困重、纳呆便溏、舌苔白腻和脉濡，中医辨证属湿热内阻，治宜清热利湿；放疗后出现纳呆食少、恶心欲吐、脘腹胀满、舌淡苔薄白和脉细弱等，证属脾胃不和，治当健脾利胃。临床还可根据具体辨证用药，采用滋肝补肾、清热解毒和活血化瘀等法则。

（三）中医药对放疗引起局部反应的作用

对于肿瘤放疗中发生的局部反应，可根据出现的病症，进行中医辨证施治。对于头颈部放疗引起的放射性咽喉炎、口腔炎和食管炎时，表现口干舌燥、咽喉肿痛、进食困难和便秘等，中医辨证多以热毒养阴为主，宜清热养阴解毒，常用北沙参、太子参、西洋参、石斛、玉竹、花粉、女贞子、玄参、生地、麦冬、芦根、乌梅、桔梗、金银花和菊花等；如有口腔溃疡，加用胖大海、山豆根、射干和板蓝根等；疼痛明显，加入理气通络药，如八月札、香附、丝瓜络和青皮等。对于放疗引起的放射性皮炎，表现为皮肤红、肿、热、痛，甚至局部破溃，中医辨证为热毒灼伤皮肤，以清热解毒为主，用黄连、黄柏和虎杖等药物，浓煎湿敷患处；放疗后皮肤长期不愈合，可用生肌玉红膏加四黄膏外敷患处。对于放疗引起的放射性肺炎，表现为口干舌燥、干咳无痰或少痰、胸闷气短和纳差乏力等，甚至出现呼吸困难和发绀等症状，中医辨证为气阴两虚和痰瘀互结，以宜气养阴和化瘀祛痰治疗为主，多选用清燥救肺汤加减，包括太子参、天麦冬、沙参、百部、百合、花粉、女贞子、杏仁、桔梗、枳壳、全瓜蒌和炙杷叶等；急性期以麻杏石甘汤为主，常用麻黄、杏仁、生石膏、生甘草、百合、沙参、麦冬和炙杷叶等；出现肺纤维化时增加活血化瘀药物，如红花、赤芍、莪术、香附和桃仁等。放疗引起的心肌损伤，可用全瓜蒌、青皮、枳壳、黄芪、当归、赤芍和鸡血藤等宽胸理气、益气活血药物。

（四）中医药扶助晚期放疗

对于晚期食管癌患者放疗中存在的症候群，如放疗所致骨髓抑制、外周血象降低，属中医的"虚劳"和"血虚"证，脾虚则血之生化无源。肾虚则髓不得满，血不能化，故本症与脾肾关系最为密切。晚期肿瘤患者在放疗中多有肝肾阴虚，在临床中大多应采用六味地黄丸配合放疗，六味地黄丸中熟地黄滋肾阴、益精髓；山茱萸滋肾益肝，山药滋肾补脾，共成肾、肝和脾三阴并补而又重在补肾阴。再加泽泻降浊，牡丹皮泻肝火，茯苓健脾渗湿，诸药合用，滋阴而不生腻。现在医学认为，熟地黄能提高机体免疫机能，抑制肿瘤生长，增加人体白细胞及血小板数量，能使接受放射线患者的血小板伤害减轻，回升加快。茯苓和山茱萸可以减轻放化疗引起的骨髓抑制。临床研究表明，六味地黄丸对骨髓造血功能有良好的保护作用。

三、人参皂苷联合照射对肿瘤的抑制作用

（一）人参及人参皂苷

人参（panax ginseng C.A. Mey）为五加（acanthopanax gracilistylus）科多年生草本植物（herbaceous plant），已有 5000 多年应用的历史，在我国医药史上占有极其重要的地位。19 世纪末到 20 世纪初，日本、俄国及朝鲜等国学者开始应用现代科学方法研究人参的化学成分和药理作用。20 世纪 60 年代以来，人参的化学结构研究取得了重大的进展，使药理学的研究深入到生化药理学和分子药理学阶段。我国学者在近几十年来，在人参的生药、栽培、植化、药理和临床等方面做出令人瞩目的贡献。

人参性温、味甘和微苦，有大补元气、固脱生津、安神宜智、补虚扶正和延年益寿等功能，具有调节中枢神经系统、改善心血管功能、降糖降脂、增强免疫功能、抗肿瘤、抗衰老及抗氧化等作用。人参皂苷（gisenoside，GS）是人参主要药理活性成分，至今已从人参中分离数十种人参皂苷单体（monomer）。此外，人参还含有许多其他药理活性成分，包括脂溶性物质、糖类、氨基酸类和维生素类。

人参皂苷属于三萜皂苷（triterpenoid saponin），包括人参皂苷二醇型和三醇型、齐墩果酸（oleanolic acid）型 3 类，前二者占主要部分。人参皂苷具有一般皂苷的性质，易溶于水、甲醇、乙醇、正丁醇和醋酸等极性溶剂中，不溶于乙醚和苯等非极性溶剂中。人参皂苷具有多种生物学功能，包括调节免疫、细胞毒、诱导细胞凋亡、抗组织损伤、抗病毒、抗炎症反应、抗肿瘤诱导的血管新生、抗肿瘤转移、治疗糖尿病、抗氧化、延缓衰老及促进造血细胞发生等作用。人参总皂苷、分组皂苷和单体苷的生物学功能各不相同。

（二）人参皂苷联合电离辐射对肿瘤的抑制作用

通过体内和体外大量的实验证实，人参对许多肿瘤的生长具有明显的抑制作用，使机体免疫功能增强，肿瘤缩小及细胞凋亡，并抑制肿瘤转移、扩散和新生血管生成。人参的抗肿瘤活性成分主要是人参皂苷和人参多糖（panaxan），其抑瘤作用和机制复杂；由于其种类不同、给药量和途径及肿瘤种系不同，其机制和疗效有很大的差异。

1. 人参三醇组苷的作用　体外实验证实，小鼠骨髓细胞在粒细胞巨噬细胞集落刺激因子（granulocyte-macrophage colony stimulating factor，GM-CSF）和 IL-4 联合培养 5 ~ 6 d，发现具有典型的树突状细胞（dendritic cell，DC）形成。将获得的 DC，加入黑色素瘤（melanoma）B16 细胞的冻融抗原，使其致敏，再加人参三醇组苷（即为 GM-CSF + IL-4 + 冻融抗原 + 人参三醇组苷组），发现 DC 表达 DC83 的量明显高于单纯 GM-CSF + IL-4 培养组和 GM-CSF + IL-4 + TNF-α 处理组。其结果表明，人参三醇组苷体外协同肿瘤抗原可诱导小鼠骨髓细胞的 DC 成熟，并为应用于临床治疗提供了重要的实验依据。

目前，已有部分皂苷单体作为新一代高效、低毒抗癌药物应用于临床，取得了一定疗效。随着单体皂苷抗肿瘤作用研究的不断深入，也应考虑单体皂苷与总皂苷抗肿瘤活性的差异以及各皂苷单体疗效的协同的关系等方面的问题。

2. 人参皂苷 Rg3 的作用 Rg3 是存在于天然药物人参中的一种四环三萜皂苷，其结构已由日本北川勋（1980）鉴定，分子式为 $C_{42}H_{72}O_{13}$，相对分子量为 784。实验发现，体外培养的黑色素瘤 B16 细胞，通过不同浓度（2.5、5.0 和 10.0 μg/ml）参一胶囊 Rg3 处理或 6 Gy X 射线照射，其存活率显著下降；如给予不同浓度 Rg3，再进行 6 Gy 照射，其存活率进一步下降。单纯给予不同浓度 Rg3，对 B16 细胞凋亡影响不明显；单纯 6 Gy 照射，其凋亡率明显增加；如给予 5.0 和 10.0 μg/ml 浓度 Rg3，再进行 6 Gy 照射，其凋亡率明显高于单纯 6 Gy 照射。单纯给予 10.0 μg/ml 浓度 Rg3，或单纯 6 Gy 照射，G_2/M 期细胞明显增多；如给予不同浓度 Rg3，再进行 6 Gy 照射，G_2/M 期细胞明显低于单纯给药或单纯照射的细胞。这些结果说明，Rg3 可能具有阻断肿瘤血管生成（angiogenesis）的作用，并具有辐射增敏（radiation sensitization）作用，使肿瘤细胞发生 G_2/M 期阻滞（arrest），促进细胞凋亡，达到抑制肿瘤生长的目的。

孙宝胜等在上述研究的基础上又进一步探讨 Rg3 对荷瘤小鼠肿瘤生长的抑制作用。实验将黑色素瘤 B16 细胞接种于 C57BL/6J 小鼠，接种后 24 h，给小鼠腹腔注射 250 μg 的 Rg3；接种后 3 d，肿瘤生长呈缓慢趋势；接种后 6 d，肿瘤体积进一步缩小；接种后 12 d，肿瘤体积反而增大。其结果说明，Rg3 具有一定的抑瘤作用；但在肿瘤接种后 12 d，肿瘤细胞倍增一定数量，Rg3 有限的抑瘤作用不能阻止肿瘤的进一步生长。小鼠接种 B16 细胞后 24 h，经腹腔注射 250 μg Rg3；接种后 7 d，每天接受 2 Gy 照射，照后 6 d（总剂量 12 Gy），肿瘤体积有缩小趋势；照后 12 d（总剂量 24 Gy），肿瘤较单纯照射明显缩小，说明 Rg3 具有放射增敏作用。

Rg3 的抗肿瘤作用已受到广泛的重视，由其单体组成的中药一类新药参一胶囊，经过临床应用，其作用得到了肯定。但 Rg3 具有的放射增敏性是一复杂的现象，受多因素的调控，还需要进行深入探讨。

四、去甲斑蝥素联合放射治疗肿瘤

（一）斑蝥及其斑蝥素

1. 斑蝥（cantharide） 斑蝥是鞘翅目（Coleoptera）芫青科（Meloidae）斑芫青属（Mylabris）昆虫的俗称，为南方大斑蝥或黄黑小斑蝥的干燥体，已有 2 千多年用于治疗疾病的历史。斑蝥素（cantharidin）是一种半贴烯毒素，是斑蝥的有效药物活性成分，可从虫体提取或人工合成。去甲斑蝥素（norcantharidin）是斑蝥素的衍生物，与斑蝥素有类似的抗肿瘤作用，且毒性明显低于斑蝥素。去甲斑蝥素可由呋喃及顺丁烯二酸酐通过 Deils-Alder 反应获得，与斑蝥素构型相同。

2. 斑蝥素 现代药理学研究表明，斑蝥素是丝氨酸和苏氨酸的抑制剂，后两者在细胞增殖和分化等活动中起到重要的调节作用。在国内，已将斑蝥素作为治疗肝癌、食管癌和胃癌等的重要药物应用于临床。与其他临床应用的抗癌药物比较，斑蝥素最大的特点是能够刺激骨髓产生白细胞，使外周血中白细胞数升高。但由于其肾毒性较强，多用去甲斑蝥素，或应用改造的或复方斑蝥素治疗恶性肿瘤。

3. 斑蝥酸钠的作用　研究者临床观察治疗组斑蝥酸钠注射液（奇宁注射液）加放疗与单纯放疗对照组中晚期恶性肿瘤的疗效及毒性。治疗组 23 例，放疗同期采用斑蝥酸钠注射液 10 ml 溶于 500 ml 生理盐水中，静脉滴注，每天 1 次，至放疗结束；对照组 23 例，采用单纯放疗。结果发现，治疗组有效率 82.6%，高于对照组 69.6%（$P > 0.05$）；血液学毒副作用及胃肠道反应治疗组低于对照组（$P < 0.05$）。结果证实，斑蝥酸钠注射液配合放疗治疗中晚期恶性肿瘤能提高治疗效果，降低放疗毒副作用，改善患者生活质量。

（二）去甲斑蝥素抗肿瘤的作用机制

去甲斑蝥素具有抗肿瘤作用，可抑制多种肿瘤细胞的增殖，诱导细胞凋亡，文献中证实其对人肝癌 BEL-7402 细胞、人原发性胆囊癌 GBC-SD 细胞、多种人白血病细胞、人黑色素瘤 A375-S2 细胞和小鼠肺纤维瘤 L929 细胞增殖均有抑制作用。

1. 去甲斑蝥素小鼠体内药代动力学　魏春敏等观察 ^{3}H- 去甲斑蝥素小鼠体内药代动力学与组织分布，小鼠灌服 ^{3}H- 去甲斑蝥素 0.5 h 后，血中放射性达峰值。灌服 15 min 后，组织单位放射性依次为，小肠 > 胆囊 > 胃 > 肾上腺 > 肾脏 > 心脏 > 子宫 > 大肠 > 肺脏 > 脂肪 > 脾脏 > 肌肉 > 肝脏 > 胸腺 > 脑 > 骨骼，以后逐渐降低。3 h 后，组织单位放射性依次为，胆囊 > 肾上腺 > 子宫 > 胸腺 > 肺脏 > 胃 > 脂肪 >小肠 > 骨骼 > 大肠 > 肾脏 > 脑 > 心脏 > 脾脏 > 肌肉 > 肝脏。胆囊、肾上腺和子宫等组织浓度较高，维持时间较长；大肠、胸腺和脂肪等组织浓度较低，但维持时间较持久；肝脏、脾脏和肌肉等组织分布较低，维持时间短；小肠、胃、肾脏和心脏等组织消除较快；脑分布较少，但消除慢。灌服 24 h 后，粪便和尿液累积排泄率分别为 65.4% 和 1.33%。因此，小鼠灌服 ^{3}H- 去甲斑蝥素后，吸收迅速，血中分布明显高于其他组织；胆囊、肾上腺和子宫分布多且持久，肝脏分布少且消除快，肾脏分布多则消除也快；^{3}H-去甲斑蝥素主要经肾脏排泄，极少量经粪便排泄。其观察结果为去甲斑蝥素临床的合理应用提供了重要依据。

2. 抑制肿瘤细胞增殖和诱导细胞凋亡　许多研究证实，去甲斑蝥素可作用正常细胞或肿瘤细胞周期的不同环节，使细胞周期 G_2/M 期阻滞，细胞增殖受阻，并通过细胞凋亡信号途径，涉及 caspase、Bcl-2 和 Bax 等蛋白的表达、调控，诱导细胞凋亡，对多种肿瘤细胞增殖具有抑制作用。

3. 抑制肿瘤细胞的侵袭和转移　斑蝥素类即斑蝥素及其去甲斑蝥素等衍生物，具有抑制肿瘤细胞的侵袭和转移，抑制癌细胞 DNA 复制，增加对放疗和化疗的敏感性。其机制可能与影响人胆囊癌细胞转移和基质溶解的相关基因蛋白表达有关，即用去甲斑蝥素处理肿瘤细胞，其基质金属蛋白酶 -2（MMP-2）活性明显降低，而转移抑制基因（nm23）和基质金属蛋白酶抑制剂 2（TIMP-2）明显增多。其结果证明，去甲斑蝥素可明显抑制胆囊癌细胞的侵袭和转移。去甲斑蝥素与化疗药物（阿霉素）合用，使人胆管癌 QBC939 细胞周期 G_0/G_1 期发生阻滞，引起细胞凋亡，具有协同作用。去甲斑蝥素可抑制鸡胚尿囊膜新生血管的生成，也能抑制人乳腺癌 MCF-3 细胞鸡胚移植肿瘤的血管生成，其抗肿瘤作用与抑制肿瘤血管生成有关。

4. 增强免疫功能 去甲斑蝥素的抗癌机制之一是对淋巴细胞潜在细胞毒性具有刺激作用，抑制逆转录病毒的感染，并增强免疫功能。去甲斑蝥素增加白细胞作用，在早期可能由加速骨髓成熟或释放所致，后期可能与促造血干细胞增殖并向粒系 – 单核系祖细胞不断分化有关。另外，能够上调 HL–60 细胞相关调控细胞因子及炎症反应的基因表达，刺激白细胞的增加。

（三）复方去甲斑蝥素合并放射治疗肿瘤

1. 复方去甲斑蝥素合并放射治疗食管癌 中晚期食管癌患者多以姑息放疗为主，但单纯放疗疗效欠佳，这与癌组织中的乏氧肿瘤细胞对放射线不敏感有关。董丽华等应用复方去甲斑蝥素合并放射治疗 50 例中晚期食管癌（esophageal carcinoma）患者。采用加速器 X 射线照射食管病灶，每日 2 Gy，每周 5 次，总剂量为 60 ~ 70 Gy/6 ~ 8 周；对锁骨上淋巴结转移者，采用 ^{60}Co γ 射线照射锁骨区，总剂量为 55 ~ 60 Gy/5 ~ 6 周。患者在放疗开始时，给予复方去甲斑蝥素（含有人参成分），每次 50 ml，加入 0.9% 盐水 400 ml 中，静脉点滴，每日 1 次，连用 10 d。之后，改用口服复方去甲斑蝥素胶囊，每次 2 粒，每日 3 次，至少连续口服 20 d。近期疗效显示，应用复方去甲斑蝥素联合放疗，能及时缓解胸背疼痛，提高生存质量，对血象、肝肾功能和心电图等均无明显影响，其疗效优于单纯照射组。

2. 复方去甲斑蝥素联合放射治疗消化道肿瘤后腹膜淋巴结转移 临床观察的消化道肿瘤后腹膜淋巴结转移患者的治疗组 24 例行复方去甲斑蝥素合三维适形放疗，对照组 24 例给予单纯三维适形放疗。三维适形放疗，总剂量 60 ~ 70 Gy，每周 5 次，每次 2 Gy。复方去甲斑蝥素每天 50 ml/ 次，加入生理盐水 500 ml 静脉滴注，直到放疗结束。结果发现，治疗组完全缓解 2 例，部分缓解 16 例，稳定 4 例，进展 2 例；对照组分别为 0、11、9 和 4 例，治疗组和对照组的有效率分别为 75.0% 和 45.8%（$P < 0.05$）。其结果证实，三维适形放射治疗联合去甲斑蝥素能明显提高后腹膜转移灶的局部控制率。

3. 复方去甲斑蝥素同步放化疗治疗宫颈癌 研究者观察复方斑蝥胶囊联合同步放化疗治疗局部晚期宫颈癌的临床疗效及不良反应。选取 ⅡB ~ ⅣA 期宫颈癌患者，采用随机数字表法分为观察组和对照组，各 40 例。观察组采用复方斑蝥胶囊联合同步放化疗，对照组采用单纯同步放化疗。在同步放化疗中，化疗方案采用 TP 方案，即紫杉醇 + 顺铂；放疗采用适形调强放疗（IMRT）+ 腔内后装放疗。结果表明，观察组与对照组近期有效率分别为 97.5% 和 95.0%。两组Ⅲ ~ Ⅳ级不良反应主要包括白细胞减少（80.0% *vs* 95.0%）、血红蛋白降低（22.5% *vs* 45.0%）、血小板减少（60.0% *vs* 82.5%）及放射性膀胱炎（5.0% *vs* 30.0%）和放射性直肠炎（10.0% *vs* 30.0%）发生率减少，差异均有统计学意义。治疗后观察组 KPS 评分中位值高于对照组（90 分 *vs* 70 分），差异有统计学意义。结果证实，复方斑蝥胶囊联合同步放化疗与单纯同步放化疗治疗宫颈癌疗效相当，加入复方斑蝥胶囊能降低白细胞减少、血红蛋白降低、血小板减少、放射性直肠炎和放射性膀胱炎发生率，提高患者 KPS 评分，起到减毒作用。

4. 复方斑蝥胶囊对食管癌放射治疗的增敏作用 研究者回顾性分析 75 例食管癌患者接受复方斑蝥胶囊联合放疗的治疗效果，结合患者的临床症状、食管造影、CT 检查、纤维胃镜及病理确诊。其中，45 例采取单纯放射治疗（对照组），以 6/15 MV X 射线常规外照射，每次 1.8 ~ 2 Gy，每周 5 次，照射总剂量为 60 ~ 70 Gy。30 例患者行放疗 + 复方斑蝥胶囊治疗（观察组）；给予复方斑蝥胶囊，每次

0.75 g，每天 2 次。结果发现，观察组较对照组放疗增敏比为 1.61（40 Gy 时）和 1.23（60 ~ 70 Gy 时）；观察组治疗后的 CR 和 PR 分别为 30% 和 63.3%，明显高于对照组的 11.1% 和 55.6%（$P < 0.05$）。观察组显著改善患者的卡氏评分，其放射性骨髓抑制的发生明显低于对照组（$P = 0.01$）。其结果证实，与单纯放疗比较，复方斑蝥胶囊对食管癌的放疗具有增敏作用，显著地缩小肿瘤组织，提高生活质量，并可减缓放射性骨髓抑制的发生。

五、中药复方制剂与放疗联合治疗肿瘤

（一）中药联合放射治疗肺癌及其并发症

1. 养阴清肺汤提高肺癌放疗后的免疫功能　养阴清肺汤方药组成：沙参、麦冬、百合、石斛、山药、黄芩、三叶青、蒲公英、丹参、猫爪草、鸡内金、绿梅花和生甘草。每剂中药用冷水浸泡 60 min，煎 30 min，取汁 200 ml；再加水煎 30 min，取汁 200 ml，混合后口服，每次 200 ml。每日 2 次，于两餐之间温服，连续治疗 28 d 为 1 个疗程。

108 例肺癌患者随机分为对照组和养阴清肺汤组，两组肺癌患者均经放射治疗，治疗组在放疗后同时服用养阴清肺汤，共 28 d。对于放疗肺癌患者，应用养阴清肺汤治疗后，外周血 $CD3^+$ 和 $CD4^+$ T 细胞、$CD4^+/CD8^+$ T 细胞比值明显增高，$CD8^+$ T 细胞明显降低；NK 细胞活性明显增强；免疫球蛋白 IgA、IgG 和 IgM 水平明显增高；TGF-β1 和 IL-2、IL-10 含量明显降低。从这些结果可以看出，养阴清肺汤能够增强肺癌患者放疗后的免疫功能，改善生存质量。

中医认为，电离辐射为热毒之外邪，热毒攻伐人体，正虚邪入，热邪袭肺，灼津成痰，导致痰热内壅，久病成瘀，络脉瘀阻而正气不足，此为放疗毒副作用的中医病因病机。针对患者热毒攻伐、经络阻滞之特点，使用养阴清肺汤减轻其毒副作用。方中沙参、麦冬、百合、石斛和山药养阴生津以润肺，黄芩、三叶青、蒲公英、丹参和猫爪草清热解毒散瘀结，鸡内金、绿梅花及生甘草和胃健脾促运化。

2. 加味百合固金汤与放射治疗Ⅲ期非小细胞肺癌　在非小细胞肺癌（NSCLC）治疗组服用加味百合固金汤与放疗同时进行，每日 1 剂，分 2 次各煎 200 ml。混合后分 2 次温服。加味百合固金汤方药：生地、熟地和女贞子各 12 g，百合、麦冬、贝母、桔梗、当归和玄参各 9 g，炒白芍 6 g，黄芪 12 g，太子参 12 g，生薏苡仁和半枝莲各 15 g，甘草 6 g。治疗组和单纯放疗组，均采用 6 MV X 射线放疗，前 3 周，每周照射 5 d，每天 1 次，每次 2 Gy，前后对穿照射。放疗靶区包括肿瘤区外放 1 ~ 2 cm，同侧肺门、纵膈和肺门隆突下；后 4 周，靶区避开脊髓缩至肿瘤外放 1 ~ 2 cm 区。

加味百合固金汤与放射治疗Ⅲ期 NSCLC，患者 1、2 和 3 年生存率分别为 75.0%、47.9% 和 33.3%，单纯放疗组分别为 62.2%、37.8% 和 24.3%；急性食管炎和放射性肺炎发生率分别为 22.9% 和 10.4%，而单纯放疗组分别为 51.4% 和 35.4%（$P < 0.01$）。其结果提示，加味百合固金汤与放射治疗能提高Ⅲ期 NSCLC 患者生存率，明显降低急性放射性食管炎和放射性肺炎的发病率。

加味百合固金汤方药用生地、熟地和女贞子滋阴补肾，以麦冬、百合和贝母润肺养阴和化痰止咳。玄参滋阴凉血清虚火，当归养血润燥，白芍养血益阴，桔梗宣利肺气、止咳化痰。桔甘合用利咽

喉。药理研究表明，生地、玄参、当归、麦冬和白芍等养阴药，有提高荷瘤（S180）小鼠腹水癌细胞内 cAMP 含量，明显提高 AMP/cGMP 的比值。百合提取物对白细胞减少症有预防作用，其主要成分秋水仙碱可提高癌细胞中 cAMP 水平，抑制癌细胞有丝分裂和增殖。有资料显示，黄芪的有效成分黄芪总黄酮（TFA）能清除电离辐射所致的自由基，黄芪多糖（APS）能有效提高机体免疫调节功能，具有抗辐射效应；黄芪能通过保护和改善骨髓造血微环境，促进粒细胞集落刺激因子（G-CSF）等内源性细胞因子的分泌和干细胞的增殖。太子参能增强机体的防御能力。实验证实，薏苡仁酯具有放射增敏作用，生薏苡仁甲醇提取物和 α- 单亚麻脂均具有增强抗肿瘤作用。半枝莲清热解毒、活血消肿，对一些荷瘤动物肿瘤有抑制作用。甘草调和诸药，全方合用，具有养阴益气、清热润肺和止咳利咽之功，起到扶正和减低毒副反应等作用，显著降低放射性肺炎和放射性食管炎的发病率。

3. 千金苇茎汤加味在肺癌放疗期的应用　选择 26 例Ⅲ～Ⅳ期的中晚期肺癌患者，按入院先后顺序随机分为放疗联用千金苇茎汤加味治疗和单纯放疗对照两组。全部病例均采用 6 MeV 直线加速器进行放疗，总 60～65 Gy，Karnofsky（KPS）评分均为 70 分。

治疗组放疗同时使用千金苇茎汤加味中药，方药：苇茎、冬瓜仁、桃仁和生薏苡仁各 20 g，苦杏仁和桔梗各 10 g，紫菀、前胡和桑白皮各 15 g，太子参 30 g，五味子 8 g，麦冬 15 g。每天 1 剂，连续服用至放疗结束。单纯放疗组同时使用盐酸氨溴索 60 mg，每天 2 次，连续服用至放疗结束。

肺癌患者胸部放疗后出现放射性肺炎是常见和潜在的并发症，故治宜清热润肺，益气养阴，化痰止咳。千金苇茎汤药味平淡，但其清热化痰，逐瘀之功显著。本方药中苇茎甘寒清肺泻热，冬瓜仁清热祛痰，薏苡仁清热利湿，桃仁活血祛瘀以散热结，加入苦杏仁、前胡、桔梗、紫菀和桑白皮宣肺化痰止咳，太子参、五味子和麦冬益气养阴以生津液，诸药合用，共奏清热化痰、宣肺利气和益气养阴之功。本方药的功效在于清热与益气、养阴并用，扶正祛邪两顾，补虚而不恋邪，邪去正亦复，调整机体内环境，从而减轻放射性所致损伤。本研究临床观察表明，千金苇茎汤加味对缓解放射性肺炎的症状，X 射线胸片显示其明确的疗效，且无明显毒副作用，值得在临床推广运用。

4. 加味知柏地黄汤治疗ⅢB～Ⅳ期非小细胞肺癌放射性食管炎　王惠等将 60 例首次放疗的ⅢB～Ⅳ期 NSCLC 患者随机分为对照组和治疗组各 30 例，对照组口服康复新液，治疗组内服加味知柏地黄汤。所有入组患者采用三维适形放疗，常规分割照射方式，胸部照射总剂量 60 Gy，单次剂量 1.8～2.0 Gy/d，5 次 / 周，采用电脑设计的照射野。对照组：康复新液口服，每次 10 ml，每天 3 次，连续服用至整个放疗过程结束。治疗组：加味知柏地黄汤内服，药用：茯苓 15 g，盐知母、黄柏、熟地黄、盐泽泻、牡丹皮、山茱萸、山药、重楼、黄芩、太子参、炒栀子和麦冬各 10 g，甘草 5 g。每日 1 剂，水煎服，早晚分两次饭后温服 200 ml。

结果发现，治疗组放射性食管炎的发生率为 30.0%，明显低于对照组的 50.0%（P < 0.05）；与对照组比较，治疗组能明显延长放射性食管炎出现的时间，疼痛例数及程度明显低于对照组（P < 0.05）。结果提示，加味知柏地黄汤防治ⅢB～Ⅳ期非小细胞肺癌放射性食管炎的疗效确切。

5. 李和根辨治放射性肺炎经验　放射性肺炎是胸部恶性肿瘤患者接受放射治疗后常见的并发症，具有较高的发病率。以往临床上对于胸部恶性肿瘤放疗患者出现的放射性肺炎，主要采用西医方法治疗，包括糖皮质激素治疗和抗生素治疗等，但临床疗效并不太理想。近年来，越来越多的人开始关注中医药方法治疗放射性肺炎的有效性。例如，上海中医药大学附属龙华医院肿瘤科李和根主任医师，从中医辨证的角度将放射性肺炎分为三个证型，分别为肺脾气虚型、阴虚热毒型和毒瘀交结型，根据辨证分型的不同特点，分别予以相应的中医药方案，使放射性肺炎这一常见并发症的治疗取得了更为显著的疗效。

（1）肺脾气虚型：李和根在临证时常用的健脾药物有党参、白术、茯苓、生米仁、淮山药、白扁豆和仙灵脾等。在健脾的同时，加以和胃，正所谓"有胃气则生，无胃气则死"；放疗期间，要注重顾护胃气，常用的和胃消食助运的药物有鸡内金、谷芽、麦芽、山楂和神曲等。放射性肺炎在放疗后常常出现进食后嗳气呃逆、胸骨后疼痛的症状，这时当兼顾以理气降逆之法，常用药物有陈皮、八月札、郁金、旋复花和代赭石等。但是，理气药多辛温燥散，易耗气伤阴，而放疗多因热毒灼伤而见阴亏之证，所以在运用理气药的过程中要注意尺度的把握，尽量选用"理气不伤阴"药物。

（2）阴虚热毒型：治以养阴生津、清热解毒，方用沙参麦冬汤合清燥救肺汤加减。肺为娇脏，不耐寒热，喜润恶燥，易为燥伤，而放射治疗乃是"大热峻剂""火热毒邪"必有伤阴，阴伤化热，内外热毒，相互焦灼，更伤津液。阴液是人体赖以生存的重要物质基础，与人体的功能表现处于一个动态的平衡中。李和根认为，治疗放射性肺炎患者，养阴生津是其基本治法，古人有"存得一分津液，便有一分生机"之说。《温病条辨·中焦篇》云："……辛凉甘寒甘咸，以救其阴。""欲复其阴，非甘凉不可。"甘可补益，凉次于寒，性质相同而程度稍异，能够减轻和消除热证。在治疗时，宜尽量选择滋而不腻、滋而能清及滋而能散的养阴生津药；不宜使用养阴滋腻恋邪之品，如鸡子黄和阿胶等；同时，要清除其邪热，宜选择具有寒凉清热作用的养阴生津药，这样才能达到滋阴降火的作用，如吴鞠通所说"以补阴之品为退热之用"。

李和根临证常用的养阴生津药有生地黄、沙参、玄参、麦冬、天冬、知母、石斛、芦根、天花粉、西洋参和玉竹等，尤为常用沙参麦冬汤和清燥救肺汤进行加减。现代药理研究表明，沙参麦冬汤可能通过降低患者血浆中 TGF-β1、TNF-α 和 IL-6 含量，从而抑制放射性肺炎肺泡炎性反应，减轻肺纤维化进程。在运用养阴生津法的同时辅以益气法，益气可助阴，一则可防阴损及阳，二则有助阴津化生和保护阴津的作用。益气药物如用不当，常有助热伤阴之弊，但只要把握恰当的时机即可，掌握气虚证候，适时予以益气，而不必拘泥于益气助热伤阴之说。再者，掌握益气药物恰当的剂量，选药时气味宜由平到温，用药时剂量应由轻至重，常用的益气药有黄芪、太子参、白术和西洋参等。

（3）毒瘀交结型：治以清热解毒、活血祛瘀，方用复元活血汤合血府逐瘀汤加减。胸部恶性肿瘤患者放疗所致热毒蕴积于肺，肺失宣降，气机不利，血行受阻，津液失于输布，津聚为痰，痰凝气滞，瘀阻络脉，痰气瘀毒胶结，引起咳嗽痰血、胸闷气急和胸痛发热。射线的邪热致使肺脏络脉损伤，热毒内蕴，毒瘀相交结，致使肺部炎症进展，慢性肺纤维化发生。肺纤维化的实质是一个从气血凝涩不畅到气血津液不布于肺的长期发展过程。因此，对于此类患者，治疗重点应放在清热解毒和活血化瘀方面。

李和根临证常用的清热解毒药物有白花蛇舌草、半枝莲、石上柏、七叶一枝花、白英、天葵子、鱼腥草、冬凌草、黄芩和丹皮等；常用的活血化瘀药物有莪术、丹参、地必虫、当归、穿山甲、鬼箭羽、王不留行、石见穿和水红花子等；两者相合，相辅相成，致以使热毒血瘀得除。但需要指出的是，活血药的应用当把握合适的度，切不可过度过量应用，中病即止。

（二）中药对胸部肿瘤放疗症候的影响

1. 芪虎汤对胸部肿瘤放疗后症候的影响　放射治疗胸部肿瘤（包括肺癌、乳腺癌和食道癌）的同时应用芪虎汤。其方药：生黄芪 30 g，虎杖 30 g，全当归 12 g，鸡血藤 20 g，补骨脂 10 g，女贞子 20 g，枸杞 15 g，仙茅 15 g，苦参 15 g，玄参 15 g，甘草 6 g 等，每日 1 剂，水煎 2 次分服，至放疗结束。

现代药理研究发现，黄芪主要含苷类、多糖、氨基酸及微量元素等，其中多糖具有加速对放疗损伤机体的修复作用。女贞子有增强免疫功能，对放疗所致的白细胞减少有升高作用。虎杖含虎杖苷、黄酮类、大黄类和大黄素甲醚，有祛痰止咳和镇痛作用。当归含有挥发油、水溶性成分、当归多糖、多种氨基酸、维生素 A、维生素 B、维生素 E 及多种人体必需的多种元素等，具有抗哮喘、抗缺氧、抗辐射损伤及抑制某些肿瘤细胞株生长等作用。鸡血藤有补血作用，能增加红细胞、升高血红蛋白和外周白细胞的作用，提高淋巴细胞转化率。补骨脂能舒张支气管平滑肌而平喘，还能增强免疫和骨髓造血功能，升高白细胞数量。枸杞具有增强细胞及体液免疫的作用，对造血功能有促进作用。仙茅有抗高温和耐缺氧等作用，并能增强免疫功能。苦参总碱有防止白细胞减低及抗辐射作用，煎剂有抗炎及平喘、祛痰等作用。玄参有扩张血管、促进局部血液循环而消除炎症的作用。甘草有类似肾上腺皮质激素样作用。甘草黄酮、甘草浸膏及甘草次酸均有明显的镇咳、祛痰作用，甘草还有抗炎、解毒作用。

芪虎汤中用生黄芪补益正气、托毒外出，虎杖清热解毒、化痰止咳，二药共为君药；全当归、鸡血藤补血活血；女贞子、枸杞滋补肝肾为臣药；仙茅温肾除湿；补骨脂温肾平喘为佐制药；苦参、玄参清热为佐助药；甘草调和诸药为使药。方中配伍虎杖以防黄芪等补气太燥，配伍仙茅、补骨脂以防止虎杖等寒凉太甚，这与《景岳全书》中道理相暗合："善补阳者必于阴中求阳，则阳得阴助而生化无穷；善补阴者必于阳中求阴，则阴得阳升而泉源不竭"。全方升降平衡、阴阳有度，合用之，在宏观上则益气养血、补益肝肾以治本，清热解毒、祛痰止咳以治标；在微观上则能抗辐射损伤、消炎、解毒、镇咳和祛痰，促进骨髓造血，提高免疫力等，故用之临床取得了较为理想的效果。

研究者观察了 104 例胸部恶性肿瘤患者，按随机数字表分为放疗加芪虎汤组和单纯放疗对照组，分别于放疗前、放疗后 1、2、3 和 6 个月观察患者症状体征、卡氏评分等。临床试验结果证实，放疗后 1、2、3 和 6 个月，加用芪虎汤，其症状体征积分较治疗前增加（恶化）的例数与程度均较单纯放疗组明显减少（$P < 0.05$）。放疗后 1、2、3 和 6 个月，放疗加芪虎汤组卡氏评分以稳定或增加者居多，单纯放疗以降低者居多，两组比较有显著性差异（$P < 0.05$）。其结果提示，芪虎汤具有改善患者临床症状、提高生活质量的作用，临床应用安全。

2. 放疗联用加味丹参饮治疗胸部肿瘤并发症　68 例胸部肿瘤患者纵隔放疗，其总剂量 40～75 Gy/20～38 次，出现放疗性食管炎；放疗总剂量 < 20 Gy 28 例，20～40 Gy 20 例，> 40 Gy 20 例。治疗组即在出现放疗性食管炎后服用加味丹参饮，每日 1 剂，水煎 200 ml，早晚分服。加味丹参饮方药：

丹参 20 g，砂仁 6 g，生大黄 6 g，黄芩 10 g，沙参 20 g，生地 20 g，丹皮 12 g，白芨（研末冲服）15 g，白芍 12 g，甘草 9 g。对照组给予生理盐水 250 ml + 庆大霉素 16 万 U、2% 利多卡因 10 ml、地塞米松 10 mg，餐前口服，每次 10 ml、每日 3 次。

应用加味丹参饮治疗放射性食管炎，方药中丹参凉血活血、祛瘀消痈，生大黄和黄芩清热解毒、泻火凉血为君药；沙参、生地和丹皮滋阴凉血、生津润燥，白芨收敛止血、消肿生肌为臣药；佐以砂仁温通行气，使气机通畅；芍药和甘草缓急止痛为使药。诸药合用，共奏泻火解毒、凉血消痈及祛瘀止痛之功效。临床观察结果表明，本方可明显改善放疗后食管黏膜充血、水肿和溃破症状，修复受放射线损伤的食管壁，使放疗性食管炎症状消失或改善，食欲、体质随之改善，提高患者的生存质量和生存期，达到了中医学标本兼治的治疗目的，值得推广和应用。

（三）中药联合放疗治疗鼻咽癌及其并发症

1. 活血化瘀中药联合放射治疗鼻咽癌　活血化瘀中药复春片（复春 I 号）的基本方药为：黄芪、川芎、桃红、鸡血藤、赤芍、当归、红花和丹参，6 片 / 次，3 次 /d。放疗结束后继续服药 3 个月。对照组自放疗开始日起连续服用剂型、外观及颜色与复春片完全一样的由淀粉制成的安慰剂复春 II 号，6 片 / 次，3 次 /d，放疗结束后也连续服药 3 个月。

临床观察的鼻咽癌患者随机分组，其中 99 例采用活血化瘀中药复春片加放射治疗，81 例对照组服用与复春片剂型、外观相似的淀粉制成的安慰剂加放射治疗。结果显示，活血化瘀中药复春片加放疗与单纯放疗鼻咽癌比较，其肿瘤残存率分别为 2% 和 9%（$P < 0.05$），颈部肿瘤残存率分别为 14% 和 30%（$P < 0.01$），远处转移率分别为 16% 和 23%（$P < 0.05$），局部复发率无显著性差异（$P > 0.05$），5 年存活率分别为 52% 和 37%（$P < 0.05$），10 年存活率分别为 35% 和 30%（$P < 0.05$）。其结果证实，活血化瘀中药配合放射治疗鼻咽癌，能提高局部控制率和长期存活率，并不增加血行转移。

活血化瘀中药治疗伴有血瘀症的肿瘤患者，可以改善患者的血液高凝状态。根据中医活血化瘀治则，在血瘀型鼻咽癌放疗中加用活血化瘀中药口服，发现其肿瘤肉眼全消率达 83.3%，高于对照组的 78.3%；远处转移率为 3.3%，低于对照组的 15.2%。另外，运用活血化瘀中药联合放射治疗鼻咽癌，发现 II、III 和 IV 期患者的 1 年、3 年和 5 年生存率均高于对照组，且未增加远处转移。另有研究者发现，活血化瘀中药的提取物可以使细胞存活曲线的肩宽变窄、斜率变平；同时，对鼻咽癌取得较好的局控率，且未增加远处转移，提示其中药有放射增敏作用，从而改善了鼻咽癌的疗效。

2. 益气生津解毒法防治鼻咽癌放疗后咽黏膜损伤　鼻咽癌患者从放疗开始的第 1 天起服用益气生津解毒方剂。其方药如下：生晒参 12 g，丹参 24 g，白术 24 g，白芍 12 g，玄参 20 g，麦冬 14 g，天花粉 12 g，金银花 20 g，连翘 12 g，五味子 10 g，川贝母 12，三七 3 g。益气生津解毒方每剂分装 2 袋，各 100 ml。每次服用 1 袋。每隔 12 h 服用 1 次，持续服用到放疗结束后 2 周。对照组患者单纯给予放疗，不服用中药。放疗期间全部患者均每周进行 1 次血常规检查和口咽黏膜反应评价。2 组患者均采用钴 -60（^{60}Co）机进行放射治疗，20 Gy/ 次，5 次 / 周，放疗时间为 7 周。放疗过程中嘱患者禁辛辣、油腻食物，忌烟酒，保持口腔卫生，于三餐后用凉盐开水漱口。

选取 61 例鼻咽癌住院患者，随机分为放疗加用益气生津解毒方组和单纯放疗对照组。其结果显示，随着放疗剂量的不断增加，2 组患者均出现不同程度的咽黏膜损伤反应。其中，当照射剂量低于 30 Gy 时，2 组病例均未出现 Ⅲ ~ Ⅳ 级咽黏膜损伤反应；在照射剂量分别为 30 ~ 40、40 ~ 50、50 ~ 60 及 60 ~ 70 Gy 的 4 个放疗阶段时，加用益气生津解毒方患者的 Ⅲ ~ Ⅳ 级咽黏膜损伤反应病例均显著少于单纯放疗组（P 均 < 0.05）。其结果提示，益气生津解毒法预防性治疗鼻咽癌放疗后咽黏膜损伤疗效较好，可显著推迟放射性咽炎的发生时间，并减轻放疗反应。

从中医学角度分析，放射性损伤属于"热盛伤阴"，热毒壅滞经脉可造成血脉瘀滞；同时，热毒过盛可耗气伤津，造成患者气阴两虚，因此，该病患者常出现咽部干痛、口舌干燥和吞咽困难等症状。故临床治疗应以益气生津、清热解毒之法为治疗原则，组方以生脉散为基础进行加减，方中生晒参、白术益气健脾，麦冬、川贝母、天花粉和五味子养阴生津，丹参、白芍和三七活血补血，玄参、金银花和连翘清热解毒。研究结果显示，益气生津解毒法对预防和治疗鼻咽癌放疗后咽黏膜损伤反应具有较好的疗效，可显著推迟放射性咽炎的发生时间，并减轻放疗反应。

3. 健脾生津中药辅助放射治疗局期鼻咽癌　本研究设对照组和观察组。对照组给予三维适形放疗，于肿瘤边缘外放 5 ~ 10 mm，6 ~ 7 个共面中心照射，功率为 6 mV，鼻咽部肿瘤靶区每次照射剂量 45 ~ 55 Gy，1 次 /d，5 次 / 周。观察组则在放疗基础上加用健脾生津中药治疗，组方：西洋参 30 g，黄精 30 g，白花蛇舌草 30 g，地黄 20 g，黄芪 20 g，女贞子 20 g，麦冬 20 g，苦参 15 g，玄参 15 g，牡丹皮 15 g，山药 15 g，五味子 15 g，甘草 8 g，1 剂 /d，早晚顿服。2 组各 75 例，治疗时间均为 6 周。

健脾生津中药辅助放疗及单纯放疗对照组治疗后，鼻窒涕血、鼻咽肿块、头痛眩晕、神疲乏力、舌质红苔薄及脉细数积分均显著降低（P 均 < 0.05），且前者各项积分均显著低于后者（P 均 < 0.05）。2 组治疗后 RTUG 急性放射反应指标评分和 QLQ-H & N35 评分均显著提高（P 均 < 0.05），血管内皮生长因子（VEGF）和骨性碱性磷酸酶（B-ALP）水平均显著降低（P 均 < 0.05）；但前者治疗后各项评分和 VEGF、B-ALP 水平均明显低于后者（P 均 < 0.05）；并且，前者治疗后 $CD3^+$、$CD4^+$ 及 $CD4^+/CD8^+$ T 细胞均显著提高（P 均 < 0.05），$CD8^+$ T 细胞显著降低（P < 0.05）；前者临床受益率显著高于后者（P < 0.05）。由此可见，健脾生津中药辅助三维适形放疗治疗局部晚期鼻咽癌可有效缓解相关症状体征，延缓肿瘤侵袭进程，改善日常生活质量和免疫系统功能，且有助于下调 VEGF 和 B-ALP 水平。

中医药治疗局部晚期鼻咽癌放疗后患者应当以益气解毒、生津降火为主。本研究所用益气生津中药组方中西洋参清热滋肾，黄精益气养阴，白花蛇舌草活血清热，地黄滋阴生津，黄芪益气健脾，女贞子滋肾益肝，麦冬滋阴止渴，苦参利湿泻火，玄参滋阴解毒，牡丹皮泻火散结，山药补气益脾，五味子润燥养阴，而甘草则调和诸药以共奏健脾益肾、清热泻火和止渴解毒之功效。现代药理学研究显示，苦参碱成分具有抗病毒、抗纤维化、免疫调剂及促肿瘤细胞凋亡等作用。黄芪用于模型大鼠可加快鼻腔黏膜形态和功能恢复进程，提高放疗耐受性；而五味子则能够显著下调血清 VCA-IgA 和 EA-IgA 水平，降低肿瘤细胞有丝分裂能力。

4. 虎参汤干预鼻咽癌放射性口腔黏膜反应　采用 ^{60}Co γ 射线照射，面颈联合野照射 36 ~ 40 Gy 后改耳前野照射，按常规照射野包括鼻咽、颅底及颈部 3 个区域，每周 5 次，每次 2 Gy，鼻咽部照射总量 68 ~ 76 Gy/17 ~ 18 周，颈部预防量 45 ~ 55 Gy，治疗量 55 ~ 70 Gy。

治疗组：照射并给予中药虎参汤治疗：虎杖 30 g，苦参 20 g，生地 30 g，山茱萸 20 g，射干 15 g，薄荷 6 g，水煎服，每日 1 剂，分 2 次煎服，冷却后混合成汁为 200 ml，分 5 ~ 8 次含服，从放疗开始至放疗结束（约 6.5 ~ 8 周）。对照组：照射并给予西药含漱：0.9% 生理盐水 500 ml + 庆大霉素 5 万 U + 2% 利多卡因 10 ml + 地塞米松 5 mg + α– 糜蛋白酶 4000 U + 维生素 B，每次 5，含漱 2 min，每日 5 ~ 8 次，自放疗之日始至放疗结束。

放射性口腔黏膜反应是鼻咽癌放疗中最常见的不良反应之一，本药方中生地清热凉血，养阴生津，苦参和虎杖清热解毒，射干和薄荷解毒利咽，山茱萸收敛创面。现代药理学研究表明，药方中的虎杖煎剂外用对创面有明显收敛、抗感染和抗炎作用；生地水提液有抗炎、抗过敏作用，并能使接受 ^{60}Co γ 射线照射所致血小板损伤减轻，回升加快；苦参中的氧化苦参碱能抑制炎症介质组胺的释放；射干及山茱萸对炎症有明显的抑制作用，能降低动物模型毛细血管的通透性，减少炎性渗出；薄荷提取物有抗炎镇痛的作用。中药采用多次含服的方式，使药物与受损黏膜充分接触，增强局部治疗作用，内服则发挥中药治本功效。其结果表明，治疗组患者经中药虎参汤治疗后急性放射性口腔黏膜反应的发生时间延迟，发生率明显低于对照组，而放射剂量高于对照组，并且口腔黏膜反应的程度较轻，愈合较快。本研究还显示，虎参汤不降低放射对肿瘤病灶的疗效，其表现为两组的病灶残留率无差异。

5. 放射性口腔黏膜炎中药用药规律　周铁成等收集近 5 年有关中药治疗放射性口腔黏膜炎的文献，对其中治疗用药进行统计分析。共筛选出符合标准的中医药治疗放射性口腔黏膜炎的相关文献 38 篇，涉及中药 98 味，共计 299 味次，中药处方 13 个。其中，有内服、外敷和含漱 3 种治疗类别；内服药物中以清热药、滋阴药、解表药和活血药为主，以麦冬、生地、金银花、甘草和玄参用药频率高；外敷药物以攻毒杀虫去腐敛疮药、清热药、开窍药和止血药为主，以冰片、生大黄、青黛和珍珠粉用药频率高；含漱药物以清热药、滋阴药、解表药和活血药为主，以金银花、黄芩、甘草和薄荷用药频率高。研究结果提示，在中药治疗口腔黏膜炎中，以清热养阴为主，兼以解表开窍、活血止血。

（四）艾迪联合放疗治疗老年晚期恶性肿瘤

1. 艾迪注射液方药的作用　艾迪注射液是从斑蝥、刺五加、黄芪和人参等经现代的高科技工艺提取的新型多靶点抗肿瘤药物，具有抗肿瘤和免疫调节双重作用，其作用机制为：① 抑制肿瘤血管的新生；② 对肿瘤细胞有直接杀伤作用：人参皂苷可把大量癌细胞阻滞在 G_1 期，使 S 期的细胞明显减少；③ 诱导肿瘤细胞凋亡；④ 扭转多药耐药；刺五加多糖有抗疲劳、耐缺氧的功能，能对抗放化疗所致的骨髓毒性；⑤ 保护骨髓损伤；⑥ 调节免疫功能：人参皂苷、黄芪皂苷和刺五加多糖可增强巨噬细胞、LAK 细胞及 NK 细胞活性，并能诱导干扰素、白介素和肿瘤坏死因子的产生，从而提高免疫功能。祖国传统医学认为，人参具有大补元气、补脾、生津止渴和安神增智的作用；黄芪具有补气升阳、固表止汗、利水消肿和托毒生肌作用；刺五加具有补肾安神、益气健脾和生津安神作用；斑蝥具有破血消癥和攻毒蚀疮作用。

2. 艾迪注射液联合放射治疗晚期恶性肿瘤　研究者观察艾迪注射液联合放射治疗老年人晚期恶性肿瘤的近期疗效及毒副作用。临床观察的 188 例老年晚期恶性肿瘤患者随机分成两组，对照组 90 例行单纯常规放疗，1.8 ~ 2 Cy/ 次，5 次 / 周，总剂量 60 Gy，6 ~ 7 周完成。治疗组 98 例在常规放疗的基础上，加用艾迪注射液 50 ml 注入生理盐水 500 ml，静脉滴注；每日 1 次，疗程为 1 个月。结果表明，艾迪注射液联合放疗的疗效和改善生活质量均明显优于单纯放疗组（$P < 0.05$），胃肠道反应（5.2%）和白细胞Ⅰ ~ Ⅱ度下降（21.1%）也分别明显低于单纯放疗组（47.3%，$P < 0.05$）和（68.4%，$P < 0.05$）。其结果证实，艾迪注射液联合放疗治疗老年人晚期恶性肿瘤，可以提高疗效、改善生活质量及降低放疗毒副作用。

（五）参苓白术散防治直肠放射性损伤

参苓白术散中药基本方：黄芪 30 g，党参 30 g，茯苓 30 g，山药 30 g，白花蛇舌草 30 g，蚤休 30 g，半枝莲 30 g，白术 10 g，薏苡仁 50 g，陈皮 5 g，黄连 3 g，藿香 15 g，佩兰 15 g。腹痛者加乌药 15 g，大便带黏液加白头翁 20 g，大便有脓血加槐花 30 g 和仙鹤草 15 g。1 剂 /d，水煎成 300 ml，上下午各服 150 ml。治疗组从放疗第 1 天开始服用参苓白术散加减至放疗结束，共服用 40 ~ 49 剂。

将观察的子宫颈癌随机分成两组，治疗组 38 例，放疗同时加参苓白术散；对照组 30 例，给予单纯放疗。两组采用钴 –60（^{60}Co）γ 射线照射，总剂量 48 ~ 50 Gy。铱 –192（^{192}Ir）后装治疗子宫颈癌，总剂量 42 ~ 49 Gy。放疗 1 年后，纤维结肠镜检查结果证实，放疗同时加参苓白术散治疗组共发生直肠放射性损伤 10 例，单纯放疗对照组共发生直肠放射性损伤 28 例，$P < 0.05$。提示，中药参苓白术散具有防治直肠放射性损伤的功效。

直肠放射性损伤是妇科肿瘤放疗中常见的并发症，采用口服中药参苓白术散防治直肠放射性损伤，降低并发症的发生，减少死亡率，缩短住院时间。加减参苓白术散中黄芪、党参、白术、茯苓和山药健脾益气；白花蛇舌草、蚤休、半枝莲、薏苡仁、佩兰、藿香、黄连和白头翁等清热毒燥湿，其中白华蛇舌草、重楼和半枝连还有抗癌解毒作用。此外，黄芪、薏苡仁尚有防止肠组织增生、纤维化的作用，还有消除水肿、生肌排脓的功效。诸药合用，标本兼顾，攻补同施，可使脾胃调和，清升浊降，泄泻得止。尤其使用于正气大亏，邪毒又盛的直肠放射性损伤。在放疗过程中，联合应用参苓白术散，明显减轻患者的腹痛、腹泻和脓血便等症状。从 1 年后晚期直肠放射性损伤的结果看，放疗联合应用参苓白术散，直肠放射性损伤的发生率较低，3 度直肠损伤的发生明显比对照组少，显示参苓白术散不仅能预防早期直肠放射性损伤的发生，同时也能减少晚期直肠放射性损伤的发生率，从而提高患者的生活质量。

（六）加减参赭培气汤结合放疗治疗食管癌

临床观察的 52 例食管癌患者均经 X 射线吞钡片、胸部增强 CT 检查，且经食管内窥镜活检、病理检查确诊为鳞状细胞癌。患者经 6 MV X 射线放疗，均采用一前野和二后斜野的三野普通技术，剂量为 60 Gy/30 次 /6 周，每周 5 次。

治疗组在放疗期间服用加减参赭培气汤，对照组仅单纯放射治疗。加减参赭培气汤的组成：生代赭石 30 g（先煎），党参 15 g，清半夏 15 g，天花粉 15 g，天冬 10 g，桃仁 10 g，土鳖虫 10 g，三七 5 g。水煎，每日 1 剂，分早晚 2 次口服。放疗全程服用，约 6 周。

参赭培气汤方药中以人参大补中气为主，代赭石和半夏降逆安冲、清痰理气为辅，加知母、天冬和当归等清热润燥、生津养血。噎膈（即食管癌）兼有瘀血，加桃仁、三七和土鳖虫消其瘀血。所用加减参赭培气汤即是以张锡纯先生治疗噎膈医案中处方化裁而得。方药中重用代赭石，张锡纯先生称其"能生血兼能凉血，其质重坠，又善镇逆气，降痰涎，止呕吐，通燥结"，合半夏降逆清痰，相得益彰。用党参、天花粉和天冬益气生津润燥，桃仁、三七和土鳖虫活血逐瘀消痕。全方既扶正培本，又清痰逐瘀。

现代研究表明，党参和天冬能提高人体免疫功能、辅助抗癌，并能减轻放疗的全身反应。天花粉有抗炎消肿作用，三七有促进局部损伤修复作用。桃仁和土鳖虫等活血化瘀药物能改善局部微循环，增加放疗疗效，又能抗炎消肿。此外，土鳖虫还有抗肿瘤作用。因此，本方与放疗合用，既有放疗增敏作用，又能减轻局部炎症及全身放疗反应。本临床研究表明，治疗组与对照组比较，近期疗效高，1 年复发率低，放射性食管炎的程度轻，全身放疗反应小。说明本方结合放疗治疗食管癌确有增效减毒的作用。

参考文献

[1] 付尚志，张佳节，李万平 . 术前放疗在恶性肿瘤治疗中的应用 . 西南国防医药，2015, 25(2):220–222.

[2] Renehan AG, Malcomson L, Emsley R, et al. Watch–and–wait approach versus surgical resection after chemoradiotherapy for patients with rectal cancer (the OnCoRe project): a propensity–score matched cohort analysis. Lancet Oncol, 2016, 17(2):174–183.

[3] 薛军，武雪亮，屈明，等 . 多学科协作指导下的新辅助短程放疗联合化疗对中低位进展期直肠癌的疗效和安全性分析—单中心研究 . 实用医学杂志，2020, 36(10):1406–1409.

[4] Wei J, Huang R, Guo S, et al. ypTNM category combined with AJCC tumor regression grade for screening patients with the worst prognosis after neoadjuvant chemoradiation therapy for locally advanced rectal cancer. Cancer Manag Res, 2018, 10:5219–5225.

[5] Park JS, Park SY, Kim HJ, et al. Long–term oncologic outcomes after neoadjuvant chemoradiation followed by intersphincteric resection with coloanal anastomosis for locally advanced low rectal cancer. Dis Colon Rectum, 2019, 62(4):408–416.

[6] 陈坤燕 . 对宫颈癌患者进行术前放疗和术后放疗的效果比较 . 当代医药论丛，2015, 13(20):224–225.

[7] 赵兴峰. 头颈部肿瘤调强放疗联合手术和化疗的临床分析. 中国医药指南, 2014, 12(34):111–112.

[8] 李忠, 延玲, 毕虹宇. 头颈部肿瘤调强放疗联合手术和化疗的临床效果分析. 中国医药指南, 2014, 12(9):107–108.

[9] 杨萍. 分析手术联合放射治疗对喉癌患者甲状腺功能及营养状况的影响. 包头医学. 2020, 44(1):7–9.

[10] Chalabi M, Fanchi LF, Dijkstra KK, et al. Neoadjuvant immunotherapy leads to pathological responses in MMR–proficient and MMR–deficient early–stage colon cancers. Nat Med, 2020, 26(4):566–576.

[11] 王永胜, 孙晓, 吕海通. 保乳手术联合电子术中放疗治疗早期乳腺癌的安全性及疗效. 循证医学, 2014, 14 (3):148–150,153.

[12] 刘军, 黄林平, 周伟, 等. 术中放疗在早期乳腺癌保乳手术中的应用观察. 中日友好医院学报, 2016, 30(3): 137–140.

[13] 王派, 刘蕾, 张艳君, 等. 早期乳腺癌保乳手术联合术中放射治疗的中期疗效观察. 解放军医学院学报, 2020, 41(8)：755–759.

[14] Dalli J, Loughman E, Hardy N, et al. Digital dynamic discrimination of primary colorectal cancer using systemic indocyanine green with near–infrared endoscopy. Sci Rep, 2021, 11:11349.

[15] 赵英杰, 曹李, 董光龙, 等. 吲哚菁绿荧光显像技术在结直肠癌手术中的应用. 腹腔镜外科杂志, 2020, 25(7):524–528.

[16] Yang W, Liu F, Xu R, et al. Is adjuvant therapy a better option for esophageal squamous cell carcinoma patients treated with esophagectomy? A prognosis prediction model based on multicenter real–world data. Ann Surg, 2021, doi: 10.1097/SLA.0000000000004958.

[17] 李青科, 何立芳, 耿学辰, 等. 经肛门内镜显微手术联合放疗治疗早期直肠癌的效果分析, 河北医科大学学报, 2017, 38(4):461–464.

[18] 赵丰雨, 斯琴高娃, 方建兰. 不同放疗方案应用于早期乳腺癌患者保乳手术后的疗效及安全性比较. 实用癌症杂志, 2017, 32(2):280–282.

[19] 游兴文, 管华平, 王艳虹, 等. 放化疗联合应用对高危子宫内膜癌患者血清肿瘤标志物水平及预后的影响. 癌症进展, 2020, 18(1):48–50,83.

[20] 颜光堂, 沈杰, 朱远志, 等. 鼻内镜手术治疗鼻咽癌放疗后并发鼻窦炎的临床疗效. 实用心脑肺血管病杂志, 2017, 25:60–61.

[21] 邓晓奕, 徐开伦, 任贤灵. 鼻咽癌放疗致鼻窦炎患者采用鼻内镜手术处理的临床疗效. 中国肿瘤临床与康复, 2015, 22(8):966–969.

[22] 贾搏, 张兆强, 孙翔, 等. 局部化疗与手术治疗法配合定位放疗应用于老年口腔颌面部肿瘤治疗中的效果分析. 全科口腔医学杂志, 2017, 4(2):34–35.

[23] 王在智, 苗喜顺, 黄志翔, 等. 手术治疗法配合定位放疗和局部化疗对老年口腔颌面部肿瘤的

临床效果.临床医学,2016,9(2):97-98.

[24] 柳锋,胡礼明,黄卫东,等.手术联合放射治疗小涎腺恶性肿瘤的疗效观察.实用癌症杂志,2014,29(5):596-598.

[25] 孙志勤.用三维适形放疗联合健脾补肾活血方对接受手术后的直肠癌患者进行治疗的效果.当代医药论丛,2020,18(9):198-199.

[26] 史雪飞.对进行手术治疗后的Ⅱ~Ⅲ期直肠癌患者实施三维适形放疗联合卡培他滨化疗的效果.当代医药论丛,2019,17(21):50-51.

[27] 周菁,彭金浩,徐灼海.化学治疗联合三维适形放疗对老年直肠癌手术患者生存、复发情况及免疫功能的影响.医学理论与实践,2020,33(14):2307-2308.

[28] 闻庆.经肛门内镜显微手术联合放疗治疗早期直肠癌的临床效果观察.临床医药文献电子杂志,2020,7(40):56,62.

[29] 张波,李延军,王政真,等.放疗联合替吉奥化疗治疗术后复发直肠癌的临床观察.检验医学与临床,2020,17(14):1958-1960.

[30] 武万水,刘晶晶,孙艳玲,等.手术联合化疗及放疗治疗儿童中枢性原始神经外胚瘤的疗效及预后分析.中国当代儿科杂志,2020,22(6):589-594.

[31] Jani AB, Schreibmann E, Goyal S, et al. 18F-fluciclovine-PET/CT imaging versus conventional imaging alone to guide postprostatectomy salvage radiotherapy for prostate cancer (EMPIRE-1): a single centre, open-label, phase 2/3 randomised controlled trial. Lancet, 2021, 397(10288):1895-1904.

[32] Mo D, Zhu H, Wang J, et al. Icaritin inhibits PD-L1 expression by targeting IκB Kinase α. Eur J Immunol, 2021, 51(4):978-988.

[33] Tao H, Liu M, Wang Y, et al. Icaritin induces anti-tumor immune responses in hepatocellular carcinoma by inhibiting splenic myeloid-derived suppressor cell generation. Front Immunol, 2021, 12:609295.

[34] Yu D, Liu Y, Zhou Y, el al. Triptolide suppresses IDH1-mutated malignancy via Nrf2-driven glutathione metabolism. Proc Natl Acad Sci USA, 2020, 117(18):9964-9972.

[35] Noel P, Hussein S, Ng S, et al. Triptolide targets super-enhancer networks in pancreatic Cancer Cells and cancer-associated fibroblasts. Oncogenesis, 2020, 9(11):100.

[36] Zhao J, Blayney A, Liu X, et al. EGCG binds intrinsically disordered N-terminal domain of p53 and disrupts p53-MDM2 interaction. Nat Commun, 2021, 12(1):986.

[37] Yang Y, Sun M, Yao W, et al. Compound kushen injection relieves tumor-associated macrophage-mediated immunosuppression through TNFR1 and sensitizes hepatocellular carcinoma to sorafenib. J Immunother Cancer, 2020, 8(1):e000317.

[38] Huang J, Liu D, Wang Y, et al. Ginseng polysaccharides alter the gut microbiota and kynurenine/tryptophan ratio, potentiating the antitumour effect of antiprogrammed cell death 1/programmed cell death

ligand 1 (anti–PD–1/PD–L1) immunotherapy. Gut, 2021, gutjnl–2020–321031.

[39] Bai B, Wu F, Ying K, et al. Therapeutic effects of dihydroartemisinin in multiple stages of colitis–associated colorectal cancer. Theranostics， 2021, 11(13):6225–6239.

[40] Liu G, Shi A, Wang N, et al. Polyphenolic proanthocyanidin–B2 suppresses proliferation of liver *Cancer Cell*s and hepatocellular carcinogenesis through directly binding and inhibiting AKT activity. Redox Biol, 2020, 37:101701.

[41] Duffy C, Sorolla A, Wang E, et al. Honeybee venom and melittin suppress growth factor receptor activation in HER2–enriched and triple–negative breast cancer. NBJ Precis Oncol, 2020, 4:24.

[42] 邰云燕，潘东风，曹风军. 复方斑蝥胶囊联合同步放化疗在宫颈癌中的应用. 国际肿瘤学杂志, 2016, 45(11):826–828.

[43] 贺玉龙，毛水泉. 养阴清肺汤对放疗后肺癌患者免疫功能的影响. 中国中医药科技, 2013, 20(6):584–585.

[44] 王惠，郭忠聪，曾柏荣. 加味知柏地黄汤防治ⅢB期–Ⅳ期非小细胞肺癌放射性食管炎临床观察. 山西中医, 2019, 35(12):9–11.

[45] 姚逸临. 田建辉. 李和根. 李和根辨治放射性肺炎经验. 陕西中医, 2018, 39(3):390–392.

[46] 刘畅，郑荣华. 健脾生津中药辅助三维适形放疗治疗局部晚期鼻咽癌疗效及对T淋巴亚群、血管内皮生长因子、骨性碱性磷酸酶水平的影响. 现代中西医结合杂志, 2018, 27(9):950–953,1023.

[47] 周铁成，向生霞，谢刚，等. 中药治疗放射性口腔黏膜炎用药规律分析. 全科口腔医学杂志, 2018, 5(36):49–52.

第三十章　肿瘤化疗药物及其与放疗联合应用（一）

第一节　肿瘤化学药物分类、作用机制及选择

一、化疗药物分类

肿瘤化学治疗（chemotherapy, 化疗）是利用化学药物杀死肿瘤细胞，在不同环节上抑制其生长、繁殖并促进其分化的一种治疗肿瘤的主要方式。化疗药物进入体内后很快分布到全身，对原发灶、转移灶和亚临床转移灶均有治疗作用。化疗的效果取决于肿瘤的类型和病情，有的可治愈，更多的是抑制肿瘤生长和扩散。化疗是某些肿瘤唯一可选择的治疗方法，更多情况下与手术切除和放疗相配合。化疗主要按其作用机制、对细胞增殖周期的影响和对生物大分子作用分为 3 大类。

（一）按作用机制分类

化疗药物按其作用机制分为烷化剂类、抗代谢类、抗生素类、生物碱类、激素类和其他类药物 6 类。

1. 烷化剂类药物（aldyl agent）　烷化剂是临床上较常用的一类抗肿瘤药物，其共同特点是有一个或多个高度活跃的烷化基团，在体内与细胞蛋白质和核酸相结合，使其失去正常的生理活性，从而损伤细胞，抑制癌细胞分裂。烷化剂因对细胞有直接毒性作用，故被称为细胞毒类药物，其生物效应与放射作用相似，故又称为"拟放射线药物"；分裂旺盛的肿瘤细胞对其特别敏感，但选择性差。因烷化剂对骨髓、胃肠道上皮和生殖系统等生长旺盛的正常细胞有较大的毒性，对体液或细胞免疫功能的抑制也较明显，所以在临床应用上受到一定的限制。烷化剂为细胞周期非特异性药物，一般对 M 和 G_1 期细胞杀伤作用较强；小剂量时可抑制细胞由 S 期进入 M 期；G_2 期细胞较不敏感，增大剂量时可杀伤各期的增殖细胞和非增殖细胞，具有广谱抗癌作用。常用的烷化剂有氮芥、卡莫司汀（卡氮芥）、环磷酰胺、噻替哌、白消安（马利兰）、洛莫司汀（环己亚硝脲）、氮烯咪胺和甲基苄肼等。

2. 抗代谢类药物（antimetabolitas agent）　这类药物能干扰细胞正常代谢过程，与正常代谢物质相似，在同一系统酶中互相竞争，与其特异酶相结合，使酶反应不能完成，从而阻断代谢过程及核酸合成，抑制肿瘤细胞的生长和增殖。常用的抗代谢类药物有叶酸类、嘌呤类和嘧啶类抗代谢药物 3 类。

抗代谢类药物为细胞周期特异性药物，主要抑制细胞 DNA 的合成，S 期细胞对其最敏感；有时可抑制 RNA 与蛋白质的合成，故对 G_1 或 G_2 期细胞也有一定作用。这类药物常用的有甲氨碟呤、氟脲嘧啶、双呋啶、阿糖胞苷、硫唑嘌呤和羟基脲等。

3. 抗生素类药物（antibiotic agent） 这类药物是指由微生物产生的具有抗肿瘤活性的化学物质，能抑制肿瘤细胞的蛋白或核糖核酸合成，或直接作用于染色体。近些年来发现，有数千种微生物的代谢产物对肿瘤有细胞毒作用，或对实验动物肿瘤有抑制作用，其中 10 余种疗效明显，已成为临床常用的抗肿瘤化疗药物。抗肿瘤抗生素为细胞周期非特异性药物，对增殖和非增殖细胞均有杀伤作用，多有较大的毒性，临床使用时需常规检查血象及心、肝、肺和肾功能，密切观察不良反应和病情变化。常用的抗生素类药物有博来霉素、放线菌素 D（更生霉素）、光辉霉素、正定霉素、阿毒素、平阳霉素、柔红霉素、丝裂霉素 C 和放线菌素 D 等。

新生霉素（novobiocin）有望杀灭存在 DNA 修复缺陷的肿瘤细胞。2021 年 6 月，哈佛医学院等机构研究者在 *Nat Cancer* 杂志发文，通过对实验室细胞系和肿瘤模型进行研究发现，新生霉素能选择性地杀灭携带异常 BRCA1 或 BRCA2 基因的肿瘤细胞，而这些基因能帮助修复损伤的 DNA，该药物甚至能有效治疗对 PARP 抑制剂耐受的肿瘤细胞。不论是遗传的还是获得性的，BRCA 突变在相当大一部分乳腺癌、卵巢癌、前列腺癌和胰腺癌患者中都存在，研究发现新生霉素在治疗 PARP 抑制剂耐受性肿瘤上的有效性。2015 年，研究者发现，BRCA1 和 BRCA2 基因功能较差的肿瘤在生长和存活过程中尤其依赖于一种 DNA 聚合酶 θ（POLθ）的酶类，而本研究在 BRCA 缺陷的肿瘤中对数以千计的药物分子进行筛选，观察一些分子对肿瘤生长产生一定的效应。其中，新生霉素能够杀灭肿瘤细胞同时还不影响正常未受损伤的细胞。新生霉素在细胞内靶向作用的目标蛋白是 POLθ，是 APTase 酶结构域的部分。在前期研究基础上，研究者发起了一项利用新生霉素治疗 BRCA 缺陷癌症患者的临床试验，这些患者都对 PARP 抑制剂产生了获得性耐受性。综上所述，本研究结果表明，新生霉素有望单独或与 PARP 抑制剂联合使用治疗同源重组缺陷的肿瘤，包括对 PARP 抑制剂产生获得性耐受性的肿瘤等。

4. 生物碱类药物（alkaloid agent） 这类药物主要干扰细胞内纺锤体的形成，使细胞停留在有丝分裂中期，包括长春新碱、长春碱、秋水仙碱、紫杉醇、羟基树碱及鬼臼毒素类依托泊苷（VP-16）和替尼泊苷（VM-26）。

5. 激素类药物（hormone agent） 激素是一类对机体各系统起调节作用的化学物质，对许多肿瘤的发病和生长有密切的关系。调节激素平衡，能改变肿瘤内环境，可有效控制肿瘤的生长，甚至能增强机体对肿瘤侵害的抵抗力。常用的激素类药物有他莫昔芬（三苯氧胺）、乙烯雌酚、黄体酮、丙酸睾丸酮、甲状腺素、泼尼松及地塞米松等。

6. 其他类药物（other agent） 近年来，发现不少新型抗肿瘤药物，凡不属于前述各类药物或作用机制尚未完全了解的药物均归此类药物。这类药物包括金属络合物和酶制剂等，如常用的甲基苄肼、羟基脲、卡铂、顺铂、抗癌锑、门冬酰胺酶、三嗪咪唑胺和尿激酶等。门冬酰胺酶是已发现的对白血病细胞有抑制作用而无损于正常细胞的一种抗白血病药物。

到目前为止，苏木精（hematoxylin，图 30-1）已被用作染料，特别是在组织学染色过程中。2021 年 4 月，奥地利科学院分子医学研究中心、维也纳医科大学团队研究者在 *Blood* 杂志发文，苏木精选择性杀死 CALR 突变癌细胞，有望用于治疗骨髓性肿瘤。骨髓增生性肿瘤（myeloproliferative neoplasm，MPN）是一组骨髓恶性疾病，患者往往携带发生致癌突变的钙网蛋白（calreticulin，CALR）基因。如今将苏木精确定为一种新型 CALR 抑制剂。这项研究展示了苏木精化合物影响 CALR 的一个特定结构域，并选择性地杀死那些已被确定为 MPN 患者病因的 CALR 突变细胞（即 CALR 基因发生突变的细胞）。

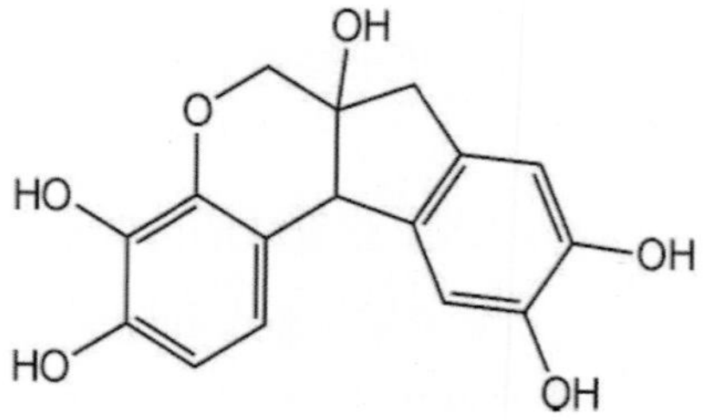

图 30-1　苏木精结构式

在医学上，骨髓增生性肿瘤的骨髓恶性疾病的特点是血细胞形成增多，易于形成血栓，并经常转化为急性白血病。早在 2013 年，已发现 CALR 基因的致癌突变在发病患者中较为常见，将其作为诊断和预后标志物，得到了科学的确认。CALR 突变的致癌作用是基于 CALR 的 N- 聚糖结合结构域（GBD）与血小板生成素受体（thrombopoietin receptor）之间的相互作用。研究发现，一组化学物，尤其是苏木精，可以选择性地杀死 CALR 突变细胞。因此，这些结果为骨髓增生性肿瘤的潜在治疗方法提供了极有价值的信息。

在这项研究中，试图找出可能阻止突变的 CALR 及其受体之间相互作用的小分子，为此进行了计算机对接（in-silico docking）研究。基本上，这些都是基于计算机的生化过程模拟，即虚拟的"筛选"，可以实现越来越精确的预测。研究结果显示，苏木精化合物作为 CALR 的一个特定结构域的结合剂，可以选择性地杀死 CALR 突变细胞。研究的数据表明，靶向 CALR 的 N- 聚糖结合域的小分子破坏 CALR 与血小板生成素受体之间的相互作用和抑制致癌信号传递，从而选择性地杀死 CALR 突变细胞，苏木精化合物特别有效。

（二）按对细胞增殖周期的影响分类

按其对细胞增殖周期的影响可分为周期非特异性药物、周期特异性药物和周期时相特异药物 3 类。

1. 周期非特异性药物（cell cycle non-specific agent）　这类药物对增殖或非增殖细胞都有作用，如氮芥类、环磷酰胺和抗生素类等，对小鼠骨髓干细胞和淋巴肿瘤细胞的量 - 效曲线均呈指数关系，其中氮芥和丝裂霉素选择性低（杀伤两类细胞的曲线斜率很接近），而大多数其他烷化剂选择性较高（表现于对两类细胞的量效曲线的斜率相差较大）。

2. 周期特异性药物（cell cycle specific agent）　这类药物作用于细胞增殖整个或大部分周期时相，如氟尿嘧啶等抗代谢类药物。

3. 周期时相特异药物（cell cycle phase specific agent）　这类药物选择性作用于某一个时相，如阿糖胞苷和羟基脲抑制 S 期，长春新碱抑制 M 期；对骨髓及瘤细胞的量 - 效曲线也随剂量增大而下降，但达到一定剂量时，向水平方向转折，成为一个坪，即再增加剂量，不会有更多的细胞被杀死。

了解药物与细胞增殖周期的关系，可以用打击不同阶段细胞的几种药物联合；或按细胞增殖周期，先后使用周期特异性药物和周期非特异性药物（称为序贯治疗），以提高治疗效果。例如，对大肠癌可用氟尿嘧啶、长春新碱和环磷酰胺联合。对肺癌可先用大量环磷酰胺，后用甲氨喋呤。一般，瘤体小，倍增时间短，患者情况较好，可用较大剂量药物；晚期瘤体大，倍增时间长，患者情况差，剂量宜小。

（三）按对生物大分子的作用分类

按对生物大分子的作用分为影响核酸生物合成、直接破坏 DNA 并阻止其复制、干扰转录过程阻止 RNA 合成、影响蛋白质合成和激素类 5 类药物。

1. 影响核酸（DNA，RNA）生物合成的药物　核酸是一切生物的重要生命物质，控制着蛋白质的合成。核酸的基本结构单位是核苷酸，而后者的合成需要嘧啶类前体和嘌呤前体及其合成物，因此这一类型作用的药物又可分为：① 阻止嘧啶类核苷酸形成的抗代谢药物，如 5- 氟尿嘧啶等；② 阻止嘌呤类核苷酸形成的抗代谢药物，如 6- 巯嘌呤等；③ 抑制二氢叶酸还原酶药物，如甲氨喋呤等；④ 抑制 DNA 多聚酶药物，如阿糖胞苷；⑤ 抑制核苷酸还原酶药物，如羟基脲。

2. 直接破坏 DNA 并阻止其复制的药物　这类药物有烷化剂、丝裂霉素 C 和博来霉素等。

3. 干扰转录过程阻止 RNA 合成的药物　这类药物有多种抗癌抗生素，如放线菌素 D 及蒽环类的柔红霉素、阿霉素等。

4. 影响蛋白质合成的药物　这类药物分为：① 影响纺锤丝的形成药物：纺锤丝是一种微管结构，由微管蛋白的亚单位聚合而成，长春碱类和鬼臼毒素类属本类药物；② 干扰核蛋白体功能的药物，如三尖杉酯碱；③ 干扰氨基酸供应的药物，如 L- 门冬酰胺酶。

5. 激素类药物　这类药物有肾上腺皮质激素、雄激素和雌激素等。

二、化疗药物的作用机制

抗肿瘤化疗药物种类繁多，其作用机制各不相同，根据其作用点不同可归纳如下（图 30-2）。

（一）干扰核酸的合成代谢

大多数化疗药物主要是通过阻碍核酸，特别是 DNA 的合成和利用，起到杀伤肿瘤细胞的作用。这类药物的化学结构和核酸代谢的必需物质相似，其作用机制包括以下 3 种。

1. 抑制脱氧胸苷酸合成酶　氟尿嘧啶和脱氧氟尿苷等药物在体内的衍生物可抑制脱氧胸腺嘧啶核苷酸合成酶，阻止脱氧脲嘧啶核苷酸的甲基化，影响 DNA 合成。

2. 抑制二氢叶酸还原酶　甲氨喋呤与二氢叶酸还原酶结合，使二氢叶酸不能被还原成四氢叶酸，导致 5,10- 二甲基四氢叶酸缺乏，使脱氧脲苷酸不能接受后者的碳单位而形成脱氧胸苷酸，DNA 合成受阻。

3. 阻止嘌呤核苷酸合成　巯嘌呤进入体内转变成活性硫代肌苷酸，抑制磷酸腺苷琥珀酸合成酶和肌苷酸合成酶，阻止肌苷酸转变为鸟苷酸和腺苷酸，反馈抑制磷酸核糖焦磷酸转变为磷酸核糖胺，从而影响 RNA 和 DNA 合成。

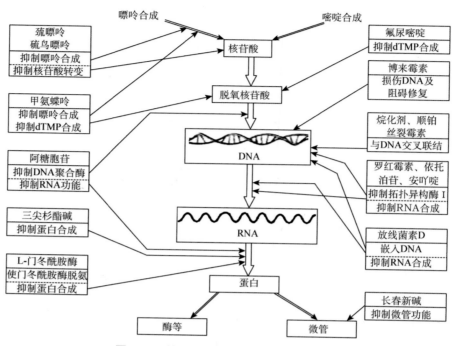

图 30-2　抗恶性肿瘤药的作用部位示意图

（二）直接与 DNA 作用干扰其复制等功能

氮芥、环磷酰胺、苯丁酸氮芥、白消安、卡莫司汀等烷化剂和博来霉素、丝裂霉素等抗生素，具有活泼的烷化基团，能与核酸和蛋白质中的亲核基团（羧基、氨基、巯基和磷酸根等）发生烷化反应，以烷基取代亲核基团中的氢原子，引起 DNA 双链间或同一链 G 和 G 间发生交叉联结，使核酸和蛋白酶等生化物质结构和功能损害，不能参与正常代谢。

（三）阻止纺锤丝形成

抗肿瘤植物药（如长春碱类和秋水仙碱）能与微管蛋白结合，阻止微管蛋白聚合，使纺锤丝形成障碍，染色体不能向两极移动，有丝分裂停留于中期而抑制，最终引起细胞核结构异常而导致细胞死亡。

（四）抑制蛋白质合成

放线菌素 D 和玫瑰树碱等能嵌入到 DNA 双螺旋链间形成共价结合，破坏 DNA 模板功能，阻碍 mRNA 和蛋白质的合成。L–门冬酰胺酶可将门冬酰胺水解，使肿瘤细胞合成蛋白质的原料 L–门冬酰胺缺乏，限制了蛋白质的合成。三尖杉酯碱使核蛋白体分解，抑制蛋白质合成的起始阶段。

许多研究者开发不同作用机制的新药，相继提出了一些新的抗癌理论，其中包括：① 抑制肿瘤血管生长；② 促使癌细胞逆转，如六甲基乙二酰胺具有使肿瘤细胞向正常化逆转的作用；③ 抗肿瘤转移性作用，如双二酰胺类可促使肿瘤包膜的形成，防止瘤细胞扩散；④ 作用于细胞结构成分，如细胞膜、细胞器或细胞生物大分子等，直接破坏肿瘤细胞或影响细胞的生长、分化。

（五）化疗对神经损伤的机制

由铂衍生物（如顺铂和奥沙利铂）的化学疗法引起的周围神经系统损害，导致进行性和逐渐增加的敏感性丧失，甚至可能影响活动能力。这些不良反应的出现可能会迫使减少剂量或改变治疗方法，从而导致疗效的下降。2021 年 1 月，西班牙 Bellvitge 生物医学研究所（IDIBELL）等机构研究者在 *Neuro Oncol* 杂志发文，表明顺铂通过过表达 p21 蛋白而诱导周围神经元衰老，神经元通过一系列代谢变化响应顺铂的损伤。研究者使用模拟患者临床特征的小鼠模型，通过细胞分离方法，将脊髓背神经节的每个神经元个体化，并研究每个时刻表达的基因，随后通过蛋白质表达进行验证。研究表明，顺铂可诱导 p21 蛋白过度表达，调节衰老和细胞凋亡过程。然而，凋亡相关的通路并未激活。电子显微镜研究和细胞衰老的分子标志物均已证实，神经元在用顺铂处理后显示出衰老的形态特征。

（六）化疗的免疫原性

2020 年 6 月，英国剑桥大学 Miller 研究组在 *Nat Genet* 杂志发文，通过晚期卵巢癌的肿瘤免疫异质性揭示出化疗的免疫原性作用。为了表征高级别浆液性卵巢癌（HGSOC）在新辅助化疗（NACT）前后的肿瘤 - 免疫界面，对化疗前后的未经治疗和配对样品进行了免疫基因组分析。在未进行过治疗的 HGSOC 中，发现免疫细胞排斥和炎性微环境共存于同一个体和同一肿瘤部位内，表明免疫细胞浸润无处不在。肿瘤微环境细胞组成、DNA 拷贝数、突变和基因表达的分析表明，免疫细胞排斥与未治疗 HGSOC 中 Myc 靶基因的扩增和经典 Wnt 信号表达的增加有关。NACT 之后，检测到自然杀伤细胞浸润的增加以及 T 细胞的寡克隆扩增。研究证明，晚期 HGSOC 的肿瘤免疫微环境在本质上是异质的，化学疗法可诱导局部免疫激活，这表明化疗可以增强免疫排斥型 HGSOC 肿瘤的免疫原性。

三、化疗药物的选择

（一）肿瘤化疗的目的

肿瘤化疗的目的主要分为 3 种：① 根治性化疗：这是指通过化疗治愈率达 30% 以上的肿瘤，如滋养细胞肿瘤、睾丸肿瘤、淋巴瘤、某些儿童肿瘤和急性白血病等；② 辅助性化疗：这是指与手术、放疗结合，在局部治疗前、中、后进行，全身与局部治疗协同作用，降低肿瘤的局部复发率和远处转移率，达到增加手术及放疗疗效，如鼻咽癌、肺癌、食管癌、乳腺癌、大肠癌、卵巢癌和软组织瘤等；③ 姑息性化疗：对大多数的中晚期肿瘤，可以通过适度的化疗，达到缩小肿瘤、延缓肿瘤生长速度、缓解症状、减轻痛苦及延长患者的生存时间等目的。肿瘤化疗主要通过静脉给药，另外包括口服、局部肿瘤内注射、各种体腔内灌注和介入化疗等，主要根据患者的病情和具体情况而定。

（二）化疗药物的选择原则

化疗药物选择原则：① 根据患者的病理诊断和分期：不同病理细胞类型对化疗药的敏感性不同，不同的病理分期决定了不同的治疗目的，可选择不同的药物和剂量；② 根据肿瘤细胞的分裂周期：细胞周期性特异性药物和细胞周期非特异性药物具有各自不同的特点，将这两类药物进行有机的组合，则作用的效果增强，能对不同周期时段的细胞发挥最大的杀伤效果；③ 根据患者的身体情况选择化疗药物；④ 在化疗药物中加入适当的化疗增敏药物和预防化疗不良反应的药物，如止吐药和抗过敏药等；⑤ 化疗方案的选择同时需考虑患者的经济情况。

（三）将药物筛选和 CRISPR 技术相结合

2020 年 7 月，英国韦尔 – 科姆基金会桑格研究所等机构研究者在 *Mol Systems Biol* 杂志发文，将药物反应数据与 CRISPR 遗传筛选技术结合对数百个癌细胞系进行分析，深入理解了药物如何更加精准地靶向作用癌细胞。研究者在所检测的 397 种药物中识别出了 50% 的药物作用机制，有助于改善对药物反应背后的生物学机制的理解，从而能快速且更加有效地促进新型癌症药物的开发，以及未来针对癌症患者的个体化疗法的开发。

近些年来，多种新方法能够帮助改善候选药物的成功率，如癌症依赖关系图（Cancer Dependency Map）等项目能从癌症患者的癌细胞模型中开发出参考合集，同时还能在实验室中生长并广泛用于研究中，这些细胞模型的其中一种用途就是进行药物筛选，能够检测抗癌药物的活性，从而识别出哪些敏感性特殊癌症会对特殊化合物产生反应。

另一项研究突破是利用 CRISPR–Cas9 技术编辑癌细胞系中的基因，通过一个个关闭基因测定这些基因对于癌细胞生存的重要性。在这项研究中，首次将 CRISPR–Cas9 技术与药理学筛选技术结合，对 484 个癌细胞系进行了 397 种抗癌化合物的筛选，其中包括美国 FDA 批准的癌症药物、临床开发的药物和早期开发的化合物等。通过搜索涵盖 484 个细胞系的两个数据库之间的关联，分析了药物敏感性与药物靶点的 CRISPR 敲除所对应的程度，最终识别出药物反应和基因依赖性之间 865 个显著的关联。研究者表示，破坏一个基因的效果和抑制该基因所产生蛋白质的效果是不一样的；但是，当一种分子通路或功能与药物反应数据集 CRISPR 筛选数据相关联时，能够更清楚地在分子水平上阐明药物的作用机制，也能清楚地发现药物是否会像预期的那样发挥作用。研究者能够确定进行检测的 50% 的化合物是如何杀灭癌细胞的，虽然还有一半药物的作用机制目前还不清楚，但这并不意味着这些化合物没有作用，还需要深入研究才能在分子水平上理解这些药物的作用机制。

此外，研究者还发现，如在乳腺癌细胞系中发现 MCL1 和 MARCH5 基因之间的关联，MCL1 经常会在人类癌症中发生改变，而且与化疗的耐受性和癌症复发直接相关，在依赖于 MCL1 和 MARCH5 的乳腺癌细胞系中，靶向作用 MCL1 蛋白而抑制其活性的药物，可能会更加有效。深入理解参与其中的分子通路，能帮助研究者理解为何一种药物对一部分患者有效，如在乳腺癌中 MCL1 和 MARCH5 之间的关联能够揭示并不清楚的一种重要的分子关联，随后还能帮助理解 MCL1 蛋白抑制剂的作用机制，以及这些药物会对哪些癌症患者有益。深入理解药物反应背后的生物学机制及其背后的基因组特性，有助于识别出新型生物标志物、指导药物联合疗法并帮助抵御患者对癌症药物的耐受性。

第二节　肿瘤化学药物敏感性及不良反应

一、化疗药物敏感性及其药物研发

近年来，恶性肿瘤的药物治疗发展迅速，在综合治疗中应用更为广泛，而对少数肿瘤则已达到或接近根治效果。但绝大多数化疗药物的安全范围不大，在抑制或杀死肿瘤细胞的同时，对正常细胞也会产生毒性作用，有的甚至非常严重。而且，目前对抗肿瘤药物的某些不良反应还缺少有效的对抗措施。因此，必须正确掌握化疗药物适应症，达到抗肿瘤效果，并严密监控，预防或减少不良反应的发生。

（一）化疗药物敏感性及其处理

化疗药物敏感性及其处理分为3种情况：① 对化疗敏感的肿瘤：有造血系统肿瘤（如恶性淋巴瘤、白血病和多发性骨髓瘤等）及生殖系统肿瘤（如睾丸精原细胞瘤、绒毛膜上皮癌、前列腺癌和卵巢癌等），在早期可用化疗与手术或放疗结合治疗，晚期可单用药物治疗，治疗中产生的呼吸道压迫、上腔静脉压迫、脊髓压迫或脑转移颅内压增高等，在给予对症治疗的同时，先用化疗，待症状得到部分缓解后再用其他疗法，则安全有效；② 对化疗中度敏感的肿瘤：如乳腺癌、肺癌、肾母细胞瘤、神经母细胞瘤和骨尤文氏瘤等，大多应采用综合治疗，如病变广泛或晚期者可单独药物治疗；③ 对化疗不敏感的肿瘤：对这类肿瘤，利用不同的给药方法可明显提高化疗效果（如鼻咽癌采用腹主动脉阻断疗法），膀胱癌进行膀胱内灌注和膀胱镜下局部注射，四肢的恶性黑色素瘤或骨肉瘤应用区域灌注疗法，头颈部癌和肝癌用动脉插管等，均可取得一定的疗效，晚期患者在缺乏有效疗法时用化疗可暂时缓解症状。

化疗前应了解化疗用药方案以及每种化疗药物的刺激性，避免局部静脉反应的发生。化疗时，严密观察血象变化，定期检查血常规，必要时应作骨髓检查。化疗引起的白细胞减少，大多只要暂停治疗，给予适当处理，预防感染，一般短期即可恢复，继续完成治疗。有些患者已经反复多次联合化疗、放疗，或以往有过明显的骨髓抑制，这类患者骨髓储备功能较差，可先用保护性药物，一旦白细胞再下降，应及时停止化疗，注意其他全身不良反应。除骨髓抑制外，化疗药还会引起其他系统的毒性反应，应及时酌情处理。

（二）预测化疗的有效性

1. 单细胞测序预测化疗的有效性　2020年8月，美国密歇根大学的Lee课题组在 *Cell Rep* 杂志发文，使用一种单细胞RNA测序的技术，首次展示了单个癌细胞群中的各个细胞对化学疗法引起的DNA损伤的基因表达差异。研究者发现，这些反应可以被分为三类：即控制细胞死亡、细胞分裂或应激反应。不同命运的细胞实际上具有完全不同的基因激活图谱，而这些不同的"转录组学格局"决定化疗对DNA造成损伤后细胞的命运。该研究分析了来自三种结肠癌细胞系的1万多个细胞。这些细胞首先接受化学药物5-氟尿嘧啶的处理，之后对其基因表达图谱进行了分别分析。研究表明，不同的 DNA 损伤反应基因伴随着不同的细胞命运走向。

2. 新辅助化疗预测 HER2 阳性乳腺肿瘤反应的空间蛋白质组学特征　在新辅助化疗中加入 HER2 靶向药物可以显著提高早期 HER2 阳性乳腺癌的病理完全应答（pCR）率。尽管如此，高达 50% 的乳腺癌患者在治疗后仍有残余疾病，而其他一些乳腺癌患者可能会过度治疗。2021 年 4 月，美国斯坦福大学药学学院研究者在 *Nat Cancer* 杂志发文，对 57 例 HER2 阳性乳腺肿瘤的 122 个样本进行多重空间蛋白质组学分析，这些样本来自新辅助剂 TRIO-US B07 临床试验，在治疗前和 14 ~ 21 d 的 HER2 靶向治疗后手术中取样。这项研究证明，单周期 HER2 靶向治疗后的蛋白质组学变化有助于识别最终进行病理完全应答（pCR）的肿瘤，优于治疗前的措施或转录组学变化。研究团队进一步开发并验证了一个分类器，该分类器使用治疗时测量的单个标记 CD45，可靠地预测 pCR 率，并显示通过常规免疫组织化学测量的 CD45 阳性细胞计数具有可比性。这些结果表明，在新辅助 HER2 靶向治疗的早期阶段，强大的生物标记物可以用来实现敏感肿瘤的分层，并对后续治疗的调整具有指导意义。

（三）索拉非尼治疗敏感性及 circMEMO1 调控肝癌进展

2021 年 5 月，复旦大学研究者在 *Mol Cancer* 杂志发文，环状 RNA circMEMO1 调节 TCF21 启动子甲基化和表达调控肝癌进展和索拉非尼治疗敏感性（图 30-3）。目前，索拉非尼（sorafenib）仍然是许多晚期肝癌患者（包括局部晚期肝癌患者）的首选治疗标准。在肝细胞癌（HCC）中，确定调节转移过程和索拉非尼治疗敏感性的关键候选药物可能有助于改善患者预后和治疗效果。肝硬化肝细胞癌的发展被描述为一个多步骤的过程，从增生异常结节（DN）到肝细胞癌病灶，然后是小肝癌，最后是显性癌。

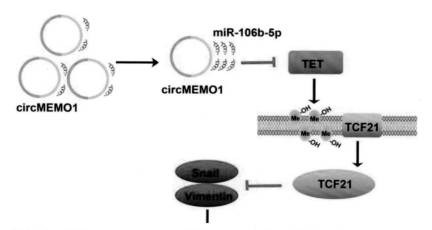

图 30-3　环状 RNA circMEMO1 调节 TCF21 启动子甲基化和表达调控肝癌进展

转录因子 21（TCF21）是第 Ⅱ 类 bHLH 转录因子超家族成员之一，已被证明在人类恶性肿瘤中存在异常甲基化和频繁沉默。TCF21 不仅通过调控不同器官发育过程中的时间和空间基因表达来调节细胞的命运和分化，而且被认为是参与细胞增殖、分化、存活、细胞周期、侵袭和转移等一系列重要生物学过程的关键调节因子。由于其在转录调控中的关键作用，TCF21 有很大的潜力成为许多癌症的有效治疗靶点。

环状 RNA（circRNA）是一种由共价闭合环形成的新型内源性非编码 RNA，在肿瘤的发生、发展过程中起着重要作用。研究用 Arraystar Human CircRNA 阵列结合激光捕获显微切割（LCM）鉴定在 HCC 组织样本中环状 RNA circMEMO1 的显著下调。肝癌组织中 circMEMO1 水平与患者预后密切相关。机制分析表明，circMEMO1 可以促进 TCF21 启动子的去甲基化过程，进而激活 TCF21 的转录和表达，其作用是作为针对 Tet 家族基因的 miR-106b-5p 的海绵，增加 5hmC 水平。此外，circMEMO1 可增加肝癌细胞对索拉非尼的敏感性。因此，circMEMO1 可被认为是调控肝癌进展的重要表观遗传修饰因子。

采用 LCM 技术，以癌旁 DN 为对照，分析了肝癌组织和癌旁 DN 组织中 circRNA 的表达谱。然后，利用体外和体内的肝癌模型确定关键的 circRNA 在肝癌进展和治疗敏感性中的作用和机制，发现 circMEMO1 在肝癌组织中的表达明显下调，并且其表达水平与肝癌患者的总生存期（OS）和无病生存期（DFS）密切相关。机制分析表明，circMEMO1 可以作为 miR-106b-5p 的海绵，调控 TCF21 的启动子甲基化和基因表达，从而调节肝癌的进展。miR-106b-5p 靶向 Tet 家族，增加 5hmC 水平。更重要的是，circMEMO1 可以增加肝癌细胞对索拉非尼治疗的敏感性。总之，本研究发现，circMEMO1 在肝癌转移和干细胞分化中是一个重要的肿瘤抑制因子，通过 miR-106b-5p/TET1/5hmC/TCF21 轴和 EMT 过程发挥作用。作为一个关键的表观遗传修饰因子，circMEMO1 还可以调节肝癌细胞对索拉非尼治疗的敏感性。

（四）化疗药物对肿瘤的敏感性

1. 化疗药物地西他滨对部分肿瘤患者敏感的原因　DNA 甲基转移酶抑制剂（DNA-methyltransferase inhibitor，DNMTI），如阿扎胞苷和地西他滨，通常在临床上用来治疗骨髓增生异常综合征（MDS）和急性骨髓性白血病（AML），地西他滨能激活内源性逆转录病毒（ERV）的转录，从而能通过对细胞中双链 RNA（dsRNA）作用，诱导机体产生免疫反应。化疗药物地西他滨用来治疗血液癌症患者，但其反应率相对较低。2021 年 3 月，韩国科学技术高级研究院等机构研究者在 *Proc Natl Acad Sci USA* 杂志发文，揭示其中的原因。

地西他滨，即达克金，能通过修饰机体 DNA 开启阻断癌细胞生长和复制的基因表达而发挥作用，然而地西他滨的反应率较低（仅能使 30%～35% 的患者疾病得到改善）。地西他滨能激活内源性逆转录病毒（ERV）的产生，诱导机体免疫反应的产生。ERV 是一种将自身的休眠拷贝插入到人类基因组中的病毒；从本质上讲，地西他滨能重新激活这些病毒元件并产生 dsRNA，从而让免疫系统将其视为异物。

研究者使用基于图像的 RNA 干扰（RNAi）筛查技术，能促使基因组中的特定基因被敲除或表达下调，在培养细胞的活生物体中，进行大规模筛查技术，能帮助调查不同的基因的功能；此外，还分析了下调基因识别 ERV dsRNA 的效应，这些基因参与到对地西他滨的细胞反应过程中。基于这些初步的筛查结果，进行了更详细的下调筛查分析，识别出两个特殊的基因序列，参与到 RNA 结合蛋白 Staufen1 的产生过程中，以及一种并不会产生任何蛋白的 RNA 序列 TINCR 的产生过程中，TINCR 在帮助机体对药物产生反应过程中起到关键的调节作用；Staufen1 能直接与 dsRNA 结合并与 TINCR 一起协同稳定这些 dsRNA。

如果患者机体中不产生足够的 Staufen1 和 TINCR，随后 dsRNA 病毒模拟物会在免疫系统发现它们直线迅速被降解，而且对于癌症治疗，这意味着携带较低表达水平序列的患者对地西他滨的反应较差，研究发现 Staufen1 和 TINCR 低表达的 MDS/AML 患者并不会因地西他滨疗法而获益。综上所述，本研究揭示了 ERV 的转录后调节机制，同时还识别出了 Stau1-TINCR 复合体，能作为一种潜在的靶点预测 DNMTI 和其它依赖 dsRNA 的药物疗效的潜在目标。

2. 三阴性乳腺癌细胞系对 GLUT1 代谢抑制剂的敏感性　2020 年 8 月，加拿大多伦多大学医学院 Princess Margaret 医院研究者在 *Nat Commun* 杂志发文，研究了癌细胞新陈代谢的变化特征，并利用这些分子变化开发精确的敏感药物。三阴性乳腺癌没有精确的药物，患者不得不接受化学疗法。研究者使用来自三阴性乳腺癌的患者细胞系，测试其对 GLUT1 代谢抑制剂的敏感性，发现具有不同水平的 RB1（参与细胞代谢的蛋白质）以及肿瘤抑制蛋白之间存在关联，并且这些癌细胞的生长会得到抑制。所有癌症都改变了代谢状态，因其快速增长需要大量能量来维持。该化合物靶向 GLUT1，后者负责将葡萄糖转运到细胞中，以提高 RB1 蛋白的表达水平。因此，这种药物处理实际上阻止了细胞的生长。阻断该途径会使癌细胞"饥饿"，使其对化合物的反应性或敏感性更高。这项研究表明，不同水平的 RB1 表达量可以用作生物学生物标记，以区分患者对药物的敏感性。

3. 一种促进 DNA 修复蛋白增强化疗的敏感性　2021 年 7 月，西班牙国立癌症中心等机构研究者 González-Acosta 等研究者在 *EMBO J* 杂志发文，阐述内源性醛类或化疗制剂所诱导的 DNA 链间交联（DNA ICL）能够干预复制和转录等基本过程，揭示了一种促进 DNA 修复的特殊蛋白 PrimPol 增强化疗的效率。化疗能阻断两条 DNA 链分离，使细胞无法阅读基因中的指令，促进肿瘤组织损伤而杀灭肿瘤细胞；但有时细胞会设法修复损伤并存活下来，从而逃避化疗的影响。

PrimPol 属于引物酶（primase）的蛋白家族。通常情况下，当 DNA 复制蛋白检测到双螺旋的缺陷时会被阻断，如果这种阻断持续较长时间，细胞就会死亡；但 PrimPol 能促进 DNA 的阅读在错误发生后继续进行。研究发现，PrimPol 对于 DNA 复制阶段是必需的，由于这种酶类的干预，细胞不仅能在 ICL 病变时存活，还能修复它们。这是有非常重要的临床意义，因为通过促进 ICL 的修复，PrimPol 能干扰化疗的有效性。如果 PrimPol 不存在时，肿瘤细胞就会对化疗变得敏感，本研究结果为靶向作用 PrimPol 增强产生 ICL 病变的分子的治疗效应提供一定的可能。卵巢肿瘤细胞能产生更多的 PrimPol，对基于顺铂的化疗手段所引发的 DNA 损伤产生一定的耐受性。

二、引发化疗药物不良反应及其对策

（一）化疗药物不良反应的种类和局部不良反应

1. 化疗药物不良反应　目前，临床使用的抗肿瘤化疗药物均有不同程度的不良反应，有些严重的不良反应是限制药物剂量或使用的直接原因。化疗药物在杀伤肿瘤细胞的同时，又杀伤正常组织的细胞，尤其是杀伤人体中生长发育旺盛的血液、淋巴组织细胞等，破坏人体的免疫系统，使癌细胞可能迅速增殖、发展。化疗的不良反应分近期和远期反应两种，前者又分为局部（如局部组织坏死、栓塞性静脉炎等）和全身性反应（包括消化道、造血系统、免疫系统、神经系统、皮肤和黏膜反应，以及心、肺、肝和肾等功能障碍），后者主要是生殖功能障碍及致癌、致畸作用等。此外，化疗有时还可由其不良反应而引起并发症，常见的有感染、出血、穿孔和尿酸结晶等。

2.化疗药物引起的局部不良反应　化疗药物引起的常见的局部不良反应有以下多种。

（1）静脉炎和局部组织坏死等：一些刺激性较强的化疗药物静脉注射时，引起静脉炎和局部组织坏死等局部反应，如静脉炎表现为所涉及的静脉部位疼痛、发红，有时可见静脉栓塞和沿静脉皮肤色素沉着等；局部组织坏死：当刺激性强的药物漏入皮下时，可造成局部组织化学性炎症，出现红肿疼痛，甚至组织坏死和溃疡，经久不愈。

（2）骨髓抑制：大多数化疗药物均有不同程度的骨髓抑制，这限制了抗肿瘤用药的剂量。骨髓抑制在早期可表现为白细胞尤其是粒细胞减少，严重时血小板、红细胞和血红蛋白均可降低；不同的药物对骨髓作用的强弱、快慢和长短不同，反应程度也不同，同时患者还可有疲乏无力、抵抗力下降、易感染、发热和出血等临床表现。

（3）胃肠道反应：大多数化疗药物可引起胃肠道反应，表现为口干、食欲不振、恶心和呕吐，有时可出现口腔黏膜炎或溃疡。便秘、麻痹性肠梗阻、腹泻、胃肠出血及腹痛也可见到。

（4）免疫抑制：化疗药物一般多是免疫抑制药，对机体的免疫功能有不同程度的抑制作用。机体免疫系统在消灭体内残存肿瘤细胞上起着很重要的作用，当免疫功能低下时，肿瘤不易被控制，反而加快复发或转移进程。

（5）肾毒性：部分化疗药物可引起肾脏损伤，主要表现为肾小管上皮细胞急性坏死、变性、间质水肿和肾小管扩张，严重时出现肾功衰竭。患者可出现腰痛，伴有血尿、水肿和尿化验异常等。

（6）肝损伤：化疗药物引起的肝脏反应可以是急性而短暂的肝损害，包括坏死和炎症，也可以由于长期用药所致。引起肝慢性损伤，如纤维化、脂肪性变、肉芽肿形成和嗜酸粒细胞浸润等。临床可表现为肝功能检查异常、肝区疼痛、肝肿大和黄疸等。

（7）心脏毒性：临床可表现为心率失常、心力衰竭和心肌病综合征（患者表现为无力、活动性呼吸困难，发作性夜间呼吸困难，心力衰竭时可有脉快、呼吸快、肝大、心脏扩大、肺水肿、浮肿和胸水等），心电图出现异常。

（8）肺毒性：少数化疗药物可引起肺毒性，表现为肺间质性炎症和肺纤维化。临床可出现发热、干咳和气急等症状，多急性起病，伴有粒细胞增多。

（9）神经毒性：部分化疗药物可引起周围神经炎，表现为指（趾）麻木和腱反射消失，感觉异常，有时还可发生便秘或麻痹性肠梗阻。有些药物可产生中枢神经毒性，主要表现为感觉异常、振动感减弱、肢体麻木、刺痛、步态失调、共济失调、嗜睡和精神异常等。

（10）脱发及其他：有些化疗药物可引起不同程度的脱发，还可引起听力减退、皮疹、面部或皮肤潮红、指甲变形、骨质疏松、膀胱及尿道刺激症、不育症、闭经、性功能障碍和男性乳腺增大等。

化疗药物几乎都是细胞毒性药物，在杀死肿瘤细胞的同时，对人体的正常细胞有一定的不良反应，尤其是对分裂和增殖比较快的细胞，如骨髓造血细胞和胃肠道黏膜上皮细胞等。因此，在有效的肿瘤化疗中，不良反应几乎是不可避免的。但是，这些不良反应因患者的个体差异、具体的化疗方案而各有不同，停用化疗后上述不良反应通常均可很快恢复而消失。

（二）补硒抵御化疗不良反应

微量元素硒具有广泛的生理活性，不同种类、不同剂量的硒可通过各种方式发挥其抗肿瘤或辅助抗肿瘤作用。硒的抗肿瘤作用机制包括：调节氧化还原活性蛋白的表达，平衡细胞内氧化还原状态，调节炎症和免疫应答，维持 DNA 稳定性，诱导细胞周期停滞和细胞凋亡，抑制肿瘤细胞的入侵和迁移，防止新生血管生成，活化或灭活细胞增殖的关键调节蛋白，增强与致癌物 Ⅱ 相代谢相关酶的活性等。硒的抗肿瘤或辅助抗肿瘤作用已在各种体内外试验以及临床上得到一定程度的证实。

硒在抵御放化疗不良反应、解毒增效方面有一定作用。人体的淋巴结、肝及脾等器官中硒含量较高，而这些组织正是免疫细胞的集中地。因此，补硒可以有效提高放化疗患者的免疫力，使其顺利完成放化疗。

硒能减少化疗药物的毒性。研究显示，在化疗前后服用较大剂量硒，可以减少白细胞降低以及恶心、呕吐、食欲减退、严重脱发和肾毒性等不良反应，从而有助于合理加大化疗药物的剂量，以取得更好的疗效。

硒能降低化疗药物的耐药性。长期化疗，恶性肿瘤细胞容易产生耐药性。使用化疗药物的同时，补充高剂量硒，可以显著降低恶性肿瘤细胞对化疗药物的耐药性，使其始终对化疗药物保持敏感性，易于治疗。用顺铂高浓度间歇诱导构建食管癌耐药细胞株，并在培养基中同时加入硒代甲硫氨酸和顺铂，硒代甲硫氨酸可增强该耐药食管癌细胞对顺铂的敏感性，且呈现一定的浓度和时间依赖性。免疫组化研究表明，硒代甲硫氨酸处理前，耐药食管癌细胞株 P- 糖蛋白（P-glucoprotein，P-gp）表达呈强阳性；处理后，耐药食管癌细胞株不表达或弱表达 P-gp。因此，可以推测，硒代甲硫氨酸可能通过抑制或者逆转多药耐药基因的过表达，如减少其编码的 P-gp 表达，从而在一定程度上逆转肿瘤细胞的耐药性。研究发现，新型硒代酯化合物能够抑制多药耐药蛋白的表达，从而逆转肿瘤细胞对化疗药物的多药耐药性，且效果显著优于临床上推荐的外排泵抑制剂维拉帕米。由此可知，硒可以通过抑制耐药蛋白的表达，进而抑制或者逆转多药耐药。

硒能清除有害自由基。硒是强抗氧化剂，人体在放疗时大剂量补硒，可以迅速提高机体抗氧化能力，清除有害自由基，减少放疗时的不良反应。需要注意的是，虽然硒可以对放化疗的不良反应有着极好的抵御效果；但是，在选用补硒时也要注意，不可大量补充，以免造成硒中毒的后果。

（三）RFWD3 蛋白提高化疗效果

癌细胞的分裂和扩散速度比大多数正常细胞快，因此癌细胞对化学疗法更为敏感，化学疗法通过抑制其扩散能力杀死细胞。化学疗法经常靶向并破坏 DNA，从而使癌细胞不再能够复制其基因组，这是复制遗传信息，阻止其生长并死亡的过程。但是，癌细胞可能找到逃避化学疗法的方法。当受到化学疗法的攻击时，包括癌细胞在内的细胞将试图修复或绕过损伤。丹麦哥本哈根大学健康与医学学院的研究者正试图弄清细胞如何修复或绕过化学疗法诱导的病变，以期希望提供新的方法，抑制这些修复过程并使化学疗法更加有效（*Mol Cell*，2021）。在蛋白质研究中心进行的一项新的合作研究中，研究者发现一种蛋白质，在招募 DNA 关键修复和信号传导因子方面起着至关重要的作用。

研究证据表明，RFWD3 蛋白负责协调化学疗法诱导的不同 DNA 损伤的修复。如果能够抑制这种蛋白质，有可能阻止细胞耐受 DNA 损伤，可能导致更有效的化学疗法。蛋白质的缺乏导致修复和耐受损伤所需成分的募集方面存在严重缺陷。修复 DNA 损伤是多种事件的复杂集合，这些蛋白质对于进行此类修复至关重要。

（四）CXCL11 和 CXCR3alt 水平预测膀胱癌患者对化疗反应

在膀胱癌患者中，化疗效果部分取决于人体免疫系统对恶性肿瘤的反应。2021 年 1 月，德国柏林夏里特医学院和柏林卫生研究所科学团队在 *Sci Transl Med* 杂志发文，发现可用于预测化疗成功率，并可能提高膀胱癌患者的生存率。膀胱癌一旦侵入膀胱壁内的肌肉层，其扩散（转移）风险特别高。对于非转移性肌肉浸润性膀胱癌患者来说，治疗方法通常包括手术切除膀胱。根据目前的专业指南，患者在手术前必须接受化疗，其化疗药物将靶向癌症中快速生长的细胞。这种"新辅助"化疗的目的是在手术前缩小肿瘤，以减少复发和（或）转移的风险。然而，在超过 50% 的患者中，化疗不会使肿瘤缩小。这些患者不仅不能从新辅助化疗中获益，而且还失去了宝贵的时间，从而使这种癌症会继续生长和转移。在这项研究中，发现了一种区分哪些膀胱癌患者会从化疗中是否获益的方法，这种患者在治疗开始前的免疫系统状态是关键。只有当癌组织中含有大量 CXCL11 和 CXCR3alt 的两种特殊免疫系统成分时，随后的化疗才被证明是有效的。

在实验室中，检测这两种分子的过程相对简单，只需要收集的活检样本，即可诊断这种癌症，预测特定患者化疗成功的可能性。如果新辅助化疗不太可能成功，就可以完全放弃这种治疗，直接转入膀胱癌的手术切除。这种个性化的方法不仅可以让患者免去无效化疗的不良反应，还可能会增加患者的生存机会。作为这项研究的一部分，研究了来自 20 例在瑞典于默奥大学完成化疗的肌肉浸润性膀胱癌患者的肿瘤样本。研究者确定了活检组织中存在哪些免疫信使分子，以及肿瘤内的免疫细胞正在产生哪些受体。对于每一种鉴定出的成分，测试其存在的数量与治疗成功率之间是否有联系。结果证实，信使分子 CXCL11 和受体 CXCR3alt 与治疗成功率存在关联。只有当肿瘤组织内的免疫细胞吸引物 CXCL11 含量特别高，在 T 细胞的特定免疫系统细胞产生相应的 CXCR3alt 受体时，化疗才会产生效果。随后，利用"癌症基因组图谱"的现有数据对所观察结果进行了研究。通过对比证实，在总共 68 例接受过化疗的膀胱癌患者中，肿瘤组织中含有大量 CXCL11 的患者更可能存活。

信号分子 CXCL11 吸引特定的 T 细胞进入肿瘤组织，在那里促进 T 细胞增殖，对抗癌症。化疗似乎支持机体自身对抗肿瘤，这可能是因为由此产生的癌组织的降解，使 T 细胞更容易入侵它。免疫系统对治疗结果的影响与已有的科学共识直接矛盾，后者认为化疗药物的作用仅仅是由于它抑制癌细胞分裂和复制的能力。这项研究展示了免疫系统积极参与对抗肿瘤的重要性。

（五）中和 GDF-15 可减轻铂类化学药物引起的不良反应

铂类药物是全球用于癌症治疗使用最广泛的的药物，包括顺铂、卡铂和奥沙利铂等。然而，铂类药物用后的不良反应，使其受到限制，包括恶心、呕吐、厌食和体重减轻等，这些不良反应的存在降低了患者的生存质量及治疗依从性。尽管铂类药物已经在临床使用了近 50 年，但对其产生的不良反应机制仍知之甚少。近年来，有报道提出生长分化因子 GDF-15 在动物模型中可以减轻厌食和体重等不良反应，且已证明铂类药物会增加睾丸癌患者循环中的 GDF-15 水平。GDF-15 在大脑最后区（area postrema，AP）和孤束核（nucleus of the solitary tract，NTS）中选择性地表达，并通过激活神经胶质细胞源性神经营养因子受体样（glial cell-derived neurotrophic factor receptor alpha-like，GFRAL）来调节能量平衡。前期研究也表明，增加 GDF-15 会增加后脑（AP 和 NTS）、臂旁核和杏仁核中 C-fos 的表达，而这些大脑区域对于应激条件下厌食行为调节至关重要，这些研究均提示顺铂和 GDF-15 之间可能存在关联。2020 年 12 月，美国辉瑞公司 Breen 研究团队在 *Cell Metab* 杂志发文，发现在小鼠和非人类灵长类动物中，中和生长分化因子 15（GDF-15）可减轻铂类化学药物引起的呕吐、厌食以及体重减轻。

研究团队首先对患有非小细胞肺癌（NSCLC）、结直肠癌和卵巢癌且接受铂类或非铂类化疗的癌症患者的血清 GDF-15 水平进行了检测。结果表明，与健康对照组相比，NSCLC、结直肠癌和卵巢癌患者的循环血中 GDF-15 的水平更高；与非铂类化疗相比，接受铂类化疗的受试者的平均 GDF-15 水平也更高，并且这些较高水平的循环 GDF-15 也与患者出现的体重降低明显相关。

其次，研究团队通过一系列实验探讨顺铂诱导的厌食和体重减轻等不良反应对 GDF-15 的依赖性。结果表明，在对野生型和 GDF-15 敲除的小鼠使用顺铂后，野生型小鼠用顺铂治疗 8 h 即出现血浆 GDF-15 水平的升高，且在此期间未检测到其他任何循环炎症蛋白的异常，如 IFN-γ、TNF-α 和 IL-2 等。而且，野生型小鼠中应用顺铂治疗后也表现出明显的体重减轻，这种情况在 GDF-15 敲除的小鼠中症状得到明显缓解。此外，在 GDF-15 敲除的小鼠中也未观察到顺铂引起的厌食反应。

mAB1 是抗人 GDF-15 的单克隆抗体，可中和循环中的 GDF-15，从而防止其与 GFRAL 受体结合，对非人灵长类和小鼠 GDF-15 具有高水平的交叉反应性。因此，研究者尝试用人 GDF-15 过表达模型证明 mAB1 对 GDF-15 的中和作用。结果发现，与对照组相比，感染重组人 GDF-15 腺相关病毒的野生型小鼠其循环人 GDF-15 水平升高且小鼠体重明显减轻，与此同时分别给予小鼠 mAB1 和 IgG 治疗，前者能够迅速引起体重的增加。而在没有感染重组人 GDF-15 腺相关病毒的小鼠中给予 mAB1 治疗，则不会引起体重的变化。

最后，使用非人类灵长类动物食蟹猴进行了相关实验。结果与预测一致，通过 mAB1 来中和循环血中的 GDF-15，其呕吐的发生率显著降低。而且，研究者也同样证明用 mAB1 中和 GDF-15 后，可减轻顺铂诱导的 NSCLC 荷瘤小鼠的体重减轻且不会影响顺铂本身的抑制肿瘤生长的作用，并能够提高存活率。总之，通过探讨 GDF-15 对铂化疗引起的小鼠和（或）非人灵长类动物的呕吐、厌食和体重减轻的影响发现，中和 GDF-15 是一种潜在的治疗方法，可以减轻化疗引起的不良反应，提高患者生活质量（图 30-4）。

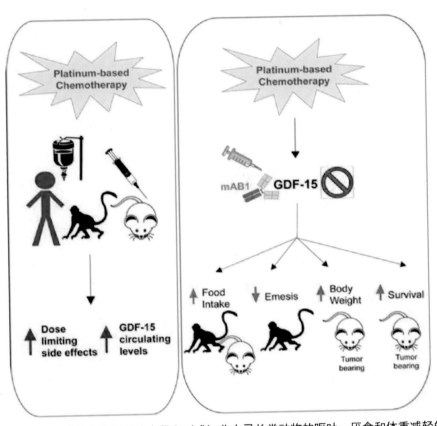

图 30-4　GDF-15 对铂化疗引起的小鼠和（或）非人灵长类动物的呕吐、厌食和体重减轻的影响

（六）抗炎性药物减少化疗引起的不良反应

1. 抗炎性药物塞来昔布加入到吉西他滨化疗方法中　2020 年 12 月，美国西达赛奈医疗中心等机构研究者在 *Nat Commun* 杂志发文，通过对人和小鼠癌细胞及实验小鼠研究开发了一种针对癌症疗法的新方法，将美国 FDA 批准的抗炎性药物塞来昔布（celebrex）加入到吉西他滨化疗方法中，可能对非免疫原性药物且无法激活患者自身免疫反应的吉西他滨转变成为一种能在小鼠机体中诱发免疫反应的免疫原性药物。这种药物组合能实现"一箭双雕"的目的，即既能杀灭肿瘤细胞又能激活宿主机体的免疫细胞。

服用免疫疗法药物的患者中大约有 70% ～ 85% 患者不会产生反应，很多药物无法诱导最有效的细胞死亡形式，即免疫原性细胞死亡（immunogenic cell death）。目前，大多数治疗胰腺癌、膀胱癌、乳腺癌、卵巢癌和非小细胞肺癌的化疗不仅是非免疫原性的，还会抑制宿主机体的免疫系统的功能。研究者认为，在吉西他滨和塞来昔布治疗性策略中加入免疫疗法药物，会使宿主机体的免疫反应更好，在随机、安慰剂对照试验中测试新型疗法的疗效。利用患者自身的免疫系统攻击患者的肿瘤细胞有望成为一种帮助治疗癌症的重要工具。

2. 关闭对化疗药物长春新碱所产生的炎症反应减少不良反应发生　2021 年 5 月，澳大利亚昆士兰大学等机构研究者在 *J Exp Med* 杂志发文，关闭机体对化疗药物长春新碱（vincristine）所产生的炎症反应会减少患者机体的疼痛和不舒服的症状。研究发现，抗炎性药物阿那白滞素（anakinra）能大大减轻长春新碱化疗给患者机体所带来的神经性症状，不减轻化疗的治疗效率。阿那白滞素是一种现有的治疗类风湿和幼年关节炎的药物疗法，研究者计划利用阿那白滞素在接受长春新碱治疗的患者机体中开始相关的测试。

长春新碱能用来治疗宫颈癌、脑癌、肺癌、白血病和非霍奇金淋巴瘤等癌症。这一研究发现，对于长春新碱疗法和阿那白滞素疗法至关重要，可能为多种癌症患儿的治疗带来帮助，如急性淋巴细胞白血病、肉瘤、髓母细胞瘤和神经母细胞瘤等。当然，这也能够帮助改善患多种癌症的成年人的治疗。神经性病变是化疗药物给患者带来的不良反应之一，会引起患者手脚刺痛、麻木、疼痛和肌肉无力等，而且这些症状会在患者治疗后持续很长时间，缓解这些症状的唯一方法就是减少长春新碱的使用剂量，但这却会降低疗法的有效性。在化疗方面，神经性疼痛是由免疫细胞浸润到神经中以及炎性作用失控所引起的。炎症是机体应对损伤或感染所产生的一种天然反应，炎性小体是诱发机体免疫反应的分子机制。下一步研究者将会继续深入研究揭示长春新碱激活机体免疫细胞功能的分子机制。

（七）新型抗体 - 药物结合物可降低膀胱癌患者的死亡率

根据伦敦玛丽皇后大学在英国进行的一项Ⅲ期临床试验的结果，发现一种新药物，可直接将化学疗法靶向癌细胞，显著提高膀胱癌患者的生存率。研究结果于 2021 年 5 月发表在 *N Engl J Med* 杂志上，并参加 2021 年美国临床肿瘤学会泌尿生殖道癌症研讨会。尿道癌是最常见的膀胱癌类型（占病例的90%），还可发生在肾盂（尿液聚集在肾脏内）、输尿管（将肾脏与膀胱连接的管子）和尿道中。全球每年报告新患膀胱癌约 54.9 万例和死亡 20 万例。这类癌症广泛使用化疗，其作用是靶向体内的癌细胞，但也会影响非癌细胞，从而引起不良反应。一类称为"抗体 - 药物结合物（ADC）"的新型药物将抗体附着在类化疗药物上而起作用。该抗体特异性地靶向并附着在癌细胞上，带来了类似化疗的药物，使其仅作用于那些癌细胞而忽略了体内的正常细胞。

2021 年 3 月，美国耶鲁大学医学院 Petrylak 团队在 *N Engl J Med* 杂志发文，研究了由 Astellas Pharma 公司和 Seagen 公司开发的新型 ADC 药物 enfortumab vedotin 治疗晚期尿路上皮癌，可显著延长生存期。晚期尿路上皮癌患者在接受含铂化疗和 PD–1 或 PD–L1 抑制剂治疗后，总生存期较差。研究组对局部晚期或转移性尿路上皮癌患者进行了一项全球开放性 3 期临床试验，这些患者以前接受过含铂化疗，并且在使用 PD–1 或 PD–L1 抑制剂治疗期间或治疗后出现疾病进展。将其按 1：1 的比例随机分组，分别接受 enfortumab vedotin 治疗或研究者选择的化疗方案，在 21 d 周期的第 1 天给药。主要终点是总生存率。

共有 19 个国家的 608 例患者接受了随机分组，其中 301 例接受 enfortumab vedotin 治疗，307 例接受化疗。截至 2020 年 7 月 15 日，共有 301 例死亡（其中，enfortumab vedotin 组 134 例，化疗组167 例）。在预先指定的中期分析中，中位随访时间为 11.1 个月。enfortumab vedotin 组的中位总生存期为 12.88 个月，显著长于化疗组（8.97 个月）。enfortumab vedotin 组的中位无进展生存期为 5.55 个月，也显著长于化疗组（3.71 个月）。两组治疗相关不良事件的发生率相似，其中 enfortumab vedotin 组为 93.9%，化疗组为 91.8%；3 级及以上不良事件的发生率相似，两组分别为 51.4% 和 49.8%。研究结果表明，对于以前 enfortumab vedotin 治疗，与标准化疗相比显著延长了生存期。

（八）低剂量卡培他滨维持治疗早期三阴性乳腺癌

三阴性乳腺癌（TNBC）因预后较差、早期容易复发转移以及对常见的靶向治疗和内分泌治疗不敏感等特征，一直是其基础以及临床研究的热点。对于三阴性乳腺癌患者，化疗是早期唯一的辅助治疗选择。低剂量高频率化疗被认为能够通过靶向血管生成和免疫逃逸这两种癌症转移机制发挥抗癌活性。因此，小剂量化疗可能会阻止 TNBC 的转移。卡培他滨是一种广泛用于转移性乳腺癌治疗的口服化疗药物，能够以潜在的低剂量维持治疗，以防止癌症复发。之前的一些临床试验将大剂量卡培他滨加入到标准的乳腺癌辅助化疗方案中，但结果不如人意。

2021 年 1 月，中山大学附属肿瘤医院袁中玉团队在 *JAMA*（*J Am Med Assoe*）杂志发文，研究了低剂量高频率卡培他滨维持治疗对接受标准治疗的早期三阴性乳腺癌患者无病生存率的影响。2010 年 4 月至 2016 年 12 月，研究组在中国 13 个学术中心和临床机构进行了一项随机临床试验，共招募了 443 例患有早期三阴性乳腺癌且已完成标准辅助化疗的患者，并对其进行随访，随访的最后日期是 2020 年 4 月 30 日。研究的主要终点指标为 5 年无病生存期，即从随机分组到以下事件首次发生的时间，包括局部复发、远处转移、对侧乳腺癌或任何原因死亡事件；次要终点包括远距离无病生存、总生存时间、局部无复发生存时间和不良事件。

研究者将这些患者按 1∶1 随机分配为卡培他滨维持组及观察组。卡培他滨维持组需口服卡培他滨 650 mg/m²，每日 2 次，连续 1 年，每月评估卡培他滨的剂量和不良事件，并定期进行体检、评估绝经状态、乳房超声及腹部超声检查。最终，434 例女性患者参与了全部分析，即有 98.0% 的参与者完成了试验。中位随访 61 个月后，研究组共观察到 94 例事件，其中卡培他滨组中有 38 例，包括 37 例复发和 32 例死亡；观察组中有 56 例，包括 56 例复发和 40 例死亡。卡培他滨组的估计 5 年无病生存率为 82.8%，高于观察组 73.0% 的数据，复发或死亡的风险比为 0.64。卡培他滨组与观察组中估计 5 年无远端转移生存率分别为 85.8% 与 75.8%，统计学差异显著；估计 5 年总生存率分别为 85.5% 和 81.3%，估计 5 年局部无复发生存率分别为 85.0% 与 80.8%，统计学差异均不显著。与卡培他滨相关的最常见不良事件是手足综合征（45.2%），其中 7.7% 的患者经历了 3 级事件。研究结果表明，对于接受标准辅助治疗的早期三阴性乳腺癌女性患者，采用低剂量卡培他滨维持治疗 1 年，与定期观察相比，可有效提高 5 年无病生存率。

（九）研发一种新型的纳米递药系统

1. 设计一种核 - 壳型纳米晶@脂质体杂化纳米递药系统　2021 年 3 月 10 日，从中国科学院合肥研究院获悉，该院健康所刘青松和刘静研究团队在纳米递药系统研究方面取得进展，有助提升药效。当前，新药研发的成药性面临巨大挑战，统计显示 90% 的候选药存在水溶性问题，从而引发口服吸收差、疗效不佳等成药性问题，也导致注射给药面临巨大挑战，严重限制了候选药物的临床转化。近年来，以纳米晶和脂质体为代表的新型纳米制剂发展迅速。纳米晶可提升药物的水溶性和生物利用度，且具有高载药量的优势，但纳米晶存在稳定性不佳和药物非受控释放等问题；脂质体作为发展最为成熟的纳米递药系统，具备良好的临床应用前景，具有高稳定性及表面易于功能化等优势，但对于水溶性差的药物的载药量非常有限，通常低于 10%。

针对这些问题，研究团队整合纳米晶和脂质体各自的优势，将疏水性药物纳米晶颗粒载入脂质体亲水内核，设计并发展了一种新型的核 – 壳型纳米晶 @ 脂质体杂化纳米递药系统，具备高载药量、高稳定性、表面功能化和肿瘤组织 / 细胞靶向性等优势，有效克服了纳米晶和脂质体各自的不足。

研究团队将设计构建的这一递药系统应用于一种自主研发的慢性髓细胞白血病的候选药物 CHMFL–ABL–053，并制备了高载药量、高稳定性及肿瘤组织靶向性的 053 nm 晶 @ 脂质体纳米药物。体内生物实验显示，该药物在大鼠体内的半衰期显著延长，在小鼠移植瘤模型上的药效显著提升，肿瘤抑制率由原药的 48% 提升到 98%，肿瘤基本消退。

2. 包含谷氨酸的纳米载体包装两种治疗黑色素瘤药物　2020 年 9 月，以色列特拉维夫大学萨克勒医学院 TAU 生理学和药理学系 Satchi–Fainaro 等人在 *Adv Ther* 杂志发文，报道纳米载体是生物相容性和可生物降解的聚合物，包含谷氨酸的重复单元，把两种已被证实具有治疗黑色素瘤功效的不同家族的药物包装在一起：BRAF 抑制剂（达布拉非尼，dabrafenib）和 MEK 抑制剂（塞鲁米替尼，selumetinib，已批准用于 I 型神经纤维瘤病患儿）。

目前，大多数肿瘤治疗都是以几种药物的混合物形式应用的。但是，即使药物是同时给药，但由于基本参数的不同（如药物在肿瘤中存活的时间长短），不能同时到达肿瘤，血流和每种药物到达肿瘤组织所消耗的时间不同。因此，在大多数情况下，药物不能同时起作用，从而阻止了药物最佳的协同活性。为应对这些问题，研究者开发了一种创新、高效且可生物降解的药物输送系统。选择了上述两种已知对黑色素瘤有效的药物，使用纳米载体将它们共同递送至肿瘤。选择药物纳米载体 PGA，包含谷氨酸，在动物模型中具有治疗胰腺癌、乳腺癌和卵巢癌的能力。研究者根据毒性的水平和类型，以及癌细胞对每种药物产生的耐药机制，确定了两种药物之间的最佳比例，最终确保最大的效力，最小的毒性和最佳的协同活性。这种给药的另一个重要优点是，减少剂量，与每种药物相比，单独给药时所需的剂量要低得多。

下一步是使用化学修饰使聚合物载体与所选药物之间交联。该组合系统可以完全安全地在体内传播，不会对健康组织造成损害。到达癌细胞后，纳米载体会遇到组织蛋白酶家族的蛋白，该蛋白在恶性肿瘤中被高度激活。蛋白质降解聚合物，释放出变得活跃的药物并联合起来攻击肿瘤。小鼠黑色素瘤模型上的测试结果表明，纳米载体能够将两种药物递送至肿瘤，并同时将其释放到体内，到达肿瘤部位的有效剂量分别是递送药物约 20 倍。另外，与对照组和用游离药物治疗组相比，由纳米载体递送的药物实现的治疗效果持续时间长 2 ~ 3 倍。新平台可以实现更低的剂量，约为常规药物鸡尾酒所需剂量的三分之一。总体而言，治疗也更安全，更有效。

（十）绘制驱动白血病患者对化疗产生药物毒性的遗传突变图谱

2020 年 3 月，美国圣犹大儿童研究医院等机构研究者在 *Proc Natl Acad Sci USA* 杂志发文，对 NUDT15 药物代谢酶的功能性突变体进行了全面深入的研究，其突变体的功能能有效预测哪些接受硫嘌呤类药物（thiopurine drug）治疗的急性淋巴性白血病（ALL）患者可能会经历疗法毒性作用。硫嘌呤类药物是重要的抗代谢物，组成了 ALL 患者根治性疗法的一部分，遗传突变常常会直接影响药物的毒性和硫嘌呤类药物的有效性。此前研究发现，NUDT15 突变体是硫嘌呤类药物治疗期间患者出现药物独行的主要遗传原因，尤其是对于亚洲和西班牙裔人群。

遗传药理学是利用基因组数据制造个体精准化用药的科学领域，为了实时遗传引导的治疗，研究者需要对所有变异及其功能进行严格和彻底地了解。人类基因组中巨大多数遗传突变并没有特征，被认为意义未知，这为研究者如何对患者实施精准治疗（包括遗传药理学等）留下了很大的空白。为了解决这一问题，研究者设计了一种高通量的实验系统对 NUDT15 基因突变体中所有可能性突变中的 91% 功能性序列进行了特性分析，对将近 3000 个基因突变进行了平行实验研究，发现其中的 30% 突变具有破坏性，研究者预测这些突变会导致患者对硫嘌呤类药物疗法产生毒性表现。通过功能所鉴别出的突变，能够比生物信息学算法更加准确地预测接受硫嘌呤类药物疗法患者机体的毒性效应，利用患者机体中一系列突变数据，发现利用这种方法预测能够引发毒性的 NUDT15 突变，的确能够诱导毒性反应的产生。相反，预测具有良性效应的突变并不会引起毒性反应。总之，相关研究结果极大地改善了在遗传药理学指导下硫嘌呤类药物疗法的实施，不仅适用于 ALL 的治疗，而且还适用于利用硫嘌呤类药物治疗的其它疾病，如炎性肠病等。更重要的是，这种类型的变异扫描研究的规模在几年前似乎是不可想象的，现在可将其应用于研究与药物反应相关的其它许多基因中。

（十一）有效穿透血脑屏障促进肿瘤细胞死亡的药物

胶质母细胞瘤是一种恶性脑瘤，复发率很高，由于血脑屏障和血液肿瘤屏障（BBB/BTB），药物的开发十分困难，而且现有的多种治疗方案与严重的治疗相关的毒性有关。2021 年 3 月，美国西北大学研究者在 *Sci Transl Med* 杂志发文，为了将药物递送到颅内，开发了一种球形核酸（spherical nucleic acid，SNA）药物，由核心的 Au 纳米颗粒与靶向 Bcl2L12 的小干扰 RNA 共价结合而成，Bcl2L12 是胶质母细胞瘤（GBM）的一个致癌基因。这种药物能在静脉注射全身给药后穿越血脑屏障，靶向 Bcl2L12 并下调其表达，能促进肿瘤细胞的死亡。研究者首先在食蟹猴中进行了毒理学研究，评估给药后可能出现的毒性作用，确定了无明显损害作用水平（NOAEL）为 8 mg/kg。随后，在西北大学 Robert H. Lurie 综合癌症中心的 8 例复发性胶质母细胞瘤患者中进行了单臂、开放标签的 0 期临床试验（NCT03020017），通过这些研究确定 SNA 通过静脉全身给药的安全性、药代动力学和生物分布等。

0 期试验使用的药物剂量为 0.04 mg/kg，相当于 NOAEL 的 1/50，确保了对人体的无害性。患者在接受静脉注射药物治疗后，肿瘤进行切除，用于分析药物如何穿过血脑屏障以及对肿瘤细胞的影响。安全性方面，试验中没有观察到 4 或 5 级临床相关不良事件，仅发现了两个严重不良事件（＞3 级）：低磷血症和淋巴细胞减少症。而且，在所有分析的肿瘤标本（8 例中的 6 例）中均可检测到 Au，在血管周围和肿瘤实质区域，Au 积累在肿瘤相关内皮细胞中，并被肿瘤相关巨噬细胞和 Ki67 阳性肿瘤细胞所吸收。与未经治疗的原发性肿瘤相比，8 例复发患者中的 4 例表现出 Bcl2L12 蛋白的显著下调，而且其蛋白在肿瘤复发期间没有显著变化。此外，治疗后患者肿瘤细胞也表现出 caspase-3 活化的增强和野生型 p53 蛋白表达的增加。总的来说，这是首个可以全身给药的 SNA 药物，尽管 GBM 肿瘤摄取药物的机制尚未完全阐明，但推测血脑屏障内皮细胞上表达的清道夫受体（SRA）提升了对 siRNA 的识别，随后的转胞吞作用将 SNA 牢固地渗透到大脑和肿瘤中。这些发现表明，球形核酸对脑肿瘤进行药物递送的潜力，对这类肿瘤的治疗具有重要的长期转化意义。

（十二）pyrazofurin 联合 trametinib 显著协同抗结直肠癌

2021 年 4 月，中山大学肿瘤防治中心陈帅团队在 *Adv Sci* 杂志发文，通过 shRNA 文库联合二代测序技术筛选发现结直肠癌候选治疗靶标。DKC1 属于假尿嘧啶合成酶家族，催化 RNA 发生假尿嘧啶（ψ）修饰，DKC1 同时也是端粒酶复合物的亚基，其基因突变会导致先天性角化不良。研究发现，DKC1 的表达水平在结直肠癌组织中异常升高，且其高表达与患者的不良预后显著相关。功能研究表明，DKC1 能够结合包括 RPS3 在内的多个核糖体蛋白的 mRNA，延长这些 mRNA 的半衰期，从而升高 RPS3 等蛋白在细胞内的表达量，促进肿瘤细胞的恶性增殖（图 30-5）。相反，DKC1 的抑制剂 pyrazofurin 则显著抑制 RPS3 等核糖体蛋白的表达，具有抗肿瘤活性。上述研究表明，DKC1 是一个结直肠癌治疗的候选新靶标。

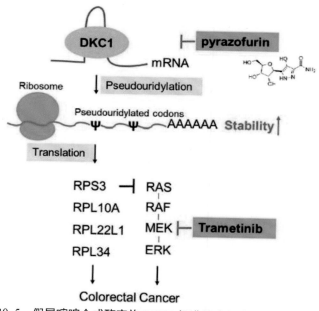

图 30-5　假尿嘧啶合成酶家族 DKC1 促进肿瘤细胞的恶性增殖机制

在上个世纪，pyrazofurin 作为核苷合成抑制剂已经在包括结直肠癌在内的多种肿瘤中展开了临床试验，但是疗效却差强人意。针对这一临床现象，并结合已有的报道 pyrazofurin 是 DKC1 抑制剂以及 RPS3 能够抑制 ERK 信号通路，研究者对 DKC1-RPS3 信号轴抑制 ERK 信号通路进行探讨，证实 DKC1 导致的 RPS3 表达能够结合并抑制 H-ras，从而抑制 MEK-ERK 信号通路。pyrazofurin 同时联合使用 trametinib（MEK 抑制剂），则具有显著的协同抗癌效果。该研究揭示了一个结直肠癌治疗新靶标 DKC1，并通过药物作用机制和动物实验研究阐释了联合使用 DKC1 抑制剂和 RAF/MEK/ERK 信号通路抑制剂的合理性，有望为结直肠癌新药研发提供新的选择。

第三节　肿瘤耐药性及其对策

目前，许多肿瘤常规化疗效果差和预后不良，是困扰肿瘤临床治疗的重要瓶颈，而肿瘤多药耐药（multidrug resistance，MDR）则是化疗失败的关键因素。经化疗后，残存的肿瘤干细胞耐药性形成，常导致对某些药物敏感性降低，引起肿瘤复发，甚至转移。因此，MDR 已成为当今医学界研究的热点。

人恶性肿瘤细胞对化疗的耐药性可分为先天性耐药（nature resistance）和获得性耐药（acquired resistance），根据耐药谱又分为原药耐药（primary drug resistance，PDR）和 MDR。PDR 只对诱导的原药产生耐药，面对其它药物不产生交叉耐药；MDR 是由一种药物诱发，但同时又对其它多种结构和作用机制迥异的抗癌药物产生交叉耐药。人们为更好地了解肿瘤耐药对化疗患者的潜在影响，对 MDR 的发生机制、检测手段及逆转耐药等方面进行了广泛深入的研究，取得了很大进展。

一、耐药发生机制

（一）与蛋白有关的耐药

1. P- 糖蛋白（P-glucoprotein，P-gp）　P-gp 与 MDR 有关，并与细胞膜的通透性、细胞内药物浓度以及细胞耐药程度有关。P-gp 定位于 7 号染色体的 q21.1 带上的 MDR1 基因，是 ATP 结合盒（adenosine triphosphate-binding cassette，ABC）转运蛋白超家族成员之一，具有药物排出泵的功能。P-gp 能够通过脂质双分子层有效地消除细胞毒性药物和许多常用药物，其跨膜区域结合带有中性正电荷的疏水性药物底物，可能直接从脂质双分子层递呈给转运蛋白。P-gp 的表达与蒽环类化合物、长春碱类、紫杉醇类和鬼臼毒素类的耐药相关。P-gp 作为一种 ATP 依耐性跨膜蛋白，以能量依赖性地将药物泵出细胞外，并减少药物转运入细胞内，使细胞内药物蓄积减少，还可使细胞内药物再分布，致使药物集聚于与药物作用无关的细胞器（如溶酶体）内，进一步减少作用靶点部位的药物浓度，从而导致耐药。研究证实，P-gp 在转运一个药物分子时发生 2 次 ATP 水解事件，第 1 次是在跨膜区域结合底物后激活 P-gp 的 ATP 酶活性时发生，引起蛋白质构象变化，以释放底物到膜外侧部分或者是细胞外空间，ATP 位点的第 2 次水解则是重置转运蛋白，以利于再次转运。另外，P-gp 还是一种抗凋亡蛋白，可延迟凋亡级联反应，提高肿瘤细胞存活率，并能保护耐药细胞免于多种药物性或非药物性刺激，如阿霉素、镉、肿瘤坏死因子（TNF）和射线等诱导的多种形式的 caspase 依赖性凋亡。P-gp 的这种作用与其药物外排功能共同参与肿瘤 MDR 有关。P-gp 在正常胆管、肾脏、小肠、肾上腺和造血干细胞等均有表达，负责激素运输及排分泌毒物等生理功能。P-gp 高表达的肿瘤患者常伴随预后不良，如低缓解率、高复发率和生存期短，可作为预后评价指标。

应用钙拮抗剂（或钙调蛋白拮抗剂），如维拉帕米、异博定和尼卡地平可使耐药细胞部分恢复对化疗药物的敏感性，其中以维拉帕米的作用最明显。维拉帕米对耐药细胞的作用不是通过调节钙浓度，而是与抗癌药物竞争 P-gp 的结合位点。但是，钙拮抗剂在逆转耐药的剂量下还具有一些不良反应，使这类药物的临床应用受到限制。钙调蛋白（CAM）抑制剂可使耐药细胞膜电位恢复至敏感细胞水平，从而恢复其对化疗药物的敏感性。

2. 多药耐药相关蛋白（multidrug related protein，MRP） MRP 属于 ATP 结合盒（ABC）转运蛋白超家族成员，至少有 4 种亚型，已知 MRP1 增高是引起 MDR 的主要原因之一。MRP 介导的 MDR 分子机制与 P-gp 基本一致，也是通过降低胞内化疗药物的浓度，且在一些特定细胞株中也发现 MRP 可改变药物在细胞内的分布，使药物集中分布于胞质囊或核周高尔基样区域中，有效降低药物的核质分布比例。但区别于 P-gp，MRP 并不能独立作用未经修饰的化疗药物，却能转运生物转化后与谷胱甘肽 GSH 结合的产物，随着 GSH 的耗尽，MRP 介导的对长春碱类和蒽环类药物的耐药将消失。由此可肯定，MRP 与 GSH 共同介导耐药性的产生，认为药物首先通过谷胱甘肽 S 转移酶和 GSH 结合，然后由 MRP 转运出细胞。MRP1 的另一种重要功能是促使药物在细胞内重新分布。抗肿瘤药物大多作用于 DNA 或核酶，定位于粗面内质网、细胞膜、高尔基体和细胞囊泡处的 MRP1 可将药物隔绝在胞内囊泡结构中，使后者不能与靶位点结合，从而间接导致耐药。与敏感株相比，一些高表达 MRP1 的肿瘤多药耐药细胞内药物分布发生改变，阿霉素和柔红霉素由细胞核内积聚，转变为分布在胞质内的囊泡结构中。MRP 转运的步骤可能为：GSH 合成 → GSH 与药物耦合 → MRP 将药物泵出细胞外。喹啉类、抗激素类（如抗孕激素 RU486）和非甾体抗炎（NSAID）药物及 SN-38 和 GST 耗竭剂都能逆转 MRP 介导的 MDR。MRP 增高可引起阿霉素、表阿霉素、鬼白乙叉苷（VP-16）、长春花碱（vinblastine）、长春新碱（VCR）、放线菌素 D 和秋水仙素等耐药。

3. 肺耐药蛋白（lung resistance-related protein，LRP） LRP 广泛分布于正常细胞，几乎在所有类型的肿瘤细胞中过量表达。LRP 作为人的穹隆主体蛋白，参与转运过程，进而在肿瘤化疗过程中诱导肿瘤细胞的 MDR，其作用机制可能是：① 阻止以细胞核为靶点的药物进入细胞核，起到中间关卡的作用，组织药物进入细胞核内或者将已进入核内的药物通过转运载体重新运出细胞核；② 将细胞浆中的药物转运至运输囊泡，从而使药物呈房室性分布，并通过胞吐机制将药物排出细胞，降低细胞内的药物浓度，最终产生耐药。LRP 可随介导顺铂、卡铂和烷化剂等一些 P-gp，和 MRP 不能介导的药物，从胞核到胞浆重新分布而产生耐药。已知上述药物均以 DNA 为靶点，故 LRP 的高表达可能主要通过核靶点屏蔽机制引起 MDR。此外，LRP 还与细胞毒性 / 抑制性化疗药物被包裹在隔离微囊内而不能发挥作用有关。

4. 乳腺癌耐药蛋白（breast cancer resistance-related protein，BCRP） BCRP 只有一个 ATP 结合结构域和一个疏水性的跨膜结构域，这与典型的 ABC 转运蛋白明显不同。因此，BCRP 称为半转运蛋白，推测其本身或与其它转运分子形成二聚体或多聚体而发挥作用。与 P-gp 相似，BCRP 在正常组织中分布也广泛，且主要分布于具有分泌和排泄功能的组织，如胎盘合体滋养层、小肠和结肠上皮以及肝细胞膜胆小管面中。在小肠和结肠上皮中的分布提示，BCRP 可能通过返运，从肠腔进入的外源性物质（如药物等）调节吸收，防止可能发生的毒性反应。另外研究发现，BCRP 在胎盘组织中表达丰富，提示其在胎盘屏障的形成过程中可能发挥重要作用。BCRP 也可能参与肝脏解毒及血脑屏障的形成。

在 Mx 蛋白诱导的人骨髓瘤 RPM18226 细胞株、人小细胞肺癌 GLC4 细胞株和人结肠癌 S12M123.2 细胞株中，发现 BCRP 过表达，其耐药谱包括米托蒽醌、阿霉素、柔红霉素、鬼臼乙叉苷和拓扑特肯等，且对长春新碱和紫杉醇无交叉耐药。BCRP 耐药分子机制与 P-gp 及 MRP 基本相似，即通过主动外排药物及降低药物核质分布比例达到 MDR。但 BCRP 也具有自身的特点，首先 BCRP 单体之间通过二硫键形成同二聚体，使结构近似于完全转运蛋白，再发挥药物排出泵的作用。此外，BCRP 具有与前两种耐药蛋白不同的药物结合位点。研究表明，BCRP 的 482 位氨基酸残基的点突变能改变其底物的特异性，由此推测其第 3 跨膜区内的 482 位氨基酸可能是 BCRP 药物结合位点的一部分。

5. 可溶性耐药相关钙结合蛋白（soluble resistance-related calcium-binding protein，SORCIN）　这是一种 22 kD 的具有典型"EF-hand"结构的钙结合蛋白，参与细胞内钙稳态调节。SORCIN 广泛分布于多种组织，其中在正常的心脏与脑组织中高表达，而在部分肿瘤组织中过表达。近年来，大量的临床数据显示，SORCIN 与肿瘤耐药性密切相关。基础研究表明，SORCIN 不仅参与 MDR 的形成，而且与肿瘤的恶性程度、不良预后密切相关。此外，部分研究证明 SORCIN 参与 ATP 结合盒转运体（ABC transporter）的调节，进而对肿瘤耐药性产生影响。SORCIN 可能通过多种途径参与肿瘤 MDR 产生，主要通过增加药物外排转运体的表达、降低内质网应激损伤与减少细胞凋亡以及沉默后细胞周期将会阻滞于 G_2/M 期。

6. 核因子 κB（nuclear factor κB，NF-κB）　NF-κB 是一种具有多种调节功能的转录因子，存在于 PI3K/Akt 信号通路下游；静息状态下，与其抑制分子 IκB-α 结合，存在于细胞质中；当被某些细胞因子或化疗药物激活时，其信号通路上的 Akt 蛋白发生磷酸化，促使下游 IκB-α 发生磷酸化，并与 NF-κB 解离；NF-κB 激活，进而移位进入细胞核内，并与 ABCB1b 启动子结合，激活后者的转录、扩增，诱发 P-gp 的过度表达。通过研究大肠癌细胞株 Caco-2 对阿霉素耐药的机制发现，抑制 NF-κB 通路，可降低 MDR1 和 COX-2 的表达，增加 Caco-2 对阿霉素的敏感性。

7. 缺氧诱导因子（hypoxia inducible factor，HIF）　HIF 是缺氧应答的调控性因子，参与肿瘤血管形成、细胞增殖、细胞转移及浸润的调控 MDR1 基因增强子上存在一个 HIF-1α 结合区域。MDR1 基因对于缺氧很敏感，当机体组织细胞处于缺氧状态时，其基因表达显著增高；在缺氧环境中，HIF 可使野生型 p53 显著升高，而对突变型 p53 无作用，使细胞不能如期凋亡，增加 MDR1 基因的转录。研究发现，缺氧诱导后人结肠癌 LoVo 细胞株中 HIF-1α 和 P-gp 表达明显上升；抑制 HIF-1α 后，P-gp 的表达明显降低。研究发现，通过激活 AMPK 信号通路，下调 HIF-1α，可以提高耐药株对化疗药物的敏感性；沉默 HIF-2α 后，VEGF 表达下降，细胞凋亡增加。

8. 热休克蛋白及其转录调控因子　2019 年 12 月，伦敦癌症研究所等机构研究者在 *J Med Chem* 杂志发文，开发了一种抑制热休克蛋白 72（HSP72）的新方法。HSP72 对于帮助癌细胞存活并抵御疗法非常重要，主要负责沉默让癌细胞自我毁灭的指令。研究结果发现，新方法在阻断 HSP72 活性上的有效性是早期手段的 100 多倍。研究者利用一种能形成化学键的小分子靶向作用 HSP72，能永久性地破坏该蛋白的活性。这种类型的小分子蛋白抑制剂能形成一种化学键，是药物设计中的一个重要机制，能够利用半胱氨酸发挥作用。但半胱氨酸在蛋白质中很罕见，因此限制其应用，但研究者寻求更常见的氨基酸，尤其是赖氨酸。研究者所开发的新型赖氨酸靶向性策略则能够克服癌细胞的耐药性并确保肿瘤会对疗法再次敏感。

热休克转录因子 1（heat shock transcription factor 1，HSF-1）是热休克蛋白家族中最重要的转录调控因子。研究表明，在卡铂处理的乳腺癌细胞中，可见 HSF-1 表达的增加，而基因敲除 HSF-1，则显著增加肿瘤细胞对抗肿瘤药的敏感性，进一步的机制研究揭示 HSF-1 通过直接与 ATG7 启动子结合，上调 Atg7 的表达，继而激活细胞自噬，并促进肿瘤细胞耐药。

9. 血管内皮生长因子（vascular endothelial growth factor，VEGF)　VEGF 是一种对血管生成具有极强诱导作用的多功能诱导因子，具有促进血管内皮细胞分裂、增殖、细胞质钙聚集以及诱导血管生成和血管通透性增强等作用。有文献报道，VEGF-C 通过与其受体 NRP2 结合，可促进前列腺癌及胰腺癌化疗耐药。NRP2 或 VEGF-C 敲除，可使 mTORCl 活性显著增加，自噬活性受到抑制，肿瘤细胞化疗敏感性恢复。

10. 转化生长因子 β（transform ing growth factor β，TGF-β）　研究发现，RNA 聚合酶 Ⅱ 转录调节物 12（MED12）缺失，可导致肿瘤细胞对靶向药物酪氨酸激酶抑制剂（TKI）耐药。MED12 蛋白干扰高尔基体中 TGF-βR Ⅱ 的成熟，从而抑制该受体在细胞膜上的表达。当 MED12 蛋白缺失时，导致 TGF-β 信号途径表达增强，而该信号途径通过增强 MEK/ERK 信号途径的表达，可修复 MAPK，最终抑制 TKI 对 MAPK 的破坏作用，使肿瘤细胞对 TKI 耐药。在许多肿瘤中，通过抑制 MED12 蛋白、增强 TGF-βR Ⅱ 受体表达或用 TGF-β 配体联合给药 3 种方式，都可导致肿瘤细胞对酪氨酸激酶抑制剂耐药；进一步研究发现，通过 TGF-β 受体抑制剂与 TKI 联合治疗，抑制肿瘤细胞对 TKI 的抗药性。在肺癌中，MED12 蛋白缺失，可诱导肿瘤细胞对 5-FU 及顺铂耐药。TGF-β 还可通过上调蛋白激酶 Cα（PKCα）表达，增强耐药性。此外，TGF-β 信号通过诱导 Snail1/2、ZEB1/2、ET -1、OCT4 和 HMGA2 等转录因子的表达，促进上皮间质转化（EMT）。研究表明，EMT 与肿瘤转移、耐药和肿瘤干细胞密切相关。多种获得性耐药的肿瘤细胞具有 EMT 和肿瘤干细胞特点；TGF-β 等体外诱导细胞发生 EMT 改变，细胞对化疗药物表现出更强的耐受性。

TGF-β 涉及肿瘤的发生发展过程的多个方面，抑制 TGF-β 信号转导，为抗肿瘤治疗提供多个研究靶点。研究较多的 TGF-β 抑制剂主要包括 5 大类，包括人工抗体药物、靶标基因抑制剂、小分子受体激酶抑制剂、肽适配和去甲基化药物。

11. 癌细胞产生耐药性的关键 PCAF 驱动蛋白　携带 BRCA1/2 突变的个体患乳腺癌、卵巢癌和前列腺癌的风险较高，当患者对挽救生命的疗法产生耐受性时，癌症会变得更加具有侵袭性；2020 年

10月，美国德克萨斯大学奥斯汀分校等机构 *Mol Cell* 杂志发文，识别出一种癌细胞对药物产生耐受性的关键驱动因素，有望开发新型靶向性抗癌疗法。这种 PCAF 的特殊蛋白能够促进 BRCA1/2 突变的癌细胞发生 DNA 损伤，而携带低水平 PCAF 蛋白的患者往往预后较差且更容易对 PARP 抑制剂的治疗产生耐受性，PARP 抑制剂常用于治疗 BRAC 缺失的肿瘤。研究者表示，PARP 抑制剂的开发是治疗这些恶性癌症的重大突破，当机体 PCAF 蛋白的水平较低时，会保护癌细胞免于药物的损伤作用。通过对活组织样本进行检测，能利用 PCAF 蛋白作为一种评估 PARP 抑制剂反应的分子标志物，从而评估哪种疗法最能有效治疗癌症患者。

另一项研究发现，耐药突变可以恢复 BRCA1/2 基因的活性，从而避免药物治疗的影响，这可能会使肿瘤容易受到免疫治疗的影响。研究那些通过修复 BRCA 基因而避开铂化疗和 PARP 抑制剂的癌症，发现这些基因的新版本与健康细胞中的相同基因略有不同。2020 年 10 月，英国伦敦癌症研究所研究者在 *Cancer Discov* 杂志发文，汇编了一个数据库，其中包括 300 多个报告的突变案例，这些突变改变了 BRCA 基因的活性，从而对 PARP 抑制剂产生耐药性。研究发现，某些类型的 BRCA 突变比其他类型更有可能发生逆转突变，重新启动 BRCA 基因的活性。检测这些突变可以挑选出那些可能对 PARP 抑制剂或铂化疗产生耐药性风险更高的癌症患者。在逆转突变发生处，发现修复的 BRCA 基因产生与正常细胞不同的蛋白质。计算机模型预测，这些蛋白通常是"免疫源性的"，也就是免疫系统会将它们识别为外来物种。这就带来了一种前景，即解除免疫系统刹车的免疫疗法可能对逆转突变的癌症有效，推动身体对修复的 BRCA 蛋白产生强烈的免疫反应。如果能够准确预测逆转突变，甚至有可能使用疫苗对逆转的 BRCA 蛋白产生免疫反应。目前，这只是一个计算预测，但在实验室中测试免疫系统是否真的能够区分健康蛋白质和由癌细胞产生的重组蛋白质，并有效地改变肿瘤的抵抗机制对抗它们，这将是非常令人兴奋的事件。

还有一项关于 PRAP 抑制剂用于治疗前列腺癌的报道。2020 年 11 月，美国芝加哥大学 Patnaik 及其同事在 *J Clin Oncol* 杂志发文，揭示 BRCA1/BRCA2 基因突变的晚期前列腺癌男性患者可以通过 rucaparib 靶向治疗得到恢复。转移性去势抵抗性前列腺癌（mCRPC）是前列腺癌的一种无法治愈的亚型，即使体内的睾丸激素水平降低到非常低的水平，前列腺癌仍会持续增长。rucaparib（商标为 Rubraca）是一种属于 PARP 抑制剂的新型抗癌药物之一，其作用是靶向修复 DNA 损伤方面有缺陷的癌细胞。PARP 抑制剂已经成功用于治疗卵巢癌以及某些遗传形式的乳腺癌和胰腺癌。在这项研究中，发现大约 12% 的晚期前列腺癌患者患有带有 BRCA1 或 BRCA2 基因突变。研究者招募了 115 例患者，基因筛查发现患者的 BRCA 基因存在异常。然后，患者每天 2 次接受 600 mg 的 rucaparib，客观响应率为 41%。超过一半的患者（53.9%）的前列腺特异性抗原（PSA）水平有所改善。研究者指出，除了证明已经在之前的两种疗法上进展的 mCRPC 患者具有显著的抗癌反应外，rucaparib 治疗的安全性与其他实体瘤类型中报告的安全性相一致。在此前的研究中，证明了 mCRPC 患者 DNA 修复途径内的其他非 BRCA1/2 突变可能导致对 PARP 抑制剂 rucaparib 出现耐药性。

12. 卵巢癌的 PARPi 耐药机制　2021 年 3 月，意大利马里奥·内格里药理研究所在 *Drug Resist Updat* 杂志发文，阐述卵巢癌的 PARPi 耐药机制，新的联合治疗策略。高级别浆液性癌（HGSOC）

是最常见的卵巢癌组织学亚型。大约 50% HGSOC 缺乏同源重组（HR），这是修复 DNA 双链断裂的主要细胞途径之一，其机制之一是 BRCA1 或 BRCA2 基因功能丧失。抑制多聚 ADP- 核糖聚合酶（PARP）是 HR 缺乏的合成致死物，PARP 抑制剂（PARPi）明显改善 HGSOC 患者的预后，对 BRCA1/2 缺陷的肿瘤患者有更大的益处。然而，在大多数 HGSOC 患者中，不可避免地会发生对 PARPi 的固有或获得性耐药。PARPI 耐药的不同异质性机制已被描述，包括多药外排泵上调导致的细胞内药物水平下降，PARP1 蛋白的表达缺失 / 失活突变，同源重组（HR）的恢复和复制分叉的保护。破译 PARPI 耐药的分子机制，对于开发新的治疗策略和（或）新的药理药物以克服这种耐药并优化针对 HGSOC 患者的治疗方案至关重要。

EOC 分子特征揭示一半的 HGSOC 具有 BRCAness 表型，其特征是 HR 缺乏，这是参与 DNA 双链断裂的主要修复途径之一。这一认识和所描述的由于 BRCA1 或 BRCA2 基因改变而导致 PARP 抑制和 HR 缺陷之间的合成致死相互作用，为 BRCA1/2 缺陷肿瘤的合理治疗建立了一条新途径。此外，HGSOC 中 HR 缺陷不仅由 BRCA1/2 突变介导，而且还由 PALB2、RAD51C、RAD51D、CDK12 及 Ewing 肉瘤基因融合的突变。虽然 PARPi 代表了一类新的药物，在 HR 缺乏的 HGSOC 中已经确立了临床活性，但在 HR 熟练的 HGSOC 中也显示出活性的迹象。

由于上述分子特性，卵巢癌对铂类化疗一般极为敏感，但肿瘤复发几乎无一例外地表现为化疗耐药，这是肿瘤治疗的主要障碍之一。尽管 PARPi 具有临床益处，但在大多数 BRCA1/2 突变的晚期癌症患者中观察到 PARPi 耐药。破译获得性 PARPi 耐药（主要是在 HR 缺乏背景下）和固有 PARPi 耐药的分子机制对于提高其疗效、避免化疗耐药的发生和（或）提高其在 HR 熟练背景下的抗肿瘤活性至关重要。

PARPi 代表一类有文献记载的卵巢癌临床活性药物，但对 PARPi 的耐药性 [内在的和（或）获得性的] 经常发生，这些机制可简要分为五大类：① 多药外排泵上调引起的细胞内药物水平下降；② 与原发性 PARPi 耐药有关的功能性 HR；③ PARPi 靶标（即 PARPi 蛋白）功能的丧失；④ 通过不同机制恢复 HR，包括 HR 基因的逆转突变、HR 基因的表观遗传重新表达和 NHEJ 调节蛋白的丢失等；⑤ 复制分叉的保护（图 30-6）。

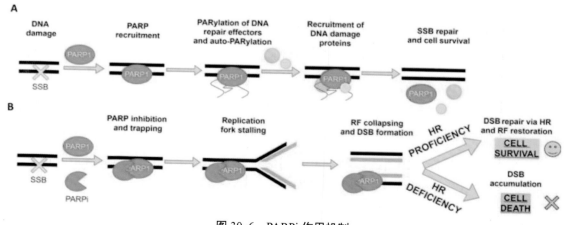

图 30-6　PARPi 作用机制

PARPi 耐药的这些机制主要在临床前（通常是细胞培养系统）中描述，正在进行的临床试验和转译研究（PARPi 前后的匹配、存档和最近的活组织检查或液体活组织检查）将有助于确定这些机制在临床环境中的相关性。在临床上验证这些机制将是至关重要的，因为随着这些化合物的使用增加，PARPi 耐药患者的数量将会增加，人们可能通过新的药物组合和（或）新的治疗策略来预防或抵消 PARPi 耐药。事实上，已经研究了减轻和（或）克服 PARPi 耐药性的潜在药理学方法，其中许多方法目前正处于临床开发的早期阶段。PARPi 在患者临床治疗的早期使用，意味着复发或进展的疾病将以 PARPI 耐药为特征，在 PARPi 治疗失败时迫切需要新的有效策略来改善患者的预后。

13. 耐受基因 USP22 去泛素化 STAT1 通过信号调控对 T 细胞杀伤的耐受　2021 年 6 月，上海交通大学生命科学技术学院杨选明课题组在 *Mol Ther* 杂志发文，发现耐受基因 USP22 可以直接去泛素化 STAT1，通过 IFNγ-JAK1-STAT1 信号调控对 T 细胞杀伤的耐受，为克服肿瘤免疫治疗不响应提供了新的靶点，为阐述肿瘤免疫耐受提供了新机制。免疫检验点阻断治疗是目前针对临床转移性黑色素瘤患者比较有效的治疗方法，但仅有约 30% 的患者对治疗有效。研究者在小鼠黑色素瘤细胞 B16-OVA 中用 CRISPR-Cas9 介导的全基因组敲除技术构建了全基因组敲除的细胞模型，并通过 OT-I T 细胞体内、体外杀伤筛选出潜在的耐受基因 USP22。USP22 通过去泛素化增强 STAT1 的稳定性，进而调控 IFNγ-JAK1-STAT1 信号通路。同样，USP22 在人的黑色素瘤细胞中也通过去泛素化增强 STAT1 的稳定性。

（二）与蛋白酶有关的耐药

1. 谷胱甘肽 S- 转移酶（glutathion S-transferase，GST）　GST 是广泛分布的二聚酶，可单独与谷胱甘肽（glutathion，GSH）一起参与许多环境毒素的代谢和解毒功能。根据其在细胞内定位的不同，GST 可分为 α、μ、π、θ 及膜结合微粒体 5 种类型；其中，GST-π 是从胎盘中分离出来的一种酸性 GST，与恶性肿瘤关系最密切，约占其总数的 90%，主要分布于消化道、泌尿系统和呼吸道上皮。GSH 是一种含半胱氨酸的三肽，为细胞内主要的非蛋白巯基。GST 能够催化机体内亲电性化合物与 GSH 结合，使有毒化合物增加水溶性，减少毒性，最终排出细胞外。这种结合还可防止有毒化合物与细胞的大分子（如 DNA、RNA 和蛋白质）结合；正常情况下，可作为一种保护机制使细胞免受损害，而肿瘤细胞可以通过调节 GSH 水平，增加 GST 活性，加速化学药物的代谢。

目前，抑制 GSH 的药物有丁硫氨酸亚砜胺（buthionine sulfoximine，BSO）、硝基咪唑类、维生素 K3、扑热息痛、硒酸钠、硒半胱氨酸、GS-EA 和依他尼酸等。BSO 是一种人工合成的氨基酸，GSH 合成的限速酶 -γ 谷氨酰 - 半胱氨酸合成酶的强效抑制剂，能有效地阻断 GSH 的合成，降低其胞内水平，并增加肿瘤细胞对米托蒽醌、顺铂和丝裂霉素的敏感性。利尿酸可逆转烷化剂的耐药，与 BSO 联用时逆转作用更大。

2. 拓扑异构酶 Ⅱ（topoismerase Ⅱ）　拓扑异构酶是 DNA 复制的必需酶，在染色体解螺旋时催化 DNA 断裂和重新连接，是许多 DNA 插入和非插入药物作用的靶点，拓扑异构酶 Ⅱ 在数量和功能上的改变可能是产生细胞耐药的机制。

3. 蛋白激酶 C（protein kinase C，PKC） PKC 是一组 Ca^{2+}/磷脂依赖的同工酶，与磷脂和甘油二酯结合的疏水性调节部位及含有 ATP 的底物蛋白结合区域组成。PKC 有 12 种类型，各亚型具有不同的组织表达和特定的细胞定位，其中 PKCα 和 PKCθ 与肿瘤 MDR 的关系最为密切。PKC 在细胞增殖、分化和凋亡信号传导调控方面发挥重要的作用，同时在肿瘤发生、发展及对抗瘤因子的反应方面也起到重要的作用。PKC 参与蛋白质的磷酸化过程，而 P-gp 是一种磷酸化蛋白，MDR 细胞中 PKC 活性增高，两者存在一定的联系。根据作用于 PKC 的部位，其抑制剂可分为 3 类，即对催化区、调节区及两区均有作用。

4. 环氧合酶（cyclooxygenase，COX） 这是前列腺素合成的限速酶，在肿瘤的发生发展以及耐药中发挥重要的作用。COX-2 可通过促进 MDR1 表达、增强 Bcl-2 通路及激活葡萄糖神经酰胺合成酶（glucosylceramide synthase，GCS）等途径抑制细胞凋亡，使细胞发挥耐药作用。研究发现，老年胃癌患者更易对化疗药物不敏感，这些胃癌细胞中的 COX-2 阳性率很高，并且其表达水平与 GST 和 P-gp 呈显著正相关性，通过 siRNA 沉默 COX-2 基因后，耐药细胞株对化疗药的敏感性增强，其机制与抑制 MDR1 基因活性和 P-gp 表达有关。

5. 解毒内脂酶 PON2 2021 年 2 月，美国耶鲁大学等机构研究者在 *Proc Natl Acad Sci USA* 杂志发文，发现了一种针对白血病的新型代谢"守门人"机制（metabolic gatekeeper mechanism），依赖于一种解毒内脂酶 PON2 分子，并有望开发治疗多种疾病的新型疗法。B 细胞是机体适应性免疫系统的效应细胞，同时其还以低能量水平为特征，能有效预防白血病的发生。在这项研究中，发现 B 细胞急性淋巴细胞白血病（B-ALL）中高水平表达的解毒内脂酶 PON2 能作为一种特殊的机制，促进细胞能量的产生，进而促进白血病的转化。此外，PON2 还能通过其抑制剂人类红细胞膜整合蛋白（stomatin）中释放转运蛋白，促进葡萄糖转运蛋白 1 的葡萄糖摄取活性。PON2 对于葡萄糖的摄取和能量产生至关的重要，而其缺失能预防白血病的发生。高水平的 PON2 不仅能够在临床试验中预测白血病患者的不良结局，还会促进疾病的恶化和进展。本研究表明，PON2 酶类活性能被用来选择性地狙杀 B-ALL 细胞，靶向作用 PON2 有望开发新型治疗性干预措施，克服 B 细胞急性淋巴细胞白血病的耐药性。

（三）与 RNA 和表观遗传有关的肿瘤耐药

以往认为，遗传学上的基因突变是肿瘤耐药机制中的关键事件，使某些细胞获得耐药特性，最终形成耐药表型。然而，研究发现基因突变机制影响耐药存在很多方面缺陷。首先，在许多耐药肿瘤中没有发现药物靶点和相关通路的基因突变；其次，耐药过程是可逆的、周期发生短及为普遍现象，不符合基因突变不可逆、长期及低频的特点。与此同时，肿瘤全基因组测序技术及表观遗传学测序组学迅速发展，对肿瘤耐药机制有了重要的发现。其一，许多肿瘤耐药中发挥关键作用的基因往往存在表观遗传学的异常修饰；其二，在耐药肿瘤基因组上，高频突变的位点往往是编码与表观遗传调控相关酶的基因。由此得知，表观遗传学在肿瘤耐药中发挥着重要的作用。

1. DNA 甲基化 肿瘤中，在 DNA 甲基转移酶催化下，启动子区 CpG 岛和距离 CpG 岛 2 kb 以内的"CpG 岛滨"二核苷酸胞嘧啶残基 5- 碳原子被甲基化共价修饰，生成 5- 甲基胞嘧啶（5-methylcytosine，

5-mC），诱导基因表达沉默。当抑癌基因被异常甲基化时，引起染色质结构改变，使转录失活，抑癌基因表达沉默，导致肿瘤的发生和耐药；但是，如果对肿瘤细胞进行甲基转移酶抑制剂去甲基化处理，又可以恢复抑癌基因的表达及其对化疗药物的敏感性。研究发现，鼻咽鳞癌组织中的抑癌基因 RASSF1A 的表达及其基因启动子区异常甲基化，导致 RASSFIA 的表达下调，用 DNA 甲基化抑制剂 5- 氮杂脱氧胞苷处理的 RASSF1A 基因低表达的鼻咽癌细胞株，RASSF1A 基因表达上调。RASSF1A 蛋白能结合并稳定细胞内的微管，甚至可以在介导防止纺锤体装配方面辅助紫杉醇类药物发挥作用，提示 RASSF1A 的异常甲基化可能与紫杉醇类耐药的发生相关。

2. DNA 修复能力的增强　　DNA 是传统的化疗药物烷化剂和铂类化合物的作用靶点，这些药物的细胞毒性与 DNA 损伤有关。DNA 损伤的一个修复机制是切除修复，需核酸内切酶、DNA 聚合酶和 DNA 连接酶等的参与。化疗药致使 DNA 损伤，当二氢叶酸还原酶（DHFR）和 DNA 损伤修复相关酶活性增强（O^6- 甲基鸟嘌呤 -DNA 甲基转移酶，O^6-methyl guanine-DNA methyltransferase，MGMT）时，可增加其对化疗药物的耐药程度。修复相关酶的抑制剂可抑制 DNA 损伤的修复，使耐药细胞部分恢复对化疗药物的敏感性。

3. AEG-1 基因在肿瘤耐药中的调控作用　　星形细胞上调基因（astrocyte elevated gene 1，AEG-1）也称转移黏附因子（metadherin，MTDH），在多种癌症中均表达升高，与 5- 氟尿嘧啶（5-FU）、多柔比星、紫杉醇及顺铂等多种药物的肿瘤耐药相关，并通过多种机制调控肿瘤耐药性。已有研究证实，AEG-1 参与多种恶性肿瘤进展的主要过程，包括细胞转化、细胞凋亡的抑制、侵袭、转移、血管新生和化疗药物抵抗等。

研究表明，AEG-1 参与经典的 Ha-Ras、MAPK、NF-κB 和 PI3K/Akt 致癌途径，可通过抑制肿瘤凋亡，促进耐药性。在乳腺癌，AEG-1 的高表达使肿瘤细胞逃逸紫杉醇、多柔比星或顺铂诱导的细胞死亡；在这个模型中，AEG-1 诱导的化疗耐药是由 ALDH3A1 和 C-met 等促生存基因介导的。同时，AEG-1 也可激活 AMP 激酶和自噬相关基因 5，促进保护性自噬，降低肿瘤细胞对化疗药物的敏感性，导致肿瘤细胞对化疗药物耐受。AEG-1 可通过诱导保护性自噬，调节肿瘤耐药。研究表明，抑制 AEG-1 可减少保护性自噬，恢复肿瘤细胞化疗敏感性。此外，AEG-1 也可促进 MDR1 mRNA 加载到多核糖体，增加 MDR1 的蛋白翻译，调节药物抗性，这也是 AEG-1 介导多柔比星耐药的关键机制。研究者阐明，AEG-1 作为 RNA 结合蛋白的新功能，具有影响药物敏感性或抗性基因表达的潜力。此外，AEG-1 还通过与葡萄球菌核酸酶和 TDRD1（RNA 诱导沉默复合体的一个组分）的相互作用在 miRNA 介导的基因沉默中起作用，AEG-1 诱导 miRNA 表达和活性的改变可能是引起肿瘤抗药性另外的一种方式。AEG-l 在耐药性中的多重功能增加其作为抗癌剂靶向调控基因的可能性。

4. miRNA 参与耐药　　miRNA 参与机体各种调节途径，根据其对肿瘤细胞生长的不同影响，可以分为致癌类和抑癌类 miRNA。miRNA 可以在多种肿瘤细胞耐药性发挥作用，miR-223 可降低细胞对顺铂的敏感性。在非小细胞肺癌细胞中，miRNA 能通过相应的靶蛋白，改变细胞对顺铂耐药性。miR-630 可以减弱顺铂诱发的细胞凋亡。非小细胞肺癌对多烯紫杉醇耐药，这与 miR-98、-192、-424 上调和 miR-194、-200b、-212 下调存在相关性。

对异常表达的 miRNA 进行干预可改变肿瘤的耐药行为。上调 miR-200c 可增加乳腺癌细胞对阿霉素的化疗敏感性。过表达 miR-1915，可逆转结肠癌细胞的多药耐药。相反，下调 miR-93 能使耐顺铂的卵巢癌细胞凋亡增加。反义抑制 miR-21 可提高恶性脑胶质瘤细胞对替莫唑胺的敏感性。上调 miR-134 在耐药小细胞肺癌细胞中的表达量，可明显提高其对化疗药物顺铂、依托泊尔和阿霉素的敏感性。在耐药小细胞肺癌细胞中，miR-134 通过诱导 G_1 期阻滞，可提高细胞生存率，并可下调 MRP1/ABCC1 蛋白的表达。

5. 长链非编码 RNA（lncRNA）对肿瘤耐药作用 在基因水平，lncRNA 可分为正义、反义、双向、基因内及基因间 lncRNA 的 5 种类型；并且，在 3 个水平参与基因表达的调控，即表观修饰水平、转录水平和转录后水平调控。lncRNA 在转录水平行使的多种生物学功能特点使其为研究恶性肿瘤的生物学行为、揭示恶性肿瘤化疗耐药本质成为可能。研究 MDR 细胞与亲本药敏细胞之间 lncRNA 表达谱变化及其差异表达，与相应表观遗传修饰之间的相互作用，对重要耐药相关分子基因发生表观基因组学变化的影响及机制，将为解析恶性肿瘤 MDR 机制提供新视角及治疗的新靶点。lncRNA 通过以下五个方面对肿瘤耐药发生作用。

（1）lncRNA 通过药物代谢影响肿瘤耐药：lncRNA 介导药物代谢引发的肿瘤耐药主要通过药物外排实现，而该过程往往与高表达 ABC（ATP-binding cassette）转运蛋白超家族外排泵有关。ABC 超家族由依赖 ATP 的跨膜蛋白转运体组成，将药物逆浓度排出靶细胞，诱发肿瘤耐药。其中，ABCB、多药耐药相关蛋白 1（MRP1）和 ABCG2 是 3 种主要参与肿瘤耐药的转运体。已有多种 lncRNA 被证实，通过该途径介导耐药产生，如 lnc-H19、lnc-PVT1、lnc-AK022798 和 lnc-ODRUL 等。

（2）lncRNA 通过细胞凋亡影响肿瘤耐药：调控细胞凋亡的 lncRNA 与肿瘤细胞耐药细胞内凋亡途径和抗凋亡途径同时发挥作用，维持细胞正常周期。lncRNA 可以通过与凋亡调控因子作用或通过其他途径参与肿瘤细胞凋亡，影响药物作用的发挥，导致耐药的产生。研究表明，lnc-AK022798 通过调节 caspase 参与胃癌对顺铂耐药的形成。另外，调控药物代谢相关的 lncRNA 和调控上皮 - 间质转化（epithelial-mesenchymal transition，EMT）的 lncRNA，均与肿瘤细胞耐药相关。

（3）lncRNA 通过调节上皮细胞 - 间质转化（EMT）影响肿瘤耐药：EMT 是指上皮表型的细胞转化成为间充质细胞，获得迁移能力并脱离细胞间黏附作用，侵袭到其他部位的过程。肿瘤耐药性产生与 EMT 具有密切的关联性，肿瘤细胞在产生耐药表型时会逐渐间质化，而发生 EMT 的肿瘤细胞则表现出凋亡抵抗能力增强。目前，EMT 作为肿瘤耐药产生的关键机制已被广泛接受。

（4）lncRNA 通过调控信号通路影响肿瘤耐药：在肿瘤耐药性的产生过程中，多种信号通路被改变。这些通路往往涉及药物代谢、DNA 损伤修复、细胞凋亡及 EMT 等生命过程，与肿瘤耐药的发生发展密切相关。MAPK 信号通路中的细胞外调节蛋白激酶（ERK）持续激活时，会导致肿瘤细胞中的 P-gp 表达上调。lncRNA 可通过 MAPK 通路调控乳腺癌对多柔比星耐药。Wnt 信号通路是 EMT 发生的经典通路，存在于癌干细胞（CSC）中的 Wnt 通路可通过细胞核内 β- 连环蛋白（β-catenin）激活下游的相关靶基因，在肿瘤的发生、转移及耐药性产生等方面具有调控作用。lnc-AK126698 在非小细胞肺癌顺铂耐药 A549/CDDP 细胞株中高表达，发现敲低 lnc-AK126698 可以下调 Wnt 通路的负调控因子裸角质膜同源蛋白（naked cuticle 2，NKD2），同时增加 8-catenin 向核内转运，引起肿瘤耐药性。lnc-UCA1 则可以通过上调 Wnt 家族的 Wnt6 介导膀胱癌对顺铂耐受。

（5）与肿瘤耐药相关的其他 lncRNA：例如，移行上皮细胞癌相关转录本 1（UCA1）、多柔比星耐药相关非编码 RNA（ARA）和周期素 D 结合 MYB 样转录因子 1 可变转录本 4（DMTF1v4）lncRNA 等与一些肿瘤耐药明显相关。UCA1 是一种 lncRNA，研究发现其高表达可明显增强膀胱癌细胞的活力、侵袭力和转移力。在高表达 UCA1 的膀胱癌细胞系 BLS 211 中，基因芯片分析可知 42 个基因表达失调。其中，Wnt6（无翼型 MMTV 融合位点家族成员 6）的表达量至少升高了 2 倍，而 Wnt 信号通路的激活往往促进诸如非小细胞肺癌、骨肉瘤及胰腺癌等肿瘤的化疗耐药性。因此，可推测 UCA1 有可能也参与膀胱癌耐药的发生。随后的研究基于顺铂化疗的膀胱癌细胞时，发现顺铂刺激膀胱癌细胞中 UCA1 的表达，同时也在耐受顺铂的膀胱癌细胞中发现 UCA1 的表达量明显升高，过表达 UCA1 的细胞在顺铂化疗时活性较好，而低表达 UCA1 的细胞则活性较差；同样，在耐受顺铂的 T24 膀胱癌细胞系中，下调 UCA1 的表达也可部分反转细胞的耐药性，提示其参与了膀胱癌细胞顺铂耐药的发生，而其耐药机制可能是以一种依赖 Wnt6 激活 Wnt 信号通路的方式进行的。

6. 组蛋白去乙酰化酶抑制剂　这是以组蛋白甲基化和乙酰化最为重要的修饰方式。组蛋白甲基化一般发生在赖氨酸残基和精氨酸残基上，组蛋白 H3-K27 的甲基化与许多基因沉默现象有关；其沉默的核心是 PCG 蛋白，果蝇 zeste 基因增强子同源物 2（EZH2）是 PCG 基因家族的主要成员，具有组蛋白甲基转移酶活性，其编码的蛋白含有高度保守的 SET 区域。EZH2 通过其 SET 区域催化组蛋白 H3 第 27 位赖氨酸三甲基化（H3K27me3），从而达到目的基因沉默和转录抑制作用。此外，EZH2 基因在肿瘤耐药中也发挥作用，参与卵巢癌顺铂耐药，沉默其基因能有效逆转卵巢癌细胞对顺铂的耐药性。

组蛋白去乙酰化酶抑制剂能够促进组蛋白乙酰化，启动某些细胞的转录，诱导细胞生长停滞，促进细胞分化、凋亡。LBH589 作为一种新的去乙酰化酶抑制剂在临床前试验发现，对多种恶性肿瘤细胞有明显的抑制增殖和促进凋亡的作用，并且具有用量小、毒性低和有效的抗耐药性等优点。最新研究发现，人类 H4K16 是重要的乙酰化转移酶，hMOF 具有的乙酰化酶活性，能增加 H4K16 乙酰化水平，使 MDR 非小细胞肺癌（NSCLC）H157 细胞系对依托泊普的敏感性增加。

7. 新一代 BCR-ABL 激酶抑制剂　2021 年 3 月，中国科学院合肥研究院健康与医学技术研究所刘青松团队在 *Eur J Pharmacol* 杂志发文，在慢性髓性白血病（CML）治疗方面取得新进展，开发出能够克服伊马替尼多种耐药突变的新一代 BRC-ABL 激酶抑制剂 CHMFL-48。CML 是一种恶性骨髓造血干细胞肿瘤，约占成人新发白血病的 15%。BCR-ABL 融合基因是导致 CML 的主要因素，因此被作为药物靶点广泛研究。伊马替尼作为首个获批上市的 BCR-ABL 抑制剂，在 CML 的一线治疗用药取得了成功，但随着用药时间延长，临床上出现了由于靶点的二次突变导致的耐药问题。尽管二线药物，如达沙替尼等，可以克服一些耐药突变，但不能克服位于 BCR-ABL gatekeeper T315I 突变。而三线药物帕纳替尼尽管能克服 T315I 突变，但增加了静脉血栓栓塞、动脉高血压和严重动脉闭塞等风险，限制其临床应用。因此，开发能够克服伊马替尼多种耐药突变且具有良好安全性的 BCR-ABL

抑制剂具有重要的临床价值。研究者利用计算机辅助药物设计，通过结构优化的方法开发了高活性小分子 CHMFL-48。蛋白及细胞层次研究表明，CHMFL-48 能有效抑制野生型 BCR-ABL（wt）激酶以及一系列伊马替尼耐药突变，包括 T315I、F317L、E255K、Y253F 和 M351T。在 BCR-ABL 野生型和 BCR-ABL 突变的细胞信号通路检测中发现，CHMFL-48 可以明显抑制 BCR-ABL 的自磷酸化及其下游信号通路，如 STAT5 和 CRKL；并将细胞周期阻滞在 G_0-G_1 期，诱导细胞凋亡。体内药效实验表明，CHMFL-48 在 25 mg/kg/d 的剂量下能够显著抑制 K562 细胞构建的小鼠皮下移植瘤的生长，抑瘤率（TGI）可达到 100%。在 p210-T315I BaF3 细胞构建的小鼠模型中，也显示出良好的抑瘤效果，100 mg/kg/d 剂量下抑瘤率可达到 48%。

（四）与细胞凋亡和自噬有关的耐药

1. 细胞凋亡（apoptosis）与耐药　在染色体缺失及突变时，p53、Bcl-2 和 C-myc 表达异常（突变型），对凋亡过程调控异常，可抑制化疗药物诱导的凋亡，导致耐药；同时，也可特异激活 MRP-1/P-gp，产生 MDR。C-myc 基因可能参与 MDR1 基因的调控。caspase 家族也参与 MDR。化疗药物引起细胞凋亡均需激活 caspase。加入促凋亡物质，如全反式维甲酸等，可降低耐药细胞 Bcl-2 和 Bcl-XL 等基因的表达。植入促凋亡基因，如野生型 p53 基因等，可部分逆转耐药。

另外，细胞膜的改变影响药物的转运和外排，细胞激素受体量和亲和力的改变及一些细胞因子（如 IL-6）等，也与肿瘤细胞耐药的发生相关。

2. 细胞自噬与耐药　自噬（autophagy）是真核细胞特有的生命现象，通过降解受损细胞器和大分子而实现细胞内成分的循环利用，在维持细胞自我稳态、促进细胞生存方面起重要的作用，广泛参与多种生理和病理过程。自噬活性与肿瘤及其耐药密切相关。自噬在肿瘤治疗过程中发挥着双刃剑的作用，一方面自噬可以增强肿瘤细胞对化疗药物的敏感性，从而主动诱导Ⅱ型程序性死亡；另一方面自噬也可协助肿瘤细胞抵抗化疗药物诱导凋亡作用。

肿瘤细胞修复受损的 DNA，防止细胞凋亡和坏死，从而产生耐药性，也可能依赖于细胞自噬的介导。据报道，白血病细胞在化疗后分泌高迁移率族蛋白 1（high-mobility group box 1，HMGB1），能诱导细胞保护性自噬，并通过 PI3KC3-MEK-ERK 途径激活自噬，增强肿瘤耐药。通过 RNA 干扰或药理学抑制（如 3-MA 和 U0126）PI3KC3-MEK-ERK 途径可以逆转白血病对化疗的耐药。PI3K-AKT-mTOR 信号通路介导保护性自噬，在非小细胞肺癌耐药中，厄洛替尼和吉非替尼通过抑制其信号通路诱导的细胞自噬，显著增强化疗药物的杀伤作用。

研究证明，在不同肿瘤细胞中促进自噬，可以增强肿瘤耐药细胞的死亡。自噬在顺铂诱导细胞死亡或顺铂耐药中起到重要的作用。研究发现，在凋亡有效的细胞中，自噬增加了细胞毒性的扩散，也能克服肿瘤细胞的多耐药，有研究发现诱导自噬有利于治疗肿瘤。

（五）癌细胞通过激活"易错 DNA 复制"途径对抗癌症治疗的耐受性

2020 年 6 月，澳大利亚 Garvan 医学研究所 Thomas 领导的团队在 Science 杂志发文，显示癌细胞可以通过激活"易错 DNA 复制"途径产生对抗癌症治疗的耐受性。人体细胞在不断分裂，每次都需要高精度复制所有的 DNA 序列以确保细胞存活。在这项研究中，展示了许多不同类型的癌症，包括黑色素瘤、胰腺癌、肉瘤和乳腺癌，在癌症治疗后出现复制 DNA 时产生大量错误，并最终导致耐药性的出现。研究者通过来自癌症患者的活检样本（在接受靶向癌症治疗之前和之后）分析治疗耐药性的潜在驱动因素，发现接受靶向疗法的患者癌细胞显示出的 DNA 损伤水平要比治疗前的样品高得多，即使这些治疗并未直接损伤 DNA。此外，使用全基因组测序分析治疗而导致癌症基因组加速进化。总之，研究者认为，这项研究有助于找到对抗癌细胞在治疗后产生突变的新方法。

（六）外泌体参与耐药

外泌体是肿瘤微环境中细胞分泌的胞外囊泡，参与机体的生理和病理活动，已发现其在肿瘤细胞增殖、侵袭和转移等方面均具有重要的作用。许多研究表明，外泌体的分泌可以作为信号转导的媒介以改变肿瘤对化疗药物的敏感性，参与肿瘤进程。在肿瘤化疗耐药方面，发现以外泌体作为媒介可以使肿瘤细胞产生耐药性，其作用机制主要是耐药细胞与敏感细胞之间以及基质细胞与肿瘤细胞之间的信号传递；同时，对于抵抗化疗耐药方面也有所涉及。在肿瘤耐药方面，主要集中于外泌体 miRNA（如 miR-221/22 和 miR-21-3p）、lncRNA（如 lncRNA-ARSR 通过结合 miR-34/miR-449 促进 Axl 和 C-met 基因表达）和蛋白（ATP 结合盒式转运蛋白）等的表达对细胞耐药表型的影响，从而影响肿瘤细胞的化疗敏感性。

由于外泌体能够诱导肿瘤细胞产生耐药性，因此近些年来就如何抑制外泌体诱导化疗耐药开展了许多研究。研究表明，在伊马替尼耐药的慢性髓系白血病中，用达沙替尼（dasatinib）作用于耐药株细胞能够抑制外泌体的释放，下调 Akt/mTOR 活性，从而降低细胞的耐药。

2020 年 5 月，日本筑波大学等机构研究者在 *Cancer Res* 杂志发文，应用达沙替尼治疗血管免疫母细胞 T 细胞淋巴瘤（angioimmunoblastic T-cell lymphoma，AITL）。通过对小鼠模型进行体内研究发现，AITL 依赖于 T 细胞受体信号，能靶向作用 T 细胞受体（TCR）通路的药物达沙替尼可改善小鼠模型及疾病复发对常规疗法无效的临床患者的预后。

另外研究发现，在乳腺癌中，β- 榄香烯乳可以减弱外泌体的耐药传递作用，有利于乳腺癌的治疗。在膀胱癌中，抑制外泌体生物活性及摄取能力能够使顺铂耐药的膀胱癌细胞变得敏感。Binenbaum 等报道，巨噬细胞分泌外泌体促进胰腺癌抵抗吉西他滨。吉西他滨通过终止 DNA 复制而抑制细胞生长的一种抗肿瘤药物，临床上用作晚期胰腺癌患者在氟尿嘧啶类失败后的二线用药，能够改善患者的生活质量，但胰腺导管腺癌会对吉西他滨产生抵抗。肿瘤相关巨噬细胞最近被证明能够促进癌细胞对吉西他滨的抵抗，但是这一过程的确切机制还不明确。

（七）其他耐药机制

1. 上皮间质转化在肿瘤耐药的作用　上皮间质转化（EMT）是指在某些特定的生理条件及病理状态，上皮细胞失去其表型而向间质细胞转变，在这一过程中上皮细胞失去极性，细胞间以及细胞与基底膜的连接减弱，细胞外基质重塑，从而使上皮细胞转变为迁移、侵袭和抗凋亡能力更强的间质细胞。

肿瘤细胞的分化状态与化疗敏感性密切相关，EMT 可能参与肺癌、胰腺癌、乳腺癌和肝癌等肿瘤细胞耐药形成。研究表明，EMT 会降低肝癌细胞对化疗的敏感性，如表皮生长因子受体靶向治疗中，上皮细胞比间质细胞更敏感。基底型的膀胱癌细胞表现为明显的间质细胞特点，不仅有复发转移的特点，而且耐药性也更高，这说明 EMT 涉及原发性肿瘤耐药的机制。另外，EMT 也与获得性耐药有关，研究发现在肺癌细胞临床标本中，经厄洛替尼治疗后，残留的肿瘤细胞发生 EMT 现象，主要表现为波形蛋白等间质表型的升高，认为 EMT 是获得性耐药及肿瘤复发的重要原因之一。研究发现，很多调控 EMT 相关的调控因子 zebl、zeb2 和 snail 等均与不同肿瘤的耐药有关。

肿瘤 EMT 发生受复杂的信号通路、转录因子及相关基因调控，并诱导肿瘤侵袭、转移和细胞耐药，目前可通过靶向 EMT 降低这种不良的结果。已证实，EGFR-TKI 是有效杀伤肿瘤细胞的药物，不但能抑制肿瘤的侵袭转移，还能促进细胞间质表型转化为上皮表型。另外，通过药物或基因干扰技术降低相关转录因子的表达，进而抑制 EMT 过程，也是降低肿瘤侵袭转移及降低化疗耐药的策略之一。研究发现，HDAC、twist 和 AXL 等能够独立抑制 E- 钙黏蛋白表达，进而导致 EMT，据此开发一些该基因抑制药物也可达到此效果，目前仍是研究热点。

2. 结直肠癌细胞进入滞育样状态而逃避化疗　2021 年 1 月，加拿大多伦多大学 Brien 等研究者合作在 *Cell* 杂志发文，发现结直肠癌细胞能够进入滞育样状态而逃避化疗。研究者在患者来源的结肠直肠癌模型中结合细胞条形码和数学模型，鉴定和表征化疗反应中的药物耐受性、持久性（DTP）。条形码分析显示，进入 DTP 状态并在停止治疗后复发肿瘤的克隆复杂性没有丢失。这些数据符合数学模型，即所有癌细胞（而不是小亚群）都具有成为 DTP 的等效能力。从机制上讲，研究者确定了 DTP 与滞育具有显著的转录和功能相似性；滞育是由不利环境条件引发的悬浮胚胎发育可逆状态。这项研究提供了关于癌细胞如何使用发育上保守的机制来驱动 DTP 状态的见解，并指出了靶向 DTP 的治疗潜力。据介绍，癌细胞能够进入可逆的 DTP 状态来逃避化疗和靶向药物引起的死亡。人们日益认识到，DTP 是治疗失败和肿瘤复发的重要驱动力。

3. 癌细胞通过进入休眠状态躲避化疗的攻击　2021 年 6 月，美国威尔康乃尔医学院等机构研究者在 *Cancer Discov* 杂志发文，发现癌细胞通过进入一种类似于某些类型的衰老状态躲避化学疗法的攻击；这种状态可能是一种活跃的冬眠期（active hibernation），能让癌细胞经受住旨在破坏它们的化疗所诱导产生的压力。相关研究结果有望开发新型药物组合性策略，阻断机体的衰老，并使化疗变得更加有效。

在这项研究中，报道了癌细胞的特殊生物学过程，有助于解释化疗后癌症会经常复发，研究者对利用急性髓性白血病（AML）肿瘤患者机体的样本所制成的类器官小鼠模型进行研究，同时通过观察在癌症治疗和复发过程中收集的 AML 患者样本也证实了这一研究发现。AML 能够通过化疗缓解，但其总是会复发，一旦复发将会无法治愈。一种理论认为，肿瘤中并非所有的细胞在遗传水平上都是相同的，即肿瘤异质性（tumor heterogeneity），存在一部分细胞亚群耐受癌症疗法，并且会重新生长并增殖。另外一种理论则与肿瘤干细胞有关，即肿瘤中的某些细胞具有特性，能让其在化疗后重新形成肿瘤。

研究者指出，与衰老相关的观点似乎并不能取代其它理论，事实上还能为解释其它过程的发生提供全新的视角。这项研究中，发现当 AML 细胞暴露于化疗中时，一类细胞亚群会进入休眠状态，于是研究者又假设了一种看起来像炎症的情况，类似于一种特殊细胞，会经历受伤且需要促进伤口愈合关闭大部分的功能，同时还会招募免疫细胞助其恢复机体健康。研究者指出，深入研究后发现，这种炎性休眠状态是由 AIR 的特殊蛋白所诱导的，这表明，阻断 ATR 能作为一种新型策略，预防癌细胞采用这种炎性休眠手段。随后，在实验室中检测了这一假设，并证实在化疗前给予白血病细胞 ATR 抑制剂，能阻止其进入休眠状态，从而能使化疗杀灭所有的细胞。重要的是，在研究者同时发表的另外 2 篇研究论文中，发现休眠 / 衰老的作用不仅对于 AML 至关重要，对于复发性乳腺癌、前列腺癌和胃肠道癌也至关重要。

4. HER2 肿瘤标志物有助于预测乳腺癌患者对内分泌疗法的耐受性　临床前研究揭示了在内分泌疗法耐受性发生过程中为 HER2 的生长因子受体会发生激活。2021 年 5 月，美国 Sanford Burnham Prebys 医学发现研究所等机构研究者在 *Nat Commun* 杂志发文，识别出一种特殊的肿瘤标志物，有助于预测哪些乳腺癌患者会经历对内分泌疗法的耐受性，提出了一种新方法，能靶向作用 HER2 疗法的患者。

大约 80% 的乳腺肿瘤都是雌激素受体阳性（ER$^+$）。大约 20% 的乳腺癌在诊断时也是 HER2$^+$，而且这些肿瘤更具侵袭性且会快速生长，因为 HER2 是一种受体，当其被激活时就会促进乳腺癌细胞的快速生长。研究者认识到，一部分患者在最初被诊断为 ER$^+$ 或 HER2$^-$ 的乳腺肿瘤，但其在接受内分泌疗法后机体的肿瘤就会转变成为 HER2$^+$；患者也会对内分泌疗法产生耐受性，并会导致疾病复发、转移，甚至患者死亡。研究者分析了两种影响 HER2 活性的基因，即 MLH1 和 PMS2 基因，这些基因是修复 DNA 错误的生物系统的一部分，但其在抑制 HER2 活性的过程中起关键作用；当这些基因被关闭时，HER2 会被激活，而且只要患者接受标准的内分泌疗法，也会发生激活。

5. 乳腺癌异质性及耐药性发生机制　目前，在治疗乳腺癌所面临的关键障碍是肿瘤内的异质性（intratumoral heterogeneity），或者在相同肿瘤中存在多种不同的细胞群体，这些相同的肿瘤拥有不同的特性，如基因表达、代谢和细胞分裂能力等，这些细胞会对标准疗法产生不同程度的敏感性反应，最终成为诱发疗法耐受性的一个诱发因素。2020 年 12 月，美国达特茅斯 - 希契科克医疗中心等机构研究者在 *Dev Cell* 杂志发文，揭示了肿瘤异质性产生的机制，以及如何减少肿瘤的转移性，从而使其对疗法变得敏感。研究者发现，乳腺基底细胞系会诱发乳腺癌异质性的产生，从而促进多个恶性肿瘤细胞亚群的生长。

研究者表示，通过激活蛋白激酶 A（PKA）所驱动的细胞信号通路，能够限制乳腺基底细胞的自我更新能力，从而会阻碍转移性且对疗法产生耐受性的肿瘤细胞亚群的生长和不断进展。研究者指出，理解如何解决肿瘤异质性对于开发成功的治疗性干预措施至关重要，目前研究者并没有开发出能靶向作用蛋白激酶 A 的方法，但寻找能有效抑制 Sox4 等基底物质的治疗性措施可能带来一些治疗效应。下一步详细研究 PKA-Sox4 之间的关联，从而深入阐明靶向作用 Sox4 转录能力的可能性。

6. 代谢重编程促进肝癌靶向治疗耐药　索拉菲尼（sorafenib）是第一个应用于肝癌治疗的临床靶向药物，临床应用时间最长，也是耐药出现最多，研究最广的靶向药物，其耐药形成与维持的机制复杂。

人们很早就发现，肿瘤在形成过程中存在特殊的异常代谢模式，被称为 Weinberger 现象。近些年研究表明，代谢重编在肿瘤对药物治疗的反应中起到重要的作用，而细胞内氧化还原的平衡是代谢中的重要组成部分。

2021 年 5 月，浙江大学医学院附属邵逸夫医院蔡秀军领导的研究团队在 *Sign Transd Target Ther* 杂志发文，发现氧化还原代谢可重塑肝细胞肝癌对索拉非尼的药物反应，是耐药形成的重要环节之一。该研究从线粒体代谢的角度揭示了肝癌靶向治疗耐药的机制。既往研究发现，索拉非尼可以通过作用于线粒体 ETC 复合物，增加细胞内活性氧（ROS）水平，诱导细胞凋亡的发生，提示耐药细胞首先需要克服细胞内 ROS 水平的升高。在这项研究中，发现在同样浓度的索拉非尼处理条件下，耐药细胞中 ROS 水平较野生型细胞明显降低，这支持了细胞内 ROS 平衡调节参与索拉非尼耐药发生的推测。

通过对线粒体功能和形态的观察，发现耐药细胞中线粒体形态较野生细胞更为完整，但线粒体数量明显下降。后续的研究结果提示，耐药细胞中线粒体自噬水平较野生型细胞下降。通过检测线粒体生成的关键蛋白（PGC1α 和 PGC1β）的表达水平，发现 PGC1β 蛋白水平在耐药细胞中明显下降。在耐药细胞中过表达 PGC1β 蛋白水平，显著增加细胞内 ROS 水平。以上结果提示，PGC1β 蛋白水平降低，能减少线粒体合成，从而减少细胞在索拉非尼处理下的细胞应激，减少细胞内 ROS 的产生。

进一步研究发现，泛素 - 蛋白酶系统参与 PGC1β 蛋白水平调节，并受到蛋白 UBQLN1 的调控。UBQLN1 参与调控细胞内泛素化降解过程，在神经退行性疾病与肿瘤中都有重要作用。UBQLN1 的功能多样，通过多种机制参与上述过程：UBQLN1 可以结合发生泛素化修饰的蛋白，促进后者通过蛋白酶体途径降解；UBQLN1 也可以增加蛋白上的泛素化水平，UBQLN1 甚至可以稳定某些具有特殊结构的蛋白。在这项研究中，发现 UBQLN1 可以促进细胞内 PGC1β 蛋白降解，从而参与索拉非尼耐药的发生。重要的是，发现耐药细胞中上调的 UBQLN1 可介导 PGC1β 泛素化非依赖的蛋白降解，从而对线粒体与氧化还原代谢进行重塑，提示对 UBQLN1 的进一步改造有望开发类似 PROTAC 的新型蛋白靶向降解策略。

综上所述，研究发现了肝癌索拉非尼耐药时线粒体生物合成水平降低，从而维持肿瘤细胞内较低的 ROS 自由基压力，帮助肿瘤细胞在索拉非尼靶向治疗中更好地存活下来，从肿瘤能量代谢及氧化还原重编程角度揭示了肝癌靶向治疗耐药的内环境机制，对新型治疗策略的开发以及靶向治疗疗效的监控提供了新思路和新依据，具有较强的临床转化前景和价值。

7. 乳腺癌不同类别细胞是诱发耐受性的潜在原因　2020 年 8 月，美国辛辛那提大学研究者在 *eLife* 杂志发文，发现乳腺癌能采取不同的形式或生命阶段，促进癌细胞生长并扩散。研究者发现，乳腺肿瘤中的细胞是多种多样的，因为特定亚群的肿瘤细胞可能对疗法产生耐受性并最终导致乳腺癌患者疾病复发。导致细胞出现这种多样性的一个因素就是肿瘤细胞可以在不同的细胞状态下存活，从而可以转变为其它细胞类型的干细胞样细胞到能被用作特定目的或负责特定功能的更具分化状态的细胞。拥有干细胞样特性的癌细胞常被认为会诱发药物耐受性。这项研究中，利用乳腺癌动物模型进行研究，识别并对单个细胞进行分类，发现不同肿瘤类型之间复杂的细胞状态谱，如从干细胞到初生细胞，再到分化程度较高的细胞等。本研究后期，还将继续深入研究，揭示这些特殊的细胞状态促进肿瘤的生长，以便能利用组合性的药物策略靶向作用这些细胞，这有助于更多已经产生药物耐受性的患者进行新型的治疗。

8. IL-6 通过促进 BECN1 磷酸化调节自噬和化疗耐药性　细胞外细胞因子在肿瘤微环境中富集，调节肿瘤的各种重要特性，包括自噬。在本研究中，证明 IL-6 通过 IL-6/JAK2/BECN1 途径激活自噬，并促进大肠癌（CRC）的化疗耐药（*Nat Commun*，2021）。从机制上讲，IL-6 触发 JAK2 和 BECN1 之间的相互作用，其中 JAK2 在 Y333 磷酸化 BECN1。通过调节 PI3KC3 复合物的形成，证明 BECN1 Y333 磷酸化在 BECN1 激活和 IL-6 诱导的自噬中起关键作用。此外，BECN1 Y333 磷酸化作为预测结直肠癌预后不良和化疗耐药的标志物。因此，针对 IL-6/JAK2/BECN1 信号通路的自噬抑制剂或药物联合治疗可能是大肠癌治疗的一种潜在策略。

肿瘤微环境（TME）中的正常细胞可以被癌细胞吸收或修饰，以产生多种生长因子、趋化因子和基质降解酶，从而促进癌细胞的增殖和侵袭。IL-6 是 TME 中常见的细胞因子，肿瘤相关的巨噬细胞、粒细胞、成纤维细胞和癌细胞都是 IL-6 的主要来源。IL-6 直接作用于癌细胞，触发 STAT3 靶基因的表达，其编码蛋白促进癌细胞增殖、存活以及血管生成、侵袭、转移和免疫抑制。此外，IL-6 刺激额外的促炎细胞因子的产生，因为 IL-6 在 TME 中招募了许多类型的免疫细胞。IL-6 水平在多种不同癌症的患者中均可观察到，如乳腺癌、宫颈癌和结直肠癌。值得注意的是，核因子 - 核转录因子 B（NF-κB）是推动 IL-6 表达的关键转录因子，在许多人类肿瘤中普遍观察到 NF-κB 的高激活。此外，手术和放化疗会增加循环中的 IL-6 水平。据报道，复发肿瘤患者的循环 IL-6 水平也会升高。炎症性肠病患者也可观察到血清 IL-6 水平升高，且 IL-6 水平一般与结直肠癌患者的肿瘤大小、分期和转移有关。在几种类型的癌症中，循环中的 IL-6 水平已被证明是生存的预后指标和治疗反应的预测因子。

在癌症的发生和发展中，大量证据表明，自噬作为肿瘤抑制因子或促癌机制的双重作用。一旦恶性肿瘤被确定，自噬的增加使肿瘤细胞在许多类型的癌症组织中存活和化疗耐药，并在癌症复发中，与正常的邻近组织或原发癌相比，自噬上调。氨基酸缺乏、缺氧、生长因子缺乏和暴露于各种化学物质、应激条件和一些其他类型的刺激都能够激活自噬。特别是，细胞外 / 细胞内异常信号与自噬诱导之间的联系已被广泛研究，以阐明癌症相关自噬的确切机制。作为一种重要的细胞因子，自噬通过激活 NF-κB 促进 IL-6 的释放，而 IL-6 在多种肿瘤中促进自噬。

在这项研究中，证明 IL-6 诱导 JAK2 和 BECN1 之间的相互作用。重要的是，JAK2 在 Y333 直接磷酸化 BECN1，导致 BECN1-Vps34 相互作用增强和自噬，这是 IL-6 调节癌症化疗耐药性的一个机制。BECN1 Y333 磷酸化水平是结直肠癌患者预后的预测指标，JAK2 抑制剂联合化疗在抑制癌细胞生长方面更有效。因此，本研究进一步揭示了 TME 通过 IL-6/JAK2/BECN1 诱导的自噬在癌症治疗中发挥作用的分子机制，并表明 BECN1 Y333 磷酸化水平可能作为预测化疗耐药和包括大肠癌在内的癌症不良预后的指标。

9. 癌细胞劫持胚胎生存途径进行"休眠"以逃避化疗　2021 年 3 月，加拿大玛格丽特公主癌症中心研究者在 *Cell* 杂志发文，发现当受到威胁时，所有的癌细胞都有能力过渡到这种保护状态，这些癌细胞会"休眠"，直到威胁或化疗被消除。这是第一项确定癌细胞劫持一种进化保守程序以在化疗中生存下来的研究。此外，研究还发现，旨在特异性地靶向这种缓慢分裂状态下的癌细胞的新型治疗策略可以阻止癌症复发。

　　肿瘤就像一个完整的有机体，能够进入缓慢分裂状态，保存能量以帮助它生存。研究者指出，癌细胞会冬眠，这是产生耐药性的一个重要原因。这项研究还指出，如何靶向这些冬眠的癌细胞，让它们不至于冬眠，也就不会引起癌症复发。研究者利用人结直肠癌细胞，在实验室的培养皿中对其进行化疗药物处理。这诱导了所有癌细胞进入缓慢分裂状态，在这种状态下，它们停止了增殖，几乎不需要营养就能存活。只要化疗药物还存在于培养皿中，这些癌细胞就一直处于这种状态。为了进入这种低能量状态，这些癌细胞劫持了 100 多种哺乳动物使用的一种胚胎生存程序。这种生存程序可确保这些哺乳动物的胚胎在高温、低温或缺乏食物等极端环境条件下在体内保持安全。在这种状态下，细胞分裂极少，代谢大大降低，胚胎发育进入停滞。当环境改善后，胚胎能够继续正常发育，这不会对怀孕产生不良影响。受到恶劣化疗环境攻击的癌细胞能够采取这种胚胎生存策略。为了生存，所有的癌细胞都会以协调的方式进入这种状态。

　　研究者将化疗诱导的处于缓慢分裂状态下的癌细胞的基因表达谱与在实验室中观察到的停滞的小鼠胚胎进行对比，发现它们惊人地相似。与胚胎相似，处于缓慢分裂状态的癌细胞需要激活"自噬"的细胞过程。这是一种细胞"吞噬"或破坏自身蛋白或其他细胞成分的过程，以便在缺乏其他营养物的情况下生存下来。研究者测试了一种抑制自噬的小分子，发现这些癌细胞无法存活。化疗药物杀死了这些没有这种保护机制的癌细胞（图 30-7）。因此，在这些癌细胞处于这种缓慢循环的脆弱状态时，获得驱动耐药性的基因突变之前，靶向攻击它们，这是一种化疗耐药性以及如何克服这种耐药性的新方法。

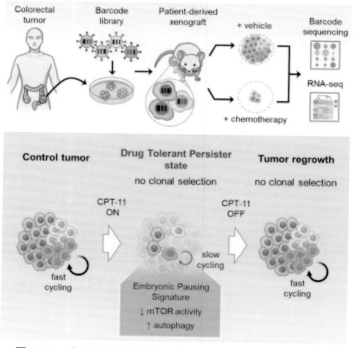

图 30-7　癌细胞劫持胚胎生存途径进行"休眠"以逃避化疗

二、利用生物技术逆转耐药

（一）一些改进的药物疗法

1. 给药载体介导系统在耐药逆转中的应用　耐药逆转剂（reversal agent of drug resistance）的应用无疑是解决 MDR 的一种常用方法，但往往因为逆转剂的毒性较强及不良反应较大而影响其在临床上的广泛引用。因此，借助某些给药介导载体，减少药物用量，实现药物的靶向给药将是颇有意义的新途径，包括纳米材料、肽和蛋白类、脂质体及毫微粒（nanoparticles，NP）介导载体。

耐药性肿瘤细胞主要通过细胞膜表面的药物外排泵（P-gp）将化疗药物外排，虽然直接抑制药物泵的外排功能是解决这一耐药机制的一种方案，但是现有策略往往忽视了药物泵在保护正常组织免受有毒异物的侵害以及广泛分布的内源性代谢物的伤害作用。例如，药物外排泵是血脑屏障（BBB）和肠道的主要保护机制，可以帮助避免任何有毒物质进入大脑和血液系统。2021 年 1 月，国家纳米科学中心王海和马里兰大学何晓明合作在 *Nat Commun* 杂志发文，设计制备了基于碳纳米洋葱和氧化硅杂化纳米材料，并在其表面修饰褐藻素，通过该载体同时携带化疗药物和药物外排泵抑制剂，实现耐药性肿瘤细胞的逆转，避免对正常组织保护能力的干扰。

该研究中，首先利用纳米药物表面褐藻素定点靶向肿瘤微环境中血管组织高表达的 P-selectin 蛋白，并在普通 2D 培养血管内皮细胞、模拟活体血液流动的微流体器件和 3 种不同小动物肿瘤模型上进行验证，明确了该纳米药物靶向肿瘤血管的能力。然后，利用碳纳米洋葱的光热转换能力，通过激光来控制、释放与药物泵竞争性结合的抑制剂，抑制其药物外排功能，从而逆转肿瘤细胞的耐药性。研究者在两种耐药性肿瘤模型（NCI/ADR-RES 和 A2780ADR）中发现，该纳米药物可有效协助化疗药物与其靶点的结合，避免被外排出肿瘤细胞。进一步在活体小动物水平实验，也明确了该纳米药物具有有效逆转肿瘤细胞耐药性的能力，可达到良好的治疗效果。

2. 抗胰腺癌纳米医药　胰腺癌致死性较高，其难治的根本原因在于胰腺癌细胞被致密的基质屏障所包裹，从而阻碍治疗药物的浸润，导致难以清除肿瘤细胞。为促进治疗药物通过基质屏障的渗透，在注射吉西他滨治疗之前用佐剂重塑胰腺癌基质是一项被广泛研究的策略。然而，由于分步使用佐剂和吉西他滨会引起它们在空间与时间分布上存在固有的不均匀性，可能增加了发生肿瘤转移的风险。此外，使用化疗药物吉西他滨存在细胞耐药性的风险。因此，亟需探寻治疗胰腺癌的新策略。宿主防御肽（host defense peptide，HDP）是真核生物固有免疫的一部分，可通过破坏细菌细胞膜完整性以抵御宿主受到微生物的攻击。破膜大分子通过模仿大多数 HDP 共有的两个结构特点（阳离子性和疏水性），实现对 HDP 破坏细菌细胞膜完整性这一功能的模仿。不同于靶向特定的细胞内物质或代谢通路以抑制细胞增殖的常规化疗方案，破膜大分子通过破坏细胞膜完整性以清除目标细胞，并能有效消除耐药性癌细胞，且经反复治疗使用也未见细胞耐药性出现，表明破膜大分子有克服癌症耐药性的潜力。但是，破膜大分子药物缺乏区分癌细胞与正常细胞的能力。

针对这一挑战，中国科学技术大学合肥微尺度物质科学国家研究中心、化学与材料科学学院阳丽华课题组（*ACS Appl Mater Interfaces*，2021）提出发展 100% 由破膜高分子组成、能在血液中保持长循环时间，并且可在肿瘤微环境特有微酸性 pH 刺激下发生解离的酸敏纳米颗粒作为治疗胰腺癌的新方案。通过一种酸敏破膜大分子胶束（M-14K）作为此类纳米颗粒的模型，通过实验证明了该纳米颗粒可被肿瘤微环境特有酸性 pH 激活，从而不加选择地清除胰腺癌细胞和肿瘤相关成纤维细胞，且这种细胞毒性是通过破坏细胞膜完整性实现的。三维细胞球和荷瘤小鼠模型实验均显示，这种纳米颗粒能有效清除包裹胰腺癌细胞的肿瘤相关基质细胞、渗透保护胰腺癌细胞的基质屏障，进而清除被基质及基质细胞紧紧包裹的胰腺癌细胞。荷瘤小鼠模型实验进一步显示，该纳米颗粒经静脉给药后，显著降低胰腺癌微环境内细胞外基质的表达，使原本致密的胰腺肿瘤组织变得通透，重塑了胰腺癌结构，提高了纳米颗粒在肿瘤组织的递送效率，且未见引起肿瘤转移。该研究提出了由单一破膜大分子自组装所形成的酸敏纳米颗粒作为能同时实现胰腺癌基质重塑与癌细胞清除双重目标的治疗前药这一思路，可望为研发既能消除胰腺癌又不诱发肿瘤转移的新型药物提供了实验依据。

3. 双重药物疗法有望治愈致死性黑色素瘤　黑色素瘤是一种最严重的皮肤癌，基于阻断淋巴细胞免疫检查点的靶向性疗法和免疫疗法的引入，开辟了黑色素瘤治疗的新时代，但并非所有患者都会对疗法产生反应；即使是在有反应的患者中，大部分患者也会出现对疗法的耐受性。目前，研究者识别出对免疫疗法产生耐受性的多种原因，包括细胞抗原呈递的缺陷和肿瘤中较低水平的 T 细胞浸润。同样，对靶向性疗法耐受性的发生包括了一系列原因，如 MAPK 通路的再度激活和可更替受体激酶通路的激活。染色质的功能失调是黑色素瘤中发生的一种常见事件，研究者已经识别出多种表观遗传学改变可能是黑色素瘤产生耐受性的新型分子机制。表观遗传学修饰子的功能失调是黑色素瘤中经常发生的事件，而且还是黑色素瘤生物学发生的多方面的基础，包括对靶向性疗法和免疫疗法耐受性的产生等。

2021 年 3 月，加拿大雪梨百年纪念学院等机构研究者在 *J Invest Dermatol* 杂志发文，发现一种双重药物策略，能为治疗黑色素瘤提供一种高效的治疗性手段。双重靶向作用 BET 和 CDK9 蛋白能在体内和体外对黑色素瘤细胞产生一种协同作用效果；BET 抑制剂 IBET151 和 CDK9 抑制剂 CDKI73 能在体外协同杀灭黑色素瘤细胞，而不受 BRAF 或 NRAS 突变状态的影响。

与运输载体对照和单一药物相比，上述两种抑制剂药物的组合能在体外 3D 球体结构和体内 NSG 小鼠模型中抑制人类黑色素瘤 C002M 细胞的生长；细胞的死亡与线粒体的去极化和 caspase 依赖的细胞凋亡有关，同时还与 PARP1 的裂解、抗凋亡蛋白 Bcl-2、Bcl-XL 和 MCL1 的功能下调有关。GSEA 分析（基因富集分析，gene set enrichment analysis，是一种针对全基因组表达谱芯片数据的分析方法，将基因与预定义的基因集进行比较）结果揭示，与 E2F、G2M 检查点和 C-myc 相关的标志基因集的功能下调，而且生存分析结果也揭示了较高 G2M、E2F 或 C-myc 基因标志所产生的较差预后，这就进一步揭示了黑色素瘤中能对 BET 和 CDK9 抑制剂产生反应的生物标志物。

研究发现，BET 和 CDK9 蛋白的高表达与黑色素瘤患者预后较差直接相关，而且黑色素瘤细胞系对抑制剂 IBET151 和 CDKI73 的敏感性在不同细胞系中并不相同，并不依赖于细胞中 BRAF 或 NARS 的突变状态。当将 BETi 和 CDK9i 两种疗法进行组合后发现，组合性疗法能显著降低 3D 球体和异种移植模型中人类黑色素瘤细胞的生长。BET 和 CDK9 的抑制剂能诱导特殊黑色素瘤细胞发生凋亡，这些黑色素瘤细胞与线粒体去极化和抗凋亡蛋白 Bcl-2、Bcl-XL 及 Mcl-1 的下调有关。进一步研究结果发现，上述组合性药物诱导的细胞死亡并不涉及细胞焦亡或细胞坏死过程。而 BETi 和 CDK9i 组合性疗法能减少黑色素瘤的细胞周期以及致癌通路的信号转导；当研究者对 IBET151 和 CDKI73 的组合进行 GSEA 分析后，发现 PI-PI3K 的代谢可能作为一种途径。综上所述，本研究结果揭示了组合性的表观遗传学抑制剂能在体内和体外实验中靶向作用多个下游基因的表达，从而导致黑色素瘤细胞死亡。

4. 药物泊马度胺给来那度胺耐药性的多发性骨髓瘤患者带来治疗效益　临床上，通常会使用药物沙利度胺（thalidomide）及其在结构上类似的药物（如来那度胺和泊马度胺）治疗多发性骨髓瘤患者，药物泊马度胺通常给对来那度胺耐药性的多发性骨髓瘤患者带来一定的治疗效益。2020 年 11 月，日本东京工业大学等机构在 Nat Chem Biol 杂志发文，揭示药物泊马度胺产生治疗效益的分子机制，发现泊马度胺能引发 ARID2 蛋白的分解，而 ARID2 能促进多发性骨髓瘤细胞生长非常关键的基因表达，因此破坏 ARID2，抑制癌细胞生长、增殖，给患者带来治疗益处。

研究者对培养中的多发性骨髓瘤细胞进行了一系列实验，利用泊马度胺治疗多发性骨髓瘤细胞能降低细胞中 ARID2 的水平，同时高浓度的泊马度胺以及长期的暴露时间还会持续降低 ARID2 水平，ARID2 能促进 Myc 基因的表达，Myc 蛋白对于骨髓瘤细胞的生长非常重要，当利用泊马度胺治疗 ARID2 水平较低的细胞时，会降低细胞中 Myc 的水平；此外，揭示了使用泊马度胺不同时间影响骨髓瘤细胞中 ARID2 和 Myc 的水平。

在降低 ARID2 水平和 Myc 基因的表达，来那度胺并没有泊马度胺那么有效。研究者指出，ARID2 的表达与多发性骨髓瘤患者的不良预后直接相关，而且在复发性或难治性多发性骨髓瘤患者机体中的水平较高，患者的存活率更低。也就是说，ARID2 可能作为一种有用的预后标志物预测多发性骨髓瘤患者的总体生存状况。本研究结果有助于解释泊马度胺给来那度胺耐药性的多发性骨髓瘤患者带来治疗效益的分子机制，同时还能设计新方法治疗多发性骨髓瘤患者。

（二）利用基因技术逆转耐药

1. 反义寡核苷酸（antisense oligonucleotide，ASON）技术　ASON 能人工合成与 RNA 或 DNA 互补结合的寡核苷酸链，抑制基因的表达，其作用原理是：① 与 DNA 结合，抑制 DNA 复制和转录；② 与 mRNA 前体结合，阻断 RNA 加工、成熟，影响核糖体沿 mRNA 移动；③ 激活 RNase 剪切杂交链中未配对的碱基。最近，有学者用 MRP 和 Bcl-2 反义寡核苷酸共转染耐顺铂肺腺癌 A549/DDP 细胞株，使其细胞对顺铂敏感性增加 4.8 ~ 7.2 倍；同时，对 VP-16 和表阿霉素敏感性也同步增加。杂合子丢失可引起必需基因的单核苷酸多态性，抑瘤基因 p53 附近的核糖核酸聚合酶Ⅱ（POLR2A）基因常在肿瘤细胞显示杂合性丢失。有报道，直接作用于 POLR2A 的反义寡核苷酸，抑制体内肿瘤细胞生长，并且一个碱基的错配能有效地抑制肿瘤生长的特定等位基因。

2. 反义 RNA（antisense RNA）技术　这是指利用基因重组技术，构建人工表达载体，使其体外或体内表达反义 RNA，从而抑制靶基因的表达。其作用原理：① 与前 mRNA 结合，影响 mRNA 的成熟和在胞浆内转运；② 与相应的靶 RNA 结合，激活 RNase，加速靶 RNA 的降解；③ 直接与起始密码子 AUG 结合，阻止转录的启动；④ 互补作用于 SD（signed digit，一种带符号的数字）编码区的反义 RNA，阻止核糖体在 mRNA 上的移动。分别把携有 MDR1 和 MRP 反义 RNA 的逆转录病毒导入阿霉素，选择出人非小细胞肺癌 GAOK 细胞株，对阿霉素、长春花碱和秋水仙碱的耐药程度减少 40%~50%；而共转染 MDR1 和 MRP 反义 RNA 后，P-gp 和 MRP 表达分别减少 64% 和 93%，对上述化疗耐药程度减少 97% 左右。提示，P-gp 和 MRP 在 GAOK 细胞株耐药过程中共同起作用，共转染两者的反义 RNA 可协同逆转耐药。

3. 核酶（ribozyme）技术　核酶是一类具有酶活性的 RNA 分子，能特异识别 mRNA 中的 GUC 序列，并催化 RNA 的剪接和剪切反应，这种作用无需能量可使 RNA 降解，无法进行转录和翻译；而且，催化效率很高，1 分子核酶可切割多分子的靶 RNA，自身不被消耗，可重复使用。核酶基因由中间的极为保守的核苷酸序列（活性中心）和两端的引导序列组成，后者与靶 RNA 互补结合时，前者即在该特定位点切断，具有高度特异性。另外，核酶不编码蛋白质，无免疫原性。由于其高效率、高特异性及不良反应少的特点，核酶在基因治疗中倍受青睐，被誉为"分子剪刀"和"分子外科"，在抗人类免疫缺陷病毒（艾滋病病毒）、抗病毒和治疗白血病等肿瘤方面得到了广泛的应用。研究者用 MDR1 核酶导入 A549/R 对 MDR1 mRNA 进行剪切，使后者减少，P-gp 表达下降，细胞对阿霉素敏感性增加 200 倍；用 MDR1 核酶逆转急性淋巴细胞白血病细胞的耐药性，其药物敏感性增加 700 倍。值得指出的是，逆转录病毒由于其产生高效价病毒，具有高感染效率，可感染许多种细胞，且对宿主细胞无害而在基因逆转方面具有潜在优势。目前，反义核酸药物的开发也是最有前景的项目之一，但实际上仍有许多问题尚待解决：① 寡聚物易被降解（经过化学修饰的类似物也可在体内缓慢清除）；② 细胞摄取的效率有待提高；③ 寡聚物的非特异结合降低其效率；④ 对 mRNA 的非特异阻断（可能由于寡聚物同 DNA 序列能形成部分或暂时的碱基配对）。

4. 细胞因子基因（cytokine gene）　研究发现，一些细胞因子（如 TNF、IFN 和 IL-2）可降低 MDR1 mRNA 和 P-gp 的表达水平，增加细胞对药物的敏感性；但其静脉应用不良反应大，将其基因转入肿瘤细胞，可明显降低 MDR1 mRNA 和 P-gp 的表达水平，使细胞内药物浓度提高。在研究肝癌细胞系（HepG2、HuH7 和 SK-Hep-1）时发现，IFN-α 和顺铂联用时，可降低 MDR1、MRP、TOPO Ⅱ α 和 TOPO Ⅱ β 基因在 HepG2 细胞中的表达，降低 MDR1 和 GST-π 基因在 SK-Hep-1 细胞中的表达，从而增加耐药细胞系对顺铂的敏感性。提示，联合应用顺铂和 IFN-α 治疗进展期肝癌，可能具有一定的临床价值。

5. 间接对抗 MDR 的基因治疗　将一些耐药基因（如 MDR1、MRP 等）转移至造血干细胞，以降低化疗药物对骨髓的毒性，这样可用高剂量的药物杀伤肿瘤细胞而不破坏骨髓细胞，间接解决了耐药的问题。体外实验表明，将 MDR1 基因转移至小鼠的正常骨髓细胞，可提高化疗剂量而不增加骨髓毒性。根据前临床研究结果，荷兰学者提出将 MDR1 基因转移至大剂量化疗后无法治愈的肿瘤患者造血干细胞而开展的临床 Ⅰ 期研究，以解决以下几方面问题：① MDR1 基因转移至骨髓造血细胞后是否可使 CD34+ T 细胞 MDR 表达增加；② 回输转染 MDR1 的细胞后是否可使造血重建；③ 是否具有长期重建造血的功能；④ 对于化疗引起的骨髓抑制是否具有保护作用。如果 I 期临床试验能获得令人满意的结果，这个方案将进入 II 期试验，即加大化疗剂量，观察对骨髓的保护效应。除 MDR 基因外，二氢叶酸还原酶、O^6- 甲基鸟嘌呤 -DNA 甲基转移酶、谷胱甘肽 S- 转移酶及醛脱氢酶等也被用于肿瘤耐药基因的研究。

6. lncRNA 为逆转肿瘤耐药提供靶点　研究者提出，lncRNA 可为临床逆转肿瘤耐药症状和治疗恶性肿瘤疾病提供新的靶点。许多研究证明，利用 siRNA 对耐药机制中的关键促癌 lncRNA 进行沉默可以作为逆转肿瘤耐药的方法。Lnc-CCAT1 可在肺腺癌中调控 miRNA let-7，进而释放抗凋亡蛋白 Bcl-XL，产生耐药表型。研究者设计出靶向 lnc-CCAT1 的 siRNA，使肺腺癌耐药细胞重新对多西他赛敏感，并逆转该细胞的 EMT 过程。

越来越多的研究显示，lncRNA 是肿瘤耐药调控的重要组成部分，充分阐明其在肿瘤耐药中的作用，将有助于认识肿瘤发生发展的分子机制，为全面解析肿瘤耐药产生机制提供新的思路。同时，lncRNA 的耐药表型调控作用也表明其可成为肿瘤疾病中逆转耐药症状和治疗恶性肿瘤的潜在靶点，为临床治疗方案的选择和改善提供帮助，从而解决肿瘤治疗中普遍出现的耐药症状。但是，由于 lncRNA 介导的肿瘤耐药是复杂且相互关联的调控网络，目前其具体作用机制还不是很明确，仍需要对其生物学功能进行更深入的研究。

7. 表观遗传学修饰机制在肿瘤治疗中的应用　DNA 高甲基化可通过 DNA 甲基化抑制剂逆转，成为治疗肿瘤的研究热点。DNA 甲基化抑制剂主要包括核苷酸和非核苷酸 DNA 甲基转移酶抑制剂 2 种，前者如阿扎胞苷是目前研究最多的表观遗传药物，能够不可逆地抑制 DNA 甲基转移酶诱导的甲基化，在美国已被批准用于肺癌的临床试验。同时，阿扎胞苷已经用于临床治疗恶性血液系统肿瘤；但是，这类药物诱导靶基因去甲基化而发挥治疗作用的同时，由于其特异性低，可能在治疗剂量下发生严重不良反应。另外，这类药物与其他抗肿瘤药物联合治疗时，还必须考虑到这种非特异性对其他药物的影响。

在组蛋白修饰与肿瘤的关系中，组蛋白去乙酰化酶（HDAC）抑制剂可以抑制 HDAC，使后者招募功能紊乱，引起的相关基因表达受抑，导致细胞分化、周期进程阻滞和凋亡，放化疗敏感性改善等，进而降低肿瘤的恶性程度，达到抗肿瘤的目的。研究发现，肺癌细胞株通过适当剂量抗组蛋白去乙酰化或是配合 DNA 甲基化抑制剂治疗，既可避免对细胞的毒性作用，又可使细胞基因重编程序，抑癌基因恢复表达。组蛋白修饰与疾病状态及化疗效应紧密相关。在前列腺癌中，组蛋白 H3 第 4 位赖氨酸（H3K4）二甲基化以及 H3K18 乙酰化常标志着高复发风险；非小细胞肺癌中高 H3K4 二甲基化修饰和低 H3K9 乙酰化修饰预后较好；H3K4 二甲基化和 H3K18 乙酰化是肾癌致死率的独立预测因子。

8. 转录因子 FOSB 调节脑癌耐药性　2021 年 2 月，美国辛辛那提儿童基金会研究者在 *Sci Adv* 杂志发文，在胶质母细胞瘤的脑肿瘤亚型中成功避免了耐药性。研究表明，该方法可能还适用于其他表现出相似耐药性途径的癌症，如黑色素瘤。该方法涉及抑制一种 SCD 的蛋白质，并降低转录因子 FOSB（调节 SCD）的表达，从而使肿瘤细胞无法获得对 SCD 抑制剂的抗性。

动物模型实验表明，带有 SCD 和 FOSB 抑制作用的联合疗法治疗脑瘤的小鼠存活时间更长。此外，使用标准的化疗药物替莫唑胺（TMZ），患有晚期肿瘤的小鼠最初显示出"显著"的肿瘤减少，但所有小鼠均复发，并且在治疗后 50 d 死亡 80%。相反，当用 TMZ 与 SCD 抑制剂联合治疗时，80% 的小鼠存活了 50 d 以上。研究发现，某些脑肿瘤中含有低含量的硬脂酰 Co-A 去饱和酶（SCD）的酶。通常，癌细胞使用升高水平的这种酶促进其不受控制的生长，这激发了许多靶向 SCD 治疗肿瘤的药物。然而，通过对公开可用的胶质母细胞瘤遗传数据集的分析，发现在大部分胶质母细胞瘤患者中，SCD 基因表达受到了抑制。在保留 SCD 的胶质母细胞瘤细胞系对 SCD 抑制剂非常敏感。像大多数癌细胞一样，对 SCD 抑制剂敏感的胶质母细胞瘤最终获得了对 SCD 抑制剂的抗性，FOSB 蛋白在调节 SCD 水平中起着核心作用。当药物导致 SCD 下降时，FOSB 会迅速恢复 SCD 水平。

9. 开发耐药性结直肠癌疗法的新型遗传性药物靶点　靶向性疗法、化疗和免疫疗法通常被用来治疗错配修复缺陷（mismatch repair-deficient，dMMR）/ 微卫星不稳定水平较高（MSI-H）的结直肠癌（CRC）患者，然而靶向性疗法和化疗的临床治疗效果往往受到癌细胞耐药性和药物毒性的限制，大约有一半接受免疫疗法的患者会对免疫检查点抑制剂产生耐药性，Werner 综合征的 ATP 依赖性的螺旋酶（WRN）缺失在 dMMR/MSI-H 细胞中就是一种合成致死性的形式。2021 年 8 月，英国剑桥大学韦尔科姆基金会桑格学院研究所等机构研究者在 *Cancer Discov* 杂志发文，靶向作用特殊的癌症生存基因有望帮助开发治疗结直肠癌的新型靶向性疗法。研究者利用先进的患者机体衍生的类器官模型在已经对标准化疗法产生耐药性的癌症中收集 WRN 遗传依赖性的相关信息。研究者表示，对于靶向作用 WRN 的新型药物有望开发新型疗法治疗对其它疗法没有反应的癌症患者，而且相关研究结果还能揭示哪种肿瘤会表现出 WRN 依赖性，同时或能让临床医生更好地识别出哪些患者更能因潜在的靶向性疗法而获益。

本研究结果基于所开发的癌症依赖性图谱（Cancer Dependency Map），该图谱能提供一种重要的举措为精准化癌症疗法提供详细的规则手册，帮助更多患者进行有效的治疗。DNA 的错配修复（MMR）是细胞中识别并修复 DNA 复制过程中自然发生错误的过程，当这一过程受损时，其就会导致微卫星不稳定性（由于插入或碱基删除所致的 DNA 复制不准确性），这在多种类型的癌症中非常常见，在结直肠癌中，大约 10% ~ 15% 的患者都会表现出微卫星不稳定性。

10. circLIFR 与 MSH2 协同通过突变 MutSα/atm-p73 轴减轻膀胱癌的化疗耐药　2021 年 5 月，华中科技大学同济医学院协和医院泌尿外科张小平团队在 *Mol Cancer* 杂志发文，阐述 circLIFR 与 MSH2 协同通过突变 Mutsα/atm-p73 轴减轻膀胱癌的化疗耐药。研究发现，在膀胱癌中由 LIFR 基因环化产生的环状 RNA（circRNA）circLIFR 在膀胱癌中的表达显著下调。后续研究表明，circLIFR 可通过 MutSα/atm-p73 轴与 MsH2 相互作用，正向调节膀胱癌细胞对顺铂（CDDP）的敏感性。重要的是，通过应用患者来源的异种移植（PDX）模型，进一步揭示了具有高 circLIFR 和 MSH2 水平的 MIBC 对 CDDP 更敏感。研究结果系统地阐明了 circLIFR 对 MSH2 功能的调控，提示 circLIFR 和 MSH2 可能成为治疗顺铂耐药膀胱癌的新靶点（图 30-8）。

临床上，基于吉西他滨和顺铂方案已成为肌肉浸润性膀胱癌（MIBC）的标准治疗方案。然而，60% 的转移性 MIBC 患者对以顺铂为基础的化疗有客观反应，但这种反应很少持久，化疗耐药性仍然是这种疾病环境下的主要挑战。

在此之前，研究者通过高通量测序分析人膀胱癌组织和配对正常组织中circRNA的表达谱。在差异表达的circRNA中，注意到hsa_circ_0072309（称为circLIFR）是利用人类参考基因组（grch37/hg19）从LIFR基因座内的第2、3、4和5外显子区域衍生而来的，并进一步确认其在膀胱癌中下调。研究者分析了Argonaut2（AGO2）片段，AGO2相互免疫沉淀（RIP）实验结果发现circLIFR不与AGO2结合。

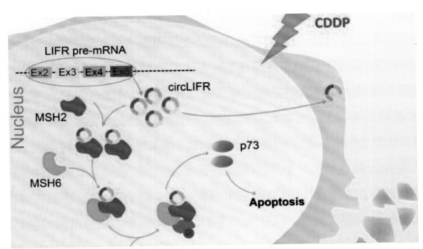

图30-8 circLIFR对MSH2功能的调控可能成为治疗顺铂耐药膀胱癌的新靶点

鉴于circLIFR主要位于细胞核内，利用针对circLIFR回剪序列的生物素化探针探索其蛋白结合作用。通过质谱鉴定T24裂解产物中沉淀的主要差异条带为MSH2。随后，通过探测抗MSH2抗体免疫沉淀和RIP分析，进一步证实circLIFR和MSH2之间的相互作用。综上所述，这些结果表明，在膀胱癌细胞中，circLIFR/MSH2通过MSH2的ATPase结构域形成了RNA蛋白复合物。为了进一步确定circLIFR和MSH2复合体在膀胱癌CDDP化疗敏感性中的作用，对circLIFR过表达的膀胱癌细胞进行了MSH2敲除，观察到circLIFR对CDDP处理后细胞凋亡的诱导被MSH2消除，这表明circLIFR上调细胞凋亡和CDDP敏感性依赖于其与MSH2的相互作用。最终发现circLIFR/MSH2复合体通过突变α/atm-p73轴参与膀胱癌细胞对顺铂的敏感性。

总之，本研究为circRNA作为MMR蛋白的分子调节器以及与膀胱癌化疗相关的关键细胞功能提供了证明。这些发现提示，LIFR/MutSα/atm-p73轴在膀胱癌的进展和化疗耐药中起重要作用。因此，circLIFR的机制表征及其与MSH2的功能串联可能有助于为开发获得MSH2及其与circLIFR相互作用的膀胱癌化疗铺平道路。

11. 为胃癌化疗耐药靶点治疗提供新思路 2021年5月，兰州大学焦作义团队在 *Nat Commun* 杂志发文，发现Her2下游存在一条新的信号通路Her2/SHC1/SHCBP1/PLK1，该信号通路的异常激活与赫赛汀耐药密切相关。据此筛选发现了新型的SHCBP1-PLK1复合体的抑制剂茶黄素-3,3'-双没食子酸（TFBG），TFBG可显著增敏赫赛汀治疗胃癌的疗效，揭示了Her2调控肿瘤生长的新机制，为研发赫赛汀临床增敏剂提供了新思路。

此外，研究者还针对 Wnt/β-catenin 信号通路异常的胃癌患者，在新治疗靶点和靶向天然药物开发方面，阐明了 β-catenin 破坏复合物关键蛋白 RACK1 在胃癌中缺失的上游泛素化调控机制，发现泛素结合酶 UBE2T 作为治疗胃癌的有效靶点，在调控 Wnt/β-catenin 信号通路中发挥着重要作用。基于有效靶点 UBE2T 进一步研发了有效治疗胃癌的天然药物柴胡皂苷，为 Wnt/β-catenin 信号通路异常激活的胃癌患者靶向药物开辟了新前景。

12. 抑制肿瘤耐药基因削弱抗癌免疫反应　在过去的 35 年里，科学家们试图通过实验药物了解和阻止癌症的多药耐药。美国佛罗里达州斯克里普斯研究所的新数据表明（*J Exp Med*，2020），这可能不是最好的方法。研究发现，抑制与癌症耐药性相关的关键基因会对 CD8$^+$ 细胞毒性 T 淋巴细胞（CTL）的特殊免疫系统细胞产生意想不到的不良反应。由于 CTL 在对抗病毒和细菌感染以及肿瘤的过程中起着至关重要的作用，因此可能会减弱抗癌免疫反应，并潜在地增加感染的易感性。

研究表明，多药耐药基因 1（MDR1）抑制剂在人类癌症试验中反复失败可能是由于一种以前未发现 CTL 的 MDR1 基因的基本功能。利用新的遗传学方法可视化 MDR1 在小鼠细胞中的表达并评估其功能，发现 CTL 在恒定和高水平的 MDR1 表达方面是独特的。此外，在 CTL 中阻止 MDR1 的表达，或使用之前在人类癌症试验中测试过的抑制剂阻断其功能，会引发 CTL 功能障碍的连锁反应，最终使这些细胞无法抵抗病毒或细菌感染。利用最近开发的 MDR1- 敲入报告基因等位基因（Abcb1aAME）系统，发现造血细胞中的细胞毒性淋巴细胞（包括 CTL 和 NK 细胞）中都表达 MDR1，并受与 Runt 相关的转录因子（Runx）调控。MDR1 对于幼稚 CD8$^+$ T 细胞的发育是必不可少的，但对于急性病毒感染后效应 CTL 的正常积累和细胞内细菌感染后的记忆 CTL 的保护功能都是必需的。MDR1 在幼稚 CD8$^+$ T 细胞活化后早期发挥作用，抑制氧化应激，增强生存能力，并保护新生的 CTL 的线粒体功能。考虑到这些细胞对于杀伤大多数癌性肿瘤也是必要的，用现有的抑制剂阻断 MDR1 也可能削弱对癌症的自然免疫反应（图 30-9）。

（三）根据抗 PD-1/PD-L1 药物治疗肿瘤耐药机制提高疗效

临床试验已证实，抗 PD-1/PD-L1 药物能够在晚期黑色素瘤、非小细胞肺癌、膀胱癌、肾细胞癌和卵巢癌等恶性肿瘤的治疗中取得显著疗效。然而，有的肿瘤对抗 PD-1/PD-L1 药物存在原发性耐药，有的患者出现继发性耐药。了解抗 PD-1/PD-L1 药物的耐药机制，是提高其疗效的新方向。

1. 肿瘤细胞抗原表达异常　在结直肠癌中，MMR 基因（pMMR）编码的错配修复蛋白对修复 DNA 复制出现错误，其抗原低表达，缺乏免疫原性，无法激活下游免疫通路。因此，抗 PD-1/PD-Ll 治疗即使解除检查点的免疫抑制，仍不能取得合适的免疫应答，抗 PD-1/PD-Ll 药物治疗 pMMR 结直肠癌患者的疗效差。

2. 肿瘤细胞抗原呈递细胞异常　树突状细胞（dendritic cell，DC）是重要的抗原呈递细胞（APC），aCD40 促进其成熟，增加抗 PD-1 通路阻断剂的敏感性。在抗 PD-1 治疗耐药的 PAN02 肿瘤小鼠模型中，使用抗 aCD40 和抗 PD-1 的联合治疗，疗效优于抗 PD-1 单药治疗。肿瘤细胞中含有许多能够被宿主免疫系统所识别的抗原，但是有时并不被免疫系统识别，不能有效产生免疫应答。这是由于肿瘤使成熟 DC 细胞数量减少或使 DC 功能障碍所致。

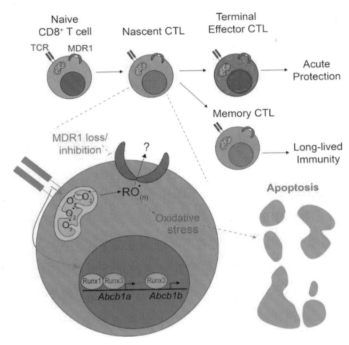

图 30-9 抑制与癌症耐药性相关的 MDR1 基因会对 CTL 的特殊免疫系统细胞产生不良反应

实验结果表明，向肿瘤组织周围注射微生物来源的含有非甲基化的胞嘧啶和鸟嘌呤二核苷酸为核心序列的核苷酸序列（CpG ODN）可促进 DC 细胞成熟。研究者用放射线照射过的肿瘤细胞与 DC 共培养，在使用 CpG ODN 作为佐剂时发现其对结肠癌的治疗作用明显增强。对 6 例化疗耐药的恶性胸腔积液患者采用无抗原加载的自体不成熟 DC 胸腔内注射，使 DC 比例增加，通过 NK 细胞介导，可作为一种安全、有效的治疗恶性胸腔积液的方法。因此，对抗 PD-1/PD-L1 耐药患者注射 DC 细胞解除免疫抑制，有待进一步研究。

3. 非 PD-I/PD-L1 抑制性免疫检查点的激活　在抗肿瘤免疫过程中，除了 PD-1/PD-L1 免疫检查点，其他免疫检查点，如 CTLA-4、IDO、TIM3、LAG3、TIGIT、BTLA、VISTA、KIRS 及 CD39 等，调控免疫应答。

CTLA-4 的配体 CD80 和 CD86 只表达在 APC 上，而非肿瘤细胞表面，因此，CTLA-4 抑制 T 细胞活化发生在次级免疫器官（淋巴结）内。PD-1 主要作用于免疫微环境，具有抑制活化 T 细胞后期细胞内效应分子的作用，而 CTLA-4 主要在调节性 T 细胞（Treg）上表达。抗 PD-1 和抗 CTLA-4 两者结合，可协同降低抑制信号的作用，增强抗肿瘤免疫能力。目前，CTLA-4 和 PD-1/PD-L1 的单抗在临床上联合治疗的疗效已得到证实，而其他单一免疫抑制检查点的靶点治疗仍在进行研究。

4. 肿瘤浸润淋巴细胞（TIL）　TIL 是免疫反应的效应细胞，其数量与活性决定抗肿瘤免疫的效果。在黑色素瘤抗 PD-1 耐药机制的研究中，发现部分进展期黑色素瘤中肝细胞生长因子受体（C-met）高表达，淋巴样增强结合因子 1（LEF1）低表达及 Yes 相关蛋白 1（yeast-associated protein 1，YAP1）信号通路富集，介导获得性耐药。最终，在 CD8$^+$ T 细胞耗竭及肿瘤免疫原性丢失前，肿瘤内炎性 T 细胞大量溶解。因此，有文献将 PD-L1 的表达以及 TIL 浸润一起作为黑色素瘤抗 PD-1 治疗疗效预测的标志。

5. 肿瘤基质　在肿瘤微环境中，肿瘤组织通过与基质组织中的 Treg、MDSC 和肿瘤相关巨噬细胞（TAM）相互作用，调控肿瘤的发生、发展过程。肿瘤基质中 Treg 细胞的数量增多，抗 PD-1 抗体治疗的效果下降。抗 PD-1 抗体药物治疗黑色素瘤，耐药患者肿瘤细胞发生 JAK1 和 JAK2 基因突变，使 IFN-γ 信号通路（JAK2/STAT/IRF1）失活，进而引起肿瘤对 IFN-α/β/γ 杀伤作用均不敏感，导致肿瘤细胞对 PD-1 抑制剂耐药。同时，研究表明，在抗 PD-1 抗体药物治疗失败的小鼠中，通过抑制 PI3K 减少 MDSC 的循环，与联合抑制（抗 CTLA-4 和 PD-1）同样有效。因此，肿瘤基质与 PD-1 耐药息息相关。

6. IO 化疗组合　2020 年 11 月，美国和法国研究者合作在 *Nat Rev Clin Oncol* 杂志发文，讨论化疗与免疫疗法组合的前景。虽然化疗是按杀伤肿瘤细胞设计的，但在临床中真正有效的化疗药物都有一定的免疫激活活性，至少免疫抑制不是很严重。化疗一方面通过杀伤肿瘤细胞后释放肿瘤特异抗原，也释放很多免疫佐剂；另一方面也间接调控免疫系统，或者选择性杀伤抑制性免疫细胞（如 Treg、MDSC），或者激活杀伤性免疫细胞（如 CD8+ T 细胞），甚至可以重塑整个免疫体系。化疗可能还有更复杂的影响，如对胃肠菌群的调控。这些复杂因素共同决定了化疗的疗效和耐药，化疗也可能联合免疫疗法治疗肿瘤起到满意的效果。

除了通过杀死肿瘤细胞带来全身的影响，化疗还会不同程度地直接杀伤免疫细胞、引起免疫系统内部势力重新分配。比如，环磷酰胺可以选择性杀伤抑制性 Treg 细胞，造成 CD8+ T 细胞相对占优势。很多化疗药物可以在小鼠杀伤 MDSC，但在人体却增加这类抑制性免疫细胞，紫杉醇则可以促进巨噬细胞从 M2 到 M1 的分化，增加肿瘤杀伤活性。有些化疗药物也可以增加肿瘤组织树突状细胞的数量，间接激活杀伤 T 细胞。化疗药物的消化道毒性很常见，而胃肠菌群直接影响抗癌药物效果，如广谱抗生素降低铂类化疗和 PD-1 药物的疗效。从这样高度复杂的影响因素看任何疗法耐药都不奇怪，因为任何一个环节出错都可能导致疗效丧失。组合疗法因此是肿瘤治疗的重要方向，而与 PD-1 药物的组合尤其重要。成功化疗药物不仅已经在一定程度上激活免疫系统，可能有助于 PD-1 药物的作用；而且多数化疗药物可以上调 PD-L1，使肿瘤进一步依靠 PD-1 生存通路。但高剂量化疗药物具有免疫抑制作用。新型化疗虽然可能有免疫激活功能、但很难在临床前发现，所以充分利用已经在临床证实有足够窗口的少数成功化疗药物短期是个重要策略。K 药、T 药与化疗联用在肺癌和三阴性乳腺癌的成功已经从临床上验证了这个策略，现在有近 500 个 IO 化疗组合临床试验在进行中。

（四）一些逆转耐药药物制剂的研发

1. 新型药物混合制剂增强癌症靶向性及降低耐药性　2018 年 8 月，美国西奈山医学院研究者在 *Cancer Res* 杂志发文，发现一种新型药物混合制剂能通过多角度抑制癌细胞生长，从而减缓癌细胞对药物所产生的耐受性，这种混合制剂包括化疗、抗肿瘤抗生素以及特殊的化合物，当给予低剂量治疗时，其自身并不能带来治疗效益，但却能增强患者对单独靶向性疗法药物的反应，从而阻断帮助癌细胞生长发育的酶类的功能。

　　研究者通过检测这种药物混合制剂对人类癌细胞系、果蝇和小鼠的作用效果后发现，这种新方法能够增强靶向性癌症药物的作用效果，药物混合制剂能与靶向性的药物结合；此外，在多种类型癌症的治疗过程中，某些药物还能与药物混合制剂结合使用，从而更加有效地治疗多种癌症。研究者 Das 表示，靶向性疗法常常能通过靶向细胞中的较少组分为癌症疗法带来革命性的突破，相比化学疗法，这些疗法具有更高的效率，且不良反应较小；然而，目前临床试验结果表明，这些靶向性的疗法仍表现出一些不良反应，而且在很多情况下，癌细胞常常能够产生对多种疗法的耐受性，从而导致癌症患者治疗失败。

　　2. 杀虫剂逆转肿瘤细胞的耐药性　　2019 年 7 月，中国科学院动物研究所研究者在 *J Exp Clin Cancer Res* 发文，根据前期研究昆虫对阿维菌素抗药性的启发，通过一系列的体内外实验发现，大环内酯类杀虫剂阿维菌素类药物伊维菌素能显著逆转肿瘤细胞的多药耐药性。研究者利用多种敏感／耐药肿瘤细胞系进行测试，发现该药物可以在体外有效逆转癌细胞对多种常用的抗肿瘤药物的耐受性，继而用不同的荷瘤动物模型，包括实体瘤模型和白血病模型验证了伊维菌素确实能增加体内肿瘤细胞对这些常用化疗药物的敏感性，尤其可以有效逆转耐药肿瘤细胞对这些化疗药物的耐受性。

　　通过 Co-IP 和 Octet RED96 系统测定，发现伊维菌素可以与人 EGFR 胞外段直接结合发挥其逆转效应，同时采用 luciferase reporter 和 ChIP 等实验方法证明伊维菌素的作用机制是通过抑制 EGFR 及下游 ERK/Akt/NF-κB 信号通路直接下调多药耐药 P- 糖蛋白（P-gp）的表达而逆转耐药。这些研究结果表明，伊维菌素能够显著增强化疗药物对肿瘤细胞的抑杀效果，对药物耐受的肿瘤细胞的作用更为显著。因此，在肿瘤（尤其对化疗药耐受的肿瘤）临床治疗中，FDA 批准的抗（寄生）虫药伊维菌素有望成为抗癌辅助药与常规抗癌药联合应用，有效提高癌症的化疗效果。

　　3. 口服阿扎胞苷维持治疗　　2020 年 12 月，澳大利亚阿尔弗雷德医院 Wei 团队在 *N Engl J Med* 杂志发文，研究了口服阿扎胞苷维持治疗初缓解急性髓系白血病的疗效。虽然诱导化疗在许多老年急性髓系白血病（AML）患者中可缓解病情，但很容易复发，总生存率很低。研究组进行了一项口服阿扎胞苷（CC-486）的临床 3 期、随机、双盲和安慰剂对照试验，作为强化化疗后首次缓解 AML 患者的维持治疗。研究招募了 472 例 55 岁及以上、伴或不伴全血细胞计数恢复的完全缓解及不适合造血干细胞移植的患者，将其随机分配，其中 238 例患者接受 CC-486 治疗，234 例患者接受安慰剂治疗，每天 1 次，连续 14 d，每 28 天 1 个治疗周期。主要终点是总生存率。

　　参与者的中位年龄为 68 岁。从随机分组开始，CC-486 组的中位总生存率为 24.7 个月，明显长于安慰剂组（14.8 个月）。CC-486 组的中位无复发生存期为 10.2 个月，也显著长于安慰剂组（4.8 个月）。在根据基线特征定义的大多数亚组中，CC-486 在总体和无复发生存率方面均显示有临床益处。两组最常见的不良反应均为 1 级或 2 级胃肠道事件。常见的 3 或 4 级不良事件为中性粒细胞减少症（CC-486 组为 41%，安慰剂组为 24%）和血小板减少症（分别为 22% 和 21%）。在 CC-486 治疗期间，总体健康相关的生活质量得以维持。研究结果表明，在化疗后病情缓解的老年急性髓系白血病患者中，CC-486 维持治疗的总生存期和无复发生存期显著长于安慰剂，不良反应主要为胃肠道症状和中性粒细胞减少，在整个治疗过程中生活质量未明显下降。

4. 治疗耐受化疗乳腺癌的分子 BAS-2　2021 年 1 月，爱尔兰皇家外科医学院 RCSI 和健康科学大学研究者在 *Sci Adv* 杂志发文，发现了一种分子可以选择性杀死难以治疗的特定乳腺癌亚型细胞，从而可能导致一种新的治疗方法。三阴性乳腺癌主要通过化学疗法治疗，但高达 70% 的这种乳腺癌患者对治疗产生抵抗。研究者发现一种特定的分子 BAS-2 能够杀伤癌细胞。研究证实，BAS-2 抑制一种 HDAC6 酶。研究者使用最先进的质谱技术首次确定了 HDAC6 在改变这些癌细胞的能量中起关键作用。

5. 一种能对抗癌细胞对化疗耐药的抑制剂　2020 年 12 月，德国马丁路德·哈勒维腾贝格大学（MLU）和格雷夫斯瓦尔德大学研究者在 *Molecules* 杂志发文，开发一种新的抑制剂，可以使耐药肿瘤细胞对化疗再次产生反应，从而改善持续性癌症的治疗。这种新物质会封锁癌细胞中的一种蛋白质，这种蛋白质通常会将抗癌药物运出细胞。Hilgeroth 研究小组开发出一类新的物质，可以抑制这些运输蛋白之一多药耐药蛋白 4（MRP4）。这种在白血病中起着特殊的作用，负责运输有助于发展这种类型癌症的化学信使。研究发现，用新抑制剂处理过的细胞运送的染料标记信使的数量减少，细胞毒素制剂重新开始起作用。新的物质可能同时具有两种积极的效果，阻止促癌信使的传输，并确保化疗重新起效。

6. MEK 和 BET 抑制剂有助于治疗对化疗无反应的三阴性乳腺癌　2020 年 3 月，美国 Vanderbilt-Ingram 癌症中心研究者在 *Sci Transl Med* 杂志发文，发现 MYCN 蛋白在三阴性乳腺癌（TNBC）中发挥重要的作用。研究者发现，BET 抑制剂在过表达 MYCN 的模型系统中对 TNBC 有效，与另一种已知癌基因 MEK 抑制剂相结合时作用更好。MYCN 是癌基因，在癌症恶化的过程中起作用，但通常仅与神经内分泌癌有关。这项研究为靶向 MYCN 癌基因对 TNBC 的潜在治疗奠定了基础。TNBC 是一种特别难以治疗的乳腺癌。尽管 TNBC 约占乳腺癌的 15%，但在所有与乳腺癌相关的死亡中占 25%。许多患者的治疗选择仍然仅限于化学疗法。这项研究为临床研究 MEK 和 BET 抑制剂在晚期三阴性乳腺癌中的潜在用途提供了临床前数据。

7. 克服胃肠间质瘤伊马替尼耐药的 CDK1 抑制剂　2021 年 5 月，中国科学院上海营养与健康研究所研究员王跃祥研究组在 *Cancer Res* 杂志发文，发现 CDK1 是伊马替尼耐药胃肠间质瘤（GIST）的进攻弱点，阐明 CDK1 细胞周期外的新功能，为克服伊马替尼耐药提供了新的策略及临床前实验数据。以伊马替尼（商品名：格列卫）为代表的靶向 KIT/PDGFRA 激酶抑制剂的临床应用使 GIST 患者的 5 年生存率已由 2000 年的 15% 提高到当前的 65%，这一重大进展得益于 KIT/PDGFRA 驱动基因的发现及相应的靶向治疗，但几乎所有患者都产生耐药性。

研究者建立了一系列激酶抑制剂敏感 / 耐药的 GIST 模型，通过全基因组系统筛选伊马替尼耐药 GIST 的潜在进攻弱点，CDK1 位于所有必需基因的前 2 位。对晚期和早期 GIST 的多组学测序数据分析，在 3 个中国 GIST 队列中发现 CDK1 在约 30% 的晚期 GIST 中高表达，在早期 GIST 中几乎不表达。体内、体外功能实验证明，CDK1 高表达的 GIST 呈现 CDK1 依赖，敲除 CDK1 抑制体内体外细胞生长和成瘤，促进细胞凋亡和衰老。在分子机制上，激酶 CDK1 直接结合其底物 AKT（通过蛋白质组学筛选获得）并磷酸化 473 位丝氨酸和 308 位酪氨酸，从而促进 GIST 的增殖和进展，该分子机制也解释了晚期 GIST 中 AKT 高度磷酸化的原因。CDK1 的小分子抑制剂 RO-3306 在 CDK1 高表达的 GIST 中显著抑制细胞增殖，而对 CDK1 不表达的 GIST 细胞则无影响。在伊马替尼耐药的 PDX 小鼠模型中，CDK1 抑制剂显著抑制肿瘤生长，证明 CDK1 抑制剂具有抗伊马替尼耐药 GIST 的活性（图 30-10）。该研究首次证明 CDK1 是伊马替尼耐药 GIST 的进攻弱点，阐明 CDK1 细胞周期外的新功能及底物，提出 CDK1 驱动 GIST 的治疗策略，为克服伊马替尼耐药提供了新的策略及临床前实验数据。

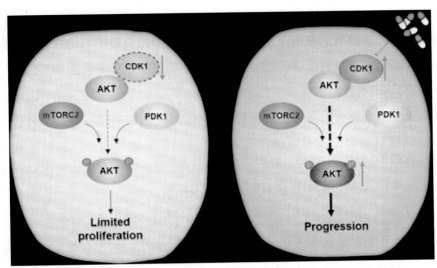

图 30-10　在伊马替尼耐药中，CDK1 抑制剂显著抑制肿瘤生长机制

8. 新方法可提高乳腺癌的治疗效果　2020 年 11 月，新加坡国立大学（NUS）的新加坡癌症科学研究所（CSI 新加坡）等机构及丹麦的国际研究合作伙伴一起在 *Nat Commun* 杂志发文，阐明药物耐药性通常是由于药物治疗未靶向另一种癌症途径而形成的。研究者找到了一种解决方案，可以使用另一种药物来控制第二种途径。研究者专注于人类表皮生长因子受体 2（HER2）蛋白质，当这种蛋白质过量存在时，会刺激乳腺癌细胞癌变。靶向 HER2 的药物对过表达 HER2 的乳腺癌细胞有效，但是这些药物最终变得无效。

在这项研究中，研究者使用来自生化数据库的现有数据，并进行一项临床试验中招募了 29 例患者的肿瘤样本。研究发现，PPP2R2B 通过 PI3K/AKT/mTOR 的信号传导途径中进行化学修饰抑制癌症。当 PPP2R2B 短缺时，靶向 HER2 的疗法无法抑制 HER2 蛋白，从而使癌症扩散；另一种酶 EZH2（zeste 同源物 2 的增强子）负责抑制 PPP2R2B 的活性。研究者发现，一种 EPZ-6348 的临床可用药物能够阻断 EZH2 的活性，从而使 PPP2R2B 和抗 HER2 药物都能恢复抑制癌症的作用。HER2$^+$ 乳腺癌占所有乳腺癌的 20%～25%，高度依赖 HER2 信号传导，并且传统上使用专门用于治疗的药物进行治疗靶向 HER2 尽管有初步的疗效，但晚期癌症患者对 HER2 治疗的抗药性必不可免，该研究为抗 HER2 药物最终失败的原因提供了见解，并为恢复敏感性提供了解决方案抗 HER2 治疗，可以延长患者的生存期。

9. 三联药物疗法

（1）三联疗法治疗雌激素受体阳性的乳腺癌患者：2020 年 8 月，澳大利亚沃尔特和伊丽莎的霍尔医学研究所等机构在 *Clin Cancer Res* 杂志发文，发现抗癌药物维奈托克（venetoclax）能改善雌激素受体阳性（ER$^+$）乳腺癌患者的治疗。研究者表示，维奈托克能够杀灭被阻断细胞分裂的药物（CDK4/6

抑制剂）"催眠"的乳腺癌细胞，与激素疗法相结合，治疗 ER⁺ 乳腺癌患者。研究者利用来自患者机体的乳腺癌细胞进行研究发现，药物维奈托克能杀灭睡眠 / 休眠状态的癌细胞；这种"三联疗法"试验将维奈托克与激素疗法和 CDK4/6 抑制剂进行结合来治疗 ER⁺ 乳腺癌患者。

维奈托克是一种能抑制细胞存活蛋白 Bcl-2 的抗癌药物，在临床中主要用来治疗特定类型的血液癌症，而且正在临床试验中检测其治疗包括乳腺癌在内的多种类型癌症。研究发现，维奈托克能够杀灭被 CDK4/6 抑制剂处理过的 ER⁺ 乳腺癌细胞。在包括利用 ER⁺ 乳腺癌患者样本进行研究的多项实验室模型中，发现将维奈托克加入到激素疗法和 CDK4/6 抑制剂组合疗法中可能使肿瘤对疗法产生更好的长期反应，即将维奈托克、激素疗法和 CDK4/6 抑制剂结合形成三联疗法治疗 ER⁺ 乳腺癌患者。

（2）治疗晚期乳腺癌患者的三联药物疗法：2021 年 1 月，英国癌症研究所等机构在 *Cancer Discov* 杂志发文，发现一种新型的三种药物组合的疗法能安全且有效地治疗晚期乳腺癌患者。这种三联疗法是将激素疗法氟维司群（fulvestrant）与帕博西尼（palbociclib）和 taselisib 结合起来，后两种药物能阻断细胞的繁殖和分裂。这项研究共纳入 78 例乳腺癌和其它癌症患者进行试验，给予三联疗法，或给予不含氟维司群的双联疗法。在 25 例晚期及既往治疗过的雌激素受体阳性、HER-2 阳性携带 PIK3CA 基因突变的乳腺癌患者中，三联疗法表现出了较好的前景，能使超过三分之一的患者出现治疗反应，而 PIK3CA 基因的突变是该类型乳腺癌中最常出现的突变。

研究者将 CDK4/6 抑制剂帕博西尼、PI3K 抑制剂 taselisib 和激素疗法氟维司群相结合开发出了一种新型的三联疗法，研究结果证实了这种新型组合性疗法的疗效，能被用于治疗乳腺癌患者。目前，靶向性药物与激素疗法组合性疗法被广泛批准使用，但在很多情况下癌细胞常常会对一种药物产生耐受性，这种组合性疗法能有效治疗选定的患者并预防其机体耐药性的出现。研究结果表明，当一次服用而并不是连续服用的情况下，这种疗法能够保持疗效，这也是这些类型的药物组合时所带来的安全性和有效性的临床试验。研究者表示，将帕博西尼（palbociclib）和 taselisib 结合的双链疗法在治疗携带 PIK3CA 基因突变的三阴性乳腺癌患者中也取得了可喜的成果，表明靶向作用该基因突变可能成为治疗其它类型乳腺癌的新方法。

10. miyabeacin 对包括获得性耐药细胞系在内的许多癌细胞系具有作用　2020 年 4 月，英国洛桑研究所（Rothamsted Research）与肯特大学研究者合作在 *Sci Rep* 杂志发文，在柳树的茎和叶中发现了一种化学物质 miyabeacin，可以杀死多种癌症细胞，包括那些对其他药物有抗药性的细胞。特别是，miyabeacin 对神经母细胞瘤具有活性功能。神经母细胞瘤是一种很难治疗的常见儿童癌症，其总体存活率低于 50%。在实验室测试中，也发现 miyabeacin 对几种乳腺癌、喉癌和卵巢癌细胞系有效。

由于对治疗的耐药性是神经母细胞瘤等癌症的一个重要问题，因此需要具有新的作用模式的新药，而 miyabeacin 可能在这方面提供了一个新的机会。从结构上看，miyabeacin 含有两组水杨酸，使其具有一种潜在的"双倍剂量"的抗炎和抗凝血能力。研究结果报告了 miyabeacin 对包括获得性耐药细胞系在内的许多癌细胞系的活性，这为柳树的多方面药理作用提供了进一步的证据。在脑癌之后，神经母细胞瘤是 5 岁以下儿童最常见的实体肿瘤。研究小组测试了 miyabeacin 对一系列癌细胞的作用。最初的细胞存活率测试是在从 4 期神经母细胞瘤患者和耐药亚系建立的神经母细胞瘤细胞系中进行了初步的研究。

柳树皮在医学上的应用被古希腊、亚述人和埃及文明所记载，但直到 1763 年才第一次有科学报告表明柳树作为退烧药物来源。1897 年，拜耳公司生产了人造的类似物阿司匹林（乙酰水杨酸酯），阿司匹林是最早也是最成功的受大自然启发的药物之一。研究者指出，可能是因为阿司匹林的成功，对柳树中其他水杨酸类药物的医学评估在很大程度上被现代科学所忽视，而国家柳树收藏已被证明是令人兴奋的新化学物质的金矿，这可能是它在古代疗法中的地位的基础。

11. ILK 抑制在体外和体内消除患者 TKI 耐药性白血病干细胞　2020 年 7 月，加拿大特里福克斯实验室研究者合作在 *Cell Stem Cell* 杂志发文，发现整合素链接激酶介导静息慢性粒细胞白血病（CML）干细胞对酪氨酸激酶抑制剂的耐药性。由于持续存在酪氨酸激酶抑制剂（TKI）耐药性的白血病干细胞（LSC）群体，CML 患者通常需要使用 ABL1 的 TKI 进行终身治疗。从转录组分析中，显示整合素连接激酶（ILK），即黏着斑的关键组成部分，在 TKI 不响应的患者细胞及其 LSC 中高度表达。ILK 的遗传和药理学抑制影响无响应患者细胞的存活，即使在存在保护性微环境细胞的情况下，也对 TKI 敏感。此外，ILK 抑制在体外和体内消除了患者的 TKI 耐药性 LSC，但未消除正常的 HSC。RNA 测序和功能验证研究表明，ILK 在维持静态 LSC 中线粒体氧化代谢水平方面起着重要作用。因此，这些发现表明，ILK 是 TKI 和静态干细胞的关键生存因子，从而为干细胞驱动型癌症的联合疗法提供了治疗靶点和模型。

12. 拉索昔芬药物有助于治疗耐药性乳腺癌　内分泌疗法如今依然是治疗雌激素受体阳性（ER$^+$）乳腺癌的主要手段，ERα 配体结合域的组成型活性突变会使肿瘤对内分泌药物制剂产生抵抗性。Y537S 和 D538G 是乳腺癌中最为常见的 ERα 突变，携带这两种 ERα 突变的乳腺癌往往对药物氟维司群（fulvestrant）的抑制敏感性较低，氟维司群是一种典型的二线内分泌疗法。药物拉索昔芬（lasofoxifene）是一种选择性的雌激素受体调节剂，对骨骼健康和乳腺癌预防有着潜在的效益。

2021 年 5 月，美国芝加哥大学等机构研究者在 *Breast Cancer Res* 杂志发文，调查了拉索昔芬在表达 Y537S 和 D538G 的 ERα 突变体的乳腺癌异种移植物中的抗肿瘤活性，同时还评估了拉索昔芬、帕博西尼（palbociclib）和 CDK4/6 抑制剂组合性疗法在治疗乳腺癌方面的潜力。结果发现，在减少或预防原发性肿瘤生长方面，拉索昔芬优于当前金标准治疗性药物氟维司群，同时还能有效预防癌细胞在肺脏、肝脏、骨骼和大脑中的转移。

研究还发现，药物氟维司群和类似的药物常常会引起不想要的、类似于更年期的不良反应，但拉索昔芬则能有效预防某些症状。该药物除了非常有效之外，还能更好地改善包括机体骨密度和某些血管运动症状等。大约 75% 的乳腺癌都是雌激素受体阳性（ER$^+$），这意味癌细胞拥有特殊的受体对雌激素产生反应，并能利用其来滋养肿瘤，从而促进肿瘤生长；而绝经后的患者通常利用能抑制雌激素产生的药物来治疗，即芳香化酶抑制剂等。

然而，大约 40% 的患者最终会对疗法产生耐药性；更重要的是，有些肿瘤甚至会在雌激素受体中产生突变，从而使其一直处于活跃状态，这会促进肿瘤对芳香化酶抑制剂产生耐受性；当这一过程发生时，患者机体通常会更换雌激素受体拮抗剂，如氟维司群，这些药物能通过阻断雌激素受体滋养癌症而发挥作用。尽管有效，但诸如氟维司群等药物也会给患者带来更年期等不良反应，包括骨密度下降、潮热和阴道萎缩等。

研究者对携带能激活 ER 突变的 ER⁺ 乳腺癌肿瘤的小鼠进行研究，随后利用拉索昔芬和氟维司群分别处理不同小鼠，还测试了这两种药物联合帕博西尼后的治疗效果。帕博西尼是一种常见的化疗药物，其能通过抑制乳腺癌增殖来发挥作用。结果发现，当药物单独使用时，相比氟维司群，拉索昔芬更能有效地抑制肿瘤生长并降低癌细胞转移；而加入帕博西尼则能改善上述两种药物的有效性。同样，拉索昔芬／帕博西尼组合是最有效的组合性疗法。与氟维司群相比，无论单独使用还是组合使用，拉索昔芬似乎都更加出色。拉索昔芬不良反应较少，效果满意，与氟维司群（必须进行注射）不同的是，拉索昔芬可以口服，而且有很长的半衰期。

（五）其他抗肿瘤耐药的研究

1. 缓解肿瘤缺氧微环境，提高肿瘤细胞化疗敏感性　2021 年 1 月，上海交通大学医学院附属第九人民医院骨科郝永强研究团队在 *Biomaterials* 杂志发文，针对恶性实体肿瘤易复发、对放化疗不敏感等制约临床疗效的关键"瓶颈"问题，自主研发了一种高释氧的纳米复合材料体系，为改善肿瘤的缺氧微环境并提高耐药性实体瘤的化疗疗效提供了一种崭新途径。

缺氧是恶性 caspase 依赖性细胞凋亡；然而，由于肿瘤内凋亡抑制剂和肿瘤多药耐药的过度表达导致肿瘤细胞对化疗的敏感性降低。铁死亡是一种完全不同于凋亡、坏死、自噬和其他形式细胞死亡的程序性细胞死亡形式，主要表现为铁依赖性脂质过氧化物的堆积及质膜多不饱和脂肪酸的耗竭。通过铁死亡与凋亡协同作用，有望克服肿瘤的凋亡抵抗和多药耐药，为化疗耐药性肿瘤治疗提供一种新的治疗策略。基于此，研究者开发了一种超声波响应性激活的 Fe(VI) 基纳米释氧体系，通过缓解肿瘤缺氧微环境，提高肿瘤细胞对化疗药物阿霉素（DOX）的敏感性。具体来说，肿瘤细胞内氧含量的增加将促进氧参与的氧化还原循环，激活 DOX 生成大量高活性的超氧阴离子自由基（$O_2 \cdot$）。细胞内的超氧化物歧化酶（SOD）可进一步催化 $O_2 \cdot$ 生成过氧化氢（H_2O_2）。这些 H_2O_2，连同肿瘤细胞中过度表达的 H_2O_2，可进一步作为 Fe 介导的氧化还原反应的底物，进一步增强肿瘤组织内的氧含量。

更为重要的是，Fe(VI) 基纳米复合材料体系可以通过细胞内的 Fenton 反应将肿瘤细胞高表达的 H_2O_2 转化为高活性的羟基自由基，诱导铁死亡。此外，谷胱甘肽过氧化物酶 4（GPX4）是铁死亡的另一个重要调控靶点。GPX4 的失活抑制自由基和脂质过氧化物的减少，导致自由基的过度产生，从而导致不可逆的细胞死亡。Fe(VI) 基纳米复合材料体系可以将肿瘤细胞中过度表达的还原型谷胱甘肽（GSH）转化为氧化型谷胱甘肽（GSSG）。由于 GSH 是一种重要的细胞内抗氧化剂，作为 GPX4 的共底物保护细胞免受氧化损伤，因此，GSH 的耗竭会使 GPX4 的活性失活，诱发铁死亡。值得注意的是，超声波辐照具有肿瘤靶向性，能够对肿瘤微环境进行特异性调节，并以最小的不良反应获得更显著的协同抗癌效果，这对于进一步的临床转化非常重要。

2. 改换化疗药物治疗　2020 年 4 月，美国波士顿和法国巴黎研究者在 *Nature* 杂志发文，发表了一份对 1 万多个胶质瘤和临床结果的分析报告。分析发现，使用检查点阻滞剂治疗肿瘤发生超突变的胶质瘤患者实际上没有明显的疗效。这一发现有些出乎意料，因为免疫检查点抑制剂已被证明对其他类型的癌症有效，包括黑色素瘤、结肠直肠癌和子宫内膜癌，如其细胞有缺陷的 DNA 损伤修复机制并发生突变。研究结果表明，在预测谁将从免疫检查点治疗中受益时，突变的质量，而不仅仅是其绝对数量，可能是重要的。

这项研究还表明，使用替莫唑胺（胶质瘤的标准化疗药物）治疗可能导致肿瘤发生超突变，并对进一步治疗产生耐药性。替莫唑胺确实对患者有益，但在一些患者中，似乎也会导致能够抵抗该药的超突变细胞的出现，然后这些幸存的胶质瘤细胞会导致肿瘤的进展。这些结果并不意味着替莫唑胺不应该用于胶质瘤患者，但一旦产生耐药性，进一步使用替莫唑胺治疗将不会有效。相反，发现另一种洛莫司汀（lomustine，CeeNU）的化疗药物对某些患者似乎仍然有效。研究证明，服用替莫唑胺的时间越长，肿瘤越有可能发生超突变。用洛莫司汀治疗与超突变耐药状态无关的发现是一个好信息。如果患者对替莫唑胺产生了耐药性，那么就没有多少药物可以提供给他们，但有些患者可能会从洛莫司汀中获益。

3. 低剂量阿霉素克服肿瘤耐药性

（1）低剂量阿霉素克服白血病耐药性：2020 年 4 月，美国 Stowers 医学研究所、堪萨斯大学和中国清华大学等研究者在 *Nat Cell Biol* 杂志发文，使用低剂量的广泛用于治疗多种癌症的化疗药物阿霉素。针对癌症的传统化疗或放疗虽然在治疗初期有一定的效果，但所引起的耐药性往往导致癌症复发。之前，研究者假设，抑制 β- 连环蛋白的 Akt 磷酸化会降低前者的活性并抑制白血病（图 30-11）。为了验证这一假设，研究者对美国食品药品监督管理局批准的化学文库进行了高通量筛选，并鉴定了 24 种先导化合物。结果发现，广泛使用的化学治疗药物阿霉素特异性地以低剂量抑制 Akt 和 β-连环蛋白的相互作用。

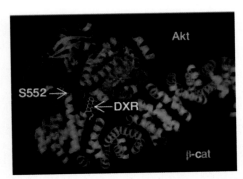

图 30-11　低剂量阿霉素特异地抑制 β- 连环蛋白的 Akt 磷酸化并抑制白血病

研究者将低剂量阿霉素与临床使用的化学治疗剂奈拉滨一起用于治疗双突变小鼠。观察到化学疗法可有效消除占多数的白血病细胞，但诱导在数目上占少数的白血病干细胞的扩增。相反，低剂量阿霉素对白血病细胞没有影响，减少了白血病干细胞。低剂量阿霉素和奈拉滨的组合治疗效果最佳。为了进一步确证抑制作用，测试 10 到 20 例已对化疗产生耐药性的急性髓系白血病患者对柔红霉素的反应。结果表明，50% 的已有化疗耐药性的急性髓系白血病患者对低剂量柔红霉素有反应，并显著降低其白血病干细胞的数量。研究还发现，低剂量阿霉素针对白血病干细胞的抑制作用依赖于对抗癌表达

$CD8^+$ T 细胞。因此，新的治疗方法不仅直接针对白血病干细胞，还将它们暴露于激活的免疫反应中。

（2）纳米颗粒包裹阿霉素缓慢释放至骨髓治疗耐受性淋巴癌：2020 年 6 月，美国 UConn 大学研究者在 Nat Cell Biol 杂志发文，发现一种常用的化疗药物可能被重新用于治疗复发性或耐药性白血病。Wnt-β-catenin 和 PI3K-Akt 是两种不同的细胞信号通路，在干细胞调节和肿瘤再生中起关键作用，两者的协同激活可驱动细胞自我更新，导致癌症复发。研究者筛选了数百种药物，确定了阿霉素，以多次低剂量使用时，会破坏 Wnt-β-catenin 和 PI3K-Akt 途径的相互作用，同时有可能降低毒性。研究者还开发了一种纳米粒子载体，包裹阿霉素，可将药物缓慢释放至骨髓，从而降低耐药性白血病干细胞中 Akt 激活的 β-catenin 水平，并降低肿瘤细胞活性。在低剂量下，阿霉素能够刺激免疫系统。由于其药物的释放速度，纳米颗粒比纯药物溶液和脂质体阿霉素溶液都更有效。通过使用低剂量但更持续的阿霉素，可有效抑制癌症干细胞的活性。将患者的白血病细胞移植到小鼠中并观察到小剂量的阿霉素破坏这些细胞的能力，证明了其具有杀伤癌细胞的能力。

4. 靶向作用细胞代谢改变清除耐药性癌细胞　2020 年 9 月，美国哈佛大学等机构研究者在 Cell Metab 杂志发文，识别出耐药性癌细胞的独特特征，即会发生代谢过程的短暂改变（如何利用营养物质），相关研究结果有助于开发新方法，靶向作用癌细胞的代谢通路，从而有效消灭耐药性癌细胞。为了能够识别耐药性的癌细胞并随着时间追踪其进展程度，研究者利用急性髓性白血病小鼠模型进行研究，将生物发光蛋白和荧光蛋白标记到癌细胞上，随后在两个特殊的时间点对这些细胞进行研究分析。研究发现，化疗后的癌细胞会经历短暂的细胞代谢的改变，尤其是改变利用谷氨酰胺的方式，并将其几乎完全用于促进核苷酸产生的过程中去。

研究者指出，在这段短暂的时间内靶向作用癌细胞的代谢，癌细胞就会变得非常脆弱。当研究者仅利用 1 d 时间靶向作用癌细胞谷氨酰胺代谢或核苷酸产生时，耐药性的癌细胞就会被消除，患者的疾病症状就会得到改善。相关研究结果可能为靶向作用耐药性的癌细胞提供一些可能。研究者可以靶向作用癌细胞代谢改变的确切时刻，这会避免长期治疗所产生的一些毒性问题。

5. 克服 EGFR 抑制剂奥西替尼耐药性

（1）抑制 SHP2 信号可克服肺癌细胞耐药性：2020 年 9 月，美国德克萨斯大学 MD 安德森癌症中心和 BridgeBio Pharma, Inc. 附属公司 Navire Pharma, Inc. 研究者在 Cancer Res 杂志发文，发现新型 SHP2 抑制剂 IACS-13909 能够克服非小细胞肺癌（NSCLC）的多种治疗耐药机制，表明一种可能的方法用于治疗已对靶向 EGFR 抑制剂奥西替尼产生抗药性的癌症。IACS-13909 是由 Navire 和 MD Anderson 的 Therapeutics Discovery 部门合作开发的有效且选择性的变构 SHP2（含 Src 同源 2 域的磷酸酶）抑制剂。IACS-13909 最初是由 MD 安德森应用癌症科学研究所（IACS）和转化研究促进肿瘤治疗和创新平台（TRACTION）平台上的科学家团队发现的。

酪氨酸激酶抑制剂（如奥西替尼）最初可有效抑制肿瘤的生长，但当患者仍在接受治疗时，会产生多种耐药机制。这项研究表明，IACS-13909 抑制多种信号通路下游蛋白的能力是克服这些常见的肿瘤耐药机制的有前途的方法。osimertinib 是一种靶向 EGFR 抑制剂，被用作治疗具有特定 EGFR 突变的 NSCLC 患者的一线选择。但是，NSLC 经常会随着时间的推移而发展出奥西替尼耐药性，这可能是通过阻止药物活性的 EGFR 突变引起的，或者是通过激活了补偿性信号通路。

SHP2 是一种在这些途径下游发挥作用的蛋白质，是 MAPK 信号传导途径的完全激活所必需的，MAPK 信号传导途径可促进肿瘤的生长，增殖和存活。这项发现表明，对于携带多种活化激酶作为致癌驱动因子的肺癌，IACS-13909 能够在体外抑制肿瘤细胞增殖并在体内引起肿瘤消退。这些数据表明，靶向 SHP2 可以为克服通过多种机制发生的奥西替尼耐药性提供可行的策略。当 IACS-13909 用作单一药物并与 osimertinib 体内联合使用时，这些结果是一致的。体外联合治疗在对奥西替尼敏感的肿瘤中导致延长的、更持久的反应，并在奥西替尼耐药模型中刺激肿瘤消退。

（2）奥西替尼治疗 EGFR 突变的肺癌功效：癌细胞异质性常常阻碍癌症治疗的有效性，EGFR 突变的肺癌就是这种情况。基于一种酪氨酸激酶抑制剂（TKI）的药物已用于治疗该疾病，但治疗效果千差万别。有时，肿瘤细胞对这种药物具有简单的抗性。日本金泽大学 Yano 及其同事（*Nat Commun*，2020）研究了 TKI 药物奥西替尼治疗 EGFR 突变的肺癌功效及其与肿瘤细胞中 AXL 蛋白表达的关系。

研究发现，高表达和低表达 AXL 的肿瘤细胞均显示出对奥西替尼的耐受性（获得性耐药性），但在两种情况下涉及的机制不同。此外，研究者提出了一种方法，可以提高 AXL 低表达量癌细胞在使用的奥西替尼治疗时的成功率。首先，在体外实验中比较了 AXL 高表达和低表达的肿瘤细胞对奥西替尼的敏感性。在这两种情况下，奥西替尼均抑制癌细胞的生存能力，但对于 AXL 低表达的 EGFR 突变的肺癌细胞，对药物的敏感性更高；该过程中，少量肿瘤细胞幸存下来，表明其具有奥西替尼耐受型。这些发现与较早对 29 例 EGFR 突变的 NSCLC 患者进行的药物临床研究结果一致。通过旨在了解奥西替尼耐受性背后机制的实验，发现在低表达 AXL 的肿瘤细胞系中，胰岛素样生长因子 1 受体（IGF-1R）的磷酸化增加，而在高表达 AXL 的肿瘤中却没有，磷酸化的 IGF-1R 促进奥 AXL 低表达肿瘤在治疗后的存活。林西替尼是一种已知能够抑制 IGF-1R 磷酸化的药物。研究者评估了奥西替尼和林西替尼的组合，结论是林西替尼与持续奥西替尼的瞬时治疗可以治愈或至少显著延迟 AXL 低表达 EGFR 突变的肺癌复发。

参考文献

[1] Zhou J, Gelot C, Pantelidou C, et al. A first-in-class polymerase theta inhibitor selectively targets homologous-recombination-deficient tumors. Nat Cancer, 2021, 2(6):598-610.

[2] Jia R, Balligand T, Atamanyuk V, et al. Hematoxylin binds to mutant calreticulin and disrupts its abnormal interaction with thrombopoietin receptor. Blood, 2020, 137(14):1920-1931.

[3] Calls A, Torres-Espin A, Navarro X, et al. Cisplatin-induced peripheral neuropathy is associated with neuronal senescence-like response. Neuro Oncol, 2021, 23(1):88-99.

[4] Jimnez-Snchez A, Cybulska P, Mager KL, et al. Unraveling tumor-immune heterogeneity in

advanced ovarian cancer uncovers immunogenic effect of chemotherapy. Nat Genet, 2020, 52(6):582–593.

[5] Dowden H, Munro J. Trends in clinical success rates and therapeutic focus. Nat Rev Drug Discov, 2019, 18(7):495–496.

[6] Gonçalves E, Segura–Cabrera A, Pacini C, et al. Drug mechanism–of–action discovery through the integration of pharmacological and CRISPR screens. Mol Systems Biol, 2020, 16(7):e9405.

[7] Park SR, Namkoong S, Friesen L, et al. Single–cell transcriptome analysis of colon *Cancer Cell* response to 5–fluorouracil–induced DNA damage. Cell Rep, 2020, 32(8):108077.

[8] Dong ZR, Ke AW, Li T, et al. CircMEMO1 modulates the promoter methylation and expression of TCF21 to regulate hepatocellular carcinoma progression and sorafenib treatment sensitivity. Mol Cancer, 2021, 20(1):75.

[9] Ku Y, Park JH, Cho R, et al. Noncanonical immune response to the inhibition of DNA methylation by Staufen1 via stabilization of endogenous retrovirus RNAs. Proc Natl Acad Sci USA, 2021, 118(13):e2016289118.

[10] Wu Q, Ba–Alawi W, Deblois G, et al. GLUT1 inhibition blocks growth of RB1–positive triple negative breast cancer. Nat Commun, 2020, 11(1):4205.

[11] González–Acosta D, Blanco–Romero E, Ubieto–Capella P, et al. PrimPol–mediated repriming facilitates replication traverse of DNA interstrand crosslinks. EMBO J, 2021, 40(14):e106355.

[12] Gallina I, Hendriks IA, Hoffmann S, et al. The ubiquitin ligase RFWD3 is required for translesion DNA synthesis. Mol Cell, 2021, 81(3):442–458.e9.

[13] Vollmer T, Schlickeiser S, Amini L, et al. The intratumoral CXCR3 chemokine system is predictive of chemotherapy response in human bladder cancer. Sci Transl Med, 2021, 13(576):eabb3735.

[14] Breen DM, Kim H, Bennett D, et al. GDF–15 neutralization alleviates platinum–based chemotherapy–induced emesis, anorexia, and weight loss in mice and nonhuman primates. Cell Metab, 2020, 32(6):938–950.e6.

[15] Hayashi K, Nikolos F, Lee YC, et al. Tipping the immunostimulatory and inhibitory DAMP balance to harness immunogenic cell death. Nat Commun, 2020, 11(1):6299.

[16] Starobova H, Monteleone M, Adolphe C, et al. Vincristine–induced peripheral neuropathy is driven by canonical NLRP3 activation and IL–1β release. J Exp Med, 2021, 218(5):e20201452.

[17] Powles TP, Rosenberg JE, Sonpavde GP, et al. New class of drug leads to 30 percent reduced risk of death for bladder cancer patients：Enfortumab vedotin in previously treated advanced urothelial carcinoma. N Engl J Med, 2021, 384(12):1125–1135.

[18] Powles T, Rosenberg JE, Sonpavde GP, et al. Enfortumab vedotin in previously treated advanced urothelial carcinoma. N Engl J Med, 2021, 384(12):1125–1135.

[19] Wang X, Wang SS, Huang H, et al. Effect of capecitabine maintenance therapy using lower dosage

and higher frequency *vs* observation on disease–free survival among patients with early–stage triple–negative breast cancer who had received standard treatment: The SYSUCC–001 randomized clinical trial. JAMA, 2021, 325(1):50–58.

[20] Suiter CC, Moriyama T, Matreyek KA, et al. Massively parallel variant characterization identifies NUDT15 alleles associated with thiopurine toxicity. Proc Natl Acad Sci USA, 2020, 117(10):5394–5401.

[21] Pettinger J, Carter M, Jones K, et al. Kinetic optimization of lysine–targeting covalent inhibitors of HSP72. J Med Chem, 2019, 62(24):11383–11398.

[22] Pettitt SJ, Frankum JR, Punta M, et al. Clinical BRCA1/2 reversion analysis identifies hotspot mutations and predicted neoantigens associated with therapy resistance. Cancer Discov, 2020, 10(10):1475–1488.

[23] Abida W, Patnaik A, Campbell D, et al. Rucaparib in men with metastatic castration–resistant prostate cancer harboring a BRCA1 or BRCA2 gene alteration. J Clin Oncol, 2020, 38(32):3763–3772.

[24] Chiappa M, Guffanti F, Bertoni F et al. Overcoming PARPi resistance: Preclinical and clinical evidence in ovarian cancer. Drug Resist Updat, 2021, 55:100744.

[25] Li M, Xu Y, Liang J, et al. USP22 deficiency in melanoma mediates resistance to T cells through IFNγ–JAK1–STAT1 signal axis. Mol Ther, 2021, 29(6):2108–2120.

[26] Pan L, Hong C, Chan LN, et al. PON2 subverts metabolic gatekeeper functions in B cells to promote leukemogenesis. Proc Natl Acad Sci USA, 2021, 118(7):e2016553118.

[27] Cipponi A, Goode DL, Bedo J, et al. MTOR signaling orchestrates stress–induced mutagenesis, facilitating adaptive evolution in cancer. Science, 2020, 368(6495):1127–1131.

[28] Nguyen TB, Sakata–Yanagimoto M, Fujisawa M, et al. Dasatinib is an effective treatment for angioimmunoblastic T–cell lymphoma. Cancer Res, 2020, 80(9):1875–1884.

[29] Binenbaum Y, Fridman E, Yaari Z, et al. Transfer of miRNA in macrophages–derived exosomes induces drug resistance of pancreatic adenocarcinoma. Cancer Res, 2018, 78(18):5287–5299.

[30] 彭凯丽, 陈宏辉. 上皮间质细胞转化在肿瘤侵袭转移及化疗耐药中的作用. 实用医药杂志, 2018, 35(1):85–87.

[31] Rehman SK, Haynes J, Collignon E, et al. Colorectal cancer cells enter a diapause–like DTP state to survive chemotherapy. Cell, 2021, 184(1):226–242.e21.

[32] Duy C, Li M, Teater M, et al. Chemotherapy induces senescence–like resilient cells capable of initiating AML recurrence. Cancer Discov, 2021, 11(6):1542–1561.

[33] Punturi NB, Seker S, Devarakonda V, et al. Mismatch repair deficiency predicts response to HER2 blockade in HER2–negative breast cancer. Nat Commun, 2021, 12(1):2940.

[34] Ognjenovic NB, Bagheri M, Mohamed GA, et al. Limiting self–renewal of the basal compartment by PKA activation induces differentiation and alters the evolution of mammary tumors. Dev Cell, 2020,

55(5):544–557.e6.

[35] Xu A, Ji L, Ruan Y, et al. UBQLN1 mediates sorafenib resistance through regulating mitochondrial biogenesis and ROS homeostasis by targeting PGC1β in hepatocellular carcinoma. Sign Transd Target Ther, 2021, 6(1):190.

[36] Yeo SK, Zhu X, Okamoto T, et al. Single–cell RNA–sequencing reveals distinct patterns of cell state heterogeneity in mouse models of breast cancer. eLife, 2020, 9:e58810.

[37] Hu F, Song D, Yan Y, et al. IL–6 regulates autophagy and chemotherapy resistance by promoting BECN1 phosphorylation. Nat Commun, 2021, 12(1):3651.

[38] Dong S, Wang Q, Kao YR, et al. Chaperone–mediated autophagy sustains haematopoietic stem–cell function. Nature, 2021, 591(7848):117–123.

[39] Wang H, Liang Y, Yin Y, et al. Carbon nano–onion–mediated dual targeting of P–selectin and P–glycoprotein to overcome cancer drug resistance. Nat Commun, 2021, 12(1):312.

[40] Fan F, Jin L, Yang L. pH–sensitive nanoparticles composed solely of membrane–disruptive macromolecules for treating pancreatic cancer. ACS Appl Mater Interfaces, 2021,13(11):12824–12835.

[41] Emran AA, Tseng HY, Gunatilake D, et al. A combination of epigenetic BET and CDK9 inhibitors for treatment of human melanoma. J Invest Dermatol, 2021, 141(9):2238–2249.e12.

[42] Yamamoto J, Suwa T, Murase Y, et al. ARID2 is a pomalidomide–dependent CRL4CRBN substrate in multiple myeloma cells. Nat Chem Biol, 2020, 16(11):1208–1217.

[43] Oatman N, Dasgupta N, Arora P, et al. Mechanisms of stearoyl Co–A desaturase inhibitor sensitivity and acquired resistance in cancer. Sci Adv, 2021, 7(7):eabd7459.

[44] Picco G, Cattaneo CM, van Vliet EJ, et al. Werner helicase is a synthetic–lethal vulnerability in mismatch repair–deficient colorectal cancer refractory to targeted therapies, chemotherapy and immunotherapy. Cancer Discov, 2021, 11(8):1923–1937.

[45] Zhang H, Xiao X，Wei W，et al. CircLIFR synergizes with MSH2 to attenuate chemoresistance via MutSα/ATM–p73 axis in bladder cancer. Mol Cancer, 2021, 20(1):70.

[46] Shi W, Zhang G, Ma Z, et al. Hyperactivation of HER2–SHCBP1–PLK1 axis promotes tumor cell mitosis and impairs trastuzumab sensitivity to gastric cancer. Nat Commun, 2021, 12(1):2812.

[47] Yu Z, Jiang X, Qin L, et al. A novel UBE2T inhibitor suppresses Wnt/β–catenin signaling hyperactivation and gastric cancer progression by blocking RACK1 ubiquitination. Oncogene, 2021, 40(5):1027–1042.

[48] Chen ML, Sun A, Cao W, et al. Physiological expression and function of the MDR1 transporter in cytotoxic T lymphocytes. J Exp Med, 2020, 217(5):e20191388.

[49] Galluzzi L, Humeau J, Buqué A, et al. Immunostimulation with chemotherapy in the era of immune checkpoint inhibitors. Nat Rev Clin Oncol, 2020, 17(12):725–741.

[50] Das TK, Esernio J, Cagan R. Restraining network response to targeted cancer therapies improves efficacy and reduces cellular resistance. Cancer Res, 2018, 78(15):4344−4359.

[51] Jiang L, Wang P, Sun YJ, et al. Ivermectin reverses the drug resistance in cancer cells through EGFR/ERK/Akt/NF−κB pathway. J Exp Clin Cancer Res, 2019, 38(1):265.

[52] Wei AH, Dhner H, Pocock C, et al. Oral azacitidine maintenance therapy for acute myeloid leukemia in first remission. N Engl J Med, 2020, 383(26):2526−2537.

[53] Dowling CM, Hollinshead KER, Grande AD, et al. Multiple screening approaches reveal HDAC6 as a novel regulator of glycolytic metabolism in triple−negative breast cancer. Sci Adv, 2021, 7(3):eabc4897.

[54] Döring H, Kreutzer D, Ritter C, et al. Discovery of novel symmetrical 1,4−dihydropyridines as inhibitors of multidrug−resistant protein (MRP4) efflux pump for anticancer therapy. Molecules, 2020, 26(1):18.

[55] Schafer JM, Lehmann BD, Gonzalez−Ericsson PI, el al. Targeting MYCN−expressing triple−negative breast cancer with BET and MEK inhibitors. Sci Transl Med, 2020, 12(534):eaaw8275.

[56] Lu X, Pang Y, Cao H, et al. Integrated screens identify CDK1 as a therapeutic target in advanced gastrointestinal stromal tumors. Cancer Res, 2021, 81(9):2481−2494.

[57] Bao Y, Oguz G, Lee WC, et al. EZH2−mediated PP2A inactivation confers resistance to HER2−targeted breast cancer therapy. Nat Commun, 2020, 11(1):5878.

[58] Whittle JR, Vaillant F, Surgenor E, et al. Dual targeting of CDK4/6 and BCL2 pathways augments tumor response in estrogen receptor positive breast cancer. Clin Cancer Res, 2020, 26(15):4120−4134.

[59] Pascual J, Lim JSJ, Macpherson IR, et al. Triplet therapy with palbociclib, taselisib, and fulvestrant in PIK3CA−mutant breast cancer and doublet palbociclib and taselisib in pathway−mutant solid cancers. Cancer Discov, 2020, 11(1):92−107.

[60] Ward JL, Wu Y, Harflett C, et al. Miyabeacin: A new cyclodimer presents a potential role for willow in cancer therapy. Scic Rep, 2020, 10(1):6477.

[61] Rothe K, Babaian A, Nakamichi N, et al. Integrin−linked kinase mediates therapeutic resistance of quiescent CML stem cells to tyrosine kinase inhibitors. Cell Stem Cell, 2020,27(1):110−124.e9.

[62] Lainé M, Fanning SW, Chang YF, et al. Lasofoxifene as a potential treatment for therapy−resistant ER−positive metastatic breast cancer. Breast Cancer Res, 2021, 23(1):54.

[63] Fu J, Li T, Yang Y, et al. Activatable nanomedicine for overcoming hypoxia−induced resistance to chemotherapy and inhibiting tumor growth by inducing collaborative apoptosis and ferroptosis in solid tumors. Biomaterials, 2021, 268:120537.

[64] Touat M, Li YY, Boynton AN, et al. Mechanisms and therapeutic implications of hypermutation in gliomas. Nature, 2020, 580(7804):517−523.

[65] Perry JM, Tao F, Roy A, et al, Overcoming Wnt−β−catenin dependent anticancer therapy resistance

in leukaemia stem cells. Nat Cell Biol, 2020, 22(6):689–700.

[66] van Gastel N, Spinelli JB, Sharda A, et al. Induction of a timed metabolic collapse to overcome cancer chemoresistance. Cell Metab, 2020, 32(3):391–403.e6.

[67] Wang R, Yamada T, Kita K, et al. Transient IGF–1R inhibition combined with osimertinib eradicates AXL–low expressing EGFR mutated lung cancer. Nat Commun, 2020, 11(1):4607.

第三十一章　肿瘤化疗药物及其与放疗联合应用（二）

第一节　化疗药物的研制与应用

一、抑制靶点的化疗药物

（一）蛋白酶类抑制剂

1. 化疗药物 PXS-LOX_1/2 抑制靶标蛋白赖氨酰氧化酶　2020 年 12 月，美国波士顿大学医学院（BUSM）研究者在 *Arch Stem Cell Ther* 杂志发文，发现药物 PXS-LOX_1 和 PXS-LOX_2 能够抑制其靶标（一种称为赖氨酰氧化酶蛋白），并且对原发性骨髓纤维化（PMF）具有特异性和效能的组合。这项研究使用了三种实验动物模型：第一组小鼠是正常的，而其他两组的基因改变导致骨髓癌的发生。之后，将药物 PXS-LOX_1 分配给所有 3 个组。在一个单独的实验中，将 PXS-LOX_2 分配给正常组和遗传改变的组。结果发现，降低了骨髓癌发生模型癌症症状的严重性。这些发现代表了治疗 PMF 的一种可能的新途径，因为当前没有可用的药物以 PXS-LOX_1 和 PXS-LOX_2 的方式对抗患病的骨髓基质蛋白。

2. 抗癌细胞周期依赖性激酶抑制剂药物　2020 年 11 月，美国康乃尔大学威尔医学院等机构研究者在 *Nat Rev Immunol* 杂志发文，揭示了抗癌细胞周期抑制剂所介导的机体免疫调节机制。细胞周期蛋白通常会在恶性细胞中功能失调 / 失去调节，如细胞周期依赖性激酶 CDK4 和 CDK6。在众多 CDK 激酶中，目前 CDK4/6 被认为是驱动细胞分裂的关键调节因子，能通过与细胞周期蛋白 D（cyclin D）的蛋白结合，促进视网膜母细胞瘤基因（Rb）磷酸化并释放转录因子 E2F，进而促进细胞周期相关基因的转录，使细胞周期从 DNA 合成前期（G_1 期）进入到 DNA 复制期（S 期）。

然而，某些癌细胞却会利用 CDK4/6 进行繁殖，研究发现 CDK4/6 在许多癌细胞中呈现过表达现象，从而导致癌细胞分裂周期失控不断增殖。基于此，研究者开发出多种 CDK4 和 CDK6 的抑制剂，其中包括三种小分子化合物：帕博西尼（palbociclib）、abemaciclib 和瑞博西尼（ribociclib），这些药物目前被批准用来治疗乳腺癌患者，同时也正在其它实体瘤和恶性血液肿瘤患者进行临床试验。临床前和临床证据表示，CDK4/CDK6 抑制剂的抗癌活性不仅来自于阻断恶性细胞的细胞周期，而且还具有免疫刺激效应。

3. CDK 抑制剂 CR8 作为分子胶水降解剂杀伤癌细胞　2020 年 9 月，美国布罗德研究所和瑞士巴塞尔弗里德里希 – 米歇尔生物医学研究所研究者在 *Nature* 杂志发文，发现了一种 CR8 的新型分子胶水降解剂。CR8 是一种化合物，其细胞杀伤活性与 E3 泛素连接酶复合物中的 DDB1 组分的水平相关。CR8 通过诱导细胞周期蛋白 K（cyclin K）的蛋白降解杀死癌细胞，而后者是一些抑制周期蛋白依赖性激酶（CDK，特别是 CDK12）的结合伴侣。CR8 像分子胶水一样发挥作用：结合 CDK12-cyclin K，招募 DDB1，随后招募 E3 泛素连接酶复合物的其他部分，从而对 cyclin K 进行标记，以便随后遭受降解。

研究者解析出 CR8 诱导的蛋白复合物的关键成分晶体结构，揭示了所有胶合在一起的各个部分之间相互作用的新分子细节。研究证实，吡啶取代基（pyridyl substituent）的化学基团向外突出，使 CR8 像分子胶水降解剂一样发挥作用。这一发现表明，对抑制剂的外向部分进行化学修饰，可以将它们变成针对特定蛋白靶标的分子胶水降解剂。

4. 磷脂酰肌醇 3- 激酶抑制剂的开发　磷脂酰肌醇 3- 激酶（phosphatidylinositide 3-kinases，PI3K）在癌症和免疫失调中广泛过度激活。在开发治疗性 PI3K 抑制剂，尽管存在药物耐受性差和耐药等问题，但一些 PI3K 抑制剂已获批上市，数十种亚型选择性及个别泛 PI3K 抑制剂正处于临床研发阶段。PI3K 是一种胞内磷脂酰肌醇激酶，具有磷脂酰肌醇激酶活性的同时，也具有丝氨酸 / 苏氨酸（Ser/Thr）激酶活性。

（1）PI3K 及其分类：PI3K 途径是人类癌症中最常被激活的信号通路之一，几乎介导 50% 的恶性肿瘤的发生。PI3K 是一种胞内脂质磷酸激酶，催化肌醇第 3 位的磷酸化。PI3K 是由一个催化亚基 p110 和一个调节亚基 p85 构成的异二聚体，具有 SH2 结构域（Src homology 2 domain）。通过 SH2 结构域，PI3K 可与其它蛋白的磷酸化酪氨酸残基结合，从而被募集到质膜，使其催化亚基靠近质膜内小叶的磷脂酰肌醇。在膜脂代谢过程中，PI3K 催化 PI-4-P(PIP) 生成 PI-3,4-P2(PIP2)，催化 PI-4,5-P2(PIP2) 生成 PI-3,4,5-P3(PIP3)。这些与膜结合的 PI-3-P 为多种信号转导蛋白提供了锚定位点，进而介导多种下游信号通路。例如，活化 Akt/PKB、mTOR 激酶等下游通路。

PI3K 可分为 3 类，其中研究最广泛的为 I 类 PI3K，为异源二聚体，由一个调节亚基 p85 和一个催化亚基 p110（由 PIK3CA 基因编码）组成。催化亚基共有 α、β、δ 和 γ 四种类型，其中的 α、β 和 δ 类对应 p85α、p85β 或 p55 调节亚基；而 γ 类对应 p101 和 p84/87 调节亚基。调节亚基具有 SH2 结构域，能够识别 RTK 的胞内激酶结构域，并引发催化亚基 p110 的激活（图 31-1）。

（2）PI3Kα 的激活机制：PI3K 激活发生在质膜上，是通过与 RTK、RAS 和膜上 C 末端的磷酸化基序相互作用而介导的。图 31-2A ~ E 展示了突变位点导致 PI3K 激活的过程。图 A：热点突变 E542K 和 E545K 模拟 RTK 在 PI3Kα 的解除自抑制中的作用机制，这一作用暴露了 PI3Kα 活性位点。H1047R 模拟了 Ras 在 PI3Kα 激活过程的作用机制。这两处热点突变常伴随 E453Q/K、E726K 和 M1043V/I 等弱突变共同激活 PI3Kα。大多数弱突变都远离 p85α 亚基的自抑制结构域 nSH2 和催化位点，推断它们可能在激活 PI3Kα 时起别构位点作用。图 31-2B：热点突变（深色部分）主要发生在螺旋域和激酶结构域，弱突变发生在 ABD 和 C2 结构域的表面。ABD 和 C2 中的 iSH2 结构域在激活的 PI3Kα 结构中活跃表达。图 31-2C：含有自抑制区域的 nSH2 的 PI3Kα 的结构处于非活性构象。图 31-2D：PI3Kα 在移除 nSH2 后并伴有 a-loop 时处于激活状态。图 31-2E：移除 nSH2 结构域的 PI3Kβ 只具有部分活性，说明 PI3Kβ 被 nSH2 和 cSH2 同时抑制。这意味着，PI3Kα 和 PI3Kβ 亚型自抑制区域不同。受到 KRas4B 共价抑制剂开发过程的启发，可以尝试发现新的 PI3Kα 的别构口袋，开发 PI3Kα 的别构抑制剂，在维持抑制活性的同时提高化合物对 PI3K 亚型的选择性。

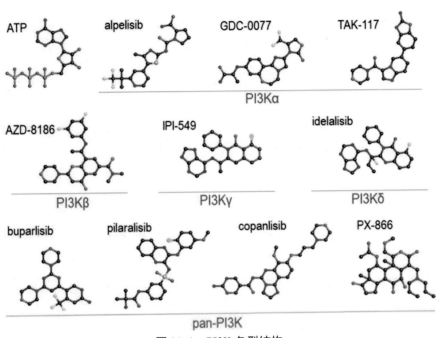

图 31-1　PI3K 各型结构

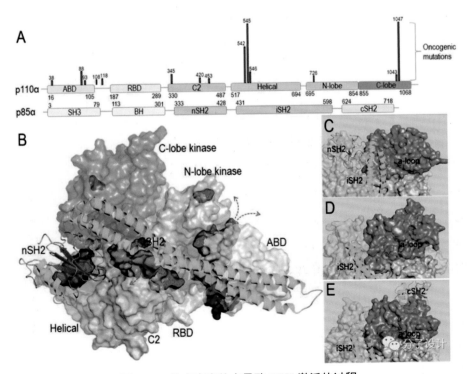

图 31-2　热点突变位点导致 PI3K 激活的过程

（3）PI3Kα 与 alpelisib 的相互作用：PI3K 的 ATP 结合位点位于激酶结构域的 2 个片段之间，由铰链隔开。Ⅰ型 PI3K 的 ATP 结合位点高度同源，仅在边缘处有几个残基不同。这些残基可分为分为

2 个区域，第一个是位于铰链附近的 4 个残基组成的可变区，第二个是位于 P-loop 处的较小的可变区。对于 PI3Kα，铰链区可以提高 ATP 抑制剂的选择性。如图 31-3A~C，alpelisib 结合激酶结构域中的 ATP 口袋，并与 P-loop 和铰链区相互作用。其中，与 alpelisib 接触的残基大多是保守的，只有铰链区 5 个可变残基。PI3Kα 的 Q859 与 alpelisib 形成双氢键（图 31-3C），这表明并证实其在亚型选择性中的重要性。此残基在 PI3Kβ（D856）和 PI3Kδ（N836）中变得更短，而 PI3Kγ 中的 K890 仍然足够长，足以与 alpelisib 进行氢键相互作用。PI3Kα 中的 R852 与激酶结构域 N-lobe 中的 E798 形成盐桥，在 PI3Kγ（K831-E814）中观察到类似的盐桥。PI3Kγ 的 L829 还与 M762 和 W760 建立疏水相互作用。而 PI3Kβ 中 S849 由于较短，则完全没有类似的相互作用。

这些结果表明，铰链区的结构与 alpelisib 对 PI3K 的选择性有关。PI3Kα（~5 nmol/L）的 IC50 值最高，其次是 PI3Kγ（~250 nmol/L），PI3Kδ（~290 nmol/L）和 PI3Kβ（~1200 nmol/L）。虽然，利用铰链区残基的差异设计高选择性的 PI3K 抑制剂取得一定进展，但是仍存在一些缺点。例如，人体中部分 PIP2 脂质以高亲和力锚定在细胞膜中，因此底物结合位点较浅，深埋于细胞膜的蛋白质表面进一步限制了小分子的进入。这使模拟 ATP 结构，作用于铰链区的小分子抑制剂往往需要较高的给药浓度，随之而来的是脱靶效应带来的毒副作用。因此，寻找其它空腔并开发相应的抑制剂具有重要意义。

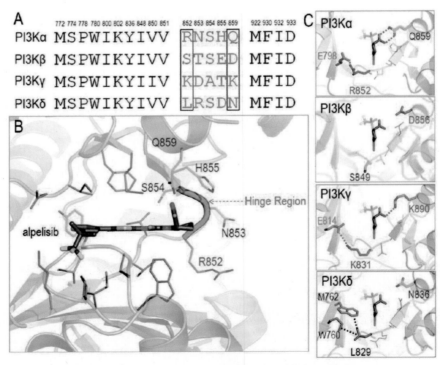

图 31-3　PI3Kα 与 alpelisib 的相互作用解析图

（4）PI3Kδ 的生物学功能：在体外和异种移植瘤模型研究中发现，PI3K 抑制剂对癌细胞主要是抗增殖作用，而不是细胞毒性；但也不能排除 PI3K 抑制剂可能通过对肿瘤细胞和肿瘤基质、血管生成和免疫系统的联合作用而导致癌细胞死亡。新的证据表明，PI3K 抑制剂不需要连续给药，间断给药不仅耐受性更好，而且作为一种抗癌方法可能更有效。PI3K 抑制剂的耐受性仍然是一个问题，不良事件包括高血糖、腹泻、免疫相关毒性和感染等。提高 PI3K 异构体的选择性将是进一步开发这类抑制剂的关键。对于 PI3Kα 抑制剂，一个关键的进展是确定更耐受的药物剂量的基础上的联合治疗，以提高乳腺癌的敏感性。

PI3Kδ 的生物学功能比预期的更为复杂。体内抑制 PI3Kδ 同时观察免疫激活和免疫抑制现象，这对长期抑制 PI3Kδ 治疗炎症和自身免疫性疾病带来挑战。目前，尚不完全清楚这些不良反应是否由于化合物抑制了其他 PI3K 亚型，如 PI3Kγ 所致。目前，PI3Kδ 抑制剂主要用于包括 B 细胞恶性肿瘤和实体瘤的各种癌症治疗。PI3Kδ 在 B 细胞恶性肿瘤中的功能已被证实，但由于其毒性反应，PI3Kδ 抑制剂被定位为用于其他新药物和（或）化疗失败后的治疗选择。在 CLL 患者中，不良事件导致的治疗中断并没有对临床影响产生负面影响，事实上提高了总体生存率，推测至少一些不良事件是诱导宿主免疫反应的标志，这种反应可作为抗肿瘤免疫效应加以利用。

5. 胆固醇酰基转移酶（ACAT）抑制剂有效治疗肝癌　　2021 年 5 月，英国伦敦大学学院研究者在 *Nat Commun* 杂志发文，胆固醇酰基转移酶（ACAT）抑制剂可作为治疗慢性乙型肝炎病毒感染和肝癌的免疫疗法。乙肝病毒（HBV）是常见的肝癌病因。ACAT 是一种有助于控制细胞中胆固醇水平的酶。这项研究直接从患者肝脏和肿瘤组织中分离出来的免疫细胞，证明了以 ACAT 为靶标，在增强免疫反应方面非常有效。

研究表明，用 ACAT 抑制剂阻断 ACAT 的活性可增强能抵抗病毒和相关癌性肿瘤的特异性细胞免疫，从而证明其作为一种免疫疗法的有效性。研究还发现，抑制 ACAT 会阻碍 HBV 自身的复制，可作为直接的抗病毒药物。口服 ACAT 抑制剂，如 avasimibe，此前已被证明作为降胆固醇药物具有良好的耐受性。此次研究发现，ACAT 抑制剂调节胆固醇代谢时，可增强人体抗病毒 T 细胞清除病毒的能力。在乙肝病毒（HBV）感染的肝脏和肝癌内发现的 T 细胞中，免疫增强效果尤其显著，克服了免疫细胞功能的局限性，使 T 细胞能够同时靶向病毒和癌细胞。这使研究同时从多个方向对付疾病成为可能。相比其他抗病毒药物，ACAT 抑制剂可以阻断 HBV 的生命周期。因此，这种药物具有独特的抗病毒和免疫治疗效果。这种胆固醇调节药物在人体是安全的。

（二）一些蛋白和肽类抑制剂

1. 铁蛋白载药靶向肿瘤治疗　　铁蛋白是存在于人体细胞中的储铁蛋白，具有独特的壳 - 核结构，外壳由 24 个亚基自组装形成蛋白笼，内腔可以装载治疗药物。中国科学院生物物理研究所 / 中国科学院纳米酶工程实验室阎锡蕴团队前期研究发现，人重链铁蛋白识别肿瘤标志分子转铁蛋白受体 1（TfR1/CD71），无需耦联靶向配体即可识别肿瘤；近期又发现，铁蛋白存在温度可控的药物通道，升温时通道打开，允许亲水性小分子药物（如表阿霉素、奥沙利铂、吉西他滨和伊利替康等）装载进入蛋白笼内。这个重要发现解决了铁蛋白装载亲水药物效率有限的问题。

亲 - 疏水化疗药物的联合应用，展示出优越的协同治疗效果。为此，研究者基于铁蛋白药物载体探讨纳米载体共装载亲 - 疏水化疗药物进行协同治疗的新策略。目前研究表明，因肿瘤标志分子在不同肿瘤细胞上的表达量和特异性存在差异，单一靶向药物载体的治疗效率通常有限。赋予药物载体双重靶向的特性可进一步提高载体与肿瘤细胞的特异性结合能力和药物渗透进入肿瘤细胞的能力。2021年4月，阎锡蕴团队在 *Adv Funct Mater* 杂志发文，发展了一种具有双重肿瘤靶向特性的亲 – 疏水药物共装载的铁蛋白药物载体（Am–PNCage），实现了亲 – 疏水抗肿瘤药物的有效递送和协同抗肿瘤。

为了构建具有双重靶向的亲 – 疏水药物共装载铁蛋白药物载体，通过基因工程设计，将疏水肽 – 亲水肽 –RGD 肽组成的功能性基序替换人重链铁蛋白亚基的第五螺旋，实现了多肽功能基序展示在铁蛋白笼的外表面。Am–PNCage 的双重靶向特性来自于人重链铁蛋白内在的 CD71 靶向能力和蛋白笼外表面上展示的 RGD 肽的整合素 αvβ3 靶向能力。通过重链铁蛋白的亲水性药物通道和笼外表面上展示的疏水性肽，将亲水药表阿霉素和疏水药喜树碱分别装载到纳米笼的内腔和外表面，引发不同释放机制，表现出时间和空间上可控的药物级联释放动力学。Am–PNCage 纳米载体不仅可延长小分子药物的半衰期，降低不良反应，还通过双靶向促进药物对肿瘤细胞的亲和力和渗透性，并可穿越血脑屏障在脑肿瘤中有效聚集。载药后的 Am–PNCage 可通过协同作用的级联释药策略提高对肿瘤，尤其是恶性、耐药性肿瘤的治疗效果。因此，Am–PNCage 可作为一种新型铁蛋白药物载体平台用于协同性亲 – 疏水药共装载和靶向联合化疗。

2. 靶向作用白血病 ASH1L 蛋白抑制剂　2021 年 5 月，美国密歇根大学等机构研究者在 *Nat Commun* 杂志发文，发现 ASH1L 基因所表达的蛋白在急性白血病和其它疾病的发生过程中起到关键作用，小分子抑制剂抑制 ASH1L 蛋白的 SET 结构域，从而能预防白血病发生和进展过程。研究证实，催化的 ASH1L 蛋白 SET 结构域在 MLL 白血病（混合谱系白血病，mixed lineage leukemia）发生过程中起关键的作用；重要的是，缺失 ASH1L 或 ASH1L SET 结构域的小鼠仍然能够存活且未发生明显的发育缺陷，表明靶向作用 ASH1L 可能作用非常有限且会支持 ASH1L 作为一种有吸引力的靶点，有助于药物开发。然而，ASH1L 也是抑制剂开发过程中极具吸引力的一个靶点，因为 SET 结构域能够适应非活性的构象，并通过自抑制环来阻断活性位点通路。

通过应用基于片段的筛查技术，进行药物化学和基于结构的设计方法，开发出了第一类强效的 ASH1L 抑制剂，其中包括 AS-99，通过系统性地生物化学、生物物理学和结构学的研究，能够开发出 ASH1L 抑制剂，其结合亲和力要比最初的片段命中率改善 1000 多倍。因此，本研究揭示了小分子抑制 ASH1L 的 SET 结构域的可塑性。ASH1L 抑制剂的另外一个显著特点是存在硫代酰胺基团，因当其被酰胺取代后会导致抑制活性下降约 100 倍，这可能是由于硫酰胺基团失去了设计硫的黄铜键，以及酰胺类似物中的氧与 H2193 的羰基之间的静电排斥作用，这就强调了硫在蛋白质 – 配体复合物中良好的相互作用。

结构学研究表明，所开发的抑制剂能与 SET 结构域中自动抑制环附近的一个位点结合，这可能会稳定该区域的构象，并能异位阻断 ASH1L 的酶活性；有意思的是，仅存在于其它 4 种 H3K36 组蛋白甲基转移酶（NSD1、NSD2、NSD3 和 SETD2）中的自动抑制环中氨基酸序列的保守性较差，可能为 AS-99 对 ASH1L 的选择性相比其它组蛋白甲基转移酶高出 100 倍提供了一定的依据。当在 MLL 白血病细胞中进行检测时，AS-99 能下调 MLL 融合靶向基因的表达并降低 H3K36 的二甲基化水平，这有力支持了靶向作用的机制。基因集合富集分析（GESA 分析）结果表明，AS-99 能抑制 MLL 融合蛋白和 HOXA9 所驱动的转录程序，而利用 AS-99 的疗法还能抑制 MLL 白血病细胞的增殖，并能诱导其分化和凋亡，但在没有 MLL1 易位的对照细胞系中却并未出现这种现象，这排除一般的毒性作用。因此，AS-99 再现了 ASH1L 基因失活或 ASH1L SET 结构域剔除后所观察到的效果，当在体内应用时，AS-99 就能在 MLL 白血病系统性模型中减少白血病的负担，这进一步支持了将对 ASH1L 的抑制作为一种方法来靶向治疗携带 MLL1 易位的白血病。

综上，本研究中报道了 AS-99 能作为一种首创、具有良好特性及亚微摩尔体外活性的选择性 ASH1L 抑制剂；该化合物可能作为一种非常有价值的化学探针来进一步探索 ASH1L 的生物学功能，并解决在不同疾病中阻断 ASH1L 的潜在治疗性效益，包括癌症等。

3. 靶向 GHRHR 小分子抑制剂能有效抑制肿瘤的生长　2020 年 3 月，暨南大学与美国迈阿密大学和汕头大学、香港中文大学、荷兰格罗尼根大学等合作在 *Proc Natl Acad Sci USA* 杂志发文，以我国高发的食管鳞癌为模型，发现 RNA 异常剪切产物促进食管癌代谢重编程并可作为治疗靶点。生长激素释放激素受体（GHRHR）是一种神经内分泌激素受体。靶向 GHRHR 的小分子抑制剂能有效抑制这些肿瘤的生长。但在一些恶性度较高的实体肿瘤，如胰腺癌、卵巢癌和食管鳞癌中，GHRHR 表达水平很低亦或不表达，然而上述 GHRHR 抑制剂对这些肿瘤同样有治疗作用。研究发现，缺氧是这些恶性肿瘤的特征之一，缺氧情况下 RNA 异常剪切增加。RNA 异常剪切导致 GHRHR 产生多个截断体，其中 SV1 截断体在食管鳞癌中异常高表达，临床样本分析 SV1 截断体的表达水平和病情发展紧密相关并可以作为独立预后因素。缺氧也导致食管鳞癌糖酵解异常升高。

研究者通过对糖代谢酶的筛选分析，发现糖酵解限速酶 PFKM 受 SV1 的调控。在食管鳞癌中 SV1 通过炎症通路 NF-κB 调控 PFKM 转录。体外和体内的研究发现了 RNA 异常剪接、NF-κB 和 PFKM 三者的作用关系，把缺氧、炎症和代谢联系起来，而 SV1 通过调节这一通路驱动食管鳞癌进展和恶化。GHRHR 小分子抑制剂在体内和体外实验中通过靶向 SV1 阻断上述通路抑制肿瘤。

4. NSD1 关键蛋白抑制剂 BT5 抑制多种癌症　2020 年 12 月，美国密歇根大学罗格尔癌症中心研究者在 *Nat Chem Biol* 杂志（2020）发文，开发出了第一种药物样化合物来抑制一种关键酶家族，这种酶的功能失调与多种癌症有关，其中包括一种侵袭性的儿童白血病。组蛋白甲基转移酶的核受体结合 SET 结合域（NSD）家族，因其酶中结合位点的形状使类药物分子很难与之结合。研究小组利用包括 X 射线晶体学和核磁共振在内的多种技术，首次开发出一种 NSD1 的关键蛋白质抑制剂，其中的一种主要化合物 BT5 在有 NUP98-NSD1 染色体易位的白血病细胞中活性佳。经过多年的研究，证明用小分子抑制剂靶向这种关键酶是一种可行的方法。这些发现将有助于开发下一代这些酶的有效和选择性抑制剂。

5. 乳腺癌靶向治疗纳米多肽药物　2020 年 2 月，国家纳米科学中心王磊与加利福尼亚大学戴维斯分校 Lam 等研究者在 *Nat Nanotechnol* 杂志发文，利用可形变多肽纳米颗粒仿生细胞外基质构筑多肽纳米纤维网络，取得较好的肿瘤治疗效果，促进多肽纳米药物的转化进程。该研究中，研究者结合前期仿生多肽工作（*ACS Nano*, 2017, 11:4086-4096），设计了靶向 Her2 并形成细胞外基质样纳米纤维网络的多肽分子，成功地利用配受体相互作用诱导的形变和自放大组装的仿生过程在 HER2 阳性乳腺癌细胞构筑了纤维网络。该纳米多肽药物对 HER2 阳性的乳腺癌模型小鼠的治疗非常有效，小鼠肿瘤在治疗后逐渐减小至完全消失，模型老鼠生存期大大延长。研究者 Lam 发明的 OBOC 可以广泛用于生物活性多肽的筛选（*Nature*, 1991, 354:82—84）。该工作的前期工作表明，通过亲疏水平衡的调控，可以在模型小鼠的肿瘤组织实现多肽纳米颗粒向纳米纤维的转化，滞留时间显著增加（*Adv Mater*, 2017, 29:1605869）。该纳米多肽药物的作用机制具有普适性，可以利用现有膜蛋白药物靶点开发出系列仿生纳米多肽药物。

（三）针对生物标志物进行靶向治疗

1. SapC-DOPS 化合物针对胰腺癌的生物标志物靶向治疗　2020 年 8 月，美国辛辛那提大学研究者在 *Mol Ther* 杂志发文，使用一种 SapC-DOPS 的治疗性化合物，可以针对胰腺癌的生物标志物进行靶向治疗，并且结合标准化学疗法达到对患者有利的结果。胰腺癌通常在早期是无症状的，经常侵袭淋巴结和肝脏，较少侵袭肺和内脏器官。在先前的研究中，发现了一种可靶向药物的胰腺癌细胞生物标记物（磷脂酰丝氨酸），晚期胰腺癌的一线治疗方法之一是化学疗法，但只能为患者提供微不足道的效果。在 2000 年代初期，开发了 SapC-DOPS，由细胞蛋白 SapC 和磷脂 DOPS 组装成微小的纳米颗粒。该颗粒可以选择性地靶向细胞并提供治疗，同时不影响所有其他未受影响的细胞和组织。在这项研究中，同时使用动物模型和人类癌细胞来验证这一理论，并发现这些疗法的结合有助于在生命周期的各个阶段靶向癌细胞，最终抑制肿瘤的生长；与单独治疗相比，其生存率更高。这项研究表明，使用纳米囊泡和标准化学疗法的联合治疗可能对胰腺癌患者有益，可能延长生命，并帮助那些没有太多选择的癌症患者。

2. 从特殊免疫生物标志物中预测 flotetuzumab 治疗急性髓性白血病患者后果　2020 年 6 月，英国诺丁汉特伦特大学等机构研究者在 *Sci Transl Med* 杂志发文，通过识别对化疗没有反应但却可能得益于新型免疫疗法治疗的恶性白血病患者。急性髓性白血病（AML）患者通常进展迅速、不断恶化，对化疗有很强的耐受性，而且复发率较高。这项研究中，研究者利用新型技术分析了数百例 AML 成年人和儿童机体骨髓样本中的免疫结构，揭示不同疾病阶段和年龄群体中免疫基因的临床差异，包括创建重要的 AML 基因和蛋白质框架，阐明患者机体免疫系统与癌细胞之间的相互作用，从中发现特殊的免疫生物标志物，预测患者对化疗产生耐受性，以及受益于 flotetuzumab 药物的治疗。flotetuzumab 是一种新型的免疫疗法药物，研究者将这类药物称为"bispecifics"，与抗体拥有相似的结构，使 T 细胞接近肿瘤细胞并促进其杀伤力的发挥。

3. 黑色素瘤肽类标志物通过剪接过程产生识别新型黑色素瘤疗法　2020 年 10 月，澳大利亚莫纳什大学等机构研究者在 *Cancer Immunol Res* 杂志发文，在黑色素肿瘤表达发现了特殊的新型标志物 HLA 相关的肽类，相关研究结果会有望开发新型疫苗，抵御黑色素瘤的发生。研究者成功在黑色素瘤肿瘤表面识别了数千个特殊肽类，这些肽类能被宿主机体免疫系统所识别，调节机体自身的免疫系统，从而帮助检测并杀灭肿瘤细胞。

目前，研究者正在利用一种拼接肽类对黑色素瘤患者进行临床接种试验。黑色素瘤会在不同的生长状况下密切监视宿主机体的免疫系统。研究结果表明，一些黑色素瘤肽类标志物能通过一种剪接过程产生，蛋白质首先被切割成小片段肽类，随后 2 个片段会被黏贴在一起，形成"拼接肽（spliced peptide）"，通过识别具体的剪接肽类，能够在体外进行合成，随后输注到患者体内诱发免疫系统，识别并靶向作用特殊的肿瘤。

（四）肿瘤靶向超级抗原的研制

在肿瘤免疫治疗过程中，药物对肿瘤组织的靶向特异性和药物在肿瘤微环境中激活免疫系统的有效性是治疗成功的关键。超级抗原分子可在极低的剂量下高效激活人体的免疫反应，并对肿瘤细胞和实体瘤产生有效免疫杀伤，是一种极具开发前景的肿瘤免疫治疗剂。

2020 年 8 月，中国科学院沈阳应用生态研究所微生物资源与生态课题组依托沈阳市超级抗原研究重点实验室，致力于超级抗原生物大分子构效关系研究、结构改造和免疫抗肿瘤药物开发。研究者将肿瘤靶向穿膜肽 iRGD 与活性增强的超级抗原改构体 ST-4 以基因工程的方式融合，构建出全新的肿瘤靶向超级抗原 ST-4-iRGD。研究选取 4T1 乳腺癌细胞系和 B16F10 黑色素瘤细胞系，分别在体外细胞模型和荷瘤小鼠体内模型中，对 ST-4-iRGD 的肿瘤靶向性及抗肿瘤活性进行系统评估。研究发现，ST-4-iRGD 可肿瘤特异性地靶向并穿透到肿瘤组织中，展现出显著增强的肿瘤抑制率，实体瘤明显缩小，生存期显著延长；同时发现，靶向分子的引入显著加强了超级抗原在肿瘤微环境中的组织分布，有效提升实体瘤组织中淋巴细胞的浸润程度，发挥了更强的肿瘤免疫治疗效果。此外，在整个研究过程中未发现 ST-4-iRGD 引发的任何毒性效应，具有新药开发前景。

（五）Ras 靶向药物研发新进展

Ras 是肿瘤患者中最常见的致癌基因之一，目前包括 K-ras、N-ras 及 H-ras 三种亚型。其中，N-ras 突变多见于黑色素瘤和急性骨髓性白血病，H-ras 突变多见于膀胱癌和头颈癌，而 K-ras 突变比其他两种更常见，最常发生在肺癌、胰腺癌及结直肠癌中，也成为研究者着力攻克的热点。目前，Ras 抑制剂已开辟出多种疗法，通过直接或者间接方式防止 Ras 突变。

1. 直接靶向疗法　近年来，以 K-ras G12C 抑制剂为代表的直接靶向 Ras 疗法取得了重大进展。K-ras 基因突变主要集中在第 12、13 及 61 号密码子处；其中，第 12 号密码子的突变占到 80% 以上，包括 G12A、G12C、G12D、G12R、G12S 及 G12V，而 K-ras G12C 突变占所有 K-ras 突变的 12%，并在非小细胞肺癌（NSCLC）中占主导地位。

Ras G12C 抑制剂能共价结合带 G12C 突变的 K-ras，将 K-ras G12C 突变体锁死在失活状态。这一疗法首先在 Amgen 的 AMG 510 抑制剂上获得了重大突破，AMG 510 主要针对 NSCLC，已在 2020 年底被美国 FDA 授予突破性疗法认定，且获得了优先审评和加速批准的资格。同样，在这一领域有所突破的是 Mirati，其抑制剂 MRTX849 可以通过与处于失活状态的 K-ras G12C 突变体的不可逆结合，将它们"锁死"在失活状态，从而抑制 K-ras 的信号通路。

2. 间接靶向疗法　Ras 基因与 GTP 或 GDP 的结合能力都非常强。但是，当受体酪氨酸激酶被激活时，Ras 会从与 GDP 结合的失活状态转换为与 GTP 结合的激活状态，从而不断激活 Raf、Mek 及

Erk 等下游信号通路靶点，使细胞不断增殖、分化和形成肿瘤。因此，间接靶向疗法通常是通过抑制其信号通路中的靶点来防止 Ras 与 GTP 结合的激活状态，这里介绍几类热门疗法。

（1）EGFR 抑制剂：Ras 基因位于 EGFR 的下游通路，它的激活会使得 EGFR 信号通路活化，在这一过程中，受体酪氨酸激酶起到关键作用，即促进肿瘤细胞的增殖、肿瘤血管的生成与转移。因此，EGFR 抑制剂将通过抑制 EGFR 受体酪氨酸激酶的活化，阻断其下游信号的转导，从而减少 Ras 的突变激活。

（2）靶向阻断 Ras 活化：以 K-ras 为例，K-ras 在失活与激活状态之间的转换受到两类因子的调节。一类是 GTP 酶激活蛋白（GAP），促进与 K-ras 结合的 GTP 水解成为 GDP，从而抑制 K-ras 的活性，使 K-ras 处于失活状态；另一类则是鸟嘌呤核苷酸交换因子（GEF），包括 SOS 蛋白以及 SHP2 蛋白，这类蛋白会催化 K-ras 与 GTP 的结合，从而促进 K-ras 突变的激活。因此，靶向阻断 Ras 剂以及 SHP2 抑制剂。

SOS 抑制剂主要通过干扰 Ras-SOS1 的相互作用以阻断 Ras 活化。勃林格殷格翰研发管线中的 BI-1701963 则为 SOS1 抑制剂，通过与 SOS1 的催化区域结合，阻断 SOS1 驱动的反馈，减少 K-ras 激活状态的形成。这一抑制剂的优点在于通过选择性地抑制 SOS1，可以不考虑 K-ras 突变类型，能够阻断多种 K-ras 突变体的活性。

SHP2 抑制剂同样备受关注，SHP2 是一种蛋白酪氨酸磷酸酶，参与多种致癌细胞信号级联反应，可以直接使 Ras 脱磷酸化，从而增强其与效应蛋白 Raf 的结合，激活下游 Mek/Erk 信号通路。靶向抑制 SHP2 既可减缓癌细胞生长，同时也调节免疫功能以激活其抗肿瘤作用。

（3）抑制下游信号通路：失活的 Ras 被激活后，可以激活多条下游信号通路，其中包括 MAPK 信号通路、PI3K 信号通路及 Ral-GEF 信号通路等，这些信号通路在加速肿瘤细胞生存、增殖等方面的作用值得重视。同时，因为直接靶向 Ras 的抑制剂研发设计难度较大，使得科学家们将目光对准其下游的信号通路，目前研究最集中的是 MAPK 通路（Raf-Mek-Erk）和 PI3K 通路（p110-AKT-mTOR）。

MAPK 通路中，Raf、Mek 和 Erk 蛋白中的任何一个因子功能异常，都会导致严重的肿瘤疾病。Raf 激酶包括 A-raf、B-raf 和 C-raf；其中，B-raf 作为 Raf-Mek-Erk 信号转导通路中的重要成员，介导 Ras 与 MAPK 相结合，调节肿瘤细胞增殖、分化和凋亡。当 B-raf 基因发生致癌性改变被激活时，会持续磷酸化 Mek 以及下游的 Erk，从而促进肿瘤细胞的生长、增殖及生存。

目前，针对 Raf 的抑制剂有 belvarafenib、LXH254 和 lifirafenib 等。其中，LXH254 是一种新型 Raf 抑制剂，能够抑制 B-raf 和 C-raf 二聚体和 B-raf 单体，但不能抑制 A-raf，主要用于晚期实体肿瘤中。研究显示，Mek 抑制剂对于无论是 K-ras 还是 B-raf 突变导致的恶性肿瘤均有显著疗效，尤其是在 B-raf 突变（V600E）的肿瘤细胞株中，Mek 通路的负反馈机制不存在，使此类瘤株对 MEK 抑制剂的敏感性大大增加。

Erk 激酶是 Mek 的唯一下游靶点，靶向于 Erk 靶点的抑制剂能够有效阻断 Ras-Raf-Mek-Erk 信号通路，同时能够有效逆转由上游 B-raf、Mek 突变而导致的耐药。ulixertinib 和 LY3214996 均为 Erk 抑制剂。PI3K 信号通路对于 MAPK 信号通路有重要的补充作用，肿瘤细胞对于 MAPK 抑制剂的抗药性在很大程度就来自于 PI3K 信号通路的激活。针对 PI3K 信号通路，拜耳的 copanlisib 于 2017 年 9 月 14 日获美国 FDA 批准上市，用于治疗复发性滤泡性淋巴瘤，并且于 2020 年底被 CDE 纳入突破性治疗品种名单，且已在中国申报上市。

（六）selpercatinib 治疗癌症效果

1. selpercatinib 治疗 RET 基因融合阳性非小细胞肺癌疗效显著　2020 年 8 月，美国斯隆凯特林癌症纪念中心 Alexander Drilon 联合得克萨斯大学安德森肿瘤中心 Vivek Subbiah 团队在 *N Engl J Med* 杂志发文，研究 selpercatinib 治疗 RET 基因融合阳性非小细胞肺癌（NSCLC）的疗效。RET 基因融合是 1% ~ 2% NSCLC 的致癌驱动因素。在这项 1 ~ 2 期临床试验中，研究组招募先前接受过铂类化疗或未接受治疗的晚期 RET 基因融合阳性 NSCLC 患者，均接受 selpercatinib 治疗。主要终点为独立审核委员会确定的客观缓解（全部或部分缓解）。在 105 例先前至少接受过铂类化疗的 RET 基因融合阳性 NSCLC 患者中，客观缓解率为 64%，中位缓解时间为 17.5 个月，中位随访 12.1 个月后，63% 的患者仍持续缓解。在 39 例先前未接受治疗的患者中，客观缓解率为 85%，90% 的缓解可持续 6 个月。在检测出中枢神经系统转移的 11 例患者中，客观颅内缓解率为 91%。3 级及以上最常见不良事件包括高血压（14%）、丙氨酸氨基转移酶水平升高（12%）、天冬氨酸氨基转移酶水平升高（10%）、低钠血症（6%）和淋巴细胞减少症（6%）。531 例患者中，有 12 例（2%）因药物相关不良事件而停用了 selpercatinib。总之，selpercatinib 治疗先前接受过铂类化疗或未经治疗的 RET 基因融合阳性 NSCLC 患者，疗效显著持久，且毒副作用小。

2. selpercatinib 治疗 RET 基因突变型甲状腺髓样癌疗效显著　2020 年 8 月，美国马萨诸塞州总医院 Wirth 团队在 *N Engl J Med* 杂志发文，研究 selpercatinib 治疗 RET 基因突变型甲状腺髓样癌患者的疗效。RET 基因突变发生在 70% 的甲状腺髓样癌中，而 RET 基因融合在其他甲状腺癌中很少发生。在一项 1 ~ 2 期临床试验中，研究组招募 RET 突变型甲状腺髓样癌患者，无论其是否接受过范德塔尼布或卡波赞尼布治疗，以及先前接受过治疗的 RET 基因融合阳性甲状腺癌患者，均接受 selpercatinib 治疗。主要终点为由独立审核委员会确定的客观缓解（全部或部分缓解）。在 55 例先前接受过范德塔尼布和（或）卡波赞尼布治疗的 RET 基因突变型甲状腺髓样癌患者中，缓解率为 69%，1 年无进展生存率为 82%。在 88 例先前未接受过范德塔尼布或卡波赞尼布治疗的 RET 基因突变型甲状腺髓样癌患者中，缓解率为 73%，1 年无进展生存率为 92%。在 19 例先前接受过治疗的 RET 基因融合阳性甲状腺癌患者中，缓解率为 79%，1 年无进展生存率为 64%。最常见的 3 级及以上不良事件为高血压（21%）、丙氨酸氨基转移酶水平升高（11%）、天冬氨酸氨基转移酶水平升高（9%）、低钠血症（8%）和腹泻（6%）。在所有接受治疗的 531 例患者中，有 12 例（2%）因药物相关不良事件而停用了 selpercatinib。总之，selpercatinib 治疗曾接受过或未接受过范德塔尼布或卡波赞尼布治疗的甲状腺髓样癌患者，疗效持久，且毒副作用低。

（七）靶向药物卡帕替尼对特定突变类型癌症有效

2020 年 9 月，美国马萨诸塞州总医院（MGH）研究者领导的国际团队在 *N Engl J Med* 杂志发文，根据一项第二阶段临床试验的最新结果，卡帕替尼的靶向疗法可为患有特定基因突变的晚期肺癌患者带来益处。一种 MET 蛋白影响细胞内的各种过程，激活这种蛋白的 MET 基因改变与许多癌症有关。非小细胞肺癌（NSCLC）患者中有 1% ~ 6% 发生 MET 基因的多个拷贝，即 MET 扩增现象。MET 外显子 14 缺失突变会导致表达的蛋白质中相关区域缺失，约有 3% ~ 4% 的 NSCLC 患者存在上述突变，并且预后不良。卡帕替尼是一种高效且选择性的 MET 抑制剂。研究者报告了 2 期 GEOMETRY mono-1 研究结果，调查了 364 例患有 MET 外显子 14 突变或 MET 扩增的晚期 NSCLC 患者卡帕替尼活性。

在 MET 外显子 14 突变的患者中，卡帕替尼作为一线治疗具有很高的缓解率（68%）。在具有至少 10 个基因拷贝的 MET 扩增患者中，卡帕替尼一线治疗的反应率为 40%，在其他治疗后的反应率为 29%。该药物在 MET 扩增水平较低的患者中疗效有限。结果表明，对于患有 MET 外显子 14 突变的 NSCLC 患者以及先前未曾接受过治疗的患者，卡帕替尼可能是一种特别有效的治疗方法。

（八）五味子中联苯环辛烯类木脂素靶向 TRBP 蛋白治疗肝癌

2021 年 6 月，云南大学教育部自然资源药物化学重点实验室与多个研究团队合作在《药物化学杂志》发文，从中药五味子中获得联苯环辛烯类木脂素物质靶向 TRBP 蛋白治疗肝癌的研究成果。现有研究表明，小核糖核酸参与了肝癌的发生和发展，临床中也被用作预测肝癌发展或预后的生物标志物。目前，唯一发现的可以调控 TRBP 功能的药物是依诺沙星，但其存在亲和性、特异性不高等问题。研究者通过高通量筛选发现，这种联苯环辛烯类木脂素调节肿瘤细胞内小核糖核酸的生物合成过程，确定其靶向参与小核糖核酸成熟过程的 TRBP 蛋白，抑制肝癌细胞的增殖与转移。

进一步通过简化联苯环辛烯类木脂素物质的骨架，设计合成了 20 余个衍生物，得到活性和特异性良好的化合物 9，并通过合成化合物 9 的生物素探针，对其靶标和作用机制进行了验证。据悉，目前合作研究团队已就此申请了国家发明专利，并加紧这类新型化合物的后续抗肝癌新药开发的相关工作。

二、紫杉醇等药物的抗肿瘤作用

（一）紫杉醇治疗癌症

1. 我国研究者找到抗癌药物紫杉醇基因密码　紫杉醇（paclitaxel）是一种天然抗癌药物，来源于红豆杉。2021 年 5 月，中国农业科学院研究者在预印平台 bioRxiv 杂志发文，通过对南方红豆杉进行全基因组测序，首次组装成功了染色体级别的高质量参考基因组，揭示了抗癌药物紫杉醇生物合成的遗传基础。该研究将加快紫杉醇异源合成底盘的设计和开发，并有力推动我国紫杉醇生物合成与调控研究以及产业的进一步发展。

紫杉醇是红豆杉属植物中的一种复杂的次生代谢产物，是世界上使用最广泛的抗癌药物。20 世纪 60 年代，美国化学家沃尔和瓦尼从一种红豆杉属的植物太平洋紫杉的树皮中，分离出紫杉醇。经过二十多年的临床研究，1992 年首款紫杉醇注射液"Taxol"上市。至今，紫杉醇是已知疗效最好的植物源抗肿瘤药物之一，具有高效、低毒和广谱的特点，对卵巢癌、乳腺癌、恶性黑色素瘤、肺癌、前列腺癌、脑癌和大肠癌等具有明显的治疗效果。

医学实验结果显示，目前获取紫杉醇类原料药，主要依赖红豆杉植物类提取和化学半合成。采集人工培育的红豆杉枝叶，利用溶剂萃取、固相萃取、超临界流体萃取、膜分离和色谱分离等分离提取方法，提取与紫杉醇结构类似的前体，如巴卡亭Ⅲ和10-去乙酰巴卡亭Ⅲ等，再借助化学修饰的大规模生产方法，得到医用紫杉醇原料药。目前，世界上尚无成规模的人工种植红豆杉项目，而野生的红豆杉极其稀缺、珍贵。

在此次研究中，第三代测序技术，获得基因组的测序读段（reads），高深度的测序饱和覆盖南方红豆杉基因组，然后再从头拼接，从而还原红豆杉各染色体的序列片段。研究者结合辅助基因组组装Hi-C测序方法，捕获全基因组范围内整染色体质DNA在空间位置上的关系，确定序列片段在染色体上的方向和顺序，最终确定基因组各染色体上ATCG四种碱基的排列顺序。通过对南方红豆杉单倍体胚乳组织进行全基因测序，成功组装了染色体级别的高质量南方红豆杉参考基因。研究显示，紫杉醇合成相关基因的基因组定位和协同表达调控，绘制了多个相关基因家族的基因组位置图谱，特别揭示了细胞色素P450家族的基因组分布和调控规律。研究首次发现了紫杉醇合成基因在红豆杉9号染色体上的聚集分布现象，并在其中鉴定了首个紫杉醇生物合成基因簇，由6个基因串联组成，主要负责催化紫杉醇生物合成的前两步（图31-4）。

获得一个物种的基因组序列，对于该物种的研究具有重要意义。从紫杉醇被发现开始，经过半个多世纪的研究，完成了对其构效关系、药物剂型、药物来源、临床应用和作用机制等方面的研究工作。此外，本次研究对南方红豆杉的相关研究也做出了重要努力。南方红豆杉是一种较古老的裸子植物。其参考基因组的发布，填充了裸子植物基因库的空缺，为植物界的演化研究提供了一个重要案例。南方红豆杉基因组信息还将有助于高效开发该物种的分子标记，这些分子标记将直接用于指导相关林木育种工作，加速红豆杉属物种遗传改良工作，实现全基因选育抗逆性好、生长迅速和紫杉醇含量高的优良红豆杉品种。

相关医学专家称，紫杉醇的抗癌机制非常复杂，主要通过与β-微管蛋白亚基结合，抑制微管解聚，阻断细胞分裂和诱导细胞凋亡，从而控制癌细胞的发展。使用紫杉醇时，若剂量不合适，可能造成白细胞减少、过敏反应和心血管毒性等负面效果。

2. 紫杉醇脂质体治疗晚期肺鳞癌临床研究　2020年12月，由上海肺科医院牵头和35家研究者共同参与的紫杉醇脂质体联合顺铂对比健择联合顺铂一线治疗晚期肺鳞癌临床研究结果（LIPUSU）出炉，为晚期肺鳞癌临床用药指明了方向。自2016年11月-2019年12月，540例PS评分0~1的ⅢB~Ⅳ期肺鳞癌患者经中央随机分至紫杉醇脂质体+顺铂组（LP组，$n=268$）和吉西他滨+顺铂组（GP组，$n=272$），每3周1次，给药4~6周期。结果显示，紫杉醇脂质体联合顺铂一线治疗晚期肺鳞癌疗效与吉西他滨联合顺铂近远期疗效相当，紫杉醇脂质体联合顺铂一线治疗晚期肺鳞癌受试者总生存期长于GP组2.1个月，两组中位PFS分别为5.2个月和5.5个月，两组客观缓解率与疾病控制率方面总体无显著差异。经独立委员会评估显示，两组患者最佳疗效ORR具有一致性。

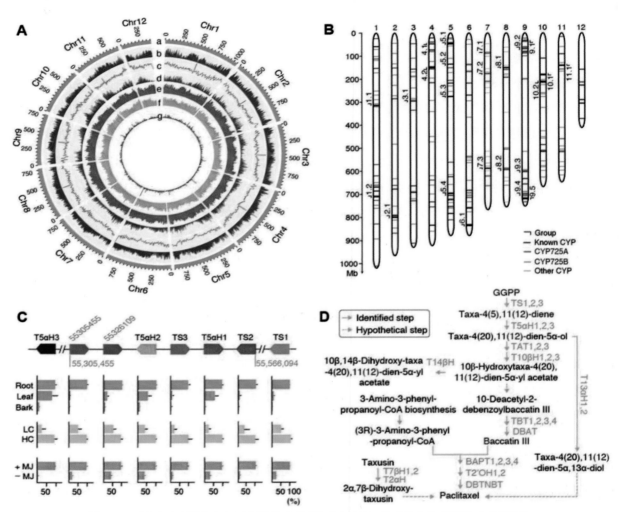

图 31-4　通过对我国南方红豆杉进行全基因组测序而组装成染色体级别的参考基因组

在安全性方面，紫杉醇脂质体联合顺铂（LP）一线治疗晚期肺鳞癌相对 GP 组，LP 组所有（≥ 30%）的不良事件（除脱发）均显著低于 GP 组（$P < 0.01$）。GP 组发生了更多的 3 ~ 5 级不良事件，3 ~ 5 级贫血（$P < 0.0001$）和血小板下降等（$P < 0.0001$）GP 组显著高于 LP 组。此外，紫杉醇脂质体联合顺铂（LP）因不良事件或反应暂停或终止用药的比例显著低于 GP 组。

紫杉醇脂质体作为一线药物获得 2019/2020 年《CSCO 原发性肺癌诊疗指南》Ⅰ级推荐，紫杉醇脂质体联合顺铂（LP）或卡铂是针对肺鳞癌治疗的一线选择。在肺鳞癌领域，紫杉醇脂质体作为一个理想的化疗选择得益于其独特的作用机制，它可以通过高渗透、长滞留效应，靶向浓集于肿瘤组织和淋巴结，对正常淋巴细胞影响小，毒副反应低，与免疫治疗联合后患者的获益较大。此外，对近年经典肺鳞癌研究结果的比对发现，与白蛋白紫杉醇、吉西他滨治疗方案比较，紫杉醇脂质体联合铂类一线治疗晚期肺鳞癌给药更加方便，每周期（21 d）给药 1 次，用药更方便，依从性更高。

3. 游动微纳米机器人有效且稳定地携带紫杉醇等抗癌药物　2021 年 3 月，哈尔滨工业大学微纳米技术研究中心贺强和吴志光研究团队在 *Sci Robotics* 杂志发文，首次实现游动微纳米机器人（Neutrobot）

携带紫杉醇等抗癌药物对脑胶质瘤（GBM）的主动靶向治疗。GBM 是最难有效治疗的癌症之一，在全球范围内，中国的发病及死亡例数均占首位，其重要原因是缺乏精准疗法，而且由于血脑屏障和血肿瘤屏障的存在，进入颅内肿瘤部位的治疗途径有限。针对此难题，研究团队开发了一种基于体内免疫细胞的游动微纳米机器人，通过中性粒细胞吞噬大肠杆菌膜包裹的磁性载药水凝胶制备而成。该游动微纳米机器人可有效且稳定地携带紫杉醇等抗癌药物，依靠自主研发的控制系统将游动微纳米机器人引导到脑部区域，抵达脑胶质瘤区域的机器人可自主感知病原信号并穿越血脑屏障后游动到病患位点，将药物精准地释放到病患处，显著提高药物的靶向效率。

4. 紫杉醇联合靶向药物疗法抑制小鼠乳腺癌肿瘤生长　2020 年 5 月，美国伍斯特理工学院（WPI）Soboyejo 领导的研究组在 *Sci Rep* 杂志发文，研究了促黄体激素释放激素（LHRH）作为一种靶向疗法的机制，将磁性纳米颗粒传递到乳腺肿瘤，发现靶向磁性纳米颗粒可以改善裸小鼠乳腺肿瘤的成像效果。在这项研究中，在 LHRH 上附加了紫杉醇。研究者还将一种具有抗癌特性的天然物质 prodigiosin 附在 LHRH 上。这两种联合分子都被用来治疗三阴性乳腺癌小鼠。

5. 人工纳米红细胞提高紫杉醇药物递送载体　2020 年 4 月，研究者 Ou 等在 *NanoMicro Lett* 杂志发文，指出目前临床批准的聚合物药用树脂 – 聚丙烯酸树脂（Eudragit®[Eu]）作为仿生纳米系统，可有效地携带 PD-L1 的抗体（aPL）。研究者开发了一种气 – 液两相电喷雾，在喷雾的机械参数和电气参数平衡的情况下，可以连续产生仅由临床相关化合物组成的仿生纳米系统 [负载紫杉醇的假血细胞聚丙烯酸树脂（Eu）颗粒（Eu-FBCP/PTX）]，该系统为实现临床转化的化学 – 免疫治疗纳米系统的发展提供了一个新的概念。Eu-FBCP/PTX 纳米系统表现出吞噬和大胞饮的细胞摄取行为；在没有和存在抗 PD-L1 抗体的情况下，比类似大小的负载 PTX 的球形 Eu 颗粒（Eu-s/PTX）在化学 – 免疫治疗中具有更好的疗效。本研究设计了一种两相同轴电喷雾法制备紫杉醇负载的假血细胞微粒；联合抗PD-L1 抗体（Eu-FBCP/PTX + aPL）可进一步提高化疗免疫疗效。

（二）小白菊内酯的抗肿瘤作用

1. 小白菊内酯显著抑制 USP7 酶活性　2020 年 3 月，中国科学院昆明植物研究所天然产物药理学与新药创制研究团队在 *J Biol Chem* 杂志发文，去泛素化酶 USP7 抑制剂的发现对于肿瘤治疗具有重要的意义。泛素蛋白酶体系统（ubiquitin–proteasome system，UPS）是重要的药物研发靶点，USP7 参与调控 Wnt、Notch 及 Hippo 等多个关键肿瘤信号通路。小白菊内酯 parthenolide（PTL）是具有多种重要药理活性的天然倍半萜内酯化合物，解析其作用机制和分子靶点对于推进其临床研究和应用非常必要。研究者构建了以荧光探针 Ub-AMC 为底物的 USP7 抑制剂高通量筛选体系，通过筛选发现小白菊内酯可显著抑制 USP7 酶活性，是 USP7 抑制剂的化学结构骨架类型。利用 Ub-VME/Ub-PA 探针标记、细胞热转变分析以及表面等离子共振技术等研究发现，PTL 能够直接结合 USP7，通过选择抑制 USP7 的活性促进 β-catenin 的泛素化和降解，抑制 Wnt 通路活性以及结直肠肿瘤细胞增殖。通过进一步分析 costunolide 和 α-santonin 对 USP7 及 Wnt 信号通路的影响，发现 α-亚甲基 –γ– 丁内酯可能是倍半萜内酯类化合物抑制 USP7 的活性基团，为改善其成药性的结构改造提供了重要的理论依据。

2. 小白菊内酯二聚体抗脑胶质瘤的药物化学研究　2020 年 4 月，南开大学药物化学生物学国家重点实验室、药学院陈悦课题组在 *J Med Chem* 杂志发文，发现抗多形性胶质母细胞瘤（GBM）药物先导化合物小白菊内酯二聚体。GBM 是一种常见的恶性程度最高的脑肿瘤，也是所有脑癌中最难治疗的，复发率很高，复发后没有标准疗法。

丙酮酸激酶 M2（PKM2）在 GBM 等多种肿瘤中高表达，其二聚体和四聚体之间存在一种动态平衡，二聚体 PKM2 主要存在于肿瘤细胞的胞核中，在肿瘤细胞的增殖、侵袭和转移中起关键作用。激活 PKM2 可诱导四聚体的形成，同时减少二聚体 PKM2 的入核。因此，激活 PKM2 被认为是治疗肿瘤的新型有效策略。经过筛选，发现吉玛烷型倍半萜内酯类天然产物小白菊内酯对 PKM2 具有一定的激活活性。以小白菊内酯为原料，设计合成了一系列小白菊内酯二聚体。研究发现，以二乙二醇为接头的二聚体是较好的 PKM2 激活剂，且化合物能显著抑制 GBM 细胞的增殖和转移，并诱导其凋亡。其机制研究表明，二聚体并不影响 PKM2 的表达，而是通过促进 PKM2 四聚体的形成，抑制 PKM2 的入核，进而抑制 STAT3 信号通路。

（三）丝裂霉素的抗肿瘤作用

研究者应用丝裂霉素治疗尿道上皮癌。2020 年 6 月，美国贝勒医学院研究者在 *Lancet Oncol* 杂志发文，开创了用丝裂霉素的局部化疗手段，从而为尿路上皮癌患者提供了保留肾脏的治疗选择。泌尿上皮癌是指泌尿系统衬里的癌症。虽然大约 10 种尿路上皮癌中有 9 种发生在膀胱（下尿道），但一小部分出现在上尿道、肾脏或输尿管衬里。为了使必须接受肾脏手术的患者免于痛苦，用丝裂霉素进行治疗。丝裂霉素是泌尿科医师用来治疗低度膀胱癌的一种化学疗法，其标准制剂在水基溶液中给药，该溶液被肾脏产生的尿液冲走，缩短了药物与尿路上皮直接接触的时间，从而降低了治疗效果。为了克服标准丝裂霉素治疗的缺点，研究者评估了一种含丝裂霉素的反向热凝胶（UGN-101，商品名 Jelmyto，由 UroGen Pharma 制造）。研究者 Lerner 指出，UGN-101 在体温下为半固体，在较冷温度下变成黏性液体，可以通过导管从膀胱注射到肾盂中发生这些肿瘤的部位。UGN-101 的反向热特性允许将丝裂霉素以液体形式局部给药，随后在滴入尿道上部变暖时转变成半固体凝胶贮库。正常的尿流溶解了凝胶贮库，从而使组织在 4～6 h 内暴露于丝裂霉素。

研究者先前报告了 UGN-101 在治疗 22 例上尿路尿路上皮癌患者中的概念验证和初步安全性数据。在当前的研究中，研究者进行了 3 期单臂临床试验，以进一步评估丝裂霉素的创新反向凝胶输送在低度上尿路尿路上皮癌中的疗效。71 例患者每周接受 6 次含丝裂霉素反向热凝胶的治疗。完全缓解患者将每月接受最多 11 个月的治疗。在开始治疗后 3 个月，使用尿液细胞学检查、输尿管镜检查和活检评估疗效。研究表明，这种治疗手段是有益的。在最初的每周 6 次治疗后，59% 患者肿瘤细胞得到了完全清除。该治疗方法已获得美国食品药品监督管理局（FDA）的批准，并成为针对轻度上尿路尿路上皮癌患者的第一个，也是唯一一个批准的非手术治疗方法。

（四）sotorasib 的抗肿瘤作用

sotorasib 药物可治疗多种晚期实体瘤。2020 年 9 月，美国希望之城和其他知名的综合癌症中心领导的一项研究在 *N Engl J Med* 杂志发文，药物 sotorasib（AMG 510）针对事先经过大量治疗的晚期实体瘤患者的 I 期临床试验的抗癌活性明显，特别是在肺癌和结直肠癌中。这项多点临床试验纳入了 129 例之前平均接受过 3 次治疗的转移性癌症患者。这些患者均有突变的 KRAS G12C 基因，这增加了患者抵抗治疗的侵袭性癌症概率。K-ras 基因是在近 40 年前发现的，为癌基因。根据美国国家癌症研究所的数据，这个基因属于 Ras 基因家族，在所有的人类癌症中，超过 30% 的癌症是由这个基因引起的。K-ras 突变与包括肺癌和结直肠癌（CRC）在内的多种癌症的较差治疗结果有关。

这项临床试验是测试不同剂量 sotorasib（180、360、720 和 960 mg）的安全性，每种剂量每天口服 1 次。患者所患的癌症为难治性转移性非小细胞肺癌（NSCLC，59 例）、CRC（42 例）或其他肿瘤类型（28 例）；平均年龄为 62 岁，中位随访时间为 12 个月。作为一种小分子药物，sotorasib 通过阻断一个特定的口袋（P2）抑制 K-ras G12C，从而抑制这种突变的 K-ras 蛋白促进肿瘤生长和扩散的能力。研究显示，这种药物虽然能够靶向多种癌症，但对 NSCLC 最为有效，在 NSCLC 中，大约有 13% 的患者存在 K-ras G12C 突变。K-ras G12C 抑制剂 sotorasib 产生了持久的临床疗效，不良反应大多较小，影响胃肠道，包括腹泻（30%）、疲乏（23%）和恶心（21%）。虽然参加这项临床试验的患者所患的顽固癌症对标准治疗有抵抗力，但那些 NSCLC 患者的反应率为 32%，大多数患者（88%）至少在几个月内疾病得到控制，中位无进展生存期为 6.3 个月。NSCLC 的后期治疗只有 9%～18% 的反应率和中位无进展生存期大约为 3 个月，这是一个很大的进步。

另一组获益显著的是难治性转移性 CRC 患者，反应率约为 7%，疾病控制率为 74%，其中 7% 的患者出现了较大的肿瘤收缩。中位无进展生存期为 4 个月。在同类治疗中，很少有反应率，中位无进展生存期约为 2 个月。sotorasib 作用相当持久，至少有一半的转移性 CRC 患者在治疗开始 4 个月后仍然经历疾病控制。107 例患者（83%）停止了治疗，主要是因为疾病进展。有 54 例患者已死亡，考虑到预后和疾病处于晚期阶段，这是一个合理的结果。NSCLC 和 CRC 之间的肿瘤反应不一致，这说明 K-ras G12C 抑制对于 CRC 是不够的，必须关闭额外的致癌通路。将 sotorasib 与阻断表皮生长因子受体（EGFR）的其他疗法结合起来，是一种很有前途的方法。

三、化疗药物联合其他制剂治疗肿瘤

（一）雌激素受体激动剂联合雄激素剥夺疗法治疗前列腺癌

前列腺癌是男性第二大高发癌症，也是引发男性癌症死亡的第五大原因，2018 年全球就有 130 万新发病例以及 359 000 例死亡病例；雄激素剥夺疗法（androgen deprivation therapy，ADT）是针对晚期或转移性前列腺癌（pCa）的标准化治疗手段，是利用促黄体激素释放激素（LHRH）激动剂或拮抗剂诱发机体实现化学去势。尽管 ADT 短期内治疗非常有效，但三分之一的前列腺癌仍然会对该疗法产生一定的耐受性，这种现象被称为去势难治性前列腺癌（castration-resistant prostate cancer，

CRPC），这一机制会恢复雄激素受体的信号活性，也会促进雄激素的独立性。雄激素合成抑制剂醋酸阿比特龙（abiraterone acetate）能靶向作用肾上腺，抑制肾上腺和肿瘤自身内部中脱氢表雄酮（dehydroepian-drosterone，DHEA）的合成，同时恩杂鲁胺（enzalutamide）又能作为雄激素受体的阻断剂；然而，尽管这些疗法都能够增加致死性前列腺癌患者的生存率，但其有效性往往是暂时的，因此迫切需要寻找针对前列腺癌的新型药物作用靶点。2021 年 3 月，休斯顿大学等机构研究者在 *Proc Natl Acad Sci USA* 杂志发文，发现雌激素受体 β（estrogen receptor β，ERβ）激动剂联合 ADT 作为一种新型有效的前列腺癌治疗性手段。

ERβ 是一种肿瘤抑制子，其表达会随着前列腺癌的不断进展而丧失，而其功能的丧失会限制 ERβ 激动剂在治疗晚期前列腺癌中的应用。在这篇报告中，发现表皮生长因子受体（EGFR）的核转运能被治疗前列腺癌的 ERβ 激动剂疗法所靶向作用。通过组织阵列连续切片的免疫染色，发现 ERβ 在腔内细胞和基底细胞中均有表达，但雄激素受体仅会在腔内上皮细胞中进行表达，并不会在基底细胞中表达，这就是为何 ADT 能够有效预防雄激素受体阳性的癌细胞扩散而不会对基底细胞产生任何效应的原因（图 31-5）。研究发现，基于药物非那雄胺（finasteride）的疗法可能与 EGFR 的核转运水平增加直接相关，但利用非那雄胺和 ERβ 激动剂异黄酮（isoflavone）联合治疗前列腺癌患者时，EGFR 核转运的水平会明显下降。因此，通过预防前列腺癌中 EGFR 的核转运，ERβ 激动剂能有效用来避免酪氨酸激酶驱动的癌症的发生。

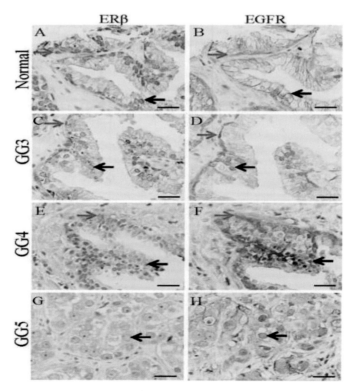

图 31-5　前列腺和前列腺癌中 ERβ 和 EGFR 的表达

综上，本研究提供了进一步的证据表明，ERβ 激动剂能作为一种治疗特定形式前列腺癌的新型疗法。在前列腺癌患者中，ERβ 的表达与 EGFR 的核转运存在负相关性，ADT 联合恩杂鲁胺的组合性疗法能够促进 EGFR 的核转运，EGFR 的核转运与前列腺癌患者复发率的升高存在正相关性。

（二）一种化疗／免疫联合治疗策略的碳酸钙基纳米载体

近年来，越来越多的实验数据证据表明，肿瘤微环境（TME）会严格阻碍包括化疗在内的多种癌症治疗手段的疗效，是肿瘤治疗失败的重要原因之一。例如，实体瘤内致密的细胞外基质和较高的组织间液压阻碍了药物在肿瘤内的扩散，进而限制了化疗等的治疗效果；此外，免疫抑制性是肿瘤微环境的另一个重要特征，表现为肿瘤内免疫系统功能障碍或耗竭，丧失对肿瘤细胞的杀伤能力。

2020 年 11 月，苏州大学功能纳米与软物质研究院刘庄等研究团队在 *Nano-Micro Lett* 杂志发文，开发了一种碳酸钙辅助的双微乳法制备 pH 响应性纳米颗粒的新策略，实现对阿霉素 [一种免疫原性细胞死亡（CD）诱导剂] 和烷基化 NLG919 [aNLG919，一种吲哚胺 2,3- 双加氧酶 1（IDO1）抑制剂] 的有效共包封。制备的 DOX/aNLG919 负载的 PLGA-CaCO3 纳米颗粒（DNCaNPs）能够引起癌细胞 ICD，并通过抑制 IDO1 降低免疫抑制分子犬尿氨酸的产生。经静脉注射后，DNCaNPs 可以有效地积聚在肿瘤部位并促进负载的小分子药物在肿瘤内的扩散，同时还能中和酸性 TME。进一步研究发现，DNCaNPs 可以引起有效的抗肿瘤免疫反应（如增加肿瘤浸润 CD8$^+$ T 细胞，减少免疫抑制 Treg 细胞，从而通过化疗与免疫联合治疗有效地抑制皮下 CT26 肿瘤模型和原位 4T1 肿瘤模型的生长（图 31-6）。

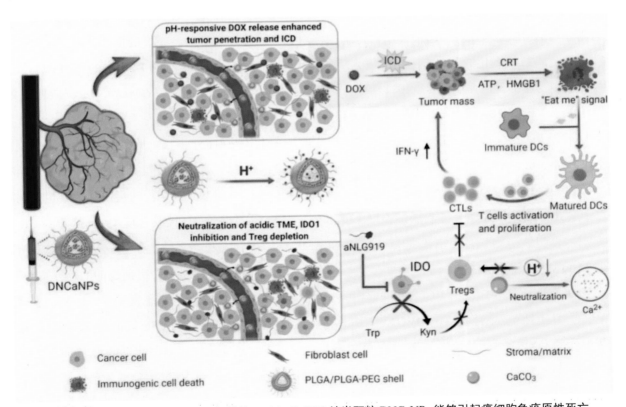

图 31-6　制备的 DOX/aNLG919 负载的 PLGA-CaCO3 纳米颗粒 DNCaNPs 能够引起癌细胞免疫原性死亡

本研究提出了一种简易构建 pH 响应性纳米粒子的策略，克服免疫抑制的 TME，显著增强肿瘤的化疗免疫治疗。通过经典的双乳液法制备聚乙二醇 –b- 聚乳酸 – 羟基乙酸（PLGA–PEG）纳米颗粒，将 $CaCO_3$ 引入颗粒内部水相，与传统方法制备的 PLGA–PEG 纳米颗粒相比，获得的 $CaCO_3$@PLGA–PEG 纳米颗粒（CaNP）显著提高这一载体对一系列不同分子的装载效率。后续实验中，同时包封化疗 ICD 诱导剂阿霉素（DOX）和 IDO1 抑制剂烷基化 NLG919（aNLG919），获得 pH 响应型 DNCaNPs 纳米颗粒。研究发现，DNCaNPs 能够有效地穿透肿瘤内屏障，并在酸性肿瘤微环境中有效释放；同时，与实体肿瘤内的质子发生反应，中和酸性的 TME。并且，这种 DNCaNPs 给药后不仅能有效地引起癌细胞 ICD，诱发宿主的抗肿瘤免疫，还能协同抑制 IDO1，中和肿瘤酸度，从而降低 TME 内免疫抑制性 Treg 细胞的密度。因此，无论在皮下 CT26 结肠肿瘤模型还是原位 4T1 乳腺肿瘤模型中，静脉注射 DNCaNPs 均能取得较好的肿瘤抑制效果。综上，本研究提出了一种简便的碳酸钙辅助制备 pH 响应型纳米药物的方法，该纳米药物具有有效的 TME 调节作用，可用于癌症的高效化疗 – 免疫治疗。

（三）venetoclax 和 8- 氯腺苷联合治疗急性髓系白血病

最近，美国食品和药物管理局（FDA）批准了急性髓系白血病（AML）的几种分子靶向疗法。其中，venetoclax（VEN）是一种选择性 Bcl–2 抑制剂，已被证明可以诱导疾病缓解，在老年 AML 患者中该治疗方案的总体缓解率约为 60% ~ 70%。然而，大多数接受 VEN 的方案治疗的 AML 患者最终还是有可能复发。这主要归因于白血病干细胞（LSC）的持续存在，LSC 是一种具有自我更新和白血病启动能力的原始 AML 细胞亚群，已被证明对传统的抗白血病治疗非常难治。LSC 的生存依赖于氨基酸驱动和（或）脂肪酸氧化（FAO）驱动的氧化磷酸化（OXPHOS）。VEN 抑制 LSC 中的 OXPHOS，最终可能逃避药物的抗白血病活性。2021 年 4 月，研究者 Buettner 及其团队在 *J Hematol Oncol* 杂志发文，开展了关于 VEN 和 8- 氯腺苷（8–Cl–Ado）联合治疗的研究。

实验结果提示，VEN 和 8–Cl–Ado 可以协同抑制 AML 细胞体外生长。此外，免疫缺陷小鼠植入 MV4–11–Luc AML 细胞，并联合使用 VEN 和 8–Cl–Ado 治疗，其存活时间明显长于单独使用两种药物治疗的小鼠。另外，在 LSC 富集种群中，8–Cl–Ado 通过下调参与该途径的蛋白基因表达抑制脂肪酸氧化（FAO），并显著抑制氧消耗率（OCR）。将 8–Cl–Ado 与 VEN 联合使用，观察到 OCR 完全抑制，表明该药物联合用于靶向 OXPHOS 和 AML 细胞的代谢稳态。综上所述，研究结果表明，8–Cl–Ado 增强了 VEN 的抗白血病活性，这一组合为 AML 的治疗提供了一个有前途的治疗方案。

该研究证实了 VEN 与 8–Cl–Ado 联合可协同抑制 AML 细胞的生长，还发现 8–Cl–Ado 通过抑制 FAO，显著降低 AML 细胞中的 OXPHOS，并且已知 R/R AML 患者的 LSC 同时使用 FAO 和氨基酸依赖性的 OXPHOS，但可以切换到 FAO 以满足代谢需求，从而绕过氨基酸驱动的 OXPHOS。使用 FAO 代替氨基酸驱动的 OXPHOS 为 R/R AML 患者的母细胞和 LSC 对 VEN 治疗的耐药性增加提供了一个可能的解释。还有一些数据表明，一些暴露于 VEN 的 AML 细胞可能通过上调脂肪酸代谢，弥补 BCL–2/ 氨基酸 /OXPHOS 通路的缺失。因此，8–Cl–Ado 与 VEN 联合可使 CD34[+] AML 细胞中的 OXPHOS 完全被抑制。总之，本研究表明，8–Cl–Ado 与 VEN 联合使用可增强抗白血病作用，以确保最大程度抑制 FAO 和 OXPHOS，并根除 AML 祖细胞。

（四）烟酸联合化疗药物对抗致命的脑瘤

2020 年 4 月，加拿大卡尔加里大学卡明医学院（CSM）研究者在 *Sci Transl Med* 杂志发文，发现烟酸（维生素 B3）与化疗联合使用可以帮助免疫细胞攻击脑胶质母细胞瘤，从而显著减缓小鼠疾病的进展。接受烟酸处理的免疫细胞使培养的成簇脑肿瘤干细胞停止生长（图 31-7）；联合化疗药物治疗的胶质母细胞瘤小鼠的寿命延长了 2 倍多，从 40 d 延长至 150 d。胶质母细胞瘤是最具侵袭性的脑癌，即使接受了化疗和放疗，大多数人也会在确诊后 14 至 16 个月内死亡。这种癌症如此致命的原因之一是它劫持了免疫系统，抑制它并重新编程免疫细胞为肿瘤工作。

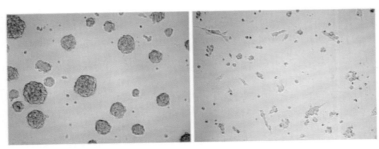

图 31-7　用烟酸处理的免疫细胞使培养的成簇脑肿瘤干细胞停止生长
图中，左：生长的成簇脑肿瘤干细胞；右：用烟酸处理的免疫细胞使生长的脑肿瘤干细胞减少

在这项研究中，发现单独使用烟酸治疗可以延长患者的生存期，而与替莫唑胺（一种常用于治疗胶质母细胞瘤的化疗药物）联合使用可以显著延长患者的生存期，可以刺激和重新培养免疫细胞，使其停止对癌症的帮助，取而代之的是摧毁癌症。研究者筛选了 1040 种化合物，发现烟酸具有激活免疫细胞，特别是髓细胞，以及可以抑制启动脑肿瘤干细胞生长所需的特性。

（五）berzosertib 单独使用或联合化疗癌症

2020 年 6 月，英国伦敦癌症研究所和皇家马斯登 NHS 基金会信托基金的一个团队在 *J Clin Oncol* 杂志发文，对 40 例患有晚期肿瘤的患者进行了一项针对 berzosertib 的临床 1 期试验，该药物阻断 ATR（AT 及 Rad3 相关基因）的关键 DNA 修复蛋白。研究者确定了该药物可安全用于进一步临床试验的剂量，并发现 berzosertib 本身仅引起轻微的不良反应。对于一项 1 期试验，发现超过一半的 berzosertib 单独使用或联合化疗使用的患者中，超过一半的患者阻止了肿瘤的生长，其中 38 例患者中有 20 例出现了可测量的治疗反应。该药在阻断 DNA 修复方面的益处在接受化疗的患者中更为明显，因为化疗会引起 DNA 损伤。在这些患者中，有 21 例患者中有 15 例或 71% 的患者病情稳定，表明化学疗法可增强对 berzosertib 的敏感性。

（六）奎扎替尼结合达沙替尼组合治疗急性髓性白血病

酪氨酸激酶（tyrosine kinase）是细胞中能发挥多种功能的蛋白酶类，包括细胞信号传输、生长和分裂等，但有时这些酶类会过度活跃，帮助癌细胞生存和繁殖，酪氨酸激酶抑制剂（TKI）则能治疗特定急性髓性白血病（acute myeloid leukemia，AML；图 31-8）患者，从而阻断其体内过度活跃的酪氨酸激酶的活性，最终阻断或减缓癌细胞的生长。

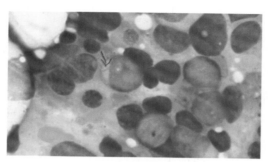

图 31-8　急性髓性白血病病理图

2020 年 11 月，美国犹他大学 Huntsman 癌症研究所等机构研究者在 *Leukemia* 杂志发文，发现由骨髓支持细胞所产生的特殊因子有助于白血病细胞在药物奎扎替尼（quizartinib）的作用下生存。奎扎替尼是一种酪氨酸激酶抑制剂，当奎扎替尼与另外一种达沙替尼（dasatinib）的 TKI 结合时，能关闭癌细胞的可替换生存通路，更加有效地促进白血病细胞死亡，本研究结果有望开发新型疗法，治疗携带 FLT3 基因突变的 AML 患者。AML 是一种影响患者机体白细胞的血液癌症，大约 30% 的 AML 患者机体会携带 FLT3 酪氨酸激酶基因的突变，所表达的蛋白位于血细胞表面并能与细胞外 FL 的特殊分子结合。正常情况下，当与 FL 结合后，能激活 FLT3 受体并促进细胞的生长。然而，即使当 FL 不存在时，FLT3 生长信号中发生的突变也会被发送至白血病细胞中。奎扎替尼是一种特殊类型的 FLT3 抑制剂，目前用于治疗携带 FLT3 突变的 AML 患者。研究者表示，起初 AML 患者会对奎扎替尼产生反应，但通常在疗法后患者会很快发生复发，产生耐药性。

利用 AML 患者捐献的血液和骨髓样本进行研究后，发现骨髓支持细胞所产生的特殊因子能被白血病细胞摄取，能激活生存通路来保护白血病细胞免于被药物奎扎替尼所杀灭，在白血病细胞中被激活的其中一种信号通路就是 STAT5 信号通路。此外，研究还发现，这些骨髓因子能加速白血病细胞中能量的产生，促进癌细胞的生存。在实验室研究中，利用奎扎替尼结合达沙替尼治疗白血病，能克服骨髓支持细胞所带来的保护性效应，相比奎扎替尼，更能有效杀灭白血病细胞。

（七）Torin1 和维替泊芬组合疗法有效治疗三阴性乳腺癌

乳腺癌最具侵袭性的亚型，即三阴性乳腺癌（TNBC）具有较高的复发率、转移潜力大，且往往会对常规疗法产生一定的耐受性，从而导致患者预后和生存质量较差。2021 年 5 月，麦吉尔大学健康中心等机构研究者在 *Nat Commun* 杂志发文，通过一项临床前研究发现，一种新型的靶向性组合性疗法或能有效降低转移性乳腺癌患者的肿瘤生长，相关研究结果有望帮助开发治疗三阴性乳腺癌的新型一线靶向性疗法，并有望迅速过渡到人体的临床试验阶段。

首先，研究者识别出 150 个新型基因，在三阴性乳腺癌临床前小鼠模型中对近 2 万个基因（整个人类基因组）进行了筛选，利用 CRISPR/Cas9 基因编辑技术，分别切掉了每个基因并诱导其丧失功能

（即基因敲除）。随后，发现在三阴性乳腺癌中，致癌通路 mTOR 会被激活，而另外一条 Hippo 的肿瘤抑制子通路则会被抑制，这解释这些肿瘤具有侵袭性和致命性的原因。通过破坏所有基因的功能，发现两种能参与肿瘤发育调节的主要途径。

研究者分析能靶向作用这些途径的现有药物，并进行了体内和体外试验，发现两种有效的药物：Torin1 和维替泊芬（verteporfin）。Torin1 是一种能阻断 mTOR 信号通路的第二代药物；而 Torin1 则是一种通常用于治疗视网膜眼病的药物，能模拟 Hippo 通路。将这两种药物混合在一起，并利用视学模型和一种药理学手段，确定是否这两种药物是独立作用的还是协同作用的。研究发现，这两种药物能以协同的方式发挥作用，而且利用细胞和患者机体衍生的异种移植模型进行研究后发现，这两种药物能有效减少肿瘤在体内和体外的生长。实验中，维替泊芬能通过细胞凋亡诱导细胞死亡，而另一方面 Torin1 则是通过巨胞饮（macropinocytosis）的过程诱发细胞死亡。

巨胞饮是一种被称为"细胞饮水"的内吞过程，能允许细胞外的所有营养物质和液体内吞入细胞，导致细胞内爆及灾难性的细胞死亡。巨胞饮是一种天然的机制，癌细胞会利用巨胞饮作为自身的优势，从而快速生长和增殖。当将上述两种药物一起使用时，Torin1 能利用这一机制促进维替泊芬进入到细胞中，进而增加后期细胞凋亡的效果，而正是这种协同过程使上述两种药物抑制肿瘤的形成。

本研究结果确定了一种新方法，即通过同时靶向作用促癌和抑癌的机制或信号通路，有效抑制肿瘤形成，并减轻肿瘤的负担，即肿瘤的尺寸、体内的癌症水平等，而针对三阴性乳腺癌患者所提出的靶向性组合性疗法，能帮助填补转移性乳腺癌研究领域的一个重要的医学空白。综上，本研究强调了在癌症研究中利用体内 CRISPR 基因组筛查在识别临床相关和创新性癌症治疗性模式方面的强大力量和稳健性。

（八）其他联合用药

1. 间皮素靶向性药物 LMB-100 联合免疫检查点抑制剂治疗间皮瘤　　2020 年 7 月，美国国家癌症研究所等机构在 *Sci Transl Med* 杂志发文，应用间皮素靶向性药物 LMB-100 治疗 10 例间皮瘤（mesothelioma）患者，当与免疫疗法结合时更加有效地发挥作用，能有效延长部分恶性间皮瘤患者的寿命。

间皮瘤是一种罕见且难以治疗的肿瘤。研究者开发了一些能与这些细胞表面间皮素（mesothelin）的蛋白结合的药物，其中一种 LMB-100 的间皮素靶向性药物，进行了 1 期临床试验揭示了该药物的安全性。随后，其中 10 例患者接受免疫检查点抑制剂派姆单抗或纳武单抗，这些检查点抑制剂能增强宿主机体免疫系统攻击癌细胞的能力。研究发现，在某些患者中，当摄入 LMB-100 后再接受派姆单抗会产生比单独使用派姆单抗更高的治疗效果。研究者表示，10 例受试者中有 4 例对治疗产生了反应，其中 1 例患者表现出了完全反应（图 31-9），而另外 3 例患者则出现了部分反应。基于在人类患者机体中得到的积极性结果，研究者利用植入人间皮瘤的小鼠进行研究，相比仅接受一种疗法治疗的小鼠，接受 LMB-100 和派姆单抗联合治疗的小鼠机体中的肿瘤的萎缩更快。

2. 瑞卢戈利和瑞卢戈利有效治疗前列腺癌　　瑞卢戈利有效治疗晚期前列腺癌，恩杂鲁胺提高非转移性去势抵抗前列腺癌患者的生存率；根据两项新的研究，对于晚期前列腺癌男性患者，相比于促性腺激素释放激素（GnRH）激动剂亮丙瑞林（leuprolide）、口服 GnRH 拮抗剂瑞卢戈利（relugolix）可维持睾酮抑制；而在非转移性的去势抵抗前列腺癌中，相比于安慰剂，恩杂鲁胺（enzalutamide）与生存率提高有关。美国卡罗来纳州泌尿外科研究中心和威尔康乃尔医学院研究者开展的这两项研究的结果均发表在 2020 年 6 月的 *N Engl J Med* 杂志。

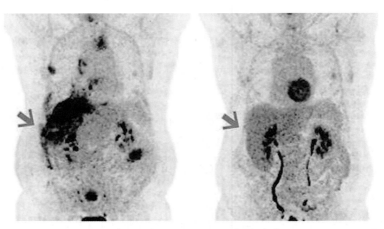

图 31-9　接受 LMB-100 和派姆单抗联合治疗间皮瘤前（左）后（右）效果

研究者将晚期前列腺癌患者随机分配接受瑞卢戈利（每天口服 1 次）或亮丙瑞林（每 3 个月注射 1 次）治疗，为期 48 周（分别为 622 例和 308 例患者）。研究发现，在接受瑞卢戈利或亮丙瑞林的男性患者中，分别有 96.7% 和 88.8% 的患者在 48 周内维持去势（睾酮持续抑制至去势水平）。这一差异表明了瑞卢戈利的非劣效性（noninferiority）和优势性（superiority）。瑞卢戈利优于亮丙瑞林在所有其他关键的次要终点上也被证明。

另一项双盲研究，前列腺特异性抗原（PSA）水平迅速升高且接受雄激素剥夺治疗的非转移性去势抵抗前列腺癌男性患者被随机分配到接受恩杂鲁胺或安慰剂（分别为 933 例和 468 例患者）治疗，发现恩杂鲁胺治疗组和安慰剂组的中位总生存期分别为 67 个月和 56.3 个月（死亡危险比，0.73）。这些结果增加了越来越多的证据，表明雄激素受体抑制剂不仅可以延缓癌症转移的时间，而且还能改善非转移性去势抵抗前列腺癌男性患者的总体生存。

3. 两种小分子化合物有效杀灭癌细胞　2020 年 7 月，美国希望之城国家医疗中心等机构研究者在 *Cancer Cell* 杂志发文，开发了两种潜在的小分子，分别为 CS1（比生群，bisantrene）和 CS2（布喹那，brequinar），这些癌症抑制化合物是"脂肪量和肥胖相关蛋白"的蛋白一部分，即 FTO 的一部分。FTO 蛋白在癌症发生和进展上起着关键作用，主要是因为其能调节癌干细胞和免疫逃避机制，能促进癌细胞的生长、自我更新、转移和免疫逃逸。研究者表示，相比此前报道的 FTO 抑制剂，新开发的癌症抑制剂在杀灭急性髓性白血病细胞上的效力是前者的 10 倍，未来能单独利用这两种抑制剂或联合其他治疗性手段（如靶向性标准化疗手段、化疗或放疗手段）治疗携带高水平 FTO 的癌症患者。FTO 水平较高的癌症包括急性髓性白血病（AML）、胶质母细胞瘤、前列腺癌和乳腺癌。

研究者表示，所开发的两种新型 FTO 抑制剂化合物具有潜在的抗肿瘤效应，且能够从本质上改善 AML 或乳腺癌等实体瘤小鼠的总体生存率。研究结果表明，修饰 FTO 或利用小分子抑制 FTO 或能阻断促进癌症发生和进展的供应链，利用相对较低剂量的 CS1 和 CS2（隔日 10 次，5 mg/kg/d）进行治疗或能加倍 AML 小鼠模型的中位总生存期。本研究结果表明，将 FTO 抑制剂疗法与其它疗法相结合，能改善癌症患者的治疗效果，因为这种方法能够根除癌干细胞和抑制宿主机体免疫系统的机制。CS1 和 CS2 能够抑制 FTO 连接靶向信使 RNA，包括致癌基因 Myc 和 CEBPA，以及免疫检查点基因 LILRB4。

4. 联合用药治疗侵袭性子宫内膜癌的有效性　2020 年 7 月，美国耶鲁大学癌症中心（YCC）研究者在 *Clin Cancer Res* 杂志发文，将靶向药物曲妥珠单抗与化疗结合，可以显著提高患有侵袭性子宫内膜癌患者的生存率。随机、多机构研究第二阶段试验研究了 58 例女性患者，子宫浆液性癌（USC，图 31–10）表达高水平的 HER2 蛋白质。手术后，患者要么接受卡铂和紫杉醇的标准化疗方案，要么接受含曲妥珠单抗的相同联合化疗方案。曲妥珠单抗以表面受体 HER2 为靶点，长期以来改善了 HER2 高表达乳腺癌患者的预后。曲妥珠单抗联合治疗在 41 例晚期Ⅲ期和Ⅳ期 USC 患者特别有效，这是患者首次接受治疗。平均无进展生存期（PFS）增加了 1 倍，从对照组的 9 个月增加到 18 个月，对这种癌症是前所未有的。重要的是，试验表明两组之间的毒性没有差别。曲妥珠单抗是一种人源化抗体，是人体的天然产物，因此患者的耐受性极强。在 17 例 USC 复发的患者中，与标准化疗方案相比，联合治疗延长了无病间隔，但并没有显著提高生存。2018 年，美国国家综合癌症网络（National Comprehensive Cancer Network，NCCN）在查阅了 2 期试验的初步资料后，将化疗 / 曲妥珠单抗联合治疗 HER2 阳性的新疗法作为指导方针。作为美国肿瘤临床指南的标准制定机构，NCCN 被临床医师和支付者广泛认可。

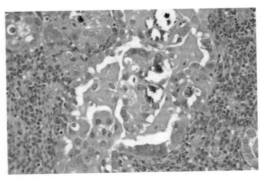

图 31–10　子宫浆液性癌（USC）病理图像

5. 新型药物组合有望有效治疗高风险的白血病　费城染色体样急性淋巴细胞白血病（Ph 样 ALL）是一种高风险的白血病亚型，其复发率高且患者预后较差；影响 JAK–STAT 信号通路组分的激活性突变发生在大多数 Ph 样 ALL 病例中，JAK 抑制剂的使用代表了一种潜在的 Ph 样 ALL 治疗性手段，尽管发现 CRLF2 重排的 Ph 样 ALL 在临床前对单一制剂 JAK 抑制剂的反应较差。2021 年 4 月，英国新南威尔士大学儿童癌症研究中心等机构研究者在 *Leukemia* 杂志发文，开发出治疗 Ph 样 ALL 的新型疗法。

Ph 样 ALL 不断恶性进展且经常会对标准疗法产生一定的耐受性；当使用单一制剂治疗时，携带 CRLF2r 遗传突变的 Ph 样 ALL 患者对激酶抑制剂的反应往往较差。研究者测试了 5000 多种药物与激酶抑制剂鲁索替尼（ruxolitinib）的组合，发现鲁索替尼能与多种常用的抗癌药物协同作用，其中最有效的药物是糖皮质激素、拓扑异构酶Ⅰ和Ⅱ抑制剂、微管靶向药和抗代谢药物等。

基于体外研究结果，在疾病活体动物模型中进行了体内研究，这些模型是源于患者机体的异种移植模型（PDXs）或替身，即专门培育的小鼠，用于生长来自 CRLF2r Ph 样 ALL 患者机体的白血病细胞。研究结果表明，将药物鲁索替尼添加到常用的 VXL 疗法中能增强 3 只小鼠模型中 2 只的治疗效果，同时在其中 1 只模型中还能实现对白血病生长的长期抑制作用。VXL 疗法体系包括长春新碱、地塞米松和 L-门冬酰胺酶。研究者表示，当加入抑制剂药物鲁索替尼后，这种疗法的作用效果会增强，而且还在实验室中观察到了多种类别药物与鲁索替尼的协同作用，其研究揭示了激酶抑制剂在 Ph 样 ALL 疗法中的潜力。综上，本研究结果支持将鲁索替尼加入到常规的诱导方案中，用于作为 CRLF2 重排的 Ph 样 ALL 的新型治疗方法。

6. 以 BAP1-ASXL1 轴为靶点的 iBAP 与其他化疗药物联合应用　先前的研究已证明，ASXL1 是包括白血病在内的髓系恶性肿瘤中最常发生突变的基因之一，与不良的临床结果相关。该基因编码 BAP1 复合物的核心成分核蛋白。2021 年 6 月，美国西北大学生物化学与分子遗传学 Wang 领导的研究组在 *Nat Cancer* 杂志发文，确定了 ASXL1 突变参与白血病发病的分子机制，使用小分子抑制剂阻断 BAP1 复合物可能是一种有希望的白血病靶向治疗方法。在这项研究中，首先通过开发新的抗体来识别具有癌症特异性突变的 ASXL1，证明 ASXL1 的突变实际上编码功能获得型蛋白质。具体来说，突变的 ASXL1 蛋白形成一个短肽，与 BAP1 复合物结合，增强和稳定 BAP1 复合物，激活基因表达，最终促进白血病的发展。

基于这一发现，与本校细胞与发育生物学 Mrksich 领导的团队合作，进行了 30 000 多个小分子候选物高通量筛选，并确定了一个小分子抑制剂，命名为 iBAP，能够在体外和体内有效抑制 BAP1 的活性。在体外实验中，已知许多白血病相关的信号通路和基因，如 HMGN5、STAT5A、HOXA11、TWIST1 和 MBD2 是突变 ASXL1 的直接转录靶点。其中，ASXL1 是控制造血细胞 HOXA 基因表达的主要因子，在人类白血病细胞中，ASXL1 突变被证实能激活 HOXA 簇基因并促进髓系转化。而 iBAP 治疗可逆转基因表达变化，同时与这些通路无关的基因不受 iBAP 治疗的影响。经二甲基亚砜或 iBAP 处理的 THP1-ASXL1-WT 和 THP1-ASXL1-Y591fs 细胞中 HMGN5、STAT5A、HOXA11、TWIST1 和 MBD2 基因表达水平的代表性轨迹。体内实验显示，通过将抑制剂应用于 ASXL1 突变的异种移植小鼠模型，发现阻断 BAP1 活性可降低因 ASXL1 突变而上调的基因表达，最终抑制肿瘤进展。

值得一提的是，ASXL1 突变并不是白血病发生的唯一驱动因素。以 BAP1-ASXL1 轴为靶点的 iBAP 与其他化疗药物联合应用，可能对白血病患者有协同作用。总之，这项工作揭示了突变 ASXL1 在白血病中发挥作用，并提供了 BAP1 抑制剂的核心结构，可以作为未来优化的先导化合物。

7. 恩扎卢胺联合 H6PD 抑制剂治疗小鼠前列腺癌　雄激素受体（AR）抑制剂恩扎卢胺是一种用于转移性前列腺癌护理的标准激素疗法，虽然恩扎卢胺在治疗初期对转移性前列腺癌有效，但大部分患者会对疗法产生耐药性（即发展为去势抵抗前列腺癌），从而导致疾病死亡率增加。这是由于雄激素受体被抑制后，癌细胞转而利用糖皮质激素受体（GR）获取发展动力。2021 年 6 月，美国克利夫兰医学中心研究者在 *Sci Transl Med* 杂志发文，探究糖皮质激素信号转导有关的耐药机制时，发现一个新靶点 H6PD，抑制 H6PD 蛋白可显著缩小肿瘤体积，并改善具有耐药性的前列腺癌小鼠模型的存活率。

此前的研究发现，耐药性肿瘤中的 11β– 羟基类固醇脱氢酶 –2（11β–HSD2）的表达减少。11β–HSD2 是一种氧化酶，可使具有生物活性的糖皮质激素（皮质醇）失活（11β–OH → 11–keto）。11β–HSD2 的替代性同工酶 11β–HSD1 的作用与 11β–HSD2 相反，11β–HSD1 是还原性的。在恩扎卢胺耐药的前列腺癌中，11β–HSD2 表达的缺失使平衡朝着 11β–HSD1 和还原方向偏移，而 11β–HSD1 表达没有任何变化，这增加了皮质醇的含量，增强了肿瘤对恩扎卢胺的耐药性。11β–HSD1 与 6 磷酸己糖脱氢酶（H6PD）的相互作用驱动 11β 还原。因此，研究者假设阻断 H6PD 可以恢复糖皮质激素代谢的氧化方向，使肿瘤糖皮质激素浓度正常化并逆转恩扎卢胺耐药性。在人肿瘤组织和细胞系中，观察到恩扎卢胺的治疗会诱导 6 磷酸己糖脱氢酶（H6PD）的表达发生上调。

敲除 H6PD 显著增强恩扎卢胺对肿瘤生长的抑制作用，恢复恩扎卢胺诱导的糖皮质激素代谢失常，而且在没有恩扎卢胺治疗的情况下，H6PD 的缺失对肿瘤的生长或进展没有影响。H6PD 缺失对小鼠异种移植模型的恩扎卢胺治疗敏感性和肿瘤皮质酮浓度的影响。鉴于 H6PD 暂无相关靶向药物，使用 PARP 抑制剂鲁卡帕尼进行 H6PD 靶向抑制（鲁卡帕尼的次要靶点是 H6PD），证明了鲁卡帕尼可以特异性结合并抑制 H6PD 的活性。在去势抵抗前列腺癌异种移植模型中，与单独使用恩扎卢胺和鲁卡帕尼相比，鲁卡帕尼联合恩扎卢胺可使肿瘤体积显著减小，无进展生存期更长。虽然鲁卡帕尼可以抑制 H6PD，但必须进行临床研究确定鲁卡帕尼对前列腺癌的糖皮质激素代谢和对恩扎卢胺应答的影响，临床上可能需要更有效的 H6PD 抑制剂。

四、其他有关化疗药物的研究

（一）5- 氟尿嘧啶化疗后机体骨髓再生的分子机制

2021 年 5 月，日本大阪大学等机构研究者在 *J Exp Med* 杂志发文，化疗往往对机体骨髓中的造血干祖细胞（hematopoietic stem and progenitor cell，HSPC）产生损伤性效应，研究者识别出了 HSPC 损伤后恢复的分子机制。HSPC 位于骨髓中，能够产生多种类型血细胞，如红细胞（能携带氧气）、某些白细胞（对于机体免疫系统非常重要）和血小板（对于凝血至关重要）。因为 HSPC 能够持续分裂产生新的细胞，因此对于诱导所产生的损伤尤为敏感，如化疗等；有意思的是，HSPC 在损伤后有能力进行再生。

骨髓是一种高度活跃的器官，因其持续产生新的血细胞，一旦失去功能，如在化疗期间，诸如贫血、嗜中性白血球减少症和出血等致死性状况就会发生。研究者对 HSPC 所产生的一种特殊的血细胞亚群 2 先天性淋巴样细胞（group 2 innate lymphoid cell，ILC2）进行了重点研究，当 ILC2 存在于多种组织中并在机体免疫系统和组织修复过程中起到重要作用时，在骨髓中的驻留被认为其所在的位置而表现为独特的作用。

为了阐明 ILC2 的生物学特性，利用 5- 氟尿嘧啶（5-FU）治疗小鼠，这种化疗制剂对小鼠机体中的 HSPC 会产生毒性作用，随后将新鲜未受损的 HSPC 输注到这些小鼠机体中，类似于在白血病患者机体中进行干细胞移植疗法；有意思的是，发现 5-FU 治疗的小鼠机体中受损的 HSPC 微环境能促进移植 HSPC 的增殖；通过在分子水平下对研究结果进行分析，发现接受治疗的小鼠机体骨髓中的 ILC2 能够产生粒细胞巨噬细胞刺激因子（GM-CSF），帮助 HSPC 再生的过程。

但 ILC 是如何知道当骨髓损伤后期应该产生 GM-CSF 的呢？研究者扩大了关注点，开始调查是否存在其它细胞或分子能够引导 ILC2 产生 GM-CSF，结果发现骨髓中产生抗体 B 细胞的祖细胞在损伤后能够产生白介素 –33（IL-33），从而激活 ILC2，这表明要修复受损的骨髓需要多种分子的参与；重要的是，研究者揭示了将分离到的 ILC2 转移到接受 5-FU 治疗的小鼠机体中，能够加速其造血过程的恢复，而减少 ILC2 产生相反的结果，这提示 ILC2 可能作为机体骨髓损伤的传感器（图 31-11）。这些研究结果表明，当进行化疗后机体骨髓组织会进行再生。

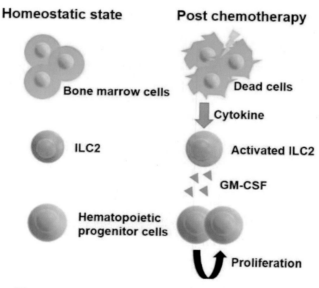

图 31-11　5- 氟尿嘧啶化疗后机体骨髓再生的分子机制

（二）NLRP3 炎症小体活化和髓系细胞控制肿瘤化疗敏感性

2020 年 6 月，中国科学技术大学、中国科学院天然免疫与慢性疾病重点实验室和复旦大学等机构研究者合作在 *Nat Cell Biol* 杂志发文，发现髓系细胞中 PTEN 蛋白通过促进 NLRP3 炎症小体活化并提高化疗诱导的抗肿瘤免疫。一些肿瘤患者对化疗药物并不敏感，除了受肿瘤细胞自身因素的影响外，越来越多的研究表明免疫微环境对肿瘤的化疗效果同样具有重要作用。过去的研究表明，蒽醌类化疗药物能够诱导肿瘤细胞发生免疫原性细胞死亡，释放大量免疫原性物质，如 HMGB1 和 ATP，诱导 NLRP3 炎症小体活化和 IL-1β 和 IL-18 等细胞因子产生，从而促进肿瘤微环境中免疫细胞浸润，并提高化疗诱导的抗肿瘤免疫。

PTEN 蛋白（10 号染色体上检出的磷酸酶及张力蛋白同源蛋白）是机体中重要的肿瘤抑制子，具有脂质磷酸酶和蛋白磷酸酶双重磷脂酶活性。已有的研究表明，肿瘤细胞中 PTEN 蛋白通过其脂质磷酸酶活性逆转 PI3K–AKT–mTOR 信号活化，抑制细胞增殖和肿瘤生长。在肿瘤治疗过程中，肿瘤细胞中的 PTEN 蛋白缺失导致 PI3K–AKT 信号通路过度活化，引起肿瘤治疗抵抗。

为了探究髓系细胞中的 PTEN 蛋白影响肿瘤的治疗效果，研究者首先对髓系细胞中 PTEN 条件性基因缺陷小鼠进行皮下荷瘤，并利用能够诱导肿瘤细胞发生免疫源性细胞死亡的化疗药物进行治疗。结果显示，当 PTEN 缺陷后，化疗药物对肿瘤的治疗效果显著降低。对小鼠肿瘤组织和腹股沟淋巴结中抗肿瘤免疫相关指标进行检测，发现 PTEN 缺陷小鼠中 CD8$^+$ T 细胞浸润显著降低，IFN-γ 的分泌也明显减少。与此同时，肿瘤免疫微环境中炎症小体活化相关指标 caspase-1 剪切，IL-1β 和 IL-18 分泌也显著减少。这些结果表明，PTEN 可能通过促进免疫微环境中炎症小体活化提高机体抗肿瘤免疫。

接下来，研究者在细胞水平探究 PTEN 对炎症小体活化的影响。通过 shRNA 敲低和 PTEN 缺陷细胞进行炎症小体活化实验，发现 PTEN 能够特异性促进 NLRP3 炎症小体活化，而不影响 AIM2 和 NLRC4 炎症小体活化。在机制上，PTEN 能够直接结合 NLRP3，通过其蛋白磷酸酶功能介导 NLRP3 酪氨酸 32 位点（鼠源为酪氨酸 30 位点）发生去磷酸化修饰，进而促进 NLRP3 炎症小体组装活化。此外，研究者还构建了能够特异性识别 NLRP3 酪氨酸 30 位点磷酸化的抗体以及 NLRP3 酪氨酸 30 位点组成型磷酸化的 knock-in 小鼠 Nlrp3Y30E/Y30E，进一步确定了 PTEN 通过诱导 NLRP3 酪氨酸 32 位点去磷酸化促进 NLRP3 炎症小体活化。

为了明确髓系细胞 PTEN 促进化疗诱导的抗肿瘤免疫依赖于 NLRP3 炎症小体，研究者在 PTEN 条件缺陷鼠中回补细胞因子 IL-1β 和 IL-18，发现回补细胞因子后能够显著提高化疗药物对 PTEN 条件缺陷小鼠的治疗作用，表明 PTEN 通过促进免疫微环境中 NLRP3 炎症小体活化提高机体抗肿瘤免疫。在肿瘤临床样本中，也发现髓系细胞中的 PTEN 与肿瘤患者对化疗药物的敏感性呈现正相关关系。总之，该研究发现肿瘤抑制因子 PTEN 在 NLRP3 炎症小体活化中发挥关键作用；揭示了髓系细胞 PTEN 可以通过控制 NLRP3 炎症小体活化，从而决定化疗敏感性；提示，髓系细胞 PTEN 的表达可以作为一种预测化疗敏感性的生物标记物。

（三）将"不可药用"的癌症蛋白质变成可药用的制剂

美国普渡大学 (Purdue University) 癌症研究中心化学家 Dai 受北美本土灌木中发现的一种稀有化合物启发，研究其化合物，并在实验室中发现了一种经济有效的合成方法。这种化合物（curcusone D）有助于对抗多种癌症中发现的一种蛋白质，包括某些形式的乳腺癌、脑癌、结直肠癌、前列腺癌、肺癌和肝癌等。这种蛋白质被命名为 BRAT1，此前由于其化学特性被认为是"不可药物"的。研究者与斯克里普斯研究所的 Adibekian 团队合作，将 curcusone D 与 BRAT1 联系起来，并验证 curcusone D 是第一个 BRAT1 抑制剂。

curcusones 是一类麻疯树的灌木生产的化合物，原产于美洲，现已传播到包括非洲和亚洲在内的其他大陆。长期以来，这种植物一直被用于医疗（包括治疗癌症）。Dai 对 curcusone A、B、C 和 D 的结构、生物学功能很感兴趣，它们显示出相当强大的抗癌活性，并可能导致对抗癌症的新机制。研究者在乳腺癌细胞上测试了这种化合物，发现 curcusone D 在关闭癌细胞方面非常有效。他们的目标蛋白 BRAT1 调节癌细胞的 DNA 损伤反应和 DNA 修复。这种化合物还可以阻止癌细胞迁移。

（四）揭示细胞周期蛋白 D 降解机制而开发抗癌药物

细胞周期蛋白 D（细胞周期蛋白 D1、D2 和 D3）是驱动细胞分裂的细胞周期核心引擎的关键组成部分。2021 年 4 月，发表在 *Nature* 杂志的三项新研究对细胞周期蛋白 D 如何正常降解提供了答案。在细胞分裂过程中，细胞周期蛋白 D 结合并激活细胞周期蛋白依赖性激酶 4（CDK4）和细胞周期蛋白依赖性激酶 6（CDK6）。这些细胞周期蛋白 –CDK4/6 激酶给肿瘤抑制蛋白 RB1、RBL1 和 RBL2 添加磷酸基团，从而推动细胞分裂。细胞周期蛋白 D–CDK4/6 激酶不受控制激活是许多类型癌症发展的驱动力。

随着 CDK4/6 激酶的小分子抑制剂进入临床，人们对细胞周期蛋白 D–CDK4/6 生物学的兴趣越来越大。这些化合物的临床试验结果令人瞩目，证明它们有能力延长乳腺癌患者的生存时间。CDK4/6 抑制剂帕博西尼（palbociclib）、瑞博西尼（ribociclib）和阿贝西利（abemaciclib）被批准用于治疗晚期乳腺癌（图 31–12）。此外，这些药物正在几百项临床试验中对许多不同类型的癌症进行测试。

自 20 世纪 90 年代发现细胞周期蛋白 D 以来，人们对其进行了大量、深入的研究。细胞周期蛋白 D 的羧基末端区域磷酸化触发这些蛋白，被称为泛素 – 蛋白酶体系统的降解途径所破坏。在这个系统中，由泛素激活酶（E1）、泛素结合酶（E2）和泛素连接酶（E3）组成的级联活性，通过泛素化过程，将几个泛素的小蛋白分子链附着在目标蛋白上。然后，这些泛素化的蛋白注定要在蛋白酶体的蛋白复合物中遭受降解。其中，最大的 E3 家族是 cullin–RING 连接酶（CRL）。CRL 由 cullin 蛋白、RING 蛋白（可招募 E2）、衔接蛋白和许多不同的底物受体蛋白之一组成，其中底物受体蛋白负责将目标蛋白招募到 E3 复合物中。称为 CRL1 的 E3 几种底物受体与细胞周期蛋白 D1 的降解有关，而其他的 E3 底物受体则被认为靶向细胞周期蛋白 D2 和 D3，以便它们随后遭受蛋白酶体破坏。此外，细胞周期蛋白 D1 被后期促进复合物（anaphase-promoting complex）泛素化，这种后期促进复合物是一种靶向几种细胞周期蛋白的 E3 复合物。与这些模型相反，其他研究则指出细胞周期蛋白 D1 的水平和稳定性不受这些蛋白耗竭的影响，这表明一些其他的 E3 调节着细胞周期蛋白 D1 的降解。

这三项新的研究指出，细胞周期蛋白 D1、D2 和 D3 被称为 CRL4 的 E3 泛素化，随后遭受蛋白酶体降解，CRL4 使用蛋白 AMBRA1 作为其底物受体。AMBRA1 在调节自噬方面具有关键作用，其中自噬是细胞降解受损细胞器或蛋白聚集物的过程。AMBRA1 也已被确定为 E3（包括 CRL4）的底物受体。通过一系列实验，利用包括细胞生物学、分子生物学和发育遗传学等领域的技术，这三项新的研究证实在正常细胞、癌细胞以及发育中小鼠胚胎中，AMBRA1 的耗竭会导致细胞周期蛋白 D 水平的上升。与具有正常数量 AMBRA1 的细胞相比，导致更大的 RB1 磷酸化和更多的细胞增殖。第三项研究还显示，AMBRA1 的耗尽会提高转录因子蛋白 N-myc 的水平。这些研究之前已发现，AMBRA1 调节一个相关的转录因子C-myc的稳定性和活性。Myc家族蛋白可以上调细胞周期蛋白D和细胞周期蛋白E的表达，从而加速细胞周期的进展。这些观察表明，AMBRA1可能作为一种肿瘤抑制蛋白发挥作用。事实上，只有AMBRA1编码基因的一个功能性拷贝的小鼠比具有这个基因的两个功能性拷贝的正常小鼠有更高的肺、肝和肾肿瘤发生率。这三项新的研究提供了令人信服的证据支持这一观点。

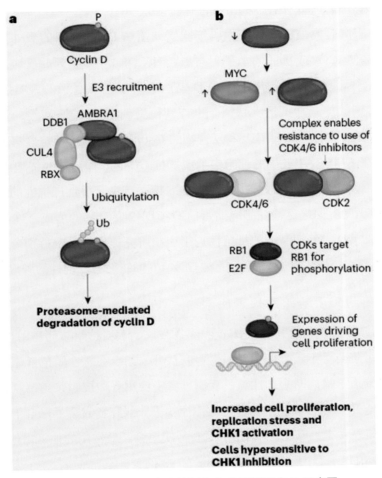

图31-12　CDK4/6抑制剂破坏细胞周期蛋白D示意图

　　这些作者证实，AMBRA1基因在人类癌症中发生了突变。正如预期的那样，鉴于AMBRA1能够促进细胞周期蛋白D1的降解，人类肿瘤中AMBRA1的水平与细胞周期蛋白D1的水平呈反比关系。此外，肿瘤中AMBRA1的低水平与癌症患者的预后不佳有关。不论是AMBRA1在人类肿瘤细胞系中的实验性失活，还是在小鼠细胞中经过基因改造后发生促癌突变而导致的AMBRA1实验性失活，均会增加这些细胞在注射到小鼠体内后的肿瘤形成潜力。此外，在K-ras基因突变版本驱动的肺癌小鼠模型中，AMBRA1的基因剔除促进肿瘤的形成，而且这些AMBRA1缺乏的肿瘤具有高于正常水平的细胞周期蛋白D。总之，这些研究表明，AMBRA1在正常情形下抑制细胞增殖，主要是通过阻止细胞周期蛋白D达到较高的水平。此外，第一项研究和第二项研究证实，AMBRA1的丢失以及细胞周期蛋白D的同时增加，导致人类肿瘤细胞对CDK4/6抑制剂的敏感性下降。有趣的是，在AMBRA1缺失的细胞中，细胞周期蛋白D1不是主要与CDK4/6合作，而是与细胞周期蛋白依赖性激酶 CDK2 形成一种具有催化活性的复合物，而且这种复合物对 CDK4/6 抑制剂不敏感。第三项研究还表明，AMBRA1 的丧失以及由此产生的细胞周期蛋白 D（也可能还有其他蛋白，如 C-myc）的上升，引发了 DNA 损伤和复制压力（replication stress），这伴随着一种 CHK1 的细胞周期检查点激酶（cell cycle checkpoint kinase，CHK）的激活。重要的是，AMBRA1 缺失的癌细胞对 CHK1 抑制剂治疗不敏感，这表明存在靶向 AMBRA1 缺失肿瘤的潜在治疗机会。

对乳腺癌患者临床试验的分析显示，编码细胞周期蛋白 D1 的基因的额外拷贝的存在，或肿瘤中细胞周期蛋白 D1 信使 RNA 或蛋白的水平，与患者对 CDK4/6 抑制剂的反应之间没有关联。事实上，第二项研究发现，经驱动后细胞周期蛋白 D 表达量高于正常水平的人类癌细胞并不完全再现 AMBRA1 耗尽时观察到的抑制剂抵抗性特征。也许其他受到 AMBRA1 调控的蛋白，如可以上调细胞周期蛋白 E 并激活细胞周期蛋白 E-CDK2 复合物的 C-myc，对治疗抵抗性有贡献。第一项研究和第二项研究观察到，在 AMBRA1 耗尽的细胞中形成抵抗 CDK4/6 抑制剂的细胞周期蛋白 D-CDK2 复合物。这种"非典型"复合物以前被发现是对 CDK4/6 抑制产生获得性抵抗性的基础。研究者推测，AMBRA1 耗尽在某种程度上促进这些细胞周期蛋白 D-CDK2 复合物的形成，这与细胞周期蛋白 D 水平的升高一起，导致对 CDK4/6 抑制剂的抵抗性。第三项研究提出的一个特别令人兴奋的可能性是，CHK1 抑制剂可用于治疗 AMBRA1 水平较低的对 CDK4/6 抑制剂有抵抗性的肿瘤。

（五）抗组胺药物用于治疗恶性黑色素瘤

2020 年 8 月，瑞典隆德大学研究者在 *Allergy* 杂志发文，表明抗组胺药物用于治疗恶性黑色素瘤。以前的研究表明，抗组胺药对于乳腺癌患者的生存有益处，如今在恶性黑色素瘤患者中也有同样的发现。在这项研究中，分析了被诊断为恶性黑色素瘤患者中使用 6 种抗组胺药：氯雷他定、西替利嗪、氯雷他定、clemastine、依巴斯汀和非索非那定的治疗效果。研究者收集了来自于 3 个大型机构，总计 24 562 例信息。在这些患者中，有 1253 例是抗组胺药使用者，最常用的地氯雷他定（395 例）、西替利嗪（324 例）、氯雷他定（251 例）和 clemastine（192 例）。

与未使用抗组胺药的患者比较，观察到使用去氯雷他定的患者存活率有所提高，尤其是在 65 岁及 65 岁以上的人群中。其他抗组胺药的使用没有明显的生存效果。此外，去氯雷他定和氯雷他定的使用似乎也减少患新的恶性黑色素瘤的风险。这一发现对于将来的抗黑色素瘤药物的开发可能具有一定的借鉴意义。此外，这些药物几乎没有不良反应。

（六）抗癌药物 NHWD-870 促进肿瘤萎缩并降低不良反应

2020 年 4 月，美国耶鲁大学等机构研究者在 *Nat Commun* 杂志发文，通过动物研究发现了一种新型抑制剂 NHWD-870，能潜在抵御多种癌症及实体瘤，其不良反应也相对较小。这种新型抑制剂有望促进实体瘤发生萎缩。当前正在多项临床试验中测试的 BET 抑制剂小分子药物仅能有效治疗多发性骨髓瘤和白血病等血液癌症，但其无法有效抑制大多数实体瘤，如脑癌、乳腺癌和卵巢癌等，而且这些药物会产生毒副作用，包括疲惫、恶心、食欲较差及血小板计数水平低等。

这项研究中，对动物模型研究分析了 NHWD-870 对卵巢癌、小细胞肺癌、乳腺癌、淋巴瘤和黑色素瘤的治疗效果，相比 BET 抑制剂，NHWD-870 在抵御癌细胞上的效率是前者的 3 ~ 50 倍。NHWD-870 展现出强大的抵御实体瘤的能力，其部分是通过抑制肿瘤相关的巨噬细胞（TAM）的增殖或免疫细胞中白细胞的增殖发挥作用；TAM 能起到肿瘤细胞的支持系统，从而抑制机体的抗肿瘤免疫力，并促进肿瘤在疗法后继续生长。NHWD-870 对 TAM 的效应非常明显，能抑制大量白细胞扩散并会限制肿瘤的生长；此外，相比其它抑制剂，NHWD-870 的不良反应较低。

（七）LAT1 抑制剂抑制天然氨基酸进入癌细胞

2020 年 6 月，东芬兰大学研究者在 *Apoptosis* 杂志发文，开发的 LAT1 抑制剂可抑制天然氨基酸进入癌细胞，可抑制癌细胞的生长。研究者重点在于 LAT1 转运蛋白。LAT1 是一种转运大氨基酸的膜蛋白，在许多癌细胞中存在过表达。在乳腺癌和前列腺癌中，LAT1 的表达还与较弱的生存预后相关。LAT1 转运蛋白大量存在于大脑和血脑屏障以及神经元和神经胶质中，而神经元和神经胶质是支持神经元的细胞。研究者认为，可以将 LAT1 抑制剂主要针对迅速分裂的癌细胞，并且可以避免对中枢神经系统的不良反应。LAT1 抑制剂具有更持久的结构，与 LAT1 结合的选择性更高，与其他转运蛋白的结合更具选择性，并具有更高的安全性。

（八）tepotinib 和 capmatinib 治疗 MET 外显子 14 跳跃突变 NSCLC

1. tepotinib 治疗 MET 外显子 14 跳跃突变的非小细胞肺癌　2020 年 9 月，美国纪念斯隆·凯特林癌症中心 Paik 团队在 *N Engl J Med* 杂志发文，探讨 tepotinib 治疗 MET 外显子 14 跳跃突变的非小细胞肺癌（NSCLC）的疗效。在 NSCLC 患者中，有 3% ~ 4% 患者发生了剪接位点突变，导致癌基因驱动因子 MET 的第 14 外显子转录丢失。研究者评估了高选择性 MET 抑制剂 tepotinib 在该患者群体中的疗效和安全性。在这项开放标签的临床 2 期研究中，对确诊 MET 外显子 14 跳跃突变的晚期或转移性 NSCLC 患者给予 tepotinib 治疗，每日 1 次。主要终点为，经过至少 9 个月随访后，患者通过独立评估的客观缓解率。

截至 2020 年 1 月 1 日，共有 152 例患者接受了 tepotinib 治疗，其中 99 例接受了至少 9 个月的随访。在联合活检组中，独立评估的缓解率为 46%，中位缓解期为 11.1 个月。液体活检组中 66 例患者的缓解率为 48%，组织活检组中 60 例患者的缓解率为 50%，有 27 例患者经两种方法评估病情均缓解。研究组评估的缓解率为 56%，与患者先前是否接受治疗无关。与 tepotinib 有关的 3 级及以上不良事件发生率为 28%，包括 7% 的外周水肿。不良事件导致 11% 患者永久停用 tepotinib。在基线检查和治疗期间，67% 的患者其液体活检样本中观察到循环游离 DNA 的分子反应。总之，对于确诊 MET 外显子 14 跳跃突变的晚期 NSCLC 患者，使用 tepotinib 治疗可使半数患者获得部分缓解。周围水肿是 3 级及以上的主要毒副作用。

2. capmatinib 治疗 MET 外显子 14 跳跃突变的非小细胞肺癌　约 3% ~ 4% 的 NSCLC 患者携带有 MET 外显子 14 跳跃突变，MET 扩增则发生在 1% ~ 6% 的 NSCLC 患者中。2020 年 9 月，*N Engl J Med* 杂志发表 MET 受体选择性抑制剂的两篇积极的临床结果，近半数伴有特定 MET 通路异常的晚期 NSCLC 患者通过 tepotinib 或 capmatinib 治疗，都获得了持久的缓解。

在 capmatinib 治疗 MET 外显子 14 跳跃突变或 MET 扩增晚期 NSCLC，这项多队列 2 期研究在 364 例 MET 通路异常 NSCLC 患者中评估了 capmatinib 的效果。基于其中 97 例 MET 外显子 14 跳跃突变患者的数据，此前美国 FDA 已加速批准 capmatinib 上市，此次数据发表则报告了更多 MET 通路异常患者对药物的反应。数据显示，根据 MET 突变类型（外显子 14 跳跃突变或扩增）以及此前治疗情况分组评估，不同患者对 capmatinib 的反应各不相同。MET 外显子 14 跳跃突变，且此前接受过一线或二线治疗的 69 例患者中，总缓解率为 41%，中位缓解持续时间为 9.7 个月。MET 外显子 14 跳跃突变，且此前未接受过治疗的 28 例患者中，总缓解率为 68%，中位缓解持续时间为 12.6 个月。MET 扩增、基因拷贝数 < 10，且此前接受过治疗的 101 例患者中，疗效则很有限，总缓解率为 7% ~ 12%；MET 扩增、基因拷贝数 ≥ 10，且此前接受过治疗的 41 例患者中，总缓解率为 29%；MET 扩增、基因拷贝数 ≥ 10，且此前未接受过治疗的 68 例患者中，总缓解率为 40%。

在所有 364 例患者中，最常见的不良事件是周围水肿（51%）和恶心（45%），但这些不良事件大多为 1 ~ 2 级。13% 患者出现治疗相关的严重不良事件，11% 患者因此中止治疗。基于这些数据，研究者认为，capmatinib 在携带 MET 外显子 14 跳跃突变的晚期 NSCLC 患者中表现出显著的抗肿瘤活性，尤其是在未经治疗的患者中；而在 MET 扩增的晚期 NSCLC 患者中，基因拷贝数高的患者疗效更好。

（九）奈拉滨治疗白血病更有效

2020 年 6 月，德国歌德大学医学病毒学研究所和肯特大学生物科学学院研究者在 *Commun Biol* 杂志发文，指出奈拉滨一种药物的前体，与白血病细胞中的 3 个磷酸基结合时才会生效。在对所有患者的各种细胞系和白血病细胞的研究中证明，SAMHD1 酶可以分解磷酸基，从而使药物失去效果。由于 B–ALL 细胞比 T–ALL 细胞含有更多的 SAMHD1，奈拉滨对 B–ALL 细胞的效果较差。研究结果可以改善急性淋巴性白血病（ALL）的治疗。在极少数情况下，B–ALL 细胞只含有很少的 SAMHD1，所以用奈拉滨进行治疗是可能的。相反，也有一些 T–ALL 出现大量 SAMHD1 的罕见病例。在这种情况下，本来有效的奈拉滨将不是正确选择的药物。因此，SAMHD1 是一种生物标志物，可以更好地采用奈拉滨治疗，以适应所有患者的个人情况。

（十）NG52 可以通过抑制 PGK1 激酶活性治疗脑胶质瘤

2020 年 8 月，中国科学院合肥物质科学研究院健康与医学技术研究所刘青松和刘静课题组在 *Acta Pharmacol Sin* 杂志发文，NG52 本是调控酵母周期的抑制剂，现发现其可以抑制 PGK1 激酶活性，进而抑制脑胶质瘤的进展。目前，临床治疗脑胶质瘤多采用最大限度的切除并辅以替莫唑胺（temozolomide，TMZ）化疗和放疗的联合治疗方案。PGK1 激酶是调控代谢的一个重要因子，近年来被发现在脑胶质瘤中过度表达，因此靶向 PGK1 激酶可能作为一个治疗脑胶质瘤的有效靶点。本项研究中，通过高通量筛选体系发现，本是调控酵母周期的激酶抑制剂 NG52，对 PGK1 激酶活性具有一定抑制作用。研究发现，NG52 可以通过抑制 PGK1 激酶活性，部分促进细胞有氧代谢过程，进而抑制癌细胞增殖。动物实验表明，NG52 对脑胶质瘤具有较好的抗肿瘤效果。该项研究证明，靶向 PGK1 激酶治疗脑胶质瘤的潜在可行性，并为 PGK1 激酶抑制剂的开发提供了初步理论基础。

（十一）PLK4 抑制剂靶向杀灭快速分裂的癌细胞

2020 年 9 月，美国约翰霍普金斯大学医学院等机构研究者在 *Nature* 杂志发文，发现了一种新方法，通过选择性地攻击细胞分裂的核心，杀灭某些不断繁殖的人类乳腺癌细胞。研究者指出，细胞分裂过程中未被检查的错误会诱发细胞遗传错误，在某些情况下会促进癌症的发生和进展。由于所有的哺乳动物细胞拥有相似的细胞分裂过程，于是研究者开始培养多种类型细胞，寻找对于癌细胞非常特殊的细胞分裂机制。随着研究的不断深入，发现了一类人类乳腺癌细胞系，依赖于中心粒来进行分裂和生存，中心粒起到中心体结构核心的作用，当细胞分裂时中心体能够组装赋予细胞形状并帮助分裂 DNA 的蛋白薄壁管。然而，很多细胞缺少中心体和中心粒的情况下不断分裂。虽然其他细胞在没有中心粒的情况下也能存活，但发现这些培养的乳腺癌细胞却无法存活。深入分析后，发现中心粒依赖性的乳腺癌细胞携带有一部分特殊的基因组，这段基因组会被异常地复制很多次，研究者在大约 9% 的乳腺癌中发现了这些改变。接下来，研究者对这些高度拷贝区域所编码的基因进行研究，最后发现了一种能高水平编码为 TRIM37 蛋白质的特殊基因，该基因能控制中心体。

研究者检测了一种能干预高水平 TRIM37 细胞中的细胞分裂过程，使用一种 PLK4 抑制剂，能干扰制造中心粒的蛋白；将这种药物添加到携带正常水平 TRIM37 的乳腺癌细胞中，发现完全相反的结果，即乳腺癌细胞无法再继续分裂，且大部分细胞停止生长或发生死亡。研究者的想法就是识别出携带高水平 TRIM37 的肿瘤，并使用 PLK4 抑制剂选择性地杀灭癌细胞，同时也会使健康细胞相对不受伤害。这项研究中，研究者揭示了为何高水平的 TRIM37 会让细胞对移除中心粒的药物变得异常敏感，正常细胞在没有中心粒的情况下能够分裂，因为中心粒周围存在一种中心粒外周物质（pericentriolar material），能够发挥与中心体相同的作用。研究者指出，高水平的 TRIM37 会促进细胞降解中心粒外周物质，通过添加药物移除中心粒，细胞就没有办法（既没有中心体也没有中心粒外周物质）再组装能帮助细胞分裂期间 DNA 分裂的薄壁管结构。

（十二）达洛鲁胺明显改善非转移性前列腺癌患者的生存率

2020 年 9 月，法国巴黎萨克雷大学等机构研究者在 *N Engl J Med* 杂志发文，发现非转移性、去势难治性前列腺癌（nonmetastatic castration-resistant prostate cancer）患者，利用药物达洛鲁胺（darolutamide）治疗能明显降低患者的死亡风险。这项研究中，招募了 1509 例男性患者，并按照 2：1 的比例随机分配参与者达洛鲁胺治疗组和安慰剂组（分别为 955 和 554 例参与者）。与此同时，参与者继续接受雄激素阻断疗法（androgen-deprivation therapy），在主要终点分析结果为阳性后，参与者的治疗分配被解盲，而来自安慰剂组的参与者则被允许交叉接受开放标签的达洛鲁胺进行治疗。

在解盲开始时，仍在接受安慰剂治疗的 170 例患者全部转用达洛鲁胺治疗，而 137 例在解盲之前停用安慰剂的参与者接受至少一种延长生命的疗法。研究发现，3 年后，达洛鲁胺治疗组和安慰剂组参与者的总体生存率分别为83%和77%，而达洛鲁胺治疗组患者的死亡风险明显低于安慰剂组（风险比为0.69）。相对于所有次要终点，包括第1次骨骼疾病事件的时间和第1次使用细胞毒性化疗的时间，达洛鲁胺治疗能给患者带来显著的效益。研究者表示，尽管安慰剂组中有超过一半的患者随后接受了达洛鲁胺或其它延长生命的治疗，但其总体生存率仍然大有提高。后期研究还将继续深入研究探索达洛鲁胺治疗对于非转移性、去势难治性前列腺癌患者的潜在治疗益处。

（十三）全反式维甲酸治疗肝内胆管癌

胆管癌是一种罕见且具有侵略性的癌症，肝内胆管癌（intrahepatic cholangiocarcinoma，ICC）是一种高度侵袭性的肝癌（图31-13），C-jun N末端激酶（JNK）通路的异常激活是ICC的关键特征，而且也是开发相应靶向性疗法的极具吸引力的靶点。2021年5月，澳大利亚圣詹姆士学院等机构研究者在 *Hepatology* 杂志发文，揭示JNK信号在ICC发生过程的关键作用。研究者提出，一种全反式维甲酸（all-trans retinoic acid，ATRA）的特殊药物能治疗胆管癌，ATRA是维生素A的一种活性代谢产物，能参与到细胞分化和细胞死亡过程中。ATRA通常用来治疗特定类型的血液癌症，如急性早幼粒细胞白血病等，但很多患者都会出现耐药性，而且对于治疗实体瘤的研究非常有限。利用小鼠模型进行研究，发现ATRA能使ICC肿瘤缩小40%，通过一种特定的分子降低肿瘤的发生率，如核视黄酸受体（nuclear retinoic acid receptor）是一类能控制特定蛋白存活或缺失的受体。最近有研究表明，ATRA能抑制一种PIN1蛋白的表达和激活，而PIN1是肿瘤细胞中一种促癌基因和肿瘤抑制子的主要调节子。

相关研究结果表明，PIN1在胆管肿瘤患者的肝脏活检组织中含量很高，ATRA能够降低细胞和胆管癌动物模型机体中PIN1的丰度，而对胆管附近的健康细胞无负面影响。此外，发现一种JNK的特殊蛋白主要负责促进PIN1在癌细胞中积累，最终推动肿瘤的进展。鉴于ATRA是安全且耐受性良好，研究者正在乳腺癌和胰腺癌患者机体中进行相应的临床试验。综上所述，本研究结果表明，JNK-PIN1调节轴能作为ICC生长的重要功能性决定因素，并能通过PIN1的抑制为JNK激活提供合理的治疗性靶点。

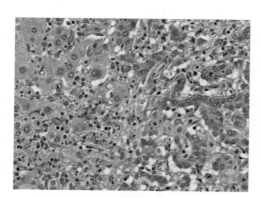

图31-13　肝内胆管癌（ICC）病理图

（十四）新型原肌球蛋白受体激酶抑制剂

2020年9月，中国科学院合肥物质科学研究院健康与医学技术研究所刘青松和刘静药学团队在

Eur J Med Chem 杂志发文，研发出新型原肌球蛋白受体激酶（TRK）小分子抑制剂 IHMT–TRK–284。TRK 主要包括 TRKA、TRKB 和 TRKC 三个亚型，分别由 NTRK1、NTRK2 和 NTRK3 基因编码。当染色体变异发生 NTRK 基因融合后，会导致 TRK 激酶被磷酸化并激活下游信号通路，从而调控细胞的生长、分化、侵袭、迁移和凋亡等。NTRK 基因融合出现在成年人和儿童的多种实体瘤中，包括乳腺癌、结直肠癌、非小细胞肺癌以及各种肉瘤。在非小细胞肺癌和结直肠癌中有 1% ~ 3% 的患者发生 NTRK 基因融合；在罕见的癌症中，如婴儿纤维肉瘤和乳腺分泌型癌症等，高达 90% 以上的患者发生 NTRK 基因融合。因此，TRK 被认为是一种癌症治疗的广谱靶点，TRK 激酶抑制剂的研发也受到了药学领域的关注。

在前期研究中，基于自主构建的 BaF3 工程细胞库，通过高通量筛选发现，化合物 CHFML–ABL–121 对于 TRKA/B/C 有强烈的抑制作用，但是该化合物同时对多种激酶靶点具有抑制作用，且成药性较差。因此，基于 II 型激酶抑制剂的设计理念，通过药效片段组合等方法发展了一个高选择性并能克服多种耐药性突变的新型 TRK 激酶抑制剂 IHMT–TRK–284。该化合物在蛋白以及细胞水平对 TRKA、TRKB 和 TRKC 三种激酶及临床上相应的耐药突变均展现出很强的抑制作用。进一步体内研究表明，IHMT–TRK–284 在不同种属上显示出较好的药代动力学性质，并且在 KM–12–LUC 等多种细胞的小鼠移植瘤模型上呈现出剂量依赖性的抗肿瘤效果。

第二节　肿瘤介入治疗

一、介入治疗及其特点

（一）介入治疗

介入治疗（interventional treatment）是介于外科、内科治疗之间的治疗方法，是指在各种现代医学影像设备的监控和引导下，利用简单器材，获得病理学、细胞学、生理生化学、细菌学和影像学资料的诊断；或结合临床治疗学原理，采取一系列治疗技术对各种病变进行治疗的一系列技术。介入治疗是不经手术暴露病灶的情况下，在血管、皮肤上作直径几毫米的微小通道，或经人体原有的管道，在影像设备（血管造影机、透视机、CT、MR 和 B 超）的引导下对病灶局部进行创伤最小的治疗方法。具体地讲，将不同的药物经血管或经皮肤直接穿刺注射入病灶内，改变血供并直接作用于病灶，"饿死（堵塞肿瘤血管）"或杀死（高浓度的抗癌药物）肿瘤。介入医学具有微创、有效和性价比高的突出特点。介入医学以其集诊断和微创性治疗为一体的特点，逐渐得到学术界和广大患者的认同。经过几十年的发展，现在已和外科、内科一道称为 3 大支柱性学科。

目前，肿瘤的介入治疗技术中，临床上多分为血管性介入治疗和非血管性介入治疗技术，前者主要包括各类肿瘤的经动脉栓塞 / 灌注化疗术，后者则包括各类经皮穿刺活检 / 引流、局部注射药物、消融术（冷冻、射频、激光和高能聚焦超声刀等）及空腔脏器恶性狭窄的支架置入术等，但无论何种方法，都具有微创性、可重复性、准确定位、疗效高、见效快、并发症少及恢复快的特点。

对于目前治疗难度大的恶性肿瘤，介入治疗能够尽量把药物局限在病变的部位，减少对身体和其他器官的不良反应。部分肿瘤在介入治疗后相当于外科切除肿瘤。针对肿瘤的主要介入治疗方法是经血动脉灌注化疗（transarterial infusion，TAI）和（或）经动脉化疗栓塞术（transarterial chemoembolization，TACE），以及影像设备引导下的经皮穿刺消融术。尽管介入治疗可用于全身多个部位肿瘤的治疗，但是其中原发性肝癌的介入治疗疗效最为显著，经肝动脉化疗栓塞术已成为最经典的治疗手段，相关研究也比较深入，总体 5 年生存率达 35% 以上，并已通过我国"九五"攻关课题的研究制定出初步的肝癌规范化介入治疗方案。经皮穿刺注射无水乙醇及冷冻治疗、射频、微波、激光和高能聚焦超声等消融手段均取得了令人鼓舞的成就，与经血管介入治疗技术结合应用，效果更佳。另外，支气管肺癌、消化道肿瘤、泌尿系肿瘤、头颈部肿瘤和骨骼肌肉肿瘤都是介入治疗的适应证。

（二）介入治疗特点

介入治疗简便、安全、有效、微创和并发症少。在一定程度上，介入治疗是不用开刀的手术，相当于传统的外科手术。其特点：① 介入治疗无需开刀，术后恢复快，采用微创治疗方式，仅在大腿根部处穿刺一个 2 ~ 3 mm 的创口；② 介入治疗损伤小、恢复快及效果好，对身体损伤不大，最大程度地保护正常组织、器官；③ 对于目前尚无根治方法的恶性肿瘤，介入治疗能够尽量把药物局限在病变的部位，减少对身体和其他器官的不良反应；④ 介入治疗只需要局部麻醉，不良反应小，更加适合年老，体弱的患者；⑤ 介入治疗的手术成功率高，死亡率低，其成功率可高达 90%，而死亡率几乎为零。

正由于以上诸多特点，许多介入治疗方法成为了某些疾病（如肝癌、肺癌、动脉瘤和子宫肌瘤等）最主要的治疗方法之一，甚至取代或淘汰了原来的外科手术。

二、一些介入治疗技术

（一）经动脉灌注化疗

经动脉灌注化疗（transarterial infusion，TAI），是指经导管于肿瘤供血动脉内注入化疗药物。由于首过效应在动脉给药途径中有明显特点；因此，TAI 具有肿瘤局部药物浓度高，而外周血药物浓度低的特点，从而使疗效提高，全身不良反应减少。常用化疗药物为阿霉素类、铂类、羟基喜树碱、丝裂霉素和吉西他滨等，单药或联合用药，用量根据患者的一般情况、肝肾功能和血常规等决定。转移瘤根据原发肿瘤病理类型决定，但如为一次性冲击灌注化疗，应选用细胞周期非特异性药物。

临床上常与化疗配合，对宫颈癌的治疗具有协同作用。髂内动脉分支的子宫动脉是宫颈癌的主要供血动脉，这为宫颈癌的介入治疗提供了准确的血管解剖学和病理学基础。经子宫动脉行介入性灌注化疗并栓塞，可减少化疗药物在外周血液及器官中的分布和代谢，使其在癌组织中的浓度增加。除此以外，介入治疗的最显著优势在于消除药物的首过效应，即当药物进入人体后首先接触的组织器官具有优先摄取权，从而达到最大抗癌作用的目的。

（二）经动脉栓塞术

经动脉栓塞术（transarterial chemoembolization，TAE）是指将导管置于靶动脉并注入栓塞剂，以达到治疗目的的较为主要的肿瘤介入治疗技术。目前，用于临床的栓塞剂种类繁多，临床上主要根据病变的血流动力学变化、导管的位置、是否需要重复治疗及与化疗药物的亲和性等情况进行选择。主要的栓塞剂有以下几种。

1. 明胶海绵（gelfoam，GF）　GF 为较早开发的栓塞剂，目前仍为最常用的栓塞剂之一。其特点是具有压缩性，容易注射，可根据需要剪成不同大小，从而根据需要栓塞不同直径的血管。GF 为中期栓塞剂，可为机体吸收，使血管再通，多用于良恶性肿瘤的术前栓塞、止血、脾动脉部分栓塞和需要多次栓塞的患者。

2. 微粒栓塞剂（particulate embolism agent）　这是指直径为 50 ~ 200 μm 颗粒性栓塞剂，其制作材料多种多样，包括 GF、白蛋白、硅藻胶、淀粉、乙基纤维素和大分子右旋糖苷（dextron）等，可将这些材料制成微粒，或含有化疗药物的微球用于栓塞肿瘤血管。理论上，此类栓塞剂主要栓塞肿瘤的毛细血管床，造成肿瘤较彻底的缺血坏死，侧支循环难以建立，但进入正常组织也可引起类似的改变。因此，必须超选择进入肿瘤供养动脉，否则会造成严重并发症。

3. 大型栓塞剂　主要用于 3 ~ 10 mm 直径的动脉栓塞，有不锈钢圈和海螺状温度记忆合金弹簧圈等。用于肿瘤栓塞时，主要是栓塞比较严重的动静脉瘘和为使血流再分布栓塞较大的正常动脉分支。大型栓塞剂主要栓塞动脉主干，侧支循环容易建立，肿瘤缺血不严重。

4. 液态栓塞剂　主要是医用胶类、血管硬化剂（如无水乙醇）、碘化油和中药类（如鸦胆子油）等。因医用胶类为永久性栓塞剂，用于肿瘤的栓塞治疗时不利于重复治疗。血管硬化剂主要用于肝癌、肾癌的栓塞治疗，可造成血液成分和血管内膜的广泛破坏，继发靶血管及其末梢血管广泛血栓形成，出现永久性血栓栓塞和靶器官严重坏死；因此，用于肿瘤栓塞时，必须超选择插管，并在注入过程中严密监视，以防出现返流性误栓。碘化油可造成动脉的暂时性血管闭塞，可携带化疗药物选择性停滞于恶性肿瘤供血动脉的血窦中，具有导向好的优点。有研究表明，将碘油加热至 120℃ 注入血管后，可造成血管的闭塞；主要用于肝癌的化疗栓塞，也有报道用于支气管肺癌动脉栓塞。

（三）介入性消融术

介入性消融术（interventional ablation）包括化学消融和物理消融两种，即在影像设备引导下，通过各种方式进入肿瘤内，注入药物、无水乙醇或导入热源、冷冻发生器，用化疗和物理的方法消灭肿瘤。这些方法的共同特点是对正常组织损伤小，无明显不良反应，对肿瘤组织灭活明确，但适应证有限。

1. 介入治疗在肿瘤综合治疗中的应用　上述提到的介入治疗技术不是孤立的，常需互相结合或序贯进行。随着介入治疗技术在肿瘤综合治疗中的应用越来越广泛，具有局部药物浓度高、全身不良反应低的特点。化疗药物和碘化油混合成乳剂栓塞局部肿瘤新生血管和供养动脉，不但阻断了肿瘤的血供，同时还使化疗药物缓慢释放，持续作用于肿瘤组织，使化疗药物的抗肿瘤作用更为持久。但对于远处转移和复发的控制并不理想，应当客观评价介入治疗的作用，以充分估计其在综合治疗中的作用。

经导管动脉栓塞术（TAE）常用于原发性肝细胞性肝癌、肾细胞癌、部分肝转移瘤、肾上腺恶性肿瘤和骨肿瘤等血供丰富肿瘤的治疗。以原发性肝癌为例，大多数原发性肝癌就诊时不能手术切除，由于解剖学和病理学特点，原发性肝癌介入治疗疗效较为突出，同时经肝动脉化疗和栓塞还可诱导肿瘤细胞凋亡。近年来，栓塞技术发展很快，同轴微导管的出现，已使导管较容易进入肝亚段或亚亚段，并可在不损伤正常肝组织的情况下对肿瘤局部进行介入治疗，这对于慢性乙型肝炎、肝硬化和肝功能异常的患者具有重要意义。在肿瘤局部以碘化油和无水乙醇乳剂进行栓塞治疗可使癌细胞灭活而达治疗目的。但是，由于介入治疗后侧支循环的建立、门静脉供血及患者免疫力低下等因素，肝癌介入治疗后的复发和远处转移仍未得到很好的解决，远期疗效尚未得到十分明显的提高。越来越多的学者认识到，对于原发性肝癌采用综合治疗的必要性和重要性。复旦大学附属中山医院报道的 7 家医院联合攻关课题，对中晚期肝癌行综合介入治疗，1 年、3 年和 5 年生存率分别达到 74.1%、43.5% 和 21.2%。

2. 肿瘤介入治疗方法各有其优缺点　① 动脉灌注比静脉灌注化疗肿瘤局部药物浓度高、全身不良反应小及疗效好等优点，但对于实质性脏器的肿瘤，单纯灌注化疗远不如动脉灌注化疗结合动脉栓塞的疗效好；② 动脉栓塞治疗大大地提高了实体肿瘤（如肝癌等）的疗效，切断了肿瘤的血供，使携带的化疗药物停留在肿瘤局部缓慢释放，但对空腔脏器（如肠癌、膀胱癌等）原则上不宜应用，以免引起组织坏死、空腔脏器穿孔等并发症，而且最大的问题是栓塞后肿瘤血管的再通和再生，因此目前其治疗至少进行 2 次以上；③ 通过穿刺或在内镜下对肿瘤进行直接杀灭，不论采用热（如激光、射频、微波或超声聚能刀）、冷（氩氦刀）或化学方法（无水乙醇、稀盐酸）均能取得较为确切的疗效，但仍存在许多不足，如射频消融或超声聚能刀治疗时一般需要在 B 超引导下进行，而 B 超对肿瘤范围的判断除与操作医师的水平有关外，也与其本身的灵敏度有关。即使在 CT 引导下，对肿瘤穿刺注射药物，也只适合于 CT 能够显示的病灶，对于与正常组织等密度的病灶尚无能为力。而且，目前对注射药物的剂量与肿瘤大小的关系还缺乏规范化的方案；用于射频或氩氦刀治疗的穿刺针还比较粗，对正常脏器本身有不同程度的损伤，若病灶位于脏器边缘或大血管附近，也易导致大出血；电极形状与病灶形状吻合的也不十分完善，所有这些问题都有待进一步改进。

第三节　放疗与化疗联合应用

放疗是控制肿瘤的重要手段之一，但由于射线的长期积累作用，在肿瘤逐渐缩小的同时，对射线所通过的正常组织也会产生程度不同的反应；不过，在治疗结束后大部分均能恢复。放射治疗的适应证比较广泛，临床上约 70% 的恶性肿瘤患者需要放疗，其中有部分病例单独放疗即可达到根治效果，对某些癌症，如鼻咽癌、Ⅰ期喉癌和Ⅰ期宫颈癌等能收到其他疗法所达不到的效果，既保护相应的器官功能又提高生存率。但单纯放疗也有其局限性，往往导致某些肿瘤治疗的失败，其主要原因是：① 局部治疗不彻底，或在不成功的治疗后局部复发；② 远处转移；③ 机体免疫功能抑制。在临床治疗上，普遍采取放疗与手术治疗、化疗、增温治疗或免疫治疗（即生物疗法）联合应用，发挥其协同作用的综合性治疗措施。其中，放疗与化疗联合应用是肿瘤综合治疗措施之一，已被肿瘤临床治疗广为采用。

目前，临床上对癌症患者放射治疗与化学药物治疗联合应用，主要采取放疗配合小剂量的化疗药物，或是放疗与化疗交替进行这两种模式。这些综合治疗方法虽能起到一定的肿瘤抑制作用。但是，却无法有效地控制高度恶性的肝癌患者病情的发展。这是因为癌组织独特的微环境造成了肿瘤对放射线的不敏感以及对化疗药物的多药耐药。此外，放疗与化疗对正常组织的无选择性杀伤，给患者带来了严重的不良反应。因此，急需开发更为高效安全的放化疗综合治疗手段。

一、化疗与放疗联合应用的理论基础

（一）细胞对化疗药物和电离辐射反应的比较

了解细胞对化疗药物和电离辐射反应的不同，对提高临床化疗与放疗联合应用的效果，有其重要的意义。

1. 敏感性　细胞对化疗药物与其对辐射的敏感性明显不同。以 X 射线为例，从辐射最敏感到最抗拒的哺乳动物细胞的 D_0 值变异系数较小，而各种细胞株对某种化疗药物的反应则明显不同。某种细胞株对一种药物非常敏感，而对另一种药物则相反。不同的细胞株对各种药物的敏感性顺序明显不同，来自同一细胞系的不同克隆细胞对某种药物的敏感性亦有明显差异。某种细胞株对某种药物的敏感程度比辐射更大。

2. 氧效应　化疗药物的氧效应比辐射更复杂。对辐射而言，氧分子存在与否对某种剂量的低 LET 辐射后细胞存活率有很大的影响，其中间接作用引起的损伤约占 2/3（如自由基介导）。当 LET 增加或直接作用的比例增大时，氧的重要性减小。某些化疗药物的生物效应与自由基有关，像低 LET 辐射一样，氧存在与否对药物的生物效应有很大的影响。很多抗癌药物与辐射不同，在乏氧条件下，可发生降解作用，对乏氧细胞的杀灭作用更有效。

3. 损伤修复和耐药性　化疗药物的亚致死性损伤和潜在致死性损伤的修复比辐射更易改变，且难以预测。细胞对化疗药物的比对辐射的抗性发生更快、更常见。

（二）空间、时相和细胞动力学协同作用

1. 空间协同作用　放疗和化疗分别作用于不同的解剖部位和身体不同的空间位置，前者作用于局部和区域病变，后者的作用是预防远处转移。放疗对控制局部原发肿瘤更有效，因其将大剂量辐射击中肿瘤组织，尤其是化疗药物达不到的部位，但对转移的肿瘤无效；而化疗可对付微小的转移灶，但不能控制大的原发肿瘤。然而，化疗在预防远处转移的同时，对局部病变与放疗也具有相互作用，放疗对血脑屏障的影响有助于化疗药物的通透。临床实践表明，两种疗法联合应用较单一疗法可达到更好的疗效。

2. 时相协同作用　当两种治疗手段同时给予或在一个短的时间间隔前后给予时，对所治疗的病变将起到联合作用，主要见于同时放疗和化疗。

3. 细胞动力学协同作用　基于细胞周期的不同时相对放射线的敏感性的不同，G_2/M 期细胞对放射线敏感，而化疗药物具有细胞周期阻断作用，选择性将细胞阻断在 G_2/M 期，能够提高对放疗的敏感性。如紫杉类药物能够将肿瘤细胞阻断于 G_2/M 期，体外研究显示其具有放射增敏作用。放疗同时合并紫杉类药物（泰素、泰索帝）化疗，已用于非小细胞肺癌等肿瘤的临床治疗。

（三）作用于不同细胞周期时相而增加细胞凋亡

1. 作用于不同细胞周期时相　细胞对放射线的敏感性与所处的细胞周期时相有关，G_2/M 期最敏感，S 期对放射抗拒；而一些化疗药物，对 S 期细胞具有特异性细胞毒作用。如果两者同时应用，对肿瘤细胞的杀伤可达到互补作用。

2. 增加细胞凋亡　辐射与细胞毒药物联合治疗的策略是增强对局部肿瘤的控制，抑制转移，增加细胞凋亡，提高生存率。为达到上述目的，可采取先放疗后化疗，或放疗前先化疗，或放疗和化疗同时进行。实验研究发现，两种疗法联合应用可增加十几种动物实验肿瘤的治愈率，其作用的基本规律是：① 机体肿瘤负荷越小，治愈率越高；② 术后应尽快采用最适宜放疗剂量与最有效的化疗药物联合治疗方案。通过局部控制提高存活率，避免局部肿瘤无控制的生长和多次外科手术。

（四）选择性作用于乏氧细胞增加肿瘤细胞再氧合

1. 选择性作用于乏氧细胞　多种类型的肿瘤中存在有乏氧细胞，而乏氧细胞对放射线具有抗拒性，其存在是肿瘤放疗失败的主要原因，这也是肿瘤与正常组织之间的一个重要区别。研究发现，一些药物对乏氧细胞具有选择性杀伤作用，如丝裂霉素 C（MMC）在乏氧条件下对小鼠肿瘤细胞系（EMT6、KHT、CHO 和 V79）以及人 HeLa 细胞、成纤维细胞有较强的细胞毒作用。在达到与有氧条件下相同细胞杀伤作用时，对乏氧细胞所需要的药物浓度仅是对有氧细胞的 1 ~ 1/6，因此，认为其对乏氧细胞有选择性细胞毒作用。应用 MMC 加放疗治疗头颈部肿瘤的临床研究结果显示，较单纯放疗提高 5 年局部控制率和生存率。

2. 增加肿瘤细胞再氧合　诱导化疗能够使肿瘤体积缩小，肿瘤内组织压降低，有利于改善局部血液循环及细胞的乏氧状态，增加肿瘤细胞再氧合，增加放射敏感性。

（五）对 DNA 损伤和修复的影响

DNA 是放射线和化疗药物对细胞杀伤的靶部位，化疗药物可引起 DNA 链间的侨联（bridge）、DNA 复合物、DNA 链断裂和碱基损伤。放射线对 DNA 的损伤表现为其单链断裂和双链断裂。射线对细胞的杀伤决定于 DNA 损伤的量和细胞对损伤的修复能力。放射损伤的修复形式表现为亚致死损伤修复和潜在致死损伤修复。一些化疗药物能够抑制细胞对放射损伤的修复，从而增强放射线对细胞的杀伤作用。如顺铂和 5-Fu 等药物能够增加 DNA 损伤，拓扑异构酶抑制剂对放射损伤的修复具有抑制作用。

二、化疗与放疗联合治疗肿瘤

（一）放疗与化疗联合治疗模式

1. 同步放化疗　既往同步放化疗主要用于不能手术的局部晚期恶性肿瘤。目前，同步放化疗的适应症已经从局部晚期发展为寡转移晚期肿瘤。对于寡转移恶性肿瘤，同步放化疗相对于单纯化疗可以明显提高患者的局部控制率和远期生存率，其应用和研究也越来越广泛。研究者采用同步放化疗治疗 64 例寡转移非小细胞肺癌（NSCLC）患者。患者客观缓解率达 70.3%，中位生存 26 个月，3 年生存率超过 30%。在另一项回顾性对照研究中，对比晚期食管癌同步放化疗和单纯化疗的疗效，结果证实放疗的加入明显提高患者的近期疗效和生存时间，且未明显增加患者的不良反应。一项回顾性分析 4795 例局部晚期不可手术的胃癌患者，其中单纯化疗 3316 例（69.2%），同步放化疗 1479 例（30.8%）。接受同步放化疗治疗的患者 2 年生存率为 28.3%，而接受化疗的患者 2 年生存率为 21.5%。另一项回顾性分析 3169 例晚期宫颈癌患者发现，同步放化疗较单纯化疗能显著提高患者的总生存率。

这是目前恶性肿瘤综合治疗最主要的模式之一。近年来，有较多高水平临床研究和高质量论文发表。在食管癌的新辅助放化疗中，国内和国外均有大样本、多中心临床研究开展，其结果证明无论是国内食管癌还是国外食管癌，无论是鳞癌还是腺癌，新辅助放化疗相对于手术均有明显的优势，进而确立了食管癌新辅助放化疗的地位。尽管食管癌新辅助放化疗的地位已经确立，但仍然存在许多不确定的问题，将是未来研究的切入点，包括：① 术前放疗的分割方式（大分割短疗程 vs 常规分割长疗程）；② 术前放疗的最佳剂量（40 Gy vs 更高）；③ 术前放疗的适宜照射范围。关于术前放疗的分割方式，研究者开展了一项回顾性对照研究，对比术前大分割和术前常规分割的疗效、不良反应和费用，结果显示大分割放疗在不增加治疗不良反应的同时，有效缩短了住院时间，降低了放疗费用和治疗总花费。

（二）放疗与化疗联合应用治疗肝癌和胰腺癌

放疗与化疗是肝癌治疗的常用手段，两者联合使用能够产生极好的协同治疗作用。一方面，需要同时提高放疗与化疗的靶向性，实现对肝癌部位精准剂量的化疗药物递送和放疗增敏；另一方面，为了最大程度地发挥放化疗的协同作用，肝癌的放疗与化疗应在时空上具有一致性。基于上述目标，需要开发一种肝癌靶向性强的多功能药物载体用，以运输化疗药物与放疗增敏剂，该载体应既能将化疗药物与放疗增敏剂同时导入肝癌细胞，又能使两者之间的运输互不影响，并且具有一定的药物示踪能力，可以用于指导物理师进行合理的放射线照射。

1. 纳米载药系统对肝癌具有极好的放化疗协同治疗作用　中国科学院苏州生物医学工程技术研究所董文飞课题组开发了一种非对称结构的 Janus 型金棒 – 介孔二氧化硅纳米载药系统。该纳米载药系统由一端的金纳米棒和另一端的介孔二氧化硅棒组成。金纳米棒功能元件因其高的原子序数和大的比表面积而具有极好的光电效应，是理想的放疗增敏剂；而功能化的二氧化硅介孔棒可以实现精准剂量的化疗药物担载和肿瘤组织响应型的药物释放，进而降低化疗药物对正常细胞的影响。此外，相比于碘等临床上常用的 CT 成像造影剂，金棒纳米材料具有更好的 X 射线吸收系数。因此，通过结合 CT

成像技术，可以更清晰地对该载体在体内运输情况进行实时监控。由于大部分肝癌细胞膜表面高表达叶酸受体，在该纳米载药系统的表面耦联了叶酸多聚物，以增强其肝癌组织的靶向性和在体内环境的稳定性。通过一系列实验，在细胞水平和动物水平上证实了该纳米载药系统对肝癌具有极好的放化疗协同治疗作用和较高的生物安全性。研究者也对 Janus 型金棒 – 介孔二氧化硅纳米载药系统与传统的核壳型的金棒 – 介孔二氧化硅纳米载药系统进行了系统地比较，发现 Janus 型结构在载药能力、CT 成像以及放化疗协同作用上，具有明显的优势。因此，Janus 型金棒 – 介孔二氧化硅纳米载药系统有希望成为新的肝癌放化疗综合治疗剂。

2. 放疗与化疗联合治疗肝癌合并门静脉癌栓或下腔静脉癌栓　郑文滔等探讨调强放疗联合化疗治疗肝癌合并门静脉癌栓（PVTT）或下腔静脉癌栓（IVCTT）的临床效果。选取 93 例肝癌合并 PVTT/IVCTT 患者，按照入院顺序分为基础组（调强放疗，43 例）和联合组（调强放疗联合奥沙利铂综合治疗，50 例）。基础组放疗采用瓦里安直线加速器 6 MeV，总放疗量 54 ~ 60 Gy/27 ~ 30 次。如患者无肝硬化，肝功能水平正常，放疗剂量为 30 Gy 以下；如患者合并肝硬化，肝功能水平下降，放疗剂量为 23 Gy。联合组在基础组基础上联合奥沙利铂，100 mg/m^2 剂量。

结果发现，联合组的治疗总有效率为 54.0%，显著高于基础组 27.91%。两组患者的消化道反应、放射性肝损伤和血液毒性发生率比较差异无统计学意义。结果提示，调强放疗联合化疗治疗肝癌合并 PVTT/IVCTT 可显著提高患者的临床疗效，不增加相关不良反应发生风险，具有重要的临床价值和较高的治疗安全性。

3. 歧化酶模拟物 GC4419$^+$立体定向体部放射治疗胰腺癌　美国 Galera Therapeutics 是一家临床阶段的生物制药公司，2021 年 4 月该公司公布了评估歧化酶模拟物 GC4419（avasopasem manganese）与安慰剂在接受立体定向体部放射治疗（SBRT）的局部晚期胰腺癌（LAPC）患者中疗效和安全性的 1/2 期临床试验的最新结果。数据显示，与安慰剂 + SBRT 治疗组相比，GC4419 + SBRT 治疗组总生存期延长 1 倍（中位 OS：20.1 个月 vs 10.9 个月），在其他疗效指标方面也显示出阳性结果。

GC4419 是一种高选择性、强效小分子歧化酶模拟物，可以模拟人类超氧化物歧化酶的活性，将超氧化物自由基分解为过氧化氢。由于超氧化物对正常细胞的损伤比癌细胞更大，而过氧化氢对癌细胞的毒性比正常细胞更大，歧化酶模拟物能够改变这一平衡，将超氧化物转化为过氧化氢，从而实现正常细胞和癌细胞对放射治疗的差异化效应（图 31-14）。GC4419 需要在放射治疗前输注体内，可保护正常细胞并使癌细胞对放射治疗敏感。由于癌细胞比正常细胞更容易受到过氧化氢水平升高的影响。因此，利用歧化酶模拟物将多余的超氧化物转化为过氧化氢，有潜力提高放射治疗的抗癌药物。在多项临床前研究中已观察到，将歧化酶模拟物与高剂量放射治疗联合使用可提高抗癌疗效，这些证据支持了歧化酶模拟物联合放射疗法治疗实体瘤的生物学机制。

此次公布的这项 1/2 期临床试验是一项随机、双盲、多中心和安慰剂对照试验，在 42 例确诊为 LAPC 的患者中开展，评估了 SBRT 与歧化酶模拟物 GC4419 方案、SBRT 与安慰剂方案的安全性和有效性。在本研究中，患者随机（1∶1）分别在 SBRT 前 1 h 静脉输注 GC4419 或安慰剂。截至本次数据分析，更新后的结果包括对所有 42 例患者进行至少 6 个月的随访，并与至少随访 3 个月的阳性结果一致。结果显示，GC4419 治疗组的中位总生存期（OS）是安慰剂组的近 2 倍（中位 OS：20.1 个月 vs 10.9 个月；HR = 0.4）。GC4419 治疗组有 29% 患者病灶减少 30% 或更高的治疗缓解（部分缓解），而安慰剂组为 11%（HR = 0.4）。在局部肿瘤控制（HR = 0.3）、发生转移时间（13.9 个月 vs 7.0 个月）、无进展生存期（PFS；HR = 0.4）方面也观察到阳性结果。如前所述，在数据分析中，GC4419 的耐受性良好，GC4419 治疗组和安慰剂组的不良事件发生率相似。

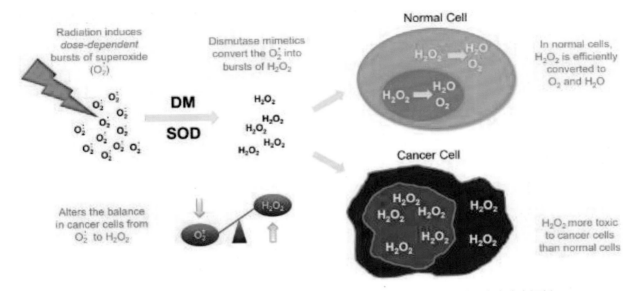

图 31-14　歧化酶（SOD）模拟物（DM）GC4419 + 立体定向体部放射治疗胰腺癌机制

（三）放疗与化疗联合治疗直肠癌

1. 拒绝手术治疗的直肠癌　郭君兰等探讨高剂量放疗联合化疗对拒绝手术治疗的直肠癌患者疗效及并发症的影响。将 98 例直肠癌患者随机分为对照组和观察组，每组 49 例。对照组患者采用单纯化疗方案治疗，观察组患者在对照组治疗的基础上采用高剂量放疗方案治疗。对照组采用单纯化疗方案，奥沙利铂静脉滴注剂量为 130 mg/m²，加入 5% 葡萄糖溶液 250～500 ml 输注 2～6 h；餐后 30 min 后口服卡培他滨片，早晚各 1 次。观察组在对照组治疗的基础上，采用高剂量放疗方案给予肿瘤局部照射，靶区总剂量为 50～60 Gy，浅表性肿瘤 1 次 6～10 Gy，每周 2～3 次照射；肿瘤厚度大者，1 次 3～4 Gy，每日 2 次且间隔 6 h 照射；对于肿瘤病变较大者，剂量达 40～50 Gy，4～5 周后追加剂量 20～25 Gy。3 周为 1 个疗程。2 组持续治疗 2 个疗程。

结果显示，观察组总有效率为 77.6%，明显高于对照组 55.1% 对照组；观察组无进展生存率明显低于对照组，总生存率明显高于对照组；观察组腹泻、血小板减少及白细胞下降发生率明显低于对照组。结果表明，对于拒绝手术治疗的直肠癌患者采用高剂量放疗联合化疗方案，可有效改善患者的临床症状，提高生存率。

2. 无法根治性手术的直肠癌　高玉伟等探讨高剂量放疗联合化疗治疗进展期无法行根治性手术的直肠癌患者的疗效。80 例经病理证实的进展期无法行手术根治的直肠癌患者作为研究对象，随机分为观察组和对照组，各 40 例。对照组给予高剂量放射治疗，采用医科达公司 Synergy 直线加速器 6/15

MV X 射线照射，总剂量为 45 Gy，1.8 Gy/ 次，每周 5 次。观察组在对照组基础上联合奥沙利铂 + 卡培他滨（XELOX）方案化疗，静脉滴注奥沙利铂 100 mg/m^2，给药 1 d；口服卡培他滨，1 g/m^2，2 次 /d，口服 14 d；每 3 周为 1 个疗程。

结果发现，对照组和观察组患者治疗缓解率（RR）分别为 60.0% 和 82.5%。对照组中位无进展生存期为 0.96 年，明显短于观察组的 1.56 年（$P < 0.05$）。两组患者肝功能损害、肾功能损害、骨髓抑制、外周神经毒性和放射性肠炎发生率比较差异无统计学意义。结果提示，对于无法行根治性手术的进展期直肠癌患者进行高剂量放疗联合化疗治疗临床疗效较好，可有效延长患者的中位无进展生存期，且安全性尚可。

（四）调强放疗与化疗联合治疗食管癌

1. 非手术老年食管癌　王燕霞等观察调强放疗联合替吉奥治疗非手术老年食管癌的效果。选取 100 例非手术老年食管癌患者，随机数分为观察组和对照组各 50 例。对照组单纯应用 6-MV X 射线调强放疗治疗，观察组采用调强放疗联合口服替吉奥胶囊治疗。应用 6-MV X 射线瓦里安 Varian600 直线加速器 IMRT 照射，保证至少 95% 的瘤体接受 54 ~ 60 Gy/6 周的总剂量，每次给予 2.0 Gy，每周照射 5 次，共照射 30 次。放射治疗计划通过体积剂量直方图（DVH）进行优化：肺 V20 < 25%，脊髓 1% 体积受量 < 40 Gy。观察组在对照组的基础上，于放疗第 1 天开始口服替吉奥胶囊，60 mg/(m$^2 \cdot$ d)，早餐和晚餐后服用，连续用药 14 d，休息 7 d 为 1 个周期，共巩固化疗 4 个周期。

结果发现，治疗后，观察组局部症状缓解率高于对照组（$P < 0.05$）；观察组的治疗总有效率为 96.0%，明显高于对照组的 78.0%（$P < 0.05$）；观察组的不良反应发生率为 22.0%，低于对照组的 30.0%，但 $P > 0.05$。结果提示，调强放疗联合替吉奥治疗非手术老年食管癌疗效可靠，安全性高。

2. 不可手术局部晚期食管癌　研究者刘峰探讨奈达铂联合替吉奥同步放疗治疗不可手术局部晚期食管癌患者的临床效果以及对患者肿瘤坏死因子 α（TNF-α）和 C 反应蛋白（CRP）的影响。选取 30 例不可手术局部晚期食管癌患者，随机分为对照组和观察组，各 15 例。对照组单纯适形放射治疗，应用新华医用直线加速器，调整参数为 6 mV 或 15 mV X 射线，设 6 ~ 8 野。照射剂量依据患者具体病情而定，参考值为 2 Gy/ 次 · d^{-1}，每周 5 次，持续治疗 6 ~ 7 周。观察组适形放疗，联合奈达铂和替吉奥化疗治疗，奈达铂 80 mg/m^2 溶于 500 ml 生理盐水，静脉滴注，给药 1 d；替吉奥，40 ~ 60 mg/ 次，2 次 /d，给药 14 d，3 周为 1 周期，共 2 个周期。

结果发现，观察组患者的临床总有效率显著高于对照组患者（$P < 0.05$）；治疗后，观察组患者的 TNF-α 和 CRP 水平显著低于对照组（$P < 0.05$）；此外，观察组患者不良反应明显少于对照组患者（$P < 0.05$）。结果提示，奈达铂联合替吉奥同步放化疗对不可手术局部晚期食管癌患者有显著的疗效，同时不良反应较少，是临床中治疗进展期食道癌的一种较为有效的手段。

3. 放疗与化疗联合治疗中晚期食管癌　刘智慧分析调强放疗联合化疗治疗中晚期食管癌患者的临床疗效和安全性。入组中晚期食管癌患者 60 例，分为治疗组和对照组，对照组 30 例患者均接受化疗，治疗组 30 例患者在化疗基础上给予调强放疗。化疗方案：第 1 ~ 4 天使用便携式电子泵连续输注 5- 氟尿嘧啶（5-Fu）750～1250 mg/m²，第 1 天静脉滴注顺铂 40～100 mg/m²，28 d 为 1 周期。调强放疗方案：从化疗的第 1 天开始放疗，照射 5 野，肿瘤区域采用特殊的剂量照射，放疗剂量为 63（60～81）Gy。

结果发现，治疗组总有效率和疾病无进展生存率均显著优于对照组。治疗组和对照组治疗后食管狭窄、红细胞减少、白细胞减少和肺炎等并发症发生率比较差异均无统计学意义。治疗组肿瘤外侵率和淋巴结转移率均显著低于对照组；食管钡餐造影显示肿瘤直径明显小于对照组。结果提示，调强放疗联合化疗可以提高中晚期食管癌患者近期疗效，改善其疾病无进展生存情况。

（五）放疗与化疗联合治疗非小细胞肺癌及其脑转移

1. 调强放疗与化疗联合治疗晚期非小细胞肺癌　权建华等探讨同步推量调强放疗（simultaneous integrated boost intensity-modulated radiation therapy，SIB-IMRT）联合多西他赛同期化疗治疗晚期非小细胞肺癌（NSCLC）的临床效果及短期预后。选取 87 例晚期 NSCLC，根据放疗方式的不同，分为观察组（n = 43）和对照组（n = 44）。观察组采用 SIB-IMRT 联合多西他赛同期化疗，对照组采用常规调强放疗联合多西他赛同期化疗，均治疗 6 周。化疗方案：两组均采用多西他赛同期化疗，即多西他赛静脉滴注前 1 d 口服地塞米松 7.5 mg、2 次/d，连续应用 3 d，且均于每个放疗周期开始第 1 天同步应用多西他赛 75 mg/m² 静脉滴注，每周 1 次，3 周为 1 个化疗周期。两组均行 2 个周期化疗。放疗方案：观察组处方剂量为 95% PTV 每次 1.8～2.0 Gy，治疗 30 次，共 54～60 Gy；95% 计划转移淋巴结靶区剂量每次 2.0～2.3 Gy，治疗 30 次，共 60～69 Gy；95% PGTV 每次 2.1～2.5 Gy，治疗 30 次，共 63～75 Gy。对照组处方剂量为 95% PTV 每次 2.0 Gy，治疗 30 次，共 60 Gy。两组均每周连续放疗 5 d 后休息 2 d，共治疗 6 周。

结果发现，两组随访率 100%。观察组治疗总有效率显著高于对照组；局部控制率和生存率均明显高于对照组，无疾病进展生存时间明显长于对照组。两组不良反应发生情况差异无统计学意义。结果提示，SIB-IMRT 联合多西他赛同期化疗治疗晚期 NSCLC 的临床效果显著，提高了局部控制率和生存率，延长了无疾病进展生存时间，并且未明显增加不良反应，安全性较好。

2. 放疗与化疗联合治疗 NSCLC 脑转移　研究者潘兆军等探讨非小细胞肺癌（NSCLC）脑转移患者实施全脑放疗与靶向联合治疗、同步放化疗的治疗效果与作用。选择 NSCLC 脑转移患者 74 例，采用奇偶法将其分为实验组与参照组，每组 37 例。其中，参照组采用同步放化疗模式，实验组实施全脑放疗与靶向联合治疗模式。参照组采用同步放、化疗模式，患者从 X 射线中点实施对穿照射，放疗剂量为 30 Gy，每周放疗 5 次，每次 3 Gy，共计 14 d。针对部分病情较轻、脑部肿瘤病灶不超过 5 个的患者，可酌情调整放疗剂量。化疗采用铂类药物为主，培美曲塞二钠每日静脉滴注 0.5 g/m²；顺铂每日静脉滴注 25 mg/m²；紫杉醇每日静脉滴注 0.5 g/m²。化疗总时间为 3 疗程，每疗程 4 周。实验组实施全脑放疗与靶向联合治疗模式，放疗模式与参照组一致，给予患者盐酸厄洛替尼片，每日口服 1 次，每次 0.15 g。

研究结果发现，实验组 NSCLC 脑转移控制率（86.49%）明显高于参照组，其总有效率（81.08%）明显高于参照组（51.35%），不良反应发生率（5.41%）明显低于参照组（24.32%），1 年（70.27%）

及 2 年生存率（43.24%）均明显高于参照组（43.24%、16.22%）。结果提示，与传统同步放、化疗模式相比，针对 NSCLC 脑转移患者实施全脑放疗与靶向治疗相结合方式，其临床治疗效果较好，患者病情发展进程得以有效控制，能够延长患者生存期，应予以临床推广。

（六）放疗与化疗联合治疗宫颈癌

1. 适形调强放疗联合紫杉醇 + 奈达铂化疗　陈浩丽等探讨适形调强放疗联合化疗治疗宫颈癌的近期的临床疗效。将宫颈癌患者 85 例分为对照组 42 例与观察组 43 例。对照组予以紫杉醇 + 奈达铂化疗，观察组予以适形调强放疗联合紫杉醇 + 奈达铂化疗。紫杉醇 175 mg/m² 配比 0.9% 氯化钠注射液，注射 > 3 h；然后，静脉滴注奈达铂 80 mg/m² 配比 0.9% 氯化钠注射液，滴注 > 1 h。化疗 3 周为 1 个周期，共化疗 2 个周期。观察组：逐层勾画出靶区后，照射区选择为靶区扩大 0.5 ~ 1.0 cm 的范围，采用医用直线加速器照射大约 6 个照射野，2.0 Gy/ 次，1 次 /d，5 次 / 周，总剂量 50 Gy 左右。放疗与化疗同步，化疗操作与对照组相同。

结果发现，观察组总有效率为 95.4%，对照组 78.6%（$P < 0.05$）；观察组不良反应发生率均明显低于对照组（$P < 0.05$）。结果提示，适形调强放疗联合紫杉醇 + 奈达铂化疗治疗宫颈癌患者的近期疗效显著，且安全性高，适合临床推广应用。

2. 适形调强放疗联合紫杉醇 + 顺铂化疗　研究者韩恒昌观察适形调强放疗联合紫杉醇 + 顺铂（TP）化疗治疗中晚期宫颈癌的临床效果。选取中晚期宫颈癌患者 68 例为研究对象，依照治疗方案不同分为观察组与对照组，各 34 例。对照组采用紫杉醇 + 顺铂（TP）化疗，观察组在 TP 化疗基础上采用适形调强放疗治疗。对照组化疗：紫杉醇 135 mg/m² + 生理盐水 500 ml，静脉滴注，第 1 天；顺铂 30 mg/m²，静脉滴注，第 1 ~ 3 天。21 d 为 1 个周期，持续 2 个周期，随访 3 个月。观察组 TP 化疗方法同对照组；适形调强放疗采用体外照射 + 腔内照射：采用西门子公司 Primus-E 医用直线加速器 6 MV X 射线，常规设野，2 Gy/ 次，5 次 / 周，盆腔中央剂量 DT 20 ~ 30 Gy；改盆腔前后四野照射（2 ~ 3 周后），至宫旁，剂量 20 ~ 30 Gy，给予 ²⁵²Cf（锎 –252）腔内后装治疗（1 周），A 点剂量 6 ~ 7 Gy，5 ~ 6 次，腔内照射时阴道内填塞纱布条，以减少膀胱、直肠和尿道放射性损伤。A 点总剂量约 70 Gy，B 点总剂量 50 ~ 60 Gy，随访 3 个月。

研究结果发现，观察组总有效率明显高于对照组；治疗后，观察组远处转移率和复发率明显低于对照组；两组恶心、呕吐、放射性直肠炎和放射性膀胱炎等不良反应发生率对比差异无统计学意义。结论提示，适形调强放疗联合 TP 化疗中晚期宫颈癌患者效果显著，能降低远处转移率和复发率，安全性高。

3. 基因协助预测对宫颈癌放化疗的反应　2020 年 12 月，美国加利福尼亚大学洛杉矶分校研究者在 *J Biol Chem* 杂志发文，确定了一种潜在的诊断标记，可以协助预测宫颈癌患者对化疗和放疗的标准治疗产生反应的可能性。研究发现，PACS–1（位于 11 号染色体长臂上的小片段基因）在癌症组织中过表达，可导致癌症的生长和扩散。此外，发现 PACS–1 蛋白从细胞核的外部到内部的移位（正常细胞生长所需的功能）在宫颈癌的发展中起着重要作用，该宫颈癌对化疗和放疗具有抵抗力。细胞核中 PACS-1 表达水平升高表明对该药有抗药性。虽然人类乳头瘤病毒的感染在宫颈癌的发展中起着重要作用，但仅病毒的存在不足以引起癌症。遗传因素和环境因素（如吸烟和不良饮食习惯）也起作用。因此，重要的是鉴定生物标志物作为诊断和治疗的靶向剂。研究者在宫颈肿瘤和健康的宫颈组织进行蛋白质印迹分析，可从蛋白质混合物中检测特定的蛋白质分子，并发现肿瘤组织中 PACS-1 过表达。然后，研究者开发了体外人类细胞系模型，以评估蛋白质在细胞生长中的作用。最后，使用荧光激活的分选器分析确定 PACS-1 蛋白的过表达与癌症的化学耐药性具有相关性。

4. 化疗联合术后辅助放疗宫颈小细胞神经内分泌癌　研究者李良等探讨化疗联合术后辅助放疗对早期和中晚期（Ⅰ~ⅡA 和 ⅡB~Ⅳ）宫颈小细胞神经内分泌癌（SCNEC）患者生存的影响及其预后。利用 SEER 数据库搜索并筛选出 13 年间接受化疗的 SCNEC 患者 269 例。研究结果发现，对于 Ⅰ~ⅡA 期患者，化疗 + 术后放疗组、化疗 + 手术组、化疗 + 放疗组及单纯化疗组的 5 年 OS 率分别为 39.9%、71.7%、24.5% 和 0。与化疗 + 术后放疗组相比，化疗 + 手术组的预后更好（HR 0.404，95%CI：0.112~1.112，$P=0.047$）。对于 ⅡB~Ⅳ 期患者，化疗 + 术后放疗组、化疗 + 手术组、化疗 + 放疗组及单纯化疗组的 5 年 OS 率分别为 35.2%、24.3%、17.7% 和 0，其中化疗 + 手术组、化疗 + 放疗组及单纯化疗组（HR 1.726，95%CI：0.944~3.157；HR 1.605，95%CI：0.968~2.661；HR 5.632，95%CI：3.143~10.093，$P<0.05$）的预后差于化疗 + 术后放疗组。另外，与年龄 ≤ 60 岁、肿瘤直径 < 4 cm 的情况相比，年龄 > 60 岁（HR 7.868，95%CI：3.032~20.415；HR 1.465，95%CI：1.006~2.435，$P<0.05$）、肿瘤直径 ≥ 4 cm（HR 2.576，95%CI：1.056~6.287；HR 1.965，95%CI：1.026~3.766，$P<0.05$ 的 Ⅰ~ⅡA 期和 ⅡB~Ⅳ 期患者的预后均较差。结果提示，化疗联合术后辅助放疗未能改善早期（Ⅰ~ⅡA）SCNEC 患者的 OS，但可显著改善中晚期（ⅡB~Ⅳ）患者的 OS，年龄、肿瘤大小和治疗方案是影响其预后的独立危险因素。

（七）调强放疗与化疗联合治疗鼻咽癌

1. 调强放疗与化疗联合治疗复发性鼻咽癌　研究者秦付敏探究调强放疗联合 GP 方案化疗治疗复发性鼻咽癌患者的效果。选取复发性鼻咽癌患者 59 例，根据治疗方案不同分为研究组 30 例与对照组 29 例，两组均给予 GP 方案化疗，在化疗基础上对照组给予常规放疗，研究组联合调强放疗。GP 方案化疗：吉西他滨静脉滴注，25 mg/m²，第 1~3 天；1 个周期 21 d，化疗 3 个周期。常规放疗：扫描后照射锁骨上野和耳前野，剂量 60~70 Gy；常规分割对穿照射面颈联合野，剂量 36 Gy；照射后颈电子线野，剂量 50~70 Gy。调强放疗：大体肿瘤靶区体积（GTV）照射剂量 60~70 Gy，分次剂量 2.0~2.33 Gy；PTV 照射剂量 54~57 Gy，分次剂量 1.8~1.9 Gy；CTV 照射剂量 57~63 Gy，分次剂量 1.9~2.1 Gy。两组均放疗 6 周，1 次 /d，每周 5 次。

结果发现，研究组治疗总有效率 86.7% 明显高于对照组 62.1%；两组不良反应发生率比较无显著性差异；随访 12 个月，研究组生存率 82.1% 明显高于对照组 53.6%。结果提示，调强放疗联合 GP 方案化疗治疗复发性鼻咽癌患者效果确切，可提高生存率，且安全性高。

2. 调强适形与放疗新辅助化疗联合治疗上下行型鼻咽癌　研究者钟亮等探讨调强适形放疗（IMRT）联合新辅助化疗对上下行型鼻咽癌患者的治疗效果。198 例鼻咽癌患者根据肿瘤发展方向分为上行型组（98 例）和下行型组（100 例），上行型组根据治疗方式不同分为 A1 组（49 例）和 B1 组（49 例），下行型组根据治疗方式不同分为 A2 组（50 例）和 B2 组（50 例）。A1 与 A2 组为同期放化疗，B1 与 B2 组为新辅助化疗联合序贯同期放化疗。放疗：两组患者均应用 6 MV X 射线加速器 IMRT 技术。IMRT 处方剂量：鼻咽部肿瘤病灶计划靶体积（PTV）剂量 66～72 Gy/30～33 次，颈部阳性淋巴结 PTV 剂量 62～68 Gy/30～33 次，CTV1 剂量 62～66 Gy/30～33 次，CTV2 剂量 54～58 Gy/30～33 次，每周放疗 5 次。化疗：顺铂（DDP）80 mg/m²，每 3 周 1 次，静脉点滴。

研究结果发现，上行型组与下行型组中 B 组治疗有效率均明显高于 A 组；上行型组与下行型组中 B 组与 A 组放疗以及上行型组与下行型组中 B 组患者化疗不良反应发生率比较差异无统计学意义；所有患者均随访 18 个月，上行型组与下行型组 B 组患者生存率明显高于 A 组，且 B 组淋巴结转移率明显低于 A 组；下行型组远期生存率与上行型组比较无统计学差异，但其发生淋巴结转移率明显高于上行型组。结果提示，不同分型鼻咽癌使用 IMRT 下同步放化疗联合诱导化疗效果好于 IMRT 下的同步放化疗；IMRT 的不良反应上行型组以口腔损伤与听力下降为主，下行型组以食管损伤与肺损伤为主，下行型组远期更容易发生淋巴结转移，临床治疗应根据患者分型不同进行 IMRT 照射剂量的改变，以达到最佳效果。

3. 新型 X 射线响应降解纳米载化疗药物系统　已证明，单分子化疗药物生物利用度低、治疗不良反应大。利用纳米技术将单分子化疗药物制备成纳米药物，可实现化疗药物肿瘤靶向和可控释放，从而改善治疗效果并降低不良反应，有利于实现高效低毒化疗。介孔二氧化硅纳米材料具有合成简单、结构可控、化学剪裁性和生物相容性好等优点，是一种具有较好临床应用前景的纳米药物载体平台。研究者针对肿瘤微环境中微酸、乏氧和高氧化还原等特征，发展出多种响应肿瘤微环境内源特征发生降解促发可控药物释放的智能介孔二氧化硅纳米载体；为进一步提高药物释放的可控性，目前还需开发能够响应光、声、电和磁等可区域性施加的外源刺激而降解的介孔二氧化硅纳米药物载体。2020 年 11 月，中国科学院苏州生物医学工程技术研究所等机构与美国哥伦比亚大学合作在 *Adv Mater* 杂志发文，在前期氧化还原双重刺激响应性降解的二硒桥联介孔硅材料的研究基础上，发现该材料能够以 X 射线可操控性降解的新特性。研究者通过优化制备工艺得到粒径、孔径和硒元素含量适中的二硒桥联介孔硅，用于担载传统化疗药物阿霉素。该纳米药物具备灵敏且可控 X 射线响应性降解能力，在低剂量 X 射线（1 Gy）辐照下可发生快速的骨架崩解和爆发性的释放药物。

为提高纳米药物在肿瘤部位的富集能力，研究者通过仿生策略将肿瘤细胞膜包覆在药物表面，在提高稳定性的同时，延长血液循环时间，赋予材料更好的肿瘤靶向性。在细胞和动物模型中，该仿生纳米药物实现低剂量 X 射线介导的高效化疗，并显著降低阿霉素的不良反应。此种治疗策略还可通过诱导肿瘤细胞免疫原型死亡，使机体产生肿瘤特异性免疫反应。与免疫检查点阻断剂（anti-PD-L1）联合使用，进一步促进了系统性抗肿瘤免疫反应，在抑制原发灶的肿瘤生长的同时，对转移灶肿瘤也取得较好治疗效果。基于二硒桥联介孔硅优异的 X 射线响应降解的特性，将其作为一种具有潜力的药物载体用于 X 射线介导的化疗、放疗和免疫联合治疗。

（八）化疗药物和放疗联合治疗神经胶质瘤

1. 他汀类药物杀灭癌细胞的分子机制　超过 3500 万美国人每天都在服用他汀类药物，降低其机体的血脂水平。2020 年 2 月，美国约翰霍普金斯大学等机构研究者在 *Proc Natl Acad Sci USA* 杂志发文，发现他汀类药物能杀灭癌细胞的分子机制。他汀类药物有望抵御多种形式的癌症，有效降低恶性前列腺癌的患病风险。流行病学研究表明，长期服用他汀类药物的人群患癌的风险更低，癌症侵袭性也更弱，而且还能在实验室杀灭癌细胞。研究者对美国 FDA 批准的大约 2500 种药物进行筛选，发现他汀类药物，尤其是匹伐他汀（pitavastatin）有望成为抗癌领域的潜在竞争者，相同浓度的匹伐他汀能够引发几乎一半的工程化细胞发生死亡，而引发正常细胞死亡的比率较低。

随后，研究者分析了他汀类药物发挥作用的分子通路。他汀类药物能阻断一种制造胆固醇的肝脏酶类，但同时还能阻断小分子香叶基焦磷酸（geranylgeranyl pyrophosphate，GGPP）的产生，主要将细胞蛋白与细胞膜联系起来。当将匹伐他汀和 GGPP 添加到携带 PTEN 突变的人类癌细胞中后，发现 GGPP 能够抑制他汀类药物的杀伤性效应，同时癌细胞会存活下来，这表明 GGPP 可能是促进癌细胞存活的关键成分。随后，在显微镜下对缺失制造 GGPP 酶类的细胞进行观察，发现当细胞开始死亡时，会停止移动；将荧光标记添加到细胞环境的蛋白质中测定被他汀类药物治疗的细胞摄入情况。正常的人类细胞会在荧光标记的情况下发出明亮的光，表明不管是否在营养物质和细胞混合物中添加他汀药物，这些细胞都会从周围环境中摄取蛋白质；然而，当添加了他汀类药物后，携带 PTEN 的人类癌细胞几乎不会吸收任何发光的蛋白质，而且被他汀类药物治疗的癌细胞无法制造能够帮助摄入蛋白质等营养物质的突出物，从而会导致饥饿的发生（图 31-15）。

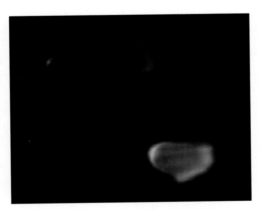

图 31-15　他汀类药物杀灭癌细胞
图中，添加了他汀类药物后携带 PTEN 的人癌细胞几乎不会吸收任何发光的蛋白质（图中上面癌细胞），
而正常人细胞发出明亮的光（图下面为正常人细胞）

2. 三重组合比单独放疗延长中位生存期　2021 年 8 月，美国加利福尼亚大学洛杉矶分校琼森综合癌症中心在 *J Nat Cancer Inst* 杂志发文，在对小鼠的研究中，将抗精神病药用于降低高胆固醇水平的他汀类药物和放疗结合起来，以改善胶质母细胞瘤小鼠的整体存活率。研究发现，三重组合比单独的放疗将中位生存期延长了 4 倍。放疗是胶质母细胞瘤护理标准治疗方案的一部分，通常有助于延长患者的生存期。然而，在过去的 20 年中，存活时间并未显著改善，并且通过药物的正常组织毒性和无法穿透血脑屏障阻碍了通过使用药物提高放疗的功效。

研究者先前曾报道，第一代多巴胺受体拮抗剂三氟哌嗪与放疗结合可延长胶质母细胞瘤小鼠模型的生存期，但最终小鼠对该疗法产生了抗药性。为了克服这种抵抗，研究者使用了第二代多巴胺受体拮抗剂喹硫平，不仅增强了胶质母细胞瘤放疗的疗效，而且在脂质体内平衡方面产生了代谢脆弱性。该组合诱导胆固醇生物合成途径的发现，可以将他汀类药物用于这一过程。研究者使用脑癌生物标本和病理学中心提供患者来源的胶质母细胞瘤品系测试了该方法。在多巴胺受体拮抗剂的筛选中鉴定喹硫平具有防止非致瘤性胶质母细胞瘤细胞向辐射诱导的胶质瘤起始细胞表型转化的能力。选择阿托伐他汀是因其具有穿越血脑屏障的已知能力。虽然放疗在一定程度上延长了胶质母细胞瘤患者的存活，但是增强治疗的尝试并未成功。该研究结果提供了证据，将多巴胺受体拮抗剂与阿托伐他汀和放疗联合使用，可能有助于延长胶质母细胞瘤患者的生存期。

3. 靶向 OSMR 基因与放射疗法相结合治疗胶质母细胞瘤　2020 年 8 月，加拿大麦吉尔 McGill 大学研究者在 Nat Commun 杂志发文，抑制 OSMR 基因可以提高放射治疗的有效性。该方法在临床前小鼠模型中很成功，其中 OSMR 基因的缺失导致肿瘤对治疗的反应显著改善，小鼠寿命延长。在这项研究中，发现 OSMR 通过增强线粒体（细胞能量产生的动力）增强癌干细胞对治疗的抵抗力中的独特作用，需要很长时间才能到达线粒体，并且与产生能量的机器相互作用，迫使它们为癌细胞产生更多的能量。为了改善患者对胶质母细胞瘤治疗的反应，必须在癌干细胞中发现新的弱点，并克服它们对治疗的抵抗力。通过抑制 OSMR，能够停止癌干细胞的能量产生。这项研究提供的证据表明，靶向 OSMR 基因与放射疗法相结合，可以为将来更好地治疗胶质母细胞瘤的临床试验铺平道路。

（九）放化疗联合治疗前列腺癌

1. 靶向放射配体疗法治疗前列腺癌　2021 年 3 月，诺华（Novartis）公司宣布，通过与分子成像诊断和技术开发商 SOFIE Biosciences 附属公司 iTheranostics 的一份转让协议，获得了开发和商业化成纤维细胞活化蛋白（FAP）靶向剂库（包括 FAPI-46 和 FAPI-74）治疗应用的全球独家权利。FAP 是一种在大多数正常成人组织中低水平表达的细胞表面蛋白，但在常见癌症中过度表达，特别是在形成肿瘤基质的癌相关成纤维细胞上，而肿瘤基质是肿瘤生长所必需的条件。癌相关成纤维细胞 FAP 的高表达通常与实体瘤的不良预后相关，因其促进肿瘤的发生和发展。

靶向性放射配体疗法是一种结合了 2 种关键元素的精准药物：一种靶向化合物或配体和一种放射性同位素，可导致 DNA 损伤，抑制肿瘤生长和复制。这些靶向药物与某些肿瘤或肿瘤相关组织（如基质的成纤维细胞）过度表达的标记物或蛋白质结合。由于这些药物对特定肿瘤细胞或相关肿瘤组织的高亲和力，对周围健康组织的影响较小。

诺华公司公布的靶向放射配体疗法 ^{177}Lu-PSMA-617 治疗前列腺特异性膜抗原（PSMA）阳性转移性去势抵抗性前列腺癌（mCRPC）患者Ⅲ期研究的首批可解读结果。该研究在 831 例先前接受紫杉烷和雄激素受体导向疗法（ARDT）治疗后病情进展、PSMA-PET 扫描阳性的 mCRPC 患者中开展，评估了 ^{177}Lu-PSMA-617（每 6 周 1 次静脉输注 7.4 GBq，最多 6 个周期）联合研究调查员选择的最佳标准护理（BSC）的疗效和安全性，并与单用 BSC 进行比较。该研究的替代主要终点为放射治疗无进展生存期（rPFS）和总生存期（OS）。结果显示，该研究达到了 2 个主要终点：与 BSC 治疗相比，^{177}Lu–PSMA–617 联合 BSC 治疗显著提高了 PSMA 阳性 mCRPC 患者的 OS 和 rPFS。结果进一步接近为 80% 以上晚期前列腺癌患者提供一种创新靶向疗法的目标。

^{177}Lu–PSMA–617 是一种结合靶向性化合物（配体）和治疗性放射性同位素（放射性粒子镥–177，^{177}Lu）的精准癌症治疗方法。在注入血液后，^{177}Lu–PSMA–617 与表达 PSMA（一种跨膜蛋白）的前列腺癌细胞结合，因此肿瘤与正常组织相比对药物的摄取率高。一旦结合，来自放射性同位素的辐射（β粒子）就会损伤肿瘤细胞，破坏其复制能力和（或）触发细胞死亡。放射性同位素的辐射仅在很短的距离内发挥作用，以限制对周围细胞的损害。

2. 应用放疗与化疗的 DNA 损伤疗法破坏前列腺癌　2020 年 9 月，上海市同济医院 / 同济大学附属同济医院泌尿外科吴登龙课题组与美国梅奥医学中心（Mayo Clinic）黄浩杰研究团队合作在 *Mol Cell* 杂志发文，开展关于前列腺癌精准医学方面的研究。TMPRSS2-ERG 基因融合现象在前列腺癌中十分常见，引发 ERG 致癌蛋白异常高表达，后者作为恶性促癌转录因子进一步激活下游一系列致癌基因及其表达的致癌蛋白，从而促进前列腺癌发生、发展、侵袭和转移。因此，靶向 ERG 致癌蛋白对前列腺癌治疗至关重要。针对 ERG 致癌蛋白，发现放射治疗与化学治疗的 DNA 损伤疗法可以破坏前列腺癌中 ERG 致癌蛋白稳定性，并且该破坏作用与抑癌基因 PTEN 功能相关。在 PTEN 功能完整时，DNA 损伤作为激活开关，通过激活 DNA 损伤应答通路下游 WEE1 激酶与 GSK3β 激酶一同开启对 ERG 致癌蛋白的磷酸化过程，从而诱发 ERG 致癌蛋白降解。在 PTEN 功能缺失而导致 GSK3β 失活时，通过联合使用 GSK3β 上游激酶 AKT 抑制剂与 DNA 损伤疗法可以逆转 ERG 致癌蛋白的降解抵抗现象，从而恢复高表达 ERG 致癌蛋白的前列腺癌细胞对 DNA 损伤疗法的敏感性。该研究同时还发现，ERG 致癌蛋白的降解失调是造成前列腺癌对放化疗抵抗及不敏感的重要原因之一。该项研究针对前列腺癌中最大的亚群 TMPRSS2-ERG 基因融合阳性前列腺癌，深入揭示了 DNA 损伤疗法与 PTEN 功能状况对 ERG 致癌蛋白降解的分子机制，有望为发展靶向 ERG 致癌蛋白治疗前列腺癌提供精准化策略。

（十）化疗后接受强度调节放疗膀胱癌

根据一项临床试验，更有针对性的放射疗法可以有效治疗已经扩散到骨盆的淋巴结的膀胱癌，预后非常差，通常不需要放疗。传统上，患者接受姑息治疗，控制疼痛和其他症状。2020 年 3 月，英国伦敦癌症研究所与皇家马斯登 NHS 基金会研究者和临床医生合作在 *Clin Oncol* 杂志发文，进行一项 II 期临床试验，评估已扩散到盆腔淋巴结的膀胱癌患者的放疗使用情况。癌症尚未扩散到盆腔淋巴结但被认为有癌症扩散到淋巴结的高风险的患者，也包括在研究中。该研究试图评估一种强度调节放疗（IMRT）的方法在膀胱和盆腔淋巴结治疗中的应用，并观察该疗法的毒性作用。IMRT 是一种放射疗法，在这种疗法中，放射束的形状被引导与肿瘤的形状紧密贴合，而机器则围绕着患者身体移动。一些接受化疗和手术切除膀胱和盆腔淋巴结的患者确实能够控制病情，但放射治疗通常不作为治疗计划的一部分。这主要是由于担心放射疗法带来的对整个骨盆的不良反应，可引起腹泻、尿失禁、直肠出血和肿瘤周围的健康组织的功能中断等症状。这些症状的严重程度按 0 级到 4 级进行分级。

在这项研究中，一些患者已经接受了化疗，试图在开始放疗前缩小肿瘤，即新辅助化疗。这使研究者能够评估是单纯的化疗，还是结合放疗的化疗为这些患者提供最好的机会。37 例患者接受 IMRT 治疗。放疗分别针对膀胱、盆腔淋巴结、肿瘤床和受累淋巴结 4 个独立区域。用 CT 扫描观察这 4 个区域，并为每个患者制定放射治疗计划。通过锥形束计算机断层成像支持的 IMRT 技术每日进行放疗。放射治疗结束后，在第 4 周、第 8 周和第 12 周对患者进行复查，以检查治疗的毒副作用。患者每 6 个月随访 1 次，最长随访 3 年，每年随访 1 次，最长随访 5 年。尽管大多数患者（70.3%~82.4%）出现了不良反应，包括腹泻和尿频增加，但这些不良反应大多是轻度至中度的，在治疗后几周内就消失了。

治疗 1 年后，不良反应显著降低。只有 5% 的患者在治疗 1 年后出现更严重的不良反应 3 级和 4 级。4 年的检查结果显示，没有任何患者出现更严重的不良反应。IMRT 放疗 5 年的总体生存率为 34%，与单纯接受化疗和手术膀胱癌患者的生存率相当。这项试验表明，对于淋巴结阳性的膀胱癌患者，将 IMRT 转移到盆腔淋巴结和膀胱作为治疗计划的一部分是可行的，并且患者能够接受和耐受适当剂量的辐射。这些结果表明，对这类患者，IMRT 放疗是一个有前途的新选择。

（十一）阿伐索帕锰提高放疗的杀癌效果

2021 年 5 月，美国爱荷华大学、德克萨斯大学西南医学中心和 Galera 治疗公司（Galera Therapeutics, Inc.）研究者在 *Sci Transl Med* 杂志发文，指出阿伐索帕锰（avasopasem manganese，图 31-16）药物的双重效果是基于癌细胞和健康细胞抵御过氧化氢高活性分子的破坏性影响能力之间的差异，其中过氧化氢是在分解超氧化物的过程中产生的。阿伐索帕锰由 Galera 治疗公司开发，类似于超氧化物歧化酶（SOD）的天然酶，将超氧化物转化为过氧化氢。基于这种药物"清除"由放疗产生的破坏性超氧化物分子的能力，目前正在进行临床试验，以测试其保护黏膜组织免受放疗不良反应的能力。

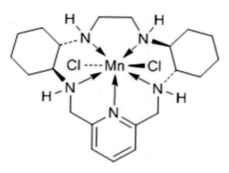

图 31-16   阿伐索帕锰化学结构式

鉴于放疗会产生大量的超氧化物，将这种药物与放疗相结合可以产生高水平的过氧化氢，不会对正常组织造成伤害，这是因为正常细胞具有可以清除过氧化氢的代谢系统。相反，生物学上异常的癌细胞可以被高水平的过氧化氢所压制。研究者指出，癌细胞和正常细胞对过氧化氢增加的反应非常不同，研究表明阿伐索帕锰与高剂量放疗协同作用，产生选择性杀死癌细胞，但对正常组织相对无害的过氧化氢。这项研究显示，在肺癌和胰腺癌的小鼠模型中，这种药物与放疗的协同作用达到了能够推毁肿瘤的程度。该研究还显示，最大的协同作用发生在每天的高剂量放疗中，类似于目前用于治疗一些癌症患者的体部立体定向放射治疗（stereotactic body radiation therapy，SBRT）中施加的剂量，应用几个实验证实过氧化氢是这种协同效应的关键成分。研究发现，通过加入一种去除过氧化氢的酶，这种协同效应被阻断；而当过氧化氢分解被阻止时，这种协同效应会增强。

（十二）X 射线激活抗肿瘤药物研究

2021 年 8 月，中国科学院深圳先进技术研究院生物医药与技术研究所和英国爱丁堡大学等研究者在 *Nat Chem* 杂志发文，探索了利用医用放射治疗 X 射线源激活抗肿瘤前药的可能性。前药（prodrug）技术被认为是一种可有效解决一些传统化学治疗药物不能选择性杀死或阻止肿瘤细胞增殖问题的方法，通常可通过化学合成或生物合成的方法将原型药物的活性位点进行修饰，使其失去药理活性而转化为低毒性或无毒性的前药。当前药到达肿瘤区域时，通过肿瘤微环境刺激或通过外界刺激，将修饰基团解离，释放原型药分子，即可在保证对正常组织和细胞影响最小化的同时杀伤肿瘤，实现肿瘤精准治疗的目的。通常，用于激活前药的刺激可分为两大类，即内部刺激和外部刺激；其中，内部刺激主要包括肿瘤微环境中过表达的酶、较低的 pH、较低的氧含量以及肿瘤细胞产生的氧化还原性物质等；外部刺激相对具有更高的时空可操控性，如光、超声波、热辐射以及合成分子注射等刺激能够在指定时间、指定部位实现对前药分子的高效激活。

放射治疗作为一种有效抑制肿瘤生长的治疗手段，常与药物治疗联合使用，以治疗晚期癌症。恶性肿瘤同期放化疗（concomitant chemo–radiotherapy 或 chemoradiotherapy）源于综合治疗的理念，目前已成为一些临床常见肿瘤的标准治疗模式，用于延长患者生存期。然而，目前的联合治疗方法通常是利用化学药物促进放射治疗效果，但利用放射治疗射线源（即 X 射线）作为刺激能量源激活前药的研究仍有限。但不难想象，如果将抗肿瘤药物制成可通过 X 射线激活的前药，给药后由于前药本身的低毒性，则可有效降低其对患者产生系统毒性，在放射治疗时，X 射线针对肿瘤区域的辐射能够激活肿瘤区域内的前药分子激活其药效，从而实现针对肿瘤的精准杀伤，并有效降低药物分子对正常组织产生的不良反应。

研究者对数十种可能通过 X 射线实现化学结构转化的潜在活性分子进行了大规模筛查，并且发现包括磺酰叠氮以及氟代芳基叠氮等几类分子能够在低剂量 X 射线辐射下高效转化为对应磺酰胺和芳香胺。以此为基础，进一步将这几类活性基团引入抗肿瘤药物中，制备合成了相应的前药分子以及荧光标记物，并在细胞和动物层面上分别验证其药理活性以及生物安全性。该研究构建的前药分子相比于原型药能够在保持药效的同时有效降低系统毒性，显著延长实验动物的生存期。因此，该研究工作开创了一种全新的前体药物设计方案，实现精准放化疗结合治疗，有望在未来对抗肿瘤发挥重要作用。

（十三）局部放化疗治愈晚期 Sirpα 缺陷的结直肠癌小鼠

2021 年 5 月，美国佐治亚州立大学研究者在 *Nat Commun* 杂志发文，开发了一种基于巨噬细胞的新型免疫疗法，可有效治疗多种晚期癌症。一种调节蛋白 α（Sirpα）受体可致肿瘤逃逸，是骨髓白细胞表达的抑制性调节剂，其典型功能是通过与自我识别标记 CD47 相互作用，抑制吞噬细胞发挥作用，使放射治疗诱导的杀瘤免疫受到严重限制。研究者开发一种基于Sirpα缺陷的巨噬细胞疗法对抗癌症，并构建MC38体内结肠癌模型进行验证。

研究发现，局部放化疗治愈患有晚期Sirpα缺陷（Sirpα$^{-/-}$）的结直肠癌小鼠，且无明显的长期不良反应，可表现出与健康小鼠相似的寿命（约18个月）。这说明敲除Sirpα基因的巨噬细胞可通过引发炎症和激活肿瘤特异性T细胞，启动针对癌症的强大免疫反应，可最大限度降低对健康细胞的不利影响。为了确定经治疗后的Sirpα缺陷小鼠体内的长期抗肿瘤免疫是否已经生成，对已根除结肠癌的Sirpα$^{-/-}$小鼠进行肿瘤再移植实验，将MC38细胞重新接种到小鼠体内，癌细胞并未在小鼠体内增殖，说明小鼠可能已经获得长期的体液抗肿瘤免疫。研究还发现，当在成功接种MC38细胞的野生型小鼠体内注射来自肿瘤根除的Sirpα$^{-/-}$小鼠的血清后，成功抑制癌细胞的扩散，说明已根除肿瘤的Sirpα$^{-/-}$小鼠的血清也具有防止新肿瘤形成的能力。

总之，这项研究表明，Sirpα是肿瘤微环境免疫的主要操控者，且这项新技术与放化疗相结合可成为一种"泛癌疗法"。迄今为止，该治疗方法已经针对整个NCI-60癌症组合进行了测试，囊括了60种不同的人类肿瘤细胞系，如白血病、黑色素瘤、肺癌、结肠癌、脑癌、卵巢癌、乳腺癌、前列腺癌和肾癌等，并且已经被发现有显著疗效。目前，研究者正在向美国食品和药物管理局（FDA）申请批准该疗法作为研究性新药，并计划于2022年进行人体临床试验。

（十四）小细胞肺癌放化疗耐药机制

中国科学院合肥物质科学研究院强磁场科学中心林文楚课题组在小细胞肺癌（SCLC）放化疗耐药机制研究方面取得进展，发现采用表观遗传因子抑制剂FK228实现放疗耐受细胞的放疗增敏效果及外泌体中的小分子干扰RNA在SCLC化疗耐药发生过程中有重要作用（*Clin Epigenet*，2021；*Front Cell Dev Biol*，2021）。

SCLC是临床上最为恶性的肺癌亚型。临床放疗和化疗是目前SCLC的主要治疗手段。尽管放化疗初期大部分患者应答良好，可绝大多数SCLC都在1年内出现耐药复发。为此，该团队通过高通量测序数据分析和功能比较实验发现，相对于放疗敏感的SCLC细胞，放疗耐受的细胞呈现出较低的组蛋白乙酰化水平和染色质浓缩的结构特征，进而细胞进化出较高的MRE11-RAD50-NBS1（MRN）复合物表达水平和有效的DNA损伤修复能力。采用表观遗传因子抑制剂FK228可以特异性诱导染色质解聚和抑制DNA损伤信号应答和修复能力，从而实现放疗耐受细胞的放疗增敏效果。该结果表明，表观遗传因子抑制剂具有克服SCLC放疗耐受的分子药物和放疗增敏的潜力。

此外，该团队和中国科学技术大学附属第一医院西区检验科合作采集SCLC患者化疗耐药前、后的血样，提取外泌体，高通量测序后发现外泌体中的非编码单链RNA-miR-92b-3p在化疗耐药后呈现高表达特征，体内细胞实验和体外动物实验的结果显示过表达和外泌体介导的miR-92b-3p均明显增强SCLC的化疗耐药能力。其机制研究显示，miR-92b-3p可以通过肿瘤抑癌基因PTEN正向调控PTEN/AKT信号通路，从而导致SCLC细胞耐药。该结果表明，外泌体中的小分子干扰RNA在SCLC化疗耐药发生过程中具有重要作用。

参考文献

[1] Petroni G, Formenti SC, Chen-Kiang S, et al. Immunomodulation by anticancer cell cycle inhibitors. Nat Rev Immunol, 2020, 20(11):669-679.

[2] Słabicki M, Kozicka Z, Petzold G, et al. The CDK inhibitor CR8 acts as a molecular glue degrader that depletes cyclin K. Nature, 2020, 585(7824):293-297.

[3] Zhang M, Jang H, Nussinov R. PI3K inhibitors: review and new strategies. Chem Sci, 2020, 11(23):5855-5865.

[4] Ni D, Li Y, Qiu Y, et al. Combining Allosteric and orthosteric drugs to overcome drug resistance. Trends Pharmacol Sci, 2020, 41(5):336-348.

[5] Rogawski DS, Deng J, Li H, et al. Discovery of first-in-class inhibitors of ASH1L histone methyltransferase with anti-leukemic activity. Nat Commun, 2021, 12(1):2792.

[6] Huang H, Howard CA, Zari S, et al. Covalent inhibition of NSD1 histone methyltransferase, Nat Chem Biol, 2020,16(12):1403-1410.

[7] Zhang L, Jing D, Jiang N, et al. Transformable HER2 targeting nanoparticles arrest HER2 signaling leading to tumour death in vivo. Nat Nanotechnol, 2020, 15:145-153.

[8] N'Guessan KF, Davis HW, Chu Z, et al. Enhanced efficacy of combination of gemcitabine and phosphatidylserine-targeted nanovesicles against pancreatic cancer. Mol Ther, 2020, 28(8):1876-1886.

[9] Vadakekolathu J, Minden D, Hood T, et al. Immune landscapes predict chemotherapy resistance and immunotherapy response in acute myeloid leukemia. Sci Transl Med, 2020, 12(546):eaaz0463.

[10] Faridi P, Woods K, Ostrouska S, et al. Spliced peptides and cytokine-driven changes in the immunopeptidome of melanoma. Cancer Immunol Res, 2020, 8(10):1322-1334.

[11] Song Y, Xu M, Li Y, et al. An iRGD peptide fused superantigen mutant induced tumor-targeting and T lymphocyte infiltrating in cancer immunotherapy. Int J Pharmaceut, 2020, 586:119498.

[12] Drilon A, Oxnard GR, Tan DSW, et al. Efficacy of selpercatinib in RET fusion-positive non-small-cell lung cancer. N Engl J Med, 2020, 383(9):813-824.

[13] Wirth LJ, Sherman E, Robinson B, et al. Efficacy of selpercatinib in RET-altered thyroid cancers. N Engl J Med, 2020, 383(9):825-835.

[14] Wolf J, Seto T, Han JY, et al. Capmatinib in MET exon 14-mutated or MET-amplified non-small-cell lung cancer. N Engl J Med, 2020, 383(10):944-957.

[15] Obayemi JD, Salifu AA, Eluu SC, et al. LHRH-conjugated drugs as targeted therapeutic agents for

the specific targeting and localized treatment of triple negative breast cancer. Sci Rep, 2020, 10(1):8212.

[16] Ou W, Nam KS, Park DH, et al. Artificial nanoscale erythrocytes from clinically relevant compounds for enhancing cancer immunotherapy. Nanomicro Lett, 2020, 12(1):90.

[17] Li X, Kong L, Yang Q, et al. Parthenolide inhibits ubiquitin–specific peptidase 7 (USP7), Wnt signaling, and colorectal Cancer Cell growth. J Biol Chem, 2020, 295(11):3576–3589.

[18] Kleinmann N, Matin SF, Pierorazio PM, et al. Primary chemoablation of low–grade upper tract urothelial carcinoma using UGN–101, a mitomycin–containing reverse thermal gel (OLYMPUS): an open-label, single–arm, phase 3 trial. Lancet Oncol, 2020, 21(6):776–785.

[19] Hong DS, Fakih MG, Strickler JH, et al. KRASG12C inhibition with sotorasib in advanced solid tumors. N Engl J Med, 2020, 383(13):1207–1217.

[20] Wu W, Wang L, Spetsieris N, et al. Estrogen receptor β and treatment with a phytoestrogen are associated with inhibition of nuclear translocation of EGFR in the prostate. Proc Natl Acad Sci USA, 2021, 118(13):e2011269118.

[21] Zhu Y, Yang Z, Dong Z, et al. $CaCO_3$–assistant preparation of pH–responsive immune–modulating nanoparticles for augmented chemo–immunotherapy. Nano–Micro Lett, 2020, 13(1):29.

[22] Buettner R, Nguyen LXT, Morales C, et al. Targeting the metabolic vulnerability of acute myeloid leukemia blasts with a combination of venetoclax and 8–chloro–adenosine. J Hematol Oncol, 2021, 14(1):70.

[23] Sarkar S, Yang R, Mirzaei R, et al. Control of brain tumor growth by reactivating myeloid cells with niacin. Sci Transl Med, 2020, 12(537):eaay9924.

[24] Patel AB, Pomicter AD, Yan D, et al. Dasatinib overcomes stroma–based resistance to the FLT3 inhibitor quizartinib using multiple mechanisms. Leukemiaz, 2020, 34(11):2981–2991.

[25] Dai M, Yan G, Wang N, et al. In vivo genome–wide CRISPR screen reveals breast cancer vulnerabilities and synergistic mTOR/Hippo targeted combination therapy. Nat Commun, 2021, 12(1):3055.

[26] Jiang Q, Ghafoor A, Mian I, et al. Enhanced efficacy of mesothelin–targeted immunotoxin LMB–100 and anti–PD–1 antibody in patients with mesothelioma and mouse tumor models. Sci Transl Med, 2020, 12(550):eaaz7252.

[27] Shore ND, Saad F, Cookson MS, et al. Oral relugolix for androgen–deprivation therapy in advanced prostate cancer. N Engl J Med, 2020, 382(23):2187–2196.

[28] Sternberg CN, Fizazi K, Saad F, et al. Enzalutamide and survival in nonmetastatic, castration-resistant prostate cancer. N Engl J Med, 2020, 382(23):2197–2206.

[29] Higano CS. Cardiovascular disease and androgen axis–targeted drugs for prostate cancer. N Engl J Med, 2020, 382(23):2257–2259.

[30] Su R, Dong L, Li Y, et al. Targeting FTO suppresses cancer stem cell maintenance and immune evasion. Cancer Cell, 2020, 38(1):79–96.e11.

[31] Böhm JW, Sia KCS, Jones C, et al. Combination efficacy of ruxolitinib with standard–of–care drugs in CRLF2–rearranged Ph–like acute lymphoblastic leukemia. Leukemia, 2021.

[32] Sudo T, Motomura Y, Okuzaki D, et al. Group 2 innate lymphoid cells support hematopoietic recovery under stress conditions. J Exp Med, 2021, 218(5):e20200817.

[33] Huang Y, Wang H, Hao Y, et al. Myeloid PTEN promotes chemotherapy–induced NLRP3 inflammasome activation and antitumor immunity. Nat Cell Biol, 2020, 22(6):716–727.

[34] Simoneschi D, Rona G, Zhou N, et al. CRL4AMBRA1 is a master regulator of D–type cyclins. Nature, 2021, 592(7856):789–793.

[35] Chaikovsky AC, Li C, Jeng EE, et al. The AMBRA1 E3 ligase adaptor regulates the stability of cyclin D. Nature, 2021, 592(7856):794–798.

[36] Maiani E, Milletti G, Nazio F, et al. AMBRA1 regulates cyclin D to guard S–phase entry and genomic integrity. Nature, 2021, 592(7856):799–803.

[37] Saengboonmee C, Sicinski P. The path to destruction for D–type cyclin proteins. Nature, 2021, 592(7856):690–691.

[38] Fritz I, Wagner P, Bottai M, et al. Desloratadine and loratadine use associated with improved melanoma survival. Allergy, 2020, 75(8):2096–2099.

[39] Yin M, Guo Y, Hu R, et al. Potent BRD4 inhibitor suppresses cancer cell–macrophage interaction. Nat Commun, 2020, 11(1):1833.

[40] Markowicz–Piasecka M, Huttunen J, Montaser A, et al. Hemocompatible LAT1–inhibitor can induce apoptosis in cancer cells without affecting brain amino acid homeostasis. Apoptosis, 2020, 25(5–6):426–440.

[41] Paik PK, Felip E, Veillon R, et al. Tepotinib in non–small–cell lung cancer with MET exon 14 skipping mutations. N Engl J Med, 2020, 383(10):931–943.

[42] Yang H, Liu H, Chen Y, et al. Neoadjuvant chemoradiotherapy followed by surgery versus surgery alone for locally advanced squamous cell carcinoma of the esophagus (NEOCRTEC5010): a phase III multicenter, randomized, open–label clinical trial. J Clin Oncol, 2018, 36(27):2796–2803.

[43] 吕家华, 刘涛, 李涛, 等. 胸段食管鳞癌术前同步放化疗不同放疗分割方式的临床研究. 中华放射肿瘤学杂志, 2018, 27(6):576–580.

[44] 李涛, 郎锦义. 放射肿瘤学的进展与未来. 肿瘤预防与治疗, 2019, 32(1):1–6.

[45] Wang Z, Shao D, Chang Z, et al. Janus gold nanoplatform for synergetic chemoradiotherapy and computed tomography imaging of hepatocellular carcinoma. ACS Nano, 2017, 11(12):12732–12741.

[46] 郑文滔, 温本, 颜倩英, 等. 调强放疗联合化疗治疗肝癌合并门静脉癌栓或下腔静脉癌栓的效果观察. 临床医学工程, 2020, 27(5):567–568.

[47] 郭君兰, 王艳霞, 王丽华, 等. 高剂量放疗联合化疗对拒绝手术治疗的直肠癌患者疗效及并发症的影响. 中国肛肠病杂志, 2020, 40(3):14–16.

[48] 高玉伟，尹立杰，丁田贵. 高剂量放疗联合化疗治疗进展期无法行根治性手术的直肠癌患者的疗效分析. 中国实用医药，2020, 15(16):125-127.

[49] 王燕霞，李鸣鹤. 调强放疗联合替吉奥治疗非手术老年食管癌的效果观察. 中国民康医学，2019, 31(21):78-80.

[50] 刘峰. 研究奈达铂联合替吉奥同步放疗治疗不可手术局部晚期食管癌患者临床疗效及对患者肿瘤坏死因子、C 反应蛋白水平影响. 世界最新医学信息文摘，2019, 19(89):17-18.

[51] 刘智慧. 强调放疗联合化疗在中晚期食管癌治疗中的临床应用. 肿瘤基础与临床，2020, 33(1):71-73.

[52] 权建华，张富利，许卫东. 同步推量调强放疗联合多西他赛同期化疗治疗晚期非小细胞肺癌的临床效果及短期预后观察. 临床误诊误治，2020, 3(3):72-76.

[53] 潘兆军，谢欣欣，王林，等. 非小细胞肺癌脑转移采用全脑放疗联合靶向治疗与同步放、化疗治疗临床效果评价. 临床医药文献电子杂志，2020, 7(33):12-14.

[54] 陈浩丽，张琼. 适形调强放疗联合化疗治疗宫颈癌的近期疗效. 西藏医药. 2020, 41(2):39-32.

[55] 韩恒昌. 适形调强放疗联合 TP 化疗治疗中晚期宫颈癌疗效观察. 实用中西医结合临床，2020, 20(6):53-54.

[56] Veena MS, Raychaudhuri S, Basak SK, et al, Dysregulation of hsa-miR-34a and hsa-miR-449a leads to overexpression of PACS-1 and loss of DNA damage response (DDR) in cervical cancer. J Biol Chem. 2020, 295(50):17169-17186.

[57] 李良，谢家存，王志斌，等. 化疗联合术后放疗对宫颈小细胞神经内分泌癌生存的影响——基于 SEER 数据库的回顾性研究. 中华放射医学与防护杂志，2020, 40(9):685-691.

[58] 秦付敏. 调强放疗联合 GP 方案化疗治疗复发性鼻咽癌疗效观察. 实用中西医结合临床，2020, 20(2):101-102,104.

[59] 钟亮，廖荣伟，刘清壮，等. 调强适形放疗联合新辅助化疗治疗上下行型鼻咽癌疗效研究. 陕西医学杂志，2020, 49(8):964-968.

[60] Shao D, Zhang F, Chen F, et al. Biomimetic diselenide-bridged mesoporous organosilica manoparticles as an X-ray-responsive biodegradable carrier for chemo-immunotherapy. Adv Mater, 2020, 32(50):e2004385.

[61] Jiao Z, Cai H, Long Y, et al. Statin-induced GGPP depletion blocks macropinocytosis and starves cells with oncogenic defects. Proc Natl Acad Sci USA, 2020, 117(8):4158-4168.

[62] Bhat K, Saki M, Cheng F, et al. Dopamine receptor antagonists, radiation, and cholesterol biosynthesis in mouse models of glioblastoma. J Nat Cancer Inst, 2021, 113(8):1094-1104.

[63] Sharanek A, Burban A, Laaper M, et al. OSMR controls glioma stem cell respiration and confers resistance of glioblastoma to ionizing radiation. Nat Commun, 2020, 11(1):4116.

[64] Hong Z, Zhang W, Ding D, et al. DNA damage promotes TMPRSS2-ERG oncoprotein destruction

and prostate cancer suppression via signaling converged by GSK3β and WEE1. Mol Cell, 2020, 79(6):1008–1023.e4.

[65] Sishc BJ, Ding L, Nam TK, et al. Avasopasem manganese synergizes with hypofractionated radiation to ablate tumors through the generation of hydrogen peroxide. Sci Transl Med, 2021, 13(593):eabb3768.

[66] Geng J, Zhang Y, Gao Q, et al. Switching on prodrugs using radiotherapy. Nat Chem, 2021, 13(8):805–810.

[67] Bian Z, Shi L, Kidder K, et al. Intratumoral SIRPα–deficient macrophages activate tumor antigen–specific cytotoxic T cells under radiotherapy. Nat Commun, 2021, 12(1):3229.

[68] Piasecki A, et al. Lysyl oxidase inhibition in primary myelofibrosis: A renewed strategy. Arch Stem Cell Ther, 2020, 1(1):23–27.

[69] Rothenburger T, McLaughlin K, Herold T, et al. SAMHD1 is a key regulator of the lineage–specific response of acute lymphoblastic leukaemias to nelarabine. Commun Biol, 2020, 3(1):324.

第三十二章　免疫检查点抑制剂的肿瘤治疗

第一节　免疫检查点抑制剂

2018 年，诺贝尔生理学或医学奖揭晓，来自美国德克萨斯大学的研究者 James P. Allison 教授和日本京都大学的 Tasuku Honjo 教授因发现抑制负向免疫调节的新型癌症疗法而获得此奖，即通过刺激机体免疫系统的先天能力，攻击肿瘤细胞，阐明了通过抑制免疫系统制动器的不同策略如何有效治疗癌症。Allison 在免疫细胞的分子表面发现 CTLA-4 蛋白起到了"分子刹车"的作用，从而终止免疫反应。抑制 CTLA-4 分子，则使 T 细胞大量增殖、攻击肿瘤细胞。基于该机制，第一款癌症免疫药物伊匹单抗（ipilimumab，用于治疗黑色素瘤）问世。他的发现为那些最致命的癌症提供了新的治疗方向。Honjo 于 1992 年发现 T 细胞抑制受体 PD-1，2013 年依此开创了癌症免疫疗法。

T 细胞的激活、发挥效应功能需要表面共刺激分子，如 CD28 等提供活化信号；但其表面还有若干共抑制分子，当其和相应的配体结合后，传递的信号能够抑制 T 细胞活化，导致 T 细胞增殖、分泌细胞因子及杀伤肿瘤细胞的功能下调，以维持免疫的稳态，也被称为免疫检查点（immune check point）。肿瘤特异性 T 细胞表面往往高表达共抑制分子，因此处于失能状态。基于这一原理，可以采用共抑制分子（或配体）的单克隆抗体阻断其信号，达到活化 T 细胞的目的。

免疫检查点抑制剂主要针对肿瘤细胞逃避免疫的几个关键检查点，通过对这些环节的阻断，使体内的免疫细胞可以大量地增殖活化，并且识别肿瘤细胞，对肿瘤细胞进行精确地杀灭。目前，免疫检查点抑制剂最常见的是两大类，即 CTLA-4 和 PD-1/PD-L1 抑制剂（图 32-1）。

一、免疫检查点抑制剂概述

（一）免疫系统的加速器和制动器

机体免疫系统的基础特性是能够有效区分"自我"与"非自我"，因此当面对外来入侵的细菌、病毒和其它威胁时，机体免疫系统常常能有效发挥作用，T 细胞是一种特殊的白细胞，也是免疫防御机制的关键成员，T 细胞表面拥有特殊的受体，能结合一些异物结构，而诸如这样的结合作用能够诱发机体免疫系统参与到防御过程中去。通过添加一些 T 细胞加速器的额外蛋白就能有效诱发一种完全成熟的免疫反应（图 32-2）。

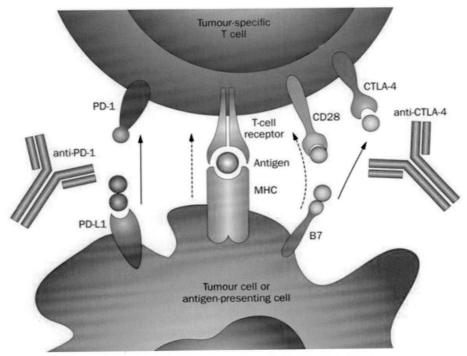

图 32-1　肿瘤特异 T 细胞与肿瘤细胞或抗原提呈细胞相互作用

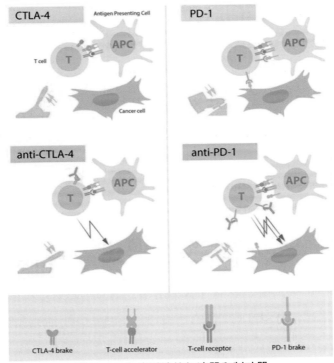

图 32-2　免疫系统的加速器和制动器

　　图 32-2 左上：T 细胞的激活需要 T 细胞受体结合到其他"非自我"免疫细胞结构。作为 T 细胞"加速器"的蛋白质对于 T 细胞的激活也是必需的。CTLA-4 对 T 细胞起到制动作用，可抑制"加速器"的功能。图 32-2 左下：针对 CTLA-4 的抗体（绿色）阻断了制动器的功能，导致 T 细胞激活并攻击

癌细胞。图 32-2 右上：PD-1 是另一种抑制 T 细胞激活的 T 细胞"制动器"。图 32-2 右下：PD-1 抗体抑制"制动器"的功能，导致 T 细胞激活并对癌细胞进行高效攻击。

（二）T 细胞起关键作用的免疫检查点蛋白 PCBP1

2020 年 5 月，美国俄亥俄州立大学综合癌症中心 Arthur G. James 癌症医院和 Solove 研究所（OSUCCC-James）研究者在 *Sci Adv* 杂志发文，发现在特定的免疫细胞中的一种蛋白质 PCBP1，被称为 PCBP1 或 poly(C) 结合蛋白 1，确保足够数量的活化免疫 T 细胞分化成细胞毒性 T 细胞（CTL），帮助形成免疫反应，而 CTL 可以杀死癌细胞。与此同时，PCBP1 可以阻止过多的调节性 T 细胞（Treg）的产生，而 Treg 细胞并不会杀死癌细胞。

PCBP1 是一个全能的细胞内免疫检查点，并表明靶向它将提供一种影响免疫疗法的抗肿瘤反应的新方法。免疫检查点阻断疗法已经彻底改变了癌症治疗，特别是在黑色素瘤、非小细胞肺癌和头颈部癌症中。PCBP1 属于 RNA 结合蛋白分子家族。当免疫 T 细胞分化为调节性 T 细胞或细胞毒性 T 细胞时，控制基因表达，CTL 对感染和癌症进行免疫反应。在活化的 T 细胞中，PCBP1 阻止 CTL 转化为调节性 T 细胞，从而促进对肿瘤的免疫反应。在本研究中，使用了细胞系、肿瘤模型、动物模型、糖尿病模型和移植物对宿主病模型，以更好地了解 PCBP1 在 T 细胞中的作用。

在非癌症环境中，较高的 PCBP1 活性促进 CTL 功能，抑制肿瘤的发展和进展。在肿瘤微环境等癌症环境中，较高的 PCBP1 活性可阻止 CTL 表达 PD-1、TIGIT 和 VISTA 等因子，这些因子产生的条件不利于免疫检查点阻断治疗。在癌症环境中，CTL 中 PCBP1 的降低会触发 PD-1 等因子的表达，从而抑制 T 细胞的癌症免疫反应，产生更有利于免疫检查点阻断治疗的条件。总的来说，研究数据表明，PCBP1 通过对 CTL 和 Treg 细胞分化的不同调控而形成耐受和免疫，可能是对免疫检查点阻断疗法的反应的一个标志。

（三）免疫检查点抑制剂治疗癌症

1. 免疫检查点抑制剂攻击癌症　在一项研究中，美国德州大学 MD 安德森癌症中心等研究机构报道，阻断 T 细胞表面上的 2 个不同检查点的癌症免疫疗法，通过增殖浸润到肿瘤中的不同类型的 T 细胞，对癌症发动免疫攻击。研究者分析了来自接受抗 CTLA-4 或抗 PD-1 检查点抑制剂治疗的小鼠肿瘤模型和人黑色素瘤的浸润性 T 细胞。利用质谱流式细胞技术（mass cytometry），分析了 33 种细胞表面标志物和 11 种细胞内标志物，描述这些浸润性 T 细胞。

当分析浸润性 T 细胞时，Wei 等发现：① 抗 CTLA-4 检查点抑制剂导致 ICOS（一种免疫刺激蛋白）阳性的 CD4 效应 T 细胞增殖，而且这些细胞与小鼠中存在的更小肿瘤强烈地相关联；② 抗 PD-1 检查点抑制剂和抗 CTLA-4 检查点抑制剂引起 CD8⁺ T 细胞（T 细胞家族中最为强大的杀伤性细胞）发生增殖，而且与小鼠中存在的更小肿瘤密切相关；③ 这些 PD-1 阳性 CD8⁺ T 细胞具有一种竭尽似的表型（exhausted-like phenotype），而且具有缺乏活性的标志物（包括其他的免疫检查点），不过不一定没有活性，可能仍然具有显著的功能性。

2. 免疫检查点抑制剂疗法的优缺点　最初的研究中，研究者阐明阻断 CTLA-4 和 PD-1 的效果，而且其临床治疗效果非常显著，研究者将其称其为免疫检查点疗法（immune checkpoint therapy）。研究显示，CTLA-4 和 PD-1 抑制剂的治疗效果以来，临床研究取得了巨大的进展。这种免疫检查点疗法的治疗方法已经使一些特定癌症晚期患者的治疗结果发生了根本性的改变。目前，有 4 种成熟的药物用于免疫检查点疗法中，分别作为 CTLA-4 抑制剂的易普利姆玛（ipilimumab）和 tremelimumab，以及作为 PD-1 抑制剂的派姆单抗（pembrolizumab）和纳武单抗（nivolumab）。

与其它癌症疗法类似，这种疗法也存在一定不良反应，有时会很严重，甚至危及患者生命。这些不良反应是由过度活跃的免疫反应引发自体免疫反应导致的，但一般都可以得到控制。有大量相关研究试图弄清该疗法的作用机制，从而进一步改进该疗法，减少不良反应。

在两种治疗策略中，针对 PD-1 的检查点疗法被证明疗效更好，且在肺癌、肾癌、霍奇金淋巴瘤和黑色素瘤等癌症的治疗中都取得了积极成果。最新临床研究显示，若能将针对 CTLA-4 和 PD-1 的两种疗法结合，疗效还会进一步加强。这点已在黑色素瘤患者有所体现。因此，受到艾利森和本庶佑的研究启发，科学家尝试将不同松开免疫系统"制动器"的方法相结合，希望能更高效地铲除癌细胞。目前，已有多项针对大多数癌症的检查点疗法正在开展临床试验，还有新的检查点蛋白质正在作为目标接受测试。

（四）肠道菌群增强免疫检查点抑制疗法

2020 年，加拿大卡尔加里大学卡明医学院的 McCoy 研究团队发现，免疫检查点阻断（ICB）疗法的功效可能取决于特定的肠道细菌。通过实验分离出可显著增强 ICB 疗效的 3 种细菌：假长双歧杆菌、约氏乳杆菌和欧陆森氏菌。将免疫疗法与这些特定微生物疗法相结合，可以增强免疫系统识别和消除结肠直肠癌、黑色素瘤和膀胱癌等癌细胞的能力。更为重要的是，该研究指出了一种新的微生物代谢物的免疫途径，可用于开发利用微生物的新型辅助疗法（Science，2020）。肠道菌群可以对癌症免疫产生积极影响，并对某些癌症免疫治疗效果发挥积极作用。

研究者分离出 3 种细菌，即假长双歧杆菌、约氏乳杆菌和欧陆森氏菌，在无菌小鼠实验中，将这些特殊的细菌与免疫检查点抑制剂一起植入小鼠体内。结果显示，这些特殊细菌在小鼠癌症模型中显著增强免疫治疗的效力。其中，肠道假长双歧杆菌可产生代谢产物肌苷以增强免疫疗法的应答，而免疫疗法可以诱导降低肠屏障功能，增加肌苷和活化的抗肿瘤 T 细胞的全身转运。这些细菌所产生的小分子肌苷可以与 T 细胞直接相互作用，通过结合免疫疗法提高治疗的有效性，在某些情况下可以摧毁结肠直肠癌细胞，迅速缩小肿瘤体积。研究者指出，对没有接受这些有益细菌的受试小鼠，免疫疗法则无效。随后，证实了这些有益细菌对膀胱癌和黑色素瘤的研究结果。下一步，这项研究将应用于人类癌症的实验。实际上，在人类癌症中已经发现与小鼠肿瘤相关的这 3 种有益细菌。

近年来，很多研究表明，肠道菌群与癌相关。2019 年 9 月，英国帝国理工学院研究团队发现，在进行检查点抑制剂免疫治疗的近 200 例癌症患者中，接受免疫治疗的癌症患者如果近期使用过抗生素，其治疗效果和生存率将显著下降。这可能是因为抗生素破坏了肠道菌群的平衡，反过来影响了免疫系统。目前，修复肠道菌群主要有 3 种途径。一是补充益生菌，但益生菌种类很多，并非任何益生菌都可以；二是补充益生元，增加体内有益菌的代谢和繁殖，但是这种效果比较微弱；三是菌群移植，更彻底地建立肠道菌群。

（五）通过乳腺癌免疫治疗的肿瘤微环境改变抗 PD-1 治疗机制

2021 年 5 月，浙江大学、比利时鲁汶大学和 VIB 研究所等组成的国际科研团队研究者在 *Nat Med* 杂志发文，利用单细胞多组学测序技术分析了乳腺癌免疫治疗前后的肿瘤微环境改变，揭示了抗 PD-1 治疗的作用机制并提出了预测疗效的新方法。近期的乳腺癌临床试验数据表明，免疫检查点抑制剂（ICB）联合新辅助化疗可提高患者完全缓解率和无事件生存率，而 ICB 单药的新辅助治疗也有望成为乳腺癌治疗的常规选项之一。

该研究对乳腺癌患者进行了"机会窗口"临床试验，即对 29 例初诊患者和 11 例经过新辅助化疗的患者进行肿块细针活检后给予 10 d 左右抗 PD-1 抗体治疗，然后再手术切除肿块，并对免疫治疗前后的活检和术后肿块组织进行单细胞转录组联合免疫组库测序（scRNA-seq + scTCR-seq）以及单细胞转录组联合蛋白组测序（CITE-seq），并分析了免疫治疗前后肿瘤微环境内细胞组分的变化，从而鉴定出对免疫治疗结局有潜在贡献的特定细胞类型，特别是与 T 细胞克隆增殖相关联的细胞亚型。

通过对比治疗前后出现 T 细胞克隆增殖与未出现克隆增殖患者的免疫微环境改变，该研究揭示了多种免疫细胞在免疫治疗中的分化规律以及可能的作用机制。研究提示，表达 PD-1 的 $CD4^+$ 和 $CD8^+$ T 细胞亚型是抗 PD-1 治疗的主要靶点细胞，其中 $CD8^+$ TEX 细胞和辅助性 $CD4^+$ T 细胞（TH1 和 TFH）所对应谱系的分化程度和克隆增殖情况可以用来预测 PD-1 治疗的反应，而且 PD-1 治疗可能进一步促进此类细胞的分化。此外，$CCR2^+$ 或 $MMP9^+$ 等巨噬细胞和多种树突状细胞亚型均与治疗反应呈正相关，而 $CX3CR1^+$ 巨噬细胞的比例与 T 细胞的克隆增殖呈负相关。该研究进一步发现，乳腺癌中表达 PD-L1 的主要细胞类型并非肿瘤细胞，而是巨噬细胞和树突状细胞，对于后两者的 PD-L1 高表达可预测免疫治疗反应。最后，该研究通过生物信息学分析挖掘了能够预测免疫治疗反应的生物标记物，并有望在筛选潜在获益人群的临床治疗分层实践中得到应用。该临床研究的特点在于抓住了免疫治疗前后 10 d 左右这一短暂的时间窗口，观察到免疫治疗诱导肿瘤微环境改变的初期特征，是全面理解免疫治疗整个疗程作用机制的关键组成部分，对临床实践具有重大指导意义。

（六）PD-1 封锁治疗经典型霍奇金淋巴瘤患者的外周免疫特征

2020 年 9 月，美国丹娜 – 法伯癌症研究所研究者合作在 *Nat Med* 杂志发文，揭示了经典型霍奇金淋巴瘤（cHL）患者对 PD-1 封锁反应的外周免疫特征。研究者利用飞行时间分析作为 T 细胞受体（TCR）测序和细胞计数法的补充方法，获得了 CheckMate 205 Ⅱ 期临床试验（NCT02181738）治疗的 56 例患者中对 PD-1 封锁反应的外周免疫特征。抗 PD-1 疗法在具有不同基线 TCR 库和在治疗期间相关单克隆扩增患者中最有效。在治疗过程中，$CD4^+$ T 细胞而非 $CD8^+$ T 细胞，TCR 多样性显著增加，尤其是在获得完全缓解的患者中。另外，对治疗有反应的患者中，活化的自然杀伤细胞和新近鉴定的 $CD3^-$ $CD68^+$ $CD4^+$ GrB^+ 亚群数量增加。这些研究强调，在 cHL 患者中，新近扩增的、克隆多样性 CD4⁺ T 细胞和先天性效应物在 PD–1 封锁治疗中的作用。据悉，PD–1 封锁对治疗 cHL 非常有效，在经典霍奇金淋巴瘤患者中，9p24.1 染色体上的 CD274（PD–L1）和 PDC1LG2（PD–L2）经常出现拷贝数增加。然而，在这种 MHC–I 类阴性的肿瘤中，仍然不确定抗 PD–1 治疗的作用机制。

（七）天文学和病理学的结合可以预测 PD–1 阻断治疗癌症的有效性

在抗 PD–1 或抗 PD–L1 疗法中，有很大一部分患者对其没有反应，因此选择患者的生物标志物来预测预后是非常理想的。美国食品药品管理局（FDA）批准的唯一的抗 PD–1 或抗 PD–L1 疗法的组织病理学生物标志物测试是通过免疫组织化学的方式评估 PD–L1 蛋白的表达。这种方法是单维的，有其局限性。肿瘤微环境（TME）的新特征聚焦于单细胞水平上的多维、空间分辨率的相互作用，这将为治疗反应提供关键的机制，并有可能识别出改进的生物标志物用于患者筛选。2021 年 6 月，美国约翰霍普金斯大学和耶鲁大学医学院的研究者在 *Science* 杂志发文，使用多光谱方法对肿瘤微环境进行成像，用细胞代替恒星和星系，将为天文学开发的方法和基础设施应用于对来自黑色素瘤患者的样本进行病理学分析。

下一代的病理分析将需要能够原位表征特定细胞亚群上的关键分子的共同表达以及肿瘤细胞和多种免疫成分之间的空间关系的平台。为此，研究者将用于高质量成像和建立关系数据库的天文算法应用于病理样本的多重免疫荧光（multiplex immunofluorescence，mIF）标记，从而促进对宿主 – 肿瘤界面的空间分析和免疫结构表征。总的来说，在来自 98 例接受抗 PD–1 治疗的黑色素瘤患者的肿瘤组织中单独或组合地探索并协调绘制了 6 种标志物。这个数据集包含大约 127 400 幅由 1 亿多个单细胞组成的图像马赛克（image mosaics）。这些数据输出与患者的临床结局相联系，以一种与临床相关的方式告知癌症如何逃避免疫系统，并为开发用于精准免疫疗法的生物标志物测试方法提供动力（图 32–3）。

这项研究中使用的成像方案被用来解决有关高功率场采样策略对生物标志物性能影响的悬而未决的问题。这种信息随后被用于开发一种独立于操作者的场选择方法。这些图像处理策略也促进了对不同类型细胞的 PD–1 和 PD–L1 原位表达强度（阴性、低、中和高水平）的有力评估。因此，通过仅使用 6 种标志物（PD–1、PD–L1、CD8、FoxP3、CD163 和 Sox10/S100），能够开发出这些分子的 41 种表达模式组合，并将相对罕见的细胞（如 CD8⁺ FoxP3⁺ 细胞）定位到肿瘤基质边界。此外，高密度的 CD8⁺ FoxP3⁺ PD–1low/mid 细胞与对 PD–1 阻断的反应密切相关。研究者还确定了与对治疗缺乏反应有关的细胞类型，如 CD163⁺ PD–L1– 巨噬细胞。后者的表型也被发现对长期生存有负面的影响。当这些细胞表型和其他关键的细胞表型密度结合在一起时，它们对客观反应具有高度的预测性，并且在发现队列和独立的验证队列中，可对抗 PD–1 治疗后的患者长期结局进行分层。

综上所述，研究者介绍了 AstroPath 平台，这是一个端到端的病理工作流程，具有严格的质量控制，用于构建定量的、空间分辨率的 mIF 数据集。虽然目前的研究工作聚焦于六重 mIF 检测，但这项研究描述的原则为开发任何具有单细胞图像分辨率的多重检测提供了一个总体框架。这种方法将极大地提高这些技术的标准化和可扩展性，实现跨地点和跨研究的比较。这对于多重成像技术实现其作为生物标志物发现平台并最终作为用于临床治疗决策的标准诊断测试的潜力是至关重要的。

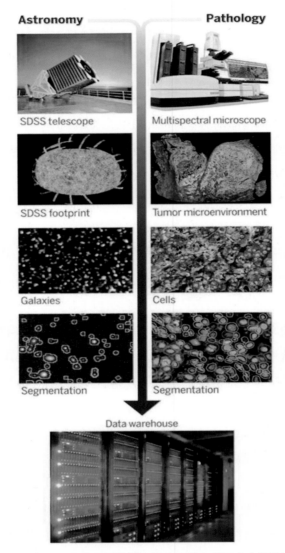

图 32-3 天文学中的多光谱分析与新兴的病理学多重平台之间的强烈相似性

二、一些免疫检查点抑制剂

（一）新的免疫检查点抑制剂

为了提高免疫反应和抵抗耐药，新的二代和三代免疫药物正在进行Ⅰ/Ⅱ期临床试验，其中包括新免疫检查点抑制剂（如 TIM-3、VISTA、LAG-3、IDO 和 KIR）和复合刺激性抗体（如 CD40、GITR、OX40、CD137 和 ICOS），后者与阻断抑制性检查点的抗体（如 CTLA-4 或 PD-1/PD-L1）有截然不同的作用机制。免疫竞争和拮抗药物的联合代表了真正的免疫联合治疗策略。

研究发现，靶向骨髓来源抑制细胞治疗联合免疫检查点抑制剂可明显提高去势治疗抵抗性前列腺癌的疗效。另外研究发现，在正性共刺激分子及相关分子靶点抑制剂 CD40 和 CD28 中，CD40A 是 TNF 超家族的一员，在细胞分化与程序性死亡中起作用，在抑制癌细胞生长和转移的过程中抗 CD40

抗体具有一定作用；作为 CD28 的抗体，TGN1412 的不良反应过强，该类药物的研究已被终止。OX-40（CD134，TNF 受体超家族成员 4）为被炎症部位激活的 T 细胞产生的共刺激分子，对抗原特异性 T 细胞增殖和存活起到调节作用。目前，正在开展关于 OX-40 拮抗剂联合放疗的临床研究试验。

（二）D 型肽抑制免疫检查点 TIGIT 用于癌症免疫治疗

2020 年 8 月，郑州大学、清华大学和中山大学研究者在 *Angew Chem* 杂志发文，介绍一种免疫肿瘤治疗方法，是基于稳定的"镜像"肽对免疫检查点的特异性封锁。T 细胞表面有各种各样的免疫检查点，一种新发现的免疫检查点 TIGIT 可以提供另一种靶点。TIGIT 对一种 PVR 的配体产生免疫抑制信号。研究者使用来自癌症基因组图谱和基因表达综合数据集的 RNA 表达谱发现，在许多肿瘤中 TIGIT 比 PD-1 更为常见，包括那些抵抗抗 PD-1 疗法的肿瘤。

研究使用肽作为新药，具有与抗体相同的亲和力和特异性，可以更深入地渗透到组织中。引起的免疫不良反应显著减少，而且更容易生产；其缺点是在体内被蛋白酶迅速分解。基于这个原因，研究者决定使用对蛋白酶稳定的"镜像"肽。氨基酸可以以天然的 L 构型存在，也可以以其镜像合成的 D 构型存在。由 D 氨基酸组成的 D 肽比 L 肽寿命长得多。为了找到合适的肽，使用噬菌体镜像显示技术，大量不同生物技术生产的多肽呈现在噬菌体的表面。那些与目标分子结合的细菌被选中并在细菌中繁殖；然后，会经历进一步的选择周期，直到只剩下结合力非常强的肽。最初，L 肽在噬菌体镜像展示中呈现，那些被选中的分子与目标分子的镜像结合。最后，研究者制作出了结合最强的 D 型肽，完美地匹配了 TIGIT/PVR 蛋白的关键结合界面。本技术开发 D- 肽 D-TBP-3 能有效阻断 TIGIT 与 PVR 的相互作用，对蛋白酶稳定，能抑制抗 PD-1 耐药肿瘤模型的生长和转移（图 32-4）。

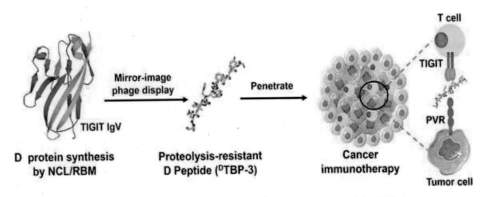

图 32-4　镜像 D 型肽抑制免疫检查点 TIGIT 用于癌症免疫治疗

（三）靶向 LAG-3 蛋白的 relatlimab 疗法提供第三种免疫检查点抑制剂

2021 年，在美国临床肿瘤学会（ASCO）年会上，来自澳大利亚悉尼大学的研究者公布 RELATIVITY-047 临床试验研究结果。relatlimab 是首个能靶向作用 LAG-3 蛋白的免疫疗法，LAG-3 是免疫细胞中的一种特殊蛋白，能增强机体的抗肿瘤能力。靶向作用 LAG-3 蛋白的 relatlimab 疗法的成功试验使其成为一种拯救所有黑色素瘤患者的关键新型武器；这种药物能提供第三种免疫检查点抑制剂，从而被添加到治疗混合制剂中（图 32-5）。

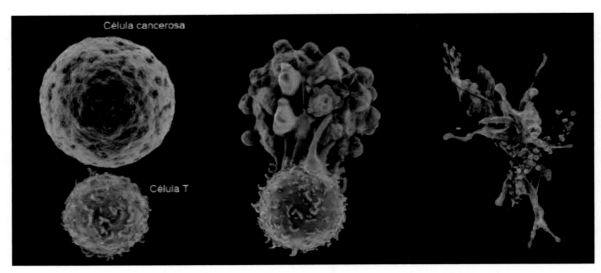

图 32-5　靶向作用 LAG-3 蛋白的 relatlimab 疗法的 T 细胞攻击肿瘤细胞

RELATIVITY-047 试验的研究结果表明，在此前未经治疗的恶性黑色素瘤患者中，将 relatlimab 与纳武单抗（nivolumab）结合，相比单独使用纳武单抗能将患者疾病的无进展生存期加倍（10.1 个月 vs 4.6 个月）。1 年后，几乎 50% 接受组合性疗法的患者都未发生疾病进展（图 32-6），而近三分之二接受单一疗法的患者出现了疾病进展。重要的是，这种组合性疗法对患者的毒性作用小得多。这种能靶向作用 LAG-3 的新型免疫检查点抑制剂及其在联合使用时被证明有效，或能进一步改善黑色素瘤患者的治疗效果。

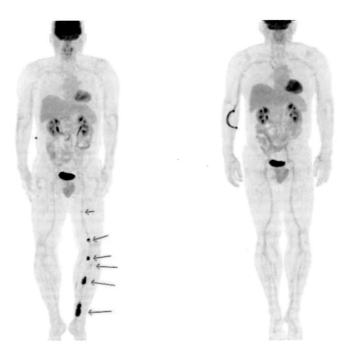

图 32-6　LAG-3 临床试验中分别于 2018 年（左）和 2021 年（右）对同一患者进行 PET 扫描的结果对比

（四）代谢免疫检查点 IL4I1 激活芳基烃受体而促进肿瘤进展

2020 年 9 月，德国癌症研究中心（DKFZ）和柏林卫生研究所（BIH）研究者在 *Cell* 杂志发文，发现代谢酶 IL4I1（interleukin-4-induced-1）能促进肿瘤细胞的扩散，抑制免疫系统。这种激活二恶英受体（dioxin receptor）的酶是由肿瘤细胞大量产生的。在未来，抑制 IL4I1 的物质可为癌症治疗带来新的机会。芳基烃受体（aryl hydrocarbon receptor，AHR）也被称为二恶英受体，因其介导二恶英的毒性作用。研究者在 32 种不同类型的癌症中系统地研究了色氨酸降解酶与二恶英受体的激活有关。

蛋白酶 IL4I1 与二恶英受体的激活具有紧密的关联性，IL4I1 形成的代谢产物与二恶英受体结合并激活它，从而导致免疫细胞受到抑制。临床上，观察到神经胶质瘤患者的生存概率降低，而当这种酶在这些肿瘤中存在较高浓度时，这些患者的生存概率下降了。在慢性淋巴性白血病（CLL）的小鼠模型中，证实 IL4I1 通过对免疫系统的影响促进癌症发生。由于基因变化而在肿瘤环境中不产生 IL4I1 的动物中，免疫系统在防止癌症进展方面的成功率更明显增加。IL4I1 作为药物靶点具有很大的潜力。到目前为止，抑制色氨酸代谢酶的药物在临床试验中失败，这是因为肿瘤对它们没有反应。然而，IL4I1 的作用至今被忽视，这种酶尚未作为靶分子进行测试。

（五）CD47-SIRPα 阻断剂

近年来，许多研究表明，CD47 是一个有极大应用前景的固有免疫检查点，靶向 CD47-SIRPα 轴的研究在白血病、淋巴瘤、肺癌和肝癌等常见肿瘤的靶向治疗中总体取得了瞩目的进展，多个 CD47 靶向药物已进入临床试验阶段。

CD47 是一种跨膜蛋白，也称整合素相关蛋白，属于免疫球蛋白（Ig）超家族，包含高度糖基化 IgV 样结构域的 N 末端胞外区、高度疏水延伸的 5 个跨膜片段和一个短的选择性拼接的胞质区。有证据显示 CD47 mRNA 表达水平的增加与急性髓性白血病和非霍奇金淋巴瘤患者的临床预后不良有关，提示 CD47 mRNA 的表达水平可预测相关癌症患者的存活率。信号调节蛋白 α（signal regulatory protein α，SIRPα），又称 SHPS-1 或 SIRPA，包含 3 个 Tg 样结构域、1 个跨膜区和胞质区内的 4 个酪氨酸残基，形成两个典型的免疫受体酪氨酸抑制基序（ITIMs）。SIRPα 是一种通过细胞质区域与酪氨酸磷酸酶 SHP-1 和 SHP-2 结合的跨膜蛋白，主要表达于神经元、树突状细胞和巨噬细胞，其胞浆区可触发级联反应，从而抑制巨噬细胞对肿瘤细胞的吞噬。

肿瘤细胞 CD47 与巨噬细胞 SIRPα 的结合使 SIRPα 胞质区内的 ITIMs 磷酸化，导致巨噬细胞内 Src 同源磷酸酶、SHP-1 和 SHP-2 的募集，而这些磷酸酶反过来可以抑制肌球蛋白 II 在吞噬突触的积累，抑制巨噬细胞的吞噬作用，从而导致肿瘤细胞的逃逸。因此，阻断 CD47-SIRPα 的相互作用是肿瘤免疫治疗的一个新靶点。近年的证据表明，适应性免疫应答，特别是由 T 细胞介导的免疫应答（CD8$^+$ T 细胞），对于肿瘤的消退和防止肿瘤复发起着重要作用。研究表明，CD47-SIRPα 的阻断可增强树突状细胞对肿瘤成分的摄取，改善抗原递呈和（或）促吞噬作用共刺激信号的产生。此外，肿瘤微环境在 CD47-SIRPα 的相互作用中也起作用，轻度酸性（pH 6）可抑制 CD47-SIRPα 的协同作用，有利于吞噬。

CD47 过表达能促进肿瘤细胞的增殖。CD47 与 SIRPα 结合为 CD47-SIRPα 信号复合物，使巨噬细胞胞内 ITIM 基序发生酪氨酸磷酸化，酪氨酸磷酸酶转录起始点 1 和 2（SHP-1 和 SHP-2）可抑制肌球蛋白的聚集，逃避免疫监视。此外，CD47 过表达也能促进肿瘤转移。CD47 和 TSP-1 结合，借助 CD36 发生级联反应，抑制 NO，使细胞内 NO 保持低浓度，加快形成和激活破骨细胞，而破骨细胞的激活有助于促进肿瘤细胞向骨转移。因此，肿瘤细胞表面的 CD47 与 TSP-1 结合可促进破骨细胞的形成，破骨细胞又反作用于肿瘤细胞，促进肿瘤的骨转移。

CD47 抗体杀伤肿瘤的作用机制，主要有以下 4 个方面：① CD47 抗体可以通过阻断肿瘤细胞的 CD47 与巨噬细胞的 SIRPα 结合而增强巨噬细胞对肿瘤细胞的吞噬；② CD47 抗体或 SIRPα-Fc 融合蛋白还可通过 Fc 段发挥细胞毒作用（包括 ADCC 和 CDC）；③ CD47 抗体还可通过半胱天冬酶非依赖性机制诱导凋亡而直接清除肿瘤细胞；④ CD47 抗体可以通过与亲吞噬分子协同作用，使 DC 吞噬摄取肿瘤细胞，随后将抗原提呈给 CD4$^+$ T 细胞和 CD8$^+$ T 细胞，从而刺激抗肿瘤适应性免疫应答。目前，已经开发出许多能够特异性阻断癌症 CD47-SIRPα 信号的抑制剂，包括抗 CD47 单克隆抗体、重组融合蛋白、双特异性抗体等（表 32-1）。

表 32-1　处于临床试验及临床前阶段的靶向 CD47 在研药物

药物名称	公司（国别）	适应证	结构	进展	临床试验编号
Hu5F9-G4	Forty Seven（美国）	急性髓细胞白血病；骨髓增生异常综合征；实体瘤	单克隆抗体	临床 Ⅰ 期 / Ⅱ 期	NCT02678338，NCT02216409 等 9 项
TTI-621	Trillium Therapeutics（加拿大）	血液系统恶性肿瘤；实体瘤；蕈样肉芽肿	SIRPα-IgG1 Fc	临床 Ⅰ 期	NCT02663518，NCT02890368
ALX148	ALX Oncology（美国）	转移性肿瘤；实体瘤；晚期肿瘤；非霍奇金淋巴瘤	SIRPα-IgG4 Fc	临床 Ⅰ 期	NCT03013218
CC-90002	Celgene（美国）	血液系统肿瘤；骨髓异常增生综合征；急性髓细胞白血病	单克隆抗体	临床 Ⅰ 期	NCT02367196
SRF231	Surface Oncology（美国）	晚期实体瘤；血液系统肿瘤	单克隆抗体	临床 Ⅰ 期	NCT03512340
IBI-188	信达生物（中国）	晚期恶性肿瘤	单克隆抗体	临床 Ⅰ 期	NCT03717103，NCT03763149
AO-176	Arch Oncology（澳大利亚）	实体瘤	单克隆抗体	临床 Ⅰ 期	NCT03834948
IMM01	宜明昂科（中国）	难治性或复发性淋巴瘤	SIRPα-IgG4 Fc	临床 Ⅰ 期	/
SHR-1603	恒瑞医药（中国）	实体瘤；淋巴瘤；晚期恶性肿瘤	单克隆抗体	临床 Ⅰ 期	NCT03722186

续表

药物名称	公司（国别）	适应证	结　构	进　展	临床试验编号
TTI-622	Trillium Therapeutics（加拿大）	淋巴瘤；骨髓瘤	SIRPα-IgG4 Fc	临床 I 期	NCT03530683
SGN-CD47M	Seattle Genetics, Inc.（美国）	软组织肉瘤；直肠癌；头颈部鳞状细胞癌等	抗体耦联药物	临床 I 期	NCT03957096
TJ011133	天镜生物（中国）	实体瘤；淋巴瘤	差异化 CD47 单克隆抗体	临床 I 期	NCT03934814
TG-1801	TG Therapeutics, Inc.（美国）	B 细胞淋巴瘤	双特异性抗体 CD47 抗体 + CD19 抗体	临床 I 期	NCT03804996
IAB	Liu B, Guo H, Xu J, et al. Elimination of tumor by CD47/PD-L1 dual-targeting fusion protein that engages innate and adaptive immune responses. *MAbs*, 2018, 10(2):315–324.		杵臼结构 SIRPα 融合蛋白 + PD-L1 抗体	临床前研究	/
NI-1801	Nov Immune SA（瑞士）	血液系统恶性肿瘤	双特异性抗体 CD47 抗体 + 间皮素抗体	临床前研究	/

三、细胞毒性淋巴细胞抗原 4（CTLA-4）

1987 年，研究者发现 CD4$^+$ 或 CD8$^+$ T 细胞表面存在一种免疫球蛋白，即细胞毒性淋巴细胞抗原 4（cytotoxic T lymphocyte-associated protein 4，CTLA-4）。Walunas 等发现，采用针对性的抗体，抑制 CTLA-4 可促进 T 细胞的增殖和活化。在基因敲除小鼠模型，CTLA-4 缺失可导致大量的淋巴细胞增殖、器官损伤，甚至死亡。Allison 则发现，激活 CTLA-4 可阻断 T 细胞增殖，并减少 IL-2 的产生。

CTLA-4 又名 CD152，是 T 细胞活化早期表达的细胞表面跨膜受体，其胞内段有 1 个免疫受体酪氨酸抑制基序（immunoreceptor tyrosine-based inhibitory modif，ITIM）。由于与 T 细胞表面的 CD28 在基因结构与表达上存在共同之处，CTLA-4 可与 B7-1/B7-2 分子竞争性结合，抑制 CD28 与 B7-1/B7-2 结合所产生的起正性调节作用的共刺激信号，逆转 T 细胞受体（TCR）活化，进而导致信号分子磷酸化，诱导 T 细胞失能，削弱免疫功能。

（一）阻断 CTLA-4 可抑制肿瘤表达及糖的使用

许多恶性肿瘤，如黑色素瘤，均含有 T 细胞，但这些 T 细胞并未激活，因而对表达肿瘤相关抗原（TAA）的靶细胞无法发挥作用。CTLA-4 可调节初始和记忆性 T 细胞的早期活化程度；在前列腺癌、乳腺癌以及淋巴瘤中，由于 CTLA-4 的阻断，肿瘤相关抗原无法启动足够的活化信号激活 B7/CD28 和 MHC/TCR 共刺激通路。

2021 年 3 月，美国纪念斯隆-凯特琳癌症中心研究者在 *Nature* 杂志发文，探讨阻断癌细胞对糖的使用可提高免疫疗法的抗肿瘤效果这个核心问题。研究者利用小鼠模型和来自人类患者的数据，发现肿瘤消耗的糖分，特别是葡萄糖的数量与免疫疗法的效果有直接关系。肿瘤摄入的糖越多，免疫疗法的效果就越差。这些研究结果表明，阻断癌细胞对糖分的使用可能会增强免疫细胞能。

为了研究肿瘤细胞对葡萄糖的利用和对免疫疗法的反应之间的关系，研究者使用了一种高度糖酵解的乳腺癌小鼠模型。在第一组肿瘤，通过基因手段抑制了细胞在糖酵解过程中快速消耗葡萄糖所需的一种关键酶。在第二组肿瘤，这种酶不受影响。每一组肿瘤都在小鼠体内生长，然后在进行手术切除肿瘤之前，针对 CTLA-4 的免疫检查点抑制剂治疗这些小鼠。研究结果证实，与使用更多葡萄糖的小鼠相比，所患肿瘤消耗较少葡萄糖的小鼠存活时间更长，其转移率（当癌症扩散时）也更低。这表明，所患肿瘤消耗葡萄糖较少的小鼠对免疫疗法的反应有所改善。此外，增强的免疫反应表现出记忆力。当将肿瘤重新植入之前暴露于较少发生糖酵解的荷瘤小鼠体内时，肿瘤的生长仍然受到抑制。相比之下，暴露于较多发生糖酵解的肿瘤小鼠无法控制重新植入的肿瘤生长。这些研究者还研究了人类数据。当他们测量肿瘤对葡萄糖的使用量，并将其与肿瘤中存在的免疫细胞数量进行比较时，发现这两项测量结果呈反比关系。肿瘤对葡萄糖的使用量越大，存在的免疫细胞越少。

研究证明，葡萄糖对效应 T 细胞和调节性 T 细胞（Treg）这两种细胞的影响是不同的。更多的葡萄糖可以提高效应 T 细胞的杀伤能力。对于 Treg 细胞，更多的葡萄糖意味着它们失去了对抗效应 T 细胞的能力。这意味着，释放葡萄糖给免疫细胞使用对免疫治疗药物有双重好处。实验观察到，CTLA-4 阻断诱导 Treg 细胞使用葡萄糖，这反过来又降低了这些细胞的抑制活性。研究结果提示，对于高度糖酵解的且对免疫检查点阻断无反应的肿瘤，克服这种抵抗性的方法之一是用药物靶向肿瘤糖酵解。

（二）CTLA-4 抗体

1. ipilimumab 延长晚期黑素瘤患者的生存期　Allison 是最早确定并阐明 CTLA-4 的免疫功能；1996 年，在小鼠中证实抗 CTLA-4 的单抗 ipilimumab 可促进免疫系统杀伤肿瘤，并且安全、可靠，对晚期黑色素瘤具有潜在的疗效。ipilimumab 是人源化 IgG1 单抗，结合 CTLA-4 而发挥增强抗肿瘤的效应。一项Ⅲ期随机对照研究，证实了 ipilimumab 能够延长晚期黑素瘤患者的生存期。ipilimumab 是首个获批上市的肿瘤免疫治疗药物，于 2011 年 3 月被美国食品与药品管理署（FDA）批准。βtremelimumab 是一种与 ipilimumab 类似的全人源化 IgG2 单抗。在有关进展期肝癌的研究中，对入组患者实施 15 mg/kg tremelimumab 静脉注射，结果显示，该药对缓解疾病控制及延长生存期均起作用。2015 年 4 月，FDA 批准 tremelimumab 为用于治疗恶性间皮细胞瘤的孤儿药。

在一项研究中，小鼠接种一种免疫原性较差的黑色素瘤细胞系，再采用 CTLA-4 抗体与 GM-CSF 疫苗治疗，治愈率达到 80%。其他的临床前研究也显示，CTLA-4 抑制剂联合针对 gp100 或酪氨酸酶 -2 的 DNA 疫苗，可产生协同作用，从而促进肿瘤消退。

2. ipilimumab 治疗恶性前列腺癌　转移性耐药性前列腺癌（mCRPC）通常对免疫治疗的反应有限，但在美国德克萨斯大学 MD 安德森癌症中心的一项Ⅱ期试验中（*Sci Transl Med*，2020），在肿瘤内有活跃的 T 细胞反应的患者中，有一部分患者在接受 ipilimumab 治疗后生存期延长。研究结果表明，某些 mCRPC 患者可能会从免疫检查点抑制剂中获益，并为如何识别上述亚群患者提供特异性生物标志物。尽管前列腺癌患者的肿瘤突变负担较低，但免疫检查点阻断可以诱导 T 细胞对肿瘤新抗原的反应，在获益最大的患者亚群中发现了特定的标记物，如 T 细胞密度和 IFN-γ 信号等，这可能有助于提高选择患者进行检查点阻断治疗的能力。

对免疫检查点抑制剂反应最强的癌症，如黑色素瘤或肺癌等，往往具有较高的基础基因突变水平，这导致产生足够多的突变蛋白，或新抗原，可被免疫系统有效识别。相比之下，前列腺癌的基因突变水平相对较低，存在的新抗原较少。在Ⅲ期试验中，小部分 mCRPC 患者中观察到检查点抑制剂的良好结果，推测在突变水平较低的肿瘤中，是否可以通过检查点阻断，刺激有效的免疫反应。该试验在 2015 年 1 月至 2018 年 5 月期间，共招募了 30 例 mCRPC 患者。其中，29 例患者接受了至少一种剂量的 ipilimumab 治疗，并能够被纳入最终分析。首次治疗后的中位随访时间为 45.5 个月。在所有患者中，根据放射学影像学的中位无进展生存（PFS）为 3 个月，中位总生存（OS）为 24.3 个月。8 例患者（28%）经历了 3 级毒性反应，其中最常见的是皮炎和腹泻。

研究者注意到一个"阳性反应"的队列，其中 9 例患者的 PFS 大于 6 个月，OS 大于 1 年；此外，还有 10 例患者属于 PFS 小于 6 个月，OS 小于 1 年的"阴性反应"队列。分析时，"阳性"队列中的 6 例（67%）患者存活，生存期在 33~54 个月。通过比较这两个队列中的预处理样本，确定了与检查点阻断治疗反应改善相关的标记物。那些在"阳性"队列中的患者在肿瘤组织中具有更高的细胞毒性和记忆性 T 细胞密度，以及干扰素 γ（IFN-γ）信号的表达增加。此外，从"阳性"队列中的患者中分离出的 T 细胞能够识别并对肿瘤中的新抗原做出反应，而来自"阴性"组患者的 T 细胞没有同样的反应。

研究发现，具有低突变负担的前列腺癌实际上确实有新抗原的表达，这些新抗原会引起 T 细胞的反应，从而导致阳性的临床结果。这些研究结果表明，抗 CTLA-4 免疫检查点治疗值得进行更多的研究，以制订可能改善转移性前列腺癌患者生存的治疗策略。

（三）CK2 抑制剂联合免疫检查点抑制剂的抗癌效应

研究证实，联合一种新型的酪蛋白激酶 2（casein kinase 2，CK2）抑制剂和一种免疫检查点抑制剂可以显著增强两种抑制剂的抗癌效应。一种髓样来源抑制细胞（MDSC）的免疫细胞被认为与肿瘤耐受各种治疗（包括免疫检查点治疗）相关，并发现一种多形核 MDSC（PMN-MDSC）的富集主要是由于 Notch 信号下调，部分原因是由于 CK2 的活性所致。

基于这些研究结果，CK2 抑制剂联合免疫检查点抑制剂增强其抗肿瘤效果。研究结果表明，使用一种 CK2 抑制剂操纵肿瘤微环境，可以使患者对免疫检查点抑制剂更敏感，从而提高其临床疗效。研究发现，联合 CK2 抑制剂 BMS-595 和抗 CTLA-4-mIgG2a，在三种不同的小鼠肿瘤模型中（肺癌、直肠癌和淋巴癌）均具有很好的治疗效果。超过 60% 的接受联合治疗的小鼠完全清除了肿瘤，而单一治疗组无 1 只小鼠清除了肿瘤。

研究者分析了 BMS-595 的效应机制，发现 CK2 影响肿瘤微环境中的两种主要靶细胞是 PMN-

MDSC 和肿瘤相关巨噬细胞（TAM）。肿瘤中的 PMN-MDSCs 的数量无明显减少，但是脾脏中的这种细胞明显减少，而肿瘤中的 TAM 则明显减少。研究结果表明，CK2 抑制剂抑制 PMN-MDSC 和 TAM 的分化，阻止这些细胞的前体细胞产生这些细胞；这就导致免疫抑制性 PMN-MDSC 和促肿瘤的 TAM 减少，增强了免疫检查点抑制剂的疗效。

（四）联合免疫疗法治疗肿瘤

1. 联合免疫疗法对晚期神经内分泌癌有效　研究者通过靶向 CTLA-4 以及 PD-1 治疗罕见肿瘤（dual anti-CTLA-4 and anti-PD-1 blockade in rare tumors，DART）的临床试验结果，对神经内分泌肿瘤患者治疗良好。研究者将 ipilimumab（CTLA-4 单抗）以及 nivolumab（PD-1 单抗）联合使用，用于治疗患有 53 种罕见癌症的患者。DART 由临床试验小组 SWOG 癌症研究网络管理，美国国家癌症研究所（NCI）国家临床试验网络（NCTN）的一部分。研究结果于 2020 年 2 月发表在 *Clin Cancer Res* 杂志上。在本研究中，有 32 例符合条件的患者接受了 ipilimumab 和 nivolumab 的联合治疗。其中，有 18 例患者为高度恶性并发生转移。接受治疗之后，上述 18 例患者中有 8 例（即 44%）出现肿瘤组织部分或全部萎缩。相比之下，早期癌症患者则无明显反应。

2. nivolumab 纳武单抗联合伊匹单抗 ipilimumab 联合治疗

（1）ipilimumab 和 nivolumab 组合免疫疗法对部分晚期前列腺癌患者有益：2020 年 10 月，美国德克萨斯大学 MD 安德森癌症中心等机构研究者在 *Cancer Cell* 杂志发文，在一项 Ⅱ 期临床试验（称为 CheckMate 650）中，发现伊匹单抗（ipilimumab，一种抗 CTLA-4 抗体）和纳武单抗（nivolumab，一种抗 PD-1 抗体）的组合可在一部分转移性去势抵抗性前列腺癌（metastatic castration-resistant prostate cancer, mCRPC）患者中产生持久的反应。

在一个之前没有接受过化疗患者队列中，总反应率（ORR）为 25%，中位总生存期（OS）为 19 个月。在一个之前接受化疗的患者队列中，总反应率为 10%，中位总生存期为 15.2 个月。4 例患者（每个队列有 2 例）实现了完全缓解。这些结果表明，增加 T 细胞浸润后阻断抑制性通路的组合方法可能是一种治疗这些患者的有用策略。根据 2017 年发表在 *Nat Med* 杂志的研究，发现前列腺癌具有多种机制，抑制抗肿瘤免疫反应。虽然抗 CTLA-4 治疗可以招募 T 细胞，但肿瘤浸润 T 细胞触发了补偿性抑制通路，包括免疫抑制蛋白 PD-L1 和 VISTA。研究者推测，将伊匹单抗与纳武单抗结合起来可能会有效地将 T 细胞招募到肿瘤中并克服由此产生的免疫抑制反应。

一项多机构、开放标签临床研究招募了 90 例男性 mCRPC 患者，每 3 周接受 1 次这种联合治疗。这些患者被纳入 2 个队列：1 个之前接受化疗的患者队列（化疗队列），另 1 个之前没有接受化疗的患者队列（非化疗队列）。这些患者参与者中 77.8% 为白种人，10% 为黑人 / 非裔美国人，12.2% 为其他人种。除反应率外，在化疗队列和非化疗队列中，这种联合治疗分别在 46.9% 和 13.3% 的患者中实现了疾病控制，中位无进展生存期分别为 5.5 和 3.8 个月。尽管有积极的反应，但 42.2% 非化疗患者和 53.3% 化疗患者发生了 3 级和 4 级治疗相关不良事件。这些不良事件中最常见的是腹泻、肺炎、结肠炎和脂酶升高。治疗相关的不良事件共导致 31 例患者终止治疗。有 4 例治疗相关的死亡，每个队列中各有 2 例。

在这项临床研究中，有一些患者因治疗而明显获益，但也有一些患者发生了严重的不良事件，这导致对这种治疗方案修改，以评估替代的治疗方案和剂量，并提高这种方法的安全性。基于这些数据，这项临床试验已经扩大到包括 400 多例患者，采用不同的剂量和治疗方案，以确定能够提高疗效和让毒副反应最小化的策略。虽然这项临床研究仅在一小部分患者中开展，但是研究结果表明，对于肿瘤突变负担（TMB）相对较高的患者，这种联合用药可能更有效。这与之前的研究相一致，即某些 mCRPC 患者尽管相对于其他癌症（如黑色素瘤和肺癌）具有较低的 TMB，但可能对免疫检查点阻断治疗有反应。这项新的临床研究代表了试图根据化疗暴露以及初步的生物标志物分析来确定从伊匹单抗和纳武单抗联合治疗中获益的 mCRPC 患者的第一步。迄今为止，产生的数据是令人鼓舞的，但显然在扩大的患者队列中还有更多的研究工作要开展，这是因为试图开发具有较少毒副作用的有效组合策略。

（2）纳武单抗 nivolumab 联合伊匹单抗 ipilimumab 治疗不能切除的恶性胸膜间皮瘤：2021 年 1 月，荷兰癌症研究所 Baas 团队研究者在 *Lancet* 杂志发文，纳武单抗联合伊匹单抗一线治疗不能切除的恶性胸膜间皮瘤对患者预后的影响。恶性胸膜间皮瘤（MPM）经批准的全身治疗仅限于化疗方案，这些方案具有中等的生存获益，但预后较差。纳武单抗联合伊匹单抗在其他肿瘤类型，包括一线 NSCLC 中显示出临床效益。

研究组在 21 个国家的 103 家医院进行了一项开放标签、随机和临床 III 期研究，招募年龄为 18 岁及以上患者，先前未经治疗，组织学证实不能切除的 MPM，东部肿瘤合作组的表现状态为 0 或 1 的患者。将这些患者按 1 ：1 随机分配，分别接受纳武单抗联合伊匹单抗治疗，长达 2 年；或接受铂联合培美曲塞化疗，每 3 周 1 次，最多 6 个周期。主要终点是所有参与者的总生存率，并对至少接受 1 剂研究治疗的所有参与者进行安全性评估。2016 年 11 月 29 日至 2018 年 4 月 28 日，共有 713 例患者入组，其中 605 例患者接受随机分配，纳武单抗 + 伊匹单抗组 303 例，化疗组 302 例。605 例参与者中 467 例（77%）为男性，中位年龄为 69 岁。在预先指定的中期分析中，中位随访 29.7 个月后，纳武单抗 + 伊匹单抗组的中位总生存期为 18.1 个月，显著长于化疗组（14.1 个月），风险比为 0.74。

纳武单抗 + 伊匹单抗组的 2 年总生存率为 41%，化疗组为 27%。纳武单抗 + 伊匹单抗组的 300 例患者中有 91 例（30%）出现 3 ~ 4 级治疗相关的不良反应，化疗组的 284 例患者中有 91 例（32%）。纳武单抗 + 伊匹单抗组中有 3 例（1%）发生治疗相关的死亡（肺炎、脑炎和心力衰竭），化疗组有 1 例（骨髓抑制）。研究结果表明，对于先前未经治疗的不可切除的 MPM 患者，采用纳武单抗联合伊匹单抗治疗，与标准化疗方案相比，可显著改善总体生存率。

3. 双重免疫检查点阻断癌症疗法　2020 年 12 月，美国德克萨斯大学 MD 安德森癌症中心高建军等在 *Nat Med* 杂志发文，将免疫检查点抑制剂曲美林单抗（抗 CTLA-4, tremelimumab）和 durvalumab（抗 PD-1）联合治疗某些局部膀胱癌患者，得到了安全性和疗效较好的治疗结果。对于局限膀胱癌患者，标准疗法包括基于顺铂的化疗，然后进行手术。但是，高危肿瘤的特征是肿瘤大，组织学变异，淋巴血管浸润，肾积水和（或）位于尿路上皮上段的疾病，生存期较差。由于肾功能不佳，心力衰竭或神经病等疾病，多达一半的患者不符合顺铂治疗的条件，因此没有标准的治疗选择。这项研究是针对不适合接受以顺铂为基础的化疗所有膀胱癌患者，这些患者的肿瘤均具有高风险特征，且预后不良。在该试验的 28 例患者中，每例患者均接受了 2 种剂量的 durvalumab 和 tremelimumab 的联合治疗，有 24 例完成了膀胱切除手术，其中 9 例（37.5%）达到了病理完全缓解（pCR）。试验参与者为 82% 的白种人和 18% 的黑人或其他种族。中位年龄为 71 岁，其中男性占 71%，女性占 29%。此外，在 12 例肿瘤特别大的患者（T3～T4 期）中，pCR 率为 42%，一半的患者肿瘤大小降至 T1 或更小。

大多数患者经历了与免疫相关的不良反应，其中最常见的是 1～2 级皮疹（29%）和无症状的淀粉酶升高（29%）。6 例患者（21%）经历了 3 级或更高的免疫相关不良事件，包括无症状实验室检查，肝炎和结肠炎。没有发生与治疗有关的死亡。对联合疗法反应良好的患者治疗前肿瘤样本中发现了更高密度的三级淋巴样结构（TLS）的专门免疫细胞簇，TLS 密度越高，总体生存期越长，无复发生存率越高。数据表明，TLS 可以作为对免疫检查点阻断有反应的患者有用的预测性生物标志物。

第二节　肿瘤抗 PD-1 和 PD-L1 治疗

1992 年，日本学者 Ishida 从凋亡的小鼠 T 细胞杂交瘤 2B4.11 中发现了 PD-1，因其可致 T 细胞失活，将其命名为程序性死亡受体 1（programmed cell death 1）。后来，在 PD-1 缺失小鼠中观察到自身免疫病的发生，才开始逐步阐明 PD-1 的功能。2000 年，Freeman 证实一种新型的 B7 分子与 PD-1 结合，进而抑制 T 细胞的增殖和细胞因子的产生。这一分子被命名为 PD-L1，即 PD-1 配体 1。

PD-1 作为一种 T 细胞重要的免疫抑制分子，是 CD28 超家族成员，PD-L1（CD274，B7-H1）和 PD-L2（CD273，B7-DC）均为其配体。PD-1 结合 PD-L1 和 PD-L2 后，致使激活 T 细胞的激酶信号通路被抑制而起到负调节作用。

一、抗 PD-1 和 PD-L1 抗体及其在肿瘤中的应用

（一）PD-1 和 PD-L1 存在于肿瘤中

1. PD-1 和 PD-L1 在肿瘤的普遍表达　PD-1 是免疫反应中重要的检查点分子之一，主要在外周组织中的成熟细胞毒性 T 淋巴细胞（CTL）上和肿瘤微环境（TME）中表达。研究发现，PD-1 的 2 个配体，PD-L1 和 PD-L2 由肿瘤细胞表达，从而导致免疫耐受。近年来，免疫检查点抑制剂抗 PD-1 和抗 PD-L1 抗体已用于治疗多种人类肿瘤，如黑色素瘤、肾细胞癌、非小细胞肺癌（NSCLC）和霍奇金淋巴瘤。研究表明，尽管已广泛使用 PD-L1 作为有利的生物标志物，患者对抗 PD-1/PD-L1 药物的反应率只达到 20%～40%。目前，免疫检查点治疗（ICT）针对 PD-1/PD-L1 的基本机制还未完全了解。近期研究表明，PD-1 在缺乏适应性免疫的癌症中起重要作用。

2020 年 3 月，中国科学院苏州生物医学工程技术研究所研究员高山团队在 *Proc Natl Acad Sci USA*

杂志发文，发现肿瘤细胞中同时表达 PD-1 和 PD-L1，在缺乏适应性免疫的情况下，PD-1/PD-L1 信号轴通过包括 AKT 和 ERK1/2 两大经典信号通路抑制肿瘤生长（图 32-7）。该研究突出了 PD-1 信号传导途径的分子功能和机制，揭示了肿瘤细胞固有的 PD-1 可作为患者选择 ICT 的潜在生物标记。

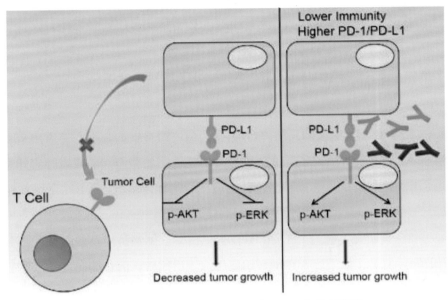

图 32-7　PD-1/PD-L1 的 AKT 和 ERK1/2 信号通路

研究者在 13 种不同的肿瘤细胞中，包括 40 种细胞系，检测了 PD-1 的核酸水平和蛋白水平，发现在这些肿瘤细胞中 PD-1 均有表达。同时，检测了这些肿瘤细胞的 PD-L1 的蛋白表达水平。在 7 例肺癌患者的肿瘤组织中，有 2 例患者同样检测到了 PD-1 的表达。为了研究 PD-1 和 PD-L1 在肿瘤细胞系的功能，研究者利用在细胞中敲减或过表达 PD-1 和 PD-L1 进行实验，发现 PD-1 和 PD-L1 都是肿瘤抑制性分子。同样，小鼠皮下移植瘤实验也验证了与体外实验同样的结论。那么，PD-1/PD-L1 是如何影响肿瘤细胞的增殖？研究发现，在敲减或过表达 PD-1 和 PD-L1 的同时，会引起经典信号通路中 AKT 和 ERK1/2 蛋白磷酸化水平的变化。这说明肿瘤细胞中的 PD-1 和 PD-L1 是通过包括 AKT 和 ERK1/2 在内的经典信号通路影响肿瘤细胞的生长的。

研究者发现，在肿瘤细胞中，PD-1 和 PD-L1 也是通过相互作用发挥功能的。该研究通过一系列实验设计发现，在同一株细胞中同时过表达 PD-1 和 PD-L1 会进一步抑制肿瘤细胞的生长；而同时敲低两者后则不会进一步加剧肿瘤细胞的生长，这表明在肿瘤细胞中，PD-1 是依赖于受体 PD-L1 发挥功能的。

目前，PD-1 抗体和 PD-L1 抗体越来越多地应用于肿瘤患者的治疗。有研究发现，肿瘤细胞中表达 PD-1，利用抗 PD-1 抗体治疗后抑制肿瘤细胞的生长，如黑色素瘤和肝癌等；在没有适应性免疫的情况下，以 PD-1 为靶点的抗体治疗会降低卵巢癌和膀胱癌细胞的生长。这些数据均表明，肿瘤细胞固有的 PD-1 是潜在的癌基因。但是，也有功能研究表明，表达 PD-1 的鼠类肿瘤细胞在 PD-1 靶向抗体治疗下，在体内和体外均显示出促进肿瘤生长，这表明肿瘤细胞固有的 PD-1 在 NSCLC 中起着抗肿瘤作用，这也为有些患者并不能对抗 PD-1 抗体的治疗有效应答提供了一定的证据支撑。为了进一步研究 PD-1 在肿瘤细胞中的作用，研究者利用免疫缺陷小鼠构建了荷瘤小鼠，分成三组，分别腹腔注射 IgG 可溶性蛋白 nivolumab 和 pembrolizumab，发现注射 nivolumab 和 pembrolizumab 的两组小鼠荷瘤生长明显快于对照组。免疫组化结果显示，注射 nivolumab 和 pembrolizumab 的两组小鼠荷瘤中的 AKT 和 ERK 的磷酸化水平明显升高。因此，该研究进一步揭示了 PD-1 是一种肿瘤抑制因子，可抑制体内系统中的经典信号通路，如 AKT 和 ERK1/2 通路。此外，研究者还发现，阻断 PD-1 还会促进结肠癌细胞的生长和激活 AKT 和 ERK1/2 信号通路。这表明，PD-1 的抗肿瘤功能不仅限于 NSCLC，而且可能在多种肿瘤类型中起作用。这些研究表明，肿瘤细胞固有的 PD-1 在不同的肿瘤类型 / 细胞系中起拮抗作用。

近年来，以 CTLA-4、PD-1 和 PD-L1 等为靶点的免疫检查点抑制剂广泛应用于临床。但是，在使用这些药物的同时，有些患者出现了其他免疫相关的反应，如肿瘤病变或者肿瘤外观的初始增大，随着药物的继续使用，肿瘤负荷将会减轻，这种临床反应被称为假进展（PPD）。有些患者即在使用药物治疗后，患者的病情非但没有好转，肿瘤反而生长加快，病情恶化，这就是超进展（HPD）。但是，HPD 的机制尚未明确。该研究可能为 PPD 和 HPD 提供解释。即当抗体有效激活 T 细胞时，肿瘤细胞被激活的 T 细胞破坏。但是，如果患者在刚开始使用抗体治疗后，活化的 T 细胞水平较低，不足以消灭肿瘤细胞，则肿瘤会通过激活肿瘤固有的 PD-1/PD-L1 功能而更快地生长，并在 T 细胞过度激活后发生退化，称为 PPD。相比之下，某些患者本身免疫力低下，抗体激活的 T 细胞一直处于低水平状态，或肿瘤细胞上 PD-1/PD-L1 表达适当升高的情况下，抗体介导的治疗会增强肿瘤细胞的生长并增强抗肿瘤免疫力，从而导致 HPD 发生。该研究为这一观点提供了进一步数据支撑，即在进行 PD-1/PD-L1 阻断后，T 细胞的活化与肿瘤细胞生长之间的平衡可能对于免疫检查点治疗的临床结果至关重要。

2. 癌细胞产生 PD-L1 实现免疫逃逸 2020 年 5 月，美国德克萨斯大学西南医学中心研究者在 *Nat Cancer* 杂志发文，揭示了癌细胞产生 PD-L1 以实现免疫逃逸这一关键机制。这些发现可能提供新的靶点，进一步改善癌症免疫治疗的效果。

研究者使用 CRISPR 技术，分别从一个 NSCLC 细胞系中去除 19 000 个基因。然后，使用一种荧光 PD-L1 抗体检测哪些细胞具有更多或更少的 PD-L1，能够识别哪些通常会促进 PD-L1 产生的基因，即阳性调节基因；以及哪些阻碍 PD-L1 产生的基因，即阴性调节基因。他们发现一种制造 PD-L1 的有效抑制剂是一种 UROD 基因，在产生血红素的过程中起着关键作用。这种含铁的化学物质是红细胞中携带氧气的关键，同时也是维持正常平衡或体内平衡所必需的。为了证实这些发现，使用其他方法去除 NSCLC 细胞中的血红素，这也触发了肺癌细胞产生更多的 PD-L1 蛋白。当 UROD 被耗尽的肿瘤被移植到健康小鼠体内时，它们的生长速度明显快于那些免疫系统不正常的小鼠。这些发现表明，通过激活 PD-L1 的产生，这种基因通过抑制抗肿瘤免疫加速癌症进展。进一步的实验表明，阻碍血红素的产生开启了一种综合应激反应（ISR）的途径，这种途径被细胞广泛用于处理各种应激条件，如缺氧、毒素或营养缺乏。在这种情况下，NSCLC 细胞利用一种特殊的机制，依靠一种被称为 eIF5B 的蛋白质增加 PD-L1 的产生。研究发现，即使不干扰血红素的合成，只要用这种单一的蛋白质刺激细胞，就可以增加 PD-L1 的产生。研究者通过检查各种癌症中过量或少量产生 eIF5B 的基因数据库，发现编码 eIF5B 的基因在肺癌中经常过量产生，而这种过量产生在肺癌患者中是预后不良的一个标志。开发专门针对这种蛋白或其他参与制造 PD-L1 的蛋白的新药，可能有助于提高目前使用的免疫治疗药物的成功率．

（二）PD-1 和 PD-L1 及其抗体

1. PD-1 和 PD-L1 及其抗体概述　PD-1 主要限制慢性炎症、感染或癌症中的 T 细胞活性，从而限制自身免疫。在 CTLA-4 缺陷小鼠中，表现出显著的淋巴增生和自身免疫紊乱，而 PD-1 缺陷则导致更多的自体攻击性症状（狼疮样病变、扩张性心肌病、1 型糖尿病和双侧肾积水）。免疫抑制信号的选择性增高是由肿瘤直接介导，同时 PD-1 在 T 细胞反应的效应期起着重要的调节作用，预示 PD-1 抑制与 CTLA-4 抑制相比不良反应更少，抗肿瘤效应更强。

研究者发现，来自人类黑色素瘤细胞的外泌体表面上携带 PD-L1，可直接结合 T 细胞并抑制这些 T 细胞的功能。鉴定出肿瘤细胞分泌的外泌体 PD-L1 为免疫检查点机制提供了一次重大更新，并对肿瘤免疫逃避提供了新见解。这些外泌体抵抗循环血液中的 T 细胞，这可能解释癌症患者的免疫系统可能会受到削弱。

尽管已知癌细胞在其表面携带 PD-L1，但研究者发现来自人类黑色素瘤细胞的外泌体也在它们的表面上携带着 PD-L1。外泌体 PD-L1 可直接结合 T 细胞并抑制这些 T 细胞的功能。鉴定出肿瘤细胞分泌的外泌体 PD-L1 为免疫检查点机制提供了一次重大更新，并对肿瘤免疫逃避提供了新见解。

徐本玲等探讨抗 PD-1 抗体对小鼠结直肠癌移植瘤组织免疫细胞的影响。构建 BALB/c 小鼠 CT26 结直肠癌模型，通过检测脾脏与肿瘤微环境中 T 细胞、髓源性抑制细胞（MDSC）和调节性 T 细胞（Treg）等细胞比例及肿瘤细胞中 PD-L1 的表达，证实小鼠 CT26 结直肠癌模型中抗 PD-1 抗体的治疗效果与肿瘤组织中浸润 T 细胞和 MDSC 比例的改变密切相关，可能成为预测和改善抗 PD-1 抗体治疗效果的检测指标。

近期报道，抑制肿瘤外泌体 PD-L1 的分泌可能成为重要抗癌靶点，比 PD-L1 抗体疗法更好。研究结果表明，PD-L1 通过其在外泌体中的存在而发挥被动保护作用，同时也在主动防御中起作用，即含有 PD-L1 的外泌体减弱肿瘤微环境中的抗肿瘤免疫。此外，阻断外泌体 PD-L1 分泌，有助于抗肿瘤免疫；并且，抑制外泌体分泌和抗 PD-L1 治疗的组合具有改善临床中抗肿瘤反应的潜力。

2. PD-1 抗体　2003 年，美国耶鲁大学学者陈列平率先将 B7-H1 抗体引入肿瘤的治疗，并报道称阻断 B7-H1 治愈了 60% 的荷瘤小鼠。PD-1 抗体（nivolumab/BMS-936558）的临床研究始于 2006 年；2012 年，其抗体的临床研究初显成效。

（1）αOpdivo：这是人源 IgG4 单抗，通过与 PD-1 受体结合，限制其与 PD-L1 和 PD-L2 的相互作用，继而消除 PD-1 的抑制抗肿瘤免疫应答的作用，如用于治疗无法手术切除或转移且对其他药物治疗无应答的晚期黑色素瘤、以铂类为基础的化疗期间或化疗后发生疾病进展的转移性鳞状 NSCLC 及经典型霍奇金淋巴瘤。另外，βlambrolizumab、γpembrolizumab（MK-3475）、δnivolumab 和 εkeytruda，均以 PD-1 为靶点的单抗，分别收到一定的治疗效果。

（2）pembrolizumab：2016 年，美国肿瘤年会（ASCO）上公布了 PD-1 抗体 pembrolizumab 研究结果，该研究共纳入 655 例进展期黑色素瘤患者，其中 75% 接受过既往治疗。研究结果显示，进展期黑色素瘤患者可获得长期生存，3 年总生存（OS）率达到约 40%；完全缓解（CR）率达 15%，中位 OS 时间 24.4 个月。既往未接受过治疗的患者 3 年 OS 率略高于接受过治疗者，分别为 45% 和 41%。pembrolizumab 的中位治疗时间为 11.3 个月。9% 的患者在治疗达到 CR 后停药，97% 的患者疗效持续。多项研究证实，PD-1 抗体在进展期黑色素瘤患者存在持久的临床疗效。2014 年，FDA 批准 PD-1 抗体用于治疗晚期黑色素瘤。在不良反应方面，pembrolizumab 的耐受性良好，最常见的不良反应为乏力（40%）、瘙痒（28%）和皮疹（23%），仅有 8% 的患者因不良反应停药。pembrolizumab 的 3 年生存率达 40%，中位 OS 为 23.8 个月。

2020 年 4 月，西奈山膀胱癌卓越中心研究者在 *J Clin Oncol* 杂志发文，在转移性膀胱癌患者化疗后立即使用 pembrolizumab 免疫疗法可显著减缓尿道癌的膀胱癌进展。该临床 2 期试验在 108 例患者中测试了这种治疗方法。其中，一组患者接受铂类化疗后同时接受了 pembrolizumab 治疗，在第二组患者接受相同类型的化疗后使用安慰剂治疗。研究结果显示：与对照组相比，pembrolizumab 组与对照组相比，直到癌症进展的时间延长了约 60%。

（3）nivolumab：2008 年，开始进行 PD-1 抑制剂 nivolumab 的研究，确定其临床使用剂量为 3 mg/kg；同时，证实 nivolumab 在多个瘤种中具有抗肿瘤作用。2014 年 7 月 4 日，nivolumab 率先在日本获批，成为全球第一个获批的 PD-1 抑制剂。短短 4 年内，nivolumab 在全球已获批用于 9 个瘤种，17 项适应症，是至今全球适应症最多的 PD-1 抑制剂（表 32-2）。

表 32-2　PD-1 抑制剂 nivolumab

	药　品	适应症	获批日期
1	nivolumab	经治转移性黑色素瘤	2014 年 7 月 4 日
2	nivolumab	经治转移性鳞状非小细胞肺癌	2015 年 3 月 4 日
3	nivolumab 与 ipilimumab 联合	BRAF 野生型转移性黑色素瘤	2015 年 10 月 1 日
4	nivolumab	经治转移性非鳞状非小细胞肺癌	2015 年 10 月 9 日
5	nivolumab	抗血管生成治疗进展的晚期肾细胞癌	2015 年 11 月 23 日
6	nivolumab	BRAF 野生型转移性黑色素瘤一线治疗	2015 年 11 月 23 日
7	nivolumab	转移性黑色素瘤（不限 BRAF 突变状态）	2016 年 1 月 23 日
	nivolumab 与 ipilimumab 联合	转移性黑色素瘤（不限 BRAF 突变状态）	2016 年 1 月 23 日
8	nivolumab	晚期经典霍奇金淋巴瘤	2016 年 5 月 17 日
9	nivolumab	头颈部鳞状细胞癌（二线）	2016 年 11 月 10 日
10	nivolumab	经治转移性尿路上皮癌（一种膀胱癌）	2017 年 2 月 2 日

续表

	药 品	适应症	获批日期
11	nivolumab	单药用于既往接受化疗（氟尿嘧啶、奥沙利铂和伊立替康）后疾病进展的高微卫星不稳定性（MSI-H）或错配修复缺陷（dMMR）的转移性结直肠癌儿童（12 岁及以上）和成人患者	2017 年 8 月 1 日
12	nivolumab	索拉菲尼治疗进展的肝细胞癌	2017 年 9 月 22 日
13	nivolumab	化疗后进展的不可切除性晚期或复发性胃癌	2017 年 9 月 24 日
14	nivolumab	累及淋巴结或转移性黑色素瘤完全切除后的辅助治疗	2017 年 12 月 20 日
15	nivolumab 与 ipilimumab 联合	中高危晚期肾细胞癌（一线）	2018 年 4 月 16 日
16	nivolumab 与 ipilimumab 联合	既往接受化疗（氟尿嘧啶、奥沙利铂和伊立替康）后疾病进展的高微卫星不稳定性（MSI-H）或错配修复缺陷（dMMR）的转移性结直肠癌儿童（12 岁及以上）和成人患者	2018 年 7 月 10 日
17	nivolumab	既往接受过含铂方案化疗以及至少一种其他疗法后疾病进展的转移性小细胞肺癌（SCLC）患者	2018 年 8 月 17 日

（4）nivolumab 或 nivolumab 联合 ipilimumab 治疗可手术型非小细胞肺癌　2021 年 3 月，美国德克萨斯大学安德森癌症中心 Cascone 等研究者在 *Nat Med* 杂志发文，揭示新辅助药物 nivolumab（纳武单抗）或 nivolumab 抗联合 ipilimumab（伊匹单抗）治疗可手术型 NSCLC 的 2 期临床试验结果。研究报告了 44 例可手术的 NSCLC 患者，以主要病理反应（MPR）为主要终点的新辅助药物 nivolumab 或 nivolumab + ipilimumab 的 2 期随机 NEOSTAR 试验结果。针对新辅助化疗的历史对照测试了每个治疗组的 MPR 率。nivolumab + ipilimumab 组达到了 21 例患者中的 6 例 MPR 的主要终点指标，达到 38% 的 MPR 率（8/21）；nivolumab 组的 MPR 率为 22%（5/23）。在接受试验的 37 例患者中，nivolumab 和 nivolumab + ipilimumab 的 MPR 率分别为 24%（5/21）和 50%（8/16）。与 nivolumab 相比，nivolumab + ipilimumab 导致更高的病理完全缓解率（10% 比 38%），存活肿瘤更少（中位数 50% 比 9%）以及效应子、组织驻留记忆和效应记忆 T 细胞的频率更高。肠道瘤胃球菌属（Ruminococcus）和 Akkermansia 菌属数量增加，这与 MPR 双重疗法相关。

这些数据表明，基于新辅助药物 nivolumab + ipilimumab 的疗法可增强病理反应、肿瘤免疫浸润和免疫记忆，值得在可手术型 NSCLC 中进行进一步研究。据悉，ipilimumab 联合 nivolumab 治疗转移性 NSCLC 时可改善临床结局，但尚不清楚其功效和对可手术型 NSCLC 免疫微环境的影响。

3. 调节 PD-1 的表达　PD-1 蛋白由 PDCD1 基因编辑，人 PDCD1 基因位于染色体 2q37.3，该基因的 2 个保守区域 B 和 C（CR-B/C）与其活化密切相关。CR-B 与 CR-C 分别位于转录起始位点上游的 0.1 kb 与 1.1 kb，可结合至少 10 个转录因子并含有 8 个参与转录调控的顺式调控元件。哺乳动物转录绝缘子 CCCTC 结合因子（mammalian transcriptional insulator CCCTC-binding factor，CTCF）可结合该基因转录起始位点 –26.7 kb 和 +17.5 kb 的元件并形成染色质环结构。目前，所知的 PDCD1

基因调控因子均位于 CR-B 和 CR-C，或其附近；而对小鼠 PDCD1 基因研究发现，该基因的 4 个新型远距离调控区域：2 个侧面连接于基因并结合 CTCF；1 个位于 CR-C 上游（-3.7 kb），可分别结合 TCR、IL-6 或 IL-12 信号对应产生的 NFATc1、STAT3 或 STAT4；1 个邻近下游 CTCF 位点（+17.1 kb），也可结合 NFATc1、STAT3 或 STAT4。

目前，已有 30 余种 PDCD1 基因的单核苷酸多态性（SNP）被鉴定，PDCD1 的基因多态性可影响 PD-1 的表达。PDCD1 基因内含子 4 中 PD-1.3A 等位基因可干扰其与第一个 RUNX1 转录因子的正常结合，导致 PDCD1 的低表达，引起自我耐受的紊乱。PD-1.5C/T 多态性是 PDCD1 基因外显子 5 中的一个同义突变（丙氨酸变为丙氨酸），可通过与 PDCD1 基因或临近基因的其他核苷酸多态性产生的连锁不平衡，影响 PD-1 的表达与功能。PDCD1 基因外显子 5 中的 PD-1.9 SNP 可将 PD-1 胞外域的缬氨酸变为丙氨酸，从而改变 PD-1 的结构与功能。P7209 位点位于 PDCD1 基因内含子 4 的增强区域，该位点附近含有 NF-κB 与 RUNX1 转录因子的结合位点；P7209 T 等位基因可干扰其与上游刺激因子（USF）转录因子的结合，抑制 PDCD1 基因的转录。PDCD1 基因 -7809 位点的 SNP 可干扰其与 AML1（也称为 RUNX1）转录因子的结合，导致自我耐受的紊乱与 SLE 的慢性炎症。

调节 PD-1 表达的因素具有多样性，其作用具有复杂性。这种复杂性既有内在因素（如 PDCD1 基因的组成、结构和多态性），也有外在因素（如各种信号分子、转录因子和表观遗传修饰）；既有抑制因素，也有促进因素，同一因素（如 Blimp）在不同条件下的调节作用存在不同，不同因素间还可相互影响。这些都是造成抗 PD-1 肿瘤免疫疗法对不同患者产生不同疗效的主要原因，只有精准了解和控制这些因素，才能进一步提高该疗法的疗效。

4. DNA 甲基化成为 PD-1 免疫治疗预测标志物　2018 年 8 月 17 日，生物谷网报道，DNA 甲基化成为 PD-1 免疫治疗预测标志物。已证明，PD-1 阻断剂（nivolumab 和 pembrolizumab）可作为非小细胞肺癌（NSCLC）的一线治疗药物，但只有 10%～30% 的 NSCLC 患者对 nivolumab 药物有效。研究表明，高 TMB（肿瘤突变负荷）和 PD-L1 表达都能增加 NSCLC 患者从 PD-1 抗体药物受益的可能性，但只有 44.8% 的 PD-L1 阳性 NSCLC 患者对 pembrolizumab 药物一线治疗有应答反应。因此，对于那些 PD-1 和 PD-L1 阻断抑制剂有应答的患者来说，需要有新的预测生物标志物，提示其应该接受免疫治疗。

通过临床病例研究证实，建立了一种 DNA 甲基化分析的预测性工具，用于预测哪些 NSCLC 患者能从 PD-1 抗体治疗中获得临床疗效。这项试验还需要进行更多的后续研究，以确定这个方法是否能够预测肿瘤患者对其他免疫相关蛋白药物的治疗反应，如 PD-L1 和 CTLA-4。

5. 去泛素化酶 OTUB1 调控 PD-L1 稳定性和肿瘤免疫逃逸的作用机制　2020 年 12 月，北京大学生命科学学院郑晓峰研究组在 Cell Death Differ 杂志发文，发现去泛素化酶 OTUB1 通过调控免疫检查点蛋白 PD-L1 的泛素化修饰，抑制 PD-L1 在内质网的降解，揭示了 OTUB1-PD-L1 信号途径在调节肿瘤细胞免疫逃逸中的关键作用，表明特异性抑制 OTUB1 的活性和功能可能成为肿瘤免疫治疗的潜在靶标。

该研究鉴定了一种新的 PD-L1 正向调控因子去泛素化酶 OTUB1，揭示了 OTUB1 通过维持

PD-L1 蛋白的稳定性调控肿瘤免疫的分子机制。OTUB1 与 PD-L1 的胞内区段（ICD）特异性结合，依赖于其去泛素化酶的活性，直接去除 PD-L1Lys-48 连接的多聚泛素链，阻碍 PD-L1 蛋白在内质网的降解（ERAD）。OTUB1 的缺失导致 PD-L1 蛋白的减少，使其与肿瘤表面的 PD-1 结合减少，并明显增强肿瘤细胞对免疫细胞（PBMC）杀伤作用的敏感性。在 4T1 乳腺癌小鼠模型中，进一步证明 OTUB1 能够正向调控 PD-L1 的蛋白水平，敲低 OTUB1 显著增强小鼠的抗肿瘤免疫反应。生物信息学分析以及人类乳腺癌（BRCA）临床病例的免疫组化分析结果显示，OTUB1 与 PD-L1 的丰度呈正相关，OTUB1 的高表达与乳腺癌患者预后呈显著相关性，表明 OTUB1 在未来乳腺癌患者的预后诊断中可作为分子标志之一。该研究首次报道了去泛素化酶如何在内质网中调控 PD-L1 蛋白的丰度。内质网相关降解途径不仅能通过降解错误修饰或错误折叠的蛋白调控内质网蛋白的质量，还可以参与对 PD-L1 等蛋白丰度的调节。本研究进一步揭示去泛素化酶 OTUB1 的生理作用，证明 OTUB1 在 PD-L1 糖基化之前保护其不被降解，参与 ERAD 对膜相关蛋白的数量调控，为深入了解 PD-L1 翻译后修饰与免疫逃逸的调控机制以及阐明 PD-L1 的功能提供有用信息。

6. PD-L1 抑制剂抗癌机制　　美国希望之城国家医疗中心研究者发现，PD-L1 抗体可以直接激活 NK 细胞上的 PD-L1 信号，增强其抗肿瘤活性。瑞士苏黎世罗氏创新中心研究者又发现，肿瘤中的树突状细胞（DC）可能是 PD-L1 抗体治疗的关键之一。PD-L1 抗体与 DC 表面的 PD-L1 结合，让原本与 PD-L1 结合的共刺激分子 B7.1 暴露了出来，使 DC 能更好地激活 T 细胞，杀伤肿瘤。临床数据也显示，PD-L1 抗体阿替利珠单抗的治疗效果跟肿瘤中的 DC 丰度高度相关。肿瘤中 DC 较高的非小细胞肺癌患者，在接受阿替利珠单抗治疗后，死亡风险比肿瘤 DC 丰度低的患者降低了 46%，中位总生存期延长了 8 个月。尤其是在 PD-L1 表达超过 5% 的患者中，肿瘤内高丰度的 DC 与接受阿替利珠单抗治疗后死亡风险降低 75% 相关。这一研究发表在 *Sci Transl Med* 杂志（2020）。

肿瘤或肿瘤相关免疫细胞上存在 PD-L1，与 T 细胞上的 PD-1 结合会抑制 T 细胞，只要使用 PD-L1 或 PD-1 的抗体阻断这一过程，就能解救 T 细胞，恢复抗肿瘤免疫。不过，从临床疗效来看，PD-1/PD-L1 抗体的作用机制没那么简单。在 2007 年，哈佛大学 Butte 等人发现，除了与 PD-1 结合外，PD-L1 还可与 B7.1 分子结合。这个 B7.1 是一种共刺激分子，表达于呈递抗原的 DC 表面，可与 T 细胞上的 CD28 分子结合从而激活 T 细胞。

肿瘤中 DC 常处于功能缺陷状态。研究发现，肿瘤中和外周血里的 DC，都高表达 PD-L1 分子，而 B7.1 分子只出现在肿瘤相关的 DC 表面。在数量上，肿瘤相关 DC 表面，无论是哪种 DC 亚群，PD-L1 分子都远远多于 B7.1 分子。再加上 PD-L1 和 B7.1 的结合力比 CD28 强 3 倍，DC 表面的 B7.1 几乎全被 PD-L1 结合，不可能去结合 CD28，激活 T 细胞。

体外实验发现，DC 和 T 细胞形成免疫突触时，DC 上的 B7.1 几乎不能与 T 细胞上的 CD28 结合。而加入 PD-L1 抗体封闭 PD-L1 后，B7.1 和 CD28 的相互作用大大增强。在 T 细胞和 DC 共存时，使用 PD-1 抗体封闭 T 细胞上的 PD-1 大约增强了 32%。而在 PD-1 已经被封闭，排除了 PD-1 和 PD-L1 之间的相互作用后，再向其中加入 PD-L1 抗体，又进一步让 CD28 信号的增强幅度从 32% 升高到了 52%。此外，PD-L1 还可以直接激活幼稚的 DC，使其具有刺激 T 细胞增殖、增加 CD8$^+$ T 细胞杀伤能量的作用。研究者通过临床数据再一次证明，可能 DC 表面的 PD-L1 分子才是 PD-L1 单抗治疗的主要靶点。而肿瘤中的 DC 丰度，可能也能成为预测 PD-L1 单抗治疗效果的一个良好指标（图 32-8）。

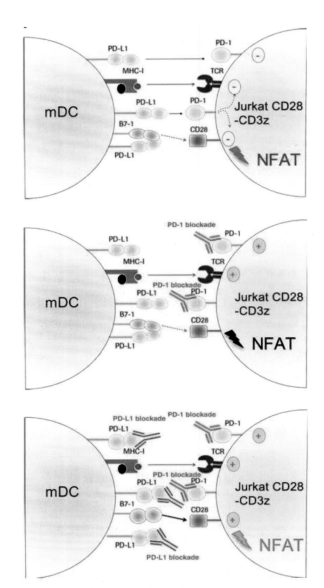

图 32-8　树突状细胞（DC）和 T 细胞间的相互作用

（三）Opdivo 开发

2020 年，作为全球最早上市的 PD-1 药物，O 药（Opdivo，nivolumab）带来了免疫时代的新气象。

1. NADIM 研究　新辅助免疫联合化疗，部分Ⅲ期非小细胞肺癌（NSCLC）可能为可治愈性疾病。NADIM 研究是一项开放标签、多中心、单臂和Ⅱ期临床研究，在西班牙 18 家医院进行。符合入组标准的患者为年龄 ≥ 18 周岁，组织病理学或细胞病理学确认的、未经治疗的Ⅲa 期 NSCLC 患者，患者 PS 评分 0 ~ 1 分，不携带 EGFR 或 ALK 基因突变。符合入组标准的患者接受 O 药（为固定剂量 360 mg）联合紫杉醇（200 mg/m²）及卡铂（AUC = 5）治疗，每 21 天 1 个周期，每周期第 1 天给药。接受 3 周期治疗后，手术在最后 1 个周期治疗结束后 42～49 d 内进行。接受手术治疗后 3～8 周，患者接受 O 药术后维持治疗，前 4 个月治疗剂量修正为 240 mg，每 2 周 1 次，随后再次修正为 480 mg，每 4 周 1 次，直至满 12 个月。第 1 年每 3 个月随访 1 次，第 2 年每 4 个月随访 1 次，随后每 6 个月随访 1 次。

从 2017 年 4 月至 2018 年 8 月，共计 51 例患者符合入组标准，46 例患者入组，所有患者均接受至少 1 周期的新辅助治疗，组成修订的 ITT 人群，89% 的患者接受手术，所有患者均为 R0 切除，没有手术相关的死亡患者。41 例接受手术的患者，90% 的患者至少接受 1 周期的 O 药术后辅助治疗，因此纳入符合方案集。ITT 人群的中位年龄为 63 周岁，54% 的患者 PS 评分为 1 分，57% 的患者为腺癌，35% 为鳞癌。中位辅助治疗时间为 10.8 个月，29% 的患者出现术后相关的并发症，最常见的并发症为呼吸道感染、心律失常及支气管瘘。数据截止时间为 2020 年 1 月，85% 的患者仍然存活或疾病未见复发。中位随访时间为 24 个月，在修订的 ITT 人群或符合方案集人群中，中位 OS 均未达到。在修正的 ITT 人群中，12 个月、18 个月和 24 个月的 PFS 率分别为为 95.7%、87% 和 77.1%；符合方案集人群中，12 个月、18 个月和 24 个月的 PFS 率分别为 100%、91.9% 和 87.9%。

在修正的 ITT 人群中，12 个月、18 个月和 24 个月的 OS 率分别为 97.8%、93.5% 和 89.9%；在符合方案集人群中，12 个月、18 个月和 24 个月的 OS 率分别为 100%、97.3% 和 97.3%。接受术后辅助 O 药治疗的患者中，89% 的患者无疾病复发的相关表现。这项研究发现，在 O 药治疗的基础上，进一步联合铂类药物为基础的化疗作为 Ⅲa 期患者的新辅助治疗手段是可行的。新辅助免疫联合化疗有可能将部分 Ⅲ 期患者变为可治愈性疾病。

2. CheckMate-816 研究　O 药 + 化疗对比化疗的 Ⅲ 期研究达到 pCR 终点。Checkmate-816 是一项随机、开放标签和多中心的 Ⅲ 期临床研究，旨在评估与单用化疗相比，O 药联合化疗用于可切除 NSCLC 患者新辅助治疗的疗效。在主要分析中，358 例患者在术前随机接受 O 药（360 mg）联合基于组织学分型的含铂双药化疗（每 3 周 1 次，最多 3 个周期），或者单用含铂双药化疗（每 3 周 1 次，最多 3 个周期）。主要研究终点是病理完全缓解（pCR）和无事件生存期（EFS），关键次要终点包括总生存期（OS）、主要病理缓解（MPR）以及至死亡或远处转移的时间。结果显示，研究达到了 pCR（病理学完全缓解）主要终点：与术前接受化疗作为新辅助治疗的患者组相比，术前接受 O 药 + 化疗作为新辅助治疗的患者组有更高比例的患者在手术切除组织中没有发现癌细胞的迹象。该研究中，O 药联合化疗的安全性与先前报道的 NSCLC 研究一致。上述阳性结果标志在可切除性 NSCLC 的 Ⅲ 期试验中，证实基于免疫检查点抑制剂的联合疗法与化疗相比作为新辅助治疗具有更高的疗效。NADIM 和 Checkmate816 研究的双阳数据带来更长的无病生存和治愈可能。

3. CheckMate 577 研究　纳武利尤单抗术后辅助治疗食道或胃食道交界性癌获阳性。CheckMate-577 是一项 Ⅲ 期、随机、多中心和双盲临床研究，旨在评估用于新辅助放化疗（CRT）后手术治疗未达病理完全缓解的食管癌及胃食管连接部癌患者，O 药作为辅助治疗的疗效情况。研究的主要终点为无病生存期（DFS），次要终点为总生存期（OS）。在接受新辅助放化疗和肿瘤完全切除术后，患者被随机分配至安慰剂组或 O 药组，O 药组患者接受 O 药 240 mg，每 2 周静脉滴注 1 次，连续用药 16 周后，序贯 O 药 480 mg，每 4 周静脉滴注 1 次，直至疾病进展或出现不可耐受的毒性。主要终点分析显示，O 药对比安慰剂组显著延长 DFS，降低 31% 的死亡风险，两组的中位 DFS 分别为 22.4 个月和 11.0 个月（HR 0.69，95%CI：0.56 ~ 0.86；$P = 0.0003$）。在预先设定的亚组中，所有亚组患者观察到一致的 DFS 获益。这一研究首次在接受过新辅助放化疗后的可切除食道或胃食道交界性癌患者中观察到 O 药用于辅助治疗的价值，O 药辅助治疗有望成为这类患者的标准治疗方案。

4. CheckMate 649 研究　O 药联合化疗一线晚期治疗食道癌，结果达预设终点。CheckMate 649 研究探讨了 O 药联合 FOLFOX 或 XELOX 化疗一线治疗晚期食道或胃食道交界性癌的一项开放标签随机的Ⅲ期研究，研究中将患者随机分入联合治疗组和单纯化疗组。终结果显示，主要研究终点 OS，联合治疗组为 14.4 个月，对照组为 11.1 个月，HR = 0.71，$P < 0.0001$，达到研究终点；另一个主要研究终点 PFS 分别为 7.7 个月和 6.8 个月，HR = 0.77，同样达到预设终点。

（1）Opdivo + 化疗术前治疗可切除 NSCLC 的Ⅲ期临床：2020 年 10 月，百时美施贵宝（BMS）宣布，评估抗 PD-1 疗法 Opdivo（欧狄沃，nivolumab，纳武利尤单抗）联合化疗用于可切除性非小细胞肺癌（NSCLC）患者新辅助治疗（术前治疗）的Ⅲ期试验达到了主要终点：在病理学完全缓解（pCR）方面显著改善，证明免疫检查点抑制剂联合化疗作为非转移性 NSCLC 的新辅助治疗是有益的。在主要分析中，358 例患者被随机分为 2 组，一组接受 Opdivo（360 mg）联合基于组织学的含铂双药化疗（platinum-doublet chemotherapy，PDC），每 3 周 1 次，最多 3 次，然后手术；另一组接受 PDC，每 3 周 1 次，最多 3 次，然后手术。临床试验结果显示，研究达到了病理学完全缓解（pCR）主要终点：与术前接受化疗作为新辅助治疗的患者组相比，术前接受 Opdivo + 化疗作为新辅助治疗的患者组有更高比例的患者在手术切除组织中未发现癌细胞的迹象。上述阳性结果标志着在可切除性 NSCLC 的Ⅲ期试验中，首次基于免疫检查点抑制剂的联合疗法与化疗相比作为新辅助治疗具有更高的疗效，基于 Opdivo 的方案在治疗早期癌症的 4 项Ⅲ期临床试验中显示了效益，包括肺癌、膀胱癌、食管 / 胃食管交界癌和黑色素瘤。

（2）Opdivo 联合伊匹木单抗用于未经治疗的、不可切除的恶性胸膜间皮瘤：2020 年 10 月，百时美施贵宝公司宣布，美国 FDA 已批准 O 药（360 mg，每 3 周 1 次）联合伊匹木单抗（1 mg/kg，每 6 周 1 次）用于一线治疗不可切除的恶性胸膜间皮瘤（MPM）成年人患者。研究显示，在随访至少 22.1 个月后，O 药联合伊匹木单抗组（$n = 303$）患者的总生存期（OS）优于含铂标准化疗组（$n = 302$），双免疫治疗组的中位总生存期（mOS）为 18.1 个月，化疗组为 14.1 个月。双免疫治疗组患者 2 年生存率为 41%，而化疗组仅为 27%。

恶性胸膜间皮瘤是一种罕见的癌症，治疗选择十分有限。对于确诊时已为晚期的患者，5 年生存率仅为 10%。研究结果表明，O 药联合伊匹木单抗将成为新的一线标准治疗选择。O 药联合伊匹木单抗治疗的注意事项包括免疫介导的不良事件，分别为肺炎、结肠炎、肝炎、内分泌疾病、肾炎和肾功能不全、皮肤不良反应、脑炎及其它不良反应；输液反应；使用供体干细胞（异体移植）的干细胞移植并发症；胚胎 - 胎儿毒性；当 O 药与沙利度胺类似物和地塞米松联用时，会增加多发性骨髓瘤患者的死亡率，因此不建议在对照临床试验之外使用。使用伊匹木单抗的注意事项为：严重和致命的免疫介导不良反应、与输液相关反应、使用伊匹木单抗后发生异体造血干细胞移植的并发症、胚胎－胎儿毒性以及与欧狄沃联用的相关风险。

此前，美国 FDA 已批准 O 药联合伊匹木单抗用于转移性非小细胞肺癌（NSCLC）患者一线治疗，患者需接受 FDA 批准的 PD-L1 检测，确定其 PD-L1 表达 ≥ 1%，且无 EGFR 或 ALK 基因突变。此外，FDA 还批准了 O 药联合伊匹木单抗及有限疗程化疗用于无 EGFR 或 ALK 基因突变的转移性或复发性 NSCLC 成年人患者的一线治疗，接受该治疗的患者无论其 PD-L1 表达与否均可使用。

O 药联合伊匹木单抗是两种免疫检查点抑制剂的独特组合，具有潜在的协同作用机制，分别针对两个不同的检查点（PD-1 和 CTLA-4）以帮助消灭肿瘤细胞：伊匹木单抗帮助激活和增殖 T 细胞，而 O 药有助于现有的 T 细胞发现肿瘤。伊匹木单抗激活的某些 T 细胞可以分化为记忆 T 细胞，从而有望实现长期的免疫反应。免疫治疗也有可能会靶向正常细胞，从而导致免疫介导的不良反应。这种反应可能会很严重，甚至可能致命。

O 药联合伊匹木单抗用于治疗经组织学分型证实为不可切除的恶性胸膜间皮瘤，且在治疗开始前 14 d 内未进行过系统性治疗或姑息性放疗患者的治疗效果（$n = 605$）。该临床试验排除了患有间质性肺部疾病、活动性自身免疫疾病、临床需要进行系统性免疫抑制或活动性脑转移的患者。在该临床研究中，303 例患者随机接受 O 药（3 mg/kg，每 2 周 1 次）及伊匹木单抗（1 mg/kg，每 6 周 1 次）治疗。302 例患者随机接受顺铂（75 mg/m^2）或卡铂（AUC 5）联合培美曲塞（500 mg/m^2）治疗，每 3 周 1 次，持续 6 个周期。两组患者持续接受治疗，直至出现疾病进展或不可接受的毒性。其中，在 O 药联合伊匹木单抗组，患者的最长治疗时间为 24 个月。临床试验的主要终点为所有随机患者的总生存期（OS），其他疗效指标包括无进展生存期（PFS）、客观缓解率（ORR）和持续缓解时间（DOR），由 BICR 根据修订后的 RECIST 标准进行评估。

接受欧 O 药联合伊匹木单抗治疗的患者中有 23% 的患者因不良反应永久停止治疗，52% 的患者因不良反应至少停止 1 次治疗。另有 4.7% 的患者因不良反应永久停用伊匹木单抗。接受 O 药联合伊匹木单抗治疗的患者中有 54% 发生严重不良反应。其中，最常见的严重不良反应（≥ 2%）为肺炎、发热、腹泻、局限性肺炎、胸腔积液、呼吸困难、急性肾损伤、输液相关反应、肌肉骨骼疼痛和肺栓塞。4 例（1.3%）患者发生致命不良反应，包括局限性肺炎、急性心力衰竭、败血症和脑炎。最常见的不良反应（≥ 20%）是疲劳（43%）、肌肉骨骼疼痛（38%）、皮疹（34%）、腹泻（32%）、呼吸困难（27%）、恶心（24%）、食欲下降（24%）、咳嗽（23%）和瘙痒（21%）。O 药的中位治疗数为 12 次，伊匹木单抗的中位治疗数为 4 次。

（四）抗 PD-1 和 PD-L1 疗法在肿瘤治疗中的应用

1. 利用抗 PD-1 疗法有效治疗罕见类型的黑色素瘤　促纤维增生性黑色素瘤（desmoplastic melanoma，DM）是日光照射地区人群中最常见的一种罕见的亚型黑色素瘤，通常难以治疗，因其对化疗产生耐受性，且其缺少一些常见的可靶向作用的突变。近日，一项刊登在 *Nature* 杂志的论文，来自美国莫非特癌症研究中心（Moffitt Cancer Center）的研究者发现，DM 患者对免疫激活的抗 PD-1/

PD-L1 疗法更为敏感。

此前研究者认为，DM 的组织架构具有降低免疫细胞浸润到肿瘤区域的能力，并且限制免疫激活药物的作用效果。Eroglu 等采用 PD-1 或 PD-L1 作为靶点治疗 60 例恶性 / 转移性 DM 患者，发现其中 42 例患者对抗 PD-1/PD-L1 疗法，产生了明显的反应；大约 1/2 的患者出现了完全反应，即患者机体的肿瘤开始完全消失；其余患者也出现了部分反应，机体中肿瘤发生了明显缩小。在开始治疗后，74% 患者的存活时间超过 2 年。应该说，能达到 70% 的反应率也是迄今为止抗 PD-1/PD-L1 疗法所能达到的最高反应率，甚至高于其它类型黑色素瘤患者的治疗反应率（大约 35% 至 40% 不等）。

随后，研究者探讨这些 DM 患者为何因靶向作用 PD-1 或 PD-L1 的药物而获益。首先，发现 MD 患者机体中 DNA 的突变水平较高，而且这些突变和日光照射诱发的 DNA 损伤高度相关，NF-1 突变就是一种最常见的遗传驱动事件；同时，发现这些黑色素瘤患者机体中会预先存在特殊的免疫细胞和蛋白质，可产生抵御癌细胞的免疫反应。研究者对比 DM 患者和非 DM 患者的组织活检特性，发现前者机体肿瘤细胞中含有较高水平的 PD-L1 蛋白，还含有较高水平的 $CD8^+$ T 细胞，这些细胞对于免疫激活药物作用的有效发挥非常重要。

2. 直接分泌 PD-1 抗体的 CAR-T 细胞　2018 年 8 月 15 日消息，由美国 Eureka Therapeutics（优瑞科公司）和 MSK 共同合作，研制的载有 PD-1 抗体的嵌合抗原受体 T 细胞免疫疗法（CAR-T）细胞可治疗实体肿瘤。直接分泌 PD-1 单链抗体的 CAR-T 细胞与 PD-1 抗体联合 CAR-T 细胞治疗小鼠肿瘤的有效性对比，将检查点抑制剂直接设计到 CAR-T 细胞本身，利用 CAR-T 强大的免疫刺激功能，限制这些药物的不良反应。新设计的 CAR-T 细胞分泌一种微小的检查点阻断抗体（scFv），该抗体类似于 PD-1 抗体药物 nivolumab（O 药）和 pembrolizumab（Keytruda），已被批准用于治疗几种类型的癌症。这种抗体能够结合一种 PD-1 的蛋白质，而 PD-1 相当于 T 细胞的刹车蛋白。因此，理论上来说，释放这种制动能够使 CAR-T 细胞和周围的免疫细胞更好地对抗疾病（图 32-9）。基于此，可以根据患者的需求，建立分泌各种不同分子的 CAR-T 细胞，而不仅限于 PD-1 抗体这种药物。

一种不依赖于 Fok Ⅰ 核酸酶的基因组编辑技术 –Clustered regularly interspaced short palindrom icrepeats/associated nuclease 9（CRISPR/Cas9），该技术是由细菌或古生菌中的 CRISPR/Cas 适应性免疫系统发展而来。通过基因组编辑技术对 T 细胞进行精确的基因改造，将进一步提高 CAR-T 的治疗效果和安全性，而 CRISPR/Cas9 表现出了对 T 细胞更高效的基因修饰功能，有可能对 T 细胞进行多重基因改造以满足临床治疗的复杂需要。采用 CRISPR/Cas9 靶向敲除 T 细胞中的 PD1 基因后，可恢复 T 细胞对黑色素瘤细胞株的杀伤作用，表明这可能是一种肿瘤基因治疗的有效方式，为 CRISPR/Cas9 靶向基因改造 T 细胞进行肿瘤治疗提供了新的途径。

3. durvalumab（抗 PD-1）对转移性乳腺癌患者的功效　2021 年 2 月，法国巴黎萨克莱大学 Andre 研究小组研究者在 Nat Med 杂志发文，揭示了转移性乳腺癌患者 durvalumab 与维持化疗相比的随机 Ⅱ 期 SAFIR02-BREAST IMMUNO 试验。这项试验包涵了人类表皮生长因子受体 2（Her2）阴性转移性乳腺癌患者，在经过 6 至 8 个化疗周期后仍未取得进展。这些患者（$n = 199$）被随机分为 durvalumab 治疗组或维持化疗组。在总人群中，durvalumab 并不能改善无进展生存期（优化后风险比率（HR）：1.40，95%CI：1.00～1.96；$P = 0.047$）或整体生存率（OS；优化后 HR：0.84，95%CI：0.54 ～ 1.29；$P = 0.423$）。

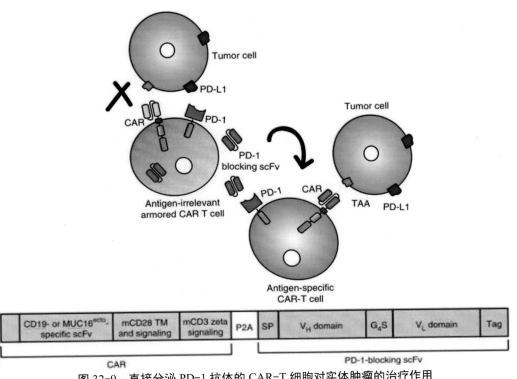

图 32-9　直接分泌 PD-1 抗体的 CAR-T 细胞对实体肿瘤的治疗作用

在一项探索性亚组分析中，durvalumab 改善了三阴性乳腺癌患者的 OS（TNBC；$n = 82$；HR：0.54，95%CI：0.30～0.97，$P = 0.0377$）。探索性分析表明，PD-L1 + TNBC（$n = 32$）患者的死亡 HR 为 0.37（95%CI：0.12～1.13），PD-L1- TNBC 患者为 0.49（95%CI：0.18～1.34，$n = 29$）。对于 TNBC 患者的探索性分析显示，durvalumab 对 CD274 增益/扩增（$n = 23$）患者的功效（OS）HR 为 0.18（95%CI：0.05～0.71；log-rank test，$P = 0.0059$）。CD274 正常/缺失（$n = 32$）患者的 HR 为 1.12（95%CI：0.42～2.99；对数秩和检验，$P = 0.8139$）。淋巴细胞（CD8、FoxP3 和 CD103 表达）浸润肿瘤和同源重组缺失不能预测患者对 durvalumab 的敏感性。由于只有 1 例患者出现种系 BRCA 突变，因此应谨慎解释这一发现。本研究为评估 TNBC 患者单药 durvalumab 治疗提供了依据。探索性分析确定 CD274 扩增是 durvalumab 敏感的潜在生物标志物。而在雌激素受体阳性和 Her2 阴性患者中，维持化疗比 durvalumab 更有效。

4. PD-L1 抗体对小鼠非小细胞肺癌的治疗效果　研究者探讨 PD-L1 抗体对小鼠非小细胞肺癌（NSCLC）的治疗效果及其可能的作用机制。采用流式细胞术（FCM）法检测小鼠肺腺癌 LLC 和 CMT167 细胞表面 PD-L1 的表达，以及小鼠脾脏中骨髓来源免疫抑制细胞（myeloid-derived immunosuppressive cell，MDSC）所占百分比。分别将小鼠肺癌 LLC 和 CMT167 细胞接种于 C57BL/6 小鼠皮下，构建小鼠肺癌皮下移植瘤模型，然后分别用抗 PD-L1 抗体和同型对照抗体治疗，观察小鼠肿瘤生长情况。结果发现，小鼠肺癌 CMT167 和 LLC 细胞中 PD-L1 明显高表达（P 均 < 0.01）。

与对照组相比，抗 PD-L1 抗体能够明显抑制小鼠肺癌 CMT167 和 LLC 细胞皮下移植瘤的生长（P 均 < 0.01），并明显减轻肺癌移植瘤的质量（$P < 0.01$）。抗 PD-L1 抗体治疗能明显减少肺癌细胞 CMT167 移植瘤小鼠脾脏中 MDSC 所占百分比（$P < 0.001$），同时明显促进移植瘤组织中 CD8$^+$T 细胞的浸润（$P < 0.001$）。抗 PD-L1 抗体治疗对移植瘤小鼠的体质量，以及肺、肝和肾等主要器官的组织结构无明显影响（图 32-10）。结果提示，抗 PD-L1 抗体治疗能够抑制小鼠 NSCLC 的 CMT167 细胞移植瘤的生长，这可能与降低小鼠脾脏中 MDSC 比例并增加肿瘤组织中 CD8$^+$T 细胞数量有关，并无严重的毒副作用。

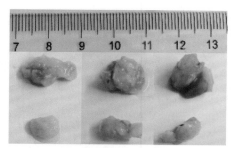

图 32-10　抗 PD-L1 抗体抑制小鼠体内 CMT167 细胞移植瘤的生长
图中，分别用抗 PD-L1 抗体（下行 3 个肿瘤）和同型对照抗体（上行 3 个肿瘤）治疗结果

5. 增强抗 PD-L1 癌症免疫疗法的治疗效率　2020 年 9 月，日本东京医科牙科大学等机构在 *Nat Cell Biol* 杂志发文，分析了 PD-L1 的乙酰化修饰、定位特性、功能和相互作用机制，发现移除这种修饰作用可能促进 PD-L1 进入细胞核，并与 DNA 相互作用，从而调节宿主机体的免疫反应。研究发现，质膜定位的 PD-L1 能通过与运输途径组分相互作用而转移到细胞核中，通过在 PD-L1 中引入一系列突变并表达不同的乙酰转移酶，PD-L1 能被细胞质内 Lys262 的特殊残基进行乙酰化修饰，利用类似的方法以及短干扰 RNA 所介导的蛋白剔除，组蛋白乙酰化酶（HDAC）能特异性地与 PD-L1 相互作用，并对其实施去乙酰化修饰作用。

包括乙酰化修饰在内的蛋白修饰作用会影响蛋白质的稳定性、二聚化作用和定位作用；然而，当降低细胞中 HDAC2 蛋白的表达时，会增加乙酰化水平，但并未观察到蛋白质稳定性或二聚化的改变。相关研究结果表明，特殊残基位点 PD-L1 的乙酰化修饰和去乙酰化作用在细胞核转运过程中起着关键作用；在细胞核中，PD-L1 能调节促炎性和免疫反应相关基因的表达，提示 PD-L1 能发挥功能，调节局部的肿瘤免疫环境，从而控制其对于免疫检查点抑制疗法的敏感性。本研究结果表明，靶向作用 PD-L1 的转位作用可能帮助增强基于 PD-1/PD-L1 阻滞的免疫疗法的治疗效率。

6. 敲除自噬基因 Rb1cc1 提高 PD-1 抗体疗效　以免疫检查点抑制剂为代表的免疫疗法为癌症治疗带来了巨大的改变，但肿瘤细胞对这类疗法的耐药性是阻碍其疗法进一步发展的巨大挑战。控制肿瘤细胞对 T 细胞杀伤敏感性的分子机制仍有待进行充分鉴定。自噬是细胞碎片被重新利用其制造新成分的过程，这种废物处理系统对正常细胞的生存非常重要。Regeneron 等研究者发现，自噬也可以保护肿瘤细胞免于免疫系统的杀伤作用。利用 CRISPR 筛选技术确定一个自噬相关基因 Rb1cc1，敲除 Rb1cc1 能使肿瘤细胞更易被 T 细胞杀死，提升小鼠中免疫检查点抑制剂的治疗效果。这项成果于 2020 年 12 月发表在 *Sci Immunol* 杂志上。

为了确定哪些基因调控肿瘤对 T 细胞杀伤的敏感性，研究者在小鼠结肠腺癌细胞中进行了全基因组 CRISPR/Cas9 筛选，发现炎性分子 TNF-α 诱导的凋亡信号传导是 T 细胞杀伤肿瘤细胞的关键信号通路。进一步的研究发现，肿瘤细胞的自噬过程保护其免受 T 细胞杀伤而导致的死亡。研究者敲除 3 个关键的自噬基因 Rb1cc1、Atg9a 和 Atg12，发现肿瘤细胞对 T 细胞的杀伤变得敏感。而且，在存在 TNF-α 阻断抗体的情况下，敲除 Rb1cc1、Atg9a 或 Atg12 对癌细胞的杀伤作用非常有限，这说明自噬的保护作用主要是通过 TNF-α 通路介导的。Rb1cc1、Atg9a 或 Atg12 的敲除也显著增加 TNF-α 诱导的细胞死亡。在乳腺癌小鼠模型中，研究者测试了自噬基因失活是否会提高肿瘤对免疫检查点抑制剂的反应性。结果表明，敲除小鼠体内的 Rb1cc1 会导致肿瘤细胞死亡增加。并且，在与 PD-1 和 CTLA-4 抗体联用后观察到小鼠体内敲除 Rb1cc1 的肿瘤完全消退，对照组肿瘤仅受到适度的生长抑制。在结肠癌小鼠模型中也观察到类似的结果。在敲除 Rb1cc1 基因的肿瘤中，TNF-α 受体的同时敲除会限制肿瘤对免疫疗法的敏感性，这表明 TNF-α 和自噬是 T 细胞杀伤癌细胞的关键因素。总的来说，这项研究揭示了自噬在癌症中的新作用，为利用自噬抑制剂提升更多患者中免疫治疗药物的疗效提供了可能。

7. 开发表达 PD-L1 抑制剂的工程溶瘤病毒　溶瘤病毒为激活肿瘤特异性 T 细胞反应提供了一种原位免疫接种方法。但是，PD-L1 在肿瘤细胞和免疫细胞表达的上调导致了肿瘤对溶瘤免疫治疗的抵抗性。2020 年 3 月，美国南加州大学的 Chen 联合美国生命测序有限公司和北京波莫纳生物技术公司 Huang 在 Nat Commun 杂志发文，利用共表达 PD-L1 抑制剂和 GM-CSF 的工程溶瘤病毒激活肿瘤新抗原特异性 T 细胞免疫反应的新方法。在该研究中，发现溶瘤病毒能够分泌 PD-L1 抑制剂，系统地结合和抑制肿瘤细胞和免疫细胞上的 PD-L1。重要的是，瘤内注射溶瘤病毒克服了 PD-L1 在启动和效应阶段的免疫抑制作用，激发了 T 细胞对来自突变的显性和亚显性新抗原表位的系统反应，并导致了对病毒注射和远处肿瘤的有效抑制。综上所述，这种工程溶瘤病毒能够激活肿瘤新抗原特异性 T 细胞反应，为癌症患者，特别是对 PD-1/PD-L1 耐药的患者，提供了一种有效的、个体化的肿瘤特异性溶瘤免疫治疗。

8. 晚期肾癌患者接受 PD-1 靶向抗体治疗期间的肿瘤和免疫重编程特征　对于晚期肾细胞癌（RCC）患者，免疫检查点阻断疗法仅能够对部分患者起到控制病情的作用，然而剩余患者产生耐受性的内在机制需要进一步探讨。2021 年 5 月，美国 Dana-Farber 癌症研究所 van Allen 等人在 Cancer Cell 杂志发文，对恶性 RCC 患者接受免疫检查点阻断治疗前后的癌细胞以及免疫细胞进行了单细胞水平的转录组学分析。结果显示，对疗法有效果的部分患者体内毒性 T 细胞表达更高水平的抑制性受体分子，巨噬细胞接受治疗后转向促炎性特征。此外，癌细胞也存在两类不同亚群，其血管生成信号以及免疫抑制类信号的表达存在明显差异。癌细胞表面标志物的变化以及免疫抑制性基因的表达上调伴随着 PBRM1 基因的突变。这些发现表明，免疫阻断治疗会影响 RCC 的微环境，并且影响癌细胞与免疫细胞之间的相互作用。

首先，研究者从 8 例患者体内采集肿瘤组织样本，其中 7 例已经发生了癌细胞的转移。在采集当天，有 5 例患者接受了免疫检查点抑制剂疗法，其中 4 例同时接受 TKI 治疗以及免疫检查点抑制剂治疗。之后，研究者将收集到的细胞进行了单细胞测序以及高通量外显子测序。所有接受免疫检查点抑制剂治疗的患者均接受了 PD-1 靶向抗体的治疗，因此认为该疗法可能会影响患者体内的免疫细胞特性。为了验证这一猜想，作者对淋巴细胞进行了聚类分析，并从中得到了 12 类不同的亚群，包括 B 细胞、浆细胞、NK 细胞、NKT 细胞、调节性 T 细胞、记忆以及效应辅助 T 细胞等。进一步发现，CD8$^+$ T 细胞可以分为 4 个不同的集合，其中 1 个亚群能够穿越细胞周期，另外一个高表达干扰素下游的 MX1 基因；剩余 2 类亚群高表达 TNFRSF9，该基因负责表达一类 4-1BB 的共刺激因子。此外，包括 PDCD1（编码 PD-1）、HAVCR2（编码 TIM-3）以及 LAG3 也有明显表达，并且在高表达 4-1BB 的细胞中上述基因的表达水平更为显著。在此基础上，发现 4-1BB-Lo CD8$^+$ T 细胞在患者接受免疫检查点阻断治疗之后展现出 GZMA 以及 FASLG 等基因的上调，意味着这些细胞具有向中末端方向分化的潜力。

在巨噬细胞方面，发现患者接受免疫检查点抑制剂治疗后，其巨噬细胞向促炎性方向（即 M1）发展，相关促炎性基因的表达水平明显上升。另一方面，对治疗有响应的患者体内肿瘤相关巨噬细胞中 VSIR、VSIG4、PD-L2 以及 SIGLEC10 等基因的表达水平明显高于无响应的患者。这些结果表明其同时存在抑制炎症反应的特性。

在癌细胞方面，经鉴定得到了 2 个不同的癌细胞亚群，它们彼此的基因表达图谱存在明显差异。其中，TP1 细胞中与细胞间黏附以及血管生成有关的基因表达明显较高，而 TP2 细胞则存在更高的糖酵解以及氧化磷酸化基因的表达水平。进一步发现，在接受免疫阻断治疗之后，TP1 细胞 nectin-2 发生明显上调，而 TP2 细胞中若干免疫抑制类基因的表达则有明显上升，这些变化将导致癌细胞更加有可能逃逸免疫细胞的杀伤；并发现，TP1 相关的基因表达与患者治疗后的存活率之间具有明显的相关性。综上所述，研究者通过系统的单细胞转录组学手段，对 RCC 患者接受免疫阻断治疗后的不同细胞类型基因表达情况进行了分析，上述结果对于将来的 RCC 相关研究以及临床治疗手段的开发提供了新的思路。

9. 共价 PD-1（FSY）表现出显著的抗肿瘤作用　2020 年 7 月，美国加州大学旧金山分校、南方医科大学和中国科学院理化技术研究所等研究者合作在 *Cell* 杂志发文，报告应用一种 PERx（proximity-enabled reactive therapeutics）的方法，产生共价蛋白药物。通过遗传密码扩展，潜在的生物反应性氨基酸氟硫酸盐 -L- 酪氨酸（FSY）被整合到人类 PD-1。只有当 PD-1 与 PD-L1 相互作用时，FSY 才会选择性与 PD-L1 的近端组氨酸反应，从而在体外和体内都能使 PD-1 与 PD-L1 不可逆地结合。当在免疫人源化小鼠体内给药时，与非共价野生型 PD-1 相比，共价 PD-1（FSY）表现出更强的抗肿瘤作用，达到了等效于或优于抗 PD-L1 抗体的治疗功效。PERx 能够提供一种通用平台技术，可用于将各种相互作用的蛋白质转化为共价结合物，从而实现针对生物学研究的特定共价蛋白质靶向，以及常规非共价蛋白质药物无法达到的治疗能力。据悉，与非共价药物相比，小分子共价药物在治疗挑战性疾病方面具有理想的治疗性能。

10. 抗 PD-L1 抗体 avelumab 显著提高晚期尿路上皮癌患者的生存率　2020 年 9 月，英国伦敦大学玛丽女王学院和巴茨癌症中心研究者在 *N Engl J Med* 杂志发文，一项Ⅲ期临床试验，一种抗 PD-L1

抗体 avelumab 的免疫治疗药物可显著提高患有最常见类型膀胱癌（即尿路上皮癌）的患者生存率，并将晚期膀胱癌的中位生存期延长 7 个月以上。来自全球 200 多个地方的 700 例患者在完成化疗后被分配到 2 个治疗组，一组仅接受定期检查（标准护理），另一组在标准护理之外接受 avelumab 治疗。

接受 avelumab 治疗后，死亡风险降低 31%，中位总生存期为 21.4 个月，而未接受该药治疗患者的中位总生存期为 14.3 个月。不良反应符合免疫治疗的预期，11% 的患者因治疗问题而停止 avelumab 治疗。这种免疫治疗，对转移性膀胱癌的一线治疗有生存优势。在英国，avelumab 的早期用药计划（EAMS）是已经从化疗中获益的膀胱癌患者的选择方案，这符合 Javelin Bladder 临床试验标准。美国食品药物管理局（FDA）已根据 Javelin Bladder 100 临床试验的结果，批准 avelumab 用于维持治疗一线含铂化疗治疗后疾病未进展的局部晚期或转移性尿路癌患者。avelumab 是一种属于免疫检查点抑制剂的免疫治疗药物，可以阻断肿瘤细胞表面的 PD-L1 蛋白的产生。

11. PD-1 抑制剂帕博利珠单抗显著改善头颈部鳞癌患者生存率　头颈癌包括口腔癌、咽癌、喉癌、鼻癌和唾液腺肿瘤等肿瘤，在所有头颈癌患者中 90% 的患者为鳞状细胞癌。早期头颈部鳞癌可以通过手术或放疗让部分患者达到根治的效果，但 70%~80% 是头颈癌患者确诊时已处于局部晚期或转移性阶段，需要药物治疗。我国每年新确诊头颈癌患者超过 13.7 万例，且晚期头颈癌由于缺乏化疗之外的其他治疗方案，治疗难度大。国家药品监督管理局（NMPA）官方网站显示，已批准默沙东 PD-1 抑制剂帕博利珠单抗（可瑞达）单药，用于一线治疗通过充分验证的检测评估 PD-L1 表达阳性（CPS ≥ 20）的转移性或不可切除的复发性头颈部鳞状细胞癌（HNSCC）患者。这一批准是基于全球多中心大型 Ⅲ 期临床试验 KEYNOTE-048 研究的总生存期数据，该研究旨在评估帕博利珠单抗单药或联合化疗一线治疗复发或转移性头颈部鳞状细胞癌患者的疗效和安全性。

研究者介绍，KEYNOTE-048 研究共纳入 882 例复发或转移性头颈部鳞癌患者，包括口腔癌、口咽癌、下咽癌和喉癌，按照 1:1:1 随机分配到帕博利珠单抗单药组、帕博利珠单抗联合化疗组和靶向联合化疗组。根据 KEYNOTE-048 研究在 2020 年欧洲肿瘤内科学会（ESMO）上公布的最新数据显示，在 PD-L1 表达阳性（CPS ≥ 20）患者中帕博利珠单抗单药对比靶向联合化疗，4 年生存率近乎提高到 3 倍，从 8% 提高到 21.6%，疗效显著优于标准方案；患者中位总生存时间从 10.8 个月延长到 14.9 个月，且降低了 39% 的疾病死亡风险，不良反应发生率大幅下降，患者耐受性更好。在出现肿瘤缓解的患者中，中位缓解持续时间长达 23.4 个月。

12. EZH2 的抑制作用是增强前列腺癌对 PD-1 CPI 反应的治疗　鉴于很少前列腺癌症患者对肿瘤免疫检查点抑制剂（CPI）治疗作出反应，前列腺癌被认为是免疫性的"冷"肿瘤。近年来，干扰素刺激基因（ISG）的丰富预示着在不同疾病位点对 CPI 的良好反应。zeste 同源物 -2（EZH2）的增强子在前列腺癌中表达过多，并被认为对 ISG 负调节。2021 年 3 月，美国研究者 Morel 等在 *Nat Cancer* 杂志发文，表明 EZH2 抑制前列腺癌模型激活了一个双链 RNA-STANG-ISG 应激反应上调基因，这些基因参与抗原表达、Th1 趋化因子信号和干扰素反应，包括依赖于激活的 PD-1。EZH2 的抑制可以显著增加激活 CD8$^+$ T 细胞的瘤内免疫细胞，即增加 M1 肿瘤相关巨噬细胞，整体逆转对 PD-1 CPI 的耐药性。本研究确定 EZH2 是一种有效的抗肿瘤免疫抑制剂，改变对 CPI 的反应性。这些数据表明，

EZH2 的抑制是增强前列腺癌对 PD-1 CPI 反应的一个治疗方向。

二、免疫检查点抑制剂联合治疗肿瘤

（一）CTLA-4 与 PD-1 或 PD-L1 抑制剂联用治疗

2007 年的一项研究显示，在患有结肠癌和黑色素瘤的实验动物联用 CTLA-4 和 PD-1 抑制剂，比单独使用其中任何一种都更有效。因此，在 2010 年的研究中，决定进行一项小范围的药物安全试验，在 53 例患有转移性黑色素瘤的受试者中，联合使用伊匹单抗和抗 PD-1 的抗体 nivolumab。在接受了最优剂量的药物治疗后，超过 50% 的受试者体内的肿瘤缩小了一半以上。与单独使用以上任一种抗体的患者相比，联用两种抗体收到了更明显的效果。

美通社 2021 年 1 月 13 日讯，苏州康宁杰瑞公司将举行 2020 年（推迟到 2021 年 1 月 28 日至 31 日举行）世界肺癌大会上公布 PD-L1/CTLA-4 双特异性单域抗体 KN046 用于晚期非小细胞肺癌（NSCLC）患者的 II 期临床研究数据，以及在罕见胸部肿瘤患者中的初步安全性和有效性数据。

在我国同济大学附属上海市肺科医院开展的 KN046-201 是一项 II 期、开放和多中心临床研究，旨在评估 KN046 在晚期 NSCLC 受试者中的有效性、安全性和耐受性。共入组 64 例既往接受过一线系统性治疗的 NSCLC 患者。结果显示，KN046 耐受性好，作为晚期 NSCLC 的二线治疗有效，显示无进展生存期（PFS）和总生存期（OS）获益：中位随访期为 13 个月，中位无进展生存期为 3.68 个月（95%CI 3.35，7.29）：sq-NSCLC 和 non-sq-NSCLC 分别为 7.29 个月（3.68，9.23）和 3.58 个月（2.46，5.52）；6 个月和 12 个月生存率分别为 85.6% 和 69.7%。与 PD-L1 抗体的历史数据相比，体现出优势。安全性方面，64 例患者中有 24 例（37.5%）经历了 ≥ 3 级的 TRAE，主要是输液反应（10.9%）、贫血（4.7%）、药物性肝损伤（3.1%）、肝功能异常（3.1%）和肺部感染（3.1%）。irAE 主要是嗜中性粒细胞计数减少（3.1%）和白细胞计数下降（3.1%）。KN046-201 的疗效和安全性数据表明其有可能成为晚期 NSCLC 患者重要的治疗选择。

在澳大利亚开展的 I 期临床研究中（KN046-AUS-001），其中入组 5 例罕见胸部肿瘤患者，包括 4 例胸腺上皮肿瘤（2 例 IV 期胸腺癌，2 例 IV 期胸腺瘤）和 1 例胸膜间皮瘤（肉瘤样变，III B 期）。治疗的中位持续时间为 22.7 周（范围：16 ~ 48 周）。KN046 在胸腺上皮肿瘤的确认疾病缓解率为 50%，确认和未确认疾病缓解率为 75%（2 例确认 PR，1 例未确认 PR），疾病控制率为 100%。5 例患者中 3 例发生了 14 例次免疫相关不良事件，大多属于 1 ~ 2 级；仅 1 例受试者发生了 2 例次 3 级治疗相关不良事件（自身免疫性肝炎和 ALT 升高）。KN046 在胸腺上皮肿瘤患者中显示出 75% 的疾病缓解率和 100% 的疾病控制率，这对胸部罕见肿瘤患者，尤其是难以手术或化疗治疗的患者意义重大。

（二）免疫检查点抑制剂和分子靶向药物的联合治疗

1. PD-L1 抑制剂联合奥拉帕尼 这种联合治疗肿瘤可能是最佳组合，二者通过不同的途径发挥抗肿瘤作用，前者抑制原癌基因 BRAF 和 MEL 而干扰肿瘤生长，后者则靶向免疫检查点 CTLA-4 和 PD-1/PD-L1 刺激 T 细胞而发挥抗肿瘤免疫反应，二者联合可以提高整体反应率、增加抗肿瘤反应间期和减少耐药性。PD-L1 抑制剂 durvalumab 联合多腺苷二磷酸核糖聚合酶（poly adenosine diphosphate-ribose polymeas，PARP）抑制剂奥拉帕尼（olaparib）或血管内皮生长因子受体抑制剂 cediranib 是安全有效的，Ⅱ期临床试验正在进行。靶向血管生成素 -2 和血管内皮生长因子 1 的治疗可以抑制肿瘤新生血管，使 T 细胞进入肿瘤促进抗肿瘤免疫反应，从而提高 PD-1 抑制剂的效果。另一方面，免疫检查点抑制剂在激活 $CD4^+$ T 细胞的同时可以诱导肿瘤血管正常化，提示免疫刺激和血管正常化之间存在相互调节作用。研究发现，肿瘤新生血管抑制剂（贝伐单抗、舒尼替尼、索拉菲尼、帕唑帕尼、西地尼布和 nintedanib）与免疫检查点抑制剂的联合可以提高卵巢癌疗效。

（1）奥拉帕尼单药疗法有望治疗早期阶段的三阴性乳腺癌（TNBC）：PARP 抑制剂（PARPi）对携带种系 BRCA1/2（gBRCA1/2）突变的乳腺癌患者的抗肿瘤疗效目前已经得到证实，尽管 PARPi 单一疗法并不能有效治疗携带野生型 BRCA1/2 的转移性三阴性乳腺癌（TNBC）患者，但研究者推测，PARPi 可针对此前并未接受过化疗的原发性 TNBC 患者有效。2021 年 2 月，挪威卑尔根大学等机构研究者在 *Ann Oncol* 杂志发文，发现奥拉帕尼单药治疗有望作为非选择的三阴性乳腺癌患者的主要治疗手段；而且，针对早期阶段乳腺癌的靶向性疗法可能为显著提高治疗成功率提供帮助。

在这项研究中，通过一项全国性的研究首次揭示了 PARP 抑制剂奥拉帕尼在治疗未携带种系突变的乳腺癌患者中的效益。在 PETREMAC Ⅱ期临床试验中，未经选择的三阴性乳腺癌患者接受了抑制剂奥拉帕尼的前期治疗。在接受治疗的 32 例患者中，18 例（56%）患者对奥拉帕尼单药治疗有效，表现为机体肿瘤消退；最重要的是，18 例应答者中有 16 例机体中都表现出了特殊的分子标志物（基因突变或所谓的表观遗传学修饰），能帮助预测参与 DNA 修复过程中基因的效益情况，而 14 例无应答者中仅有 4 例出现这种情况。相关研究发现，能帮助识别出因 PARP 抑制而获益的单个肿瘤，参与者中有 5 例患者携带有种系突变，即在本研究前可能会利用 PARP 抑制剂进行治疗的患者。

然而，在未携带这种种系突变的患者中（即通常会被排除在 PARP 抑制剂治疗之外的患者），54%（14/26）的患者对治疗有反应；此外，在这 14 例患者中，根据对肿瘤组织中影响 DNA 修复的突变或外显突变的分析，能够提前确定 12 例患者会产生一定的治疗反应。研究者认为，PARP 抑制剂可能对不携带种系突变的癌症患者没有作用；而患者对疗法的反应和肿瘤组织中易于检测到的分子标志物之间存在很强的关联性。综上，除了种系同源重组突变外，奥拉帕尼疗法在治疗携带同源重组缺陷的三阴性乳腺癌中能够产生较高的临床应答率。本研究结果发现，在晚期乳腺癌治疗中并无治疗效益的疗法，可能具有潜在治疗早期阶段的乳腺癌。

（2）奥拉帕尼治疗早期 BRCA 突变相关的乳腺癌患者：2021 年 6 月，英国癌症研究院等机构研究者在 *N Engl J Med* 杂志发文，一种能阻断癌细胞修复其 DNA 的药物，即 PARP 抑制剂奥拉帕尼，能改善遗传性 BRCA 突变且高风险的早期乳腺癌患者的预后。研究者从 23 个国家的 420 个中心招募了 1836 例参与者进行研究，作为一项随机双盲 3 期临床试验，当患者在完成诸如化疗、外科手术和放疗等标准化治疗后的 52 周内，奥拉帕尼药物能明显改善患者侵袭性和远端无病的生存率。

这些参与者是从 2014 年 6 月至 2019 年 5 月期间招募的，同意参与该项临床试验的患者被随机分配到接受奥拉帕尼治疗组或安慰剂组。在开始使用奥拉帕尼治疗的 3 年后，85.9% 的患者都存活下来，而且未出现癌症复发、侵袭浸润性乳腺癌以及二次癌症的发生。而接受安慰剂组的患者的比例则为 77.1%。在同一时间范围内，接受奥拉帕尼的患者中有 87.5% 得以生存，并未出现远端的疾病转移，而对照组的比例则为 80.4%。与安慰机组相比，奥拉帕尼组的参与者死亡例数减少了 27 例。目前，可以肯定的是，种系 BRCA1 和 BRCA2 测序正在成为选择早期乳腺癌系统性治疗的一个重要的生物标志物。

综上，在高风险且 Her2 阴性的早期乳腺癌和种系 BRCA1 和 BRCA2 致病或可能致病突变的患者中，相比安慰剂治疗，当完成了局部治疗和新型辅助或辅助化疗后，辅助性的奥拉帕尼疗法与患者无浸润性或无远端疾病的生存期延长明显相关，而且奥拉帕尼对患者所报告的整体生活质量的影响非常有限。

（3）对 PARP 抑制剂进行修饰而提高其杀伤癌细胞的能力：2020 年 4 月，加拿大蒙特利尔大学研究者在 *Science* 杂志发文，报告了 PARP 抑制剂的抗癌药物关键结构和生化差异。这些显著的结构差异伴随着 PARP 抑制剂杀死癌细胞的差异能力。此外，研究者利用在结构和生化方面的研究见解，对现有的一种 PARP 抑制剂进行了修饰，从而提高其杀伤癌细胞的能力。这种对 PARP 抑制剂分子进行修饰的原理在癌症治疗之外也有应用。PARP 抑制剂能够靶向 PARP–1 酶，后者参与了 DNA 断裂的损伤修复（DNA 断裂是一种慢性的基因组损伤形式，需要不断地监控和修复，以维持细胞的存活）。PARP–1 有两个主要活性：与 DNA 断裂结合及产生一种聚 ADP– 核糖 [poly(ADP–ribose)] 的分子。PARP 抑制剂能与 PARP–1 的同一区域结合，阻止 PARP–1 生成 poly(ADP– 核糖)，这种活性干扰了 PARP–1 对 DNA 损伤修复的影响。在健康细胞中，失去 PARP–1 对 DNA 修复的帮助并不会对细胞存活有明显影响。但是，DNA 修复机制发生变异的癌细胞，如缺乏修复蛋白 BRCA1 或 BRCA2 的癌细胞，对 PARP–1 产生了依赖性，从而会被 PARP 抑制剂选择性地杀死。

研究发现，一些 PARP 抑制剂实际上减少了 PARP–1 与受损 DNA 的相互作用，如 PARP 抑制剂之一 veliparib 减少了 PARP–1 与 DNA 的结合，与其他 PARP 抑制剂相比，其杀伤癌细胞的效果很差。因此，veliparib 是通过削弱 PARP–1 与 DNA 的相互作用而对抗 PARP–1 的"诱捕"过程。这一结果提供了关键线索：通过比较 veliparib 与临床上能有效"捕获"DNA 上的 PARP–1 的 PARP 抑制剂结构，能够找出结构上的差异，解释了 PARP–1 抑制剂与 DNA 相互作用的能力差异。利用 veliparib 作为参比分子，设计出一种新的 PARP 抑制剂，这种新的 PARP 抑制剂表现出增加 PARP–1 与 DNA 相互作用的能力，而且这种新的 PARP 抑制剂相对于 veliparib 表现出了更大的癌细胞杀伤力，与生化和结构研究和细胞杀伤实验中观察到的行为是一致的。

（4）奥拉帕尼治疗转移性去势耐药前列腺癌疗效显著：2020 年 4 月，英国癌症研究所和皇家马斯登医院 de Bono 课题组在 *N Engl J Med* 杂志发文，探讨了奥拉帕尼治疗转移性去势耐药前列腺癌的疗效。DNA 修复包括同源重组修复中涉及基因的多个功能丧失改变，与前列腺癌和其他癌症患者对 PARP 抑制剂的反应有关。

该课题组进行了一项随机、开放标签的 3 期临床试验，评估了 PARP 抑制剂奥拉帕尼治疗转移性去势耐药前列腺癌患者的效果，这些患者接受新激素（如恩杂鲁胺或阿比特龙）治疗后疾病进展。所有男性在预先指定的基因中均发生改变，直接或间接影响了同源重组修复。队列 A（245 例患者）的 BRCA1、BRCA2 或 ATM 中至少有 1 个改变；队列 B（142 例患者）在其他 12 种预先指定的基因中至少有 1 个改变，这些基因均从肿瘤组织中确定。患者按 2 ∶ 1 随机分配，分别接受奥拉帕尼或医师选择的恩杂鲁胺或阿比特龙（对照组）进行治疗。

在队列 A 中，奥拉帕尼组基于影像学的中位无进展生存期为 7.4 个月，显著长于对照组（3.6 个月），在确定的客观缓解率和疼痛进展时间方面也有明显优势。队列 A 中奥拉帕尼组的中位总生存期为 18.5 个月，而对照组为 15.1 个月；对照组中疾病进展的患者有 81% 交叉接受奥拉帕尼治疗。对于总人群中（队列 A 和 B）基于影像学的无进展生存期，奥拉帕尼组的患者获益亦显著优于对照组。奥拉帕尼组的主要毒副作用是贫血和恶心。总之，对于患有转移性去势耐药前列腺癌的男性患者，接受恩杂鲁胺或阿比特龙治疗后疾病进展，且基因改变影响了同源重组修复，与恩杂鲁胺或阿比特龙治疗相比，奥拉帕尼治疗可显著延长无进展生存期，提高缓解率，患者临床获益。

2. MEK 抑制剂 cobimetinib 联合 atezolizumab 治疗延长胆道癌患者生存期　2020 年 5 月，美国约翰·霍普金斯金梅尔癌症中心与美国国家癌症研究所和 23 个美国癌症中心合作的研究成果进行报道，一项随机、多中心 atezolizumab 联合 MEK 抑制剂 cobimetinib 的联合免疫治疗和靶向治疗研究改善了一些罕见和致命类型的胆道癌（BTC）。这项研究包括 86 例晚期 BTC 患者。参与者年龄在 44 ~ 86 岁之间，62%（48 例）是女性，可以接受 1 ~ 2 次治疗。患者随机接受抗 PD-1 抗体 atezolizumab 免疫治疗（单治疗组）或 MEK 抑制剂 cobimetinib 联合 atezolizumab 治疗（联合治疗组）。在参与研究的患者中，77 例完成了至少 1 剂治疗（单治疗组 39 例，联合治疗组 38 例）。联合治疗组的无进展生存期几乎是单治疗组的 2 倍（111 d vs 57 d）。无进展生存期的差异符合研究的主要终点，具有统计学意义。

cobimetinib 阻断 MEK，MEK 是已知在 BTC 中过度活跃的信号通路的一部分。虽然阻断 MEK 的药物单独用于 BTC 时疗效不佳，但可以改变肿瘤环境，使其更有利于免疫治疗。先前的研究发现，cobimetinib 和抗 PD-L1 免疫治疗的两种药物组合可以协同作用，增强疗效。联合用药的不良反应是可控的，包括恶心、呕吐、皮疹、血细胞和血小板计数降低。没有与治疗相关的死亡，但是 12 例患者（4 例接受单独的 atezolizumab 单抗治疗，8 例接受联合治疗）由于各种不良反应而停止治疗。疾病控制率，即阻止肿瘤生长和进展的能力，在联合治疗组中为 14/31（45.2%），在单一治疗组中为 11/34（32.4%）。2 例接受联合治疗的患者在研究开始后超过 15 个月仍留在研究中。与 atezolizumab 相比，联合使用 cobimetinib 和 atezolizumab 达到其主要终点，显著延长了无进展生存期。这种结合值得进一步的临床研究。

3. YAP 抑制剂联合 PD-1 抗体或肿瘤疫苗　这种联合治疗可显著增强免疫治疗效果。Yes 相关蛋白 YAP 能够调节器官发育，近期研究表明其与肿瘤的发生发展也相关，在卵巢癌、肺癌、肝癌、结肠直肠癌以及前列腺癌等多种癌症中显著高表达，YAP 通过影响微环境而促进肿瘤的进展。江苏省人民医院肝脏移植中心主任王学浩和美国约翰霍普金斯大学的一项合作研究证实，YAP 在调节性 T 细胞（Treg）中特异性高表达，并且与 Treg 细胞关键转录蛋白 Foxp3 的表达以及 Treg 细胞免疫抑制功能密切相关。YAP 缺失可导致 Foxp3 表达降低和 Treg 细胞功能减弱，抑制 Treg 细胞依赖的肿瘤免疫。

其中，Foxp3 的上调有助于维持 Treg 细胞表型和功能的基因表达，下调可直接导致 Treg 细胞型和功能缺失。基于 YAP 与 Treg 细胞的这种关系，研究结果表明，通过阻断 YAP 能够减弱 Treg 依赖的免疫抑制效应，同时产生强大的肿瘤特异性 T 细胞免疫效应。研究者还发现，阻断 YAP 或其控制下的信号通路，还能够增强免疫检查点抑制剂（抗 PD-1 抗体）和癌症疫苗（GM-vaccine）的作用，产生更强的抗肿瘤活性。而且，这种靶向 YAP 的治疗方法对小鼠的多种癌症类型均有效。

4. atezolizumab + vemurafenib + cobimetinib 联合用药治疗黑色素瘤 2020 年 6 月，德国汉诺威医学院 Gutzmer 团队在 Lancet 杂志发文，分析了 atezolizumab + vemurafenib + cobimetinib 一线治疗不可切除的 BRAF V600 突变阳性黑色素瘤的效果。IMspire150 研究项目旨在评估一线联合应用BRAF + MEK 抑制剂和免疫检查点抑制剂治疗 BRAF V600 突变阳性晚期或转移性黑色素瘤的效果。IMspire150 是一项随机、双盲和安慰剂对照的 3 期临床研究，在 20 个国家 / 地区的 112 个研究所进行。2017 年 1 月 13 日至 2018 年 4 月 26 日，研究组招募了 514 例无法切除的Ⅲc ~ Ⅳ期、BRAF V600 突变阳性的黑色素瘤患者，将其按 1 ∶ 1 随机分组，其中 256 例接受 atezolizumab + vemurafenib + cobimetinib 治疗（atezolizumab 组），258 例接受安慰剂 + vemurafenib + cobimetinib 治疗（对照组），每 4 周 1 个疗程。在第 1 个疗程中，所有患者仅接受 vemurafenib + cobimetinib 治疗；从第 2 周期开始添加 atezolizumab 或安慰剂。

本研究的中位随访 18.9 个月后，atezolizumab 组中评估的无进展生存期为 18.9 个月，显著长于对照组（10.6 个月）。atezolizumab 组和对照组的常见治疗相关不良事件发生率超过 30%，其中 atezolizumab 组血肌酐磷酸激酶升高、腹泻、皮疹、关节痛、发热、丙氨酸转氨酶增加和脂肪酶增加的发生率分别为 51.3%、42.2%、40.9%、39.1%、38.7%、33.9% 和 32.2%，对照组则分别为 44.8%、46.6%、40.9%、28.1%、26.0%、22.8% 和 27.4%。atezolizumab 组中 13% 的患者和对照组中 16% 的患者因不良事件而停止了所有治疗。总之，atezolizumab + vemurafenib + cobimetinib 治疗 BRAF V600 突变阳性晚期黑色素瘤患者安全耐受，且显著延长了无进展生存期。

5. 联合阻断 VEGF 治疗效果

（1）联合阻断 VEGF 和 PD-L1 可增强肺癌治疗效果：小细胞肺癌是肺部肿瘤的重要组成部分，具有恶性程度高、倍增时间短及转移早而广泛等特点，虽然对化疗等方法敏感但极易发生耐药和复发，并且这种疾病常在发展到晚期才被诊断出来，患者的生存受到严重威胁。在过去几十年里，对小细胞肺癌发生的分子机制研究较多，证实存在多种基因参与小细胞肺癌的发生。如何提高对小细胞肺癌的治疗效果成为一个难题最近。德国的研究者发现了一种联合靶向疗法能够达到提高治疗效果的目的。在这项研究中，发现在小细胞肺癌的小鼠模型中，抗 VEGF 和抗 PD-L1 靶向药物联合使用比单独使用抗 PD-L1 和抗 VEGF 药物具有更好的效果。接受抗 PD-L1 药物单独治疗的小鼠在治疗后 3 周出现复发，这些小鼠还伴随着肿瘤相关 PD-1/TIM-3 双阳性 T 细胞表型。因阻断 PD-L1 而出现的 T 细胞表型在给予抗 VEGF 靶向治疗后得到减弱。研究者进一步证实，对抗 PD-L1 治疗产生适应性抵抗的小细胞肺癌患者的外周血单核细胞中存在类似的 TIM-3 阳性 T 细胞表型。研究者发现，VEGF-A 能够增强 T 细胞上抑制性受体 TIM-3 的共表达，表明在对小细胞肺癌患者进行抗 PD-1 靶向治疗过程中

VEGF 发挥了免疫抑制作用。

（2）PD-1 单抗和抗 VEGF 单抗联合治疗晚期肝癌：2021 年 6 月，复旦大学附属中山医院樊嘉牵头的研究团队在 *Lancet Oncol* 杂志发文，PD-1 单克隆抗体联合抗 VEGF 单克隆抗体治疗肝癌，采用的两款国家重大新药创制专项成果，即信迪利单抗注射液与贝伐珠单抗注射液进行联合治疗，在晚期肝癌患者开展一线治疗的随机、对照和开放多中心 Ⅱ / Ⅲ 期关键临床研究。

研究显示，截至 2020 年 8 月 15 日，两组中位随访时间均为 10 个月。相比传统标准靶向药物治疗，该联合治疗方案的中位总生存期（OS）尚未达到（传统标准靶向药物治疗 10.4 个月），死亡风险降低 43%；中位无进展生存期（PFS）为 4.6 个月（传统标准靶向药物治疗为 2.8 个月），疾病进展风险降低 44%。其中，信迪利单抗的中位治疗持续时间是 7.0 个月，贝伐珠单抗是 6.6 个月，而靶向治疗仅为 3.5 个月。这表明，免疫联合组患者的依从性更好，更能够耐受持续治疗。贝伐珠单抗则属于血管生成抑制剂，除了具有既定的抗血管生成作用，还可以通过抑制 VEGF 相关的免疫抑制、促进免疫细胞对肿瘤抗原的反应，进一步增强信迪利单抗恢复机体抗癌免疫的能力。

6. 免疫检查点抑制剂联合 EGFR 抑制剂治疗　免疫检查点抑制剂发挥抗肿瘤效应依赖细胞毒性 T 淋巴细胞（CTL），而后者的激活依赖肿瘤特异性抗原。肿瘤靶向药物裂解肿瘤细胞后，造成大量肿瘤特异性抗原暴露，这些抗原可激活 T 细胞成为效应 T 细胞。因此，二者联用有增加疗效的可能性，一直以来是临床和基础研究探讨的热点。免疫检查点抑制剂联合 EGFR 抑制剂，尽管 EGFR 突变阳性非小细胞肺癌（NSCLC）患者受益于表皮生长因子受体 - 酪氨酸激酶抑制剂（EGFR-TKI）药物，但耐药性难以避免。早期动物实验显示，抗 PD-1/PD-L1 抗体可显著改善 EGFR 突变腺癌小鼠的生存时间。然而，临床试验却显示了相反结果，EGFR 突变阳性 NSCLC 对抗 PD-1/PD-L1 抗体的治疗敏感性较野生型更差。研究者对这一相悖现象分析后发现，EGFR 突变肿瘤组织中 TIL 数量、PD-L1 表达水平及肿瘤突变负荷（TMB）均显著低于野生型。有研究表明，TIL 数量、PD-L1 和 TMB 水平是预测抗 PD-1/PD-L1 抗体疗效的生物标志物。因此，EGFR 突变阳性可能对 NSCLC 患者 PD-1/PD-L1 抗体治疗缺乏敏感性。

7. PRMT5 抑制剂与抗 PD-1 疗法组合治疗肿瘤　2020 年 7 月，美国佛罗里达 Sanford Burnham Prebys 医学发现研究所等机构在 *Sci Transl Med* 杂志发文，揭示了 PRMT5 抑制剂在促进无反应黑色素瘤对免疫检查点疗法敏感上的治疗潜力。PRMT5 抑制剂目前用于肿瘤学的临床试验研究中，为评估对免疫检查点疗法没有反应的肿瘤上的效果提供了证据。PRMT5 能通过控制两种免疫信号通路，促进肿瘤躲避免疫系统的攻击，抑制 PRMT5 的功能能够增强抗原的呈递和先天性免疫力的激活。

免疫疗法仅对大约 40% 的晚期黑色素瘤患者有效。为此，研究者利用黑色素瘤小鼠模型进行研究发现，将 PRMT5 抑制剂与抗 PD-1 疗法结合后能将无反应的"冷"肿瘤转化为"热"肿瘤。结果发现，当接受 PRMT5 抑制剂治疗后，正常情况下无法对 PD-1 疗法产生反应的小鼠的存活时间更长，而且其体内肿瘤尺寸更小，这可能是因为小鼠体内攻击肿瘤的免疫系统的功能增强所致。

（三）疫苗、抗体、病毒和细胞等与免疫检查点抑制剂联合治疗

1. 免疫检查点抑制剂联合 DNA 疫苗治疗　MEDI0457 是一种 DNA 疫苗，由靶向 HPV-16、18 型 E6/E7 抗原的合成质粒与编码分子佐剂的重组 IL-12 构成。在 I / II a 期头颈部鳞癌临床试验中，该疫苗可诱发特异性 CD8$^+$ T 细胞免疫应答，增强免疫检查点抑制剂（ICI）疗效。而且，耐受性好，仅有注射部位的手臂疼痛，无任何严重不良反应。pTVGHP 疫苗是一种针对生化复发型前列腺癌患者的 DNA 疫苗。初期研究显示，尽管该疫苗可诱导 PAP 特异性 Th1 型细胞反应，但前列腺特异性抗原（PSA）水平却无下降，其原因可能与 CD8$^+$ T 细胞表面 PD-1 表达水平过高有关。由此，研究者开展了该疫苗联合抗 PD-1 抗体治疗转移性去势抵抗性前列腺癌患者的临床试验，结果显示有 62% 的患者血清 PSA 水平下降。

2. 免疫检查点抑制剂与溶瘤病毒联合治疗　溶瘤病毒是自然产生或经人工改造后可选择性在癌细胞中繁殖，继而裂解癌细胞的一类病毒，包括腺病毒、单纯疱疹病毒、呼肠孤病毒和牛痘病毒等。溶瘤病毒具有较强的自我复制能力，对肿瘤原发灶及转移灶均有治疗作用。近几年，有关溶瘤病毒与免疫检查点抑制剂联合治疗实体瘤的临床试验日益增多，其有效性和安全性得以证实。

talimogene laherparepvec（T-VEC）是美国 FDA 批准的首个应用于临床的溶瘤病毒。在抗 CTLA-4 抗体与 T-VEC 联合治疗初诊 III B ～ IV 期恶性黑色素瘤的 1 期临床试验中，其客观缓解率（objective response rate，ORR）达 50%。在 II 期临床试验中，联合治疗 ORR 为 39%，显著高于抗 CTLA-4 抗体单药治疗（18%）。联合治疗方案使远处内脏转移缩瘤率达 53%，而单药仅有 23%。不良反应方面，联合治疗和单药治疗相似。抗 PD-1 抗体联合 TVEC 治疗晚期恶性黑色素瘤的 I 期临床试验也显示出较好的疗效，其完全缓解率达 33%。免疫学分析显示，对于治疗前缺乏浸润淋巴细胞的肿瘤也可产生一定疗效，增加对抗 PD-1 抗体治疗的敏感性。T-VEC 联合抗 PD-1 抗体与单药抗 PD-1 抗体导致的相关不良反应无较大差别，均在可控范围内。

3. TIGIT 抗体与免疫检查点抑制剂等联用

（1）TIGIT 抗体作用机制：TIGIT（T cell immunoreceptor with Ig and ITIM domain，也称 WUCAM、Vstm3 和 VSIG9）是脊髓灰质炎病毒受体（PVR）/nectin 家族的成员，由细胞外免疫球蛋白可变区（IgV）结构域、1 型跨膜结构域及具有经典免疫受体酪氨酸抑制基序（ITIM）和免疫球蛋白酪氨酸尾（ITT）基序的细胞内结构域组成。

TIGIT 一般在淋巴细胞中表达，特别是在活化的 CD8$^+$ T 和 CD4$^+$ T 细胞、自然杀伤（NK）细胞、调节性 T 细胞（Treg）和滤泡辅助性 T 细胞表达。TIGIT 参与一个复杂的调控网络，有一个竞争性共刺激受体（DNAM-1/CD226）和多个配体 [如 CD155（PVR/NECL-5）和 CD112（Nectin-2/PVRL2）]。其中，CD155 是 TIGIT 的高亲和力配体，TIGIT 可与 DNAM-1 竞争性结合 CD155；肿瘤表面高表达的 CD155 一旦与 NK 和 T 细胞表面的 TIGIT 结合，NK 和 T 细胞对肿瘤细胞的杀伤作用就会被抑制。当然，CD112 也可与 TIGIT 结合，不过亲和力弱得多。总之，若能够阻断 TIGIT 与 CD155 的结合，将阻断该通路的免疫抑制功能；与此同时，DNAM-1 将竞争性地与 CD155 结合反而

激活免疫活化通路，这就是 TIGIT 抗体产生的理论基础。

（2）与免疫检查点抑制剂联合应用：2009 年，罗氏子公司基因泰克团队发文，第一次揭示了 TIGIT。直到 2016 年，罗氏公司开始对该靶点药物 TIGIT 抗体 tiragolumab 进行 1 期临床试验，2020 年该药物已进展到多个适应症的 3 期临床阶段。在 ASCO 2020 年会议上，罗氏公司公布了 tiragolumab 联合抗 PD-L1 单抗阿替利珠单抗治疗非小细胞肺癌（CITYSCAPE 研究）的最新临床数据。从数据中可以看出，TIGIT 抗体联合 PD-L1 抗体的疗效相较 PD-L1 单抗单药有了长足的提升。CITYSCAPE 研究是一项前瞻性、随机、双盲和安慰剂对照的 2 期临床试验，纳入未经化疗、PD-L1 阳性、伴有局部晚期或明确病变转移、ECOG PS 评分 0～1 及没有 EGFR 或 ALK 突变的 NSCLC 患者。患者入组后按照 1：1 随机分入 tiragolumab 联合阿替利珠单抗或安慰剂联合阿替利珠单抗组。截止至 2019 年 6 月 30 日，中位随访时间为 5.9 个月。研究结果显示，TIGIT 抗体联合 PD-L1 抗体组的客观缓解率（ORR）达 31.3%，而阿替利珠单抗仅有 16.2%，并且 TIGIT 抗体联合 PD-L1 抗体组在 PD-L1 高表达的患者亚组中，ORR 达到了 55.2%。而这两组的中位无进展生存期分别是 5.4 个月和 3.6 个月。

安全性方面，tiragolumab 联合阿替利珠单抗与阿替利单抗单药组的不良事件发生率相近。联合疗法中与治疗相关的不良事件（TRAE）发生率为 80.6%，单药组为 72%。其中，3 级以上的 TRAE 分别占 14.9% 和 19.1%，说明药物联用并没有给患者造成额外的不良反应负担。通过该研究可以发现，与 PD-L1 单抗阿替利珠单药相比，tiragolumab 联合阿替利珠单抗可以显著改善 ORR 和 PFS，具有临床意义，同时 TIGIT 抗体 tiragolumab 的引入也没有带来安全性方面的问题。该研究的数据可以说是对 TIGIT 抗体联合 PD-1/PD-L1 抗体联合疗法有效性和安全性的强有力的支持。

目前，罗氏已针对 tiragolumab 开展了多个适应症的研究，包括非小细胞肺癌（联合 PD-L1 抗体阿替利珠单抗）、肝癌（联合阿替利珠单抗与贝伐珠单抗）、食管癌（联合阿替利珠单抗与化疗）及小细胞肺癌（联合阿替利珠单抗与化疗）等已进入Ⅲ期临床阶段。此外，诸如多发性骨髓瘤（联合 daratumumab）、淋巴瘤（联合利妥昔单抗）、三阴乳腺癌（联合阿替利珠单抗与化疗）和宫颈癌（联合阿替利珠单抗）等适应症布局也在稳步推进中。从罗氏对 tiragolumab 的临床应用来看，TIGIT 抗体单药治疗效果可能有限，在临床使用上 TIGIT 抗体与 PD-1/PD-L1 单抗联合使用疗效更佳。同时，CITYSCAPE 的研究研究数据也进一步证实两药联合相对 PD-L1 单抗单药效果更好。除此之外，罗氏也在探索 TIGIT 抗体联合 PD-L1 单抗再联合化疗的方案，并有相应适应症进入Ⅲ期临床阶段。

4. 免疫检查点抑制剂联合 CAR-T 细胞治疗　据报道，首例接受免疫检查点抑制剂联合 CAR-T 细胞治疗的是 1 例难治性弥漫性大 B 细胞淋巴瘤患者。该患者一线治疗失败后接受 CD19 CAR-T 细胞治疗，治疗后病情进展，但之后给予抗 PD-1 抗体治疗，病情得到缓解。该病例提示，PD-L1/PD-1 通路在 CAR-T 细胞治疗中发挥重要作用，对于已经对 CAR-T 细胞产生耐药的肿瘤，应用 PD-1 抑制剂可增加疗效。目前，研究者正在开展临床试验，以进一步评价 CAR-T 细胞与抗 PD-1/PD-L1 抗体联用的疗效。此外，对 CAR-T 细胞进行改造，使其表达抗 PD-1 单链抗体，经改造后的 CAR-T 细胞抗肿瘤疗效甚至优于 CAR-T 细胞联合抗 PD-1/PD-L1 抗体的疗效。有研究指出，抗 PD-L1 抗体可阻断髓样抑制性细胞（MDSC）PD-L1 表达，CAR-T 细胞、抗 PD-L1 抗体和 MDSC 删除性抗体三者联用具有显著的抗肿瘤效应。

5. 纳米颗粒与检查点抑制剂联合攻击肿瘤　2020 年 6 月，美国麻省理工学院研究者在 *Proc Natl Acad Sci USA* 杂志发文，用现有的检查点抑制剂和新的纳米颗粒治疗小鼠，进一步刺激免疫系统，比单独使用检查点抑制剂更有效。研究者尝试的一类药物是免疫系统识别外来物的 DNA 或 RNA 的寡核苷酸特异性序列。将寡核苷酸包装在肿瘤穿透肽中，这些穿透肽是传递 RNA 而抑制癌变基因。这些多肽可以与癌细胞表面的蛋白质相互作用，专门针对肿瘤。这些肽还包括正电荷部分，一旦到达肿瘤，能穿透细胞膜。研究者使用的寡核苷酸包含一种特定的 DNA 序列，这种序列通常在细菌中出现，但在人类细胞中不存在，因此人类免疫系统可以识别它并做出反应。这些寡核苷酸特异性地激活 Toll 样受体的免疫细胞受体，可以检测微生物入侵。在制造出纳米颗粒之后，研究者在几种不同的癌症小鼠模型中对其进行了测试，分别对寡核苷酸纳米颗粒、检查点抑制剂以及两种治疗方法的联合进行了测试。

当这些颗粒和检查点抑制剂抗体结合时，发现与单独使用颗粒或者单独使用检查点抑制剂相比，抗癌反应有了很大的改善。当用纳米颗粒和检查点抑制剂联合治疗这些小鼠时，可以阻止癌症恶化。研究者在小鼠体内植入了 2 个肿瘤，分别在身体两侧，给小鼠全身注射检查点抑制剂，但只在 1 个肿瘤中注射纳米颗粒，一旦治疗组合激活了 T 细胞，也可以攻击第 2 个肿瘤。

6. MAO-A 抑制剂和 PD-1 抑制剂联用发挥协同抗肿瘤的作用　2021 年 6 月，加利福尼亚大学洛杉矶分校 Yang 研究团队在 *Sci Immunol* 杂志发文，报道一个潜在的免疫检查点单胺氧化酶 A（MAO-A），发现肿瘤浸润性 T 细胞的活性和细胞中 Maoa 基因的表达相关。MAO-A 抑制剂可以通过上调肿瘤浸润性 T 细胞的五羟色胺（5-HT）自分泌通路，活化 $CD8^+$ T 细胞，显著抑制肿瘤生长。此外，MAO-A 抑制剂还可以和 PD-1 抑制剂联用发挥协同抗肿瘤的作用。

5-HT 广泛分布于中枢和外周神经系统，参与调节人体多种生理功能。在大脑中，5-HT 是调控记忆、认知、情感和学习的重要神经递质；与此同时，5-HT 还可以调节多种肿瘤细胞的增殖和转移。有研究发现，$CD8^+$ T 细胞还可以合成 5-HT，通过结合其表面的 5-HT 受体而增强自身活性。因此，5-HT 在肿瘤和免疫中的广泛作用为临床肿瘤治疗提供了潜在的药物治疗靶点（图 32-11）。研究者着眼于 5-HT 的降解酶 MAO-A，试图揭开 MAO-A 在肿瘤免疫细胞中的调控作用。

研究者首先在 B16-OVA 黑色素瘤 C57BL/6J 小鼠中分离肿瘤浸润性免疫细胞（TII），发现 Maoa 基因的异常高表达，且这类 T 细胞中 Maoa 表达水平也高于荷瘤小鼠脾脏免疫细胞中的表达水平，说明 Maoa 的表达与肿瘤免疫存在某种联系。在 Maoa 敲除（Maoa-KO）的 MC38 结肠癌小鼠模型或 B16-OVA 黑色素瘤小鼠模型中，其肿瘤体积均显著小于野生型（Maoa-WT）小鼠，说明 Maoa 的表达还与肿瘤细胞增殖相关。

为了进一步探索 Maoa 与肿瘤浸润性 $CD8^+$ T 细胞的关系，研究者对从荷瘤小鼠中分离的 T 细胞进行单细胞 RNA 测序，发现相较于 Maoa-WT 小鼠，Maoa-KO 小鼠中"无能"的耗竭性 T 细胞占比较少，而活跃的效应 T 细胞占比较多，表明 MAO-A 能调节 $CD8^+$ T 细胞的抗肿瘤免疫作用。更有意思的是，在比较了不同亚型肿瘤浸润性 CD8$^+$ T 细胞中 Maoa mRNA 的表达水平后，发现共表达多种免疫检查点（PD-1、Tim-3 及 LAG-3）的耗竭性 T 细胞中 Maoa 含量较多，而且 T 细胞被耗竭的程度越高，其 Maoa 的含量也越多。这些结果证实，Maoa 与 CD8$^+$ T 细胞介导的抗肿瘤免疫效应密切相关。

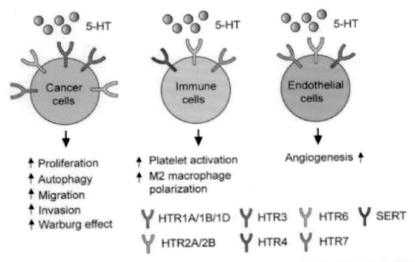

图 32-11　5-HT 在肿瘤和免疫中的广泛作用为临床肿瘤治疗提供了潜在的治疗靶点

研究者用 CD3 抗体模拟肿瘤抗原对 T 细胞的激活作用，发现经 CD3 抗体处理后，Maoa-WT CD8$^+$ T 细胞中控制 5-HT 合成的 Tph1 和控制 5-HT 代谢的 Maoa 表达都显著增强，提示肿瘤抗原对 T 细胞的激活可促进 CD8$^+$ T 细胞中 5-HT 的合成和代谢活动。值得注意的是，由于细胞中缺失代谢 5-HT 的 MAO-A，Maoa-KO CD8$^+$ T 细胞在被 CD3 抗体激活后，5-HT 的浓度显著高于 Maoa-WT。同时，Maoa-KO CD8$^+$ T 细胞表现出活化增强，细胞增殖水平升高，IL-2、IFN-γ 和颗粒酶 B（granzyme B）的表达均较 Maoa-WT 显著提高。如果在 Maoa-KO 的 T 细胞中过表达 Maoa，上述 CD8$^+$ T 细胞过度激活的表现又可以被显著抑制。因此，当 T 细胞识别肿瘤抗原被激活时，细胞中 MAO-A 表达会被诱导升高，而过多的 MAO-A 又能反向抑制 T 细胞的活性，说明 MAO-A 是肿瘤浸润性 T 细胞中的一个免疫检查点，可以通过负反馈调节 T 细胞自身活性。

研究者分别用非选择性 MAO 抑制剂苯乙肼、可逆性 MAO-A 抑制剂吗氯贝胺和不可逆性 MAO-A 抑制剂氯吉林处理被 CD3 抗体激活的 Maoa-WT CD8$^+$ T 细胞，发现处理过的 T 细胞 IFN-γ 浓度显著高于未处理细胞，说明 MAO 抑制剂使 T 细胞的效应显著增强。在用苯乙肼给药的 B6 黑色素瘤小鼠模型中，也发现 MAO-A 抑制剂可以显著抑制肿瘤细胞增殖、增强肿瘤浸润 CD8$^+$ T 细胞的效应，并有效缓解 T 细胞的衰竭。

研究者将苯乙肼与 PD-1 抑制剂联用，在对免疫抑制剂并不特别敏感的 B16-OVA 黑色素瘤小鼠中，发现苯乙肼与 PD-1 抑制剂各自单药组的抑瘤效果相似；而两者联用后，肿瘤体积在给药第 11 天被完全抑制。另外，在临床数据中发现，肿瘤浸润性 CD8$^+$ T 细胞在 Maoa 低表达的肿瘤中能更好地发挥抗肿瘤作用，从而延长患者生存期，而且这种现象在结肠癌、肺癌、宫颈癌和胰腺癌的患者样本中都得到了验证。在接受 PD-1 抑制剂治疗的黑色素瘤患者中，发现肿瘤高表达 Maoa 会在很大程度上抵消肿瘤浸润性 CD8⁺ T 细胞的作用，提示 MAO-A 抑制剂和 PD-1 抑制剂联用可能通过活化肿瘤浸润性 CD8⁺ T 细胞而在临床上发挥协同抗肿瘤的作用。

7. 小分子耦联药物（SMDC）　SMDC 是由小分子的靶向配体与细胞毒药物耦联所得，同样是由三部分构成：小分子靶向配体、细胞毒分子和连接基（linker）。SMDC 的作用机制与抗体耦联药物（ADC）类似，但与 ADC 相比，SMDC 能更快速均匀地分散到肿瘤组织中，且成本低、无免疫原性。目前，SMDC 仍未有上市药物，都处在临床前研究或临床试验中，主要是小分子配体难以获得，限制其发展。SMDC 作用机制，以静脉注射的方式进入血液循环，通过血液循环进入肿瘤组织后，与肿瘤细胞表面的专一或相关联的受体结合。随后，在受体介导下，发生细胞内吞，形成核内体。核内体与溶酶体发生融合，释放细胞毒分子到细胞质中。细胞毒分子与 DNA、微管蛋白等结合后，影响其复制或有丝分裂，最终导致细胞凋亡（图 32-12）。

8. CXCR4 肽拮抗剂 LY2510924 与 durvalumab 联合应用　2020 年 3 月，美国宾夕法尼亚大学艾布拉姆森癌症中心与科罗拉多大学医学院等机构合作在 *J Pancreatic Cancer* 杂志发文，与 PD-1 抑制剂联合使用的新型肽拮抗剂在治疗晚期、难治性胰腺癌和直肠癌患者中显示出较好的安全性与耐受性。这项临床 1a 期研究的目的是确定 LY2510924 的最大耐受剂量。LY2510924 是一种 CXCR4 肽拮抗剂，在临床前研究中与 PD-1 抑制剂 durvalumab 联合使用具有明显的抗肿瘤活性。参与研究的患者患有晚期胰腺癌或直肠癌，并且对其他治疗无反应。在 28 d 周期治疗中的第 1 天，患者接受 20、30 或 40 mg LY2510924 以及 1500 mg durvalumab 的治疗。结果显示，患者没有发生不良事件而导致死亡或需要中断三种剂量中的任何一种的现象。因此，得出的结论是，每天最高剂量的 LY2510924（40 mg）是安全且耐受性良好的，应在下一阶段的研究中加以使用。在该试验中，有 44% 患者对稳定疾病有最佳反应。

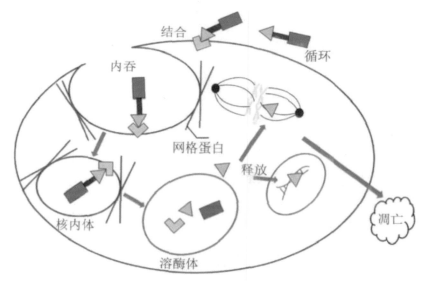

图 32-12　小分子耦联药物（SMDC）的作用机制

9. PD-1 抑制剂与 NKTR-214 或 Toll 样受体 9 激动剂联合治疗　2020 年 5 月，美国加利福尼亚大学洛杉矶分校 Jonsson 综合癌症中心研究者在 *Cancer Discov* 杂志发文，发现用 Toll 样受体 9 激动剂（一段可以模拟细菌感染的核酸序列）以及另一种免疫治疗药物NKTR-214（刺激天然杀伤细胞免疫反应）改变肿瘤微环境，可以诱导免疫反应，从而使免疫系统更有效地抗击肿瘤。当这些药物与PD-1抑制剂联合使用时，能够在临床前模型中克服基因导致的免疫治疗耐药性。

研究者在研究PD-1抑制剂与其他治疗药物的各种组合，确定治疗药物能够最有效地改善对PD-1抑制剂耐药的潜在机制。利用CRISPR/Cas9基因组编辑技术，研究者通过敲除人类和小鼠细胞系中的基因，创建了JAK1、JAK2和B2M突变的遗传耐药模型。研究了干扰素γ（IFN-γ）信号在人黑素瘤细胞系和小鼠癌症模型中的作用机制，这些肿瘤对抗PD-1治疗具有耐药性。基于对这些通路的分子理解，在两个抗PD-1免疫治疗小鼠模型中测试了克服耐药性的策略。在这项研究中，发现的PD-1抑制剂与NKTR-214或Toll样受体9激动剂的联合治疗，目前正在对那些肿瘤对抗PD-1治疗没有反应的患者进行人体临床试验评估。

（四）免疫检查点抑制剂与其他疗法的联合应用

1. 免疫鸡尾酒疗法抵抗癌症　2020年9月，中国科学院长春应用化学研究所田华雨领导的研究小组在 *Sci Adv* 杂志发文，提出了一种免疫鸡尾酒疗法，将免疫检查点疗法与其他治疗方法相结合，通过利用纳米递送系统实现癌症免疫治疗的多次增强。这种鸡尾酒疗法通过结合免疫原性化学疗法、免疫检查点阻断和细胞外基质消除，实现抗肿瘤治疗的效果。其疗法由两种肿瘤微环境（TME）响应药物和纳米颗粒载体组成（图32-13）。智能纳米递送系统可以实现阿霉素的特异性递送，并在肿瘤区域共同递送表达抑制PD-L1的shRNA以及表达透明质酸酶的质粒，从而改善治疗效果。鸡尾酒疗法还可以通过诱导肿瘤免疫原性细胞死亡，并使免疫抑制性肿瘤微环境转变，促进T细胞的激活。该疗法在多种肿瘤类型中均实现了明显的免疫治疗效果，如鸡尾酒疗法在B16F10、CT26和4T1肿瘤模型中使肿瘤明显缩小，比传统的化学疗法和免疫检查点疗法结合更有效，主要归因于肿瘤中外周CD8$^+$T细胞浸润增加，有效地预防肿瘤转移。该疗法整合了调节癌症-免疫周期的多个方面，如肿瘤抗原释放、从外周向肿瘤的T细胞运输、有效杀死肿瘤细胞以及免疫记忆T细胞的产生。因此，是一种有前途的综合免疫疗法策略。

在一个健全的抗肿瘤免疫循环中，一些步骤是必不可少的，包括并不限于：① 肿瘤抗原释放；② 树突状细胞成熟；③ 抗原呈递与T细胞活化；④ T细胞从外周迁移至肿瘤；⑤ T细胞对肿瘤的特异性识别；⑥ 有效杀伤肿瘤细胞；⑦ 引发免疫记忆效应。在免疫检查点阻断疗法（ICT）疗法中，它一般只帮助恢复T细胞的杀伤活性，而对上述其他环节影响较小。研究团队开发的新型纳米免疫鸡尾酒疗法可以至少影响①②④⑥和⑦几个步骤。

2. 利用三种药物组合疗法治疗甲状腺癌　2020年8月，英国伦敦癌症研究所等机构研究者在 *J Immunother Cancer* 杂志发文，将一种基因靶向性药物、癌症爆发病毒和免疫抑制剂药物相结合有望治疗甲状腺癌，目前在小鼠实验取得了显著的治疗效果。研究者通过分析表达突变基因BRAF的甲状腺癌，开发出了一种BRAF抑制剂，能靶向作用基因突变，同时在携带该突变的甲状腺癌和黑色素瘤的治疗中展现出显著的效果。

　　在这项研究中，以基因缺陷为靶点，同时还刺激宿主机体的免疫系统对抗肿瘤。这种 PLX4720 的 BRAF 药物能够达到预期的效果，同时能在第一时间内发挥良好的作用。随后，使用了一种遗传工程化修饰的疱疹病毒以及检查点抑制剂的抗体进行研究；当将三者结合使用后，小鼠的存活时间更长，而且其体内的肿瘤也缩小了，相比对照组的存活时间延长了 66%。T-VEC 病毒类似于所使用的病毒，目前已获批用于临床。T-VEC 作为一种病毒免疫疗法，能通过修饰 1 型单纯疱疹病毒使其靶向攻击肿瘤细胞。目前，T-VEC 只被批准用于晚期黑色素瘤患者，同时还用于其它癌症的临床试验中，即作为单一疗法或与其它免疫疗法联合使用。尽管这些病毒能对癌细胞产生直接的靶向杀灭效应，但使溶瘤病毒更有用的是其能够哄骗宿主机体的免疫系统，使其以局部的方式发挥作用，即向关键的免疫细胞（T 细胞）发出信号，从而治疗肿瘤。

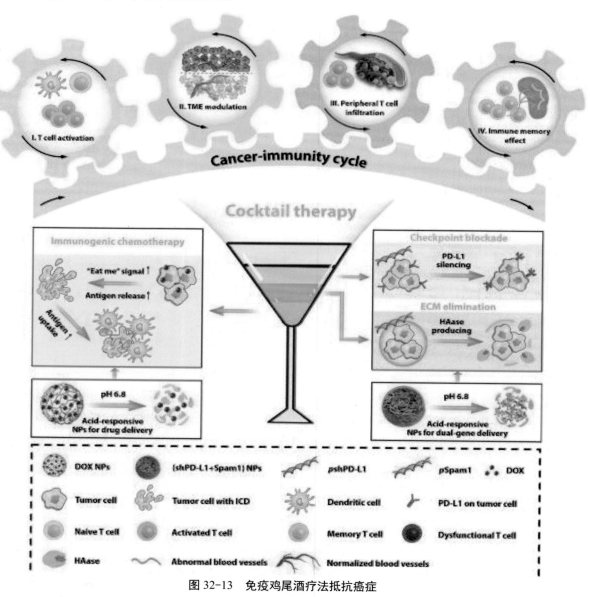

图 32-13　免疫鸡尾酒疗法抵抗癌症

　　3. tecentriq 和 imfinzi 与化疗组合

　　（1）tecentriq 化疗组合：2018 年 9 月 27 日，上海药明康德公司报道，tecentriq（是一款 PD-L1

抑制剂）化疗组合显著提高广泛期小细胞肺癌（ES-SCLC）总生存期。罗氏（Roche）集团旗下基因泰克（Genentech）公司公布其免疫疗法 tecentriq 与化疗联用的 3 期 IMpower133 的试验结果显示，该组合疗法对比单独化疗可大幅增长 ES-SCLC 患者的总生存期（OS）。此外，患者的无进展生存期（PFS）也得到增长。该试验数据已于 2018 年第 19 届世界肺癌大会上发布，并在 *N Engl J Med* 杂志上发表。

肺癌是全球所有癌症中死亡率最高的癌症之一，每年死亡例数可达到 176 万之多，且得到确诊的不同阶段肺癌患者的 5 年存活率仅为 18%。SCLC 是一种恶性肺癌，与 NSCLC 相比，细胞倍增时间更短，生长比率更大，且容易更早发生转移。在 ES-SCLC 的治疗上，近 20 年来取得的进展有限。

罗氏集团的 tecentriq 是一款 PD-L1 抑制剂，治疗尿路上皮癌和 NSCLC，可与肿瘤细胞和肿瘤浸润免疫细胞上的 PD-L1 结合，阻断其与 PD-1 和 B7.1 受体的作用，从而重新激活 T 细胞杀死癌细胞。这次公布数据的 IMpower133 试验是一项包含 403 例患者的随机试验，患者以 1 ：1 的比例随机接受组合疗法或单独化疗。

试验数据显示，tecentriq 与化疗的组合疗法可以使意向治疗患者（ITT）的平均 OS 和平均 PFS 分别达到 12.3 个月和 5.2 个月，而单独化疗的平均 OS 和平均 PFS 仅为 10.3 个月和 4.3 个月。除此之外，组合疗法也可以大幅减少疾病的死亡率或恶化率，并显示出与之前一致的良好安全性，且未出现任何新的安全性问题。值得一提的是，罗氏集团于公布的 3 期试验 IMpower132 的中期数据显示，tecentriq 与化疗的组合疗法在非小细胞肺癌的治疗也达到 PFS 的主要终点，但另一主要终点 OS 还未获得显著试验数据。

（2）imfinzi 化疗组合：2018 年 9 月 27 日，药明康德公司报道，作为人源化的 PD-L1 单克隆抗体 imfinzi 显著延长肺癌患者生存期死亡风险下降 1/3。阿斯利康与 MedImmune 公司宣布，imfinzi（durvalumab）在一项针对不可切除的肺癌Ⅲ期临床试验中，显著延长患者的总生存期（OS）。肺癌是一类影响广泛的疾病。一旦肺癌进入晚期，能够对其进行治疗的疗法很有限。在所有的肺癌中，Ⅲ期（局部晚期）非小细胞肺癌（NSCLC）大约占 1/3，每年在几个肺癌大国里超过 10 万例患者。对于这些患者，Ⅲ期 NSCLC 往往无法通过手术切除，因此只能通过化疗/放疗进行控制。imfinzi 能有效抑制 PD-L1 与 PD-1 和 CD80 的结合，从而让肿瘤无法出现免疫逃逸。自 imfinzi 问世以来，已获批治疗多种癌症，其中包括尿路上皮癌与 NSCLC。在一项名为 PACIFIC 的Ⅲ期临床试验中，研究者评估了 imfinzi 在无进展生存期和总生存期上的治疗潜力。作为第二个主要临床终点，与标准疗法相比，imfinzi 免疫疗法能将死亡风险降低 32%（HR 0.68，99.73%CI 0.47 ~ 0.997；$P = 0.0025$）。值得一提的是，这些数据并没有将 PD-L1 的表达水平考虑在内，体现了 imfinzi 的广泛潜力。这些结果发表在 *N Engl J Med* 杂志。

2018 年 9 月 27 日消息，英国制药巨头阿斯利康（AstraZeneca）宣布，欧盟委员会（EC）已批准 PD-L1 肿瘤免疫疗法 imfinzi（durvalumab）用于含铂化疗和放疗（CRT）后病情没有进展的局部晚期、不可切除性 PD-L1 阳性（肿瘤比例评分 TPS ≥ 1%）NSCLC 成年人患者的治疗。值得一提的是，此次批准使 imfinzi 成为欧洲首个获批用于局部晚期（Ⅲ期）、不可切除 NSCLC 的肿瘤免疫疗法。此次批准，是基于Ⅲ期临床研究 PACIFIC 的无进展生存期（PFS）和总生存期（OS）主要终点数据，以及应欧盟 CHMP 要求所开展的基于 PD-L1 表达的事后亚组分析数据。该研究在不可切除性Ⅲ期 NSCLC 患者中开展，与安慰剂相比，imfinzi 使无 PFS 显著延长 11.2 个月，同时使 OS 表现出统计学意义和临床意义的显著改善。此外，imfinzi 也改善了其他有意义的终点，包括发生远端转移或死亡的时间、总缓解率。安全性方面，imfinzi 治疗组和安慰剂组不良事件的发生率和严重程度具有可比性。最常见的不良反应为皮疹（15.4%）、甲状腺功能减退（10.5%）、腹泻（9.7%）和间质性肺疾病（9.7%）。

基于该研究的数据，imfinzi 已获得美国、加拿大、瑞士、印度、日本和巴西批准，成为这些国家首个也是唯一一个获批治疗局部晚期（Ⅲ期）、不可切除 NSCLC 的肿瘤免疫疗法，具体用于接受含铂化疗和放疗联合治疗病情没有进展的患者。Ⅲ期（局部晚期）NSCLC 通常分为 3 个亚类（Ⅲa、Ⅲb 和Ⅲc），由肿瘤在局部扩散的程度和手术的可能性定义。Ⅲ期不同于Ⅳ期，后者是癌症已扩散（转移）到远处器官，而目前Ⅲ期的治疗目的是治愈。据估计，Ⅲ期 NSCLC 约占 NSCLC 发病的三分之一，在 2017 年影响 8 大国家（中国、法国、德国、意大利、日本、西班牙、英国和美国）约 10.5 万人。Ⅲ期 NSCLC 患者中大部分被确诊为不可切除性肿瘤，目前的标准治疗是化疗和放射治疗，之后进行主动监测监视病情进展。但这一疾病的预后并不理想，长期生存率也很低。目前，阿斯利康正在开展一个大型临床项目，其中一部分研究正在评估 imfinzi 单药疗法及联合 tremelimumab 的组合疗法用于 NSCLC、SCLC、局部晚期或转移性尿路上皮癌和头颈癌等实体肿瘤的一线治疗。

4. T 细胞疗法联合 K 药在 PD-L1 阳性 r/r DLBCL 患者中 ORR 高达 86%　IMV 是一家致力于开创新型免疫疗法的临床阶段生物制药公司。2020 年 11 月，该公司宣布新型 T 细胞疗法 DPX-Survivac 联合默沙东公司抗 PD-1 疗法 Keytruda（可瑞达，pembrolizumab，帕博利珠单抗）在 2 期 SPiReL 研究中治疗 PD-L1 阳性复发 / 难治性弥漫性大 B 细胞淋巴瘤（r/r DLBCL）患者取得了高达 86% 的客观缓解率（ORR）。结果在 11 月 9 – 14 日举行的癌症免疫治疗学会（SITC）第 35 周年年会上公布。DPX-Survivac 基于生存素（survivin）的肽段，由 IMV 专有递送平台（DPX）配制组成，可针对在细胞表面存在 survivin 肽的癌细胞产生一种持续的细胞毒性 T 细胞反应。这种"无释放（no-release）"平台可与肽抗原一起配制，以诱导靶向、强健和持久的免疫反应。该制剂采用冻干去除所有的水分，活性药物成分使用一种简单的重构程序，完全溶解在油剂中，注射体内后抵达并编程免疫细胞，提供超过其他体内靶向细胞疗法的免疫反应规模和持续时间。

DPX-Survivac 是一种纳米尺度的油剂，注射后可被抗原提呈细胞（APC）摄取、发动并激活淋巴结内的 T 细胞，这些杀伤性 T 细胞随后迁移至肿瘤部位，浸润肿瘤、识别癌细胞及摧毁癌细胞。SPiReL 研究入组的是癌细胞表达 survivin 的复发或难治性（r/r）、不可治愈性 DLBCL 的患者。该研究中，观察到的所有临床反应都与 PD-L1 生物标志物的表达有关。

到目前为止，在研究中观察到的所有临床反应都是在 PD-L1 阳性的受试者中，PD-L1$^+$ 细胞在肿瘤区域的得分百分比为 ≥ 10%。在 PD-L1 阴性人群（$n = 11$）中，所有受试者都经历了进行性疾病（PD；$n = 9$）或稳定疾病（SD；$n = 2$），没有观察到任何益处。两组之间的差异具有统计学意义，表明 PD-L1 有潜力成为 T 细胞疗法联合 Keytruda 治疗 DLBCL 的一种预测性生物标志物和辅助诊断，以识别和招募最有可能有治疗反应的患者。截至 SITC 报告的数据截止日期，来自 SPiReL 研究患者的

18 例治疗前样本可用于生物标记物分析。39%（7/18）的受试者在治疗前肿瘤 PD-L1 表达为阳性。这一人群的主要发现包括：① 疾病控制率（DCR）为 100%，DCR 定义为稳定疾病（SD）和完全或部分缓解（CR 或 PR）；② 客观缓解率为 86%（6/7），3 例完全缓解（CR）和 3 例部分缓解（PR）。

DPX-Survivac 作用机制：PD-L1 通路调节 T 细胞反应，使肿瘤逃避免疫系统的监测。PD-L1 的表达与各种癌症的预后关系已经被广泛研究，并且在多种肿瘤类型中被证实是针对 PD-1/PD-L1 通路检查点抑制剂治疗的一种预测性生物标记物。在 DLBCL 中，PD-L1 在 26%～75% 的患者中表达，通常被认为与预后不良和生存期较短有关。检查点抑制剂，如 Keytruda 和 Opdivo 尚未在 DLBCL 中得到批准，并且在 PD-L1 阳性患者中的活性有限。

DPX-Survivac 是 IMV 新一类免疫疗法中的先导候选药物，这是一种专利性的纳米尺度油剂，由来自 survivin 的 5 个独特的 HLA 限制性肽（HLA-A1、A2、A3、A24 和 B7）、利用 DPX 专有递送平台配制而成，能在体内产生靶向和持续的癌细胞杀伤能力。截至目前，该疗法在所有临床研究中都显示了良好的安全性。survivin 已被美国国家癌症研究所（NCI）认为是一种很有前途的肿瘤相关抗原，在大多数癌症中广泛过度表达，在对抗细胞死亡、支持肿瘤相关血管生成、提高对化疗的抵抗力等方面起着重要作用。IMV 已经确定了 20 多种肿瘤适应症，在这些肿瘤中，survivin 可被 DPX-Survivac 靶向。此前，DPX-Survivac 已被美国 FDA 授予维持治疗晚期卵巢癌的快速通道资格（FTD），被 FDA 和欧洲药品管理局（EMA）授予治疗卵巢癌的孤儿药资格（ODD）。

5. 免疫治疗联合化疗或其他疗法使食管癌患者获益　我国每年新发食管癌患者约 24.6 万例，死亡 18.8 万例，为促进我国食管癌领域权威专家与多学科医生合作交流，引领我国食管癌综合诊疗水平进入新阶段，由北京大学肿瘤医院沈琳担任主任委员的"北京癌症防治学会食管癌专业委员会"，2020 年 9 月 6 日在北京正式成立。沈琳介绍，中国食管癌发病及死亡均占全球的一半以上，目前我国中晚期食管癌患者 5 年生存率甚至不足 20%。其原因一方面是由于食管癌早期症状隐匿，筛查难度大，导致 70% 的食管癌患者确诊时已是中晚期，治疗难度大，治疗手段有限且患者预后差，特别是晚期患者由于肿瘤负荷高往往已失去根治性手术的机会。另一方面是由于中国的食管癌在发病人群、高危因素及病理类型等与西方国家存在显著差异，西方以食管腺癌高发，而中国 90% 以上患者均是食管鳞癌。

沈琳指出，近年来免疫治疗在食管癌治疗上获得突破性成功，免疫治疗联合化疗或其他疗法将为更多食管癌患者提供长期生存获益。研究显示，免疫治疗帕博利珠单抗对比化疗治疗 PD-L1 表达阳性食管鳞癌患者的中位总生存时间由 5.4 个月增加到 12 个月，死亡风险降低 62%，达到 1 年以上生存的患者是化疗组的 3 倍，其疗效、长期生存获益和安全性都显著优于传统标准治疗且中国人群获益更佳。2019 年，全球首个食管癌免疫治疗药物帕博利珠单抗在美国 FDA 获批上市，2020 年 6 月帕博利珠单抗用于二线晚期食管鳞癌患者治疗在中国获批。沈琳说，由于食管癌初治患者的免疫环境更利于免疫治疗，因此对帕博利珠单抗在一线取得更好的疗效充满期待。

附：我国免疫检查点抑制剂应用推荐（2020）及免疫抑制剂信息汇总

2020 年 7 月 26 日

头颈肿瘤

瘤 种	治疗线数	分 层	Ⅰ级推荐	Ⅱ级推荐	Ⅲ级推荐
复发或转移性头颈部鳞癌（HNSCC）	一线治疗	非鼻咽癌		K 药 + 顺铂 / 卡铂 + 5–Fu K 药 CPS ≥ 1（1A 类证据）	
	二线或挽救治疗	非鼻咽癌	O 药（1A 类证据）	K 药（1A 类证据）	
		鼻咽癌			O 药（2B 类证据）K 药（2B 类证据）特瑞普利（2B）卡瑞普利（2B）

食管癌

瘤 种	治疗线数	分 层	Ⅰ级推荐	Ⅱ级推荐	Ⅲ级推荐
晚期食管癌	一线治疗				
	二线治疗		卡瑞利珠（1A）K 药（1A）	O 药（2A）	
	后线治疗				

肺 癌

瘤 种	治疗线数	分 层	Ⅰ级推荐	Ⅱ级推荐	Ⅲ级推荐
非小细胞肺癌（NSCLC）	一线治疗	Ⅳ期无驱动基因、非鳞 NSCLC	K 药（限 PD–L1 TPS ≥ 50%）（1A）	T 药 + 紫杉醇 + 卡铂 + 贝伐（1A）	
			K 药 PD–L1 TPS 1 ~ 49%（1A）	T 药 + 白紫 + 卡铂（1A）	
			K 药 + 培美 + 铂类（1A）	卡瑞利珠 + 培美 + 卡铂（1A）	
	二线治疗	晚期非鳞 NSCLC	O 药（1A）	K 药（限 PD–L1 ≥ 1）（1A）T 药（1A）	
		局晚期 NSCLC 巩固治疗	同步放化疗后使用 I 药（1A）		
		辅助治疗			
		新辅助治疗			

瘤 种	治疗线数	分 层	Ⅰ级推荐	Ⅱ级推荐	Ⅲ级推荐
非小细胞肺癌（NSCLC）	一线治疗	驱动基因阳性			
	二线或三线及后线				
晚期非小细胞肺癌（NSCLC）	一线治疗	晚期鳞状 NSCLC	K 药（限 PD-L1 TPS ≥ 50%）（1A） K 药 PD-L1 TPS 1~49%（2A） K 药 + 紫衫/白紫 + 铂类（1A）		
	二线治疗		O 药（1A）	K 药（限 PD-L1 TPS ≥ 50%）（1A） T 药（1A）	
	局晚期巩固治疗		同步放化疗后使用 I 药（1A）		
	辅助治疗				
	新辅助治疗				
小细胞肺癌	一线治疗	广泛期	T 药 + EC 方案（1A）	I 药 + EC 方案（1A）	
	二线或三线及后线				O 药（3级） K 药（3级）

乳腺癌

瘤 种	治疗线数	分 层	Ⅰ级推荐	Ⅱ级推荐	Ⅲ级推荐
乳腺癌	一线治疗				PS 0~1分，PD-L1 阳性的晚期 TNBC：T 药 + 白紫（2A）
	二线或三线及后线				
	新辅助/辅助治疗				PS 0~1分的 TNBC，术前 4 周期 TC + K 药序贯 4 周期 AC + K 药新辅助治疗，术后 9 周期 K 药辅助治疗（2A）

胃　癌

瘤　种	治疗线数	分　层	Ⅰ级推荐	Ⅱ级推荐	Ⅲ级推荐
晚期胃癌	一线治疗			K药（2A、MSI-H）	K药（1B，Her-2阴性，PD-L1 CPS ≥ 1）
	二线治疗				
	三线及后线治疗			O药（1B）	K药（3类，PD-L1 CPS ≥ 1）

肝　癌

瘤　种	治疗线数	分　层	Ⅰ级推荐	Ⅱ级推荐	Ⅲ级推荐
中晚期肝细胞癌	一线治疗	肝功能 Child-Pugh A 级或较好的 B 级（≤7分）；HBV DNA < 500 IU/ml；ECOGPS0-1	T药＋贝伐（1A）		仑伐替尼＋K药或O药（2B）；奥沙利铂为主的方案＋卡瑞利珠单抗（2B）阿帕替尼＋卡瑞利珠（2B）
	二线治疗	肝功能 Child-Pugh A 级或较好的 B 级（≤7分）；HBV DNA < 500 IU/ml；ECOGPS0-1	O药、K药和卡瑞利珠（2A）	既往使用过索拉非尼者可考虑卡瑞利珠＋FOLFOX4（2A）既往使用过FOLFOX4者可考虑卡瑞利珠＋阿帕替尼（2A）	O药联合Ipilimumab（1A）

结直肠癌

瘤　种	治疗线数	分　层	Ⅰ级推荐	Ⅱ级推荐	Ⅲ级推荐
晚期结直肠癌	一线治疗	不能耐受化疗或拒绝化疗的晚期结直肠癌（无论 RAS 和 BRAF 的基因状态）		K药或O药（限 MSI-H 或 dMMR 患者）（2A）	
	二线治疗	晚期结直肠癌姑息治疗（无论 RAS 和 BRAF 的基因状态和一线治疗方案）		K药或O药（限 MSI-H 或 dMMR 患者）（2A）	
	三线制冷	晚期结直肠癌姑息治疗（无论 RAS 和 BRAF 的基因状态和一、二线治疗方案）		K药或O药（限 MSI-H 或 dMMR 患者）（2A）	

肾 癌

瘤 种	治疗线数	分 层	Ⅰ级推荐	Ⅱ级推荐	Ⅲ级推荐
晚期肾癌（透明细胞癌）	一线治疗	低风险组		K药+阿昔替尼（1A）	B药+阿昔替尼（1A） T药+贝伐单抗（1A）
		中、高风险组	K药+阿昔替尼（1A） O药+Y药（1A）		T药+贝伐单抗（1A） B药+阿昔替尼（1A）
	二线及后线治疗		O药（1A）	K药+阿昔替尼（2B） O药+Y药（1A）	B药+阿昔替尼（3类）
非透明细胞癌				O药（2B）； T药+贝伐单抗（肉瘤样癌，PD-L1≥%，SP142）（2B）	

尿路上皮癌

瘤 种	治疗线数	分 层	Ⅰ级推荐	Ⅱ级推荐	Ⅲ级推荐
晚期尿路上皮癌	一线治疗				K药（3类） T药（3类）
	二线或三线及后线			K药（1类）	T药（3类） O药（3类） I药（3类） B药（3类）
	维持治疗				

妇科肿瘤

瘤 种	治疗线数	分 层	Ⅰ级推荐	Ⅱ级推荐	Ⅲ级推荐
晚期宫颈癌	二线治疗			K药（限PD-L1表达阳性或MSI-H/dMMR患者）（2A）	
	三线及以上				
	辅助治疗				
复发或转移性子宫内膜癌				K药（限MSI-H/dMMR患者）（2A）	K药+乐伐替尼（2B）
复发性卵巢癌				K药（限MSI-H/dMMR患者）（2A）	

黑色素瘤					
瘤　种	治疗线数	分　层	Ⅰ级推荐	Ⅱ级推荐	Ⅲ级推荐
恶性黑色素瘤（皮肤黑色素瘤）	术后辅助治疗	ⅢA、ⅢB、ⅢC和ⅢD期可切除的淋巴结转移、移行转移或卫星灶	K药1年（1A）	特瑞普利单抗1年（2A）	O药1年（2A）Y药3年（2B）
		Ⅳ期单个转移病灶或多个转移病灶可完全切除	K药1年（1B）	特瑞普利单抗1年（2B）	O药1年（2B）
	晚期一线	转移性或不可切除Ⅲ或Ⅳ期	K药1年（1A）	特瑞普利（2A）O药＋Y药（2A）	O药（2A）
	晚期二线	转移性或不可切除Ⅲ或Ⅳ期	如果一线未使用PD-1单抗，二线推荐K药（1A）；或特瑞普利（2A）		O药（2A）
二线黑色素瘤（肢端黑色素瘤）	术后辅助治疗	ⅢA、ⅢB、ⅢC和ⅢD期可切除的淋巴结转移、移行转移或卫星灶	K药1年（2B）	特瑞普利单抗1年（2B）	O药1年（2B）Y药3年（2B）
		Ⅳ期单个转移病灶或多个转移病灶可完全切除	K药1年（1B）	特瑞普利单抗1年（1B）	O药1年（2B）
	晚期一线	转移性或不可切除Ⅲ或Ⅳ期	K药1年（2B）	特瑞普利（2B）	O药（2B）O药＋Y药（2B）
	晚期二线	转移性或不可切除Ⅲ或Ⅳ期	如果一线未使用PD-1单抗，二线推荐K药（2A）；或特瑞普利（2A）		O药（2B）
恶性黑色素瘤（黏膜黑色素瘤）	晚　期	任何T，任何N、M1		特瑞普利单抗＋阿昔替尼（2A）	K药（2B）特瑞普利（2B）

皮肤癌					
瘤　种	治疗线数	分　层	Ⅰ级推荐	Ⅱ级推荐	Ⅲ级推荐
皮肤癌（非黑色素瘤）		转移性或复发默克尔细胞癌	B药（2A）	K药（2A）O药（2B）	
		皮肤鳞癌	Cemiplimab（2A）		K药（3类）O药（3类）

淋巴瘤

瘤　种	治疗线数	分　层	Ⅰ级推荐	Ⅱ级推荐	Ⅲ级推荐
复发/难治性恶性淋巴瘤	经典型霍奇金淋巴瘤		信迪利（1A） 卡瑞利珠（1A） 替雷利珠（1A）	O药（1A） K药（1A）	卡瑞利珠单抗＋地西他滨（2A）
	原发纵隔大B细胞淋巴瘤			K药（1A）	

我国免疫检查点抑制剂药物生产厂家、适应证及靶点

药　物	英文名	厂　家	适应证	靶　点
纳武利尤单抗（欧狄沃）	Nivolumab Opdivo （O药）	施贵宝	1. EGFR/ALK 阴性的局部晚期或转移性 NSCLC 的二线 2. PD-L1 表达阳性的复发或转移性头颈部鳞癌的二线治疗 3. 三线治疗晚期胃腺癌和胃食管结合部腺癌	PD-1
帕博利珠单抗（可瑞达）	Pembrolizumab Keytruda （K药）	默沙东	1. 二线治疗晚期黑色素瘤 2. 一线治疗 PD-L1 ≥ 1%，EGFR/ALK 阴性的晚期 3. 联合化疗一线治疗 EGFR/ALK 阴性的非鳞 4. 联合化疗一线治疗鳞状 NSCLC	PD-1
阿替利珠单抗（泰圣奇）	Atezolizumab Tecentriq （T药）	罗　氏	联合化疗用于一线广泛期 SCLC	PD-L1
	Durvalumab Imfinzi （I药）	阿斯利康	在接受铂类药物为基础的化疗同步放疗后未出现疾病进展的不可切除、Ⅲ期 NSCLC 患者	PD-L1
	Axelumab Bavencio （B药）	辉　瑞		PD-L1
	Cemiplimab Libtayo	赛诺菲		PD-1
伊匹木单抗	Ipilimumab Yervoy （Y药）	施贵宝		CTLA-4
特瑞普利单抗（拓益）		君　实	二线治疗晚期黑色素瘤	PD-1
信迪利单抗（达伯舒）		信　达	复发/难治性经典型霍奇金淋巴瘤	PD-1

药 物	英文名	厂 家	适应证	靶 点
卡瑞利珠单抗 （艾瑞卡）		恒 瑞	1.三线治疗经典型霍奇金淋巴瘤 2.二线治疗晚期肝细胞癌 3.联合化疗培美＋卡铂，一线治疗非鳞NSCLC 4.晚期食管鳞癌二线治疗	PD-1
替雷利珠单抗 （百泽安）		百济神州	1.三线治疗经典型霍奇金淋巴瘤 2.尿路上皮癌	PD-1

参考文献

[1] Kim ST, Cristescu R, Bass AJ, et al. Comprehensive molecular characterization of clinical responses to PD-1inhibition in metastatic gastric cancer. Nat Med, 2018, 24(9):1449-1458.

[2] Yue C, Jiang Y, Li P, et al. Dynamic change of PD-L1 expression on circulating tumor cells in advanced solid tumor patients undergoing PD-1 blockade therapy. Oncoimmunology, 2018, 7(7):e1438111.

[3] Ansa-Addo EA, Huang HC, Riesenberg B, et al. RNA binding protein PCBP1 is an intracellular immune checkpoint for shaping T cell responses in cancer immunity. Sci Adv, 2020, 6(22):eaaz3865.

[4] Wei SC, Levine JH, Cogdill AP, et al. Distinct cellular mechanisms underlie anti-CTLA-4 and anti-PD-1 checkpoint blockade. Cell, 2017, 170(6):1120-1133.

[5] Cader FZ, Xihao Hu X, Goh WL, et al. A peripheral immune signature of responsiveness to PD-1 blockade in patients with classical Hodgkin lymphoma. Nat Med, 2020, 26(9):1468-1479.

[6] Berry S, Giraldo NA, Green BF, et al. Analysis of multispectral imaging with the AstroPath platform informs efficacy of PD-1 blockade. Science, 2021, 372(6547):eaba2609.

[7] 黄清花, 张文婷, 金花. 靶向 CD47 抗肿瘤治疗的研究进展. 中国肿瘤生物治疗杂志, 2019, 26(10):1161-1166.

[8] 杨琴, 刘晓波. CD47-SIRPα 阻断剂在实体癌和血液癌中的研究现状. 动物医学进展, 2020, 41(2):104-108.

[9] 王志宏, 罗龙龙, 彭晖. 靶向 CD47 抗体药物的研究进展. 国际药学研究杂志, 2019, 46(8):565-570.

[10] Zappasodi R, Serganova I, Cohen IJ, et al. CTLA-4 blockade drives loss of Treg stability in glycolysis-low tumours. Nature, 2021, 591(7851):652-658.

[11] Subudhi SK, Vence L, Zhao H, et al. Neoantigen responses, immune correlates, and favorable outcomes following ipilimumab treatment of patients with prostate cancer. Sci Transl Med, 2020, 12(537):eaaz3577.

[12] Hashimoto A, Gao C, Mastio J, et al. Inhibition of casein kinase 2 disrupts differentiation of myeloid cells in cancer and enhances the efficacy of immunotherapy in mice. Cancer Res, 2018, 78(19):5644–5655.

[13] Patel SP, Othus M, Chae YK, et al. A phase II basket trial of dual anti–CTLA–4 and anti–PD–1 blockade in rare tumors (DART SWOG 1609) in patients with non–pancreatic neuroendocrine tumors. Clin Cancer Res, 2020, 26(10):2290–2296.

[14] Sharma P, Pachynski RK, Narayan V, et al. Nivolumab plus ipilimumab for metastatic castration–resistant prostate cancer: Preliminary analysis of patients in the CheckMate 650 trial. Cancer Cell, 2020, 38(4):489–499.e3.

[15] Gao J, Ward JF, Pettaway CA, et al. VISTA is an inhibitory immune checkpoint that is increased after ipilimumab therapy in patients with prostate cancer. Nat Med, 2017, 23(5):551–555.

[16] Baas P, Scherpereel A, Nowak AK, et al. First–line nivolumab plus ipilimumab in unresectable malignant pleural mesothelioma (CheckMate 743): a multicentre, randomised, open–label, phase 3 trial. Lancet. 2021, 397(10272):375–386.

[17] Gao J, Navai N, Alhalabi O, et al. Neoadjuvant PD–L1 plus CTLA–4 blockade in patients with cisplatin–ineligible operable high–risk urothelial carcinoma. Nat Med, 2020, 26(12):1845–1851.

[18] Wang X, Yang X, Zhang C, et al. Tumor cell–intrinsic PD–1 receptor is a tumor suppressor and mediates resistance to PD–1 blockade therapy. Proc Natl Acad Sci USA, 2020, 117(12):6640–6650.

[19] Suresh S, Chen B, Zhu J, et al. eIF5B drives integrated stress response–dependent translation of PD–L1 in lung cancer. Nat Cancer, 2020, 1(5):533–545.

[20] Chen G, Huang AC, Zhang W, et al. Exosomal PD–L1 contributes to immunosuppression and is associated with anti–PD–1 response. Nature, 2018, 560:382–386.

[21] Chen G, Huang AC, Zhang W, et al. Exosomal PD–L1 contributes to immunosuppression and is associated with anti–PD–1 response. Nature, 2018, 560(7718):382–386.

[22] 徐本玲, 陈广玉, 袁龙, 等. 抗 PD–1 抗体对小鼠结直肠癌移植瘤组织中免疫细胞的影响. 郑州大学学报 (医学版), 2020, 55(1):33–36.

[23] Cascone T, William WN, Weissferdt A, et al. Neoadjuvant nivolumab or nivolumab plus ipilimumab in operable non–small cell lung cancer: the phase 2 randomized NEOSTAR trial. Nat Med, 2021, 27(3):504–514.

[24] 贺庆, 高华, 王军志. 肿瘤免疫治疗相关 PD–1 分子表达的调节因素分析. 中国新药杂志, 2020, 29(13):1478–1484.

[25] Zhu D, Xu R, Huang X, et al. Deubiquitinating enzyme OTUB1 promotes Cancer Cell

immunosuppression via preventing ER–associated degradation of immune checkpoint protein PD–L1. Cell Death Differ, 2020, 28(6):1773–1789.

[26] Pico de Coana Y, Wolodarski M, Poschke I, et al. Ipilimumab treatment decreases monocytic MDSCs and increases CD8 effector memory T cells in long–term survivors with advanced melanoma. Oncotarget, 2017, 8(13):21539–21553.

[27] Eroglu Z, Zaretsky JM, Hu–Lieskovan S, et al. High response rate to PD–1 blockade in desmoplastic melanomas. Nature, 2018, 553(7688):347–350.

[28] Rafiq S, Yeku OO, Jackson HJ, et al. Targeted delivery of a PD–1–blocking scFv by CAR–T cells enhances anti–tumor efficacy in vivo. Nat Biotechnol, 2018, 36(9):847–856.

[29] Bachelot T, Filleron T, Bieche I, et al. Durvalumab compared to maintenance chemotherapy in metastatic breast cancer: the randomized phase II SAFIR02–BREAST IMMUNO trial. Nat Med, 2021, 27(2):250–255.

[30] 李青丽, 唐瑶, 李富丽, 等. 抗PD–L1抗体抑制小鼠非小细胞肺癌移植瘤的生长及其机制. 肿瘤, 2020, 40:531–540.

[31] Gao Y, Nihira NT, Bu X, et al. Acetylation–dependent regulation of PD–L1 nuclear translocation dictates the efficacy of anti–PD–1 immunotherapy. Nat Cell Biol, 2020, 22(9):1064–1075.

[32] Wang G, Kang X, Chen KS, et al. An engineered oncolytic virus expressing PD–L1 inhibitors activates tumor neoantigen–specific T cell responses. Nat Commun, 2020, 11(1):1395.

[33] Bi K, He MX, Bakouny Z, et al. Tumor and immune reprogramming during immunotherapy in advanced renal cell carcinoma. Cancer Cell, 2021, 39(5):649–661.e5.

[34] Li Q, Chen Q, Klauser PC, et al. Developing covalent protein drugs via proximity–enabled reactive therapeutics. Cell, 2020, 182(1):85–97.e16.

[35] Powles T, Park SH, Voog E, et al. Avelumab maintenance therapy for advanced or metastatic urothelial carcinoma. N Engl J Med, 2020, 383(13):1218–1230.

[36] Morel KL, Sheahan AV, Burkhart DL, et al. EZH2 inhibition activates a dsRNA–STING–interferon stress axis that potentiates response to PD–1 checkpoint blockade in prostate cancer. Nat Cancer, 2021, 2(4):444–456.

[37] Eikesdal HB, Yndestad S, Elzawahry A, et al. Olaparib monotherapy as primary treatment in unselected triple negative breast cancer. Ann Oncol, 2020, 32(2):240–249.

[38] Tutt ANJ, Garber JE, Kaufman B, et al. Adjuvant olaparib for patients with BRCA1– or BRCA2–mutated breast cancer. N Engl J Med, 2021, 384(25):2394–2405.

[39] Zandarashvili L, Langelier MF, Velagapudi UK, et al. Structural basis for allosteric PARP–1 retention on DNA breaks. Science, 2020, 368(6486):eaax6367.

[40] de Bono J, Mateo J, Fizazi K, et al. Olaparib for metastatic castration–resistant prostate cancer. N

Engl J Med, 2020, 382(22):2091-2102.

[41] Blair AB, Murphy A. Immunotherapy as a treatment for biliary tract cancers: A review of approaches with an eye to the future. Curr Probl Cancer, 2018, 42(1):49-58.

[42] Perkhofer L, Beutel AK, Ettrich TJ. Immunotherapy: Pancreatic cancer and extrahepatic biliary tract cancer. Visc Med, 2019, 35(1):28-37.

[43] Blair AB, Murphy A. Immunotherapy as a treatment for biliary tract cancers: A review of approaches with an eye to the future. Curr Probl Cancer, 2018, 42(1):49-58.

[44] Ni X, Tao J, Barbi J, et al. YAP is essential for Treg mediated suppression of anti-tumor immunity. Cancer Discov, 2018, 8(8):1026-1043.

[45] Gutzmer R, Stroyakovskiy D, Gogas H, et al. Atezolizumab, vemurafenib, and cobimetinib as first-line treatment for unresectable advanced BRAFV600 mutation-positive melanoma (IMspire150): primary analysis of the randomised, double-blind, placebo-controlled, phase 3 trial. Lancet, 2020, 395(10240):1835-1844.

[46] 袁淑敏，张淼，王子兵. 免疫检查点抑制剂与其他方法联合治疗肿瘤的研究进展. 医药导报，2020, 39(8):1073-1078.

[47] Xue C, Xu Y, Ye W, et al. Expression of PD-L1 in ovarian cancer and its synergistic antitumor effect with PARP inhibitor. Gynecol Oncol, 2020, 157(1):222-233.

[48] Mccann K, Hurvitz S, Mcandrew N, et al. Advances in targeted therapies for triple-negative breast cancer. Drugs, 2019, 79(11):1217-1230.

[49] Du P, Hu T, An Z, et al. In vitro and in vivo synergistic efficacy of ceritinib combined with PD-L1 inhibitor in ALK rearranged NSCLC. Cancer Sci, 2020, 111(6):1887-1898.

[50] Tondini E, Arakelian T, Oosterhuis K, et al. A poly-neoantigen DNA vaccine synergizes with PD-1 blockade to induce T cell-mediated tumor control. Oncoimmunology, 2019, 8(11):1652539.

[51] Kim H, Kim H, Feng Y, et al. PRMT5 control of cGAS/STING and NLRC5 pathways defines melanoma response to antitumor immunity. Sci Transl Med, 2020, 12(551):eaaz5683.

[52] Buss CG, Bhatia SN. Nanoparticle delivery of immunostimulatory oligonucleotides enhances response to checkpoint inhibitor therapeutics. Proc Natl Acad Sci USA, 2020, 117(24):13428-13436.

[53] O'Hara MH，Messersmith W，Kindler H，et al.Safety and pharmacokinet：cs of CXCR4 peptide antagcnist, LY2510924, in Combination with Durvalumab in advanced refractory solid tumors. J Pancreatic Cancer, 2020, DOI: 10.1089/pancan.2019.0018

[54] Torrejon DY, Abril-Rodriguez G, Champhekar AS, et al. Overcoming genetically-based resistance mechanisms to PD-1 blockade. Cancer Discov, 2020, 10(8):1140-1157.

[55] Wu J, Chen J, Feng Y, et al. An immune cocktail therapy to realize multiple boosting of the cancer-immunity cycle by combination of drug/gene delivery nanoparticles. Sci Adv, 2020, 6(40):eabc7828.

[56] Crespo-Rodriguez E, Bergerhoff K, Bozhanova G, et al. Combining BRAF inhibition with oncolytic herpes simplex virus enhances the immune-mediated antitumor therapy of BRAF-mutant thyroid cancer. J Immunother Cancer, 2020, 8(2):e000698.

[57] Meder L, Schuldt P, Thelen M, et al. Combined VEGF and PD-L1 blockade displays synergistic treatment effects in an autochthonous mouse model of small cell lung cancer. Cancer Res, 2018, 78(15):4270-4281.

第三十三章　T 细胞在肿瘤治疗中的作用

第一节　T 细胞及其肿瘤治疗

一、T 细胞概述

（一）T 细胞及其种类

T 细胞，即 T 淋巴细胞，来源于骨髓的多能干细胞（胚胎期则来源于卵黄囊和肝脏）。在人体胚胎期和初生期，骨髓中的一部分多能干细胞或前 T 细胞迁移到胸腺内，在胸腺激素的诱导下分化成熟，成为具有免疫活性的 T 细胞。成熟的 T 细胞经血流分布至外周免疫器官的胸腺依赖区定居，并可经淋巴管、外周血和组织液等进行再循环，发挥细胞免疫及免疫调节等功能。T 细胞的再循环有利于广泛接触进入体内的抗原物质，加强免疫应答，较长期保持免疫记忆。T 细胞的胞膜上有许多不同的标志，主要是表面抗原和表面受体。这些表面标志都是结合在细胞膜上的巨蛋白分子。

胸腺依赖性淋巴细胞（即 T 细胞）是淋巴细胞的主要组分，具有多种生物学功能，如直接杀伤靶细胞，辅助或抑制 B 细胞产生抗体，对特异性抗原和促有丝分裂原的应答反应以及产生细胞因子等，是身体中抵御疾病感染、肿瘤形成的"斗士"。T 细胞产生的免疫应答是细胞免疫，细胞免疫的效应形式主要有两种：与靶细胞特异性结合，破坏靶细胞膜，直接杀伤靶细胞；另一种是释放淋巴因子，最终使免疫效应扩大和增强。T 细胞在外周血中约占淋巴细胞总数的 65%～75%，在胸导管内高达 95% 以上。

T 细胞按照功能和表面标志可以分成很多种类，其中主要是：① 细胞毒性 T 淋巴细胞（cytotoxic T lymphocyte，CTL），其主要表面标志是 CD8，也被称为杀伤性 T 细胞；② 辅助 T 细胞（helper T cell，Th），主要表面标志是 CD4，调控或辅助其它淋巴细胞发挥功能；③ 调节 / 抑制 T 细胞（regulatory/suppressor T cell），负责调节机体免疫反应，通常起着维持自身耐受和避免免疫反应过度损伤机体的重要作用，调节 / 抑制 T 细胞有很多种，目前研究最活跃的是 $CD25^+ CD4^+$ T 细胞；④ 记忆 T 细胞（memory T cell），在再次免疫应答中起重要作用。

（二）T 细胞抗原受体

成熟 T 细胞表面具有特异性识别抗原并与其结合的分子结构，称为 T 细胞抗原受体（T cell receptor，TCR）。TCR 是一种双肽链分子，按肽链编码基因不同可分为两类：① 在外周淋巴器官中大多数成熟 T 细胞（95%）的 TCR 分子，由 α 链和 β 链经二硫键连接的异二聚体分子，也称 TCR-2，T 细胞特异性免疫应答主要是这一类 T 细胞完成的；② 少数成熟 T 细胞的 TCR 分子是由 γ 链和 δ 链组成的异二聚体分子，结构与 αβTCR 相似，也称 TCR-1，可直接识别抗原（多肽、类脂分子），不必与 MHC 结合，也不需要抗原提呈分子。γδTCR 主要存在于小肠黏膜上皮和表皮，而外周血中仅占成熟 T 细胞的 0.5% ~ 10%。γδTCR 识别病原体表面抗原分子后，增殖分化为效应细胞发挥杀伤作用，同时对被病毒感染的细胞和肿瘤细胞具有杀伤活性。

T 细胞可通过其 γδ 或 αβ 受体分为 γδT 细胞和 αβT 细胞。这两种 T 细胞类型都存在于大多数人类癌症中，但目前的免疫疗法并不能利用它们的协同抗肿瘤活性。γδT 细胞的激活可以由嗜乳脂蛋白（butyrophilin）和嗜乳脂蛋白样分子引起，这些分子在结构上类似于免疫抑制性 B7 家族成员。2020年 8 月，美国多家研究机构研究者在 *Science* 杂志发文，发现嗜乳脂蛋白家族的两个成员，BTN3A1 和 BTN2A1 合作激活外周血中最丰富的 γδT 细胞亚群。

嗜乳脂蛋白 BTN3A1 通过阻止 N- 糖基化 CD45 从免疫突触上脱落，抑制肿瘤反应性 αβT 细胞受体的激活，发现 CD277 特异性抗体可将 BTN3A1 从免疫抑制分子转化为免疫刺激分子，从而动态诱导 αβT 细胞和 γδT 细胞驱动的协调抗肿瘤免疫反应，阻止卵巢癌进展。具体而言，CD277 特异性抗体可协同恢复 αβT 细胞的效应活性和 BTN2A1 依赖性 γδT 细胞对 BTN3A1 阳性癌细胞的杀伤作用。靶向 BTN3A1 抗体可重新引导 γδT 细胞攻击癌细胞，同时也增加肿瘤特异性 αβT 细胞的活性。因此，靶向 BTN3A1 可协调 αβT 细胞和 γδT 细胞对已形成的肿瘤协同杀伤作用，这可能为现有免疫疗法产生抵抗力的肿瘤提供一种新的治疗策略。

（三）T 细胞分化抗原及免疫原识别

1. T 细胞分化抗原　1982 年以来，国际有关专门会议把多数学者所制备的多种白细胞表面抗原的单克隆抗体进行了分类整理，并以分化群（cluster of differentiation，CD）统一命名。应用分化群抗体所鉴定的抗原，称为分化群抗原（CD 抗原）。在已经命名分化抗原群中，CD4 和 CD8 是区分成熟 T 细胞亚群的主要表面标志。

2020 年 8 月，美国匹兹堡大学 Joglekar 与中国医学科学院李贵登合作在 *Nat Methods* 杂志发文，总结了 T 细胞抗原的发现。T 细胞使用 T 细胞受体（TCR）以抗原特异性方式对威胁做出反应，其中 TCR 能够识别主要组织相容性复合体（MHC）蛋白上呈递的短肽抗原。T 细胞与其靶细胞之间介导的 TCR- 肽 -MHC 相互作用决定其功能，从而影响其在疾病中的作用。高通量测序、大规模细胞计数、微流控和计算生物学方面的最新进展，使发现 T 细胞抗原的方法激增。

2. 肿瘤表位免疫原性关键参数可对 T 细胞结合进行了评估　2020 年 10 月，美国帕克癌症免疫疗法研究所研究者合作在 *Cell* 杂志发文，通过联合体方法揭示肿瘤表位免疫原性的关键参数，并改善了新抗原的预测。研究者组建了一个全球联盟，每个参与者都从共享的肿瘤测序数据中预测免疫原性表位。随后，评估患者匹配样品中 608 个表位的 T 细胞结合。通过整合与呈现和识别相关的肽特征，开发了肿瘤表位免疫原性模型，该模型以高于 0.70 的精度滤除了 98% 的非免疫原性肽。优先考虑模型特征的方案具有卓越的性能，利用特征的方案变更可改善预测性能。在一个独立的队列中，肿瘤测序数据确定了310个表位，并对T细胞结合进行了评估，从而验证了这些发现。该数据资源能够确定有效抗肿瘤免疫力的基础参数，可供研究使用。据介绍，鉴定与治疗相关新抗原的许多方法将肿瘤测序与生物信息学算法结合，并推断出肿瘤表位免疫原性的规则。

3. 免疫系统可以识别肿瘤细胞表面细菌　2021年4月，以色列魏茨曼（Weizmann）科学研究所及其合作者在 *Nature* 杂志发文，发现免疫系统可以识别肿瘤细胞表面细菌，并可以利用这些引发针对肿瘤的免疫反应，有助于阐明免疫疗法与肠道微生物组之间的联系，即肠道微生物组影响免疫疗法。

过去十几年的免疫疗法极大地提高了某些癌症的康复率，尤其是恶性黑色素瘤；但在黑色素瘤中，免疫疗法仍然只对40%左右的病例有效。在这项研究中，将新的癌症标志物扩大到那些已知的定植在肿瘤中的细菌。研究者分析了来自9例患者的17份转移性黑色素瘤组织样本，获得了这些肿瘤的细菌基因组图谱，然后使用一种人类白细胞抗原（HLA）肽组学（HLA peptidomics）的方法鉴定能够被免疫系统识别的肿瘤抗原肽。HLA肽组学分析发现，黑色素瘤细胞表面有来自41种不同细菌的近300种肽。这些肽是由HLA蛋白复合物呈递在癌细胞表面上，其中HLA蛋白复合物存在于人机体所有细胞膜上，并在调节免疫反应方面发挥作用。HLA的作用之一就是将外来肽"呈递"给免疫系统，使免疫T细胞能够识别它们。利用HLA肽组学，能够以一种无偏见的方式揭示HLA呈递的肿瘤抗原肽（图33-1）。这种方法在过去已经使我们能够鉴定出在临床试验中表现出有希望的肿瘤抗原。

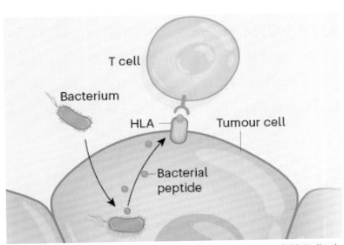

图33-1　肿瘤细胞表面细菌肽成为癌症免疫疗法的新靶点

3. Tessa模型揭示单个T细胞TCR的抗原识别及对T细胞功能的影响　2021年1月，美国UT西南大学研究者在 *Nat Methods* 杂志发文，开发出一种新的方法能够分析T细胞受体（TCR）的作用，即T细胞表面负责识别病原体的分子，更好地了解T细胞的工作方式以及利用T细胞对抗疾病的新方法。为了抵御各种各样的潜在入侵者，人体内存在无数的T细胞。那么，不同的T细胞如何与TCR发生效应。对此，研究者开发了一种统计模型，该模型结合了两种现有技术：TCR分析（用于测量人的TCR多样性）和单细胞RNA测序（用于识别在T细胞中打开或关闭的特定基因）。结合这些技术一直是一个挑战，因为每个实验都会生成成千上万的数据，并且数据以两种不同的形式出现。一种

Tessa 新模型使用了强大的统计方法来弥补这一差距。这种 Tessa 模型揭示了单个 T 细胞的 TCR 识别抗原时会发生什么，以及 TCR 以何种方式影响 T 细胞的功能。研究者使用 Tessa 研究了来自健康人和癌症患者的 100 288 个 T 细胞。在癌症患者中，发现 T 细胞中 TCR 的多样性对 T 细胞功能状态的影响比对健康患者的影响更弱，这可能是因为分泌到肿瘤微环境中的大量其他免疫分子以其他方式影响 T 细胞活性。这一发现以及其他可能是由于 Tessa 的更广泛使用而引起的其他发现，可能对设计基于免疫的癌症治疗方法的产生影响。这项工作为使用单 T 细胞测序数据提供了一种全新的方法，可以鉴定最有前途的 TCR，用于基于 TCR 的个性化免疫治疗。

（四）T 细胞亚群

T 细胞是淋巴细胞的主要组分，具有多种生物学功能，如直接杀伤靶细胞，辅助或抑制 B 细胞产生抗体，对特异性抗原和促有丝分裂原的应答反应以及产生细胞因子等，抵御疾病感染和肿瘤的产生。T 细胞是由胸腺内的淋巴干细胞分化而成，是淋巴细胞中数量最多、功能最复杂的一类细胞。按其功能可分为三个亚群：辅助性 T 细胞、抑制性 T 细胞和细胞毒性 T 细胞。它们的正常功能对人类抵御疾病非常重要。到目前为止，有关 T 细胞的演化及其与癌症的研究取得了许多突破性的进展。

T 细胞亚群的分类方法最常用的是根据细胞表面标志，利用单克隆抗体将其分为不同功能亚群。用 CD4 和 CD8 单克隆抗体可将外周淋巴器官或外周血中的 T 细胞分为 $CD4^+ CD8^-$ 和 $CD4^- CD8^+$ 二个主要的亚群。每个亚群按照某些表面标志和功能又可分为不同的功能亚群。成熟的 T 细胞表面均可表达 CD3 分子，而 CD4 和 CD8 不能同时表达于成熟的 T 细胞表面，故可将成熟的 T 细胞分为 $CD4^+$ T 细胞和 $CD8^+$ T 细胞二个亚群。血液中 T 细胞亚群的检测是观察机体细胞免疫水平的重要方法，对恶性肿瘤、自身免疫性疾病、免疫缺陷病、血液系统疾病的诊断、治疗及预后判断有重要作用。当不同淋巴细胞亚群的数量和功能发生异常时，可导致机体免疫功能紊乱并发生一系列的病理变化。

（五）细胞毒性 T 淋巴细胞

1. 细胞毒性淋 T 巴细胞 CTL 在肿瘤中靶向生物物理特征　2021 年 5 月，美国伊利诺伊大学 Ekrem Emrah Er、斯隆凯特琳癌症研究所等研究者合作在 *Immunity* 杂志发文，发现 CTL 可在肿瘤中靶向生物物理特征。研究发现，促进迁移和转移性侵袭的心肌相关转录因子（MRTF）使癌细胞对免疫系统敏感。在转移小鼠模型中，具有高 MRTF 表达的黑色素瘤和乳腺癌细胞被 CTL 选择性清除。通过使用免疫检查点封锁（ICB）抗体进行治疗，可以进一步增强这种免疫监视表型。研究者还观察到人类黑素瘤中的高 MRTF 信号与患者的 ICB 疗效相关。

使用生物物理和功能分析，表明 MRTF 过表达使丝状肌动蛋白的细胞骨架僵化，这种机械变化使小鼠和人癌细胞更容易受到 CTL 和自然杀伤细胞的攻击。总的来说，这些结果表明，免疫监视具有机械功能，被称为机械监视，这与靶向转移性疾病特别相关。据了解，免疫细胞通过识别指示致癌性转化的细胞特征来鉴定和破坏肿瘤。

2. CTL 不能正常发挥作用的原因　2020 年 2 月，美国加利福尼亚大学医学院研究研究者在 *Front Pharmacol* 杂志发文，从头颈癌患者血液中提取 CTL 的白细胞进行实验，发现癌症患者免疫细胞中钙调蛋白分子与离子通道（KCa3.1）之间的相互作用降低，这在细胞功能降低中起重要作用。这些 CTL 有望通过在肿瘤团块内迁移后分泌细胞因子杀死这些肿瘤细胞而穿透实体瘤。然而，由于某些原因，这些 CTL 在癌症患者中不能正常发挥作用，不能穿透肿瘤并攻击肿瘤细胞，从而导致癌性肿瘤无法控制地生长。

在这项研究中，研究者证明癌症患者 T 细胞中这些通道的功能降低，从而导致实体肿瘤中 T 细胞积累的减少。研究者使用多种复杂的显微镜成像技术对从癌症患者血液中分离的 T 细胞进行了研究，发现与健康人的 T 细胞相比，癌症 T 细胞的膜中钙调蛋白分子更少。这意味着钙调蛋白与癌症患者 T 细胞通道的结合能力下降。如果钙调蛋白不与其结合，则这些通道不起作用。因此，来自癌症患者的 T 细胞中钙调蛋白的结合减少导致功能降低，并导致肿瘤浸润和癌细胞杀伤减少。

3. 细胞毒 T 淋巴细胞释放细胞毒性多蛋白复合物 SMAP　2020 年 5 月，英国牛津大学 Dustin 及其团队在 *Science* 杂志发文，发现由 CTL 释放的自主杀伤性超分子攻击颗粒。研究者检测到细胞毒性多蛋白复合物从 CTL 转移到靶细胞，并把这些复合物命名为超分子攻击颗粒（SMAP）。SMAP 从 CTL 中迅速释放出来，并具有自发的细胞毒性。质谱分析、免疫化学分析和 CRISPR 编辑确定了血小板反应蛋白 1 的 C 末端片段是 SMAP 的成分，有助于杀死靶标。直接随机光学重建显微镜，可解析出一个细胞毒性的核心，由约 120 nm 直径的血小板反应蛋白 1 壳所包围。低温软 X 射线断层扫描分析表明，SMAP 具有碳密度外壳，并存储在多核颗粒中。研究者认为，SMAP 是自主的细胞外杀伤颗粒，可根据外壳成分的特异性来传递细胞毒性物质。

CTL 处于抵抗癌症和慢性感染的前线。CTL 通过分泌激活 caspase 的颗粒酶（granzyme）和致密核心颗粒中的穿孔蛋白（perforin）发挥杀伤作用。Balint 等人富集了 CTL 的突触输出，以研究穿孔蛋白和颗粒酶 B 的释放形式，发现 CTL 以稳定的超分子攻击 SMAP 的颗粒形式释放穿孔蛋白和颗粒酶。SMAP 由核壳结构组成，在释放前在 CTL 的致密分泌颗粒中组装而成。释放出的 SMAP 表现出杀伤靶细胞的天生能力。

（六）绘制人类 T 细胞发育图

2020 年 7 月，美国洛杉矶儿童医院萨班研究所 Parekh 领导的研究小组在 *Immunity* 杂志发文，报告绘制了 T 细胞在人类胸腺发育一个全面的路线图。了解人类 T 细胞的发育对于治疗由 T 细胞异常发育引起的疾病，如白血病和免疫缺陷，以及开发高效的免疫疗法，如 CAR-T 至关重要。这项研究明确地揭示了人类 T 细胞发育的高分辨率图像。由于物种之间的生物学差异，专门研究人类 T 细胞至关重要，以便获得了解人类疾病所需的信息，并设计新的免疫疗法。利用单细胞测序技术研究从人类胸腺组织分离出来的细胞，绘制出了 T 细胞在人类胸腺发育的不同阶段，包括在每个阶段开启或关闭的多种基因。研究者绘制了胸腺中最不成熟细胞在走向成熟时可能采取的不同发育路线，并发现了人类特有的发育阶段和基因活动模式。

（七）重编程 T 细胞

1. 将 T 细胞重编程为干细胞样的记忆细胞增强免疫疗法　2021 年 1 月，美国乔治城大学等机

构研究者在 *Nat Immunol* 杂志发文，表示免疫系统 T 细胞能被重编程为可再生的干细胞样记忆细胞
（TSCM），是一种长寿且高度活跃的超级免疫细胞，具有很强的抗肿瘤活性。重编程过程涉及抑制
MEK1/2 蛋白的活性，目前多种 MEK 抑制剂能被用来有效治疗黑色素瘤，但不能靶向作用特定类型
的癌细胞，却能广泛地重编程 T 细胞寻找多种类型的癌症。在这项研究中，利用已经获批用于人体的
药物，明显增强当前可用的免疫治疗性措施，从而能够在患者机体中产生更好且更具持久性的抗癌反
应。研究者在实验室中利用人类细胞进行实验，随后在小鼠机体中证实了此类方法的作用效果。目前，
不仅能利用 MEK1/2 抑制剂将 T 细胞重编程为 TSCM 细胞，还能够识别出 TSCM 被诱导的新型分子
机制。研究者发现，将 T 细胞重编程为 TSCM 能明显改善 T 细胞疗法治疗癌症患者，这是一种广泛
用于治疗特定类型癌症和在临床试验中使用的手段，即从患者血液中分离出免疫系统 T 细胞，随后对
其进行工程化修饰并扩展其靶向作用肿瘤细胞的能力，最后再输注给患者体内有效抵御癌症。在进行
的实验中，利用 MEK 抑制剂能将人类 T 细胞重编程为 TSCM 细胞；此外，当利用 MEK 抑制剂治疗
小鼠时，对 T 细胞的重编程也会诱导有效 TSCM 的产生。

2. 重编程 T 细胞靶向实体瘤　2018 年，英国伦敦大学学院和新加坡 A*STAR 研究者试图联合
两种方法，利用各自的优点治疗肝细胞癌（HCC），他们通过下调病毒性肿瘤抗原特异性的 T 细胞
PD-1 信号通路，克服 T 细胞耗竭的问题，相关研究成果发表在 *Mol Ther* 杂志上。研究者开发了一
种新的慢病毒转染方法，可以优先靶向内源性或 TCR 重排的抗原特异性 CD8⁺ T 细胞，利用 shRNA
敲除其 PD-1，随后检测了这种 T 细胞的抗癌效果。研究发现，与对照组慢病毒载体相比，利用慢病
毒 -shPD-1 进行抗原特异性的肝内 CD8⁺ T 细胞转染可以显著降低其 PD-1 的表达。

敲低人 T 细胞中的 PD-1，可以恢复 T 细胞的抗癌效应功能，促进其在模拟高表达 PD-L1 的肝
脏微环境的 3D 微设备中杀伤癌细胞的能力。但是，一旦反复刺激，PD-1 的敲低就会导致 T 细胞的
衰老，同时引发其他共刺激信号通路。这项研究表明，慢病毒可以靶向遗传工程化的特异性靶向乙型
肝炎病毒（HBV）相关 HCC 病毒抗原的 T 细胞，实现功能性基因编辑。而敲低 PD-1 可以短时间内
增强 T 细胞杀伤肿瘤细胞的能力，但是由于存在其他补偿性共刺激信号以及反复刺激会导致 T 细胞衰
老，因此这种方法的效果仍然有限。

3. 基因编辑影响免疫系统　2021 年 2 月，美国科罗拉多大学癌症中心研究者在 *Nat Commun* 杂志
发文，ADAR1 酶对免疫系统与癌症的关系提供了新的见解。在细胞中，ADAR1 编辑天然 RNA 或自
身 RNA，从而使细胞将其识别为自身的 RNA，这是抵抗自身免疫疾病的关键保护措施。但是，如果
感染了病毒，那么 ADAR1 不会编辑病毒 RNA，因此细胞可以识别并起反应，可以激活免疫反应抵抗
这种感染。研究者发现，一种 Z-alpha 的 ADAR1 结构域与一种 Z-RNA 的 RNA 形式结合，但 Z-alpha
ADAR1 也可以与其他 RNA 形式结合。由于 ADAR1 在癌症调节中的作用，这是在癌症研究中的重要
发现。正常运转的免疫系统通常可以将癌细胞检测为危险细胞，然后将其清除，但是如果发生过多的
ADAR1 编辑，细胞可能会抑制免疫反应以保护自身。

在许多癌症中，ADAR1 会出现上调，其作用超出了应有的水平。过量的 ADAR1 可能导致比正
常情况更多的 RNA 编辑。这将导致调控异常，影响 RNA 的特定区域或 RNA 类型。过量的编辑会引

发异常的免疫反应，并具有促进癌症发生的风险。了解细胞中 ADAR1 的所有靶标也是朝着更有效疗法迈出的一步。

4.纳米颗粒介导肿瘤微环境中 T 细胞脂质代谢重编程用于免疫代谢治疗　肿瘤的异质性限制了抗肿瘤纳米药物的临床转化。为了规避肿瘤细胞的异质性，可以利用肿瘤微环境中与肿瘤相邻的异质性较小的免疫细胞实现肿瘤的治疗。目前，在肿瘤微环境中主要靶点包括癌相关成纤维细胞上表达的成纤维细胞活化蛋白以及树突状细胞表达的 CD11C 和 T 细胞的生物标记物 CD3。此外，肿瘤微环境中缺乏葡萄糖，T 细胞活性因能量不足而受损。因此，对肿瘤微环境中的免疫细胞进行代谢重组，使其可以利用不同的能量底物，将是改善免疫治疗的可行性策略。

2021 年 6 月，韩国首尔大学研究者在 *Nano-Micro Lett* 杂志发文，通过纳米颗粒诱导的脂质代谢重编程，激活 T 细胞的抗癌活性。将脂质代谢激活药物分子（非诺贝特）包裹在两亲性聚谷氨酸纳米粒（F/ANs）中，用抗 CD3ef(ab')2 片段修饰 F/ANs 表面，实现 T 细胞的靶向输送，得到靶向 T 细胞的 aCD3/F/ANs 纳米颗粒。非诺贝特可以诱导过氧化物酶体增殖物激活受体（PPAR-α）的表达，同时其下游脂肪酸代谢相关基因的表达也可被非诺贝特激活。据报道，口服 PPAR-α 激动剂可促进脂肪酸代谢，缓解肿瘤微环境中低血糖引起的代谢应激，保护 T 细胞的功能，从而增强抗 PD-1 免疫治疗作用。

体外研究显示，aCD3/F/ANs 激活脂肪酸代谢和线粒体功能，刺激肿瘤微环境中 T 细胞的抗癌活性；同时，在 aCD3/F/ANs 处理的 T 细胞中，PPAR-α 和下游的脂肪酸代谢相关基因的表达显著提高。用 aCD3/F/ANs 治疗荷瘤小鼠可促进肿瘤组织中多种细胞因子的产生，并阻止肿瘤生长。研究结果表明，纳米技术使 T 细胞的脂质代谢重新编程具有成为一种新的免疫代谢疗法的潜力（图 33-2）。

二、T 细胞抗肿瘤作用

（一）T 细胞在抗肿瘤免疫中作为核心执行者

肿瘤生物治疗种类很多，但绝大多数都是通过 T 细胞发挥抗肿瘤作用（图 33-3），从传统细胞因子、多肽类药物到最新的免疫检查点抑制剂与嵌合抗原受体（chimeric antigen receptor，CAR）T 细胞（CAR-T 细胞）治疗均是间接或者直接激活人体 T 细胞来清除肿瘤细胞。在有效的抗肿瘤免疫过程中，T 细胞作为核心的执行者，首先被 T 细胞受体（T cell receptor，TCR）介导的抗原识别信号激活，同时许多共刺激和共抑制信号精细调节 T 细胞反应的强度和质量，这些抑制信号即为免疫检查点。在生理环境下，共刺激分子与免疫检查点分子保持平衡，从而最大程度减少对周围正常组织的损伤，维持对自身组织的耐受，避免自身免疫反应；而肿瘤细胞可以通过此机制，异常上调共抑制分子及其相关配体，抑制 T 细胞激活，从而逃避免疫杀伤。因此，阻断免疫检查点是增强 T 细胞激活的有效策略之一，也是抗肿瘤的重要靶点。

2021 年 2 月，英国纽卡斯尔大学、韦尔科姆基金会桑格研究所和比利时根特大学等研究机构研究者在 *Science* 杂志发文，绘制出人类胸腺组织一生中的图谱，以了解发育和产生重要的 T 细胞。在未来，这些信息可能有助于科学家们构建出人造胸腺和设计改进的治疗性 T 细胞。这种人类胸腺图谱揭示了新的细胞类型和鉴定出未成熟的免疫细胞如何发育为 T 细胞的信号，可能有助于理解影响 T 细胞发育的疾病，并加入到正在构建的人类细胞图谱（Human Cell Atlas）计划中。

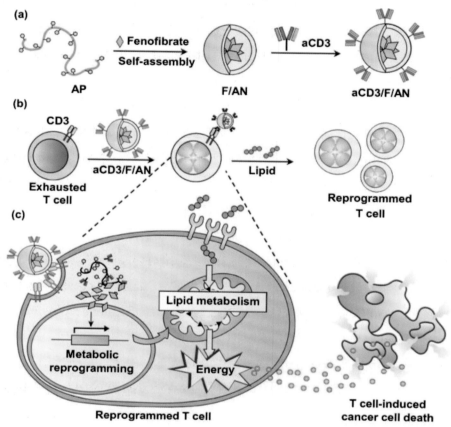

图 33-2　aCD3/F/ANs 对 T 细胞的代谢重编程示意图

图中，a. aCD3/F/ANs 制备过程的示意图；b. aCD3/F/ANs 促进 T 细胞线粒体脂肪酸代谢的机制；c. 脂肪酸代谢重编程对 T 细胞介导的癌细胞杀伤的影响

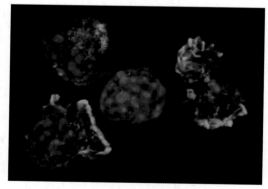

图 33-3　杀伤性 T 细胞包围癌细胞

RORα 决定胚胎胸腺中 T 细胞和 ILC2 的分化。2021 年 2 月，英国 MRC 分子生物学实验室研究者在 *Nat Immunol* 杂志发文，表明 RORα 是胚胎胸腺中 T 细胞和 2 型先天性淋巴样细胞（ILC2）分化的关键节点。研究发现，功能性 ILC2 细胞可以从胚胎胸腺共有前体 T 细胞中产生，早于 CD4$^+$ CD8$^+$ T 细胞的形成。胸腺 ILC2 细胞迁移至黏膜组织，并在肠固有层定植。转录因子 RORα 的表达抑制 T

细胞发育的同时，促进胸腺中 ILC2 的发育。对 RNA 序列、转座酶可及性染色质测序（ATAC-seq）和染色质免疫沉淀 – 测序（ChIP-seq）数据分析，提出了一种校正的转录途径，解释 T 细胞和 ILC2 细胞可能是由共有胸腺祖细胞发育而来。当存在 Notch 信号时，BCL[11]B 会抑制 Nfil3 和 Id2 的表达，从而使 E 蛋白定向 T 细胞发挥作用。但是，同时表达 RORα 解除了 Nfil3 和 Id2 的抑制作用，从而使 ID2 抑制 E 蛋白并促进 ILC2 分化。因此，该研究证明了 RORα 的表达是胚胎胸腺中 T 细胞和 ILC2 谱系分叉处的关键节点。

随着年龄的增长，胸腺是最先丧失功能的器官之一，因而导致 T 细胞的逐渐减少，最终增加老年人对感染和癌症的易感性。Lepletier 等研究确定，BMP4 和激活素是胸腺上皮干细胞自我更新和分化的重要生长和分化因子，以及它们在衰老过程中产生的变化而导致成熟上皮细胞的丢失，引起支持 T 细胞产生能力下降（*Cell Rep*，2019）。这是首次确定成熟胸腺上皮细胞丢失的基础，以及在衰老过程中参与胸腺上皮干细胞功能障碍的分子。研究者相信，这些变化是可以逆转的，开发出一种胸腺上皮细胞再生的治疗方法。

基因工程 T 细胞构成了强大的新一类治疗制剂，为癌症患者提供了治愈的可能性。2017 年，CAR–T 细胞疗法获得美国 FDA 批准，并进入白血病和淋巴瘤的临床试验。合成生物学为细胞工程提供了一个广泛扩展的工具，可重编程免疫细胞，以增强其功能。T 细胞工程、基因编辑、具有最强功能淋巴细胞的选择及细胞制备等方面的进步，有望拓宽 T 细胞疗法的潜力。

2020 年 6 月，美国洛杉矶儿童医院 Parekh 研究小组在 *Immunity* 杂志发文，利用人类胸腺单细胞 RNA 测序，揭示出 T 细胞发育过程中的分化轨迹。研究者使用单细胞 RNA 测序（sRNA–seq）检测人出生后胸腺中稀有的 CD34[+] 祖细胞和分化程度更高的 CD34[−] 组分。CD34[+] 胸腺祖细胞由一系列分化和确定状态组成，其特征是多谱系活化以及随后的 T 细胞定型。分化轨迹中最早的祖细胞是 CD7[−]，并表达了干细胞样的转录特征，但也起始了 T 细胞的活化。聚类分析确定了浆细胞样树突状谱系引发的 CD34[+] 亚群，提示胸腺内树突状的分化途径。CD2 表达定义了 T 细胞定型阶段，其中 B 细胞潜能的丧失先于髓系潜能的丧失。这些数据集描绘了人类胸腺生成过程中关键分化事件的基因表达谱，并为进一步研究人类 T 细胞发育提供了资源。据悉，在实验室模型中模拟体内人类 T 细胞发育是了解人类胸腺生成的主要障碍。

目前，大多数癌症免疫治疗都是基于 T 细胞介导的细胞免疫，这被 Chen 和 Mellman 定义为著名的癌症免疫循环。这个循环包括 7 个步骤：① 癌细胞抗原的释放；② 癌症抗原的呈递；③ T 细胞的启动和激活；④ T 细胞向肿瘤的运输；⑤ T 细胞向肿瘤的浸润；⑥ T 细胞对癌细胞的识别；⑦ 癌细胞的杀伤。这 7 个步骤可分为两个阶段：准备阶段（T 细胞应答），主要发生在淋巴结（LNS）；效应阶段（T 细胞杀伤），主要发生在肿瘤微环境（TME）。在大多数肿瘤中，癌症免疫循环在这些步骤中的一个或多个被阻断，导致抗癌免疫反应受抑和肿瘤免疫逃逸。

（二）T 细胞释放化学物质和细胞因子

1. T 细胞识别出靶标时会释放化学物质以吸引更多 T 细胞　2020 年 10 月，GaleanoNiño 在 *eLife*

杂志发文，当免疫系统中的 T 细胞找到并识别出靶标时，会释放化学物质以吸引更多 T 细胞，然后聚集起来协助抑制这种威胁。这种蜂群行为的发现，以及免疫细胞用来将蜂群引向肿瘤的化学引诱剂，有助于开发出能增强免疫系统的新癌症疗法。对于实体瘤尤其重要。研究者使用在实验室和小鼠模型中生长的 3D 肿瘤模型，表明杀死癌症的 T 细胞可以独立于中间免疫细胞而驻留在肿瘤细胞中。当 T 细胞发现并识别出肿瘤时，它们会释放化学信号，然后吸引更多的 T 细胞通过 CCR5 的受体感知信号，并引起蜂群反应，这些细胞协调它们的迁移过程。可以在将来利用蜂群机制将 CAR-T 细胞靶向实体瘤，这可能导致增强的免疫疗法，从而更有效地浸润和破坏这些类型的肿瘤，确定群体机制是否对减轻移植手术后，自体免疫条件下或与病毒感染有关的过热 T 细胞反应是否有益也很重要。

2. T 细胞产生可溶性细胞因子　2020 月 3 月，法国巴斯德研究所（Institut Pasteur）和英瑟姆研究所（Inserm）研究者在 *Nat Cancer* 杂志发文，使用体内成像工具描述局部和远处肿瘤浸润性 T 细胞的时空活动特征。T 细胞是杀伤细胞，能够通过直接接触浸润肿瘤并破坏癌细胞。癌细胞的这种破坏是高度局部的现象，仅发生在杀伤细胞的附近。但是，在这些接触过程中，T 细胞也会产生可溶性细胞因子，即干扰素 γ（IFN-γ）对肿瘤微环境的影响。研究者使用功能强大的成像技术，可在小鼠中实时和体内观察 T 细胞的行为以及肿瘤内 IFN-γ 的作用，细胞因子不仅在局部起作用，而是在肿瘤内迅速扩散，并影响可能与 T 细胞距离较远的癌细胞。这种 T 细胞的远程作用，可使其对大量癌细胞发生效应，尤其是那些可能具有逃避免疫系统机制的癌细胞。研究还证明，成功渗入肿瘤的 T 细胞数量与产生细胞因子的数量有关，并决定了肿瘤细胞反应的程度。黑色素瘤患者细胞的研究支持了免疫细胞的这种远程作用模型。因此，刺激这种集体反应可能代表未来免疫治疗方法的关键目标。

3. CD8$^+$ T 细胞缺氧诱导因子表达增强抗肿瘤作用　免疫细胞的生存需要适应不同的微环境，特别是实体瘤的缺氧环境。缺氧诱导因子（HIF）转录因子是这种适应的一个重要方面。肿瘤和炎症组织中低氧的可用性历来被认为是免疫抑制，但许多研究表明，CD8$^+$ T 细胞在低氧环境中培养时更有效地分化为 TCL，提示 T 细胞分化在功能上与氧利用率降低有关。HIF 是对缺氧转录反应的主要调节因子。作为异质二聚体，HIF 由一个 a 亚基（HIF1a 或 HIF2a）和一个 b 亚基（ARNT，也被称为 HIF1b），它们的功能被氧有效地抑制。在氧存在下，HIFa 亚基被脯氨酸羟化酶（PHD）羟化，导致 Von Hippel Lindau（VHL）蛋白识别和泛素化，并随后被蛋白酶体降解。第二种氧敏感机制利用细胞因子抑制 HIF（FIH）酶，羟基化 HIFα 亚基中保守的天冬酰胺残基，阻断与 p300/CBP 共激活因子的结合，从而抑制 HIF 转录活性。这些抑制机制在低氧环境中被减少或消除，导致 HIF 稳定，转位到细胞核，并诱导缺氧反应基因表达程序。

2021 年 4 月，研究者 Velica 等开展了一项关于缺氧诱导因子在抗肿瘤治疗中作用的研究，以确定 HIF 结构的决定因素，增强细胞毒性 T 细胞的抗肿瘤疗效。实验首先在小鼠 CD8$^+$ T 细胞中建立了逆转录病毒载体，进行异位表达 HIF1a 和 HIF2a，使用抑制剂促使 CD8$^+$ T 细胞发生广泛的转录改变，导致细胞毒性分化和针对肿瘤靶点的细胞溶解功能增强。HIF2a 中取代 FIH 羟基受体位点的特殊突变体内过继转移后产生最有效的抗肿瘤 T 细胞。此外，共传递一种对 FIH 不敏感的 HIF2a 在体外和异种过继转移模型中，抗 CD19 嵌合抗原受体可显著增强人 CD8$^+$ T 细胞对淋巴瘤细胞溶解功能。

研究结果显示，在异位表达的情况下，HIF2a 比 HIF1a 更能有效地提高 CD8$^+$ T 细胞抗肿瘤细胞毒性。异位 HIF2a 能够通过改变 T 细胞转录因子网络引起基因表达的广泛变化，而不考虑 VHL 和 FIH 抑制。然而，当 HIF2a 出现时，基因表达的变化幅度通常更大。这可能是由于转录调节剂网络表达的改变导致的。虽然 RNA-seq 检测到的转录变化在蛋白质水平上被大量复制，但在功能水平上 HIF2a 的氧依赖调节被证明是最重要的。耐蛋白水解 HIF2a 通过限制增殖，导致 TCR 下调，减少 IFN-γ 分泌，严重损害 T 细胞功能。值得注意的是，与其他表型变化不同，当 HIF1a 共表达时，并没有观察到由 HIF2a 引起的增殖缺陷，这表明 HIF1a 可以部分抵消这种 HIF2a 效应。这些结果令人惊讶，因为之前报道的无 VHL 的 T 细胞具有更大的抗肿瘤功能。与多种肿瘤靶点共培养结果一致显示，HIF2α 表达 VHL 敏感的 CD8$^+$ T 细胞具有最高的细胞溶解功能，提示中等水平的 HIF2a 蛋白具有最大的效益。

总之，在这项研究中确定了异位 HIF 表达可以用于提高治疗性 CD8$^+$ T 细胞的抗肿瘤疗效，目的是改进 ACT（转移细胞治疗）治疗癌症的方案。逆转录病毒载体目前可以被用于向 T 细胞输送癌抗原特异性 TCR（嵌合抗原受体）或 CAR（细胞受体）的异位表达，并且很容易修饰以输送额外的蛋白质。

（三）不同条件下对 T 细胞的作用

1. 表达 SOSTDC1 滤泡辅助 T 细胞促进滤泡调节 T 细胞分化　　滤泡辅助 T 细胞（T follicular helper cell，TFH）是 CD4$^+$ T 细胞，在淋巴器官的生发中心中促进 B 细胞抗体的产生和 B 细胞记忆反应。这些活性又受到滤泡调节 T 细胞（T follicular helper cell，TFR）的制约。生发中心反应能增强 TFR 细胞的产生。然而，驱动 TFR 细胞形成的分子线索仍然未知，这意味着 TFR 细胞的起源是未知的。2020 年，原第三军医大学等院校研究者在 *Science* 杂志发文，发现由一个 TFH 细胞亚群和在 T-B 细胞边界富集的成纤维细胞网状细胞（fibroblastic reticular cell）分泌的含骨硬化蛋白结构域蛋白 1（sclerostin domain-containing protein 1，SOSTDC1）通过抑制 Wnt-β-catenin 信号转导来促进 TFR 细胞产生，因而在发育上是 TFR 细胞产生所必需的。在报告小鼠（reporter mice）中，细胞命运追踪和转录组评估确定表达 SOSTDC1 的 TFH 细胞是一个独特的 T 细胞群体，是在 SOSTDC1 阴性 TFH 细胞（即不表达 SOSTDC1 的 TFH 细胞）之后产生的，并且失去了协助 B 细胞产生抗体的能力。值得注意的是，剔除 TFH 细胞中的 Sostdc1 基因会导致 TFR 细胞数量大幅减少，从而导致生发中心反应升高。从机制上看，SOSTDC1 阻断了 WNT-β-catenin 轴，促进 TFR 细胞分化。

2. 滞留在血液中的杀伤性 T 细胞　　2020 年 12 月，美国宾夕法尼亚大学佩雷尔曼医学院研究者在 *Cell* 杂志发文，发现杀伤性 T 细胞通常会滞留在血液中，不会进入器官和其他组织。这一发现有助于解决免疫学中的许多难题。从血液中进入组织的 T 细胞和其他免疫细胞会通过淋巴途径流回血液。研究者从胸导管（thoracic duct）取样，大部分淋巴液都是通过胸导管流动的。通过这种方式，研究者首次从胸导管淋巴液中取样的 T 细胞分子特征进行编目，并与从同一受试者血液中收集的 T 细胞进行比较。在这项研究的诸多发现中，最引人注目的是，淋巴液中存在的 CD8$^+$ T 细胞，即在血液以外的器官和其他组织中迁移的 CD8⁺ T 细胞，通常不是血液中大量存在的经典杀伤性 T 细胞。实际上，淋巴液中的所有 CD8⁺ T 细胞都不具备直接杀伤细胞的能力；相反，它们具备了产生免疫细胞因子的化学物的能力，这些化学物可以召唤免疫系统的其他组分。这些非细胞毒性的 CD8⁺ T 细胞也能与血液中的杀伤性 T 细胞识别相同的靶标，这暗示这两组 CD8⁺ T 细胞由相同的祖细胞发展而来，在对抗相同的病原体时具有不同但互补的作用。这一发现推翻了传统的假设，即杀伤性 T 细胞从血液中循环到组织中，然后再回到血液中。这些发现对医学有重要的意义。其中的一个意义涉及用于治疗癌症的 CAR-T 细胞疗法，该疗法使用来自患者的杀伤性 T 细胞，对它们进行基因改造后使其杀死癌细胞。这项研究中的新发现提出一种可能性，即 CAR-T 细胞可以进一步经过基因改造后在血液之外有效地攻击实体瘤。

3. 感染和恶性肿瘤引起组织驻留 CD8⁺ T 细胞的异质性　2020 年 5 月，美国加利福尼亚大学圣迭戈分校研究者合作在 *Immunity* 杂志发文，发现感染和恶性肿瘤会引起组织驻留 CD8⁺ T 细胞的异质性。通过使用单细胞 RNA 测序（scRNA-seq）和遗传报告基因小鼠，鉴定了肠道抗原特异性 CD8⁺ T 细胞的不同谱系，包括在急性病毒和细菌感染早期阶段最突出的 Blimp1hiId3lo 组织驻留效应细胞群，以及 Blimp1loId3hi 组织驻留记忆群体，这些细胞在以后的感染时间点积累。这些组织驻留记忆 T 细胞（Trm）群体展示出独特的细胞因子产生、次级记忆潜能以及转录程序，包括转录调节因子 Blimp1、T-bet、Id2 和 Id3 在支持和维持肠道 Trm 中的不同作用。将这些分析扩展到恶性组织，发现了不同的效应样和记忆样 CD8⁺ T 细胞群，具有组织驻留的基因表达特征，即分别具有终末耗尽和祖细胞耗尽 T 细胞的特征。这些发现提供了对 Trm 细胞发育和功能异质性的了解，这对增强疫苗接种和免疫治疗方法具有重要意义。据悉，组织 Trm 通过对非淋巴组织的连续监视提供宿主保护。

4. TCR-T 治疗肝细胞癌（HCC）效果　2020 年 7 月，中国科学院广州生物医药与健康研究院王金勇课题组在 *J Immunother Cancer* 杂志发文。基于前期发现的转分化方法再生 T 细胞技术，进一步尝试结合 TCR-T（识别自身 MHC 限制性的细胞内抗原）抗肿瘤原理，通过含有 Hoxb5 转录因子与 TCR 序列串联表达元件的病毒转导系统递送，诱导 pro-pre-B 祖细胞体内快速转分化为肿瘤特异性的 TCR-T 细胞，在动物肿瘤模型上首次证明该新来源 TCR-T 具备抗肿瘤活性。肿瘤抗原 T 细胞受体（TAA-TCR）介导的细胞毒性 T 细胞免疫疗法（TAA-TCR-T）是治疗实体肿瘤，特别是众多缺乏表面特异性抗原的一类肿瘤的新手段。2018 年，王金勇团队在 *Nat Immunol* 杂志首次报道了 Hoxb5 蛋白介导的 B 细胞转分化为功能性 T 细胞新方法，该方法为诱导造血谱系横向快速产生抗肿瘤 T 细胞提供了新证据。在上述发现的基础上，本研究同时将 Hoxb5 和识别特定抗原的 TCR 表达元件导入到 pro-pre-B 细胞，移植小鼠体内获得了针对特异性肿瘤抗原的 TCR-T 细胞。这种新型 TCR-T 细胞多为原始态细胞，刺激后可以快速增殖，能有效杀伤肿瘤细胞，降低肿瘤负荷。该研究在动物模型上证明了一种通过血液谱系转分化途径产生抗肿瘤 TCR-T 细胞的新方法。

2020 年 12 月，这个研究院李懿研究组在 *J Immunother Cancer* 杂志发文，阐明了乙型肝炎病毒（HBV）抗原特异的亲和力提高的 TCR-T 在体外和体内研究中，其特异性和安全性与野生型 WT-TCR-T 相似，并且效力显著提高。该研究提出了一种治疗 HBV 相关肝细胞癌（HCC）的新策略。在患有 HBV 相关的 HCC 患者中，病毒特异性细胞毒性 T 淋巴细胞（CTL）无法消除表达 HBV 抗原的 HCC 细胞。由于 HBV 相关 HCC 中病毒抗原的表达可能降低，从而使肿瘤能够逃避免疫攻击。因此，科研者假设，与相应的野生型 TCR 相比，HBsAg 特异性的亲和力提高的 TCR 可使 T 细胞能更有效地靶向 HCC，可以利用 TCR 杂交性（promiscuity）有效捕获可能阻碍基于 CTL 的疗法的 HBV 变异。

研究者采用弹性筛选（flexi-panning）的方法，从十肽 HBs370-379-SIVSPFIPLL 克隆的 TCR 构建的随机突变文库中，分离出可与变体抗原、人 HLA-A*02:01 限制的九肽 HBs371-379-ILSPFLPLL 结合的亲和力提高的 TCR。用人体潜在交叉反应抗原肽和 HBV 变异肽，肿瘤细胞和人体正常细胞以及异种移植小鼠肝癌模型来验证亲和力改良的 TCR 工程 T 细胞（Ai-TCR-T）的效力和安全性。结果显示，Ai-TCR-T 细胞保留了相关的 HBV 抗原特异性，并识别了范围广泛的 HBV 基因型变体，具有更高的敏感性和细胞毒性。在异种移植小鼠肝癌模型中，细胞输注可完全消除 HCC，且不会复发。CD8$^+$ Ai-TCR-T 细胞在肿瘤中积累的升高与肿瘤缩小有关。

5. T 细胞感知微环境天冬酰胺的分子机制和功能　2021 年 1 月，清华大学江鹏团队在 *Nat Cell Biol* 杂志发文，阐述微环境中某些营养或代谢物质的存在会影响到免疫细胞的效应功能，p53 缺陷细胞内高水平的天冬酰胺合成可直接抑制 LKB1-AMPK 信号通路活性，进而促进细胞的增殖和存活。天冬酰胺作为一种终端代谢物被肿瘤细胞大量释放到细胞外。研究者报道，天冬酰胺通过提高 TCR 信号通路活性促进 CD8$^+$ T 细胞的激活和抗肿瘤效应。

在本项研究中，发现增加环境中天冬酰胺的水平可显著提高 CD8$^+$ T 细胞的激活，增殖和对细菌感染的免疫应答能力以及肿瘤杀伤能力。反之，如果利用限制性饮食、天冬酰胺酶处理或敲低天冬酰胺转运蛋白 SLC1A5 的表达，限制天冬酰胺的摄入，则会明显抑制 T 细胞的活性和免疫效应功能。虽然天冬酰胺可以通过增加 T 细胞的激活能力而引起细胞内代谢的重组，但其本身几乎并不会直接参与代谢反应过程。令人意外的是，微环境中天冬酰胺水平的变化可被 TCR 信号通路中的淋巴细胞特异性蛋白质酪氨酸激酶（LCK）所感知。天冬酰胺通过与 LCK 直接结合而增强后者的激酶活性及其下游信号的传递。因此，本研究揭示了天冬酰胺作为信号分子促进了 TCR 信号转导，从而参与 T 细胞的激活以及适应性免疫的调控过程；同时，也揭示了 LCK 是 T 细胞内天然的天冬酰胺感受器，为深入理解微环境中天冬酰胺的功能提供了可能的研究方向。

6. 新型 T 细胞回路能够以超灵敏的阈值感应抗原密度　2021 年 3 月，美国加利福尼亚大学旧金山分校 Lim 研究小组在 *Science* 杂志发文，开发出一种新的 T 细胞回路，能够以超灵敏的阈值感应抗原密度。受自然超敏反应回路的启发，研究者设计了两步式正反馈回路，该回路可使 T 细胞根据抗原密度阈值区分靶标。在该回路中，HER2 的低亲和力合成 Notch 受体控制 HER2 的高亲和力嵌合抗原受体（CAR）的表达。因此，增加 HER2 密度对 T 细胞具有协同作用，即增加了 CAR 表达和激活。在体外和体内，具有这种回路的 T 细胞在表达正常量 HER2 的靶细胞和表达 HER2 的 100 倍以上的癌细胞之间有着明显的区别。据介绍，过表达的肿瘤相关抗原（如 HER2 和表皮生长因子受体）是治疗性 T 细胞的潜在靶标，但 CAR-T 细胞可能与表达低水平靶标抗原的正常组织发生毒性"非肿瘤"交叉反应。

7. 在胶质瘤中具有抑制性 CD161 受体的浸润性 T 细胞　2021 年 3 月，美国哈佛大学 Wucherpfennig 等研究者在 *Cell* 杂志发文，通过单细胞分析在胶质瘤浸润性 T 细胞中鉴定出抑制性 CD161 受体。研究者使用单细胞 RNA 测序（RNA-seq）绘制了 31 例异柠檬酸脱氢酶（IDH）野生型胶质母细胞瘤和 IDH 突变型神经胶质瘤患者的肿瘤浸润性 T 细胞的基因表达和克隆情况。在共表达细胞毒性程序和几个自然杀伤（NK）细胞基因的 T 细胞亚群中确定抗肿瘤免疫力的潜在效应子。对克隆扩增的肿瘤浸润性 T 细胞的分析进一步确定了 NK 基因 KLRB1（编码 CD161）为候选抑制受体。因此，KLRB1 的基因失活或抗体介导的 CD161 阻断在体外增强 T 细胞介导的神经胶质瘤细胞杀伤，并在体内增强其抗肿瘤功能。在其他人类癌症中，大量的 T 细胞群体也表达了 KLRB1 及其相关的转录程序。这项工作提供了神经胶质瘤中的 T 细胞图谱，并表明 CD161 和其他 NK 细胞受体可作为免疫治疗的靶标。

8. T 细胞中存在关键癌症靶点 Mdm2

（1）T 细胞中关键癌症靶点 Mdm2 的作用：2021 年 3 月，美国密歇根大学罗杰尔癌症中心研究者在 *Nat Immunol* 杂志发文，发现免疫细胞中可能存在治疗癌症的靶点，不仅为癌症免疫学提供了新的亮点，而且还暗示了与该关键靶点相关的临床试验可能不必要地排除了许多患者，这一发现将有助于使免疫疗法对癌症的治疗更加有效。

TP53 基因被称为"基因组守护者"，因其 p53 对 DNA 修复和细胞分裂至关重要。大约一半的癌症是由这个单一基因的突变驱动的，这种突变破坏其作为抑癌基因的功能。因而，使癌症患者的肿瘤组织携带完整的 TP53 基因。对于这些患者，研究者一直在寻求能够破坏 p53 和 MDM2 之间相互作用的药物，而这种相互作用与控制 p53 的水平有关。研究者认为，破坏它们的相互作用，将使更多的 p53 用于抑制癌症的发生。在这项研究中，发现 p53 和 MDM2 之间的相互作用不仅发生在肿瘤细胞内部，而且还出现在免疫细胞内部。尽管破坏肿瘤细胞中的 p53-MDM2 相互作用通常是有益的，但发现如果破坏 T 细胞内部相同蛋白质之间的相互作用会导致 T 细胞中的 MDM2 减少，T 细胞将受到功能损害。研究者发现，MDM2 在肿瘤细胞中是有害的，因其影响 p53 的功能，但该过程对 T 细胞的功能和存活也很重要，T 细胞需要 MDM2 的存在。由于肿瘤免疫疗法也需要 T 细胞的存在。因此，靶向两者相互作用，能够增强人体免疫细胞杀死癌细胞的能力。尽管肿瘤细胞中的 MDM2 是有害的，但药物开发需要确保 T 细胞中的 MDM2 不受影响，否则会导致不良的临床结果。

（2）MDM2 对病理应激反应中 T 细胞的影响（图 33-4）：MAM2 是一种小鼠双小蛋白 2（murine double minute 2），即与 p53 结合的癌基因产物。研究者用 ID8 卵巢癌细胞腹腔接种 Mdm2$^{+/+}$ Cd4-Cre 和 MDM2fl/flCd4-Cre 小鼠。研究发现，MDM2fl/flCd4-Cre 小鼠在控制 ID8 肿瘤进展方面的效率低于 MDM2$^{+/+}$ Cd4-Cre 小鼠。与 MDM2$^{+/+}$ Cd4 Cre 小鼠相比，MDM2fl/flCd4 Cre 小鼠伴有大量肿瘤浸润性 CD8$^+$ T 细胞凋亡，而 CD8$^+$ T 细胞肿瘤浸润较少。与 MDM2$^{+/+}$ CD8$^+$ T 细胞相比，肿瘤浸润的 MDM2$^{-/-}$ CD8$^+$ T 细胞表达低水平的抗凋亡蛋白（Bcl-2 和 Bcl-XL）和高水平的促凋亡蛋白（Bak、裂解的 caspase 8（cl-caspase 8）和 cl-caspase 3）。

接着，研究者将这些观察扩展到不同的肿瘤类型。通过使用 MC38 结肠癌细胞皮下接种 MDM2$^{+/+}$

Cd4–Cre 和 MDM2fl/flCd4–Cre 小鼠。同样，与野生型小鼠相比，T 细胞中 MDM2 的丢失导致肿瘤生长增强，如肿瘤大小和重量所示。与此结果一致，肿瘤浸润性 CD8$^+$ T 细胞凋亡水平较高，肿瘤浸润性 CD8$^+$ T 细胞百分比较低，Ki–67$^+$ CD8$^+$ T 细胞），颗粒酶 B$^+$ CD8$^+$ T 细胞和干扰素 γ$^+$（IFN–γ$^+$）CD8$^+$ T 细胞）Mdm2fl/flCd4–Cre 小鼠与 MDM2$^{+/+}$ Cd4–Cre 小鼠比较。结果表明，MDM2 正调控 CD8$^+$ T 细胞的存活和肿瘤的功能潜能。

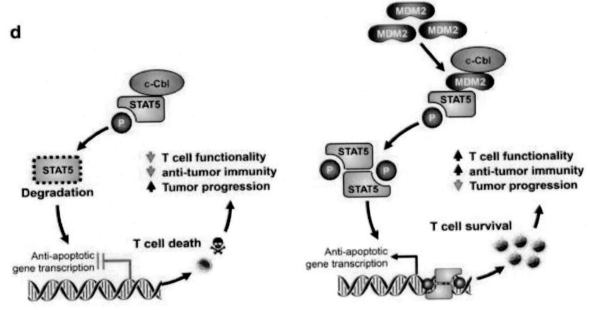

图 33-4　MDM2 对病理应激反应中 T 细胞的影响

实验中证实，敲除 MDM2 可降低 Jurkat T 细胞和 LS 174T 细胞中 STAT5 的表达，对 C-cbl 蛋白无影响。此外，小鼠 MDM2$^{+/+}$ 和 MDM2$^{-/-}$ T 细胞的 C-cbl 蛋白水平相当。因此，MDM2 不调控 C-cbl 蛋白的表达。研究者通过使用不同量的 Myc– MDM2 以及 HA– C-cbl 和 DDK–STAT5 转染 293T 细胞。当 C-cbl 免疫沉淀后，随着 MDM2 水平的增加，检测到 C-cbl 免疫沉淀复合物中 STAT5 的剂量依赖性减少。这些结果表明，MDM2 增加导致 STAT5 与 C-cbl 结合减少，从而减少 C-cbl 介导的 STAT5 降解。另外研究结果显示，STAT5 泛素化主要通过 K48 发生，而强制表达 MDM2 抑制 K48；敲低 C-cbl 导致 STAT5 水平升高，不能被 LS 174T 细胞中异位 MDM2 表达所修饰。因此，MDM2 拮抗 C-cbl 和 STAT5 之间的相互作用，阻止 C-cbl 介导的 STAT5 降解并稳定 STAT5 的表达。

综上所述，研究者提出了 MDM2 调节 T 细胞信号转导子和转录激活子 5（STAT5）稳定性、T 细胞存活和抗肿瘤免疫的生化、遗传和功能证据。此外，在药理学上靶向 p53–MDM2 相互作用可协同癌症免疫治疗。这些重要的见解将为 MDM2 靶向药物的新设计、筛选和选择以及未来临床试验的患者分层提供参考。

9. 肿瘤内 CD4$^+$ T 细胞介导人膀胱癌的抗肿瘤细胞毒性　2020 年 6 月，美国加利福尼亚大学旧金山分校和洛杉矶分校及 Chan Zuckerberg Biohub 公司研究者在 Cell 杂志发文，对 7 例患者的 30 604 个 T 细胞进行了测序和分析，发现肿瘤内的 CD4$^+$ T 细胞介导人膀胱癌的抗肿瘤细胞毒性。通过单细胞

RNA 测序和配对 T 细胞受体（TCR）测序，发现与非恶性组织相比，肿瘤中 CD8$^+$ T 细胞的状态和通路并不独特。相反，对 CD4$^+$ T 细胞的单细胞分析显示了几种肿瘤特异性状态，包括调节性 T 细胞的多种不同状态。研究也发现，多种细胞毒性 CD4$^+$ T 细胞状态出现了克隆性扩增，这些 CD4$^+$ T 细胞可以以 MHC Ⅱ 类依赖的方式杀死自体肿瘤，并被调节性 T 细胞抑制；此外，肿瘤中细胞毒性 CD4$^+$ T 细胞的基因特征预测了 244 例使用抗 PD-L1 治疗的转移性膀胱癌患者的临床反应。

10. 表达 MDA-7/IL-24 的 T 细胞有望成为通用的癌症杀手　2021 年 5 月，美国弗吉尼亚联邦大学研究者在 *Cancer Res* 杂志发文，发现 IL-24 蛋白以多种不同的方式攻击各种癌症，通过 T 细胞工程，利用 T 细胞将编码 IL-24 的基因（称为 MDA-7）递送到实体瘤中，可以阻止多种癌症的肿瘤生长，并抑制癌症向其他组织的扩散。研究者用 MDA-7/IL-24 武装 T 细胞，以更广泛地靶向癌症。对 T 细胞进行基因改造使其表达 MDA-7/IL-24，从而允许这些 T 细胞杀死癌细胞。这将有助于阻止癌细胞逃避免疫攻击。

在亚细胞水平下，MDA-7/IL-24 与细胞表面上的受体结合，并指示它们制造和释放更多的 MDA-7/IL-24 蛋白。如果细胞是正常的，该蛋白只是被分泌出来，不会发生损害。但如果细胞是癌细胞，MDA-7/IL-24 会导致氧化应激损伤，并最终导致细胞死亡，这不仅发生在原发性肿瘤内，而且发生在远处转移灶中 90% 的患者死亡的原因。

作为这一过程的结果，免疫系统产生了理论上可以在肿瘤复发时杀死它的记忆 T 细胞。在整个肿瘤层面，IL-24 也阻止了血管的形成，使肿瘤失去了维持其无节制生长所急需的营养物。在患有前列腺癌、黑色素瘤或其他转移性癌症的小鼠中，表达 MDA-7/IL-24 的 T 细胞（即 MDA-7/IL-24 T 细胞）比未修饰的 T 细胞更能减缓或阻止癌症进展（图 33-5）。研究者者还发现，用 MDA-7/IL-24 武装 T 细胞，使它们能够更好地生存，并在肿瘤微环境中增殖。肿瘤微环境通常对免疫细胞非常不利。研究者发现，MDA-7/IL-24 可以帮助 T 细胞增殖并超过癌细胞的数量。在临床上，这种方法将涉及从肿瘤样本中提取患者自身的 T 细胞，对它们进行基因改造使之表达 MDA-7/IL-24，在实验室中进行培养以便产生数百万个细胞，最后将它们移植回患者体内。在美国联邦政府授权的制造标准下，该方法通常是安全的和微创的。CAR-T 细胞也可能经基因改造后表达 MDA-7/IL-24。

为了达到最佳效果，MDA-7/IL-24 T 细胞可能会与其他疗法一起使用。尽管将这项技术从实验室带到床边绝非易事，但是研究者乐观地认为大部分基础工作已经奠定。使用不同方法递送 IL-24 用于治疗几种癌症的临床试验已经在进行中。一项利用腺病毒向肿瘤递送 MDA-7/IL24 的 1 期临床试验显示，对多种形式的癌症有大约 44% 的疗效，而且一般无毒。

（四）维持和保护 T 细胞作用

1. 线粒体代谢在 T 细胞中的重要作用　在一项研究中，Bailis 等研究者发现（*Nature*，2019），线粒体是细胞中将营养物转化为能量的特殊结构，其代谢在 T 细胞中发挥重要作用。研究者使用包括 CRISPR 基因编辑和基因测序在内的多种技术，探究决定身体对特定威胁作出反应的 T 细胞生化特性和行为。研究发现，T 细胞内的代谢会激活免疫细胞，增加其数量，并执行特定的功能。这一发现为免疫细胞生物学提供了新的认识，并为提供用于治疗细胞功能障碍和癌症等相关疾病的新靶点打开了大门。

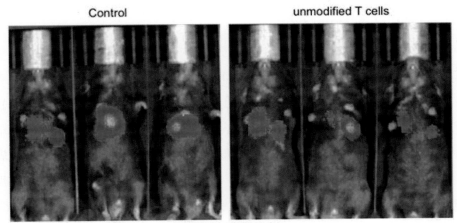

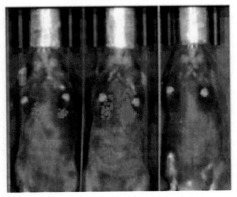

图 33-5　在患有癌症小鼠中表达 MDA-7/IL-24 T 细胞更能减缓或阻止癌症进展
患有前列腺癌的对照组小鼠（上左侧）显示肺部有大面积的转移病灶（蓝色）；当一部分小鼠接受未修饰的 T 细胞治疗时（上右侧），体内的继发性肿瘤比未接受治疗的小鼠要小；当另一组小鼠接受经基因改造后表达 MDA-7/IL-24 的 T 细胞时（下侧），转移病灶缩得更多，在某些情况下甚至缩小到没有

2. BTG1/2 维持 T 细胞静止机制　2020 年 3 月，美国耶鲁大学医学院 Flavell 研究组在 *Science* 杂志发文，发现 BTG1 和 BTG2（BTG1/2）引起的 mRNA 不稳定，维持 T 细胞静止。鉴定 BTG1/2 作为负责 T 细胞静止的因子，其缺陷的 T 细胞由于 mRNA 丰度的整体增加而显示出增强的增殖和自发激活，从而降低了激活阈值。BTG1/2 缺乏症会导致聚腺苷酸尾长度增加，从而导致更长的 mRNA 半衰期。因此，BTG1/2 促进去腺苷酸化和 mRNA 的降解，以确保 T 细胞静止。因此，揭示了 T 细胞静止的关键机制，并表明低 mRNA 丰度是维持静止的主要特征。研究者表示，T 细胞在激活前保持静止状态。由于不适当的 T 细胞活化可能导致疾病，必须保持 T 细胞静止状态，但其静态的基础机制仍未知。

3. SLFN2 基因保护 T 细胞免受氧化应激机制　被同源抗原（cognate antigen）和共刺激（costimulation）激活的幼稚 T 细胞（naïve T cell）增殖并分化为效应 T 细胞。这种从静止状态到增殖状态的转变需要细胞代谢的深刻变化，特别是糖酵解、谷氨酰胺分解（glutaminolysis）和线粒体代谢的增加，以产生高水平的 5'- 三磷酸腺苷（ATP）。T 细胞依赖于翻译爆发（translational burst），产生支持代谢增加的代谢酶，并产生克隆 T 细胞后代的蛋白成分及其细胞因子。矛盾的是，为生长和增殖提供能量的代谢过程也产生活性氧（ROS）。ROS 能够诱发氧化应激，从而导致翻译抑制。另一方面，ROS 在 T 细胞受体（TCR）信号转导中发挥第二信使的作用，对增殖和效应功能的产生至关重要。这表明，为了保持 ROS 的信号转导活性，除了简单地降低 T 细胞中的 ROS 水平外，还可能在多个层面上出现抵抗氧化应激的保护机制。

通过对影响免疫力的突变进行小鼠正向遗传筛选，美国德克萨斯大学西南医学中心研究者以前发现了 schlafen 2（SLFN2）基因的隐性突变，该隐性突变导致对细菌和病毒感染的易感性升高，并导致 T 细胞数量减少，无法对感染和各种增殖性刺激作出反应。在一项新的研究中，研究者旨在通过产生具有 T 细胞特异性的 Slfn2 缺失的小鼠研究 SLFN2 基因在 T 细胞中的分子功能（Science，2021）。

T 细胞特异性 SLFN2 缺失的小鼠对 T 细胞依赖性抗原免疫和小鼠巨细胞病毒感染表现出受损的体液免疫反应和细胞免疫反应。这些缺陷源于 CD4+ 和 CD8+ T 细胞对 TCR 刺激的增殖反应受损，尽管在 SLFN2 缺失的 T 细胞中可以正常诱导 TCR 信号转导事件。在 TCR 刺激后，SLFN2 缺失的 T 细胞产生的 IL-2 是正常的，但是这些细胞无法在外源性 IL-2 的作用下增殖，这表明 IL-2 受体（IL-2R）信号转导有缺陷。IL-2 的促有丝分裂作用的消失是由于 IL-2R 的 β 链和 γ 链在翻译水平上未发生上调的结果。在体内和体外，SLFN2 缺失的 T 细胞对 TCR 激活的翻译反应均受到损害。

细胞氧化应激反应包括由血管生成素（angiogenin，ANG）产生的转移 RNA（tRNA）片段对翻译的抑制，其中 ANG 是一种应激诱导的 tRNA 导向核糖核酸酶（RNase）。ANG 在 tRNA 的反密码子环内进行切割，产生长 30～40 个核苷酸的 tRNA 片段（tiRNA）。为了应对 TCR 激活，SLFN2 缺失的 T 细胞积累了 tiRNA，这种 tiRNA 积累可以通过抗氧化剂处理或者 ANG 敲降或抑制而减少。此外，SLFN 缺失的 T 细胞在激活后的全局翻译速率可以通过抗氧化剂处理或 ANG 敲降而得到拯救。SLFN2 直接与 tRNA 结合，但对其没有核酸溶解活性（nucleolytic activity），这与其他 SLFN 蛋白不同。SLFN2 与 tRNA 的结合阻止了 ANG 对 tRNA 的切割，从而避免了 tiRNA 的积累和 tiRNA 介导的翻译抑制（图 33-6）。

综上所述，研究者者描述了一种保护机制，通过这种机制，SLFN2 保护 tRNA 免受氧化应激诱导的裂解，从而阻止 T 细胞激活时产生的 ROS 的翻译抑制作用。值得注意的是，SLFN2 在 ROS 产生本身的下游发挥作用，使 ROS 在 T 细胞代谢和信号转导中的功能保持不变。研究者确定 ANG 是一种应激激活的 RNase，在 T 细胞中的作用可被 SLFN2 拮抗。这些数据进一步支持了 SLFN 家族成员在调节 RNA 和翻译方面的关键作用。

4. NRP1 能控制 T 细胞发育的命运并在机体中建立免疫记忆 2020 年 9 月，美国匹兹堡大学等机构研究者在 Nat Immunol 杂志发文，通过阻断在免疫细胞中识别的"免疫记忆检查点"（immune memory checkpoint）改善免疫疗法并能帮助有效预防癌症复发。研究发现，神经纤毛蛋白 1（neuropilin 1，NRP1）在抑制机体对癌症产生免疫反应上发挥关键作用。NRP1 存在于 T 细胞的表面，通过阻断 NRP1 表达能抑制肿瘤生长。研究者开发出一种遗传修饰的小鼠，会剔除杀伤性 T 细胞表面上的 NRP1；当将肿瘤细胞移植到小鼠模型中时，小鼠机体中的肿瘤未发生任何改变。

随后，研究者移除肿瘤，在小鼠机体另一个不同的位点再次移植癌细胞，模拟肿瘤患者术后癌症复发的状况，与正常小鼠相比，从机体杀伤性 T 细胞上遗传性剔除 NRP1 的小鼠对继发性肿瘤的发生能够产生更好的保护效果，而且也能对抗 PD-1 免疫疗法产生更积极的反应。进一步研究发现，NRP1能控制 T 细胞发育的命运并在机体中建立免疫记忆，能促进杀伤性 T 细胞耗竭，并不能有效抵御癌细胞，尤其是发挥长期抵御效应；而移除 NRP1，则会促进 T 细胞增加其免疫记忆力，当再次遭遇肿瘤时机体就会产生更强效的免疫反应。

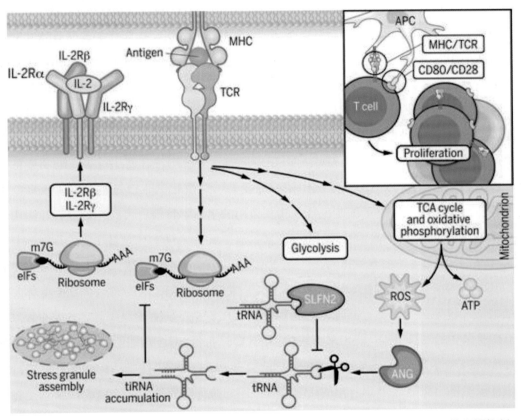

图 33-6　SLFN2 保护 tRNA 免受氧化应激诱导的切割而阻止 tRNA 片段（tiRNA）的翻译抑制

　　这些在小鼠机体中进行的研究或与对来自皮肤癌或头颈癌患者的血液中分离的 T 细胞进行的研究相关联。相比早期头颈癌患者，晚期头颈癌患者机体中记忆杀伤性 T 细胞亚群往往能表达高水平的NRP1，在接受多种免疫疗法的晚期皮肤癌患者中，杀伤性 T 细胞高水平的 NRP1 往往与患者对疗法反应较差及记忆 T 细胞水平较低直接相关。研究者表示，如今靶向作用 NRP1 的药物正在临床中与抗PD1 免疫疗法结合使用，这些临床试验将能揭示出免疫记忆在抵御癌症过程中发挥的关键作用。

　　5. RCT-aAPC 驱动抗原特异性 T 细胞扩增和获得效应功能　红细胞（RBC）具有独特的特性，包括使用 O 型阴性献血者血液时的固有生物相容性。此外，红细胞与多种可以保护它们免受抑制性或不利的宿主反应的免疫豁免（immune privilege）机制有关。从生产的角度来看，造血祖细胞的体外培养和分化可以使红系细胞（erythroid cell）扩增许多倍。通过基因改造，有可能产生表达生物治疗蛋白的工程化人类红细胞，比如 RCT™（Red Cell Therapeutics™）。由于红细胞前体细胞去核，所表达的蛋白得以保持。最后，鉴于红细胞被限制在大多数实质器官和脾脏的血管中，它们有可能避免循环免疫调节蛋白的一些靶向毒性。2021 年 5 月，美国研究者在 *Nat Commun* 杂志发文，描述异体 RCT-aAPC 平台的开发、表征和临床前测试。该平台含有与 I 型 MHC（MHC- I）分子结合的肿瘤特异性肽、共刺激配体（4-1BBL）和 IL-12 细胞因子信号。

研究者在体外和体内证实这种 RCT-aAPC 能够驱动抗原特异性 T 细胞扩增和获得效应功能，并且在临床前小鼠模型中能够控制肿瘤。重要的是，肿瘤控制与长期记忆的产生和表位扩展（epitope spreading）有关，从而实现抵抗不表达原始靶抗原但其他方面相同的肿瘤疗效。这些功能导致一种临床候选药物 RTX™-321 的诞生，表达与 HLA-A*02:01 结合的人乳头瘤病毒（HPV）16 型 E7 肽 11-19（HLA-A2-HPV）、4-1BBL 和 IL-12。研究发现，RTX-321 能诱导 HPV 抗原特异性原代人类 T 细胞的激活，并足以实现强大的效应功能和效应记忆细胞的分化。鉴于一些复发性 HPV 阳性癌症的生存率很低，这项研究表明 RTX-321 代表了一种有前景的策略，可用于多种肿瘤类型的临床研究。

这项新的研究提出了一种用于治疗癌症的基于基因工程 RBC 的 aAPC 平台，并显示了这种方法在原代人类细胞中的效果。异体工程 RBC 可以在多个患者中使用，并使用可扩展的制造工艺生产，而不需要 TCR-T 细胞疗法和 CAR-T 疗法中使用的复杂、个性化的生产过程。RCT-aAPC 平台展示了广泛的抗原适用性，旨在模仿 T 细胞 -APC 相互作用的生物学特性，可能作为免疫疗法用于治疗一系列癌症。

6. 肽 -MHC 上的典型 T 细胞受体对接对于 T 细胞信号传导至关重要　2021 年 6 月，澳大利亚莫纳什大学 La Gruta 等研究者合作在 *Science* 杂志发文，发现肽 -MHC 上的典型 T 细胞受体（TCR）对接对于 T 细胞信号传导至关重要。据研究人员介绍，TCR 识别肽 - 主要组织相容性复合物（pMHC）的特征在于高度保守的对接极性。使用来自初始小鼠 CD8⁺ T 细胞库（这能够识别 H-2Db-NP366 表位）的"逆转对接"TCRβ 可变（TRBV）17⁺ TCR，证明它们无法支持 T 细胞活化和体内招募，这是逆转对接极性的直接结果，而不是 TCR-pMHCI 结合或成簇的特征。典型的 TCR-pMHCI 对接将 CD8/Lck 最佳定位到 CD3 复合物，被逆转的 TCR-pMHCI 极性所阻止。将 Lck 与 CD8 分离，能够规避对经典对接的需求。因此，一致的 TCR-pMHC 对接拓扑结构受 T 细胞信号限制的约束。

7. 介导 T 细胞衰竭

（1）造血祖细胞激酶 1 介导 T 细胞功能障碍：2020 年 10 月，清华大学廖学斌课题组与中山大学魏来课题组合作在 *Cancer Cell* 杂志发文，发现造血祖细胞激酶 1（HPK1）介导 T 细胞功能障碍，并且是 T 细胞免疫疗法的药物靶标。研究发现，HPK1-NFκB-Blimp1 信号轴介导 T 细胞功能障碍。MAP4K1 的高表达（编码 HPK1）与 T 细胞衰竭的增加和某些癌症类型患者的较差生存有关。在 MAP4K1 敲除小鼠中，肿瘤的生长比野生型小鼠慢，并且浸润性 T 细胞的衰竭程度降低，其活性和增殖性更高。进一步研究表明，遗传敲除、药理学抑制或蛋白水解靶向嵌合体（PROTAC）介导的 HPK1 降解在血液和实体瘤的各种临床前小鼠模型中提高了 CAR-T 细胞免疫疗法的功效。这些策略比在 CAR-T 细胞中遗传敲除 PD-1 更有效。因此，研究证明，HPK1 是 T 细胞功能障碍的介导因子，并且是改善免疫治疗反应的潜在药物靶标。据悉，改善 T 细胞衰竭和增强效应子功能是增进免疫疗法的有望策略。

（2）调节 T 细胞衰竭的关键造血祖细胞激酶 1：内源性或转移的细胞毒性 T 细胞是抗肿瘤免疫的基本介质，持续的抗原暴露会使 T 细胞逐渐变成衰竭状态。造血祖细胞激酶 1（HPK1）是一种免疫抑制调节激酶，也是一种 T 细胞受体（TCR）的负调节因子，会破坏 TCR 信号复合体的稳定性。先前的研究表明，HPK1 激酶可以抑制多种细胞的免疫功能，而灭活其结构域足以引发抗肿瘤免疫反应效应。研究表明，HPK1 是极为重要的肿瘤免疫治疗候选靶点。2020 年 10 月，清华大学廖学斌课题组与中山大学魏来课题组合作在 *Cancer Cell* 杂志发文，揭示了 HPK1 介导 T 细胞功能障碍，并且是 T 细胞免疫疗法的药物靶标。

在前期研究中，证实在 25 种不同类型癌症的肿瘤浸润性 T 细胞中，抑制性 PDCD1（编码 PD-1）受体和 MAP4K1（编码 HPK1）之间存在强烈的正相关关系。通过进一步检测 MAP4K1 与肿瘤浸润性 T 细胞中的其他抑制性受体的相关性发现，不同癌症患者的 MAP4K1 与 T 细胞衰竭信号（CD3E、TIGIT、PDCD1、CTLA4、HAVCR2 和 LAG3）呈正相关，而检测患者肿瘤标本中抑制受体和 HPK1 的蛋白表达时也发现衰竭 T 细胞中 HPK1 表达上调。这些结果证实，HPK1 与肿瘤浸润性 T 细胞耗竭呈正相关，提示 HPK1 可能是调节 T 细胞耗竭和抑制抗肿瘤免疫反应的关键激酶。进一步研究发现，MAP4K1 缺失的 CD8$^+$ 肿瘤浸润淋巴细胞（TIL）不仅能减少衰竭，而且具有较强的抗肿瘤活性，HPK1-Blimp1 轴可驱动 CD8$^+$ T 细胞，直到耗尽，敲除 MAP4K1 的 CAR-T 细胞对肿瘤细胞的毒性显著增强。综上，遗传敲除、药理学抑制或蛋白水解靶向嵌合体（PROTAC）介导的 HPK1 降解在血液和实体瘤的各种临床前小鼠模型中提高了 CAR-T 细胞免疫疗法的功效。这些策略比在 CAR-T 细胞中遗传敲除 PD-1 更有效。改善 T 细胞衰竭和增强效应子功能是增进免疫疗法的有效策略。

（3）TOX 是衰竭 T 细胞的关键调节子：人类机体的免疫系统依赖于一种精细调节细胞类型之间的精细平衡，以帮助有效抑制细菌和癌细胞对机体产生有害影响；但在癌症和慢性感染中，这种平衡就会被破坏，导致免疫系统功能异常或耗竭。研究发现，在不同类型免疫细胞中的 TOX 特殊蛋白或能控制将要衰竭的细胞。为此，Khan 等研究者有望寻找一种方法，准确识别肿瘤位点会发生衰竭的免疫细胞类型，同时能重新逆转或抑制 T 细胞的衰减，以改善患者对癌症疗法产生免疫反应的效率（*Nature*，2019）。

TOX 是衰竭 T 细胞的关键调节子，如对 TOX 进行工程化靶向修饰，逆转或抑制 T 细胞的衰竭，从而有效抵御机体感染或癌症发生。研究者所研究的 T 细胞有三种类型，依赖于不同类型之间的高效和协调转换，当被特殊蛋白激活后，不成熟的 T 细胞会开始复制。如果感染和肿瘤被清除，大部分的效应 T 细胞（Teff）就会发生死亡，但仅有一小部分会持续存在，这些自我更新的记忆 T 细胞（Tmem）会在第二次机体遭遇入侵者时，立即产生响应；然而，在慢性感染或癌症发生期间，当 T 细胞的刺激持续存在时，T 细胞分化的程序就会发生转换，细胞就无法有效抵御肿瘤或感染了，相反会开始发生衰竭；但这些即将衰竭的 T 细胞（Tex）并不总是无用的，实际上还能抑制体内的细菌或肿瘤低水平存在。

T 细胞中 TOX 的表达时间越长，Tex 就会越永久，T 细胞中 TOX 的水平能通过控制 Teff 和 Tex 细胞的数量决定感染或肿瘤是如何被控制的，TOX 的高度持续性诱导会导致 Tex 的永久性存在，但对抗入侵有害因素的能力受限而导致机体疾病的持续存在或进展。

TOX 能够通过调节盘绕在细胞核上基因翻译成蛋白质的水平塑造细胞的特性，还能通过其表观基因组特性塑造细胞基因组的结构，这可能解释为何研究者难以将 Tex 转化为 Teff，表观遗传学改变或将细胞永久锁定其中。

8. 内源性糖皮质激素信号调控肿瘤微环境中 CD8⁺ T 细胞的分化　2020 年 9 月，美国哈佛医学院 Anderson 等研究者合作在 *Immunity* 杂志发文，发现内源性糖皮质激素信号调控肿瘤微环境中 CD8⁺ T 细胞的分化和功能障碍的进展。研究者确定了糖皮质激素受体（GR）表达的增加以及从初始到功能异常 CD8⁺ 肿瘤浸润淋巴细胞（TIL）的信号。CD8⁺ TIL 中 GR 的条件缺失改善效应子的分化，降低转录因子 TCF-1 的表达，并抑制功能障碍的表型，最终导致肿瘤生长的抑制。GR 信号激活多个检查点受体的表达，并促进 T 细胞活化后功能障碍相关基因的诱导。在肿瘤微环境（TME）中，单核细胞巨噬细胞谱系细胞产生糖皮质激素，这些细胞中类固醇生成的遗传敲除以及糖皮质激素生物合成的局部药理抑制作用改善肿瘤的生长控制。在临床前模型和黑色素瘤患者中，活跃的糖皮质激素信号均与检查点阻断反应无效有关。因此，CD8⁺ TIL 中的内源性类固醇激素信号会促进功能障碍，这对癌症免疫治疗具有重要意义。据悉，在 TME 中鉴定可塑造 CD8⁺ T 细胞表型的信号可以为癌症的新型治疗方法提供信息。

9. 干细胞作用

（1）单一干细胞生成数百万的 T 细胞（图 33-7）：2020 年 10 月，美国加利福尼亚州大学洛杉矶分校再生医学与干细胞研究中心研究者在 *Cell Rep* 杂志发文，开发出一种在实验室中生长的小鼠胸腺类器官的方法，每个类器官的大小约为 2 mm，这一进步将使其沿着胸腺内部小腺体内的血液干细胞形成 T 细胞（免疫系统中的重要参与者）的精确路径。

2017 年，Crooks 及其同事开发了一种实验室生长的人胸腺器官。通过使用类器官，将人类血液干细胞生成为成熟的 T 细胞。现在，研究者重复了小鼠细胞的实验，为依赖小鼠模型提供了一个研究 T 细胞的新平台。Crooks 团队表明，单个血干细胞足以产生大量不同亚型和功能不同的小鼠 T 细胞。

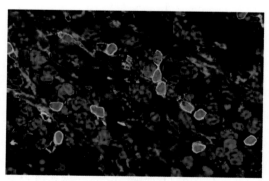

图 33-7　单一干细胞生成数百万的 T 细胞（绿色包绕的 T 细胞）

T 细胞有数十种亚型，T 细胞上有数万亿独特的受体，可帮助它们识别异物。所有 T 细胞均由胸腺中的血液干细胞形成。改变 T 细胞功能或增加其产量的方法已显示出一定的希望，可以作为未来治疗某些疾病的途径。例如，科学家们致力于增强 T 细胞抵抗癌症或感染的能力，或降低自身免疫性疾病患者的 T 细胞活性。但是，由于血细胞依赖于胸腺的复杂化学信号，因此血干细胞如何分化为 T 细胞的研究受到了阻碍。在实验室培养皿或分离的干细胞中无法轻易复制其过程。

在新的研究中，该小组修改了较早的人类器官，与小鼠干细胞一起研究。为了补偿人和小鼠之间的差异，新的胸腺类器官需要比以前的人类类器官稍有不同的营养和信号分子才能生长和发挥功能。但是，一旦研究出新的配方，该系统就可以非常有效地产生 T 细胞，从一个细胞中，可以生成数百万个不同的 T 细胞。

（2）免疫系统 T 细胞可以被重编程为再生干细胞样记忆细胞：2020 年 11 月，美国乔治城大学 Georgetown Lombardi 综合癌症研究中心在 *Nat Immunol* 杂志发文，阐述免疫系统 T 细胞可以被重编程为再生干细胞样记忆（TSCM）细胞，寿命长，活性高，且具有强大抗肿瘤活性的"超免疫细胞"，可抑制 MEK1/2 蛋白质的活性。目前，几种 MEK 抑制剂被用于有效地治疗黑色素瘤。这项研究表明，MEK 抑制剂不仅可以针对某些类型的癌细胞，而且可以对 T 细胞进行编程，对抗多种类型的癌症。实验证实了这种方法对小鼠的作用。研究者不仅能够通过使用 MEK1/2 抑制作用识别出将 T 细胞重编程为 TSCM 细胞的新策略，而且还能够识别出诱导 TSCM 的新分子机制，将 T 细胞重编程为 TSCM 可以显著改善癌症患者的 T 细胞疗法。在本实验中，将人 T 细胞与 MEK 抑制剂重编程为 TSCM；另外，当用 MEK 抑制剂治疗小鼠时，还发现 T 细胞的重编程可诱导有效的 TSCM。

（3）干细胞样 $CD8^+$ T 细胞介导过继细胞免疫治疗对癌症的免疫反应：癌症免疫疗法，如免疫检查点阻断（ICB）、过继性 T 细胞疗法（adoptive T cell therapy，ACT）和嵌合抗原受体（CAR）细胞疗法，都依赖于强效抗肿瘤 T 细胞对癌细胞的靶向破坏。对基于肿瘤浸润淋巴细胞（tumor-infiltrating lymphocyte，TIL）的过继性 T 细胞治疗（TIL-ACT）和免疫检查点阻断的研究表明，抗肿瘤反应可以通过识别人类白细胞抗原（HLA）分子上呈递的突变新抗原（mutated neoantigen），靶向癌细胞的 T 细胞所介导。在多项 2 期临床试验中，TIL-ACT 已被证明能够介导某些患有转移性黑色素瘤和上皮癌的患者中出现的完全持久反应，其中上皮癌被认为是弱免疫原性的。

成功的免疫疗法受多种肿瘤内在因素的影响，包括肿瘤突变负荷（TMB）、新抗原负荷、HLA 类型和表达、DNA 损伤修复能力以及 PD-L1 蛋白的表达。在小鼠和人类研究中，T 细胞内在因素也与免疫检查点阻断反应有关。据报道，一种自我更新的干细胞样 TIL 亚群存在于独特的肿瘤内结构中，其特点是表达转录因子 7（TCF7），同时缺乏 CD39 或 TIM3 等细胞表面抑制性标志物。然而，对肿瘤反应性 TIL 细胞群体的分析得出结论，抗肿瘤新抗原特异性 TIL 富集在表达 PD-1 或 CD39 的 TIL 亚群中。因此，关于肿瘤反应性 TIL 亚群是否包括 TIL-ACT 在内的免疫疗法取得成功的直接原因，目前还缺乏共识。

虽然在小鼠研究中已经评估了 T 细胞分化状态对 ACT 的影响，但是与 TIL-ACT 对人类癌症的反应相关的肿瘤反应性 TIL 的表型适应景观尚不清楚。对剔除淋巴细胞的人类癌症患者进行 TIL-ACT 治疗提供了一个机会来研究导致癌症消退的 T 细胞状态。在一项新的研究中，美国国家卫生研究院、弗雷德里克国家实验室和荷兰癌症研究所研究者比较了可以区分对治疗有完全反应的患者（称为完全反应者，$n = 24$）和治疗后出现疾病进展的患者（称为无反应者，$n = 30$）的 TIL-ACT 输注产品的表型差异。这些回顾性的 TIL-ACT 输注产品来自于一组患有Ⅳ期转移性黑色素瘤并已接受了未根据肿瘤反应性选择的自体体外扩增的 TIL 细胞治疗的患者。此外，这组患者之前没有经历过可能影响 T 细胞表型的基因工程 T 细胞治疗或 PD-1 免疫检查点阻断等形式的免疫疗法。2020 年 12 月，其研究结果在 *Science* 杂志发表。

在这项研究中，通过对人类 TIL-ACT 细胞输注而进行多维度的分析，鉴定出一种与癌症完全消退和 TIL 持续存在相关的记忆祖细胞 CD39 阴性干细胞样表型（CD39⁻ CD69⁻）和一种与 TIL 持续存在性较差相关的终末分化的 CD39 阳性状态（CD39⁺ CD69⁺）。大多数抗肿瘤新抗原反应性 TIL 处于分化的 CD39⁺ 状态。然而，TIL-ACT 完全反应者保留了一个 CD39 阴性的干细胞样新抗原特异性 TIL 细胞亚群，而 TIL-ACT 完全反应者则不存在这个 TIL 细胞亚群。肿瘤反应性干细胞样 TIL 能够在体内自我更新、扩增和持久存在，具有优越的抗肿瘤反应。这些数据表明，介导 TIL-ACT 反应的 TIL 细胞亚群与富含肿瘤反应性的 TIL 细胞亚群不同。这些发现可能对改善癌症免疫治疗结果有价值。

利用抗肿瘤 T 细胞的反应性已经加快开发了针对多种人类癌症类型的免疫治疗策略，但许多疾病目前并没有获批的免疫疗法。在这项研究中，研究者在 TIL-ACT 治疗取得成功的情形下，探索了抗肿瘤新抗原特异性 TIL 细胞的表型多样性。其研究结果支持这样的假设，即 TIL-ACT 完全反应者接受了含有干细胞样新抗原特异性 TIL 亚群的 TIL-AC 输注的细胞，这些 TIL 能够进行增殖，产生分化的细胞亚群，并介导长期的肿瘤控制和 T 细胞持久存在，这与最近小鼠中 TCF⁺ 祖细胞介导的 ICB 研究结果相一致。

这项研究的数据还表明，富含肿瘤反应性的抗肿瘤新抗原特异性 TIL 亚群富集（如 CD39⁺）很可能是终末分化的 TIL，其增殖潜力相对较差，这可能是由于慢性抗原刺激的结果。虽然这些作者不能断定分化的 CD39⁺ TIL 亚群完全无效，但也有可能非常低的 CD39⁻ CD69⁻ TIL 细胞克隆足以导致一些患者的肿瘤完全消退。这些研究结果提示，分离和扩增干细胞样新抗原特异性 T 细胞或对 T 细胞进行基因改造，使其具有干细胞样特性的策略可能为未来开发更有效的基于 T 细胞的免疫疗法提供机会。在肿瘤反应性 TIL 细胞群体中，与大体上分化的 TIL 相比，干细胞样 TIL 的频率较低，甚至在 TIL-ACT 完全反应者中也是如此，这突显了建立有效的抗肿瘤免疫反应所面临的挑战。

（4）抑制 MEK 可将 CD8⁺ T 细胞重编程为抗肿瘤型记忆干细胞：近年来，T 细胞代谢及其效应功能与衰竭发展之间的联系已成为癌症患者的重要治疗靶点。在肿瘤微环境（TME）中，持续的促有丝分裂刺激诱导效应细胞过度分裂，产生衰竭的表型，表现为效应细胞功能减弱，并损害免疫记忆的产生。以往的研究表明，MEK 抑制剂（MEKi）增强了过继 T 细胞转移疗法（ACT）的抗肿瘤效果。MEKi 发挥作用部分是通过增加肿瘤免疫原性和调节 TME 来介导的。然而，MEKi 对 T 细胞功能及其分化和记忆产生的影响却知之甚少。

2020 年 11 月，美国乔治敦大学 Khleif 小组在 *Nat Immunol* 杂志表文，研究了 MEK 抑制剂在 CD8⁺ T 细胞代谢重编程和细胞周期进展中的作用，及其对 TME 的免疫调节作用，揭示了 MEK 抑制剂可将 CD8⁺ T 细胞重编程为具有强大抗肿瘤作用的记忆干细胞。研究者首先在小鼠模型上做了验证，即在携带特异性抗原 TC-1（HPV16E7）和 B16F10（gp100）的小鼠肿瘤模型中测试了 MEK1/2 抑制剂的免疫效果，评估了 MEKi 对 TME 效应细胞中的 p-MEK1/2 和 p-ERK1/2 表达。结果发现，尽管接种动物的 MEKi 治疗显著降低 TME 的 p–MEK1/2$^+$ 和 p–ERK1/2$^+$ CD8$^+$ T 细胞的频率，但总的抗原特异性 CD8$^+$ T 细胞显著增加。大量抗原特异性 CD8$^+$ T 细胞表达颗粒酶 B，表明 MEKi 导致 TME 功能性抗原特异性效应细胞的扩增。这些数据表明，MEK 抑制增强了效应 CD8$^+$ T 细胞的肿瘤浸润，防止衰竭并保持效应 CD8$^+$ T 细胞处于激活状态。

研究者基于代谢组学探究了 MEK1/2 抑制对 T 细胞代谢的影响。与对照动物相比，经 MEKi 处理的接种动物的线粒体质量显著增加，细胞具有致密的线粒体和紧密堆积的嵴，表明完整的氧化还原机制和增强的呼吸能力。这些数据证明了代谢适应性的增强和 MEKi 处理的 CD8$^+$ T 细胞对线粒体呼吸的依赖更大。研究发现，在 MEKi 处理后的 CD8$^+$ T 细胞，葡萄糖没有被优先用作产生能量的底物。而 CPT1a（FAO 20 的限速酶）的表达增加，BODIPY（一种亲脂性探针，作为脂质摄取的指标）的摄取增加，显示 MEKi 处理的 CD8$^+$ T 细胞对 FAs 的摄取增加。

研究发现，MEK 抑制降低了 p–ERK1/2 和细胞周期蛋白 D1 的表达，相应地增加了 PGC1α 的表达。研究者还观察到，与原始细胞不同，MEKi 治疗组中的细胞显示出高增殖能力、Sca1 的较高表达和较低的线粒体电位，此外还具有较高的记忆性和活化性标记物。而且，在 MEKi 处理的 CD8$^+$ T 细胞中，与增加的自我更新能力、延长的存活和减少的细胞凋亡相关的 Krupple 样因子 2（KLF2）的表达上调，细胞凋亡减少，表明 TSCM 细胞（具有免疫记忆、干细胞特性和抗肿瘤的功能）的生成。这些 TSCM 细胞与中央型记忆性（TCM）细胞不同，具有更高的自我更新能力、多能性和增殖能力，以及更高的效应基因甲基化。

最后，研究结果表明，与 Tnaive 细胞不同，TSCM 细胞具有更低的效应基因甲基化和 Tcf7 开放位点。这些 MEKi 诱导的 TSCM 细胞表现出强烈的细胞活化，高抗原特异性回忆反应和延长的生存期。总之，该研究证明了 MEK1/2i 通过对 MAPK 途径的抑制使效应 CD8$^+$ T 细胞的代谢重编程，从而诱导了强抗肿瘤活性。在初始抗原启动期间，MEK1/2i 抑制细胞周期蛋白 D1，通过调节 ERK1/2– 细胞周期蛋白 D1–PGC 1α–SIRT 3–FAO 途径，延迟细胞周期进程并增强代谢适应性，从而促进干细胞样记忆（TSCM）的产生。这些 TSCM 细胞与具有更高的自我更新能力、多能性和增殖能力以及更高的效应基因甲基化；与 Tnaive 细胞相比，TSCM 细胞具有更低的效应基因甲基化和 Tcf7 开放位点。因此，MEKi 导致 CD8$^+$ T 细胞重编程形成 TSCM，作为具有有效治疗特征的效应 T 细胞的储存库。

（5）免疫 T 细胞"干性"促进抗肿瘤效应机制：2020 年 6 月，上海交通大学医学院附属仁济医院基础临床协同研究中心研究者在 *Sci Transl Med* 杂志发文，揭示了免疫 T 细胞的"干性"促进抗肿瘤效应的作用机制，为增强临床免疫治疗效果提供新型策略。以自我更新、扩增和多能性为特征的干性 T 细胞对于免疫治疗实现持久的抗肿瘤效应至关重要。研究发现，在卵巢癌、宫颈癌和子宫内膜癌患者中，cGAS–STING（cGAS：环 GMP–AMP 合成酶，STING：干扰素基因蛋白）对于干性 CD8$^+$ T 细胞有着重要意义。研究者应用肿瘤模型、遗传学和药理学工具等证明了 cGAS–STING 和 I 型干扰素增强干细胞样 CD8$^+$ T 免疫细胞的分化。STING 激动剂可以促进健康人群和癌症患者外周血 T 细胞分化，并且可以显著提高 CAR–T 免疫治疗实体肿瘤的疗效。

第二节　增强和影响 T 细胞抗肿瘤效应

一、相关基因、蛋白质和因子增强 T 细胞的作用

（一）相关基因和遗传因素的作用

1. 一种修饰 DNA 的表观遗传学疗法通过增强杀伤性 T 细胞杀死癌细胞　2021 年 4 月，加拿大大学医疗网络玛嘉烈公主癌症中心和多伦多大学研究者在 *Mol Cell* 杂志发文，描述了一种修饰 DNA 的表观遗传学疗法，可以通过增强杀伤性 T 细胞杀死癌细胞。研究者首先观察到，在用表观遗传学疗法治疗的小鼠肿瘤中，T 细胞浸润增加。研究者从健康人供体以及黑色素瘤、乳腺癌、卵巢癌和结直肠癌患者分离出 T 细胞，证明这种表观遗传学疗法增强了这些 T 细胞的杀癌能力。应用高维度的单细胞质谱流式细胞术（single-cell mass cytometry）分析，发现 T 细胞用来执行杀伤功能的颗粒酶（granzyme）和穿孔素（perforin）蛋白数量增加。

2. 利用遗传工程化修饰的 T 细胞抵御胰腺癌　2021 年 6 月，德国慕尼黑大学等机构研究者在 *Nat Biomed Eng* 杂志发文，通过对 T 细胞进行遗传工程化修饰，抵御胰腺癌。此前研究表明，胰腺中的肿瘤会释放出一种 CXCL16 物质，能吸引那些没有能力攻击肿瘤组织的非 T 细胞，干扰那些有能力发起攻击的免疫细胞功能。

这项研究中，利用遗传工程技术使 T 细胞缺失 CXCL16 受体分子。随后，利用两种不同的方法测试工程修饰后的 T 细胞。在第一种情况下，将这些 T 细胞注射到小鼠皮肤下的胰腺肿瘤中；在第二种情况下，将这些 T 细胞注射到移植小鼠胰腺中的胰腺肿瘤组织中。在这两种情况下，工程修饰后的 T 细胞能够展现出持续的抗肿瘤活性，并能增加小鼠的存活率。综上所述，利用肿瘤特异性的趋化因子受体武装肿瘤特异性的 T 细胞，有望作为一种新型策略实现利用过继细胞疗法成功治疗多种实体瘤。

3. 靶向常见遗传突变的癌症免疫疗法　2021 年 3 月，美国约翰霍普金斯大学医学院等机构研究者在 *Proc Natl Acad Sci USA* 杂志发文，开发出了一种新型癌症免疫疗法原型，对 T 细胞进行工程化修饰，靶向所有癌症中常见的遗传变异（genetic alteration），能够刺激机体的免疫反应，抵御缺失一种基因拷贝的细胞，即杂合性丢失（loss of heterozygosity，LOH）的细胞。这种拷贝丢失或 LOH，是癌症发生过程中最为常见的遗传事件。新型癌症免疫疗法往往能将缺失的基因拷贝反转为免疫细胞激活信号。免疫疗法以及利用嵌合抗原受体（CAR）激活通过工程学修饰的癌症杀伤性 T 细胞，会使 T 细胞靶向作用 LOH 成为可能。在这种新型方法中，CAR 能结合并杀灭携带 LOH 的细胞，这种方法称为 NASCAR，即肿瘤靶向性等位基因感应 CAR（neoplasm-targeting allele-sensing CAR）。NASCAR T 细胞能被工程化修饰，表达及活性分子（CAR）和抑制性分子（iCAR），这种方法以一种"NOT 门（计算术语，来描述否定输入的信号）"开启或关闭 T 细胞的表达（图 33-8）。对于这种免疫疗法，能够指导工程化的 T 细胞在遇到正常细胞或癌细胞时是否采取行动。

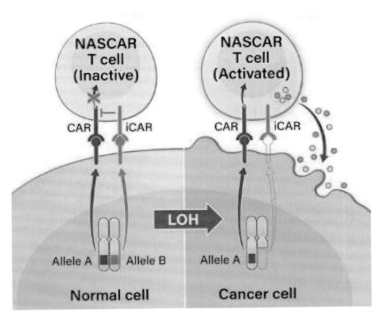

图 33-8　NASCAR 疗法中的 CAR 能结合并杀灭携带 LOH 的细胞

在正常细胞中，两个等位基因都存在且会表达，NASCAR T 细胞能同时接收开启和关闭信号，从本质上来讲这两种信号能够相互抵消。然而，在癌症中，一个等位基因丢失了，因此就失去了异质性或信号发生了关闭。为此，研究者创造了人工的受体，即 CAR 和 iCAR，能够区分两个等位基因中任何一种所表达的蛋白质。研究者在三种独立的细胞系和小鼠模型机体中检测了 NASCAR 疗法，这些模型包括携带或不携带 LOH 的小鼠模型，从而能证实这种方法对遗传改变的特异性。

4. 转录因子 IRF-4 调控 CD8⁺ 记忆 T 细胞的效应功能　IRF-4 是 CD8⁺ T 细胞激活、增殖和分化为效应细胞所必需的，因其对于 CD8⁺ T 细胞反应至关重要。为了研究 IRF4 在维持分化状态和 CD8⁺ 记忆 T 细胞存活中的作用，德国汉堡大学 Raczkowski 团队使用他莫昔芬诱导性 Irf4 基因敲除的小鼠模型，揭示了 IRF4 对 CD8⁺ 记忆 T 细胞的作用，相关结果于 2021 年 4 月发表在 *Proc Natl Acad Sci UAS* 杂志。转录因子 IRF4 是激活 CD8⁺ T 细胞及其分化为效应 T 细胞所必需的。在缺乏 IRF4 的情况下，CD8⁺ T 细胞激活功能受损，同时也可能影响 CD8⁺ 记忆 T 细胞的发育以及数量。对此，研究者采用诱导型的 Irf4 基因缺失小鼠模型，以排除由于缺乏 IRF4 而导致的记忆细胞分化效率低下的影响。Irf4 fl/fl 小鼠与 CreERT2 小鼠杂交，在 Irf4 fl/fl 小鼠中，Cre 介导的基因重组会导致 Irf4 基因中外显子Ⅰ和Ⅱ丢失以及绿色荧光蛋白（GFP）的组成型表达。

随后，用卵清蛋白重组利斯特氏菌感染小鼠，并在清除病原体后诱导 Irf4 敲除。结果显示，IRF4 的丢失导致 CD8⁺ 记忆 T 细胞的表型改变，但并未导致总记忆 T 细胞群体的减少。然而，在再次遇到病原体后，CD8⁺ 记忆 T 细胞的扩增能力以及效应受到了明显的损伤。进一步研究显示，与 CD8⁺ 效应记忆 T 细胞相比，CD8⁺ 组织驻留记忆 T 细胞（TRM 细胞）表达更高的 IRF4 水平。组成型 Irf4 敲除的小鼠减少了 CD8⁺ TRM 细胞的数量，而他莫昔芬诱导的 Irf4 缺失导致该细胞数量的减少。总之，研究结果表明，IRF4 是有效激活所必需的，而不是 CD8⁺ 记忆 T 细胞的一般生存所必需的。相反，CD8⁺ TRM 细胞的形成和维持可能依赖于 IRF4。

5. 转录因子 BATF3 改善 CD8⁺ T 细胞存活和免疫记忆　2020 年 9 月，德国维尔茨堡大学系统免疫学研究所研究者在 *Nat Immunol* 杂志发文，鉴定出一种转录因子 BATF3，非常特异性地调节这些 CD8⁺ T 细胞的存活，并能转换到记忆反应。研究证实，这种转录因子只有在 T 细胞初始激活后不久才会产生，这种转录因子的缺失会导致记忆反应的永久性失灵。这项研究将基础研究与应用医学结合起来，可能有助于利用患者的免疫系统开发更好的癌症治疗方法，如 CAR-T 细胞疗法。

（二）相关蛋白和因子的作用

1. 增加 T 细胞蛋白质产量杀灭癌细胞　2020 年 5 月，美国南卡罗莱纳医科大学（MUSC）霍林斯癌症中心研究者在 *Cancer Immunol Res* 杂志发文，开发了一种流式细胞术，可以量化 T 细胞中蛋白质的产生。当 T 细胞在肿瘤附近时，癌细胞会消耗其能量，导致产生的蛋白质减少，使 T 细胞失去杀死肿瘤的能力。在过去的 4 年里，研究者观察了 50 多种人类肿瘤，在大多数肿瘤中，存在不能产生蛋白质的 T 细胞。新技术将有助于监控这些 T 细胞，发现蛋白质生产机制和抗癌能力。研究证实，T 细胞能够在肿瘤中制造蛋白质，并具有显著的控制肿瘤生长的能力。研究者发现，经 IL-15 处理的 T 细胞可以很好地控制肿瘤生长，T 细胞能够在肿瘤微环境和肿瘤中制造蛋白质；但经 IL-2 处理的 T 细胞控制肿瘤生长效果很差。

2. L- 选择蛋白在抗癌 T 细胞激活的作用　研究发现，很多类型的癌症或能被患者自身的免疫细胞所破坏。研究者指出，增加 T 细胞中 L- 选择蛋白（L-selectin）的水平能明显改善患者机体抵御实体瘤的能力。研究者表示，L- 选择蛋白是 T 细胞中的重要归巢分子，能引导细胞自身在血液中的移动以及进入炎性组织。研究结果表明，增加 L- 选择蛋白的水平能够提高 T 细胞对实体瘤的能力，但这并不是因为细胞出现了较好的归巢作用，被修饰的 T 细胞能在开始第 1 个小时内进入到实体瘤中，在超过 1 周的时间里会保持在实体瘤中不断循环，这就表明，在癌症中，L- 选择蛋白在抗癌 T 细胞的激活和保留上起到非常关键的作用。

3. 关键蛋白参与 T 细胞代谢与抗肿瘤免疫反应　2021 年 2 月，美国德克萨斯大学 MD 安德森癌症中心研究者在 *Nat Immunol* 杂志发文，发现一种 NF-κB 诱导激酶（NIK）对于 T 细胞活化引起的代谢活性改变至关重要，使其成为调节 T 细胞抗肿瘤活性的关键因素。临床前研究表明，提高 T 细胞中 NIK 的活性可能是增强免疫疗法（包括 T 细胞移植和免疫检查点阻断）有效性的有前途的策略。在临床前的黑色素瘤模型中，研究者评估了经改造可表达更高水平 NIK 的黑色素瘤特异性 T 细胞。与对照组相比，这些 T 细胞显示出更强的肿瘤杀伤能力和改善存活率，表明增加 NIK 活性可以提高 T 细胞疗法的有效性。

NIK 是一种新型的 T 细胞代谢调节剂，其作用非常独特。从生物学上讲，NIK 活性通过调节细胞的氧化还原途径稳定 HK2 糖酵解酶，从治疗的角度来看，能够通过过继性 T 细胞过表达 NIK 提高临床前模型中的疗效。T 细胞通常以相对安静的状态存在，具有较低的能量需求和很少的细胞分裂。然而，在识别抗原后，T 细胞开始扩增并激活糖酵解代谢途径，以满足执行其免疫功能所增加的能量需求。

这种代谢变化受到免疫检查点蛋白（如 CTLA-4 和 PD-1）的严格调节，它们可抑制 T 细胞的代谢。

因此，免疫检查点抑制剂可以通过促进新陈代谢增强 T 细胞的抗肿瘤活性。此外，T 细胞在被激活后开始产生共刺激分子的蛋白质，这些蛋白质可刺激新陈代谢和免疫反应。NIK 蛋白在许多共刺激分子的下游起作用。在黑色素瘤模型中，NIK 丢失导致肿瘤负担增加，肿瘤浸润性 T 细胞减少，表明 NIK 在抗肿瘤免疫和 T 细胞存活中起着至关重要的作用。进一步的实验表明，NIK 通过控制细胞氧化还原系统，对活化 T 细胞中的代谢重编程至关重要。新陈代谢增加会导致活性氧（ROS）水平升高，从而损害细胞并刺激蛋白质降解。研究发现，NIK 维持 NADPH 氧化还原系统，这是减少 ROS 积累的重要抗氧化剂机制。这进而导致 HK2 蛋白的稳定，HK2 蛋白是糖酵解途径中的限速酶。这些研究结果表明，如果没有 NIK，HK2 蛋白将不稳定，会不断降解。向细胞中添加更多的 NIK，可以进一步增加 HK2 的水平，并使糖酵解更加活跃。

4. 超级抗原激活 T 细胞免疫应答的分子机制　肿瘤免疫治疗成功的关键之一在于 CD8$^+$ 细胞毒性 T 淋巴细胞（CTL）的充分激活，然而在临床治疗过程中，肿瘤往往通过多种机制逃避 CD8$^+$ T 细胞的识别和清除。T 细胞维持正常免疫功能需要持续的能量供给，而线粒体是细胞内氧化磷酸化和合成 ATP 的主要场所。在肿瘤微环境中，由于肿瘤细胞抢夺，造成 O_2 和葡萄糖供应明显不足，T 细胞线粒体会发生降解或收缩，致使 T 细胞损伤，丧失其正常免疫功能。

2020 年 10 月，中国科学院沈阳应用生态研究所微生物资源与生态课题组徐明恺依托沈阳市超级抗原研究重点实验室，联合在 *J Immunol* 杂志发文，运用脂肪酸代谢质谱和海马生物能量代谢分析等方法，揭示超级抗原 SEC2 及其改构体 ST-4 通过激活 mTOR/SREB/PPAR 信号途径，增强 CD8$^+$ T 细胞的脂肪酸合成和脂肪酸摄取能力；通过激活 p38-MAPK 信号通路，增强线粒体能量代谢过程，从而为 CD8$^+$ T 细胞供能，并维持其 CTL 的功能。该研究结果丰富了超级抗原激活 T 细胞免疫应答的分子机制，也对超级抗原改构体作为免疫抗肿瘤生物新药的临床应用开发提供了新的理论依据。

5. NF-κB 诱导激酶维持 T 细胞的代谢适应性　2021 年 2 月，美国德克萨斯大学 MD 安德森癌症中心孙少聪及其研究组在 *Nat Immunol* 杂志发文，发现 NF-κB 诱导激酶（NIK）在抗肿瘤免疫中维持 T 细胞的代谢适应性。缺乏 NIK 损害糖酵解诱导，使 CD8$^+$ 效应 T 细胞在肿瘤微环境中功能低下。相反，NIK 的异位表达促进 CD8$^+$ T 细胞代谢和效应子功能，从而显著地增强抗肿瘤免疫力并提高 T 细胞过继治疗的疗效。NIK 通过不依赖于 NF-κB 的机制调节 T 细胞代谢，该机制涉及稳定己糖激酶 2（HK2，一种糖酵解途径的限速酶）。NIK 通过控制细胞中 ROS 的含量，防止 HK2 的自噬降解，反过来又涉及调节葡萄糖 6 磷酸脱氢酶（G6PD），该酶介导抗氧化剂 NADPH 的产生。G6PD-NADPH 氧化还原系统对于 HK2 稳定性和活化 T 细胞中的新陈代谢非常重要。这些发现将 NIK 确立为 T 细胞代谢的关键调节因子，并突出了代谢调节的翻译后机制。据介绍，朝向有氧糖酵解的代谢重编程是塑造免疫应答的关键机制。

6. 决定 T 细胞定植并攻击肿瘤的细胞因子　Dangaj 等研究者发现，两种关键的趋化因子，即 CCL5 和 CXCL9，存在于所有 T 细胞浸润的实体肿瘤中，并是 T 细胞移植和 T 细胞炎症性肿瘤（也称为"热肿瘤"）形成的关键条件（*Cancer Cell*, 2019）。趋化因子是一种信号蛋白，介导各种免疫细胞进入肿瘤微环境，帮助 T 细胞定位于肿瘤，并能影响肿瘤免疫和治疗结果。

研究发现，CCL5 和 CXCL9 趋化因子与实体肿瘤的 CD8$^+$ T 细胞浸润相关。CCL5 是由癌细胞表达的，而 CXCL9 是由其他免疫细胞（巨噬细胞和树突状细胞）产生的，这两种细胞存在于肿瘤中。当癌细胞减少 CCL5 的产生时，CXCL9 的表达也会减少。这导致肿瘤中 CD8$^+$ T 细胞的逐渐耗竭。

研究者发现，癌细胞中 CCL5 表达的缺失与 DNA 的化学修饰有关，这种修饰抑制靶向基因的表达，这是一种表观遗传沉默的机制。研究者认为，CCL5 的表观遗传沉默是肿瘤逃避免疫攻击的一种适应性机制。研究者表明，当 T 细胞通过 CCL5 达到肿瘤并由癌抗原激活后，释放信号蛋白干扰素 γ（IFN-γ），这导致聚集在肿瘤上的巨噬细胞和树突状细胞分泌 CXCL9，后者通过循环 T 细胞促进肿瘤的浸润。

CCL5 是决定肿瘤是否会被 T 细胞感染的关键趋化因子。然而，仅表达 CCL5 是不够的，CXCL9 是 T 细胞募集的主要放大器。这些发现提示，CCL5 和 CXCL9 可能是免疫治疗有用的生物标志物。最值得注意的是，这两种趋化因子可以帮助识别肿瘤被激活的 T 细胞浸润，因此更容易受到抗 PD1 抗体等免疫疗法的影响。新发现的免疫逃避机制也可能用于治疗。知道 CCL5 的沉默可以通过药物地西他滨逆转，这为表观遗传疗法与 PD1 阻断相结合提供了强有力的理论依据。

二、相关细胞等因素对 T 细胞增强的影响

（一）相关细胞增强 T 细胞的作用

1. 先天性淋巴样细胞可动员 T 细胞　2020 年 3 月，美国 MSK 研究小组在 *Nature* 杂志发文，发现了一组先天性淋巴样细胞（ILC）的免疫细胞。这些细胞存在于许多不同的组织中，在正常的静止状态下具有轻度的抗肿瘤作用，用药物激活 ILC 可以动员 T 细胞缩小胰腺癌肿瘤的体积。研究者 Balachandran 认为，这对胰腺癌研究和整个癌症免疫疗法都是重要的发现。

作为先天免疫系统的一部分，ILC 仅在 10 年前被发现，并不是免疫疗法的重点。研究者发现，与正常器官相比，胰腺肿瘤组织中 ILC2 型细胞数量较多，表明其对肿瘤存在反应。研究还发现，胰腺癌肿瘤组织中含有更多 ILC2 的患者寿命更长，这表明 ILC2 可能具有抗癌功能。研究结果表明，去除 ILC2 会导致胰腺肿瘤生长更快。ILC2 表面具有控制自身繁殖的受体。用 IL-33 激活 ILC2，使其和 T 细胞均能够扩增，进而导致肿瘤缩小。在没有 ILC2 的小鼠体内，IL-33 刺激并不会导致肿瘤缩小，这证明 ILC2 是介导这种作用的关键细胞。

T 细胞表面的检查点蛋白起刹车作用，以防止它们攻击人体自身的组织，但也限制了 T 细胞的抗肿瘤活性。ILC2 与 T 细胞相关，当被 IL-33 激活时，ILC2 在其表面表达一种重要的关卡蛋白 PD-1。当研究者将 IL-33 加上 PD-1 抑制剂给予小鼠时，肿瘤缩小程度更加明显。通过添加 IL-33 激活 ILC2 是 PD-1 检查点抑制剂有效抵抗小鼠胰腺肿瘤的关键。这是一种新的疗法，可与现有的最成功的免疫疗法联合使用。

2. 新的过继细胞转移方法显著缩短 T 细胞制造时间　过继转移的 T 细胞可以延长晚期实体瘤患者的生存期，有时还能治愈这些患者。虽然前景广阔，但产生必要的 T 细胞帮助这些患者可能需要几个月的时间。如此缓慢的速度使这种疗法对于大多数需要立即治疗的患者来说是不切实际的。2020 年

9 月，美国南卡罗来纳医科大学等机构研究者在 *Cancer Res* 杂志发文，一种为患者更快地制造 T 细胞的新方法。

研究者使用一种非常强效的 Th17 细胞 CD4⁺ T 细胞亚群，将制造 T 细胞所需的时间从几个月缩短到 1 周以内。事实上，只需要很少的 Th17 细胞就可以有效地根除多种不同类型的肿瘤。

过继 T 细胞转移疗法，即把治疗性 T 细胞转移到患者体内，在全球只在少数机构中使用。这类治疗方案通常使用数十亿个 CD8⁺ T 细胞，具有细胞毒性特性，可以杀死癌细胞。然而，在细胞培养中需要数周的时间才能生长出足够多的 CD8⁺ T 细胞，以便在一次治疗中使用。效果最好的 Th17 细胞在注入宿主之前，只在细胞培养中生长 4 d。培养的时间缩短或延长都会降低治疗的效果。虽然研究者可以在几周内产生更多的 Th17 细胞，但与只扩增 4 d 的较少 Th17 细胞相比，更多的细胞实际上具有同样或更少的效果。这一发现凸显了 T 细胞疗法可以更早地对患者进行治疗的潜力，因而具有直接的临床意义。

常规 T 细胞疗法的另一个局限性是，患者可能会出现复发；即使看似成功的治疗后，癌症也会复发。因此，研究者试图开发一种长效的疗法，同时了解可以防止复发的因子。研究者发现，培养 4 d 的 Th17 细胞疗法能提供持久的反应。有趣的是，IL-6 是激活这些 T 细胞以防止治疗后复发的关键细胞因子。这种细胞因子破坏了免疫系统的制动器，即调节性 T 细胞的稳定性，从而使 Th17 细胞有能力杀死癌细胞。

3. 新型工程 T 细胞治疗上皮癌显著　基因工程 T 细胞疗法是一种新兴的癌症治疗策略，已用于部分血液系统恶性肿瘤的治疗，并可能对更多的恶性肿瘤具有疗效。与人乳头瘤病毒（HPV）相关的恶性肿瘤是典型的上皮癌，包括宫颈癌、口咽癌、肛门癌、外阴癌、阴道癌和阴茎癌，均表达 HPV E7 抗原，有助于恶性转化和癌细胞存活，可作为工程 T 细胞的治疗靶点。2021 年 3 月，美国国立卫生研究院（NIH）Hinrichs 研究组在 *Nat Med* 杂志发文，应用基因工程 T 细胞治疗转移性 HPV 相关上皮癌，获得了积极的治疗效果。

研究者招募了 12 例转移性 HPV-16 阳性癌症患者进行 1 期临床实验，其中 8 例患者曾接受 PD-1 免疫治疗，1 例患者曾接受 LN-145 细胞治疗，效果均不理想。研究者对其患者使用靶向 T 细胞受体的 HPV-16 E7 工程改造的 T 细胞（E7 TCR-T 细胞）治疗后，6 例患者出现了明显的肿瘤消退。为了研究和改进 E7 TCR-T 细胞疗法，研究者进一步开展了免疫学研究。结果显示，E7 TCR-T 细胞在体内持久存在，且治疗后靶向 E7 表位反应性的增强与 E7 TCR-T 细胞频率密切相关（图 33-9）。其后，研究者对所有患者的肿瘤样本进行基因组学分析，研究其潜在的肿瘤内在抗药性机制。结果表明，肿瘤细胞可通过改变靶肽 -HLA 复合物、抗原处理和 IFN 反应，出现免疫逃逸现象。此研究表明，E7 TCR-T 细胞对上皮癌的治疗效果，揭示了抗原呈递关键成分和干扰素反应途径中的缺陷引起的耐药机制。目前看来，其亲和力、转导效率和抗肿瘤作用均优于 E6 TCR-T 细胞产品。

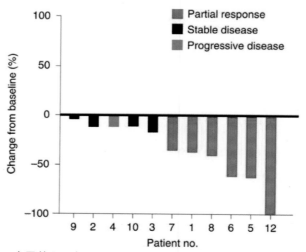

图 33-9　应用基因工程 T 细胞治疗转移性 HPV 相关上皮癌患者的效果

（二）相关因素对 T 细胞增强的影响

1. 碳酸氢钠增强 T 细胞对抗白血病的能力　造血干细胞移植后复发的急性髓系白血病（AML）患者只有很小的生存机会：可提供额外的供体 T 细胞对抗这种癌症，但只有大约 20% 的患者能重新进入缓解期。2020 年 10 月，德国、美国和奥地利研究者在 *Sci Transl Med* 杂志发文，揭示其中的机制，还提供一种简单而又廉价的碳酸氢钠重新激活这些 T 细胞的治疗方法。

AML 是一种攻击骨髓中造血细胞的疾病，用化疗药物杀死白血病细胞。但如果需要大剂量的化疗，会破坏骨髓，患者需要进行造血干细胞移植，以产生新的造血细胞和免疫细胞形成细胞（immune cell-forming cell，即产生免疫细胞的细胞）。移植后的供体 T 细胞会将白血病细胞识别为外来物，并对它们进行攻击，这种现象称为移植物抗白血病效应（graft-versus-leukemia effect），这种造血干细胞移植配合化疗可以使患者病情得到缓解。

如果在使用这些治疗方案后白血病仍然复发，那么患者可以接受额外的供体 T 细胞注入，但很少取得成功。德国弗莱堡大学 Zeiser 研究者研究了造血干细胞移植后，AML 处于缓解期以及随后复发后的 AML 患者的 T 细胞，发现复发患者 T 细胞的糖酵解和氧化磷酸化减少，细胞毒性降低。这种 T 细胞的代谢和杀死其他细胞的能力被削弱。在 AML 小鼠模型中，发现与糖酵解有关的基因在与 AML 细胞一起培养的小鼠 T 细胞被下调；这些细胞的代谢能力和增殖能力也降低。将之前暴露于 AML 细胞的 T 细胞转移到 AML 小鼠体内，无法清除 AML，而没有暴露于 AML 细胞的 T 细胞却能攻击白血病，这表明 AML 细胞释放了一些降低 T 细胞对抗白血病能力的因子。

Zeiser 及其团队利用磁共振成像和质谱技术鉴定了白血病细胞释放出的可能引起 T 细胞功能变化的代谢物。经过 5 年对各种代谢物的测试，有一种候选物为乳酸（LA）。乳酸在 AML 细胞培养物中升高，在造血干细胞移植后 AML 复发的患者中也升高，但在缓解期的患者中却没有升高。为了测试乳酸对 T 细胞的影响，将其加入到 T 细胞培养物中，观察其降低糖酵解相关酶的活性，破坏 T 细胞的增殖能力，降低杀死白血病细胞的能力。

Zeiser 尝试了包括碳酸氢钠在内的几种不同的缓冲剂，发现将碳酸氢钠添加到经乳酸处理的 T 细胞中，可以逆转乳酸的影响：T 细胞的代谢和增殖得以恢复，这些细胞内的低 pH 值也恢复了正常。当在患有 AML 的小鼠的饮用水中加入碳酸氢钠，并在造血干细胞移植后移植额外的 T 细胞时，这些小鼠活得更长。当将碳酸氢钠添加到健康的经过乳酸处理的人类 T 细胞中时，糖酵解得以恢复。Zeiser 及其团队给 10 例接受供体淋巴细胞输注的 AML 患者开出了口服碳酸氢钠治疗 1 周的处方，其中这些患者之前在造血干细胞移植后出现了复发；发现接受碳酸氢钠治疗后的 AML 患者血液酸性比碳酸氢钠治疗之前有所降低，T 细胞代谢也有所改善。此外，Zeiser 认为，这些 T 细胞"产生了更多的细胞因子，它们在碳酸氢钠治疗后对白血病细胞的攻击性更强"。

2. PD-L1/CD80 顺式相互作用是实现最优 T 细胞反应的关键　在一项新的研究中，研究者 Sugiura 等（*Science*，2019）证实，CD80 与抗原呈递细胞（APC）表面上的 PD-L1 发生顺式相互作用，从而破坏 PD-L1/PD-1 结合。当 APC 表达大量的 CD80 时，PD-L1 不能与 PD-1 结合抑制 T 细胞活性。通过使用 PD-L1/CD80 顺式相互作用不能发生基因敲入小鼠，肿瘤免疫反应和自身免疫反应极大地受到 PD-1 而减弱。这些发现表明，APC 表面上的 CD80 限制 PD-1 共抑制信号，同时促进 CD28 介导的共刺激，因而突出表明了诱导最佳免疫反应的关键组分。

对于 CD80 在表达 PD-L1 的肿瘤细胞表面上的过表达减弱了 PD-1 结合到肿瘤上，研究者提出了应用 CD80 的可溶性蛋白（CD80-Ig）用于癌症免疫治疗，这是因为 CD80-Ig 可能通过 PD-L1/CD80 以及 PD-L1/PD-1 阻断抑制信号。近期的另一项研究已报道，CD80 和 PD-L1 在同一细胞上的共同过表达导致它们之间发生顺式相互作用，并且在蛋白水平上还观察到 PD-1 和 CD80 之间对 PD-L1 结合的竞争。

在这项新的研究中，在原代树突状细胞中，与 PD-L1 顺式结合的 CD80 强烈地干扰 PD-L1/PD-1 结合。此外，PD-L1/CD80 顺式相互作用强烈地消除了 PD-1 功能。研究者培育出两种基因敲入小鼠品系，PD-L1/CD80 顺式相互作用受到特异性削弱，而且在对外源抗原、肿瘤相关抗原和自身抗原作出的免疫反应期间，PD-1 功能受到 PD-L1/CD80 顺式相互作用的持续限制。有趣的是，树突状细胞的 PD-1 结合能力因使用的 TLR 激动剂不同而受到不同的调节，这表明 PD-1 可能根据病原体相关的分子模式在不同程度上减轻 T 细胞对病原体作出的免疫反应。

3. 增强肿瘤特异性 T 细胞在乳腺癌中浸润的通路　2021 年 7 月，中山大学宋尔卫和苏士成等研究者合作在 *Nat Immunol* 杂志发文，发现增强肿瘤特异性 T 细胞在乳腺癌中浸润的通路。研究发现，辅助 Th1 细胞和细胞毒性 T 淋巴细胞（CTL）中 RGS1（regulator of G protein signaling 1）的上调减少其向肿瘤的运输和存活，并且与乳腺癌和肺癌患者的存活期缩短有关。RGS1 被 II 型 IFN-STAT1（signal transducer and activator of transcription 1）信号上调，并通过抑制钙内流以及抑制激酶 ERK 和 AKT 的激活削弱循环 T 细胞向肿瘤的运输。过继转移的肿瘤特异性 CTL 中的 RGS1 敲低显著增加其在乳腺和肺肿瘤移植物中的浸润和存活，并有效地抑制体内肿瘤生长，当与 PD-L1 检查点抑制结合时，得到进一步改善。这些研究结果表明，RGS1 对肿瘤免疫逃避很重要，并表明靶向 RGS1 可能为肿瘤免疫治疗提供新的策略。据介绍，抗肿瘤淋巴细胞浸润减少仍然是肿瘤免疫逃避的主要原因，并且与癌症存活率低相关。

（三）降低或阻断某些物质增强 T 细胞效应

1. 降胆固醇药物促进 T 细胞活化，增强癌症免疫疗法的疗效　2020 年 12 月，美国杜克大学医学中心和中国中山大学等 3 所大学研究者在 *Nature* 杂志发文，一种用于降低异常高水平胆固醇的注射用药物在动物能增强免疫检查点抑制剂的抗癌药物的抗肿瘤免疫反应。根据这一研究结果，研究者已提出开展人体研究，以确定依伏库单抗（evolocumab，商品名 Repatha）和阿利库单抗（alirocumab，商品名 Repatha）等抗胆固醇药物是否能增强免疫检查点抑制剂的效果。这一发现有可能转化为临床研究，表明中和这些抗胆固醇药物所靶向的蛋白 PCSK9 的活性，促进 T 细胞活化，从而使肿瘤对免疫检查点抑制剂更敏感。研究表明，较高数量的活化 T 细胞能提高免疫检查点阻断疗法的成功率，而且降低血液中的胆固醇也能改善癌症免疫疗法。

在对小鼠肿瘤模型的研究中，利用 CRISPR 基因编辑技术剔除了 PCSK9 基因，并发现其可以减缓肿瘤的生长。当将这些经过基因编辑的肿瘤植入因没有 T 细胞而免疫力低下的小鼠时，这些肿瘤的生长速度与正常小鼠中的肿瘤一样快，这表明这些中和 PCSK9 的药物对肿瘤产生影响需要 T 细胞的活性。

这些抗胆固醇药物似乎增加了肿瘤细胞表面的一种蛋白的数量，这种 MHCI 蛋白会向 T 细胞发出信号，以识别肿瘤细胞。这导致对肿瘤的强大攻击，克服了免疫疗法取得成功所面临的关键障碍之一：人体的 T 细胞经常失活，出现功能衰竭而无法识别肿瘤细胞。因此，这些靶向 PCSK9 的药物提升免疫疗法的能力与其降低胆固醇的能力无关。这项研究表明，通过抑制 PCSK9 蛋白的作用，肿瘤生长速度较慢。在几种不同类型的小鼠肿瘤模型中进行了测试，并在黑色素瘤、乳腺癌和结肠癌中发现了有希望的效果。人类数据的分析也表明，PCSK9 蛋白可能潜在地成为包括肝癌、肺癌和肾癌在内的其他几种类型癌症的良好靶点。

2. 消除 EGR4 分子可促进杀伤性 T 细胞激活、浸润并攻击肿瘤　2020 年 5 月，美国天普大学刘易斯 – 卡茨医学院和福克斯蔡斯癌症中心研究者在 *EMBO Rep* 杂志发文，发现一种主要在雄性生育力中起着重要作用的 EGR4 分子可作为免疫激活的关键刹车而发挥作用，移除 EGR4（即有效释放这种关键的刹车）可促进杀伤性 T 细胞激活、浸润并攻击肿瘤，从而增强抗癌免疫力。在初始的实验中，发现 T 细胞活化与 EGR4 上调相关。随后发现，从免疫细胞中敲除或清除 EGR4 会导致钙信号的急剧增加和 Th1 细胞群体的扩张。Th1 细胞对包括肿瘤细胞在内的外来实体的存在作出反应，激活杀伤性 T 细胞，然后清除入侵者。利用黑色素瘤的过继小鼠模型（在这种模型中，一些宿主动物缺乏 EGR4 表达）研究了 EGR4 在癌症免疫中的功能重要性。相比于具有典型 EGR4 水平的小鼠，EGR4 敲除小鼠显示出 Th1 细胞数量增加和抗癌免疫力增强的证据。与具有正常 EGR4 表达的小鼠相比，EGR4 敲除小鼠具有下降的肺肿瘤负担和更少的癌细胞转移。

3. 适时阻断 IL-2 的大量产生有望提高免疫 T 细胞功能　2020 年 3 月，中国医学科学院基础医学研究所黄波团队在 *Nat Immun* 杂志发文，发现曾被认为是 T 细胞增殖、生长提供关键信号的细胞因子白介素 2（IL-2），如果出现的时机不对，竟使 T 细胞耗竭。进一步的动物实验表明，如果适时阻断 IL-2 的大量产生，将有望使免疫 T 细胞功能增加。

在肿瘤微环境的信号中，没有伴随 T 细胞耗竭出现新的因子反应。但在晚期，IL-2 特别多，其他细胞因子则相对少。IL-2 这种反常的高表达可能使 T 细胞表现了耗竭的状态。在人的肿瘤组织中，也证实了这一点，晚期肿瘤患者的肿瘤标本表达了高水平 IL-2。研究发现，早期和晚期的 IL-2，来源不是同一类 T 细胞。早期的 IL-2 由 CD8$^+$ T 细胞释放；后期则主要来源于 CD4$^+$ T 细胞，在肿瘤的中晚期才进入肿瘤内部，参与耗竭机制。此时，IL-2 诱导 CD8$^+$ T 细胞大量合成色氨酸羟化酶 1，此酶催化色氨酸生成羟色氨酸，羟色氨酸结合芳香烃碳氢化合物受体（AhR），促进其入核，直接上调免疫抑制性受体的表达，从而诱导 T 细胞耗竭。

研究者进行荷瘤小鼠实验，通过加入阻断 IL-2 的小分子物质，发现在早期小鼠如果阻断 IL-2，肿瘤会增大；而晚期小鼠，做同样的操作，肿瘤会缩小。在人的肿瘤组织中，通过流式细胞仪分析，分离出不同的 T 细胞类型，发现晚期肿瘤中 CD4$^+$ T 细胞释放 IL-2。研究者解析 T 细胞衰竭的通路中，有一个关键的芳香烃碳氢化合物受体，此类受体的竞争性阻断，将有望促成 T 细胞持续分泌功能性的杀伤因子，这将成为一个可能的治疗靶点，助力 T 细胞恢复先前杀肿瘤细胞的能力，是提升临床肿瘤免疫治疗的一个关键点。

4. 阻断 SLAMF6 提高 T 细胞免疫功能　2020 年 3 月，以色列哈达萨希伯来大学医院 Sharett 肿瘤研究所研究者在 *eLife* 杂志发文，阐述当 T 细胞缺少一种 SLAMF6 调节因子时，T 细胞杀伤皮肤癌细胞的能力将会增强。这项针对小鼠的新研究表明，关闭 SLAMF6 的免疫疗法可能会增加一种选择，可以单独使用或与其他免疫疗法结合使用，以更有效地治疗癌症。研究者认为，在所有 T 细胞上都存在的 SLAMF6 受体是免疫疗法的潜在靶点。

对此，研究者创建了小鼠模型，了解 SLAMF6 在黑色素瘤治疗中的作用。研究发现，用 SLAMF6 缺乏 T 细胞治疗的小鼠中的肿瘤收缩更快，并且相比对照 T 细胞治疗的小鼠中的肿瘤更小。此外，发现在缺少 SLAMF6 的细胞中，一种 LAG-3 基因的表达增加，可能是为了弥补调节子的丢失。将缺乏 SLAMF6 的 T 细胞与可阻断 LAG-3 的抗体相结合，还可提高其肿瘤缩小效果。研究结果表明，缺乏 SLAMF6 会释放出强大的抗肿瘤 T 细胞，从而延长小鼠的整体寿命。这些发现可能对癌症免疫治疗具有重要意义，并且可能导致开发新的黑色素瘤疗法。

5. 抑制 Sirt2 可增强肿瘤反应性 T 细胞的代谢适应性和效应因子功能　2020 年 9 月，美国 H. Lee 莫菲特癌症中心 Kim 课题组在 *Cell Metab* 杂志发文，揭示抑制 Sirt2 可增强肿瘤反应性 T 细胞的代谢适应性和效应因子功能。研究发现，NAD$^+$ 依赖性脱乙酰化酶 Sirtuin-2（Sirt2）抑制 T 细胞代谢并损害 T 细胞效应因子功能。值得注意的是，晚期非小细胞肺癌患者肿瘤浸润淋巴细胞（TIL）中 Sirt2 的上调与 TIL 治疗反应呈负相关。从机制上讲，Sirt2 通过靶向糖酵解、三羧酸循环、脂肪酸氧化和谷氨酰胺分解过程中的关键酶而抑制 T 细胞代谢。因此，Sirt2 缺陷型小鼠 T 细胞表现出糖酵解和氧化磷酸化增加，从而增强细胞增殖和效应因子功能，并随后表现出高效的抗肿瘤活性。重要的是，药物抑制 Sirt2 使人 TIL 具有这些有效的代谢适应性和效应因子功能。该研究揭示了 Sirt2 是重编程 T 细胞代谢的可操作靶点，可以广泛增强癌症免疫疗法的效果。据了解，肿瘤微环境中代谢失调是肿瘤反应性T细胞适应不良的关键诱导因素。

（四）影响T细胞在肿瘤治疗中的作用

1. 钾离子控制T细胞抗癌能力　死亡的癌细胞会释放钾离子，因而在一些肿瘤中钾的含量会达到很高的水平。钾的升高会导致T细胞保持干细胞样质量或"干细胞性"，这与其在免疫治疗过程中消除癌症的能力密切相关。Vodnala等研究结果表明，增加T细胞对钾的接触，或者模仿高钾的效果，可以使癌症免疫治疗更有效（*Science*，2019）。

许多患者的肿瘤对免疫疗法无反应；此外，一些免疫治疗，如CAR-T细胞和免疫检查点抑制剂，受T细胞寿命的限制。肿瘤内的抗癌T细胞会"耗尽"并死亡。研究证实，濒死癌细胞释放到肿瘤内的高水平钾，可以阻止侵入肿瘤而杀死癌细胞的T细胞。然而，在高钾条件下，生长的T细胞能保持T细胞的"干性"。这意味着，在肿瘤中，干细胞样T细胞有自我复制的能力，但不能成熟为杀伤免疫细胞。

当干细胞样T细胞从肿瘤中取出，在实验室中大量生长，然后回输到患者体内，干细胞样T细胞可以成熟为能够攻击肿瘤的杀伤细胞。研究者认为，T细胞保存下来的干性，也就是它们能够无限期地自我更新，并对刺激做出反应，成为抗癌细胞，可能是使过继细胞转移疗法成功的原因。研究者继续探索用高钾水平而保存T细胞的干细胞，以观察其疗效。研究发现，生长在高钾环境下的T细胞可以更有效地抑制移植到小鼠体内的原发性黑色素瘤和转移性黑色素瘤；当暴露于高浓度的钾时，从患者肿瘤中分离出来的T细胞和基因工程抗癌T细胞均具有更高水平的与持续生长和改善免疫治疗结果相关的标志物。最后，研究者证明，当他们使用特定的药物模拟钾对小鼠T细胞的影响时，可以提高T细胞继续生长和消除肿瘤的能力。这意味着，这种药物可能被用于诱导T细胞的干性，作为增强癌症免疫治疗的一种策略。

2. T细胞无法杀伤肿瘤细胞的原因　以往的研究表明，蛋白质Chop参与细胞应激反应和髓样免疫细胞反应。研究者Cao等发现，卵巢癌患者T细胞中的Chop表达高于正常卵巢组织，其CD8$^+$肿瘤浸润T细胞中Chop水平高，与临床反应差有关（*Nat Commun*，2019）。这表明，Chop可能参与了癌症免疫反应的改变。

为了确定Chop在T细胞中的功能，研究者对小鼠、原代小鼠和人T细胞进行了大量的实验室研究，发现Chop在负向调节T细胞反应中起着重要作用，当T细胞被激活时Chop水平增加。这种增加依赖于压力反应有关的蛋白质Perk。当研究者删除T细胞中的Chop基因后，抗肿瘤CD8$^+$T细胞免疫功能得到提高。研究者发现，在免疫相关的小鼠模型中，基于T细胞的免疫治疗更有效。这些观察表明，在正常情况下，Chop在帮助平衡抗肿瘤T细胞反应中发挥重要的作用。然而，肿瘤已经适应了劫持Chop的正常功能而降低T细胞免疫。然而，更不活跃的免疫系统允许癌细胞避开T细胞的抗肿瘤免疫功能，导致癌细胞继续生长和发育。研究结果表明，Chop在肿瘤CD8$^+$T细胞活性受损中起主要作用，这表明，阻断Chop或内质网应激可能克服肿瘤诱导的CD8$^+$T细胞抑制效应，从而提高

T细胞免疫治疗的疗效。

3. 激活受体CD226的缺失而抑制CD8⁺T细胞的抗肿瘤功能　2020年10月，法国图卢兹－保罗·萨巴蒂耶大学Martinet课题组在*Immunity*杂志发文，依赖性共激活受体CD226的缺失抑制CD8⁺T细胞的抗肿瘤功能，并阻碍癌症免疫疗法的功效。研究者探究了CD8⁺T细胞中共激活受体CD226（DNAM-1）的功能。CD226缺失的细胞占据了健康个体外周血中部分功能失调的CD8⁺T细胞。这些细胞在受到刺激后表现出LFA-1活化降低、TCR信号传导改变和开启独特的转录程序。CD226neg CD8⁺T细胞通过转录调节因子eomesodermin（Eomes）相关的抗原特异性机制积聚在多种人和小鼠来源的肿瘤中。

尽管共抑制受体的表达相似，但在没有CD226的情况下，CD8⁺肿瘤浸润淋巴细胞对抗PD-1无效。在Cd226⁻ᐟ⁻小鼠中，免疫检查点阻断功效受到阻碍。抗CD137（4-1BB）激活剂也诱导Eomes依赖性CD226的丢失，从而限制了该治疗方法的抗肿瘤功效。因此，CD226的缺失会抑制CD8⁺T细胞的功能，并限制癌症免疫疗法的疗效。肿瘤微环境（TME）中的CD8⁺T细胞受到各种功能决定性信号的影响。

4. CD155通过诱导CD8⁺T细胞中活化受体CD226的降解抵抗肿瘤免疫疗法　2020年10月，澳大利亚QIMR Berghofer医学研究所研究者合作在*Immunity*杂志发文，发现在肿瘤细胞中CD155通过诱导CD8⁺T细胞中活化受体CD226的降解来产生对免疫疗法的抵抗。研究者探究了激活受体CD226在肿瘤浸润淋巴细胞（TIL）中的功能及其在免疫疗法抵抗中的作用。在小鼠肿瘤中，CD226在大部分CD8⁺TIL细胞表面表达降低，并表现出功能障碍的特点，而CD226hi TIL的功能则很强。从HNSCC患者中分离的TIL也具有这种相关性。CD226 319酪氨酸（Y319）的突变导致CD226在细胞表面表达增加、抗肿瘤免疫增强和免疫检查点封锁（ICB）效力提高。从机制上讲，肿瘤细胞内CD155（CD226的配体）通过Src激酶引发Y319的磷酸化，从而使CD226被CBL-B泛素化、吞噬和蛋白酶体降解。在黑素瘤患者治疗前的样品中，CD226⁺CD8⁺T细胞与ICB术后无进展生存期改善相关。该发现证明了维持CD226的表达在治疗中的潜在应用。CD226在淋巴细胞、单核细胞和血小板细胞中表达，并且在临床前模型中促进抗肿瘤免疫。

5. CD161的激活减弱了针对肿瘤细胞的T细胞反应　2021年6月，美国马萨诸塞州总医院达纳－法伯癌症研究所以及麻省理工和哈佛大学广泛研究所研究者在*Cell*杂志发文，在从新鲜的弥漫性神经胶质瘤样本中分离出来的T细胞中发现了CD161受体。胶质瘤包括胶质母细胞瘤，这是最具侵袭性和无法治愈的脑肿瘤。CD161受体被肿瘤细胞和大脑免疫抑制细胞上的CLEC2D分子激活。CD161的激活减弱了针对肿瘤细胞的T细胞反应。为了确定阻断CD161途径是否能恢复T细胞攻击神经胶质瘤细胞的能力，研究者通过两种方法使其失效：敲除编码CD161的KLRB1基因，并使用抗体阻断CD161-CLEC2D途径。在神经胶质瘤的动物模型中，该方法增强了T细胞对肿瘤细胞的杀伤作用，并提高动物的存活率。因为阻断抑制途径可以减少T细胞衰竭，这一直是免疫疗法的主要障碍。此途径也与许多其他主要人类癌症类型相关，包括黑色素瘤、肺癌、结肠癌和肝癌。

在目前的研究中，发现来自神经胶质瘤的T细胞中含有PD-1的细胞少于CD161。结果证实，CD161可能代表一个有吸引力的靶标，因为它是CD8⁺和CD4⁺T细胞亚群表达的细胞表面分子，T

细胞比 PD-1 蛋白表达 CD161 多。为了打开 T 细胞回路的窗口，利用新技术读取单细胞中的遗传信息，一种称为单细胞 RNA-seq 的方法。研究者将 RNA-seq 应用于来自 31 例患者的新鲜肿瘤样本的胶质瘤浸润 T 细胞，并创建了调节 T 细胞功能的途径"图集"。在分析 RNA-seq 数据时，确定了由 KLRB1 基因编码的 CD161 蛋白是潜在的抑制受体。然后，使用了 CRISPR/Cas9 基因编辑技术使 T 细胞中的 KLRB1 基因失活，并证明 CD161 抑制 T 细胞的肿瘤细胞杀伤功能。

6.代谢对 T 细胞的作用

（1）调节 $CD8^+$ T 细胞命运决定的关键代谢通路：2021 年 3 月，美国圣犹达儿童研究医院迟洪波团队在 *Cell* 杂志发文，设计了一个基于 CRISPR/Cas9 的体内筛选系统，揭示了调节 $CD8^+$ T 细胞命运决定的关键细胞代谢通路。越来越多的证据表明，$CD8^+$ T 细胞的分化状态与该细胞类群的杀伤功能及其在生理和病理条件下的生存、增殖密切相关。$CD8^+$ T 细胞的命运受到基因调控网络及环境的双重影响。研究者采用淋巴细胞性脉络丛脑膜炎病毒（lymphocytic choriomeningitis virus，LCMV-Armstrong）导致的急性感染模型，并从超过 3000 个代谢相关基因中鉴定出能负向调节记忆性 $CD8^+$ T 细胞形成的两条关键细胞代谢通路：氨基酸转运 (amino acid transporters) 和鸟苷二磷酸岩藻糖合成（GDP-fucose biosynthesis）及下游通路。由于在该研究中靶向了 3000 多个代谢相关基因，提供了一个丰富的资源去验证和修正已有的关于 $CD8^+$ T 细胞命运决定的模型。

（2）癌细胞吞噬关键氨基酸剥夺 T 细胞免疫力：2020 年 9 月，美国密歇根大学医学院外科、免疫学与生物学邹伟平等在 *Nature* 杂志发文，针对肿瘤细胞中的氨基酸，即甲硫氨酸转运蛋白，可使免疫疗法对更多的癌症有效。研究者发现，甲硫氨酸对 T 细胞的存活和功能影响最大。这种氨基酸含量低的 T 细胞会变得异常，T 细胞中的低甲硫氨酸也会改变组蛋白模式，从而导致 T 细胞受损。研究发现，补充甲硫氨酸可以恢复 T 细胞功能。然而，肿瘤细胞具有更多的转运甲硫氨酸的转运蛋白。破坏这些转运蛋白，会保护健康的 T 细胞，因为 T 细胞可以竞争甲硫氨酸。

（3）高脂肪饮食降低肿瘤内 $CD8^+$ T 细胞的数量和抗肿瘤活性：2020 年 12 月，美国哈佛医学院研究者在 *Cell* 杂志发文，高脂肪饮食降低肿瘤内 $CD8^+$ T 细胞的数量和抗肿瘤活性。肥胖已被证实与 10 多种癌症的风险增加，以及不良的预后和生存率有关。多年来，研究者已经鉴定出一些驱动肿瘤生长的肥胖相关过程，如代谢变化和慢性炎症，但对于肥胖和癌症之间的相互作用的详细理解仍不充分。产生这种结果是因为癌细胞会响应增加的脂肪重编程其代谢程序，以便更好地吞噬富含能量的脂肪分子，从而剥夺 T 细胞的燃料，加速肿瘤的生长。而阻断这种与脂肪相关的代谢重编程可以显著降低高脂肪饮食的小鼠肿瘤体积。

将同样的肿瘤置于肥胖和非肥胖的环境中揭示，癌细胞会响应高脂肪饮食，改变它们的新陈代谢。在这项研究中，研究者调查了肥胖对不同类型癌症小鼠模型的影响，包括结直肠癌、乳腺癌、黑色素瘤和肺癌。给小鼠提供正常或高脂肪饮食，后者会导致体重增加和其他与肥胖相关的变化。然后，观察了肿瘤内部和周围的不同细胞类型和分子，统称为肿瘤微环境。研究结果发现，与正常饮食的小鼠相比，高脂肪饮食的小鼠肿瘤生长更快。但这只发生在具有免疫原性的癌症中，这些癌症可能含有大量的免疫细胞，更容易被免疫系统识别，更有可能引发免疫反应。接着，发现与饮食相关的肿瘤生长差异特别依赖于 CD8⁺ T 细胞（能够靶向并杀伤癌细胞的免疫细胞）的活性。如果小鼠的 CD8⁺ T 细胞被清除，饮食对肿瘤生长没有影响。

引人注目的是，高脂肪饮食减少肿瘤微环境中 CD8⁺ T 细胞的存在，但没有减少身体其他部位 CD8⁺ T 细胞的存在。此外，留在高脂肪饮食的小鼠肿瘤中的 CD8⁺ T 细胞变得更弱了：分裂得更慢，活性降低。但当这些细胞被分离出来并在实验室中生长时，它们具有正常的活性，这表明肿瘤中的某些东西损害了这些细胞的功能。研究还发现，在肥胖小鼠中，尽管身体的其他部位富含脂肪，但肿瘤微环境中关键的游离脂肪酸（细胞的主要燃料来源）已被耗尽。这些线索引发进一步思考和分析，肿瘤中不同细胞类型在正常和高脂肪饮食条件下的代谢特征。分析结果显示，癌细胞会对脂肪含量的变化做出反应。在高脂肪饮食下，癌细胞能够重新编程其代谢以增加脂肪的摄取和利用，而 CD8⁺ T 细胞则不能。这最终耗尽了肿瘤微环境中的某些脂肪酸，使 T 细胞缺乏这种必需的燃料。

通过几种不同的途径，包括单细胞基因表达分析、大规模蛋白质调查和高分辨率成像，确定了肿瘤微环境中癌细胞和免疫细胞代谢途径多种与饮食相关的变化。特别令人感兴趣的是 PHD3，一种在正常细胞中被证明可以抑制过度脂肪代谢的蛋白质。与正常环境相比，肥胖环境下癌细胞的 PHD3 表达明显降低。当使肿瘤细胞过度表达 PHD3 时，发现这降低肥胖小鼠肿瘤吸收脂肪的能力，同时还恢复肿瘤微环境中关键游离脂肪酸的可用性。PHD3 表达的增加在很大程度上逆转了高脂饮食对肿瘤中免疫细胞功能的负面影响。相比低表达 PHD3 的肿瘤，肥胖小鼠中高表达 PHD3 的肿瘤生长得更慢。这是 CD8⁺ T 细胞活性增加的直接结果。在缺乏 CD8⁺ T 细胞的肥胖小鼠中，PHD3 表达的差异不影响肿瘤的生长。通过人类肿瘤数据库的分析，发现 PHD3 低表达与免疫学上的"冷"肿瘤（肿瘤中免疫细胞数量较少）相关。研究者认为，这种联系表明，肿瘤脂肪代谢在人类疾病中起着重要作用，且肥胖降低了多种癌症中的抗肿瘤免疫反应。

（4）氧化脂质分子抑制杀伤性 T 细胞对癌细胞的攻击能力：肿瘤微环境的一种常见代谢改变就是脂质的积累，是机体免疫功能障碍的主要特征。2021 年 7 月，美国索尔克生物研究所等机构研究者在 Immunity 杂志发文，发现肿瘤微环境中含有大量氧化的脂质分子，当其被杀伤性 T 细胞摄入后，会抑制其杀死细胞的能力；在一个恶性循环中，这些 T 细胞需要能量，从而会增加 CD36 的细胞脂质转运器的水平，使转运器充满更多的氧化脂肪，从而会进一步遏制其抗肿瘤的功能。

相关研究结果揭示了一种新型通路，即通过降低杀伤性 T 细胞中氧化性脂质损伤的水平，保护宿主机体免疫系统的能力，而识别此类过程会引发肿瘤微环境中免疫抑制的特殊因子或有望帮助开发治疗癌症的新型免疫疗法。本研究发现，一种肿瘤中的新型免疫抑制模式，或涉及通过细胞脂质转运器 CD36 引发的 T 细胞中氧化性脂质（AKA 脂质）的输入，会损伤机体局部的抗肿瘤功能。

肿瘤中会积累脂肪，这与机体的免疫功能障碍有关。研究者合作发现，肿瘤中含有的多种类别的脂质水平较高，尤其是氧化性脂质，一般存在于氧化的低密度脂蛋白（LDL）中，LDL 通常被认为是有害胆固醇。研究结果发现，杀伤性 T 细胞能通过增加其表面 CD36 的水平并摄入大量氧化性脂质而适应肿瘤微环境。这一过程能作为一种催化剂来杀伤性 T 细胞中驱动大量的脂质发生氧化反应，最终抑制杀伤性 T 细胞的防御能力。

随后，研究者创造了 T 细胞表面缺失 CD36 分子的小鼠模型，并利用抗体阻断 CD36 的功能；研究结果证实，CD36 能通过增加氧化性脂质的输入来促进肿瘤中 T 细胞的功能异常，从而会导致 T 细胞中更多的脂质氧化和损伤，并诱发压力反应蛋白 p38 激活。当 T 细胞因氧化性脂质而备受压力时，会关闭抗肿瘤的功能。此外，通过利用抗体疗法或过量表达谷胱甘肽过氧化物酶 4（GPX4，一种能移除细胞中氧化性脂质的关键分子）阻断 CD36 的免疫疗法，减少肿瘤中脂质的氧化水平并恢复 T 细胞的功能。重要的是，脂质的氧化不仅仅发生于 T 细胞，同时还发生在肿瘤细胞中；过多的脂质氧化还会引发细胞死亡。综上所述，氧化性脂质 CD36 轴能促进肿瘤内 CD8$^+$ T 细胞的功能异常，并能作为一种免疫疗法的新型治疗通路。

7. 肿瘤组织中 CD8$^+$ T 细胞较多的患者总体生存期则更低　患有遗传性 1 型神经纤维瘤病（NF1）的人容易在神经系统组织上产生肿瘤。2020 年 5 月，美国圣路易斯华盛顿大学医学院研究者在 *Nat Commun* 杂志发文，发现此类肿瘤的发生和生长是由附近的非癌性神经元和免疫细胞所驱动。这些发现指出了针对 NF1 患者的潜在新治疗靶标。患有 NF1 的儿童会发展为脑和神经肿瘤。如果肿瘤在连接眼睛和大脑的视神经内发展，可能会失去视力。研究表明，这些脑肿瘤的生长是由附近的非癌性神经元和免疫细胞驱动的，靶向免疫细胞会减慢小鼠的肿瘤生长，指出了针对 NF1 患者低度脑瘤的新潜在治疗方法。通过具有 NF1 突变和视神经胶质瘤的小鼠研究，发现视神经胶质瘤中的肿瘤细胞散布着有助于驱动肿瘤形成和生长的免疫细胞。但是，肿瘤附近还有神经元。

研究者怀疑神经元也可能促进肿瘤的生长，检查从干细胞中分化出来的具有 NF1 突变的人神经元细胞，发现这类神经元释放出一种蛋白质，该蛋白质能够激活 T 细胞，然后产生促进肿瘤细胞生长的蛋白。研究结果与早期神经胶质瘤患者的数据相吻合。通过分析发现，肿瘤组织中 CD8$^+$ T 细胞较多患者的总体生存期则相对更低。

研究者解释，破坏神经元，T 细胞和肿瘤细胞之间的通讯可能会减慢肿瘤的生长。在这项研究中，从患有视神经胶质瘤的小鼠体内去除 T 细胞，或者阻止 T 细胞进入小鼠的大脑。在这两种情况均发现，在没有 T 细胞的情况下，视神经胶质瘤的生长更为缓慢。这项研究揭示了神经元和免疫细胞相互作用以控制肿瘤生长，为癌症神经科学领域增加了新的见解。因此，利用这些关键的机制可能为儿童期脑肿瘤开发新的治疗策略。

第三节　重塑调节性 T 细胞提高癌症治疗疗效

调节性 T 细胞（regulatory T cell，Treg 细胞）是维持宿主免疫耐受的关键，但同时也是有效癌症免疫疗法面临的主要障碍。Treg 细胞会通过调节肿瘤浸润性 T 细胞（tumor-infiltrating lymphocyte，TIL）表面的抑制性受体的表达，抑制抗肿瘤免疫反应，迄今为止研究者还没有研究清楚背后的调节因子和调节机制。但是，研究者通过某些途径，重塑调节性 T 细胞提高癌症治疗疗效。

一、Treg 细胞的细胞因子表达及对肿瘤的作用

（一）不同 Treg 细胞亚群分别表达 IL-10 和 IL-35

Sawant 等研究者发现，肿瘤微环境（tumor microenvironment，TME）中的不同 Treg 细胞亚群会分别表达细胞因子 IL-10 和 IL-35，通过调控 $CD8^+$ TIL 上几个抑制性受体的表达和耗竭相关转录信号的表达，通过协同作用促进 TIL 的耗竭（*Nat Immunol*，2019）。尽管转录因子 BLIMP1 的表达是一个常见的靶标，但研究者发现，IL-10 和 IL-35 分别影响效应性 T 细胞和记忆性 T 细胞，表明其在抗肿瘤免疫调控上存在差异性和部分重叠性。这些结果揭示，过去未曾发现的 Treg 细胞来源的 IL-10 和 IL-35 之间的密切协作，促进了依赖 BLIMP1 的 $CD8^+$ TIL 耗竭，从而限制了抗癌免疫反应的效应。这一发现很重要，因为目前的许多临床试验都集中在只阻断 1 到 2 种这样的抑制蛋白的免疫疗法上，而这些抑制蛋白反过来又会激活杀伤 T 细胞。但是，开发能够阻断 IL-10 或 IL-35 的药物，可以通过同时阻止许多抑制蛋白的表达而产生更大的效果。

（二）通过 IL-2 介导胸腺 Treg 细胞免疫耐受活性的形成

Treg 细胞在建立和维持免疫耐受中起着至关重要的作用。大多数 Treg 细胞表达 CD25 分子（IL-2R 受体），与 IL-2 之间存在高亲和力，CD25 激活后通过诱导转录因子 STAT5 的激活而发出信号。IL-2 在 Treg 细胞生物学的多个方面起着核心作用。除 TCR 信号，Treg 细胞的分化还需要 IL-2-STAT5 诱导 Foxp3 表达。Foxp3 是 Treg 细胞的标志性转录因子，在分化的 Treg 细胞中持续表达是 Treg 细胞谱系稳定性和功能所必需的。此外，在成熟的 Treg 细胞中，IL-2R 信号传导支持其持久性和免疫抑制能力。此前研究表明，Treg 细胞分化需要通过"两步法"模型，其中相对较强的 TCR 刺激在前体细胞中诱导 CD25 表达，从而使其接受随后的 IL-2 刺激，最终诱导 Foxp3 表达。与该模型一致，由自身反应性 CD4SP 胸腺细胞产生的 IL-2 可限制胸腺中 Treg 细胞的分化。IL-2-STAT5 信号诱导并维持 Foxp3 表达的事实表明，该途径直接作用于 Foxp3 基因。先前研究揭示了 Foxp3 基因簇中的 CNS2（保守的非编码序列 2）内部的内含子增强子元件能够与 STAT5 结合，该过程是成熟 Treg 细胞中维持 Foxp3 表达的必需条件，但对其诱导则是可有可无的。因此，在 DNA 去甲基化激活 CNS2 之前，IL-2-STAT5 信号传导必须在 Treg 前体细胞中诱导 Foxp3 表达。

2021 年 5 月，美国 St. Jude 儿童医院 Feng 团队在 *Immunity* 杂志发文，鉴定出 STAT5 结合的增强元件，并探索其生物学功能。这种保守的调控元件与先前确定的 SATB1（CNS0）和 MLL4 结合位点（-8.5 kb MLL4）基本重叠。尽管已经证明了 SATB1 在胸腺 Treg 细胞分化中的作用，但尚未验证 SATB1 结合该区域的重要性。

使用小鼠遗传模型，观察到 CNS0 的缺失导致胸腺 Treg 细胞生成的选择性损伤和外周 Treg 细胞数量的减少，该现象在围产期最为明显。随着年龄的增长，这种缺陷得以缓解，这可能是由于外周 Treg 细胞扩增所致。虽然删除这种增强元件会导致免疫力持续轻微增加，不会产生明显的自身免疫，但是当与 Aire 缺乏同时存在时，会显著增强自身免疫。研究结果表明，这种 IL-2-STAT5 反应元件可

确保在出生后早期实现强大的 Treg 细胞分化，并通过与其他耐受机制协同作用使自身免疫性疾病得到最大程度的缓解。

（三）调节性 T 细胞驱散乳腺癌的新型免疫疗法

2020 月 12 日，弗吉尼亚联邦大学（VCU）Massey 癌症中心研究者在 *Cell Rep* 杂志发文，通过阻止诱导抗肿瘤反应的特定蛋白质的积累，成为乳腺癌生长的主要驱动力。Treg 细胞是一类特殊的免疫细胞，具有独特的抑制其他免疫细胞功能的能力。这种功能可以保护机体免受体内某些分子的过度反应。然而，在许多情况下，Treg 细胞会抑制免疫系统攻击癌细胞的能力。因此，Treg 细胞通常在实体瘤，尤其是乳腺癌中大量存在，并且通常与不良的预后相关。

在以前的研究中，研究者证明了在乳腺癌模型中靶向 Treg 细胞可以显著减少肿瘤的生长和转移。干扰素 γ（IFN-γ）具有强大的抗肿瘤特性，包括激活巨噬细胞，因为巨噬细胞可以引发炎症和阻止癌症生长。研究者最新研究表明，Treg 细胞通过 CD4$^+$ T 细胞抑制 IFN-γ 产生，进一步促进疾病的发展。在分析 Treg 细胞被靶向和破坏的乳腺癌模型后，发现增加 IFN-γ 可将巨噬细胞重新编程为抗肿瘤细胞。此外，在小鼠机体观察到的基因模式与人类乳腺癌的存活率相似。这些发现证实，使用 IFN-γ 程序化巨噬细胞的过继转移疗法对治疗乳腺癌的可行性。本项研究提高了从癌症患者身体提取白细胞的可能性，通过短暂接触 IFN-γ 并重新注入患者体内，有助于产生抗肿瘤反应。

（四）选择性靶向作用 Treg 细胞并增强癌症免疫疗法

2020 年 3 月，美国路德维希癌症研究所等机构在 *Nat Immunol* 杂志发文，鉴别出了一种新型机制，通过 Treg 细胞改变细胞代谢，从而使其能在肿瘤的微环境中存活，这种机制能被肿瘤中的 Treg 细胞所利用，同时也能被阻断，从而选择性地靶向作用 Treg 细胞并增强癌症免疫疗法的效应。

肿瘤中的 Treg 细胞能保护癌细胞免于免疫攻击，因此打击 Treg 细胞对于开发免疫疗法至关重要；目前，此类干预措施所面临的一个主要障碍就是系统性地抑制 Treg 细胞的活性会引发严重的自身免疫反应。但研究者已经发现了一种能克服该问题的潜在方法，能选择性地靶向作用肿瘤中的 Treg 细胞，还能有效抑制严重的不良反应。Treg 细胞被招募到肿瘤组织中后，会阻挠机体的抗癌免疫反应和免疫疗法的作用。研究发现了一种新型蛋白，能有效驱动肿瘤内 Treg 细胞的代谢改变，当对黑色素瘤小鼠模型进行研究后，利用特殊抗体靶向作用该蛋白能增强免疫疗法的效率，同时还不会引发自身免疫性不良反应。肿瘤的核心部位往往具有酸性且缺少氧和关键的营养物质，这会驱动肿瘤细胞适应这种代谢模式而得以存活，这些改变能够揭示肿瘤内 Treg 细胞的特殊弱点。为了寻找这些弱点，研究者对乳腺肿瘤内 Treg 细胞基因表达数据库进行了深入分析，发现肿瘤内的 Treg 细胞中特殊的基因会以高水平表达，这些基因主要参与了脂质的摄入和代谢，尤其是 CD36 基因，是参与脂质输入的主要受体；对来自人类黑色素瘤患者机体的 Treg 细胞进行深入分析后得到了相似的结果。

研究者培育出仅在 Treg 细胞中缺少 CD36 基因的小鼠，并给小鼠移植了黑色素瘤，发现 CD36 缺乏的小鼠机体中肿瘤的负担减轻，而且 Treg 细胞的数量和功能仅在肿瘤中下降，在小鼠机体其它健康组织中并未发生变化。CD36 的缺乏会诱发肿瘤内 Treg 细胞发生凋亡，而这是由线粒体健康和数量的下降所驱动的。深入研究后发现，CD36 能够促进 PPARβ 蛋白的活性，而 PPARβ 对于线粒体的功能非常重要。当利用针对 CD36 的抗体治疗黑色素瘤小鼠时能降低肿瘤内 Treg 细胞的水平，而这在遗传状况相同的对照小鼠机体中并未发现；当将抗体与 PD-1 阻滞剂免疫疗法相结合时，肿瘤的生长会明显减缓，小鼠的寿命也会延长；利用抗体靶向作用 CD36 后，不仅给肿瘤内的 Treg 细胞带来了影响，还阻断了肿瘤维持免疫抑制微环境和阻碍免疫疗法的能力。

（五）单细胞染色质可读性图谱揭示 Treg 细胞参与组织修复分子机制

2021 年 4 月，德国雷根斯堡大学再生医学中心 Feuerer 团队在 *Immunity* 杂志发文，通过小鼠和人源组织特异性 Treg 细胞的单细胞染色质可阅读性（accessibility），从而定义了一个保守的、不依赖微生物群的组织修复性 Treg 标记，其中最主要的特征是转录因子 BATF 的表达活性。通过与基因表达谱分析和 TCR 命运图谱相结合，在人外周血中鉴定出一群表达 BATF、趋化因子受体 CCR8 和 HLA-DR 的组织特异性 Treg 细胞。此外，正常皮肤和脂肪组织中的 BATF⁺ CCR8⁺ Treg 细胞与非淋巴 T 滤泡辅助样（Tfh-like）细胞具有相同的特征。之后，研究发现，通过诱导未激活状态下人 Treg 细胞向 Tfh 方向分化，能够部分重现组织特异性 Treg 细胞的修复特征，包括伤口愈合潜力。由于来自健康组织的人 BATF⁺ CCR8⁺ Treg 细胞与驻留于肿瘤组织内部的 Treg 细胞具有共同的特征，突出了理解这些细胞的背景特异性功能对于癌症免疫治疗的重要性。

研究者使用荧光激活细胞分选技术（FACS）从小鼠脾脏、肺、结肠和皮肤等组织中分离纯化 CD4⁺ T 细胞，然后使用单细胞水平测序（scATAC-seq）测定能够被转座酶所接触的染色质区域。总共产生了超过 26 000 个 CD4⁺ T 细胞的 scATAC 谱图，每个细胞具有约 18 000 至约 35 000 个独特的片段。为了识别种群特征，研究者进行了相应的聚类分析，对其进行了颜色编码，并使用谱系定义具有不同基因可阅读性的细胞组成。例如，Treg 细胞的主要转录因子 Foxp3 在脾、皮肤及结肠等组织来源的 Treg 细胞簇中得到了鉴定。与 Foxp3 相比，Il2 基因簇仅在特定组织来源的 CD4⁺ Foxp3-T- 常规（Tconv）细胞中被发现，如结肠和皮肤等。编码 CD62L（Sell）的基因簇被用于鉴定未激活（naive）T 细胞簇。编码 Th1 相关转录因子 T-bet 的 Tbx21 基因簇和 Ifng 基因簇仅在来自皮肤或结肠等组织中的效应 CD4⁺ T 细胞中可以被阅读。具备组织修复特性的 Treg 前体细胞从淋巴器官开始，分两步进行分化。通过绘制组织特异性 Treg 前体细胞的早期阶段（PD1⁺ Klrg1⁻）和晚期阶段（PD1⁺ Klrg1⁺）的批量 ATAC-seq 签名时，在脾脏中很容易检测到前体细胞，而在组织中则无法检测到相关标记，突出了这些标记的特异性。

此前研究表明，肠道微生物群会影响结肠中的 Treg 细胞功能，但是微生物群对组织特异性 Treg 前体细胞的影响尚不清楚。为此，研究者重点分析了所有结肠来源的 Treg 细胞基因簇可阅读性特征。研究结果表明，结肠 Treg 细胞存在 2 个不同亚群，其中一类 Foxp3 和 Klrg1 基因活性受到抑制，而另外一群中 Klrg1 和 Foxp3 基因簇均具有较高的可阅读性。为了研究肠道微生物对 Treg 细胞基因可阅读性的影响，同时采集了无菌小鼠（GF）来源的各组织 Treg 细胞并进行了基因组可阅读性分析。结果表明，即使在无菌小鼠中，Treg 细胞的组织修复相关的基因可阅读性依然能够被打开，表明 Treg 细胞的组织修复机制的分化并不依赖于肠道菌群的影响。研究者对血液系统的循环 Treg 细胞以及组织驻留的 Treg 细胞的基因组可阅读性进行了分别分析。结果表明，对于记忆 Treg 细胞，不同部位的亚群基因表达差异数量达到了 11 000 个，而对于天然 Treg 细胞，这一数字也在 5500 ~ 7000 之间。

　　基于对小鼠来源的 Treg 细胞的分析，研究者将这一方法进一步应用于人源 Treg 细胞的分类中。研究表明，人源 Treg 细胞相比小鼠来源的 Treg 细胞具有 12 236 个不同的表达峰。通过比较，最终挑选出了 643 个在人与小鼠 Treg 细胞中均有相同表达特征的基因簇，其中包括趋化因子受体、TNF 受体超家族以及转录因子。通过模拟 Tfh 诱导机制对 Treg 细胞进行体外刺激，能够加快其分泌促进组织修复的相关因子，该结果可能在体内具有相似的表现。此外，由于 CCR8⁺ Treg 细胞在正常组织中以及在肿瘤组织中具有一定的相似性，对其基因簇的可阅读性进行了进一步的分析，结果表明其确实存在一定程度的重叠（图 33-10）。

　　综上所述，该研究首次对组织特异性 Treg 细胞进行了单细胞染色质可阅读性水平的分析，并鉴定出具有组织修复特征的组织特异性 Treg 细胞的基因表达特征以及诱导机制。该研究对于促进机体组织修复以及提高癌症免疫治疗的效果具有重要的意义。

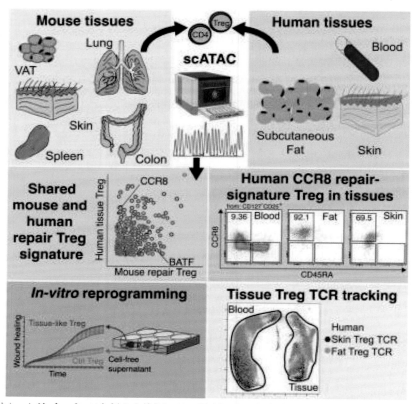

图 33-10　单细胞染色质可读性图谱揭示调节性 T 细胞参与小鼠和人组织修复的分子机制

二、重新编程 Treg 细胞及影响其功能因素

（一）重新编程 Treg 细胞

研究者 Di Pilato 等将通常抑制免疫反应的 Treg 细胞重新编程为炎症细胞，加强抗肿瘤免疫反应

（*Nature*，2019）。许多患者的肿瘤对免疫疗法无反应，如免疫检查点抑制，因为肿瘤组织中缺乏这些疗法起作用所必需的炎症。研究表明，重新编程的 Treg 细胞恰恰提供了所缺乏的炎症类型。对肿瘤浸润的 Treg 细胞进行重新编程，使其分泌炎性细胞因子，这使先前反应迟钝的肿瘤对 PD-1 阻断高度敏感。

一种 CBM 复合物，免疫细胞内的一种大型蛋白簇，有助于调节免疫细胞的活化、增殖和功能。研究揭示，CBM 复合物在淋巴细胞功能中的一个关键作用，目前已经了解到由于删除 3 个关键蛋白中的 1 个（CARMA1）会降低效应 T 细胞的功能，研究者检测了 CARMA1 缺失对 Treg 细胞的影响。实验结果显示，靶向 CBM 复合物（无论是通过删除 Treg 细胞的 1 个或 2 个拷贝 CARMA1 基因或用药物抑制 MALT1（复合物的另一个组分）都可以引起肿瘤组织 Treg 细胞分泌免疫刺激性细胞因子干扰素 γ，能够选择性地调节 Treg 细胞在肿瘤中的功能，可以避免系统性 Treg 细胞缺失而导致自身免疫性疾病的风险。

CBM 靶向导致肿瘤组织炎症，细胞毒性 $CD8^+$ T 细胞和自然杀伤细胞浸润增加。但其只是降低了黑色素瘤和结肠癌小鼠模型的肿瘤生长速度，因为这些免疫细胞的活性仍然受到免疫检查点蛋白 PD-1 的限制。然而，用抗体阻断 PD-1 的活性可以消除因抗 CBM 治疗而发炎的肿瘤。Treg 细胞更倾向于"自我反应"。通过对肿瘤组织中的 Treg 细胞进行重新编程，创造了一种局部炎症性自身免疫反应，为肿瘤的免疫治疗做好准备。因此，可以利用它们的自我反应性治疗癌症，而不是试图摆脱 Treg 细胞。

（二）影响 Treg 细胞功能的因素

1. 放疗并耗损 Treg 细胞　研究发现，仅仅放疗或 Treg 细胞耗损不足以杀死生长在小鼠体内的头颈部癌症，但是这两种策略结合起来可以有效地减少肿瘤。这种策略使辐射打开了免疫系统，而 Treg 细胞的消耗确保了癌症无法关闭它。如果只是通过去除 Treg 细胞，就没有效应 T 细胞；如果应用辐射激活 T 效应细胞，就会产生效应 T 细胞。

2. EphB4-ephrinB2 相互作用 Treg 细胞　发育中的大脑中，EphB4 和 ephrinB2 之间的相互作用对神经发生至关重要，但在包括头颈部和胰腺癌在内的许多癌症中，这二者的水平有所上升。因此，抑制 EphB4 和 ephrinB2 之间的相互作用，肿瘤生长受抑。并且，抑制这种 EphB4 和 ephrinB2 之间的通讯，T 调节细胞显著减少。当 EphB4-ephrinB2 相互作用时，发现 Treg 抑制细胞被清除，T 效应细胞更加活跃并发挥作用。在这项研究中，在胰腺癌模型中测试了 ephrinB2 的抑制作用。已知胰腺癌的 ephrinB2 表达与预后不良有关。研究者发现，抑制 ephrinB2 会导致这些肿瘤纤维化程度更低。

3. JunB 在调节性 T 细胞产生过程中起到关键作用免疫系统能够帮助机体有效抵御外来入侵的病原体，但其异常激活则会导致自身免疫性疾病的发生，而 Treg 细胞在预防机体过度免疫激活上发挥关键的作用，缺失足够 Treg 细胞功能的小鼠常常会患上自身免疫性障碍，而且对免疫系统疾病也非常易感。Katagiri 表示（*Mucosal Immunol*，2019），Treg 细胞因其特殊的抑制性功能得到了科学家们的广泛关注，但目前研究者并不清楚机体中 Treg 细胞产生的分子机制，在溃疡性结肠炎小鼠模型中，缺失 JunB 的小鼠会因 Treg 细胞数量的下降而出现多种严重的疾病症状，缺失的 T 细胞则会表现出

IL-2 及 IL-2 信号产生的损伤；此外，将高剂量的 IL-2 注射到缺失 JunB 的小鼠中，会通过增加 Treg 细胞来减缓溃疡性结肠炎症状。

4. 转录因子 Foxp3 塑造调节性 T 细胞机制　2020 年 11 月，美国斯隆凯特林研究所 Rudensky 等研究者合作在 *Immunity* 杂志发文，发现转录因子 Foxp3 通过调整反式作用的中间因子塑造 Treg 细胞的身份。通过利用野生来源的近交小鼠中自然发生的遗传变异（这能够鉴定驱动表观遗传特征的 DNA 序列基序），研究者揭示 Foxp3 的作用机制。在 Treg 细胞、常规 CD4$^+$ T 细胞和表达 Foxp3 报告基因无效等位基因的细胞静止和激活亚群中，染色质可及性、转录因子（TF）结合和基因表达模式揭示了大多数 Foxp3 依赖性变化发生不受 Foxp3 结合的位点。这些间接 Foxp3 靶标的染色质可及性取决于其他 TF（包括 TCF1）的 DNA 结合基序。Foxp3 表达与 TCF1 减少和 TCF1 结合染色质区域的可及性降低相关。删除一个拷贝的 Tcf7 基因概括了染色质可及性的 Foxp3 依赖性负调控。因此，Foxp3 通过微调其他主要染色质重塑 TF（如 TCF1）的活性，在很大程度上间接地定义了 Treg 细胞的身份。据介绍，Treg 细胞的身份由谱系指定 Foxp3 定义。

5. 关键代谢通路调控 T 细胞活性　效应调节性 T 细胞（eTreg 细胞）是白细胞的一个特殊亚群，可保持免疫系统的控制。美国 St Jude 儿童研究医院研究者揭示了调节 eTreg 细胞功能的代谢信号传导机制（*Cell Metab*，2020）。尽管 eTreg 细胞参与了自身免疫疾病的预防，包括狼疮和类风湿性关节炎，但它们对其他疾病（如癌症）有害。与 T 细胞受体信号传导相交的双向代谢信号传导对于调节 eTreg 细胞功能至关重要。

研究者鉴定一种类异戊二烯的代谢产物，对于激活 Treg 细胞（如 eTreg 细胞）的抑制活性至关重要。类异戊二烯是翻译后脂质修饰的细胞过程所必需的，这些过程分别由 Fntb 和 Pggt1b 介导。通过 Treg 细胞特定的 Fntb 或 Pggt1b 缺失破坏这些过程，从而导致小鼠出现自身免疫疾病。对代谢信号传导机制的进一步研究揭示了 Treg 细胞介导的 T 细胞受体信号传导下游免疫抑制的离散细节。Fntb 通过 2 个平行途径促进 eTreg 细胞的持久性：调节 Treg 细胞代谢重编程的蛋白激酶 mTORC1 和免疫受体 ICOS。Pggt1b 通过小 G 蛋白 Rac 增强信号传导，以支持 eTreg 细胞分化。

6. 类固醇受体共激活因子 3 是 Treg 细胞的关键因子　2021 年 2 月，美国贝勒医学院研究者在 *Sci Rep* 杂志发文，揭示了类固醇受体共激活因子 3（SRC-3/NCOA3）对类固醇激素功能至关重要，并且是侵袭性乳腺癌和其他癌症的预后标志物；发现 SRC-3 调节人 Treg 细胞。消除了 SRC-3 功能的 Treg 细胞，不能抑制其他免疫细胞的活性。

乳腺癌和其他类型的肿瘤包括浸润的免疫细胞，有助于控制肿瘤的生长；但另一方面，可提供有利于肿瘤生长的局部免疫抑制环境。Treg 细胞浸润已在乳腺肿瘤活检中得到实验证明，与预后不良和患者生存期降低有关。对生物信息学数据的审查显示，SRC-3 在 Treg 细胞中高度表达。实验证明，SRC-3 在小鼠和人 Treg 细胞中均显著增加。使用小分子抑制剂 SI-2，Treg 细胞大大降低抑制其他免疫细胞活化的能力。先前研究已证明，SI-2 消除了乳腺癌细胞中的 SRC-3，抑制乳腺癌小鼠模型中的肿瘤生长。现在认识到，SRC-3 在免疫系统中起着关键的作用。

7. 在肿瘤微环境中 Treg 细胞内被激活的主基因开关　2021 年 3 月，美国圣犹大儿童研究医院的

研究者在 *Nature* 杂志发文，发现阻断肿瘤相关的 Treg 细胞活性可以消除小鼠体内的肿瘤细胞，并使这些肿瘤细胞对抗 PD-1 疗法的癌症免疫疗法变得敏感。研究者将黑色素瘤细胞植入小鼠体内，测量将肿瘤浸润 Treg 细胞与其他组织中的 Treg 细胞，揭示了在肿瘤微环境中的 Treg 细胞内被激活的主基因开关，是一种 SREBP 的转录因子家族。

在一系列癌症，包括黑色素瘤、乳腺癌和头颈癌，这些肿瘤特异性 Treg 细胞代谢通路被开启。在 Treg 细胞中，通过基因手段选择性地阻断 SREBP 途径，可使黑色素瘤和结肠腺癌小鼠体内的肿瘤细胞迅速清除。靶向该途径还可以减少已建立肿瘤的小鼠体内的肿瘤生长。阻断该途径对 Treg 细胞的增殖及其在体内的整体功能未受影响。阻断 SREBP 通路，还能在接受抗 PD-1 免疫治疗的黑色素瘤小鼠中释放出强大的抗肿瘤反应。单纯的抗 PD-1 治疗对这些小鼠是无效的。这种形式的免疫疗法能抑制 PD-1 的生化开关。

8. 单细胞测序揭示 FOXP3 缺陷对 Treg 和 $CD4^+$ T 细胞的影响   2021 年 4 月，美国哈佛医学院研究者合作在 *Nat Immunol* 杂志发文，揭示 FOXP3 缺陷对 Treg 和 $CD4^+$ T 细胞的影响。研究者表示，小鼠和患有免疫失调的多发性内分泌病性肠病 X 连锁（IPEX）综合征患者中的 FOXP3 缺失，会通过改变 Treg 细胞而导致致命的自身免疫。通过单细胞流式细胞仪和 RNA 测序对 IPEX 综合征和 Foxp3 缺陷小鼠的 $CD4^+$ T 细胞分析，发现异质性 Treg 样细胞，有些与正常 Treg 细胞非常相似，而另一些则差距较大。传统的 T 细胞没有显示出广泛的激活或辅助性 T 细胞偏向性，但是单态性疾病特征影响了所有 $CD4^+$ T 细胞。该信号被证明是细胞外源性的，因其已在混合型骨髓嵌合小鼠和 IPEX 综合征患者的杂合子母亲中消失。正常的 Treg 细胞发挥显性抑制作用，抑制疾病信号，并在突变的 Treg 样细胞中揭示出一小群由 FOXP3 调节的基因，包括关键的稳态调节因子。研究者提出了一个两步发病机制模型：核心 FOXP3 依赖基因的下调使 Treg 细胞不稳定，使在所有 T 细胞上都具有的系统性介导因子处于去抑制状态，从而进一步加剧 Treg 细胞功能障碍。因此，IL-2 治疗改善了 Treg 细胞样区室和存活。

9. Foxp3 是控制 Treg 细胞发育和功能的关键转录因子之一   2020 年 6 月，美国加利福尼亚大学等机构研究者在 *Nature* 杂志发文，对 Treg 细胞进行 CRISRP 筛选，有望揭示 Foxp3 分子的调节子。Foxp3 是控制 Treg 细胞发育和功能的关键转录因子之一，是 Treg 细胞免疫生物学重要的进步。Treg 细胞的不稳定会促进自身免疫或更多更有效的抗肿瘤免疫，其主要特征表现为主要转录因子 Foxp3 的缺失及促炎性特性的获得。全面深入理解调节 Foxp3 因子的通路有助于开发出更有效的 Treg 疗法，治疗多种自身免疫性疾病和癌症，利用新型的功能性遗传工具则能系统性地解析调节 Foxp3 表达的基因调节程序。

研究者开发了一种用于初级小鼠 Treg 细胞表型研究的基于 CRISPR 联合筛选平台，同时利用该技术对大约 500 个核因子进行了靶向功能缺失的筛选分析，从而识别出能促进或干扰 Foxp3 表达的基因调节程序。研究者发现了多个 Foxp3 表达的调节子，其中包括泛素特异性肽酶 22（Usp22）和环指蛋白 20（Rnf20）。Usp22 是 SAGA 染色质修饰复合体去泛素化模块的成员，能作为一种正向调节因子，稳定 Foxp3 的表达。筛选结果表明，作为 E3 泛素连接酶，Rnf20 能够成为 Foxp3 的负向调节子。研究者表示，在小鼠机体中对 Usp22 进行 Treg 细胞特异性地剔除或能降低 Foxp3 蛋白的水平并诱发其抑制性功能的缺失，从而导致自发性自身免疫反应的产生，但在多种癌症模型中却能保护机体抵御肿瘤的生长。在 Usp22 缺失的 Treg 细胞中，Foxp3 的不稳定能被 Rnf20 的剔除而得到拯救，这就揭示了 Treg 细胞中可能存在一种相互的泛素化开关。本研究揭示了 Foxp3 调节因子，同时应用一种新的筛选方法发现 Treg 细胞免疫疗法治疗癌症和自身免疫性的新型靶点。

10. 结直肠癌微环境 Treg 细胞代谢调控新机制　2021 年 5 月，上海交通大学基础医学院生化与分子细胞生物学系童雪梅团队在 *Gastroenterology* 杂志发文，揭示结直肠癌浸润 Treg 细胞的葡萄糖代谢调控新机制，通过基因敲除小鼠和结直肠肿瘤模型，发现 MondoA–TXNIP 转录调控轴对肿瘤微环境中 Treg 细胞代谢模式以及可塑性的关键调控机制。结直肠癌（CRC）浸润 Treg 细胞感应低氧、营养物质缺乏和酸性环境等多重代谢压力，呈现出代谢模式和生理功能的高度异质性。该研究团队通过分析单细胞测序数据发现，CRC 浸润 Treg 细胞糖酵解活性增强，下调 MondoA–TXNIP 转录调控轴功能，增加葡萄糖转运蛋白 Glut1 表达和细胞膜定位，诱导糖酵解代谢模式下的 Th17–like Treg 细胞，削弱其免疫抑制功能，进一步促进 Th17 型炎症，抑制 CD8$^+$ T 细胞的抗肿瘤功能，并最终导致结直肠癌的发生发展。

CRC 免疫检查点抑制剂疗法在错配修复缺陷的微卫星不稳定性亚型患者中显示出较好的疗效，而占据结直肠癌患者 80% ~ 90% 的微卫星稳定性亚型患者对肿瘤免疫治疗几乎不响应。已有报道显示，微卫星稳定性的 CRC 中 Th17 细胞大量富集。这项工作证实，靶向 IL–17A 的 anti–IL17A 抗体治疗能显著抑制结直肠癌发生发展，并且 anti–IL–17A 抗体联合 anti–PD–1 抗体治疗效果更佳。研究者探索了靶向炎症的中和抗体和免疫检查点抑制剂联合治疗结直肠癌的新方案，为微卫星稳定性亚型的结直肠癌患者从肿瘤免疫治疗中获益提供了可能的新干预靶点。

参考文献

[1] Nichols PJ, Bevers S, Henen M, et al, Recognition of non–CpG repeats in Alu and ribosomal RNAs by the Z–RNA binding domain of ADAR1 induces A–Z junctions. Nat Commun, 2021, 12(1):793.

[2] Kim D, Wu Y, Li Q, et al. Nanoparticle–mediated lipid metabolic reprogramming of T cells in tumor microenvironments for immunometabolic therapy. Nano–Micro Lett, 2021, 13(1):31.

[3] Ferreira ACF, Szeto ACH, Heycock MWH, et al. RORα is a critical checkpoint for T cell and ILC2 commitment in the embryonic thymus. Nat Immunol, 2021, 22(2):166–178.

[4] Lepletier A, Hun ML, Hammett MV, et al. Interplay between follistatin, activin A, and BMP4 signaling regulates postnatal thymic epithelial progenitor cell differentiation during aging. Cell Rep, 2019, 27(13):3887–3901.

[5] Le J, Park JE, Ha VL, et al. Single–cell RNA–Seq mapping of human thymopoiesis reveals lineage

specification trajectories and a commitment spectrum in T cell development. Immunity, 2020, 52(6):1105–1118.e9.

[6] Zuo S, et al. Nano–immunotherapy for each stage of Cancer Cellular immunity: which, why, and what? Theranostics, 2021, 11(15):7471–7487.

[7] Thibaut R, Bost P, Milo I, et al. Bystander IFN–γ activity promotes widespread and sustained cytokine signaling altering the tumor microenvironment. Nat Cancer. 2020, 1(3):302–314.

[8] Velica P, Cunha PP, Vojnovic, et al. Modified hypoxia–inducible factor expression in CD8+ T cells increases antitumor efficacy. Cancer Immunol Res, 2021, 9(4):401–414.

[9] Buggert M, Vella LA, Nguyen S, et al. The identity of human tissue–emigrant CD8+ T cells. Cell, 2020, 183(7):1946–1961.e15.

[10] Milner JJ, Toma C, He Z, et al. Heterogenous populations of tissue–resident CD8+ T cells are generated in response to infection and malignancy. Immunity, 2020, 52(5):808–824.e7.

[11] Liu Q, Tian Y, Li Y, et al. In vivo therapeutic effects of affinity–improved–TCR engineered T–cells on HBV–related hepatocellular carcinoma. J Immunother Cancer, 2020, 8(2):e001748.

[12] Wu J, Li G, Li L, et al. Asparagine enhances LCK signaling to potentiate CD8+ T cell activation and anti–tumour responses. Nat Cell Biol, 2021, 23(1):75–86.

[13] Hernandez–Lopez RA, Yu W, Cabral KA, et al. T cell circuits that sense antigen density with an ultrasensitive threshold. Science, 2021, 371(6534):1166–1171.

[14] Mathewson NA, Ashenberg O, Tirosh I, et al. Inhibitory CD161 receptor identified in glioma–infiltrating T cells by single–cell analysis. Cell, 2021, 184(5):1281–1298.e26.

[15] Zhou J, Kryczek I, Li S, et al. The ubiquitin ligase MDM2 sustains STAT5 stability to control T cell–mediated antitumor immunity. Nat Immunol, 2021, 22(4):460–470.

[16] Karni–Schmidt, Orit et al. The Roles of MDM2 and MDMX in Cancer. Ann Rev Pathol, 2016, 11:617–644.

[17] Gao, Chong et al. Context–dependent roles of MDMX (MDM4) and MDM2 in breast cancer proliferation and circulating tumor cells. Breast Cancer Res: BCR, 2019, 21:1–5.

[18] Oh DY, Kwek SS, Raju SS, et al. Intratumoral CD4+ T cells mediate anti–tumor cytotoxicity in human bladder cancer. Cell, 2020, 181(7):1612–1625.e13.

[19] Liu Z, Guo C, Das SK, et al. Engineering T cells to express tumoricidal MDA–7/IL–24 enhances cancer immunotherapy. Cancer Res, 2021, 81(9):2429–2441.

[20] Bailis W, Shyer JA, Zhao J, et al. Distinct modes of mitochondrial metabolism uncouple T cell differentiation and function. Nature, 2019, 571(7765):403–407.

[21] Hwang SS, Lim J, Yu Z, et al. mRNA destabilization by BTG1 and BTG2 maintains T cell quiescence. Science, 2020, 367(6483):1255–1260.

[22] Yue T, Zhan X, Zhang D, et al. SLFN2 protection of tRNAs from stress-induced cleavage is essential for T cell-mediated immunity. Science, 2021, 372(6543):eaba4220.

[23] Liu C, Somasundaram A, Manne S, et al. Neuropilin-1 is a T cell memory checkpoint limiting long-term antitumor immunity. Nat Immunol, 2020, 21(9):1010-1021.

[24] Zhang X, Luo M, Dastagir SR, et al. Engineered red blood cells as an off-the-shelf allogeneic anti-tumor therapeutic. Nat Commun, 2021, 12(1):2637.

[25] Zareie P, Szeto C, Farenc C, et al. Canonical T cell receptor docking on peptide-MHC is essential for T cell signaling. Science, 2021, 372(6546):eabe9124.

[26] Si J, Shi X, Sun S, et al. Hematopoietic progenitor kinase1 (HPK1) mediates T cell dysfunction and is a druggable target for T cell-based immunotherapies. Cancer Cell, 2020, 38(4):551-566.e11.

[27] Li W, Lu L, Lu J, et al. cGAS-STING-mediated DNA sensing maintains CD8[+] T cell stemness and promotes antitumor T cell therapy. Sci Transl Med, 2020, 12(549):eaay9013.

[28] Yau HL, Bell E, Ettayebi I, et al. DNA hypomethylating agents increase activation and cytolytic activity of CD8[+] T cells. Mol Cell, 2021, 81(7):1469-1483.e8.

[29] Lesch S, Blumenberg V, Stoiber S, et al. T cells armed with C-X-C chemokine receptor type 6 enhance adoptive cell therapy for pancreatic tumours. Nat Biomed Eng, 2021, 5（11）：1246-1260.

[30] Hwang MS, Mog BJ, Douglass J, et al. Targeting loss of heterozygosity for cancer-specific immunotherapy. Proc Natl Acad Sci USA, 2021, 118(12):e2022410118.

[31] Harberts A, Schmidt C, Schmid J, et al. Interferon regulatory factor 4 controls effector functions of CD8[+] memory T cells. Proc Natl Acad Sci USA, 2021, 118(16):e2014553118.

[32] Ataide MA, Komander K, Knöpper K, et al. BATF3 programs CD8[+] T cell memory. Nat Immunol, 2020, 21(11):1397-1407.

[33] Hurst KE, Lawrence KA, Robino RA, et al. Remodeling translation primes CD8[+] T-cell antitumor immunity. Cancer Immunol Res, 2020, 8(5):587-595.

[34] Watson HA, Durairaj RRP, Ohme J, et al. L-selectin enhanced T cells improve the efficacy of cancer immunotherapy. Front Immunol, 2019, 10:1321.

[35] Gu M, Zhou X, Sohn JH. et al. NF-κB-inducing kinase maintains T cell metabolic fitness in antitumor immunity. Nat Immunol, 2021, 22(2):193-204.

[36] Fu X, Xu M, Zhang H. et al. taphylococcal enterotoxin C2 mutant-directed fatty acid and mitochondrial energy metabolic programs regulate CD8[+] T cell activation. J Immunol, 2020, 205(8):2066-2076.

[37] Gu M, Zhou X, Sohn JH, et al. NF-κB-inducing kinase maintains T cell metabolic fitness in antitumor immunity. Nat Immunol, 2021, 22(2):193-204.

[38] Dangaj D, Bruand M, Grimm AJ, et al. Cooperation between constitutive and inducible chemokines

enables T cell engraftment and immune attack in solid tumors. Cancer Cell, 2019, 35(6):885-900.

[39] Knochelmann HM, Dwyer CJ, Smith AS, et al. IL6 fuels durable memory for Th17 cell-mediated responses to tumors. Cancer Res, 2020, 80(18):3920-3932.

[40] Nagarsheth NB, Norberg SM, Sinkoe AL, et al. TCR-engineered T cells targeting E7 for patients with metastatic HPV-associated epithelial cancers. Nat Med, 2021, 27(3):419-425.

[41] Uhl FM, Chen S, O'Sullivan D, et al. Metabolic reprogramming of donor T cells enhances graft-versus-leukemia effects in mice and humans. Sci Transl Med, 2020, 12(567):eabb8969.

[42] Sugiura D, Maruhashi T, Okazaki IM, et al. Restriction of PD-1 function by cis-PD-L1/CD80 interactions is required for optimal T cell responses. Science, 2019, 364(6440):558-566.

[43] Huang D, Chen X, Zeng X, et al. Targeting regulator of G protein signaling 1 in tumor-specific T cells enhances their trafficking to breast cancer. Nat Immunol, 2021, 22(7):865-879.

[44] Liu X, Bao X, Hu M, et al. Inhibition of PCSK9 potentiates immune checkpoint therapy for cancer. Nature, 2020, 588(7839):693-698.

[45] Mookerjee-Basu J, Hooper R, Gross S, et al. Suppression of Ca^{2+} signals by EGR4 controls Th1 differentiation and anti-cancer immunity in vivo. EMBO Rep, 2020, 21(5):e48904.

[46] Hajaj E, Eisenberg G, Klein S, et al. SLAMF6 deficiency augments tumor killing and skews towards an effector phenotype revealing it as a novel T cell checkpoint. eLife, 2020, 9:e52539.

[47] Hamaidi I, Zhang L, Kim N, et al. Sirt2 inhibition enhances metabolic fitness and effector functions of tumor-reactive T cells. Cell Metab, 2020, 32(3):420-436.e12.

[48] Vodnala SK, Eil R, Kishton RJ, et al. T cell stemness and dysfunction in tumors are triggered by a common mechanism. Science, 2019, 363(6434):eaau0135.

[49] Cao Y, Trillo-Tinoco J, Sierra RA, et al. ER stress-induced mediator C/EBP homologous protein thwarts effector T cell activity in tumors through T-bet repression, Nat Commun, 2019, 10(1):1280.

[50] Weulersse M, Asrir A, Pichler AC, et al. Eomes-dependent loss of the co-activating receptor CD226 restrains CD8+ T cell anti-tumor functions and limits the efficacy of cancer immunotherapy. Immunity, 2020, 53(4):824-839.e10.

[51] Braun M, Aguilera AR, Sundarrajan A, et al. CD155 on tumor cells drives resistance to immunotherapy by inducing the degradation of the activating receptor CD226 in CD8+ T cells. Immunity, 2020, 53(4):805-823.e15.

[52] Zheng X, Tang Q, Ren L, et al. New immunotherapy target discovered for malignant brain tumors. Cell, 2021, 9(11):943.

[53] Zehn KA, Utzschneider DT. Precursor exhausted T cells: key to successful immunotherapy? Nat Rev Immunol, 2020, 20:128-136.

[54] Huang H, Long L, Zhou P, et al. mTOR signaling at the crossroads of environmental signals and

T-cell fate decisions. Immunol Rev, 2020, 295(1):15–38.

[55] Huang H, Zhou P, Wei J, et al. In vivo CRISPR screening reveals nutrient signsling processes underpinning CD8[+] T cell fate decisions. Cell, 2021, 184(5):1245–1261.e21.

[56] Xu S, Chaudhary O, Rodríguez–Morales P, et al. Uptake of oxidized lipids by the scavenger receptor CD36 promotes lipid peroxidation and dysfunction in CD8[+] T cells in tumors. Immunity, 2021, 54(7):1561–1577.e7.

[57] Guo X, Pan Y, Xiong M, et al. Midkine activation of CD8[+] T cells establishes a neuron–immune–cancer axis responsible for low–grade glioma growth. Nat Commun, 2020, 11(1):2177.

[58] Sawant DV, Yano H, Chikina M, et al. Adaptive plasticity of IL–10[+] and IL–35[+] Treg cells cooperatively promotes tumor T cell exhaustion. Nat Immunol, 2019, 20(6):724–735.

[59] Dikiy S, Li J, Bai L, et al. A distal Foxp3 enhancer enables interleukin–2 dependent thymic Treg cell lineage commitment for robust immune tolerance. Immunity, 2021, 54(5):931–946.e11.

[60] Clark NM, Martinez LM, Murdock S, et al. Regulatory T cells support breast cancer progression by opposing IFN–γ–dependent functional reprogramming of myeloid cells. Cell Rep, 2020, 33(10):108482.

[61] Wang H, Franco F, Tsui Y, et al. CD36–mediated metabolic adaptation supports regulatory T cell survival and function in tumors. Nat Immunol, 2020, 21:29–308.

[62] Delacher M, Simon M, Sanderink L, et al. Single–cell chromatin accessibility landscape identifies tissue repair program in human regulatory T cells. Immunity, 2021, 54(4):702–720.e17.

[63] Di Pilato M, Kim EY, Cadilha BL, et al. Targeting the CBM complex causes Treg cells to prime tumours for immune checkpoint therapy. Nature, 2019, 570(7759):112–116.

[64] Bhatia S, Oweida A, Lennon S, et al. Inhibition of EphB4–ephrin–B2 signaling reprograms the tumor immune microenvironment in head and neck cancers. Cancer Res. 2019, 79(10):2722–2735.

[65] Oweida AJ, Darragh L, Phan A, et al. The role of regulatory T cells in the response to radiation therapy in head and neck cancer. J Natl Cancer Inst, 2019, 111(12):1339–1349.

[66] Lennon S, Oweida A, Milner D, et al. Pancreatic tumor microenvironment modulation by EphB4–ephrinB2 inhibition and radiation combination. Clin Cancer Res, 2019, 25(11):3352–3365.

[67] Katagiri T, Yamazaki S, Fukui Y, et al. JunB plays a crucial role in development of regulatory T cells by promoting IL–2 signaling. Mucosal Immunol, 2019, 12(5):1104–1117.

[68] van der Veeken J, Glasner A, Zhong Y, et al. The transcription factor Foxp3 shapes regulatory T cell identity by tuning the activity of trans–acting intermediaries. Immunity, 2020, 53(5):971–984.e5.

[69] Nikolai BC, Jain P, Cardenas DL, et al, Steroid receptor coactivator 3 (SRC–3/AIB1) is enriched and functional in mouse and human Tregs, Sci Rep, 2021, 11(1):3441.

[70] Lim SA, Wei J, Nguyen TLM, et al. Lipid signalling enforces functional specialization of Treg cells in tumours. Nature, 2021, 591(7849):306–311.

[71] Perry C, Beier UH. Cancer aided by greasy traitors. Nature, 2021, 591(7849):204-206.

[72] Zemmour D, Charbonnier LM, Leon J, et al. Single-cell analysis of FOXP3 deficiencies in humans and mice unmasks intrinsic and extrinsic CD4[+] T cell perturbations. Nat Immunol, 2021, 22(5):607-619.

[73] Cortez JT, Montauti E, Shifrut E, et al. CRISPR screen in regulatory T cells reveals modulators of Foxp3. Nature, 2020, 582(7812):416-420.

[74] Payne KK, Mine JA, Biswas S, et al. BTN3A1 governs antitumor responses by coordinating αβ and γδT cells. Science, 2020, 369(6506):942-949.

[75] Joglekar AV, Li G. T cell antigen discovery. Nat Methods, 2020,18(8):873-880.

[76] Wells DK, van Buuren MM, Dang KK, et al. Key parameters of tumor epitope immunogenicity revealed through a consortium approach improve neoantigen prediction. Cell, 2020, 183(3):818-834.e13.

[77] Kalaora S, Nagler A, Nejman D, et al. Identification of bacteria-derived HLA-bound peptides in melanoma. Nature, 2021, 592(7852):138-143.

[78] Zhang Z, Xiong D, Wang X, et al. Mapping the functional landscape of T cell receptor repertoires by single-T cell transcriptomics. Nat Methods, 2021, 18(1):92-99.

[79] Tello-Lafoz M, Srpan K, Sanchez EE, et al. Cytotoxic lymphocytes target characteristic biophysical vulnerabilities in cancer. Immunity, 2021, 54(5):1037-1054.e7.

[80] Chimote AA, Gawali VS, Newton HS, et al. A Compartmentalized reduction in membrane-poximal calmodulin reduces the immune surveillance capabilities of CD8[+] T cells in head and neck cancer. Front Pharmacol, 2020, 11:143.

[81] Müller BS, Fischer R, Kessler BM, et al. Supramolecular attack particles are autonomous killing entities released from cytotoxic T cells. Science, 2020, 368(6493):897-901.

[82] Le J, Park JE, Ha VL, et al. Single-cell RNA-Seq mapping of human thymopoiesis reveals lineage specification trajectories and a commitment spectrum in T cell development. Immunity, 2020, 52(6):1105-1118.e9.

[83] Verma V, Jafarzadeh N, Boi S, et al. MEK inhibition reprograms CD8[+] T lymphocytes into memory stem cells with potent antitumor effects. Nat Immunol, 2021, 22(1):53-66.

[84] Otano I, Escors D, Schurich A, et al. Molecular recalibration of PD-1[+] antigen-specific T cells from blood and liver. Mol Ther, 2018, 26(11):2553-2566.

[85] Moral JA, Leung J, Rojas LA, et al. ILC2s amplify PD-1 blockade by activating tissue-specific cancer immunity. Nature, 2020, 579(7797):130-135.

[84] Niño JLG, Pageon SV, Tay SS, et al. Cytotoxic T cells swarm by homotypic chemokine signalling. eLife, 2020, 9:e56554.

第三十四章　肿瘤免疫细胞治疗及免疫逃逸

第一节　肿瘤免疫细胞治疗

近年来，肿瘤免疫细胞治疗（immune cell therapy）因其疗效显著而备受瞩目。细胞免疫疗法是将患者体内免疫细胞在体外进行改造，使其具备对癌细胞更有效、更精准的免疫能力，改造后的免疫细胞回输到患者体内后，可定向消灭癌细胞。

免疫细胞治疗包括 T 细胞、自然杀伤细胞（NK 细胞）、树突状细胞（DC）和巨噬细胞等在抗肿瘤免疫应答以及肿瘤免疫治疗中发挥重要的作用；其中的 T 细胞是目前认为唯一能够特异性杀伤肿瘤细胞的细胞。DC 将抗原提呈给 T 细胞，诱导 T 细胞的活化和增殖，包括 CD4$^+$ 辅助性 T 细胞和 CD8$^+$ 杀伤性 T 细胞；另外，嵌合抗原受体（chimeric antigen receptor，CAR）修饰 T 细胞（CAR-T）技术在血液癌症治疗中取得了显著的效果；NK 细胞也将利用 CAR 技术和免疫检查点抑制剂进一步增强其在肿瘤治疗中的作用；DC 作为第一个被 FDA 批准的治疗性肿瘤疫苗，在证明其安全无毒副作用的基础上，如何提高疗效成为关注热点。巨噬细胞是一种不同类型的免疫细胞，在免疫系统中起着至关重要的作用，可将 T 细胞招募到受到外来生物影响的区域，并调节 T 细胞的功能。

一、免疫细胞及其肿瘤治疗

（一）绘制脑肿瘤的免疫细胞图谱

2020 年 6 月，美国路德维希癌症研究中心（Ludwig Cancer Research）和瑞士苏黎世大学（UZH）及苏黎世大学医院（USZ）研究者的 2 篇论文在 *Cell* 杂志发表，分别对脑瘤中的免疫细胞类型、位置和功能等信息进行了详细分析，结果表明不同来源、不同种类，甚至同一种类但不同级别的脑瘤中的免疫细胞种类、位置和功能等存在着巨大的差别，这为不同脑瘤的个性化治疗提供了基础和指导。

在第一项研究中，来自路德维希癌症研究中心的研究者通过全面的对比分析，描述了大脑中出现的肿瘤（即胶质瘤）和从肺、乳房和皮肤转移到大脑的肿瘤不同的免疫学特征。研究者详细分析了肿瘤微环境（TME）中的不同免疫细胞的功能、位置和特征，这些免疫细胞抑制了免疫攻击、支持癌细胞生长并促进了癌症进展。将这些肿瘤对比观察，可以非常清楚地看到，不仅是原发和转移性脑癌之间的差异，还有高级别和低级别胶质瘤之间的差异，以及不同原发部位的转移瘤之间的差异（图 34-1）。

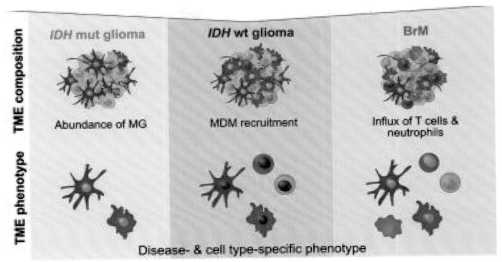

图 34-1　在肿瘤微环境（TME）中疾病和细胞特异表型

癌症有选择地利用各种免疫细胞，甚至操纵它们的基因表达程序，使它们抑制抗肿瘤免疫反应，帮助转移，建立血液供应和提供其他关键支持。以这些"变节"的免疫细胞为目标，使它们攻击宿主肿瘤，是目前癌症免疫学的一个主要焦点。本研究结果强调，不能采取一种放之四海而皆准的方法来治疗脑癌。在研究中，调查了从患者获得的 100 个脑瘤样本中 14 种免疫细胞的数量和主要位置；还分析了样本中蛋白质的全谱和个体免疫细胞的整体基因表达模式。然后，整合了这些详细、大规模的分析，以全面绘制每种肿瘤类型的免疫图谱，并捕捉其固有免疫细胞功能状态的差异。

这种比较分析揭示了 5 种类型的免疫细胞主要作用于大脑 TME：包括从身体其他部位进入大脑的单核细胞衍生的巨噬细胞；大脑中小胶质细胞的常住巨噬细胞；相关的骨髓细胞称为中性粒细胞；CD4$^+$ T 细胞，负责协调和调节免疫反应；CD8$^+$（杀伤）T 细胞破坏癌细胞，可通过检查点阻断免疫疗法激活。免疫系统的具体组成和组成细胞的功能状态是由大脑独特的生物学和每种肿瘤的先天特征相互作用形成的。该研究表明，黑素瘤的脑转移瘤（少数对检查点阻滞有反应的脑肿瘤之一）含有大量的 T 细胞。胶质瘤中含有丰富的巨噬细胞和小胶质细胞，几乎没有 T 细胞。对于黑素瘤脑转移瘤，其主要目标是激活 TME 中现有的 T 细胞来攻击癌细胞，甚至在神经胶质瘤内部也存在差异。

研究发现，小胶质细胞在低级别胶质瘤中占主导地位，这种胶质瘤的特征是一种 IDH 酶发生突变。与正常的 IDH 基因相关的高级别胶质瘤或胶质母细胞瘤（GBM）有更多的巨噬细胞从血液循环迁移到大脑 TME 中。阻断巨噬细胞向大脑浸润的疗法可能比清除小胶质细胞更有利于治疗高级别胶质瘤。此外，这些巨噬细胞攻击癌细胞而不是促进癌细胞的疗法可能被证明在一般情况下对胶质瘤有效。这些发现也为研究开辟了新领域。例如，在乳腺癌的脑转移中发现了大量的中性粒细胞，这些细胞在乳腺癌转移的肺部转移灶中起着重要作用。

在第二项研究中，瑞士苏黎世大学（UZH）和苏黎世大学医院的一组研究者通过对脑癌组织的单细胞绘谱分析发现了不同类型的脑瘤中不同的免疫细胞。这些非常精确的肿瘤图谱对于更好地了解肿瘤中的个体免疫成分和开发激活免疫防御反应的靶向免疫疗法是至关重要的。由于癌细胞浸润到健康的脑组织，在手术中通常不可能完全切除脑肿瘤。在手术切除尽可能多的肿瘤后，可以通过后续的放疗和化疗改善预后，但用传统的治疗方法很难治愈。

人体免疫系统非常精确和有效。免疫防御可以消灭单个肿瘤细胞，同时保护健康细胞。免疫疗法在治疗某些类型的癌症方面可以取得惊人的成功，但对于恶性脑瘤，免疫疗法的效果令人失望。其中，一个原因是以前在脑肿瘤中肿瘤组织的组成，特别是关于免疫细胞，没有得到足够的详细的研究。为了分析恶性脑瘤中的免疫细胞，研究者分析了来自神经外科手术室的组织，使用的是在 UZH 建立的一种方法，称为高维细胞计数。这项技术使得在单个细胞水平上同时分析数百万种不同的细胞类型成为可能。细胞表面和细胞内部有许多蛋白质，这些蛋白质根据细胞类型的不同而不同。研究者可以用复杂的、自我学习的计算机算法处理大量的数据。对于每一个脑瘤，都给出了免疫细胞的个体特征，这样就可以比较患者和肿瘤类型之间的相似点和不同点。研究表明，决定个体脑肿瘤中免疫细胞的种类、频率和分布的主要因素是肿瘤的类型。神经胶质瘤是直接在大脑中发生的，与身体中扩散到大脑的其他肿瘤的转移情况不同。在神经胶质瘤中，也可以通过免疫细胞的特定组成来明确区分不同的亚组。这项研究结果不仅有助于更好地理解脑肿瘤的免疫机制，还为针对不同类型的脑肿瘤开发免疫疗法提供了基础。

（二）肿瘤免疫细胞治疗的开发

采用体外活化免疫效应细胞，回输给肿瘤患者进行的免疫治疗称为被动性过继免疫治疗（adoptive immunotherapy，AI）。1986 年，Rosenberg 研究组首先报道了肿瘤浸润淋巴细胞（tumor infiltrating lymphocyte，TIL），其表型具有异质性，绝大多数细胞 CD3 阳性；不同肿瘤来源的 TIL 细胞中，$CD4^+$ 和 $CD8^+$ T 细胞的比例有差异，但多以 $CD8^+$ T 细胞为主。据报道，从肿瘤分离出的肿瘤浸润淋巴细胞，加入高剂量 IL-2 体外培养，残存的肿瘤细胞 7 ~ 13 d 全部死亡。

2020 年 6 月，美国国立卫生研究院 Restifo 等研究者在 *Cancer Cell* 杂志发文，揭示 p38 激酶是 AI 的核心靶点。研究者利用多表型 CRISPR-Cas9 筛选，揭示了 p38 激酶为 AI 的靶点。在该研究中，揭示了有效抗肿瘤 T 细胞的 4 种表型特征：细胞扩增、分化、氧化应激和基因组应激。使用基于 CRISPR-Cas9 的原代 T 细胞遗传筛选系统，检测了破坏 25 种 T 细胞受体诱导性激酶对多表型的影响。研究发现，p38 激酶是所有 4 种表型的核心调控因子，并且未发现 p38 在 T 细胞中调控转录和抗氧化的途径。对 p38 进行药物抑制可提高小鼠抗肿瘤 T 细胞的功效，并增强人类肿瘤反应性和基因工程 T 细胞的功能。该研究为临床相关干预措施铺平了道路。

美国应用 TIL 治愈的宫颈癌 Sue Scott 患者，36 岁。在进行免疫疗法之前，Scott 已进行多轮化疗、放疗和手术治疗，但均以失败告终，癌细胞迅速扩散，已侵入肝脏和结肠，并挤压输尿管。研究者将 TIL 进行改造和扩增，重新注入体内，靶向攻击癌细胞，最终成功将癌细胞杀死。几个月后，Scott 的肿瘤完全消失了；2018 年 3 月，庆祝她的癌症康复 5 周年。美国国家癌症研究所首席研究员 Hinrichs 表示，从 Scott 身上得到了基因序列。另悉，在 Scott 参与的同组试验中，还有一位 41 岁的 Wallace 也顺利通过了 5 年的生存期。研究发现，这些细胞确实靶向了乳头瘤病毒（HPV），但在 Wallace 的病例中，大多数 T 细胞专注于破坏她肿瘤所特有的异常蛋白质；而在 Scott 的病例中，T 细胞大约有三分之二靶向于另一靶标 KK-LC-1 蛋白，这一蛋白质也在其它常见肿瘤中表达，如三阴性乳腺、某些胃癌和非小细胞肺癌。

除了 TIL，通过分离患者自身免疫细胞，在细胞因子的诱导下，可获得淋巴因子激活的杀伤细胞（lymphokine-activated killer cell，LAK）、细胞因子诱导的杀伤细胞（cytokine-induced killer，CIK）和 CTL 等多种治疗方法。此疗法经临床研究证实，肿瘤细胞免疫治疗适用于多种实体肿瘤，如乳腺癌、黑色素瘤、肺癌、前列腺癌、肾癌、结肠癌、胃癌、肝癌、胰腺癌、鼻咽癌和膀胱癌等，以及部分血液系统肿瘤，且有较好的耐受性，其疗效优势主要体现在免疫应答、疾病控制率、进展时间、中位生存期、无病生存期及总生存期等多方面。即使是晚期癌症患者和（或）放化疗治疗失败的患者，经肿瘤细胞免疫治疗后，肿瘤标志物水平下降，出现诱导迟发型超敏反应（delayed type hypersensitivity，DTH），甚至肿瘤体积减小现象。

以淋巴因子激活的 LAK 细胞为代表的肿瘤过继性免疫治疗是肿瘤生物治疗的主要方法，在多种肿瘤的治疗中取得了一定疗效。然而，在临床实践中发现，上述免疫效应细胞体外扩增困难，在体内的细胞活力低，临床应用未取得预期效果。随着 Schmidt-Wolf 发现细胞因子诱导的 CIK，使过继性免疫治疗又有了迅速发展。

二、细胞诱导的杀伤细胞治疗

（一）CRISPR-Cas9 增强 T 细胞过继疗法

1. 工程化 T 细胞　多数癌症可被免疫系统识别并攻击，但是因为肿瘤介导的免疫抑制和免疫逃逸机制而进展不一。输注体外工程化 T 细胞，即 T 细胞过继疗法（adopted T cell therapy），能增加患者的天然抗肿瘤免疫反应。基因疗法重定向免疫特异性与基因编辑相结合具有改善疗效并增加工程化 T 细胞安全性的潜力。CRISPR 与 Cas9（CRISPR 相关蛋白 9）耦联核酸内切酶是一项强有力的基因编辑技术，具有靶向 T 细胞中多个基因来改善肿瘤免疫疗法的能力。

工程化 T 细胞疗法给癌症治疗带来了革命性的变化，在血液相关癌症，如白血病和淋巴瘤的治疗过程中获得了长期持续的缓解。该疗法涉及取出患者 T 细胞，"重新编辑"使其攻击癌细胞，然后再将其转移回患者。使用 CRISPR-Cas9 的靶基因灭活（敲除）能增强 T 细胞活性，并有扩增细胞疗法应用的潜力。Stadtmauer 等发表了 1 期临床试验（NCT03399448）晚期难治性癌症患者接受 CRISPR-Cas9 修饰 T 细胞治疗的数据，将这种细胞称为 CRISPR-Cas9 NYCE T 细胞。研究结果显示，基因编辑的治疗性应用的一项重要进展，并突出了加速开发细胞疗法的潜力。

工程化细胞疗法的生产涉及用脱毒病毒转导分离出的患者 T 细胞，使其通过表达嵌合抗原受体（chimeric antigen receptor，CAR）识别呈现在癌细胞表面的抗原，或者通过表达 T 细胞受体（TCR）识别癌细胞内的癌症相关多肽抗原。转导后，工程化 T 细胞数量被扩增，然后回输患者体内。虽然对治疗一些类型的癌症高度有效，工程化 T 细胞活性的特异性和寿命可被改善。例如，T 细胞活性通过

PD-1 受体被天然下调。系统性抑制患者的 PD-1 能增强 T 细胞活性，但经常诱发不良自体免疫反应。此外，内源性的 TCR 表达与工程化 T 细胞的转基因受体竞争，干扰信号传递或细胞转运。敲除 TCR 基因和编码 PD-1 的 PDCD1 基因在临床前人肿瘤异种移植小鼠模型中能增强工程化人体 T 细胞活性。

一项试验入组了 6 例骨髓瘤或肉瘤患者，其中 3 例满足 T 细胞回输的研究标准。通过两步处理，获得原生 TCR 和 PDCD1 基因敲除，以及在工程化细胞中转基因 TCR 的表达。在第一步，分离出的患者 T 细胞用预成型的 Cas9 蛋白的核糖核蛋白（RNP）电穿孔，并引导 RNA 靶向内源性 TCR-TCRα（TRAC）、TCRβ（TRBC）及 PDCD1，进行基因中断。在第二步，细胞用病毒载体转导以表达转基因 TCR，能识别癌症 - 睾丸抗原（NY-ESO-1），并且在培养基中扩增以产生 NY-ESO-1 转导 CRISPR 3X 编辑细胞（NYCE）。值得一提的是，NYCE 细胞消除了表达 NY-ESO-1 的细胞，比单独表达 NY-ESO-1 TCR 的 T 细胞更加有效，符合成功敲除内源性 TCR 的预期结果。

NYCE 细胞成功植入全部患者，并且在回输 9 个月后仍可被检测到。未经 CRISPR 基因编辑的、表达 NY-ESO-1 TCR 的 T 细胞在此前的临床试验中输注后的半衰期约为 1 周。从 1 例参加者重新分离出的 NYCE 细胞基因表达特征与中央记忆细胞一致，标志着稳定的移植。此结果与之前的研究形成鲜明对比，表达 NY-ESO-1 TCR 的未编辑细胞展示出 T 细胞耗竭的标记物。CRISPR-Cas9 对内源性 TCR 和 PD-1 的中断改善了工程化 T 细胞的细胞杀伤能力，并且促进了长期的持续性。

CRISPR-Cas9 编辑细胞的人体安全性是必须考虑的重要问题。目前，不清楚 Cas9 编辑的细胞是否将有免疫原性，也不清楚残留的细菌蛋白 Cas9 是否将会诱发免疫反应。Stadtmauer 等报道，在 3 例患者中未观察到 NYCE 细胞的编辑相关毒性。此外，虽然研究参与者有预先存在的 T 细胞和 Cas9 蛋白的特异性抗体，抗体滴定在整个研究过程中未从基线增加。Cas9 免疫反应缺失可能归因于接受 NYCE 细胞患者的免疫抑制，或者是因为 Cas9 作为一个非病毒、预先形成的 RNP 递送。与病毒递送导致被治疗细胞持续表达 Cas9 相比，RNP 在细胞中的半衰期有限。Stadtmauer 等也报道了 CRISPR-Cas9 的最小脱靶编辑，不超过 1% 的 NYCE 细胞在回输后含有染色体易位减少。这些发现为安全生产和无免疫性给予基因编辑体细胞提供了指南。

现存尚未解答的最大问题是 CRISPR 编辑的工程化 T 细胞对于晚期癌症是否有效。关于 NYCE 细胞的 I 期试验评估了安全性，但治疗患者的疗效并未评估。在研究末期，1 例参与者因癌症进展死亡，另外 2 例患者接受了其他疗法。虽然 Cas9 工程化细胞的疗效因此而模糊，此研究受到 2016 年出台的编辑方案限制。此研究的基因中断效率一般在 15% 到 45%，然而现存的方案使用 Cas9 RNP 在人 T 细胞中获得超过 90% 的基因中断。此外，近期工作已证实 CAR 转基因插入人 T 细胞 TRAC 基因，同时导致内源性 TCR 的敲除，通过原生启动子驱动 CAR 的表达。在产生精准基因修饰及其他癌症相关靶点选择方面的进步，可增强工程化 T 细胞治疗其他癌症的疗效，包括实体瘤，大部分对工程化细胞疗法的活性具有抗性。

2. 设计工程化 T 细胞对抗胰腺癌　2021 年 6 月，德国慕尼黑大学领导的一支大型国际研究团队在 *Nat Biomed Engin* 杂志发文，对 T 细胞进行了基因工程化以作为对抗胰腺癌的一种方法。该方法在实验室条件下显示出抗肿瘤活性，并提高了动物的存活率。为了使免疫治疗有效，T 细胞必须能到达肿瘤并杀死它们。胰腺中的肿瘤细胞通常被间质组织覆盖，使药物很难杀死它们，而免疫细胞就不存在这样的问题。此外，先前的研究表明，胰腺肿瘤会释放出一种CXCL16的物质，吸引那些不能攻击肿瘤的非T细胞免疫细胞，它们的存在干扰了能发起攻击的T细胞。

在这项研究中，集中研究了T细胞，已显示出摧毁胰腺肿瘤的能力，但还缺乏能吸引CXCL16的合适受体。为了克服这个问题，使用基因工程给T细胞提供了缺失的受体。研究者用两种不同的方法测试了设计的T细胞。首先，将其注射到实验小鼠皮下的胰腺肿瘤中。在第二组实验中，这些工程T细胞被移植到小鼠胰腺肿瘤组织中。在这两种情况下，工程T细胞都显示出持续的抗肿瘤活性，并提高了存活率。受研究结果的启发，研究者已经开始将其应用于临床试验。

（二）细胞因子诱导的杀伤细胞

CIK（cytokine induced killer）细胞，即细胞因子诱导的杀伤细胞，是一种新型的免疫活性细胞，其增殖能力、细胞毒作用强，具有一定的免疫特性。由于该细胞同时表达CD3和CD56两种膜蛋白分子，故又称为NK细胞样T细胞，兼具有T细胞强大的抗瘤活性以及NK细胞的非主要组织相容性抗原复合物（major histocompability complex，MHC）限制性杀伤肿瘤细胞的优点。该细胞对肿瘤细胞的识别能力很强，尤其对手术后或放化疗后患者效果显著，能消除残留微小的转移病灶，防止癌细胞扩散和复发，提高机体免疫力。因此，CIK细胞被认为是新一代的肿瘤过继细胞免疫治疗的首选方案。

CIK细胞是非MHC限制细胞毒性淋巴细胞，主要效应细胞是高度增生的$CD3^+$和$CD56^+$双阳性表型T细胞，又称为NK细胞样T细胞，兼具有T细胞强大的抗肿瘤活性和NK细胞的非限制性杀伤肿瘤细胞的优点。CIK细胞是由多种细胞因子（IL-1、IL-2、IFN-γ和CD3单抗）与非贴壁外周血单核细胞孵育产生，与LAK细胞等免疫效应细胞相比，具有以下特点：① 增殖速度快，可在体外大量培养；② 杀伤肿瘤细胞活性高，体内外实验证实其有很强的杀瘤活性；③ 抑瘤谱广；④ 对多重耐药肿瘤细胞同样敏感；⑤ 对正常骨髓造血前体细胞毒性很小。

目前，关于CIK细胞的杀伤机制尚未完全阐明，可能有两条途径：第一条，可被淋巴细胞功能抗原-1有关识别结构激活，导致胞浆毒性颗粒依赖性的溶细胞作用，这条途径与胞浆内环磷酸腺苷（cAMP）浓度无关；第二条，其细胞表面的CD3样受体被结合而激活CIK细胞产生胞浆毒性颗粒介导的溶细胞反应。CIK细胞对肿瘤细胞的直接杀伤作用是依赖致敏靶细胞激活时而释放细胞毒性胞浆颗粒，其中$CD3^+$和$CD56^+$T细胞的杀伤作用最强。活化的CIK细胞可产生大量细胞因子，不仅直接杀伤肿瘤细胞，还可通过机体调节免疫系统间接杀伤肿瘤细胞。由于CIK细胞具有以上特点，是目前肿瘤过继免疫治疗的理想杀伤细胞（图34-2）。另外，研究显示，CIK细胞对多种肿瘤细胞系和荷瘤动物在体外和体内均有强大的杀瘤活性。国内外已有大量应用CIK细胞治疗恶性肿瘤的临床研究报道，认为此方法是高效、安全的肿瘤被动免疫治疗技术，目前主要用于恶性黑色素瘤、肾癌、前列腺癌、淋巴瘤、肺癌、乳腺癌、肝癌和胃肠道恶性肿瘤的治疗。

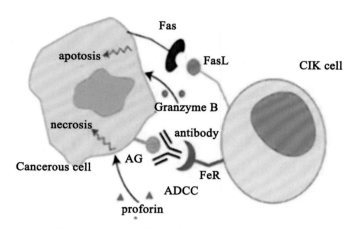

图 34-2　CIK 细胞（右）杀伤癌细胞（左）机制
图中，ADCC：依赖于抗体的细胞介导的细胞毒性作用；FcR：免疫球蛋白 Fc 切片受体

三、自然杀伤细胞治疗肿瘤

自然杀伤细胞（natural killer cell，NK 细胞）在固有免疫中发挥重要的作用，是抗感染、抗肿瘤的第一道防线，不受 MHC 的限制而直接分泌 IFN-γ、穿孔素和颗粒酶等杀伤肿瘤细胞物质。NK 细胞免疫疗法关键在于如何获得大量高纯度的 NK 细胞，这也是阻碍其进入临床试验的重要原因。最早 LAK 被应用于肿瘤免疫治疗，在体外通过大剂量 IL-2 刺激活化，给患者回输后临床效果较差且存在明显不良反应，目前应用较少。

（一）自然杀伤细胞拥有免疫记忆功能

2020 年 10 月，奥地利维也纳医科大学等机构研究者在 *Sci Immunol* 杂志发文，一种细胞毒性 NK 细胞的亚群可能拥有免疫记忆功能，大约三分之一的人类肝脏 NK 细胞都能记忆病毒病能对其发挥特异性反应，因此未来这些细胞或有望作为一种人类免疫系统预防性用途的新型靶点，以抵御感染和病毒的入侵。

截止到目前为止，NK 细胞被认为没有记忆功能，也就意味着不能在抗原特异性的基础上杀灭病原体，只能以一种非特异性的方式对每次的病毒和感染源的入侵重新做出反应。这项研究中，研究者发现，肝脏中可能存在一类 NK 细胞，能记忆病原体；肝脏中拥有大量的 NK 细胞库，这类 NK 细胞能够展现出特殊的基因表达特性，而且不同于其它 NK 细胞群体。研究者指出，这类特殊的 NK 细胞能介导有效的抗原特异性反应过程，或有望作为一种特殊的候选靶点帮助开发治疗性或预防性接种策略，健康人群机体血液中大约携带 5% ~ 15% 这类 NK 细胞，而且肝脏还可作为这类 NK 细胞细胞储存库。

（二）NK 细胞介导的癌症转移的免疫编辑机制

2020 年 6 月，澳大利亚 QIMR Berghofer 医学研究所在 *Nat Cancer* 杂志发文，论述了 NK 细胞所介导的癌症转移的免疫编辑机制。有研究表明，NK 细胞能优先控制来源于单个循环肿瘤细胞的单克隆转移，而不是来源于细胞簇所衍生的多克隆转移，相关研究结果进一步证明了 NK 细胞与转移性细胞的免疫编辑有关。

癌症转移是一个多步骤的过程，包括肿瘤侵袭、内渗入血液循环、远端脏器的实质性外渗以及从微转移到大转移的进展；这一系列步骤是一个高度选择性的过程，受到肿瘤内在因素和外在因素的复杂调控。实际上，仅有一小部分循环肿瘤细胞（CTC）能在转移过程中存活下来，并能启动转移病灶。NK 细胞能被控制转移的关键先天性免疫细胞所识别，而且 NK 细胞介导的免疫压力还可能被预测对 CTC 的命运产生效应；免疫细胞的选择性压力被认为可以塑造肿瘤的表型和基因型，这一过程称为"癌症的免疫编辑（cancer immunoediting）"。研究者表示，NK 细胞能够选择性地控制单一 CTC 衍生的单克隆转移，但并不能控制 CTC 簇衍生的多克隆转移，这为提供新的思路来揭示 NK 细胞介导的转移性肿瘤细胞的免疫编辑（图 34-3）。

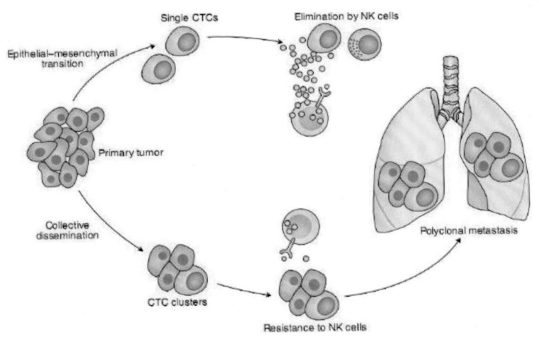

图 34-3　NK 细胞介导的转移性肿瘤细胞的免疫编辑

（三）KAR 和 KIR 受体及 mAb 7C6 抗体

1. KAR 和 KIR　NK 细胞因其不需预先致敏即可杀死病毒感染的细胞或肿瘤细胞，还可产生多种细胞因子调节免疫应答。NK 细胞的功能执行主要通过两大类细胞表面受体进行调控，即杀伤细胞活化受体（killer activation receptor，KAR）和杀伤细胞抑制受体（killer inhibitory receptor，KIR）。正常情况下，KIR 与 MHC-Ⅰ类分子结合，产生抑制性信号；尽管自身细胞上多糖类抗原与 KAR 结合产生活化性信号，但由于抑制性占主导地位，从而保证了自身细胞不被 NK 杀伤。然而，当细胞表面 MHC-Ⅰ类分子的表达降低或者缺失，抑制性信号功能减弱，NK 则被活化，杀伤相应的细胞。活化后的 NK 细胞通过释放穿孔素和颗粒酶等细胞毒性颗粒，或者表达 Fas（介导细胞凋亡的信号基因）和 TRAIL（肿瘤坏死因子相关凋亡诱导配体）诱导靶细胞发生凋亡。

2. mAb 7C6 抗体　近期报道，与 CD8+ T 细胞不同，NK 细胞是天然淋巴细胞，能够表达识别肿瘤细胞和病原体感染细胞表面配体的受体，如 NKG2D（NK group 2D）受体。NKG2D-NKG2D 配体轴(NKG2D-NKG2D ligand axis)是人类 NK 细胞介导的肿瘤细胞和病毒感染细胞识别的主要激活通路。

不过，肿瘤细胞也进化了逃避 NK 细胞监视功能，损伤 NK 细胞识别机制。其中，NKG2D 配体，即 MICA 和 MICB（由肿瘤产生，并暴露在肿瘤表面），从肿瘤细胞表面脱落是一种主要的机制。这种逃逸现象使免疫系统无法再利用 MICA 和 MICB 作为一种发动攻击的信号；而且，脱落的 MICA 和 MICB，常常与预后不良和 NK 细胞功能受损有关。来自美国 Dana-Farber 癌症研究所和哈佛医学院等机构，以 Wucherpfennig 带领的团队提出了一种改进 NK 细胞识别肿瘤细胞的有效方法，将癌症免疫疗法扩展到了 T 细胞之外。

具体来说，为了阻止这种免疫逃逸，使 NK 细胞能够有效识别肿瘤，研究者设计了一种靶向 MICA 和 MICB 的抗体 mAb 7C6。在肺癌和黑色素瘤小鼠中，mAb 7C6 不仅增加了癌细胞表面 MICA 和 MICB 的水平（这表明肿瘤没能成功地将这两种蛋白剥离），同时增加了肿瘤内 NK 细胞的浸润。在患黑色素瘤并已发现肺转移的小鼠中，mAb 7C6 治疗降低了肿瘤负荷。同时，这种抗肿瘤免疫力主要是通过 NK 细胞激活 NKG2D 和 CD16 Fc 受体介导的。研究者认为，治疗性抗体具有改善基于 NK 细胞的癌症免疫疗法的潜能；同时，刺激 NK 细胞对抗肿瘤可能会成为联合治疗的有效组成部分。

（四）CAR-NK 和 CAR-NKT 细胞

1. 人 iPS 细胞衍生的 CAR-NK 细胞　来自美国加利福尼亚大学圣地亚哥分校和明尼苏达大学的报道，利用人诱导性多能干细胞（induced pluripotent stem cell，iPS 细胞）培养出的，与 CAR-T 细胞相似的、修饰的 NK 细胞，在小鼠模型中可高效地抵抗卵巢癌。

在一些临床试验中，从外周血或脐带血中分离出未经修饰的 NK 细胞可有效地抵抗急性髓性白血病（acute myelogenous leukemia，AML），并且一些临床试验开始测试表达 CAR 的 NK 细胞（CAR-NK 细胞）在治疗其他的血癌类的疗效。在这项新的研究中，Kaufman 及其团队设计出 9 种靶向间皮素（mesothelin）的 CAR 构造体，其中间皮素是一种在许多人类癌症中表达的抗原。在测试这些 CAR 在体外摧毁癌细胞的效果后，研究者选择出最有效的 CAR 构建体，在人 iPS 细胞中表达，随后将 iPS 细胞分化为 NK 细胞；同时，将人卵巢癌细胞移植到免疫系统受到抑制的小鼠中构建出小鼠模型。随后，将 CAR-NK 细胞灌注到这些小鼠体内；而且，为了进行比较，也利用 CAR-T 细胞进行了同样的实验。

通过生物发光成像监测证实，与接受不表达 CAR 的 NK 细胞灌注的对照小鼠相比，接受人 iPS 细胞衍生的 CAR-NK 细胞治疗的小鼠和接受 CAR-T 细胞治疗的小鼠在 21 d 后肿瘤均缩小，前者较后者机体的毒副作用小。但人们对其是否具有更低的毒性和产生遗传效应，还没有形成统一的看法，在开展临床应用之前还需要更谨慎一些。

另外，位于圣路易斯的华盛顿大学医学院研究者（*Blood*，2020）将两种免疫疗法结合成一种单一疗法，即用通常用于将 T 细胞定位为肿瘤细胞的 CAR 分子修改了记忆类 NK 细胞。CAR 分子很灵活，可以根据癌细胞表面的蛋白质进行修饰，将细胞导向不同类型的肿瘤。这种杂交细胞在治疗白血病小鼠方面比单纯使用记忆类 NK 细胞更有效，使接受 CAR 记忆类 NK 细胞治疗的小鼠存活时间更长。给小鼠的细胞剂量相对较低，这种疗法还是有效。

2. CD19 CAR-NK　临床试验表明，CD19 CAR-NK 细胞疗法在白血病和淋巴瘤患者中实现 73% 的缓解率。在一项 Ⅰ/Ⅱa 期临床试验中，美国德克萨斯大学 MD 安德森癌症中心研究者报道，利用脐带血来源的靶向 CD19 CAR-NK 进行治疗，可导致大多数患有复发性或难治性非霍奇金淋巴瘤（NHL）和慢性淋巴细胞白血病（CLL）患者出现临床反应，而且未观察到主要的毒副作用，相关研究结果发表在 *N Engl J Med* 杂志（2020）上。

在参与这项临床研究的 11 例患者中，8 例（73%）对治疗作出反应，其中 7 例完全缓解，他们在中位随访 13.8 个月时不再显示疾病迹象。缓解后的治疗是对其中的 5 例有反应的患者进行的。没有患者出现细胞因子释放综合征和神经毒性。在输注后 1 个月内对 CD19 CAR-NK 细胞疗法的反应明显，并且在输注后 1 年内证实了这些细胞的持久存在。

3. 抗 GD2 的 CAR-NKT 细胞治疗复发性或难治性神经母细胞瘤　2020 年 11 月，美国贝勒医学院等研究者合作在 *Nat Med* 杂志发文，发现抗神经节苷酯（GD2）的 CAR-NKT 细胞可用于复发性或难治性神经母细胞瘤患者。研究者报告，在复发或耐药的儿童神经母细胞瘤的自发性自然杀伤 T 细胞（NKT）1 期剂量递增试验中，以剂量水平 1 入组的所有 3 例患者的中期结果，这些 NKT 细胞经工程设计可共表达 GD2 特异性嵌合抗原受体（CAR）以及 IL-15。研究者离体扩增了高纯度的 NKT 细胞（94.7% ± 3.8%），并在用环磷酰胺/氟达拉滨（Cy/Flu）进行淋巴结消除后，用 CAR-NKT 细胞（3 × 10^6 个 /m^2 体表面积）治疗患者。Cy/Flu 处理可能是造成 3 ~ 4 级血液学不良事件的原因，因为在输注 CAR-NKT 细胞之前，并未观察到剂量限制性毒性。CAR-NKT 细胞在体内扩增，定位于肿瘤，并且在 1 例患者中诱导了客观的反应，使骨转移性病变消退。这些初步结果表明，CAR-NKT 细胞可以扩展到临床规模，并可以安全地用于治疗癌症患者。据了解，在小鼠肿瘤模型中，Vα24 恒定 NKT 已显示出强大的抗肿瘤特性，并与癌症患者的良好预后相关。但是，人类中这些细胞的数量很少，阻碍了它们的临床应用。

4. CAR-NKT 细胞治疗实体肿瘤　自然杀伤性 T 细胞（NKT）是一类被证明在鼠类肿瘤模型中具有潜在抗癌特性的免疫细胞，如今研究者有望利用 NKT 细胞开发一种新型免疫疗法治疗癌症患者。2020 年 11 月，美国贝勒医学院等机构研究者在 *Nat Med* 杂志发文，利用嵌合抗原受体（CAR）对人类 NKT 细胞进行遗传修饰，从而能特异性地识别并攻击神经母细胞瘤（一种儿童癌症），修饰后的 NKT 能表达白介素 -15（IL-15），是一种能支持 NKT 细胞生存的天然蛋白。

这项研究结果表明，修饰后的 NKT 细胞是安全的，能定植到肿瘤中，在受试的 3 例患者中，有 1 例患者机体成功诱导除了对骨转移病灶退化的客观反应。NKT 细胞能提供一种新方法来帮助增强 CAR 导向的癌症免疫疗法。除了能在小鼠模型机体中有效抵御肿瘤外，NKT 细胞在实体瘤中的存在也与癌症患者有利的结果直接相关。此前研究结果表明，NKT 细胞拥有广谱的抗肿瘤活性，如这些细胞能迁移到肿瘤位点，在那里杀灭肿瘤相关的巨噬细胞等，而巨噬细胞是一类能促进肿瘤生长和转移的免疫细胞；此外，NKT 细胞的激活还能间接促进 NK 细胞和 T 细胞所介导的抗肿瘤免疫反应。研究者认为，NKT 细胞拥有强大的潜力，能作为抵御癌症宝贵的"贡献者"。将 NKT 细胞开发一种免疫疗法的历程，涉及寻找解决一系列方案，如 NKT 细胞在血液中占比较低，因此开发了一种方法培育 NKT 细胞，使其能以较高纯度满足临床规模的研究。尽管 NKT 细胞能以多种方式对抗肿瘤，但其作用方式似乎都是间接的；随后，研究者通过研究给予了 NKT 细胞一种工具，即嵌合抗原受体（CAR），这样就能促进 NKT 细胞直接攻击肿瘤，同时还为其配备 IL-15，在帮助患者机体抵御肿瘤的同时还能改善患者的存活效率。

研究者决定利用 NKT 细胞这一内在的特性，为其配备额外的装备，即 CAR。研究者在临床实验中进一步在神经母细胞瘤患者中检测 CAR-NKT 细胞的治疗效果。本研究中，对 3 例重度预处理、复发 / 难治性的转移性神经母细胞瘤患者进行研究，这些患者都利用 CAR-NKT 细胞进行了治疗，对 95% 纯正的 NKT 细胞进行了改造，其中一部分 NKT 细胞利用 CAR-IL15。初步研究结果表明，NKT 细胞能以较高的纯度扩大到临床规模研究中，能被遗传工程化修饰，表达 CAR 和 IL15，同时能安全地用来治疗晚期神经母细胞瘤患者。此外，发现 CAR-IL15 NKT 细胞能在患者的外周血中检测到，在输注到患者体内后会开始扩张，并循环到骨转移和骨髓位点发挥抗肿瘤活性，随后在 1 例患者中观察到机体出现的客观反应，即 CAR-IL15 NKT 细胞在该例患者体内消除了至少 50% 的病灶。

目前，研究者利用了最先进的技术平台在单细胞水平上分析了 CAR-NKT 患者产品中所有基因的表达水平，这些分析结果揭示了关于人类 NKT 细胞异质性的新信息及其治疗修饰的分子信息；研究者发现，9 类 NKT 细胞亚群，而且 CAR 受体似乎能被优先识别为亚群 3 的成员。这种改进的 NKT 平台有别于其它细胞治疗平台，能为利用免疫疗法治疗癌症带来新的希望。

5. CAR-haNK 细胞抗癌疗法　2020 年 7 月，美国国立耳聋和其它交流障碍研究所等机构研究者在 *eLife* 杂志发文，通过对自然杀伤免疫细胞进行工程化修饰，使其能够杀灭小鼠机体的头颈癌细胞，还能降低免疫抑制性髓样细胞的水平，免疫抑制性髓样细胞能促进肿瘤躲避宿主机体的免疫反应。高度亲和性的自然杀伤细胞（haNK）能代表一种潜在的细胞疗法，并不依赖于对患者自身免疫细胞的重编程，能够大量产生并提供给所需要治疗的任何患者。然而，肿瘤微环境中免疫抑制性髓系细胞的存在仍然是有效免疫疗法的障碍，包括基于 haNK 细胞的疗法等。为了解决这一问题，这项研究中，利用表达 CAR 的 haNK 靶向作用程序性死亡因子配体 1（PD-L1），PD-L1 是癌细胞和免疫抑制性髓细胞大量产生的一种因子，同时也抑制宿主机体免疫系统功能。

研究者检测了工程化 PD-L1 haNK 和普通 haNK 在抵御人类和小鼠头颈癌细胞的效果，发现相比没有 CAR 的 haNK 细胞，表达 PD-L1 CAR 的 haNK 细胞能有效杀灭小鼠和人类机体的肿瘤细胞，而且即使之前已经接触过携带 PD-L1 的细胞，也能被保留下来，这很重要，因为自然杀伤细胞被认为在杀灭靶点细胞后会被耗竭。在头颈癌小鼠机体中，基于 haNK 细胞的疗法能够治愈大约 30% 的小鼠，而且还能减缓其它小鼠机体肿瘤的生长，同时还不产生任何毒性作用。基于 haNK 细胞的疗法能降低肿瘤内部携带 PD-L1 的免疫抑制性髓细胞的数量，同时还不会对其它免疫促进白细胞的功能产生任何效应。

另外，研究者从携带 PD-L1 haNK 细胞的高级别头颈癌患者机体中赋予白细胞，正如在小鼠中观察的那样，当利用 PD–L1 haNK 细胞治疗后，携带 PD–L1 的免疫抑制性髓系细胞的水平会明显下降，表明这种疗法不仅能够直接杀灭肿瘤细胞，还能移除抑制常规免疫疗法发挥作用的免疫抑制性髓系细胞。本研究结果表明，表达 PD–L1 CAR 的 haNK 细胞能克服依赖 T 细胞激活的常规免疫疗法的某些局限性，同时还能用于治疗那些利用现有免疫疗法治疗失败或对疗法不敏感的患者治疗。

（五）通过抑制内吞作用提高 NK 细胞介导的 ADCC 效率

2020 年 3 月，澳大利亚昆士兰大学研究者在 *Cell* 杂志发文，证明抗吐剂 / 抗精神病药丙氯哌嗪可被重新使用，以可逆地抑制治疗性单克隆抗体靶向膜蛋白的体内内吞作用。研究者在人肿瘤体外实验中直接证明了这一点。短暂的抑制内吞可增强靶细胞的可用性，并提高 NK 细胞介导的抗体依赖性细胞细胞毒性（ADCC）的效率。ADCC 是 IgG1 抗体诱导的临床反应的介导者，研究者利用西妥昔单抗、曲妥珠单抗和阿韦单抗进行了证明。对下游信号通路的广泛分析排除了靶标毒性。通过克服反应性差或耐药肿瘤常见的药物靶点的异质性，临床应用可逆性内吞抑制可显著提高 ADCC 介导的治疗性抗体的临床疗效。总的来说，这项研究提出了一种提高 NK 细胞介导的治疗性抗体 ADCC 潜力的策略，表明暂时抑制细胞内吞作用增加了肿瘤细胞抗原的呈递，丙氯哌嗪可用于增强单克隆抗体的抗肿瘤作用，这种方法可能降低肿瘤细胞对多种 IgG1 抗体反应的异质性。

（六）识别出在 NK 细胞分化过程中起关键作用的特殊基因

2021 年 3 月，欧洲和美国多个研究机构研究者在 *Sci Immunol* 杂志发文，发现了在 NK 细胞分化过程中起关键作用的特殊基因，涉及 NK 细胞的转录和表观遗传学图谱。同期的另一篇研究报告，来自德国风湿病研究中心研究者揭示了 NK 细胞在机体免疫系统功能发挥特殊的作用。这项研究中，通过基因表达改变的过程中证实 NK 细胞分化的分子机制，基因表达的改变会促进 NK 细胞在机体免疫反应中发挥多种角色。为了促进 NK 细胞分化，研究者进行了表观遗传学和转录学研究来识别参与这一过程的关键基因，发现这一过程可能由 Bcl11b 的转录因子所控制；此外，因突变所导致的 Bcl11b 表达的缺失会引发 NK 细胞功能丧失。研究者指出，不同 NK 细胞所发挥的功能对 T 细胞起到了一种补充作用。

（七）对 NK 细胞进行基因改造治疗脑癌

美国普渡大学研究团队利用基因改造的 NK 细胞治疗胶质母细胞瘤（glioblastomas，GBM），使其能够更明确地靶向并杀死癌细胞（2020）。对 NK 细胞进行多功能改造是一种潜在的变革性方法，可以改善对 GBM 的治疗。解决方案是基于工程 NK 细胞的针对多形 GBM 的多功能、反应性免疫疗法。同时，针对多种机制，严重限制了 GBM 逃避治疗的能力。GBM 不仅对治疗具有耐药性，而且高度异质性，细胞免疫疗法不仅是一种非常独特和有前途的治疗方法，而且 NK 细胞能够高效杀死 GBM，比 T 细胞等其他细胞疗法更安全。此外，临床研究表明，肿瘤微环境中存在较高比例的 NK 细胞的患者更容易获益。

（八）NK 细胞供能促其增殖的分子机制

自然杀伤细胞（NK 细胞）是一种细胞毒性淋巴细胞，拥有快速的细胞毒性、细胞因子分泌及克隆扩张等能力。为了能够维持这种高能量的需求过程，NK 细胞必须在激活后增加其代谢能力，2021年 6 月，美国纪念斯隆凯特琳癌症中心等机构在 *Cell Rep* 杂志发文，阐明促进 NK 细胞激活的关键机制。研究者在动物机体中深入研究了 NK 细胞，发现 NK 细胞增加有氧糖酵解的时间要比 T 细胞产生糖酵解反应的时间早 5 d 左右，这符合 NK 细胞是机体先天性免疫细胞的观点，因其对于启动机体快速的免疫反应的确非常重要。对于设计临床试验的研究者，必须在促进 NK 细胞增殖和保存其耐力之间找到一个平衡点，而且这些 NK 细胞也是保护机体免疫系统及其反应能力的关键。综上所述，本研究结果表明，有氧糖酵解过程是 NK 细胞激活的标志，也是维持其功能的关键。

（九）NK 细胞杀伤肺癌细胞的关键免疫细胞

2020 年 9 月，澳大利亚 Walter and Eliza Hall Institute 研究者在 *J Thor Oncol* 杂志发文，揭示 NK 细胞抵抗肺癌的分子机制。在研究小细胞肺癌（SCLC）的临床前和患者样本后发现，NK 细胞对于减缓癌症的侵袭性扩散至关重要。NK 细胞的"增压"进一步增强其抗癌能力。这一发现为 SCLC 患者提供了更好的治疗方法的希望。NK 和 T 细胞是可以抵抗癌症的免疫细胞，可浸润某些 SCLC 患者的肿瘤。临床前模型显示，NK 细胞限制 SCLC 扩散至关重要，并且"增压"NK 细胞可增强其有效性。这些发现表明，利用 NK 细胞的免疫疗法可能是 SCLC 的有效疗法。尽管 SCLC 患者最初从化疗中受益，但这些癌症会迅速产生耐药性，平均患者生存期仅为数月。

该团队首先研究了患者 SCLC 样品中的抗癌免疫标志物。分析表明，患者体内肿瘤内 NK 和 T 细胞相对含量的差异很大。肿瘤中这些细胞的存在，表明正在进行抗癌反应。研究发现，NK 细胞的缺失使 SCLC 肿瘤扩散更多，而 T 细胞的缺失并没有影响疾病的扩散。这表明，NK 细胞而非 T 细胞对限制 SCLC 的转移很重要。如果通过添加细胞因子 IL-15 激活 NK 细胞，在限制 SCLC 扩散的能力会更好。激活 T 细胞和 NK 细胞进一步减少 SCLC 的扩散，表明这两种细胞可以协同作用。研究表明，利用 NK 细胞的抗肿瘤能力的免疫疗法可能对 SCLC 更有效，基于 NK 细胞的免疫疗法可能是化疗的有效补充，可以减缓疾病的传播并延长 SCLC 患者的生存期。

四、B 细胞在抗癌免疫治疗中的作用

（一）B 细胞

B 细胞，即 B 淋巴细胞（B lymphocyte），其祖细胞存在于胎肝（胚胎小鼠 14 d 或通顺儿 8～9周）的造血细胞岛（island of hematopoietic cell）中，此后 B 细胞的产生和分化场所逐渐被骨髓所代替。B 细胞来源于骨髓的多能干细胞。禽类是在法氏囊内发育生成，故又称囊依赖淋巴细胞（bursa dependent lymphocyte）/骨髓依赖性淋巴细胞，是由骨髓中的造血干细胞分化发育而来。与 T 细胞相比，B 细胞的体积略大。这种淋巴细胞受抗原刺激后，会增殖分化出大量浆细胞。浆细胞可合成和分泌抗体并在血液中循环。在哺乳类是在类囊结构的骨髓等组织中发育的，又称骨髓依赖淋巴细胞。从骨髓

来源的干细胞或前 B 细胞，在迁入法氏囊或类囊器官后，逐步分化为有免疫潜能的 B 细胞。成熟的 B 细胞经外周血迁出，进入脾脏、淋巴结，主要分布于脾小结、脾索及淋巴小结、淋巴索和消化道黏膜下的淋巴小结中，受抗原刺激后，分化增殖为浆细胞，合成抗体，发挥体液免疫的功能。B 细胞在骨髓和集合淋巴结中的数量较 T 细胞多，在血液和淋巴结中的数量比 T 细胞少，在胸导管中则更少，仅少数参加再循环。B 细胞的细胞膜上有许多不同的标志，主要是表面抗原及表面受体。这些表面标志都是结合在细胞膜上的巨蛋白分子。B1 细胞为 T 细胞非依赖性细胞。B2 为 T 细胞依赖性细胞。B 细胞在体内存活的时间较短，仅数天至数周，但其记忆细胞在体内可长期存在。

哺乳类动物 B 细胞的分化过程主要可分为前 B 细胞、不成熟 B 细胞、成熟 B 细胞、活化 B 细胞和浆细胞五个阶段。其中，前 B 细胞和不成熟 B 细胞的分化是抗原非信赖的，其分化过程在骨髓中进行。抗原依赖阶段是指成熟 B 细胞在抗原刺激后活化，并继续分化为合成和分泌抗体的浆细胞，这个阶段的分化主要是在外周免疫器官中进行的。

前 B 细胞是从骨髓中淋巴干细胞分化而来，只存在于骨髓和胎肝等造血组织。前 B 细胞胞浆中可检测到 IgM 的重链 μ 链，但无轻链，也无膜表面 Ig 的表达，因此缺乏对抗原的反应能力。末端脱氧核甘酸转移酶（terminal deoxy nucleotidyl transferase，TdT）以及共同型急性淋巴母细胞白血病抗原（common acute lymphoblastic leukaemia antigen，CALLA），即 CD10 可表达在前 B 细胞，进入非成熟 B 细胞后这两种标志即消失，因此 TdT 和 CD10 对于区分前 B 细胞与 B 细胞其它发育阶段非常有用。CD19、CD20 和 MHC–Ⅱ类抗原在此阶段开始表达。前 B 细胞对抗原无应答能力。

不成熟 B 细胞（immature B cell）开始表达 mIgM，但如与抗原结合，则产生负应答，使 B 细胞转变为受抑制状态，不能继续分化为成熟的 B 细胞，这是形成自身免疫耐受的机制之一。不成熟 B 细胞 CD19、CD20 和 MHC–Ⅱ类抗原表达量增加，并可开始表达 CD21 抗原。

骨髓中发育成熟 B 细胞经血液迁移至外周淋巴器官，此时膜表面同时表达 mIgM 和 mIgD，mIgD 的表达防止 B 细胞与抗原结合后所引起的免疫耐受。成熟 B 细胞表达补体受体 1（CR1）、致有丝分裂原受体以及多种细胞因子受体。

成熟 B 细胞被相应抗原或多克隆刺激剂刺激后成为活化 B 细胞（activated B cell），继而发生增殖和分化，在此过程中，膜结合 Ig 水平逐渐降低，而分泌型 Ig 逐渐增加，并可发生免疫球蛋白基因重链类别的转换。活化 B 细胞中的一部分可分化为小淋巴细胞，停止增殖和分化，并可存活数月至数年，当再次与同一抗原接触时，很快发生活化和分化，产生抗体的潜伏期短，抗体水平高，维持时间长，这种 B 细胞称为记忆 B 细胞（memory B cell）。

浆细胞（plasma cell，PC）又称抗体分泌细胞（antibody secreting cell）。成熟 B 细胞接受抗原刺激后，在抗原提呈细胞和 Th 细胞的辅助下成为活化 B 细胞，进而分化为浆细胞，合成和分泌各类免疫球蛋白，同时获得了 PC–1（plasma cell antigen–1）等浆细胞特异性标志，而 mIg、MHCⅡ类抗原、CD19、CD20 和 CD21 等标记消失。

（二）三级淋巴样结构中充满了 B 细胞

2020 年 1 月，发表在 *Nature* 杂志上的 3 篇论文指出了一些肿瘤内部的一个关键结构：三级淋巴样结构（TLS），第三级淋巴组织结构识别和攻击癌细胞。TLS 中充满了 B 细胞，这是一种能产生抗体的免疫细胞。但研究发现，肿瘤中 TLS 内 B 细胞含量高的患者更有可能对免疫治疗产生良好反应。B 细胞抗癌免疫作用，可能是产生抗体有效地攻击癌细胞，或者支持 T 细胞，或者两者兼而有之。研究者发现，并不是所有的 TLS 都是一样的：3 种类型，但只有一种是足够"成熟"，足以产生抗癌免疫细胞（图 34-4）。

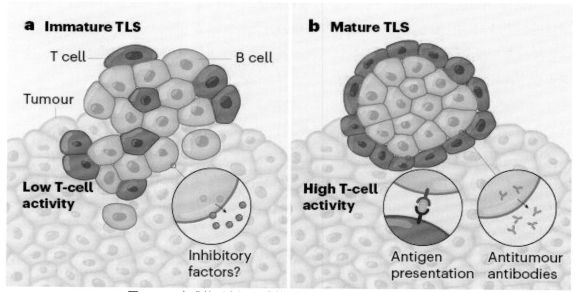

图 34-4 未成熟（左）和成熟（右）三级淋巴样结构（TLS）

（三）化疗后三级淋巴样结构中一群 ICOSL⁺ B 细胞对抗肿瘤免疫

2020 年 3 月，中山大学苏士成团队在 *Cell* 杂志发文，揭示了化疗后三级淋巴样结构中一群 ICOSL⁺ B 细胞对抗肿瘤免疫产生起到关键作用。研究者首先分别收集了乳腺癌患者接受新辅助化疗前后的肿瘤组织标本，从中分离出 B 细胞进行单细胞测序，分析结果显示，在化疗前占很大比例的表达 IL-10 的 B 细胞，在化疗后显著减少，取而代之的是一群以 ICOSL⁺ CR2high IL-10⁻ CD20⁺ CD38⁺ CD27⁺ IgA⁻ IgD⁻ 为特征的 B 细胞。以上结果提示，治疗效果好的患者化疗后肿瘤浸润 B 细胞发生了表型转换。

研究者进一步对数百例患者新辅助化疗前后的肿瘤组织切片进行分析。采用全视野数字化切片扫描系统和自动化分析软件，发现在新辅助化疗后的肿瘤组织中，ICOSL⁺ B 细胞的数目与患者的化疗疗效、长期生存时间正相关。在对 B 细胞定位分析中，还发现这群 ICOSL⁺ B 细胞倾向于定位在化疗后肿瘤局部形成的三级淋巴样结构中，并且与 T 细胞直接接触。由此可见，ICOSL⁺ B 细胞是化疗后抗肿瘤免疫过程的重要参与者，可以作为判断化疗诱导的抗肿瘤免疫反应、患者疗效及预后的重要指标。为了探索这群 B 细胞的功能和产生机制，利用 Cas9 技术，通过重组酶系统（Cre-loxP）分别建立了特异性敲除 B 细胞表达 ICOSL 和 CR2 的条件基因敲除小鼠。借助条件基因敲除小鼠及体外细胞共培养模型，发现肿瘤细胞在化疗药物处理后，细胞膜上的磷脂酰丝氨酸（phosphatidylserine，PS）出现外翻，导致补体 C3 活化，进而通过补体受体 CR2 激活 B 细胞，使 B 细胞表达 ICOSL。ICOSL+ B 细胞通过 ICOSL–ICOS 共刺激 T 细胞，激活 T 细胞的肿瘤杀伤功能，从而促进抗肿瘤免疫。

研究还发现，并非所有的乳腺癌细胞系都能够在体外共培养体系中诱导 ICOSL+ B 细胞产生。应用细胞系在线数据库，对肿瘤表达的各类补体调节蛋白进行筛选，最后发现这一现象与细胞系表达 CD55 的高低相关。CD55 是一种表达在细胞膜上的补体调节蛋白，能够抑制补体 C3 系统的活化。在乳腺癌患者中，肿瘤组织 CD55 的表达量与 ICOSL+ B 细胞的数目呈负相关，靶向 CD55 能促进化疗后 ICOSL+ B 细胞和抗肿瘤免疫的产生。综上所述，该研究发现化疗后乳腺癌中出现了一个新的 B 细胞亚群，通过 ICOSL 激活 T 细胞相关的抗肿瘤免疫；该群细胞的产生机制是化疗后肿瘤细胞免疫原性死亡引发的补体信号活化；补体调节蛋白 CD55 在肿瘤中的表达，决定了化疗后 B 细胞在不同肿瘤中相反的作用（图 34-5）。

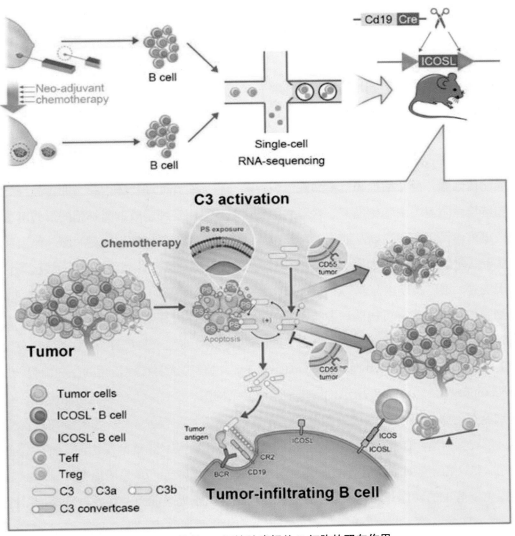

图 34-5　补体 C3 调控肿瘤相关 B 细胞的双向作用

（四）缺氧诱导因子 1α 活性动态调节正常 B 细胞发育至关重要

2020 年 11 月，英国剑桥大学 Burrows 等研究者在 *Nat Immunol* 杂志发文，发现缺氧诱导因子 1α（HIF-1α）活性的动态调节对于正常 B 细胞发育至关重要。B 细胞的发育和选择对于适应性免疫和自我耐受至关重要。这些过程需要 B 细胞受体（BCR）信号，并发生骨髓中（具有不同缺氧程度的环境）。研究发现，人类和小鼠骨髓 pro-B 和 pre-B 细胞中的 HIF 活性很高，并且在未成熟的 B 细胞阶段降低。正常的 B 细胞发育需要这种阶段特异性的 HIF 抑制，因为小鼠 B 细胞中 HIF-1α 的遗传激活会导致其多样性降低、BCR 编辑减少以及未成熟 B 细胞发育停滞，从而导致外周 B 细胞数量减少。HIF-1α 激活降低表面 BCR、CD19 和 B 细胞激活因子受体，并增加促凋亡 BIM 的表达。BIM 的敲除挽救发育障碍。在临床中，使用 HIF 激活剂可显著减少骨髓和过渡性 B 细胞，这具有治疗意义。总之，HIF-1α 的动态调节对于正常 B 细胞发育至关重要。

第二节　肿瘤相关巨噬细胞和树突状细胞

一、肿瘤相关巨噬细胞

（一）巨噬细胞

巨噬细胞（macrophage，MΦ）是一种位于组织内的白细胞，源自单核细胞，而单核细胞又来源于骨髓中的前体细胞。巨噬细胞和单核细胞皆为吞噬细胞，在脊椎动物体内参与非特异性防卫（先天性免疫）和特异性防卫（细胞免疫）。它们的主要功能是以固定细胞或游离细胞的形式对细胞残片及病原体进行噬菌作用（即吞噬以及消化），并激活淋巴球或其他免疫细胞，对病原体作出反应。巨噬细胞容易获得，便于培养，并可进行纯化。巨噬细胞属不繁殖细胞群，在条件适宜下可生活 2 ~ 3 周，多用做原代培养，难以长期生存。

巨噬细胞作为一种具有可塑性和多能性的细胞群体，在体内外不同的微环境影响下，表现出明显的功能差异。目前，根据活化状态和发挥功能的不同，巨噬细胞主要可分为 M1 型和 M2 型，M1 型为经典活化的巨噬细胞（classically activated macrophage），M2 型为替代性活化的巨噬细胞（alternatively activated macrophage）。图 34-6 所示，巨噬细胞超微结构图。

巨噬细胞是一种极具异质性的细胞群体，在体内复杂的微环境中，表现出独特的表型和功能。Mantovani 等认为，巨噬细胞存在一系列连续的功能状态，而 M1 型和 M2 型巨噬细胞是这一连续状态两个极端。M1 型巨噬细胞通过分泌促炎性细胞因子和趋化因子，并专职提呈抗原，参与正向免疫应答，发挥免疫监视的功能；M2 型巨噬细胞仅有较弱的抗原提呈能力，并通过分泌抑制性细胞因子 IL-10 和（或）TGF-β 等下调免疫应答，在免疫调节中发挥重要作用。通过表型鉴定巨噬细胞的类型，在研究巨噬细胞在不同生理和病理条件下所发挥的功能具有重要的意义。然而，至今仍没有公认的表型标志来鉴定和区分不同类型的巨噬细胞，M1 型和 M2 型巨噬细胞的表型特征尚无定论。在此，主要探讨肿瘤相关巨噬细胞功能和作用，为肿瘤治疗提供重要的依据。

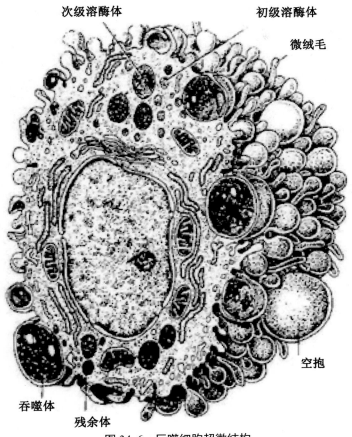

图 34-6　巨噬细胞超微结构

（二）靶向肿瘤相关巨噬细胞表面清道夫受体

2020 年 12 月，瑞典卡罗琳斯卡研究所研究者在 *Proc Natl Aad Sci USA* 杂志发文，报告了一种新的免疫疗法。巨噬细胞是一种不同类型的免疫细胞，在免疫系统中起着至关重要的作用，可将 T 细胞招募到受到外来生物影响的区域，并调节 T 细胞的功能。然而，某些肿瘤会开发出关闭免疫系统的方法，包括肿瘤中的巨噬细胞，即肿瘤相关巨噬细胞（tumor-associated macrophage, TAM），阻断 T 细胞的作用（图 34-7）。清道夫受体 MARCO 在特定的 TAM 细胞亚群中表达。为了阻止 TAM 介导的免疫抑制，注射清道夫受体 MARCO 特异性的抗体，从而降低肿瘤血管化，激活表达 MARCO 的 TAM，接着通过配体 TRAIL 活化 NK 细胞。活化的 NK 细胞逆转了黑色素瘤中的 TAM 细胞，阻断 NK 细胞活化的效果，并且与激活 T 细胞的免疫疗法（如 PD-1 或 PD-L1 抗体）协同作用，以增强肿瘤杀伤力。因此，这项研究揭示了利用单克隆抗体靶向免疫抑制性肿瘤微环境，可以增强 NK 细胞活化和 NK 细胞介导的杀伤力。这可以补充现有的激活 T 细胞的免疫疗法，为组合癌症免疫疗法提供了一种有前景的方法。

这项研究中，开发出一种新型的免疫疗法：特异性的抗体激活了巨噬细胞，支持免疫系统并杀死癌细胞。并且，作为免疫系统的另一种重要细胞，NK 细胞主要被这种新型免疫疗法激活，并且与 T 细胞一起发挥作用，从而杀死肿瘤，而在现有的免疫疗法中，只有 T 细胞被激活。当 NK 细胞被巨噬细胞激活时，它们的抗癌能力是非常有效的。

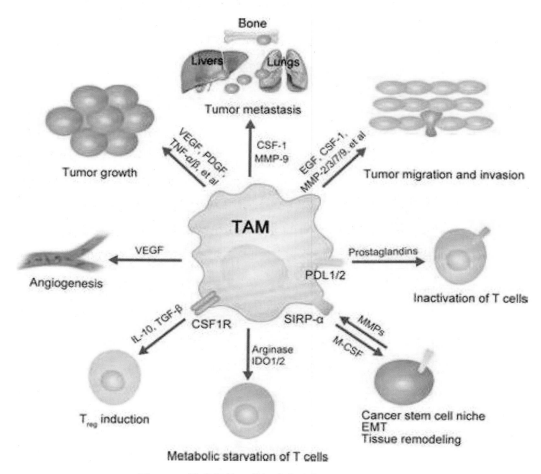

图 34-7　肿瘤相关巨噬细胞在肿瘤发生中的主要作用

（三）抑制肿瘤相关巨噬细胞活性机制

　　肿瘤细胞能够通过几种机制逃避免疫系统的攻击。例如，肿瘤细胞可以分泌将巨噬细胞（免疫系统中的细胞）转变成双重作用的因子，从而促进肿瘤的进展并保护其免受免疫系统的攻击。2021年2月，西班牙巴塞罗那大学研究者在 *Cancer Res* 杂志发文，阐述述了一种新的分子机制，该机制抵消了这些巨噬细胞（TAM）的免疫抑制作用，从而促进了肿瘤的生长。

　　TAM 是免疫系统中具有多种功能的细胞，可杀死侵入性病原体，清除细胞或受损组织等。但是，在肿瘤微环境中，与肿瘤相关的 TAM 可能成为癌症患者的有害细胞。因此，在生物医学领域进行广泛推广的研究领域是激活 TAM 并帮助免疫系统对抗肿瘤以及提高抗癌治疗效果的一项发现策略。该文阐述了 TO901317 化合物的作用，限制 TAM 保护实验动物肿瘤的能力。根据结果，TO901317 化合物可以抑制分子的合成，这些分子的作用是将调节性 T 淋巴细胞（Treg 细胞）吸引到肿瘤上。TO901317 化合物作用于肝 X 受体（LXR），这是核受体家族的转录因子，调节基因表达，在 TAM 活性和代谢中起关键作用。拮抗剂 TO901317 对 LXR 的激活，抑制了 TAM 中转录因子 IRF4 的表达。IRF4 因子是必需的，因此趋化因子 Ccl17 和 Ccl22 可以表达为对 IL-4 或 GM-CSF 因子等信号的响应。

结果表明，TO901317 化合物抑制趋化因子 Ccl17 和 Ccl22 的产生，这对于 Treg 细胞募集到肿瘤微环境中很重要。一旦激活 LXR，与肿瘤相关的 TAM 的基因表达谱就会发生重要变化，在肿瘤微环境中产生具有免疫功能的分子的能力会下降。

（四）激活肿瘤相关巨噬细胞

1. 激活肿瘤相关巨噬细胞对抗癌症　2020 年 2 月，Zhou 等人在 *Immunity* 杂志发文，通过阻止肿瘤相关巨噬细胞（TAM）清除肿瘤细胞，增强对肿瘤的免疫反应。在肿瘤和全身，死亡的细胞被巨噬细胞清除。这些吞噬性免疫细胞通过无数的细胞表面受体识别死亡细胞，包括 MER 原癌基因酪氨酸激酶（MerTK）。这种胞葬作用通常发生在靶细胞死亡的早期，在细胞内容物（如细胞碎片或 DNA）释放之前，这些内容物可以作为炎症刺激物。因此，清除可预防炎症发生而有助于实体瘤的免疫耐受。

为了解决这个问题，研究者开发了一种抗体，可以阻断巨噬细胞上的 MerTK 受体。在荷瘤小鼠中，抑制 MerTK 增加肿瘤中死亡或垂死细胞的积累。这些死亡细胞会释放出细胞碎片，包括大量的游离 DNA。有趣的是，游离 DNA 并没有直接激活巨噬细胞。相反，肿瘤细胞来源的游离 DNA 产生了 cGAMP（一种强效炎症刺激物），随后激活巨噬细胞中的干扰素基因（STING）通路，进一步激发它们诱发适应性免疫反应（图 34-8）。虽然单独抑制 MerTK 对已建立的大型肿瘤无效，但联合治疗是非常有效的，包括添加抗 PD–1 激活适应性 T 细胞反应和细胞毒性化疗，以增加死亡肿瘤细胞的数量。

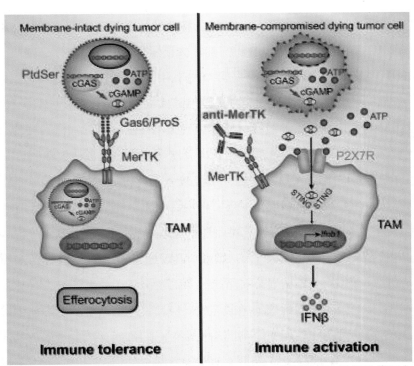

图 34-8　应用抗体阻断巨噬细胞上的 MerTK 受体，激活免疫，导致肿瘤死亡

人们越来越认识到，先天免疫激活是诱导适应性免疫反应的关键。在这种情况下，MerTK 介

导的死亡细胞清除是一种天然的免疫检查点，防止炎症性巨噬细胞的反应。MerTK 抑制消除了抑制，允许巨噬细胞产生炎症信号，进一步激发抗肿瘤免疫。许多临床试验已经在研究先天免疫激动剂与现有检查点抑制剂的联合，包括 STING 和 TLR7/8 激动剂：NCT03172936、NCT03906526 和 NCT03301896。

2. 激活肿瘤相关巨噬细胞表面受体 CD206 增强抗肿瘤免疫反应　美国塔斯基吉大学等机构研究者报道（*Sci Transl Med*，2020），在几种类型的癌症中，一种新的免疫疗法在对免疫细胞进行重编程、杀死癌细胞和阻止肿瘤生长方面具有广阔的前景。癌性肿瘤通过操纵人体的免疫防御而逃避监测并促进自身生长。这种新开发的治疗方法依赖于宿主防御肽的小蛋白，在免疫系统中抵御细菌、病毒和其他外来入侵者的古老防御系统的一部分。通过使用检测结构相似性的新算法，发现在数百万年的进化过程中，一些宿主防御肽中的一小片段氨基酸在不同生物体中保持不变或变化很小。研究证实，这种方法除治疗癌症外，还具有治疗其他疾病的潜力。

3. 肿瘤相关巨噬细胞的血红素分解代谢控制转移形成　2021 年 5 月，意大利皮埃蒙特东方大学 Sica 团队在 *Nat Immunol* 杂志发文，发现肿瘤相关巨噬细胞（TAM，F4/80hiCD115hiC3aRhiCD88hi）的血红素分解代谢控制转移形成，TAM 的一个独特亚群被应激反应酶血红素加氧酶 –1（HO–1）赋予较高的血红素分解代谢率，并在塑造有利于免疫抑制的前转移性肿瘤微环境、血管生成和上皮向间质转化中起关键作用。该群体起源于 F4/80$^+$ HO–1$^+$ 骨髓（BM）前体，积聚在肿瘤携带者的血液中，并通过依赖于 Nrf2 激活和 NF–κB1–CSF1R–C3aR 信号轴协调的机制优先定位在侵袭性边缘。抑制 F4/80$^+$ HO–1$^+$ TAM 招募或 HO–1 的髓样特异性缺失，可阻止转移形成并改善抗癌免疫疗法。HO–1 在外周单核细胞亚群以及肿瘤病变中的相对表达可区分转移性黑色素瘤患者的生存。总之，这些结果发现，一类癌症诱导的 HO–1$^+$ 髓系亚群可作为新的抗转移靶标和预后的血液标志物。

4. 激活巨噬细胞吞噬能力促进抗癌免疫反应　2020 年 3 月，美国德克萨斯大学（UT）西南医学中心研究者在 *Nat Commun* 杂志发文，表明一种免疫治疗药物组合可以促使一些免疫细胞吞噬癌细胞，并提醒其他细胞攻击肿瘤，这种药物的组合可以使患有胶质母细胞瘤的致命脑癌的小鼠长期处于缓解状态，它可能会带来新的治疗方法，可能显著延长人胶质母细胞瘤患者的生存期。

一些正在研发的药物通过阻断 CD47 增强先天免疫系统对抗癌症的能力。CD47 是一种蛋白质，许多癌细胞表面都有这种蛋白质，其功能是发出"不要吞噬我"的信号。胶质母细胞瘤（GBM）是成人最常见的原发性中枢神经系统恶性肿瘤。为了提高 GBM 患者的存活率，研究者首先测试了 CD47 单克隆抗体（黏附并掩盖 CD47 的蛋白质）在 GBM 细胞上的作用。虽然这种药剂确实促进了吞噬细胞对癌细胞的吞噬，但这种作用并不明显。接下来，研究者测试了替莫唑胺（TMZ）药物，可以增加癌细胞的"吞噬我"信号。该药物激活癌细胞的应激反应，使免疫系统更有可能消除它们，但反应一般。研究者推断，由于这两种药物使用完全不同的机制，它们可能会产生更多的共同反应。果然，当两种药物同时使用时，它们发挥协同作用，促使吞噬细胞吞噬 GBM 细胞比单独使用这两种药物多得多。进一步的实验表明，一旦吞噬细胞吞噬掉癌变细胞，会利用这些肿瘤细胞的成分刺激免疫系统的 T 细胞（主要的适应性免疫细胞，与癌症作斗争）而杀死更多的 GBM 细胞（图 34–9）。

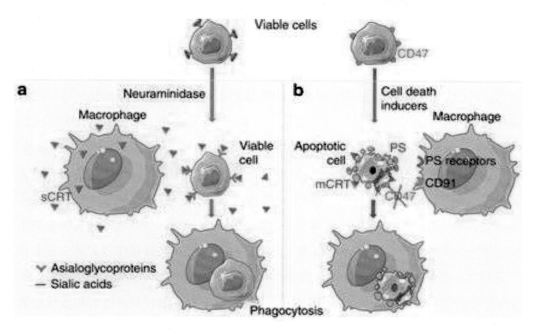

图 34-9　巨噬细胞的吞噬功能

当研究者在 GBM 小鼠模型中测试这种联合疗法时，成功地缩小了肿瘤并延长了寿命。然而，随着时间的推移，肿瘤细胞发展出一种不同的方式逃避免疫系统，方法是增加 PD-L1 的蛋白质产量，这种蛋白质可以保护肿瘤细胞免受 T 细胞的攻击。为了阻止这种变化，研究者添加了抗 PD-1 的抗体。这种包括三组分的方案，即抗 CD47 抗体、TMZ 和抗 PD-1 抗体，极大地延长了动物的生存期。这些动物中大约有 55% 在研究过程中没有死亡，这种情况类似于患者的长期缓解。

美国加利福尼亚大学旧金山分校 Vale 研究小组揭示（ *Immunity* , 2020 ）CD47 调控细胞吞噬的机制，CD47 连接使抑制性受体 SIRPA 重定位，以抑制整合素激活和吞噬作用。研究者利用一组已知组分的信号重构系统探索了 SIRPA 的激活机制及其下游靶点。CD47 的连接改变了 SIRPA 的定位，将 SIRPA 定位在吞噬突触处进行激活。在吞噬突触处，SIRPA 抑制整联蛋白的活化，从而限制了巨噬细胞在吞噬靶点表面的扩散。利用化学方法激活整联蛋白，绕过了 CD47 介导的抑制作用，并恢复了吞噬作用，这类似于 CD47 功能阻断抗体的作用。因此，CD47-SIRPA 通路通过抑制巨噬细胞中整联蛋白信号由内而外的激活抑制吞噬作用，这对癌症免疫疗法的应用产生了影响。

（五）CAR-M 疗法

相比于 CAR-T 细胞，CAR-M 细胞可能更有效对抗实体瘤。2020 年 8 月，美国宾夕法尼亚大学佩雷尔曼医学院等机构研究者在 *Nat Biotechnol* 杂志发文，表明对巨噬细胞进行基因改造，可能是开发有效治疗实体瘤的细胞疗法的关键。这些经基因改造后表达嵌合抗原受体（CAR）的巨噬细胞（CAR-M）可以杀死实验室人类样品和小鼠模型中的肿瘤。

这种方法是以巨噬细胞为中心，巨噬细胞吞噬入侵的细胞，而不是像 T 细胞那样将其靶向破坏。巨噬细胞与 T 细胞的另一个主要区别在于它们是机体对病毒感染的第一反应者。

多年来，在这项研究中，利用一种嵌合腺病毒载体成功地克服了 CAR-T 细胞中使用病毒载体转染具有抵抗力的这一挑战。事实上，这种抗病毒特性带来了另一个意想不到的好处。巨噬细胞通常是被癌症招募的首批细胞之一，被用来帮助而不是吞噬肿瘤。但是，研究者发现在导入病毒载体后，这些经过基因改造的巨噬细胞不仅表达 CAR，而且还转化为高度促炎性细胞。这种转化允许巨噬细胞抵抗肿瘤的招募。CAR-M 细胞在发起攻击时也可能能够刺激免疫系统的其余部分，这可能为触发更强的免疫反应打开大门。

2021 年 3 月，美国生物制药企业 Carisma Therapeutics 宣布已在 1 期多中心临床试验中完成 CAR-M 疗法的首例患者给药，这也是 CAR-M 疗法首次用于人体研究。该疗法靶向 HER2 阳性实体瘤，有望实现目前 CAR-T 疗法难以在实体瘤中达成的效果。CAR-M 疗法与 CAR-T 疗法类似，但以巨噬细胞为中心，需要从患者自身提取巨噬细胞，通过基因工程方法将 CAR 引入巨噬细胞，最终实现肿瘤杀伤。作为先天性免疫的关键效应细胞，巨噬细胞具有强大的吞噬作用，其中肿瘤相关巨噬细胞（TAM）又是存在于肿瘤微环境（TME）中的最为重要的免疫细胞，具有既杀伤肿瘤又促进肿瘤生长的双重作用，在恶性肿瘤的发生发展、侵袭转移、免疫逃避及其血管和淋巴管生成等过程起着十分重要的作用。相对于 T 细胞和 NK 细胞等免疫细胞，巨噬细胞可能在免疫抑制性微环境中更容易浸润肿瘤，为肿瘤免疫治疗提供了新的机会，近年来越来越多的研究者和投资者关注到该领域。

CAR-M 疗法结合了一系列能成功治疗实体瘤的关键特征，包括能募集并进入实体瘤 TME，并在有免疫抑制因子的情况下，维持抗肿瘤表型，通过呈递被吞噬的肿瘤物质激活适应性免疫反应的能力等。越来越多的研究者在多样化 CAR-T 靶点的同时，也将目光放到了其他细胞上，由此衍生出了 CAR-NK、CAR-M 和 CAR-Treg 等一系列以 CAR 为核心的新型细胞疗法，这些疗法都将为更好的攻克肿瘤，尤其是实体肿瘤打开新的路径。

（六）乳腺中发现新型导管巨噬细胞

澳大利亚墨尔本的乳腺癌研究者发现了一种新型的免疫细胞，称为导管巨噬细胞，可以通过调节乳腺导管内的一个重要过程，有助于保持乳腺组织的健康。这项临床前研究由澳大利亚沃尔特和伊丽莎霍尔医学研究所研究者于 2020 年 5 月发表在 *Nat Cell Biol* 杂志。这种导管巨噬细胞，被挤在乳腺导管壁的两层之间。当泌乳停止、产乳细胞死亡以及乳腺组织需要重塑到原来的状态时，这些细胞在乳腺功能退化的关键时刻发挥着重要的作用，星形的导管巨噬细胞吞噬死亡的细胞。导管巨噬细胞的清除作用有助于多余的产奶结构的崩溃，使它成功地恢复到静止状态。巨噬细胞遍布乳腺导管。随着癌症的发展，这些巨噬细胞的数量也会增加。

（七）靶向作用 ST2 巨噬细胞与患者的治疗相关

2020 年 5 月，美国印第安纳大学医学院等机构研究者在 *JCI Insight* 杂志发文，鉴别出结直肠癌免疫疗法的新型靶点。目前，化疗依然是治疗结直肠癌的标准疗法。在这项研究中，发现 ST2（IL-22 的受体）能作为一种新型的检查点分子使 T 细胞更加有效。通常情况下，肿瘤微环境会开发出新的通路，从而抑制 T 细胞通过误用多种因子（包括激活检查点分子等）攻击癌细胞。

在肿瘤微环境中，机体免疫系统会发送警报素 IL-33 等压力信号，会引入巨噬细胞表达 ST2 给予帮助。研究者利用患者机体的肿瘤遗传数据进行分析后发现，T 细胞的水平在 ST2 水平升高的患者中会降低，而利用癌症组织生物样本库中的肿瘤组织样本进行研究后，研究者在早期到晚期结直肠癌肿瘤组织样本中的巨噬细胞中发现了高水平的 ST2。

在所有患者样本中，识别出表达 ST2 的巨噬细胞，意味着靶向作用这些 ST2 巨噬细胞或与患者的治疗相关。在临床前小鼠模型中，通过靶向作用表达 ST2 的巨噬细胞，能够减缓肿瘤的生长，而通过剔除这些抑制性细胞，T 细胞就会更加有活性地抵御癌症。研究者正在利用免疫疗法（如 PD-1 检查点抑制剂疗法）开发新型组合性疗法，直接增强 T 细胞活性，同时还会通过阻断抑制剂的功能攻击巨噬细胞中的 ST2，以增加 T 细胞的水平。通过潜在利用两种检查点抑制剂对不同免疫系统发挥作用，有望增强结直肠癌患者的反应率。

（八）利用 CSF-1R 抑制剂重编程巨噬细胞增强放疗效果

2020 年 7 月，瑞士路德维希癌症研究所和洛桑大学等机构研究者在 *Sci Transl Med* 杂志发文，分析放疗改变在胶质母细胞瘤（GBM）中发现的巨噬细胞（TAM）的行为，并展示了这些细胞可能利用现存的药物加以重编程以抑制这种侵袭性脑癌的持续复发。研究证实，将放疗与每天靶向巨噬细胞的药物集落刺激因子 1 受体（CSF-1R）抑制剂，显著延长 GBM 小鼠模型的生存期。对于接受放疗的 GBM 患者，在治疗方案中加入 CSF-1R 抑制剂可能起到延长生存期的效果。

两种类型的 TAM 存在于神经胶质瘤中。一种是大脑常驻 TAM，或者说小胶质细胞（microglia）；另一种是单核细胞源性 TAM（monocyte-derived macrophage，MDM），在体内巡逻，吞噬病原体和死亡细胞或其残渣，并启动额外的免疫反应。然而，TAM 可以被推入另一种状态，通常被称为 M2 样活化表型（M2-like activation phenotype），在这种状态下，协助组织愈合，而不是应对威胁。许多癌症会诱导 TAM 进入这种替代表型，支持肿瘤生存和生长。研究发现，小胶质细胞和 MDM 都会涌入小鼠的 GBM 肿瘤中，以清理初始放疗过程后的细胞残渣。不过，当这种神经胶质瘤复发时，在 TAM 群体中占主导地位的是 MDM。这些 MDM 在经过化疗照射的神经胶质瘤中的基因表达谱更接近于小胶质细胞。此外，发现经过化疗照射的神经胶质瘤中的 MDM 和小胶质细胞都会交替受到激活成伤口愈合表型，并分泌出促进细胞中 DNA 修复的因子。这些 TAM 群体发生了变化，能够干扰放疗的疗效，帮助癌细胞修复造成的 DNA 损伤。放疗摧毁了许多癌细胞，但也导致所有这些 TAM 进入肿瘤中为剩余的癌细胞创造了一个新肿瘤形成的环境。

研究者利用一种阻断 MDM 进入大脑中的抗体治疗不同的 GBM 小鼠模型。研究发现，相比单纯放疗，放疗后进行 12 d 的 CSF-1R 抑制剂治疗可以增强初始的治疗反应，并将小鼠的中位生存期延长了约 3 周。然而，在放疗后连续数月每天进行 CSF-1R 抑制的治疗方案，对 TAM 进行重编程，显著延长中位生存期。在这项为期 6 个月的研究中，大约 95% 的小鼠存活下来。此外，移植了患者来源的肿瘤小鼠存活率也有所提高。

（九）肿瘤相关巨噬细胞调控 CD8⁺ T 细胞机制

2021 年 7 月，中国科学院北京基因组研究所（国家生物信息中心）韩大力课题组联合清华大学免疫研究所徐萌团队在 *Cancer Cell* 杂志发文，揭示了特定肿瘤相关巨噬细胞（TAM）亚群通过表观转录组层面调控 CD8⁺ T 细胞功能的新机制：m6A 甲基化酶 METTL14 在 C1q⁺ 巨噬细胞中的丧失，导致巨噬细胞中 Ebi3 转录本上 m6A 修饰的降低和 EBI3 表达量的增加，进而诱导肿瘤浸润的 CD8⁺ T 细胞功能失调。

研究发现，TAM 中存在一类 C1q⁺ 巨噬细胞亚群，通过表面的免疫调节受体，与 T 细胞相互作用。C1q⁺ 巨噬细胞亚群中富集和 m6A 修饰相关的基因（如 Mettl14）。进一步探究 m6A 修饰在巨噬细胞中的作用，发现在巨噬细胞中特异性敲除 Mettl14 的小鼠，抗肿瘤能力低于野生型小鼠，肿瘤浸润的 CD8⁺ T 细胞比例显著下降。单细胞测序数据表明，与野生型对照组相比，巨噬细胞中 Mettl14 的缺失可导致免疫微环境中浸润的效应性 CD8⁺ T 细胞和耗竭性 T 细胞前体细胞显著减少，而活化异常且功能失调的中间态 CD8⁺ T 细胞显著增多。功能验证进一步说明，巨噬细胞中 Mettl14 的缺失导致 CD8⁺ T 细胞的杀伤性功能下降，并且上调表达共抑制性受体。这些结果说明，Mettl14 缺失的巨噬细胞打破了 CD8⁺ T 细胞分化的平衡，即抑制效应性 CD8⁺ T 细胞的活化而促使 CD8⁺ T 细胞功能失调。

通过整合分析野生型和 Mettl14 缺失的肿瘤相关巨噬细胞的 m6A-seq 和 RNA-seq 数据，发现 Ebi3 mRNA 上的 m6A 修饰水平在 Mettl14 缺失的巨噬细胞中显著降低，Ebi3 mRNA 水平和蛋白表达水平显著提高。EBI3 中和抗体通过挽救 Mettl14 条件性敲除小鼠中 CD8⁺ T 细胞的杀伤性功能，显著提高其抗肿瘤能力。结果表明，Mettl14 缺失的巨噬细胞通过提高 EBI3 的表达量诱导 CD8⁺ T 细胞功能失调。研究者使用多色免疫组织化学染色技术，发现结肠癌患者的肿瘤样本中巨噬细胞与 CD8⁺ T 细胞的临近位置关系。此外，肿瘤基质中 METTL14 的表达量与 m6A 修饰水平及 CD8⁺ T 细胞的浸润呈正相关关系。肿瘤基质的 m6A 修饰水平高的患者与 m6A 修饰水平低的患者相比，肿瘤基质中浸润的 CD8⁺ T 细胞效应性功能更好。

综上所述，该研究报道了 TAM 中 RNA m6A 修饰的失调导致 EBI3 表达量的上调，促使 CD8⁺ T 细胞功能失调机制。研究表明，m6A 修饰在表观转录层面调控巨噬细胞的免疫调节功能，强调了巨噬细胞功能可塑性可通过表观转录动态变化实现精准调控。因此，靶向 Mettl14 下游抑制 CD8⁺ T 细胞功能的分子（如 EBI3），有望恢复 CD8⁺ T 细胞功能并提高现有 PD-1/PD-L1 阻断抗体疗法的响应率（图 34-10）。

（十）Tim-4⁺ 腔内巨噬细胞损害抗肿瘤 CD8⁺ T 细胞免疫

2021 年 7 月，美国纪念斯隆 - 凯特琳癌症中心 Merghoub 和 Rudin 等研究者合作在 *Cancer Cell* 杂志发文，发现 Tim-4⁺ 腔内巨噬细胞损害抗肿瘤 CD8⁺ T 细胞免疫。研究表明，胸膜腔和腹腔的转移性疾病与免疫检查点阻断（ICB）治疗后的不良临床结果相关。腔内巨噬细胞表达高水平的 Tim-4，一种磷脂酰丝氨酸（PS）受体，与癌症患者胸腔积液和腹腔腹水中具有肿瘤反应特征的 CD8⁺ T 细胞数量减少有关。

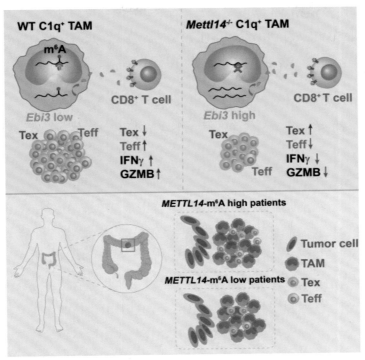

图 34-10　肿瘤相关巨噬细胞（TAM）调控 CD8$^+$ T 细胞机制

研究从机制上证明，细胞毒性的抗肿瘤 CD8$^+$ T 细胞上调 PS，使其隔离于肿瘤靶标，并对 Tim-4$^+$ 巨噬细胞介导的增殖抑制而敏感。Tim-4$^+$ 阻断消除了这种隔离和增殖抑制，并增强了小鼠抗 PD-1 治疗和过继性 T 细胞治疗模型中的抗肿瘤功效。因此，Tim-4$^+$ 腔内巨噬细胞限制了免疫疗法在这些微环境中的功效。据介绍，ICB 已成为癌症的一项显著临床进展。然而，大多数患者对 ICB 治疗没有反应。

（十一）组织驻留的巨噬细胞在早期肺癌发生过程中的作用

巨噬细胞产生于两个不同的谱系，组织驻留的巨噬细胞能在局部自我更新，并不依赖于成体的造血过程；而短命的单核细胞衍生的巨噬细胞来自成体造血干细胞，主要集中在炎性病灶中。2021 年 7 月，美国西奈山伊坎医学院等机构研究者在 *Nature* 杂志发文，发现早期的肺癌肿瘤会与组织驻留巨噬细胞（tissue-resident macrophage）的免疫细胞合作，有助于其入侵肺部组织。

在这项研究中，对来自 35 例患者机体肺癌肿瘤和周围肺部组织样本进行研究，揭示了巨噬细胞在肿瘤发生过程中所起的关键作用。研究者设计了一项综合性的研究，即从患者进入手术室切除癌症病灶开始，随后在细胞水平下分析患者的肺部肿瘤样本、健康肺部组织周围的样本以及血液样本，从而绘制出其所包含的免疫系统组分的图谱。研究者绘制的图谱揭示巨噬细胞能够修复肿瘤损伤，促进肿瘤躲避宿主机体的免疫系统，并不断增殖，直至进展到癌症的致命性阶段。巨噬细胞在塑造肿瘤微环境过程中的关键作用，肿瘤微环境则是其周围的生态系统。这一现象也存在于小鼠机体中，这可在小鼠模型中操控巨噬细胞。结果发现，所有早期肺癌中有一半的肺癌都会复发，一旦其复发而进入后期阶段，就会变得非常致命，而阐明如何在早期阶段攻击癌症或许对于开发治疗众多癌症复发患者的新型疗法以及改善其总体生存情况至关重要。这一研究结果可能作为开发新型药物疗法的潜在靶点。综上所述，本研究识别出了组织驻留的巨噬细胞在早期肺癌发生过程中的贡献，同时还建立能作为一种新型靶标帮助开发早期肺癌的新型预防和治疗性手段。

（十二）乳酸脱氢酶 B 对肿瘤微环境中巨噬细胞代谢的调节

肿瘤微环境中的葡萄糖代谢是肿瘤生长的基本标志，对其进行干预仍然是抗肿瘤治疗的一个有吸引力的选择。2021 年 6 月，德国歌德 – 法兰克福大学研究者在 *Theranostics* 杂志发文，发现乳酸脱氢酶 B（LDHB）在巨噬细胞中的重要作用，并建立了肿瘤来源的 miR-375 作为乳腺癌巨噬细胞代谢的一种新的调节因子，这可能为肿瘤细胞 / 基质细胞的联合干预策略铺平道路。除了谷氨酰胺的消耗外，葡萄糖的有氧代谢对肿瘤生长的能量利用也是非常重要的。尽管实体肿瘤的营养和氧梯度很大，但癌细胞嗜好有氧糖酵解，这会导致乳酸的产生，尽管在 ATP 合成方面效率较低。研究者认为，癌细胞可能会利用基质细胞，以满足其新陈代谢的需要。已有研究表明，肿瘤相关成纤维细胞一旦通过与肿瘤细胞的直接接触而被激活，就在肿瘤微环境（TME）中起到乳酸供体的作用。其他间质细胞，如肿瘤相关巨噬细胞（TAM），占肿瘤总质量的 50%。肿瘤来源的乳酸被巨噬细胞摄取，从而增加了原肿瘤表型转移。

TAM 是一种动态和异质的免疫细胞群，与支持肿瘤进展、侵袭和转移的免疫抑制和营养功能有关。因此，大量浸润的 TAM 通常与较差的疾病结局相关。肿瘤微环境信号包括肿瘤细胞代谢改变的产物，TAM 调整它们的新陈代谢，这与它们的亲 M1 样或抗炎 M2 样极化密切相关。肿瘤细胞 – 巨噬细胞（MΦ）相互作用的一种方式是通过 miRNA（MiR）参与的。研究者发现，乳腺肿瘤细胞在凋亡时释放 miR-375，并被 M-Φ 摄取，从而刺激其迁移和浸润。研究的证据表明，肿瘤细胞来源的 miR-375 下调巨噬细胞中的 LDHB，这对其代谢适应成为肿瘤支持性细胞至关重要。

（十三）非肿瘤相关巨噬细胞

1. PPARγ 调节巨噬细胞的发育　驻留在组织中的巨噬细胞在维持体内稳态中起着至关重要的作用。巨噬细胞祖细胞在围产期迁移到组织中，局部环境随后影响了这些细胞的身份和独特功能。2021 年 5 月，瑞士联邦理工学院研究者在 *J Exp Med* 杂志发文，首次表明 PPARγ 的缺乏会影响新生儿发育，以及影响脾脏中铁回收红髓巨噬细胞（RPM）和骨髓红细胞生成岛巨噬细胞（EIM）中 VCAM-1 的表达。对剩余的少数缺乏 PPARγ 的 RPM 样和 EIM 样细胞进行转录组分析表明，PPARγ 是 RPM 和 EIM 的"身份特征"，也是这些细胞完成细胞周期、迁移和定位等活动所必需的；然而，PPARγ 在成熟的 RPM 中不起作用。Spi-C 是与 RPM 发育有关的另一种转录因子，但 Spic 缺陷型 RPM 的转录组对于 RPM 在新生儿体内的扩张并不是必不可少的。上述结果表明，PPARγ 和 Spi-C 共同诱导上述细胞的转录图谱，包括 VCAM-1 和整合素 αD 表达，进而影响祖细胞在组织中的驻留。

由于 Spi-C 是 RPM 细胞的转录标志物，而且缺乏 Spi-C 的成年小鼠缺乏 ROM 与 EIM。Spic 缺陷型成年小鼠中 RPM 与 EIM 的水平显著下降，而在出生 7 d 左右的幼年小鼠中则没有显著差异。

Spic 缺陷型小鼠中，RPM 数量的下降主要是在 2～4 周内发生，表明其新生儿阶段 RPM 的扩增受阻。转录组学分析结果显示，出生 7 d 的缺陷型小鼠中有 1447 个基因发生至少 2.8 倍的上调，功能基因组学分析结果表明其中表达量上升幅度最高的基因参与了氧化还原反应，或者血红素分解代谢和细胞黏附等过程。此外，发现缺陷型小鼠中 PPARγ mRNA 水平有明显下降，表明其对铁循环巨噬细胞发育的作用。

为了探究 PPARγ 对 RPM 发育的影响，构建了 Vav1–Cre/Ppargfl/fl 小鼠模型，该小鼠的造血系统缺乏 PPARγ 基因。研究结果表明，缺乏 PPARγ 的小鼠会出现 EIM 以及铁循环 RPM 细胞的水平降低。进一步对不同发育阶段的小鼠 RPM 的水平进行了动态分析，结果证实 PPARγ 的缺乏会影响 RPM 在新生儿阶段的扩增，表明其对于 RPM 早期发育的重要作用。此外，PPARγ 缺陷的状态下 RPM 发育障碍会进一步影响衰老血红细胞的清除以及溶血性贫血后的网状细胞增生现象。

研究者试图研究 PPARγ 对于 RPM 终生的维持的作用。为此，构建了 CreERT2 小鼠模型，并且通过他莫昔芬在不同发育阶段诱导 PPARγ 敲除。结果表明，尽管他莫昔芬在 2.5 周左右的处理不影响 RPM 的水平，表明 PPARγ 并不影响稳态期 RPM 的数量维持；然而，在成年小鼠中诱导 PPARγ 的敲除则会显著影响 RPM 的水平及其基因的表达，其中包括与趋化因子有关的基因。这些结果表明，PPARγ 对于成年小鼠中 RPM 以及 EIM 的正确定位以及数量的维持具有重要的作用。

2. 巨噬细胞（非肿瘤细胞）具有较高的葡萄糖摄取水平　过去认为，肿瘤细胞以高速率消耗葡萄糖进行代谢。2021 年 4 月，美国范德堡大学研究者在 *Nature* 杂志表文，发现巨噬细胞（非肿瘤细胞）具有较高的葡萄糖摄取水平（图 34–11）。肿瘤微环境中的不同细胞根据其新陈代谢程序使用不同的营养物质，这一发现颠覆了过去百年来的癌症新陈代谢模型，有助于开发新的治疗方法和肿瘤成像技术。通常的正电子发射断层扫描（PET）使用葡萄糖的放射性示踪剂（FDG），根据癌细胞的葡萄糖代谢"点亮"癌细胞。而此次，研究小组使用了两种不同的 PET 示踪剂，一种跟踪葡萄糖，另一种跟踪营养物质谷氨酰胺，观测 6 种不同的肿瘤模型，包括结直肠癌、肾癌和乳腺癌等。在其中每一种癌症中，均发现髓系免疫细胞（主要是巨噬细胞）对葡萄糖的摄取量最高，其次是 T 细胞和肿瘤细胞。而肿瘤细胞对谷氨酰胺的摄取量最高。他们认为，这是一种普遍现象，适用于各种癌症类型。

研究者还发现，葡萄糖和谷氨酰胺摄取的差异并非由限制营养物质造成，而是由特定的细胞信号通路造成的。这与此前的流行观点形成对比，即在肿瘤微环境中，癌细胞进行新陈代谢竞争"赢得"营养物质，并抑制免疫细胞生长。人们一直认为，癌细胞吞噬了所有的葡萄糖，免疫细胞因此无法获得足够的葡萄糖而不能完成工作。这项研究数据表明，营养物质并不限制条件。细胞可消耗某些营养素，而且营养素在细胞之间有分配：肿瘤细胞摄取谷氨酰胺和脂肪酸；免疫细胞摄取葡萄糖。

3. 巨噬细胞纳米尺度生化表征　近年来，在一些自身免疫性疾病、慢性炎症性疾病及肿瘤疾病中，巨噬细胞的极化已成为药物新靶点，M1/M2 亚型巨噬细胞的相互转化及其比例对疾病的愈合及转归具有关键的作用。通过诱导剂诱导巨噬细胞的功能转换以获得所需要的临床效果是当前常用手段。

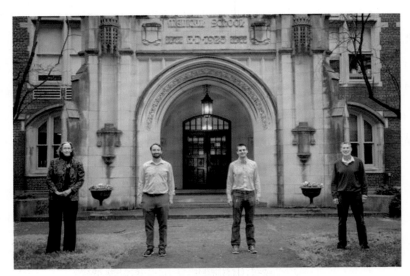

图 34-11　发现巨噬细胞（非肿瘤细胞）具有较高的葡萄糖摄取水平的 4 位学者
图像中，从左向右是 Kimryn Rathmell、Bradley Reinfeld、Matthew Madden 和 Jeffrey Rathmell

2021 年 3 月，中国科学院上海硅酸盐研究所与复旦大学等合作在 *J Mater Chem B* 杂志发文，利用先进原子力显微术原位表征了 IL-13 和 LPS 诱导剂对巨噬细胞的影响，在纳米尺度上阐明了 M1/M2 型巨噬细胞内部细胞因子和分泌蛋白的差异。纳米红外光谱研究表明，M1 和 M2 细胞表达蛋白的二级结构分别由反平行 β- 折叠和 α- 螺旋组成，结合主成分分析方法定量探析了巨噬细胞中蛋白质的二级结构含量，发现 M1 中的反平行 β- 折叠占比约 35%，M2 中 α- 螺旋占比约 38.8%。二级结构差异源于不同极化后表达蛋白浓度和种类的差异，M1 表达高水平的 TNF-α 和 IL-6 细胞因子，而 M2 表达高水平的 IL-4 和 IL-10 细胞因子。纳米化学像超高分辨显示了单个 M1/M2 表型极化巨噬细胞内特征蛋白的纳米尺度空间分布，而高通量纳米弹性原位定量表征进一步发现极化巨噬细胞其纳米尺度生物力学呈现软化特性。上述新表征结果将为理解巨噬细胞纳米尺度结构、生物功能及物理特性之间相互关联提供新启示和新思路。

4. 凋亡细胞释放的代谢物激活巨噬细胞　美国弗吉尼亚大学研究者在 *Nature* 杂志（2020）发文，发现细胞凋亡过程中释放的代谢物会诱导巨噬细胞表达参与组织修复的基因，而且它们还能抑制炎症。细胞凋亡是机体细胞自然死亡、有序的的过程，由 caspase 酶完成。caspase 通过切割细胞内的蛋白质行使其功能；细胞内的 DNA 也会被切割，肌动蛋白也会被重塑，使其分解。最后，细胞表面的脂质向免疫系统发送信号。然而，对于死亡的细胞是如何与巨噬细胞沟通尚不清楚。

二、树突状细胞治疗

（一）树突状细胞

树突状细胞（dendritic cell，DC；图 34-12）是人体内最有效的抗原呈递细胞，能高效地摄取、加工处理和递呈抗原，未成熟 DC 具有较强的迁移能力，成熟 DC 能有效激活初始 T 细胞，处于启动、调控并维持免疫应答的中心环节。近年来，DC 已成为肿瘤生物治疗领域备受关注的热点之一。越来越多的证据表明，由 DC 激活的细胞免疫，特别是 CTL 介导的免疫反应，在机体抵御恶性肿瘤和传染性疾病中发挥着十分重要的作用。

1991 年，第一个人类肿瘤特异性抗原 - 人恶性黑色素瘤抗原的发现是肿瘤免疫学研究的一个里程碑，为沉寂了十余年的肿瘤主动特异性免疫治疗（active specific immunotherapy，ASI）提供了新的理论基础。此后，DC 的发现，以及作为其功能最强的专职抗原呈递细胞（antigen presenting cell，APC）在抗原呈递中核心地位的确立，使肿瘤的 ASI 重新引起人们的关注。

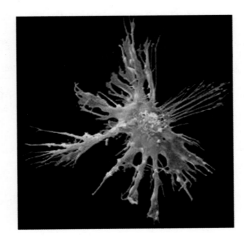

图 34-12　树突状细胞图

2011 年 10 月 3 日，瑞典卡罗林斯卡医学院宣布，将 2011 年诺贝尔生理学或医学奖授予美国科学家布鲁斯·比特勒、法国科学家朱尔斯·霍夫曼和加拿大科学家拉尔夫·斯坦曼，以表彰他们在人类免疫系统领域做出的独特发现。其中，拉尔夫·斯坦曼因他在"树突状细胞及其在适应性免疫系统方面作用的发现"取得的成就，获得 2011 年诺贝尔生理学或医学奖的 1/2。令人遗憾的是，洛克菲勒大学当日晚些时候证实，2011 年诺贝尔生理学或医学奖得主拉尔夫·斯坦曼于 9 月 30 日逝世，享年 68 岁。洛克菲勒大学称："4 年前，拉尔夫·斯坦曼被诊断患有胰腺癌，他利用自己发明的基于树突细胞的免疫疗法，延长了生命。"令人欣慰的是，我们可以从中看到 DC 在治疗癌症等病症的广阔前景。

人 DC 起源于造血干细胞。DC 的来源有两条途径：① 髓样干细胞在 GM-CSF 的刺激下分化为 DC，称为髓样 DC（myeloid dendritic cell，MDC），也称 DC1，与单核细胞和粒细胞有共同的前体细胞，包括朗格汉斯细胞（Langerhans cell，LC），间皮（或真皮）DC 以及单核细胞衍生的 DC 等；② 来源于淋巴样干细胞，称为淋巴样 DC（lymophoid dendritic cell，LDC）或浆细胞样 DC（plasmacytoid dendritic cell，piX），即 DC2，与 T 细胞和 NK 细胞有共同的前体细胞。DC 尽管数量不足外周血单核细胞的 1%，但表面具有丰富的抗原递呈分子（MHC-Ⅰ和 MHC-Ⅱ）、共刺激因子（CD80/B7-1、CD86/B7-2、CD40 和 CD40L 等）及黏附因子（ICAM-1、ICAM-2、ICAM-3、LFA-1 和 LFA-3 等），是功能强大的专职 APC。DC 自身具有免疫刺激能力，是目前发现的唯一能激活未致敏的初始型 T 细胞的 APC。

人体内大部分 DC 处于非成熟状态，表达低水平的共刺激因子和黏附因子，体外激发同种混合淋巴细胞增殖反应的能力较低，但未成熟 DC 具有极强的抗原吞噬能力，在摄取抗原（包括体外加工）或受到某些因素刺激时即分化为成熟 DC，而成熟的 DC 表达高水平的共刺激因子和黏附因子。DC 在成熟的过程中，由接触抗原的外周组织迁移进入次级淋巴器官，与 T 细胞接触并激发免疫应答。DC 作为目前发现的功能最强的 APC，能够诱导特异性的细胞毒性 T 淋巴细胞（CTL）生成。近年来研究表明，应用肿瘤相关抗原或抗原多肽体外冲击致敏 DC，回输或免疫接种于载瘤宿主，可诱发特异性 CTL 的抗肿瘤免疫反应。

DC 与肿瘤的发生、发展有着密切关系，大部分实体瘤内浸润的 DC 数量多则患者预后好。有效的抗肿瘤免疫反应的核心是产生以 $CD8^+$ T 细胞为主体的细胞免疫应答，这也是 DC 作为免疫治疗手段的基础。DC 免疫治疗可分为肿瘤抗原修饰 DC 和基因修饰 DC 两种，是通过获取患者自体的外周血单核细胞并在体外培养，然后负载不同形式的肿瘤特异性抗原（TSA），或将编码肿瘤抗原的基因通过载体转入 DC，再将修饰后的 DC 回输给患者。

树突状细胞抗肿瘤的机制如下：① DC 可以高表达 MHC- Ⅰ类和 MHC- Ⅱ类分子，MHC 分子与其捕获加工的肿瘤抗原结合，形成肽 –MHC 分子复合物，并递呈给 T 细胞，从而启动 MHC-I 类限制性 CTL 反应和 MHC- Ⅱ类限制性的 $CD4^+$ Thl 反应，同时 DC 还通过其高表达的共刺激分子（CD80/B7–1、CD86/B7–2 和 CD40 等）提供 T 细胞活化所必需的第二信号，启动免疫应答；② DC 与 T 细胞结合可大量分泌 IL–12、IL–18 激活 T 细胞增殖，诱导 CTL 生成，主导 Th1 型免疫应答，利于肿瘤清除，激活穿孔素 P 颗粒酶 B 和 FasL/Fas 介导的途径增强 NK 细胞毒作用；③ DC 分泌趋化因子（chemotactic cytokine，CCK）专一趋化初始型 T 细胞，促进 T 细胞聚集，增强 T 细胞的激发，保持效应 T 细胞在肿瘤部位长期存在，可能通过释放某些抗血管生成物质（如 IL–12、IFN–γ）及前血管生成因子而影响肿瘤血管的形成。上述 CCK 进一步以正反馈旁分泌的方式活化 DC，上调 IL–12 及 CD80 和 CD86 的表达；同时，DC 也直接向 $CD8^+$ T 细胞呈递抗原肽，在活化的 $CD4^+$ T 细胞辅助下使 $CD8^+$ T 细胞活化，$CD4^+$ 和 $CD8^+$ T 细胞还可以进一步通过分泌细胞因子或直接杀伤，增强机体抗肿瘤免疫应答。

（二）以树突状细胞为基础的特异性抗肿瘤免疫机制

DC 因其成熟时有许多树突或伪足样突起而得名，是唯一能激发初始 T 细胞产生免疫应答的 APC。DC 是细胞膜表面高表达 MHC- Ⅰ类和Ⅱ类分子，能移行至淋巴器官并刺激初始型 T 细胞增殖活化，具有某些相对特异性表面标志的一类细胞。DC 起源于骨髓 $CD34^+$ T 细胞，广泛分布于大脑以外全身各脏器，数量极微，仅占外周血单核细胞的 1% 以下。DC 能摄取、加工和提呈抗原。未成熟 DC 在与抗原接触后，首先捕获抗原，通过巨胞饮、受体介导的内吞及吞噬 3 种方式摄取外源抗原；捕获抗原后，将其输送到细胞内，并使其降解，加工处理成为短肽，再转运到细胞内 MHC- Ⅰ类和Ⅱ类分子富集区，与后者结合为肽 –MHC 分子复合物，提呈在 DC 表面。DC 在摄取抗原后可自然成熟，表现为 MHC 分子和黏附分子上调，迁移力增强，由外周逐渐向次级淋巴器官归巢。在 DC 由外周血迁移到外周淋巴器官 T 细胞聚集区后，DC 表面丰富表达的 MHC 分子上的肽抗原提呈给 T 细胞，后者识别这些肽抗原，启动 MHC- Ⅰ类限制性 CTL 反应和 MHC- Ⅱ类限制性辅助性 T 细胞（Th）细胞反应。成熟 DC 还高水平表达 CD80、CD86 和 CD40 等共刺激分子，介导 DC 与 T 细胞的结合，并激活后者。

DC 在抗肿瘤免疫中具有极其重要的作用，DC 摄取肿瘤抗原成熟后高表达 MHC–Ⅰ类和–Ⅱ类分子及一系列共同刺激分子，与肿瘤抗原结合形成复合物，将后者提呈给 T 细胞和 B 细胞；DC 与 T 细胞结合后，激活后者，并使其增殖，产生 CTL，攻击肿瘤细胞。CD4$^+$ T 细胞的 CD40L 与 DC 上的 CD40 结合，使 DC 进一步上调 B7 分子，并分泌高水平的 IL–12，主导 Th1 型免疫应答；DC 表面 CD40 分子被触发后，诱导 DC 自身 CD40L 表达上调，使 B 细胞分泌的免疫球蛋白增加。因此，DC 在机体抗肿瘤细胞免疫和体液免疫调控中均起关键作用。

（三）在人体内发现新型树突细胞亚群 2 型常规树突细胞 cDC2

1868 年，首次发现 DC，当时被错误地归类为神经系统的成员。时隔 153 年，2021 年 4 月，德国埃尔朗根 – 纽伦堡大学等机构在 *Sci Signal* 杂志杂志发文，发现了一种新型的 DC 亚群，揭示了一类 DC 特殊亚群在抗原呈递后不会发生死亡，而且该亚群还能继续刺激机体部分免疫细胞，抵御入侵的病毒、细菌或潜在的致死性肿瘤细胞。研究者将所发现的 DC 新亚型命名为人类 2 型常规 DC。随后，研究者分析了这种新型的 DC 群，从血液、脾脏和胸腺等多个部位获得了这些 DC。研究者将其与人类 1 型常规 DC 的活性进行比较，发现长寿的 2 型 DC 群与 1 型细胞群存在一定的区别。

研究者发现，这些细胞会进入一种高活性状态，并增强对特定 T 辅助细胞亚群的刺激。研究人员证实，2 型 DC 能通过对炎性小体信号产生反应来增强机体免疫系统的活性。1 型 DC 在炎性小体激活后会趋向于经历调节性的细胞死亡，但自发性的死亡对于 2 型 DC 不是不可避免的，在炎性小体激活后会存活下来，继续在先天性和适应性免疫系统之间起作用。这些细胞有望作为开发新型疗法的靶点，从而治疗炎性疾病并增强机体疫苗和佐剂的功效。阐明一些 DC 能得以存活而其它 DC 则会发生程序性死亡，是最新研究结果。此外，本研究还描述了能刺激这些细胞活性的信号通路并揭示了 DC 亚群所发挥的生物学效应。

（四）DC + CIK 和 SDC-NK 细胞免疫疗法

1. DC + CIK 细胞免疫疗法　这种疗法是在体外培养干细胞，诱导其分化为 DC，再用经抗原刺激的 DC 诱导 CIK 细胞产生特异性肿瘤杀伤作用。DC + CIK 细胞疗法联合应用，可以显著地抑制肿瘤细胞的生长、增殖，明显改善患者的生活质量，提高肿瘤患者的生存期，是继肿瘤手术、放疗和化疗后又一种更加有效的新手段。

该疗法既可单独使用，也可以作为手术、化疗和放疗后的有力辅助手段，效果显著。结合手术切除、介入、射频和氩氦刀等治疗，可清除不能用手术切除的极微小瘤灶或是体内散存的瘤细胞，在延缓或阻止肿瘤的转移或复发方面有重要作用；对于部分暂时不适宜做手术、介入或其它治疗的肿瘤患者，也可以先进行 DC + CIK 细胞治疗，提高身体机能状况，改善生活质量，争取其它治疗机会。据报道，这种疗法也不太令人乐观。

2. SDC-NK 细胞免疫疗法　研究者发现，决定免疫检查点疗法抗癌疗效的关键因素，肿瘤内刺激性 CD（stimulatory dendritic cell，SDC）在刺激 CTL 和促进对抗癌症的免疫反应中发挥着关键作用。研究者富集人黑素瘤中的 SDC，并对其影响因素进行研究，发现其 SDC 的富集与肿瘤内编码细胞因子 FLT3LG 的基因表达相关。FLT3LG 主要由小鼠和人肿瘤中的淋巴细胞，尤其由 NK 细胞分泌。NK 细胞可以在小鼠肿瘤微环境（tumor microenvironment，TME）中与 SDC 形成稳定的耦联物。通过使用遗传学手段或者药物清除小鼠体内的 NK 细胞，发现 NK 细胞在通过产生 FLT3L 正面调节 SDC 在肿瘤中的富集过程中发挥着关键作用。研究者还发现，尽管抗 PD-1 免疫检查点疗法主要靶向 T 细胞，但是 NK 细胞通常与人肿瘤中的保护性 SDC 的含量、患者对抗 PD-1 疗法的响应以及患者总生存期延长有关。

　　总之，该研究揭示了固有免疫 SDC-NK 细胞轴可以作为预测靶向 T 细胞的肿瘤免疫疗法的预后因子，同时这些固有免疫细胞对于增强 T 细胞对肿瘤响应是必需的，因此这条反应通路是新型免疫疗法的潜在靶标。

（五）树突状细胞肿瘤疫苗的制备及临床应用

1. 树突状细胞肿瘤疫苗的制备　DC 在组织中含量极微，因此，必须进行体外人工诱导以满足其基础和临床研究的需要。作为机体内功能最强的专职抗原呈递细胞（APC），DC 是引发肿瘤抗原产生强免疫应答的关键。如果对 DC 在体外进行扩增并使之负载肿瘤相关抗原（tumor associated antigen，TAA），再将这些负载有肿瘤抗原的致敏 DC 重新回输至机体体内，则可解决因 DC 功能缺陷而造成的肿瘤免疫逃逸问题，诱导机体产生有效的免疫应答，因此负载肿瘤抗原的 DC 疫苗被认为是最具潜力的肿瘤免疫疗法。人 DC 体外诱导来源于脐血、骨髓和外周血的 CD14+ 和 CD34+ T 细胞。体外在不同的培养条件下诱导的 DC 表型和功能有很大差异，以粒 - 巨噬细胞集落刺激因子（GM-CSF）、白细胞介素 2（IL-2）和肿瘤坏死因子 α（TNF-α）条件下培养的 DC 功能最强。用肿瘤细胞冻融物、基因工程肿瘤蛋白抗原或人工合成的肿瘤抗原多肽等肿瘤抗原在体外冲击 DC，或用肿瘤抗原基因通过腺病毒、逆转录病毒载体等转入 DC，这些肿瘤抗原负载的 DC 称为肿瘤瘤苗，将其回输荷瘤宿主体内，能诱导出肿瘤特异性免疫反应，进行主动特异性免疫治疗。Nestle 等最先用黑色素瘤患者自体抗原诱导特异性 DC 肿瘤疫苗，并对 16 例患者进行临床治疗，其中 5 例患者的原发肿瘤及转移瘤消退。近年来，国内外已有大量应用自体肿瘤抗原诱导特异性 DC 肿瘤疫苗临床研究报道，认为此方法是高效、安全的肿瘤主动免疫治疗技术。DC 肿瘤疫苗主要用于恶性黑色素瘤、肾癌、前列腺癌、淋巴瘤、肺癌、乳腺癌和胃肠道恶性肿瘤的治疗。

　　目前，基于 DC 的治疗性肿瘤疫苗，主要分为两种，一种是 DC 体外荷载抗原后，回输到患者体内，另外一种是诱导 DC 在体内摄取肿瘤抗原。二者的共同目的都是最大程度地活化肿瘤抗原特异性 CD4+ 和 CD8+ T 细胞，发挥抗肿瘤效应。

　　2018 年，我国学者曹雪涛带领团队自主研发的 DC 肿瘤疫苗能够与化疗联合治疗晚期转移性肿瘤患者，并在临床 II 期中展现出疗效提高 1 倍的喜人结果。这种肿瘤疫苗将有望用于治疗多种类型肿瘤，特别是协助控制晚期转移性肿瘤患者的病情发展。目前，这一肿瘤疫苗正处于临床 III 期试验阶段。

2. TIL 细胞和 DC 肿瘤疫苗联合治疗重度恶性黑色素瘤患者 2020 年 7 月，瑞典卡罗林斯卡大学研究所和医院研究者合作在 *Oncoimmunology* 杂志发文，表明 TIL 细胞和 DC 肿瘤疫苗联合治疗重度恶性黑色素瘤患者具有显著的效果。在这一研究中，从患者自身的肿瘤中提取出肿瘤浸润淋巴细胞，即 TIL 细胞。经过体外扩增将 TIL 数量扩增至 500 亿之后，将其与生长因子 IL-2 混合，然后回输给患者。同时，患者还接受了由 DC 组成的多种剂量肿瘤疫苗的治疗，该疫苗专门用于激活免疫系统。在接受这种 TIL 细胞和 DC 肿瘤疫苗联合治疗的 4 例重度恶性黑色素瘤重症患者中，有 3 例患者得到完全或几乎完全缓解。单独用 TIL 细胞治疗的 5 例患者对治疗的满意反映不及与肿瘤疫苗联合治疗的效果。

（六）树突状细胞对免疫治疗起关键作用

1. 树突状细胞 DC 在 PD-L1 抑制剂中对抗肿瘤治疗的关键作用和机制 2020 年 3 月，信达生物制药集团等研究者在 *Sci Transl Med* 杂志发文，阐明树突状细胞（DC）在 PD-L1 抑制剂中对抗肿瘤治疗的关键作用和机制，发现 PD-L1 抗体能够结合 DC 上的 PD-L1，阻断 PD-L1 和 B7.1 的顺势结合和包埋，使 B7.1 释放出来，能够再次结合到 T 细胞上的 CD28，形成超强的免疫突触，从而诱导 T 细胞抗肿瘤的活性；并在肾癌和非小细胞肺癌得到证实，高表达 DC 的患者疗效显著增高。

研究证实，PD-L1 抗体能够直接激活 DC 获得抗肿瘤免疫功能，具备以下 3 个功能：阻断 PD-1/PD-L1 而复活 T 细胞杀伤活性；通过桥接 PD-L1 阳性肿瘤细胞和 PD-1 阳性 T 细胞，形成近距离的免疫突触，促使 T 细胞获得直接杀伤肿瘤细胞的能力；通过阻断树突状细胞上的 PD-L1/B7.1 交互结合，释放 B7.1 来共刺激 T 细胞，促进肿瘤的抗原提呈而诱导肿瘤抗原特异性的 T 细胞分化和成熟。

2020 年 12 月，英国弗朗西斯·克里克研究所研究者在 *Nat Immunol* 杂志发文，发现人体免疫系统检测疾病迹象并激活保护性反应的一个重要过程，DNGR-1 基因在其中发挥关键作用，有助于研发针对癌症和其他疾病的新免疫疗法。在最新研究中，发现借助一种机制，即 DC 的特定免疫细胞会将疾病信号传递给周围的 T 细胞。如果一个细胞癌变或被病毒感染，细胞内的蛋白质就会发生变化。DC 需要将这些变化信息传递 T 细胞以启动免疫反应，但以前并不确定 DC 是如何完成这一任务的。在最新研究中，当 DC 发现一个损伤或将要死亡的细胞时，会吞噬这个垂死细胞的碎片，并将这些碎片储存起来，即为吞噬体的小口袋内。

研究者对实验小鼠的免疫细胞进行了研究，发现向 T 细胞传递损伤的蛋白质信息，以诱发免疫反应，吞噬体会爆裂，使这些蛋白质在 DC 内部游离，蛋白质会被分解更小的碎片，然后到达 DC 表面并被展示给 T 细胞，这种机制的关键是一种 DNGR-1 的基因。研究者正试图精确追踪死亡细胞碎片从受感染细胞到 DC 再到 T 细胞的路径。

2. 一种乳腺癌细胞破坏人体关键树突状细胞（DC）方式 2020 年 10 月，美国冷泉港实验室（CSHL）Egeblad 及其同事在 *J Exp Med* 杂志发文，描述了一种乳腺癌细胞破坏人体关键树突状细胞（DC）方式。DC 很重要，通过向杀伤 T 细胞展示癌细胞片段，启动和协调局部免疫反应，然后杀伤 T 细胞可以监测并摧毁癌细胞。研究发现，乳腺癌细胞利用其表面受体 CCR2 蛋白质。破坏交叉呈递的 DC 成熟。

然而，CCR2 在免疫细胞中有完全不同的功能，免疫细胞利用受体引导自己进入炎症区域。当 CCR2 受体出现在肿瘤细胞表面时，抑制了 DC 成熟所需的分泌信号。这项研究发现，CCR2 本身可以作为靶点。2012 年，Egeblad 实验室揭示了阻断免疫细胞上的 CCR2 可以提高药物穿透肿瘤的能力。目前，阻断 CCR2 的药物正作为一种癌症疗法在临床进行测试。这些最新的发现表明，阻止 CCR2 的活性可以帮助机体自身的免疫反应来对抗癌症。

3. 一种分子途径抑制树突状细胞对 T 细胞进行杀伤的能力　2020 年 4 月，美国西奈山的研究者在 Nature 杂志发文，发现一种调节肺癌肿瘤中特殊免疫系统细胞的途径，可以抑制免疫系统并使肿瘤生长。研究者分析了人类和小鼠的肺癌病变，特别研究了树突状细胞（DC）的高度特化免疫细胞。DC 给 T 细胞识别来自肿瘤的信息，这样 T 细胞就能识别并对抗癌症。然而，肿瘤中的某些遗传物质通过这种新发现的免疫调节途径而抑制 DC 的功能。

研究者对小鼠和人类肿瘤进行了单细胞测序和高分辨率成像，以研究 DC 在肺癌和邻近非癌性肺组织中的活动，发现了一种分子途径，可以抑制 DC 对 T 细胞进行杀伤的能力，逆转这一途径可显著改善动物的肿瘤反应。基于这些发现，研究者正在设计一项临床试验，希望通过增加第二种疗法来增强患者对一种检查点阻断的免疫疗法的反应，这种疗法可以阻断降低肿瘤中 DC 功能的免疫调节通路。目前，只有 20% 患者对检查点阻断疗法有反应。

4. 巨噬细胞和树突细胞是免疫反应的关键细胞　2020 年 1 月，美国约翰霍普金斯大学基梅尔癌症中心研究者在 J Immunother Cancer 杂志发文，在小鼠实验中引入具有特定基因缺失的骨髓细胞，诱导一种新的免疫反应，从而减缓了移植的人类前列腺和胰腺癌细胞的生长。研究结果表明，这项过继细胞疗法可以利用患者自身的骨髓细胞来治疗人类的这类癌症。在这些小鼠研究的基础上，可能提供一种独特的方法来激活患者的免疫系统，包括 T 细胞，以对抗癌症。先前的研究表明，当缺乏 NF-κB p50 基因时，免疫反应的关键巨噬细胞和 DC 发挥重要的作用。在缺乏转录因子的小鼠中，黑色素瘤、纤维肉瘤、结肠癌和脑癌胶质母细胞瘤的生长速度较慢。这项新研究中，在缺乏 p50 的小鼠身上显示出同样的生长缓慢效应，这种效应适用于患有前列腺癌和胰腺癌的小鼠。研究者首先从 p50 缺陷小鼠的骨髓中培养出未成熟的髓细胞，并将其与携带 p50 基因小鼠进行比较。这项研究所选择的包括巨噬细胞和 DC 前体在内的未成熟髓细胞，是因为这些特殊的细胞会增加激活抗肿瘤免疫反应的可能性。

在给两组小鼠都接种了人类前列腺癌细胞或胰腺癌细胞后，用抗癌药物 5- 氟尿嘧啶（5-FU）对小鼠进行预处理，然后注射未成熟的骨髓细胞。这种药物会引起正常骨髓血细胞的数量减少，从而减少与注射细胞的竞争；可以靶向肿瘤中抑制免疫反应的髓细胞；有时，还可以释放 T 细胞识别的抗原，触发这些免疫细胞攻击肿瘤。研究发现，将 p50 阴性细胞过继转移与 5-FU 联合使用效果最佳。与给予 p50 完整细胞的小鼠相比，在 14 例前列腺癌中的 13 例（93%）和 15 例胰腺癌中的 8 例（53%）中，肿瘤的生长速度至少慢了 3 倍。该疗法还使小鼠胰腺癌发生了显著的消退，肿瘤体积缩小了 10 倍。

转移的 p50 阴性髓细胞产生了巨噬细胞和 DC，这些细胞通过激活 T 细胞有助于免疫系统对抗癌症。当 T 细胞被耗尽时，细胞过继治疗不再有效。在 p50 阴性的结肠癌和胶质母细胞瘤小鼠中也发现了类似的效应，在前者 T 细胞的耗竭增加了癌症发展，而在后者当 T 细胞耗竭时生存优势也消失了。

研究者测试了 7 种不同癌症，包括胰腺癌、脑癌、黑色素瘤、结肠癌、肉瘤和成神经细胞瘤，均证明回输缺乏 NF-κB p50 的细胞可以显著抑制肿瘤生长。

（七）提高树突状细胞抗肿瘤能力

1. Flt3L 激素增加树突状细胞数量而抵御癌症　2021 年 3 月，澳大利亚沃尔特伊丽莎医学研究所等机构在 *Nat Cell Biol* 杂志发文，发现 Flt3L 激素能增加 DC 的数量，帮助免疫系统抵御癌症。DC 细胞是一种能激活杀伤性 T 细胞的免疫细胞，能诱发机体对癌症的反应，比如黑色素瘤和肠癌等。研究者利用单细胞条码技术（能够插入短链合成性的 DNA 序列）揭示 DC 增殖时所发生的事件，能在临床前模型中确定哪些细胞会产生 DC。

2020 年 8 月，澳大利亚彼得 - 麦卡伦癌症中心研究者在 *Nat Immunol* 杂志发文，通过基因改造，构建出产生的 Flt3L 强效分子的 T 细胞，能够在肿瘤部位促进 DC 增殖。当将这些经过基因改造的 T 细胞移植到荷瘤小鼠体内，发现其触发 DC 涌入肿瘤中；当将这些经过基因改造的 T 细胞与进一步激活免疫细胞的药物组合使用时，发现更有效地缩小肿瘤。表达 DC 生长因子 Flt3L 促进 CAR-T 细胞抗肿瘤免疫反应。这种方法能够刺激机体的免疫系统，以攻击癌细胞表面上的多种靶标，从而有助于解决肿瘤异质性问题。

2. 束蛋白抑制剂提高肿瘤间树突状细胞抗肿瘤能力　肌成束蛋白（fascin）是丝状伪足（filopodia）和侵袭性伪足（invadopodia）中主要的肌动蛋白捆绑蛋白，对肿瘤细胞的迁移，侵袭和转移至关重要。基于小鼠模型的研究结果证实，小分子肌成束蛋白抑制剂可阻断肿瘤的侵袭和转移，并增加小鼠的整体存活率。2021 年 4 月，美国威尔康奈尔医学院 Huang 团队在 *Cell Rep* 杂志发文，发现在各种癌症的小鼠模型中，肌成束蛋白抑制剂还可以增强抗肿瘤免疫应答。从机制上，肌成束蛋白抑制剂 NP-G2-044 增加了肿瘤内激活的树突状细胞（DC）的数量并增强了 DC 的抗原摄取。此外，NP-G2-044 与 PD-1 阻断抗体一起显著增加原本对抗 PD-1 治疗具有耐受性的肿瘤中活化的 CD8[+] T 细胞的数量。此外，降低 DC 中肌成束蛋白的水平，也能够模仿 NP-G2-044 的抗肿瘤免疫作用。这些数据证明，NP-G2-044 具有限制肿瘤转移并增强抗肿瘤免疫应答的作用。

肌成束蛋白是丝状伪足中的主要肌动蛋白交联剂，并且与其他肌动蛋白结合蛋白没有氨基酸序列同源性肌成束蛋白调节丝状肌动蛋白在丝状伪足中形成、层状脂质形成、应力纤维形成和黏着斑转换期间的细胞骨架重组。在许多类型的转移性肿瘤中，都发现肌成束蛋白的水平升高，并与临床上具有侵略性的表型、预后不良和生存期缩短有关。在正常的成年人上皮细胞中，人肌成束蛋白的表达较低或不存在，而在转移性肿瘤中则高表达。小鼠遗传学研究表明，在胰腺癌小鼠模型中，肌成束蛋白基因的缺失可延缓肿瘤的发展，减缓肿瘤的生长，减少转移性定植并提高整体存活率。相反，肌成束蛋白在小鼠肠上皮中的转基因表达增加了肿瘤发生率，促进肿瘤进展，并降低总生存期。研究者此前筛选了化学文库并鉴定了能特异性抑制肌成束蛋白生化功能的小分子化合物。X 射线晶体结构研究表明，肌成束蛋白抑制剂通过占据一个肌动蛋白结合位点，诱导肌成束蛋白的构象剧烈变化，从而削弱肌成束蛋白束缚肌动蛋白的功能。

研究者将免疫检查点抑制剂（ICI）和肌成束蛋白抑制剂 NP-G2-044 联合使用对荷瘤小鼠的整体存活的影响。在免疫系统完整的 BALB/c 小鼠中建立了免疫原性差的 4T1 小鼠三阴性乳腺癌细胞的肿瘤模型，并将荷瘤小鼠随机分为对照组或治疗组。第一组小鼠接受了对照 IgG 治疗；第二组小鼠用 NP-G2-044 治疗；第三组小鼠在第 11、13、15 和 17 d 接受 ICI（抗 PD-1 抗体和抗 CTLA-4 抗体）的组合治疗；第四组小鼠用 NP-G2-044 和 ICI 联合治疗。与对照组相比，NP-G2-044 治疗使中位总生存期增加了约 29%。ICI 使中位总生存期增加了约 27%。NP-G2-044 和 ICI 的组合使中位总生存期增加了约 105%，是单独使用 ICI 或单独使用 NP-G2-044 效果的 3 倍以上。这些数据表明，NP-G2-044 在 4T1 乳腺肿瘤的原位小鼠模型中可以与 ICI 协同作用。

在此基础上，发现 NP-G2-044 能够促进肿瘤间隙 DC 的聚集以及激活，后者有助于抗原的呈递以及 T 细胞的激活。当 DC 中的肌成束蛋白活性受到抑制之后，小鼠的抗肿瘤能力也得到了显著增强。综上所述，研究者利用一系列小鼠肿瘤模型，揭示了束蛋白对抗肿瘤免疫反应的影响，以及阻断肌成束蛋白对增强肿瘤治疗效果的潜在能力。

（八）DC-SCRIPT 控制 cDC1 树突细胞的命运和功能

树突状细胞（DC）的功能多样化是建立保护性免疫反应的关键步骤。尽管 DC 谱系的多样性很重要，但其遗传基础还不完全清楚。转录因子 DC-SCRIPT 在经典 DC（conventional DC，cDC）及其定向骨髓祖细胞中表达，但在浆细胞样 DC（plasmacytoid DC，pDC）中不表达。cDC 进一步可分化两个亚群，即 cDC1 和 cDC2。虽然这两个 cDC 亚群都是基于 MHC Ⅱ 分子的 CD4$^+$ T 细胞反应的有力驱动因子，但是 cDC1 具有将外源性抗原交叉递呈给 CD8$^+$ T 细胞的能力，而且由于其在促进抗肿瘤反应中的潜在作用，这一特性受到了广泛的研究。

近期，澳大利亚 Nutt 等研究者构建出一种 Zfp366tdTomato 小鼠报告染料和基因敲除品系，在单细胞水平上研究了 DC-SCRIPT 表达（*Sci Immunol*，2021）。在骨髓的一部分定向产生 cDC1 的克隆源性祖细胞中检测到 DC-SCRIPT，但其在 cDC2 祖细胞中不存在。一旦植入到外周器官后，cDC1 和 cDC2 都表达了大量的 DC-SCRIPT，前者的 DC-SCRIPT 水平最高。然而，DC-SCRIPT 剔除导致下降的 cDC1 分化潜能，cDC2 分化略有增加。

在 DC-SCRIPT 缺陷小鼠中观察到的残留 cDC1 显示出异常的细胞表面表型，一些数据表明，DC-SCRIPT 是控制 cDC1 谱系的转录枢纽的一个组成部分。另外，IRF8 是 cDC1 的谱系决定性转录因子，这是因其在所有 cDC1 中高度表达，并且绝对是其产生所必需的。BATF3 与 ID2 在前体 cDC1（pre-cDC1）中的诱导表达被认为是定义 cDC1 谱系的决定性步骤，因其导致 IRF8 自动激活。BATF3 在前体 cDC2（pre-cDC2）中的缺失被认为不利于这些祖细胞中 IRF8 的维持，从而阻止定向 cDC1 分化，而允许 cDC2 分化。这项新的研究为控制 IRF8 在 DC 祖细胞中的表达的分子机制增加了复杂性。对 BATF3 来说，在相对于 IRF8$^+$ 转录起始位点 32 kb 的增强子中检测到 DC-SCRIPT 的结合，这对维持 IRF8 在 cDC1 中的表达至关重要。总的来说，这项研究表明，DC-SCRIPT 对 cDC1 的正常产生至关重要。DC-SCRIPT 对于 cDC1 的细胞类型特异性功能也是必需的，这些功能对保护性免疫至关重要。因此，DC-SCRIPT 与 IRF8 和 BATF3 一起成为调控 cDC1 谱系形成、维持和功能的转录回路（transcriptional circuitry）的核心组件。

（九）树突状细胞通过多线程应对癌症

2020 年 8 月，Ferris 等人在 *Nature* 杂志发文，发现一种 DC 细胞的免疫细胞在协调肿瘤靶向作用的能力上要比以前认为的更加灵活。CD8$^+$ T 细胞能识别抗原，即衍生自肿瘤细胞的肽类片段，抗肿瘤反应的启动还需要 DC 的作用，能够摄取并捕获肿瘤衍生的蛋白质并将其加工成为抗原；DC 能将这些抗原展示在其表面，并与主要组织相容性复合体（MHC）分子结合，将其呈递给 T 细胞上的 T 细胞受体（TCR）分子。另外，CD4$^+$ T 细胞也能够识别展示在 II 类 MHC 分子上的抗原，能提供辅助信号而促进 CD8$^+$ T 细胞杀灭肿瘤细胞。

在病毒感染过程中，两种 DC1 和 DC2 树突状细胞最初分别激活 CD8$^+$ 和 CD4$^+$ T 细胞，随后这两类被激活的 T 细胞一次或同时识别 DC1 上的抗原，而且 CD4$^+$ T 细胞还会为 CD8$^+$ T 细胞提供有效的帮助；比如，CD4$^+$ T 细胞会分泌特殊的分子来支持 CD8$^+$ T 细胞的功能，同时 CD4$^+$ T 细胞还会诱导 DC1 来表达特殊分子，从而增强 CD8$^+$ T 细胞的激活。此前研究认为，DC1 必须同时呈递 I 类和 II 类 MHC 分子上的抗原，从而产生抵御感染性因子的免疫反应；目前，活体成像技术能够提供证据表明，DC1 能作为一种平台支持对 CD4$^+$ 和 CD8$^+$ T 细胞的同时激活，很多研究表明 DC1 能够将 I 类 MHC 分子的抗原呈递给 CD8$^+$ T 细胞，而 DC2 能将 II 类 MHC 分子呈递给 CD4$^+$ T 细胞。

DC1 能促进 CD8$^+$ T 细胞从 CD4$^+$ T 细胞获得帮助的平台模型还不能通过体内实验获得明确的遗传支持。研究者利用纤维肉瘤小鼠模型研究，评估了机体不同抗肿瘤免疫反应阶段 CD4$^+$ T 细胞所提供的帮助，纤维肉瘤能刺激机体产生强烈的免疫反应。术后切除原发性纤维肉瘤的 1 个月后，给小鼠体内注射相同类型的癌细胞并监测肿瘤的生长情况，在对照动物体内，这些继发性肿瘤均被排斥了，被免疫细胞清除的效率高达 100%。然而，在针对原发性肿瘤的免疫反应中，或针对继发性肿瘤的记忆免疫反应中，抗体所介导的 CD4$^+$ 或 CD8$^+$ T 细胞的移除，去除了免疫系统对继发性肿瘤的控制，提示 CD4$^+$ T 细胞对免疫系统中两种类型的反应都是必需的。随后，对纤维肉瘤细胞进行工程化修饰，使其能表达卵清蛋白，从而能为监测免疫反应提供一种模型系统，野生型小鼠能有效排斥这些工程化的肿瘤细胞。为了能够追踪 CD4$^+$ T 细胞的激活状况，对 CD4$^+$ T 细胞进行修饰，使其能表达一种识别卵清蛋白抗原的 TCR，随后将其转移到携带肿瘤的小鼠机体中，几天后从小鼠淋巴结中收集免疫细胞，这种工程化修饰的 CD4$^+$ T 细胞能积极增殖，提示其能通过与来自肿瘤的卵清蛋白抗原相互作用，从而被激活。相比之下，在缺失 DC1 的小鼠中进行相同的实验也揭示了缺少 CD4$^+$ T 细胞的刺激，这就说明 DC1 也是非常必要的（图 34-13）。

通过在 DC1 中遗传性移除 CD4$^+$ T 细胞能揭示蛋白质在促进 CD4$^+$ T 细胞帮助 CD8$^+$ T 细胞反应中发挥的作用。DC1 和 DC2 在人类机体中处于进化保守的角色，小鼠和人类 DC1 有着许多共同的功能，并能表达一些相似的蛋白质，然而也存在一些物种差异。IL-12 蛋白是 CD8$^+$ T 细胞所介导的免疫反应所需的一种细胞因子，在小鼠机体中，DC1 要比 DC2 制造更多的 IL-12；但在人类机体中情况恰好相反。

（十）癌细胞分泌的凝胶素阻断树突状细胞内受体

2021年6月，英国弗朗西斯·克里克研究所（Francis Crick Institute）研究者在 *Cell* 杂志发文，发现血浆中由癌细胞分泌的凝胶素，通过阻断树突状细胞（DC）内的受体干扰这一传递过程。在没有指令传递给T细胞的情况下，肿瘤避免了杀手反应。研究者分析10种不同类型癌症患者的临床数据和样本，发现患有肝癌、头颈癌和胃癌的患者，肿瘤中这种蛋白质水平较低，生存概率较高；还发现，在患有癌症的小鼠中，阻断这种蛋白质的作用会增加它们对包括检查点抑制剂（一种主要的免疫疗法）在内的治疗的反应。

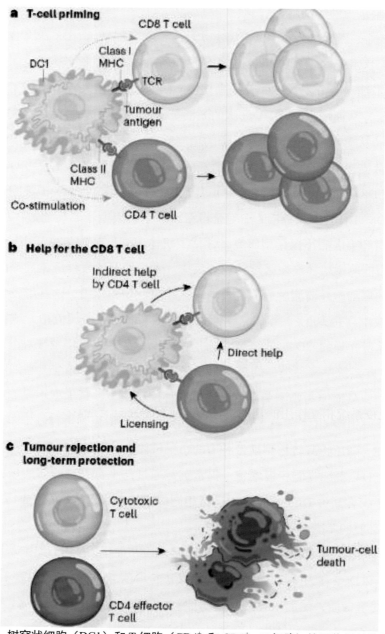

图 34-13　树突状细胞（DC1）和 T 细胞（CD4$^+$ 和 CD8$^+$　T 细胞）协同作用杀伤肿瘤细胞

这项工作建立在研究者对 DC 生物学的研究基础上。这些细胞吸收死癌细胞的碎片，并将其保存在吞噬体中。与碎片上的蛋白质 f- 肌动蛋白结合，触发这些吞噬体破裂，将碎片释放到细胞中，在那里可以被处理并移动到表面，向附近的 T 细胞发出肿瘤存在的信号。当检查分泌的凝溶胶蛋白（gelsolin）的活性时，发现这种蛋白质与关键的 DC 受体竞争，阻止它与 f- 肌动蛋白结合的能力，从而阻止了 DC 启动 T 细胞反应的能力。

当分泌的 gelsolin 在健康的血浆中循环时，一些癌细胞分泌非常高水平的 gelsolin，所以这些肿瘤启动了一种抗免疫防御，帮助它们避开杀伤 T 细胞。减少这种蛋白质的水平将有助于缓解与 f- 肌动蛋白结合的竞争，并允许 DC 传递它们的重要信息。研究者将继续这项工作，试图开发一种潜在的治疗方法，以肿瘤中分泌的 gelsolin 为靶点，而不影响这种蛋白在身体其他部位的活性。

第三节　癌细胞的免疫逃逸及其对策

肿瘤免疫研究的历史悠久，最早由 Paul Ehrlich 于 1909 年提出了机体免疫系统具有识别和杀灭肿瘤的功能的假说。直到 50 年之后，由 Prehn 和 Main 通过小鼠肉瘤排斥实验证明了肿瘤细胞存在特异移植抗原，诱导机体产生特异的免疫反应。1975 年，Thomas 和 Burent 又提出免疫监视学说，认为机体的免疫系统能识别并杀灭癌细胞。2002 年，经过系统的梳理和总结，由 Schreiber 等首次提出肿瘤免疫编辑理论，并将其分为免疫清除、免疫平衡和免疫逃逸三个阶段（图 34-14）。该学说认为，机体的免疫系统能够识别、监视并最终"清除"绝大多数的恶变细胞；但可能会有少数恶变细胞躲过清除而进入"平衡"期，此期间免疫系统和恶变细胞相互塑造，但机体并不表现出临床症状，平衡期在极端情况下甚至可涵盖机体整个生命过程；恶变肿瘤细胞的主动作用一旦打破这种平衡状态，肿瘤细胞将实现成功"逃逸"，导致免疫系统丧失对肿瘤细胞生长的控制。

免疫逃逸（immune escape）是指肿瘤细胞通过自身表面抗原修饰和改变肿瘤微环境而逃脱免疫系统的监控时，可能呈进行性生长，发展成为生长不可控的肿瘤，最终危及机体。肿瘤的免疫逃逸涉及肿瘤细胞与机体免疫系统相互作用的复杂过程，目前尚不完全清楚。

一、肿瘤逃脱机体免疫监视

（一）肿瘤细胞免疫原性低下

肿瘤细胞免疫原性低下有多方面原因，其中主要包括以下四个方面：① 肿瘤细胞表面的抗原大多免疫原性较弱，不足以刺激机体产生足够强度的免疫应答；② 某些弱抗原反复刺激机体免疫系统可使其产生免疫耐受；③ 当遭受机体免疫系统攻击时，肿瘤细胞还会通过降低，甚至不表达肿瘤细胞表面抗原而逃脱攻击；④ 肿瘤细胞往往表达较多的黏蛋白，造成其表面抗原被多糖覆盖，干扰淋巴细胞对肿瘤细胞的识别。

　　此外，肿瘤细胞还可能通过以下方式来降低自身的免疫原性。一方面，抗原加工提呈异常某些肿瘤细胞的抗原加工提呈基因或突变，或丢失，或表达下调，导致抗原加工提呈障碍。另一方面，肿瘤细胞缺乏共刺激分子 T 细胞的激活需要双重信号，MHC 抗原肽的结合是 T 细胞激活的第一刺激信号，还需要有 B7 等共刺激分子的结合作为第二刺激信号，T 细胞才能最终激活。但肿瘤细胞大多低表达 B7 共刺激分子，导致 T 细胞失能或凋亡，从而使肿瘤细胞逃脱 T 细胞的免疫监视。肿瘤细胞还高表达负刺激性的共刺激分子 PD-L1 等，抑制 T 细胞的增殖以及相关细胞因子的分泌，达到免疫逃逸的目的。

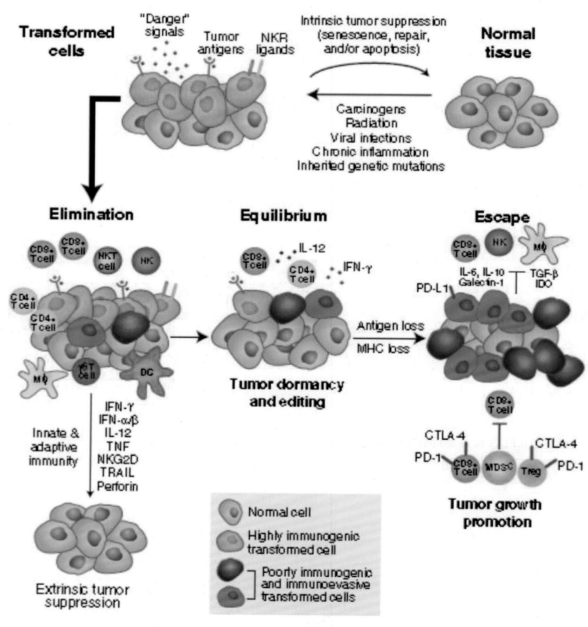

图 34-14　肿瘤免疫编辑学说

（二）肿瘤微环境的变化

在肿瘤生长的过程中，肿瘤与其周围环境相互作用构成了肿瘤生长的微环境，其中除了肿瘤细胞外，还有细胞外基质、免疫细胞和免疫因子等，肿瘤微环境中免疫效应细胞的失能和大量免疫抑制性细胞的产生是肿瘤免疫逃逸的重要原因。肿瘤细胞分泌和释放出多种免疫抑制因子，如肿瘤生长因子（TGF-β）、血管内皮生长因子（VEGF）、IL-4、IL-6 和 IL-10 等，以及可溶性肿瘤坏死因子（TNF）结合蛋白，降低免疫效应细胞活性，保护肿瘤细胞免受 T 细胞的杀伤。在肿瘤微环境中聚集了大量免疫抑制性细胞，主要有髓系来源抑制细胞（MDSC）和调节性 T 细胞（Treg 细胞），以及 M2 型巨噬细胞和树突状细胞（指肿瘤微环境中树突状细胞的分化和成熟受到破坏，往往被诱导生成具有免疫抑制作用）。

胰腺癌是所有癌症中最致命的癌症之一，能够通过改变微环境来逃避免疫细胞的攻击，从而使免疫细胞抑制。这种抑制反应的某些信号传导分子，包括 STAT1 蛋白质，可能是潜在的治疗靶标。在这项研究中，研究者 Weiner 解释，这是免疫攻击诱导胰腺癌衍生的免疫抑制的第一个证明，为这种致命的癌症提供了一种新的免疫疗法（*Cancer Immunol Res*，2021）。胰腺导管腺癌（PDAC）占所有胰腺癌的 90% 以上，预计到 2021 年在美国将有近 6 万例患者。尽管最近在癌症免疫疗法方面取得了重大进展，但这种癌症很少对这种治疗方法产生反应。这种治疗抗性的原因之一是 PDAC 的肿瘤微环境，能够抑制有助于攻击癌细胞的免疫反应。肿瘤组织不仅包括癌细胞，还包括各种非癌性成分，如免疫、脂肪和神经元细胞，以及构成肿瘤微环境的纤维和血管。正常情况下，T 细胞识别并杀死癌细胞，但是恶性胰腺细胞试图通过影响肿瘤微环境的成分来促进癌症的发展和生长，从而逃避 T 细胞的免疫攻击，这一过程被称为重塑。抑制这种重塑是试图治疗胰腺癌的主要挑战。T 细胞反应存在于许多癌症中，但在大多数胰腺癌组织中却很罕见。

美国乔治敦大学医学中心研究者 Ajina 通过对小鼠实验研究，以探索最负责识别和杀死癌细胞的免疫 T 细胞如何引发抗肿瘤反应。美国约翰霍普金斯大学和橡树岭国家实验室的合作者提供了尖端的分析技术，能够在小鼠中可视化这种重塑的关键过程。除了发现重塑和免疫逃逸之外，研究者还确定这种抑制反应的中介之一，包括一种信号转导子和转录激活子 1（STAT1）的活化蛋白。研究者选择了一种经美国 FDA 批准的药物 ruxolitinib，该药物以 STAT 信号通路为靶标，在小鼠中测试。实际上，该药物的使用克服了肿瘤保护性重塑反应，并有助于改善对免疫疗法的反应。在小鼠中的临床前研究表明，ruxolitinib 与其他批准的免疫疗法相结合可以改善胰腺癌患者的预后。

（三）癌细胞躲避宿主机体免疫防御机制

2021 年 5 月，美国纪念斯隆凯特琳癌症中心等机构研究者在 *Cancer Discov* 杂志发文，揭示了癌细胞躲避宿主机体免疫防御的新型分子机制。随着癌细胞的分裂，DNA 片段，甚至整个染色体，都可能会重复、突变或完全缺失，这就是染色体不稳定性（chromosomal instability）。在这项研究中，探讨了染色体不稳定性与癌症侵袭性之间的关联。染色体不稳定，这些染色体中的 DNA 片段就会逃逸到细胞核外并漂浮在细胞质中。细胞会将这些游离的片段解释为病毒入侵者的证据，就会触发其内部并诱发炎症的发生；免疫细胞会前往肿瘤位点释放出防御性的化学物质。研究者在癌细胞外部发现了一种特殊分子，这种分子在癌细胞抵达邻近免疫细胞之前就破坏了警告信号。

研究者所研究的这种信号系统为 cGAS-STING（cGAS：环 GMP-AMP 合成酶，STING：干扰素基因蛋白），当来自病毒（或不稳定的癌细胞染色体）的 DNA 落入细胞质中时，cGAS 会与其结合形成一种 cGAMP 的化合物分子，从而能作为一种警告信号；在细胞内，这种警告信号能激活 STING 的免疫反应，能解决潜在病毒入侵者的直接问题。此外，大部分的 cGAMP 能够移动到细胞外部，并作为邻近免疫细胞的警告信号，从而激活 STING 通路并发动对病毒感染细胞的免疫攻击反应。此前研究结果表明，癌细胞中的 cGAS-STING 信号能够促进其免疫细胞的特征（尤其是爬行和迁移的能力）来帮助癌细胞转移。这为癌细胞如何在炎症环境下存活并在此过程中进行转移提供了部分答案。在本研究中，揭示了癌细胞应对激活 cGAS-STING 释放到环境中的警告信号，一种类似剪刀的蛋白能够"撕碎"这些信号，从而能为癌细胞破坏免疫的威胁提供第二种方法。

这种覆盖在癌细胞上的剪刀样蛋白为 ENPP1，当 cGAMP 发现其在细胞外途径时，ENPP1 就会将其切碎并防止信号达到免疫细胞；同时，这种切碎过程会释放出一种腺苷的免疫抑制分子，也能够消除机体炎症表现。通过对乳腺癌、肺癌和结直肠癌小鼠进行一系列实验，发现 ENPP1 能够发挥机体免疫抑制和癌症转移的控制开关，开启后能够抑制免疫反应并增加癌症转移，如果关闭则会促进宿主机体的免疫反应并减少转移。此外，研究者还在人类癌症样本中分析了 ENPP1，其表达与癌症转移的增加及对免疫疗法耐受性的增加直接相关。从治疗的角度来讲，本研究最显著的发现是翻转 ENPP1 的开关或能增加不同癌症类型对免疫疗法药物检查点抑制剂的敏感性，这种方法在癌症小鼠模型中是有效的。目前，正在开发抑制癌细胞中 ENPP1 的药物。

（四）阻断免疫细胞能量产生和代谢促进肿瘤细胞逃逸

1. 阻断免疫细胞能量产生能够促进肿瘤细胞逃逸　2020 年 3 月，日本京都大学免疫学与基因组医学系研究者在 eLife 杂志发文，抑制免疫 T 细胞能量产生的小分子会导致某些肿瘤从 PD-1 阻断疗法中逃逸。在 PD-1 检查点疗法中，有一半以上的患者肿瘤对此无反应。为了了解其中的原因，研究者设置了具有两种类型肿瘤细胞的小鼠：一些对 PD-1 阻断疗法敏感，而另一些则不敏感。依据发现，某些癌细胞会释放免疫抑制分子，抑制 T 细胞中产生能量的线粒体的活性。用增强线粒体的化合物治疗小鼠可逆转免疫抑制肿瘤中的作用。但是，该治疗对其他类型的肿瘤没有影响。另一个肿瘤没有破坏 T 细胞的能量产生，而是没有产生有助于免疫细胞识别肿瘤细胞的蛋白质，从而使自己能够逃逸免疫系统的追踪。研究者认为，如果能够找到合适的分子，就能制造出阻碍其活性的药物。

2. SLC43A2 改变 T 细胞蛋氨酸代谢和组蛋白甲基化　2020 年 9 月，美国密西根大学研究者在 Nature 杂志发文，阐述了肿瘤细胞通过溶质载体 SLC43A2 改变 T 细胞蛋氨酸代谢和组蛋白甲基化，揭示了肿瘤免疫逃逸新机制。研究指出，蛋氨酸对 T 细胞的活力和功能影响最大，肿瘤细胞在摄取蛋氨酸方面明显胜过 T 细胞，通过限制蛋氨酸减少甲基供体 SAM，进而损害 $CD8^+$ T 细中的组蛋白 H3K79 二甲基化（H3K79me2）以及信号转导和转录激活因子 5（STAT5）信号，最终导致 T 细胞功能受损。进一步研究发现，破坏肿瘤细胞的转运蛋白会促进 T 细胞功能的恢复，给肿瘤患者补充蛋氨酸，可以恢复 T 细胞功能，因为足够高水平的蛋氨酸意味着肿瘤细胞和 T 细胞都可以获得足够的营养，T 细胞掌控着肿瘤的终极命运。目前，研究者正在与药物发现专家合作，以期确定一种靶向肿瘤细胞中蛋氨酸的小分子抑制剂。

（五）主要组织相容性抗原表达异常

多数肿瘤细胞表面主要组织相容性抗原 - Ⅰ（MHC- Ⅰ）表达降低或缺失，影响 MHC- 抗原肽 -TCR 复合体形成，T 细胞不能识别肿瘤细胞表面抗原，肿瘤细胞因此逃避免疫细胞的识别和攻击。在人类肿瘤组织和细胞株中均可发现人类白细胞Ⅰ类抗原（HLA Ⅰ）表达有不同程度的减少，甚至缺失。HLA Ⅰ的下降程度还与肿瘤恶性程度、转移及预后不良呈正相关。研究发现，MHC- Ⅰ表达的变化影响肿瘤免疫治疗的疗效。对免疫治疗敏感的肿瘤患者 MHC- Ⅰ表达较治疗前增加；而治疗耐受的患者 MHC- Ⅰ表达依然降低。提示，MHC- Ⅰ表达的恢复是肿瘤免疫治疗的关键。

（六）共刺激分子及黏附附分子表达下降

免疫应答过程中，共刺激分子及黏附分子在 T/B 细胞与抗原呈递细胞（APC）或肿瘤细胞间的黏附、识别中起着重要作用。研究发现，肿瘤患者体内的 APC 及肿瘤细胞由于缺乏共刺激分子或黏附分子表达减少，不能诱导机体产生免疫应答。目前，通过基因治疗的方法上调细胞共刺激分子或黏附分子的研究有很多，但真正应用于临床治疗并不多见。

（七）肿瘤抗原加工、呈递障碍

肿瘤抗原加工、呈递主要是肿瘤患者树突状细胞（DC）抗原呈递功能障碍。DC 是具有最强呈递抗原能力的专职 APC，是机体免疫应答的主要启动者，在免疫应答中发挥关键作用。研究显示，肿瘤患者机体外周血中的 DC 抗原呈递功能出现障碍。而取其骨髓细胞在体外与粒细胞 / 巨噬细胞集落刺激因子（GM-CSF）、IL-4 和肿瘤坏死因子 α（TNF-α）共同培养扩增的 DC 呈递抗原功能良好，说明肿瘤患者机体内的 DC 可能受肿瘤微环境的影响，使其从骨髓释放到外周的成熟过程受到干扰，从而削弱了对肿瘤抗原的呈递能力。研究证实，APC 与细胞因子体外培养后在回输患者体内，能有效改善 APC 的抗原加工、呈递功能。

（八）免疫衰老

研究证实，随着年龄的增长，机体免疫系统抗肿瘤免疫应答能力逐渐下降，其机制主要包括效应性免疫细胞的减少以及免疫耐受信号通路的活化。免疫衰老能显著降低患者免疫治疗的疗效。因此，有针对性给予老年患者免疫增强剂辅助免疫治疗，也许能提高这部分患者的疗效。

（九）一些肿瘤免疫逃逸现象

1.肿瘤细胞 Fas/FasL 系统的变化　　Fas 是介导细胞凋亡的信号分子 Fas 配体（FasL）的受体。在正常情况下，肿瘤细胞表面高表达 Fas、低表达 FasL；而活化的 T 细胞则高表达 FasL、低表达 Fas。

因此，T 细胞膜上的 FasL 就能通过与肿瘤细胞膜上的 Fas 结合，启动肿瘤细胞的凋亡程序。人类多种肿瘤细胞低表达 Fas 或 Fas 基因发生突变，从而抑制了 FasL 信号引起的肿瘤细胞凋亡。此外，肿瘤细胞在低表达 Fas 的同时高表达 FasL，反过来激活 T 细胞的凋亡信号途径，引起免疫细胞的凋亡。

2. 黑色素瘤细胞逃逸靶向性疗法得以生存的分子机制　近年来，靶向性疗法能够显著延长患者的生命，但其效果只是暂时的，随着时间的推移，许多癌症会对疗法产生耐药性并会再次开始生长。2020 年 11 月，美国哈佛医学院等机构研究者在 *Cell Systems* 杂志发文，揭示了特定的黑色素瘤细胞逃逸靶向性疗法的攻击。通过培养的细胞发现，药物疗法会留下一群持久生存的黑色素瘤细胞，并因缓慢、短暂的生长信号脉冲而进行缓慢的分裂，这种信号由细胞外部的蛋白所诱发，能够将生长途径重新连接成不受药物影响的结构。相关研究结果有助于阐明因细胞环境所诱发的可逆的药物耐受性机制。有效地利用靶向性抗癌疗法，预防或克服药物耐受性是所面临的最大问题，癌症会以多种途径对药物产生耐受性，其中一部分主要涉及遗传改变。在这项研究中发现，近乎一半的黑色素瘤都涉及基因 BRAF 的突变，能将细胞信号通路 MAPK 锁定在一个始终开启的位置，从而导致细胞失控生长和分裂。

为了探讨其中的机制，利用不同的靶向性疗法治疗 BRAF 突变的黑色素瘤细胞，当暴露于药物后，存活细胞的总数量似乎是恒定的；但当追踪单个细胞后，发现一些细胞正在死亡，而其它细胞则分裂较为缓慢。随着时间的观察，发现大部分癌细胞都会对抑制其生长的疗法产生反应，在少数细胞中 MAPK 的信号依然很活跃，这通常是通过观察通路中磷酸化的 ERK 酶类的活性进行衡量。研究发现，这些细胞会频繁地彼此聚集在一起，利用活细胞成像技术创建细胞活性的影像，发现激活 ERK 的细胞绝非罕见；相反，在短短 16 h 内，大约每 4 个细胞中就会有 1 个细胞表现出至少 1 个约 1 h 长的 ERK 脉冲。其它实验结果表明，EKF 脉冲似乎会发生在那些暴露于药物后仍然分裂的细胞中，表明这种脉冲与细胞的生存和药物耐受性相关。所有这些细胞都会重新激活生长通路，只是时间不同，脉冲时间也很短。此外，研究者还观察到，ERK 脉冲通常会出现在濒临死亡细胞附近的细胞中，而且 ERK 的活性会向外传播，这表明一种由濒死细胞所释放的外部信号正在触发脉冲，这可能是正常组织用来维持细胞数量的机制；一旦药物阻断了致癌信号，细胞就会建立相应的机制以便死亡细胞能被新细胞所代替。

研究者通过计算机建模进一步研究了 ERK 脉冲的机制，结果表明 MAPK 通路存在两种不同的配置；其中一种是由 BRAF 突变所开启的级联信号所驱动，靶向性的疗法能阻断这种级联信号，但同时也会开启第二种信号配置，后者则是由细胞表面的受体所开启，当其检测到多种不同的外部信号因子时，细胞表面的受体就会被激活。第二种配置对药物的耐药性更强，主要负责 ERK 脉冲。比如，当生长因子存在时，细胞需要高出 100 倍浓度的额特定药物才能够抑制 MAPK 的活性，这一剂量在临床使用中是有毒的。当暴露于靶向性药物后，由于 ERK 活性的零星脉冲，持久性的细胞就会生长并持续分裂。这种生长较缓慢，而且肿瘤生长还需要其它因子，说明持久性的细胞需要以更快的速度来获得新型的遗传突变。

3. CXCL13 和 CD8 蛋白双阳性 T 细胞是肾透明细胞癌免疫逃逸的关键　2021 年 2 月，复旦大学合作团队研究者在《肿瘤免疫治疗杂志》发文，对 293 例符合入组标准的患者进行回顾性研究发现，体内 CXCL13 蛋白和 CD8 蛋白的双阳性 T 细胞，是肾透明细胞癌免疫逃逸的关键。"双阳性"标记可作为判断肾透明细胞肿瘤患者生存期长短的新标志，CXCL13 蛋白也可作为潜在免疫治疗靶标和个体化用药的指导因子。这项研究为肾透明细胞癌患者预后预测模型的改良以及免疫治疗的个体化选择提供了新方向。

成年人肾恶性肿瘤病理类型多，但以肾透明细胞癌最为常见，占 75%。该疾病早期隐藏很深，直至出现无痛血尿并伴随腰痛、肿块和全身乏力等症状后才引起注意，因其对放化疗均不敏感，故预后很差。目前，免疫治疗已成为治疗晚期肿瘤的重要手段，但研究表明仅 40% 的患者对免疫治疗反应敏感。

在这项研究中，发现 CD8$^+$ T 细胞作为杀伤肿瘤中发挥着重要的作用，高浸润 CD8$^+$ T 细胞往往预示着患者有良好的生存结局。但研究发现，不同于大部分实体肿瘤，肾透明细胞肿瘤中 CD8$^+$ T 细胞高浸润却不能区分预后，甚至出现患者预后较差的结果。为了深入探究这一问题，研究发现，肾透明细胞肿瘤中浸润的 CD8$^+$ T 细胞中有一部分会出现 CXCL13 蛋白这一趋化因子，如果 CXCL13 蛋白和 CD8 蛋白双阳性 T 细胞这一亚群高表达，就会使免疫逃逸，即这一亚群的高度浸润预示着更差的预后。后来，研究者通过多项组合技术对肾透明细胞肿瘤微环境免疫谱进行研究发现，CXCL13 蛋白和 CD8$^+$ T 细胞"双阳性"与趋向于肿瘤的整体免疫微环境相关。CXCL13 和 CD8 蛋白双阳性 T 细胞很可能就是这种免疫抑制微环境下的产物，并与该微环境内的组成部分互相影响和联系。

4. 肝癌早期复发的免疫逃逸   2021 年 1 月，复旦大学中山医院肝癌研究所樊嘉团队与深圳华大生命科学研究院合作在 *Cell* 杂志发文，揭示肝癌原发肿瘤和早期复发肿瘤的免疫微生态系统存在显著差异。我国每年新诊断的肝癌约占全球一半以上，发病率位居第四位，死亡率第二位。目前，手术是肝癌根治性治疗的最主要手段，但是术后 5 年内复发转移率高达 60%～70%。早期肿瘤复发是指手术后 2 年内出现的复发，占肝癌术后复发的三分之二以上，预后差。

研究发现，在肝癌早期复发瘤内，负责免疫识别的树突状细胞（DC）和负责免疫攻击的 CD8$^+$ T 细胞数量更多，而发挥免疫抑制作用的 Treg 细胞数量更少，提示早期复发肝癌的免疫逃逸机制有别于肝癌原发瘤。早期复发肿瘤中浸润的 CD8$^+$ T 细胞特征性表达 KLRB1（CD161）基因，具有固有免疫样、低细胞毒和低克隆扩增的表型。这类 CD161$^+$ CD8$^+$ T 细胞的未激活状态导致免疫监视和杀伤作用失效，是肝癌术后早期复发的重要原因之一。早期复发瘤内的 CD161$^+$ CD8$^+$ T 细胞数增多与术后预后不良显著相关。同时，早期复发肿瘤中的肿瘤细胞上调免疫检查点分子 PD-L1。配体受体互作分析表明，复发肿瘤细胞 PD-L1 与 DC 的 CD80 分子互作相关性最为显著。由于 PD-L1 与 DC 表面 CD80 结合的亲和力高于 CD8$^+$ T 细胞表面 CD28 分子与 DC 表面 CD80 结合的亲和力，即当 PD-L1 和 CD28 同时存在时，CD80 将优先结合 PD-L1。由此，导致 DC 对 CD8$^+$ T 细胞的共刺激信号被竞争性抑制，进而阻断了抗原呈递过程，抑制 CD8$^+$ T 细胞的活化；DC 也被复发肿瘤细胞抑制，无法被有效激活执行杀伤的功能（图 34-15）。研究从单细胞水平系统解析了肝癌原发和复发肿瘤的免疫微生态差异，揭示了早期复发肝癌特征性免疫图谱和免疫逃逸机制，为进一步提升肝癌免疫治疗的疗效和寻找有效肝癌复发转移防治新策略提供更多理论依据和实验证据。

5. sGSN 是肿瘤免疫逃避相关因子　人的免疫系统包括多种免疫细胞，其中的 1 型常规树突状细胞（cDC1）对于有效的抗肿瘤免疫是必不可少的，可以识别肿瘤抗原，并引发 CD8$^+$ T 细胞的抗肿瘤免疫效应。当 cDC1 缺失时，CD8$^+$ T 细胞驱动的肿瘤免疫作用发生消退，CD8$^+$ T 细胞激活剂以及免疫检查点阻断抑制剂的治疗效果也会下降。因此，cDC1 丰度、CD8$^+$ T 细胞浸润与癌症患者对于抗肿瘤治疗的反应以及总体生存率息息相关。癌症状态下 cDC1 募集的干扰已成为逃避机体免疫的一种手段，而增加肿瘤微环境（TME）中 cDC1 的募集、存活、扩张和功能活性则具有抗肿瘤效果。2021 年 7 月，英国弗朗西斯·克里克研究所 Sousa 团队在 *Cell* 杂志发文，揭示内源性因子 sGSN 通过抑制 cDC1 对肿瘤相关抗原的呈递而促进肿瘤的免疫逃避。

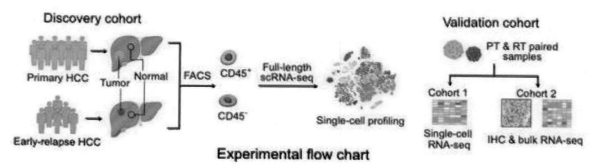

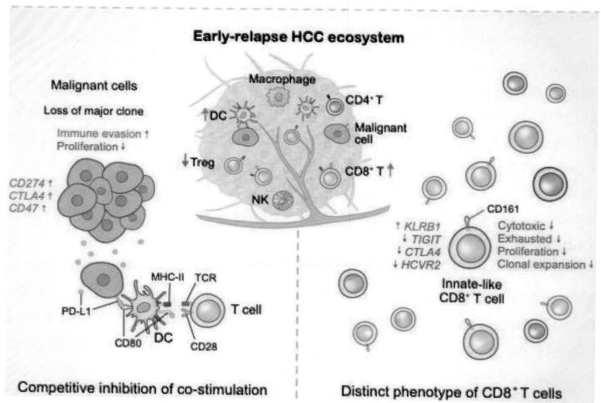

图 34-15　早期复发肝癌特征性免疫图谱和免疫逃逸机制

cDC1 表达高水平的 c 型凝集素受体 DNGR-1（又名 CLEC9A），可与暴露在坏死细胞表面的 F-actin 结合，促进死亡细胞抗原的交叉传递。人体内含有两种丰富的肌动蛋白结合蛋白（ABP），即分泌型凝胶蛋白（sGSN）以及 Gc 球蛋白，可以抑制 cDC1 对坏死细胞的识别，进而抑制肿瘤免疫。研究发现，胎牛血清（FCS）对 DNFR-1 与 F-actin 结合具有抑制作用，而经 F-actin 处理并高速离心后的 FCS 失去了这种功能。研究者认为，这与血清中的 ABP 有关。反过来，使用 sGSN 处理的 F-actin 同样不能与 DNFR-1 结合，从两个方向证明了 sGSN 对 DNGR-1 与 F-actin 结合的抑制作用。

研究者构建了 sGSN$^{-/-}$ 小鼠模型，发现 sGSN$^{-/-}$ 小鼠的血清不能抑制 DNGR-1 与 F-actin 的结合；添加重组 sGSN 后，抑制作用恢复，而另一种 ABP 的 Gc 球蛋白不具有该抑制能力。研究者推测，sGSN$^{-/-}$ 小鼠的抗肿瘤 CD8$^+$ T 细胞反应增加。为了验证这一观点，在 sGSN$^{-/-}$ 小鼠体内构建了 LA-OVAmCherry MCA-205 肿瘤，结果表明，sGSN$^{-/-}$ 小鼠体内的肿瘤生长明显降低，且对癌症免疫治疗更加敏感。然而，无论是否存在 DNGR-1，sGSN 的缺失都不会影响 cDC1 的激活，这种治疗反应性的增加主要与 CD8$^+$ T 有关。

结合以上动物实验结果，推测在人体内，某些癌症同样与 sGSN 有关。研究者对癌症基因组图谱（TCGA）中 10 种癌症 [皮肤、肝脏、乳房、肺部、胰腺、前列腺、低级别胶质瘤（LGG）、头颈部、胃和结肠直肠癌] 的信息进行了分析，结果表明，低 sGSN 水平与高 CLEC9A 表达患者的生存具有相关性。随后，检测 LIHC、HNSC 和 STAD 患者 F-actin 结合蛋白（FABP）的表达，并进一步根据肿瘤内 sGSN 转录水平对患者进行分组。结果显示，低 sGSN 结合 FABP 突变三种癌症的总生存率具有相关性。综上所述，此研究明确了 sGSN 是此前未被发现的肿瘤免疫逃避相关因子。sGSN 抑制 DNGR-1 活性，同时也抑制 cDC1 对肿瘤中出现的死细胞相关抗原的 DNGR-1 依赖性交叉呈递，从而促进了癌症的免疫逃避。因此，瞬时靶向 sGSN 和 F-actin 之间的相互作用可能是一种安全有效的肿瘤免疫治疗策略。

6. 识别出几十种能促进癌细胞逃避宿主免疫系统攻击的关键基因　2020 年 10 月，加拿大多伦多大学等机构研究者在 *Nature* 杂志发文，识别出几十个能促进癌细胞躲避宿主机体免疫系统的基因，绘制出促进癌细胞避免被宿主免疫系统杀死的基因图谱，为新型免疫疗法的开发提供了新的思路。本研究还揭示了开发新型疗法所需要考虑到的肿瘤遗传组成，因为癌细胞的突变会潜在地促进疾病对疗法的反应恶化，而这通常称为癌症耐药性突变。

系统性遗传方法的进展有助于深入研究参与癌细胞耐药性产生的基因和分子途径。肿瘤的异质性变得更加复杂，机体以及不同个体机体内部肿瘤细胞的遗传突变影响其对疗法的反应。重要的是，不仅需要找到一种能在癌症模型中调节免疫逃避的基因，还需要寻找那些能在多种模型中操控癌细胞行为的基因，这些基因后期能作为最好的治疗靶点。在这项研究中，从乳腺癌、结肠癌、肾癌和皮肤癌等遗传特性不同的肿瘤模型中寻找能调节癌细胞免疫逃逸的基因，随后利用 CRISPR 基因编辑工具逐个关闭癌细胞中的每一个基因，并测定所产生的影响。研究者识别出 182 个核心癌症内在免疫逃逸基因，这些基因的剔除会使其对 T 细胞的攻击变得更加敏感或耐受；在耐受性癌细胞中，所有已知的基因都会在对免疫疗法停止反应的患者机体中发生突变。

参与细胞自噬的基因对于癌细胞的免疫逃逸非常关键，这提出了一种可能性，即通过靶向作用自噬基因使癌细胞对免疫疗法变得易感。随着研究的深入，发现成对剔除特定的自噬基因使细胞对 T 细胞杀伤效应变得耐受，这意味着如果肿瘤已经拥有一个自噬基因的突变体，那么将免疫疗法与靶向作用另外一个自噬基因的药物相结合，会使患者的病情恶化。这项研究发现，这种基因依赖性完全颠倒现象，相关研究结果表明，在遗传背景下，不管出现什么突变，都会在很大程度上决定引入第二次突变是否会产生某种效应，如对疗法敏感或耐受等。

二、癌细胞免疫逃逸的核心通路

（一）CRISPR 技术发现 182 个潜在免疫疗法靶点

2020 年，加拿大多伦多大学等机构研究者合作在 *Nature* 杂志发文，使用 CRISPR 筛选技术，系统性地寻找引发癌细胞逃脱免疫系统攻击的驱动基因，发现与自噬作用相关的多种基因是免疫逃逸的关键。为了系统性地研究不同基因对癌细胞逃避免疫系统攻击的影响，研究者使用 CRISPR-Cas9 技术，构建了一个能够敲除 19 069 种编码蛋白基因的向导 RNA（gRNA）库。使用这一工具，挨个敲除了 6 种不同癌细胞系中编码蛋白的基因。这 6 种癌细胞系来自乳腺癌、结肠癌、肾和皮肤癌肿瘤，代表遗传背景非常广泛的癌症模型。筛查结果发现，182 个基因在 3 种以上的细胞系中表现出相同的能力，能够让癌细胞对 CTL 的杀伤作用更为敏感或更具有抗性。研究者称这些基因为核心癌症固有免疫逃逸基因（core cancer intrinsic immune evasion gene）。

通过对 182 个基因的特征进行分析，发现其很多与调节干扰素 γ（IFN-γ）的信号通路相关。进一步分析发现，与细胞自噬作用相关的多个基因，在调节 IFN-γ 信号通路中起到关键性作用，其中有些基因此前并没有被发现与 IFN-γ 相关。例如，发现 FITM2 基因，在小鼠脂肪组织的脂肪存储方面起到关键性作用。然而，如果在细胞中敲除 FITM2 基因，3 种癌细胞系对 CTL 更为敏感。

（二）不同基因之间的相互作用对肿瘤细胞免疫逃逸的影响

在以往的研究中发现，抑制自噬作用的药物与其它抗癌药物联用，可能产生更好的抗癌疗效。例如，多个研究团队发现自噬抑制剂与 MAPK 信号通路抑制剂联用，可以抑制不同类型肿瘤的生长。在这项研究中，发现 autophinib 的自噬抑制剂，能够使多种肿瘤细胞系对细胞免疫反应中具有重要作用的细胞因子 TNF-α 更为敏感，显示了抑制自噬作用可能在提高免疫疗法疗效方面的潜力。研究者指出，不同基因之间的相互作用对肿瘤细胞的免疫逃逸可以产生很大影响。敲除 ATG12 基因时，会导致肿瘤细胞对 CTL 更为敏感；然而，在敲除 ATG12 的同时，敲除 ATG5 或 ATG16L1，反而会使肿瘤细胞对细胞毒性淋巴细胞（CTL）产生抗性。最后，研究者表示，这项研究中发现的介导肿瘤逃避 CTL 作用的核心基因和信号通路，可能为开发新的癌症免疫疗法提供新的思考。

（三）p53 突变影响天然免疫信号并促进肿瘤免疫逃逸

2021 年 4 月，美国 Stony Brook 大学 Martinez 团队在 *Cancer Cell* 杂志发文，阐述 p53 突变（mtp53）抑制细胞自主和非细胞自主信号，从而促进癌细胞存活和逃避肿瘤免疫监视。研究者最初在人乳腺癌细胞 BT549（p53R249S）和 MDA-MB-231（p53R280K）及胰腺细胞株 MIA PaCa-2（p53R248W，人源）

和 KPC（p53R172H，鼠源）通过 shRNA 介导的 mtp53 敲低。在所有 4 个细胞系中，观察到 mtp53 敲低导致 TBK1（TANK 结合激酶 1，TANK 为 TRAF 家族膜相关 NF-κB 激活蛋白，TRAF 为肿瘤坏死因子相关促凋亡配体）及其底物 IRF3（干扰素调节因子 3）和 STING（干扰素基因蛋白）磷酸化。尽管小鼠和人 p53 靶向序列是不同的，但它们都产生相似的反应。其它两种不同的 p53 shRNA，同样发现其能够在 MDA-MB-231 细胞中也诱导 TBK1 底物磷酸化，从而排除了 shRNA 脱靶效应。此外，通过比较来自 p53⁻ 或 mtp53（p53R172H/R172H）小鼠模型的胚胎成纤维细胞（MEF），发现 mtp53 与 TBK1、IRF3 和 STING 的磷酸化降低相关。在此基础上，研究者构建了 4T1 小鼠乳腺癌细胞系（缺乏 p53 基因）以表达 R249S 突变的 mtp53，发现这些细胞的 TBK1 底物磷酸化水平降低。mtp53（R280K）在两种不同类型的正常人成纤维细胞中过表达，同样降低了 TBK1 及其底物 IRF3 和 STING 的磷酸化。这些数据表明，mtp53 具有阻断先天免疫信号通路的活性。

与 mtp53 相反，在人类肺癌 A549 细胞中利用 shRNA 敲低野生型 p53 的表达水平，导致 STING、TBK1 和 IRF3 的磷酸化降低。此外，诱导表达野生型 p53 的人肺癌 H1299 细胞中观察到 TBK1、STING 和 IRF3 磷酸化增加。这些蛋白质的磷酸化可能反映了 IFI16 基因在 p53 介导的活性，与 cGAS（环 GMP-AMP 合成酶）协同作用激活 TBK1-STING-IRF3 信号。然而，IFI16 水平不受不同细胞系中 mtp53 敲低或过表达的影响，因此，野生型 p53 和 mtp53 在先天免疫信号传导途径的控制中以相反的方式起作用。在先天免疫途径激活后，STING 和 IRF3 会重新定位到不同的细胞内区间。对 STING 和 ERGIC 的染色表明，STING 在高尔基体中的定位与先前报道的观察结果一致，即在癌细胞中具有活性。此外，数据显示 cGAS 和 STING 敲低可降低 TBK1 和 IRF3 磷酸化。重要的是，在 BT549 和 MDA-MB-231 细胞中用 cGAMP（cyclic GMP-AMP）处理可以进一步提高 STING 和 ERGIC 的共定位。

研究者证实，IRF3 在未刺激的细胞中存在于细胞质中，但在激活 STING/TBK1/IRF3 途径后，会转移至细胞核；在具有强力霉素诱导的 mtp53R248W 的 H1299 细胞中稳定表达了 GFP-IRF3（GFP 为荧光蛋白）。在未诱导的细胞中，GFP-IRF3 存在于细胞质中，经过 HT-DNA 处理后，约 90% 的细胞中 GFP-IRF3 转移至细胞核中。相反，mtp53 表达减弱了 GFP-IRF3 对 HT-DNA 处理的反应，细胞核内 GFP-IRF3 的比例不到 20%。综合数据表明，mtp53 能够阻碍 IRF3 的核易位。

胞质 DNA 信号能够激活 IRF3，进而诱导相应的转录过程。与此同时，DNA 信号也诱导 IRF3 依赖性细胞死亡，即 IRF3 与 BAX 相互作用并促进线粒体孔的形成和凋亡。研究发现，经 HT-DNA 处理 24 h 的 H1299 细胞中大约 40% 出现凋亡，而上述现象在 shRNA 介导的 IRF3 敲除后不再出现，表明细胞对 HT-DNA 诱导的凋亡反应是 IRF3 依赖性的。为了研究 mtp53 是否抑制这种凋亡反应，在 MDA-MB-231 细胞中敲低 mtp53 并用 HT-DNA 处理。结果表明，HT-DNA 处理可诱导约 30% 的对照细胞凋亡，而 mtp53 敲低细胞的凋亡反应更为明显。另外，将 mtp53 敲除和 IRF3 敲除相结合，可将凋亡反应降低至 20%。总之，这些数据表明，表达 mtp53 的细胞未能激发对 cGAS/STING/TBK1/IRF3 途径活化的细胞天然免疫反应。研究者发现，mtp53 能够抑制 TBK1-STING-IRF3 复合体的形成，从而从分子机制层面揭示其负向调节天然免疫信号的原因，并为未来的肿瘤免疫治疗提供了新的思路。

（四）肿瘤 STING 信号与免疫逃逸

1. STING 信号通路及其激动剂　被称为 STING 信号通路能够激活抗体呈递细胞和炎性细胞因子的生成，促进 T 细胞激活和募集。然而，基于环状二核苷酸（CDN）开发的 STING 激动剂由于代谢稳定性不高，导致它们需要通过肿瘤内注射的方法给药。2020 年 8 月，*Science* 杂志发表 2 篇药明康德和默沙东公司两个团队的论文，分别发现非核苷类小分子 STING 激动剂，具有良好的稳定性，在动物模型中能够通过口服或注射进行全身性给药，并且展现出可喜的抗癌活性。

在这两项研究中，两个科学团队分别通过高通量筛选开发出 SR-717 和 MSA-2 的 STING 小分子激动剂。这两款激动剂都通过与 STING 蛋白结合，将 STING 的蛋白构象固定的"关闭"状态。在体外细胞培养和小鼠模型中，均表现出刺激干扰素 β 和 IL-6 等炎性细胞因子的表达，促进 CD8$^+$ T 细胞的激活，缩小肿瘤体积。而且，由默沙东（MSD）公司的研究团队开发的 MSA-2 只有在形成二聚体的情况下才能够与 STING 结合，而肿瘤微环境的酸性条件更有利于 MSA-2 的二聚化。这意味着，口服 MSA-2 虽然是全身性给药，但是具有潜在的肿瘤特异性，从而进一步提高其安全性和耐受性。与 PD-1 抑制剂联用，MSA-2 在小鼠肿瘤模型中能够进一步提高动物的生存期。由于 STING 蛋白同时存在健康细胞中，因此全身性给药的 STING 激动剂需要解决的一个难题是如何在刺激抗肿瘤免疫反应的同时，不导致健康细胞中的过度炎症性反应。*Science* 杂志同期发表的评论表示，这两项研究显示 STING 激动剂的特定分子特征能够影响肿瘤内活性和全身性活性之间的平衡。如果这类激动剂能够得到进一步优化，它们具有革新免疫疗法领域的潜力。

2. 肿瘤内部 STING 信号与免疫逃逸　肿瘤抗原性的缺乏或丧失是其具备免疫逃逸能力以及对 T 细胞免疫疗法产生抗性的关键。有证据表明，肿瘤细胞中干扰素基因（STING）信号刺激物的激活可以通过触发 I 型 IFN 介导的自分泌和旁分泌增强其抗原性。2021 年 4 月，美国坦帕 Moffitt 癌症中心 Mulé 团队研究者在 *Proc Natl Acad Sci USA* 杂志发文，试图研究 STING 的抑制作用部分受到表观遗传调控及其影响黑色素瘤对 T 细胞免疫疗法的抗药性。

以前的研究发现，在大量的人黑素瘤细胞系中，STING 和 cGAS 蛋白的表达存在不同程度的下调（STING 约为 50%，cGAS 约为 35%）。为了确定 DNA 甲基化在黑色素瘤 STING 和 cGAS 沉默中的作用，使用 Illumina Methylation EPIC Bead Chip 微阵列平台对 16 个人黑色素瘤细胞系进行了全基因组 DNA 甲基化分析，并且评估了 STING 的 18 个 CpG 探针中的甲基化变化情况；同时，对每个细胞系进行了免疫印迹分析，并进行了定量化的处理，确定了每种探针中的 β 值与 STING 蛋白表达之间的相关程度。研究证实，STING 的超甲基化与蛋白质表达量之间呈负相关。此外，这些 CpG 探针的 β 值热图根据其 STING 蛋白表达识别出 3 个不同的亚类。在缺乏 STING 的细胞系 WM266-4、WM239A、WM2032 和 888-MEL 中，出现了高度甲基化，WM1361A 的 2 个 CpG 探针（cg16983159 和 cg08321103）中也发现了高度甲基化（β 值 > 0.7）。上述结果表明，STING 的丧失可能是由遗传和（或）表观遗传改变（如组蛋白修饰或涉及微小 RNA 的因素）介导发生的。

为了评估 DNA 去甲基化可以恢复 STING 表达和功能的可能性，用 6 种 STING 缺失的黑色素细胞系（STING 启动子甲基化过高）：WM1361A、WM2032、WM239A、WM266-4、888-MEL 和 SBCL-2 进行研究。并且，加入 DNA 甲基转移酶（DNMT）抑制剂 5- 氮杂 2'- 脱氧胞苷（5AZADC）对细胞进行处理。免疫印迹分析结果显示，5AZADC 处理后所有细胞系中 STING 表达发生上调，尽管程度不同。此外，细胞接受之后，DNMT1、DNMT3A 和 DNMT3B 明显减少。同样，使用 siRNA 对 DNMT1 和 DNMT3B 进行抑制也得到了相似的结果。进一步研究证明，在 STING 缺陷型黑素瘤细胞系中，去甲基化介导的 STING 信号转导的恢复可以通过上调 HLA 的表达来改善其抗原性 MHC I 类分子的表达与功能，从而增强了它们对细胞毒性 T 细胞的识别和杀伤力。这些发现不仅阐明了表观遗传过程的作用，特别是阐明了 DNA 甲基化在黑色素瘤固有 STING 信号转导障碍中的作用，而且还突出了它们在肿瘤免疫逃逸和对 T 细胞的免疫疗法的产生耐受性中的功能。

（五）PCSK9 调控 CD8⁺ T 细胞 LDLR 表达及免疫应答参与免疫逃逸

2021 年 4 月，南方医科大学的杨魏等团队在 *Protein Cell* 杂志发文，发现肿瘤微环境可以通过胆固醇代谢中的核心调控因子 PCSK9 抑制 CD8$^+$ T 细胞中低密度脂蛋白受体（low-density lipoprotein receptor, LDLR）的表达，抑制 CD8$^+$ T 细胞的抗肿瘤活性，证实 PCSK9 可以作为肿瘤免疫治疗的新靶点，为进一步基于 PCSK9 开发新型抑制剂或单抗用于临床肿瘤治疗具有重要意义。研究者通过对临床肿瘤样本，并结合小鼠肿瘤模型，发现肿瘤微环境诱导杀伤性 CD8$^+$ T 细胞胆固醇代谢发生系统性重编程，导致肿瘤浸润 CD8$^+$ T 细胞胆固醇水平降低。然而，肿瘤组织中并不缺乏胆固醇的存在，因此将焦点聚焦在负责转运胆固醇的低密度脂蛋白受体 LDLR 上，发现肿瘤微环境从转录水平和蛋白水平上抑制 LDLR 的表达。

LDLR 是细胞膜上低密度脂蛋白转运体，负责将细胞外低密度脂蛋白 LDL 转运至细胞内，进而向细胞提供胆固醇等脂质分子。通过基因敲除小鼠，发现 LDLR 缺失会抑制 CD8$^+$ T 细胞活化、增殖及其效应功能。研究者利用无脂蛋白培养系统处理原代 CD8$^+$ T 细胞，发现除 CD8$^+$ T 细胞的增殖依赖于 LDLR 的脂蛋白转运功能，其效应功能包括细胞因子表达、靶细胞杀伤等主要依赖于 LDLR 的表达，而非其转运的低密度脂蛋白 LDL，尤其是在活化的杀伤性 CD8$^+$ T 细胞上，表明 LDLR 调控 CD8$^+$ T 细胞功能除了通过转运低密度脂蛋白外还存在其他调控方式。

为进一步研究 LDLR 在 CD8$^+$ T 细胞中的非经典调控作用，对 CD8$^+$ T 细胞的活化信号通路进行了系统性分析，发现 LDLR 调控 T 细胞抗原受体 TCR 的活化信号，而且这种调控作用并不完全依赖于细胞质膜上胆固醇水平的变化。通过应用成像以及生化和免疫学等方法，发现 LDLR 与 TCR 存在相互作用，参与调控 TCR 的内吞 - 再回收以及跨膜信号转导，揭示了 LDLR 作为膜蛋白可能参与更多重要膜受体的跨膜信号转导及其功能。通过过继细胞转移治疗的小鼠肿瘤治疗模型，发现给荷瘤小鼠注射肿瘤抗原特异性 CD8$^+$ T 细胞后，在 T 细胞浸润的早期（注射后 24 h），肿瘤浸润的 CD8$^+$ T 细胞膜上 LDLR 水平显著下降，而其转录水平并没有明显变化，提示肿瘤微环境抑制 CD8$^+$ T 细胞 LDLR 是通过转录后机制。

前蛋白转运酶枯草溶菌素 9（proprotein convertase subtilisin/kexin type 9，PCSK9）是 LDLR 的重

要负调控蛋白，可与细胞质膜上的 LDLR 结合并共同转运至溶酶体，促进 LDLR 的降解而使 LDLR 无法循环至细胞质膜上重新再利用。通过 TCGA 数据库分析和对临床肿瘤样品进行分析，发现多种肿瘤组织高表达 PCSK9，且影响肿瘤患者预后。另外，发现肿瘤组织中 PCSK9 的水平与 T 细胞在肿瘤中的浸润程度呈负相关，提示肿瘤细胞 PCSK9 的高表达可能与肿瘤免疫逃逸相关。因此，进一步敲除肿瘤细胞中 PCSK9，发现在免疫完全小鼠，PCSK9 敲除显著抑制肿瘤的进展，而在 T 细胞缺陷的 $Rag2^{-/-}$ 小鼠以及经历 $CD8^+$ T 细胞清除的小鼠，肿瘤细胞 PCSK9 敲除不影响其进展。而且，通过过继细胞转移治疗的小鼠肿瘤模型，发现肿瘤细胞来源 PCSK9 主要通过作用于 $CD8^+$ T 细胞上 LDLR 受体，参与肿瘤免疫逃逸。

研究者利用一种抑制 PCSK9 翻译的小分子抑制剂 PF-06446846 在小鼠体内尝试肿瘤治疗，发现该抑制剂能有效抑制肿瘤的进展，且这种治疗效果依赖于 T 细胞的存在。进一步尝试将 PCSK9 抑制剂与免疫治疗药物 PD-1 抗体联用，发现联用效果更佳。总之，该研究从胆固醇代谢的角度，通过一系列的研究，证实了低密度脂蛋白受体 LDLR 在 $CD8^+$ T 细胞抗肿瘤免疫应答中起着关键调控作用，发现 LDLR 可作为膜蛋白调控 TCR 信号这一调控机制，进一步发现肿瘤细胞来源的 PCSK9 通过调控 $CD8^+$ T 细胞 LDLR 表达及其免疫应答参与肿瘤免疫逃逸（图 34-16），且初步评估了 PCSK9 作为药物靶点用于肿瘤免疫治疗的潜在能力。

三、揭示癌细胞免疫逃逸的原因

（一）通过修饰 SHP2 分子观察 B 细胞和 T 细胞的免疫反应

2020 年 1 月，德国弗莱堡大学研究者对于癌细胞逃避人体免疫反应给出了新的解释（*Sci Adv*，2020）。癌细胞之所以不受 T 细胞的阻碍，可以在继续复制的过程中，存在一个重要步骤，即免疫逃逸现象。研究者通过细胞培养和相互作用，发现 T 细胞中的 SHP2 信号蛋白在被癌细胞信号激活后，会在两个特定的位置与 PD1 结合。正是这种与 SHP2 的双重结合，完全阻断了免疫细胞的反应。研究者通过修饰 SHP2 分子研究了 B 细胞和 T 细胞的免疫反应，通过晶体结构和磁共振分析的预测，其数据准确显示了 SHP2 蛋白如何以及在哪些区域与 PD1 结合，从而揭示了可能的药物靶点。研究者表示，下一步是解码 PD1 信号传导途径，就是蛋白质在细胞中的位置，在何处结合以及信号在什么时间范围内生效。

（二）CRISPR 发现引发癌细胞逃脱免疫系统攻击的驱动基因

2020 年 10 月，加拿大多伦多大学等机构研究者合作在 *Nature* 杂志发文，使用 CRISPR 筛选技术系统性地寻找引发癌细胞逃脱免疫系统攻击的驱动基因，发现与自噬作用相关的多种基因是免疫逃逸的关键。为了系统性地研究不同基因对癌细胞逃避免疫系统攻击的影响，研究者使用 CRISPR-Cas9 技术，构建了一个能够敲除 19 069 种编码蛋白基因的导向 RNA（gRNA）库。使用这一工具，挨个敲除了 6 种不同癌细胞系中编码蛋白的基因，来自乳腺癌、结肠癌、肾癌和皮肤癌肿瘤，代表着遗传背景非常广泛的癌症模型。研究者将这些细胞系与已经被激活的 CTL 放在一起筛查，结果发现了 182

个基因，这些基因在 3 种以上的细胞系中表现出相同的能力，能够让癌细胞对 CTL 的杀伤作用更为敏感或更具有抗性。研究者称这些基因为"核心癌症固有免疫逃逸基因（core cancer intrinsic immune evasion gene）"。

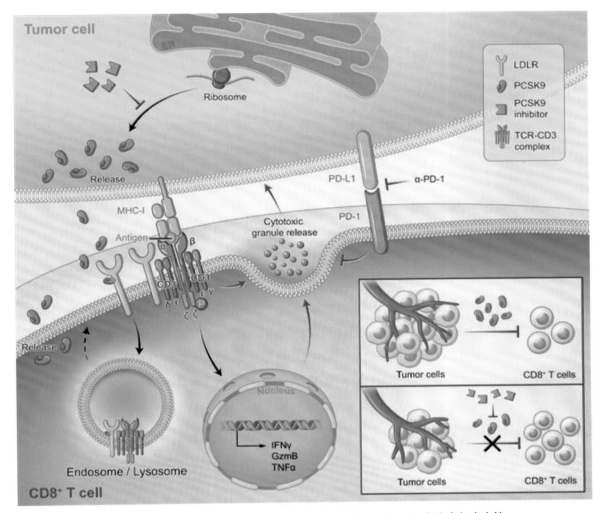

图 34-16　PCSK9-LDLR 调控 TCR 活化信号参与 CD8$^+$ T 细胞肿瘤免疫应答

通过对这 182 个基因的特征进行分析，发现其中很多与调节干扰素 γ（IFN-γ）的信号通路相关。进一步分析发现，与细胞自噬作用相关的多个基因，在调节 IFN-γ 信号通路中起到关键性作用。研究者发现，FITM2 基因在小鼠脂肪组织的脂肪存储方面起到关键性作用。然而，如果在细胞中敲除 FITM2 基因，使 3 种癌细胞系对 CTL 更为敏感。

在以往的研究中，发现抑制自噬作用的药物与其它抗癌药物联用，可能产生更好的抗癌疗效。例如，自噬抑制剂与 MAPK 信号通路抑制剂联用，可以抑制不同类型肿瘤的生长。在本项研究中，发现 autophinib 自噬抑制剂，能够使多种肿瘤细胞系对细胞因子 TNF-α 更为敏感，显示了抑制自噬作用可能在提高免疫疗法疗效方面的潜力。

研究者指出，不同基因之间的相互作用对肿瘤细胞的免疫逃逸可以产生很大影响。在与自噬作用相关的基因之间的相互作用时发现，敲除 ATG12 基因时，会导致肿瘤细胞对细胞毒性 T 淋巴细胞（CTL）

更为敏感；然而，在敲除 ATG12 的同时敲除 ATG5 或 ATG16L1，反而会让肿瘤细胞对 CTL 产生抗性。这项研究结果显示，肿瘤已经携带的某些基因突变，可能决定特定靶向药物会起到抑制癌症进展，还是"适得其反"的效果。这项研究中发现的介导肿瘤逃避 CTL 作用的核心基因和信号通路，可能为指导开发新的癌症免疫疗法提供重要的依据。

四、阻止肿瘤免疫逃避

（一）NAD$^+$ 代谢调节肿瘤免疫逃避和改善免疫治疗机制

近几年，免疫检查点抑制剂改善晚期肺癌、黑色素瘤、肾癌和霍奇金淋巴瘤等患者的生存方面取得了重大进展。然而，免疫检查点抑制剂在临床应用中取得了明显的治疗效果，但是在实体瘤中的有效率低（仅 20% 左右），且易出现耐受。烟酰胺腺嘌呤二核苷酸（NAD$^+$）是生物体氧化还原反应中非常重要的辅酶，在包括代谢、衰老、细胞死亡、DNA 修复和基因表达在内的各种生物学过程中起着至关重要的作用。NAD$^+$ 代谢异常与癌症在内的许多疾病的发生和发展密切相关。

2021 年 1 月，原第二军医大学（现为海军医科大学）东方肝胆外科医院王红阳团队在 *Cell Metab* 杂志发文，以 NAD$^+$ 合成途径中的关键限速酶 NAMPT 为切入点，发现 NAD$^+$ 代谢可通过 CD8$^+$ T 细胞依赖的方式驱动肿瘤免疫逃避。NAD$^+$-α- 酮戊二酸途径可通过激活四氯 -6- 羧基荧光素 1（TET1），促进干扰素 γ 信号途径，进而上调 PD-L1 的表达。更为重要的是，动物实验和临床数据分析发现，高表达 NAMPT 的肿瘤对抗 PD-1/PD-L1 抗体的治疗更敏感；对于抗 PD-1/PD-L1 抗体治疗耐受的肿瘤，通过补充 NAD$^+$ 前体（NMN）可显著增强治疗的敏感性（图 34-17）。肿瘤 NAMPT 表达可能作为免疫治疗疗效的预测生物标志物，补充 NAD$^+$ 联合抗 PD-1/PD-L1 抗体的方案可为免疫治疗耐药的肿瘤提供了一种新的治疗策略。

（二）抑制 MAL2 蛋白阻止肿瘤的生长、逃逸

2021 年 1 月，美国印第安纳大学梅尔文分校和布伦·西蒙综合癌症中心研究者在 *J Clin Invest* 杂志发文，当乳腺癌细胞表面上的 MAL2 蛋白质水平提高时，癌细胞可以逃避免疫攻击并继续生长。与其他癌细胞一样，乳腺癌细胞膜也存在肿瘤特异性抗原，免疫细胞会识别该抗原，可以杀死肿瘤细胞。但是，发现 MAL2 可以降低这些抗原的水平，保护肿瘤细胞，不再被免疫细胞威胁。研究者开发了一种计算方法，可通过 The Cancer Genome Atlas 分析来自 1000 多例乳腺癌患者的数据集。基于分析结果，选择了 MAL2。研究表明，乳腺癌，尤其是三阴性乳腺癌（TNBC）中较高的 MAL2 水平与较差的患者生存率有关。研究者通过分析患者组织细胞模型和动物模型的乳腺癌组织样本，发现乳腺癌细胞比正常细胞表达更多的 MAL2。高水平的 MAL2 可以显著增强肿瘤的生长，而抑制该蛋白几乎可以完全阻止肿瘤的生长。

（三）针对整合素 αvβ6-TGFβ-SOX4 途径靶向三阴性乳腺癌治疗

2021 年 1 月，美国丹娜 - 法伯癌症研究所 Wucherpfennig 研究小组在 *Cancer Cell* 杂志发文，发

现整合素 αvβ6–TGFβ–SOX4 途径驱动三阴性乳腺癌的免疫逃逸。研究发现，转录因子 SOX4 是 T 细胞介导的三阴性乳腺癌（TNBC）细胞毒性的重要抗性机制，肿瘤细胞中 SOX4 的失活会增加许多固有免疫和适应性免疫途径中的基因表达，这对于保护肿瘤免疫至关重要。SOX4 的表达受肿瘤细胞表面整合素 αvβ6 受体调节，该受体激活潜在前体中的 TGF-β。整合素 αvβ6/8 阻断单克隆抗体（mAb），能够抑制 SOX4 表达并使 TNBC 细胞对细胞毒性 T 细胞敏感。在对 PD-1 阻断反应不良的高度转移性小鼠 TNBC 模型中，这种整合素 mAb 诱导实质性的生存获益。因此，针对整联蛋白 αvβ6–TGFβ–SOX4 途径的靶向为 TNBC 和其他上皮性高度侵袭性人类癌症提供了治疗机会。据介绍，癌症免疫疗法对源自上皮组织的许多实体瘤（包括 TNBC）显示出有限的疗效。

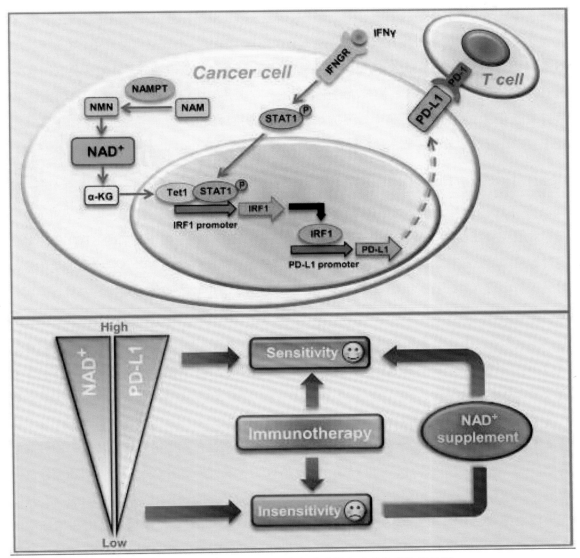

图 34-17　NAD$^+$ 代谢调节肿瘤免疫逃避和改善免疫治疗机制

（四）利用双歧杆菌治疗癌症增强其对 CD47 免疫疗法反应

2020 年 5 月，美国西南医学中心和芝加哥大学等机构研究者在 *J Exp Med* 杂志发文，发现生活在肠道中的细菌会在肿瘤中积累并改善小鼠癌症免疫疗法的治疗效力，利用双歧杆菌（bifidobacteria）治疗癌症患者能增强其对 CD47 免疫疗法反应，CD47 免疫疗法是一种目前在多种临床试验中进行评估的广泛使用的抗癌疗法。

　　CD47 是许多癌细胞表面表达的蛋白质，抑制该蛋白能够促进患者机体的免疫系统攻击并破坏肿瘤，靶向作用 CD47 的抗体目前正在多项癌症临床试验中使用，但对实验室小鼠进行的研究往往会产生混合的结果，有些小鼠对抗 CD47 疗法能够产生反应，而有些则并不会产生反应。在这项研究中，发现实验室动物对疗法的反应依赖于生活在其肠道中的细菌类型；如果肠道菌群被多种抗生素混合制剂杀死的话，正常情况下对抗 CD47 疗法能够产生反应的肿瘤小鼠往往并不会对疗法产生反应；相比，当给动物补充双歧杆菌后，抗 CD47 疗法就会有效治疗通常并不会产生反应的小鼠。双歧杆菌是一种存在于健康小鼠和人类肠道中的细菌类型，此前有研究发现，双歧杆菌对溃疡性结肠炎患者治疗有效。让研究者非常不可思议的是，发现双歧杆菌并不会在肠道中积累，会迁移到肿瘤中，在肿瘤中激活为 STING 通路(干扰素基因刺激通路)的免疫信号通路，从而会产生免疫信号分子并激活免疫细胞的表达，当与抗 CD47 疗法相结合时，这些被激活的免疫细胞会攻击并破坏周围的肿瘤组织。本研究结果表明，肠道菌群或能通过在肿瘤内部定植而增强抗 CD47 疗法的抗肿瘤效应，当给予特定的细菌或其工程化菌群能作为一种有效的策略调节多种抗肿瘤免疫疗法的功效。

（五）靶向肿瘤细胞表面的 STC1 蛋白降低肿瘤免疫逃避和免疫治疗抗性

　　2021 年 4 月，美国密歇根大学医学院 Zhou 团队在 *Cancer Cell* 杂志发文，揭示了 stanniocalcin1 蛋白对于肿瘤免疫耐受性的调节作用（图 34-18），并发现靶向肿瘤细胞表面的 STC1 蛋白降低肿瘤免疫逃避和免疫治疗抗性。为了探索具有明确免疫检查点治疗反应性的患者其肿瘤微环境中癌细胞的免疫耐受机制，研究者分析了接受免疫检查点治疗的黑色素瘤患者的转录组数据，并且探索肿瘤细胞中特定的未知基因转录情况。

　　据报道，STC1 是一种激素样蛋白，并且参与介导了多种生物学功能。然而，尚不清楚其受体和相互作用元件，作用机制以及 STC1 对肿瘤免疫的潜在影响。临床前模型以及遗传学实验结果表明，肿瘤细胞中 STC1 能够影响其对免疫疗法的反应。另一方面，抗原呈递细胞（APC）可引发和激活肿瘤相关抗原（TAA）特异性 T 细胞应答，这对于免疫检查点治疗成功至关重要。抗原的呈递过程取决于包括巨噬细胞和树突状细胞（DC）在内的 APC 是否可以通过吞噬作用有效地从死亡的肿瘤细胞中捕获抗原，向 T 细胞提供足够的抗原并激活 T 细胞。研究者发现，肿瘤细胞中 STC1 与 C 重复序列（CRT）相互作用，将 CRT 困在线粒体区域，并降低细胞膜 CRT 的水平。由于 CRT 是发出 "eat me" 信号的关键，该过程导致由细胞膜 CRT 介导的 APC 吞噬作用减少，从而导致 APC 抗原呈递受损和 T 细胞活化程度下降。因此，靶向肿瘤细胞表面的 STC1 蛋白有助于降低肿瘤免疫逃避和免疫治疗抗性。基于上述结果，STC1 蛋白充当肿瘤细胞吞噬信号的阻断剂，靶向 STC1 及其与 CRT 的相互作用是克服癌症检查点治疗耐药性的抗癌免疫治疗方法。

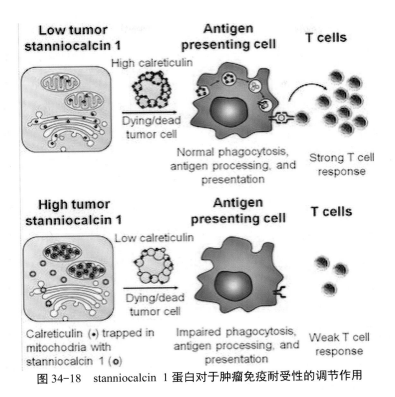

图 34-18　stanniocalcin 1 蛋白对于肿瘤免疫耐受性的调节作用

（六）锰离子在肿瘤免疫逃逸中的关键作用

北大 – 清华生命科学联合中心的蒋争凡实验室与解放军总医院第一医学中心生物治疗科韩为东团队合作在 *Cell Res* 杂志发文，阐述肿瘤细胞一系列逃逸机制，以躲避宿主免疫系统的攻击。2018 年，蒋争凡实验室在 *Immunity* 杂志发文，发现锰离子（Mn^{2+}）在激活 cGAS-STING（cGAS：环 GMP-AMP 合成酶，STING：干扰素基因蛋白）通路中的重要作用。胞质中显著升高的 Mn^{2+} 浓度（约 60 倍）对 cGAS-STING 通路具有双重激活的作用：Mn^{2+} 能够上万倍地提升 cGAS 对于 DNA 的检测灵敏度，并促进其合成第二信使 cGAMP；Mn^{2+} 上百倍地增强 STING 与 cGAMP 的结合能力。这样，释放到胞质的 Mn^{2+} 使细胞的 cGAS-STING 通路处于超活化的状态，极大地提升其对胞质 DNA 的响应能力，甚至使其在原本不具激活能力的 DNA 水平下也能够被激活。而当小鼠缺乏锰元素时，其抵抗 DNA 病毒的能力受到显著抑制。

2020 年 11 月，蒋争凡实验室与苏晓东实验室合作在 *Cell Rep* 杂志发文，进一步阐释了 Mn^{2+} 激活 cGAS 的分子机制，发现 Mn^{2+} 还可以直接激活 cGAS（完全不依赖 dsDNA），而且 Mn^{2+} 催化与 $Mg2^+$ dsDNA 催化 cGAS 合成 cGAMP 的过程显著不同。Mn^{2+}–cGAS 结合导致 cGAS 构象发生类似于 DNA–cGAS 结合的变化，但催化中心的结构明显不同，导致 cGAMP 在 cGAS 酶催化中心的合成过程也发生很大变化。这个研究进一步证明，Mn^{2+} 是 DNA 以外的第二个 cGAS 激活剂。

在这项研究中，研究者首先发现缺锰小鼠体内的肿瘤细胞生长显著加快，肿瘤肺转移显著增多，说明在生理条件下，作为必需微量元素的锰在肿瘤免疫中也发挥必不可少的作用。外源添加 Mn^{2+} 则可有效激活人或小鼠细胞的 cGAS-STING 通路，显著促进宿主抗原递呈细胞，如树突状细胞（DC）和巨噬细胞（MΦ）对于肿瘤抗原的递呈能力，促进细胞毒性 T 细胞在肿瘤组织内的浸润，并增强这些细胞对肿瘤细胞的特异性杀伤。另外，Mn^{2+}可以促进记忆性 T 细胞的存活与增殖。另一方面，Mn^{2+}也能显著增强 NK 细胞的肿瘤杀伤能力，促进宿主的肿瘤免疫监视作用。Mn^{2+}的瘤内注射不仅使绝大多数荷瘤小鼠被注射的肿瘤完全消除，而且可强烈抑制对侧身体肿瘤（未被注射）的生长。这些结果均表明，Mn^{2+}是一个优良的肿瘤免疫激活剂，增强机体对肿瘤细胞的免疫监视和免疫清除。鉴于此，尝试将 Mn^{2+}和 PD-1 抗体联合使用"锰免疗法"，发现"锰免疗法"在多种肿瘤模型中都可以显著增强 PD-1 抗体的肿瘤治疗效果，而且可显著减少 PD-1 抗体的使用量。

韩为东团队已完成的"锰免疗法"Ⅰ期临床结果显示，针对多种复发难治或进展期上皮源肿瘤，Mn^{2+}联合 PD-1 抑制剂方案，客观缓解率达 45.5%，疾病控制率达 90.9%。值得注意的是，5 例 PD-1 抑制剂耐药患者经"锰免疗法"治疗后均获得了较好的疾病控制，其中 3 例达到部分缓解，提示 Mn^{2+}对免疫治疗耐药的调控作用。以铂类耐药复发难治性卵巢癌为例，8 例入组患者中 6 例获得部分缓解，并且 6 例伴有冰冻盆腔的患者均出现松解。

此外，该方案还显示出了良好的临床安全性，在中位 11.8 个月随访中未观察到明显神经蓄积毒性，而促炎因子释放等导致的免疫治疗相关毒性经特异性抗体治疗可以有效控制和缓解。Ⅰ期临床试验初步证实了"锰免疗法"在复发难治及进展期肿瘤中的临床安全性和有效性，目前该方案在单病种中Ⅱ期临床正在有序推进。这项研究证明，锰元素/锰离子在抗肿瘤免疫中发挥至关重要的作用，为肿瘤免疫治疗开创了新的思路和治疗方案，并显示出巨大的临床应用前景。由于锰的储备量巨大，二价锰溶液的制备简单、成本低廉，其运输、储存非常方便。

参考文献

[1] Friebel E, Kapolou K, Unger S, et al. Single-cell mapping of human brain cancer reveals tumor-specific instruction of tissue-invading leukocytes. Cell, 2020, 181(7):1626–1642.e20.

[2] Klemm F, Maas RR, Bowman RL, et al. Interrogation of the microenvironmental landscape in brain tumors reveals disease-specific alterations of immune cells. Cell, 2020, 181(7):1643–1660.e17.

[3] Gurusamy D, Henning AN, Yamamoto TN, et al. Multi-phenotype CRISPR-Cas9 Screen Identifies p38 Kinase as a Target for Adoptive Immunotherapies. Cancer Cell, 2020, 37(6):818–833.e9.

[4] Lesch S, Blumenberg V, Stoiber S, et al. T cells armed with C-X-C chemokine receptor type 6 enhance adoptive cell therapy for pancreatic tumoours. Nat Biomed Engin, 2021，5(11):1246–1260.

[5] Stary V, Pandey RV, Strobl J, et al. A discrete subset of epigenetically primed human NK cells mediates antigen-specific immune responses. Sci Immunol, 2020, 5(52):eaba6232.

[6] Gang M, Marin ND, Wong P, et al. CAR-modified memory-like NK cells exhibit potent responses to NK-resistant lymphomas. Blood, 2020, 136(20):2308–2318.

[7] Liu E, Marin D, Banerjee P, et al. Use of CAR-transduced natural killer cells in CD19-positive lymphoid tumors. N Engl J Med, 2020, 382(6):545-553.

[8] Heczey A, Courtney AN, Montalbano A, et al. Anti-GD2 CAR-NKT cells in patients with relapsed or refractory neuroblastoma: an interim analysis. Nat Med, 2020, 26(11):1686-1690.

[9] Heczey A, Courtney AN, Montalbano A, et al. Anti-GD2 CAR-NKT cells in patients with relapsed or refractory neuroblastoma: an interim analysis. Nat Med, 2020, 26(11):1686-1690.

[10] Robbins Y, Greene S, Friedman J, et al. Tumor control via targeting PD-L1 with chimeric antigen receptor modified NK cells. eLife, 2020, 9:e54854.

[11] Chew HY, De Lima PO, Cruz JLG, et al. Endocytosis inhibition in humans to improve responses to ADCC-mediating antibodies. Cell, 2020,180(5):895-914.e27.

[12] Holmes TD, Pandey RV, Helm EY, et al. The transcription factor Bcl11b promotes both canonical and adaptive NK cell differentiation. Sci Immunol, 2021, 6(57):eabc9801.

[13] Sheppard S, Santosa EK, Lau CM, et al. Lactate dehydrogenase A-dependent aerobic glycolysis promotes natural killer cell anti-viral and anti-tumor function, Cell Rep, 2021, 35(9):109210.

[14] Best SA, Hess JB, Souza-Fonseca-Guimaraes F, et al, Harnessing natural killer immunity in metastatic SCLC. J Thor Oncol, 2020, 15(9):1507-1521.

[15] Cabrita R, Lauss M, Sanna A, et al. Tertiary lymphoid structures improve immunotherapy and survival in melanoma. Nature, 2020, 577(7791):561-565.

[16] Petitprez F, de Reyniès A, Keung EZ, et al. B cells are associated with survival and immunotherapy response in sarcoma. Nature, 2020, 577(7791):556-560.

[17] Helmink BA, Reddy SM, Gao J, et al. B cells and tertiary lymphoid structures promote immunotherapy response. Nature, 2020, 577(7791):549-555.

[18] Burrows N, Bashford-Rogers RJM, Bhute VJ, et al. Dynamic regulation of hypoxia-inducible factor-1α activity is essential for normal B cell development. Nat Immunol, 2020, 21(11):1408-1420.

[19] Eisinger S, Sarhan D, Boura VF, et al. Targeting a scavenger receptor on tumor-associated macrophages activates tumor cell killing by natural killer cells. Proc Natl Acad Sci USA, 2020, 117(50):32005-32016.

[20] Carbó JM, León TE, Font-Díaz J, et al. Pharmacological activation of LXR alters the expression profile of tumor-associated macrophages and the abundance of regulatory T cells in the tumor microenvironment, Cancer Res, 2021, 81(4):968-985.

[21] Yan M, Fei M, Zhang G, et al. Blockade of the phagocytic receptor MerTK on tumor-associated macrophages enhances P2X7R-dependent STING activation by tumor-derived cGAMP. Immunity, 2020, 52:357-373.e9.

[22] Consonni FM, Bleve A, Totaro MG, et al. Heme catabolism by tumor-associated macrophages

controls metastasis formation. Nat Immunol, 2021, 22(5):595–606.

[23] von Roemeling CA, Wang Y, Qie Y, et al. Therapeutic modulation of phagocytosis in glioblastoma can activate both innate and adaptive antitumour immunity. Nat Commun, 2020, 11(1):1508.

[24] Morrissey MA, Kern N, Vale RD. CD47 ligation repositions the inhibitory receptor SIRPA to suppress integrin activation and phagocytosis. Immunity, 2020, 53(2):290–302.e6.

[25] Klichinsky M, Ruella M, Shestova O, et al. Human chimeric antigen receptor macrophages for cancer immunotherapy. Nat Biotechnol, 2020, 38(8):947–953.

[26] Dawson CA, Pal B, Vaillant F, et al. Tissue–resident ductal macrophages survey the mammary epithelium and facilitate tissue remodelling. Nat Cell Biol, 2020, 22(5):546–558.

[27] van der Jeught K, Sun Y, Fang Y, et al. ST2 as checkpoint target for colorectal cancer immunotherapy. JCI Insight, 2020, 5(9):e136073.

[28] Akkari L, Bowman RL, Tessier J, et al. Dynamic changes in glioma macrophage populations after radioth erapy reveal CSF–1R inhibition as a strategy to overcome resistance. Sci Transl Med, 2020, 12(552):eaaw7843.

[29] Dong L, Chen C, Zhang Y, et al. The loss of RNA N6–adenosine methyltransferase Mettl14 in tumor–associated macrophages promotes CD8$^+$ T cell dysfunction and tumor growth. Cancer Cell, 2021, 39(7):945–957.e10.

[30] Chow A, Schad S, Green MD, et al. Tim–4$^+$ cavity–resident macrophages impair anti–tumor CD8$^+$ T cell immunity. Cancer Cell, 2021, 39(7):973–988.e9.

[31] Casanova–Acebes M, Dalla E, Leader AM, et al. Tissue–resident macrophages provide a pro–tumorigenic niche to early NSCLC cells. Nature, 2021, 595(7868):578–584.

[32] Frank AC, Raue R, Fuhrmann DC, et al. Lactate dehydrogenase B regulates macrophage metabolism in the tumor microenvironment. Theranostics, 2021, 11(15):7570–7588.

[33] Iten I, Pohlmeier L, Onder L, et al. PPARγ is essential for the development of bone marrow erythroblastic island macrophages and splenic red pulp macrophages. J Exp Med, 2021, 218(5):e20191314.

[34] Liu Z, Zeng H, Xu K, et al. AFM–IR probing the influence of polarization on the expression of proteins within single macrophages. J Mater Chem B, 2021, 9(12):2909–2917.

[35] Hatscher L, Lehmann CHK, Purbojo A, et al. Select hyperactivating NLRP3 ligands enhance the TH1– and TH17–inducing potential of human type 2 conventional dendritic cells. Sci Signal, 2021, 14(680):eabe1757.

[36] Lövgren T, Wolodarski M, Wickström S, et al. Complete and long–lasting clinical responses in immune checkpoint inhibitor–resistant, metastasized melanoma treated with adoptive T cell transfer combined with DC vaccination. OncoImmunology, 2020, 9(1):1792058.

[37] Fein MR, He XY, Almeida AS, et al. cancer Cell CCR2 orchestrates suppression of the adaptive

immune response. J Exp Med, 2020, 217(10):e20181551.

[38] Maier B, Leader AM, Chen ST, et al. A conserved dendritic-cell regulatory program limits antitumour immunity. Nature, 2020, 580(7802):257-262.

[39] Suresh R, Barakat DJ, Barberi T, et al. NF-κB p50-deficient immature myeloid cell (p50-IMC) adoptive transfer slows the growth of murine prostate and pancreatic ductal carcinoma. J Immunother Cancer, 2020, 8(1):e000244.

[40] Lin DS, Tian L, Tomei S, et al. Single-cell analyses reveal the clonal and molecular aetiology of Flt3L-induced emergency dendritic cell development. Nat Cell Biol, 2021, 23(3):219-231.

[41] Lai J, Mardiana S, House IG, et al. Adoptive cellular therapy with T cells expressing the dendritic cell growth factor Flt3L drives epitope spreading and antitumor immunity. Nat Immunol, 2020, 21(8):914-926.

[42] Ferris ST, Durai V, Wu R, et al. cDC1 prime and are licensed by CD4[+] T cells to induce anti-tumour immunity. Nature, 2020, 584(7822):624-629.

[43] Burbage M, Amigorena S. A dendritic cell multitasks to tackle cancer. Nature, 2020, 584(7822):533-534.

[44] Giampazolias E, Schulz O, Lim KHJ, et al. Secreted gelsolin inhibits DNGR-1-dependent cross-presentation and cancer immunity. Cell, 2021,184(15):4016-4031.e22.

[45] 肖宽诚. 肿瘤免疫与肿瘤免疫逃逸概述. 生物学教学, 2020, 45(9):73-75.

[46] Li J, Duran MA, Dhanota N, et al. Metastasis and immune evasion from extracellular cGAMP hydrolysis. Cancer Discovery, 2021, 11(5):1212-1227.

[47] Kumar A, Chamoto K, Chowdhury PS, et al, Tumors attenuating the mitochondrial activity in T cells escape from PD-1 blockade therapy. eLife, 2020, 9:e52330.

[48] Bian Y, Li W, Kremer DM, et al. Cancer SLC43A2 alters T cell methionine metabolism and histonemethylation. Nature, 2020, 585(7824):277-282.

[49] Gerosa L, Chidley C, Frohlich F, et al. Receptor-driven ERK pulses reconfigure MAPK signaling and enable persistence of drug-adapted BRAF-mutant melanoma cells. Cell Systems, 2020, 11(5):478-494. e9.

[50] Giampazolias E, Schulz O, Lim KHJ, et al. Secreted gelsolin inhibits DNGR-1-dependent cross-presentation and cancer immunity. Cell, 2021, 184(15):4016-4031.e22.

[51] Lawson KA, Sousa CM, Zhang X, et al. Functional genomic landscape of cancer-intrinsic evasion of killing by T cells. Nature, 2020, 586(7827):120-126.

[52] Ghosh M, Saha S, Bettke J. Mutant p53 suppresses innate immune signaling to promote tumorigenesis. Cancer Cell, 2021, 39(4):494-508.e5.

[53] Falahat R, Berglund A, Putney RM, et al. Epigenetic reprogramming of tumor cell-intrinsic

肿瘤基础理论 ▶ Basic Theory and Combined Therapy on Tumours
与综合治疗

STING function sculpts antigenicity and T cell recognition of melanoma. Proc Natl Acad Sci USA, 2021, 118(15):e2013598118.

[54] Yuan J, Cai T, Zheng X, et al. Potentiating CD8[+] T cell antitumor activity by inhibiting PCSK9 to promote LDLR−mediated TCR recycling and signaling. Protein Cell, 2021, 12(4):240−260.

[55] Marasco M, Berteotti A, Weyershaeuser J, et al. Molecular mechanism of SHP2 activation by PD−1 stimulation. Sci Adv, 2020, 6(5):eaay4458.

[56] Lawson KA, Sousa CM, Zhang X, et al. Functional genomic landscape of cancer−intrinsic evasion of killing by T cells. Nature, 2020, 586(7827):120−126.

[57] Lv H, Lv G, Chen C, et al. NAD[+] metabolism maintains inducible PD−L1 expression to drive tumor immune evasion. Cell Metab, 2021, 33(1):110−127.e5.

[58] Fang Y, Wang L, Wan C, et al. MAL2 drives immune evasion in breast cancer by suppressing tumor antigen presentation. J Clin Invest, 2021, 131(1):e140837.

[59] Bagati A, Kumar S, Jiang P, et al. Integrin αvβ6−TGFβ−SOX4 pathway drives immune evasion in triple−negative breast cancer. Cancer Cell, 2021, 39(1):54−67.e9.

[60] Shi Y, Zheng W, Yang K, et al. Intratumoral accumulation of gut microbiota facilitates CD47−based immunotherapy via STING signaling. J Exp Med, 2020, 217(5):e20192282.

[61] Lin H, Kryczek I, Li S, et al. Stanniocalcin 1 is a phagocytosis checkpoint driving tumor immune resistance. Cancer Cell, 2021, 39(4):480−493.e6.

[62] Lv M, Chen M, Zhang R, et al. Manganese is critical for antitumor immune responses via cGAS−STING and improves the efficacy of clinical immunotherapy. Cell Res, 2020, 30(11):966−979.

第三十五章　肿瘤 CAR-T 细胞免疫治疗

第一节　CAR-T 细胞及其生物学基础

一、CAR-T 细胞及其肿瘤治疗的发展

随着生物医学技术的不断进步，近些年全球范围内以干细胞和免疫细胞为基础的细胞疗法不断取得突破，成为人们关注的热点。细胞疗法的发展，也标志着现代医学由分子治疗向细胞治疗的转变。细胞治疗又称为细胞移植或细胞移植治疗，即利用患者自体（或异体）的成体细胞（或干细胞）对组织、器官进行修复的治疗方法。目前，临床上应用最广泛的细胞治疗方式为免疫细胞疗法和干细胞疗法两种。而近年，CAR-T 细胞疗法作为肿瘤免疫治疗的重要疗法，令人瞩目。

CAR-T 为 chimeric antigen receptor T-cell immunotherapy，即嵌合抗原受体 T 细胞免疫疗法，属于过继性 T 细胞转移（adoptive T-cell transfer，ACT）的一种。CAR-T 细胞疗法是一种治疗肿瘤的新型精准靶向疗法，能够精准、快速和高效，且有可能治愈癌症，是一种极具前景的新型肿瘤免疫治疗方法。

（一）肿瘤 CAR-T 细胞疗法提出与发展

肿瘤 CAR-T 细胞疗法最早由 Gross 等于 20 世纪 80 年代末提出，此前 TIL、LAK（淋巴因子激活的杀伤细胞，lymphokine-activated killer cell）和 CIK（细胞因子诱导的杀伤细胞，cytokine-induced killer）等免疫细胞疗法的出现，为 CAR-T 细胞疗法的研究奠定了基础。至今，除 CAR-T 细胞疗法外，DC-CIK 和 CTL 等也是免疫细胞疗法的研究方向，但从技术成熟度和应用前景来看，目前学术界和产业界的关注焦点仍是 CAR-T 细胞疗法。

2017 年，美国 FDA 先后批准两款 CAR-T 细胞治疗产品 Kymriah 和 Yescarta 上市，分别用于治疗儿童和年轻人 B 细胞急性淋巴细胞白血病（ALL）和成人复发或难治性大 B 细胞淋巴瘤患者，开启了肿瘤免疫治疗的新时代。这是人类抗癌史上的一个里程碑，因此，2017 年也称为肿瘤治疗领域的"CAR-T"元年。在此推动下，我国也先后出台了相关的重要政策，2017 年 12 月，国家食品药品监督管理总局组织制定了《细胞治疗产品研究与评价技术指导原则（试行）》。2018 年 2 月 28 日，*Sci Transl Med* 杂志发表了 CAR-T 治疗胶质母细胞瘤的研究进展；同年 3 月 5 日，*Nat Biotechnol* 杂志发表了改进的 CAR-T 细胞疗法可以完全消除小鼠的实体瘤。

伴随 CAR-T 在国际上的快速发展，国内也在加紧推动。2015 年，科济生物在上海交通大学医

学院附属仁济医院开展了全球首个针对肝细胞癌的 CAR-T 细胞临床实验；2018 年，科济生物在美国波士顿 CAR-TCR 峰会公布了 CAR-T 细胞治疗胃癌／胰腺癌的临床数据：在接受治疗的 12 例患者中，有 8 例患者出现不同程度肿瘤消退，特别是在一个经过改良的治疗亚组中，按照 RECIST1.1 标准，6 例患者有 5 例达到客观缓解（其中 1 例待确认客观缓解），包括 1 例完全缓解，有了突破性的进展。2021 年 1 月，科济生物又宣布在研产品 GPC3 靶向的 CAR-T 细胞用于治疗 GPC3 阳性实体肿瘤的临床试验申请已通过了国家药品监督管理局药品评审中心（CDE）的默示许可（受理号 CXSL1700203），成为我国首个用于治疗实体瘤的 CAR-T 细胞药物临床试验许可。

2017 年 12 月 22 日，国家食品药品监督管理总局（CFDA）发布的《细胞治疗产品研究与评价技术指导原则（试行）》，标志着我国细胞治疗产品作为药品属性的规范化临床正式拉开序幕，极大地促进我国细胞治疗产业的发展。2018 年 6 月，中国食品药品检定研究院发布了关于《CAR-T 细胞治疗产品质量控制检测研究及非临床研究考虑要点》的通知，为我国 CAR-T 细胞产品的质量控制研究及非临床评价研究提供了更加具体的技术指导，从而使细胞免疫治疗走上了更加严格的规范化道路，并与国际接轨。2019 年 4 月，国家药监局启动中国药品监管科学行动计划，将细胞和基因疗法纳入重点发展对象之一，至此国内的细胞疗法迎来黄金发展期。截止 2019 年 6 月 12 日，据公开数据的不完全统计，全球有超 400 余项关于 CAR-T 疗法临床试验的登记，其中中国登记的 CAR-T 疗法临床试验项目仅次于全球申报最多的美国，约有 158 项，占全球的 1/3 左右。

在 CAR-T 细胞免疫治疗的发展进程中，第一代 CAR-T 细胞于 1993 年产生，第二代 CAR-T 于 1998 年开展临床前研究，2013 年全球第 1 篇 CAR-T 细胞治疗成年人急性淋巴细胞白血病（ALL）临床研究发表。2018 年初，发表在 *N Engl J Med* 杂志的研究论文表明，针对 CD19 的 CAR-T 细胞治疗难治复发性 ALL 患者，完全缓解（CR）率为 83%，中位生存时间为 12.9 个月。Fry 等在 *Nat Med* 杂志报道，CD22 CAR-T 治疗难治复发且对 CD19 CAR-T 细胞治疗无效的 B-ALL，CR 率为 73%。截至 2018 年 10 月，中国在 ClinicalTrial.gov 注册的 CAR-T 临床研究多达 201 项，其中 135 项为血液系统疾病研究，66 项为非血液疾病研究（3 项为非肿瘤疾病临床研究）；中国已经超过美国（173 项）成为全球 CAR-T 临床研究注册数量最多的国家。CAR-T 是我国免疫治疗临床研究的热点，中国 CAR-T 细胞治疗的临床研究中，近 70% 的靶点仍是 CD19，疾病种类里有三分之二仍是白血病、淋巴瘤和多发性骨髓瘤。

越来越多的临床试验结果证实了 CAR-T 细胞免疫治疗的效果，特别是血液病方面，如白血病和淋巴瘤；在实体瘤的治疗方面，仍需要不断努力。此外，新型的 CAR-T 技术也不断涌现，如双特异 CAR 和通用 CAR 等。除了 CAR-T、TCR-T 和 CAR-NK 等新型细胞免疫治疗也正在开发中。目前，一些新药研发人员也正在设计全新的 CAR，其中一些 CAR-T 细胞能特异性靶向肿瘤微环境，以克服肿瘤的免疫抑制效果。例如，IL-4R 细胞外结构域与 IL-7R 细胞内结构域的融合，可以靶向细胞因子，从而使 T 细胞在抑制性细胞因子 IL-4 存在的情况下，依然可以得到激活和增殖；此外，表达趋化因子受体 CCR2b 的 CAR-T 细胞也能靶向肿瘤表面高度表达的 CCL2；一些 CAR 能靶向肿瘤血管上过量表达的 VEGFR2 或 αvβ3，增强 CAR-T 细胞对肿瘤的穿透能力；还有一些新颖的疗法可以将

CAR-T 细胞作为特定细胞因子或共刺激因子的递送者，增强内源效应 T 细胞的浸润。

近期，日本卫生劳动福利部（MHLW）已批准 Kymriah（tisagenlecleucel）治疗 2 种不同的适应症：CD19 阳性复发性或难治性（R/R）B 细胞急性淋巴细胞白血病（ALL）和 CD19 阳性 R/R 弥漫性大 B 细胞淋巴瘤（DLBCL）。在这些研究中，Kymriah 在 2 个不同的难治患者群体中表现出了强大而持久的应答率和一致的安全性。

（二）CRISPR 推动 CAR-T 细胞快速发展

为了推进 CAR-T 细胞治疗，研究者需要找到一种更有效的方法设计长 CAR 序列。CRISPR-Cas9 通过产生靶向双链 DNA（dsDNA）断裂，然后通过细胞的非同源末端连接途径修复，从而有效地产生小的突变。当使用同源导向的修复机制插入外源 DNA 时，CRISPR 编辑的效率相当低。然而，插入 DNA 对于制造 CAR-T 细胞至关重要。位于美国奥马哈的内布拉斯加大学医学中心的研究者 Gurumurthy 表示，Easi-CRISPR 是一种非常好的工具，适用于同源性导向修复。研究发现，当使用 CRISPR 将 DNA 插入细胞时，长单链 DNA（ssDNA）是比 dsDNA 更有效的模板。使用 Easi-CRISPR，长 ssDNA 与含有 Cas9 和导向 RNA 的预组装复合物一起被注入，导致更高的靶标编辑率和更低的脱靶编辑率。之前的报道显示，化学合成的具有 2- 甲氧基和硫代磷酸基团修饰的单导向 RNA（sgRNA）增强了原代细胞内稳定性和编辑效率。此后，CRISPR-Cas9 开始成为 T 细胞内产生缺失和插入的有效工具。2019 年，研究者利用 Easi-CRISPR 对人 T 细胞的结构和功能进行了重新编程，且不需要病毒载体。本研究表明，将 ssDNA 作为同源性导向的修复模板对 T 细胞进行 CRISPR 编辑，与 dsDNA 模板相比，能够更准确、更有效地进行大规模的基因插入，并且脱靶整合概率更低。基因编辑正在改变研究者进行研究细胞工程的方式。像 Easi-CRISPR 这样的方法，连同 DNA 和 RNA 合成的改进，将进一步加强 CAR-T 细胞工程的努力，最终改善癌症治疗和人类健康。

（三）全球癌症细胞免疫疗法临床项目中 CAR-T 仍是主流

癌症的细胞免疫疗法是一种将正常或生物工程改造过的人体细胞移植或输入癌症患者体内，从而达到癌症治疗效果的疗法。早在 2013 年，便有科学家预言，该疗法将发展成为"未来医学的第三大支柱"，广泛用于疾病治疗，而近年来资本以及生物制药企业的动向无疑正让癌症细胞治疗的时代越来越近。

2021 年 7 月，全球著名医疗行业咨询公司 IQVIA 艾昆纬联合非营利组织癌症研究所（CRI）在 *Nat Rev Drug Discov* 杂志发文，即 "The clinical pipeline for Cancer Cell therapies"，描述了当前全球癌症细胞免疫疗法的临床研发图景。

当前，CAR-T 疗法仍是主流，同种异体细胞应用快速增长。细胞免疫疗法的主要类型包括 CAR-T、TCR 转导 T 细胞（TCR-T）、肿瘤浸润淋巴细胞（TIL）和自然杀伤（NK）细胞等，其中 CAR-T 疗法是临床中的热门领域，美国食品药品监督管理局（FDA）批准的 5 款细胞疗法均出自该领域。从发展前景来看，CAR-T 领域也是一片光明，弗若斯特沙利文预测，到 2030 年，全球 CAR-T 市场预计达至 218 亿美元，2024 年至 2030 年的复合年增长率为 22.1%。从这份报告来看，全球细胞疗法管线正在稳步推进，截至 2021 年 4 月 16 日，全球共有 2073 种在研活性细胞治疗药物，相较 2020 年公布的数据要多 572 种，增长率为 38%。在可识别细胞来源的项目中，835 条管线采用的是患者的自体细胞，数量是同种异体细胞的 2 倍。不过，在过去 1 年中，同种异体细胞的应用显著增加，临床前和临床 1 期的项目同比增长了超 40%。

在 2000 多种细胞疗法中，CAR-T 仍然是临床研究的主流，新增 299 项临床管线，较 2020 年增长 35%，大多数（80%）管线处于临床前或临床 1 期阶段。其他细胞疗法方面，TCR 领域新增 80 款在研药物，NK/NKT 领域新增 67 条在研管线，新型 T 细胞新增 51 条管线，这些项目中有一些也已进入 2 期乃至 3 期临床研究。

CD19 和 BCMA 等仍是血液癌症的热门靶点，实体瘤靶点基本不变。在血液瘤领域，从 FDA 批准的 5 款产品来看，诞生了 4 款上市药物的 CD19 以及 1 款上市产品的 BCMA。在这两个靶点之后，CD22 和 CD20 等领域也迎来了越来越多的入驻者。不过，从增长趋势来看，过去 1 年中这些靶点的增长量远低于去年统计的数据。报告称，这可能是由于市场趋于饱和以及 COVID-19 对药物研发造成的影响。从实体瘤领域来看，在研靶点基本保持不变，未公开的肿瘤相关抗原（TAA）数量仍然高居榜首。值得注意的是，靶向磷脂酰肌醇蛋白聚糖 2 和 3（GPC2/3）的疗法 2019 年至 2021 年间每年翻一番，并且集中在肝癌领域。

目前，中美在研项目全球领先，实体瘤仍是治疗难点。报告指出，根据 ClinicalTrials.gov 的数据，得益于 CAR-T 细胞疗法临床项目的开展，截至 2021 年 4 月，全球共有 1358 项活性细胞治疗试验，较去年同期相比增长 43%，增长率是 2019 年至 2020 年期间数据的 2 倍。大多数试验依然是集中在血液瘤领域，40% 针对实体瘤的项目处于早期阶段，可见实体瘤仍然是细胞免疫治疗的难点。目前，美国仍然是细胞免疫疗法的领导者，有 791 项细胞疗法项目正在推进，而中国国内对细胞免疫疗法的热情也不逊色，项目数达到 695 项，二者的增长量较去年同期分别提升了 31% 和 40%。从项目的赞助方来看，中国的分布更为均衡，40% 源自学术机构，60% 来自制药商，而美国 80% 的项目是由制药商支持开展。

自 2017 年全球首批 CAR-T 细胞疗法获批以来，细胞免疫治疗行业便迎来了空前的发展机遇。这项报告进一步揭示了全世界对细胞免疫治疗高涨的热情。随着一些细胞疗法步入临床关键阶段，相信在不远的将来，细胞治疗市场将进入群雄逐鹿的时代，癌症患者也将迎来更多治疗选择。

二、CAR-T 细胞生物学基础

CAR-T 细胞治疗是指通过基因修饰技术，将带有特异性抗原识别结构域及 T 细胞激活信号的遗传物质转入 T 细胞，使 T 细胞直接与肿瘤细胞表面的特异性抗原相结合而被激活，通过释放穿孔素、颗粒酶素 B 等因子直接杀伤肿瘤细胞；同时，通过释放细胞因子募集人体内源性免疫细胞杀伤肿瘤细胞，以达到治疗肿瘤的目的，还可形成免疫记忆 T 细胞，从而获得特异性的抗肿瘤长效机制。

（一）CAR-T 的结构

T 细胞通过 TCR 与靶标相互作用的基本机制尚不清楚。CAR 由 TCR 复合物和抗体的组合部分组成。TCR 由 TCRα 和 TCRβ 亚基组成的异源二聚体。每个亚基含有可变区结构域（V）和恒定区结构域（C），其后是跨膜区。每个 V 结构域含有 3 个互补决定区（CDR），与主要组织相容性复合物（MHC）上呈递的肽相互作用。TCR 本身不具有信号结构域，需要由 CD3 复合物启动细胞内信号传导。CD3 复合物由 3 个二聚体组成，分别是 CD3ζε、CD3δε 异源二聚体和 CD3ζζ 同源二聚体。

CAR 的基本结构是模块化的，即用于识别抗原的单链可变区（single-chain variable fragment，scFv）、铰链、跨膜区域、共刺激域和 T 细胞激活域。合成的嵌合蛋白，被引入 T 细胞以重定向抗原特异性并增强细胞功能。CAR 是模块化的合成受体，主要由四个部分组成：① 一个细胞外靶抗原结合结构域（extracellular target antigen-binding domain）；② 一个铰链区（hinge region）；③ 一个跨膜结构域（transmembrane domain）；④ 一个或多个细胞内信号转导结构域（intracellular signaling domain）。CAR 的胞外抗原结合域源于抗体的抗原结合基序，可以连接 VH 和 VL 序列构建的单链可变区 scFv，具有特异性识别某种特定肿瘤相关抗原的作用。运用基因转移技术将 CAR 转入自体或异体的 T 细胞中。CAR 识别肿瘤相关抗原，随后通过胞内信号传导结构域，活化 T 细胞，刺激 T 细胞增殖，并发挥免疫效应，释放细胞因子，溶解肿瘤细胞。

1. 抗原结合结构域（图 35-1） 抗原结合结构域是 CAR 中赋予靶抗原特异性的部分。抗原结合结构域来源于单克隆抗体的可变重链（VH）和轻链（VL），通过一个柔性的连接物连接 VH 和 VL 可形成单链可变片段（scFv）。通常，存在于 CAR 中的 scFv 靶向细胞外表面癌症抗原，导致不依赖于主要组织相容性复合体（MHC）的 T 细胞活化，尽管使用 MHC 依赖性的模拟 T 细胞受体（TCR）的 CAR 识别细胞内肿瘤相关抗原已经被描述。除了简单地识别和结合靶表位之外，scFv 的几个特点影响 CAR 功能。例如，VH 和 VL 链之间的相互作用模式，以及互补性决定区（CDR）的相对位置影响 CAR 对其靶表位的亲和力和特异性。亲和力是抗原结合结构域的一个特别重要的参数，因为它从根本上决定了 CAR 的功能。

为了识别肿瘤细胞表面上的抗原、诱导 CAR 信号转导并激活 T 细胞，CAR 的抗原结合亲和力必须足够高，不能高到足以导致 CAR-T 细胞遭受激活诱导的细胞死亡，并引发毒性。虽然亲和力肯定是使问题进一步复杂化的最重要因素之一，但已有研究表明，即使具有相似亲和力的 scFv 也可以差异性地影响 CAR-T 细胞功能。因此，为了优化 CAR 与靶抗原的结合，必须考虑其他因素，如表位位置、靶抗原密度以及避免使用与配体无关的补强信号（tonic signaling）相关的 scFv。

2. 铰链区 铰链或间隔区被定义为从跨膜结构域延伸结合单元的细胞外结构区域。铰链区的功能是提供灵活性，以克服空间阻碍，并对 CAR 的长度有贡献，以便允许抗原结合结构域接触到靶表位。重要的是，所选择的铰链区似乎影响 CAR 的功能，因为铰链区的长度和组成的差异可以影响灵活性、CAR 表达、信号转导、表位识别、激活输出的强度和表位识别。除了这些影响之外，有人提出，铰链区长度对于提供足够的细胞间距离以形成免疫突触是至关重要的。原则上，“最佳”铰链区长度取决于目标细胞上的靶表位位置和空间阻碍水平：长的铰链区提供增加的灵活性，并允许更有效地接触到膜近端表位或复杂的糖基化抗原，而短的铰链区更成功地结合膜远端表位。然而，在实践中，合适的铰链区长度往往是经验性确定的，必须为每对特定的抗原结合结构域定制。文献中有许多例子，如短

间隔 CAR [CD19 和癌胚抗原（CEA）] 和长间隔 CAR [黏蛋白 1（MUC1），受体酪氨酸激酶样孤儿
受体 1（ROR1）的膜近端表位]。最常用的铰链区来自 CD8、CD28、IgG1 或 IgG4 的氨基酸序列。然而，
源自 IgG 的铰链区可以导致 CAR-T 细胞耗竭，从而降低在体内的持久性，因为它们可以与 Fcγ 受体
相互作用。这些影响可以通过选择不同的间隔区或通过基于功能或结构的考虑，对间隔区进行进一步
改造而避免。

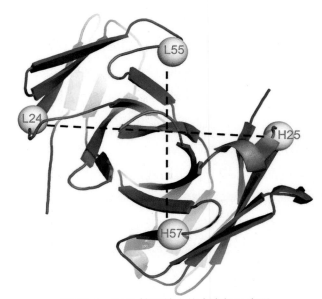

图 35-1　CAR 抗原结合位点空间示意图

3. 跨膜结构域　在 CAR 的所有组件中，跨膜结构域可能是最少被表征的区域。跨膜结构域的主
要功能是将 CAR 锚定在 T 细胞膜上，但有证据表明，跨膜结构域也可以与 CAR-T 细胞功能相关。
更具体地说，有研究表明，CAR 跨膜结构域影响 CAR 的表达水平和稳定性，活跃于信号转导或突
触形成过程中，并与内源性信号分子二聚化。大多数跨膜结构域来自天然蛋白，包括 CD3ζ、CD4、
CD8α 或 CD28。不同跨膜结构域对 CAR 功能的影响没有得到很好的研究，这是因为跨膜结构域经常
根据细胞外间隔区或细胞内信号转导结构域的要求而改变。

值得注意的是，CD3ζ 跨膜结构域可能促进 CAR 介导的 T 细胞激活，因为 CD3ζ 跨膜结构域介导
CAR 二聚化和整入内源性 TCR 中。与具有 CD28 跨膜结构域的 CAR 相比，CD3ζ 跨膜结构域的这些
有益影响是以降低 CAR 稳定性为代价的。跨膜结构域和铰链区也影响 CAR-T 细胞的细胞因子产生和
激活诱导的细胞死亡（AICD），这是因为与具有来自 CD28 的跨膜结构域和铰链区的 CAR 相比，具
有 CD8α 跨膜结构域和铰链区的 CAR-T 细胞释放的 TNF 和 IFN-γ 的数量减少，对 AICD 的敏感性降低。
总的来说，有研究表明，将近端胞内结构域与相应的跨膜结构域连接在一起，最能促进 CAR-T 细胞
信号的正确传递，而使用常用的 CD8α 或 CD28 跨膜结构域可能会增强 CAR 的表达和稳定性。

4. 细胞内信号转导结构域　可以说，在 CAR 工程中最受关注的是了解 CAR 共刺激的效果，目
标是生成具有最佳胞内结构域的 CAR 构建体。在 20 世纪 90 年代后期，设计出的第一代 CAR 包含
CD3ζ 或 FcRγ 信号转导结构域。绝大多数 CAR 依赖于通过 CD3ζ 衍生性免疫受体酪氨酸激活基序激
活 CAR-T 细胞。然而，有效的 T 细胞反应是不能够仅通过这些激活基序的信号转导产生。这些第一

代 CAR 的持久性在体外并不强劲。这些发现显示出有限或没有疗效的临床研究的呼应。

使用 B 细胞恶性肿瘤的早期体内模型证实，共刺激在靶向 CD-19 的 CAR-T 细胞持久性方面的重要性。通过添加共刺激结构域，重复抗原暴露后的 IL-2 产生和细胞增殖得到了改善。随着对共刺激持久性 CAR-T 细胞疗法的重要性的理解，人们构建出具有一个与 CD3ζ 细胞内信号转导结构域串联的共刺激结构域的第二代 CAR。两个最常见的获得美国 FDA 批准的共刺激结构域 CD28 和 4-1BB（CD137）都与较高的患者反应率相关。这两种共刺激结构域的功能和代谢谱不同：具有 CD28 结构域的 CAR-T 细胞分化为效应记忆 T 细胞，主要使用有氧糖酵解，而具有 4-1BB 结构域的 CAR-T 细胞分化为中枢记忆 T 细胞，并显示出增加的线粒体生物生成和氧化代谢。

临床上，第二代 CAR-T 细胞在一些血液恶性肿瘤中产生了强烈的治疗反应，包括慢性淋巴细胞白血病、B 细胞急性淋巴细胞白血病、弥漫性大 B 细胞淋巴瘤和多发性骨髓瘤。目前，正在研究第二代 CAR-T 细胞在实体瘤中的疗效，包括胶质母细胞瘤、晚期肉瘤、肝转移瘤以及间皮瘤、卵巢癌和胰腺癌。几种替代性共刺激结构域，如诱导性 T 细胞共刺激物（ICOS）、CD27、MYD88、CD40 和 OX40（CD134）已显示出临床前的疗效，尽管临床研究仍有待进行。据推测，仅通过一个结构域的共刺激产生不完全的激活，这导致了第三代 CAR 的产生。第三代 CAR 整入 2 个与 CD3ζ 串联的共刺激结构域。第三代 CAR 的临床前研究产生了好坏参半的结果。具体来说，整入 CD28 和 4-1BB 信号的 CAR 在淋巴瘤中导致更强的细胞因子产生，与第二代 CAR 相比，它们在肺转移瘤中显示出更好的体内抗肿瘤反应。在白血病和胰腺癌模型中，第三代 CAR 没有显示出体内治疗优势，并且在各自的模型中未能优于第二代 CAR。

（二）CAR-T 的四代结构

典型的 CAR 结构为 CAR-T 的四代结构。T 细胞的完全激活依赖于胞外抗原结合域与抗原的结合所传递的第一信号，但也需要共刺激分子受体与其配体结合所传递的第二信号，而肿瘤细胞表面通常不表达这类共刺激配体。第一代 CAR 设计结构相对简单，缺少必要的共刺激信号，无法完全激活其活性，表现为体内扩增不良，临床试验效果不理想。在第一代的基础上，第二代 CAR 引入一个共刺激结构域 CD28 或者 4-1BB，显著改善了 CAR-T 细胞免疫活性激活的问题，并提高了作用持久性。第三代 CAR 则包含两个共刺激结构域，一个为 CD28 或 4-1BB，另一个为 OX40、CD28 或 4-1BB。相比第二代 CAR，第三代 CAR 虽然在一些前临床试验中表现出更强、更持久的作用活性；但也有报道指出，可能造成 T 细胞刺激阈值的降低，引起信号泄露，诱发细胞因子过量释放。

基于蛋白质组学 CAR 相互作用组分析，研究者发现第二代和第三代受体均与多种相互作用的伴侣结合，其中一些是相互排斥的。更重要的是，只有第二代 CAR 能够刺激类似天然受体 CD3ζ 的表达。第二代受体的这种活性依赖于细胞内区域的结构设计，而不是共刺激分子的选择或将受体锚定在细胞上的区域设计。此外，通过详细的磷酸化蛋白质组学分析，证明第二代受体比第三代受体更有效地激活下游信号传导信使。这些结果表明，第二代 CAR 与第三代 CAR 相比，可以激活额外的 CD3 信号传导源，这可能有助于提供更强烈的信号传导和更高的抗肿瘤效果。

由于肿瘤细胞具有异质性，一部分肿瘤细胞不具有被 T 细胞特异性识别的抗原，无法被传统的 CAR-T 细胞识别并清除。这一问题可通过第四代 CAR-T 技术解决，即募集除了 T 细胞以外的免疫细胞至肿瘤所在区域。第四代 CAR-T 细胞又被称为 TRUCK T 细胞（T-cell redirected for universal cytokine killing），含有一个活化 T 细胞核因子（nuclear factor of the activated T cell，NFAT）转录相应元件，可使 CAR-T 细胞在肿瘤区域分泌特定的细胞因子（主要是 IL-12），从而修饰肿瘤微环境，募集并活化其他免疫细胞进行免疫反应。目前，第四代 CAR-T 细胞疗法已在包括神经母细胞瘤在内的实体瘤治疗的临床试验中开展（图 35-2）。

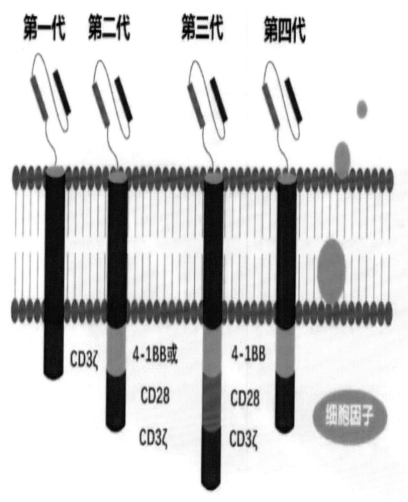

图 35-2　CAR-T 的四代结构

（三）CAR 的信号传递及 CAR-T 细胞亚群和 TME 的相互作用

1. CAR 的信号传递　非典型构建的 CAR 利用受体配体或肽作为细胞外抗原识别结构域，如 zetakine CAR，即 IL-13 受体 α2（IL-13Rα2）zetakine CAR。CAR 赋予 T 细胞以不依赖于 MHC 的方式通过 scFv（抗体识别）直接结合表面抗原。CAR 可通过 CD3ζ 和共刺激结构域同时向 T 细胞传递信号，潜在诱导 T 细胞活化。T 细胞活化是通过 TCR 与 MHC- 肽复合物的高度有组织的和动态的相互作用介导的。成熟的 MHC- 肽复合物是基于 TCR 信号的聚集体，诱导 T 细胞应答。

CAR 下游的细胞内信号传导和 CAR 形成 MHC- 肽复合物的机制尚未得到广泛研究。已证明，在 CD19 特异性 CAR-T 细胞和靶细胞之间，ZAP70 向 MHC- 肽复合物募集以及 CD45 被排除在 MHC- 肽复合物之外，类似于 TCR 活化。最近，关于 CAR 设计影响 MHC- 肽复合物形成的报道，使用由 CD28 或 4-1BB 共刺激结构域构建的 CD19 特异性 CAR 检测 CAR MHC- 肽复合物质量，并确定 CD28 加 4-1BB 的第三代 CAR 优于基于 CD28 的第二代 CAR，包括 IS 的结构、信号和功能。

在一项研究中，研究者将 CAR 的抗原识别域与胞内信号域相连接，以改变 T 细胞的特异性及其免疫功能。表达带有 CD28/CD3ζ 或 4-1BB/CD3ζ 信号域 CAR 的 T 细胞在治疗 B 细胞恶性肿瘤有效，但其两种信号模式在功能、临床效果和毒性作用是不同的。研究发现，这两种类型的 CAR 都引发相同的信号转导通路激活，但是在信号的时间选择和强度方面存在差异：CD28/CD3ζ CAR 显示出更快更强的活化，而 4-1BB/CD3ζ CAR 显示出更慢更温和的激活。在淋巴瘤小鼠模型中的进一步测试结果表明，4-1BB/CD3ζ CAR 在清除癌细胞方面更有效。这项研究还发现，一种被称作 Lck 的信号蛋白调节 CD28/CD3ζ CAR 引发的 T 细胞反应的强度，而且能够对其加以操纵，微调 CD28/CD3ζ CAR 引发的 T 细胞反应；而 4-1BB/CD3ζ CAR-T 细胞显示出更高的与 T 细胞记忆相关的基因表达，提示 4-1BB/CD3ζ CAR 信号转导可能产生能够存活更长时间，并且维持抗癌作用的 T 细胞。

2. CAR-T 细胞亚群和肿瘤微环境之间的相互作用　　CAR-T 细胞疗法依赖于大量靶向肿瘤的细胞毒性效应细胞的活性，在治疗 B 细胞恶性肿瘤方面取得了临床成功。法国巴斯德研究所的研究者在具有免疫活性的小鼠 B 细胞淋巴瘤模型中，利用活体显微镜检术可视化观察肿瘤与抗 CD19 CD4$^+$ 或 CD8$^+$ CAR T 细胞之间的原位相互作用，并利用单细胞转录组学研究肿瘤微环境（TME）的后续变化。在接受抗 CD19 CAR-T 细胞治疗的小鼠中，CAR-T 细胞亚群和 TME 之间用于肿瘤控制的重要交谈（*Sci Immunol*，2021）。

利用单细胞 RNA 测序，发现在 CAR-T 细胞治疗过程中，肿瘤微环境（TME）发生了实质性的改变。CAR-T 细胞产生的干扰素 γ（IFN-γ）不仅能增强内源性 T 细胞和自然杀伤细胞的活性，而且对维持 CAR-T 细胞的细胞毒性也是必不可少的，这一点在活体成像中得到了揭示。CAR-T 细胞衍生的 IFN-γ 促进宿主白细胞介素 -12（IL-12）的产生，从而支持宿主免疫反应和 CAR-T 细胞反应。与 CD8$^+$ CAR-T 细胞相比，CD4$^+$ CAR-T 细胞对宿主免疫激活的效率更高，但直接杀伤肿瘤的能力较差。

（四）利用开关调节 CAR-T 细胞活性

1. 利用分子开关调节 CAR-T 细胞的活性　　CAR-T 细胞是一种有效的基于细胞的免疫疗法，已在治疗某些晚期癌症方面取得了巨大成功，但其构成有明显毒副作用的风险。对此，美国哈佛大学医学院 Dana-Farber 癌症研究所和麻省癌症总医院研究者创造了分子开关（ON-OFF）来调节 CAR-T 细胞的活性。2021 年 1 月，研究者在 *Sci Transl Med* 杂志中报道了可切换的 CAR-T 细胞的开发过程，可通过给予常用的抗癌药物来那度胺开启或关闭 CAR-T 细胞活性。在实验室中，通过施用这种药物可以迅速、可逆地关闭它，然后 CAR-T 细胞恢复其抗肿瘤活性。

2. 工程化安全开关抑制 CAR-T 细胞疗法所产生的不良反应　　2021 年 6 月，美国 UNC Lineberger

综合癌症研究中心等机构研究者在 *Blood* 杂志发文，利用一种实验性的安全开关降低了 CAR-T 疗法时有发生不良反应的严重程度，这一研究进展是研究者利用 CAR-T 疗法在治疗难治性急性 B 细胞白血病患者的临床试验中发现的，证明了携带安全开关的 CAR-T 免疫疗法的扩大使用案例。

在 CAR-T 细胞免疫疗法中，研究者给工程化修饰 T 细胞携带一种 iC9（诱导性 caspase-9）的安全开关，如果出现毒性作用，就会被激活表达；当注入药物 rimiducid，能诱发开关激活 caspase-9 的表达，从而潜在降低因 CAR-T 疗法所产生的严重不良反应。研究者招募患者进行早期临床试验能有效抵御复发性或难治性的 B 细胞急性淋巴细胞白血病，其中 1 例 26 岁女性在输注 CAR-T 细胞后经历了严重的不良反应，即免疫效应细胞相关的神经毒性综合征，通过给予 rimiducid，激活 iC9 安全开关，快速降低了不良反应的严重程度，这种安全开关能在 4 h 内将机体中循环修饰 T 细胞的数量降低将近 60%，而且在 24 h 内这一比例能够达到 90% 以上；这种药物近乎能够在 1 d 内消除疗法所产生的毒副作用。值得注意的是，虽然药物 rimiducid 能够减缓疗法所产生的毒性作用，但其同时也减少了 90% 的 iC9 T 细胞，这似乎仍然足以提供足够的 T 细胞来维持机体的抗癌免疫反应。

3. "饿死"癌细胞，为 CAR-T 细胞疗法装上新型"安全开关" 2020 年 12 月，英国伦敦 Auxolytic 公司宣布，该公司与美国斯坦福大学（Stanford University）研究者合作在 *Nat Biotechnol* 杂志发文，为 CAR-T 细胞疗法添加了"安全开关"，这种开关的工作原理是敲除细胞中的特定基因，从而使其产生对特定营养物质的依赖。患者在接受细胞疗法的同时，会服用相应的特定营养物。如果观察到严重的不良反应，营养物质将被停用，从而耗尽体内的细胞疗法，减少或停止不良反应。在这项研究中，利用基因组编辑方法在多能细胞和原代人 T 细胞中破坏尿苷单磷酸合成酶（UMPS）的表达。UMPS 是合成尿苷（uridine）过程中的关键蛋白酶。尿苷是细胞 RNA 合成等生理过程中不可缺少的成份。UMPS 基因被敲除的细胞需要依赖于外部给予的尿苷才能生长。在异种移植模型中，表明当尿苷给药停止时，细胞在 1 周内失去活性，并且无法继续增殖。而且，将 UMPS 基因经过编辑的 T 细胞移植到小鼠体内后，如果停止尿苷给药，细胞无法存活，不会导致移植物抗宿主病（GVHD）。这种方法能够对 CAR-T 细胞疗法进行更为精准的控制。因为停止尿苷给药后，细胞不会立即死亡，而是首先出现生长停滞。与一些直接杀死细胞的"安全开关"相比，这种调控方法不会永久性清除细胞疗法，通过控制给药的频率和剂量，可以更精细地调节细胞增殖。

（五）制备和监控 CAR-T 细胞

1. 制备 CAR-T 细胞 进行 CAR-T 细胞免疫治疗，应从肿瘤患者的体内分离出 T 细胞，在体外对其改造，利用特殊的生物技术，安装 CAR，筛选能够特异性识别肿瘤细胞的 T 细胞，并在体外进行增殖培养。当 T 细胞数量达到一定数值后，回输到患者的体内，让其发挥特异的抗癌治癌功能。

首先，收集、分离和活化 T 细胞。T 细胞体外活化最常用的是 CD3 和 CD28 单抗。CD3 单抗（OKT3）能够特异性识别 T 细胞表面的 CD3 分子，通过 T 细胞表面 TCR-CD3 复合物与抗原提呈细胞表面 MHC-Ⅱ类分子-抗原肽的结合，使 T 细胞活化、增殖。激动型 CD28 抗体对天然 CD28 受体的伴随刺激可以进一步促进 T 细胞的活化。

接着，筛选肿瘤相关靶点蛋白，很关键。不同的肿瘤会造成不同的基因突变，表达的蛋白也会不同。经过研究者的努力，不断有新的肿瘤相关靶点被发现，如实体瘤的 CA9、CD274、CEACAM5、EGFR、EGFRvIII、EPCAM、EPHA2、ERBB2、FAP、FOLH1、FOLR1、GPC3、IL13RA2、KDR、L1CAM、MET、MSLN、Muc1、PDCD1 和 ROR1 相关靶点，血液肿瘤的 CD5、CD19、CD22、CD33、CD38、IL1RAP、IL3RA、MS4A1、NCAM1、ROR1、SDC1、TNFRSF8、TNFRSF17、ULBP1 和 ULBP2 相关靶点。

第三步，进行 CAR-T 细胞基因转导。CAR-T 细胞基因转导常见的方法有慢病毒载体、逆转录病毒载体、转座子和 mRNA 电穿孔技术是较为常见转导方法。有的公司（如义翘神州公司）可以提供多种属、全长测序的慢病毒载体；Sinofection® 转染试剂转导效率高，可以用于多种细胞。

第四步，CAR-T 细胞体外增殖培养。通过基因技术改造的 CAR-T 细胞需要在体外培养到一定的数量才能达到治疗要求，回输到患者体内。为了保证 CAR-T 细胞的安全性，要求培养基无血清、无动物源及内毒素低，义翘神州公司可以制备满足条件的 SMM 293-TII 无血清培养基。在其细胞生长过程中，给予适宜、相关的细胞因子。

最后，进行 CAR-T 细胞质量检测。CAR-T 细胞回输到患者体内前需经过严格的放行检测，包括生化、微生物和细胞学检测。

2. CAR-T 细胞生产的质量控制　进行 CAR-T 细胞免疫治疗，应从肿瘤患者的体内分离出 T 细胞，在体外对其工程改造，利用特殊的生物技术，安装 CAR，筛选能够特异性识别肿瘤细胞的 T 细胞，并在体外进行增殖培养。当 T 细胞数量达到一定数值后，回输到患者的体内，让其发挥特异的抗肿瘤功能。鉴于 CAR-T 细胞生产原料的多样性和现有的各种培养技术，修饰 T 细胞最终的质量变化仍然是一个有待解决的重要问题。研究者指出，以下 7 个因素的标准化对于大规模 CAR-T 细胞生产的成功是决定性的：制造过程、原料、病毒载体、辅助试剂、质量控制、治疗后免疫监测及政府监管。

3. 检测 T 细胞表面 CAR 的表达　CAR-T 细胞疗法在血液癌症患者产生了显著的疗效。近期，研究者开发一种新的基于荧光素酶的方法（Topanga 试验）检测 T 细胞表面 CAR 的表达。这个方法利用 Topanga 试剂的重组融合蛋白，由 CAR 靶标的胞外结构域和海洋荧光素酶或其衍生物组成。此法将表达 CAR 的细胞与 Topanga 试剂共同孵育、几次洗涤及荧光检测，可以检测基于免疫球蛋白或非免疫球蛋白抗原结合结构域的 CAR。

研究者发现，在 Topanga 试剂上加上一个表位标签不仅可以实现一步纯化过程，使这种试剂可以通过流式细胞术检测 CAR 细胞。同时，包含分泌的 Topanga 试剂上清液可以不经任何蛋白纯化而直接用于生物发光检测，或是流式细胞术检测。研究者认为，Topanga 试验是一种高度敏感、高度特异性、方便、实惠及功能齐全的检测 CAR 的新方法。研究者还计划研究 Topanga 试验是否可以用于监控 CAR-T 细胞注射到患者体内后的扩增和维持情况。如果实现，不仅可以找出由于细胞扩增太快可能出现中毒反应的患者，还可以找出由于 CAR-T 细胞存在时间太短而导致可能癌症复发的患者。

4. 直观地观察 CAR-T 细胞抵御血液癌症的过程　CAR-T 细胞能有效应对肿瘤，但某些患者疾病的复发给这种疗法提出了挑战。研究者通过鉴别 CAR-T 细胞的精确功能，可能优化未来癌症的治疗手段。研究者首次观察到 CAR-T 细胞抵御肿瘤的过程，利用新型高分辨率体内成像技术，观察到淋巴瘤小鼠的骨髓组织，这有助于调查 CAR-T 细胞的整体行为并实时分析 CAR-T 细胞和肿瘤之间的相互作用。即使 CAR-T 细胞相比其它细胞更具活性，但 CAR-T 细胞能够直接在识别靶点大约 25 min 内能杀灭肿瘤细胞。研究者指出，基于实验性数据的数学模拟技术证实，CAR-T 细胞的效率在于它们直接参与并杀灭癌细胞，而不是将其它免疫细胞招募至肿瘤部位；此外，能够浸润到骨髓中的 CAR-T 细胞数量或在治疗效率上也起着关键的作用。然而，目前细胞浸润的一个主要障碍是血液中的 CAR-T 细胞能够遇到肿瘤细胞和表达 CD19 的 B 细胞；研究者还观察到，CAR-T 细胞能形成细胞聚集物，会被困在肺循环中，抑制其迁移到肿瘤位点。因此，在注射 CAR-T 细胞之前降低表达 CD19 细胞的水平能够改善小鼠的总体存活率。

研究者还发现，细胞活性水平的差异还依赖于其解剖部位，骨髓中 CAR-T 细胞的活性要明显强于其它肿瘤位点，如淋巴结等，这使其能够对肿瘤细胞施加选择性压力并促进无法表达 CD19 的细胞出现。最后，研究者指出，通过识别能够发挥作用的 CAR-T 细胞的优缺点可能有助于开发新型策略，利用 CAR-T 细胞的活性有效治疗癌症患者。

5. 非病毒 piggyBac 平台　迄今为止，大多数 CAR-T 细胞疗法是基于病毒制造产生的，存在固有问题，包括患者安全性、有限的遗传装载量以及最终产品具有不期望的表型问题。非病毒 piggyBac 平台不使用病毒载体，而是将 CAR 分子基因传递给 T 细胞，可有效地将大量遗传物质递送到 T 细胞中，以创造具有许多期望特征的疗法，而这些特征在之前的 CAR-T 疗法中不存在。

该方法的最显著优点是其能够产生具有高百分比的干记忆 T 细胞（TSCM）的理想 CAR-T 细胞产物，具有长寿命、自我更新和多能性，能够重建整个 T 细胞亚群。这可能会促使更好的植入和持续时间，具有再响应的可能性，以及更好的治疗指数。非病毒 piggyBac DNA 修饰系统能够产生更好的 CAR-T 疗法，还包括以下特点：装载量大：piggyBac 的装载量可能是慢病毒载体的 20 倍，这可以有效传递大基因，包括多种 CAR 或 TCR 分子的可能性；降低风险：与病毒载体系统相比，非病毒载体系统降低了诱变和肿瘤发生的风险；稳定高效：该技术提供高基因插入效率和稳定的转基因表达；生产优势：可以更短时间内生产，制造成本低于病毒方法。

6. 提纯癌症 CAR-T 免疫疗法制剂的新方法　2020 年 10 月 26 日，南澳大利亚大学发布公报，该校与一家生物治疗公司合作，开发出一种基于微流体技术的新方法，提纯癌症 CAR-T 免疫疗法的制剂，可以降低治疗成本和不良反应。研究者指出，CAR-T 免疫疗法已在白血病等血液癌症的治疗中取得积极成果，一些团队正研究将其用于治疗实体肿瘤，但是该疗法的潜力尚未完全实现。影响这种疗法应用的问题除了高成本以外，还有 CAR-T 制剂中的杂质较难清除，包括死细胞、二甲基亚砜等防冻剂。其中的死细胞可能会对患者造成严重不良反应，防冻剂会引发某些患者的过敏反应并对其产生毒副作用。此次研发的新方法可在 30 min 内去除 CAR-T 制剂中 70% 以上的死细胞，还能去除超过 90% 的二甲基亚砜，对免疫细胞的质量和功能均无不利影响。这项成果能降低 CAR-T 免疫疗法的成本和不良反应，从而使患者受益。

7. 提高 CAR-T 靶向治疗的检测灵敏度　2020 年 11 月，美国路德维希癌症研究所研究者在 *J Exp*

Med 杂志发文，开发出一种可以显著改善嵌合抗原受体（CAR）T细胞疗法，该方法是从患者体内提取免疫系统的T细胞，并设计为靶向特定的肿瘤相关分子，然后生长并重新注入以治疗癌症。研究还报告了共同设计的CAR-T细胞的构建和评估，并将该方法应用于检查其在皮肤癌黑色素瘤小鼠模型中对肿瘤的作用。CAR-T疗法应用于实体瘤具有挑战性，部分原因是实体瘤的复杂微环境以多种方式抑制了免疫反应。大多数CAR-T疗法的研究都是在缺乏自身免疫系统的小鼠中完成的，如果这些小鼠具有正常免疫系统，将攻击人CAR-T细胞。

要严格模拟CAR-T细胞疗法所需的数量，很难对小鼠T细胞进行改造和使其在培养中达到最佳状态。除其他事项外，涉及在工程化T细胞的培养和扩增中顺序使用3种白介素（IL-2、-7和-15）的免疫信号分子。研究表明，使用该方法培养的CAR-T细胞在暴露于其靶标后会被显著激活。这些细胞还显示出更年轻的迹象，并具有记忆T细胞共有的分子特征；当受到靶标刺激时，会迅速生长。然后，研究者对培养小鼠T细胞与嵌合抗原受体IL-15蛋白进行了共表达，从而促进了记忆T细胞的形成。然后，检查了这些"第四代（4G）"CAR-T细胞对黑色素瘤小鼠模型的功效，并将其活性与使用该新方案产生的普通小鼠CAR-T细胞的活性进行了比较。研究发现，表达IL-15的CAR-T细胞具有更好的肿瘤控制能力，并且CAR-T细胞本身具有更好的增殖和持久性。第四代CAR-T细胞也相对难以发生程序性细胞死亡，并表达较低水平的PD-1的细胞表面蛋白。研究表明，第四代CAR-T细胞不仅可以更有效地杀死癌细胞，还重新编程了肿瘤的微环境，以增强这种杀伤力。第四代CAR-T细胞的使用导致了肿瘤微环境中靶向癌细胞的天然杀伤细胞的活化，以及M2巨噬细胞的明显减少，从而抑制了抗肿瘤免疫反应并支持了肿瘤的生长。

8. 利用三维全息照相显微镜跟踪和分析CAR-T细胞的免疫突触　2020年12月，韩国科学技术院（KAIST）研究者在 *eLife* 杂志发文，利用深度学习和三维全息显微镜实时跟踪和分析嵌合抗原受体CAR-T细胞，靶向癌细胞的动态变化（图35-3），可以为癌症免疫疗法的开发开辟新的途径。人工智能正在帮助科学家们破译一种新的全息显微镜技术所获得的图像，以便调查癌症免疫疗法中"实时"发生的关键过程。

人类免疫系统不仅能对任何入侵者（如病原体或癌细胞）做出一般反应，而且还能专门对该特定类型的入侵者做出反应，并记住它。免疫系统发育过程中的一个关键阶段是在一种T细胞和一种向它呈递源自入侵者抗原的细胞之间形成连接。这两种细胞之间的连接，称为免疫突触（immunological synapse）。由于免疫突触的形成是抗原特异性免疫反应启动的关键步骤，各种允许人们观察该过程发生的技术已被用于研究它的动态变化。这些实时成像技术大多依赖于荧光显微镜。然而，基于荧光的成像可能会受到光漂白和光毒性之类的影响，从而阻止长期评估免疫突触形成过程中的动态变化。为了避免荧光标记问题的出现，选择了三维全息显微镜或全息断层扫描显微镜（holotomography，HT）。在这种技术中，折射率被记录在三维全息图中。然而，HT一直用于研究单细胞，从未研究过免疫反应中涉及的细胞与细胞之间的相互作用，其中的一个主要原因是"分割（segmentation）"困难，分割指的是区分细胞的不同部分。因此，开发了自动分割技术，这样利用简单的计算机算法就可以进行识别。研究者将深度学习框架应用于HT分割问题。深度学习是一种类型的机器学习，常规的机器学习需要将数据作为已经标记的输入。

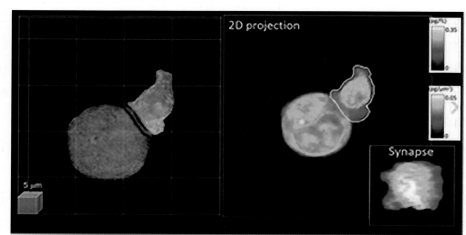

图 35-3　利用三维全息照相显微镜跟踪 CAR-T 细胞的免疫突触

从本质上讲，这些研究人员开发的 DeepIS 深度学习框架提出了自己的概念，通过这些概念区分免疫突触形成过程中的不同部分。为了验证这种方法，将其应用于 CAR-T 细胞和靶癌细胞之间形成的特定免疫突触的动态变化。DeepIS 不仅能够高精度地确定免疫突触内的区域，而且这种技术甚至能够捕捉到免疫突触内的蛋白总体分布的信息，而这些信息可能不容易用传统技术测量到。下一步将把这种技术与给测量免疫突触的不同部分施加多少物理力的方法（例如，全息光学镊子或牵引力显微镜）结合起来。

9. 利用数学模型分析 CAR-T 细胞疗法机体反应的动态学变化　2021 年 3 月，美国 H. Lee Moffitt 癌症研究中心等机构在 *Proc Royal Soc B: Biol Sci* 杂志发文，利用数学模型解释 CAR-T 细胞仅在部分患者机体中可能发挥疗效。在这项研究中，利用数学和统计学模型将临床数据进行了整合，从而解决正常 T 细胞和 CAR-T 细胞之间的相互作用而影响患者所接受疗法的动态学变化，尤其是非线性的 T 细胞动力学因素改善其疗法成功的概率问题。研究者指出，CAR-T 细胞能够非常有效地发挥作用，因其被输回患者体内后能快速扩增；然而，这些被改造修饰后的 T 细胞可能与患者体内现存的正常 T 细胞相互竞争，会限制其扩张的能力。CAR-T 疗法的成功依赖于 CAR-T 细胞在患者体内繁殖的能力，直接取决于在 CAR-T 细胞被输回患者体内之前机体减少正常 T 细胞消耗的能力。

在这种新型模型中，发现肿瘤的根除可能是一种随机但又潜在的高概率事件；尽管患者的治疗存在一定的随机性，但患者出现的事件和概率的差异主要是由患者和疾病因素之间的差异性所决定的。而且，利用该模型进行研究后，证实患者的治愈往往发生在早期，即在 CAR-T 细胞数量下降之间的 20～80 d 内，而疾病的进展往往趋向于在治疗后的 200～500 d 的更长时间范围内。研究者所开发的这种模型证实，即足够的淋巴消耗可能是决定患者机体持久反应率的重要因素；改善 CAR-T 细胞的适应性，使其在体内更容易扩张且存活更久，能增加患者机体反应的可能性和持久性。

（六）4-1BB 共刺激促进 CAR-T 细胞存活机制

接受 CAR-T 治疗的患者最佳抗肿瘤反应与治疗后这些细胞的持久性（即持续存在）有关，特别是靶向 CD19 阳性血液恶性肿瘤的 CAR-T 细胞。4-1BB 共刺激的 CAR（BBζ）T 细胞比 CD28 共刺激的 CAR（28ζ）T 细胞在过继细胞转移后表现出更长的持久性。4-1BB 信号转导即使在 28ζCAR 激活的情况下也能提高 T 细胞的持久性，这表明 4-1BB 细胞质结构域介导不同的促存活信号。2020 年 3 月，美国宾夕法尼亚大学佩雷尔曼医学院研究者在 *Sci Signal* 杂志发文，为了详细地研究 CAR 的信号转导，研究者为 CD19 特异性 CAR-T 细胞开发出一种无细胞的基于配体激活的体外培养系统。

研究者观察到，与 28ζCAR-T 细胞相比，BBζCAR-T 细胞的体外存活率和随后的增殖率更高。具体而言，与表达 CD28 的 CAR-T 细胞相比，表达 4-1BB 的 CAR-T 细胞在体外存活时间更长，增殖更多。与表达 CD28 的 CAR-T 细胞相比，表达 4-1BB 的 CAR-T 细胞表现出增强的非经典核因子 κB（ncNF-κB）信号转导和下降的凋亡因子表达。这些研究结果表明，在未来的 CAR-T 细胞设计中，操纵 ncNF-κB 信号转导通路可能会带来临床益处。研究发现，在无配体结合时，仅 BBζCAR 激活了 T 细胞中的 ncNF-κB 信号转导，而在配体结合后，抗 CD19 BBζCAR 进一步增强了 ncNF-κB 信号转导。降低 ncNF-κB 信号转导及抗 CD19 BBζ T 细胞的增殖和存活率，这与 Bim 的促凋亡异构体的丰度显著增加有关。虽然这些研究结果并不排除 BBζ CAR 和 28ζ CAR 之间的其他信号转导差异的重要性；但是，证实 ncNF-κB 信号转导在促进 BBζ CAR-T 细胞存活方面起着重要的非冗余作用，这很可能是观察到这种 CAR 设计让 CAR-T 细胞持久存在的基础。

（七）具有 RK 基序的 CAR-T 细胞更能有效地杀死癌细胞

2020 年 8 月，德国弗赖堡大学和拜罗伊特大学研究者在 *Nat Immunol* 杂志发文，阐述 T 细胞受体（TCR）是由许多单个蛋白组成，当识别到体内受感染细胞或肿瘤细胞时，一种淋巴细胞特异性激酶会在新发现的 RK 基序处与 T 细胞受体结合。这种结合开启了 T 细胞受体，从而将 T 细胞激活，使其成为杀伤细胞，从而消除威胁。这一 RK 基序发现，以前从未被描述过。

CAR-T 细胞疗法已经在弗赖堡大学医学中心成功地用于治疗患者，使源自患者的 T 细胞表达在实验室中合成的人工受体（CAR），特异性杀死同一患者的癌细胞，并在临床前研究中证实具有 RK 基序的 CAR-T 细胞比不具有这个基序的 T 细胞更能摧毁癌细胞。研究者结合生物化学、合成生物学和免疫学发现了 RK 基序，证实其通常是隐藏的，以防止不希望的 T 细胞激活，只有在与抗原结合后才会暴露出来。生化分析能够详细了解这种分子信号及其在体内的功能。

第二节　CAR-T 细胞在肿瘤治疗的应用

一、CD19 靶向 CAR-T 细胞疗法

（一）治疗急慢性淋巴细胞白血病

1. CD19 CAR-T 治疗 ALL 效果　在个案病例观察中，1 例慢性淋巴细胞白血病（CLL）患者在

2013 年接受 CAR-T 细胞治疗后，因单一 CAR-T 细胞及其增殖时产生的细胞而使病情缓解，并在以后的 5 年内保持无癌症状态，这些 CAR-T 细胞仍然存在于他的免疫系统中。另外，还证实这种治疗反应与 CAR 编码基因插入到这例患者的 T 细胞 DNA 中的位置相关联，这可能有助于提高这种治疗反应率的一种关键因素。

T 细胞上 CAR 的表达既能够赋予 T 细胞肿瘤特异性，又能够行使免疫的细胞毒效应。动物实验证实，给荷瘤小鼠单次输注一种 CD19 特异性 CAR 工程化人外周血 T 细胞，能根除其淋巴瘤和白血病。在复发、难治性疾病的患者中，CAR 能靶向 CD19（一种在正常 B 细胞和大部分 B 细胞恶性肿瘤中广泛表达的细胞表面分子），较其他潜在靶标（如 CD20 或 CD22）具有更广泛和更高水平的表达，进而诱导深入而持久的肿瘤效应。例如，在对复发、难治性急性淋巴细胞性白血病（ALL）患者的单中心研究中，CD19 CAR-T 能够表现出约 90% 的完全缓解率（complete response，CR）；在多中心研究中，CR 为 70% ~ 80%。在复发、难治性非霍奇金淋巴瘤（non-Hodgkin lymphoma，NHL）中，CR 为 50% ~ 70%。在复发、难治性 CLL 患者中，CR 为 30% ~ 50%，且缓解持续 6 年以上。在治疗复发性/难治性 B 细胞癌症患者（包括 NHL 和 CLL）以及 ALL 儿童和成年人患者中，在美国已有超过 1000 例患者接受了 CD19 靶向性 CAR-T 细胞疗法，其治疗缓解持久。

对成功用 CAR-T 细胞治疗的 CLL 患者的转录组学分析揭示出 IL-6/STAT3 信号通路的通用激活模式，可通过 IL-6、IL-17、IL-22、IL-31 和 CCL20 的增加而发生作用。这为设计能够维持和最大化 T 细胞功能以促进临床强效的记忆 T 细胞增殖的新型胞内结构域提供了合理性。

2. FasT CAR-19 治疗 B-ALL 效果　2019 年 6 月 18 日至 20 日，在上海举行的 CAR-TCR 细胞治疗亚洲峰会 (CAR-TCR Summit Asia) 上公布，亘喜生物专利产品 FasT CAR-19（GC007F），通过对受试者的 T 细胞进行基因编辑，表达 CD19 特异性 CAR，治疗急性 B 淋巴细胞白血病（B-ALL）人群中具有明显的疗效。B-ALL 是 ALL 的亚型，大部分患者可通过化疗和造血干细胞移植的方式进行治疗；然而，对于很多患者，其疗效不令人满意。B-ALL 是致命的恶性肿瘤之一，严重危及患者的生命。

对于 FasT CAR 的细胞生产，可缩短至 24 h 内，大幅地降低 CAR-T 细胞生产成本，有效缩短患者等待时间，最大程度提高临床获益的可能，总医疗成本也显著降低。截止到 2019 年 6 月 12 日，接受 FasT CAR-19 治疗的患者 19 例，年龄在 14 ~ 70 岁。这些患者此前均接受过多次治疗，但均未获得到缓解。其中，16 例均得到完全缓解，包括血细胞数量完全或未完全恢复 CR（CR/CRi）；14 例（87%）检测不到的微小残留病灶（uMRD）状态（骨髓中检测到的白血病细胞低于 10^{-4}）。

在 6 个多月的缓解期间，FasT CAR-19 在该受试者体内持续作用，证明了细胞具有良好的持续性。在安全性方面，所有 19 例患者均能够耐受 3 个不同剂量水平的 FasT CAR-19 输注，无剂量限制性毒性（dose-limiting toxicity）。最常见的安全问题是细胞因子释放综合征（CRS）和免疫效应细胞相关的神经毒性综合征（ICANS），试验中仅观察到轻微至中度的不良反应。与高剂量组相比，在低、中剂量组的受试者中观察到轻微的不良反应。在低、中剂量组的 14 例患者中，有 2 例（14%）受试者报告为 3 级 CRS，1 例（7%）受试者报告可控的 3 级 ICANS；而在高剂量组的 4 例患者中，有 3 例（75%）受试者为 3 级 CRS，2 例（50%）受试者为 1 ~ 2 级 ICANS。

（二）治疗复发、难治性霍奇金淋巴瘤

目前，CAR-T 细胞疗法正在针对多种恶性血液肿瘤进行临床研究，其中包括霍奇金淋巴瘤（Hodgkin lymphoma，HL）。由于 HL 在免疫抑制肿瘤微环境（TME）中缺乏 Hodgkin and Reed-Sternberg（HRS）细胞的独特生物学特性；对此，研究者以 CD19 为靶点的 CAR-T 细胞，清除肿瘤微环境内的 CD19$^+$ B 细胞和推定的循环 CD19$^+$ HRS 克隆型细胞，间接影响不表达 CD19 的 HRS 细胞。另外，经证实，IDO 抑制剂（氟达拉滨和环磷酰胺）可增强 CAR-T 细胞对抗 CD19 B 细胞白血病的疗效。如果得到验证，这种初步的信息将为组合使用这两种免疫疗法提供良好的理由。

研究者使用 CD19 CAR-T 细胞治疗复发、难治性 HL 患者，采用非病毒 RNA 基因递送 CD19 CAR-T 细胞，以限制潜在的毒性。与病毒载体转导产生的 CD19 CAR-T 细胞在体内扩增并保留 CAR 表达不同，这种非病毒 RNA 基因递送的 CD19 CAR-T 仅在几天内表达 CAR 蛋白。初步研究表明，使用非病毒、RNA 电穿孔和瞬时表达的 CD19 CAR-T 细胞靶向 CD19 阳性细胞，对治疗复发、难治性 HL 患者是可行、安全的，并能产生短暂的反应。一些患者在输注后，至少 48 h 内，能够在外周血中检测到 CD19 CAR-T RNA，但在 7 d 后检测不到。基于这些发现，研究者正在设计一种慢病毒转导的 CD19 CAR-T 试验，该试验能够为复发、难治性 HL 患者提供更大的体内扩增和更长的持久性。

然而，并不是所有患者都能从 CD19 CAR-T 疗法中获益。例如，CD19 CAR-T 在复发难治性 NHL 患者中的客观缓解率（ORR）为 80%，完全缓解率（CR）约 50%，仍然存在将近 20% 的无应答以及超过一半的患者无法达到持续缓解。为此，研究者通过其他靶点的 CAR-T 细胞治疗，开辟了另外的途径。

2019 年，研究者报告，通过靶向 CD30 的 CAR-T 细胞治疗复发、难治性 HL 患者是安全和有效的。在临床试验中，12 例可评估患者中有 7 例获得了持久的完全反应，其中包括 1 例持续 8 周的反应。另外，以 CD20 为靶点的 CAR-T 疗法可能成为替代解决的方案。CD20 是一种人 B 细胞限制性分化抗原，由 MS4A1 基因编码（位于 11q12）。该蛋白可能涉及调节 B 细胞活化和增殖，并作为钙离子通道发挥作用。中国人民解放军总医院分子免疫室 / 生物治疗病区在国际上开展了以 CD20 为靶点的 CAR-T 细胞治疗复发性、难治性 DLBCL 的临床试验研究，效果满意。还有，CD19/CD22 或 CD19/CD20 双靶点 CAR-T 细胞治疗肿瘤临床试验也已显示出诱人的前景。针对其它 B 细胞恶性肿瘤的替代抗原，还包括难治性 HL（CD30）、AML（CD33、CD123 和 FLT3）和多发性骨髓瘤（BCMA）等，现处于早期临床试验阶段。

（三）治疗弥漫大 B 细胞淋巴瘤

利用 CAR-T 细胞疗法治疗弥漫大 B 细胞淋巴瘤（diffuse large B-cell lymphoma，DLBCL）的治疗过程是比较复杂的。从患者身体采集血液，提取 T 细胞，进行基因修饰，使其获得表面蛋白 CD19 的致病性 B 细胞而杀灭瘤细胞。利用 tisagenlecleucel（商品名为 Kymriah，一种 CAR-T 细胞疗法）开展的 2 期临床试验中，对这种 CAR-T 细胞治疗 93 例患有复发性或难治性 DLBCL 患者的疗效和安全性进行评价，发现 52% 患者对这种疗法反应良好，其中 40% 完全缓解，12% 部分缓解。在 93 例患

者中，治疗 1 年后，65% 患者没有复发，包括 79% 的完全缓解者。

CAR-T 疗法可改善 DLBCL 患者的生活质量。2020 年 2 月，美国俄勒冈健康与科学大学医学院研究者在 *Blood Adv* 杂志发文，表明 CAR-T 细胞不仅延长癌症患者的生存期，还可改善治疗后的生活质量。为了确定 CAR-T 细胞对患者的治疗效果，评估接受为 tisagenlecleucel 的 CAR-T 疗法治疗的复发 / 难治性 DLBCL 成年人患者的生活质量。在 108 例接受评估的患者中，有 57 例对 tisagenlecleucel 治疗获得了完全或部分缓解。患者报告的生活质量结果的基线得分在总患者人群和那些对治疗有反应的患者之间是相似的，但是有反应的患者表现出随着时间的推移生活质量持续改善。与基线相比，对治疗有反应的患者在总体健康、活力、身体功能和社会功能方面的改善最为显著。

2020 年 12 月，美国德克萨斯大学 MD 安德森癌症中心研究者在 *Nat Med* 杂志发文，确定了 CD19 CAR-T 细胞治疗的相关分子和细胞特征，CAR-T 细胞疗法对 DLBCL 非常有效。在治疗 24 例 DLBCL 患者后，从输液袋中剩余的细胞中收集 CAR-T 细胞。将这些基因图谱与输注后 3 个月通过 PET/CT 扫描确定的治疗反应进行比较。研究发现，对治疗反应较差的患者的样本中 T 细胞已经耗竭，而完全康复的患者的样本中的 T 细胞表达了"记忆"信号。

（四）抗 CD19 CAR-T 细胞疗法 liso-ce

一项评估实验性抗 CD19 CAR-T 细胞疗法 lisocabtagene maraleucel（liso-cel，JCAR017）治疗复发性 / 难治性慢性淋巴细胞白血病或小细胞淋巴瘤（CLL/SLL）的一项临床研究的开放标签、多中心 1/2 期研究。结果显示，在接受当前标准护理疗法治疗失败的过度预治疗患者中，liso-cel 治疗的总缓解率达 82%，完全缓解率达 46%，3 级细胞因子释放综合征和神经毒性率低，微小残留病灶（MRD）水平为阴性。这是一种针对 CD19 抗原、以 4-1BB 为共刺激区的 CAR-T 细胞疗法，其中 CD4$^+$ 和 CD8$^+$ CAR-T 细胞具有精确的 1 ：1 比例。

（五）一种 CD19-BBz（86）的嵌合抗原受体

为了进一步提高 CAR-T 细胞疗法的安全性，减少细胞因子释放综合征的产生，朱军和陈思毅等对首款获批的 CAR-T 疗法中的 CAR 进行改造，使其疗法既能维持疗效，又增强安全性，减少细胞因子的释放。在经过大规模的筛选后，一种成为 CD19-BBz（86）的 CAR 得到了关注；在小鼠实验中，能有效杀死癌细胞，却未带来严重的免疫不良反应。

这项早期的临床试验招募了 26 例罹患难治性 B 细胞淋巴瘤患者，其中 25 例得到了治疗。与先前的实验结果类似，在抗肿瘤方面，CAR-T 疗法取得了理想的结果：在低剂量和中等剂量组中，均有一半患者得到了临床缓解。在接受最高剂量的 11 例患者中，有 6 例达到完全缓解（54.5%），2 例达到部分缓解（18%）。在安全性上，在 25 例患者中，无 1 例出现 1 级以上的细胞因子释放综合征和神经毒性。这个最新改进的 CAR，研究者调整了 CAR 的序列和形状，使这些 CAR-T 细胞可以杀伤癌细胞，但是产生的细胞因子更少，增殖速度更慢，因此血液有足够的时间清除细胞因子。这个改进的 CAR-T 细胞可以在患者体内增殖并分化为记忆细胞，因此会产生强烈而持久的抗癌效应，同时不会引起毒副作用。对比现有获批的 CAR-T 细胞疗法（超过一半受细胞因子释放综合征困扰，约四分之一有神经毒性反应），取得了积极成果，但其机制有待于进一步探明。

（六）新型 CD19/CD22 双靶点 CAR-T 细胞疗法 AUTO3 治疗 ALL

实验性程序化 T 细胞疗法 AUTO3 治疗急性淋巴细胞白血病（ALL），AUTO3 是一种自体富集的 T 细胞，经单个逆转录病毒载体修饰表达 2 个独立的 CAR，分别靶向 B 细胞抗原 CD19 和 CD22，并且每个 CAR 都针对单个靶点活性进行了独立优化（图 35-4）。通过同时针对两种 B 细胞抗原，AUTO3 旨在减少 B 细胞恶性肿瘤患者因单一抗原丢失导致的复发。AUTO3 是第一种用于治疗复发或难治性弥漫性大 B 细胞淋巴瘤（DLBCL）和儿科 ALL 的双靶点程序化 T 细胞疗法。

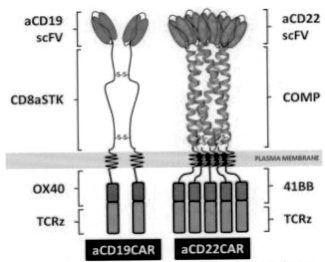

图 35-4 AUTO3 的分子结构：CD19 和 CD22 双靶向 CAR

2021 年 1 月 7 日，国家药品监督管理局药品审评中心（CDE）官网最新公示，上海恒润达生 1 类生物新药抗人 CD19-CD22 T 细胞注射液获得临床试验默示许可，拟开发用于复发 / 难治 B 细胞急性淋巴细胞白血病。官网信息显示，"双靶点 T 细胞注射液"是一种针对 CD19-CD22 靶点的基因工程修饰的自体 CAR-T 细胞制品，其作用机制是经逆转录病毒载体体外基因工程修饰，使 T 细胞携带 CAR 元件。这一元件使 T 细胞表面表达抗 CD19 和 CD22 抗体，能特异性地识别 B 细胞表面的 CD19 和 CD22 分子，与其结合进而激活活化信号，由此对表达 CD19/CD22 的细胞发挥靶向杀伤作用。急性淋巴细胞白血病（acute lymphoblastic leukemia，ALL）是一类起源于前体 B 或 T 淋巴前体细胞在骨髓、血液和髓外的恶性增殖性肿瘤，其中 B-ALL 约占 80%，T-ALL 约占 20%。

经过多年研究，CD19 CAR-T 作为细胞免疫治疗药物为患者带来了福音，CD22 也广泛表达在 B 细胞表面，并可作为 B 细胞恶性肿瘤细胞治疗的替代抗原。但如 CD19 CAR-T 细胞一样，单用 CD22 CAR-T 也避免不了抗原丢失导致的复发。因此，为了改善持续缓解状况，预防由于抗原丢失导致的肿瘤免疫逃逸，同时针对 CD19 及 CD22 两个靶点的新型免疫治疗策略的研究应运而生。

CD19 和 CD22 能促进 B 细胞生存，两种抗原同时丢失的可能性很低。同时，针对 CD19 和 CD22 靶点进行组合治疗，可以覆盖原发与复发的 B 细胞恶性血液肿瘤患者的各种细胞亚群（$CD19^+$ $CD22^+$、$CD19^-$ $CD22^+$ 和 $CD19^+$ $CD22^-$）。临床研究显示，当同时遇到两种抗原时可促进协同激活，功能更强；相应的，在失去一种靶分子后仍能保留 CAR-T 细胞的细胞杀伤能力，大大减少丢失一种抗原的肿瘤细胞存活率。大量临床研究数据表明，针对 CD19 和 CD22 的双靶点治疗是有效及相对安全的。

（七）双特异性 CD19/CD20 CAR-T 细胞治疗复发性 B 细胞恶性肿瘤

非霍奇金淋巴瘤（non-Hodgkin lymphoma, NHL）和慢性淋巴细胞白血病（CLL）是两种 CD19 阳性的 B 细胞癌症，已经用识别 CD19 的 CAR-T 细胞进行治疗。虽然 CD19 是位于 B 细胞表面上的经典分子，但是仅靶向 CD19 会导致其表达下调的方法经常遭遇治疗失败。为了克服这一局限性，2020 年 10 月，Shah 等在 *Nat Med* 杂志报道，利用一种自动化细胞处理平台开发出双特异性靶向 CD19 和 CD20 的 CAR-T 细胞（下称 CD19/CD20 CAR-T 细胞）疗法。这项研究是 1 期剂量递增和扩大临床试验。在这项临床试验中，利用这些双特异性 CAR-T 细胞治疗 NHL 或 CLL 患者，被纳入 26 例此前经历多次抗 B 细胞治疗而遭遇失败的患者。

总的来说，这种双特异性 CAR-T 细胞疗法被认为是安全的，分别有 64% 和 32% 的患者出现细胞因子释放综合征和神经毒性。总体反应率为 82%，12 例接受高剂量、新鲜制备的 CD19/CD20 CAR-T 细胞的患者均有反应。相反，43% 接受低温保存 CD19/CD20 CAR-T 细胞的患者遭遇治疗失败。这表明，使用新鲜制备的 CD19/CD20 CAR-T 细胞可能是治疗成功的关键。最后，3 例患者对这种治疗没有反应。所有无应答者均表现出高水平的循环 CAR-T 细胞，这提示存在抗原刺激，但是这些 CAR-T 细胞的杀伤活性明显下降。

综上所述，CAR-T 细胞对肿瘤细胞表面标志物的双重靶向可以为 B 细胞恶性肿瘤患者提供高效的抗肿瘤治疗。为了成功地用于临床，必须解决制造方面的挑战，以减少对新鲜制备而非低温保存的 T 细胞的要求。此外，即使在抗原可用的情况下，也值得进一步研究对 CAR-T 细胞治疗的抵抗性。靶向肿瘤细胞表面上的两种抗原是一种很有前途的方法，将有助于为未来的 CAR-T 细胞疗法铺平道路。

（八）靶向 CD-19/20/22 多个靶点的 CAR-T 疗法

2021 年 1 月，美国洛杉矶儿童医院 Abdel-Azim 研究团队与同事合作在 *Leukemia* 杂志发文，设计了可以识别和瞄准急性淋巴细胞白血病（ALL）细胞上的多个位点的 CAR-T 细胞疗法。ALL 是儿童最常见的癌症，有一些儿童出现耐药性或复发性疾病。CAR-T 疗法使用患者的 T 细胞，分离并通过基因修饰使其识别 CD-19，这是一种在白血病细胞上发现的抗原。当 T 细胞被重新引入患者体内时，免疫系统会攻击癌细胞。虽然使用 CAR-T 的初始治疗提供了有意义的结果，但接受治疗的患者中有近一半后来复发。研究者设计了一种 T 细胞，不仅针对 CD19，还针对白血病细胞中发现的另外两种抗原，即 CD-20 和 CD-22。根据这项研究的结果，这种 TriCAR T 细胞针对 CD-19/20/22 的新型 CAR-T 细胞明显比只针对 CD-19 的 T 细胞更有效。

（九）CD19 CAR-T 细胞治疗后异基因造血干细胞移植阻止 B-ALL 复发

靶向 CD19 的 CAR-T 细胞（CD19 CAR-T）在儿童和青少年（children and young adult，CAYA）B 细胞急性淋巴细胞白血病（B-ALL）患者（CAYA B-ALL 患者）中给送 28 d 后，其缓解率高达 100%。但是，有限的数据表明，超过 40% 的人在 13.1 个月后复发。美国国家癌症研究所和弗吉尼亚大学等机构研究者在复发性或难治性 CAYA B-ALL 患者中进行了自体 CD19.28ζ-CAR-T 细胞的 1 期临床试验，评估了与疾病和治疗变量相关的反应和长期临床结果（*J Clin Oncol*，2021）。

这些研究者提供了迄今所报道的对 CD19 CAR-T 细胞治疗后的 B-ALL CAYA 患者的最长随访，并证明 CD19.28ζ-CAR-T 细胞治疗后再进行 alloHSCT，可以使相当一部分复发性或难治性 B-ALL CAYA 患者的疾病得到持久的控制。研究者还展示了 CD19 CAR-T 细胞治疗活动性中枢神经系统疾病的可行性和有效性。研究数据支持对活动性中枢神经系统疾病的治疗，从而扩大了 CAR-T 细胞的治疗指数。

二、其他类型 CAR-T 细胞临床试验

（一）CD4 CAR-T 细胞疗法治疗恶性肿瘤

目前，CD4 阳性 T 细胞恶性肿瘤（T 细胞淋巴瘤 TCL 和 T 细胞 ALL，T-ALL），尚未进入 CAR-T 细胞临床试验。其中，TCL 占所有 NHL 的 15%～20%，T-ALL 在成年人 ALL 中约占 25%。但与临床开发的 B 细胞恶性肿瘤相比，这些肿瘤更难以治疗。而且，针对 T 细胞恶性肿瘤的治疗都面临着预后较差、反应率较低、较短的疾病控制和存活时间的现状，几乎无例外。因此，T 细胞恶性肿瘤的治疗标准尚未确定，唯一可能的治疗方法就是异基因骨髓移植（BMT）；也就是，患者要实现完全的疾病控制，必须要有合适的骨髓捐献者，这使许多患者没有治疗选择。CD4 CAR-T 细胞疗法可能会解决这一困境。

CD4 CAR-T 细胞治疗 CD4⁺ T 细胞恶性肿瘤，是将 CD4 重定向的 CAR-T 细胞工程化，以表达抗 CD4 scFv 抗体结构域。CD4 CAR 是由患者自身的 T 细胞制备，靶向肿瘤细胞上表达的 CD4（图 35-5）。一旦这些细胞通过静脉注射回输到患者体内，就会在整个机体内有效地繁殖并攻击肿瘤细胞。这项治疗复发和难治性 T 细胞白血病和淋巴瘤的 CD4 CAR 工程化 T 细胞的临床研究已经获得美国 FDA 批准。而且，这是 CD4 CAR-T 细胞疗法针对侵入性 T 细胞恶性肿瘤的首次人体临床试验，在 2018 年年底前开始招募 1 期临床试验患者。

（二）缩短抗原结合结构域的接头提高 CD22 CAR-T 细胞疗效

与 CD19 一样，CD22 在 B 系细胞中广泛表达，因此可作为 B-ALL 免疫治疗的替代靶点。2021 年 5 月，美国宾夕法尼亚大学佩雷尔曼医学院研究者在 *Nat Med* 杂志发文，发现很多 B-ALL 患者在接受靶向 CD22 的 CAR-T 细胞治疗后没有反应，当涉及到将 CAR 的抗原结合结构域中可变重链区和可变轻链区连接在一起的接头（linker）的长度时，其中抗原结合结构域使 CAR-T 细胞能够结合肿瘤细胞并攻击它们。研究者指出，几个氨基酸的微小差异给患者带来巨大的变化；在从接头上移

除 15 个氨基酸后，将 CAR 的抗原结合结构域中的可变重链区和可变轻链区连接在一起，并预先激活 CAR-T 细胞。

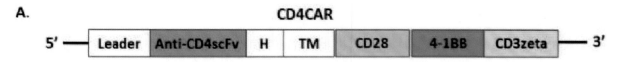

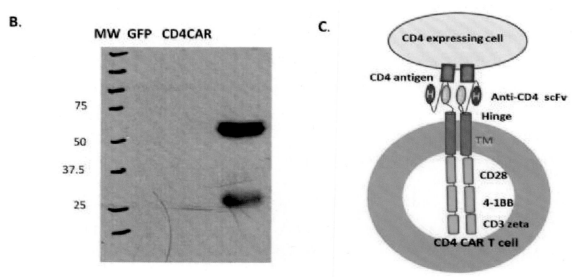

图 35-5　CD4 CAR 构建体

综上所述，研究发现，缩短连接 CAR 抗原结合结构域中可变重链和可变轻链的氨基酸接头，推动了受体同源二聚体化和抗原非依赖性信号转导。与基于 CD28 的 CAR 相比，基于 4-1BB 的自主信号转导的 CAR 表现出增强的免疫突触形成、促炎症基因激活和良好的效应。研究者在几种 CAR 构建体中证实了自主信号转导和增强功能之间的这种联系，并在这些观察的基础上，设计了一种新的短接头 CD22 单链可变区片段用于临床评估。研究结果表明，基于 4-1BB 的抗原非依赖性信号转导（tonic signaling）有利于 CAR 的功能，并展示在 CAR-T 细胞疗法的设计和实施中，从病床边到实验室再到病床边的转化是有实用性的。

（三）CD30 CAR-T 治疗霍奇金淋巴瘤

研究报道，CAR-T 细胞输注前加入细胞减灭化疗，可显著提高抗肿瘤活性。靶向 CD30 的 CAR-T 细胞治疗复发/难治性霍奇金淋巴瘤患者是安全和有效的。在临床试验中，12 例可评估患者中有 7 例获得了持久的完全反应，其中 1 例持续 8 周的反应。已证实，过继转移 CD30 CAR-T 细胞是安全的，扩张速度和持久性取决于剂量。淋巴清除化疗可以改善反应。增长的扩张可能与细胞因子释放综合征（CRS）和有限的皮肤毒性有关。已证明，CD19 特异性 CAR-T 细胞在 B 细胞非霍奇金淋巴瘤和急性淋巴细胞白血病中非常成功。

几乎所有霍奇金淋巴瘤细胞都表达 CD30 抗原，靶向 CD30 的单克隆抗体（如 brentuximab

vedotin [Adcetris]）产生反应。靶向 CD30 的特异性 CAR 在霍奇金淋巴瘤的临床前模型中显示出活性。在 1 期临床试验中，9 例复发 / 难治性霍奇金淋巴瘤患者接受单次输注 3 次剂量的 CD30 CAR-T 细胞：2×10^7 个 /m²、1×10^8 个 /m² 或 2×10^8 个 /m²。在 CAR-T 细胞输注前，所有患者均未接受淋巴清除化疗。9 例患者接受了 5 种既往治疗方案中的中位数种治疗方式，其中 7 例患者在用 brentuximab vedotin 治疗期间或之后进展。输注 CD30 CAR-T 细胞 2 例完全缓解，1 例临床完全缓解，3 例病情稳定，1 例患者在第 3 年时出现持续反应，未观察到明显的毒性。为了增强输注细胞的体内扩增并提高抗肿瘤活性，研究者在 CAR-T 细胞输注前给予环磷酰胺和氟达拉滨的细胞清除化疗。该策略得到了先前研究的支持，该研究表明淋巴清除化疗可以改善 CAR-T 细胞的体内扩增。

研究报道，14 例复发 / 难治性霍奇金淋巴瘤患者的 1 期研究初步结果。患者的中位年龄为 30 岁，并且接受了 5 个既往治疗方案中的中位数种治疗方式。除 1 例患者外，所有患者均接受 PD-1 抑制剂治疗，11 例患者接受了 brentuximab vedotin 治疗。其中，9 例患者接受了干细胞移植，之后进行了高剂量治疗。淋巴细胞清除化疗指在细胞输注之前连续 3 d 进行环磷酰胺（500 mg/m²）和氟达拉滨（30 mg/m²）的治疗。与先前的 1 期试验相比，输注前化疗可以使所有 3 个剂量水平的 CD30 CAR-T 细胞扩增显著增加。14 例患者中只有 2 例可评估反应。输注淋巴细胞的 CD30 CAR-T 细胞导致持久的反应。7 个竞争反应中有 5 个在 40 周或更长的时间内持续进行。

（四）靶向 CD133 CAR-T 细胞治疗胶质母细胞瘤

2020 年 6 月，加拿大麦克马斯特大学和多伦多大学研究者在 *Cell Stem Cell* 杂志发文，将 CAR-T 疗法的 T 细胞进行基因改造，直接靶向结合胶质母细胞瘤细胞表面上的 CD133 的特定蛋白，并消灭这些癌细胞。当在携带人胶质母细胞瘤的小鼠使用时，靶向 CD133 CAR-T 细胞疗法是成功的，减少了小鼠的肿瘤负担，提高了生存率。胶质母细胞瘤的预后非常差。该实验发现，CD133 蛋白是癌干细胞的标志物，这些癌干细胞具有生长成很难治疗的胶质母细胞瘤所需的特性。

研究者设计了 3 种类型的治疗方法，并在实验室中和小鼠体内进行了测试。第一种治疗方法是一种新型的人类合成 IgG 抗体，可以简单地与胶质母细胞瘤细胞表面上的 CD133 蛋白结合，从而阻止这种肿瘤的生长。第二种是双抗原 T 细胞衔接抗体（dual antigen T cell engager antibody），利用患者自身的 T 细胞消除 CD133⁺ 胶质母细胞瘤。第三种是 CAR-T 细胞疗法。研究发现，与其他两种疗法相比，CAR-T 细胞疗法在人类胶质母细胞瘤临床前模型中的活性增强。与此同时，在人源化小鼠模型中进行的安全性研究解决了对造血的潜在影响，其中造血是人体中导致不同血细胞形成的重要过程。CD133 特异性 CAR-T 细胞疗法在携带人造血系统的小鼠模型中未引起任何急性全身毒性。

（五）CD229 CAR-T 细胞治疗多发性骨髓瘤

2020 年 2 月，美国犹他大学等研究机构研究者在 *Nat Commun* 杂志发文，利用小鼠模型和来自患者的肿瘤细胞进行的实验室测试表明，这种 CD229 CAR-T 细胞免疫疗法在治疗多发性骨髓瘤及其他类型血液癌症中显示出很有希望的结果。研究者开发了靶向 CD229 分子的 CAR-T 细胞。这种分子在整个疾病过程中都存在于骨髓瘤患者的癌细胞表面上。重要的是，CD229 也存在于骨髓瘤干细胞表面上。这项研究基于 Atanackovic 及其同事的早期研究工作：已鉴定出 CD229 存在于多发性骨髓瘤细胞和其他 B 细胞癌细胞表面上。研究者设计出首个针对 CD229 的全人抗体，并利用这种抗体构建出靶向 CD229 的 CAR-T 细胞。研究者在小鼠模型和来自骨髓瘤患者的癌干细胞中证实，CD229 CAR-T 细胞杀死成熟的多发性骨髓瘤细胞和骨髓瘤干细胞，还发现在这种实验室条件中，经过 CD229 CAR-T 细胞治疗的骨髓瘤产生了持久的免疫反应。

（六）CD44v6 CAR-T 治疗血液肿瘤 AML 和 MM

研究者使用自体 CD44v6 CAR-T 治疗急性髓性白血病（AML）和多发性骨髓瘤（MM）的 1 ~ 2 期临床研究。CAR-CD44v6 是将 CD28 和 CD3ζ 链作为细胞内信号传导结构域的第二代 CAR。此外，CAR-CD44v6 具有连接蛋白质外部和内部部分的特殊间隔区：人类低亲和力神经生长因子受体（ΔLNGFR）的删除形式。不难发现，CD44v6 之前从未被用作 CAR 靶点抗原。实际上，CD44v6 不仅在某些血液肿瘤中表达（如骨髓瘤和白血病），而且还表达于实体肿瘤（如胰腺癌、头颈癌等）。同时，该候选疗法 CD44v6 CAR-T 还携带专有的自杀基因，旨在增加 CAR-T 产品的安全性。目前来看，CD19 CAR-T 只是在 B 细胞血液系统疾病的治疗中表现良好，而 CD44v6 CAR-T 针对不同的靶点，在血液和实体肿瘤中均表达，同时存在自杀基因以增加安全性。

三、利用基因编程促进 CAR-T 细胞疗法

（一）CAR 编码基因插入 T 细胞 DNA 中

Fraietta 等报道，单个 CAR-T 细胞使癌症患者 5 年内保持无癌状态。在一项研究中，来自美国宾夕法尼亚大学艾布拉姆森癌症中心的研究人员报道的 1 例慢性淋巴细胞白血病（CLL）患者在 2013 年接受 CAR-T 细胞治疗后，因单个 CAR-T 细胞及其增殖时产生的细胞而发生病情缓解，并在以后的 5 年内保持无癌症状态，这些 CAR-T 细胞仍然存在于他的免疫系统中。另外，还证实这种治疗反应与 CAR 编码基因插入到这例患者的 T 细胞 DNA 中的位置相关联，这可能是有助于提高这种治疗反应率的一种关键因素。

作为一种癌症，CLL 起源自产生骨髓中的淋巴细胞。这些癌细胞首先出现于骨髓，随后迁移到血液和淋巴结中，增殖很快。美国癌症协会估计 2018 年将有约 21 000 例新的 CLL 病例，并且大约有 4500 例死于这种疾病。这些患者中的许多患者将接受骨髓移植，但是另一种可能的治疗方法就是 CAR-T 细胞疗法，涉及收集患者自身的 T 细胞，对它们进行重编程而使其能够识别和杀死癌症，然后将其灌注到患者体内。这种方法已被美国食品药物管理局（FDA）批准用于治疗某些急性淋巴细胞白血病（ALL）患者以及一些非霍奇金淋巴瘤患者，但是当前尚未批准用于治疗 CLL。

（二）利用 CRISPR-Cas9 推动 CAR-T 细胞发展

1. CRISPR-Cas9 成为 T 细胞内产生缺失和插入的有效工具　CRISPR-Cas9 通过产生靶向双链 DNA 断裂（DSB），然后通过细胞的非同源末端连接途径修复，从而有效地产生小的突变。然而，

当使用同源导向的修复机制插入外源 DNA 时，CRISPR 编辑的效率可能非常低。然而，插入 DNA 对于制造 CAR-T 细胞至关重要。美国内布拉斯加大学医学中心 Gurumurthy 及其同事发现，当使用 CRISPR 将 DNA 插入细胞时，长单链 DNA（ssDNA）是比双链 DNA 更有效的模板。使用 Easi-CRISPR，长 ssDNA 与含有 Cas9 和导向 RNA 的预组装复合物一起被注入，导致更高的靶标编辑率和更低的脱靶编辑率。之前的报道显示，化学合成具有 2- 甲氧基和硫代磷酸基团修饰的单导向 RNA（sgRNA）增强了原代细胞的胞内稳定性和编辑效率。

此后，CRISPR-Cas9 似乎开始成为 T 细胞内产生缺失和插入的有效工具。2019 年，研究者利用 Easi-CRISPR 对人类 T 细胞的结构和功能进行了重新编程，且不需要病毒载体。本研究表明，将 ssDNA 作为同源性导向的修复模板对 T 细胞进行 CRISPR 编辑，与双链 DNA（dsDNA）模板相比，能够更准确、更有效地进行大规模的基因插入，并且脱靶整合概率更低。长 ssDNA 序列很难在实验室中产生，尤其是在基因编辑实验中需要高浓度的长 ssDNA，一些研究者正试图解决这个问题，正在研究有效生成大量长 ssDNA 的方法。最近，开始提供数千个核苷酸长度的 ssDNA，这是使用 CRISPR 进行 T 细胞重编程的理想选择。

2. 利用 CRISPR-Cas9 介导 A2AR 基因缺失增强 CAR-T 细胞抗癌效果　腺苷（adenosine）是一种限制抗肿瘤免疫反应的免疫抑制因子，通过激活腺苷 A2A 受体（adenosine A2A receptor，A2AR），抑制包括 T 细胞在内的多种免疫细胞亚群。2021 年 5 月，澳大利亚研究者在 *Nat Commun* 杂志发文，通过使用小鼠和人类 CAR-T 细胞，发现利用临床相关的 CRISPR/Cas9 策略靶向 A2AR，可显著提高这些细胞的体内疗效，从而改善小鼠的生存。

研究发现，在 CAR 刺激后，通过 shRNA 敲降 A2AR，可以促进小鼠 CAR-T 细胞的效应功能，并增强 CAR-T 细胞在体内的效应功能，但这也与持久性降低有关。相反，在小鼠和人衍生的 CAR-T 细胞中，CRISPR-Cas9 介导的 A2AR 缺失可以破坏腺苷的免疫抑制作用并增强效应功能，同时对 CAR-T 细胞的记忆表型或持久性无害影响。此外，由经过基因编辑的人类 CAR-T 细胞诱发的体内抗肿瘤功效的增强与肝脏毒性的酶学读数和组织切片分析所定义的毒性无关。这些结果表明，与 shRNA 介导的 A2AR 敲降或与 A2AR 药物拮抗剂相结合相比，使用 CRISPR-Cas9 诱导 A2AR 的完全敲除是一种增强 CAR-T 细胞功能的很好治疗方法。鉴于经过 CRISPR-Cas9 基因编辑的 CAR-T 细胞正在用于临床试验，这种方法很容易转化为临床应用。此外，通过 CRISPR-Cas9 介导的基因编辑靶向 A2AR 适用于 CAR-T 细胞治疗，包括乳腺癌、卵巢癌、肺癌、急性髓系白血病、多发性骨髓瘤和非霍奇金淋巴瘤在内的多种肿瘤类型，在这些肿瘤类型中，已发现腺苷信号可抑制抗肿瘤免疫反应。

3. 利用 CRISPR/Cas9 改造造血干细胞促进 CAR-T 细胞疗效　一篇刊登在 *Cell* 杂志（2018）上的研究报告，来自宾夕法尼亚大学佩雷尔曼医学院的研究者利用 CAR-T 细胞治疗急性髓性白血病（AML）。目前，CAR-T 疗法已经被 FDA 批准用来靶向作用表达 CD19 蛋白的细胞，如治疗急性淋巴细胞白血病和非霍奇金淋巴瘤等。然而，对于 AML，CAR-T 细胞疗法并不是一种有效的治疗手段，因 AML 癌细胞并不表达 CD19。因此，研究者需要寻找其它潜在的作用靶点。一个非常有潜力的例子就是 CD33 蛋白。研究者利用基因编辑工具 CRISPR/Cas9 移除健康造血干细胞中的 CD33 分子，这种 CAR-T 细胞疗法能够识别并攻击携带该分子的癌变细胞。

近年来，人类多能干细胞所衍生的免疫细胞成为医学研究的热点，这类细胞包括自然杀伤细胞、巨噬细胞和淋巴样细胞，尤其是 T 细胞，这些细胞常治疗癌症。因此，研究者有望利用 CAR 技术通过多能干细胞产生 CAR 工程化免疫细胞，为开发新一代免疫细胞疗法提供了新的思路和途径。

为了达到这一目的，研究者 Lee 开始利用 CRISPR 和 CAR 技术对免疫细胞进行改造；CRISPR/Cas9 工具能够提供简单的方法产生多种基因修饰（*Int J Mol Sci*，2019）。截至目前为止，有 11 项基因编辑的 CAR-T 细胞临床试验已经注册，而 CAR 技术则能够使免疫细胞检测到肿瘤特异性抗原，同时也能够使免疫细胞在结合其同源抗原后被激活；现已有 10 项 CAR-NK 及 220 项 CAR-T 细胞临床试验已经注册。

随着 CRISPR/Cas9 技术和第四代 CAR 技术的开展，人类多能干细胞有望在安全性、成本和活性方面增强新一代的免疫细胞疗法，因此，研究者必须开发出强大的方法，通过人类多能干细胞产生 CAR 免疫细胞，实现新一代免疫细胞疗法的开发；CRISPR 修饰的人类多能干细胞衍生的 CAR 免疫细胞往往有望治疗一些难以治疗的癌症。

2020 年，第 62 届美国血液学会年会（ASH）上，来自宾夕法尼亚大学研究者利用 CRISPR/Cas9 技术敲除 CAR-T 细胞上能抑制 T 细胞激活的特殊蛋白，增强工程化 T 细胞清除血液癌症的能力。研究者敲除了 CAR-T 细胞上 CD5 基因，随后将其输注回携带 T 细胞和 B 细胞白血病 / 淋巴瘤的小鼠体内，CD5 基因能编码 T 细胞表面的 CD5 蛋白，而且抑制其激活。相比输注非编辑 CAR-T 细胞的小鼠，输注 CD5 被剔除的 CAR-T 细胞的小鼠机体外周血中的 T 细胞增殖水平较高，而且肿瘤尺寸发生了明显下降，且小鼠有更好的生存结局。CRISPR 技术能锁定并编辑任何不需要的基因，能通过剔除 T 细胞中的特殊基因更好地抵御肿瘤，这种方法与 CAR-T 细胞疗法密切相关，即通过收集患者机体自身的 T 细胞，对其进行工程化修饰表达新型受体，从而寻找并攻击癌细胞。研究者成功利用 CRISPR/Cas9 技术，敲除 CAR-T 细胞表面的 CD5，从而增强其攻击癌症的能力，在多种癌症模型中，编辑和非编辑 CAR-T 细胞之间的差异非常惊人。

研究者首次在 T 细胞白血病模型中检测了这种新方法，抗 CD5 的 CAR-T 细胞能被遗传工程化修饰，寻找恶性 T 细胞上的 CD5，并对其发起攻击；由于 CD5 在正常 T 细胞中也会表达，随后研究者从 CAR-T 细胞对 CD5 进行了移除，这样就能避免对其它 CAR-T 细胞的杀灭效应，从而能潜在释放 CAR-T 细胞的激活，否则就会被这些细胞上 CD5 的存在所抑制。实际上，在体内和体外实验中，CD5 被剔除的抗 CD5 CAR-T 细胞要比 CD5 没有被剔除的 CAR-T 细胞的效力更强，而且有超过 50% 的小鼠在长期的实验中得到了治愈。为了检测 CD5 的剔除是否会增加靶向作用抗原而不是 CD5 的 CAR-T 细胞的抗肿瘤效应，随后研究者在 CTL019 CAR-T 细胞对抗 CD19$^+$ B 细胞白血病的环境下进行了证实。值得注意的是，同样在该模型中，CD5 的敲除会明显增强 CTL019 CAR-T 细胞的抗肿瘤效率，同时还会让大部分小鼠的疾病完全缓解期延长。

（三）axi-cel CAR-T 细胞疗法

2020 年 12 月，美国达纳－法伯癌症研究所研究者在虚拟的第 62 届美国血液学会（ASH）年会上报告，在一项 2 期临床试验中，一种 axicabtagene ciloleucel（axi-cel）CAR-T 细胞疗法将近 80% 的晚期非霍奇金淋巴瘤（NHL）患者体内的癌细胞降低到无法检测的水平。虽然 NHL 往往是一种生长缓慢的疾病，但是患者在标准治疗后经常复发，这突显了对新疗法的需求。这些研究证实，axi-cel 在已复发或对其他药物产生耐药性的临床试验参与者中的有效性特别令人鼓舞。

制作 axi-cel 方法，收集患者体内的一些抵抗疾病的 T 细胞，并对其进行基因改造，使其表面上表达嵌合抗原受体（CAR），并使经过基因改造的 CAR-T 细胞能够附着在癌细胞上，并消灭它们。随后，将这些 CAR-T 细胞注入患者体内。在以前的大 B 细胞淋巴瘤患者临床试验中，这种细胞疗法将癌细胞减少到可检测水平以下，在许多患者中实现了"完全缓解"。在当前这项 ZUMA-5 的临床试验中，研究者在美国多个医疗中心对 146 例滤泡性淋巴瘤或边缘区淋巴瘤（两种缓慢生长的非霍奇金白血病）患者给予 axi-cel。所有参与者尽管之前接受了多种治疗，但是都患有活动性淋巴瘤。

在接受 axi-cel 治疗平均 17.5 个月后，92% 的临床试验参与者有了客观反应，可检测的癌症减少，而且 76% 的参与者实现了完全缓解。在数据收集的截止日期，62% 的接受治疗的患者持续有反应。几乎所有患者都经历了不良反应，86% 的患者经历了 3 级或以上的不良事件。7% 的患者经历过 3 级或更高的细胞因子释放综合征，19% 的患者经历过 3 级或更高的神经系统事件。与边缘区淋巴瘤患者相比，滤泡性淋巴瘤患者的反应率略高，不良反应率略低。

（四）对人 iPS 细胞基因编辑开发 CAR iPS-T 细胞疗法

研究者正在开发诱导性多能干细胞（iPS 细胞）技术，使所有患者都能获得癌症免疫疗法。2021 年 5 月，日本京都大学研究者在 *Nat Biomed Engin* 杂志发文，对 iPS 细胞进行基因编辑，导致一种不依赖患者细胞的通用癌症免疫疗法。为此，研究者探索哪些基因可以编辑，分别为 $CD8^+$ T、$CD4^+$ T 和 NK 细胞选择了 B2M、CITTA 和 HLA（HLA-E）基因。所有这些基因以前都被认为调节各自免疫细胞的激活。此外，敲除了 PVR 基因，进一步降低了 NK 细胞的活性。随后，将基因编辑过的 iPS 细胞分化为 T 细胞（iPS-T 细胞），发现 iPS-T 细胞具有良好的抗癌效果，而不刺激免疫细胞。

研究者将 CAR 技术整合到 iPS-T 细胞中，并证实基因编辑并没有损害 CAR 的有效性。随后，将 CAR 添加到 iPS-T 细胞中，并将这些细胞注射到患有白血病的小鼠体内。相比于没有经过基因编辑的 CAR iPS-T 细胞，经过基因编辑后躲避免疫系统的 CAR iPS-T 细胞显示出更强的抗癌效果。实验研究显示，人源化小鼠的 $CD4^+$ 和 $CD8^+$ T 细胞受到野生型 CAR iPS-T 细胞的刺激，但是如果先给野生型 CAR iPS-T 细胞进行基因编辑，不会刺激人源化小鼠的 $CD4^+$ 和 $CD8^+$ T 细胞。

（五）多发性骨髓瘤的新型 CAR-T 细胞疗法

多发性骨髓瘤（multiple myeloma，MM）起源于某些白细胞，是一种克隆性浆细胞异常增殖的恶性血液系统肿瘤，目前还无法治愈。根据美国癌症协会的统计，本病不常见，患病的概率不到 1%，但往往是致命的，不到一半的患者在 5 年内死亡。近年来，美国每年新增 MM 病例约 2 万余例，中国随老龄化进程每年患者数量也在快速增长。该病好发于 45 岁以上的中老年人。对 MM 的治疗方案，包括化疗、瞄准癌症某些异常的"靶向"药物以及干细胞移植，有些 MM 对这种疗法反应很好。

1. 基因改造的 CAR　一种能够调整免疫系统的基因疗法可能会给那些对标准治疗产生抵抗性的 MM 患者带来希望。这种新型 CAR-T 细胞治疗 1 期复发 / 难治 MM 获得显著疗效，研究者对其风险控制还提出了有效措施。

Raje 等开展的这项研究涉及 33 例患者，通常接受了 7 到 8 轮不同的治疗（*N Engl J Med*，2019）。为此，研究者用 CAR-T 细胞疗法，涉及从患者体内提取免疫系统中的 T 细胞，然后进行基因改造，使其具备嵌合抗原受体，即 CAR，再次注入血液的 T 细胞，能够识别并攻击癌细胞。

CAR 必须针对癌细胞上的特定蛋白质。在这项研究中，使用 CAR 识别 MM 细胞上的 BCMA 蛋白质。研究者发现，该疗法安全，虽然对所有患者都有短期的不良反应，但均可控，大多数患者（85%）的肿瘤缩小或消失。这种疗法与其他骨髓瘤疗法完全不同，所以对其他疗法有耐药性的骨髓瘤可能对抗 BCMA CAR-T 细胞有反应。

2. 针对 BCMA 抗原的双表位 CAR-T 细胞（*Proc Natl Acad Sci USA*，2019）　应用针对 BCMA 抗原的双表位 CAR-T 细胞（产品代号 LCAR-B38M），治疗 17 例复发难治性（R/R）MM，总反应率为 88.2%；17 例患者的中位随访时间为 417 d，总体生存率为 63.5%；无进展生存率为 53%。研究发现，有 2 例长期缓解的患者出现了骨髓正常造血，血浆免疫球蛋白由单克隆恶性增生转变为多克隆正常蛋白，提示免疫功能恢复正常。另外发现，抗 CAR 抗体的产生是导致疾病复发进展的高风险因素。为达到治愈 MM 的目的，研究者提出 CAR-T 未来可作为初发 MM 的一线治疗；对复发难治患者需与现有的其他疗法相结合，有望更多的患者治愈。

3. 一种多发性骨髓瘤同种异体 UCARTCS1 通用型 CAR-T 细胞疗法　这种疗法是基于基因编辑的同种异体 CAR-T 细胞（UCART）免疫疗法。经美国 FDA 批准通用型 CAR-T 疗法 UCARTCS1 的新药，启动 1 期临床研究（MUNDI-01），评估剂量递增的 UCARTCS1 在 MM 患者中的安全性和耐受性。一种在添加 CS1 CAR 构件之前使用 TALEN 基因编辑技术，从 T 细胞表面去除了 CS1 抗原和 TCR。UCART 设计成具有淋巴消耗作用，抑制 CAR-T 细胞交叉反应，从而允许成功制造。UCARTCS1 是第一个进入临床开发治疗 MM 的首个同种异体 CAR-T 疗法，是一种同种异体的、现成的和基因编辑的 T 细胞产品，表达抗 CS1 的 CAR，用于治疗 MM。CS1（SLAMP7）在 MM 细胞上高度表达，针对该靶点的单克隆抗体治疗对肿瘤有反应，是一个有吸引力的靶点。

研究者使用 CAR 识别 MM 细胞上的一种 B 细胞成熟抗原（B cell maturation antigen，BCMA，CD269）蛋白，发现这种疗法是安全的，对所有患者都有短期不良反应，但这些不良反应都可控，85% 患者肿瘤缩小或消失。

4. 一种全人源 BCMA CAR-T　在 11 例接受 BCMA CAR-T（CT103A）治疗的可评估 MM 受试者中，客观缓解率（ORR）达 100%（7 例 CR、4 例 VGPR），最长随访时间 8 个月。CAR-T 在患者体内表现出很好的扩增能力和持久性。所有的患者均接受了 CRS 评估，CRS 在 2 ~ 5 d 内发生（中位数：

2.6 d），并在 14 d 内消退。中低剂量组大部分 CRS 为一到二级，高剂量组观察到更高级别的 CRS，CRS 常规使用托珠单抗和类固醇治疗。值得关注的是，11 例可评估 MM 患者中包括 4 例先前接受过鼠源抗 BCMA CAR-T 治疗后复发的患者，其中 3 例完全缓解（CR），1 例非常好的部分缓解（VGPR）。

复发 / 难治性 MM 与预后不良有关。许多接受鼠源单链抗体（scFv）CAR-T 治疗的患者已经出现复发，由于免疫原性无法进行再治疗。CT103A 是由信达生物制药和驯鹿医疗联合开发的一种全人源 BCMA CAR-T 创新产品，具有全人源 BCMA scFv，不仅首次治疗具有突出疗效，而且也为这些复发患者提供了一个有效的解决方案。这些数据表明，未来临床试验时不应排除该部分受试者。

既往研究表明，接受高剂量 BCMA 靶向 CAR-T 细胞治疗的复发 / 难治性 MM（RRMM）患者可能获得更好的缓解，但不良事件更严重。此外，一旦病情再次恶化，CAR-T 细胞的再回输是无效的。CT103A 的开发有望解决这一难题，它以慢病毒为基因载体转染自体 T 细胞，CAR 包含全人源 scFv、CD8a 铰链和跨膜以及 4-1BB 共刺激和 CD3z 激活结构域。

5. ide-cel CAR-T 细胞治疗复发难治性多发性骨髓瘤　2021 年 2 月，美国哈佛医学院 Munshi 团队在 *N Engl J Med* 杂志发文。idecabatgene-vicleucel（ide-cel，又称 bb2121）是一种 B 细胞成熟抗原导向的 CAR-T 细胞疗法，在复发和难治性 MM 患者中显示出预期的 CAR-T 细胞毒性作用。在这项临床 2 期研究中，为了证实 ide-cel 治疗复发和难治性 MM 的有效性和安全性，研究组招募了至少接受过 3 种治疗方案（包括蛋白酶体抑制剂、免疫调节剂和抗 CD38 抗体）的患者，均接受 150×10^6 至 450×10^6 CAR-T 细胞的 ide-cel 靶剂量。主要终点为总体缓解，关键次要终点为完全缓解或更好。

140 例患者中共有 128 例接受 ide-cel 治疗。在平均 13.3 个月的随访中，128 例患者中有 94 例（73%）缓解，其中 42 例（33%）完全缓解或更好。共有 33 例患者（26%）的微小残留病（MRD）呈阴性状态，在 42 例完全缓解或更好的患者中占 79%。中位无进展生存期为 8.8 个月。128 例患者中常见的毒性反应包括中性粒细胞减少 117 例（91%）、贫血 89 例（70%）和血小板减少 81 例（63%）。107 例患者（84%）报告了细胞因子释放综合征，其中 7 例（5%）患者的事件等级为 3 级或更高。神经毒性反应 23 例（18%），其中 3 级 4 例（3%），没有高于 3 级的神经毒性反应发生。细胞动力学分析证实，49 例患者中有 29 例（59%）在输注后 6 个月出现 CAR-T 细胞，11 例患者中有 4 例（36%）在输注后 12 个月出现 CAR-T 细胞。研究结果表明，在大多数难治性和复发性 MM 的重度预处理患者中，Ide-cel 诱导缓解；26% 的治疗患者 MRD 阴性。几乎所有患者都有 3 级或 4 级毒性反应，最常见的是血液毒性反应和细胞因子释放综合征。

（六）其他有关增强 CAR-T 治疗方法

1. 阻断 PD-1 和 PD-L1/2 相互作用以增强 CAR-T 治疗 DLBCL 效果　CAR-T 细胞可有效治疗弥漫大 B 细胞淋巴瘤（DLBCL）。然而，免疫抑制性肿瘤微环境会影响 CAR-T 治疗效果。例如，程序性死亡配体 -1/2（PD-L1/2）可能在 T 细胞活化过程中通过与上调的程序性细胞死亡蛋白 -1（PD-1）相互作用，抑制 CAR-T 细胞，从而抑制其肿瘤杀伤能力。因此，阻断 PD-1 和 PD-L1/2 相互作用，可能增强 CAR-T 细胞治疗的抗肿瘤效果。

ICTCAR014 由显性失活 PD-1 分子的抗 CD19 CAR-T 细胞组成。临床前研究发现，与传统 CAR-T 细胞相比，这些"装甲"CAR-T 细胞在多轮肿瘤攻击后表现出增强肿瘤杀伤能力，并表现出更多"记忆样"表型。其结果表明，显性失活 PD-1 分子可以保护 CAR-T 细胞免于在肿瘤微环境中衰竭，并通过阻断 PD-1-PD-L1/2 相互作用增强抗肿瘤功效。

使用上述装甲 CAR-T 细胞成功治疗 2 例 DLBCL 患者的临床试验。2 例患者经多轮化疗、放疗后均无明显疗效。然而，分别以 5.23×10^6/kg（体重）和 1.97×10^6/kg CAR-T 细胞注入自体后，肿瘤明显缩小，最大标准摄取值（SUVmax）在 PET/CT 结果和持续响应中下降（从第 27 天的 34.48 下降到 3.89，从第 31 天的 25.02 下降到 2.38）。临床试验显示，患者对于这些装甲 CAR-T 细胞具有显著的抗淋巴瘤反应，以及有限和耐受的细胞因子释放综合征和中枢神经系统毒性。此外，显性失活 PD1 分子可在淋巴瘤细胞活化后增加患者中 CAR-T 细胞的持久性，从而增强 CAR-T 细胞在治疗血液肿瘤中的功效。

2. 干细胞诱导 CAR-T 疗法　CAR-T 细胞疗法是从患者体内分离出免疫 T 细胞，在体外经过基因改造和增殖，再输注回患者体内，对癌细胞进行杀伤。然而，由于这一生产方法需要"个体定制"，无论是时间成本还是治疗费用，都很高。因此，开发"通用型"CAR-T 疗法，势在必行。在诸多策略中，来自日本京都大学的研究者开发"诱导多能干细胞（iPSC）"的方法。基于 iPSC 技术诞生的 CAR-T 疗法（缩写为 iCART）就是这一研究的结晶。使用一种诱导多能干细胞库，创造"通用"的 CAR-T 疗法，其疗法可以根据不同患者的需求进行微调。相比第一代 CAR-T，有望减少成本。在临床前的体内实验中，靶向 CD19 的这种"干细胞 CAR-T 疗法"展现出了强力的抗肿瘤活性。

3. IL-6 跨信号对 CAR-T 细胞抗肿瘤作用机制　CAR-T 治疗免疫应答强的患者往往伴随 IL-6 升高的细胞因子释放综合征（CRS），因此需进一步探究 IL-6 信号对 CAR-T 细胞的作用。2021 年 5 月，中国科学院广州生物医药与健康研究院李鹏研究组在 *Leukemia* 杂志发文，阐明了 IL-6 跨信号通过 GP130/STAT3 信号通路增强 CAR-T 细胞的扩增及其抗肿瘤功效。在这项研究中，研究者设计和构建了一种持续表达且激活 IL-6 跨信号的 CAR-T 细胞。在体外和异种移植肿瘤模型中，人源（HIL-6）CAR-T 细胞的增殖和抗肿瘤效果得到了明显增强，转录组分析结果表明 CAR-T 细胞在 HIL-6 的刺激作用下，上调了与 T 细胞迁移、早期记忆分化以及 IL-6/GP130/STAT3 相关的信号基因。

动物模型进一步发现，HIL-6 CAR-T 细胞会引起严重的移植物抗宿主病（GVHD）及 CRS，从而限制 HIL-6 CAR-T 细胞的临床应用。由于 IL-6 跨信号主要通过激活 GP130 信号通路，设计了一种能持续激活 GP130 的 CAR-T 细胞，在 B 细胞白血病和实体肿瘤的临床前模型中显示，GP130 CAR-T 细胞的增殖和抗肿瘤效果仍然明显，且不会出现严重 GVHD 和 CRS 反应。以上结果表明，IL-6 跨信号能显著提升 CAR-T 抗肿瘤作用，而 GP130 CAR-T 的临床应用更安全。同时提示，在 CAR-T 细胞治疗过程出现 CRS 时，不应过早使用抗 IL-6R 的中和抗体。

4. 草苔虫素类似物增强 CAR-T 细胞疗效　2020 年 4 月，美国斯坦福大学和加利福尼亚大学洛杉矶分校研究者，描述了首批与天然苔藓虫素分子稍有区别的合成苔藓虫素，即苔藓虫素类似物草苔虫素 1（bryostatin 1）。研究者报道了草苔虫素 1 的多种近似物的设计、合成和生物学评价。设计策略的重点是对苔藓虫素支架进行了化学修饰，预计将保留这些化合物对蛋白激酶C（PKC）的亲和力，但可以影响 PKC 的功能和下游信号转导结果，同时也有可能根据需要调整药物配方和 ADME（即药物在体内的吸收、分布、代谢和排泄）特性。通过使用一种功能指向性合成（function-oriented synthesis，FOS）方法，合成了一系列草苔虫素类似物，维持草苔虫素对 PKC 的亲和力，同时使探索它们的不同生物学功能成为可能。研究者制备出 18 种草苔虫素 1 类似物，并将其活性与人工合成的草苔虫素 1 进行了比较。对这 18 种苔藓虫素类似物在实验室培养的人类癌细胞的测试表明，其中的许多种可以增强 CAR-T 细胞的疗效，其疗效类似于或优于苔藓虫素。

在研究后期阶段采取的多样化策略提供了一个有效访问草苔虫素类似物文库，而且这些草苔虫素近似物中的大多数对代表性的 PKC 异构体表现出个位数的纳摩尔亲和力，与草苔虫素相当。相比之下，在实时测定活细胞中 PKC 转位的功能试验中，观察到多种活性谱，这表明对草苔虫素进行化学修饰确实可以引起不同的生物功能。这些类似物保留了对 PKC 的亲和力，但表现出不同的 PKC 转位动力学。值得注意的是，在研究这些草苔虫素类似物在急性淋巴细胞白血病（ALL）和艾滋病相关淋巴瘤体外模型中增加细胞表面 CD22 表达的能力，其中 CD22 是治疗白血病的一个有前景的 CAR-T 细胞靶点，这突显了草苔虫素类似物在增强靶向免疫治疗方面的临床潜力。考虑到天然产物类似物在人类治疗中的巨大重要性，这些化合物可以作为进一步治疗研究的先导物，在众多的适应症中进行研究，而几十年来，针对众多适应症的主要集中在草苔虫素 1 上。

5. 编程 T 细胞使 CAR-T 细胞有效治疗复发 / 难治性霍奇金淋巴瘤　2020 年 11 月，美国北卡罗来纳大学教堂山分校莱恩伯格综合癌症中心和贝勒医学院研究者在 *J Clin Oncol* 杂志发文，阐述 CAR-T 细胞疗法，即对患者的 T 细胞进行重编程，使其攻击癌细胞，用于治疗霍奇金淋巴瘤，并取得了显著成功。研究者证实，该疗法是安全的，对复发 / 难治性霍奇金淋巴瘤患者也非常有效。在最高剂量水平的治疗下，该治疗使大多数患者体内的肿瘤完全消失，几乎所有患者在治疗后都有临床获益。

6. E28Z CAR-T 抗肿瘤活性　2020 年 7 月，中国科学院分子细胞科学卓越创新中心、北京大学医学部和美国加利福尼亚大学圣地亚哥分校研究者合作在 *Cell* 杂志发文，发展了 CAR-T 细胞治疗的新方法。最新研究中，研究者综合运用免疫学、质谱学、生物化学和生物物理学等技术手段研究 T 细胞受体（TCR）中关键信号分子 CD3ε 的信号转导机制，发现 CD3ε 可以通过其 ITAM 信号基序招募抑制性信号分子 Csk，并通过其 BRS 信号基序招募活化性信号分子 PI3K。在临床上，目前使用的 28Z CAR 中整合入 CD3ε，可以降低细胞因子分泌，并促进细胞生长和存活，整体提高其持续性。在小鼠模型中，相比于"原版"和"升级"后的 E28Z CAR-T 抗肿瘤活性明显提升。目前，该研究处于小鼠实验阶段，鉴于其在血液肿瘤和实体瘤治疗中展现的良好应用前景，研究者将继续探索，争取早日将试验成果应用于临床。

7. CAR-T 细胞疗法有效治疗儿童白血病　2021 年 6 月，英国伦敦大学学院研究者在 *Nat Cancer* 杂志发文，利用 CAR-T 细胞疗法治疗儿童白血病患者的有效性时，发现一小部分干细胞记忆 T 细胞（stem cell memory T-cell）可能起着关键作用。研究者指出，干细胞记忆 T 细胞对一开始就摧毁癌症和长期免疫监视都很关键，利用这种特性可能改善 CAR-T 细胞疗法的设计和性能。

研究者评估了参与 CARPALL 的 1 期研究患者体内的 CAR-T 细胞，该 1 期研究使用了伦敦大学学院癌症研究所和伦敦大学学院大奥蒙德街儿童健康研究所开发的一种 CAT-19 的新 CAR 分子，用于治疗患有急性淋巴细胞白血病（ALL）的儿童。研究者比较了治疗 2 年多后血液中仍可检测到 CAR-T 细胞的患者与治疗后 1 至 2 个月内失去 CAR-T 细胞的患者的 CAR-T 细胞。利用一种"插入位点条形码（insertion site barcoding）"的技术，能够研究不同类型的 CAR-T 细胞在患者体内的命运，观察到干细胞记忆 T 细胞在早期抗白血病反应和后期免疫监视（身体识别并摧毁癌细胞）中发挥核心作用。这表明，这一小部分 T 细胞对 CAR-T 细胞治疗的长期成功至关重要。这项研究为改进 CAR 设计和制造以及提高 CAR-T 细胞疗法的性能开辟了新的途径，最终有助于实现 B 细胞白血病患者早期肿瘤清除和长期防止复发。

第三节 CAR-T 细胞治疗实体瘤

CAR-T 细胞治疗实体瘤的靶点主要有以下三个方面困难：第一，几乎所有的靶点都是肿瘤相关抗原，CAR-T 细胞在杀伤肿瘤细胞时容易损伤正常组织，发生"脱靶毒性"；第二，实体瘤是一群异质性肿瘤细胞，不同突变肿瘤细胞上的靶点不一样，单一种类的 CAR-T 很难杀伤全部肿瘤细胞；第三，实体肿瘤就像独立的器官一样，拥有自己的血管、淋巴管和结缔组织等，周围的温度、pH、渗透压和细胞因子等微环境都与正常组织不同，正常的免疫细胞以及 CAR-T 等都可能会被肿瘤微环境所抑制，不能发挥免疫反应。此外，大的肿瘤组织会对 T 细胞的进入造成物理障碍，实体瘤更倾向于在对抗 T 细胞中的环境中生长，这会抑制免疫细胞发挥效用。尽管如此，CAR-T 细胞疗法越来越多地针对实体瘤抗原的 CAR-T 细胞疗法临床试验相继开展。

一、优化 CAR-T 细胞疗法

（一）消除多种实体瘤的 7 × 19 CAR-T

以往的研究发现，淋巴器官之中的纤维网状细胞（fibroblastic reticular cell）分泌的 IL-7 和 CCL19，能够将外围的 T 细胞和 DC 细胞有效地招募过来，以便维持 T 细胞集中的区域（T cell zone）。因此，研究者将 IL-7 以及 CCL-19 基因转入 CAR-T 细胞，制备出能够有效杀伤肿瘤的 7 × 19 CAR-T 细胞（图 35-6），使荷瘤小鼠几乎 100% 生存，这种细胞在体内存活时间更长，并且能够有效地帮助树突状细胞（DC）以及 T 细胞浸润到肿瘤组织内部一起杀伤肿瘤。

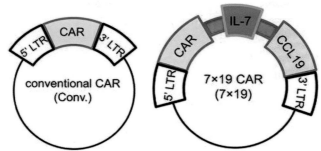

图 35-6　表达 IL-7 以及 CCL19 的基因构建到 CAR 质粒载体

左图表示正常的表达 CAR（嵌合抗原受体）的质粒，右图表示 CAR-IL7-CCL19 共表达质粒，其中 CAR、IL-17 及 CCL19 之间用 2A 肽连接（图中红色区域）；将 CAR-IL7-CCL19 全部构建到一个质粒中，达到共同表达的目的；其中，这几个元件之间采用 2A 短肽连接，表达后就在细胞中自动分裂成 3 个，各自行使各自的功能

　　研究者采用改造后的 7 × 19 CAR-T 细胞治疗小鼠肿瘤，然后把肿瘤组织切片，用免疫荧光技术观察肿瘤组织中的 T 细胞和 DC 细胞的数量，结果显示，7 × 19 CAR-T 细胞治疗后，T 细胞及 DC 细胞明显增多；而采用常规 CAR-T 治疗的小鼠，其肿瘤组织中 T 细胞和 DC 细胞很少，几乎都在肿瘤组织的外缘（图 35-7）。由此说明，经过改造后的 7 × 19 CAR-T 细胞有助于 T 细胞以及 DC 细胞有效地浸润到肿瘤组织内部，进而对肿瘤细胞进行杀伤。

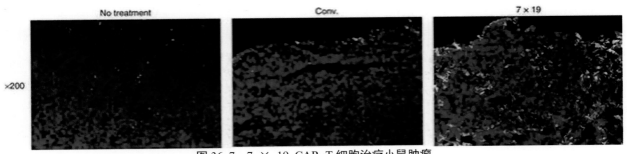

图 36-7　7 × 19 CAR-T 细胞治疗小鼠肿瘤

图中，红色部分表示 T 细胞，绿色表示浸润性 DC 细胞；7 × 19 CAR-T 细胞治疗后，
T 细胞及浸润性 DC 细胞明显增多（右图）

　　在荷瘤小鼠，7 × 19 CAR-T 细胞能够完全消退预先建立的实体瘤，延长小鼠的生存期；与常规 CAR-T 细胞疗法比较，这种 CAR-T 细胞的抗肿瘤效果提高至少 4 倍。另外，在消除实体瘤 100 d 后，再次接种癌细胞，也不能形成肿瘤。组织病理学显示，经这种细胞治疗后，增加树突状细胞（DC）的浸润及 T 细胞进入肿瘤组织。在给予 7 × 19 CAR-T 细胞前，损耗受体 T 细胞，可抑制这种细胞的治疗效果。提示，CAR-T 细胞和受体免疫细胞起到协同的抗肿瘤作用。伴随 7 × 19 CAR-T 细胞治疗，受体常规 T 细胞和给予的 T 细胞对肿瘤产生记忆性反应。

　　研究者采用改造后的 7 × 19 CAR-T 细胞治疗小鼠肥大细胞癌，结果几乎 100% 小鼠存活，而常规 CAR-T 治疗存活率只有 30% 左右。对于其他的肿瘤，如肺癌和胰腺癌也一样，7 × 19 CAR-T 治疗后，小鼠生存率几乎都达到 100%。研究者还继续探讨了单独使用 IL-7 和单独使用 CCL19，均不能够有效地提高 CAR-T 的杀伤能力，只有 IL-7 和 CCL19 结合在一起时才能够发挥超强肿瘤杀伤作用。研究者进一步观察到，7 × 19 CAR-T 输入荷瘤小鼠后，主要是存在于肿瘤组织部位，而不存在于身体的其他部位，这说明这一疗法的安全性较高。

（二）逆转 TGF-β 免疫抑制作用的 CAR-T

转化生长因子 β（TGF-β）是存在于实体瘤微环境中的免疫抑制分子。为此，研究者 Chang 等（*Nat Chem Biol*，2018）设计一个识别 TGF-β CAR-T，利用 TGF-β 激活 CAR-T 细胞，可逆转其免疫抑制作用。研究者从 3 个 TGF-β 单抗中"拆除"scFv 片段，均能阻断 TGF-β 信号；选取阻断信号能力最强的 scFv 片段设计 CAR；TGF-β 无法在表达 TGF-β CAR 的细胞上激活其信号（磷酸化 SMAD2），反而激活 CAR-T 细胞的活化 T 细胞核因子（NFAT）和 κ 基因结合核因子（NF-κB）信号；TGF-β 无法在发挥免疫抑制作用，反而促进 TGF-β CAR-T 细胞激活，产生细胞因子；TGF-β 功能被逆转：促进 TGF-β CAR-T 细胞扩增。

另外，美国加利福尼亚大学洛杉矶分校 Chen 于 2020 年 2 月 18 日在美国加州圣地亚哥市举办的第 64 届生物物理学会年会上介绍她的研究，靶向 TGF-β 的 CAR-T 细胞疗法有潜力治疗实体瘤。实体瘤被 TGF-β 包围着，从而抑制肿瘤环境中 T 细胞的活性。然而，T 细胞经基因改造后可抵抗这种抑制，而且经激活后可抵抗肿瘤。研究者 Chen 设计了靶向 CD19 和 CD20 的 T 细胞，以降低任何癌细胞逃避治疗的可能性。经过基因改造后，靶向 TGF-β 的 CAR 新方法是针对实体瘤的良好开端。TGF-β CAR 已显示出安全有效的增强 T 细胞疗法抗肿瘤功效的潜力。研究者构建出能够通过增强防御能力来对 TGF-β 做出反应的 CAR。表达 TGF-β 反应性 CAR 的 T 细胞不是在 TGF-β 的作用下受到抑制，而是在暴露于高浓度的 TGF-β 时，遇见并攻击肿瘤细胞（图 35-8）。

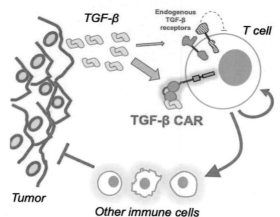

图 35-8　TGF-β CAR 安全有效地增强抗肿瘤 T 细胞疗法
图中，实体瘤被 TGF-β 包围着，抑制肿瘤环境中 T 细胞的活性；T 细胞经基因改造后可抵抗这种抑制，
而且经激活后可抵抗肿瘤

（三）CAR-T 细胞穿透血脑屏障

在多发性硬化症中，T 细胞与血脑屏障内皮表面过表达的活化白细胞黏附分子（activated leukocyte cell adhesion molecule，ALCAM）结合，在"主要黏附波"中将 T 细胞松散地束缚在内皮上。这时，"次要黏附波"起作用，即细胞间黏附分子（ICAM-1）和血管细胞间黏附分子（VCAM-1）等分子会紧密黏附在 T 细胞上，助力 T 细胞成功穿越血脑屏障，进入脑。由此可见，T 细胞通过血脑屏障的途径是精心协调的过程。

为了增强黏附力，改造 T 细胞，对其表面的 CD6 蛋白进行修饰。在改造后，增强 T 细胞与 ALCAM 的结合能力。于是，T 细胞与癌症相关内皮细胞结合，能从血液中捕获 T 细胞，使其穿透内皮，浸润到胶质母细胞瘤和髓母细胞瘤。在小鼠模型，研究者设计了针对胶质母细胞瘤的 CAR-T 细胞，配备了穿透血脑屏障的技术，显著延长其生存期。

同时，研究者对 T 细胞上的 CD6 配体进行改造，合成了"归巢 CD6（homing-system CD6，HS-CD6）"，促使单个配体之间相互作用，产生多分子蛋白。使用逆转录病毒将合成的配体引入 T 细胞，发现 T 细胞表面的 HS-CD6 会增强 T 细胞与表达 ALCAM 的内皮细胞之间的黏附，从而促进迁移的发生。并且，与 ALCAM 结合后，HS-CD6 会激活 T 细胞上的 SLP-76 蛋白（血源性细胞所特有的一种接头蛋白），后者促使 LFA-1 蛋白（整合素淋巴细胞功能相关抗原 1）移动到细胞表面，并与内皮细胞上的少量 ICAM-1 分子结合，进一步增强 T 细胞与内皮细胞之间的结合。这些分子变化会激活 FAK（一种调控 T 细胞肌动蛋白网络的蛋白），促使 T 细胞挤进内皮细胞之间，穿过血脑屏障（图 35-9）。

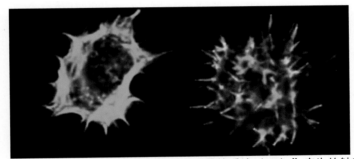

图 35-9　免疫细胞的超分辨率成像显示由"导航系统（HS）"产生的触手增长
使免疫系统具有穿透血脑屏障对抗脑癌的能力

重新设计的 CD6 分子类似于一个"归巢系统"，会增强内皮的 T 细胞与 ALCAM 结合，增强 T 细胞对与癌症相关的血管中 ICAM1 水平降低的敏感性。因此，T 细胞 - 癌症内皮细胞相互作用介导了循环 T 细胞的捕获，使其能够穿过内皮，从而有效地浸润脑瘤（图 35-10）。

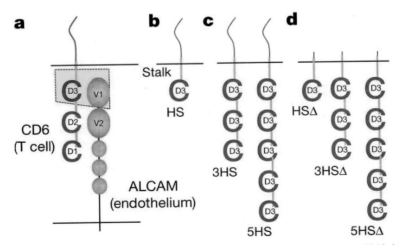

图 35-10　对 T 细胞表面的 CD6 蛋白进行修饰，增强 T 细胞与 ALCAM 的结合能力

研究者将 T 细胞配备 CAR，再将这种带有 HS 的 CAR-T 细胞静脉内用于携带已建立的人胶质母

细胞瘤的小鼠模型，并测量小鼠的肿瘤生长状况。实验结果显示，这种细胞毒性 HS T 细胞在静脉注射后具有非常强的渗透进入脑部肿瘤组织的能力，表现出了强有力的抗癌活性，可治疗所有的荷瘤小鼠，肿瘤显著缩小（图 35-11）。另外，T 细胞能够严格地指向肿瘤部位，不影响正常脑部或其他正常的身体组织。因此，这项研究找到了一种可以将细胞毒性 T 细胞靶向输送到脑部肿瘤的新分子，这将显著推动脑部肿瘤的细胞免疫治疗应用。

（四）可开关的肿瘤 CAR-T 细胞疗法

1. 通过抗体的开关对 CAR-T 细胞活性进行剂量滴定控制　胰腺导管腺癌（pancreatic ductal adenocarcinoma，PDAC）是一种难治性疾病。传统的 CAR-T 免疫治疗在实体瘤中的效果仍不理想，其主要原因是由于缺乏肿瘤特异性抗原所致。然而，通过肿瘤抗原特异性重组抗原结合段（Fab）开关控制 CAR-T 细胞的活性，可以提供调控 CAR-T 细胞的应答反应，用于治疗 PDAC。利用这种新疗法治疗荷瘤小鼠，使小鼠的肿瘤完全消失，包括已经转移到肝和肺的癌细胞；还能通过细胞活性的控制，降低对正常组织的毒副作用。同时，还发现这种可开关的新疗法在各种剂量水平的疗效都与传统的 HER2 CAR-T 细胞疗法相当。另外，研究者通过抗体的开关对 CAR-T 细胞活性进行剂量滴定控制，以周期性方式选择开、关，指导 CAR-T 细胞群进行适宜的扩张和收缩。

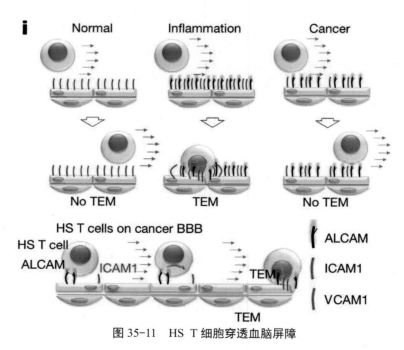

图 35-11　HS T 细胞穿透血脑屏障

Raj 等在这项研究中（*Gut*，2019），使用可以靶向抗原人表皮生长因子受体 2（human epidermal growth factor receptor 2，HER2）的传统及可开关的 CAR-T 细胞进行研究。HER2 在癌细胞中高表达，但在正常细胞中表达水平较低。研究者使用患者来源的异种移植模型，癌细胞来自Ⅳ期的患者，以此模拟 PDAC 最恶性的特征，包括具有极强的肝、肺转移能力。研究发现，注射这种可开关的靶向 HER2 的 CAR-T 细胞，使患者来源的难治性晚期前列腺癌肿瘤完全消失。同时，还发现这种可开关的新疗法在各种剂量水平的疗效都与传统的 HER2 CAR-T 细胞疗法相当。总之，这项新研究表明，这种可开关的 CAR-T 细胞治疗系统可以有效治疗晚期 PDAC 患者的肿瘤及其转移灶；同时，还能通过细胞活性的控制，降低对正常组织的毒副作用。

研究者对 CAR-T 细胞信号进行深度分析，以便改进 T 细胞免疫治疗。在一项新的研究中（*Sci Signal*，2018），来自美国弗雷德 – 哈金森癌症研究中心（Fred Hutch）的 Salter 等研究者将 CAR 的抗原识别域与胞内信号域相连接，以改变 T 细胞的特异性及其功能。表达带有 CD28/CD3ζ 或 4–1BB/CD3ζ 信号域 CAR 的 T 细胞在治疗 B 细胞恶性肿瘤是有效的，但其两种信号模式在功能、临床效果和毒性作用是不同的。

研究发现，这两种类型的 CAR 都引发相同的信号转导通路激活，但是在信号的时间选择和强度方面存在差异：CD28/CD3ζ CAR 显示出更快更强的活化，而 4–1BB/CD3ζ CAR 显示出更慢更温和的激活。在淋巴瘤小鼠模型中的进一步测试结果表明，4–1BB/CD3ζ CAR 在清除癌细胞方面更有效。这项研究还发现，一种被称作 Lck 的信号蛋白调节 CD28/CD3ζ CAR 引发的 T 细胞反应的强度，而且能够对其加以操纵，微调 CD28/CD3ζ CAR 引发的 T 细胞反应；4–1BB/CD3ζ CAR-T 细胞显示出更高的与 T 细胞记忆相关的基因表达，这提示 4–1BB/CD3ζ CAR 信号转导可能产生能够存活更长时间，并且维持抗癌作用的 T 细胞。

2. 给 CAR-T 细胞加个开关可根据 S 型曲线抗原密度阈值区分靶标　2021 年 5 月，美国加利福尼亚大学旧金山分校与芬兰赫尔辛基大学的研究者合作在 *Science* 杂志发文，设计了一个两步正反馈路，即给 CAR-T 细胞加了一个开关，可让其根据 S 型曲线抗原密度阈值区分靶标，从而避免 CAR-T 细胞对表达低水平肿瘤抗原的正常细胞误杀，也为攻克实体瘤提供了一个关键性工具。在该反馈路中，利用一种 synNotch 的受体检测 HER2 抗原表达。低亲和力 synNotch 受体作为过滤器，限制转录诱导只发生于 T 细胞遇到高抗原表达的靶细胞。而一旦通过这个初始过滤器，诱导的高亲和力 CAR 就能进行强效的 T 细胞增殖和杀伤效能。

具体来说，考虑到 T 细胞反馈路的应答可以通过改变反馈路内的受体亲和力进行调节，通过连接低亲和力和高亲和力进行识别，形成两步级联反应而产生稳健的超灵敏响应。低亲和力 synNotch 受体遇到低密度 HER2 抗原时，在 T 细胞表面表达很少量 CAR。相反，当该受体遇到高密度 HER2 抗原时被激活，从而表达更高稳态量的 CAR。因此，高密度靶抗原既增加了 CAR 的表达水平，又激活了 T 细胞的增殖和杀伤活性。相比之下，对于组成型表达（constitutively expressed，与诱导性表达相对，组成型表达不需要其他因子的诱导即可稳定的表达）CAR 的 T 细胞，即使是 CAR 表达降低，或 CAR 亲和力降低，也会触发 T 细胞对低抗原密度细胞的杀伤。即便使用相同的抗原结合域，CAR 和 synNotch 受体显示出不同的敏感性。CAR 更敏感，以相对低的抗原密度触发杀伤活性，而 synNotch 介导的基因表达需要更高的抗原密度。因此，低亲和力 synNotch 受体不能诱导足够量的 CAR 表达，触发低密度靶点的杀伤反应，而仅引发高密度靶点的强效杀伤。

研究结果显示，一些 synNotch 低亲和力 → CAR 高亲和力反馈路 T 细胞显示 HER2 抗原密度超敏感。相比之下，组成型表达高亲和力或低亲和力 CAR 的 T 细胞显示出很小的密度区分。进一步检测了 HER2 抗原密度感应电路针对多种不同 HER2 低表达和高表达的人癌细胞系的效果。体外杀伤实验显示，对于低密度 HER2 表达的细胞，未转化的 T 细胞和电路 T 细胞在 72 h 内均未显示细胞毒性。对于高密度 HER2 表达细胞，反馈路 T 细胞能有效进行杀伤。体内研究显示，在小鼠肿瘤模型中，电路 T 细胞显示出很强的密度分辨力：高密度 HER2 表达肿瘤被迅速清除，但低密度 HER2 表达肿瘤的生长速度与接受未转化 T 细胞处理的相似。

（五）抑制谷氨酰胺代谢改善 CAT-T 细胞疗效

研究者在谷氨酰胺酶（glutaminase）编码基因靶向剔除的小鼠中，即在谷氨酰胺酶活性缺乏的情况下，使介导抗病毒反应和抗癌反应的 T 细胞功能增强。为此，研究者在接受 CAR-T 细胞免疫疗法的小鼠模型中，使用谷氨酰胺酶抑制剂，能够增强 CAR-T 细胞的功能，但是这种增强的功能在一段时候后会丢失。然而，较短地接触这种谷氨酰胺酶抑制剂可改善 CAR-T 细胞的功能，并使 CAR-T 细胞能够持续存在更长的时间。这些结果提示，对谷氨酰胺酶抑制剂与 CAR-T 细胞联用的临床试验产生显著的影响。这些研究者还探讨由谷氨酰胺酶抑制引起的谷氨酰胺代谢机制的变化，并证实谷氨酰胺代谢途径，与细胞信号转导和基因表达紧密结合在一起。

（六）高压递送 CEA CAR-T 细胞可穿透实体肿瘤

在美国加利福尼亚州圣地亚哥举行的 2019 年美国免疫学年会（AAI）上，一项临床前研究显示，在肝转移动物模型中，研究者采用高压 PEDD（pressure-enabled drug delivery）递送的方式靶向癌胚抗原的（抗 CEA）CAR-T 细胞，显著增加了渗透和抗肿瘤活性（与采用标准低压递送相比），而且不增加肝脏炎症和毒性作用。

（七）促进 CAR-T 细胞在实体瘤中的存活和增殖

2020 年 4 月，美国北卡罗来纳大学教堂山分校和中国西安交通大学研究者在 *Nat Biotechnol* 杂志发文，利用一种刺激信号激活 CAR-T 细胞。临床前发现，提供了一种新的方法，使这些经过基因改造的 T 细胞增殖，同时避免激活可能引起脱靶不良反应的其他免疫细胞。研究发现，有关刺激分子 IL-23 功能的重要性，这种刺激分子的受体仅在抵抗癌症的 T 细胞被激活时才会出现。随后，报道了一种对这些 T 细胞进行基因改造以产生 IL-23 的方法。更具体地说，对这些 T 细胞进行了基因改造，使它们识别出肿瘤并被刺激而杀死肿瘤时，也会被刺激而产生 IL-23，从而促进 T 细胞增殖。研究者在神经母细胞瘤和胰腺癌的小鼠模型中证实了他们的这种增加 CAR-T 细胞增殖的方法。

（八）脂质代谢调节阿伐麦布与过继 T 细胞联合治疗实体瘤

2020 年 11 月，中国药科大学药物科学研究院张灿团队在 *Sci Transl Med* 杂志发文，提出将脂质代谢调节药物阿伐麦布（avasimibe）与过继 T 细胞用于实体瘤联合治疗的新策略，建立了新型的 T 细胞表面锚定技术，即模拟跨膜蛋白的特性，利用疏水作用力先将脂质锚定在 T 细胞膜上，再将脂质与药物脂质体通过点击反应耦联在 T 细胞膜上。这种细胞表面锚定技术具有不影响膜蛋白的功能、不干预 T 细胞的正常生理功能及温和快速等优势，并可以用于其他细胞的表面工程化改造。

新型工程化 T 细胞（图 35-12）中的阿伐麦布通过"自分泌和旁分泌"的双重作用增加 T 细胞膜上的胆固醇水平，促进 T 细胞受体（TCR）的快速聚集以及增加 T 细胞的持久活力，从而提高过继 T 细胞对实体瘤的治疗效果。研究表明，新型鼠源工程化 TCR-T 和人源工程化 CAR-T（图 25-13）分别在原位黑色素瘤、肺转移黑色素瘤及原位胶质母细胞瘤小鼠模型中展示出优异的治疗效果。其中，工程化 CAR-T 细胞在原位胶质母细胞瘤小鼠模型中的完全缓解率达到 60%，且生存期延长至 100 d以上。并且，这种联用策略具有较好的体内安全性。总的来说，该研究为过继 T 细胞用于实体瘤治疗提供了新策略，也为细胞工程化改造提供了新技术。

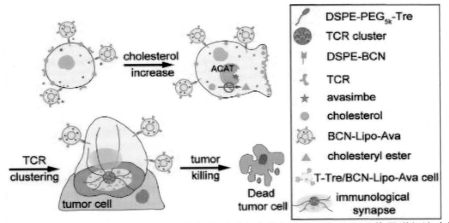

图 35-12　新型工程化 T 细胞中的阿伐麦布通过"自分泌和旁分泌"的双重作用增加治疗效果

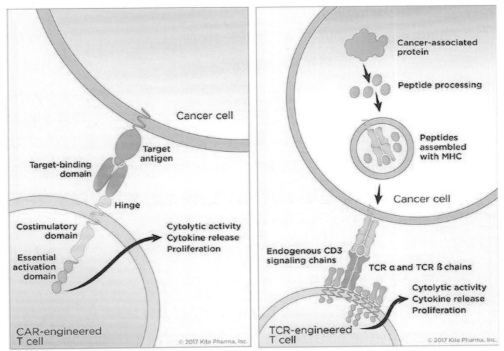

图 35-13　CAR-T 工程细胞（左）和 TCR-T 工程细胞（右）

（九）剔除 Cbl-b 基因将衰竭的 CAR-T 细胞继续对抗肿瘤

2021 年 1 月，美国德克萨斯大学西南医学中心研究者在 *J Immunother Cancer* 杂志发文，剔除单个 Cbl-b 基因可以将衰竭的 CD8$^+$ T 细胞继续对抗恶性肿瘤。这种称为"衰竭"的状态伴随着表面上的 PD-1 和 Tim3 等蛋白的增加，无法产生免疫诱导分子，如干扰素 γ 和肿瘤坏死因子。

研究发现，Cbl-b 基因在衰竭的 T 细胞中上调。在结肠癌小鼠模型的肿瘤浸润 T 细胞中，Cbl-b 被激活。这些 T 细胞不仅失去了对抗肿瘤的能力，而且还出现了一组特征性的细胞表面蛋白，表达衰竭特征性的免疫分子。当使用基因编辑工具 CRISPR 剔除这些细胞中的 Cbl-b 时，重新获得了抗癌能力，并失去了其他的衰竭特征。为了增加 Cbl-b 在 T 细胞耗竭中所起关键作用的证据时，这些癌细胞长出的肿瘤明显小于具有活性 Cbl-b 的小鼠体内的癌细胞。

进一步的实验表明，剔除 Cbl-b 还能特异性地防止 CAR-T 细胞衰竭。从经过基因改造后识别癌胚抗原（CEA）的 CAR-T 细胞中剔除这个基因，有效地对抗了结肠癌小鼠体内的肿瘤，显著地延长了生存期。然而，具有功能 Cbl-b 的 CAR-T 细胞快速变得毫无用处，在动物模型中几乎没有提供抗肿瘤效果。

（十）识别癌细胞表面蛋白抗原表达水平的 CAR-T 细胞疗法

到目前为止，CAR-T 细胞疗法在实体瘤中的应用是困难的，当癌症类型与任何特定的表面结构不存在对应关系时，仅针对肿瘤进行治疗是困难的。在许多癌症类型中，肿瘤表面存在大量的特定蛋白，但该蛋白在正常组织中也存在较低的水平。重要的是，CAR-T 细胞治疗无法区分不同细胞中同一种靶蛋白的表达水平。

2021 年 3 月，美国加利福尼亚大学旧金山分校和芬兰赫尔辛基大学研究者在 *Science* 杂志发文，发现一种新的对 CAR-T 细胞进行编程的方法，使其只杀死癌细胞，而放过与癌细胞具有相同蛋白标志物的健康细胞。这种基于超灵敏识别 HER2 细胞的新技术，正在进一步研究中。HER2 是乳腺癌、卵巢癌和腹腔癌等疾病的特征性蛋白。该蛋白也可以大量出现在肿瘤细胞表面上，这是由于基因扩增的结果，HER2 的表达可以在肿瘤中成倍增加。研究者开发一种新的 CAR-T 细胞工程技术是基于对 HER2 阳性细胞的两步识别过程。得益于这种工程技术，能够让 CAR-T 细胞只杀死癌症组织中的癌细胞。研究者解决的方案需要初步识别与癌症相关的表面结构。当将用于 CAR 构建的初步识别能力调整为需要与 CAR 用于指导杀伤靶细胞的不同结合亲和力时，一种非常准确的基于靶蛋白在细胞表面上的数量来区分不同细胞的能力，可被编程在控制杀伤性 T 细胞的一种两步正反馈回路中。该技术的进一步应用研究已经在进行中。

（十一）构建 T 细胞受体和抗原受体双链嵌合受体

2021 年 3 月，清华大学免疫学研究所林欣团队在 *Sci Transl Med* 杂志发文，构建了一个双链嵌合受体，称为合成 T 细胞受体（TCR）和抗原受体（STAR），它结合了抗体的抗原识别结构域和参与内源 CD3 信号传导机制的 TCR 恒定区。研究者使用临床相关的同系小鼠 CD19$^+$ 前 B 细胞 ALL（急性淋巴细胞性白血病）模型，导致在免疫活性小鼠中迅速致死，可以通过用第二代 CAR 转导的 T 细胞根除，该第二代 CAR 具有靶向小鼠 CD19 的 CD28 共刺激域。用该小鼠 CD19 CAR 转导的纯化 CD4$^+$ 和 CD8$^+$ T 细胞（分别为 CAR4 和 CAR8 细胞）在体外表现出对 CD19$^+$ ALL 的等效细胞毒性。

与 CD19$^+$ ALL 体外共培养后，CAR4 细胞产生更多的干扰素 γ（IFN-γ）、白介素 –2（IL-2）、肿瘤坏死因子 α（TNF-α）、IL-6 和 IL-4。相反，CAR8 细胞产生更高水平的免疫抑制细胞因子 IL-10。

研究显示，STAR-T 细胞显示出比 CAR-T 细胞更高的抗原敏感性，具有降低临床使用中抗原损失引起的肿瘤复发风险的潜力。在多个实体瘤模型中，STAR-T 细胞明显胜过 BBzCAR-T 细胞，并且对传统的 28zCAR-T 细胞产生更好或相等的抗肿瘤作用，而不会引起明显的毒性。具有天然 TCR 样信号传导赋予的这些有利特征，STAR-T 细胞可在治疗难治性实体瘤中提供临床益处。

（十二）三特异性 duoCAR-T 细胞有效治疗抗原异质性癌症

利用多特异性 CAR-T 细胞靶向肿瘤细胞可减轻肿瘤抗原逃逸，提高治疗效果。此前，Lentigen 研究者已在人源化小鼠异种移植模型中证实，双 CAR-T 细胞（duoCAR-T 细胞，即表达 2 个串联在一起的 CAR 的 T 细胞）在控制人免疫缺陷病毒（HIV）感染方面比 monoCAR-T 细胞（单 CAR-T 细胞，即表达单个 CAR 的 T 细胞）更有效。在一项新的研究中（*Sci Transl Med*，2021），Lentigen 研究者使表达靶向 CD19 和 CD20 的串联 CAR 的慢病毒载体转导原代 CD4$^+$ T 细胞和 CD8$^+$ T 细胞，所表达的串联 CAR 通过 P2A 自切割肽与靶向 CD22 抗原的 monoCAR 操作性连接在一起，据此开发出三特异性 duoCAR-T 细胞，并评估了这种三特异性 duoCAR-T 细胞解决抗原逃逸问题的能力。

这些研究者构建出 4 种 duoCAR 构建体（称为 D1、D2、D3 和 D4），每个构建体的 2 个开放阅读框都被 1 个 P2A 肽隔开。DuoCAR D1 由靶向 B 细胞抗原 CD19 和 CD20 的串联单链可变区片段（scFv）结合结构域、来源于 CD8 的铰链和跨膜结构域、ICOS 共刺激结构域、CD3 激活结构域以及位于 CD3 激活结构域之后的第一代靶向 CD22 的 CAR 基因、来源于 CD8 的铰链与跨膜结构域和 CD3 激活结构域组成。D2 与 D1 相同，只是用 OX40 结构域代替了 ICOS 共刺激结构域。D3 含有与构建体 D2 相同的靶向 CD19 和 CD20 的串联 CAR 基因，该串联 CAR 基因后面是一个靶向 CD22 的 CAR 基因、第二代 ICOS 共刺激结构域和 CD3 激活结构域。D4 含有靶向 CD20 和 CD19 的串联 CAR 基因和 CD27 共刺激结构域，还含有靶向 CD22 的 CAR 基和 ICOS 共刺激结构域，此外每个共刺激结构域后面是一个 CD3 激活结构域。

将每种 duoCAR 构建体转导原代人 T 细胞，由此获得 duoCAR D1 T 细胞、duoCAR D2 T 细胞、duoCAR D3 T 细胞和 duoCAR D4 T 细胞，并在体外培养中增殖 8～10 d。基于四项独立的转导实验，duoCAR D1 的平均表达为 64%，D2 为 56%，D3 为 60%，D4 为 45%。研究者能够持续制造 duoCAR-T 细胞，而且这些 duoCAR-T 细胞没有任何不希望的自发激活、衰竭或终末分化的证据。

研究者利用肿瘤细胞系 Raji（CD19$^+$ CD20$^+$ CD22$^+$）和 REH（CD19$^+$ CD20$^-$ CD22$^+$）进行体外测试，发现相比于 monoCAR-T 细胞，duoCAR T 细胞更强效地裂解 Raji 细胞和 REH 细胞，但是没有一种 duoCAR T 细胞裂解靶抗原阴性细胞系 293T（CD19$^-$ CD20$^-$ CD22$^-$），这表明这种肿瘤杀伤作用并不是抗原非依赖性的。此外，发现这四种 duoCAR 细胞在外能够特异性表达三种表面抗原（CD19、CD20 和 CD22）中任何一种组合（例如，仅表达其中的一种抗原、仅表达其中的两种抗原和表达这三种表面抗原）的肿瘤细胞。研究者还收集 duoCAR T 细胞与 Raji 细胞系一起在体外培养时的上清液，发现 duoCAR T 细胞产生细胞因子 IL-2、IFN-γ、TNF-α、GM-CSF 和 IL-9，在一定程度上还产生 IL-4。正如预期的那样，未用携带 CAR 的慢病毒载体转导的 T 细胞（下称 UTD T 细胞）并不产生细胞因子，从而证实这种细胞因子产生依赖于 CAR。

研究者在体内测试了 duoCAR-T 细胞的疗效。为此，在 Raji NHL 肿瘤异种移植小鼠模型和 NALM-6 ALL 小鼠模型中测试了 duoCAR-T 细胞，在这两种小鼠模型中，每种模型都呈现三阳性 CD19⁺ CD20⁺ CD22⁺ 抗原表达表型。在 Raji NHL 肿瘤异种移植小鼠模型中，给每只小鼠注射的 duoCAR-T 细胞剂量分为高剂量（5×10^6）和低剂量（2×10^6），发现在高剂量组中，这四种 duoCAR-T 细胞在第 14 天开始显著、强效地抑制 Raji 肿瘤生长；而在低剂量组中，这四种 duoCAR-T 细胞都能控制 Raji 肿瘤负荷。在 NALM-6 ALL 小鼠模型中，这四种 duoCAR-T 细胞介导了显著的肿瘤排斥反应。

此外，为了测试 duoCAR-T 细胞对抗原丢失的肿瘤细胞突变体的抗肿瘤功能，给 NSG 小鼠体内植入 5×10^6 Raji 细胞（由 Raji19KO 细胞、Raji20KO 细胞、Raji22KO 细胞和亲代 Raji 细胞组成，每种细胞占 25%）。这种 Raji 细胞混合物代表着一种抗原异质性肿瘤，在这种肿瘤中，一些肿瘤细胞在一定程度上丢失了靶抗原的表达，如 Raji19KO 细胞不表达 CD19，Raji20KO 细胞不表达 CD20，Raji22KO 细胞不表达 CD22，而这种靶抗原表达的丢失会阻止相应的 CAR-T 细胞激活和抗肿瘤免疫。在注射这种 Raji 细胞混合物 7 d 后，这些小鼠接受 5×10^6 个 duoCAR D1/D2/D3/D4 T 细胞和作为对照的 monoCAR-T 细胞。在第 14 天时，发现这四种 duoCAR T 细胞强效地排斥抗原异质性的 Raji 肿瘤；而且，在这项研究结束时，这些小鼠仍然保持病情缓解状态。相反，monoCAR-T 细胞不能控制对照组小鼠体内的肿瘤负荷。此外，还发现当结合靶细胞上的表面抗原时，与 monoCAR 设计相比，duoCAR 构建体能够使 CD3 强健地磷酸化，并激活下游信号传导蛋白 Akt 和 MAPK p38，以及远端信号介质 STAT5。这种 duoCAR 设计保留了同源 monoCAR 的关键激活特征，激活幅度极小的下降或没有下降。

总之，这项研究在体外和体内证实了 duoCAR-T 细胞的高功能性。这种方法广泛解决了抗原异质性的紧迫问题。研究发现了一个未预料到的不包括 CD28 或 4-1BB 结构域的最佳共刺激结构域的组合，这表明研究者对与高活性和长期持久性相关的 T 细胞信号转导的理解仍在继续完善。在 CAR-T 方法被认为得到真正优化之前，必须考虑到激活（由 CD3 磷酸化可知）、长期持续性（由 Akt 激活所示）以及对通常由细胞因子介导的生理信号作出的反应（如 STAT5 磷酸化）。此外，从 p38 和 Erk1/2 磷酸化来看，duoCAR 中一些激活信号的减少表明，最大的初始激活可能与疾病控制不相关。这项研究开发的 duoCAR-T 细胞方法在当前 CAR-T 细胞疗法的基础上进行了改进，克服了肿瘤异质性和肿瘤抗原逃逸的临床挑战，同时保证了较高的抗肿瘤效力和持久性。

（十三）识别特定类型短糖链 CAR-T 细胞治疗一系列实体瘤

2020 年 6 月，美国伊利诺伊大学厄本那香槟分校、芝加哥大学和丹麦哥本哈根大学研究者在 *Proc Natl Acad Sci USA* 杂志发文，经过基因改造的 T 细胞可以攻击来自人类和小鼠的各种实体瘤细胞。

癌细胞在其表面表达某些蛋白,是由于不同种类的突变而产生的。在这项研究中,正在研究附着某些短糖链的蛋白靶标。某些类型的癌细胞表面上异常短的糖链是由突变导致的,这些突变破坏了将这些糖链连接到蛋白上的分子途径。与这些异常的糖链结合的药物可以优先识别癌细胞,而不识别健康细胞。CAR-T细胞识别实体肿瘤中的结合位点比较困难。因此,需要鉴定存在于实体瘤中癌细胞表面上而不存在于正常组织上的靶标。研究者从一种可以作为受体的抗体片段开始这项研究。已知这种抗体可以与小鼠实体瘤细胞表面上的蛋白连接在一起的一种特殊类型的异常糖链相互作用。由于这种受体能与癌细胞表面上的蛋白和糖链结合,因此可能有机会改变这种抗体,使其能与连接这种短糖的不止一种蛋白结合。这可能使其对不同种类的癌症具有广泛的反应性。研究者测试了这种异常短糖链附近的氨基酸序列变化是否会影响这种受体对这个位点的结合,以便确定稍有改变这种抗体以适应其他的糖连接的癌症靶标。

研究者进行了一系列的突变实验,专注于这种抗体的必需部分,产生了这种受体的将近100万个突变版本,然后对它们进行筛选,以找到想要的特性。在这项研究中,希望扩大这种抗体的特异性,使其不仅能对小鼠靶标做出反应,而且还能对人类靶标做出反应。一旦找到了具有理想特性的抗体,就对T细胞进行基因改造,使其表达这些抗体,并用小鼠和人类癌细胞系对这些经改造后表达它们的T细胞进行测试。经过改造的T细胞显示出抵抗人类和小鼠癌细胞系的活性。而且,这些T细胞可以识别几种不同的附着有短糖链的蛋白。这很重要,有了多个靶标,癌症就很难逃避治疗。

二、靶向肿瘤的 CAR-T 细胞疗法

(一)EGFR 靶点 CAR-T 治疗肿瘤

1. EGFR/EGFRvⅢ双靶点 CAR-T 治疗脑瘤　　研究者开发人源化抗体 M27,可以同时识别肿瘤细胞中的表皮生长因子受体(EGFR)和 EGFRvⅢ,但不识别正常组织中的 EGFR,并可避免在靶脱瘤的毒副反应。体外实验表明,该 CAR-T 细胞可有效杀伤 EGFR 或 EGFRvⅢ高表达的肿瘤细胞,但对高表达 EGFR 的正常细胞(如角质上皮细胞)无明显杀伤作用。进一步的动物实验表明,利用该单链抗体构建的 CAR-T 细胞可以有效清除颅内的 EGFRvⅢ以及 EGFR 阳性胶母细胞瘤(图 35-14)。这些研究结果表明,该 EGFR/EGFRvⅢ双靶点的 CAR-T 细胞有望成为胶母细胞瘤新的治疗手段。

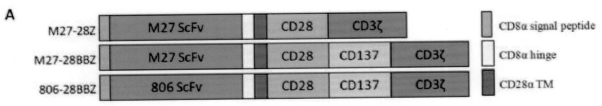

图 35-14　EGFR/EGFRvIII 双靶点 CAR-T 细胞的构建

2. EGFRvIII 特异性 CAR-T 细胞有效清除胶质母细胞瘤　　2021 年 5 月,澳大利亚沃尔特-伊莉莎霍尔医学研究所研究者在 *Clin Transl Immunol* 杂志发文,通过使用专门设计的受体,能够在临床前模型中利用嵌合抗原受体(CAR)T 细胞(CAR-T)疗法完全清除胶质母细胞瘤。研究者使用人类保

留展示（retained display，ReD）抗体平台（Myrio Therapeutics），鉴定出一种新型的识别表皮生长因子受体突变体Ⅲ（EGFRvⅢ）的单链可变区片段（scFv），即GCT02，其中EGFRvⅢ是胶质母细胞瘤中常见的肿瘤特异性突变。使用体外功能测定和胶质母细胞瘤体内原位异种移植模型研究GCT02的CAR功能。新型GCT02 CAR-T细胞具有功能性，并且是EGFRvⅢ特异性的。

研究发现，开发的EGFRvⅢ特异性scFv比报道的由单克隆抗体逆向设计的对比物具有更高的亲和力。尽管亲和力较高，GCT02 CAR-T细胞的杀伤力与这种对比物相当，但分泌的细胞因子数量较少。此外，GCT02 CAR-T细胞还能在体内介导肿瘤的快速和完全消除。综上所述，这项新的研究开发出一种新型的EGFRvⅢ特异性CAR-T细胞，在体外和人类胶质母细胞瘤的异种移植模型中都具有明显的抗肿瘤功能。

（二）靶向间皮瘤的CAR-T细胞疗法

在21例恶性胸膜疾病的患者（其中，19例间皮瘤，1例转移性肺癌、1例转移性乳腺癌）接受了CAR-T治疗，显示其更有效的治疗策略。间皮瘤是一种与石棉暴露有关的恶性实体瘤，预后效果特别差。研究者设计的CAR-T细胞（IcasM28z）靶向一种多数癌细胞表面表达的蛋白间皮素（mesothelin）。这些细胞还添加了Icaspase-9"安全自杀"开关，一旦在患者体内发生意外毒性，这个开关会被启动，从而消灭所有的CAR-T细胞。

在化疗预处理后，研究者将CAR-T细胞注入患者胸膜腔中。38周后，有13例患者的外周血中依然可以检测到CAR-T细胞，并且其存在与血液中间皮素相关肽水平降低50%以及肿瘤消退有关。在接受CAR-T细胞和至少3个周期的抗PD-1治疗的11例患者中，有8例肿瘤缩小。其中，有2例在60周和32周时一直对治疗有完全的缓解反应。重要的是，临床试验并没有出现高于2级CAR-T细胞相关毒性的现象，而且患者未发生神经毒性或细胞因子释放综合征。这是一项早期临床试验，而且21例患者中有12例最癌症依然发展。

另外，在一项1期临床研究中，研究者使用lcasM28z的CAR-T细胞对恶性胸膜间皮瘤患者进行治疗。这种癌症是一种侵袭性非常强的肺癌。LcasM28z是一种靶向间皮素的CAR-T细胞疗法，同时在细胞中加入了可以关闭CAR-T细胞功能的安全开关。在这项试验中，21例患者接受了CAR-T细胞38周治疗后，其中13例外周血中依然持续存在CAR-T细胞，而且这些患者体内间皮素相关肽水平下降50%，成像显示肿瘤缩小。

（三）CAR-T细胞治疗HER2阳性乳腺癌及其转移性脑瘤和肉瘤

1. 治疗HER2阳性乳腺癌　已证实，人表皮生长因子受体2（human epidermal growth factor receptor 2，HER2）是乳腺癌一个靶点。作为HER2异源二聚体及其信号伴侣HER3/HER4涉及肿瘤发生信号和乳腺癌治疗的抗拒性。研究者将携带CAR的T细胞工程化，包含heregulin-1β（HRG1β）细胞外结构域（一种天然的HER3/HER4配体），并在培养的HER3阳性乳腺癌细胞和异种移植肿瘤中评价CAR-T细胞的特异细胞毒性。研究结果证实，HRG1β-CAR成功构建，T细胞转换率为50%。CAR-T细胞在体外可特异地识别和杀伤HER3过表达的SK-BR-3和BT-474乳腺癌细胞，并对SK-

BR-3 异种移植肿瘤模型显示潜在的治疗杀伤效应。这些结果提示，基于 HRG1β 的 CAR-T 细胞能够有效地抑制由 HER 家族受体引发的乳腺癌，为克服 HER2 靶向治疗的肿瘤抗拒性提供新的策略。

2. 治疗 HER2 阳性转移性脑瘤　早期 HER2 阳性乳腺癌是可治的。然而，当肿瘤转移至大脑时，高达 50% 的 HER2 阳性乳腺癌患者最终会发生脑转移，这些患者在诊断脑转移后 12 个月的存活率较低。研究者开发靶向 HER2 的 CAR-T 细胞，设计优化的 HER2-CAR T 细胞治疗乳腺癌的脑转移。HER2-CAR 结构包含 CD28 或 4-1BB 细胞内共刺激信号结构域。实验结果表明，包含 4-1BB 共刺激信号结构域与包含 CD28 共刺激信号结构域比较，前者可改善肿瘤所致 T 细胞衰竭。在异种移植模型中，HER2-CAR 在局部颅内脑室传递，显示了抗肿瘤活，并证实 HER2-CAR T 细胞可治疗多病灶性脑转移瘤和柔脑膜病。

3. 治疗 HER2 阳性转移性肉瘤　HER2 阳性肿瘤转移的风险相对更高。对于复发性或难治性肉瘤患者，可以选择的治疗手段相当有限。相比于曲妥珠单抗，靶向 HER2 的 CAR-T 细胞能够更好地靶向表达低水平 HER2 的肿瘤细胞。在 1 期试验中，10 例患有难治性或转移性 HER2 阳性肉瘤患者（其中，5 例骨肉瘤，3 例横纹肌肉瘤，1 例尤文肉瘤，1 例滑膜肉瘤），接受了多达 3 次的 CAR-T 细胞注射。研究结果显示，有 8 例患者体内的 CAR-T 细胞在第 7 天出现中位峰值扩增，并且在输注后 6 周检测到 CAR-T 细胞。其中，1 例横纹肌肉瘤患者（已经转移至骨髓中）接受 CAR-T 细胞治疗后，出现了 12 个月的缓解期，但是后来依然复发了。同样，这项研究也没有出现神经毒性，但是有 2 例出现了细胞因子释放综合征（风险大于 2 级）。研究者认为，相比于治疗血液癌症的 CAR-T 细胞，靶向 HER2 的 CAR-T 细胞治疗能力更为有限。

研究者使用靶向 HER2 的 CAR-T 细胞对 10 例复发 / 难治性 HER⁺ 肉瘤患者进行治疗。这些患者已经接受过高达 5 次的补救性疗法（salvage therapy）的治疗，属于非常难于治疗的患者。这项研究发现，接受 CAR-T 细胞疗法的 10 例患者中有 8 例患者接受的 CAR-T 细胞在体内增殖。其中，1 例患有横纹肌肉瘤而出现骨髓转移瘤的小儿患者达到完全缓解（CR），缓解期持续了 12 个月后疾病复发，再度接受 CAR-T 细胞疗法后她的 CR 已经持续了 17 个月。另 1 例骨肉瘤小儿患者也达到完全缓解，其缓解期已经达到 32 个月。

（四）靶向 GD2 和 B7H3 的 synNotch CAR-T 细胞治疗神经母细胞瘤

2021 年 1 月，美国洛杉矶儿童医院研究者在 *Nat Commun* 杂志发文，开发出一种改良的 CAR-T 细胞，在靶向神经母细胞瘤方面更有效地杀死了癌细胞，同时不会伤害健康的脑组织。像乳腺癌或神经母细胞瘤这样的实体瘤则面临着一个难题，它们表面上的许多抗原也存在于健康组织中，不能像白血病那样安全地控制毒性。研究者使用一种合成 Notch(synthetic Notch, synNotch)的新型 CAR-T 技术。SynNotch CAR-T 细胞具有一种门控的独特属性，能够非常精确地靶向攻击特定的癌症。这种门控功能的工作原理类似于计算机程序员经常使用的逻辑门：如果条件 A 满足，则采取行动 B。T 细胞表面上的特殊 synNotch 蛋白经改造后识别抗原 GD2；当它真地识别时，synNotch 蛋白指示 T 细胞激活它的 CAR-T 特性，能够识别第二种抗原 B7H3。这些 T 细胞必须遵循这些特定的指令，只能杀死具有这两种抗原的细胞。

这种门控特性是将毒性降至最低的关键；健康细胞有时会低水平地表达其中的一种抗原，但不会同时表达这两种抗原。像神经母细胞瘤这样的实体瘤同时具有 GD2 和 B7H3 抗原，研究者对 SynNotch 细胞进行改造后使其同时识别这两种抗原。对于普通的 CAR-T 细胞疗法，CAR-T 细胞会在一段时间后衰竭，不再活跃。但是，synNotch CAR-T 细胞在代谢上更加稳定，这是因其不会持续受到激活。消耗更少的能量，可以在更长的时间内继续对抗癌症。

（五）治疗胰腺癌的 CAR-T 细胞疗法的靶点

1. 识别出 CEACAM7 蛋白靶点治疗胰腺癌的 CAR-T 细胞疗法　2021 年 3 月，英国伦敦大学等机构研究者在 *Clin Cancer Res* 杂志发文，利用 CEACAM7 蛋白作为靶点，开发出 CAR-T 细胞疗法在临床前模型中杀灭胰腺导管腺癌（PDAC）细胞。利用免疫染色（immunostaining）的特殊技术，发现所检测的 PDAC 样本中有很大一部分样本都能够表达 CEACAM7 分子（图 35-15），但该蛋白却在一些正常组织中并不存在，包括扁桃体、肺部组织、肝脏和前列腺等，表明 CEACAM7 可能作为一种理想的靶点作为治疗胰腺癌的 CAR-T 细胞疗法。为了确定 CEACAM7 作为疗法靶点的潜力，研究者开发了一种针对 CEACAM7 分子的 CAR-T 细胞，并将其应用于 PDAC 细胞系和 PDAC 临床前模型中，CAR-T 细胞能有效靶向作用 PDAC 培养的细胞中表达 CEACAM7 分子的细胞，并能够在晚期 PDAC 临床前模型中消除癌细胞。本文研究结果表明，CEACAM7 能够利用 CAR-T 细胞杀灭胰腺癌细胞，同时不会对非肿瘤组织产生任何明显的毒性效应；此外，其它类型的免疫疗法也有望针对 CEACAM7 分子来治疗胰腺癌。

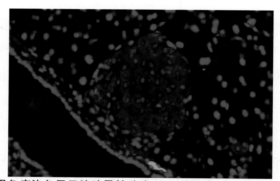

图 35-15　利用免疫染色显示胰腺导管腺癌（PDAC）细胞红染的 CEACAM7 蛋白

研究者利用 CEACAM7 蛋白抗体的一部分结构制造出了新型的 CAR，随后修饰杀伤性 T 细胞，使其能够在表面上展现新型的 CAR 蛋白来识别并结合 CEACAM7，并能够指挥杀伤性 T 细胞杀灭仅携带 CEACAM7 的细胞，即胰腺癌细胞。胰腺导管腺癌是一种最常见的胰腺癌，是存活率最低的一种癌症。在英国被确诊的胰腺癌患者中，仅有大约 7% 的患者能够存活 5 年及以上，确诊胰腺癌时往往已处于晚期阶段，此时只能通过手术来切除肿瘤，这也是最大的治愈机会。这项研究中，首次识别出了针对胰腺癌的特异性靶向性蛋白，如今对这种靶向性蛋白进行研究，在治疗胰腺癌疗法开发上又向前迈进了一步。

2. 鉴定出 CAR-T 细胞治疗胰腺癌潜在靶标 CD318、TSPAN8 和 CD66c　CAR-T 治疗方法对胰腺导管腺癌（PDAC）进行有效细胞免疫治疗的一个主要障碍是缺乏合适的肿瘤特异性抗原。2021 年 3 月，德国研究者在 *Nat Commun* 杂志发文，进行了经验性筛选，旨在发现治疗 PDAC 的 CAR 候选靶标，确定了 4 个候选靶标：CLA、TSPAN8、CD66c 和 CD318。CLA 在上皮性肿瘤上表达。到目前为止，CLA 只被认为是一种独特的皮肤归巢受体，在 T 细胞、B 细胞、NK 细胞、朗格汉斯细胞、单核细胞和树突状细胞的亚群中表达。CLA 是 SELPLG 蛋白的一种特殊的糖基化形式，通过与 E- 选择素、L- 选择素和 P- 选择素结合，在免疫细胞的组织浸润中起作用。由于 CLA 只在这些细胞类型的亚群上表达，推测其可能是一个合适的 CAR-T 细胞靶标，具有可接受的肿瘤外毒性。然而，由于 CLA 表达在活化的 T 细胞发生上调，构成了产生功能性 CAR-T 细胞的一个技术障碍。CLA 特异性 CAR-T 细胞的表现更差，这凸显了 CAR-T 细胞对自身抗原特异性的内在问题。

其他确定的候选靶标 CD66c、CD318 和 TSPAN8 已被描述为在一些癌症实体中过度表达。结合这些抗体驱动的筛选、全面的生物信息学分析和免疫荧光分析，这些候选靶标的表达不仅在 PDAC 肿瘤细胞中高度富集，而且在人体中的肿瘤外表达也受到限制。这种方法的有效性的一个强有力的支持是，确定了已经用于 CAR-T 细胞治疗的靶标，如 CEACAM5（CEA）或 PROM1（CD133）。

研究者在体外评估了 32 种在自身抗原特异性的 scFv 定位和间隔区长度上存在差异的 CAR 构建体。对于 CD318 和 CD66c，较短的间隔区显示出最高的功能性，而基于较长间隔区的 TSPAN8 特异性 CAR 构建体表现更好。CD318 具有最长的细胞外氨基酸链（638），其次是 CD66c（320）和 TSPAN8（24 和 96）。此外，发现在两个独立的临床前研究中，4 种体外显示最好的 CAR 构建体也表现出了抗肿瘤的功效。CD318 XS Vh-Vl CAR 和 TSPAN8 S Vh-Vl CAR 被证实是非常有前途的候选 CAR，基于它们的高效力，可以进一步进行临床前评估和潜在的临床评估。在两种异种移植模型的一种中，CD66c S Vl-Vh CAR 在体外疗效方面要落后些，但仍能诱导疾病稳定。

研究者发现，CD66c 特异性 CAR-T 细胞的活性下降不是由于靶标下调引起的，而且脾脏中的 CAR-T 细胞数量与其他治疗组无关，因此排除了持久性这个问题。在肿瘤部位，发现巨噬细胞和 CAR-T 细胞的浸润减少，这表明 CAR-T 细胞的浸润和潜在激活可能受到损害。其他研究已表明，抗原非依赖性信号转导（tonic signaling）可导致体外和体内研究中的这种差异。然而，没有观察到与靶标阴性细胞共培养的 CAR-T 细胞的背景激活。当改用基于 CD66c XS 的 CAR 构建体时，发现这种 CAR 构建体在体内效果更佳，尽管在体外只观察到微小的差异。一个主要的区别是，就 XS 构建体而言，IL-2 和其他细胞因子的释放更佳。据观察，IL-2 的产生表明有一种适当的功能性共刺激结构域。此外，IL-2 在实现共刺激信号对 T 细胞生存、增殖和体内持久性的积极作用中起着关键作用。

在可能的临床转化方面，研究者发现，CD66c 和 CEA 的重叠表达，使其成为一个有意义的候选靶标。事实上，已经证明 CD66c 比 CEA 在恶性组织中更多地过度表达。这一发现可能有助于制造微调的 CAR，以便能够区分肿瘤细胞和健康细胞的不同表达水平。然而，CD66c 在中性粒细胞和其他髓样细胞上的表达水平凸显了通过血液中大量的 CAR-T 细胞反应性诱发严重的细胞因子释放综合征（CRS）的风险，这在用 CD19 特异性 CAR-T 细胞治疗的 B-ALL 患者中观察到，特别是在肿瘤负荷高的患者中。

然而，虽然 CRS 和 B 细胞增生可以得到很好的治疗，但中性粒细胞减少只能在一个很短的时间窗口内被容忍，这使得 CD66c 成为一种高风险的靶标，至少在单靶标特异性的 CAR-T 细胞方法中是如此。使用布尔逻辑门控（如 AND 或 NOT CAR 构建体）的组合方法可能会提供一个替代方案来规避预期的毒性。研究发现，与 CD318 的组合可能是候选靶标中的最佳选择。在这方面，已有的靶标（如 MSN 或 CD133）和这项研究描述的靶标的组合，也将扩大特异性靶向胰腺肿瘤细胞的 CAR 库。进一步的替代选择是开发区分肿瘤细胞和健康细胞表面上抗原表达水平的 CAR，或者严格控制结合物的给药时间和剂量的 CAR，如抗 FITC 引导的 CAR 或 UNI-CAR。此外，对 CAR 表达或激活进行空间控制可能进一步增加安全性。这些方法有可能克服在单一靶标特异性 CAR-T 细胞中观察到的在靶肿瘤外毒性（on-target off-tumor toxicities，即脱靶毒性）。

CD318 和 TSPAN8 已被提出作为药物疗法或抗体驱动疗法的靶标。虽然之前的研究已显示体外和体内的肿瘤增长率下降或疾病稳定，但这些结果显示肿瘤被完全根除，这很可能归于代表"活体药物"的 T 细胞的细胞毒性。在 B 细胞恶性肿瘤中，这一点已被证明，即在先前的 CD19 特异性抗体治疗失败后，通过 CD19 特异性 CAR-T 细胞的施用实现了疾病的完全缓解。然而，由于 CAR-T 细胞比抗体更有效，而且其药代动力学难以预测和控制，因此必须谨慎管理，以应对潜在的肿瘤外毒性。在预测组织面临风险的分析表明，CD318 具有最有利的模式，在健康组织中几乎没有检测到这种蛋白的表达。根据研究结果，预测 TSPAN8 特异性毒性的最高风险发生在胃肠道，特别是结肠，可能与靶向 CEA 的 CAR 所观察到的相似。与 CEA 类似，使用另一种 CAR-T 细胞输注途径进入肝动脉可能是克服这种潜在健康威胁的一个解决方案。此外，使用 AND CAR 策略有可能进一步减少对结肠组织的毒性，CAR-T 细胞只有在遇到 CD318 和 TSPAN8 时才被激活。

研究发现，只有靶标阳性的肿瘤细胞才能诱导 T 细胞激活。这些候选靶标在人源肿瘤异种移植模型和原发性 PDAC 上偶尔表现出不同的表达模式，这可能反映了 PDAC 的不同遗传背景。然而，这与以前的 PDAC CAR 靶标无关。这就提出了对预测疗效的配套诊断工具的需求。最有可能的是，在患者活组织检测中测得的靶标表达将在这种高度个性化方法的未来发挥核心作用。

在靶向 CD19 的 CAR 疗法中，尽管最初检测到靶标表达下调或丢失，但仍可能导致疾病复发。肿瘤通过抗原逃逸产生治疗抵抗性的风险取决于靶分子的生物学功能，它决定了肿瘤独立于靶分子的难易程度。在这项研究中，没有直接分析靶细胞丢失作为一种抵抗性机制的概率，尽管在体内模型中没有观察到这种效应。然而，由于与人类肿瘤治疗相比，小鼠实验的时间跨度有限，这可能会被忽略，就像 CD19 的情况一样。以前的大量研证实了 CD66c、CD318 和 TSPAN8 对癌症的侵袭性和传播起着关键作用。

总之，这项研究将基于经验的抗体流式细胞仪筛选与循环免疫荧光成像平台相结合，并对肿瘤外表达进行了全面的生物信息学和实验评估，以确定 PDAC 特异性细胞表面标志物。研究者确定了 4 个候选靶标，即 CLA、CD66c、CD318 和 TSPAN8，以便通过 CAR-T 细胞对 PDAC 进行可能的细胞免疫治疗。CD66c 特异性 CAR、CD318 特异性 CAR 和 TSPAN8 特异性 CAR 在体外和体内都显示出功能，其中 CD318 是最有利于临床转化的候选靶标。

3. 通过 CAR 介导外源分子表达或基因组编辑方法治疗胰腺癌等实体瘤　为了应对 CAR-T 治疗实体瘤的挑战，许多研究者试图通过 CAR 介导的外源分子表达或基因组编辑方法改变 T 细胞生物学特性。2021 年 5 月，美国贝勒医学院研究者在 *Sci Transl Med* 杂志发文，测试了一种假设，即作为一种在多种炎症背景下多次鉴定和表征的记忆 T 细胞亚群，TCRαβ CD8$^+$ CD161$^+$ T 细胞可能作为 CAR-T 细胞疗法的一种改进平台，研究者认为在实体瘤环境中 CAR 成功的关键特征，如持久性、组织外渗和连续杀伤，是这个 T 细胞亚群所固有的。

CD161 在自然杀伤细胞（NK）、自然杀伤 T 细胞（NKT）和多种 T 细胞群体中广泛表达。与小鼠同源物 NK1.1 有 47% 的同源性，在 5%～25% 的循环外周 T 细胞中表达。CD161 表达之前在多种不同的 CD8$^+$ T 细胞类型中观察到，如 CD8αα$^+$ TCR 黏膜相关恒定 T 细胞（mucosal-associated invariant T cell，MAIT）、Tc17 细胞和记忆干细胞。对表达 CD161 的细胞的转录谱分析鉴定出 CD8$^+$ CD161$^+$ T 细胞具有保守的转录特征，该转录特征可以扩展到 CD4$^+$ CD161$^+$ T 细胞、TCRγδ$^+$ CD161$^+$ T 细胞和 NK 细胞。尽管表达 CD161 的细胞类型具有某些先天样特性，但是在这项新的研究中鉴定出的 T 细胞表现出 αβ 多克隆库，有抗病毒特异性的倾向，并且没有明显的自然细胞毒性活性。

研究者以前报道过类似于人类 CD8$^+$ CD161$^+$ 细胞的小鼠 CD8$^+$ NK1.1$^+$ 细胞的功能重要性，并记录了在给小鼠注射模拟与病毒感染有关的某些特征基于细胞的疫苗后，这些细胞的数量增加了。针对 CD8$^+$ NK1.1$^+$ 细胞的微阵列分析显示，与活化的 CD8$^+$ NK1.1 细胞相比，在抗原刺激下，这些细胞大幅上调表达颗粒酶 F、D、G、C、B、A 和 N。在稳态状态下，人 CD161$^+$ 细胞也上调表达颗粒酶 B 和 H，并表现出上调表达 C-C 基序趋化因子受体 CCR6、CCR5 和 CCR2，同时下调表达 CCR7、CCR4、CCR1、CCR3 和 C-X-C 基序趋化因子受体 3（CXCR3），这表明这些细胞的归巢特性有所改变。在多发性硬化症患者外周血的循环 CD161$^+$ 细胞中也观察到类似的表达模式，使它们进入中枢神经系统的能力增强，并促进疾病发生。

与基因组数据一致，体内研究表明，用 CAR 转导的 CD8$^+$ CD161$^+$ T 细胞介导的抗肿瘤活性改善的机制与增强的杀伤力和潜在的归巢有关。在体外和体内 CAR 刺激后，PD-1 的较低表达提示还存在减少 T 细胞衰竭的机制。在激活的小鼠 CD8$^+$ NK1.1$^+$ T 细胞中，多种免疫球蛋白（Ig）重链和轻链是上调最多的转录物之一。除了验证所分析的 CD8$^+$ NK1.1$^+$ T 细胞群体没有被 B 细胞污染外，这些作者没有探讨这一现象；然而，最近在自身免疫性糖尿病的背景下报道了小鼠 T 细胞中 B 细胞受体（BCR）和 T 细胞受体（TCR）共表达这一现象。这种"双重表达细胞"群体有可能在某种程度上与表达 NK1.1 的 T 细胞重叠。

在 CAR-T 细胞体外扩增过程中，IL-7 和 IL-15 的加入被证明有利于 T 细胞的发育、分化和稳态，导致过继转移后的 CAR-T 细胞存活率高于加入 IL-2 后发生扩增的 CAR-T 细胞在过继转移后的存活率。还有人发现，IL-21 促进了 CD2$^+$ CD28$^+$ CD8$^+$ T 细胞的扩增，并增强了 CD19-CAR T 细胞疗法的效力。还有报道，加入 IL-15 和 IL-21 有助于增强和维持 NKT 细胞的记忆潜力。据报道，基于 IL-7、IL-15 和 IL-21 组合的 T 细胞体外扩增可增强记忆细胞，减少癌症转移，并提高黑色素瘤小鼠模型的生存率。

在这项新的研究中，发现在有 IL-7、IL-15 和 IL-21 的混合物情形下，大量外周血单核细胞（PBMC）

衍生的 CAR-T 细胞、CD8$^+$ CD161$^-$ CAR-T 细胞和 CD8$^+$ CD161$^+$ CAR-T 细胞的体外培养和扩增，只使 CD8$^+$ CD161$^+$ CAR-T 细胞群体受益，而且大量 PBMC T 细胞或 CD8$^+$ CD161$^-$ T 细胞的表型不会发生在不含 IL-21 或仅含 IL-2 的培养条件下发生改变。在这些条件下，用 CAR 转导的 CD8$^+$ CD161$^+$ T 细胞在裂解能力和持久性方面优于大量的 PBMC T 细胞和作为对照的 CD8$^+$ CD161$^-$ T 细胞。此外，在胰腺导管腺癌（PDAC）原位模型和播散模型中，与用 CAR 转导的大量 PBMC T 细胞相比，用 CAR 转导的 CD8$^+$ CD161$^+$ T 细胞介导的体内存活率显著提高。

研究者表示，最佳的 CAR-T 细胞活性是通过平衡的用 CAR 转导的 CD4$^+$ 和 CD8$^+$ T 细胞群体实现的。基于此，推测通过同时使用 CAR 转导的 CD4$^+$ CD161$^+$ T 细胞，可能会进一步改善 CD8$^+$ CD161$^+$ CAR-T 细胞疗法。研究结果一致表明，与由 CD4$^+$ CAR-T 细胞和 CD8$^+$ CAR-T 细胞组成的大量 PBMC 相比，CD8$^+$ CD161$^+$ CAR-T 细胞显示出更强的细胞毒性和持久的抗肿瘤反应。此外，由于大多数表达 CD161 的 CD4$^+$ T 细胞是分泌 IL-17 的，称为 Th17 细胞的调节性 T 细胞，具有较低的细胞毒性分子的表达，目前还不清楚 CD161$^+$ CD8$^+$ CAR-T 细胞和 CD161$^+$ CD4$^+$ CAR-T 细胞的组合是否会表现出优于单独的 CD8$^+$ CD161$^+$ CAR-T 细胞的功能活性。

总之，CD8$^+$ CD161$^+$ T 细胞与它们的小鼠等同物 CD8$^+$ NK1.1$^+$ T 细胞在体外和体内都表现出较高的细胞毒性潜力。基于微阵列的基因表达谱分析显示，与 NK1.1$^-$ 和 CD161$^-$ T 细胞相比，这些细胞在受到激活时，上调表达颗粒酶、穿孔蛋白和先天样受体（innate-like receptor）。在体外，用 CAR 转导的 CD8$^+$ CD161$^+$ T 细胞比，用 CAR 转导的大量 PBMC T 细胞或用 CAR 转导的 CD8$^+$ CD161$^-$ T 细胞群体具有更高的杀伤速度和效率。在体内，与用 CAR 转导的 CD8$^+$ CD161$^-$ T 细胞和用 CAR 转导的大量 PBMC T 细胞相比，单次给送用 CAR 转导的 CD8$^+$ CD161$^+$ T 细胞大幅提高了抗肿瘤保护和生存率。

（六）靶向 CD20 含有单独持续表达共刺激分子的新型 CAR-T 细胞

2021 年 1 月，上海交通大学生命科学技术学院杨选明课题组在 *Sci Transl Med* 杂志发文，首次发现抗原非依赖 OX40 信号，为提高 CAR-T 细胞抗肿瘤活性、突破实体肿瘤治疗提供了新策略。研究者选择有共刺激分子 4-1BB 的 CD3ζCAR（20BBZ CAR）载体的基础上增加 1 个全长的共刺激受体，构建了靶向 CD20 的含有单独持续表达的共刺激分子的新型 CAR-T 细胞。通过比较 12 种共刺激受体，发现包含 OX40 共刺激受体的 20BBZ-OX40 CAR-T 细胞有更好的扩增和抗肿瘤能力。

嵌合抗原受体 T 细胞免疫疗法在治疗恶性血液肿瘤患者取得了显著疗效，同时还为过继性细胞疗法研究领域带来很大的突破和成功，但是这种方法对实体瘤患者的疗效有限；为了提高疗效，研究者对 CAR 结构进行了多种改进，包括串联 2 个共刺激分子，引入 CD40L、IL-12 和 anti-PD-1 免疫调控分子等策略。在传统的 CAR 设计中，通常只利用共刺激受体的胞内结构域，当 CAR 与肿瘤抗原结合，活化其整合的共刺激受体信号。天然的 T 细胞活化过程中，共刺激受体的活化信号主要来自于抗原呈递细胞表达的共刺激配体，而非肿瘤抗原。这种肿瘤抗原 – 第一信号和共刺激配体 – 第二信号的分开活化策略提供了 T 细胞激活所需要的独特时空特异性。研究者设计了一种具有独立共刺激信号的新型 CAR-T 细胞，在 CAR-T 细胞上单独持续表达一种共刺激受体，模拟天然 T 细胞活化的第二信号，该新型 CAR-T 细胞在体外培养模型，荷瘤小鼠模型，以及临床患者试验中显示了更强的扩增能力和肿瘤杀伤能力。

研究者检测了 20BBZ-OX40 CAR-T 细胞在人 B 细胞来源的 Raji 和 Daudi 白血病模型中的治疗效果，相比于传统的 20BBZ-CAR-T 细胞，20BBZ-OX40 CAR-T 细胞治疗后白血病荷载小鼠的存活时间延长。这与 20BBZ-OX40 CAR-T 细胞在体内更好扩增是密切相关的。鉴于 20BBZ-OX40 CAR-T 细胞在小鼠模型的优异抗肿瘤效果，为了继续探索 20BBZ-OX40 CAR-T 细胞作为临床抗肿瘤治疗的安全性和有效性，研究者通过与徐州医科大学附属医院合作，对难治复发转移性 B 细胞淋巴瘤患者进行了初步临床试验，共招募了 5 例患者，均完成了 20BBZ-OX40 CAR-T 细胞治疗，有效率 100%，其中 2 例完全缓解，3 例部分缓解。20BBZ-OX40 CAR-T 在患者体内有非常强的的扩增能力，在 1 例患者中，其 CAR-T 细胞在增殖高峰占比 T 细胞超过 80%（图 35-16）。同时，该 CAR-T 具有良好的安全特性，患者未出现 CAR-T 相关的神经毒副作用，没有严重的细胞因子风暴（CRS）。

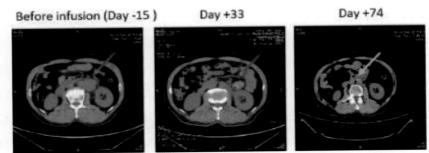

图 35-16　包含 OX40 共刺激受体的 20BBZ-OX40 CAR-T 细胞
对难治复发转移性 B 细胞淋巴瘤患者的治疗效果

（七）双缺氧感应的 CAR-T 细胞治疗实体瘤

肿瘤特异性对于 CAR-T 疗法的成功和安全使用至关重要。静脉注射抗 ErbB2 CAR-T 细胞导致了转移性结肠癌患者出现致命性毒副作用，因为 CAR-T 细胞在肺部激活后出现了不受控制的细胞因子释放综合征。然而，ErbB 受体仍然是有吸引力的肿瘤相关靶点，因其在许多癌症中都有表达或过度表达。

2021 年 4 月，英国研究者在 *Cell Rep Med* 杂志发文，利用肿瘤缺氧作为 CAR-T 细胞在肿瘤微环境（TME）中特异性激活的物理因素，其中肿瘤缺氧是大多数实体瘤的共同特征。研究发现，在严格的缺氧感应安全开关（hypoxia-sensing safety switch）的控制下表达 CAR，可以避免 CAR-T 细胞的非肿瘤组织在靶激活（on-target, off-tumor activation，即脱靶激活），同时提供高效的抗肿瘤杀伤效应。这项研究提供了一种方法，克服利用 CAR-T 细胞治疗实体恶性肿瘤的一个主要障碍。

为了研究 CAR-T 细胞脱靶激活的问题，研究者使用第二代泛抗 ErbB CAR T1E28z，即 T4-CAR，对 9 种可能的 ErbB 受体同源和异源二聚体中的 8 种具有特异性，并能跨越物种屏障，与人类和小鼠 ErbB 受体等效结合。T4-CAR 共同表达一种嵌合细胞因子受体（4αβ），当与 IL-4 结合时，将 IL-2/IL-15 信号传递到细胞外结构域，从而提供了一种在体外扩增时选择性地富集 CAR-T 细胞的方法，而不影响这些细胞的 CAR 依赖性杀伤能力。T4-CAR 已被证明，对头颈部鳞状细胞癌

（HNSCC）患者的瘤内递送是安全的，但治疗转移性疾病的患者需要静脉注射。然而，在临床前，将人 T4-CAR-T 细胞输注到携带表达 ErbB1-4 的 HN3 肿瘤的 NSG 小鼠体内，可导致致命的毒性，动物的体重迅速下降，这些小鼠的血液分析显示了细胞因子风暴的证据。通过使用亚致死剂量的同时表达荧光素酶（Luc）的 CAR-T 细胞，这些研究者评估了这些细胞在静脉输注后的急性生物分布。成像显示，大部分注入的 CAR-T 细胞聚集在肺部和肝脏，而只有少数细胞到达肿瘤，尽管肿瘤细胞上有 ErbB1-4 的表达。对 ErbB1-4 mRNA 表达的分析证实，所有 4 种受体（即 ErbB1-4）都在所有重要器官中表达，包括在肺部和肝脏。经过 T4-CAR-T 细胞灌注的小鼠的肝脏和肺部组织的苏木精和伊红（H&E）染色切片显示存在髓样细胞浸润，表明这些组织中存在 CAR 介导的炎症。这些数据表明，肝脏和肺部是肿瘤外 CAR-T 细胞激活的两种关键器官。

为了开发一种严格的缺氧调控的 CAR 表达系统，这些为 T4-CAR 开发了一种双缺氧感应方法。这是通过在 CAR 上附加缺氧诱导因子 HIF1α 羧基末端长 203 个氨基酸的氧依赖性降解结构域（oxygen-dependent degradation domain，ODD）实现的，同时在载体的长末端重复序列（LTR）增强子区域修改 CAR 的启动子，使其包含一系列连续的 9 个缺氧反应元件（9xHRE），从而允许 HIF1α 介导的 CAR 转录。这种称为 HypoxiCAR 的 CAR 在体外显示了 CAR 分子在人类 T 细胞表面上的严格缺氧特异性表达。表达 HypoxiCAR 的 T 细胞（即 HypoxiCAR-T 细胞）在低氧（0.1% O_2）条件下激活时，每个细胞表达的 CAR 分子与组成型 T4-CAR-T 细胞相当。事实证明，整入 HypoxiCAR 的双缺氧感应系统优于 9xHRE 盒（9xHRE cassette）或 ODD 的单缺氧感应模块，后者在常氧条件下表现出 CAR 表达和肿瘤细胞杀伤的不严密性。使用双缺氧感应系统的 HypoxiCAR 的表达，严格限制在缺氧环境中，同时也是高度动态的，这代表了一种以 O_2 依赖的方式开关。

这种双缺氧感应系统作为一种实现癌症选择性免疫治疗的替代方法，利用了肿瘤微环境的最固有的特征之一：缺氧，取得了令人信服的抗肿瘤疗效，同时消除了识别正常组织中多个靶点时出现的脱靶毒性。渗入肿瘤微环境的 T 细胞可以向外迁移，这突出了一个潜在的安全问题：感应缺氧的 HypoxiCAR-T 细胞有可能重新进入健康的常氧组织。然而，CD8$^+$ T 细胞迁移已被证明在遇到表达其同源抗原的肿瘤细胞时停止，表明当 HypoxiCAR-T 细胞表达其 CAR 并与表达 ErbB 受体的肿瘤细胞接触时，向外迁移的能力可能受到限制。此外，根据体外观察，CAR 的表达在可能离开肿瘤时迅速减少，从而大大限制了注入的 CAR-T 细胞在肿瘤外被激活的风险（图 35-17）。

缺氧的肿瘤微环境不利于有效的免疫反应，在那里缺氧可以激活诸如巨噬细胞之类的基质细胞免疫抑制程序，调节免疫检查点分子的表达，并促进更具侵袭性的肿瘤细胞表型。然而，研究发现缺氧并没有对体外的 T 细胞效应功能产生负面影响。HypoxiCAR-T 细胞也能阻止缺氧性肿瘤的生长，这表明在测试的模型中，肿瘤微环境并不是 HypoxiCAR 效应功能的绝对障碍。尽管这项研究中使用的 HypoxiCAR-T 细胞剂量并没有完全根除 SKOV3 肿瘤，但肿瘤控制的丧失与驻留在小鼠体内的 HypoxiCAR-T 细胞数量的明显下降相吻合。另外，与 HN3 肿瘤相比，SKOV3 肿瘤诱导较低的 CAR 总体表达，这与 SKOV3 肿瘤的缺氧程度相对较低一致。这些观察结果突出了适当选择接受 HypoxiCAR-T 细胞的剂量和个体，以实现高效的抗肿瘤控制的重要性。研究也证实，HIF1α 稳定化程度最高和（或）强度最高的肿瘤并未排除 T 细胞进入上皮之间的间隙，也未排除 T 细胞进入肿瘤的 HIF1α 稳定化区域，因此很可能 HypoxiCAR-T 细胞能够进入合适的肿瘤微环境以激活 CAR 的表达。

（八）靶向 GPC1 的 CAR-T 细胞有望治疗实体瘤

2020 年 3 月，日本多家研究机构研究者在 *eLife* 杂志发文，开发一种可以消除小鼠体内的实体瘤而无不良反应方法。这种新开发的 CAR-T 细胞免疫疗法可能很快在人体测试。此外，使用了一种小鼠模型，用于未来测试利用 CAR-T 细胞治疗实体瘤患者的安全性、效果和作用机制。在 CAR-T 细胞疗法中，从患者的血液样本中收集称为 T 细胞的免疫细胞，对它们进行重编程，使它们表达识别位于癌细胞表面上的癌症特异性抗原的 CAR 分子。将这些表达 CAR 的 T 细胞送回患者体内后，不仅直接杀死表达这种癌症抗原的癌细胞，而且可以激活免疫系统抵抗肿瘤。

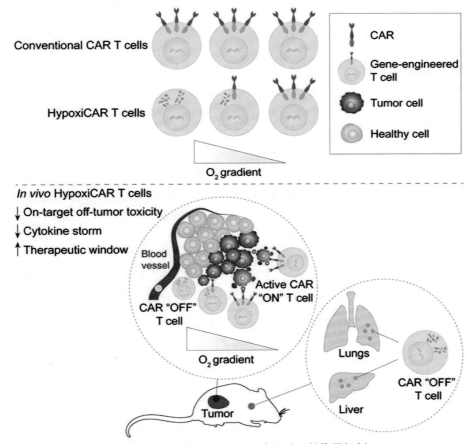

图 35-17　HypoxiCAR-T 细胞设计及其作用机制

开发 CAR-T 细胞疗法面临的挑战之一是 CAR-T 细胞有时会对抗在正常细胞表面上以较低水平存在的肿瘤抗原，这会导致严重的不良反应。如果人 CAR-T 细胞可以与小鼠抗原发生交叉反应，并检测在正常小鼠细胞表面上发现的抗原，就可以在小鼠肿瘤模型中测试人 CAR-T 细胞。这将允许在治疗达到临床试验之前进行更可靠的安全性和有效性测试。研究者开发了一种靶向抗原 glycipan-1（GPC1）的 CAR-T 细胞疗法。这种抗原大量存在于几种类型的人肿瘤细胞表面上，并且在正常人细胞和小鼠细胞表面上也以少量存在。当在携带小鼠肿瘤测试 CAR-T 细胞时，发现这些 CAR-T 细胞有效地抑制了肿瘤的生长，不引起不良反应。实际上，对于其中的一种小鼠肿瘤，在 5 只接受 CAR-T 细胞治疗的小鼠中，有 4 只至少 100 d 完全出现肿瘤。显然，这些 CAR-T 细胞增强了针对除 GPC1 以外的其他肿瘤抗原的免疫反应。

最重要的新型抗癌免疫疗法之一是免疫检查点抑制剂的药物，通过解除对免疫细胞的抑制起作用，从而使其可以破坏癌细胞。当将 CAR-T 细胞与可抑制 T 细胞表面上 PD-1 蛋白活性的免疫检查点抑制剂组合使用时，会进一步增强 CAR-T 细胞疗法的抗肿瘤作用，尽管仅使用免疫检查点抑制本身并没有作用。这提示，将靶向 GPC1 的 CAR-T 细胞与免疫检查点抑制剂一起使用可能是一种有效的癌症组合治疗方法。本研究已在人类和小鼠中产生了靶向 GPC1 的 CAR-T 细胞，并显示其在小鼠实体瘤模型中的有效性。通过建立一种新的模型，能够测试 CAR-T 细胞的有效性、安全性和抗肿瘤机制，这表明选择最合适的模型来评估这些新型癌症治疗方法的重要性。

（九）直接将合适靶点的 CAR-T 细胞输送到脑脊液肿瘤周围

两种儿童脑癌复发后很难治疗，即成神经管细胞瘤和室管膜细胞瘤，是儿童癌症死亡的最常见原因。2020 年 5 月，美国贝勒医学院、德州儿童医院和多伦多病童医院（SickKids）领导的国际研究小组在 Nat Med 杂志发文，直接将合适靶点的 CAR-T 细胞输送到脑脊液肿瘤周围，在治疗小鼠模型的这些癌症是有效的。成神经管细胞瘤和室管膜细胞瘤的复发可通过浸在脑脊液中的大脑和脊髓播散，这个位置提供了绝佳的机会，将治疗药物输送到脑脊腔室中。

在小鼠模型研究中，CAR-T 细胞被注入肿瘤周围的脑脊液或小鼠的血流中，小鼠体内有多个来自患者的成神经管细胞瘤和室管膜瘤肿瘤。对肿瘤大小和动物存活率进行了约 200 d 的研究。结果表明，将肿瘤特异性 CAR-T 细胞注入脑脊液比通过血液注入更有效。与通过血液输送不同，脑脊液的输送能克服血脑屏障，而且还能最大限度地减少身体其他组织对 CAR-T 细胞的暴露，从而减少潜在的不良反应。在研究者一些实验中，将 CAR-T 细胞与氮胞苷（azacytidine）联合治疗，比单独治疗更有效。

三、联合 CAR-T 细胞治疗实体瘤

（一）溶瘤病毒联合 CAR-T 细胞治疗实体瘤

2015 年，美国 FDA 批准了首个溶瘤病毒（oncolytic virus，OV）疗法 T-VEC，用于治疗不能手术的局部晚期或转移性恶性黑色素瘤，这是一种携带重组粒细胞 - 巨噬细胞集落刺激因子（GM-CSF）的 I 型单纯疱疹病毒（HSV-1）；但是，T-VEC 疗效不理想。对于实体瘤 CAR-T 细胞疗法，其主要障碍是缺乏肿瘤特异性或抗原表达下调，免疫抑制性肿瘤微环境缺乏必要的促炎刺激分子，并且含有丰富的抑制性检查点分子以及实体肿瘤块的物理屏障。

为此，寻求 OV 和 CAR-T 组合的研究。CAR-T 细胞疗法的持久反应取决于供体 T 细胞的运输和肿瘤中的存活，而 OV 可以重塑局部肿瘤微环境，改善 T 细胞募集和效应功能；对于 OV，与 CAR-T 细胞治疗组合可以互补和相加的方式起作用，克服 OV 对远处（未治疗）部位抗肿瘤的局限性。临床前研究证明，上述组合治疗策略可增强抗肿瘤活性。在黑色素瘤免疫活性小鼠模型中证实，溶瘤

水疱性口炎病毒（oVSV）的瘤内给药促使肿瘤内 CD8$^+$ T 细胞的增加，与使用热灭活的 oVSV 或未处理的小鼠（其中位存活期约为 20 d）的治疗相比，观察到 T 细胞浸润，在 30 d 内存活率为 50%。同样，输注 OT-I（OVA 特异性）T 细胞在 30 d 内存活率为 50%。

将 oVSV 治疗与全身输注 OT-I T 细胞相结合，50 d 存活率约为 70%，表明抗肿瘤反应比单药治疗更有效。在类似的模型中，溶瘤腺病毒的瘤内给药与离体活化的 OT-I T 细胞结合使内源性 CD8$^+$ T 细胞增加，促进肿瘤再激活的排斥。这些结果证明，溶瘤性病毒疗法与 CAR-T 细胞免疫疗法相结合在免疫活性小鼠模型中，可控制肿瘤生长。

OV 感染肿瘤有可能将细胞转化为细胞因子和趋化因子发生器，从而将肿瘤微环境（TME）从免疫抑制转变为允许 T 细胞进入和活化的免疫刺激环境，而这种潜力也促进了 OV 与 CAR-T 细胞疗法发挥直接和间接协同作用的机会。研究证实，肿瘤内给予溶瘤性 II 型单纯疱疹病毒（HSV-2）可诱导多种促炎趋化因子（即 CCL2、CCL3、CCL4、CXCL9、CXCL10 和 CXCL11）的高表达，从而增加内源性 T 细胞和 CAR-T 细胞的浸润和持久性。抑制性肿瘤微环境耗尽了前 T 细胞的细胞因子，这是肿瘤逃避细胞毒性 T 细胞的显著抑制机制之一。OV 可以通过递送炎性细胞因子以刺激肿瘤部位的 T 细胞并逆转这种无反应性，增加肿瘤部位的 T 细胞增殖。两种疗法作为单一治疗的安全性已在众多临床试验中得到证实，在未来的实体肿瘤临床试验中，OV 和 CAR-T 细胞疗法的组合可能是更安全和更有效的治疗方法。

2020 年 9 月，美国希望之城国家医学中心在 *Sci Transl Med* 杂志发文，将溶瘤病毒和 CAR-T 细胞疗法联合能够增强对实体瘤的控制。在这项临床前研究中，研究者通过基因工程手段对溶瘤病毒进行改造，使其进入肿瘤细胞，并在细胞表面表达修剪过的 CD19（CD19t）。同时，利用了特异性靶向 CD19 的 CAR-T 细胞识别并攻击这些实体瘤。实验显示，这种溶瘤病毒和 CAR-T 细胞的组合能够产生强大的协同效应，在三阴性乳腺癌、前列腺癌、卵巢癌、头颈癌和脑肿瘤细胞中均能发挥作用。研究者表示，在经过人体安全性测试后，将于 2022 年开展用于实体瘤患者的临床试验。

2020 年 11 月 9 日，来自武汉科技大学消息，该校张同存团队发现：CAR-T 细胞和溶瘤病毒在治疗实体肿瘤上，各有长处。溶瘤病毒能穿透实体肿瘤坚韧的外壳，CAR-T 细胞能精准地找到实体肿瘤，创造性地把溶瘤病毒置于 CAR-T 细胞里，精准地找到实体肿瘤，并溶解实体肿瘤坚硬的外壳，从而为 CAR-T 细胞得以进入实体瘤内，一起联手消灭肿瘤。动物实验证明，两者联合，比单用 CAR-T 疗法增加 10 倍以上的疗效。目前，这项技术已在华中科技大学协和医院肿瘤中心进入临床试验阶段。

（二）CD16-CR 利用 CAR-T 细胞治疗实体瘤

在通用 CAR 中，CD16-CR 可能提供一种利用 CAR-T 细胞治疗实体瘤的最可靠方法，因其将 T 细胞重定向与单抗的治疗活性相结合，从而可能在新的肿瘤表型出现时快速地变更靶抗原，以及可能利用 B 细胞产生的 IgG 对抗肿瘤抗原。

通过阻断免疫检查点 PD-L1 的单抗，将基因改造后表达 CD16-CR 的 T 细胞重定向到肿瘤细胞中，这就为至少在选定的癌症类型中组合使用免疫检查点抑制剂和 CAR-T 细胞疗法提供进一步的可能性。

这将具有通过阻断 SHP2 介导的近端 TCR 信号传感蛋白的去磷酸化最大化 T 细胞反应性的优点，同时在经过 CD16-CR 转导后对抗 PD-L1$^+$ 癌细胞的 T 细胞中触发类似抗体依赖性细胞介导的细胞毒性作用（antibody dependent cell-mediated cytotoxicity，ADCC）的活性，但是在这方面还没有人做过任何实验。

（三）利用疫苗增强 CAR-T 细胞治疗实体瘤的疗效

一项小鼠研究中，在接受 CAR-T 细胞治疗的同时，还接受了强化疫苗接种荷实体瘤小鼠体内，60% 完全清除。在治疗实体瘤时，这些接受基因改造的 T 细胞几乎无效果。CAR-T 细胞疗法对实体瘤效果不佳的原因是，肿瘤通常会产生免疫抑制环境，在 T 细胞到达肿瘤靶标之前失去功能。为了解决这个难题，鉴于淋巴结具有大量的免疫细胞群体，研究者提供进入淋巴结的疫苗，以便刺激 CAR-T 细胞。通过淋巴结中的 CAR 受体增强 T 细胞，接收到启动信号，具有功能，当进入肿瘤中仍然能够发挥作用。为了开发这种疫苗，研究者将疫苗与脂质尾部（lipid tail）的脂肪分子连接在一起，有效地将这种疫苗递送到淋巴结中。这种脂质尾巴结合到血液中白蛋白，直接到达淋巴结。这种疫苗一旦到达淋巴结，就会刺激 CAR-T 细胞的抗原。这种抗原可以是这些 T 细胞靶向相同肿瘤抗原，也可以是选择性任意分子。对于后一种情况，必须重新对 CAR-T 细胞进行基因改造，能够同时被肿瘤抗原和任意分子激活。

在小鼠体内测试，发现这两种类型疫苗中的任何一种都能显著增强 T 细胞的反应。当给予小鼠约 5 万个 CAR-T 细胞，但没有接种疫苗时，CAR-T 细胞几乎在血流中检测不到。相反，当在 T 细胞输注后第 2 天给予加强疫苗，在 1 周后再次给予这种加强疫苗，CAR-T 细胞发生增殖，直至在治疗 2 周后构成这些小鼠体内总 T 细胞群体的 65%。CAR-T 细胞群体的这种明显增强，可在许多小鼠体内完全清除胶质母细胞瘤、乳腺瘤和黑色素瘤。在没有接种疫苗时，CAR-T 细胞对肿瘤没有影响，而在接种疫苗后，CAR-T 细胞在 60% 的小鼠中清除了肿瘤。这种技术也有望预防肿瘤复发。在初始治疗大约 75 d 后，研究者给这些小鼠注射与形成原始相同的肿瘤细胞，随后被免疫系统清除。接着在大约 50 d 后，注射略有不同的并不表达初始 CAR-T 细胞靶向抗原的肿瘤细胞，这些小鼠也能够消除这些肿瘤细胞。这表明，一旦这些 CAR-T 细胞开始破坏肿瘤，免疫系统就能够检测到其他的肿瘤抗原，并产生靶向这些肿瘤抗原的"记忆"T 细胞群体。

如果选择已经治愈的小鼠，并用肿瘤细胞重新攻击它们，也会具有全部清除这些肿瘤细胞的能力。人们需要让 T 细胞攻击许多不同的抗原才能取得成功，这是因为如果 CAR-T 细胞仅识别一种抗原，那么肿瘤仅需要让这种抗原发生突变就可逃避免疫攻击。如果这种疗法诱导新的 T 细胞启动，那么这种逃逸机制将变得更加困难。虽然这项研究的大部分都是在小鼠体内进行的，但是这些研究者发现包被着 CAR 抗原的人细胞也会刺激人 CAR-T 细胞，这表明这种相同的方法也可能在人类患者机体发挥作用。

（四）持续激活转录因子 STAT5 提高 CAR-T 细胞的抗肿瘤免疫反应

使用 CAR-T 过继性细胞疗法显示出强大的抗肿瘤免疫力，但 T 细胞衰竭可能损害其疗效。多功能性 CD4⁺ T 细胞的存在通常与良好的抗肿瘤免疫力有关。文献证实，IL-7 处理可诱导产生多种细胞因子的多功能性 CD4⁺ T 细胞激活。2020 年 10 月，美国奥古斯塔大学等机构研究者在 *Sci Immunol* 杂志发文，证实肿瘤特异性 CD4⁺ T 细胞中的转录因子 STAT5 持续激活驱动了多功能性 T 细胞的产生，发现小鼠 STAT5A 的组成型活性形式（constitutively active form of murine STAT5A，CASTAT5）的异位表达使肿瘤特异性 CD4⁺ T 细胞能够进行稳健的扩增，强效地浸润肿瘤，并在 CD4⁺ T 细胞过继转移模型系统中引发抗肿瘤 CD8⁺ T 细胞反应。综合表观基因组学和转录组学分析表明，CASTAT5 诱导了 CD4⁺ T 细胞中全基因组范围内的染色质重塑，并建立了独特的表观遗传学和转录景观。单细胞 RNA 测序分析进一步鉴定了 CASTAT5 转导的 CD4⁺ T 细胞的一个亚群，该亚群具有指示多功能性 T 细胞祖细胞（progenitor polyfunctional T cell）的分子特征。

研究发现，在小鼠 B 细胞淋巴瘤模型中，经过改造后共同表达 CASTAT5 和靶向 CD19 的 CAR-T 细胞的过继转移导致多功能性 CD4⁺ CAR-T 细胞产生。这一发现使 CASTAT5 具有潜在的治疗意义。当同时用 CASTAT5 转导 CD4⁺ CAR-T 细胞和 CD8⁺ CAR-T 细胞时，可获得最佳治疗效果，这表明 CASTAT5 促进了 CD4 对 CD8⁺ T 细胞的富有成效的帮助。此外，研究者提供的证据表明，CASTAT5 在原代人 CD4⁺ T 细胞中具有功能，这凸显了它的潜在的临床意义。这些研究结果表明，对 T 细胞进行基因改造使其表达 STAT5，可能产生多功能性、耐衰竭性且肿瘤靶向性的抗肿瘤 CD4⁺ T 细胞，从而增强对癌症的过继性 T 细胞治疗。

（五）CAR-T 细胞疗法与 PAK4 抑制剂联合应用

2020 年 11 月，美国宾夕法尼亚大学医学院研究者在 *Nat Cancer* 杂志发文，将 CAR-T 细胞疗法与 PAK4 抑制剂药物联合应用，可攻击肿瘤，显著地增强小鼠的存活率。研究者在实验室中发现，实体瘤中的血管形成是由 PAK4 酶引起的肿瘤内皮细胞遗传重编程所驱动的。这种酶可以减少胶质母细胞瘤（GBM）小鼠模型中异常的肿瘤血管，改善 T 细胞浸润和 CAR-T 细胞免疫疗法。GBM 患者接受 CAR-T 细胞疗法的反应普遍较差，因为 CAR-T 细胞难以进入肿瘤。研究表明，用 PAK4 抑制剂关闭内皮细胞的基因重编程，可能有助于 T 细胞和工程化 T 细胞都能到达肿瘤以杀灭肿瘤。研究者对 500 多种调节 GBM 患者内皮细胞中血管活化的激酶或酶进行了全基因组筛选分析，发现 PAK4 是实体瘤生长的驱动器，用一种药物将 GBM 内皮细胞中的这种酶敲除，可以恢复黏附蛋白的表达，这对于募集免疫细胞和刺激 T 细胞向肿瘤的浸润至关重要。

值得注意的是，敲低 PAK4 可使内皮细胞的形态从纺锤形外观转变为 GBM 特征性鹅卵石形状，表明血管的混乱程度降低。在 GBM 小鼠模型中，发现抑制 PAK4 可减少小鼠的血管异常，改善 T 细胞浸润并抑制肿瘤生长。实验终止后，大约 80% 的 PAK4 基因敲除小鼠存活了至少 60 d，而所有野生型小鼠在植入肿瘤后 40 d 内死亡。与 EGFR Ⅷ导向的 CAR-T 细胞疗法和 PAK4 抑制剂相比，另一项实验显示，与仅在输注 5 d 后进行 CAR-T 疗法的小鼠相比，肿瘤生长减少近 80%。值得注意的是，即使其他组的所有小鼠都在肿瘤植入后 33 d 死亡，联合治疗组中仍有近 40% 的小鼠存活。

这种靶向 PAK4 可能提供重新调节肿瘤微环境的独特机会，同时也为改善基于 T 细胞的实体瘤免疫疗法提供了机会。这些发现还表明，通过PAK4抑制作用使血管正常化可以改善药物输送并减少缺氧现象，即缺氧，从而导致肿瘤对靶向治疗、放疗和化疗的反应有所改善。这种治疗不仅限于脑肿瘤，还可以用于所有类型肿瘤，包括乳腺癌、胰腺癌和其他类型，因为血管异常几乎是所有实体瘤的共同特征。

（六）免疫原性化疗结合检查点抑制剂增强对肺癌CAR-T细胞招募

2021年2月，美国福瑞德·哈金森癌症研究中心研究者在 *Cancer Cell* 杂志发文，发现免疫原性化疗结合检查点阻断可增强对肺癌的CAR-T细胞招募并提高抗肿瘤功效。使用CAR-T细胞过继疗法在血液病中有效，但对上皮性恶性肿瘤无效，这种肿瘤会导致最大的死亡率。在乳腺癌和肺癌患者中，靶向肿瘤相关抗原受体酪氨酸激酶样孤儿受体1（ROR1）的CAR-T细胞很难渗透到肿瘤中，并且功能失调。

为了测试增强功效的策略，采用了肺腺癌的KrasLSL-G12D/+; p53f/f自发模型，以表达CAR靶点ROR1。用环磷酰胺（Cy）进行淋巴清除后转移的小鼠ROR1 CAR-T细胞可瞬时控制肿瘤的生长，但浸润性差、功能丧失，与患者相似。将奥沙利铂（Ox）添加到淋巴切除方案中可激活肿瘤巨噬细胞，表达T细胞招募趋化因子，从而改善CAR-T细胞浸润、肿瘤微环境重塑，并增加肿瘤对PD-L1的敏感性。Ox/Cy和抗PD-L1的联合治疗可协同改善CAR-T细胞介导的肿瘤控制和生存，为临床提供了改善CAR-T细胞功效的策略。

（七）新型组合性策略增强乳腺癌CAR-T细胞疗法的疗效

2021年2月，美国北卡罗来纳大学等机构研究者在 *J Exp Med* 杂志发文，通过对小鼠实验研究发现，激活对抗病毒和细菌感染的免疫信号通路，能增强遗传工程化T细胞清除乳腺癌的能力。研究者指出，能用来治疗人类特定类型癌症的CAR-T细胞如果与其它免疫疗法相结合，也能够有效成功治疗实体瘤。

CAR-T细胞并不能有效抵御实体瘤，因其必须迁移到肿瘤中，随后存活足够长的时间来杀灭所有的肿瘤细胞。此外，肿瘤周围的细胞和分子通常具有免疫抑制作用，能激活免疫检查点，促进CAR-T细胞失去活性。这项研究中，研究者在乳腺癌小鼠模型中检测了多种策略，以增强CAR-T细胞的效力，其中一种有效策略就是利用诸如cGAMP等药物治疗小鼠，能够激活其机体中的干扰素基因蛋白（STING）通路，该通路是一种在正常情况下能诱导机体炎症以对入侵的病毒或细菌产生反应的免疫细胞信号通路。激活STING通路能够在小鼠机体肿瘤中产生一种促炎性环境，并能够改善CAR-T细胞积累并攻击肿瘤细胞的能力，与使用标准技术所产生的CAR-T细胞相比，当给小鼠机体中输注能产生免疫信号分子IL-17A的CAR-T细胞时，小鼠机体的积累情况就会增加。

研究者表示，如果利用治疗性抗体治疗小鼠，其机体中的CAR-T细胞的攻击能持续更长时间，这种治疗性抗体能从肿瘤环境中清除免疫抑制细胞，并防止免疫检查点使CAR-T细胞失活。研究者发现，当将所有的方法进行结合时，能完全剔除小鼠机体乳腺中的肿瘤。cGAMP目前在临床试验中用于治疗癌症患者，而且正在进行多项临床试验，利用该方法抑制恶性疾病患者机体的免疫抑制性细胞；同时，也在临床试验中评估将CAR-T细胞与免疫检查点阻滞剂结合所产生的治疗性效应。

（八）PD-1抗体联合CAR-T细胞治疗晚期难治性卵巢癌

2021年2月，上海细胞集团联合上海市第十人民医院和上海大学附属孟超肿瘤医院合作在 *J Immunother Cancer* 杂志发文，探索用自分泌PD-1抗体联合CAR-T细胞疗法治疗晚期难治性卵巢癌患者，获得了显著成效。患者无进展生存5个月，生存达到17个月。目前，已有多种CAR-T细胞疗法可以在血液肿瘤治疗中达到100%的初期缓解率，即使肿瘤复发，再次接受CAR-T细胞治疗也可能再次生效。在免疫疗法中，PD-1/PD-L1抑制剂无法精准靶向肿瘤部分，可能会导致全身各处不同的不良反应，且单药治疗效果不高。接受联合治疗的晚期卵巢癌患者，回输的CAR-T细胞成功"动员"机体内的免疫细胞"围剿"肿瘤细胞，获得了效果。在此次治疗案例中，患者仅出现高血压1级和乏力等轻微的不良反应。

第四节　CAR-T细胞治疗的不良反应及其对策

一、CAR-T细胞治疗的局限性及应对策略

（一）CAR-T细胞治疗的局限性

1. 抗原逃逸　CAR-T细胞疗法最具挑战性的局限性之一是肿瘤对单抗原靶向CAR（即靶向单抗原的CAR）构建体产生抵抗性。虽然最初的单抗原靶向CAR-T细胞可以提供高反应率，但在接受这些CAR-T细胞治疗的患者中，相当一部分患者的恶性细胞表现出部分或完全丧失靶抗原表达，这种现象称为抗原逃逸。例如，尽管70%~90%的复发和（或）难治性ALL患者对CD19靶向CAR-T细胞治疗表现出持久的反应，但最近的随访数据表明，存在一种常见的疾病抵抗性机制，包括30%~70%的在治疗后有复发疾病的患者出现CD19抗原下调/丧失。类似的，正在接受BCMA靶向CAR-T细胞治疗的多发性骨髓瘤患者中，BCMA表达的下调或丧失已被观察到。并且，类似的抗原逃逸抵抗性模式已在实体瘤中观察到。例如，靶向胶质母细胞瘤中IL13Ra2的CAR-T细胞治疗病例报告表明，肿瘤复发时IL13Ra2表达减少。

为了降低CAR-T细胞治疗血液恶性肿瘤和实体瘤的复发率，目前许多策略都依赖于靶向多种抗原。这些策略都采用了双CAR构建体或串联CAR的方法，串联CAR是指含有2个scFv片段的单个CAR构建体，以便同时靶向多种肿瘤靶抗原。从临床上来看，这两种策略都可能导致长期持久的缓解率，目前已有多项针对CD19和CD20或CD19和CD22的临床试验。令人振奋的是，使用双靶向CAR-T细胞（CD19/CD22或CD19/BCMA）的临床试验的初步结果显示了有希望的结果。更具体地说，CD19/CD22 CAR-T细胞疗法的初步临床试验结果在ALL和弥漫性大B细胞淋巴瘤成年人患者中表现出了良好的疗效。此外，BCMA/CD19靶向CAR-T细胞治疗多发性骨髓瘤的初步结果表

明，BCMA/CD19 靶向 CAR 具有较高的疗效和良好的安全性。在实体瘤中，已经在临床前模型中测试了几种串联 CAR，包括靶向胶质母细胞瘤中的 HER2 和 IL13Ra2 的串联 CAR 以及靶向乳腺癌中的 HER2 和 MUC1 的串联 CAR。在这两种情况下，相比于单靶向疗法，双重靶向导致了优越的抗肿瘤反应。在胶质母细胞瘤研究中，与其他两种双靶向疗法相比，靶向 HER2 和 IL13Ra2 的串联 CAR 导致抗肿瘤活性改善，抗原逃逸减少。这项研究说明了优化选择靶抗原的重要性，这不仅可以提高抗肿瘤反应，还可以减少抗原逃逸，防止复发。

还有一点值得注意，CAR-T 细胞疗法无法破坏表达少量肿瘤抗原的癌细胞。2020 年 8 月，奥地利维也纳医科大学等机构研究者在 *Nat Immunol* 杂志发文，当面对较低密度的抗原时，即使 CAR-T 细胞能以一种高效的方式来结合抗原，也无法开启足够的胞内信号传导模式。研究者利用超灵敏单分子显微镜成像技术对每个单一分子进行详细分析，发现这种识别模式对于抗原密度下调的癌细胞不再有效，说明在近乎 50% 治疗的癌症患者中，其机体肿瘤都会发生复发，CAR-T 细胞需要至少 1000 个抗原被充分刺激后才能够产生杀灭肿瘤细胞的反应。天然产生的 T 细胞能在 T 细胞抗原受体的帮助下来检测并抵御被病毒感染的细胞，仅需要 1~5 个病毒抗原就能实现这一目的。本研究结果表明，如果想要改善 CAR-T 细胞的抗原敏感性和有效的肿瘤清除能力，未来 CAR 的设计应该基于 T 细胞抗原受体的架构上。

2. 非肿瘤组织的在靶效应（on-target off-tumor effects，即脱靶效应） 靶向实体瘤抗原的挑战之一是，实体瘤抗原通常也在正常组织中以不同水平表达。因此，抗原选择在 CAR 设计中至关重要，不仅能保证治疗效果，还能限制脱靶毒性。克服靶向也存在于正常组织中的实体肿瘤抗原的一个潜在途径是靶向仅限于肿瘤的翻译后修饰，如实体瘤过表达的截短 O- 聚糖、Tn（GalNAca1-O-Ser/Thr）和 sialyl-Tn（STn），即 NeuAca2-6-GalNAca1-O-Ser/Thr。4 个主要的 CAR-T 细胞靶标已被研究，包括 TAG7228、B7-H3（图 35-18）、MUC1 和 MUC16。虽然第一代靶向结直肠癌中 TAG72 的 CAR-T 细胞没有产生抗肿瘤反应，但目前正在研究第二代 TAG72-CAR-T 细胞的新版本和其他肿瘤限制性翻译后修饰。为了扩大 CAR-T 细胞疗法在血液恶性肿瘤和实体瘤中的临床应用，进一步开发创新策略以减少抗原逃逸和选择能够诱导足够的抗肿瘤疗效的抗原，同时将毒副作用降到最低将是必要的。

3. CAR-T 细胞的迁移和肿瘤浸润 与血液恶性肿瘤相比，实体瘤 CAR-T 细胞治疗受限于 CAR-T 细胞向实体瘤迁移和浸润的能力，因为免疫抑制性的肿瘤微环境和物理性的肿瘤屏障，如肿瘤基质，限制了 CAR-T 细胞的渗透和迁移。改善这些局限性的一个策略是利用除全身给送以外的给送途径，这是因为局部给送消除了 CAR-T 细胞向疾病部位迁移的需要，限制了脱靶毒性，毕竟 CAR-T 细胞的在靶活性是针对肿瘤细胞的，从而最大限度地减少它们与正常组织的相互作用。临床前模型已经证明，在乳腺癌脑转移和胶质母细胞瘤中，靶向 HER2 的 CAR-T 细胞和靶向 IL13Ra2 的 CAR-T 细胞的静脉注射具有卓越的治疗效果。这些研究已经导致了 3 项正在进行的临床试验，这 3 项临床试验分别针对胶质母细胞瘤（NCT02208362，NCT03389230）和复发性脑或柔脑膜转移（NCT03696030）进行 CAR-T 细胞的静脉注射。同样，临床前模型显示，通过胸膜内注射 CAR-T 细胞治疗恶性胸膜间皮瘤具有优越性，这已经导致了一项正在进行的 1 期临床试验（NCT02414269）。虽然局部注射似乎有较好的疗效，但理论上这种方法仅限于单个肿瘤病灶 / 寡转移性疾病（oligometastatic disease）。

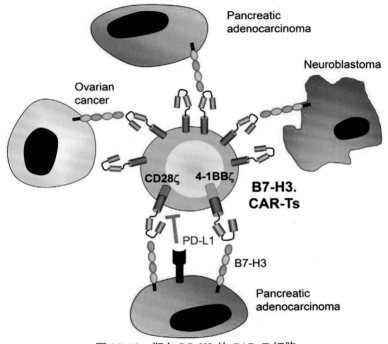

图 35-18　靶向 B7-H3 的 CAR-T 细胞

　　最近，开发的一种策略可以显著改善 CAR-T 细胞的迁移，涉及在 CAR-T 细胞表面上表达趋化因子受体，以匹配和响应肿瘤源性趋化因子。例如，研究表明，经基因修饰后表达 CXCR2 的整合素 αvβ6-CAR-T 细胞，或过度表达 CXCR1，或 CXCR2 的 CAR-T 细胞都增强了迁移和显著提高抗肿瘤疗效。肿瘤基质等物理屏障也限制了 CAR-T 细胞疗法，这是因为这些物理屏障阻止了对肿瘤的渗透。肿瘤基质主要由细胞外基质组成，而在细胞外基质中，硫酸肝素蛋白聚糖（HSPG）是 CAR-T 细胞必须降解从而进入肿瘤的主要成分。经过基因改造后表达降解 HSPG 的乙酰肝素酶（heparanase）的 CAR-T 细胞显示出增强的肿瘤浸润和抗肿瘤活性。同样，靶向成纤维细胞活化蛋白（FAP）的 CAR-T 细胞在动物模型中通过减少肿瘤成纤维细胞表现出增加的细胞毒性功能。在未来，有必要开发创新的递送策略和方法，以提高肿瘤渗透，以便将治疗效果扩大到复杂的实体瘤和转移瘤。

　　4. 免疫抑制性微环境　在肿瘤微环境中，许多驱动免疫抑制的细胞类型可以浸润实体瘤，包括骨髓源性抑制细胞（MDSC）、肿瘤相关巨噬细胞（TAM）和调节性 T 细胞（Treg）。这些肿瘤浸润细胞驱动肿瘤促进细胞因子、趋化因子和生长因子的产生。此外，免疫检查点途径，如 PD-1 或 CTLA-4，可用于降低抗肿瘤免疫。对 CAR-T 细胞治疗无反应或反应较弱的主要原因之一是 T 细胞扩增较差和 T 细胞的短期持续存在。据推测，这种 T 细胞功能衰竭的产生由共同抑制途径触发。因此，CAR-T 细胞和免疫检查点阻断的联合免疫治疗被认为是下一个免疫治疗的前沿，因为它提供了强大免疫反应所必需的两个要素：浸润肿瘤的 CAR-T 细胞；PD-1/PD-L1 阻断，可确保维持 T 细胞的持久性和功能。在血液恶性肿瘤中，在美国宾夕法尼亚州儿童医院的一项单中心研究中，对 14 例事先接受大量治疗的 B-ALL 儿童进行 PD-1 阻断和 CD19 CAR-T 细胞联合治疗，改善了 CAR-T 细胞的持久性和实现了更好的临床效果。在实体瘤中，目前有许多研究旨在评估这类联合治疗的反应率。在一项研究中，11 例间皮瘤患者在接受环磷酰胺预处理后，再接受单剂量的间皮素靶向 CAR-T 细胞和至少三剂抗 PD-1 药物，结果实现 72% 的反应率和 2 例患者的完全代谢反应。结合其他形式的免疫治疗策略可能仍然是必要的，以便对抗存在于肿瘤微环境中的抑制信号。

虽然免疫检查点阻断 –CAR-T 细胞联合疗法很可能是一种新的免疫治疗选择，但也要认识到，即使这种组合可能仍然不足以诱导 T 细胞的浸润和效应功能。因此，将 CAR-T 细胞疗法和免疫检查点阻断与其他免疫疗法 / 策略相结合的额外研究可能是实现 T 细胞在复杂血液恶性肿瘤或实体瘤中的浸润和效应功能所必需的。

5. CAR-T 细胞相关毒性　虽然 CAR-T 细胞疗法已经是一种革命性的癌症治疗工具，但较高的毒副作用率与一些死亡阻止了 CAR-T 细胞疗法成为一线治疗。可能决定细胞因子释放综合征（CRS）、嗜血细胞综合征（HLH）/ 巨噬细胞活化综合征（MAS）和（或）免疫效应细胞相关神经毒性综合征（ICANS）发生率和严重程度的关键因素是 CAR 的设计、特定靶点和肿瘤类型。

（二）针对 CAR-T 细胞的局限性采取的应对策略

为了达到有效的治疗反应，CAR-T 细胞的抗原结合结构域必须结合它的靶表位，并达到最低阈值水平，以诱导 CAR-T 细胞激活和细胞因子分泌。与此同时，也存在一定的激活阈值水平，当超过该阈值水平时，会产生毒性水平的细胞因子和免疫系统激活。换句话说，CAR-T 细胞必须保持在其治疗窗口内才能发挥临床疗效，因为超过治疗窗口将导致毒性。从基因改造的角度来看，CAR-T 细胞的激活程度和激活动力学受到几个因素的影响，包括但不限于恶性细胞表面上表达的肿瘤抗原的水平，肿瘤负荷，抗原结合结构域对其靶表位的亲和力，以及 CAR 的共刺激结构域。因此，在优化治疗效果和限制毒性方面，仔细考虑 CAR 的模块化结构的几个组成部分是必要的。

1. 改变 CAR 结构　降低毒性的一个途径是通过改变 CAR-T 细胞的抗原结合结构域的亲和力。降低抗原结合结构域的亲和力预计将导致对肿瘤细胞表面上更高的抗原密度的要求增加，以实现高水平的激活。因此，预计下降的抗原亲和力将规避对具有相对较低抗原量的健康组织的靶向。探究这一原理的研究表明，与具有低纳摩尔 / 亚纳摩尔亲和力的抗原结合结构域相比，具有微摩尔亲和力的抗原结合结构域对具有较高水平的靶抗原表达的肿瘤选择性要高得多。

人们也有可能通过修饰活化的 CAR-T 细胞的铰链区和跨膜区来调节细胞因子分泌。例如，在靶向 CD19 的 CAR 中，修饰 CD8-α 衍生的铰链区和跨膜区氨基酸序列可导致细胞因子释放水平降低，CAR-T 细胞增殖减少。优化铰链区和跨膜区可能是一个有用的方法来降低毒性，因为在 1 期临床试验中，这些在铰链区和跨膜区发生修饰的 CAR 导致 54.5% 的 B 细胞淋巴瘤患者（6/11 例患者）完全缓解，重要的是，没有级别 ＞1 的 CRS 或 ICANS 事件发生。

共刺激结构域在 CAR 设计中提供了另一个可修饰的区域，该区域可以根据肿瘤类型、肿瘤负荷、抗原密度、靶抗原 – 抗原结合结构域对以及潜在的毒副作用进行定制。具体来说，4-1BB 结构域导致较低的毒性风险、较高的 T 细胞耐久性以及较低的 T 细胞增殖峰值水平，而 CD28 共刺激结构域与 CAR-T 细胞活性有关，该活性的起始和随后的衰竭更为迅速。因此，产生较小毒性的 4-1BB 共刺激结构域在高疾病负担和（或）高抗原密度的肿瘤情况下可能特别有用，而 CD28 共刺激结构域可能是在总表面抗原密度较低和（或）具有低亲和力抗原结合结构域 CAR 的情况下达到所需的 T 细胞活化阈值所需要的。

2. 降低免疫原性　宿主免疫系统对 CAR 构建体的识别可能促进细胞因子相关的毒性，因此，利用人类或人源化抗体片段代替鼠源 CAR 来降低 CAR 的免疫原性可能是有利的。此外，铰链区和（或）跨膜结构域可以被修改，以降低 CAR 的免疫原性，而且 CAR-T 细胞的持久性得到改善。

3. 修改 CAR 转导的 T 细胞，降低神经毒性　一项开发的防止 CAR-T 细胞的细胞因子毒性的途径是基于对 CAR 转导的 T 细胞进行修饰。细胞因子和髓样细胞似乎在 CAR-T 细胞诱导的神经毒性中起着重要作用，因为有报道显示，在 3 级或更高的神经毒性患者中 CD14$^+$ T 细胞显著增加，而且一项关键的针对大 B 细胞淋巴瘤的 CAR-T 细胞临床试验表明，在与 3 级或更高的神经毒性产生相关的血清生物标志物中，GM-CSF 升高与神经毒性最显著相关。一项临床前研究表明，在用 lenzilumab 抑制活化巨噬细胞和单核细胞的细胞因子 GM-CSF 后，神经毒性和 CRS 减少，CAR-T 细胞活性增加。GM-CSF 突变失活在 CAR 转导的 T 细胞中也有类似的效果。因此，这些研究结果表明，GM-CSF 中和有助于减少神经毒性和减少 CRS。此外，以髓样细胞特异性的方式剔除酪氨酸羟化酶或使用甲酪氨酸抑制这种酶，导致儿茶酚胺和细胞因子水平下降。临床前证据还表明，IL-1 受体拮抗剂减少了用靶向 CD19 的 CAR-T 细胞治疗的白血病 / 淋巴瘤小鼠模型中的一种神经炎症形式。

4. CAR "关闭开关"　缓解 CAR-T 细胞毒性的另一个潜在途径是通过实施 "关闭开关" 或自杀基因策略。这样的策略将有助于在不良事件发生时通过二级诱导剂处理选择性减少经过基因改造的细胞。利用这些概念的几种方法已被开发。例如，独立表达全长 CD20 或 CD20 模拟表位或经过基因改造后表达全长 CD20 或 CD20 模拟表位的 CAR 构建体，促进通过利妥昔单抗处理剔除 CAR-T 细胞。然而，这种方法的一个局限性是抗体介导的 CAR-T 细胞剔除的相对缓慢的发生，这可能会限制这种方法在严重的急性细胞因子介导的毒性期间需要立即逆转这种毒性的患者中的疗效。这促使人们开发出更快的开关，如诱导性 Cas9。在一项临床试验中，诱导性 cas9 在 30 min 内消除了 90% 以上经过基因改造的 T 细胞。

其他策略依赖于基于蛋白酶的小分子辅助关闭 CAR（SMASh-CAR），这也被称为关闭开关 CAR（SWIFF-CAR）。自杀策略或其他类似方法的最大局限性是，尽管它们对确保安全性很有吸引力，但它们的使用会突然停止对快速进展的疾病治疗。这一限制已经成为一种强大的动机，促使人们制定策略确保安全性，而自杀基因激活则是最后的手段。一种具有令人兴奋的潜力的方法涉及使用酪氨酸激酶抑制剂达沙替尼，其功能是通过抑制近端 T 细胞受体（TCR）信号激酶抑制 T 细胞的激活。在临床前模型中，达沙替尼快速且可逆地阻止 CAR-T 细胞的激活，并且在 CAR-T 细胞输注后早期给予达沙替尼的结果是显著降低小鼠因致命性 CRS 出现的死亡率。因此，这种方法似乎提供了对 CAR-T 细胞功能的暂时性抑制，并且可以允许在毒性消退后挽救 CAR-T 细胞疗法。未来，开发暂时抑制

CAR-T 细胞功能并在毒性消退后允许 CAR-T 细胞疗法挽救的额外创新方法将是 CAR-T 细胞治疗迈向血液恶性肿瘤和实体瘤一线治疗的必要条件。

CAR-T 细胞已经彻底改变了某些血液恶性肿瘤的治疗。然而，仍然存在障碍。对技术人员进行培训使其满足这个复杂和不断发展的领域的需求是具有挑战性的，需要开发创新的课题。抗原选择对 CAR-T 细胞功能至关重要。由于 CAR-T 细胞的选择性压力，肿瘤细胞可以下调抗原表达。即使有适当的抗原靶向，脱靶效应也会发生，并引起相关的毒性。在实体瘤中，让 CAR-T 细胞迁移到肿瘤并浸润肿瘤是一大挑战。恶性肿瘤的免疫抑制性微环境会加剧这一障碍。有效的治疗也会导致 CAR-T 细胞相关毒性（如 CRS 和神经毒性）的风险。然而，虽然存在挑战，但新的策略和潜在的解决方案仍在不断发展，并且可能为未来更有效和更安全的治疗提供一条道路。

二、CAR-T 细胞疗法的不良反应及其处理

（一）CAR-T 细胞治疗后复发

1. 因 CAR-T 细胞治疗而死亡的 1 例报告　2016 年，1 例 20 岁急性淋巴细胞白血病（ALL）患者接受 CAR-T 细胞治疗后，获得完全缓解。但在治疗后的 9 个月，患者病情复发，最终死于 ALL 相关的并发症。通常，60% 的 ALL 复发都表现出癌细胞不表达 CD19。在这一病例中，同样检测不到 CD19。研究者分析，白血病细胞上的 CAR 可能会使癌细胞有能力掩盖 CD19 蛋白，从而逃避免疫治疗，缺乏 CD19 蛋白的白血病细胞会对 CAR-T 细胞治疗表现出抗性。白血病细胞对于 CAR 蛋白呈阳性反应，100% 复发的白血病细胞都携带 CAR。进一步研究发现，这些携带 CAR 的癌变细胞都源于一个"CAR- 癌细胞"，是制造 CAR-T 细胞中意外发生的。

然而，1 例接受 CAR-T 细胞疗法治疗的 CLL，已 5 年无癌，而这一特殊 T 细胞增殖产生的后代一直存在于患者的免疫系统中。研究发现，患者 CAR 序列（基因）插入到 TET2 基因中。TET2 通常负责调节血细胞的形成，控制这些细胞的生长。当 TET2 基因被破坏后（即 CAR 基因插入其中后），相应的那个 CAR-T 细胞就会大量扩增，最终消灭白血病。

2. CAR-T 疗效不佳的原因　CAR-T 细胞治疗在治疗血液肿瘤领域取得令人欣喜的治疗效果，尤其是抗 CD19 CART 细胞在治疗 B 细胞恶性肿瘤患者时显著提高其临床结局。抗 CD19 和抗 CD20 CART 在治疗复发难治性 B 细胞急性淋巴细胞白血病 B-ALL 和非霍奇金淋巴瘤 NHL 的临床试验中已广泛开展，并显示出一定的有效性。然而，CAR-T 治疗过程中，患者也出现了一些不良反应，如细胞因子释放综合征（CRS），对于靶脱瘤毒性、神经毒性和肿瘤溶解综合征（TLS），需要谨慎处理。随着 CAR-T 治疗患者的增加，一些潜在的毒性也逐渐显现。

2018 年 7 月 27 日，生物谷网报道，CAR-T 疗效不佳，可能是肿瘤微环境（TME）引发的 T 细胞衰老所致。两款已经获批上市的 CAR-T 细胞疗法均需要从患者血液中提取 T 细胞，但回收至体内的 CAR-T 细胞往往会出现肿瘤免疫逃逸现象，导致复发或治疗无效。肿瘤逃避免疫系统的机制与 TME 密切相关，TME 可以诱导任何年龄的患者 T 细胞衰竭。

（1）针对 CAR-T 细胞疗法：首先，从患者体内获得的是暴露于 TME 中的 T 细胞，具有衰老和衰竭的表型，可导致终末分化的进展，显著抑制 T 细胞功能，使获得的 CAR-T 细胞表现出较低效能。其次，T 细胞的内源性 T 细胞受体（TCR）可对 CAR-T 细胞的持久性具有负面影响；当将 CAR 引入具有不同 TCR 特异性的 T 细胞时，TCR 抗原的存在引起与 T 细胞衰竭和凋亡相关的 $CD8^+$ CAR-T 细胞效价的丧失。另外，来自 CAR 的一些信号传导可以增加 T 细胞的分化和衰竭，由 CAR 单链可变片段的抗原非依赖性聚集引发的 CAR CD3ζ 磷酸化，将迫使 CAR-T 细胞早期衰竭。总之，肿瘤相关 T 细胞免疫衰老和衰竭的修正是增强 ACT 抗肿瘤功能的关键点。

（2）针对 T 细胞衰老的修正策略：调节 cAMP 水平。cAMP 是衰老进程中调节性 T 细胞（Treg）免疫抑制的关键组分，在肿瘤部位积累，产生缺氧微环境。这些微环境中的 Treg 细胞和肿瘤细胞通过间隙连接转移增加 cAMP 水平，直接诱导人类原始 T 细胞和肿瘤特异性效应 T 细胞衰老。由于其固有的抑制功能，功能失调的衰老 T 细胞可以间接维持肿瘤微环境（TME）并扩增免疫抑制，从而表明 cAMP 水平的调节可能是修复 T 细胞衰老和破坏患者 TME 的潜在途径。

另外，sestrins 诱导衰老样 $CD8^+$ T 细胞的自然杀伤功能。2020 年 6 月，英国伦敦大学学院 Akbar 团队在 *Nat Immunol* 杂志发文，发现在衰老样 $CD8^+$ T 细胞中，sestrins 诱导细胞的自然杀伤功能。在本研究中，发现 $CD27^-$ $CD28^-$ $CD8^+$ T 细胞丧失了 TCR 信号传导的活性，并表达包含激动性自然杀伤（NK）受体 NKG2D 和 NK 衔接子分子 DAP12 的蛋白复合物，从而增强了对表达 NKG2D 配体细胞的细胞毒性。免疫沉淀和成像细胞计数表明，NKG2D–DAP12 复合物与 sestrin 2 有关。抑制 sestrin 2 降低衰老样 $CD27^-$ $CD28^-$ $CD8^+$ T 细胞中 NKG2D 和 DAP12 的表达，并恢复 TCR 信号传导。因此，在衰老过程中，sestrins 诱导非增殖性衰老样 $CD27^-$ $CD28^-$ $CD8^+$ T 细胞重编程，从而获得广谱的先天样杀伤活性。

（3）抑制 ERK1/2 和 p38 信号：根据此前的研究，ERK1/2 和 p38 信号被鉴定为是 Treg 细胞诱导 T 细胞衰老的调节因子。因此，抑制该信号可能促使 T 细胞衰老的逆转。

（4）干扰 p16 的积累：p16 和 p15 的缺失可能在一些白血病 T 细胞永生化和避免衰老的机制发挥重要作用。虽然这表明干扰 p16 的积累可能会减缓或防止 T 细胞衰老，但其也可能增加引发 T 细胞癌变的风险，因此应进一步探索。

（二）细胞因子释放综合征和神经毒性

近年来，CAR-T 细胞疗法在某些癌症中取得了成功，但严重的毒性限制其广泛应用。细胞因子释放综合征（CRS）和 CAR-T 细胞相关性脑病综合征（神经毒性）等与 CAR-T 细胞疗法相关的不良反应仍然是不可忽视的不良因素，具有显著的发病率，并妨碍 CAR-T 细胞疗法的广泛使用，因严重 CRS 和脑水肿可引起治疗患者的相关死亡。

CAR-T 细胞疗法最常见的不良反应是 CRS，其精确病理生理学尚不完全清楚。CRS 是由 T 细胞活化和随后细胞因子释放以及其他免疫细胞的募集和激活引起的一系列炎症症状。这些细胞因子包括 IL-6、IFN-γ、IL-10 和 IL-2，可由 CAR-T 细胞直接产生或由其他细胞（如单核细胞/巨噬细胞）产生，以响应 CAR-T 细胞产生的细胞因子。患者出现发热、恶心、头痛、皮疹、心跳加快、低血压、呼吸困难和神经毒性等症状。

神经毒性是与 CAR-T 细胞疗法相关的第二常见毒性，其典型的表现从轻微头痛到癫痫、严重脑病和死亡。最具特征性的表现是脑病，包括表达失语症和极端情况下的迟钝。早期迹象是语言和手写障碍，然后是混乱、激动、幻觉、震颤和头痛。在严重的神经毒性病例中可以看到癫痫发作、运动无力、无情、精神迟钝、颅内压增高、视乳头水肿和脑水肿。虽然神经症状很常见（77% 的患者至少有一种症状），但是暂时的。

CAR-T 细胞相关神经毒性的机制尚不清楚，症状很难预测。为了明确 CAR-T 细胞相关神经毒性的临床症状，研究者 Rubin 等对 100 例淋巴瘤患者进行了观察性队列研究（*Brain*，2019）。CAR-T 细胞治疗后神经症状的普遍流行。此外，研究者在研究中发现了一种独特的活动或不活动模式。与治疗相关的神经功能障碍往往起源于代谢功能不活跃的区域。这一发现对神经毒性的临床评估和影像学的应用具有重要意义。尽管神经症状很常见，但作为神经学诊断基础的 MRI 等影像学研究几乎总是正常的。相比之下，更直接评估神经元功能的诊断研究，如脑电图（EEG）和正电子发射断层扫描（PET），能够可靠地检测和预测神经功能障碍。

此外，神经毒性与 CRS 有关，抗 IL-6 受体拮抗剂托珠单抗（tocilizumab, Actemra）是重要的 CRS 治疗方法。研究表明，托珠单抗的预防性使用可提高神经毒性的总体发生率和严重神经毒性的发生率。

（三）CAR-T 细胞免疫治疗后感染风险上升

2020 年 4 月，美国华盛顿大学西雅图分校 Vora 及其同事在 *Open Forum Infect Dis* 杂志发文，发现在 CAR-T 细胞免疫治疗后 1 个月内感染风险上升，然后减少。研究者回顾了 2014－2017 年期间在单一机构接受 CD19 CAR-T 细胞治疗的 83 例小于 26 岁患者的医疗记录，计算了在治疗前 90 d、治疗后 0～28 d 和治疗后 29～90 d 的每 100 天有感染风险的例数。研究发现，98% 的患者有难治性或复发性的急性淋巴细胞白血病。在治疗前 90 d 内，54% 的患者发生感染（感染密度，1.23）；在治疗后 28 d 内，40% 的患者发生感染（感染密度，2.89）。在治疗后的 29～90 d，感染密度降至 0.55。大多数感染为细菌性感染或呼吸道病毒感染（分别为 39% 和 43%）。之前的造血细胞移植、免疫球蛋白 G（IgG）水平＜400 mg/dl 以及除环磷酰胺（cyclophosphamide）和氟达拉滨（fludarabine）以外的淋巴细胞清除（lymphodepletion）是治疗前与感染相关的危险因素；更严重的细胞因子释放综合征和 IgG＜400 mg/dl 是治疗后与感染相关的危险因素。研究结果表明，在 CAR-T 细胞治疗的背景下，病毒、细菌和真菌预防和淋巴细胞清除治疗方案需要谨慎考虑。

（四）CAR-T 细胞疗法在某些淋巴瘤患者治疗中失败

1. CAR-T 细胞疗法在治疗弥漫性大 B 细胞淋巴瘤失败　2021 年 5 月，美国佛罗里达 Moffitt 癌症研究中心研究者在 *Blood* 杂志发文，阐明免疫功能失调会直接影响弥漫性大 B 细胞淋巴瘤患者接受 CAR-T 细胞疗法的反应和效率。弥漫性大 B 细胞淋巴瘤是一种最常见的非霍奇金淋巴瘤，是一种影响 B 细胞的恶性癌症。YESCARTA（axicabtagene ciloleucel）是一种被美国 FDA 批准用于治疗这类癌症的首个 CAR-T 细胞疗法；该疗法适用于顽固性或复发性疾病的患者，这些患者至少在 2 个以上的疗法中失败了。在这项观察性研究中，研究者收集接受 axicabtagene ciloleucel 疗法的 105 例患者的血液和肿瘤样本，随后在患者接受疗法前后分别对样本进行分析。研究者将参与者分为两组：持久反应组和非持久反应组，前者意味着在注射 CAR-T 细胞后至少 6 个月的随访过程中仍处于疾病患者状态，而后者则会经历复发性的淋巴瘤。

活动性大 B 细胞淋巴瘤患者会经历机体免疫功能的失调，如机体细胞因子水平升高，还会改变其机体中的髓样细胞并出现 T 细胞缺陷。相关研究结果表明，因为肿瘤中出现的慢性干扰素信号及高水平的细胞因子，大的肿瘤组织会导致患者出现免疫功能失调，该疗法不能在免疫功能失调的患者机体中成功发挥作用，这归咎于患者机体中 CAR-T 细胞的生长受损，以及因为多种免疫检查点的表达所导致的肿瘤对该疗法产生耐受性。本研究在两方面有助于改善对 CAR-T 细胞疗法的实施，首先可以在细胞分离前使用干预措施改善患者机体中免疫细胞的质量，产生更好的 CAR-T 细胞产品，同时还能帮助患者的免疫系统更好地准备接受 CAR-T 细胞来增加细胞输注后的反应。

2. 靶向 CD123 的 CAR-T 细胞强烈抑制正常的造血功能　Baroni 及其团队在为期 6 周的体内研究中提供的证据表明，靶向 CD123 的 CAR-T 细胞的存在强烈抑制正常的造血功能，从而造成新血细胞形成的不可逆障碍（*J Immunother Cancer*，2020）。研究者呼吁，对于那些经历难治性疾病复发且不能进一步从标准化疗中获益的急性骨髓性白血病（AML）患者，在异体移植之前谨慎使用靶向 CD123 的 CAR-T 细胞。对于这些患者来说，存在一个较好的替代选择。

（五）溶瘤病毒表达 I 型干扰素促进 CAR-T 细胞凋亡

CAR-T 细胞无法充分迁移到肿瘤中反映了一个不利的缺乏 CXCL9、CXCL10 和 CXCL11 的趋化因子梯度，其中 CXCL9、CXCL10 和 CXCL11 是表达 CXCR32 的活化 T 细胞的配体。CAR-T 细胞在肿瘤微环境（TME）中的持续存在和功能未达最佳标准，进一步源于暴露于抑制性可溶性介质，如 TGF-β、IL-10 和腺苷；与 Treg 细胞、骨髓源性抑制细胞（MDSC）和肿瘤相关巨噬细胞之类的免疫抑制性细胞群体之间的相互作用；结合促进 T 细胞功能衰竭和（或）凋亡的抑制性配体。

溶瘤病毒（oncolytic virus，OV）是自然选择的或经过基因改造的病毒，优先在癌细胞中复制，但其在正常健康细胞中的复制受到限制。溶瘤病毒启动靶向感染和肿瘤床裂解，同时在肿瘤环境中表达治疗性外源基因，如细胞因子、肿瘤抗原、免疫检查点抑制剂或 T 细胞衔接剂（T cell engager），以增强抗肿瘤免疫力。OV 核酸直接激活 Toll 样受体（TLR）和先天免疫反应途径，以启动促炎级联反应，从而刺激包括 CXCL9、CXCL10、CXCL11 和 CCL5 在内的趋化因子和细胞因子的产生，并改变抑制性免疫细胞和活化免疫细胞之间的平衡。通过这种方式，多种 OV 在临床前和临床试验中已被证明在给送其后的不同时间点，可促进 T 细胞浸润、PD-L1 上调，并让免疫学上冷的肿瘤变成热肿瘤。这些属性促使在异种移植模型中评估溶瘤腺病毒与人 CAR-T 细胞的组合使用。

许多 OV，特别是水泡性口炎病毒（VSV）的肿瘤嗜性机制主要是由病毒对 I 型干扰素（IFN）

的高度敏感性以及肿瘤细胞对Ⅰ型IFN反应的同时丧失所介导。为了增加VSV的安全性、特异性和治疗指数，可将IFN-β编码在这种糖蛋白基因和聚合酶基因之间。此外，Ⅰ型IFN可以作为一个关键的细胞因子信号，促进病毒和肿瘤反应性T细胞的激活。因此，VSV-IFN-β（即表达IFN-β的VSV）的治疗价值在于其诱导溶瘤作用（oncolysis），以及重新参与免疫监视的能力。编码物种特异性IFN-β的VSV的临床前测试已导致这种平台最初在肝癌中如今在不同的适应症中进行临床评估，不论是作为单药治疗还是与免疫检查点抑制剂组合使用。

2020年6月，美国梅奥诊所等研究机构研究者在 Nat Commun 杂志发文，推测溶瘤病毒，尤其是VSV-mIFNβ，具有激活促炎级联反应，以改变肿瘤的细胞因子和趋化因子谱（chemokine profile）的内在特性；此外，还具有经改造后可表达治疗性基因的可编程特性。这些特性将共同促进CAR-T细胞迁移到肿瘤中，并降低它们遭受的负调节。与这一假设相一致的是，VSV对肿瘤的感染产生了富含CXCL10和CCL5的趋化因子谱，据预测其将有利于招募过继转移性的CAR-T细胞。然而，在利用EGFRvⅢ第三代CAR-T细胞治疗具有完全免疫能力的小鼠B16-EGFRvⅢ肿瘤模型的过程中，发现了一种拮抗机制，即VSV-mIFNβ对肿瘤的感染与CAR-T细胞的严重受损相关。CAR-T细胞损失的大小与肿瘤中Ⅰ型IFN的浓度成正比，而且在淋巴细胞剔除或NK细胞剔除的情况下，不表达Ⅰ型IFN受体（IFNAR1）的CAR-T细胞对溶瘤病毒引起的这种损失大体上产生抵抗力。

研究发现，不论是在体外还是在体内，Ⅰ型IFN通过T细胞内在机制，促进常规的和经过CAR修饰的T细胞凋亡。一种CAR-T细胞特异性机制，即Ⅰ型IFN上调细胞表面上的CAR分子，促进抗原非依赖性激活，并驱动抑制性受体的表达。研究者证实，IFN-β诱导的T细胞凋亡也发生于表达人CAR的T细胞和不表达CAR的T细胞中。敲除IFNAR1基因的CAR-T细胞在体内优于表达IFNAR1的CAR-T细胞，并且在与VSV-mIFNβ的组合使用下可改善对B16EGFRvⅢ肿瘤的治疗。

这些数据显示，OV感染以对CAR-T细胞疗法既有益又有害的复杂方式重塑肿瘤微环境，并进一步强调，在具有完全免疫能力的模型中的经验性测试提供了关于这两种治疗平台之间相互作用的关键预测信息。这项研究揭示的种种治疗干扰机制，促使进一步研究CAR-T细胞与OV之间的相互作用，以便优化这种组合治疗。研究还表明，OV诱导的炎症反应需要理解为一种多组分现象，对抗肿瘤免疫反应的影响可能是正面的，也可能是负面的。与OV相关的Ⅰ型IFN对CAR-T细胞的存活有负面影响，因此使CAR-T细胞对Ⅰ型IFN不敏感有利于CAR-T细胞和OV的组合治疗。

（六）CAR-T细胞疗法不良反应的处理

1. 应用抗体 lenzilumab 降低毒副作用　Sterner等利用临床级抗体 lenzilumab 阻断CAR-T细胞和其他细胞释放的粒细胞巨噬细胞集落刺激因子（GM-CSF），降低与CAR-T细胞疗法相关的毒副作用的策略。当阻断GM-CSF蛋白时，在临床前模型中能够降低毒性，证实CAR-T细胞在GM-CSF蛋白受到阻断后更好地发挥作用。在此基础上，研究者利用CRISPR/Cas9基因编辑技术产生不分泌GM-CSF蛋白的CAR-T细胞。与正常的CAR-T细胞比较，经过基因修饰的CAR-T细胞更高效地发挥作用。基于这些发现，研究者正在CAR-T细胞治疗期间利用这种GM-CSF阻断抗体开展Ⅱ期临床试验。

另外，单核细胞和巨噬细胞促进 CAR-T 细胞治疗后的 CRS 和神经毒性产生。研究者将中和 GM-CSF 作为一种控制 CD19 CAR-T 细胞相关毒副作用的潜在策略。利用 lenzilumab 中和 GM-CSF 后，在患者来源的异种移植物中，增强 CD19 CAR-T 细胞增殖，并对白血病得到一定的持久控制。在出现 CRS 和神经炎症的 ALL 异种移植模型中，GM-CSF 中和导致髓样细胞和 T 细胞在中枢神经系统中的浸润减少，神经炎症显著下降，并阻止 CRS 产生。研究者还在 CAR-T 细胞制备期间通过 CRISPR/Cas9 破坏 GM-CSF，构建出缺乏 GM-CSF 的 CD19 CAR-T 细胞。与正常的 CD19 CAR-T 细胞相比，这些缺乏 GM-CSF 的 CAR-T 细胞维持正常功能，并在体内具有增强抗肿瘤活性，以及提供总体存活率。

2. sprycel 停止 CAR-T 细胞所致细胞因子释放综合征 德国的一个研究小组在百时美施贵宝白血病药物 sprycel 中，发现其可以暂时停止小鼠 CAR-T 细胞的活动，使动物免于可能致命的细胞因子释放综合征。研究结果表明，这种药物可以用作 CAR-T 细胞治疗的开关。实验中，研究者发现，sprycel 可以通过干扰一种 LCK 酶，锁定这两种类型的 CAR-T 细胞，使其处于非活动状态，从而防止产生细胞因子释放综合征的炎症分子。据该团队称，这种封锁持续了 7 d，患者也没有出现任何其他症状。

sprycel 是一种第二代酪氨酸激酶抑制剂，可抑制 BCR-ABL，这是一种在大多数慢性髓细胞白血病（CML）患者和部分 ALL 患者的费城染色体突变上发现的异常蛋白，可以触发受损或未成熟白细胞的过度产生。通过靶向 BCR-ABL 蛋白，sprycel 可以减少体内受损白细胞的数量，从而产生更多正常细胞。在美国 FDA，sprycel 于 2019 年 1 月获批，联合化疗一线治疗 Ph^+ ALL 儿科患者。

研究者从细胞培养物中仔细地移除 sprycel，发现 CAR-T 细胞迅速重新开始发生作用，并开始杀伤靶细胞；在 7 h 内，CAR-T 细胞在分解靶细胞时已恢复全部的抗癌攻击能力。研究者将 sprycel 的抑制作用与地塞米松进行比较，地塞米松是一种常被用于全身免疫抑制来控制 CAR-T 细胞的类固醇。结果表明，sprycel 可以立即完全停止 CAR-T 活动，而地塞米松的作用速度则相对较慢，仅表现出部分抑制的作用。

为了验证这些发现，德国科研团队还使用了淋巴瘤小鼠作为实验模型。研究小组发现，在 CAR-T 输注后，迅速将 sprycel 给予小鼠，可以防止 70% 小鼠死于细胞因子释放综合征，而只有 25% 的未治疗小鼠中只有 25% 能够在细胞因子释放综合征中存活。停用 sprycel 后，小鼠体内的 CAR-T 细胞也迅速恢复，展现出了抗淋巴瘤的活性。

因此，sprycel 可以作为一种很好的急救药物，快速关闭接受 CAR-T 输注的患者短暂发生细胞因子释放综合征的风险，对 CAR-T 细胞的作用快速、完全，并可逆地被控制；更重要的是，可保护 CAR-T 细胞，以避免丧失攻击能力。当细胞参与慢性信号传导时，会导致 CAR-T 细胞疲劳，从而限制或降低癌细胞的杀伤能力。研究者认为，sprycel 可以通过让细胞短暂休息来预防 T 细胞衰竭。

3. 敲除 Nr4a 对抗 T 细胞衰竭 肿瘤微环境中的 CAR-T 细胞在持续抗原刺激下会变得反应迟钝，抑制受体越来越多，失去效应功能，即"T 细胞衰竭（T cell exhaustion）"，但其确切分子机制尚不清楚。研究者发现，Nr4a 转录因子蛋白家族在 T 细胞衰竭过程中发挥重要作用。T 细胞在对抗慢性病毒感染的情况下，Nr4a 转录因子水平升高，并伴随 T 细胞的免疫耐受。而在进入肿瘤的 T 细胞中，Nr4a 蛋白会被另一种转录因子 NFAF 激活。提示，NFAF 和 Nr4a 通路可能导致对抗癌细胞的 T 细胞发生衰竭。

在此基础上，研究者对 CAR-T 细胞进行基因修改，敲除 Nr4a 家族蛋白，输入荷瘤小鼠体内，可有效促进肿瘤消退。接受正常 CAR-T 细胞的肿瘤小鼠到 35 d 后死于癌症，而 Nr4a 转录因子全部缺失的 CAR-T 细胞具有更强的抗肿瘤活性，使小鼠至少存活 90 d。

值得一提的是，在同期 *Nature* 杂志来自中国学者的另一篇论文，也鉴定出转录因子 Nr4a 家族的 Nr4a1，是诱导 T 细胞功能障碍的关键调节因子。转录因子 Nr4a1 在耐受性 T 细胞中高水平地稳定表达。Nr4a1 的过度表达抑制效应 T 细胞分化，然而 Nr4a1 的缺失克服了 T 细胞的耐受性并增加效应功能，以及增强对肿瘤和慢性病毒的免疫力。从机制上讲，Nr4a1 优先被招募到 AP-1 的结合位点，通过抑制 AP-1 的功能而抑制效应基因表达。Nr4a1 与 AP-1 的结合也促进组蛋白 H3 第 27 位赖氨酸乙酰化（H3K27ac），从而导致耐受相关基因激活。因此，这项研究确定 Nr4a1 是诱导 T 细胞功能障碍的一个关键的通用调节因子，并且是开发肿瘤免疫疗法的一个潜在靶标。

4. 使用药物精确调控 CAR-T 细胞的活性　目前，CAR-T 细胞疗法存在严重的不良反应，包括 CRS 和神经毒性。对此，在 CAR-T 细胞输回患者体内后，缺乏有效的手段控制 CAR-T 细胞的增殖、活性和在体内的分布。为了更精准地控制 CAR-T 细胞的数量和活性，研究者开发出能够促发 CAR-T 细胞"自杀"的安全开关。以开发的 CaspaCIDe 技术为例，研究者在 CAR-T 细胞中加入了一个能够被 rimiducid 小分子药物激活的胱天蛋白酶 9（caspase-9）融合蛋白。激活 caspase-9 能够导致 CAR-T 细胞凋亡，从而终止过度的 CAR-T 细胞活性。

在人体试验中，能够在注入 rimiducid 药物 30 min 内启动细胞凋亡。而另一种通过药物对 CAR-T 细胞活性进行微调的设计方式是，让 CAR 的最初状态处于未激活状态，只有在抗原和其它调控药物存在的情况下才能够被激活。另外，以 GoCAR-T 细胞技术使 CAR 的共刺激受体部分受到 rimiducid 的调控，只有在 CAR-T 细胞与肿瘤抗原蛋白接触，并且接受 rimiducid 治疗时，CAR-T 细胞才能够被激活。目前，将这一技术用于治疗实体瘤的 CAR-T 细胞产品 BPX-601 中。

5. CAR-T 细胞装上"开关"使其疗法更安全

（1）酪氨酸激酶抑制剂达沙替尼作为 CAR-T 细胞的药物开关：在 CAR-T 细胞治疗癌症，其细胞的过度活化，有时会引起严重，甚至致命的不良反应。目前，有一些抑制过度活化的 CAR-T 细胞方法，能够杀死 CAR-T 细胞，消除其不良反应，但都是一次性的。

在 Mestermann 等进行的一项新的研究中证实（*Sci Transl Med*，2019），酪氨酸激酶抑制剂达沙替尼（dasatinib）干扰淋巴细胞特异性蛋白酪氨酸激酶（lymphocyte-specific protein tyrosine kinase，LCK），抑制 CD3ζ 和 T 细胞受体相关蛋白激酶 70 kD（ZAP70）ζ 链的磷酸化，从而清除含有 CD28-CD3ζ 或 4-1BB-CD3ζ 活化模块的 CAR 构造体中的信号转导。因此，达沙替尼在 CD8$^+$ 和 CD4$^+$ CAR-T 细胞中诱导一种功能关闭状态，而且是立即起效的，能够持续数天而不影响 T 细胞的活力。

研究者发现，不论是在体外还是在体内，用达沙替尼处理，均可阻止 CAR-T 细胞的溶解活性、细胞因子产生和增殖。达沙替尼经滴定后，能够部分或完全抑制 CAR-T 细胞的功能。在停用达沙替尼后，其抑制作用快速、完全地逆转，而且 CAR-T 细胞重新发挥其抗肿瘤功能。达沙替尼的有利药效学特性可用于实时控制 CAR-T 细胞在"功能开启－关闭－开启（function-on-off-on）"序列中的活性。在细胞因子释放综合征（CRS）的小鼠模型中，研究者证实，在 CAR-T 细胞输注后较早地进行较短的达沙替尼处理，可保护一部分小鼠免受致命性的 CRS。这些数据表明，可引入达沙替尼作为 CAR-T 细胞的一种广泛适用的药物开启 / 关闭开关。

（2）给 CAR-T 细胞设计一套"开关"系统可逆地调节其活性：2021 年 1 月，美国丹娜－法伯癌症研究所和麻省总医院的科研团队在 *Sci Transl Med* 杂志发文，给 CAR-T 细胞设计了一套"开关"系统，能够可逆地调节其活性，有助于提高 CAR-T 细胞疗法的安全性。在某些情况下，CAR-T 细胞不受控制地增殖，会引起严重的炎性反应，危及生命。如果能够在不同时间点精确地控制 CAR-T 细胞的剂量，将有助于减轻不良反应的发生。为此，研究者创建了一种分子开关，调节 CAR-T 细胞的活性。有意思的是，这种调节方式看起来很简单，只需要给予一种常用的抗癌药物来那度胺（lenalidomide）即可实现。为了构建这种分子开关，利用一项靶向蛋白降解的新颖技术。在细胞内，不需要的或异常蛋白质会被贴上专门的蛋白标签，随后被送入类似于垃圾处理站一样的区域得到处理。而包括来那度胺在内的少数药物可以通过该途径靶向降解特定蛋白发挥作用。

研究者利用这一机制改造了小蛋白标签，当这种降解标签被贴在 CAR 上后，在施用来那度胺期间，被标记的 CAR 就会被降解，从而阻止 T 细胞识别癌细胞。由于 T 细胞还会不断制造 CAR 蛋白，在撤除来那度胺后，新生成的 CAR 蛋白逐渐累积，CAR-T 细胞恢复抗肿瘤功能。这种"关闭型"系统的目的是使患者能够暂时关停体内的 CAR-T 细胞，在降低短期毒性的同时，又不影响长期的治疗效果。

研究者还通过进一步改造与来那度胺物理相互作用的蛋白质，构建了一个"开启型"CAR。这个系统具备更高的安全性，T 细胞需要同时在来那度胺和靶抗原的双重作用下才能被激活，因此只有在施加药物期间才能识别和攻击肿瘤细胞，从而可以控制 T 细胞激活的时间。如果用于治疗对来那度胺敏感的多发性骨髓瘤等癌症，开启型 CAR-T 细胞可以让免疫细胞和控制它们的药物发挥协同攻击效应。CAR-T 细胞疗法已经在多种血液肿瘤的治疗取得了令人瞩目的成功，迄今为止已有 3 种 CAR-T 疗法。研究者正在研究一系列不同的方法，期望克服包括毒性问题在内的一些障碍，将 CAR-T 疗法的适应症覆盖范围扩大到其他实体瘤。

6. 肿瘤细胞利用 T 细胞的胞啃作用　肿瘤细胞利用 T 细胞的胞啃作用，把自身可以被 CAR-T 细胞识别的抗原转移到 CAR-T 细胞上，这样在逃避 CAR-T 细胞攻击的同时，也成功离间了 CAR-T 细胞，使其自相残杀，从而导致治疗失败。胞啃（trogocytosis）是指淋巴细胞通过免疫突触，从抗原提呈细胞上"啃"下一部分表面分子。胞啃的功能目前还不很清楚，可能对免疫反应的诱导和调节以及其他细胞系统的控制有重要作用。在这里，胞啃成为癌细胞对抗免疫治疗的利器。

在研究中，研究者在急性淋巴细胞白血病（ALL）模型小鼠体内模拟了 CAR-T 细胞治疗后的复发过程。研究者使用分别携带 4-1BB（19-BBζ）或 CD28（19-28ζ）共刺激因子的 CAR-T 治疗。肿瘤细胞表面的 CD19 表达是 CAR-T 治疗识别的关键，发现在 19-BBζ-T 细胞输注的第 32 天至第 70 天，肿瘤细胞表面的 CD19 抗原显著降低，其表达量从原来的平均每个细胞 11 000 个，下降到了 4500 个 / 细胞。

为了搞清下降的原因，研究者又在体外利用肿瘤细胞和 19-BBζ 共培养进行了模拟，结果仅经过 1 h，肿瘤细胞上的 CD19 就大幅下降，而在共培养的 19-BBζ-T 细胞上却出现了大量的 CD19，这说明癌细胞上减少的这些 CD19 转移到 CAR-T 细胞，稍后的分子荧光标记也证实了这种转移。研究发现，19-BBζ-T 细胞和 19-28ζ-T 细胞就是通过前面介绍的胞啃作用将肿瘤细胞表面的 CD19 抗原转移到自身细胞表面。一旦转移成功，那些携带 CD19 的 CAR-T 细胞就会遭到自我攻击（CD19 是 CAR-T 细胞攻击的靶点），导致 CAR-T 细胞互相残杀。在更大范围的研究中发现，治疗 B 细胞白血病的其它 CAR-T 细胞靶点，如 CD22、B 细胞成熟抗原（BCMA）和间皮素（mesothelin）等的免疫治疗，也能观察到同样的胞啃现象，这对 CAR-T 细胞疗法产生了严峻的考验。不过已有研究发现，联合使用不同类型的 CAR-T 细胞治疗可以抵消胞啃作用。

7. 间歇性"休整"通过表观遗传学重塑过程恢复 CAR-T 细胞功能   CAR-T 细胞疗法在血液系统癌症患者中显示明显的效果，但其抗癌活性可能受到 CAR-T 细胞功能有效性的限制。2021 年 4 月，美国斯坦福大学医学院 Mackall 课题组在 Science 杂志发文，表征了连续活动引起的 CAR-T 细胞衰竭相关的表型和表观基因组变化，以及短暂休息对于恢复其功能的有益作用。研究者测试了不同类型的"间歇性休息"处理，如使用药物 dasatinib 暂时抑制 T 细胞活性，这有助于防止 CAR-T 细胞衰竭并能够有效改善小鼠模型中的 CAR-T 细胞抗肿瘤活性。接受 CAR-T 细胞治疗的 B 细胞恶性肿瘤患者中，有 50% 以上仍然出现癌症的进一步发展，并且该疗法尚未显示出对实体瘤的稳定效果。CAR-T 细胞的功效通常受到 T 细胞衰竭的限制，转录和表观遗传学方面的改变会驱动免疫抑制蛋白的过表达，并降低 T 细胞的功能。针对 T 细胞衰竭的治疗方法，包括免疫检查点抑制剂，并未影响相关的表观遗传学变化趋势。

先前研究已证明，提高 CAR 信号活性可以诱导和维持人 T 细胞的功能。因此，研究者假设抑制 CAR 信号或强制性"休整"可以预防，甚至可能逆转 CAR-T 细胞群体的衰竭。dasatinib（一种临床上使用的酪氨酸激酶抑制剂，可逆性抑制 CAR 信号下游激酶活性）可抑制 CAR-T 细胞活性。研究发现，CAR-T 细胞在持续刺激状态下离体扩增后，会进一步表现出"衰竭"相关的表型、转录和表观遗传学标志，而 CAR-T 细胞在 dasatinib 诱导"休整"之后则会出现"记忆"细胞相关特征，在被过继转移到带有肿瘤移植物的小鼠体内后，同样表现出记忆样表型以及更为优异的抗肿瘤活性。通过诱导"衰竭"的 CAR-T 细胞间歇性静息，它们的命运从衰竭转移到记忆样状态。在已经具有"衰竭"特征的 CAR-T 细胞中，静息诱导仅 4 d 就使其表型逆转，并诱导转录重编程和整体表观遗传重塑。此外，"衰竭"的 CAR-T 细胞经过休息后，其抗肿瘤活性得到充分地恢复，其功能恢复的程度与休息的时间长短有关，并且与疲惫相关的转录因子 TOX 的表达减少和记忆相关的转录因子 LEF1 和 TCF1 的表达增加有关。研究发现，CAR-T 细胞功能的回复取决于组蛋白甲基转移酶 EZH2 的活性，这与表观遗传重塑的现象相符。通过使用小鼠肿瘤移植模型，发现与对照 CAR-T 细胞相比，通过 CAR 表达的振荡或 dasatinib 在体内进行诱导间歇性"休整"的 CAR-T 细胞表现出更好的抗肿瘤能力和更高的存活率。

单细胞分析表明，单次dasatinib刺激足以诱导"衰竭"的肿瘤浸润性CAR-T细胞产生记忆表型并增强其抗肿瘤功能（图35-19）。

综上所述，该研究结果表明，抑制CAR信号传导可通过防止CAR-T细胞"衰竭"来增强其适应性，进而增强治疗功效。此外，在已经出现衰竭特征的CAR-T细胞中，CAR信号的短暂抑制或静息处理会恢复其功能并导致整体表观遗传重塑。该发现提出了靶向CAR或TCR下游信号激酶可能有助于减轻T细胞衰竭形成的免疫治疗策略的前景。

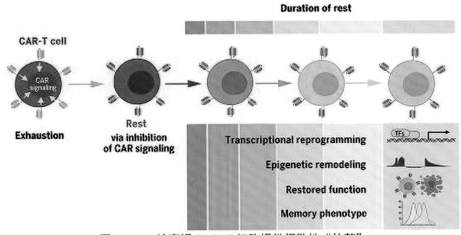

图35-19　给衰竭CAR-T细胞提供间歇性"休整"

8. 鉴定出预测CAR-T细胞疗法毒副作用的潜在因素　2020年9月，美国莫非特癌症中心等机构研究者在 *Clin Cancer Res* 杂志发文，鉴定出可帮助医生在患者接受CAR-T细胞治疗之前了解是否有较高的严重不良事件风险的潜在因素。研究者对75例接受了CAR-T细胞治疗的大B细胞淋巴瘤患者进行了跟踪调查。在CAR-T细胞治疗和接受淋巴细胞清除化疗之前、当天以及此后住院期间每天测量血清细胞因子和神经递质儿茶酚胺水平。治疗前还进行了肿瘤活检，以便分析肿瘤及其微环境的基因表达。研究发现，治疗前IL-6水平增加，表明CAR-T细胞治疗导致的神经毒性和细胞因子释放综合征的风险很高。这组患者在治疗后出现死亡的风险也很高。肿瘤基因表达数据显示，骨髓细胞和Treg细胞也可能在神经毒性和细胞因子释放综合征的产生中发挥重要作用。研究者认为，输注的CAR-T细胞与受者的免疫细胞之间的相互作用可能决定了这些毒副作用的严重程度，并建议进一步研究在治疗前减少炎症和靶向肿瘤微环境的策略。

三、CAR的延伸研究

（一）人iPS细胞衍生的CAR-NK细胞

研究者利用人诱导性多能干细胞（induced pluripotent stem cell，iPS细胞）培养出的，与CAR-T细胞相似的、修饰的NK细胞，即CAR-NK细胞，在小鼠模型中可高效地抵抗卵巢癌。在临床试验中，从外周血或脐带血中分离出未经修饰的NK细胞可有效地抵抗急性髓性白血病（AML）。研究者设计

9 种靶向间皮素（mesothelin）的 CAR 构造体，其中间皮素是一种在许多人类癌症中表达的抗原。在测试这些 CAR 在体外摧毁癌细胞的效果后，研究者选择出最有效的 CAR 构建体，在人 iPS 细胞中表达，随后将 iPS 细胞分化为 NK 细胞；同时，将人卵巢癌细胞移植到免疫系统受到抑制的小鼠中构建出小鼠模型。随后，将 CAR-NK 细胞灌注到这些小鼠体内。通过生物发光成像监测证实，与接受不表达 CAR 的 NK 细胞灌注的对照小鼠相比，接受人 iPS 细胞衍生的 CAR-NK 细胞治疗的小鼠和接受 CAR-T 细胞治疗的小鼠在 21 d 后肿瘤均缩小，前者较后者对机体的毒副作用小。

在小鼠中，CAR-NK 细胞对卵巢肿瘤的抵抗能力与 CAR-T 细胞相当，并且明显优于未改变的 NK 细胞。小鼠实验也表明，使用 CAR-NK 细胞可能不会出现 CAR-T 细胞的某些不良反应，如细胞因子释放过多和神经损伤等。CAR-NK 细胞可能不容易受到肿瘤的攻击，并可能在 T 细胞衰退的情况下起作用。因为 NK 细胞依赖其他受体识别肿瘤细胞，而不仅仅是 CAR 细胞，即使肿瘤的抗原发生改变，也能检测到。此外，给患者注射多剂量的 CAR-NK 细胞并将其用于肿瘤治疗是可行的。

（二）超动力自然杀伤细胞 CAR-iNKT 抗癌

研究表明，一种可大规模生产的超动力自然杀伤细胞（supercharged NK cell），能够有效对抗癌症。这种个性化治疗涉及免疫细胞重编程，或标志着继 CAR-T 细胞疗法之后的下一代免疫疗法。在这项研究中，创建了 CAR19-iNKT 的基因工程细胞。CAR19-iNKT 细胞同时靶向 CD19 和 CD1d，通过其 iTCR 完整保护 aGVHD（急性移植物抗宿主病），αGalCer 和 ATRA 则对 CAR19-iNKT 细胞起到反应性增强作用。这种基因工程细胞能够批量生产，且不受个性化的限制。研究显示，CAR19-iNKT 可消除 60% 小鼠体内的所有癌细胞，且 90% 小鼠长期存活。这种方法已被批准治疗白血病和淋巴瘤。

相比较 CAR-T 细胞，CAR19-iNKT 细胞在消除癌细胞更有效。在小鼠淋巴瘤模型中，接受 CAR19-iNKT 细胞治疗的 90% 小鼠获得了长期存活，而接受 CAR-T 治疗的小鼠存活率仅为 60%。接受 CAR19-iNKT 细胞治疗后，其中 4 只小鼠第 2 次缓解。此外，发现 CAR19-iNKT 细胞还能够到达脑部，可以对抗大肿瘤，可能用于治疗脑肿瘤以及其他癌症（如前列腺和卵巢癌）。CAR19-iNKT 细胞的研究尚处于早期阶段。iNKT 细胞可以来自健康个体，不需要与患者匹配。

（三）CAR-NKT 细胞治疗神经母细胞瘤

2018 年，全球首例儿童神经母细胞瘤患者已成功接受了在研的自体 CAR-NKT 细胞疗法 CMD-501，同时这也是工程化 NKT 细胞疗法第一次应用于人体。CMD-501（GD2-CAR NKT）是通过患者自身的 NKT 细胞（一种特殊类型的先天淋巴细胞，共享 T 细胞和 NK 细胞的特性）进行基因工程改造，使其靶向 GD2（一种几乎在所有神经母细胞瘤细胞表面均有表达的分子），结合基因工程 CAR 和 IL-15 细胞因子的分泌，在免疫抑制肿瘤微环境下维持治疗细胞的活性。临床前研究中已显示，这种工程化设计可以增加 CAR-NKT 细胞的持久性，并改善其在免疫抑制性肿瘤微环境中的有效性。

（四）携带单纯疱疹病毒的高潜能性 CAR-T 细胞

Nunoya 等研究者开发出了一种新型高效的 CAR-T 细胞，携带单纯疱疹病毒进入介导子，协同刺激信号结构域，具有较高的潜能（*Mol Ther Oncolytics*，2019）。CAR是一种杂交分子，由一种抗原结合蛋白和信号转导结构域组成；人工T细胞表达的CAR（CAR-T细胞）往往有望作为一种有用的工具来治疗癌症在内的多种疾病，在CAR中额外加入一种协同刺激信号结构域（co-stimulatory signal domain，CSSD），对于调节CAR-T细胞的活性非常关键。然而，目前并不清楚不同类型的CSSD、效应器功能和CAR-T细胞特性之间的具体相互作用关系。为了阐明其中的相互作用，研究者分析了效应器的功能、记忆T细胞亚群的分化、耗竭及携带不同CSSD的CAR-T细胞的能量代谢机制，相比携带CD28衍生的CSSD或4-1BB衍生的CSSD（用于CAR-T细胞的发育），携带单纯疱疹病毒进入介导子（HVEM）衍生CSSD的CAR-T细胞能够表现出增强型的效应器功能，并能有效和平衡对分化成为中枢和效应记忆细胞亚群，而且还与细胞能量代谢水平升高及耗竭水平降低有关。

研究者认为，CAR中的CSSD是CAR-T细胞效应器功能和特性的关键决定子，CSSD对于后期设计高潜能的CAR-T细胞非常重要。研究者开发出的这种新型CAR-T细胞拥有高功效HVEM衍生的CSSD，这种HVEM衍生的CSSD或许能够帮助开发出更加有效的CAR-T细胞。

（五）光热消融联合CAR-T细胞治疗肿瘤

Chen等研究者的一项临床前研究表明，在CAR-T细胞治疗期间加热实体肿瘤，可以提高治疗的成功率（*Adv Mater*，2019）。研究者发现，将光热消融技术联合CAR-T细胞治疗，可以抑制小鼠黑色素瘤的生长达20 d。在接受联合治疗的小鼠中，33%的小鼠在20 d后仍无肿瘤存在。

CAR-T细胞疗法在治疗实体肿瘤方面效果不佳，这是因为实体肿瘤有一个保护性的微环境，这使CAR-T细胞更难以进入肿瘤并保持T细胞活性。光热疗法是一种利用激光能量的热量杀死癌细胞的微创技术，已被用于治疗各种癌症和其他疾病。研究者将光热剂注入荷人黑色素瘤的小鼠，用激光照射使其升温。然后，静脉注射CAR-T细胞。利用激光将肿瘤温度提高到40℃左右，有助于肿瘤相关血管的扩张，同时可以促进T细胞生长。该技术通过增强CAR-T细胞治疗的能力，最终可以改善难以治疗的实体肿瘤患者的预后。研究者将继续在动物身上测试这一策略，以优化加热时间和温度，然后再决定是否可以在人体进行测试。将光热剂注入黑色素瘤小鼠体内，用激光照射，加热肿瘤，随后在其静脉中注射CAR-T细胞。结果显示，在20 d时间里，小鼠体内的肿瘤生长受到了抑制。

（六）基于纳米抗体的CAR-T细胞

在骆驼的冷冻血清中，发现了一类抗体，仅由两条重蛋白链组成，而不是由两条轻链和两条重链组成。这类抗体不仅存在于骆驼中，而且也在美洲驼和羊驼中得到证实。研究者发现，这些微型抗体（mini-antibody）经进一步缩小后可形成纳米抗体（nanobody），可能对CAR-T细胞疗法在实体瘤中发挥作用。CAR-T细胞在实体瘤上很难找到可以作为安全靶标的癌症特异性蛋白。实体瘤也受到胞外基质和免疫抑制分子的保护，其中胞外基质是一种起着屏障作用的蛋白网络，免疫抑制分子削弱T细胞攻击。

Xie等研究者（*Proc Natl Acad Sci USA*，2019）通过测试两种不同的黑色素瘤小鼠模型，这些基于纳米抗体的CAR-T细胞杀死肿瘤细胞，显著减缓肿瘤生长并改善这些小鼠的存活，未产生明显的不良反应。这些经过基因改造的 T 细胞通过多种因素发挥作用，对肿瘤组织造成损伤，并刺激炎症免疫反应。靶向纤维连接蛋白的剪切 EIIIB 片段（spliced EIIIB segment of fibronectin，EIIIB）可能以一种减少肿瘤血液供应的方式损害血管，同时让它们对癌症药物更具渗透性。

（七）两种抗原控制 CAR-T 细胞的激活

合成化学使用工程学的理论改造活细胞，通过在细胞中加入基因回路（gene circuit），使其感知外来信号并且作出简单的逻辑决策。在设计新一代 CAR-T 细胞，依靠多种抗原区分肿瘤细胞和正常细胞，可使 CAR-T 细胞更为精确靶向肿瘤，并具有适应性。例如，合成生物学可以设计出一种 T 细胞，识别肿瘤表面表达的两种抗原才能被激活。Wu 等研究者的这一设计可以通过人工合成的 Notch 受体（synNotch）实现（*Nat Rev Cancer*，2019）。synNotch 受体在与肿瘤表面的特定抗原 A 结合后，通过释放转录因子，能够激发 CAR-T 细胞表达靶向第二个抗原 B 的 CAR。在这种情况下，CAR-T 细胞只有在接触到抗原 A，再接触到抗原 B 时才会被激活。这一 synNotch 技术最初在动物实验中得到验证。

CAR-T 细胞治疗实体瘤需要克服肿瘤微环境介导的免疫抑制。肿瘤微环境可抑制 T 细胞的运输和激活，导致 CAR-T 细胞不能有效行使其免疫功能。如果 CAR-T 细胞表达免疫刺激因子 IL-12、IL-15 或者 CD40L 等，能够克服肿瘤微环境的抑制作用。研究者设计了表达抗 PD-1 抗体的 CAR-T 细胞，消除免疫检查点蛋白对 CAR-T 细胞的抑制作用。然而，使 CAR-T 细胞持续表达 IL-12 等促炎症细胞因子可能带来全身性的毒副作用。为了对 IL-12 的释放进行调控，设计使用 synNotch 控制的治疗系统，使肿瘤微环境中特异性释放 IL-12 等细胞因子，或者其它治疗性蛋白。这些手段可以纳入 CAR-T 细胞的设计中，进一步增强 CAR-T 细胞克服肿瘤微环境的能力。

研究者设计了同样依靠两种不同抗原的另一类 CAR-T 细胞疗法。这一设计利用在正常细胞表面表达的抗原，抑制 CAR-T 细胞的功能。在这种设计中，CAR-T 细胞表面表达两种不同的 CAR，一种是激活性 CAR，与肿瘤表面表达的特定抗原 A 的结合能够激活 T 细胞；而另一种是抑制性 CAR（iCAR），将靶向正常细胞表面表达的抗原 B 的抗体与免疫检查点蛋白 CTLA-4 或 PD-1 受体的细胞内域融合在一起。这种 iCAR 在与抗原结合后能够抑制 T 细胞的激活。当表达两种 CAR 的 T 细胞同时接触到两种抗原时，抑制性 CAR 会抑制激活性 CAR 的作用。所以，这种 CAR-T 细胞只有在接触到肿瘤特异性抗原 A，但是不接触到正常细胞中表达的自体抗原 B 时才会被激活。

接受 CAR-T 细胞疗法治疗的肿瘤会通过降低靶向抗原的表达，逃避 CAR-T 细胞的攻击。例如，很大一部分接受抗 CD19 CAR-T 细胞疗法的患者出现癌症复发的原因是肿瘤细胞丢失了 CD19 抗原的表达。因此，设计能够识别在肿瘤细胞上表达的多种抗原的 CAR-T 系统可能使 CAR-T 细胞的功能更为全面，防止因为抗原丢失而导致癌症复发。通过注入两种靶向不同肿瘤抗原的 CAR-T 细胞疗法，或者在同一 T 细胞上表达两种不同 CAR，可以实现同时识别肿瘤上的两种抗原。最新的研究方向是在一个 CAR 的细胞外蛋白域中纳入 2 个靶向不同抗原的 scFvs，生成一个双特异性 CAR。例如，靶向 CD19 和 CD20 的双特异性 CAR 已经在动物试验中防止 CD19 阴性的肿瘤复发。而靶向 CD19 和

CD22 的双特异性 CAR-T 细胞疗法也表现出良好的临床前活性。

（八）使用慢病毒载体特异性靶向细胞中的 EpCAM

Zhang 等研究者发现（*Hum Gene Ther*，2019），靶向肿瘤生物标志物上皮细胞黏附分子（epithelial cell adhesion molecule，EpCAM）的癌症免疫疗法对小鼠安全无毒，而且可以显著延缓肿瘤的形成和生长。EpCAM 在多种类型的肿瘤、循环肿瘤细胞和肿瘤干细胞中均过表达。研究者研制了第三代嵌合抗原受体修饰的 CAR-T 细胞，使用慢病毒载体特异性靶向细胞中的 EpCAM。

（九）CAR-M 细胞更有效对抗实体瘤

2020 年 8 月，美国宾夕法尼亚大学佩雷尔曼医学院等研究机构 Klichinsky 等研究者在 *Nat Biotechnol* 杂志发文，对巨噬细胞进行基因改造，是开发有效治疗实体瘤的细胞疗法的关键。研究证实，这些经基因改造后表达 CAR 的巨噬细胞（CAR-M）可以杀死实验室人类样品和小鼠模型中的肿瘤。Gill 及其研究团队发现，在导入嵌合腺病毒载体后，这些经过基因改造的巨噬细胞不仅表达 CAR，而且还转化为高度促炎性细胞。这种转化允许巨噬细胞抵抗肿瘤的招募。CAR-M 细胞在发起攻击时也可能能够刺激免疫系统的其余部分，这可能为触发更强的免疫反应。

2020 年 3 月，美国希望之城（City of Hope）的 Wang 等研究者在 *Sci Transl Med* 杂志发文，让 CAR-T 细胞靶向并杀死胶质母细胞瘤。在一项新的研究中，开发并测试了首个利用氯毒素（chlorotoxin，CLTX）引导 T 细胞靶向脑瘤细胞的嵌合抗原受体（CAR）T 细胞（CAR-T）疗法，其中氯毒素是蝎毒中的一种成分。

CLTX-CAR 使用一种长 36 个氨基酸的肽序列，该序列首先从致命毒蝎的毒液中分离出来，经改造后作为 CAR 识别结构域而起作用。CLTX 可结合人类胶质母细胞瘤（GBM）干细胞样细胞，CLTX-CAR-T 细胞识别并杀死了大量的 GBM 细胞（图 35-20）。研究证实，在细胞测定法和动物模型中，CLTX-CAR-T 细胞在选择性杀死人 GBM 细胞方面非常有效，而且不会靶向非肿瘤细胞（off-tumor targeting），也不会导致非肿瘤毒性（off-tumor toxicity）。整合了氯毒素的 CAR 扩大了 CAR-T 细胞疗法潜在靶向的实体瘤的数量，这对于那些难以治疗的胶质母细胞瘤等癌症患者尤其需要。这是 CAR-T 细胞疗法的全新靶向策略，它整合了不同于其他 CAR 的识别结构。

（十）CRISPR-Cas9 技术编辑 CAR-T 细胞增强机体抵御血液癌症的潜力

2020 年，在第 62 届美国血液学会年会（ASH）上，来自宾夕法尼亚大学的科学家们利用 CRISPR/Cas9 技术敲除 CAR-T 细胞上能抑制 T 细胞激活的特殊蛋白而增强工程化 T 细胞清除血液癌症的能力。研究者敲除 CAR-T 细胞 CD5 基因，随后将其输注回携带 T 细胞和 B 细胞白血病 / 淋巴瘤的小鼠体内，CD5 基因能编码 T 细胞表面的 CD5 蛋白，还会抑制其激活。相比输注非编辑 CAR-T 细胞的小鼠，输注了 CD5 被剔除的 CAR-T 细胞的小鼠机体外周血中的 T 细胞增殖水平较高，而且肿瘤尺寸发生了明显下降，且小鼠有更好的生存结局。

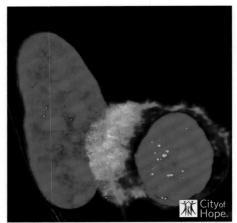

图 35-20　CLTX-CAR-T 细胞杀伤肿瘤细胞

图中，蓝色表示细胞核（较大：肿瘤细胞；较小：T 细胞）；黄色聚集于这两个细胞之间的界面上，
代表着免疫突触的形成，免疫突触是 T 细胞活化的一个关键指标；T 细胞经活化后将会杀死肿瘤

　　CRISPR 技术能锁定并编辑任何不需要的基因，以癌症为例，该技术能通过剔除 T 细胞中的特殊基因，更好地抵御肿瘤，这种方法与 CAR-T 细胞疗法密切相关，即研究者通过收集患者机体自身的 T 细胞，对其进行工程化修饰表达新型受体，从而寻找并攻击癌细胞。利用 CRISPR/Cas9 技术敲除 CAR-T 细胞表面的 CD5，达到增强其攻击癌症的能力，在多种癌症模型中，编辑和非编辑 CAR-T 细胞之间的差异非常惊人。

　　研究者首次在 T 细胞白血病模型中检测了这种新方法，抗 CD5 的 CAR-T 细胞能被遗传工程化修饰，寻找恶性 T 细胞上的 CD5 并对其发起攻击；由于 CD5 在正常 T 细胞中也会表达，随后研究者从 CAR-T 细胞对 CD5 进行了移除，这样就能避免对其它 CAR-T 细胞的杀灭效应，从而能潜在释放 CAR-T 细胞的激活，否则会被这些细胞上 CD5 的存在所抑制。实际上，在体内和体外实验中，CD5 被剔除的抗 CD5 CAR-T 细胞要比 CD5 没有被剔除的 CAR-T 细胞的效力更强，而且有超过 50% 的小鼠在长期的实验中得到了治愈。为了检测 CD5 的剔除是否会增加靶向作用抗原而不是 CD5 的 CAR-T 细胞的抗肿瘤效应，在 CTL019 CAR-T 细胞对抗 CD19$^+$ B 细胞白血病的环境下得到证实。值得注意的是，同样在该模型中，CD5 的敲除会明显增强 CTL019 CAR-T 细胞的抗肿瘤效率，同时还会让大部分小鼠的疾病完全缓解期延长。在报告会当天的另一项演讲中，研究者回顾了对 8000 多份患者肿瘤活组织样本的基因组数据分析结果，研究了这些样本中 CD5 的水平，结果发现其与患者的预后密切相关，在大多数癌细胞类型中，T 细胞中表达的 CD5 越少，患者的预后越好，因此机体 T 细胞中 CD5 的水平尤为重要。相关研究结果有助于后期进行相关的临床试验，探索如何将 CAR-T 细胞疗法与 CRISPR/Cas9 基因编辑技术相结合，改善当前以及开发新型的细胞疗法。

　　由于研究者开发的新型 CAR-T 细胞疗法能用于儿童和成人血液癌症患者的治疗，同时也可能在复发或难治性 B 细胞急性淋巴细胞白血病或非霍奇金淋巴瘤患者机体中诱发出明显的反应。然而，很多患者并不会产生反应或者最终会出现疾病复发的情况。更重要的是，CAR-T 细胞疗法并不能在多种血液恶性肿瘤的治疗中发挥有效的作用，如 T 细胞淋巴瘤和白血病等，因为血液癌症会频繁表达 CD5。CD5 会在大部分慢性淋巴细胞白血病和套细胞淋巴瘤患者机体中表达，而且还会在大约 20%

的急性髓性白血病患者机体中表达。目前，能增强 CAR-T 细胞疗法的很多方法都涉及到能解决 T 细胞耗竭的疗法，尤其是 PD-L1/PD-1 轴。而发表此次演讲的研究者的策略却并不同，其目标在于 T 细胞激活在早期阶段进行干预，从而提供机会增加肿瘤微环境中 T 细胞的功能。

（十一）TAC-T 细胞治疗

美国 Triumvira Immunologics 生物制药公司研制、设计一种安全、更有效的 T 细胞疗法，即 T 细胞抗原耦联剂（TAC）技术，TAC-T 细胞治疗血液肿瘤和实体瘤，具有强效抗肿瘤活性和安全性。临床前研究结果表明，这种针对多种抗原的 TAC 技术改造的人 T 细胞能够在体外产生强效抗原特异性的细胞因子以及细胞毒性，并且在各种异种移植物模型（包括实体瘤和血液肿瘤）中具有很强的抗肿瘤活性。此外，还观察到 HER2-TAC-T 细胞在实体瘤中表现出明显的浸润以及局部增殖和活化。在卵巢癌和急性粒性白血病小鼠模型中，TAC-T 细胞疗法显示出很强的抗肿瘤活性。

Bramson 认为，在实体瘤模型的研究证明，TAC 和 CAR 受体的独特生物学差异，与已知的 CAR-T 细胞治疗毒性不同，本研究表明 TAC-T 细胞优于第二代 CAR-T 细胞，显示出了更强的肿瘤穿透能力和抗肿瘤效力，以及更低的毒性作用。在卵巢癌小鼠模型中，HER2-TAC-T 细胞表现出比第一代和第二代 HER2-CAR-T 细胞更强的安全性和有效性，可能表明 TAC-T 细胞治疗指数高于 CAR-T 细胞。TAC-T 细胞显示出比 CAR-T 细胞更强的肿瘤穿透性，未显示在肺、心脏或任何其他组织和器官内的活化或扩增的证据。

应用 TAC 技术可以培养出完整的天然 T 细胞受体，并且不依赖于主要组织相容性复合物（MHC），可以为更广泛的实体瘤和恶性血液肿瘤患者开发更好的治疗方法（TAC-T 细胞治疗的过程与常规 CAR-T 类似）。TAC 的设计包含 3 部分：胞外的抗原结合域（抗体片段或者 DARPin 等）、胞外的 anti-CD3 scFv 和跨膜的 CD4 结构域连接蛋白激酶 LCK。总体设计更类似于 T 细胞受体（TCR），受体改造的结果是对 T 细胞的激活保持在正常的范围。

TAC 是包含多个蛋白质结构域的杂合分子，其将肿瘤靶向能力与 T 细胞自身的激活机制相结合。一旦整合到患者自身的 T 细胞中，其中一个结构域便通过结合肿瘤特异性靶标促进 TAC-T 细胞对肿瘤细胞的识别，第二个结构域将 TAC 分子连接到内源性天然 TCR，TAC 分子通过 CD4 共受体结构域被固定在细胞膜上，这为 TAC 增加了共受体功能。TAC 通过肿瘤靶标和 TCR 结合能力以及共受体整合的组合，导致 TCR 信号传导途径的天然活化，从而导致 T 细胞介导的肿瘤细胞杀伤。因为 TAC 本身不具有任何信号传导能力，所以 T 细胞活化仅由内源性天然 TCR 介导。因此，TAC 利用完整的 T 细胞抗癌潜力，同时保留细胞的自然控制和安全机制。目前，基于该技术平台的自体细胞疗法正在开发中，但其同时也具有同种异体（off the shelf）应用的潜力。

（十二）比 CAR-T 更有效治疗实体瘤的 STAR-T 细胞疗法

CAR-T 细胞疗法已经成为治疗 B 细胞淋巴瘤和某些白血病的重要手段。然而，不论是儿童患者还是成人患者，实体瘤避开了 CAR-T 细胞疗法阻止癌症的能力。脑部、乳腺、结肠、肺部和前列腺恶性肿瘤是这些 CAR-T 细胞无法渗透的。2021 年 3 月，清华大学等单位研究者合作在 *Sci Transl Med* 杂志发文，开发了一种用于抗癌治疗的合成 T 细胞受体，以不同的方式增加 T 细胞的效力，有望对抗实体瘤。通过解决 CAR-T 疗法中的两个明显的弱点，该合成 T 细胞受体不仅具有寻找和摧毁实体瘤同时让健康组织不受影响，而且还赋予这种抗癌武器强大的持久性来完成这项工作。

这种新方法称为 STAR-T 细胞疗法，与 CAR-T 细胞疗法的不同之处在于其开发方式（使用合成受体）以及利用强大的细胞信号转导活性来瞄准癌抗原。与 CAR-T 细胞一样，STAR-T 细胞经激活后追捕肿瘤细胞并杀死癌症。研究者设计了一种合成 T 细胞受体和一种抗原受体，经过基因改造后表达这两种受体的 T 细胞（即 STAR-T 细胞），结合了 CAR-T 细胞的特征，但增加了内部的信号转导机制，模拟天然的 T 细胞（图 35-21）。在多种小鼠模型中，相比于 CAR-T 细胞，STAR-T 细胞能够更好地控制多种实体瘤类型。在这项研究中，STAR-T 细胞通过迅速诱导患有胶质母细胞瘤以及肝癌和肺癌的实验小鼠体内的肿瘤消退，显示了对抗实体瘤细胞的强大活性。这些小鼠未显示不良反应。STAR 介导强而灵敏的 T 细胞受体样信号转导，STAR-T 细胞表现出比传统 CAR-T 细胞更少的功能失调和更好的增殖。此外，STAR-T 细胞比 CAR-T 细胞显示出更高的抗原敏感性，这在临床使用中具有减少抗原丢失和诱发肿瘤复发风险的潜力。

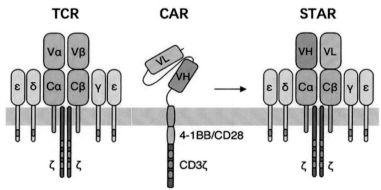

图 35-21　TCR、CAR 和 STAR 受体的结构示意图

参考文献

[1] Upadhaya S, Yu JX, Shah, M, et al. The clinical pipeline for Cancer Cell therapies. Nat Rev Drug Discov, 2021, 20(7):503-504.

[2] Boulch M, Cazaux M, Loe-Mie Y, et al. A cross-talk between CAR T cell subsets and the tumor microenvironment is essential for sustained cytotoxic activity. Sci Immunol, 2021, 6(57):eabd4344.

[3] Jan M, Scarfò I, Larson RC, et al. Reversible ON- and OFF-switch chimeric antigen receptors controlled by lenalidomide. Sci Transl Med, 2021, 13(575):eabb6295.

[4] Foster MC, Savoldo B, Lau W, et al. Utility of safety switch to abrogate CD19.CAR T cell–associated neurotoxicity. Blood, 2021, 137(23):3306–3309.

[5] Wiebking V, Patterson JO, Martin R, et al. Metabolic engineering generates a transgene–free safety switch for cell therapy. Nat Biotechnol, 2020, 38(12):1441–1450.

[6] Cazaux M, Grandjean CL, Lemaître F, et al. Single–cell imaging of CAR T cell activity in vivo reveals extensive functional and anatomical heterogeneity. J Exp Med, 2019, 216(5):1038–1049.

[7] Lanitis E, Rota G, Kosti P, et al. Optimized gene engineering of murine CAR–T cells reveals the beneficial effects of IL–15 coexpression. J Exp Med, 2021, 218(2):e20192203.

[8] Kimmel GJ, Locke FL, Altrock PM. The roles of T cell competition and stochastic extinction events in chimeric antigen receptor T cell therapy. Proc Royal Soc B: Biol Sci, 2021, 288(1947):20210229.

[9] Philipson BI, O'Connor RS, May MJ, et al. 4–1BB costimulation promotes CAR T cell survival through noncanonical NF–κB signaling. Sci Signal, 2020, 13(625):eaay8248.

[10] Hartl FA, Beck–Garcìa E, Woessner NM. et al. Noncanonical binding of Lck to CD3ε promotes TCR signaling and CAR function. Nat Immunol, 2020, 21(8):902–913.

[11] Awasthi R, Pacaud L, Waldron E, et al. Tisagenlecleucel cellular kinetics, dose, and immunogenicity in relation to clinical factors in relapsed/refractory DLBCL. Blood Adv, 2020, 4(3):560–572.

[12] Deng Q, Han G, Puebla–Osorio N, et al. Characteristics of anti–CD19 CAR T cell infusion products associated with efficacy and toxicity in patients with large B cell lymphomas. Nat Med, 2020, 26(12):1878–1887.

[13] Ying Z, Huang XF, Xiang X, et al. A safe and potent anti–CD19 CAR T cell therapy. Nat Med, 2019, 25(6):947–953.

[14] Shah NN, Johnson BD, Schneider D, et al. Bispecific anti–CD20, anti–CD19 CAR T cells for relapsed B cell malignancies: a phase 1 dose escalation and expansion trial. Nat Med, 2020, 26(10):1569–1575.

[15] Fousek K, Watanabe J, Joseph SK, et al. CAR T–cells that target acute B–lineage leukemia irrespective of CD19 expression. Leukemia, 2021, 35(1):75–89.

[16] Shah NN, Lee DW, Yates B, et al. Long–term follow–up of CD19–CAR T–cell therapy in children and young adults with B–ALL. J Clin Oncol, 2021, 39(15):1650–1659.

[17] Singh N, Frey NV, Engels B, et al. Antigen–independent activation enhances the efficacy of 4–1BB–costimulated CD22 CAR T cells. Nat Med, 2021, 27(5):842–850.

[18] Vora P, Venugopal C, Salim SK, et al. The rational development of CD133–targeting immunotherapies for glioblastoma. Cell Stem Cell, 2020, 26(6):832–844.e6.

[19] Radhakrishnan SV, Luetkens T, Scherer SD, et al. CD229 CAR T cells eliminate multiple myeloma and tumor propagating cells without fratricide. Nat Commun, 2020, 11(1):798.

[20] Fraietta JA, Lacey SF, Orlando EJ, et al. Determinants of response and resistance to CD19 chimeric antigen receptor (CAR) T cell therapy of chronic lymphocytic leukemia. Nat Med, 2018, 24(5):563-571.

[21] Miura H, Quadros RM, Gurumurthy CB, et al. Easi-CRISPR for creating knock-in and conditional knockout mouse models using long ssDNA donors. Nat Protoc, 2018, 13(1):195-215.

[22] Hendel A, Bak RO, Clark JT, et al. Chemically modified guide RNAs enhance CRISPR-Cas genome editing in human primary cells. Nat Biotechnol, 2015, 33(9):985-989.

[23] Roth TL, Puig-Saus C, Yu R, et al. Reprogramming human T cell function and specificity with non-viral genome targeting. Nature, 2018, 559(7714):405-409.

[24] Giuffrida L, Sek K, Henderson MA, et al. CRISPR/Cas9 mediated deletion of the adenosine A2A receptor enhances CAR T cell efficacy. Nat Commun, 2021, 12(1):3236.

[25] Kim MY, Yu KR, Kenderian SS, et al. Genetic inactivation of CD33 in hematopoietic stem cells to enable CAR T cell immunotherapy for acute myeloid leukemia. Cell, 2018, 173(6):1439-1453.

[26] Lee JM. When CAR meets stem cells. Int J Mol Sci, 2019, 20(8):1825.

[27] Slater H. A Phase 2 Study of Axicabtagene Ciloleucel (Axi-Cel) in Patients with Relapsed/Refractory (R/R) Indolent Non-Hodgkin Lymphoma (iNHL). Oncology (Williston Park), 2020,15;34(7):260.

[28] Wang B, Iriguchi S, Waseda M, et al. Generation of hypoimmunogenic T cells from genetically engineered allogeneic human induced pluripotent stem cells. Nat Biomed Engin, 2021, 5(5):429-440.

[29] Raje N, Berdeja J, Lin Y, et al. Noopur Raje et al. Anti-BCMA CAR T-cell therapy bb2121 in relapsed or refractory multiple myeloma. N Engl J Med, 2019, 380:1726-1737.

[30] Xu J, Chen LJ, Yang SS, et al. Exploratory trial of a biepitopic CAR T-targeting B cell maturation antigen in relapsed/refractory multiple myeloma. Proc Natl Acad Sci USA, 2019, 116(19):9543-9551.

[31] Munshi NC, Anderson LD, Shah N, et al. Idecabtagene Vicleucel in Relapsed and Refractory Multiple Myeloma. N Engl J Med, 2021, 384(8):705-716.

[32] Jiang Z, Liao R, Lv J, et al. IL-6 trans-signaling promotes the expansion and anti-tumor activity of CAR T cells. Leukemia. 2021, 35(5):1380-1391.

[33] Hardman C, Ho S, Shimizu A, et al. Synthesis and evaluation of designed PKC modulators for enhanced cancer immunotherapy. Nat Commun, 2020, 11(1):1879.

[34] Ramos A, Grover NS, Beaven, AW, et al. Anti-CD30 CAR-T cell therapy in relapsed and refractory hodgkin lymphoma. J Clin Oncol, 2020, 38(32):3794-3804.

[35] Biasco L, Izotova N, Rivat C, et al. Clonal expansion of T memory stem cells determines early anti-leukemic responses and long-term CAR T cell persistence in patients. Nat Cancer, 2021, 2(6):629-642.

[36] Chang ZL, Lorenzini MH, Chen X, et al. Rewiring T-cell responses to soluble factors with chimeric antigen receptors. Nat Chem Biol, 2018, 14(3):317-324.

[37] Raj D, Yang MH, Rodgers D, et al. Switchable CAR-T cells mediate remission in metastatic

pancreatic ductal adenocarcinoma. Gut, 2019, 68(6):1052–1064.

[38] Salter AI, Ivey RG, Kennedy JJ, et al. Phosphoproteomic analysis of chimeric antigen receptor signaling reveals kinetic and quantitative differences that affect cell function. Sci Signal, 2018, 11(544):eaat6753.

[39] Ma X, Shou P, Smith C, et al. Interleukin–23 engineering improves CAR T cell function in solid tumors. Nat Biotechnol, 2020, 38(4):448–459.

[40] Hao M, Hou S, Li W, et al. Combination of metabolic intervention and T cell therapy via cell-surface anchor–engineering augments solid tumor immunotherapy. Sci Transl Med, 2020, 12(571):eaaz6667.

[41] Kumar J, Kumar R, Singh AK, et al. Deletion of Cbl–b inhibits CD8$^+$ T–cell exhaustion and promotes CAR T–cell function. J Immunother Cancer, 2021, 9(1):e001688.

[42] Hernandez–Lopez RA, Yu W, Cabral KA, et al. T cell circuits that sense antigen density with an ultrasensitive threshold. Science, 2021, 371(6534):1166–1171.

[43] Liu Y, Liu G, Wang J, et al. Chimeric STAR receptors using TCR machinery mediate robust responses against solid tumors. Sci Transl Med, 2021, 13(586):eabb5191.

[44] Yang Y, Kohler ME, Chien CD, et al. TCR engagement negatively affects CD8 but not CD4 CAR T cell expansion and leukemic clearance. Sci Transl Med, 2017, 9(417):eaag1209.

[45] Schneider D, Xiong Y, Wu D, et al. Trispecific CD19–CD20–CD22– targeting duoCAR–T cells eliminate antigen–heterogeneous B cell tumors in preclinical models. Sci Transl Med, 2021, 13(586):eabc6401.

[46] Sharma P, Marada VVVR, Cai Q, et al. Structure–guided engineering of the affinity and specificity of CARs against Tn–glycopeptides. Proc Natl Acad Sci USA, 2020, 117(26):15148–15159.

[47] Abbott RC, Verdon D, Gracey FM, et al. Novel high–affinity EGFRvIII–specific chimeric antigen receptor T cells effectively eliminate human glioblastoma. Clin Transl Immunol, 2021, 10(5):e1283.

[48] Moghimi B, Muthugounder S, Jambon S, et al. Preclinical assessment of the efficacy and specificity of GD2–B7H3 SynNotch CAR–T in metastatic neuroblastoma. Nat Commun, 2021, 12(1):511.

[49] Raj D, Nikolaidi M, Garces I, et al. CEACAM7 is an effective target for CAR T–cell therapy of pancreatic ductal adenocarcinoma. Clin Cancer Res, 2021, 27(5):1538–1552.

[50] Schäfer D, Tomiuk S, Küster LN, et al. Identification of CD318, TSPAN8 and CD66c as target candidates for CAR T cell based immunotherapy of pancreatic adenocarcinoma. Nat Commun, 2021, 12(1):1453.

[51] Konduri V, Joseph SK, Byrd TT, et al. A subset of cytotoxic effector memory T cells enhances CAR T cell efficacy in a model of pancreatic ductal adenocarcinoma. Sci Transl Med, 2021, 13(592):eabc3196.

[52] Zhang H, Li F, Cao J, et al. A chimeric antigen receptor with antigen–independent OX40 signaling mediates potent antitumor activity. Sci Transl Med, 2021, 13(578):eaba7308.

[53] Kosti P, Opzoomer JW, Layios–Martinez K, et al. Hypoxia–sensing CAR T cells provide safety and

efficacy in treating solid tumors. Cell Rep Med, 2021, 2(4):100227.

[54] Kato D, Yaguchi T, Iwata T, et al. GPC1 specific CAR-T cells eradicate established solid tumor without adverse effects and synergize with anti-PD-1 Ab. eLife, 2020, 9:e49392.

[55] Donovan LK, Delaidelli A, Joseph SK, et al. Locoregional delivery of CAR T cells to the cerebrospinal fluid for treatment of metastatic medulloblastoma and ependymoma. Nat Med, 2020, 26(5):720-731.

[56] Park AK, Fong Y, Kim SI, et al. Effective combination immunotherapy using oncolytic viruses to deliver CAR targets to solid tumors. Sci Transl Med, 2020, 12(559):eaaz1863.

[57] Sacchetti B, Botticelli A, Pierelli L, et al. CAR-T with license to kill Solid tumors in search of a winning strategy. Int J Mol Sci, 2019, 20(8):1903.

[58] Ma L, Dichwalkar T, Chang JYH, et al. Enhanced CAR-T cell activity against solid tumors by vaccine boosting through the chimeric receptor. Science. 2019, 365(6449):162-168.

[59] Singh N, June CH. Boosting engineered T cells. Science, 2019, 365(6449):119-120.

[60] Ding ZC, Shi H, Aboelella NS, et al. Persistent STAT5 activation reprograms the epigenetic landscape in CD4$^+$ T cells to drive polyfunctionality and antitumor immunity. Sci Immunol, 2020, 5(52):eaba5962.

[61] Srivastava S, Furlan SN, Jaeger-Ruckstuhl CA, et al. Immunogenic chemotherapy enhances recruitment of CAR-T cells to lung tumors and improves antitumor efficacy when combined with checkpoint blockade. Cancer Cell, 2021, 39(2):193-208.e10.

[62] Xu N, Palmer DC, Robeson AC, et al. STING agonist promotes CAR T cell trafficking and persistence in breast cancer. J Exp Med, 2021, 218(2):e20200844.

[63] Gudipati V, Rydzek J, Doel-Perez I, et al. Inefficient CAR-proximal signaling blunts antigen sensitivity. Nat Immunol, 2020, 21(8):848-856.

[64] Sterner RC, Sterner RM. CAR-T cell therapy: current limitations and potential strategies. Blood Cancer J, 2021, 11(4):69.

[65] Pereira BI, De Maeyer RPH, Covre LP, et al. Sestrins induce natural killer function in senescent-like CD8$^+$ T cells. Nat Immunol, 2020, 21(6):684-694.

[66] Rubin DB, Danish HH, Ali AB, et al. Neurological toxicities associated with chimeric antigen receptor T-cell therapy. Brain, 2019, 142(5):1334-1348.

[67] Ahmed O. CAR-T Cell Neurotoxicity: Hope is on the Horizon. Blood. 2019, 133(20):2114-2116.

[68] Karschnia P, Jordan JT, Forst DA, et al. Clinical presentation, management, and biomarkers of neurotoxicity after adoptive immunotherapy with CAR T cells. Blood, 2019, 133(20):2212-2221.

[69] Vora SB, Waghmare A, Englund JA, et al. Infectious complications following CD19 chimeric antigen receptor T-cell therapy for children, adolescents, and young adults. Open Forum Infect Dis, 2020,

7(5):ofaa121.

[70] Jain MD, Zhao H, Wang X, et al. Tumor interferon signaling and suppressive myeloid cells associate with CAR T cell failure in large B cell lymphoma. Blood, 2021, 137(19):2621–2633.

[71] Baroni ML, Martinez DS, Aguera FG, et al. 41BB–based and CD28–based CD123–redirected T–cells ablate human normal hematopoiesis in vivo. J Immunother Cancer, 2020, 8(1):e000845.

[72] Evgin L, Huff AL, Wongthida P, et al. Oncolytic virus–derived type I interferon restricts CAR T cell therapy. Nat Commun, 2020, 11(1):3187.

[73] Mestermann K, Giavridis T, Weber J, et al. The tyrosine kinase inhibitor dasatinib acts as a pharmacologic on/off switch for CAR T cells. Sci Transl Med, 2019, 11(499):eaau5907.

[74] Jan M, Scarfò I, Larson RC, et al. Reversible on– and off–switch chimeric antigen receptors controlled by lenalidomide. Sci Transl Med, 2021, 13(575):eabb6295.

[75] Weber EW, Parker KR, Sotillo E, et al. Transient rest restores functionality in exhausted CAR–T cells through epigenetic remodeling. Science, 2021, 372(6537):eaba1786.

[76] Faramand RG, Jain M, Staedtke V, et al. Tumor microenvironment composition and severe cytokine release syndrome (CRS) influence toxicity in patients with large B cell lymphoma treated with axicabtagene ciloleucel. Clin Cancer Res, 2020, 26(18):4823–4831.

[77] Nunoya JI, Masuda M, Ye C, et al. Chimeric antigen receptor T cell bearing herpes virus entry mediator co–stimulatory signal domain exhibits high functional potency. Mol Ther Oncolytics, 2019, 14:27–37.

[78] Chen Q, Hu Q, Dukhovlinova E, et al. Photothermal therapy promotes tumor infiltration and antitumor activity of CAR T cells. Adv Mater, 2019, 31(23):e1900192.

[79] Xie YJ, Dougan M, Jailkhani N, et al. Nanobody–based CAR T cells that target the tumor microenvironment inhibit the growth of solid tumors in immunocompetent mice. Proc Natl Acad Sci USA, 2019, 116(16):7624–7631.

[80] Wu MR, Jusiak B, Lu TK. Engineering advanced cancer therapies with synthetic biology. Nat Rev Cancer, 2019, 19(4):187–195.

[81] Zhang BL, Li D, Gong YL, et al. Preclinical evaluation of chimeric antigen receptor–modified T cells specific to EpCAM for treating colorectal cancer. Hum Gene Ther, 2019, 30(4):402–412.

[82] Klichinsky M, Ruella M, Shestova O, et al. Human chimeric antigen receptor macrophages for cancer immunotherapy. Nat Biotechnol, 2020, 38(8):947–953.

[83] Wang D, Starr R, Chang WC, et al. Chlorotoxin–directed CAR T cells for specific and effective targeting of glioblastoma. Sci Transl Med, 2020, 12(533):eaaw2672.

[84] Gemta LF, Siska PJ, Nelson ME, et al. Impaired enolase 1 glycolytic activity restrains effector functions of tumor–infiltrating CD8[+] T cells. Sci Immunol, 2019, 4(31):eaap9520.

[85] Ramello MC, Benzaïd I, Kuenzi BM, et al. An immunoproteomic approach to characterize the CAR interactome and signalosome. Sci Signal, 2019, 12(568):eaap9777.

[86] Dai X, Mei Y, Cai D, et al. Standardizing CAR-T therapy: Getting it scaled up. Biotechnol Adv, 2019, 37(1):239-245.

[87] Gopalakrishnan R, Matta H, Choi S, et al. A novel luciferase-based assay for the detection of chimeric antigen receptors. Sci Rep, 2019, 9(1):1957.

[88] Schuster SJ, Bishop MR, Tam CS, et al. Tisagenlecleucel in adult relapsed or refractory diffuse large B-cell lymphoma. N Engl J Med, 2019, 380(1):45-56.

[89] Sterner RM, Sakemura R, Cox MJ, et al. GM-CSF inhibition reduces cytokine release syndrome and neuroinflammation but enhances CAR-T cell function in xenografts. Blood, 2019, 133(7):697-709.

[90] Chen J, López-Moyado IF, Seo H, et al. NR4A transcription factors limit CAR T cell function in solid tumours. Nature, 2019, 567(7749):530-534.

[91] Liu X, Wang Y, Lu H, et al. Genome-wide analysis identifies NR4A1 as a key mediator of T cell dy sfunction. Nature, 2019, 567(7749):525-529.

[92] Helsen CW, Hammill JA, Lau VWC, et al. The chimeric TAC receptor co-opts the T cell receptor yielding robust anti-tumor activity without toxicity. Nat Commun, 2018, 9:3049.

[93] Liu Y, Liu G, Wang J, et al. Chimeric STAR receptors using TCR machinery mediate robust responses against solid tumors. Sci Transl Med, 2021, 13(586):eabb5191.

第三十六章　肿瘤生物治疗

第一节　肿瘤生物及细胞因子治疗

一、肿瘤生物治疗及其优势

（一）肿瘤生物治疗

肿瘤生物治疗（biotherapy）通常是指通过调动机体的防御机制或借助生物制剂的作用，调节机体的生物学反应，从而抑制或阻止肿瘤生长的治疗方法。这种治疗就是借助分子生物学技术和细胞工程技术，提高癌症的免疫原性，给机体补充足够数量的功能正常的免疫细胞和相关分子，激发机体抗癌免疫应答功能，提高肿瘤对免疫效应的敏感性，以达到最终清除癌症的目的。20世纪80年代，美国学者Oldham提出了生物反应调节（biological response modulation）理论，随后生物治疗成为继手术、放疗和化疗之后的第四大肿瘤治疗模式，并因其安全、有效和毒副作用低等特点，被认为是本世纪肿瘤综合治疗模式中最活跃、最有前途的手段。

随着免疫学、细胞生物学和分子生物学等学科的发展，新的治疗方法不断涌现，目前肿瘤生物治疗的手段主要包括免疫细胞治疗、免疫检查点抑制剂治疗、抗体治疗、细胞因子治疗、肿瘤疫苗治疗、分子靶向治疗及基因治疗等，因此也称肿瘤生物免疫治疗。肿瘤的传统治疗侧重于肿瘤本身的生物学特性，如采用手术、放疗局部控制肿瘤，通过化疗控制复发和远处转移。但手术不能解决肿瘤细胞的扩散、转移问题；而放疗和化疗是一把"双刃剑"，在杀伤肿瘤细胞的同时，对正常细胞及机体的免疫、造血功能也有损害效应。肿瘤生物治疗具有其独特的优势，是一种新的肿瘤治疗模式，利用生物工程的方法，调节机体的防御功能，抑制或消灭肿瘤细胞。在正常生理条件下，免疫系统具有十分完备的监视功能；但肿瘤患者，特别是晚期患者的免疫功能处于抑制状态，不利于肿瘤的控制和清除。肿瘤生物治疗主要是激活或恢复免疫系统抗肿瘤平衡状态，以达到杀灭肿瘤细胞的目的；同时，机体内免疫细胞分布广泛，可以杀灭残存的肿瘤细胞；并且，可以提高患者的生活质量及机体的免疫和造血功能，对增强放疗和化疗的耐受及治疗效果具有重要作用。

这里，值得一提的是，原位基因工程化肿瘤细胞显著增强抗癌免疫反应。癌症免疫治疗在近年来是备受关注的重要研究领域，但仍然难以找到高效和广泛适用的方法。此外，不需要对肿瘤抗原、体外细胞操作或细胞制造、直接采用一种产生患者特异性内源性细胞进行治疗的方法，可以显著降低成本并扩大可及性。2020 年 2 月，美国约翰霍普金斯大学医学院研究者在 *Proc Natl Acad Sci USA* 杂志发文，开发了一种基于合成生物技术、生物可降解的纳米粒子，可以通过原位基因重组对癌细胞及其微环境进行调整，这种工程化的癌细胞可以作为肿瘤相关抗原呈递细胞（tAPC）诱导共刺激分子（4-1BBL）和免疫刺激性细胞因子（IL-12）的共表达。研究者在 B16-F10 黑素瘤和 MC38 结直肠癌小鼠模型中，发现通过纳米颗粒对癌细胞和肿瘤微环境的重新编程，并结合检查点阻断，随着时间的推移，可以显著延缓肿瘤生长；在某些情况下，甚至可以完全清除肿瘤，导致小鼠的长期存活。同时，这些小鼠还可以防止远端注射的癌细胞重新长成肿瘤。通过体外和体内的实验分析，研究人员发现局部给药的 tAPC 重编程纳米颗粒可导致明显的细胞介导的细胞毒性免疫反应，并产生全身效应。总的来说，这种系统的肿瘤特异性和细胞介导的免疫治疗反应不需要肿瘤表达抗原的先验知识，并反映了这种纳米药物的转化潜力。

（二）肿瘤生物治疗的优势

应用生物细胞治疗肿瘤，具有以下优势：① 效果确切，对有些癌症，有效率可高达 70%；② 无放、化疗毒副作用，耐受性好，杀瘤特异性强，可快速恢复被放、化疗破坏的抗癌免疫系统，提高远期抗癌能力；③ 能够激发全身性的抗癌效应，对多发病灶或转移的恶性肿瘤同样有效；④ 对防止癌症术后复发效果显著，远期抗癌效果良好；⑤ 可单独使用，也可与其它治疗方法联合使用。

免疫细胞治疗不仅适用于早期肿瘤患者的应用，少数晚期肿瘤患者通过免疫细胞治疗后也能达到部分或完全缓解。而且，因其治疗无毒副作用，对于年龄较大、机体免疫差及惧怕放化疗的患者是最好的选择。同时，对放化疗不敏感者或无法耐受的肿瘤患者，部分不适宜做手术、介入治疗和其他治疗的晚期肿瘤患者，进行细胞免疫治疗可以提高患者的免疫功能，改善生命质量，延长带瘤生存期；部分患者通过免疫细胞治疗可明显减少肿瘤的体积，争取手术或其他治疗机会。生物治疗过去主要在一些免疫原性较强的肿瘤中进行，如黑色素瘤、肾癌和恶性脑胶质瘤等。随着生物治疗研究的发展，现在已扩大到其他肿瘤的治疗，如乳腺癌、肺癌、肠癌、前列腺癌、卵巢癌、宫颈癌和肝癌等。

二、细胞因子治疗

细胞因子（cytokine）是作为应用最广泛、疗效最明确的一类由活化的免疫细胞（淋巴细胞、单核巨噬细胞等）或间质细胞（血管内皮细胞、成纤维细胞等）合成或分泌的可溶性多肽类活性小分子物质，具有控制细胞生长、发育，参与机体免疫应答、炎症反应，抑制或促进肿瘤细胞生长的功能，主要包括干扰素（IFN-α、IFN-β 和 IFN-γ）、白细胞介素（IL-2、IL-4、IL-7、IL-12 和 IL-15）、造血刺激因子（EPO、TPO、G-CSF、GM-CSF、IL-11 和 IL-3）、肿瘤坏死因子 α（TNF-α）及修复因子（GM1、EGF 和 BFGF）等。细胞因子可诱导癌症患者自身免疫细胞扩增、活化，从而抵抗肿瘤细胞，是近些年来肿瘤免疫研究的热点。其中，IL-2 是肿瘤免疫治疗研究中最常用的细胞因子，可破坏癌症的发生进程；IL-21 与 IFN-α 合用可介导无不良反应的抗肿瘤免疫反应。细胞因子可激发宿主对肿瘤的免疫反应，联合化疗、放疗或手术治疗可提高肿瘤治疗效果。

细胞因子是肿瘤治疗中具有良好前景的药物之一。然而，细胞因子存在体内半衰期较短、生物活性极易被破坏以及全身给药毒副作用大等问题。因此，选择一种适宜细胞因子的递送策略极为重要。细胞因子的递送策略通常包括聚乙二醇（polyethylene glycol，PEG）修饰、基因融合及载体递送等。下面介绍几种重要的细胞因子在肿瘤治疗的效果。

（一）白细胞介素

1. IL-2 及其衍生物　IL-2 是最早作为一种免疫调节剂用于肿瘤的治疗，能有效地恢复机体的免疫功能。IL-2 于 1992 年和 1997 年分别被美国 FDA 批准用于治疗肾癌和黑色素瘤。IL-2 是目前临床最常用的恶性肿瘤生物免疫治疗因子，进入人体后可显著增强 B 细胞、T 细胞、NK 细胞和巨噬细胞的免疫功能，同时可对新型 LAK 细胞进行有效诱导，进而增强 CTL 活性，并特异杀伤肿瘤细胞，从而诱导机体自身产生抗肿瘤免疫反应，使肿瘤细胞生长减缓、停止，甚至缩小，还可与多种细胞因子相互配合提高免疫功能。因此，IL-2 的生物治疗方法主要是通过增强机体本身固有的抗肿瘤机制，从而达到阻抑、杀灭肿瘤细胞以及根除肿瘤的目的。

研究表明，IL-2 联合顺铂可在获得满意的胸腔内肿瘤细胞杀伤效果的同时，对机体细胞免疫功能也具有显著的增强作用；并且，大量研究表明，应用此法后不良反应与单用顺铂并无显著差异，提示治疗有效性及安全性均较高。在高剂量及低剂量 IL-2 治疗转移性肾癌患者的随机研究中发现，高剂量能产生更强的抗肿瘤活性，但同时带来更严重的毒性及死亡率。另有报告，IL-2L 联合生物化疗治疗转移性黑色素瘤，32.5% 的患者能获得持久的临床反应。目前，IL-2 抗肿瘤效果明确，需解决的问题是选择最佳的给药方式及给药剂量，以达到增强疗效、减少毒性的目的。

IL-2 衍生物治疗药物的研发。2017 年 11 月，美国 MD 安德森癌症中心公布了 NKTR-214 联合 PD-1 单抗纳武单抗用于晚期肿瘤患者的临床数据，在用于实体瘤治疗时，药物联用能使 72% 的肿瘤缩小。在 2018 年的美国临床肿瘤学会（ASCO）年会上，NKTR-214 与 PD-1 抑制剂联用治疗的有效率吸引了关注。NKTR-214 这款新型 IL-2 细胞因子免疫激动剂是 CD122 依赖型的激动剂，是 IL-2 改造后的产物，每个 IL-2 分子上添加了 6 个聚乙二醇 PEG，给肿瘤患者体内注射之后，这 6 个 PEG 修饰会逐渐脱落，形成了有活性的药物形式，可以通过异源二聚体 IL-2 受体途径提供持续的信号转导，还可以在肿瘤微环境中通过调节性 T 细胞刺激 CD8$^+$ T 细胞和 NK 细胞的增殖。

2020 年 12 月，恒瑞公司公告，注射用 SHR-1916 可以通过激活 JAK1/JAK3/STAT5 信号通路，促进 CD8$^+$ T 和 NK 细胞增殖，发挥抗肿瘤作用。SHR-1916 衍生物在与 IL-2 受体 α 亚基（IL-2Rα）相结合的区域包含 1 个或多个氨基酸突变，具有消除或降低的对高亲和力受体（IL-2Rα/β/γ）的亲和力，并保留对中等亲和力受体（IL-2Rβ/γ）的亲和力，成药性良好。相比于 IL-2 本身，SHR-1916 这种 IL-2 衍生物对调节性 T 细胞的激活降低，对免疫效应细胞的激活不受影响或增高。

2. 人 IL-15（interleukin-15，IL-15）　IL-15 是一种多效性细胞因子，具有激活 T 细胞、B 细胞和 NK 细胞，并可介导这些细胞的增殖和存活的功能。此外，IL-15 能激活、维持和扩增 CD8$^+$ 记忆性 T 细胞，而不激活调节性 T 细胞（Treg）。早在 1994 年，Grabstein 在猿肾上皮细胞系 CV-1/EBNA

的培养上清液发现该细胞因子，并能够刺激、维持 IL-2 依赖的 T 细胞的增殖，具有类似和 IL-2 类似的生物学功能，随后被命名为 IL-15。IL-15R 主要由 3 个亚基组成，即 α、β 和 γ 亚基。其中，β 亚基与 IL-2R 共用，而 γ 亚基则和 IL-2、-4、-7、-9 和 -21R 的 γ 亚基相同，β 亚基与 γ 亚基共同负责胞内的信号传导。

（1）参与调节多种免疫细胞：IL-15 具有广泛的免疫调节活性，能够参与调节多种免疫细胞的存活、增殖与功能，其中包括 NK 细胞、记忆性 CD8$^+$ T 细胞和 NKT 细胞等。hIL-15 对 T 细胞具有化学趋化作用，循环的淋巴细胞归巢至外周淋巴结，抑制淋巴细胞发生凋亡，并促进 T 细胞的活化增殖，诱导产生细胞毒性 T 淋巴细胞（CTL）。IL-15 除了能够促进记忆性 CD8$^+$ T 细胞的产生，而且在维持体内记忆性 CD8$^+$ T 细胞的数目上也起着至关重要的作用。研究表明，IL-15 在 NK 细胞的活化与增殖中起着重要的作用。在 IL-15 及 IL-15R 亚基基因敲除小鼠体内，NK 细胞的数目都不同程度地减少；而在过表达 IL-15 的小鼠体内，NK 细胞的数目则明显增加，并能增强小鼠的免疫反应。此外，IL-15 在树突状细胞（DC）及巨噬细胞的功能成熟中也起着重要的作用。在 DC 细胞中，IL-15 能够促进 DC 细胞表达共刺激因子及 IFN-γ，提高 DC 细胞活化 CD8$^+$ T 细胞及 NK 细胞的能力。

（2）IL-15 的抗肿瘤作用：IL-15 的抗肿瘤效应主要是通过促进 CD8$^+$ T 细胞和 NK 细胞的增殖及活化。在多种实验动物肿瘤模型（LA795 肺腺癌、黑素瘤（B16，B78-H1）、MC38 结肠癌、肝癌和淋巴瘤）中，利用 IL-15 治疗均可以促进肿瘤的消退，减少肿瘤的转移，提高存活率。例如，在小鼠原发性肝细胞癌的模型中，IL-15/IL-15R 复合物被证实能通过促进 CD8$^+$ T 细胞的增殖并维持其生存，从而增加小鼠体内 CD8$^+$ T 细胞的数量，同时促进 CD8$^+$ T 细胞分泌细胞因子 IFN 及 TNF，最终增强小鼠抗肿瘤的能力。给小鼠注射 IL-15，可延长环磷酰胺诱导的缓解期。此外，IL-15 显示出增强过继性免疫治疗的功效。使用联合表达 IL-15 的 CD19-CART 细胞疗法，检测 CD19-CART/CD19-IL15-CART 抗肿瘤的能力，发现 CD19-IL15-CART 细胞分泌 IL-15 水平较 CD19-CART 明显提升，CD19-IL15-CART 细胞扩增能力和免疫功能均高于 CD19-CART 细胞。

研究者在水疱性口炎病毒（VSV）中插入分泌型 hIL-15，以增强溶瘤细胞病毒的杀瘤毒性，当 CT-26 结肠癌细胞转染增强型 VSV 后，局部高表达 IL-15，这使 CTL 细胞免疫功能增强、生存率提高，进而增强 CTL 细胞抗肿瘤的能力。基于 IL-15 良好的抗肿瘤能力，研究者尝试将 IL-15 或 IL-15 的激动剂与其他的治疗方法联合使用，以期能够进一步提高肿瘤的治疗效果。

（3）IL-15 激动剂联合卡介苗治疗膀胱癌：2020 年 12 月 21 日，美国加利福尼亚 ImmunityBio 公司宣布，IL-15 激动剂 N-803（Anktiva）治疗非肌层浸润性原位膀胱癌（CIS）关键 2/3 期试验（QUILT3.032）的首个队列研究获得积极结果。结果显示，在疗效可评估受试者中，卡介苗联合 N-803 治疗组患者完全缓解率达 72%（51/71，任意时间），其中 59% 患者的完全缓解时间持续 12 个月以上。到目前为止，完全缓解的中位持续时间为 19.2 个月。有 1% 的患者报告出现严重不良事件，但均与治疗无关。IL-15 通过影响自然杀伤细胞和 T 细胞在免疫系统中发挥至关重要的作用，N-803 是一种新的 IL-15 超激动剂复合物，由 IL-15 突变体（IL-15N72D）与 IL-15 受体 α/IgG1 Fc 融合蛋白结合而成。与人体内天然、非复合 IL-15 相比，N-803 具有更好的药代动力学特性，在淋巴组织中存在时间更长，抗肿瘤活性更强。

膀胱癌是全球发病率较高的恶性肿瘤之一，2020年，全球有212 536例患者死于膀胱癌，新增确诊病例约为573 278例。在美国，膀胱癌是男性最常被诊断的第4大恶性实体瘤，在所有新诊断的膀胱癌病例中，大约75%～85%是非肌层浸润性膀胱癌（NMIBC）患者。近30年来，卡介苗免疫治疗一直是治疗NMIBC的标准疗法，然而疾病的复发率和进展率非常高。在复发的患者中，有30%的患者在15年内病情进展并最终死亡，另外50%患者接受根治性膀胱切除术以控制病情。N-803的初步治疗结果为其成为NMIBC患者继高侵入性根治性膀胱切除术的又一新的治疗选择提供了证据。

3. IL-33激活先天性淋巴样细胞　2020年3月，美国纪念斯隆-凯特琳癌症中心（Memorial Sloan Kettering Cancer Center，MSK）Balachandran等在 *Nature* 杂志发文，发现了一组先天性淋巴样细胞（ILC）的免疫细胞。这些细胞存在于许多不同的组织中，在正常的静止状态下具有轻度的抗肿瘤作用。用药物激活ILC可以动员T细胞缩小胰腺癌肿瘤的体积。这对胰腺癌研究和整个癌症免疫疗法都是重要的发现。

研究者发现，与正常器官相比，胰腺肿瘤组织中ILC2型细胞数量较多，对肿瘤存在反应。胰腺癌肿瘤组织中含有更多ILC2的患者存活时间更长，表明ILC2可能具有抗癌功能。研究表明，去除ILC2会导致小鼠胰腺肿瘤生长更快。ILC2表面具有控制自身繁殖的受体。用IL-33激活ILC2，使它们和T细胞均能扩增，进而导致肿瘤缩小。在没有ILC2的小鼠体内，IL-33刺激并不会导致肿瘤缩小，这证明ILC2是介导这种作用的关键细胞。T细胞表面检查点蛋白起刹车作用，以防止它们攻击人体自身的组织。但这也限制了T细胞的抗肿瘤活性。由于ILC2与T细胞相关，当被IL-33激活时，ILC2在其表面表达一种重要的关卡蛋白PD-1。当将IL-33加上PD-1抑制剂给予小鼠时，肿瘤缩小程度更加明显。通过添加IL-33激活ILC2是PD-1检查点抑制剂有效抵抗小鼠胰腺肿瘤的关键。

4. PD-1抗体融合IL-21提升抗肿瘤疗效　PD-1抑制剂消除PD-1和PD-L1相互作用所诱导的抑制作用，恢复肿瘤反应性CD8$^+$ T细胞的活力，但是只有少数患者能从中获益。有研究表明，缺乏有效的T细胞活化可能是其中的原因。2021年3月，中国科学院生物物理研究所研究者在 *Nat Commun* 杂志发文，开发了一种PD-1抗体和IL-21的融合蛋白（PD-1AB21），这种蛋白能在阻断PD-1与PD-L1相互作用的同时将IL-21靶向到表达PD-1的T细胞。研究证实，在多种肿瘤模型中，这一融合蛋白具有强效的抗肿瘤作用。γc细胞因子家族对CD8$^+$ T细胞应答的强度和功能起着重要作用，而且相比其它γc细胞因子，在IL-21调节下产生的肿瘤反应性T细胞（tumor-reactive T cell）在体内实验具有更优越的抗肿瘤作用。有研究表明，在临床前模型中联用IL-21可增强CTLA-4抗体或PD-1抗体的功效。

基于此，研究者开发了一种融合蛋白，使用PD-1抗体单链抗体片段（scFv）的非共价同源二聚体形式（diabody）。研究观察到，PD-1AB21在与表达PD-1的EG7淋巴瘤细胞和激活的CD8$^+$ T细胞结合后，完全阻断了PD-L1IgFc的结合。此外，PD-1Ab21对pro-B细胞系Baf3增殖的作用与重组IL-21相同。这表明，PD-1AB21可以与活化的T细胞上的PD-1结合，阻断PD-1与PD-L1的相互作用，同时保持IL-21的生物活性。深入探究后，发现PD-1Ab21能将IL-21靶向活化的T细胞，而且相较重组 IL-21 能更有效地诱导活化的 CD8⁺ T 细胞分化为 TSCM 细胞（memory stem T cell）。TSCM 细胞在暴露于抗原后具有强大的增殖潜力、长期存活能力以及产生所有记忆和效应 T 细胞亚群的能力。荷瘤小鼠在 PD-1AB21 治疗后表现出 TSCM 频率增加和肿瘤特异性记忆 T 细胞的大量扩增，而且这种融合蛋白的抗肿瘤疗效优于 PD-1 抗体和 IL-21 的组合治疗。此外，PD-1Ab21 还显著增强癌症疫苗的治疗效果。总的来说，这种治疗策略通过同时将细胞因子靶向肿瘤反应性 T 细胞促进体内记忆 T 细胞的产生，从而提高免疫检查点封锁的治疗效果。PD-1AB21 的疗效虽然突出但也存在着不足，因为 PD-1Ab21 中单链的 PD-1 抗体在体内的半衰期很短，因此用完整的全人源 PD-1 抗体与 IL-21 融合将会更加有效。

5. IL-27 减少肿瘤生长和扩散　2020 年 3 月，美国普渡大学研究者在 *Mol Ther* 杂志发文，使用了 IL-27 蛋白质（图 36-1），在减少肿瘤生长和帮助阻止癌症在体内扩散方面显示出潜力。IL-27 是一种由免疫系统细胞分泌的细胞因子，作为化学信使，可以帮助免疫系统针对癌症和其他疾病。免疫细胞会自然地被身体上有很多信号的区域所吸引，这些信号来自于 IL-27 的蛋白质。因此，将 IL-27 靶向肿瘤或骨细胞的新方法，可以利用这些蛋白质产生信号，将免疫细胞带到有癌症的部位，杀死肿瘤。这项治疗技术对患有多种不同类型癌症的人和动物都进行应用，包括乳腺癌和肺癌，蛋白质靶向治疗可以改善免疫系统的反应。

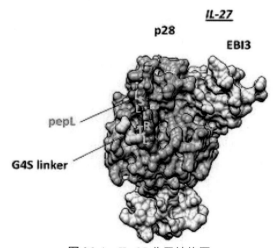

图 36-1　IL-27 分子结构图

6. 用胶原蛋白指导 IL-12 激活免疫系统治疗肿瘤　有的肿瘤会隐藏在免疫系统之外，而那些没有发炎的肿瘤，也不会引起免疫系统的反应，也就是所谓的"冷"肿瘤，对免疫疗法没有反应。美国芝加哥大学普利兹克分子工程学院（PME）研究者利用一种独特的免疫治疗传递系统为解决这一问题迈出了一步（*Nat Biomed Engin*，2020）。该系统通过寻找并结合肿瘤的胶原蛋白发现肿瘤，然后使用 IL-12 蛋白质刺激肿瘤并激活免疫系统，从而激活免疫治疗。在小鼠模型上的实验结果是有希望的，几种类型的黑色素瘤和乳腺癌肿瘤在治疗后退化或完全消失。

IL-12 是一种调节 T 细胞反应的细胞因子，可以把"冷"肿瘤变成"热"肿瘤。但是，这种蛋白质的效力是如此之强，当它被用于人体时，可能会导致全系统的毒性和死亡。2019 年，Hubbell 及其合作者开发了一种药物输送系统，该系统可以将治疗药物连接到血液中的一种蛋白质上，这种蛋白质可以在血管损伤区域循环并与胶原蛋白结合。因为肿瘤充满了渗漏的血管，蛋白质将这些血管视为血管损伤并与其结合，将治疗直接传递到肿瘤的胶原蛋白上。本项研究者将 IL-12 添加到蛋白质上，并将其与检查点抑制剂（CPI）疗法一起使用。一旦通过静脉注射，该蛋白就会发现肿瘤的胶原蛋白，并与其结合，释放出治疗药物，让原本"冷"肿瘤变热。在小鼠模型中，大多数患有某种恶性乳腺癌（三阴性，免疫排斥的 EMT6）的小鼠在治疗后癌症消失。研究者还对几种类型的黑色素瘤进行了测试，发现许多肿瘤退化，延长了生存期。由于 IL-12 被直接传递到肿瘤，使治疗的毒性比以前降低了三分之二。

7. 血液和肿瘤中 IL-8 水平与 PD-L1 抑制剂临床效益有关　虽然血浆白介素 -8（pIL-8）升高与免疫检查点阻断的不良结果有关，但在大型随机研究中尚未对此进行全面评估。2020 年 5 月，美国 Genentech 公司研究者在 *Nat Med* 杂志发文，分析了接受 PD-L1 单抗 atezolizumab（阿特珠单抗，Tecentriq）治疗的 1445 例转移性尿路上皮癌（mUC）和转移性肾细胞癌患者的外周血单核细胞和肿瘤中循环的 pIL-8 和 IL-8 基因的表达。研究发现，血浆、外周血单核细胞和肿瘤中 IL-8 的高水平与阿特珠单抗在 mUC 和转移性肾细胞癌患者中的疗效降低有关，即使在典型的 $CD8^+$ T 细胞炎症的肿瘤中也是如此。此外，pIL-8 基线水平低与 mUC 患者与对阿特珠单抗和化疗反应增加有关。

研究还发现，接受过治疗的 mUC 患者在接受阿特珠单抗治疗而不接受化疗时，pIL-8 水平降低与总体生存率提高相关。免疫细胞的单细胞 RNA 测序显示，IL-8 主要在循环和瘤内髓样细胞中表达，而 IL-8 的高表达与抗原递呈机制的下调有关。因此，研究者认为能够逆转 IL-8 介导的骨髓炎症治疗对改善免疫检查点抑制剂治疗患者的预后至关重要。

8. 人工 IL-18 显著抑制肿瘤　2020 年 7 月，美国耶鲁大学研究者在 *Nature* 杂志发文，发现了一种"干扰信号"，可以阻止 IL-18 的免疫系统刺激因子进入肿瘤，包括那些对传统免疫疗法有耐药性的癌症。研究者创造了 IL-18，并显著减少对免疫疗法有抵抗力的小鼠体内肿瘤。IL-18 具有动员 T 细胞和 NK 细胞对抗感染的特殊作用。然而，这种方法在临床试验中并没有显示出任何益处。

研究发现，在许多类型癌症中，存在 IL-18 结合蛋白（IL-18BP）的高水平蛋白质，阻止 IL-18 与免疫系统细胞上的受体结合并激活免疫反应的能力。研究者认为，IL-18 是抗癌免疫反应的关键，但 IL-18BP 阻碍其活动。利用一种定向进化过程，研究者搜索了约 3 亿种不同的 IL-18 突变形式，以发现仅结合真正的 IL-18 受体而不结合诱饵的罕见变异。研究小组与合作者将改良后的 IL-18 用于多种肿瘤类型小鼠，包括那些对传统免疫疗法产生耐药性的小鼠，发现人工合成的 IL-18 明显减少肿瘤的生长，并能够完全根除许多小鼠的癌症。当观察肿瘤内部时，发现 IL-18 药物可以增加重要的"干细胞样" T 细胞的数量，这些 T 细胞维持有效的抗肿瘤反应。

9. IL-10 所介导的终末耗竭 $CD8^+$ T 细胞代谢重编程增强抗肿瘤免疫反应　T 细胞耗竭是癌症免疫疗法面临的主要障碍之一，在耗竭的 $CD8^+$ 肿瘤浸润淋巴细胞中，终末耗竭的细胞亚群会因自身的细胞毒性效应而有助于肿瘤细胞的直接杀灭作用；然而，这类细胞亚群对免疫检查点阻滞并没有反应，因此很难通过恢复增殖能力使其重获活力。2021 年 6 月，瑞士洛桑联邦理工学院等机构研究者在

Nat Immunol 杂志发文，揭示了 IL-10 免疫因子调节终末耗竭的肿瘤浸润 T 细胞（TIL）的功能恢复。研究结果表明，当 IL-10 与细胞疗法相结合后，能清除黑色素瘤和结肠癌小鼠模型机体中的肿瘤。研究者发现，终末耗竭的 TIL 能被直接恢复活力，并恢复潜在的抗癌活性；这种活力的恢复是通过 IL-10 所诱导的细胞代谢重编程实现的。

当从肿瘤内剥夺了氧和重要的营养物质后，最后杀灭癌细胞的 TIL 能力，会成为耗竭的迟钝状态；最近的研究已识别出两种不同类型的耗竭 TIL，其中一种称为"祖辈耗竭"TIL（progenitor exhausted TIL），能以效率识别癌细胞，并增殖对免疫疗法 PD-1 阻滞作用产生反应；但其后代"终末耗竭"TIL（terminally exhausted TIL）则能检测并破坏癌细胞，在功能上是最残缺的，容易发生自我毁灭且并无完全增殖的能力。即使是 PD-1 阻滞，也不能恢复这些终末耗竭 TIL 的功能。实际上，很多患者并不会对 PD-1 的阻滞产生反应，因其肿瘤中缺少"祖辈耗竭"TIL 而仅存在终末耗竭的 TIL，这就是研究者正在寻找新方法来恢复终末耗竭 TIL 的功能用作抗癌疗法的原因。

目前，有三条证据链促成当前的研究。首先，发现终末耗竭 TIL 能通过恢复线粒体的健康程度在功能上实现恢复；其次，IL-10 能刺激机体的抗癌免疫反应，并在早期临床试验中被证明能作为肺癌的疗法；最后，IL-10 能恢复线粒体的适应度，并能重编程为巨噬细胞的免疫细胞代谢状况。为了探究 IL-10 能影响终末耗竭的 TIL，研究者在过继细胞疗法（ACT）中加入了一种工程化、长效版本的 IL-10（IL-10/Fc），即通过输注肿瘤靶向作用 T 细胞来治疗癌症；同时，还检测了这种组合在治疗黑色素瘤小鼠模型中的治疗效果。结果发现，这种新型疗法能提高终末耗竭 TIL 的数量和功能，并能使接受治疗的 90% 小鼠荷瘤消退且治愈（仅使用 ACT 没有效果，而且仅使用 IL-10/Fc 疗法会使肿瘤消退程度有限）。值得注意的是，80% 存活的小鼠会产生对癌症的免疫记忆，当治疗后 2 个月能够自发排斥植入其机体中的相同肿瘤。

研究结果表明，如果 IL-10 被加入到 ACT 中，能够赋予机体抵御癌症生长的长期保护力。此外，检测了 IL-10/Fc 对 CAR-T 细胞的影响，CAR-T 细胞能靶向作用携带特殊分子标志物的癌细胞，经过 IL-10/Fc 处理的 CAR-T 细胞能够诱导被植入结肠癌大约 90% 小鼠实现癌症的完全治愈。研究发现，IL-10/Fc 能特异性地对终末耗竭 TIL 发挥作用，并非是祖辈耗竭 TIL；说明其能重编程终末耗竭 TIL 的代谢，即其开始从营养物质中获取能量的过程；反过来，又会导致其基因表达程序发生全面改变，从而驱动其功能重新激活和增殖发生，IL-10/Fc 对人类机体的 TIL 和 CAR-T 细胞有着相同的效应。目前，研究者正在深入研究在终末耗竭 TIL 中代谢重编程过程改变基因表达模式的分子机制，进行相关临床研究。综上，本研究结果表明，通过上调线粒体丙酮酸载体依赖性的氧化磷酸化作用所介导的代谢重编程过程，能够再度激活终末耗竭的 T 细胞，从而增强机体对癌症免疫疗法的反应。

（二）干扰素

1. 干扰素（interferon，IFN）简介　IFN 是哺乳动物细胞在受到病毒感染或其他诱导剂作用后产生的一种糖蛋白。根据其来源、生物学性质以及活性差异，可分为：① IFN-α 由单核吞噬细胞产生，此外 B 细胞和成纤维细胞也能合成；② IFN-β 则主要由成纤维细胞、淋巴母细胞和巨噬细胞产生；

③ IFN-γ 主要由活化的 T 细胞和 NK 细胞产生。IFN 有很强的抗肿瘤活性,能够介导直接的肿瘤杀伤效应,通过上调组织相容性和肿瘤相关抗原的表达,增强肿瘤细胞免疫原性。IFN 能够通过基因重组技术大量产生,重组 IFN 已经成为最为重要的治疗肾细胞癌的生物制剂,1 和 2 期临床试验表明,其总体客观反应率达到 17%,甚至在少数患者能得到完全缓解。目前,IFN 广泛应用于乳腺癌、肺癌所致胸腔积液,其使用方式为胸腔注射。研究表明,IFN 可通过直接或间接的细胞静止、细胞毒性和免疫刺激等作用,对细胞癌基因表达过程进行有效抑制,获得满意的肿瘤细胞分化诱导效果,加速其逆转。

早在 1986 年,IFN-α 作为第一个生物制剂被批准用于治疗恶性肿瘤,其临床适应证包括黑色素瘤、毛细胞白血病、慢性粒细胞白血病和 Kaposi 肉瘤等。研究显示,IFN-α 治疗多毛性白血病的有效率可达 70% ~ 75%,联合化疗治疗慢性粒细胞白血病可减低化疗药物的剂量,加快患者的康复。同时,在联合化疗药物治疗黑色素瘤及肾癌的临床试验中,具有较好的临床效果。然而,令人遗憾的是,IFN-α 具有明显的剂量相关毒性,包括致命的肝毒性等。

2. 干扰素 γ 引导黑色素瘤患者对癌症免疫疗法产生反应的分子机制　2020 年 10 月,美国加利福尼亚大学等机构研究者在 *Cancer Cell* 杂志发文,揭示 IFN-γ 引导恶性黑色素瘤患者疗法反应的分子机制,这些患者均采用免疫检查点阻滞剂进行治疗,IFN-γ 是一种能帮助激活宿主机体免疫细胞功能的免疫反应刺激信号分子。研究者指出,帮助维持免疫系统功能的两种主要驱动子能帮助有效攻击癌症,T 细胞在肿瘤中浸润的水平源于免疫检查点阻滞剂的释放和下游相应 IFN-γ 的信号传导,阻断此前被认为能限制对癌细胞攻击作用的免疫检查点或能驱动 IFN-γ 的信号表达,从而能放大机体的抗肿瘤免疫反应,进而诱发癌症免疫疗法所诱导的临床反应。

研究发现,当抵御癌症的预先免疫反应被放大时,免疫检查点抑制疗法能发挥作用,癌细胞能通过免疫检查点(CTLA-4 和 PD-1)抑制免疫系统攻击癌细胞的方式,无论何时释放免疫检查点,免疫激活的增加都依赖于 T 细胞产生免疫激活细胞因子 IFN-γ 的强度,会导致超过 600 个基因激活,进而放大机体的抗肿瘤免疫反应。这项研究中,对接受抗 PD-1 抗体纳武单抗、纳武单抗和抗 CTLA-4 抗体易普利姆玛联合疗法的 101 例黑色素瘤患者进行研究,在 DNA 和 RNA 水平下分别对这些患者机体的黑色素瘤组织进行基因组测序,分析基线和治疗时的活组织特性。在参与者治疗前和治疗中,观察其机体肿瘤组织特性的改变,分析临床反应和未表现出临床反应的患者机体中基因的表达情况,这能观察到随着时间延续患者机体免疫反应发生改变的机制,同时还能重点分析当免疫系统处于活跃状态时癌细胞是如何启动基因进行表达的。随后,通过开启或关闭一系列基因的表达,对 IFN-γ 产生反应的能力,在绝大多数癌细胞中都能被保存下来。

最后,研究者表示,后期还将继续深入研究,分析 IFN-γ 基因,并以此作为一种新方法预测患者对免疫疗法所产生的反应,同时研究者还想寻找一种新型的组合性疗法诱导干扰素信号的传导,并应用于更多癌症患者的治疗。

（三）肿瘤坏死因子

肿瘤坏死因子(tumor necrosis faactor,TNF)属于内源性多功能调节因子,由已经激活的巨单核细胞系统产生，是目前已知的活性最强的抗肿瘤细胞因子之一。研究表明，TNF 可于体外或体内达到有效的肿瘤细胞杀伤作用，但对正常细胞并无显著毒性效果，并未发现具有明显的种属特异性。

TNF 对肿瘤的作用机制：① 对肿瘤细胞生长过程进行有效抑制，从而诱导其凋亡；② 对肿瘤血供系统进行损伤，从而使其坏死；③ 对已经发生耐药性的肿瘤细胞进行有效逆转；④ 经相应受体介导后，对肿瘤细胞直接杀伤；⑤ 使肿瘤发生局部炎症反应，增加机体免疫应答。

（四）粒－巨噬细胞集落刺激因子

GM-CSF 是一种重要的造血生长因子，具有重要的免疫调节作用，尤其是增强机体抗肿瘤免疫功能。目前，GM-CSF 作为肿瘤疫苗免疫佐剂，被广泛研究和应用。在一项黑色素瘤的 2 期临床研究中发现，术后联合应用 GM-CSF，患者无病生存期（DSF）及总生存期（OS）均有提高。另一项黑色素瘤的临床试验发现，应用 GM-CSF 后患者 5 年生存率达到 60%。在一组 815 例手术切除的 HLA-2[+] 黑色素瘤患者中，联合应用 GP-100 及 GM-CSF，患者 DSF 延长，但 OS 无变化。

（四）细胞因子和抗体融合治疗胶质母细胞瘤

2020 年 10 月，瑞士苏黎世大学等机构研究者在 *Sci Transl Med* 杂志发文，将细胞因子与抗体融合在一起，促进免疫系统，攻击肿瘤，有效治疗小鼠胶质母细胞瘤。在这项研究中，研究者将 L19 抗体与细胞因子 TNF 融合在一起，形成免疫细胞因子（immunocytokine）L19TNF。L19 抗体能够寻找胶质母细胞瘤的标志物，L19TNF 注射到诱发性胶质母细胞瘤的小鼠体内，可增加免疫反应，在一些情况下减缓这种肿瘤的生长，在另一些情况下逆转了生长。研究者发现，在一些小鼠中，这种肿瘤完全消失，没有发现不良反应的证据。

第二节　肿瘤抗体治疗

一、肿瘤抗体

（一）抗体药物

以抗体为基础研发的药物统称为抗体药物。近年来，抗肿瘤抗体药物的研发与应用受到了广泛的关注。最初，抗肿瘤抗体主要是通过抗原免疫动物而获得抗血清，其中的抗体为多克隆抗体，存在着严重的交叉反应，可引发一系列的不良反应。而单克隆抗体（mAb）的出现，大大减少机体与正常组织之间的交叉反应，降低抗体治疗的不良反应，为肿瘤治疗带来了新的希望。目前，用于制备抗体药物（抗体治疗剂）的抗体均属于 mAb。

目前，治疗性抗体的研究已成为肿瘤治疗的研究热点之一。随着基因工程抗体技术的不断发展，用于临床的治疗性抗体包括嵌合抗体、人源化抗体、小分子抗体、双特异性抗体及抗体融合蛋白等。此外，通过在抗体分子上耦联毒素、促凋亡分子和放射性同位素等，还可在抗体导向下实现对肿瘤细胞的特异性杀伤。肿瘤的生物治疗除了将抗体直接作为药物外，也可与一些细胞因子联合应用，激发和增强机体自身免疫功能，以达到治疗肿瘤的目的。

最早研制的人源化抗体是人－鼠嵌合抗体，由小鼠抗体可变区基因片段连接到人抗体恒定区基因上获得。以后，抗体进一步人源化的研制方法很多。但随着相关技术的迅速发展，借助已有的抗原／抗体序列、机构信息及抗原－抗体相互作用模式分析，合理确定功能抗体识别的靶位，进而应用计算机辅助分子设计理论和高通量虚拟筛选技术开展抗体的从头设计已经成为研究的热点。

抗肿瘤抗体的靶抗原可分为 3 类：① 直接表达在肿瘤细胞上的抗原，如 CD20 和 HER2；② 肿瘤微环境中的抗原，如血管内皮生长因子；③ 针对人体免疫系统的靶分子，如 CD3 和 PD-1。大部分疾病都涉及多个靶点或多种信号通路。

抗肿瘤抗体药物（未耦联的裸抗体），其抗肿瘤作用机制主要是通过亲和性（与肿瘤表面靶抗原特异性结合）和杀伤肿瘤细胞（可依靠免疫系统介导细胞死亡）。但对靶点的选择，必须高特异性。也就是，靶分子在肿瘤细胞中高表达，而在正常组织细胞，尤其是重要器官内无显著性表达。

抗体耦联药物（antibody drug conjugate，ADC）是一种相对较新的抗癌药物，由一个抗体键合一个肿瘤杀伤性化疗药物组成，抗体可以靶向识别并结合在细胞受体上。而 ADC 上的抗体主要用于结合肿瘤细胞特异性的胞外受体。药物在受体将整个结构输送到细胞内之后才释放，随后化疗药物会在胞内发挥疗效。荷兰内梅亨大学医学中心的 Tagworks Pharmaceuticals 的 Marc Robillard，将 ADC 用于治疗淋巴瘤和转移性乳腺癌，效果非常好。

双特异性或多特异性抗体可同时与 ≥ 2 种抗原发生反应，并使之交联。因此，双特异性抗体可更好地行使效应分子的功能。目前，双特异性抗体主要有两类，即双重信号阻断型和抗 CD3⁺ T 细胞介导的双特异性抗体。绝大部分的双特异性抗体是通过 DNA 重组技术生成的，而通过化学方法将两个单克隆抗体进行交联的技术也在一些研究中证明其可行性。

（二）高亲和力抗体筛选机制

2021 年 4 月，清华大学祁海研究团队在 *Nature* 杂志发文，揭示高亲和力抗体筛选机制。抗体亲和力成熟取决于稀有 B 细胞克隆在生发中心（GC）的正向选择，这些 B 细胞克隆通过体细胞超突变获得更高亲和力的 B 细胞受体，向滤泡性辅助 T（TFH）细胞呈递更多的抗原，因此获得更多的接触依赖性 T 细胞帮助。研究表明，在刺激 CD40 后，GC B 细胞上调趋化因子 CCL22，并在较小程度上上调 CCL17。通过将趋化因子受体 CCR4 结合到 TFH 细胞上，CCL22 和 CCL17 可以从远处吸引多个辅助细胞，从而增加 T 细胞帮助的机会。在 GC 反应期间，获得更高抗原结合亲和力的 B 细胞表达更高水平的 CCL22，从而"突显"这些高亲和力的 GC B 细胞。TFH 细胞的急性增加或阻断分别有助于快速增加或减少 GC B 细胞的 CCL22 表达。因此，基于趋化因子的细胞间反应回路将单个 B 细胞最近获得的 T 细胞帮助量与其随后吸引更多帮助的能力联系起来。当在 B 细胞中敲除 CCL22 和 CCL17 时，GC 能够形成，但 B 细胞不能有效地亲和成熟。当在同一反应中与野生型 B 细胞竞争时，缺乏 CCL22 和 CCL17 的 B 细胞获得的 T 细胞帮助维持 GC 参与或发展为骨髓浆细胞的帮助较少。通过揭示一种趋化因子介导的机制，其突出显示了亲和力提高的 B 细胞对 TFH 细胞的优先帮助，这项研究揭示了 GC 正向选择的时空调控原理。

（三）一种抗体新药结合 CD25 蛋白不同部位攻击肿瘤细胞

2020 年 12 月，英国癌症研究中心等机构研究者在 *Nat Cancer* 杂志发文，开发了一种新型的实验性药物，能利用机体自身免疫系统的强大能力向癌症发起双管齐下的狙杀效应。研究者表示，这种新型的免疫疗法药物能够靶向作用肿瘤内部的抑制性调节免疫细胞，即使在不使用其它药物的情况下，也能够明显改善动物模型的生存状况；有望开发出一种新型免疫疗法治疗携带高水平特定类型免疫细胞的癌症患者，如黑色素瘤、某些肺癌和头颈癌等。

调节性 T 细胞（Treg）通常能够起到机体免疫系统制动器的作用，抑制免疫系统过度激活。此前研究结果表明，Treg 细胞在肿瘤中会大量存在，同时还会抑制其它免疫细胞对肿瘤细胞的清除，Treg 免疫细胞的一个主要标志就是 CD25 蛋白，大量存在于细胞表面。靶向作用 CD25 的药物此前被认为能用来杀灭 Treg 细胞，同时会释放减弱机体免疫系统功能的制动器。然而，研究者并未实现这种期望。

如今，研究者发现，通过靶向作用 CD25 蛋白可能是一种正确的方法，但需要靶向作用蛋白质的不同部位。研究者开发的这种抗体新药能够结合 CD25 蛋白的不同部位（与其它当前可用药物进行结合的部位不同），同时还在多种癌症动物模型中观察到了药物的强大效应，一部分动物模型产生了近乎 100% 的反应。这种新药不仅能够消除减缓机体应对癌症免疫反应的调节性免疫细胞，还能够激活杀灭癌细胞的免疫细胞，而这种双管齐下的方法能为研究者提供明显改善肿瘤内部和周围肿瘤细胞网络的机会，以便不再保护癌细胞而是开始对抗肿瘤。这种药物在临床前试验中取得成功后，目前研究者正在对该药物进行 1 期临床试验，确保其安全性和有效性。

（四）利用抗体阻断 IL-1β 活性降低胰腺癌生长

2020 年 3 月，美国纽约大学等机构研究者在 *Cancer Res* 杂志发文，发现免疫信号蛋白 IL-1β 能被胰腺肿瘤细胞制造并释放，同时会降低机体的抗癌免疫反应，从而促进胰腺导管腺癌（pancreatic ductal adenocarcinoma，PDA）的生长，PDA 是一种通常在 2 年内致命的癌症类型。研究者表示，利用抗体阻断小鼠机体 IL-1β 的活性会降低 32% 的 PDA 肿瘤生长，其它实验则能将抗 IL-1β 抗体（能锁定并中和其靶点）与已经批准能关闭 PD1 蛋白检查点的抗体疗法相结合，为了让正常细胞免受免疫攻击，当免疫系统接收正常信号时，会利用免疫细胞上的检查点对其进行关闭；癌细胞则会拦截检查点关闭免疫系统的功能，从而引发 CD8⁺ T 细胞的免疫功能，进而杀灭癌细胞，使检查点抑制剂疗法能够有效中和这种效应。

在本研究中，发现将抗 IL-1β 抗体加入到抗 PD-1 抗体疗法中会加倍 T 细胞浸润到 PDA，并且能够将 PD-1 抑制剂的抗肿瘤活性增加 40%。通过对小鼠工程化修饰使其缺失 IL-1β 基因，发现胰腺癌细胞能够产生 IL-1β，而且对于 PDA 肿瘤的持续生长至关重要，利用抗体疗法阻断 IL-1β 能提供一种新型策略，使胰腺肿瘤对宿主免疫系统易感，从而能潜在增加检查点抑制剂的治疗潜力。本研究发现，相关研究结果描述了当 PDA 存在时，机体微生物组会发生改变，而且微生物组还是癌症生长的一个关键因素，该领域传统上会将 IL-1β 的产生分配给免疫细胞，但本研究发现胰腺肿瘤细胞也可以对特定细菌所释放的蛋白质做出反应。研究者表示，细菌产物能够激活细胞表面 Toll 样受体的蛋白，从而能开启癌细胞中 IL-1β 产生所需要的连锁反应。

研究者还发现，高水平的 IL-1β 会促进附近胰腺星状细胞增加，如胶原蛋白等高密度蛋白的产生，纤维组织增生是一种纤维组织的过度生长，常常会发生在胰腺肿瘤附近，与治疗抗性并无关联。活性的胰腺星状细胞能够诱发信号蛋白的产生，从而能将巨噬细胞吸引到肿瘤中，并对其进行重编程，使其成为有效抑制免疫反应的 M2 型巨噬细胞；研究证实，高水平的 IL-1β 和 M2 型巨噬细胞以及成纤维细胞驱动的结缔组织形成可降低杀灭癌细胞的 CD8$^+$ T 细胞进入肿瘤的能力。本文提供了强有力的证据表明，阻断 IL-1β 的活性能够促进 T 细胞更好地渗入肿瘤并杀灭癌细胞，这可能有望克服当前胰腺癌治疗中免疫疗法所面临的困境和局限性。

（五）将拮抗剂 CD40 抗体转化为激动剂

2020 年 6 月，英国南安普敦大学抗体与疫苗小组研究者在 *Cancer Cell* 杂志发文，研究了 CD40 分子，该分子存在于免疫细胞表面，可控制自身免疫和癌症。在自身免疫疾病中，CD40 被认为是过度激活的，增加了免疫系统攻击健康组织的机会。而在癌症中，CD40 被认为刺激不足，从而使肿瘤细胞能够逃避免疫系统。以抗体药物靶向 CD40，开发治疗自体免疫以及癌症的药物。

已经开发出抗体药物以激活（激动剂）或抑制（拮抗剂）CD40 免疫途径而存在。研究揭示，只需简单地修饰抗体的"恒定"结构域，就可以将拮抗剂 CD40 抗体转化为激动剂。对于 3 种不同的拮抗剂，显示了由拮抗剂转变为激动剂，这是由恒定域的铰链部分驱动的，该恒定域控制抗体的柔韧性。这些抗体之一被证明是一种"超级"激动剂，在临床前模型中可以比目前临床试验中最佳的靶向 CD40 抗体更有效地刺激免疫系统并治愈癌症。

（六）Clever-1 受体在抑制机体适应性免疫细胞中发挥关键作用

巨噬细胞是驱动免疫抑制性肿瘤微环境的关键，这种肿瘤微环境能抵消 T 细胞靶向性疗法所产生的作用效果。然而，能将巨噬细胞重现成为促炎性状态的制剂有望作为治疗实体瘤的新型免疫疗法，抑制巨噬细胞清道夫受体 Clever-1 被证明有利于在癌症小鼠模型中诱导 CD8$^+$ T 细胞介导的抗肿瘤免疫反应，从而能支持 Clever-1 靶向性的抗体，用于癌症疗法的临床开发。2021 年 8 月，芬兰图尔库大学等机构研究者在 *Clin Cancer Res* 杂志发文，证实上述的结果。

此前，研究者开发的 Bexmarilimab（一种新型抗 Clever-1 抗体）的抗体目前正在患者机体中进行相应的临床试验，并揭示遵循抗体疗法的癌症患者机体防御系统的改变情况。在大多数患者机体中，抗体疗法都能激活杀伤性 T 细胞，还能降低血液中循环的巨噬细胞前体的抑制潜力，患者表现出了血液中特定炎症介导子和特定类型白细胞水平的增加。杀伤性 T 细胞的激活是抗体有能力增强抵御癌症的潜力。

本研究结果产生了 bexmarilimab 抗体作用模式的相关信息，该抗体能结合巨噬细胞上的 Clever-1 分子并能改变其功能。Clever-1 能将机体中不需要的物质运输到巨噬细胞内部。当抗体被用来阻断

Clever-1 分子执行其清洁功能时，促进了机体免疫防御的细胞激活，这在一定程度上会激活患者机体中 T 细胞。综上所述，本研究揭示了 Clever-1 受体在抑制人机体适应性免疫细胞中所发挥的关键作用，靶向作用巨噬细胞的清道夫活性能促进免疫转换，导致转移性癌症患者机体肿瘤内的促炎性反应发生。

（七）针对 GARP:TGF-β1 复合物抗体阻断 Treg 细胞对抗肿瘤

2020 年 9 月，比利时鲁汶大学杜夫研究所 Lucas 及其团队在 *Nat Commun* 杂志发文，成功地中和了一种阻断免疫系统抵抗癌症的分子。研究者针对 GARP:TGF-β1 复合物（由蛋白 GARP 和 TGF-β1 形成的复合物）的抗体选择性地阻断调节性 T 细胞（Treg）产生 TGF-β1，从而诱导原本对抗 PD-1 抗体免疫疗法产生抵抗性的小鼠肿瘤消退。这种免疫疗法可以增加抗 PD-1 抗体免疫疗法的作用，而且使肿瘤消退成为可能。研究发现，联合阻断 GARP:TGF-β1 的效果是免疫介导的，不需要 FcγR 依赖性功能，可增强抗肿瘤 CD8+ T 细胞的效应功能，但并不增强肿瘤内的免疫细胞浸润或 Treg 细胞剔除。此外，研究者在三分之一的人类黑色素瘤转移瘤中发现表达 GARP 的 Treg 细胞，并有证据表明会产生 TGF-β1。

这些结果表明，抗 GARP:TGF-β1 抗体通过选择性地阻断具有促肿瘤活性的 Treg 细胞产生的 TGF-β1，可能克服癌症患者对 PD-1/PD-L1 阻断产生的抵抗。癌症免疫疗法是操纵人体天然存在的免疫反应对抗癌症。通常情况下，这些免疫反应被细胞或分子阻断，无法杀死癌细胞，这样肿瘤就能够定植和生长。在这项研究中，研究者用抗 GARP:TGF-β1 抗体成功地中和癌症小鼠体内的 Treg 细胞。如果这种信使分子（即 GARP:TGF-β1）被中和，免疫反应就不会被阻断，可以再次消灭癌细胞。只要将抗 GARP:TGF-β1 抗体与另一种成熟的免疫疗法（抗 PD1 抗体）结合起来，肿瘤就会迅速消退。因此，研究者将两种互补的免疫疗法结合起来，以不同的方式作用于免疫系统，以提高癌症治疗的效果。

（八）TREM2 抗体与免疫疗法药物联合疗效明显

2020 年 8 月，美国华盛顿大学医学院研究者在 *Cell* 杂志发文，对小鼠的一项新研究表明，可以通过阻断蛋白 TREM2，增强标准免疫疗法药物的作用，从而完全消除肿瘤。抗 TREM2 抗体会减少某些肿瘤的生长，当将其与免疫疗法药物联合使用时，肿瘤完全被消除。TREM2 蛋白质与大脑中免疫细胞的表现不佳有关。在肿瘤中也有同一种免疫细胞，即巨噬细胞，在体内产生 TREM2，促进抑制 T 细胞活性的环境。研究者将癌细胞注入小鼠体内，诱导肿瘤的发展，然后将小鼠分为 4 组实验。在仅接受安慰剂的小鼠中，肿瘤稳定生长。在仅接受 TREM2 抗体或接受检查点抑制剂的小鼠中，肿瘤生长缓慢且稳定，在少数情况下消失。但是，所有接受两种抗体的小鼠都完全排斥肿瘤。研究者使用结直肠癌细胞系重复了该实验，结果同样令人满意。

研究者分析了仅用 TREM2 抗体治疗的小鼠肿瘤中的免疫细胞，发现抑制性巨噬细胞大量缺失，T 细胞丰富活跃，表明阻断 TREM2 是增强抗肿瘤 T 细胞活性的有效手段。进一步的实验表明，在多种癌症中都发现了带有 TREM2 的巨噬细胞。为了评估 TREM2 表达与临床结果之间的关系，研究者求助了 The Cancer Genome Atlas（这是由美国国家癌症研究所和美国国家人类基因组研究所共同维护的癌症遗传数据库）。结果发现，在结肠直肠癌和乳腺癌中，较高水平的 TREM2 与较短的生存期相关。

研究证实，TREM2 在 200 多种人类癌症和不同亚型的病例中表达，但是仅测试了结肠、肉瘤和乳腺癌的模型。

（九）一种治疗性的 CFH 抗体抑制肿瘤进展

外泌体（exosome）是一类细胞外囊泡（extracellular vesicle，EV），是正常细胞间交流沟通的介导子，但同时也能促进肿瘤发生和转移。补体因子 H（complement factor H，CFH）能通过一种补体依赖性细胞毒性（CDC）的替代途径，保护宿主细胞免受攻击和破坏。

2021 年 6 月，美国杜克大学医学中心等机构研究者在 *PLoS ONE* 杂志发文，发现一种正在临床试验中进行的用于治疗肺癌的抗体，能干扰一种特殊机制，而肿瘤细胞恰恰能利用这一机制避免被宿主机体的先天性免疫系统所破坏。该抗体能抵御 CFH 的调节子，后者能保护宿主细胞免于被宿主机体自身的免疫系统所攻击和破坏，而且肿瘤细胞也能利用相同的方法保护其免于被免疫系统所破坏。值得注意的是，CFH 还能保护一种被肿瘤细胞所分泌的胞外囊泡结构，这些泡状的囊泡含有蛋白质和携带信息的分子，能在细胞之间不断被运输；肺癌肿瘤中就含有大量的 CFH，最终会导致大量胞外囊泡的产生，在免受宿主机体免疫攻击的前体下，这些囊泡结构就将其内容物转移到其它细胞中，并能促进癌症生长和扩散。这是肿瘤促进生长和转移的一种特殊方式，研究者所开发的抗体能通过关闭 CFH 对其靶向作用，并抑制肿瘤生长。目前，这种新型抗体疗法将会很快进入 2 期临床试验，本研究将该抗体与免疫疗法派姆单抗（pembrolizumab）联合起来进行了相关研究。综上所述，本研究结果表明，一种治疗性的 CFH 抗体有望抑制肿瘤进展并能减少因外泌体所诱发的癌症转移。

（十）纳米载体递送及纳米抗体

1. 免疫抗体的纳米载体递送　单克隆抗体具有很强的特异性结合能力，可以降低非靶向部位的不良反应，改善肿瘤的免疫治疗，但也有许多局限性，如药代动力学差、肿瘤穿透能力有限及难以跨越生物屏障等。为了解决这些问题，可将抗体包裹在纳米载体中直接递送至肿瘤微环境。研究者采用多离子复合物胶束荷载抗体，将抗体递送到细胞质中并在细胞内识别抗原，结果显示抗体通过纳米胶束递送后实现了溶酶体逃逸，并增强了 APC 对细胞内抗原的识别能力。另外，研究者将靶向人表皮生长因子受体 2（HER2）的曲妥珠单克隆抗体（trastuzumab，TZ）包裹在聚乳酸 - 羟基乙酸共聚物 [poly(lactic-co-glycolic acid)，PLGA] 纳米粒中，避免了被免疫系统清除，实现了控制释放，减少了不良反应的发生。体外研究表明，负载 TZ 的纳米粒作用 HER2 阳性细胞 48 h 后，HER2 阳性细胞与荧光标记的 TZ 结合率降低了 92.2%，表明 PLGA 纳米粒具有对 TZ 有效的包封和释放作用；和未包封的 TZ 相比，负载抗体的纳米粒增强了 HER2 通过溶酶体途径的降解速率，最终使 HER2 表达降低。此纳米体系可同时共载化学治疗药物，实现免疫治疗与化学治疗的联合抗肿瘤治疗。OX40 是一种肿瘤坏死因子受体，OX40 单抗在动物模型中体现了较好的抗肿瘤效果，但在 1 期临床试验中并未表现出临床抗肿瘤治疗效果。研究者构建了携带 OX40 单抗的可生物降解 PLGA 纳米粒，结果表明负载 OX40 抗体的纳米粒与游离抗 OX40 抗体相比可以更强地诱导 CTL 增殖、增强肿瘤抗原特异性的细胞毒性反应及细胞因子的产生，证实用纳米粒递送 OX40 单克隆抗体可产生持续增强的抗原特异性免疫应答，提示 OX40 抗体用于肿瘤治疗的新思路。

2. 纳米抗体特性　单链抗体的轻链和重链结构域固有的疏水相互作用降低了工程抗体产物的稳定性和溶解性，并且可导致可变区错配。纳米抗体在单链抗体的基础上又做精简，来源于骆驼体内的抗体没有轻链，纳米抗体为其失去轻链的重链可变区，分子量仅 15 ku 左右，在穿越机体屏障方面获得了极大的便利。此外，纳米抗体可以很容易与 Fc 结构域、其他纳米抗体和肽标签连接，并且可以在特定位置耦联药物、放射性核素、光敏剂或纳米颗粒。同样，纳米抗体与传统免疫球蛋白抗体相比，与单链抗体有着相似的优缺点：肿瘤渗透能力强、免疫原性小和体内易清除，但其稳定性和亲和力要低于传统抗体。

3. 纳米抗体靶向 CD1d 分子与 NKT 间的相互作用有效治疗癌症　2020 年 9 月，荷兰莫纳什大学和 Lava Therapeutics 公司合作（这项共同研究的作者是来自荷兰阿姆斯特丹 UMC 研究者）在 *Nat Cancer* 杂志发文，着重强调了抗体片段（称为纳米抗体）之间的协同作用，该片段不仅帮助将两个关键的免疫细胞受体连接在一起，也利用它们的相互作用，使机体增强对癌症的免疫反应。这些抗体片段通过以稳定且持久的方式靶向 CD1d 分子与自然杀伤性 T 细胞（NKT）之间的相互作用，对抗多发性骨髓瘤和急性髓性白血病患者的肿瘤样本。这些新发现将为潜在地针对各种癌症的新的有效疗法提供一个模型。研究团队使用澳大利亚同步加速器，提供了详细的源自分辨率结构，以了解纳米抗体在癌症模型中对免疫细胞发挥作用。研究者能够精确地可视化纳米抗体如何同时识别 CD1d 和 NKT TCR，从而为它们的抗肿瘤特性提供了分子基础。通过靶向和增强人类固有的天然免疫细胞（如 NKT 细胞和 γ-δT 细胞），可以增强具有治疗效果。

二、抗肿瘤单克隆抗体

抗肿瘤单克隆抗体（monoclonal antibody，mAb）靶向药物已成为肿瘤治疗中最成功和最重要的策略之一。经过几十年的发展，抗体免疫治疗对晚期黑色素瘤的治疗有突破性进展，对其他一些最常见肿瘤的治疗也获得一定疗效。自从 1995 年第一个抗肿瘤单抗 17-1A 上市以来，全球主要市场共批准了 20 多个治疗肿瘤的 mAb，还有许多 mAb 正处于不同研发阶段。mAb 可通过直接诱导肿瘤细胞死亡、改变机体免疫应答、运送药物和重新唤醒机体抗肿瘤免疫等机制抗击肿瘤。

（一）单克隆抗体靶向药物

利用细胞的抗体依赖的细胞介导的细胞毒作用（antibody dependent cell-mediated cytotoxicity，ADCC）设计 mAb 靶向药物，达到抑制肿瘤生长的目的，即为 mAb 肿瘤疫苗。已有研究表明，在黑色素瘤和卵巢癌细胞上使用肿瘤抗原的相应 mAb，与肿瘤抗原结合后共同刺激 DC 细胞，可有效增强 DC 的呈递能力，激发 CD8$^+$ T 细胞的免疫活性，通过改善 mAb 的方法调节 ADCC 作用，以达到更有效的抗肿瘤作用。

无论是何种类型的肿瘤，都需要找到合适的靶分子作为抗体特异性识别的靶点。不同的肿瘤细胞可表达不同的分子。选择靶抗原时需要分析正常组织和肿瘤组织表达的抗原，明确肿瘤抗原在肿瘤生长发育中的功能。目前，正在开发的抗肿瘤抗体有 200 多种，针对 70 多个主要靶点，主要有造血分化抗原 CD20、CD30、CD33 和 CD52 等；生长及分化信号通路中的生长因子及受体 ERBBs、HGFR、IGF-1R、EPHA3、TRAILR 和 RANKL 等；血管、细胞间质及外基质抗原 VEGF、VEGFR、cxVI33、a5131、FAP 和 tenascin 等；实体瘤糖蛋白 CEA、EPCAM 和 PSMA 等；糖脂类 GAN-GD2、GAN.GD3 和 GM2 等。近年来，临床上应用较为成功的抗体药物主要以 CD20、EGFR、HER2 和 VEGF 为靶点。

阿特珠单抗一线治疗 PD-L1 非小细胞肺癌（NSCLC）疗效显著。2020 年 10 月，美国耶鲁医学院 Herbst 团队研究者在 *N Engl J Med* 杂志发文，阿特珠单抗一线治疗 PD-L1 的 NSCLC 患者的疗效。抗程序性死亡配体 1（PD-L1）单克隆抗体阿特珠单抗一线治疗表达 PD-L1 的转移性 NSCLC 患者，与铂类化疗相比，其疗效和安全性尚不明确。研究组进行了一项随机、开放标签的 3 期临床试验，招募了 572 例转移性非鳞状或鳞状 NSCLC 患者，先前未接受过化疗，并且至少有 1% 的肿瘤细胞或至少 1% 的肿瘤浸润细胞表达 PD-L1。将其按 1：1 随机分组，分别接受阿特珠单抗治疗或化疗。在 PD-L1 表达最高的 EGFR 和 ALK 野生型肿瘤患者亚组中（205 例患者），阿特珠单抗组的中位总生存期为 20.2 个月，显著长于化疗组（13.1 个月）。在所有可进行安全性评估的患者中，阿特珠单抗组中不良事件发生率为 90.2%，化疗组为 94.7%；两组中分别有 30.1% 和 52.5% 的患者发生 3~4 级不良反应。在基于血液的高肿瘤突变负荷的亚组中，阿特珠单抗组的总体生存率和无进展生存率均显著高于化疗组。总之，无论组织学类型如何，对于高 PD-L1 表达的 NSCLC 患者，采用阿特珠单抗治疗的总生存期均显著长于铂类化疗。

（二）应用细胞和基因工程技术为主体的抗体制备

目前，研制与应用的 mAb 药物基本上是以由细胞工程技术和基因工程技术为主体的抗体工程技术制备的。临床研究表明，单独应用 mAb 在肿瘤治疗中是有效的；但在多数情况下，mAb 药物与常规的放疗、化疗和免疫调节药物等联合应用时，表现出协同作用。对于抗体疗法的关键在于寻找合适的靶向抗原。一种理想的 mAb，其靶点应该是在肿瘤细胞表面特异性表达或高表达，而在正常组织中不表达或低表达的抗原。近些年来，随着分子生物学的发展和许多肿瘤新靶点的出现，为抗体药物的研发提供了新的方向。现已上市的 mAb 药物的靶点涵盖了血液分化抗原（CD20、CD30、CD33 和 CD52 等）、细胞生长因子（CEA、EGFR、HER-2、HER-3、MET 和 IGFR1 等）、肿瘤坏死因子配基（TRAIL-R1、TRAIL-R2 和 TANKL 等）及血管内皮生长因子（VEGF）等。

（三）单克隆抗体用于治疗肿瘤机制

mAb 用于肿瘤的治疗主要基于以下机制：恶性肿瘤细胞稳定连续表达一些分子，这些分子即可作为治疗靶点。针对这些靶点的抗体药物可以通过补体依赖的细胞毒作用（complement-dependent cytotoxicity，CDC）、ADCC 和通过直接诱导肿瘤细胞凋亡信号杀伤肿瘤细胞，如曲妥珠单抗（trastuzumab）和利妥昔单抗（rituximab）；抑制血管生成，如贝伐单抗（bevacizumab）；抑制 T 细胞抑制性受体，如 CTLA-4 和 PD-1，导致更强的抗肿瘤 T 细胞免疫，如 ipilimumab 和 nivolumab；

耦联放射性同位素，运送同位素到肿瘤细胞，如 tositumomab 和 ibritumomab tiuxetan；耦联药物，运送高效有毒的药物到肿瘤细胞，如 brentuximab vedotin 和 T-DM1。有些双特异性抗体通过抗肿瘤的 Fab 段特异性结合肿瘤细胞发挥作用的同时，激活 NK 细胞或 T 细胞，增强效应分子杀伤肿瘤的能力，如 blinatumomab。CAR-T 细胞可以特异性识别肿瘤相关抗原，使效应 T 细胞的靶向性、杀伤活性和持久性增强，并可克服肿瘤局部免疫抑制微环境，打破宿主免疫耐受状态。

（四）治疗性单抗与人 CD20 的结合机制

2020 年 8 月，法国巴斯德研究所 Reyes 团队在 *Science* 杂志发文，揭示治疗性 mAb 与人 CD20 的结合机制。靶向人抗原 CD20 的 mAb 是重要的免疫疗法，可用于治疗 B 细胞恶性肿瘤和自身免疫性疾病。Ⅰ型和Ⅱ型治疗性 mAb 在 B 细胞结合特性和细胞毒性作用方面有所不同，从而反映出与 CD20 的不同相互作用机制。研究报道，与典型Ⅰ型利妥昔单抗和奥法木单抗以及Ⅱ型奥滨尤妥珠单抗形成复合物的全长 CD20 冷冻电镜结构，分辨率为 3.7 ~ 4.7 Å。结构和结合热力学表明，与 CD20 结合后，Ⅱ型 mAb 形成末端复合物，从而无法招募其他 mAb 和补体成分，而Ⅰ型复合物则充当分子种子，以增加 mAb 局部浓度，有效地激活补体。在Ⅰ型单克隆抗体中，奥法木单抗复合物显示出最佳的几何结构招募补体。这些机制有助于合理设计针对 CD20 的下一代免疫疗法。

（五）抗体耦联药物

传统的肿瘤化疗药物是一些细胞毒分子，如铂类药物、烷化剂及紫杉醇类等，因不能专一靶向于肿瘤细胞，常伴有全身毒性，但仍作为临床一线用药使用。为增加细胞毒药物的靶向性，提高其疗效，通过将细胞毒分子与具有肿瘤靶向性的成分耦联，制成细胞毒分子靶向治疗药物是研发的重要趋势。其中，抗体耦联药物（antibody-drug conjugate，ADC）是靶向治疗研发的重要方向。

1. 对抗体耦联药物的认识　ADC 是 mAb 和细胞毒分子的耦联物，兼具抗体的高选择性、较好的稳定性、药代动力学特征和细胞毒分子的高毒性。ADC 可分为 3 部分：mAb、细胞毒分子（warhead or payload）和连接基（linker）。ADC 携带的细胞毒分子能有效地靶向于肿瘤细胞，抑制肿瘤细胞的 DNA、RNA 和蛋白质的合成及有丝分裂等，达到杀伤肿瘤细胞的目的。

ADC 以静脉注射的方式进入血液循环，能避免被胃酸和蛋白水解酶破坏。通过血液循环进入肿瘤组织后，与肿瘤细胞表面的抗原结合。随后，在受体介导下，大多通过网格蛋白（clathrin）的牵引发生细胞内吞，形成核内体。氢离子流入核内体中形成酸性环境，有利于新生的 Fc 受体（FcRns，特异性亲和免疫球蛋白）与 ADC 的 mAb 部分结合，其中部分 ADC 与 FcRns 结合后被排出细胞外，在碱性环境下，释放出 ADC，重新进入体循环。研究表明，ADC 与 FcRns 的亲和力提高，可增加 ADC 的半衰期。随后，核内体与溶酶体发生融合，未被排出细胞外的 ADC 在溶酶体的降解下，释放细胞毒分子到细胞质中。细胞毒分子与 DNA、微管蛋白等结合后，影响其复制或有丝分裂，最终导致细胞凋亡（图 36-2）。

ADC 的出现解决了传统细胞毒药物难以进行靶向性治疗的问题，展现了巨大的应用前景。随着一系列 ADC 进入临床和上市，为该类药物研发提供了方向：增强药物靶向能力、提高药物在血浆中的稳定性及降低耐药性等。通过选择合适的抗体、稳定的耦联技术、优化 DAR 及筛选具有高毒性的细胞毒分子等方式，可以逐步解决这些问题。

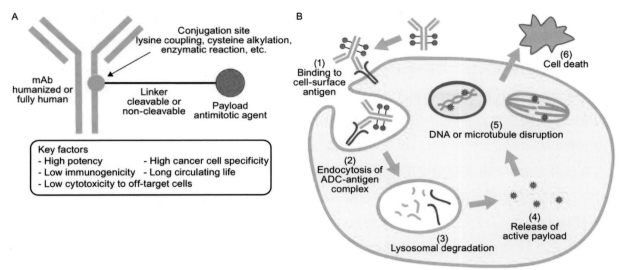

图 36-2　ADC 药物的结构和作用机制

2. 西妥昔单抗 - 药物耦联物治疗 Kras 突变型胰腺癌　胰腺癌（pancreatic cancer，PaCa）是癌症相关死亡的第四大原因，2018 年美国约有 55 440 例新确诊病例和 44 330 例死亡病例。PaCa 患者的预后非常差，5 年的相对生存率仅为 8%。通过将西妥昔单抗（cetuximab，CTX）的链间二硫化物与哒嗪酮重新桥接，以产生高度精细的抗表皮生长因子受体（EGFR）ADC 克服这些困难。抗体 - 药物耦联物（ADC）通常是指将具有细胞毒性的小分子耦联至完整的 IgG 分子上，是增长最快的一类生物治疗药物之一，目前认为具有改善 PaCa 治疗策略的潜力（*Br J Cancer*，2020）。由于抗体能够选择性靶向表达抗原的细胞，这种靶向作用可以提高耦联分子的治疗效果，特别是一些毒性大、无法进行单一药物治疗小分子。

研究者在已知 CTX 耐药的 K-ras 突变胰腺癌（PaCa）模型中进行 ADC 活性的体外和体内进行了评估。计算模型被用于定量预测肿瘤对不同 ADC 给药方案的反应。该研究通过将 CTX 的链间二硫化物与带有澳瑞他汀（auristatin）的哒嗪二酮重新耦联，产生高度精制的 EGFR 的 ADC。研究者在 CTX 抗性的 K-ras 突变 PaCa 模型中对该 ADC 的活性进行评估，并预测各种 ADC 给药方案对肿瘤的影响。

研究结果显示，当 auristatin 与 CTX 的位点选择性耦联得到 ADC 平均药物: 抗体比（DAR）为 3.9 时，在纳摩尔级浓度下会引起浓度和 EGFR 依赖性细胞毒性。在移植瘤模型中，ADC 能够抑制肿瘤生长和延长存活期，且没有出现明显的毒性迹象。通过数学建模分析可以得到影响 ADC 功效的关键因素，包括肿瘤细胞上抗原的密度对药物靶向调控的影响。综上所述，该发现为 CTX 在 PaCa 治疗中的应用提供了新的希望，证明其可能被重新格式化为下一代 ADC，并与预测模型工具相结合获得成功；另一方面，该研究为 CTX 治疗胰腺癌提供新的可能性，说明可以通过重排耦联的方式，形成新型的抗体 - 药物耦联物。

3. 免疫刺激抗体耦联物（ISAC）在临床试验中　Toll 样受体（TLR）激动剂可以激活抗原呈递

细胞（APC），增强 T 细胞对肿瘤新抗原的免疫力。通过与这类先天免疫激动剂联合使用，可以提高免疫检查点抑制剂的抗肿瘤活性。然而，TLR 激动剂的全身给药往往会引发毒性反应，瘤内注射虽可提高药物的耐受性，但在实际操作中也受到肿瘤大小等因素的限制。2020 年 12 月，美国 Bolt Biotherapeutics 和斯坦福大学医学院研究者在 *Nat Cancer* 杂志发文，开发了一种免疫刺激抗体耦联物（ISAC），将抗体靶向肿瘤的精确性与先天性和适应性免疫系统的杀伤潜力结合到单个药物中，在多种肿瘤模型中实现了肿瘤完全消退和持久的抗肿瘤免疫。ISAC 由靶向肿瘤的单抗通过不可裂解的接头（linker）与免疫激动剂耦联构成。研究者设计将利妥昔单抗通过 linker 与 TLR7/8 激动剂（T785）结合生成 T785-ISAC，而且 T785-ISAC 的免疫刺激潜能并不限于利妥昔单抗。

在体外实验中，利妥昔单抗 TLR7/8 ISAC 能激活抗原呈递细胞（APC）并诱导其成熟（图 36-3）。APC 的激活依赖于 TLR 激动剂和抗体的功能性 Fc 片段。这表明，在 ISAC 的吸收和内化过程中 Fc 受体（FcγR）的重要性。ISAC 通过 FcγR 和 TLR 的共同作用诱导 APC 激活，两种信号通路的协同活性为 ISAC 提供了增强抗肿瘤髓样细胞功能的能力（图 36-4）。为了确定 T785 与单抗的共价连接是否会放大体内抗肿瘤免疫，在曲妥珠单抗耐药的 HER2 表达异种移植模型中，研究者发现曲妥珠单抗 T785-ISAC 全身给药强效控制肿瘤生长。此外，ISAC 诱导了强促炎环境，导致活化的髓样 APC 积累、局部细胞因子和趋化因子增加。

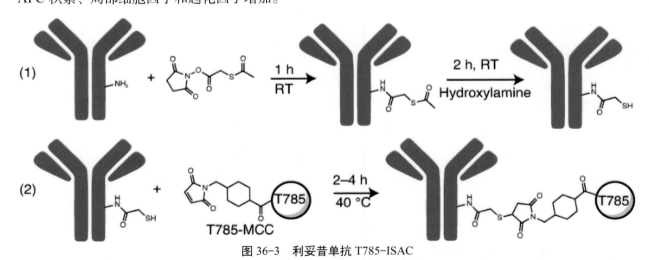

图 36-3　利妥昔单抗 T785-ISAC

研究者评估 ISAC 在 B 细胞、T 细胞和 NK 细胞存在的情况下，抗难治性大肿瘤（约 500 mm³）的疗效。表达 rHER2 的小鼠在接受靶向 HER2 的曲妥珠单抗 T785-ISAC 疗法后得到治愈，肿瘤完全消退，而且治愈的小鼠再次植入肿瘤时得到了进一步保护。研究者又测试了 CL264-ISAC，CL264 是一种 TLR7 特异性激动剂。结果显示，CL264-ISAC 在诱导髓样 APC 体内活化和抗肿瘤活性方面比 T785-ISAC 更有效，这证实了 TLR 激动剂的效力会影响 ISAC 的功效。然而，CL264-ISAC 导致全身细胞因子分泌和短暂的体重下降，提示可能存在治疗相关的毒性。ISAC 另一个可能的限制是产生抗药物抗体（anti-drug antibody），ISAC 可能会促进抗药物抗体的产生，影响药物的疗效。总的来说，新型 ISAC 疗法具有强大的临床前抗肿瘤活性，这些研究结果为 ISAC 的临床开发提供了强有力的依据。

4. 一种新型的抗体 - 药物组合性策略治疗白血病等多种癌症　由于造血祖细胞能够供应大量血细

胞，针对造血祖细胞的治疗性策略对于消除白细胞和引发疾病的免疫细胞，往往能产生潜在的效果。然而，由于其拥有多能性，因此靶向作用这些细胞会损害多种细胞系的产生，并导致严重的不良反应，如贫血及增加机体对感染的易感性。为了最大限度地减少这些不良反应，需要识别出能够产生特定细胞系的单潜能祖细胞，单核细胞和单核细胞衍生的巨噬细胞在炎性疾病和肿瘤发生过程中起到非常关键的作用。

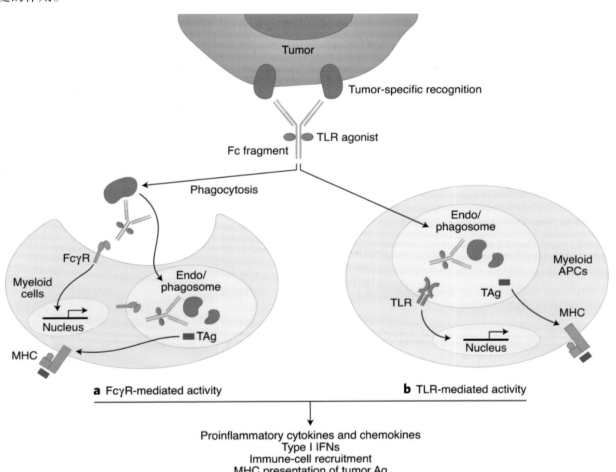

图 36-4　ISAC 通过 FcγR 和 TLR 共同诱导 APC 激活而提供增强抗肿瘤髓样细胞功能

慢性粒单核细胞白血病（CMML）是一种因单核细胞及其祖细胞过量产生而诱发的恶性血液肿瘤，通常是由造血干祖细胞（HSPC）的基因突变发展而来。2021 年 2 月，日本东京医科牙科大学等机构研究者在 *Front Immunol* 杂志发文，描述了一种能抵御 CMML 的策略，即开发出一种新型抗体 – 药物耦联物（ADC），其中包含有与抗体相连的毒性药物负荷，这种新型策略能够选择性地靶向作用特殊的细胞系，从源头阻断恶性细胞的增殖。

研究者此前已经识别出能表达单核细胞标志物 CD64 的单核细胞祖细胞和前单核细胞，现开发出这种新型抗体 – 药物耦联物能将抗 CD64 的抗体与毒性制剂 dPBD（dimeric pyrrolobenzodiazepine）相结合，诱导增殖的人单核细胞受限的祖细胞发生凋亡，但并不诱导稳定成熟的单核细胞凋亡。在患者机体衍生的 CMML 异种移植实验小鼠模型中，这种抗 CD64–dPBD 联合策略能杀灭增殖的单核细胞白血病细胞，并阻断其从机体中的骨髓祖细胞产生。此外，包括造血干祖细胞、中性粒细胞、淋巴细胞和血小板等其它类型的造血细胞并不会受到影响。通过剔除单核细胞的来源，这种 ADC 策略能消除肿瘤相关的巨噬细胞，并明显减少携带实体瘤的人源化小鼠模型机体中肿瘤的尺寸。综上所述，利用开发的这种新型双管齐下的 ADC 策略能选择性对靶向作用患者机体中增殖的单核细胞祖细胞以及白血病细胞，并会对其它细胞系产生最小程度的损伤。因此，这种新型策略能作为一种极具潜力的治疗性工具，有助于抵御单核细胞白血病、实体瘤、单核细胞相关的炎性和自身免疫性疾病等多种人类疾病。

（六）雷莫芦单抗

美国上市的雷莫卢单抗（ramucirumab，商品名 Cyramza）为一种人类 IgG1 单克隆抗体，可以特异性结合血管内皮生长因子受体 2（VEGFR-2），阻断 VEGFR 配体、VEGF-A、VEGF-C 和 VEGF-D 的结合，以此抑制配体刺激的 VEGFR-2 活化，抑制配体诱导的内皮细胞增殖和迁移，从而抑制肿瘤血管生成。目前，在美国雷莫芦单抗已获批 4 种癌症（肺癌、肝癌、胃癌和大肠癌）的 6 项适应症。

1. 肝癌　2020 年，美国临床肿瘤学会（ASCO）晚期肝细胞癌（hepacellular carcinoma，HCC）的治疗指南中，纳入了晚期 HCC 患者的多种治疗方案。其中，在雷莫芦单抗对比安慰剂试验（REACH-2）中，甲胎蛋白（AFP）≥ 400 ng/ml 的患者总生存期（OS）和 PFS 显著改善。研究结果表明，针对 AFP ≥ 400 ng/ml 的肝癌患者，使用雷莫芦治疗接受过索拉非尼治疗的 HCC 患者的 ORR（客观缓解率）为 4.6%，中位 PFS（无进展生存期）为 2.8 个月，中位 OS 为 8.5 个月。相对于安慰剂，雷莫芦单抗在 OS 和 PFS 上有显著改善，但 ORR 在各组之间没有显著差异。ASCO 指南提出，一线治疗：首选阿替利珠单抗 + 贝伐珠单抗，如存在使用禁忌可选择索拉非尼或仑伐替尼。二线治疗：对于使用阿替利珠 + 贝伐珠治疗的患者，可选择索拉非尼、仑伐替尼、卡博替尼和瑞格菲尼进行二线治疗；对于使用索拉非尼或仑伐替尼一线治疗的患者，可选择卡博替尼、瑞格菲尼、雷莫芦单抗、帕博利珠单抗或纳武利尤单抗。三线治疗：可使用卡博替尼。在二线治疗推荐中，对于使用过索拉非尼或仑伐替尼进行一线治疗的患者，无论是否出现索拉非尼耐药现象，在 AFP ≥ 400 ng/ml 的情况时推荐使用雷莫芦单抗。因此，对于国内市场来说，未来雷莫芦单抗的上市有望在肝癌靶向治疗中提供新的治疗方法，但对其他肝癌二线治疗药物的替代性并不明显。

2. 胃癌（carcinoma of stomach）　在一项 RAONBOW 的全球性 3 期试验中，雷莫芦单抗联合紫杉醇方案与安慰剂联合紫杉醇方案，治疗二线难治或初始治疗后病情仍进展的晚期胃癌或胃 - 食管结合部腺癌患者进行对比，中位 OS 分别为 9.6 个月和 7.4 个月，中位 PFS 分别为 4.4 个月和 2.9 个月，ORR 分别为 28% 和 16%，雷莫芦单抗展现了显著的优势。此外，雷莫卢单抗联合紫杉醇联合治疗组不小于 3 级的不良反应事件某种程度更多一些，包括中性粒细胞减少症（40.7% vs 18.8%）、白细胞减少症（17.4% vs 6.7%）、高血压（14.1% vs 2.4%）、贫血（9.2% vs 10.3%）、疲劳（7.0% vs 4.0%）、腹疼（5.5% vs 3.3%）及乏力（5.5% vs 3.3%）。雷莫卢单抗 / 紫杉醇联合治疗组的嗜中性白血球减少症发生率更高，而发热性中性粒细胞减少症的发生率则两组差别不大，3.1% vs 2.4%。发热性中性粒细胞减少症不是一个大问题，联合治疗方案安全且易于管理。

3. 非小细胞肺癌（NSCLC） 2014 年 12 月，美国 FDA 批准雷莫芦单抗联合多西他赛，用于含铂化疗期间或之后出现疾病进展的转移性 NSCLC。2020 年 5 月 29 日，FDA 批准了雷莫芦单抗联合厄洛替尼，一线治疗表皮生长因子受体（EGFR）第 19 号外显子缺失或第 21 号外显子 L858R 突变的转移性 NSCLC 患者。厄洛替尼是一种酪氨酸激酶抑制剂（TKI），可以靶向抑制 EGFR 激酶的活性。研究数据表明，雷莫芦单抗组与安慰剂组相比，中位 PFS 分别为 19.4 个月和 12.4 个月，使疾病进展和死亡风险降低 41%（HR = 0.59；95%CI：0.46 ~ 0.76；$P < 0.0001$）；ORR 分别为 76% 和 75%；中位缓解持续时间（DOR）分别为 18.0 个月和 11.1 个月。其中，外显子 19 和外显子 21 突变亚组患者的 PFS 改善效果一致。雷莫芦单抗联合厄洛替尼治疗，是美国第一个获 FDA 批准用于治疗转移性 EGFR 突变 NSCLC 的 VEGFR/EGFR TKI 组合疗法。在欧盟，雷莫芦单抗 + 厄洛替尼联合治疗已于 2021 年 1 月获批。国内已上市的 NSCLC 分子靶向治疗药物 –EGFR–TKI（表 36-1）。

表 36-1　国内已上市的 NSCLC 分子靶向治疗药物 –EGFR–TKI

	品种名称	企 业	国外上市时间	国内上市时间	国外获批适应证	国内获批适应证
一 代	吉非替尼 Gefitinib	阿斯利康	2003 年	2004 年	一线 EGFR 突变；化疗方案失败后的局部晚期或转移的 NSCLC	一线 EGFR 突变；化疗方案失败后的局部晚期或转移的 NSCLC
	厄洛替尼 Erlotinib	罗 氏	2004 年	2006 年	EGFR 突变，包括一线治疗、维持治疗，或既往接受过至少 1 次化疗进展后的二线及以上治疗	EGFR 突变，包括一线治疗、维持治疗，或既往接受过至少 1 次化疗进展后的二线及以上治疗
	埃克替尼	贝 达	—	2011 年	—	一线 EGFR 突变；化疗方案失败后的局部晚期或转移的 NSCLC
二 代	阿法替尼 Afatinib	勃林格殷格翰	2013 年	2017 年	1. 一线 EGFR 突变；2. 化疗方案失败后的局部晚期或转移的鳞状 NSCLC	1. 一线 EGFR 突变；2. 化疗方案失败后的局部晚期或转移的鳞状 NSCLC
	达可替尼 Dacomitinib	辉 瑞	2018 年	2019 年	一线 EGFR 突变	一线 EGFR 突变
三 代	奥西旂旎	阿斯利康	2015 年	2017 年	1. 一线 EGFR 突变；2. 既往经 EGF-TKI 治疗进展，且 T790M 突变阳性的局部晚期或转移性 NSCLC	1. 一线 EGFR 突变；2. 既往经 EGF-TKI 治疗进展，且 T790M 突变阳性的局部晚期或转移性 NSCLC
	阿美替尼 Almonertinib	江苏豪森药业	/	2020 年	—	既往经 EGF-TKI 治疗进展，且 T790M 突变阳性的局部晚期或转移性 NSCLC

（六）与抗体联合用药

1. 派姆单抗联合化疗初治无法手术或转移性三阴性乳腺癌疗效显著　2020 年 12 月，西班牙奎隆集团 Cortes 团队在 *Lancet* 杂志发文，比较了派姆单抗联合化疗与安慰剂联合化疗治疗初治的局部复发不能手术或转移性三阴性乳腺癌的效果。派姆单抗单药治疗转移性三阴性乳腺癌患者显示出持久的抗肿瘤活性和可控的安全性。为了评估在转移性三阴性乳腺癌患者中加入派姆单抗增强化疗的抗肿瘤活性，研究组在 29 个国家 / 地区的 209 个地点进行了一项随机、安慰剂对照、双盲和 3 期临床试验。

2017 年 1 月 9 日至 2018 年 6 月 12 日，研究组招募了 847 例未经治疗的局部复发不能手术或转移性三阴性乳腺癌患者，将其随机按 2∶1 分组，其中 566 例接受每 3 周 1 次派姆单抗联合化疗，281 例接受每 3 周 1 次安慰剂联合化疗。主要疗效终点是 PD-L1 CPS 为 10 或更高，CPS 为 1 或更高，以及意向治疗人群的无进展生存期和总生存期。在第二次中期分析时，派姆单抗 - 化疗组的中位随访时间为 25.9 个月，而安慰剂 - 化疗组的随访时间为 26.3 个月。在 CPS 为 10 或更高的患者中，派姆单抗 - 化疗组的中位无进展生存期为 9.7 个月，显著长于安慰剂 - 化疗组的 5.6 个月；CPS 为 1 或更高的患者中两组患者的中位无进展生存期分别为 7.6 个月和 5.6 个月，而在意向治疗人群中则分别为 7.5 个月和 5.6 个月。派姆单抗的治疗效果随 PD-L1 富集而增加。派姆单抗 - 化疗组中与治疗相关的 3～5 级不良事件发生率为 68%，安慰剂 - 化疗组为 67%，其中派姆单抗 - 化疗组中死亡率 < 1%，安慰剂 - 化疗组中为 0%。研究结果表明，对于 CPS 为 10 或更高的转移性三阴性乳腺癌患者，采用派姆单抗 - 化疗治疗，与安慰剂 - 化疗相比，可显著改善无进展生存期。

2. 乐伐替尼联合派姆单抗治疗晚期肾细胞癌　2021 年 4 月，美国纪念斯隆·凯特琳癌症中心 Robert Motzer 联合丹娜 - 法伯癌症研究所 Choueiri 团队在 *N Engl J Med* 杂志发文，研究乐伐替尼联合派姆单抗或依维莫司治疗晚期肾细胞癌的效果。乐伐替尼联合派姆单抗或依维莫司对晚期肾细胞癌有抑制作用。与舒尼替尼相比，这些方案的疗效尚不清楚。在这项临床 3 期试验中，研究组共招募 1069 例既往未接受过全身治疗的晚期肾细胞癌患者，将其按 1∶1∶1 随机分配，其中 355 例接受乐伐替尼 + 派姆单抗治疗，357 例接受乐伐替尼 + 依维莫司治疗，357 例接受舒尼替尼治疗。研究的主要终点是无进展生存率，还评估了总体生存率和安全性。乐伐替尼 + 派姆单抗组的中位无进展生存期为 23.9 个月，乐伐替尼 + 依维莫司组为 14.7 个月，均显著长于舒尼替尼组（9.2 个月）。乐伐替尼 + 派姆单抗组的总生存期显著长于舒尼替尼组，但乐伐替尼 + 依维莫司组与舒尼替尼组无显著差异。乐伐替尼 + 派姆单抗组中有 82.4% 的患者在治疗期间出现 3 级及以上不良事件或恶化，乐伐替尼 + 依维莫司组中有 83.1%，舒尼替尼组中有 71.8%。任何一组中至少有 10% 的患者发生 3 级或以上不良事件，包括高血压、腹泻和脂肪酶水平升高。研究结果表明，乐伐替尼联合派姆单抗治疗晚期肾细胞癌患者，与舒尼替尼相比，无进展生存期和总生存期显著延长。

3. 派姆单抗和 BL-8040 组合治疗胰腺癌患者　2020 年 7 月，美国 HonorHealth 研究所和希望之城转化基因组学研究所等研究机构研究者在 *Nat Med* 杂志发文，一项 COMBAT 的临床试验（NCT02826486）中展示了胰腺癌患者从免疫疗法中获益。COMBAT 临床试验是一项针对转移性胰腺癌患者（癌症已扩散到身体的其他部位）的前瞻性、开放标签、Ⅱa期临床试验。这些患者接受免疫治疗药物派姆单抗（pembrolizumab）与 BL-8040 的联合治疗，其中 BL-8040 是一种让肿瘤微环境更容易接受免疫治疗的药物。这项临床研究在美国亚利桑那州的 HonorHealth 研究所以及美国和全球其他 30 个地方进行，包括西班牙、以色列和韩国。

这项可分为两部分的临床试验于 2016 年 9 月开始。队列 1 是一组 37 例所患癌症已经在其他疗法上取得进展的患者，接受派姆单抗和 BL-8040 的治疗，这种联合疗法可以与人体自身的免疫系统协同发挥作用。之前的研究已显示，派姆单抗的免疫治疗药物无法作用于这种癌症；队列 2 的初步结果，该队列有 22 例患者，之前接受过一线化疗，这些患者接受了派姆单抗和 BL-8040，以及化疗药物 5-氟尿嘧啶（5-fluorouracil，5-FU）和纳米脂质体伊立替康（irinotecan）治疗。

研究结果显示，有意义的肿瘤缩小率为 32%，这是接受传统化疗治疗的胰腺癌患者的 2 倍。虽然这项研究规模很小，有希望进行更大规模的临床试验，以便观察这种疗法的反应是否较高，以及它是否比传统疗法更好。这项临床试验目前正处于研究的后续阶段。这项临床研究的下一步，将这种 COMBAT 联合疗法与 5-FU、亮丙瑞林（leucovorin）和纳米脂质体伊立替康等其他治疗方案进行比较。

4. 设计出一种高亲和力的单克隆抗体联合用药　CD146 是一种黏附分子，在血管生成、癌症转移和机体免疫反应过程中发挥关键的作用，经常会以一种单体或二聚体的形式存在于细胞表面。AA98 则是一种能与 CD146 分子结合的 mAb，能"废除"CD146 介导的信号通路的激活作用，并能展示出对肿瘤生长的抑制效应。2021 年 4 月，北京大学和合肥物理科学研究院等机构研究者在 iScience 杂志发文，报道了 mAb AA98 抑制 CD146 介导的内皮细胞（endothelial cell，EC）的结构基础，并设计出一种高亲和力的 mAb 用于癌症的治疗。

目前，越来越多的研究发现，在多种癌症、自身免疫性疾病和炎症相关疾病中 CD146 的表达上调且表现出病理学功能；此外，在肿瘤血管生成过程中，CD146 在肿瘤新生血管内皮细胞中也会发生高度表达。研究者重点分析了 CD146 的功能及其分子机制，旨在开发出能靶向作用 CD146 的抗体药物。此前研究结果表明，CD146 能通过多种配体所诱导的二聚化作用，诱发信号级联反应；作为一种能结合 CD146 的 mAb，AA98 能够表现出对肿瘤生长的抑制效应。研究者在 2.8 Å 分辨率下描述了 CD146/AA98 Fab 复合体的晶体结构，结构分析结果表明，AA98 能在单体构象中稳定 CD146，从而抑制内皮细胞的激活，根据复合体的结构合理地设计出一种高亲和力的 AA98 突变体（HA98）。通过对 HA98 动物模型进一步实验后，揭示其对肿瘤生长的抑制性效应优于 AA98，表明这种抗体在癌症疗法中的应用前景比较广泛。

综上所述，研究者描述了 CD146/AA98 Fab 复合体的晶体结构，当 AA98 Fab 结合到 CD146 结构域 4 和 5 位点的交界区域时能稳定单体 CD146 分子（图 36-5）。因此，研究者设计出一种高亲和力的 AA98 突变体，即 HA98 分子，使用 HA98 能够更好地与 CD146 结合并对细胞迁移产生一定的抑制作用；而利用 HA98 对异种移植的黑色素瘤小鼠进一步研究结果表明，对肿瘤生长的抑制效应优于 AA98，这揭示了这种抗体在癌症治疗中具有一定的应用价值。

（七）利妥昔单抗与健康人及慢性淋巴白血病患者血液相互作用

2021 年 1 月，瑞典乌普萨拉大学研究者在 *Inter Immunopharma* 杂志发文，证明 mAb 药物利妥昔单抗与健康人以及慢性淋巴白血病患者的血液相互作用。这种分析方法可以为免疫疗法研究和治疗的重要突破铺平道路。许多免疫新疗法正在帮助提高癌症患者的生存率，但仍需要更有效的工具预测这些药物如何影响个体的免疫系统。研究者比较了利妥昔单抗与健康个体以及打算治疗该单抗的疾病患者血液相互作用时发生的情况。结果表明，各组之间的免疫学激活标记物有所不同，这一发现可以实现新的突破。

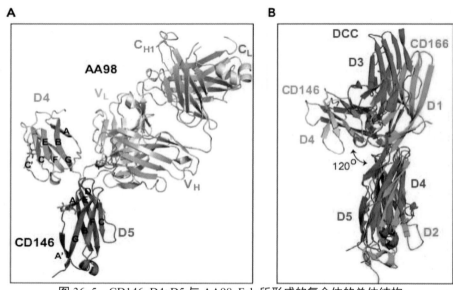

图 36-5　CD146 D4~D5 与 AA98 Fab 所形成的复合体的总体结构

利妥昔单抗用于治疗一系列 B 细胞恶性肿瘤。单克隆抗体与 B 细胞表达的 CD20 蛋白结合并吸引自然杀伤（NK）细胞攻击肿瘤细胞。利妥昔单抗的作用是特异性的，几乎没有不良反应，但其与 B 细胞结合时，可以激活血液中的蛋白质，从而发出危险信号。这可能导致细胞因子释放综合征（CSR），通常出现恶心和发烧等症状，甚至可能危及生命。这种不可预测性是一个重大挑战。本研究结果表明，采用的分析方法可以提供针对患者的信息，如果能够了解个体对基于抗体的特定疗法的特异性反应，将成为整个免疫疗法领域的重要工具。在这项研究中，使用完整的人类全血模型分析免疫反应以及利妥昔单抗治疗的功效和毒性。在健康个体中，仅观察到 B 细胞数量减少。然而，在患有慢性淋巴白血病的患者中，观察到 B 细胞和 CRS 的数量均有不同程度的减少，除了 1 例没有 NK 细胞的患者外。这些结果可更加了解利妥昔单抗遇到慢性淋巴白血病患者的血液时会发生什么情况。

使用人类全血模型意味着该分析考虑了血液中循环的所有免疫细胞以及血清中存在的许多蛋白质和代谢产物。因此，该方法为分析结果增加了新的维度。了解与基于 mAb 的药物相关的机制和耐药性需要生理上相关的工具和方法。研究结果表明，当血液和药物相互作用时，存在特定疾病的免疫反应，该血液循环可用于个体治疗和临床前研究，以识别和了解基于单克隆抗体的候选药物的毒性风险。

（八）抗体－药物组合性策略有助于治疗白血病等多种癌症

由于造血祖细胞能够供应大量血细胞，针对造血祖细胞的治疗性策略对于消除有害的血细胞（如白细胞和引发疾病的免疫细胞）往往能产生潜在的效益。然而，由于其拥有多能性，因此靶向作用这些细胞会损害多种细胞系的产生，并导致严重的不良反应，如贫血及增加机体对感染的易感性。为了最大限度地减少这些不良反应，需要识别出能够产生特定细胞系的单潜能祖细胞，单核细胞和单核细胞衍生的巨噬细胞在炎性疾病和肿瘤发生过程中起到非常关键的作用。

慢性粒单核细胞白血病（chronic myelomonocytic leukemia，CMML）是一种因单核细胞及其祖细胞过量产生而诱发的一种恶性血液肿瘤，通常是由造血干祖细胞（HSC）的基因突变发展而来；白血病实际上是一种骨髓中造血细胞所诱发的癌症类型。2021 年 2 月，日本东京医科牙科大学等机构研究者在 *Front Immunol* 杂志发文，开发出一种抗体－药物耦联物（antibody–drug conjugate，ADC），包含有与抗体相连接的毒性药物负荷，能够选择性地靶向作用特殊的细胞系，从而从源头阻断恶性细胞的增殖。

造血干祖细胞能持续分化为机体全部的血细胞，普通人机体每天大约会产生 5000 亿个血细胞，慢性粒单核细胞白血病源于造血干细胞（HSC）的基因突变，其主要特点为患者机体外周血和骨髓中单核细胞及不成熟的异常细胞水平增加；这种紊乱的造血功能会导致难治性的贫血、感染以及出血性疾病，人类机体的干细胞移植是唯一建立的治疗性手段，但这种测流需要侵入性的预处理，而且会产生移植物抗宿主疾病（GVHD）和难治性感染的风险，老年人群体尤其会受影响。传统的药物疗法常常会诱导疾病缓解且会降低肿瘤负担，但患者常常会在无反应性和致死性骨髓抑制之间发生波动。

由于拥有多潜能性，造血干祖细胞能补充所有类型的血细胞并自我更新。而靶向作用这些造血干祖细胞能作为一种治疗癌症及其它免疫性疾病的策略，但常常会干扰机体正常的细胞系功能并导致红细胞缺失，进而引发贫血；而白细胞的功能障碍则会增加机体发生感染的风险。因此，识别并特异性地靶向作用单潜能祖细胞而产生特定的细胞系是可取的。

研究者 Izumi 表示，此前已识别出能表达单核细胞标志物 CD64 的单核细胞祖细胞和前单核细胞，现已开发出的这种新型抗体－药物耦联物能将抗 CD64 抗体与毒性制剂 dPBD（dimeric pyrrolobenzodiazepine）相结合，从而诱导增殖的人类单核细胞受限的祖细胞发生细胞凋亡，但并不会诱导稳定成熟的单核细胞发生凋亡。在患者机体衍生的 CMML 异种移植实验小鼠模型中，这种抗 CD64–dPBD 联合策略能杀灭增殖的单核细胞白血病细胞并阻断其从机体中的骨髓祖细胞产生；此外，包括造血干祖细胞、中性粒细胞、淋巴细胞和血小板等其它类型的造血细胞并不会受到影响；通过剔除单核细胞的来源，这种 ADC 策略可能消除肿瘤相关的巨噬细胞，并明显减少携带实体瘤的人源化小鼠模型机体中肿瘤的尺寸。

综上所述，利用开发的这种新型双管齐下的 ADC 策略可能选择性对靶向作用患者机体中增殖的单核细胞祖细胞以及白血病细胞，并会对其它细胞系产生最小程度的附带损伤。因此，这种新型策略可能作为一种极具潜力的治疗性工具，帮助抵御单核细胞白血病、实体瘤、单核细胞相关的炎性和自身免疫性疾病等多种人类疾病。

三、双特异抗体

（一）双特异抗体概述

双特异抗体是指可以结合两个不同抗原或一个抗原不同表位的特殊抗体，现已成为抗体工程领域的研究热点，在肿瘤免疫治疗及自身免疫疾病等领域具有广阔的应用前景。双特异抗体含有两个不同的抗原结合域，在自然状态下是不存在的，只能通过人工制备。双特异的抗体制备从最初将两个不同的、纯化的单克隆抗体（mAb）化学耦联，或者将 2 个表达不同 mAb 的杂交瘤融合，构建 4 倍体杂交瘤，到近年来采用基因工程重组技术法构建各种类型的双特异抗体等，每一种制备方法都会产生独特的结构。

双特异抗体按其结构可分为两大类，一类是含有 Fc 区的双特异抗体，另一类是缺乏 Fc 区的双特异抗体（图 36-6）。对于含有 Fc 区的双特异抗体，因为存在 Fc 区，相比于其他生物工程药物，如细胞因子类，抗体药物的临床应用具备以下优势：① Fc 区含有蛋白 A/G 的识别区，工业化规模可采用高特异性亲和层析的方法，对目标药物蛋白进行最高效的模式化分离纯化；② Fc 区介导的效应功能在很多临床适应症，如癌症治疗上有很重要的附加效应，如抗体依赖的细胞毒性（ADCC）和补体依赖的细胞毒作用（CDC），这些功能是某些抗体药物体现药效的根本；③ 新生儿 Fc 受体（FcRn）主要表达在造血细胞以及血管内皮细胞和上皮细胞等表面，当抗体的 Fc 通过与新生儿 Fc 受体的结合而进入胞饮再循环过程而避免溶酶体途径降解，导致在血液里抗体有更长的半衰期。含 Fc 区双特异抗体可以利用 Fc 的这 3 个特点使其本身有更好的临床应用。目前，含 Fc 双特异抗体制备技术平台主要有 Triomab quadroma、2 in 1-IgG、KIH IgG、CrossMab、DVD-Ig 和 Mebs-Ig 等。

不含 Fc 区双特异性抗体缺失了 Fc 区，由两个抗体的 VH 区及 VL 区组成或者由 Fab 片段组成，这类抗体分子体积小，利于组织渗透（如在肿瘤治疗中），但由于缺乏 Fc 区，不能介导 Fc 的效应功能，完全依赖其抗原结合能力发挥疗效，且半衰期通常较短，在体内会快速发生肾清除。目前，此类双特异性抗体主要有 BiTE、DART、TandAbs 和 bi-Nanobody 等。

与传统的单克隆抗体相比，双特异性抗体具有同时结合 2 个不同抗原表位的能力，可以通过不同的作用方式，如介导细胞毒作用、抑制信号通路和形成蛋白复合物等方式而起到特殊的生物学功能（图 36-7）。

目前，大部分的双特异抗体的临床应用是针对肿瘤治疗和炎症疾病，主要是利用双特异抗体同时定位参与病理生理过程中的不同靶点以提高疗效，处于临床或临床前研究。双特异抗体还是有一些亟待解决的问题，细胞因子风暴和神经毒性等不良反应以及生产工艺问题是双特异抗体的主要问题。科技手段的发展和更新，有助于双特异抗体存在的这些问题得到逐步解决或改善，使其具有更强大的疗效和更低的不良反应。

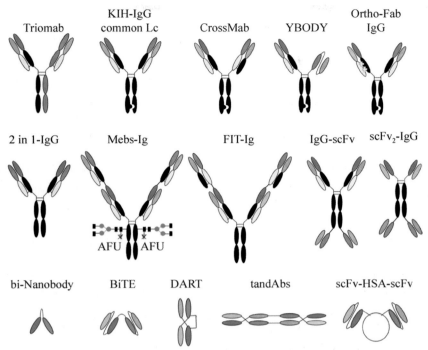

图 36-6 临床研究阶段的不同形式的双特异性抗体

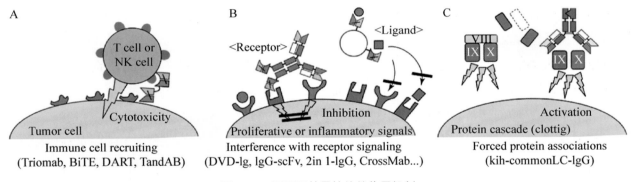

图 36-7 不同双特异抗体的作用机制

（二）EGFR-MET 双特异性抗体

2020 年 12 月，强生（JNJ）公司旗下杨森制药宣布，用于治疗接受含铂化疗失败后病情进展、表皮生长因子受体（EGFR）基因第 20 号外显子有插入突变的转移性非小细胞肺癌（NSCLC）患者，amivantamab 是一种在研的全人 EGFR- 间质表皮转化因子（MET）双特异性抗体，具有免疫细胞导向活性，靶向携带激活、耐药 EGFR 及 MET 突变和扩增的肿瘤（图 36-8）。数据显示，在携带 EGFR 外显子 20 插入突变的晚期 NSCLC 患者中，amivantamab 治疗显示出持久的缓解：① 在所有可评估患者中，总缓解率（ORR）为 36%，中位缓解持续时间（DOR）为 10 个月，临床受益率（≥ 部分缓解 [PR] + 疾病稳定 ≥ 12 周）为 67%；② 在先前接受含铂化疗的可评估患者中，ORR 为 41%，中位 DOR 为 7 个月，临床受益率为 72%。基于 CHRYSALIS 研究的 ORR 和 DOR 数据，用于治疗接受含铂化疗后病情进展和 EGFR 第 20 号外显子有插入突变的转移性 NSCLC 患者。

在全球范围内，肺癌是最常见的癌症类型，NSCLC 占所有肺癌的 80% ~ 85%。NSCLC 的主要亚型为腺癌、鳞状细胞癌和大细胞癌。NSCLC 最常见的驱动突变是 EGFR 基因中的改变，EGFR 是一种受体酪氨酸激酶，有助于细胞生长和分裂。EGFR 突变存在于 10% ~ 15% 的 NSCLC 患者中及 40% ~ 50% 的亚洲 NSCLC 腺癌患者中。EGFR 第 20 号外显子插入突变是肺腺癌的一个独特亚群，占所有 EGFR 突变的至少 9%。目前，转移性 NSCLC 患者的 5 年生存率仅为 6%。EGFR 第 20 号外显子有插入突变的 NSCLC 患者，通常对已批准上市的 GFR 受体酪氨酸激酶抑制剂（TKI）治疗不敏感；与更常见的 EGFR 突变（19 号外显子缺失 /L858R 替代）的患者相比，预后更差。目前，针对 EGFR 第 20 号外显子有插入突变的肺癌患者，估计的中位总生存期（OS）为 16 个月，临床上的标准护理方案是常规细胞毒性化疗，尚无批准的靶向疗法。

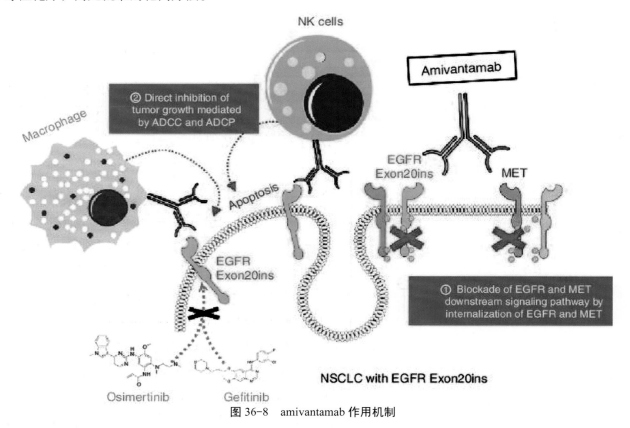

图 36-8　amivantamab 作用机制

CHRYSALIS 的一项首次人体、开放标签和多中心 1 期研究，正在评估 amivantamab 作为单药疗法以及与新型第三代 EGFR–TKI 药物 lazertinib 联合用药治疗晚期 NSCLC 成年人患者的安全性、药代动力学和疗效。在该研究中，50 例携带 EGFR 第 20 号外显子插入突变的 NSCLC 患者，接受了推荐的 2 期剂量 amivantamab 治疗（RP2D：1050 mg，体重 ≥ 80 kg 的患者为 1400 mg）。这 50 例患者中，有 39 例可评估缓解并接受过 ≥ 2 次疾病评估，其中 29 例先前接受过含铂化疗。39 例患者中发现了 13 个不同的 EGFR 第 20 号外显子插入突变。数据显示，在所有可评估患者中，观察到的总缓解率（ORR）为 36%（95%CI：21 ~ 53）；在先前接受含铂化疗的患者中，观察到的 ORR 为 41%（95%CI：24 ~ 61）。此外，在所有 14 例缓解患者中，中位缓解持续时间（DoR）为 10 个月；在先前接受过含铂化疗的缓解患者中，中位 DOR 为 7 个月。在所有患者中，中位无进展生存期（PFS）为 8.3 个月（95%CI：3.0 ~ 14.8)；在先前接受过含铂化疗的患者中，中位 PFS 为 8.6 个月（95%CI：3.7 ~ 14.8)。在所有患者中，临床受益率（≥ 部分缓解 [PR] 或疾病稳定 ≥ 11 周）为 67%（95%CI：50 ~ 81）；在先前接受过含铂化疗的患者中，临床受益率为 72%（95%CI：53 ~ 87）。在先前接受治疗和先前接受过含铂化疗的患者中均观察到缓解。肿瘤反应最常见于启动治疗后的第一次疾病评估。

研究中，最常见的所有级别不良事件（AE）是皮疹、输液相关反应（IRR）和甲沟炎。IRR 主要发生在第 1 次输注时，并不妨碍随后的输注治疗。无 ≥ 3 级皮疹报告，1 例患者出现 3 级腹泻（6% 患者出现任何级别的腹泻）。6% 患者出现治疗相关 ≥ 3 级 AE，包括高淀粉酶血症、低钾血症、脂肪酶升高和肩 / 胸疼痛。6% 患者报告了与治疗相关的严重不良事件，如蜂窝织炎、间质性肺病和肩 / 胸疼痛。

（三）利用双特异性抗体靶向癌症

肿瘤抑制基因 TP53（编码的蛋白产物为 p53）发生突变后是最常见的癌症驱动基因。然而，在发现 p53 突变蛋白在癌症中的关键作用数十年后的今天，人们仍然无法获得靶向它的药物。虽然具有使发生突变的表皮生长因子受体（EGFR）或 BRAF 等癌基因编码的蛋白失活的药物，但是肿瘤抑制基因编码的蛋白已经通过突变而失活。通过使用药物制剂重新激活这类蛋白是非常具有挑战性的。

美国约翰霍普金斯大学医学院研究者开发一种免疫治疗方法靶向发生突变的 TP53 基因编码蛋白。p53 是一种细胞内蛋白，主要位于细胞核内，因此传统的基于抗体的疗法无法达到。然而，蛋白被蛋白酶体（proteasome）降解成肽，这些肽的一部分可以被人类白细胞抗原（HLA）呈递在细胞表面上。这在原则上使合适设计的蛋白与细胞表面上的 HLA 结合时，可以识别细胞内蛋白的肽片段。

密码子 175 发生的精氨酸到组氨酸的替换（R175H）是最常见的 TP53 突变，也是所有肿瘤抑制基因中最常见的突变。由 p53R175H 突变衍生出的多肽 HMTEVVRHC 可以与特定的 HLA 等位基因（HLA-A*02:01）结合，从而在细胞表面上形成一种肽 -HLA 复合物。HLA-A*02:01 是美国人群中最常见的 HLA-A 类型。因此，p53R175H/HLA-A*02:01 复合物是一个特别有吸引力的治疗靶点，是许多癌症患者共有的。然而，作为一种新抗原（neoantigen），这种肽 -HLA 复合物通常以低密度存在于细胞表面，要想达到有意义的治疗效果，需要一种有效的治疗形式。T 细胞可以在极低数量的抗原存在下被激活。因此，这些研究者试图研制出一种基于 T 细胞的疗法，通过一种新开发的特异性结合 p53R175H 肽 -HLA 复合物的抗体将 T 细胞与癌细胞联系起来。

利用一种展示各种抗体可变区片段的大型噬菌体库，鉴定出的 H2 是一种与 p53R175H 肽 -HLA 复合物具有高亲和力但不与其野生型对应物结合的抗体片段。通过将 H2 与一种结合 T 细胞表面上的 T 细胞受体 -CD3 复合物的抗体片段融合在一起，将 H2 转化为一种基于 T 细胞的免疫治疗剂，即双特异性单链抗体（bispecific single-chain diabody）。这种双特异性抗体结合 p53R175H 肽 -HLA 复合物的亲和力（解离常数 Kd = 86 nmol/L）高于 T 细胞受体的典型亲和力，并重新引导 T 细胞识别表达这种复合物的癌细胞。尽管这种肽 -HLA 复合物在细胞表面上的密度非常低，但正如质谱法定量确定的那样，这种双特异性抗体有效地激活 T 细胞分泌细胞因子并杀死靶癌细胞。这种杀伤取决于同源 HLA 和特定 TP53 突变的表达。这种双特异性抗体还能使小鼠体内的人类异种移植瘤发生消退，无论是在肿瘤移植后不久就开始治疗，还是在肿瘤已经建立好的情况下开始治疗。这种 H2 抗体片段与 p53R175H 多肽 –HLA 复合物的结构显示，H2 在突变氨基酸（His175）和一个相邻氨基酸（Arg174）周围形成了一个笼状结构。这种笼状结构的稳定性为 H2 高度特异性识别这种突变肽 –HLA 复合物提供了结构基础（图 36-9）。

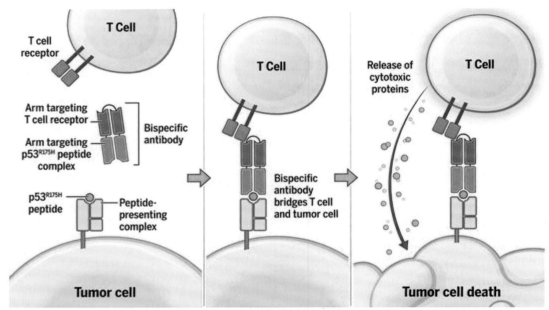

图 36-9　H2 双特异性抗体的作用机制

（四）癌症环境免疫疗法的双特异性抗体药物

2020 年 10 月 21 日，美国纪念斯隆凯特琳癌症研究中心（Memorial Sloan Kettering Cancer Center）研究者李明在 *Nature* 杂志发表 2 篇论文。其中，一篇是基础性研究，另一篇是转化性研究。据李明介绍，大多数免疫疗法，包括免疫检查点阻滞和 CAR-T 疗法，都以致力于激活免疫系统直接杀伤癌细胞为抗癌手段。但是，肿瘤的生长繁衍也需要一个支撑环境，需要血管组织来提供营养，这种疗法为"癌症环境免疫疗法（cancer environment immunotherapy）"。

阻断免疫 T 细胞上的 TGF-β 表达会抑制肿瘤的发生。在癌细胞生长所导致的组织损伤环境中，TGF-β 持续存在且使癌细胞生长更加恶劣。李明团队之前的研究发现，阻断免疫 T 细胞上的 TGF-β 表达，会抑制肿瘤的发生。在小鼠的 CD4+ T 细胞上敲掉 TGF-β 受体的表达时，小鼠肿瘤生长受到严重抑制。研究发现，这些细胞是通过促进肿瘤组织的伤口愈合过程来实现抗肿瘤目的的。在这个过程中，为肿瘤组织提供营养的血管组织生长模式被重塑，且血管周围形成致密的保护层，从而阻止癌细胞摄取营养物质。

研究显示，在 CD4+ T 细胞上阻断 TGF-β 信号通路，从而阻止癌细胞的生长。研究者设计了一种抗体药物，既能够结合 TGF-β，又能够结合辅助性 T 细胞，这种双特异性抗体药物为 4T-Trap，能够显著抑制小鼠的肿瘤生长。很多 TGF-β 抑制剂被试验其抗肿瘤效果，但是一直没实现临床上的效益。而 4T-Trap 能直接且特异性地靶向 CD4$^+$ T 细胞上的 TGF-β 信号通路，明显减少其不良反应。并且，4T-Trap 能够特异性地进入肿瘤导流淋巴结，在那里拮抗肿瘤抗原呈递过程中所激活的 CD4$^+$ T 细胞 TGF-β 信号通路，而这些都是普通 TGF-β 抑制剂所不能实现的（图 36-10）。李明指出，这种癌症环境免疫疗法，很可能是一类新型的癌症疗法，是对现有癌症疗法的一种重要补充。

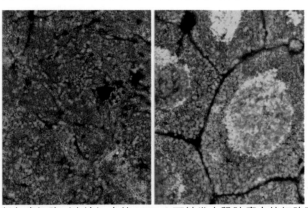

图 36-10 阻断免疫细胞（右边）中的 TGF-β 可触发小鼠肿瘤中的细胞死亡（蓝色）

（五）肿瘤靶向 CD28 双特异性抗体增强 PD-1 免疫疗法抗肿瘤效果

美国生物技术公司 Regeneron Pharmaceuticals（下称 Regeneron）正在进行双特异性抗体的研究。2020 年 6 月，这家公司研究团队在 *Sci Transl Med* 杂志发文，测试一类共刺激性 CD28 双特异性抗体增强抗肿瘤活性。派姆单抗（Keytruda）是一种有助于改变非小细胞肺癌治疗的药物，是一种免疫检查点抑制剂。Regeneron 研究团队研究了两种双特异性抗体，都靶向 CD28 的 T 细胞蛋白。与此同时，还分析了两种肿瘤特异性抗原。这两种双特异性抗体同时结合 T 细胞和癌症抗原，从而增强了 T 细胞杀死癌细胞的潜力。研究者发现，这些双特异性抗体增强了抗 PD-1 免疫检查点阻断在小鼠模型中的治疗效果，这种组合治疗使有抵抗力的肿瘤也变得敏感。这些双特异性抗体几乎没有毒性，也没有引发 T 细胞的危险性全身反应。

在一系列动物研究中，证实实验性双亲和力抗体（即双特异性抗体）可以安全地提高免疫检查点阻断免疫疗法在小鼠中的杀癌能力。这些动物所患的肿瘤往往对免疫疗法产生抵抗力。这些结果表示，在构建更安全的癌症免疫疗法组合方面迈出了一大步。除了小鼠之外，长尾猕猴对这些双特异性抗体的耐受性也很好，并且没有出现过去类似治疗方法出现的严重免疫不良反应。

第三节 肿瘤疫苗治疗

疫苗是一种能刺激机体免疫系统产生抗特异性靶物质的免疫反应物质。经典的疫苗起源于抗感染免疫，正是由于这方面获得成功，肿瘤疫苗的研发引起人们的关注。肿瘤疫苗是通过激发患者自身免疫系统以达到清除或控制肿瘤生长的一种治疗方法，而激活的自身免疫系统是以肿瘤细胞或肿瘤抗原，包括肿瘤特异性抗原（TSA）和肿瘤相关抗原（TAA）为基础的。

一、肿瘤疫苗及其种类

（一）肿瘤疫苗

在肿瘤治疗中，疫苗治疗已成为一种比较有效的治疗方法。在个体体内注射肿瘤疫苗，可以达到有效减轻患者病情，并防治高危个体癌症的复发。由于肿瘤的疫苗治疗无明显的毒副作用，所以近年来发展很快。

肿瘤疫苗的来源多采用来自于肿瘤细胞的抗原或相应的抗原抗体，目前已有 2000 多种肿瘤抗原被识别，这些抗原中大部分是自身抗原。在识别人癌症抗原之前，进行接种免疫的疫苗采用的是全癌抗原，癌抗原的识别为癌疫苗的发展开辟了新途径。其中，多肽疫苗有一些独特的优点使其成为人们关注的焦点，但其也存在很多缺陷，这提示可以从设计和改造肿瘤抗原表位着手，试图设计出能打破免疫耐受的抗原肽，从而克服肿瘤免疫过程中的主要难题。

从临床应用角度将疫苗分为两种，即预防性疫苗和治疗性疫苗，前者是利用与某些特殊肿瘤有关的基因制备抗肿瘤疫苗，再接种于易感体质的正常机体，从而抑制肿瘤的发生和生长；后者适用于肿瘤发生之后，以肿瘤相关抗原（TAA）为基础，主要用于手术、放疗和化疗后的辅助治疗。根据抗肿瘤疫苗的来源，又可将其分为肿瘤细胞疫苗、DNA 疫苗、肿瘤基因疫苗、肿瘤多肽疫苗、抗肿瘤重组蛋白疫苗、肿瘤基因工程疫苗、病毒疫苗、DC 疫苗和抗独特型抗体疫苗等。

（二）预防性抗肿瘤疫苗

现已研发出的预防性抗肿瘤疫苗主要有宫颈癌疫苗及乙肝疫苗。抗肿瘤疫苗与传统疫苗的区别在于其是一种治疗性的主动免疫疗法，利用肿瘤细胞或肿瘤抗原物质激活机体免疫系统，产生特异性免疫应答；抑制肿瘤的生长、繁殖与扩散，以期达到控制或清除肿瘤的目的。目前，在动物水平和临床试验中，抗肿瘤疫苗已经取得了良好的效果，一方面，其疫苗能诱导机体产生肿瘤特异性 CTL 效应。另一方面，产生的不良反应也较少。因此，作为一种低毒、高效的治疗肿瘤的免疫疗法，抗肿瘤疫苗在临床治疗上有其深刻意义。

1. 宫颈癌疫苗

（1）HPV 疫苗：宫颈癌疫苗可防止人乳头状瘤病毒（HPV）感染，而 99.7% 的子宫颈癌都是由于 HPV 病毒所致。目前，在全球使用该疫苗有 160 多个国家，并认定 HPV 疫苗对 9 ~ 45 岁的女性有预防效果。如果女性能在首次性行为之前注射 HPV 疫苗，会降低 90% 的宫颈癌及癌前病变发生率。2016 年 7 月 18 日，美国葛兰素史克（GSK）公司宣布，HPV 疫苗（16 型和 18 型，商品名：希瑞适）获得中国国家食品药品监督管理总局的上市许可，成为中国首个获批的预防宫颈癌的 HPV 疫苗；2017 年 7 月，宫颈癌疫苗希瑞适正式上市。2018 年 4 月 23 日，国家食药监总局药品审评中心（CDE）官网信息，由美国默沙东公司研发的 2 个九价 HPV（酿酒酵母）的上市申请已获受理；4 月 28 日，其疫苗批准上市；5月底6月初，在海南的博鳌超级医院首次接种。

2020年1月，新西兰奥塔哥大学研究者在 *New Zealand Med J* 杂志发文，104 313名女性的调查结果显示，HPV疫苗接种已显著降低新西兰年轻女性的宫颈畸形率，高级别宫颈异常的比例显著降低，尤其是那些在18岁之前接种疫苗的女性。可能在未来降低宫颈癌的发病率。研究结果表明，与未接种疫苗的女性相比，在18岁之前至少接种1剂四型HPV疫苗的女性在20岁至24岁之间宫颈细胞高度异常的发生率降低31%。然而，在18岁以后接种疫苗的女性在研究时间范围内，高级别宫颈细胞异常的相对减少幅度很小。在这个筛选的女性群体的，毛利人接种疫苗的可能性较小，但疫苗接种可以给毛利女性和非毛利女性提供类似的保护。

2020年10月，瑞典卡罗林斯卡大学Lei团队研究者在 *N Engl J Med* 杂志发文，研究了HPV疫苗接种与浸润性宫颈癌风险之间的相关性。四价HPV疫苗在预防高级宫颈病变中已初见成效。研究者使用了瑞典全国人口统计和健康登记表，追踪2006 – 2017年中年龄在10～30岁间的1 672 983名女性的数据，用于评估HPV疫苗接种与宫颈癌浸润风险之间的关联。在研究期间，研究组评估了女孩和女性是否患有宫颈癌，直到她们31岁生日为止。最终，在接种四价HPV疫苗的19名女性和未接种疫苗的538名女性中诊断出宫颈癌。接种疫苗的女性中，宫颈癌的累积发病率为47/10万，未接种的女性中为94/10万。校正随访年龄后，接种人群与未接种人群宫颈癌的发生率比率为0.51。对其他协变量进行额外校正后，发生率比率为0.37。对所有协变量进行校正后，在17岁之前接种疫苗的女性中，发病率比率为0.12，而在17～30岁间接种疫苗的女性中为0.47。总之，10～30岁的女性进行四价HPV疫苗接种可大大降低浸润性宫颈癌的风险。

第三代宫颈癌疫苗研究又获新进展。2020年6月，厦门大学国家传染病诊断试剂与疫苗工程技术研究中心研究者在 *Nat Commun* 杂志发文，发明了新型杂合组装技术，构建了一种能够针对多种型别HPV同时产生保护效果的"杂合病毒样颗粒"，与团队前期设计的三型嵌合颗粒技术相结合，研制出预防200多种型别HPV的新型多价HPV疫苗。目前，已经鉴定出的HPV型别超过200种，其中至少25种型别与宫颈癌、阴道癌和外阴癌等的发生相关或可能相关。

目前，已上市疫苗包括HPV二价、四价和九价。二价疫苗和四价疫苗均只能预防约70%的宫颈癌，而九价疫苗则只能预防约90%的宫颈癌。因此，研发保护范围更广的宫颈癌疫苗十分必要。但现有的第一代和第二代宫颈癌疫苗，均使用类似于HPV天然病毒颗粒的"病毒样颗粒"作为疫苗免疫原。如果按传统方式研制新一代宫颈癌疫苗，会面临疫苗接种剂量大、潜在不良反应大及生产工艺难度大等问题。在率先突破第三代宫颈癌疫苗研制技术的基础上，研究者基于对HPV的病毒样颗粒组装机制的深入认识，继续设计了一种新型的"杂合病毒样颗粒"，并通过冷冻电镜解析颗粒形态、单克隆抗体分析颗粒抗原性等技术进行了验证。该研究成果为研发涵盖所有高危型别HPV的更广谱的新一代多价宫颈癌疫苗奠定了关键技术基础，为其他高变异病毒疫苗和靶向肿瘤新抗原的疫苗设计提供了新的思路。

（2）二价和四价HPV疫苗的免疫原性大不同：2021年6月，德国癌症中心肿瘤疫苗策略部门Mariz带领的欧洲研究团队在 *Lancet Infect Dis* 杂志发文，阐述二价和四价HPV疫苗接种后的长期随访研究结果，发现两种疫苗的免疫原性存在显著差异，但是 HPV 疫苗诱导的保护性抗体滴度在接种后 12 年仍可检出，证实了 HPV 疫苗的长期保护作用。针对致癌人乳头瘤病毒 HPV 的二价、四价，甚至九价疫苗，已在全世界广泛使用，前期临床试验已证实这些疫苗均具有高度免疫原性，能够不同程度降低 HPV 感染率。

二价疫苗 Cervarix（针对 HPV16 和 18 型）和四价疫苗 Gardasil（针对 HPV6、11、16 和 18 型）分别于 2002 年和 2004 年在欧洲开展 3 期临床试验 PATRICIA（二价）和 FUTURE Ⅱ（四价）试验。这两项临床试验在芬兰入组了 3000 多名 16 ~ 17 岁女性，且受试者同意接受芬兰癌症登记中心的健康登记随访。研究队列中的大部分受试者参与了芬兰产妇队列（FMC）研究。FMC 队列自 1983 年起，收集几乎所有芬兰孕妇的早孕期血浆样本。因此，在长达 12 年的随访过程中获得了 2046 例接种疫苗后的血浆样本。

该研究团队决定通过检测这些血浆样本中的 HPV 中和抗体情况，探究 HPV 疫苗的长期作用。这些早孕期血浆样本采集的时间跨度为疫苗接种后 2 ~ 12 年（每位受试者只采集 1 次），其中四价接种者样本共有 577 例。他们将随访时间分为疫苗接种后 2 ~ 4 年、5 ~ 7 年、8 ~ 10 年及 11 ~ 12 年，并区分是否为初次妊娠。随后研究者根据随访时间及妊娠情况，结合随机数表选择出 568 例匹配的二价接种者血浆样本。研究者检测血浆样本中 HPV6、16 和 18 特异性中和抗体，以及针对非疫苗靶向的 HPV31、33、45、52 和 58 型的交叉中和抗体。最终，统计分析 681 例初次怀孕受试者（二价 342 例，四价 339 例）中和抗体的血清阳性率，平均滴度和几何平均滴度（GMT），并与 HPV 感染的预防效果进行相关性分析。检测分析结果显示了二价与四价 HPV 疫苗所诱导的免疫反应具有显著差异。

两种疫苗诱导的 HPV6、16 和 18 型中和抗体在受试者接种疫苗 12 年后仍可测得，此结果证实了 HPV 疫苗所诱导的中和抗体具有可持续性，在人体内可长期存在。对于两组疫苗均靶向 HPV16 和 HPV18 疫苗，二价疫苗均显示出更优秀的数据。所有 342 例二价疫苗接种者中，HPV16 和 HPV18 的血清阳性率在各个随访时间组内均为 100%。而四价接种者中分别有 4%（14/339）和 15%（51/339）的受试者未检测到 HPV16 和 HPV18 中和抗体。

二价疫苗接种者的 HPV18 抗体血清阳性率在各个随访时间组内均较四价接种者高，抗体滴度水平也更高。在 HPV16 血清阳性的四价接种者中，与接种后 2 ~ 4 年的抗体水平相比，抗体几何平均滴度（GMT）在接种后 5 ~ 7 年几乎减半（2 ~ 4 年 GMT 6642，5 ~ 7 年 GMT 3679），后维持该抗体水平，而在二价疫苗接种者中未观察到同样的减半效应。接种后 5 ~ 12 年，二价接种者体内 HPV16 和 HPV18 的中和抗体 GMT 分别为四价接种者的 5.7 和 12.4 倍。而对于四价疫苗靶向的 HPV6，所有四价接种者均可检测到其中和抗体。有 86%（294/342）的二价接种者血浆中出现 HPV6 交叉中和抗体。四价疫苗诱导的 HPV6 中和抗体中位滴度为二价疫苗的 44 ~ 45 倍，GMT 为二价疫苗的 19 倍。

研究者还检测了非疫苗靶向的 HPV31、33、45、52 和 58 的交叉中和抗体，以验证 HPV 疫苗的交叉保护作用，发现这几种类型的交叉中和抗体血清阳性率在二价接种者中更高，但血清阳性者的抗体滴度水平二者相差无几。同样，在接种疫苗 12 年后仍能检测到交叉中和抗体的存在。为了进一步探究中和抗体的存在与疫苗预防 HPV 感染效力之间的关系，统计了队列 HPV 持续感染预防情况，并与各型中和抗体水平进行相关性分析。结果显示，在二价接种者中，HPV16、31、33、52 和 58 抗体血清阳性率与抗 HPV 感染的疗效显著相关（$P = 0.037$），但在四价队列中则没有观察到相关性（$P = 0.27$）。该研究结果揭示的两种疫苗免疫原性的显著差异，与不同疫苗交叉保护效力的差异是一致的。但对于二价与四价疫苗孰优孰劣，仍需要更多的研究来验证。

2. 预防消化系统癌症复发的癌症疫苗　美国杰佛逊大学研究者在 *J Immunother Cancer* 杂志发文（2020），开发了一种预防胃癌、胰腺癌、食道癌和结肠癌复发的癌症疫苗。研究数据显示，该疫苗可以使小鼠产生强力免疫反应。许多疫苗靶点，如肿瘤抗原或循环病毒，都是通过"媒介"被引入免疫系统。该媒介将疫苗成分引入免疫系统，触发了免疫所需的强烈免疫反应，同时保护了人类免受相应的威胁。具体而言，许多疫苗通常是使用腺病毒株作为媒介或载体构建的。

（三）治疗性癌症疫苗

1. 治疗性癌症疫苗　这种疫苗必须克服两大障碍。首先，由于肿瘤突变对每个患者都是独特的，所以必须非常精确地靶向癌细胞抗原，这是很难做到的；其次，需要一个安全的系统将疫苗送到正确的位置，并实现强大和特异性的免疫反应。2020 年 3 月，瑞士 EPFL 工程学院华人 Li 团队在 *ACS Central Sci* 杂志发文，使用一种缩聚的聚合技术，开发一种原型疫苗，可以自动移动到需要的位置并激活免疫细胞。这项专利技术已在小鼠进行了成功的测试。

治疗性癌症疫苗的目的是抵御机体已经存在的疾病。但是，有些患者对疫苗反应不佳，可与免疫疗法相结合，以获得最佳的免疫反应；另外，疫苗可以降低复发的风险。向免疫系统提供癌症疫苗涉及不同的阶段。首先，患者经皮下接种疫苗，将进入淋巴结，接触许多免疫细胞，并有望穿透树突状细胞（DC），可能激活后者，会向抗癌 T 细胞提供特定的抗原，攻击癌细胞。然而，这个过程并不简单，很难付诸实践。为此，研究者开发了一个系统，通过化学方法将疫苗的各个部分结合在一起，形成一个更大的实体。新疫苗名为聚凝新抗原表位（PNE），由新抗原（针对被攻击肿瘤的突变抗原）和一种佐剂组成。当这些成分在溶剂中结合时，会自然地结合在一起，形成一个较大而不能被血管吸收的纳米颗粒，会自然地进入淋巴结。一旦进入 DC，疫苗成分会再次分离。这使 DC 能够向 T 细胞提供正确的抗原，从而引发强大的免疫反应。这种新疫苗，结合对每个患者新抗原的高度先进的分析，能让癌症患者的免疫系统以一种个性化和安全的方式被激活。

2. 个性化疫苗

（1）个性化黑色素瘤疫苗：2021 年 1 月，美国丹娜 - 法伯癌症研究所等机构研究者在 *Nat Med* 杂志发文，在黑色素瘤患者接受个性化癌症疫苗治疗 4 年后，引发的免疫反应仍然强大，并能有效地控制癌细胞，展示了这种 NeoVax 疫苗产生的免疫反应的持久力，通过靶向每个患者肿瘤细胞上的特定蛋白发挥作用。研究发现，在接种这种疫苗近 4 年后，患者的免疫系统细胞不仅活跃地抵抗表达这些独特蛋白的肿瘤细胞，而且还扩散到肿瘤细胞中发现的其他蛋白。这些研究结果表明，个性化新抗原疫苗可以在黑色素瘤患者中刺激持久的免疫反应。

该研究涉及 8 例患者，因患晚期黑色素瘤而接受外科手术，但有复发的高风险。在一项 1 期临床试验中，在手术后的中位数 18 周内接受了 NeoVax 治疗。这种疫苗由表位（epitope）的蛋白片段制成，这些表位从细胞表面延伸出来，作为免疫系统的信号起作用。NeoVax 中的表位来自于新抗原（neoantigen），即肿瘤细胞上的异常蛋白，可提醒细胞发生癌变，应该摧毁。鉴于新抗原只存在于肿瘤细胞上，会引发正常细胞免受攻击的免疫反应。为了制备 NeoVax，需要对患者肿瘤的 DNA 序列进行扫描，以确定肿瘤细胞新抗原的关键表位。这些表位作为 T 细胞的靶点，引导免疫系统对癌症攻击。当患者接受 NeoVax 治疗时，这些表位会吸引免疫系统对任何显示这些表位的黑色素瘤细胞做出反应。在这项研究中，在 NeoVax 治疗后的中位数 4 年，所有 8 例患者均存活，其中 6 例未表现出活动性疾病的迹象。当分析这些患者的 T 细胞，被这种疫苗刺激而起作用的免疫系统细胞，发现这些细胞不仅"记忆"最初的目标表位，而且还扩大它们的能力，以识别其他与黑色素瘤相关的表位。其中的 2 例患者因所患的癌症已经扩散到肺部，也接受了免疫检查点抑制剂治疗，其 T 细胞已经侵入肿瘤组织的迹象，可能对黑色素瘤细胞最具杀伤力。

T 细胞继续特异性地靶向黑色素瘤细胞，并保留了它们最初响应表位的记忆。这些 T 细胞被激活以杀死肿瘤细胞；重要的是，它们已经发生多样化以靶向这种疫苗中未纳入的黑色素瘤表位。靶向黑色素瘤的 T 细胞的长期存在和增殖是一个强烈的迹象，表明个性化新抗原肽疫苗可以帮助控制转移性肿瘤，特别是与免疫检查点抑制相结合。

（2）使用缩聚的聚合技术开发一种原型个性化疫苗：治疗性癌症疫苗早在 100 年前就被开发出来，到目前为止仍然没有什么效果。在取得具体成果之前，必须克服两大障碍。首先，由于肿瘤突变对每个患者都是独特的，所以必须非常精确地靶向癌细胞抗原，这是很难做到的；其次，需要一个安全的系统将疫苗送到正确的位置，并实现强大和特异性的免疫反应。瑞士联邦理工学院 / 洛桑联邦理工学院（École Polytechnique Fédérale de Lausanne，EPFL）工程学院 Tang Li 团队提出了一个解决疫苗输送问题的方案（ACS Central Sci，2021）。研究者使用一种缩聚的聚合技术开发一种原型疫苗，这种疫苗可以自动移动到需要的位置并激活那里的免疫细胞。这项专利技术已经在小鼠进行了成功的测试。Tang Li 还与合伙人正在研究一种快速准确预测突变肿瘤抗原的算法。这两种技术结合在一起，将在未来几年内产生一种新的、更好的癌症疫苗。

（3）新抗原能够提高癌症疫苗的效果：美国亚利桑那州立大学生物设计学院的 Johnston 研究团队在 Sci Rep 杂志（2021）发文，展示了第一个关于癌症通用疫苗的成果，研究了来自亚利桑那州梅奥诊所的 50 多个癌细胞系和 85 个组织样本的突变，以及来自 5 种不同晚期癌症类型（肺癌、乳腺癌、脑癌、胃癌和胰腺癌）患者的血液样本。研究发现，一种常见的新的肿瘤突变，可以为癌症疫苗的设计提供新的线索，其中包括广泛保护性或全癌疫苗、癌症类型特异性疫苗（如乳腺癌与胰腺癌疫苗）以及基于个体独特突变的个性化癌症疫苗。为了发现肿瘤中的新抗原，Johnston 团队开发了一种新型芯片，可以呈现所有 20 万种可能的新抗原，从而能够简单地筛查血液中特异性抗体。

（4）个体化纳米肿瘤疫苗：2021 年 4 月，国家纳米科学中心聂广军与赵潇课题组在 Nat Commun 杂志发文，在个性化纳米肿瘤疫苗设计方面取得进展。个体化肿瘤疫苗在肿瘤免疫治疗中十分重要，通过肿瘤抗原呈递给免疫系统，刺激产生肿瘤抗原特异性杀伤 T 细胞，抑制肿瘤生长和转移。然而，将多样化肿瘤抗原高效呈递给免疫系统成为肿瘤疫苗的关键问题,纳米载体技术在其中起到重要的作用。研究者长期致力于利用纳米技术增强肿瘤免疫治疗的研究,通过两亲性多肽的设计,成功开发出两种免疫检查点的纳米抑制剂(*Nano Lett*, 2018, 18:3250-3258;*J Am Chem Soc*, 2020, 142(5):2490-2496);利用基因工程技术,成功构建了嵌合有免疫检查点 PD1 抗体的天然纳米囊泡 OMV-PD1(*ACS Nano*, 2020, 14(12):16698-16711);通过点击化学的原理,构建了具有人工淋巴结靶向性能的肿瘤疫苗。

在前期工作基础上,研究者利用基因工程技术和多肽分子胶水技术,构建了一种基于天然纳米载体,即细菌外膜囊泡(outer membrane vesicle,OMV)的个体化肿瘤疫苗平台。通过基因工程技术将多肽分子胶水的一端融合表达在 OMV 表面,另一端作为标签与肿瘤抗原连接在一起,两者混合后可发生快速的共价连接,从而实现肿瘤抗原在 OMV 上的快速灵活展示。作为疫苗载体,OMV 可依赖其尺寸优势实现淋巴结的高效引流,并且具备免疫佐剂功能激活多种天然免疫通路,最终在多种临床前肿瘤模型中展示出强烈的抗肿瘤免疫反应。综上所述,该研究建立了一种"即插即用"型 OMV 肿瘤疫苗平台,能够快速展示肿瘤抗原并实现高效递送和免疫刺激,更能满足复杂多变的肿瘤抗原的临床需求,推动了个体化肿瘤疫苗的发展。

3. 治疗性 PD-1 癌症疫苗 PD1-Vaxx 有效地应用于动物模型实验 2020 年 10 月,美国俄亥俄州立大学医学中心等机构在 *OncoImmunology* 杂志发文,描述了一种潜在的治疗性抗癌疫苗,可释放被压抑的抗癌免疫细胞,从而使其攻击并摧毁癌症。研究者描述了 PD1-Vaxx 肽类或能作为首个检查点抑制剂疫苗,安全且有效地用于治疗结肠癌同系动物模型。这种疫苗能够产生多克隆抗体并抑制癌细胞上的 PD-1,能够模拟 PD-1 抑制剂纳武单抗(nivolumab)的作用,但同时还能避免诱发与该药物和相关制剂相关的机体先天性和获得性耐受性。研究者发现,PD1-Vaxx 能有效抑制肿瘤的生长,当其与第二种治疗性肽类疫苗(能靶向作用结肠癌细胞 HER-2 受体上的两个位点)联合使用时会更加有效,这种组合性的疗法能够在 10 只受试动物中的 9 只机体中产生完全反应。

这项研究非常重要,PD1-Vaxx 能激活 B 细胞和 T 细胞的功能,从而促进对肿瘤的清除能力;该疗法能有针对性地阻断对肿瘤生长和维持非常关键的信号通路,将这种疫苗与免疫疗法药物相结合,能加强免疫系统,并特异性地引导免疫系统靶向作用并杀灭癌细胞。与免疫疗法药物纳武单抗一样,PD1-Vaxx 是一种免疫检查点抑制剂。纳武单抗能通过阻断 PD-1 与 PD-L1 的结合,从而能让 T 细胞杀灭患者机体的癌细胞,但纳武单抗由抗 PD-1 单克隆抗体组成,能靶向作用 PD-1 蛋白上的单一位点,而实验性的疫苗 PD1-Vaxx 则能诱发一系列抗体产生,从而引发多克隆抗体反应,并阻断 PD-1 蛋白上多个位点,且能有效抑制该蛋白的功能。这项研究中,利用细胞系和动物模型进行研究,评估了 4 种 PD-1 B 细胞肽类表位作为候选疫苗的功效。其中,PD-1 表位序列 92 ~ 110 能够明显降低结肠癌动物模型机体中肿瘤的生长,有望成为 PD1-Vaxx 的候选抑制性疫苗。

本研究的关键研究发现包括:① PD1-Vaxx 在表达 HER-2 的结肠癌动物模型中的表现优于标准的抗小鼠 PD-1 抗体(mAb 29F.1A12);② PD1-Vaxx 和组合 HER-2 肽类疫苗(B-Vaxx)的组合能够增强 HER-2 阳性结肠癌模型中对肿瘤的抑制效应;③ PD-1 和组合性疫苗的使用都很安全,且没有毒性或自身免疫性的证据。通过额外的研究,PD1-Vaxx 是安全有效的,同时相比检查点阻滞抗体,所产生的耐药性的发生率较低。2020 年 11 月，美国 FDA 批准 Imugene 公司进行 PD1-Vaxx 研究性新药（IND）临床试验。

4. 基于诱导多能干细胞疫苗的抗胰腺癌潜能　诱导多能干细胞（iPSC）和癌症拥有细胞的相似性和转录组特性。2021 年 6 月，美国斯坦福大学等机构在 *Stem Cell Rep* 杂志发文，使用 iPSC 中的非突变肿瘤相关蛋白质作为开发胰腺导管腺癌（PDAC）疫苗基础的可能性。适应性免疫系统能够识别并对非突变肿瘤相关抗原（TAA）产生反应，FDA 批准的 Provenge 治疗性癌症疫苗能作为一种基于 TAA 的疫苗。研究者指出，iPSC 和癌细胞共享基因表达谱，对 iPSC 细胞系和癌细胞系的 RNA 测序数据进行聚类分析后，发现其二者共享上调基因，这种被称为 iPSC- 癌症特征性基因的特殊基因能被多潜能细胞群高度表达，但在体细胞组织中仅会轻微或根本不表达。

研究者表示，基于 iPSC 的癌症疫苗能诱导小鼠机体出现 iPSC 特异性的抗肿瘤 T 细胞反应，而 iPSC 和癌细胞之间的共享蛋白则包含能诱导抗肿瘤免疫力的非突变 TAA。本研究中，开发了一种新型策略训练小鼠机体的免疫系统，从而识别癌细胞；即 iPSC 能产生一大类与特定类型胰腺癌有重叠的抗原，而这些相似之处能产生潜在的临床效益。疫苗能通过训练机体免疫系统识别外源性因子（如病毒等微生物）并对其清除，从而高效预防机体的感染，疫苗会呈现的抗原诱发免疫系统发挥作用，如通常并不存在于体内的蛋白质等，会被宿主机体免疫系统认定为外源性物质并诱发免疫反应。

这项研究中，利用 iPSC 能产生存在于不同类型肿瘤中，但并不存在于大多数正常组织中的抗原。随后，利用特殊的 iPSC 给小鼠接种疫苗，这些 iPSC 经过辐射处理并不会分裂，同时还使用 CpG 佐剂刺激机体产生强烈的免疫反应。iPSC 疫苗能够保护 75% 的接受胰腺癌细胞注射的小鼠免于肿瘤的发生和进展；此外，疫苗的接种也增加靶向作用肿瘤的免疫细胞的数量，接种疫苗的小鼠还会产生抵御癌细胞的抗体；由于这种基于 iPSC 疫苗能同时靶向作用多种癌症抗原，因此这种疫苗接种方法更为持久，因为肿瘤细胞逃避疫苗训练的免疫系统的方式会更少。更重要的是，这种新型策略还适用于与 iPSC 具有相类似抗原组成的其它癌症类型的研究。综上，本研究结果支持了在 PDAC 临床前和临床模型中进行 iPSC 疫苗接种的进一步研究，同时 iPSC 疫苗还适用于在拥有较低突变负担的其它癌症类型中的研究。

二、肿瘤细胞疫苗

（一）选择合适的肿瘤抗原

与肿瘤细胞相关的突变、过表达或异常表达蛋白均可能成为肿瘤疫苗或者 T 细胞治疗的靶点，即肿瘤抗原。选择合适的肿瘤抗原需要综合考虑该抗原的免疫原性、在致癌过程中的机制和特异性等问题。将自身或异体同种肿瘤细胞经物理、化学和生物学等方法（如加热、放射线照射和神经氨酸酶酶解）处理，在保留其原有的免疫原性基础上，通过改变或消除其致瘤性获得肿瘤细胞疫苗，再注入机体进行主动免疫。然而，肿瘤细胞特异性抗原表达一般比较低，其表面 MHC 分子和共刺激分子（如 B7 等）表达低下或缺乏，加上肿瘤本身复杂的遗传背景，原始的肿瘤细胞疫苗往往不能诱导很强的免疫应答。为改变这一不足，可采用分子修饰技术改变肿瘤细胞的免疫特性或遗传背景，以提高其免疫原性，诱导更强的免疫应答。

通常，采用在疫苗中加入诱导免疫应答的细胞因子，增强免疫应答效应，达到提高疫苗免疫原性的目的。例如，MHC 分子转基因瘤苗，将 MHC– Ⅰ 类基因导入缺陷此基因表达的肿瘤细胞；共刺激分子转基因的肿瘤疫苗，导入共刺激分子以增强瘤苗的免疫原性；细胞因子转基因的肿瘤疫苗，导入 IL-2、IL-7、IL-12、IL-18 和 GM-CSF 等细胞因子，以诱导和增强免疫应答；转入诱导细胞凋亡和抑制细胞增长的的基因，其中转入的 mad-7 基因对肿瘤细胞具有诱导凋亡的作用。

2. 基于抗原呈递细胞、单核细胞和 NK 细胞的肿瘤疫苗

（1）基于抗原呈递细胞（APC）的肿瘤疫苗：APC 将肿瘤抗原处理成特定肽段，定向呈递给免疫细胞，因此在肿瘤的免疫应答中发挥着重要的作用。利用 APC 呈递肿瘤抗原，主要有两种手段，一是用 APC 负载肿瘤抗原信号，如肿瘤抗原多肽或肿瘤基因片段，使 APC 具有特异性抗肿瘤作用；二是利用融合细胞技术，将 APC 与肿瘤细胞融合，使融合细胞具有双亲细胞的特性，既表达肿瘤抗原，具有肿瘤源性，又表达大量的免疫相关分子及共刺激信号，具有强大的抗原呈递功能。细胞融合后，肿瘤细胞丧失了致瘤性，通过加工处理肿瘤抗原而增强免疫细胞识别肿瘤细胞的能力，并分泌大量的细胞因子，激活其他免疫分子，诱导非特异性肿瘤免疫。

（2）制备单核细胞疫苗：美国杜克大学等机构研究者在 *J Clin Invest* 杂志（2021）发文，利用树突状细胞（DC）前体细胞作为一种高效有效的方法，成功刺激机体免疫系统抵御癌症，相关研究结果能提供 DC 癌症疫苗的替代产品，促进 T 细胞有效识别并攻击癌细胞，但在提高患者存活率上成效却非常有限。这种方法能够利用单核细胞发挥作用，同时也是 DC 的先驱；当单核细胞被装载上抗原并被注射到小鼠体内时，就会间接诱导机体出现攻击肿瘤组织的 T 细胞反应。研究者 Gunn 表示，这是一种全新的方法，相比 DC 疫苗具有两大优势，首先能够观察到更好的免疫反应和抗肿瘤效应，其次为了制备 DC 疫苗，需要从单核细胞开始，随后培养并处理细胞使其分化为 DC。

（3）自然杀伤细胞有望开发新型潜在癌症疫苗：加拿大达尔豪斯大学研究者在 *Proc Natl Acad Sci USA* 杂志发文，指出自然杀伤细胞（NK 细胞）是开发潜在癌症疫苗的关键。NK 细胞是一类属于先天性免疫系统的白细胞，能够在机体中巡视有害细胞，如癌细胞或病毒感染等，但其无法有效对这些有害细胞进行记忆。T 细胞和 B 细胞能够赋予机体免疫系统长期的记忆，当给缺失这些记忆激活细胞的小鼠接种 NK 细胞疫苗时，这些小鼠开始表现出记忆反应，能够开启免疫学研究的一个全新领域。

（二）同种异体肿瘤全细胞疫苗

肿瘤全细胞疫苗（whole tumor cell vaccine，WTCV）是一种靶向肿瘤抗原的免疫疗法，目前已成为肿瘤免疫治疗研究的热点之一。该疫苗将完整的肿瘤细胞作为肿瘤抗原来源，不受抗原限制，能诱导机体靶向该肿瘤细胞所表达的大部分抗原，甚至未知抗原的免疫应答，从而在一定程度上避免了肿瘤发展过程中由于某些抗原丢失而造成的肿瘤细胞免疫逃逸。同种异体 WTCV（allogeneic WTCV，Allo-WTCV）取材于同种族不同个体已建立的肿瘤细胞系，具有可大量制作和储存、便于标准化质量控制等优势。一些临床前研究以及临床试验结果都展现了该疫苗的研究价值。但是，基于 Allo-

WTCV 的肿瘤免疫疗法目前还存在一些缺陷。为了得到更好的免疫效果，可以选择对疫苗进行适当修饰，或者与免疫佐剂联用、与特定单克隆抗体联合使用。

Allo-WTCV 来自于完整的肿瘤细胞，携带相对完整的抗原谱，当其经过灭活处理后便成为一个携带大量肿瘤抗原的免疫原，进入机体时能刺激其产生免疫反应。Allo-WTCV 取材于同种异体的肿瘤细胞系，该肿瘤细胞系表达已知特定类型的肿瘤相关抗原（tumor associated antigen，TAA），所以 Allo-WTCV 的制备量化标准易于统一，并且可以大量制作和储存。由于其源于同种异体的肿瘤细胞，Allo-WTCV 缺乏与患者的同一性，造成机体 T 细胞视其为外来抗原物质而识别为非自身人类白细胞抗原（HLA）分子，引起机体产生过强的免疫应答而影响疫苗效果。为了解决这个问题，一些临床试验选择匹配 1～2 个 HLA 等位基因的同种异体肿瘤；并且，基于同种异基因反应的生物学原理，即机体识别同种异体抗原激活部分 T 细胞，被激活的 T 细胞又能识别在自体 HLA 限制性情况下呈现的特定抗原肽，由此，利用同种异体抗原和自身 HLA 限制性抗原产生的叠加效应来适当增强 Allo-WTCV 免疫效果。另一方面，为提升 Allo-WTCV 的免疫原性，研究者选择许多有效措施优化 Allo-WTCVA，如制备"半同种异体"形式的疫苗以增强其免疫原性，对肿瘤细胞进行适当修饰，与免疫检查点抑制剂联合使用及与生物材料联合使用等（图 36-11）。

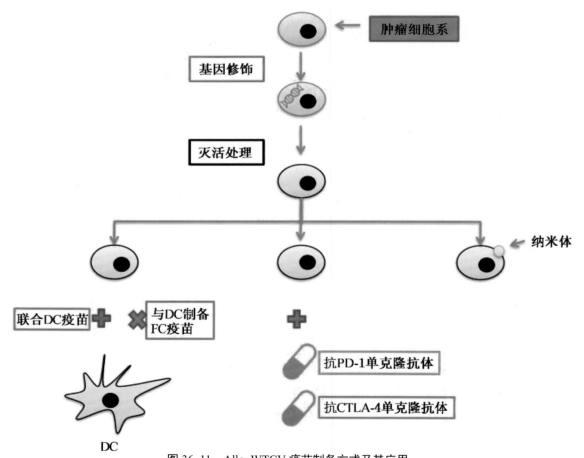

图 36-11　Allo-WTCV 疫苗制备方式及其应用

图中，Allo-WTCV 取材于已建立的肿瘤细胞系，将其适当修饰，再进行灭活处理后制备而成；Allo-WTCV 可用于制备半抗原细胞疫苗，多联合检查点抑制剂或激动型抗体以及联合生物材料来提升抗肿瘤效应；融合细胞（fusion cell，FC）；"+"表示 2 种疫苗联合使用，"×"表示将 2 种细胞制备成 FC 后，再制备成疫苗

（三）白血病疫苗

2021 年 5 月，中国科学院过程工程研究所和南方医科大学研究者在 *Nat Biomed Engin* 杂志发文，开发出一种新型的精确治疗白血病的疫苗，这种疫苗利用自我修复的聚乳酸微胶囊，包裹有一种新的表位肽和 PD-1 抗体。临床研究结果表明，表皮生长因子受体通路底物 8 基因（Eps8）和 PD-1/PD-L1 在白血病患者中高表达，可以分别用作新型白血病抗原和白血病疫苗的检查点靶标。在新型疫苗中，表位肽和 PD-1 抗体可通过微胶囊独特的自我修复功能温和、高效地装载到聚乳酸微胶囊中。单次接种后，微囊在局部注射部位的沉积和降解导致活化的抗原呈递细胞募集，并持续释放两种药物。通过这两个方面的协同作用，观察到特定的细胞毒性 T 淋巴细胞（CTL）活化的显著改善。

研究者还验证了在不同模型中使用各种表位肽的新型疫苗的可用性，如小鼠白血病、人源化细胞系白血病异种移植物（CDX）和患者源性白血病异种移植物（PDX）模型。在所有白血病治疗模型中，基于微胶囊的制剂均表现出优于 ISA 佐剂（商业化佐剂）的性能，这表明基于微胶囊的疫苗有望用于临床中的各种白血病抗原。

（四）癌症疫苗联合检查点抑制剂

1. 癌症疫苗 galinpepimut-S 联合检查点抑制剂治疗 2 类实体瘤　2020 年 12 月，美国 SELLAS 生命科学集团公司（SELLAS Life Sciences Group Inc）公布了新型癌症疫苗 galinpepimut-S（GPS）联合免疫检查点抑制剂治疗 2 种不同类型的 WT1 阳性（WT1$^+$）晚期实体瘤患者的临床数据。GPS 是一种靶向 WT1（Wilms Tumor 1）蛋白的癌症疫苗，是广泛表达的癌症抗原之一，已被美国国家癌症研究所（NCI）列为癌症免疫治疗的首要靶标。

第一项研究是 GPS 联合抗 PD-1 疗法 Keytruda（可瑞达；通用名 pembrolizumab，帕博利珠单抗）的 1/2 期研究。第一组评估患者（$n = 8$）诊断为二线或三线 WT1（+）复发或难治性转移性卵巢癌，中位随访 9.4 周的数据显示，GPS + Keytruda 联合治疗的疾病控制率（DCR = 总缓解率 ORR + 疾病稳定率）为 87.5%。在这个难治性患者群体中，启动治疗后 6 周的第一个评估时间点，100% 的患者疾病没有进展。在筛查期间，通过免疫组织化学（IHC）检测，WT1 在卵巢癌患者群体中的阳性率约为 70%。8 例可评估患者中有 6 例继续接受 GPS + Keytruda 治疗。

第二项研究是 GPS 联合抗 PD-1 疗法 Opdivo（欧狄沃；通用名 nivolumab，纳武利尤单抗）治疗恶性胸膜间皮瘤（MPM）患者的 1 期研究者赞助（IST）研究，这些患者在接受一线至三线标准疗法后病情复发对这些疗法难治。第一组可评估患者（$n = 3$）从启动治疗后的中位无进展生存期（PFS）至少为 10 周。在原发性难治性 MPM 患者中，考虑到目前缺乏有效的治疗方法，任何超过 8 周的 PFS 延长都被认为具有临床意义。所有患者都有 MPM 的上皮样变异，MPM 是一种普遍表达 WT1 的肿瘤。此外，在这项研究中，GPS 被发现具有适当的免疫原性，导致在治疗开始后 3 个月出现抗原（WT1）特异性 CD4$^+$ T 记忆细胞反应。在这 2 项研究中，GPS 与检查点抑制剂联合使用的安全性与单独使用检查点抑制剂的安全性相似，只是在注射 GPS 的部位增加了低级别、短暂的局部反应，这与之前进行的 GPS 临床研究一致。

GPS 是一种靶向 WT1（Wilms Tumor 1）蛋白的癌症疫苗，由 4 条多肽链构成，抗原表位多达 25 个，能够激发自身免疫系统对 WT1 抗原强烈的免疫反应，与其他疗法相结合可以达到杀伤缓解期时体内残存的肿瘤细胞和加强免疫系统对肿瘤细胞的免疫监察作用。WT1 是最广泛表达的癌症抗原之一，由于 WT1 抗原在多种血液恶性肿瘤和实体肿瘤细胞中过表达，但在大多数正常组织中未发现。因此，GPS 有望成为一种可广泛应用的免疫疗法，用于超过 20 种不同的血液系统恶性肿瘤和实体瘤。

目前，SELLAS 公司正在开发 GPS 用于多种肿瘤适应症，包括急性髓性白血病（AML）、恶性胸膜间皮瘤（MPM）、多发性骨髓瘤（MM）和卵巢癌等。在临床研究中，GPS 已在治疗 AML、MPM 和 MM 方面表现出了积极的疗效数据，并且在体内产生针对 WT1 抗原的免疫应答（CD4$^+$/CD8$^+$ T 细胞），而且具有广泛的 HLA 适应性。

2. 新型癌症疫苗使免疫检查点抑制剂更有效　2021 年 5 月，德国康斯坦茨大学一个研究小组在 *Nat Commun* 杂志发文，为了提高肿瘤对免疫检查点抑制剂的应答，开发了一种癌症疫苗，临床前肿瘤模型的数据显示这种癌症疫苗能延缓原发性肿瘤的生长，防止转移，并能延长小鼠的生存期，而且将疫苗与免疫检查点抑制剂联合使用，可以大大提高对治疗有应答的个体比例，75% 小鼠肿瘤完全缓解。

研究者将抗原与免疫佐剂 riboxxim 一起封装在聚乳酸 – 乙醇酸共聚物（PLGA）颗粒中制成研究所用的癌症疫苗。riboxxim 是一种双链 RNA 佐剂，通常通过触发 TLR3（Toll 样受体 3）发挥作用，在与 TLR 配体共递送后，这一疫苗可有效激活小鼠和人树突状细胞，增强抗原呈递，并能提高肿瘤特异性 CD8$^+$ T 细胞的应答。单剂量注射疫苗引发小鼠强烈的抗肿瘤免疫应答，8 周后仍可检测到。与其它免疫刺激剂相比，疫苗即使在非常低剂量的情况下也能够诱导产生强烈的免疫应答，而且疫苗在多种肿瘤模型中都具有显著的肿瘤抑制作用。由于机体免疫应答的自然下调，在接种疫苗后 30 d，肿瘤会逐渐复发，但是将疫苗与免疫检查点抑制剂（CTLA4 抗体）联合使用会显著增强疫苗的疗效，并能增强小鼠的存活率和肿瘤的完全缓解率。

（五）癌症疫苗 "riboxxim"

2021 年 5 月，德国康斯坦茨大学研究者在 *Nat Commun* 杂志发文，研制出一种癌症疫苗 "riboxxim"。这种基于微粒的癌症疫苗使用已获批准用于人体的免疫刺激剂，可以启动患者对肿瘤的免疫反应，能够通过刺激人体的 T 细胞反应，促进免疫检查点抑制药物发挥效用。该团队创造了尺寸为 1 μm（或 0.001 mm）的颗粒，其中包括一种肿瘤蛋白和 riboxxim，riboxxim 是引发免疫系统启动反应的一种分子，由德国德累斯顿的 Riboxx Pharmaceuticals 公司生产。通过在微粒中包含有肿瘤蛋白和 riboxxim 分子并注射入实验小鼠中（图 36-12）。在接种这种微粒疫苗后，实验小鼠产生了明显的抗肿瘤免疫反应，并且这种反应在 8 周后仍然可以检测到。

由于机体免疫反应的自然下调，在接种微粒疫苗 30 d 后，小鼠体内的肿瘤会逐渐恢复。因此，为了彻底杀死肿瘤细胞，研究者将微粒疫苗与免疫检查点抑制剂联合使用，这一联合疗法表现出更强的治疗效果，小鼠肿瘤也随之被清除。研究团队对该疫苗针对多种癌症蛋白片段进行了测试，包括前列腺癌、乳腺癌和黑色素瘤。在小鼠中获得了针对所有这些抗原片段的强细胞免疫应答，这表明该新方法可能适用于多种癌症。然而，由于人体免疫反应的自然下调，团队在研究中发现，接种疫苗后 30 d，肿瘤逐渐复发。但是，如果将疫苗与免疫检查点抑制剂联合使用，则治疗效果会持续，并且肿瘤会被消除。

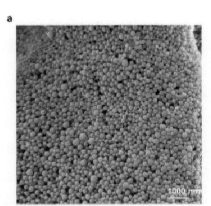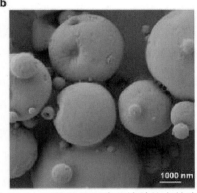

图 36-12　含有卵石蛋白和复羧肟的纳米或微米大小的 PLGA 颗粒是用于疫苗接种的有效疫苗输送系统
微粒疫苗中包含肿瘤蛋白和 riboxxim 分子

三、DNA、RNA 和蛋白类疫苗

（一）DNA 疫苗

1. DNA 疫苗概述　DNA 疫苗又称核酸疫苗或基因疫苗，是将编码抗原基因或抗原相关基因的真核表达质粒，通过一定途径导入宿主体内，被宿主细胞摄取后，进入胞核内转录和翻译表达出抗原蛋白质，此抗原蛋白较蛋白疫苗能够有效激活机体内源性抗原的呈递途径，进而促进肿瘤特异性 CD8[+] T 细胞的活化与增殖，达到杀伤肿瘤细胞的作用。

DNA 疫苗是直接接种质粒 DNA，借助载体本身以及机体内的基因系统表达出期望的抗原。携带肿瘤抗原基因的质粒 DNA 可以长期在宿主细胞内控制表达肿瘤抗原蛋白，进而诱导机体产生长期的免疫应答。肿瘤 DNA 疫苗因能够同时刺激机体产生体液和细胞免疫而日益受到重视；但如何确保目的基因在机体体内的充分表达是关键的问题。相关的研究结果显示，将编码细菌毒素、细胞因子和蛋白佐剂的 DNA 与携带抗原基因的质粒 DNA 相融合，能增强质粒 DNA 的免疫原性。目前，临床上主要将一些可以诱导免疫应答的细胞因子基因，如 GM-CSF 和 IFN 等，导入肿瘤细胞，制成各种功能的抗肿瘤 DNA 疫苗。

2. 用于精准化智能化肿瘤疫苗研究的 DNA 纳米机器　2021 年 3 月，国家纳米科学中心丁宝全课题组在 *Nat Mater* 杂志发文，在 DNA 纳米机器用于精准化智能化肿瘤疫苗研究中获进展。基于分子自组装的 DNA 纳米结构精确可控、易于化学修饰和生物可降解等特点，是一种有潜力的纳米载体，在药物靶向运输、可控释放和多种药物协同运输治疗等方面已展现出应用前景。

前期，研究者根据生理病理的标志物分子设计构筑刺激响应型 DNA 自组装结构及 DNA 纳米机器，实现功能蛋白、核酸药物和小分子化药等组分的精准靶向递送及可控释放，在动物水平的多种肿瘤模型展现出良好的治疗效果（*Nat Biotechnol*，2018，3:258；*Angew Chem Int Ed*，2018，57:15486；*J Am Chem Soc*，2019，141:19032）。该研究提出的药物递送体系程序化设计研究思路，为治疗肿瘤等疾病提供精准化智能化策略。在前期研究基础上，提出利用 DNA 纳米机器构建抗肿瘤疫苗的概念，利用 DNA 折纸技术，构建尺寸形状精准可控、同时搭载肿瘤抗原和多种佐剂的肿瘤疫苗体系，利用抗原特异性的免疫反应进行肿瘤免疫治疗。选用肿瘤抗原多肽与单链 DNA 进行共价耦联，针对位于免疫细胞内涵体内的免疫通路受体 TLR3 及 TLR9 选取核酸免疫佐剂 dsRNA 与 CpG，通过核酸分子的杂交在纳米机器内部进行定位定量的装载。

设计酸响应的 DNA 分子锁将装载各种功能成分的 DNA 结构封闭，形成完整闭合的 DNA 纳米机器，保护内部的免疫功能组分。DNA 纳米机器由于特殊设计的尺寸形状能够被高效富集到淋巴结，当进入淋巴结内树突状细胞后，在内涵体微酸性环境中，分子锁响应性开启，DNA 纳米机器由关闭状态转变为开启状态，共同释放抗原和多种佐剂，刺激树突状细胞活化和抗原呈递，诱发抗原特异性免疫反应，有效杀伤肿瘤细胞。搭载不同肿瘤抗原多肽的 DNA 纳米机器在黑色素瘤和结直肠肿瘤小鼠模型上都展现出良好的抗肿瘤疗效。由于解决了肿瘤疫苗精准化及多佐剂联用难题，纳米机器显示出长期免疫记忆效果，有效抑制肿瘤复发与转移。这种基于多种成分共同精准组装和刺激响应控制的 DNA 纳米机器在肿瘤疫苗体系开发及个体化肿瘤免疫治疗应用中显示出潜力。DNA 纳米机器具有可程序化设计的特点，可通过进一步设计优化用于病毒相关抗原及佐剂等功能成分的递送，有望为构建抗病毒疫苗提供新平台。

肿瘤基因工程疫苗　基因工程疫苗是将编码某种抗原的基因片段克隆到真核表达质粒并直接注入机体，利用宿主细胞的转译系统表达相应抗原，从而诱导机体产生特异性体液和细胞免疫应答。基因疫苗诱导机体产生免疫反应与许多因素有关，如质粒的免疫途径、靶抗原在体细胞内的表达水平、靶抗原的摄取和呈递、细胞因子和淋巴因子的释放以及共刺激分子与细胞黏附分子的存在等。因此，可从以上几方面入手，增强基因疫苗诱导的抗肿瘤免疫效果。

（二）RNA 疫苗

1. RNA 疫苗研究　有关 RNA 疫苗的研究，来自德国的 Sahin 等研究者（*Nature*，2017）利用新抗原所对应的 RNA 制备肿瘤疫苗，治疗了 13 例晚期恶性黑色素瘤患者。8 例在治疗前无影像学可测量病灶的患者在接受疫苗注射后显示出强烈的免疫应答，并且在之后的 12～23 个月的随访中疾病无复发；另外 5 例在治疗前就存在影像学可测量病灶的患者，在纳入不久后复发，并且在开始接种新抗原疫苗时出现了进展性转移；在复发的患者中，2 例在接受疫苗注射后肿瘤明显缩小，1 例在接受抗 PD-1 单抗的联合治疗后，达到完全缓解。

2021 年 3 月，国家纳米科学中心研究者王海和聂广军团队合作在 *Nano Lett* 杂志发文，在 RNA 疫苗对于肿瘤的免疫治疗方面取得进展。肿瘤 mRNA 疫苗将 mRNA 通过免疫细胞的翻译系统合成相应的肿瘤抗原蛋白，进而诱导人体产生对该抗原蛋白的免疫应答，激活细胞免疫和体液免疫，达到对肿瘤细胞的杀伤效果。然而，RNA 单独暴露于体内环境中容易被降解，并且 mRNA 无法自行进入细胞内部，无法实现持久性治疗效果。同时，肿瘤微环境中的免疫抑制性会使杀伤性 T 细胞功能受到干扰，需要通过其他手段进一步刺激和扩大抗原特异性 T 细胞的功能。因此，开发有效的 RNA 疫苗和免疫佐剂递送体系，保护 RNA 疫苗免于降解，通过单次注射实现长久稳定免疫对于个体化肿瘤疫苗的开发具有重要意义。

为克服这些问题，研究者设计了一种含有氧化石墨烯和低分子量聚乙烯亚胺的非化学键连接水凝胶，该凝胶可以通过正负电荷吸附和 π-π 共轭有效负载 mRNA 疫苗和疏水性免疫佐剂（R848），并保护 RNA 疫苗不被外界各种酶降解。区别于传统的化学交联水凝胶，新型水凝胶由于通过电荷吸附组装，在液体环境中其表面处于不稳定状态，可以逐渐变形为纳米疫苗并靶向免疫系统。体内动物实验显示，将其皮下注射后，可以至少在 30 d 内持续释放 RNA 纳米疫苗，进入引流淋巴结内部并被抗原提呈细胞摄取，实现持久的抗肿瘤免疫治疗效果。该方法为 RNA 疫苗稳定保存和递送提供了新的解决方案。

2. 人类黑色素瘤 RNA 疫苗　2020 年 9 月，Sahin 及其同事在 Nature 杂志发文，描述了首个人类黑色素瘤 RNA 疫苗 1 期临床试验的中期结果，显示黑色素瘤疫苗 FixVac 能诱导机体的效应 T 细胞对肿瘤相关抗原（tumour-associated antigen，TAA）产生反应，并能介导免疫检查点抑制剂（ICB）对经历晚期黑色素瘤的患者产生持久客观的反应。研究者所开发的 FixVac 疫苗是一种通过静脉注射的纳米颗粒脂质体 RNA（RNA-LPX）疫苗，能靶向作用淋巴组织中未成熟的树突状细胞，并驱动 TAA 在 MHC Ⅰ 和 Ⅱ 类分子上呈现，这种疫苗包含了编码四种 TAA 的 RNA-LPX，包括 NY-ESO-1、MAGEA3、酪氨酸酶和 TPTE，这些 TAA 在正常组织中的表达受到限制，但在黑色素瘤中却具有较高的流行性和免疫原性，RNA-LPX 能通过 TLR7 驱动的 Ⅰ 型干扰素通路，促进抗原特异性 T 细胞的扩张，而该通路在正常情况下会应对病毒感染而被诱导表达。

研究者对表达四种 FixVac 编码的 TAA 中至少 1 种 TAA 的 89 例晚期黑色素瘤患者进行分析，这些参与者接受了至少 8 次 FixVac 疫苗的注射，RNA 剂量从 7.2 μg 到 400 μg 不等，有些患者甚至会继续接种每月 1 次的增强剂，一些研究队列仅接受 FixVac，而其他研究对象则接受了靶向 PD-1 的 ICB 治疗。

受试者在疫苗接种后脾脏的代谢活性会增加，提示在淋巴组织中驻留的免疫细胞中的 TLR 被激活，机体体温和炎性细胞因子（IFN-α、IFN-γ、IL-6、CXCL10 和 IL-12p70）在血浆中的水平也会随着 RNA 剂量的增加而出现较高的增幅，一些不良事件包括轻度至中度的流感样症状，但这些症状都是可控的，一般会在 24 h 内自我缓解。ELISpot 分析结果表明，接种疫苗后患者机体会产生特殊的 T 细胞反应，以应对至少 1 种 TAA，大多数患者会单独表现出 CD4+ T 细胞反应，或者同时表现出 CD8+ 和 CD4+ T 细胞反应；疫苗诱导的新生 T 细胞反应要比原有的 T 细胞反应放大更为常见，大多数的高倍数应答涉及 CD8+ T 细胞，TAA 特异性效应 T 细胞的频率会在每月接种 FixVac 增强剂的患者中持续增加或保持稳定水平，但记忆 T 细胞在不进行持续疫苗接种的患者体内持续存在。

一些患者在接种疫苗后，会经历部分免疫反应，并发生肿瘤转移灶的缩小，而这些人群会表现出最突出的 T 细胞反应；此外，还识别出被 FixVac 疫苗所诱导的 CD8+ T 细胞克隆，能介导对黑色素瘤细胞的杀灭作用；研究发现，当进行抗 PD-1 疗法失败后，接种 FixVac 疫苗的部分患者会表现出肿瘤的退化，然而最终肿瘤会再次进展，但却会对新一轮的抗 PD-1 疗法产生反应；这与 FixVac 疫苗对 PD-1$^+$ 效应记忆 T 细胞的诱导似乎是一致的，总体而言，研究者在接受 FixVac 疫苗和抗 PD-1 组合型疗法且经历 ICB 的患者中观察到，其肿瘤的退行率超过了 35%，这与此前并未接受 ICB 的转移性黑色素瘤患者对抗 PD-1 疗法的客观反映率相似。

ICB 能给癌症疗法带来革命性的变革，但对很多患者似乎并没有效果，尤其是当患者机体的肿瘤出现较低的突变负担时，临床试验的早期研究结果表明，将靶向 TAA 的潜在治疗性疫苗与抗 PD-1 疗法相结合能有效治疗突变负担较低的癌症患者，即使针对此前 ICB 疗法失败的患者也仍然有效。

3. RNA 与纳米结合疫苗　2018 年 7 月，德国 Johannes Gutenburg 大学的 Sahin 带领团队在 *Nature* 杂志发文，成功将癌细胞 RNA 与纳米技术结合，通过模拟病毒入侵诱导肿瘤抗原产生，从而激活抗癌 T 细胞生成而防御癌症。这一最新研究打开了"通用型"癌症疫苗的开端，克服了抗癌疫苗只针对特定的蛋白质起作用，不能"一劳永逸"的局面。

Sahin 团队研究者将癌细胞 RNA 载入脂肪纳米颗粒中，并将这一融合物注入患者体内，通过血液循环渗入免疫系统中，以模拟病毒入侵的形式诱导肿瘤抗原的产生，抗原进一步激活抗癌 T 细胞，从而形成全面的抗癌机制。根据英国《独立报》报道，目前只有 3 例癌症患者接受了低剂量的临床试验。其中，有 1 例接受疫苗后体内实体瘤变小；第 2 例通过手术切除肿瘤，接种该疫苗后 7 个月未出现癌细胞的复发；第 3 例的肿瘤处于临床稳定期。但是，这一小规模的早期临床试验并不能解答疫苗是否确实起到防御癌症的作用。然而，在以小鼠为模型的实验中，该疫苗产生了预防肿瘤的功效。Sahin 表示，这一创新疫苗生产快速、成本低廉，而且 RNA 几乎可以编码所有肿瘤抗原。所以，有望推进通用型抗癌疫苗的发展。

4. mRNA 肿瘤疫苗　目前，mRNA 肿瘤疫苗为肿瘤疫苗主流研究方向之一，通过对患者群体的外显子测序，并与正常群体比对后预测新生抗原，然后基于已获得的新生抗原序列制备 mRNA，并将其递送至细胞，翻译出特异性的抗原。人体的免疫系统会识别这些与引起疾病的病原体和肿瘤等表面抗原有着相同抗原决定簇的新生抗原，从而扩大机体的免疫应答反应。相比多肽疫苗，mRNA 肿瘤疫苗的特点是：成本更低，生产周期更短；一次可以表达多个抗原，完全覆盖个体患者的抗原数量；完全在患者体内产生，由患者自身细胞产生抗原，几乎不会引起非特异性的肿瘤免疫反应。虽然 mRNA 肿瘤疫苗疗法已取得一定的进步，但仍处在早期阶段，如 mRNA 肿瘤疫苗在体内的递送能力、树突状细胞（DC）的呈递能力、mRNA 肿瘤疫苗的持续性及对肿瘤识别和杀伤的能力等方面仍需要持续完善。

（二）抗肿瘤重组蛋白疫苗和肿瘤基因工程疫苗

1. 抗肿瘤重组蛋白疫苗　这是通过对目的抗原基因的重组、构建和表达而得到抗原蛋白，最终制备成疫苗。随着重组技术及表达纯化技术的日益成熟，重组蛋白疫苗为肿瘤免疫治疗研究提供了一种研发思路。以下简介几种肿瘤抗原相关的肿瘤疫苗。

（1）CIGB-247：以人血管内皮生长因子（VEGF）为抗原配伍小脂蛋白体佐剂的治疗性重组蛋白肿瘤疫苗 CIGB-247，将人 VEGF1 与 VEGF 受体 2（VEGFR2）结合位点的氨基酸突变，得到不能结合受体的 $hVEGF_{KDR}^-$，与 P64K 蛋白的前 47 个氨基酸融合成最终的重组蛋白抗原 CIGB-247，已进入实体瘤的临床前试验。

（2）CIMAvax-EGF：这是针对非小细胞肺癌（NSCLC）的治疗性肿瘤疫苗，由重组人表皮生长因子（EGF）与 P64K 蛋白经戊二醛耦联而成，配伍 Montanide ISA51 佐剂。

（3）MUC1-MBP：将人黏蛋白 1（mucin 1，MUC1）与麦芽糖结合蛋白（maltose binding protein，MBP）融合表达的重组蛋白 MUC1-MBP，配伍卡介苗（BCG）作为佐剂，在小鼠体内可诱导 Th1 免疫应答，并产生 MUC1 特异性 CTL 杀伤作用，协同增强诱导自然杀伤细胞活性，还可以显著抑制表达 MUC1 的 B16 黑色素瘤细胞在小鼠体内生长。

（4）MAGE-A1-HSP70：将黑色素瘤抗原 A1（melanoma antigen A1，MAGE-A1）的第 118～219 个氨基酸残基片段与人 HSP70 融合表达成 MAGE-A1-HSP70，免疫小鼠后诱导的特异性抗 MAGE-A1 抗体滴度显著高于单独 MAGE-A1 或 MAGE-A1 + HSP70 免疫，且 IFN-γ 分泌细胞数和 CTL 活性也明显上升，增强免疫应答以及发挥抗肿瘤效应。

（5）$TERT_{572Y}$：人端粒酶逆转录酶（human telomerase reverse transeriptaseh，TERT）隐性表位肽疫苗由优化后的 $TERT_{572Y}$ 和原始 $TERT_{572}$ 多肽配伍 Montanide ISA51 佐剂组成，在治疗 NSCLC 患者已进入临床前试验。德国曼海姆和海德堡大学研究者在 *Nature* 杂志（2021）发文，测试一种针对恶性脑肿瘤的突变特异性疫苗，研究结果表明疫苗是安全的，并在肿瘤组织中触发了所需的免疫反应。弥漫性神经胶质瘤通常是无法治愈的脑部肿瘤，会扩散到整个脑部，很难通过手术彻底清除，化疗和放疗往往效果有限。在很多情况下，弥漫性胶质瘤具有一个共同特征：在 70% 以上的患者中，肿瘤细胞具有相同的基因突变。DNA 中相同的错误导致在异柠檬酸脱氢酶 1（IDH1）中单一、特定的蛋白质构建块被交换。这就产生了一种新的蛋白质结构，即新表位，可以被患者免疫系统识别为异物。IDH1 突变是一个特别合适的候选者，因其对胶质瘤具有高度特异性，并且不会发生在健康组织中；此外，IDH1 突变是这些胶质瘤发展的原因，这意味着针对突变蛋白的疫苗可以从根本上治疗这类肿瘤。该研究纳入了 33 例患者，1 例患者（ID16）因接种前发生不良事件（原因不明的发热）而未接种疫苗。因此，32 例患者接受了治疗，被纳入安全性数据集（SDS）。20 例患者（62.5%）为男性，12 例（37.5%）为女性，平均年龄为 40.4 ± 8.95 岁。

2. 黑色素瘤患者接种 NeoVax 癌症疫苗 4 年后产生持久的抗肿瘤反应　美国丹娜 - 法伯癌症研究所、布莱根妇女医院和布罗德研究所研究者在 *Nat Med* 杂志发文，在黑色素瘤患者接受个性化 NeoVax 癌症疫苗治疗 4 年后，引发的免疫反应仍然强大，并能有效地控制癌细胞。这些研究结果展示，这种 NeoVax 疫苗产生免疫反应具有持久力，通过靶向每个患者肿瘤细胞上的特定蛋白发挥作用。研究发现，在接种这种疫苗近 4 年后，患者的免疫系统细胞不仅活跃地抵抗表达这些独特蛋白的肿瘤细胞，而且还会靶向这些患者肿瘤细胞中发现的其他蛋白。该研究涉及 8 例患者，因患晚期黑色素瘤而接受外科手术，但具有复发的高风险。在一项 1 期临床试验中，患者在手术后的中位数 18 周内接受了 NeoVax 治疗。这种疫苗由表位（epitope）的蛋白片段制成，这些表位从细胞表面延伸出来，作为免疫系统的信号而起作用。NeoVax 中的表位来自于新抗原（neoantigen），即肿瘤细胞上的异常蛋白，可提醒细胞发生癌变，应该被摧毁。鉴于新抗原只存在于肿瘤细胞上，会引发使正常细胞免受攻击的免疫反应。

（三）多肽疫苗

1. 肿瘤多肽疫苗　这种疫苗是指可被 CTL 识别的肿瘤细胞特异性抗原多肽，将其导入人体后能直接诱导体内细胞毒性 T 淋巴细胞（CTL）的应答，激发机体免疫反应。目前，肿瘤多肽疫苗主要包括 4 大类，分别为肿瘤相关性抗原多肽疫苗、病毒相关多肽疫苗、肿瘤特异性抗原多肽疫苗、癌基因或抑癌基因突变多肽疫苗，其中最为理想的是肿瘤特异性抗原多肽疫苗。

许多研究表明，肿瘤细胞表面的抗原多肽能够有效激发肿瘤细胞的免疫应答，从肿瘤表面洗脱的抗原肽以及来自于肿瘤内部特异表达的蛋白制备出多肽疫苗，可以通过树突状细胞（DC）的呈递作用引发 CTL 反应；另外，热休克蛋白 – 肽复合物具有良好的免疫原性，可诱导抗肿瘤免疫应答，热休克蛋白 70（HSP70）可诱导 T 细胞进入肿瘤位点，诱发 TFN-γ 和 IL-2 等细胞因子的表达。此外，利用肿瘤抗原表位肽序列人工合成的多肽疫苗，能模拟 T 细胞识别的肿瘤抗原决定簇，不经 APC 递呈过程，即可直接与 MHC 分子结合，激活 T 细胞，诱导强有力的特异性抗肿瘤细胞免疫，是目前主动免疫治疗恶性肿瘤的一项新策略。

与传统疫苗相比，抗原多肽疫苗具有独特的优势：① 抗原肽产生直接刺激，激活的免疫反应特异性高，并且不会引起自身免疫反应或免疫抑制；② 疫苗通过化学方法合成，速度快，纯度高。因此，抗原多肽疫苗已成为肿瘤治疗性疫苗研究的热点，是一种具有广阔应用前景的肿瘤免疫治疗方法。

然而，抗原多肽疫苗虽然具有独特的优点，但也存一些不足：① MHC 限制性因素：人具有多种组织相容性抗原，由于 MHC 的多态性，不同患者 MHC 分子往往存在差异，使表位疫苗的应用范围严重受限；② 表位本身很小，免疫原性较弱，往往难以引起高强度的免疫应答；③ 免疫耐受问题：免疫耐受是机体为了维护自身免疫平衡状态，通过中枢及外周耐受两种途径实现对自身抗原出现的免疫不应答现象，人工制备的抗原肽往往会出现免疫耐受而不应答的状况。因此，筛选和开发高效的肿瘤治疗性疫苗还需要更深入的探索。

2. 一种新抗原肽疫苗　失控的突变导致肿瘤的发生，其中某些非同义突变（错义、移码和融合）多肽，被蛋白酶体降解成短肽后被抗原提呈细胞（APC）识别，呈递至引流淋巴结，符合主要组织相容性复合物（MHC）结合基序的短肽，继而被 T 细胞表面因子捕获而产生免疫反应，引发肿瘤的消退，研究者称其为"新抗原（neoantigen）"。这类抗原由于未受胸腺的阴性筛选，被 T 细胞识别为"异类"，不易受免疫耐受机制的影响，从而可作为免疫介导肿瘤治疗的有效靶点。新一代测序技术极大推动了新抗原疫苗的可行性，但从测序识别肿瘤的体细胞突变到 TCR 识别新抗原产生免疫反应，中间存在着大量的候选假阳性新抗原多肽，这对于针对新抗原而设计疫苗无疑是难以跨越的障碍。一套有效合理的筛选方法是新抗原疫苗制备过程中不可或缺的一环。

目前，基于个性化 MHC- 多肽结合预测的新抗原筛选流程总体可分为 4 步：① 对患者外周血单核细胞和自身肿瘤组织进行全外显子组（whole exome sequencing，WES）测序找出肿瘤特异性突变多肽，利用外周血细胞 RNA-seq 或 DNA-seq 分析患者 HLA 分型；② MHC- 肽结合预测软件预测 MHC 呈递的多肽；③ 进一步筛选可信度高的新抗原，降低阳性肽条目；④ 人工合成新抗原多肽，进行体外 T 细胞识别验证实验。常规的新抗原预测流程见图 36-13。准确鉴定患者的新抗原是困难的，目前主流的新生抗原预测的主要依赖体细胞错义突变来源的多肽，相关研究者也开发了关于融合基因的新抗原预测流程 INTEGRATE-neo。

（四）抗独特型抗体疫苗

根据免疫网络学说，抗独特型抗体 Ab 可视为抗原的内影像，可模拟抗原决定簇的结构，制备成为肿瘤特异性主动免疫疫苗，取代抗原诱发抗肿瘤免疫反应。抗独特型抗体制备简单，免疫原性强，不需先分离鉴别肿瘤相关抗原，只需以所需抗原的单抗为免疫原制备抗体，尤其适合于难以获得抗原成分的肿瘤抗原，此项研究已经引起广泛的关注。

四、纳米颗粒和病毒疫苗

（一）纳米颗粒疫苗

纳米颗粒是指粒径在 1～1000 nm 范围内的颗粒材料，可以作为疫苗用来运送抗原并刺激初始免疫细胞，或者用做增强免疫原性的佐剂。基于纳米颗粒的肿瘤疫苗已经被用于癌症的广泛治疗，且可通过改变表面性质和成分而针对特定的癌症治疗。纳米颗粒疫苗在肿瘤免疫治疗中的研究，主要包括聚合物纳米颗粒疫苗、脂质体纳米颗粒疫苗、病毒样颗粒疫苗以及无机纳米颗粒疫苗。

1. 聚合物纳米颗粒疫苗　多种聚合物被用于制备纳米颗粒，如聚乳酸 - 乙醇酸（PLGA）、聚己内酯及聚乙二醇（PEG）等。其中，PLGA 纳米颗粒因具有良好的安全性和生物降解性被美国 FDA 批准为疫苗载体而受到最广泛的研究。2019 年，研究者对阳离子聚合物改性 PLGA 纳米颗粒包埋 Alhag 蜂蜜多糖（AHPP）作为卵清蛋白（PVA）疫苗载体进行了研究，对壳聚糖改性的 PLGA 纳米颗粒（CS-AHPP/OVA）、聚乙烯亚胺改性的 PLGA 纳米颗粒（PEI-AHPP/OVA）和 ε- 聚 -L- 赖氨酸改性的 PLGA 纳米颗粒（εPL-AHPP/OVA）作为疫苗佐剂的功效进行了比较。结果发现，AHPP/OVA、CS-AHPP/OVA、PEI-AHPP/OVA 和 εPL-AHPP/OVA 纳米颗粒可显著增强 T 细胞的增殖与活化，同时提高 $CD4^+$ T 细胞 /$CD8^+$ T 细胞的比值；此外，AHPP/OVA、PEI-AHPP/OVA 和 εPL-AHPP/OVA 纳米颗粒可诱导细胞因子（TNF-α、IFN-γ、IL-4 和 IL-6）、抗体（IgG）及抗体亚型（免疫小鼠中 IgG1 和 IgG2 的分泌，这些纳米颗粒产生了强烈的 Th1 免疫应答。

2. 脂质体纳米颗粒疫苗　脂质体主要由胆固醇与二肉豆蔻酰磷脂酰胆碱（DMPC）等脂类构成，可有效提高肿瘤抗原的免疫原性。针对特定的免疫细胞或亚细胞细胞器，脂质体可以被抗原呈递细胞特异性配体修饰。如将甘露糖酸盐 DSPE-PEG 引入到脂质体 DOTAP 中，构建淋巴靶向甘露糖化的 DOTAP 脂质体（LP-Man），该脂质体通过抗原呈递细胞上的甘露糖受体实现靶向行为，与非靶向的

LP-OVA 相比，在小鼠骨髓来源细胞（BMDC）、脾脏和腹股沟淋巴结中，LP-Man 在体外和体内对 OVA 的摄取显著提高。此外，DC–Chol–CLS 阳离子脂质体可通过与溶酶体的酸性相互作用，提高树突状细胞中溶酶体的 pH 值并减少抗原降解，从而促进与 CD8$^+$ T 细胞抗原的交叉呈递反应。

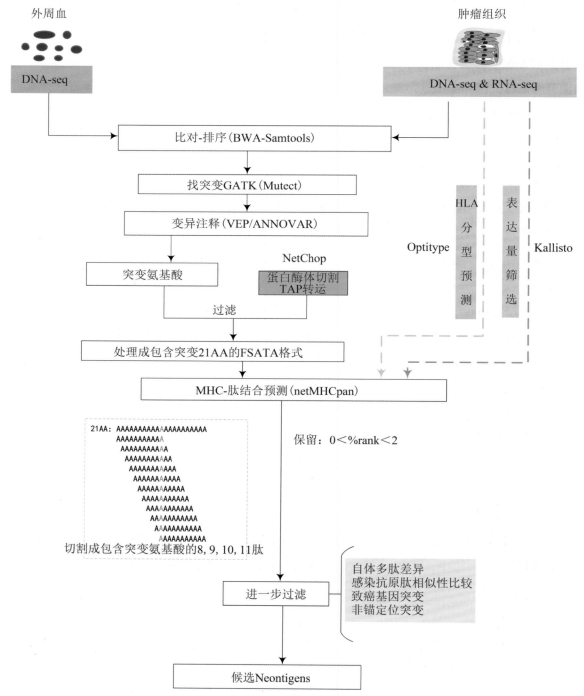

图 36-13　基于 MHC- 多肽结合预测的新抗原筛选流程示意图

3. 病毒样颗粒疫苗　病毒样颗粒是由生物相容性衣壳蛋白自组装形成的缺乏感染性核酸的自组装纳米颗粒。病毒样颗粒是理想的纳米颗粒疫苗系统，利用病毒结构，在避免感染的同时，自然地优化与免疫系统的相互作用。人乳头瘤病毒（HPV）疫苗已经用于临床研究。2019 年，研究者报道，HPV

疫苗 RG1-VLP 包含 HPV16 衣壳蛋白 L1（RG1，aa 17~36）常见表位，将该疫苗免疫小鼠后，发现类似 Cervarix 和 Gardasil 的 HPV16 中和作用（滴度为 10 000）和针对 hrHPV58 阴道攻击的交叉保护作用，并且即使与 HPV18L1-VLP 结合也可对异源 hrHPV 进行交叉中和。这进一步提示病毒样颗粒疫苗具有临床应用前景。

4.无机纳米颗粒疫苗　在研究和设计理想疫苗策略中，选择合适的佐剂极其重要，可以使疫苗产生更强的免疫原性，诱导更强的体液或细胞免疫反应，增加抗原呈递细胞对抗原的处理，减少抗原剂量，有助于形成长期记忆反应。在过去的 20 年里，多功能无机纳米材料在生物医学领域，如成像、肿瘤治疗和药物递送等方向得到快速发展。近年来研究发现，无机纳米颗粒疫苗佐剂的存在有利于免疫细胞的募集和成熟，从而激活免疫系统的功能。

（二）纳米颗粒疫苗相关方面研究

1.肿瘤疫苗的纳米载体递送　纳米载药系统包括基于聚合物的纳米粒和胶束、基于脂质成分的脂质体、纳米乳及无机成分的氧化铁纳米颗粒以及来源于细胞的外泌体等，具有载药量大、肿瘤靶向性强及易于修饰等优势，能有效提高药物递送效率，增强肿瘤疫苗的免疫原性，调节肿瘤微环境，促进肿瘤免疫治疗效果，且毒副作用低。

基于纳米载药的肿瘤疫苗递送肿瘤疫苗指通过肿瘤细胞相关抗原（tumor associated antigen，TAA），促进机体肿瘤特异性免疫反应。传统肿瘤疫苗毒性较大，抗原呈递细胞（APC）的交叉表达能力弱，易被机体清除，限制了其临床疗效。纳米材料因具有合适的尺寸形貌、较高表面体积比及肿瘤靶向性强等优点，被广泛应用于肿瘤肽类疫苗、核酸疫苗和全细胞抗原的载药平台。

纳米材料应用于过继免疫治疗中。过继免疫治疗是通过对患者自身免疫细胞进行改造修饰，从而促进肿瘤免疫反应的治疗方法，被广泛应用于临床。然而，系统性免疫细胞或免疫制剂的使用存在明显毒性，且对实体瘤的疗效不足。目前，纳米材料在过继免疫治疗中的应用主要包括 $CD8^+$ T 细胞的递送、促进抗原递呈和 NK 细胞疗法。

研究者将黑素瘤特异性抗原多肽 TRP2180-188 和 HGP10025-33 共载在磷酸锌纳米粒表面，并在内部包裹 Toll 样受体 4 激动剂单磷酰脂质 A（monophosphoryl lipid A，MPLA）作为佐剂，通过表面修饰甘露糖实现 DC 的靶向，体内外实验结果表明双抗原肽呈递比单抗原刺激能激发更强的免疫反应。该递送体系实现了树突状细胞（DC）的靶向递送及抗原的持续释放，并可以抑制黑素瘤的生长。肿瘤外显子测序技术预测抗原新表位使个体化疫苗成为可能，可针对多种肿瘤合成肿瘤特异性抗原实现精准治疗。研究者构建了一种新的纳米疫苗系统，可实现个体化的新表位疫苗接种，以磷脂和类载脂蛋白的多肽组成类高密度脂蛋白的纳米圆盘，用其负载抗原肽和佐剂可提高抗原与佐剂递送到淋巴器官的效率，并实现 DC 持续的抗原呈递作用，产生大量 CTL，进一步特异性识别并杀死肿瘤细胞。研究者将测序得到黑素瘤的多表位抗原肽负载在该纳米圆盘上，在小鼠模型中将免疫检查点阻断剂抗PD-1 抗体和抗 CTLA-4 抗体与该疫苗联用，疗效增强，最终可使肿瘤完全消除。

有研究表明，佐剂可以极大地提高 DC、淋巴细胞和巨噬细胞对特定抗原的免疫反应活性。胞嘧啶鸟嘌呤寡核苷酸（CpG）是一种经典的免疫佐剂，研究者制备了一种 pH 响应的纳米递送体系，可以在细胞质和包含体的酸性环境中降解并释放抗原和佐剂 CpG，肿瘤相关抗原（TAA）与 CpG 共递送增强了抗原的交叉提呈效果，可以刺激 T 细胞活化和细胞因子的生成。研究者设计了一种可以向自然杀伤细胞（NK 细胞）和 APC 递送 TAA 的纳米递送体系，该递送体系的磷酸钙核内包裹黑素瘤的 TAA、αHSP70p 蛋白和佐剂 CpG，再用磷脂双层膜包裹钙核，在小鼠体内注射该纳米粒可以观察到有效的淋巴细胞转移和多表位的 T 细胞反应，能诱导 CD8$^+$ T 细胞和 NKG2D$^+$ NK 细胞亚群的扩增；此纳米粒对骨髓来源 DC 的成熟和抗原提呈也有协同作用。

2. 静脉接种纳米粒子疫苗产生干细胞样 TCF1$^+$ 新抗原特异性 CD8$^+$ T 细胞　2021 年 1 月，美国国立卫生研究院 Seder 研究组在 *Nat Immunol* 杂志发文，通过静脉接种纳米粒子疫苗可产生干细胞样 TCF1$^+$ 新抗原特异性 CD8$^+$ T 细胞。使用将新抗原肽连接到 Toll 样受体 7/8 激动剂（SNP-7/8a）的自组装纳米颗粒疫苗，研究者探究给药途径和剂量如何改变新抗原特异性 CD8$^+$ T 细胞的数量和质量。与皮下免疫（SNP-SC）相比，静脉注射（SNP-Ⅳ）诱导更高比例的 TCF1$^+$ PD-1 + CD8$^+$ T 细胞。单细胞 RNA 测序表明，SNP-Ⅳ诱导干细胞样基因（Tcf7、Slamf6 和 Xcl1）表达，而 SNP-SC 则诱导效应基因（Gzmb、Klrg1 和 Cx3cr1）的产生。在检查点封锁后，由 SNP-Ⅳ产生的干细胞样细胞增殖并分化为效应细胞，与治疗模型中的 SNP-SC 相比，可产生更有效的抗肿瘤反应。DC 呈递抗原的持续时间控制 CD8$^+$ T 细胞的数量和质量。这些数据证明，可以通过针对特定效应子或干细胞样 CD8$^+$ T 细胞的生成，调节疫苗参数，从而优化抗肿瘤免疫。研究者表示，个性化癌症疫苗是诱导 T 细胞对肿瘤新抗原产生免疫的潜在方法。

（三）病毒疫苗

病毒疫苗主要有两种，一种是目标病毒疫苗，即与病毒感染具有高相关性的肿瘤疫苗；另外一种称为重组的病毒疫苗，用病毒作为载体，将目的基因转入病毒中，制备而成。可用的病毒载体有腺病毒、腺相关病毒和逆转录病毒等，而腺病毒因其安全、高滴度而被广泛应用。

1. 溶瘤病毒疫苗（T-VEC）　T-VEC 是由 1 型单纯疱疹病毒（HSV-1）经工程改造而获得的溶瘤病毒，可特异性感染肿瘤细胞，并在肿瘤细胞内大量复制、释放，导致宿主细胞溶解和死亡；还可通过死亡细胞释放出病毒颗粒而产生级联效应，放大溶瘤效果。同时，肿瘤的崩解也可使 GM-CSF 释放入血，诱导全身的抗肿瘤免疫效应，增强肿瘤细胞对放疗、化疗的敏感性，使肿瘤细胞发生凋亡。临床研究证实，T-VEC 一线治疗的效果显著，客观缓解率（objective response rate，ORR）可达 26.4%，64% 的瘤内注射病灶缩小超过 50%，47% 可完全缓解。同时，在未注射药物的皮肤或淋巴结中，仍有 34% 的病灶缩小大于 50%。相较于 GM-CSF 单药对照组，T-VEC 的中位总生存期约 33.1 个月，较对照组延长 16.1 个月，并控制不良反应的发生。

2. 接种四价人乳头瘤病毒疫苗不增加自主神经功能障碍综合征的风险　2020 年 9 月，丹麦史坦顿血清研究所 Hviid 团队在 *Br Med J* 杂志发文，分析了女性四价人乳头瘤病毒（HPV）疫苗接种与自主神经功能障碍综合征之间的相关性。为了评估四价 HPV 疫苗接种与自主神经功能障碍综合征（如慢性疲劳综合征、复杂区域疼痛综合征和体位直立性心动过速综合征）之间的相关性，研究组进行了一项以人群为基础的自我控制病例系列研究。使用丹麦全国登记的 ICD-10（国际疾病分类修订 10 版）诊断代码，确定人乳头瘤病毒疫苗接种和自主神经功能障碍信息，2007 – 2016 年间，出生在丹麦的 1 375 737 名 10 ~ 44 岁的女性参与者中有 869 例患有自主神经功能障碍综合征。研究组比较了接种四价 HPV 疫苗和未接种的女性参与者间经年龄和季节校正后的自主神经功能障碍综合征的发生率。研究组共进行了 10 581 902 人年的随访，确定了 869 例具有自主神经功能障碍综合征的女性参与者，其中 136 例为慢性疲劳综合征，535 例为复杂区域疼痛综合征，198 例为体位直立性心动过速综合征。与未接种者相比，接种四价人乳头瘤病毒疫苗后在 365 d 危险期内所有自主神经功能障碍综合征的发生率未显著增加，且风险期内慢性疲劳综合征、复杂区域疼痛综合征或体位直立性心动过速综合征等单独综合征的发生率亦未显著增加。研究结果表明，与接种疫苗密切相关的不良事件可能纯粹是偶然发生的，四价人乳头瘤病毒疫苗接种与慢性疲劳综合征、复杂区域疼痛综合征或体位直立性心动过速综合征之间不存在因果关系。

第四节　其他有关肿瘤生物治疗

一、几种相关的肿瘤生物治疗

（一）分子靶向治疗

分子靶向治疗（molecular targeted therapy）这是在细胞分子水平上，针对已经明确的致癌位点（该位点可以是肿瘤细胞内部的一个蛋白分子，也可以是一个基因片段），设计相应的治疗药物，其药物进入体内，特异地选择致癌位点，并与其结合、发生作用，使肿瘤细胞特异性死亡，而不会波及肿瘤周围的正常组织细胞。因此，分子靶向治疗又被称为"生物导弹"。

目前，肿瘤分子靶向药物主要有单克隆抗体和小分子抑制剂两类，抗体药物已经成为癌症治疗中最有效的方法之一。据 Pharmaprojects V5 数据库统计，目前上市与临床在研的抗体药物中，大约 50% 用于肿瘤治疗。抗体药物从鼠源发展到嵌合型、人源化和全人源，免疫原性的问题已经基本解决。抗肿瘤抗体药物已不再局限于通过结合肿瘤特异性蛋白或生长因子而发挥靶向治疗的作用，基于抗体的一些新兴疗法已逐步形成，如抗体耦联药物（antibody-drug conjugate，ADC）是利用抗体作为靶向载体输送化疗药物，而免疫疗法是利用抗体激活抗癌免疫应答。

靶向药物联合化疗成为直结肠癌患者一线治疗方案。2018 年 9 月，*J Clin Oncol*（JCO）杂志发表一项中国 26 家研究中心参与完成的成果，由南京中医药大学附属八一医院秦叔逵和同济大学附属东方医院李进共同牵头的 TAILOR 研究结果：分子靶向药物西妥昔单抗联合 FOLFOX 4（亚叶酸钙、5-氟尿嘧啶及奥沙利铂）化疗，具有协同增效作用，是 RAS 基因野生型转移性结直肠癌患者的一线治疗方案。

　　结直肠癌发生发展与个人生活习惯和饮食结构有着密切的关系，特别是高蛋白、高脂肪以及过多食用精细食物等，对结直肠癌发生有非常重要的影响。近10来我国结直肠癌发病率呈明显升高趋势，国家癌症中心最新公布的2015年癌症统计数据显示，我国结直肠癌发病率男性和女性分别居第5位和第2位，死亡率男女均位列第5位，45岁以上结直肠癌发病患者占总发病例数的93.28%。我国结直肠癌年新发病37.63万例，死亡19.10万例。Ras野生型约占结直肠癌的60%，越来越多的研究证据提示这一类型的患者，可以从专门针对Ras野生型的靶向治疗药物，主要是抗EGFR单抗与化疗药物的联合治疗中获益。

　　TAILOR试验是第一项以Ras野生型转移性结直肠癌患者为入组对象、验证西妥昔单抗联合一线FOLFOX化疗，对比单纯FOLFOX化疗疗效及安全性的前瞻性、随机对照和多中心Ⅲ期临床研究。按照1∶1的比例，随机分配入组的393例Ras野生型转移性结直肠癌患者接受西妥昔单抗联合FOLFOX 4化疗，或单纯FOLFOX 4化疗。研究主要终点为无进展生存期（PFS），次要终点包括总生存时间（OS）、客观缓解率（ORR）、安全性及耐受性。研究结果显示，西妥昔单抗联合FOLFOX 4方案与单纯FOLFOX 4方案相比，显著改善主要终点PFS（9.2个月 vs 7.4个月，$P < 0.001$）、次要终点OS及ORR，治疗方案耐受性良好，未出现非预期不良反应。

　　多年来，奥沙利铂、伊立替康以及氟尿嘧啶类等化疗药物在晚期结直肠癌的治疗上发挥了重要作用，抗EGFR单抗和抗血管生成剂等分子靶向药物的兴起，为晚期结肠癌患者治疗提供了新的选择。但由于缺乏前瞻性大型研究的证据支持，上述化疗和靶向药物治疗如何联合使用，以便给患者带来最大的客观疗效和生存获益，在过去10多年中一直存在巨大的争议，美国国立综合癌症网络（NCCN）等国际指南的推荐也历经数次变更。由中国学者完成的TAILOR研究，为全球肿瘤医生提供了强有力的临床证据，为结直肠癌患者带来了新的希望。

　　2018年9月28日，辉瑞公司（Pfizer）宣布，美国FDA批准Vizimpro（dacomitinib）作为一线疗法，治疗携带EGFR基因外显子19缺失或外显子21 L858R置换突变的转移性非小细胞肺癌（NSCLC）患者。EGFR是一种协助细胞生长和分裂的蛋白，当其基因发生突变后，会导致其蛋白过度活跃，从而引发癌细胞的生成。EGFR基因突变出现在10%～35%的NSCLC患者中，特别是在亚洲人群中。Vizimpro是不可逆的人体表皮生长因子受体（HER）酪氨酸激酶抑制剂。在观察452例患者（随机分为接受Vizimpro和活性对照治疗）中，根据独立的放射学审查委员会（IRC）评估的无进展生存期（PFS），接受Vizimpro治疗与活性对照相比，显著延长了患者的中位PFS（$P < 0.0001$）。Vizimpro治疗组PFS为14.7个月（95%CI：11.1～16.6），活性对照组为9.2个月（95%CI：9.1～11.0）。

　　2018年9月28日，药明康德公司报道，古巴分子免疫中心（Centro de Inmunología Molecular，CIM）开发的肿瘤疫苗CIMAvax在北美治疗的1/2期NSCLC临床试验的初步结果表明，具有良好的安全性，值得进一步研究。与靶向EGF受体的多种抗癌疗法不同，CIMAvax的作用方式是在患者体内清除EGF，使患者的免疫系统产生针对EGF的抗体，从而降低血液中EGF的水平，肿瘤细胞无法生长和存活。在进行的人体试验中，CIMAvax可延长患者寿命和生活质量。迄今为止，已经有超过5000例肺癌患者接受了这一独特免疫疗法的治疗，并在阿根廷、哥伦比亚、古巴和巴拉圭等多个南美国家获得批准治疗肺癌。在进行的这项 1/2 期临床试验中，CIMAvax 与抗 PD-1 免疫检查点抑制剂 nivolumab（Opdivo）联合构成组合疗法，治疗已经接受过前期治疗的晚期 NSCLC 患者。总计 13 例患者接受了组合疗法的治疗。

（二）基因重组免疫毒素 LHRH-PE40 的靶向治疗

促黄体激素释放激素 - 绿脓杆菌外毒素 A（luteinizing hormone releasing hormone-pseudomonas aeruginosa exotoxin 40，LHRH-PE40）是一种靶向治疗癌症的药物，用基因工程的方法将 LHRH 基因和一部分绿脓杆菌外毒素基因重组后在大肠杆菌中表达出的一种融合蛋白，吉林大学原卫生部放射生物学重点实验室赵刚等对基因重组毒素 LHRH-PE40 的靶向特异性进行了较系统的研究。LHRH-PE40 的作用原理是通过重组毒素中的载体 LHRH 部份与癌细胞表面 LHRH 受体结合，然后再通过内吞作用由弹头部分的绿脓杆菌外毒素 A 蛋白跨膜转运至细胞内特异性杀死癌细胞。激素受体在体内各组织中的分布相当特异，在某些恶变细胞表面性激素受体的表达量异常增高，这是选用激素作为靶向载体的主要原因。LHRH-PE40 在选择性地杀伤相应的表达有 LHRHR 肿瘤细胞的同时，对正常细胞影响较少或无影响。由于绿脓杆菌外毒素 A 是在细胞内发挥作用，所以 LHRH-PE40 对 LHRHR 阴性表达的细胞较少或无影响。现将载体部分 LHRH 和弹头部分 PE-40 分别介绍如下。

1. 载体部分 LHRH

（1）下丘脑 - 垂体 - 性腺轴：下丘脑分泌的 LHRH 通过门脉系统以脉冲的方式分泌至垂体前叶，再通过分布在垂体前叶表面的 LHRHR，作用于垂体前叶的促性腺激素细胞，促其分泌黄体生成激素（luteinizing hormone，LH）和促卵泡激素（follicle-stimulating hormone，FSH），作用于性腺，从而发挥对性腺功能的调节作用。

（2）LHRH 的结构、构效关系及其分子生物学特性：LHRH 是由 Schally 等于 1971 年从动物体内分离纯化，阐明其结构并人工合成的，且以此获得了 1976 年的诺贝尔生理学或医学奖。LHRH 是一个不含游离氨基酸与羧基的 10 肽，其分子结构为 P-Glu-His-Trp-Ser-Tyr-Gly-Leu-Arg-Pro-Gly-NH2，其中第 4~6 位氨基酸可形成 β 转折，呈发夹形，适合与受体结合；第 2 和 3 位对生物活性很重要；第 6 位对维持发夹构象起重要作用；第 1 位与第 4~10 位均参与受体结合，若置换以上氨基酸残基可导致其活力丧失或呈几何级增强。

（3）LHRHR 分布：传统理论认为，LHRH 是由下丘脑产生，通过门脉系统以脉冲的方式分泌至垂体前叶，再通过分布在垂体前叶表面的 LHRHR，作用于性腺，从而发挥对性腺功能的调节作用。LHRHR 最早发现于垂体，随着近年来对 LHRH 及其受体研究的进一步深入，越来越多的临床和实验表明，垂体外组织也有 LHRH 及其受体的分布。LHRH 可通过这些垂体外的受体直接发挥作用。

LHRHR 在垂体外的正常组织和癌组织均有分布。人类正常组织的性腺（包括子宫内膜、子宫肌层、卵巢和睾丸），胎盘和大脑组织的细胞膜上有 LHRHR 的分布；② 不排除其他正常组织细胞膜上有亲和力及低的 LHRHR 存在的可能，如肝脏；③ LHRHR 主要分布在肝癌、胃癌、胰腺癌、结肠癌、卵巢癌、子宫内膜癌、子宫肌瘤、乳腺癌和前列腺癌细胞膜上。

2.弹头部分PE-40　绿脓杆菌(Pseudomonas aeruginosa, PA)是一种革兰阴性菌,广泛存在于土壤、水和各种动物体内,为一种条件致病菌。PA感染是一种最为常见的严重并发症,尤其在烧伤烫伤患者中更为多见。Liu等曾证实,由PA产生的外毒素A(Pseudomonas aeruginosa exotoxin A, PEA)是其主要致病因子。后来研究发现,PEA类毒素可使机体产生高水平的抗PEA抗体,证明PEA类毒素疫苗有可能作为PA感染的预防制剂。研究同时发现,PEA具有结构独特、毒性强、易内化和特异性强等优点,是良好的生物导弹弹头材料。

(1)绿脓杆菌外毒素A的结构与功能:Allured等人对PEA晶体的X射线衍射分析表明,PEA是由613个氨基酸组成的单链毒素蛋白,分子量66 kD,其前体为638个氨基酸,在分泌过程中切去了由25个氨基酸组成的高度疏水的引导肽。从PEA的晶体结构中得知其在空间上分为3个结构域(domain, D)区,即Ⅰ区、Ⅱ区和Ⅲ区。

Ⅰ区在PEA的N末端,占分子的1/3强,呈反向平行的β结构,由Ⅰa区和Ⅰb区组成,这两部分在DNA序列上是分离的,但在三维结构中紧靠在一起。Ⅰa区由第1~252个氨基酸组成,Ⅰb区由第365~399个氨基酸组成。Ⅱ区由第253~364个氨基酸组成,为中央区,由6~7个α螺旋组成。Ⅲ区由第400~613个氨基酸组成,为C末端区,占分子的1/3。此毒素的分子结构中有8个半胱氨酸,形成4个二硫键,是三级结构形成折叠的决定因素。

PEA结构功能的特点在于其3个结构功能区,在单一肽链上行使其细胞毒性所必需的细胞结合、转位和ADP-核糖基化的3种功能,探知各区的功能及分析各区结构与功能的关系主要根据PEA基因突变的研究。Ⅰa区行使识别和结合靶细胞表面受体的功能。Ⅰa区的缺失产生了分子量40 kD的PE40,保留了完整的ADP-核糖基化功能,但细胞毒性减低到1%,这是由于PE40丧失细胞结合能力的结果。对Ⅰa区的定点诱变研究发现,当将第57位赖氨酸(Lys57)诱变为谷氨酸(Glu)时突变的PE细胞毒性减低到1%,这是由于突变毒素同靶细胞表面结合能力丧失的缘故。同时,已观察到Lys57位于PE分子表面,这与其有受体结合能力是相符合的。Ⅰ区上其它Lys位点的突变对PE细胞毒素作用无任何影响。可见,Lys57是Ⅰa区的关键氨基酸位点。Ⅰb区在三维结构上位于Ⅰa区和Ⅲ区之间,此区的大部缺失并不影响PE的生物学活性。在PE40的基础上,缺失了Ⅰb区的第365~381位氨基酸,形成了PE38分子。Ⅰb区的确切功能尚不清楚。

Ⅱ区在毒素跨膜转位过程中起主导作用。当Ⅱ区缺失时,尽管其细胞结合能力和ADP-核糖基化活性尚存,但细胞毒性丧失,说明Ⅱ区为毒素转位功能所必需的。Ⅱ区的螺旋插入膜或横跨膜是转位过程的重要环节。A与B螺旋之间有一个环位于分子表面,Arg276和Arg279在此环上,细胞蛋白酶裂解作用发生在第279和280位氨基酸之间。实验表明,将Arg276和Arg279点突变成Gly后,其细胞毒性作用减低到1/400。因为突变分子对细胞蛋白酶有抗力,因而不能裂解产生37 kD片段,毒素不能转位入胞浆而不产生细胞毒作用。研究发现,Arg276不可用大小相近和电荷相同的氨基酸替换,说明此位点与细胞有关成分的相互作用是专一的。可见,Arg276和Arg279是维持Ⅱ区转位功能的关键性位点。

Ⅲ区有两个功能,其一是催化EF-2受ADP-核糖基化作用,其二引导毒素的酶活性片段进入内质网。Allured 提出Ⅲ区的一个裂缝区是酶活性中心。现已证实，定位在裂缝区的 Glu553 是关键的活性位点，Glu553 参与结合 NAD 的过程，Glu553 向 Asp 的点突变导致其 ADP- 核糖基化活性至少减低到 1%，缺失时则完全丧失其活性。其他几个裂缝区的残基 Arg458、Arg467 及 Trp466 也参与Ⅲ区同 NAD 相互作用的过程。Tyr481 以 Phe 替代时，引起 ADP- 核糖基转移酶活性减低，却不减低 NAD 糖苷水解酶活性，推测参与 EF-2 的相互作用；Trp558 也不直接参与结合 NAD 的过程，却为 ADP- 核糖基化作用所必需。Ⅲ区的另一个关键残基 His426，位于由第 421～432 位氨基酸残基构成的 α 螺旋内，此螺旋位于酶催化作用中心的远端，在Ⅲ区酶催化位点的分子构筑上起关键作用。此外，Ⅲ区表面 Arg490 附近是另一处蛋白酶靶区。Arg490 的缺失或突变可导致产生耐蛋白酶的分子，Arg492 的缺失或突变引起 ADP- 核糖基化活性减低。Ⅲ区 C 末端特异的氨基酸序列功能是介导 PE 由胞吞泡向内质网的转位。此特异序列是 Arg609–Glu610–Asp611–Leu612–Lys613（即 REDLK）5 个氨基酸残基片段，此片段缺失使 PE 的细胞毒性丧失，但对其 ADP- 核糖基化活性并无任何影响。在活性 PE 分子的 C 末端特异序列 REDLK 和使蛋白质在内质网滞留序列 KDEL 之间有功能相似性。当编码 PE 的 C 末端 REDLK 序列以 KDEL 片段取代时，可导致其细胞毒性提高 2～8 倍，证明 KDEL 序列使 PE 转位作用更为有效。

（2）PEA 的作用机制：近年来的研究表明，细胞毒作用有相当复杂的功能。PEA 的毒性本质是催化真核细胞的延伸因子 -2（elongation factor-2, EF-2）的 ADP- 核糖基化，阻止肽链延长，中断细胞蛋白质合成，而行使细胞毒作用。PEA 的作用机制模型如图 36-14。

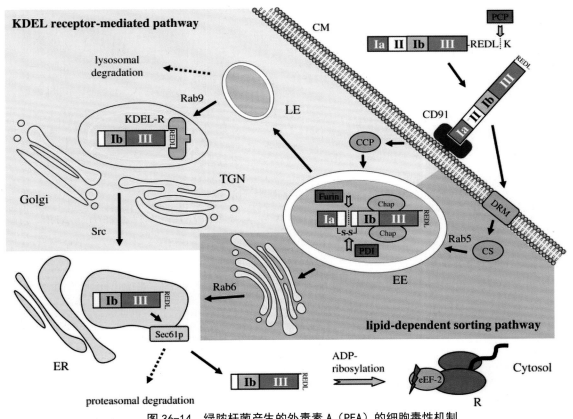

图 36-14　绿脓杆菌产生的外毒素 A（PEA）的细胞毒性机制

（3）PEA 在重组毒素上的应用：PEA 单一肽链具有细胞结合、转位和酶活性 3 种功能的结构特点，并具有量少、高效和特异等优势，因而在免疫毒素的研究中倍受青睐。目前，用于构建 PE 重组免疫毒素均是去除了细胞结合部位的 PE 衍生物，丧失了非特异细胞结合能力，但保留了转位能力和细胞活性，也降低了免疫原性。现主要有以下几种 PE 重组免疫毒素：① PE4E 是将 PE 分子的第 57、246、247 和 249 位的氨基酸残基诱变为 Glu 而丧失与细胞结合的能力；② PE40 是将 PE 分子的非特异结构域 D Ⅰ a（第 1 ~ 252 位）氨基酸残基去除；③ PE40KDEL 是将 PE40 分子的 C 末端 REDLK 置换成 KDEL，其活性可提高 6 ~ 10 倍；④ PE38 是在 PE40 的基础上进一步除去非特异结构域（第 365 ~ 380 位）氨基酸残基，减少了 PE 分子上的一个二硫键；⑤ PE38KDEL 是将 PE38 分子的 N 末端 REDLK 置换成 KDEL，其活性可提高 6 ~ 10 倍；⑥ PE35 是在 PE38 的基础上，进一步除去跨膜转运结构域部分氨基酸残基（第 253 ~ 279 位），使得分子中的二硫键均被删除，而活性不受影响。

图 36-14 中，PEA 进入哺乳动物后，其 C 末端第 613 位氨基酸残基 K 被宿主血液中的羧肽酶（PCP）降解，D Ⅰ a 与广泛分布于哺乳动物细胞膜表面的 CD91 受体结合后，由 2 条不同的通路最终到达内质网（ER）；其中，一条通路是，PEA 通过形成内吞小泡（CCP）进入细胞内；PEA 在早内涵体（EE）的酸性环境中构象发生改变，D Ⅱ 的第 279 与 280 位氨基酸残基之间的两个半胱氨酸二硫键被还原，PEA 裂解为 C 末端的 37 kD（含有大部分 D Ⅱ 和全部 D Ⅲ）和 N 末端的 28 kD 两个片段；前者进入高尔基体，在其内与 KDEL 受体（KDEL-R）结合，最后进入内质网。另一条通路是，PEA 与 CD91 受体结合后，通过 detergent-resistant microdomain（DRM）和 caveosome（CS）进入 EE；同样，裂解为 C 末端的 37 kD 和 N 末端的 28 kD 两个片段；C 末端片段直接进入内质网，再由内质网分泌进入细胞质；D Ⅲ 的第 400 ~ 602 位的氨基酸残基是 ADP 核糖基化转移酶活性区，经过加工和跨膜运输到细胞质，与肽链合成中的延长因子 2（eEF-2）结合，使 e-EF2 糖基化失活，蛋白合成受阻，从而导致细胞凋亡。

以 Pastan 为首的美国国立卫生研究院（NIH）癌症研究所分子生物学实验室，近年在这方面从不同角度开展了工作，取得了优异的成果，有的重组毒素已进入临床试验。从现有的临床试验数据可以预测，重组免疫毒素在癌症和艾滋病等人类目前尚无有效治疗手段的疾病上显示出广阔的应用前景。

3. LHRH-PE40 与癌细胞表面 LHRH 受体结合特性　赵刚等进行了 LHRH-PE40 与癌细胞表面 LHRH 受体结合特性的研究，实验证实 LHRH-PE40 与人子宫颈癌（HeLa）、喉癌（Hep）和肝癌（HEPG）细胞株膜表面 LHRHR 结合的亲和常数（Kd）分别是 0.36、0.33 和 0.43 nmol/L，而 LHRH 与上述 3 种细胞结合的 Kd 分别是 4.86、4.68 和 4.86，LHRH-PE40 的 Kd 比 LHRH 小 1 个数量级。因此，可以推断，LHRH-PE40 不仅保持了 LHRH 与其受体结合的特性，而且其结合力超过了 LHRH 本身。这种结合力的增加也可能是由于 LHRH-PE40 比 LHRH 分子量更大，在体外实验更稳定，不易分解所致。由此证实，LHRH-PE40 能与肿瘤细胞表面 LHRHR 特异结合，而促甲状腺激素释放激素（thyrotropin-releasing hormone，TRH）不能。提示，LHRH-PE40 能够发挥其靶向作用，这为其用于治疗 LHRHR 过度表达的肿瘤提供了实验依据。

（三）抑制肿瘤干细胞靶向治疗

肿瘤（癌）干细胞（cancer stem cell，CSC）是肿瘤中具有自我更新能力，并能产生异质性肿瘤细胞的一种特殊细胞。CSC 学说认为，肿瘤是由 CSC 及其分化出的程度不均一的细胞团组成的。CSC 能够在体内长期存在并不断自我更新，其生长增殖迅速。CSC 具有很强的抵抗能力，大多数药物能够作用于肿瘤细胞，却对 CSC 无效；在体内，通过上皮间质转化、表达趋化因子受体和促进血管生成等机制获得很强的侵袭转移能力。CSC 的这些特性，使临床常规治疗对其作用较弱，甚至无效，引起肿瘤的复发和转移，成为临床治疗的一个难题。

抑制 CSC 靶向治疗可通过以下途径：① 阻断 CSC 信号转导通路：主要阻断 Hedgehog、Wnt、Notch 和 PTEN 等 CSC 信号通路，能够有效抑制 CSC 生长；② 改变 CSC 生长微环境：细胞外基质、间质细胞、血管和炎症细胞等均是肿瘤干细胞生长的微环境，改变 CSC 生长微环境可以有效杀死 CSC，也被作为肿瘤治疗的重要靶点；③ 阻断 CSC 线粒体呼吸：CSC 的增殖迅速，新陈代谢旺盛，需要更多的线粒体提供能量，阻断 CSC 线粒体呼吸可以抑制 CSC 的增殖；④ 降低 CSC 膜表面转运蛋白活性：CSC 表面高表达 ATP 结合核转运蛋白 ABC，能将各种化疗药物运至胞外，使肿瘤产生耐药性，提高细胞生存能力，因此，降低 CSC 膜表面转运蛋白活性，能够抑制 CSC 的生长；⑤ 诱导 CSC 分化：CSC 诱导分化治疗是用特定诱导剂促进 CSC 向成熟细胞方向分化，使 CSC 失去自我更新的能力，促进其凋亡和抑制增殖，达到靶向治疗肿瘤的目的；⑥ 针对 CSC 分子标志物的免疫治疗：CSC 上存在着很多可以被免疫系统识别的肿瘤抗原，这为靶向 CSC 的免疫治疗提供了理论基础。

（三）肿瘤生物反应调节剂

生物反应调节剂（biological response modifier，BRM）是一类具有广泛生物学活性和抗肿瘤活性的生物制剂，包括天然产生的生物物质及能改变体内宿主和肿瘤平衡状态的方法和手段。BRM 是通过调动机体固有能力去抵御肿瘤，主要是指来自生物体自身的一些分子和细胞，对内、外环境刺激产生应答，维持内环境稳定；并通过干扰细胞生长、转化或转移的直接抗瘤作用或通过激活免疫系统的效应细胞及其所分泌的因子达到对肿瘤杀伤或抑制的目的。细胞因子是肿瘤生物疗法 BRM 的研究核心，并包括化学因子、细菌类生物反应调节剂、微生态型生物反应调节剂、真菌多糖类生物反应调节剂和肿瘤增殖病毒等，在临床治疗中得到广泛的应用。BRM 的深入扩展及细胞工程、基因工程的成功引用，为单克隆抗体、重组细胞因子等内源性药物的临床应用提供了可能，开辟了肿瘤生物治疗的新领域。

BRM 的种类很多，主要有：① 重组的因子按其抗癌机制分为：具有间接作用的调节性细胞因子，如活化抗癌的细胞因子（IL、IFN-γ 和 CSF）及维持免疫效应细胞增殖分化功能的细胞因子（IL、IFN 和 TNF 等）；具有直接作用的杀伤性细胞因子，如 IL、IFN 和 TNF；② 过继性免疫活性细胞，包括 LAK、TIL 和识别 MHC-Ⅰ类肿瘤抗原的 CDS⁺ CTL 细胞；③ 近年来，克隆抗体及其耦联物转向用单克隆抗体与毒素、抗癌药物和放射性核素耦联物，对靶细胞有杀伤效应，单克隆抗体也可与其他细胞因子联用，均可取得一定的疗效；④ 肿瘤分子疫苗过去曾用结核菌素（bacille calmette-guerin，

BCG）作为佐剂，用肿瘤细胞制成疫苗进行主动免疫治疗。目前，肿瘤疫苗的研究方向是，抗人肿瘤单克隆抗体的独特型疫苗可模拟肿瘤抗原，刺激机体产生抗肿瘤的免疫应答；分子疫苗（molecular vaccine），即分离肿瘤抗原，获得相关决定簇的氨基酸顺序建立其 CDNA 克隆，用基因工程生产分子疫苗。用突变方法增强新多肽疫苗的抗原性。

BRM 在肿瘤免疫治疗中不仅有调节宿主对肿瘤的免疫应答作用，而且有杀伤肿瘤细胞的效应，其效应机制有：① 直接调节肿瘤细胞生长和分化，通过抑制生长，促进分化，或激活体内细胞因子网络，起到生长调节作用；② 加强癌细胞对机体抗癌的敏感性，有利于杀伤肿瘤细胞；③ 作用于肿瘤血管，影响肿瘤的营养血供，导致肿瘤坏死，而正常组织不受此损害；④ 刺激宿主抗肿瘤的免疫应答，IL–2 在体内或体外诱导增殖高度细胞毒性的 LAK 或 TIL 细胞；⑤ 刺激造血功能，使大剂量放疗或化疗后的骨髓抑制得以恢复，增强对肿瘤治疗损伤的耐受。

（四）肿瘤生物化疗

肿瘤生物化疗（biochemotherapy）是生物治疗和化疗联合应用于肿瘤的全新综合治疗模式，是根据肿瘤的病理类型、临床分期、发生部位和发展趋势，结合患者的全身情况和分子生物学行为，有计划地联合应用化疗药物和生物制剂进行治疗，以取得最好的治疗效果，达到最大限度地改善患者的生存质量的目的。

为了进一步提高生物治疗的抗肿瘤治疗效果，以下几个问题有待深入研究：① 通过开发新型的生物治疗手段，不断提高对肿瘤的杀伤力，以及如何打破机体的免疫耐受状态，进一步提高生物治疗的临床疗效；② 通过大宗病例的对照研究，对生物治疗确切的疗效做深入、客观的评价；③ 由于生物治疗目前多为辅助治疗，且其与传统放疗和化疗等手段具有相互协同增效作用，因此，如何将其有机地结合，发挥更好疗效，从而探索出新的个体化治疗模式，也是未来努力的方向；④ 生物治疗的效果存在较大的个体差异，因此寻找有效预测免疫治疗效果的生物标志物，对其在临床的推广和应用具有重要的意义。

（五）用纳米医药技术为治疗胰腺癌提供方案

胰腺癌的致死性极高，其难治的根本原因在于胰腺癌细胞被致密的基质屏障所包裹，阻碍了治疗药物的浸润。2021 年 3 月，中国科学技术大学阳丽华课题组在 *Appl Mater Interf*（应用材料与界面）杂志发文，提出一种由单一破膜大分子自组装所形成的酸敏纳米颗粒，能同时实现胰腺癌基质重塑与癌细胞清除双重目标，为研发既能消除胰腺癌又不诱发肿瘤转移的新药提供新方案。研究者发展了 100% 由破膜高分子组成，能在血液中保持长循环时间且可在肿瘤微环境特有微酸性 pH 刺激下发生解离的酸敏纳米颗粒，作为治疗胰腺癌的新方案。研究者采用一种酸敏破膜大分子胶束作为此类纳米颗粒的模型，实验证明该纳米颗粒可被肿瘤微环境特有的酸性 pH 激活，从而不加选择地清除胰腺癌细胞和肿瘤相关成纤维细胞，且这种细胞毒性是通过破坏细胞膜完整性实现的。三维细胞球和荷瘤小鼠模型实验均显示，该纳米颗粒经静脉给药后，显著降低胰腺癌微环境内细胞外基质的表达，使原本致密的胰腺肿瘤组织变得通透，提高了纳米颗粒在肿瘤组织的递送效率，且未见引起肿瘤转移。

二、放射治疗与生物疗法的联合应用

（一）放射治疗与肿瘤生物疗法联合应用的时机和选择

放射治疗与肿瘤生物疗法联合应用的时机和选择：① 肿瘤的免疫治疗最大效应发生于肿瘤早期、机体状况较好的患者，以及通过外科手术、放疗和化疗使肿瘤缩至最小时；② 手术、化疗和放疗期免疫功能受到暂时抑制，阻止新的免疫药物发挥效应，需待抑制作用后再行免疫治疗，但也不能过晚，因为瘤细胞增殖速率超过免疫杀伤能力时，免疫治疗效果不佳，一般手术后 7 ~ 14 d 及化疗、放疗前和化疗、放疗的疗程之间均为免疫治疗的恰当时机；③ 根据宿主免疫功能状况，选用适当的免疫治疗，如主动免疫、被动免疫和过继性免疫治疗；④ 在免疫系统精细的调节网络中，细胞因子联合应用的生物效应较明显，故必须注意细胞因子间的相互关系、协同作用和使用的先后次序；⑤ 根据大量实验和一些临床研究结果认为，在放疗前、中、后配合免疫治疗有以下作用：提高放射敏感性，对抗辐射所致的白细胞、淋巴细胞减少和免疫功能降低，促成、加强和维持辐射所致肿瘤排斥等免疫反应，利用因辐射而释放的肿瘤抗原提高其免疫原性。

放疗联合免疫治疗可提高治疗肿瘤的疗效实验动物和临床研究均显示，放疗与免疫制剂，如抗体、细胞因子、疫苗和细胞过继免疫治疗等恰当结合可显著提高治疗肿瘤的效果。总之，随着生物技术的飞速发展，生物治疗的手段将不断完善与创新，并进一步提高其临床治疗效果，在肿瘤的综合治疗体系中，特别是肿瘤放疗和生物治疗联合应用也将占有重要的地位，并具有更广阔的应用前景。

（二）放疗联合各种生物疗法

1. 放疗联合 TGF-β 中和抗体治疗　　放疗后，可促进 TGF-β 水平升高，抑制免疫功能，使肿瘤增殖、发展。临床研究发现，食管癌放射治疗后 TGF-β 水平升高与肺纤维化密切相关。应用小鼠转移性乳腺癌模型进行实验发现，10 Gy 照射后 TGF-β 明显增加，并且循环肿瘤细胞和转移灶显著增多。如果放疗联合 TGF-β 中和抗体治疗，则明显降低循环肿瘤细胞和肺转移。放疗联合 TGF-β 抑制剂治疗肿瘤有待于临床进一步验证。

2. 放疗联合 IL-2 治疗　　IL-2 可以激活和扩增 T 细胞和 NK 细胞，产生抗肿瘤效应。应用小鼠结肠癌模型实验发现，肿瘤局部放疗联合 IL-2 瘤内注射比单纯局部放疗肿瘤明显缩小，并且非放射区转移肿瘤也显著消退。在临床探讨鼻咽癌颈淋巴结转移残存放疗联合局部注射 IL-2 治疗的疗效显示，常规局部加量放疗联合 IL-2 局部注射和常规局部加量放疗的淋巴结转移消失率分别为 93.8% 和 71.0%，3 年后分别为 66.7% 和 33.3%；1 年、2 年和 3 年生存率，前者分别为 73.8%、59.5% 和 42.9%，后者为 51.2%、36.6% 和 22.0%。因此，加量放疗联合 IL-2 局部注射可以显著提高颈淋巴结转移的局部控制率，是一种有效的治疗或补救治疗手段。

3. 放疗联合刺激性抗 CD134（OX40）抗体治疗　　抗肿瘤的 T 细胞可由树突状细胞（DC）MHC 分子呈递的肿瘤抗原肽复合体激活并增殖。当 DC 缺乏 OX40 配体（OX40L）而与 T 细胞 OX40 结合时，T 细胞的增殖活性受限。应用免疫原性较差的小鼠路易斯肺癌模型实验证实，放疗肿瘤局部，3 × 20

Gy，首次放疗后注射 1 次抗 OX40 抗体，其抑瘤作用和生存期都优于单纯放疗组。由此说明，抗 OX40 抗体可替代 OX40L 的作用，促进 T 细胞的扩增，放疗后加强效应性 T 细胞的扩增将有利于抗肿瘤治疗。

4. 放疗联合抗 CTLA-4、PD-1 或 PD-L1 抗体治疗　在动物模型中，放疗与抗 CTLA-4 抗体联合应用，既可增强对抗局部肿瘤效应，又可产生远端抗肿瘤效应。Silk 等进行放疗联合抗 CTLA4 抗体治疗黑色素瘤脑转移的临床研究，70 例患者进行全脑放疗或立体定向放疗，其中 33 例联合抗 CTLA-4 抗体治疗，中位生存期为 18.3 月，而单纯放疗组仅为 5.3 月。在立体定向放疗联合抗 CTLA-4 抗体治疗，总生存期为 19.9 月，单纯放疗仅为 4.0 月。因此，抗 CTLA4 抗体联合立体定向放疗更具优势。需要注意，大量使用抗 CTLA-4 抗体，可能引起严重的不良反应。

另一个重要的免疫检验点是 PD-1/PD-L1，应用 PD-1 或 PD-L1 抗体可增强 T 细胞抗肿瘤免疫功能。Zeng 等应用小鼠颅内神经胶质瘤模型，给予 PD-1 封闭性抗体联合肿瘤局部 10 Gy 放疗，对照组中位生存期为 25 d，单纯 PD-1 抗体治疗为 27 d，单纯放疗为 28 d，两者联合为 53 d；联合治疗，$CD8^+$ 效应性 T 细胞与 $CD4^+$ $FoxP3^+$ 调节性 T 抑制细胞的比例显著增高；而且，联合后治愈的小鼠再接种同样肿瘤无 1 例生长，对照组出瘤率 100%。这些结果说明，联合治疗组已产生肿瘤特异性免疫记忆。另外，应用小鼠乳腺癌模型证实，将放疗与抗 PD-L1 抗体联合应用显著优于单一疗法，同样说明免疫细胞在联合治疗中的重要作用。

5. 放疗联合肿瘤疫苗治疗　Mondini 等应用人乳头瘤病毒（HPV）相关的头颈部肿瘤模型，将肿瘤接种于小鼠内唇黏膜下组织，采用局部放疗联合 HPV 16 型 E7 抗原相关疫苗治疗肿瘤。放疗采用 7.5 Gy 单次或 2.6 Gy/d 连续 4 次，肿瘤大小和生存期均比单一疗法疗效好。

6. 放疗联合 DC 或 DC-CIK 过继免疫治疗　一项回顾性分析应用自体 DC-CIK 细胞治疗晚期肾透明细胞癌术后患者 72 例的临床疗效。收集患者的外周血单个核细胞（PBMC），经实验室体外诱导培养成树突状细胞（DC）和细胞因子诱导的杀伤（CIK）细胞，DC 通过肾癌 786-0 细胞裂解物负载后与 CIK 分别回输到患者体内，观察 DC-CIK 细胞治疗肾癌患者的临床疗效，分析治疗前后淋巴细胞亚群及血脂水平的相关性。结果发现，72 例肾癌患者经 DC-CIK 细胞免疫治疗后，数据不全及失访 30 例，剩余 42 例客观缓解率为 33.3%，疾病控制率为 73.8%；1 年、2 年和 3 年生存率分别为 83.0%、55.0% 和 40.0%。与治疗前相比，甘油三酯水平明显升高（$P = 0.003$），末次治疗后患者外周血 $CD3^+$ $CD8^+$ T 细胞比例明显升高（$P = 0.009$），$CD4^+$ $CD25^+$ T 细胞、$CD3^+$ $CD4^+$ T 细胞和 $CD4^+$ $CD8^+$ T 细胞比例均明显下降（P 分别为 0.026、0.028 和 0.04）。Pearson 相关性分析显示，晚期肾癌患者血清甘油三酯与 B 细胞比例呈明显正相关（$r = 0.387$，$P = 0.011$），高密度胆固醇与 NK 细胞比例呈明显正相关（$r = 0.362$，$P = 0.018$），高密度胆固醇与调节性 T 细胞比例呈明显负相关（$r = 0.303$，$P = 0.049$）。单因素分析显示，TNM 分期、细胞治疗周期和治疗前 KPS 评分为 DC-CIK 治疗肾癌的预后影响因素，均 $P < 0.05$）；多因素分析显示，年龄、TNM 分期和 KPS 评分是独立预后影响因素。结果说明，DC-CIK 细胞免疫治疗对于肾癌患者是一种安全有效的治疗方式，多次治疗可能提高患者远期生存率，血清胆固醇代谢水平可能参与肿瘤的免疫。

另一项研究表明，迟发型超敏反应（DTH）阳性的晚期黑色素瘤患者在 DC 免疫治疗后接受放疗，患者的生存期会更长，放疗的低剂量照射可增强 DC 活性。进一步说明了放疗与免疫治疗联用较单一疗法的优越性。DC-CIK 是从患者外周血中分离培养的 DC 和 CIK 混合后回输给患者。其中的 CIK 是由混合免疫细胞组成，其主要效应细胞是 NKT 细胞；DC 分泌的 IL-12 可促进 T 细胞和 NKT 细胞的杀瘤效应。Yan 等对老年食管癌患者进行单独调强放疗（IMRT）以及联合 DC-CIK 治疗，两组各 34 例，其中 IMRT 治疗组总有效率（CR + PR）为 29.4%（10/34），联合治疗总有效率为 41.2%（14/34，$P <$ 0.05），但该研究尚未给出总生存率的最终结果。

7. 放疗联合左旋咪唑治疗　左旋咪唑属于非特异性免疫刺激剂。1966 年，左旋咪唑作为驱虫剂首先用于临床，近年发现与免疫相关用于多种疾病的治疗。在结肠癌实验中发现，术后应用 5-FU 联合左旋咪唑优于 5-FU 联合安慰剂，可以减少结肠癌的复发率和死亡率；因而，左旋咪唑于 1990 年获得 FDA 批准用于治疗结肠癌。同时，有研究发现，左旋咪唑与其他抗癌药物合用，能减轻抗癌药物的细胞毒性损害，如骨髓抑制等。据 Rojas 等报告，放疗联合左旋咪唑用于治疗乳腺癌，比单纯放疗的缓解期显著延长，另用于治疗肺癌也取得了一定疗效。

8. 放疗联合表皮生长因子受体（EGFR）治疗　EGFR 在相当一部分肿瘤中都有不同程度的表达，在肿瘤细胞的生长、修复和存活等方面起到极重要的作用。放疗可活化 EGFR，提高增殖性反应，在分次放疗中还可增加肿瘤细胞克隆再群体化。放射线可以激活 EGFR，明显增加肿瘤细胞本身放射抗拒性，从而影响肿瘤放射治疗的疗效。

EGFR 阻滞剂能够提高放射敏感性，在临床前期研究及临床应用中得到证实。EGFR 阻滞剂具有特异、广谱和高效的特点，目前主要有以下几种：① EGFR 单克隆抗体（EGFR-mAb）；② 小分子 EGFR 酪氨酸激酶活性阻滞剂（EGFR-TKI）；③ 抗基因转录的反义寡核苷酸序列；④ EGFR 信号下传通道阻滞剂；⑤ EGFR 免疫毒素及结合免疫毒素的配体。

EGFR-mAb 这类药物以 C225（erbitux，cetuximab）为代表。C225 联合放疗主要集中在头颈部肿瘤的研究。研究发现，C225 联合放疗不仅可以获得较满意的疗效，而且不加重副反应。Bonner 等报道，通过单纯放疗及其与 C225 联合治疗的晚期Ⅲ～Ⅴ期头颈部鳞癌患者证实，单纯放疗的中位局控生存期为 14.9 月，而 C225 联合放疗为 24.4 月（$P = 0.005$）；在随后的 54 个月中，单纯放疗的中位总生存期为 29.3 月，C225 联合放疗为 49 月（$P = 0.006$）。EGFR-TKI 这类药物以 Iressa（ZD1839，gefitinib）和 Tarceva（OSI-774，erlotinib）为代表。初步离体实验显示，Iressa 可以提高部分肿瘤细胞的放射敏感性。

9. 放射免疫靶向治疗　放射免疫（radioimmunity）治疗是以单克隆抗体为载体，以放射性核素为弹头，通过抗体特异性结合抗原表达阳性的肿瘤细胞，将产生 β 或 α 射线的核素靶向到肿瘤细胞，并与肿瘤细胞特异性结合，实现对肿瘤的近距离内照射治疗。

放疗联合免疫治疗肿瘤是今后重要研究领域。放射生物学依据放疗与细胞周期的关系提出 4 个 R 的理论，即修复、再氧化、再分布和再增殖。Golden 和 Formenti 提出，将免疫的排斥（rejection）增加为第 5 个 R。机体免疫系统作用与放疗的疗效密切相关。放疗联合免疫治疗有较大优势，但临床需要进一步研究和优化，如放疗的剂量、间隔、次数与免疫联合的最佳切入点等。

参考文献

[1] Tzeng SY, et al. In situ genetic engineering of tumors for long-lasting and systemic immunotherapy. Proc Natl Acad Scl USA, 2020, 117(8):4043-4052.

[2] Moral JA, Leung J, Rojas LA, et al. ILC2s amplify PD-1 blockade by activating tissue-specific cancer immunity. Nature, 2020, 579(7797):130-135.

[3] Figueiredo ML, Neto MF, Salameh JW, et al. Ligand-mediated targeting of cytokine Interleukin-27 enhances its bioactivity in vivo. Mol Ther. Methods Clin Dev, 2020, 17:739-751.

[4] Mansurov A, Ishihara J, Hosseinchi P, et al. Collagen-binding IL-12 enhances tumour inflammation and drives the complete remission of established immunologically cold mouse tumours. Nat Biomed Engin, 2020, 4(5):531-543.

[5] Yuen KC, Liu L, Gupta V, et al. High systemic and tumor-associated IL-8 correlates with reduced clinical benefit of PD-L1 blockade. Nat Med, 2020, 26(5):693-698.

[6] Ting Zhou T, Damsky W, Weizman OE, et al. IL-18BP is a secreted immune checkpoint and barrier to IL-18 immunotherapy. Nature, 2020, 583(7817):609-614.

[7] Guo Y, Xie YQ, Gao M, et al. Metabolic reprogramming of terminally exhausted CD8[+] T cells by IL-10 enhances anti-tumor immunity. Nat Immunol, 2021, 22:746-756.

[8] Grasso CS, Tsoi J, Onyshchenko M, et al. Conserved interferon-γ signaling drives clinical response to immune checkpoint blockade therapy in melanoma. Cancer Cell, 2020, 38(4):500-515.e3.

[9] Weiss T, Puca E, Silginer M, et al. Immunocytokines are a promising immunotherapeutic approach against glioblastoma. Sci Transl Med, 2020, 12(564):eabb2311.

[10] Liu B, Lin Y, Yan J, et al. Affinity-coupled CCL22 promotes positive selection in germinal centres. Nature, 2021, 592(7852):133-137.

[11] Solomon I, Amann M, Goubier A, et al. CD25-Treg-depleting antibodies preserving IL-2 signaling on effector T cells enhance effector activation and antitumor immunity. Nat Cancer, 2020, 1(12):1153-1166.

[12] Das S, Shapiro B, Vucic EA, et al. Tumor cell-derived IL1β promotes desmoplasia and immune suppression in pancreatic cancer. Cancer Res, 2020, 80(5):1088-1101.

[13] Yu X, Chan HTC, Fisher H, et al. Isotype Switching Converts Anti-CD40 Antagonism to agonism to elicit potent antitumor Activity. Cancer Cell, 2020, 37(6):850-866.e7.

[14] Virtakoivu R, Rannikko JH, Viitala M, et al. Systemic blockade of Clever-1 elicits lymphocyte activation alongside checkpoint molecule downregulation in patients with solid tumors: Results from a phase

I/II clinical trial. Clin Cancer Res, 2021, 27(15):4205–4220.

[15] de Streel G, Bertrand C, Chalon N, et al. Selective inhibition of TGF–β1 produced by GARP–expressing Tregs overcomes resistance to PD–1/PD–L1 blockade in cancer. Nat Commun, 2020, 11(1):4545.

[16] Molgora W, Esaulova E, Vermi W, et al. TREM2 modulation remodels the tumor myeloid landscape enhancing anti–PD–1 immunotherapy. Cell, 2020, 182(4):886–900.e17.

[17] Bushey RT, Gottlin EB, Campa MJ, et al. Complement factor H protects tumor cell–derived exosomes from complement–dependent lysis and phagocytosis. PLoS ONE, 2021，16（6）:e0252577.

[18] 江振友. 抗肿瘤靶点研究及治疗策略. 中山大学学报 (医学版), 2020, 41(1):7–15.

[19] Schumacher D, Helma J, Schneider A, et al. Nanobodies: chemical functionalization strategies and intracellular applications. Angew Chem Int Ed Engl, 2018, 57(9):2314–2333.

[20] Herbst RS, Giaccone G, de Marinis F, et al. Atezolizumab for first–line treatment of PD–L1–selected patients with NSCLC. N Engl J Med, 2020, 383(14):1328–1339.

[21] Kumar A, Planchais C, Fronzes R, et al. Binding mechanisms of therapeutic antibodies to human CD20. Science, 2020, 369(6505):793–799.

[22] 郭立红，王金朋，翟立海，等. 抗体耦联药物和小分子耦联药物的研究进展. 中国医药工业杂志 , 2019, 50(8):842–8511.

[23] Greene MK, Chen T, Robinson E, et al. Controlled coupling of an ultrapotent auristatin warhead to cetuximab yieds a next–generation antibody–drug conjugate for EGFR–targeted therapy of KRAS mutant pancreatic cancer. Br J Cancer, 2020, 123(10):1502–1512.

[24] Izumi Y, Kanayama M, Shen Z, et al. An antibody–drug conjugate that selectively targets human monocyte progenitors for anti–cancer therapy. Front Immunol, 2021, 12:618081.

[25] Cortes J, Cescon DW, Rugo HS, et al. Pembrolizumab plus chemotherapy versus placebo plus chemotherapy for previously untreated locally recurrent inoperable or metastatic triple–negative breast cancer (KEYNOTE–355): a randomised, placebo–controlled, double–blind, phase 3 clinical trial. Lancet, 2020, 396(10265):1817–1828.

[26] Motzer R, Alekseev B, Rha SY, et al. Lenvatinib plus pembrolizumab or everolimus for advanced renal cell carcinoma. N Engl J Med, 2021, 384(14):1289–1300.

[27] Bockorny B, Semenisty V, Macarulla T, et al. BL–8040, a CXCR4 antagonist, in combination with pembrolizumab and chemotherapy for pancreatic cancer: the COMBAT trial. Nat Med, 2020, 26(6):878–885.

[28] Chen X, Yan H, Liu D, et al. Structure basis for AA98 inhibition on the activation of endothelial cells mediated by CD146. iScience, 2021, 24(5):102417.

[29] Eltahir M1, Fletcher E2, Dynesius L, et al. Profiling of donor–specific immune effector signatures in response to rituximab in a human whole Blood loop assay using Blood from CLL patients. Int Immunopharmacol, 2021, 90:107226.

[30] Izumi Y, Kanayama M, Shen Z, et al. An antibody–drug conjugate that selectively targets human monocyte progenitors for anti–cancer therapy. Front Immunol, 2021, 12:618081.

[31] 叶金统, 孟颂东, 朱晓东. 双特异抗体的研究进展. 生物工程学报, 2020, 36(1):33–43.

[32] Hsiue EHC, Wright KM, Douglass J, et al. Emily Han–Chung Hsiue et al. Targeting a neoantigen derived from a common TP53 mutation. Science, 2021, 371(6533):eabc8697.

[33] Weidanz J. Targeting cancer with bispecific antibodies. Science, 2021, 371(6533):996–997.

[34] Sabnis AJ, Bivona TG. Principles of resistance to targeted cancer therapy: Lessons from basic and translational cancer biology. Trends Mol Med, 2019, 25:185–197.

[35] Sharma P, Hu–Lieskovan S, Wargo JA, et al. Primary, adaptive, and acquired resistance to cancer immunotherapy. Cell, 2017, 168:707–723.

[36] Waite JC, Wang B, Haber L, et al. Tumor–targeted CD28 bispecific antibodies enhance the antitumor efficacy of PD–1 immunotherapy. Sci Transl Med, 2020, 12(549):eaba2325.

[37] Rh Innes C, Williman JA, Simcock BJ, et al. Impact of human papillomavirus vaccination on rates of abnormal cervical cytology and histology in young New Zealand women. N Z Med J, 2020, 133(1508):72–84.

[38] Lei J, Ploner A, Elfström KM, et al. HPV vaccination and the risk of invasive cervical cancer. N Engl J Med, 2020, 383(14):1340–1348.

[39] Wei L, Zhao Y, Hu X, et al. Redox–responsive polycondensate neoepitope for enhanced personalized cancer vaccine. ACS Central Sci, 2020, 6(3):404–412.

[40] Hu Z, Leet DE, Allesøe RL, et al. Personal neoantigen vaccines induce persistent memory T cell responses and epitope spreading in patients with melanoma. Nat Med, 2021, 27(3):515–525.

[41] Ott PA, Hu Z, Keskin DB, et al. An immunogenic personal neoantigen vaccine for patients with melanoma. Nature, 2017, 547(7662):217–221.

[42] Cheng K, Zhao R, Li Y, et al. Bioengineered bacteria–derived outer membrane vesicles as a versatile antigen display platform for tumor vaccination via Plug–and–Display technology. Nat Commun, 2021, 12(1):2041.

[43] Kaumaya PTP, Guo L, Overholser J, et al. Immunogenicity and antitumor efficacy of a novel human PD–1 B–cell vaccine (PD1–Vaxx) and combination immunotherapy with dual trastuzumab/pertuzumab–like HER–2 B–cell epitope vaccines (B–Vaxx) in a syngeneic mouse model. OncoImmunology, 2020, 9(1):1818437.

[44] Ouyang X, Liu Y, Zhou Y, et al. Antitumor effects of iPSC–based cancer vaccine in pancreatic cancer. Stem Cell Rep, 2021, 16(6):1468–1477.

[45] Xie X, Hu Y, Ye T, et al. Therapeutic vaccination against leukaemia via the sustained release of co–encapsulated anti–PD–1 and a leukaemia–associated antigen. Nat Biomed Engin, 2020, 5(5):414–428.

[46] Koerner J, Horvath D, Herrmann VL, et al. PLGA–particle vaccine carrying TLR3/RIG–I ligand Riboxxim synergizes with immune checkpoint blockade for effective anti–cancer immunotherapy. Nat Commun, 2021, 12(1):2935.

[47] Liu S, Jiang Q, Zhao X, et al. A DNA nanodevice–based vaccine for cancer immunotherapy. Nat Mater, 2021, 20(3):421–430.

[48] Yin Y, Li X, Ma H, et al. In situ transforming RNA nanovaccines from polyethylenimine functionalized graphene oxide hydrogel for durable cancer immunotherapy. Nano Lett, 2021, 21(5):2224–2231.

[49] Sahin U, Oehm P, Derhovanessian E, et al. An RNA vaccine drives immunity in checkpoint–inhibitor–treated melanoma. Nature, 2020, 585(7823):107–112.

[50] Bordon Y. An RNA vaccine for advanced melanoma. Nat Rev Immunol, 2020, 20(9):517.

[51] 高俊潇 . 纳米颗粒疫苗在肿瘤免疫治疗中的研究进展 . 化学与生物工程 , 2020, 37(8):1–4,12.

[52] Nguyen TL, Cha BG, Choi Y, et al. Injectable daul–scale mesoporous silica cancer vaccine enabling efficient delivery of antigen/adjuvant–loaded nanoparticles to dendritic cells recruited in local macroporous scaffold. Biomaterials, 2020, 239:119859.

[53] 张李栋 , 陈军 , 陈乐如 , 等 . 纳米材料在肿瘤免疫治疗中的应用 . 免疫学杂志 , 2020, 36(8):733–736.

[54] Baharom F, Ramirez–Valdez RA, Tobin KKS, et al. Intravenous nanoparticle vaccination generates stem–like TCF1[+] neoantigen–specific CD8[+] T cells. Nat Immunol, 2021, 22(1):41–52.

[55] Hviid A, Thorsen NM, Valentiner–Branth P, et al. Association between quadrivalent human papillomavirus vaccination and selected syndromes with autonomic dysfunction in Danish females: population based, self–controlled, case series analysis. Br Med J, 2020, 370:m2930.

[56] Qin S, Li J, Wang L, et al. Efficacy and Tolerability of First–Line Cetuximab Plus Leucovorin, Fluorouracil, and Oxaliplatin (FOLFOX–4) Versus FOLFOX–4 in Patients With RAS Wild–Type Metastatic Colorectal Cancer: The Open–Label, Randomized, Phase III TAILOR Trial. J Clin Oncol, 2018, 36(30):3031–3039.

[57] 孔丹丹 , 江龙委 , 郑劼 . DC–CIK 细胞治疗晚期肾癌临床疗效及预后分析 . 中华肿瘤防治杂志 , 2018, 25(21):1515–1521.

第三十七章　肿瘤患者营养治疗

　　合理的营养治疗是肿瘤治疗中不可或缺的一部分，营养状况对肿瘤的疗效起着重要的支撑作用。因此，对患者营养状况的评估和对其营养状况的处理，以及通过适当的营养配合治疗是临床医师整个诊治过程中必须考虑和掌握的重要方面，是临床医师和临床营养师等共同要解决的问题。

第一节　肿瘤患者的营养及其评估

一、肿瘤与营养的基本问题

　　肿瘤是机体在各种致癌因素作用下，局部组织的某一个细胞在基因水平上失去对其生长的正常调控，导致其克隆性异常增生而形成的新生物。肿瘤细胞具有无限增殖的能力，并且丧失接触抑制，具备迁移能力，其侵袭性的生长方式及异常的代谢功能可以对机体造成严重的伤害。

　　营养是指机体从外界摄取食物，经过体内的消化、吸收和（或）代谢后，或参与构建组织器官，或满足生理功能和体力活动需要的必要的生物学过程。

　　（一）饮食、营养与肿瘤

　　食品中各种物质代谢和潴留，作用于宿主细胞致癌，或因为降低机体免疫力有助于肿瘤生成。某些肿瘤的发生与长期进食烟熏、霉变食品有关。进入宿主体内的不洁饮水、各种防腐剂和着色剂也可能含有致癌物质。要强调的是，宿主体内可以通过代谢合成某些致癌物质，引起细胞转化而导致癌变。此外，据估计在全部人类癌症中有 1/3 是由于营养因素造成的。进一步确定这些因素在人类癌症漫长而复杂的发生过程中的作用，无疑是十分必要的和有益的。

　　维生素 A 及其类似物（通称维甲类）与上皮分化有关。食物中如缺少维甲类，实验动物对致癌物质的敏感性增强。如补充天然维甲类，实验动物的皮肤、子宫、胃、气管和支气管的上皮组织均有预防化学致癌的能力。在美国纽约和芝加哥开展的大规模前瞻性人群观察的结果也说明：食物中天然维生素 A 类胡萝卜素的摄入量与十几年后几种癌的发生呈负相关，而其中最突出的是肺癌。另外，维生素 D 缺乏在人群中是很普遍的现象，即使是在日照充分的非洲地区，也有 42% 的女性严重缺乏维生素 D。当维生素 D 含量长期低于 30 ng/ml 时，则会增加结肠癌发生的风险。维持充足的维生素 D 摄入，则可降低癌症发生的风险。另一令人瞩目的是，大肠癌与脂肪类膳食的关系。新加坡建国 30 余年，大肠癌已经在常见肿瘤中居第二位，特别值得我国参考。已证明，过多的热量和肥胖会导致乳腺癌、大肠癌和胰腺癌的发生率增高。

（二）肿瘤的营养代谢

生命活动的维持需要不停和外界发生物质和能量的交换、转变。糖类、脂类、蛋白质、维生素、无机盐、水和纤维素是生命所需的七大类营养素，它们和呼吸进入人体的氧气一起，经过新陈代谢过程，转化为构成人体的物质和维持生命活动的能量。肿瘤组织比正常组织代谢旺盛，尤以恶性肿瘤更为明显，其代谢特点在一定程度上反映了瘤细胞分化不成熟和生长旺盛。

1. 核酸代谢　肿瘤组织合成 DNA 和 RNA 聚合酶活性均较正常组织高；与此相应，核酸分解过程明显降低，故 DNA 和 RNA 的含量在恶性肿瘤细胞均明显增高。DNA 与细胞的分裂和繁殖有关，RNA 与细胞的蛋白质合成及生长有关。因此，核酸增多是肿瘤迅速生长的物质基础。

2. 蛋白质代谢　肿瘤组织的蛋白质合成及分解代谢都增强，但合成代谢超过分解代谢，甚至可夺取正常组织的蛋白质分解产物，合成肿瘤本身所需的蛋白质，结果可使机体处于严重消耗的恶病质状态。肿瘤的分解代谢表现为蛋白质分解为氨基酸的过程增强，而氨基酸的分解代谢则减弱，可使氨基酸重新用于蛋白质合成。

3. 酶系统　肿瘤组织酶活性的改变较为复杂。一般，在恶性肿瘤组织内除了氧化酶，如细胞色素氧化酶及琥珀酸脱氢酶减少和蛋白分解酶增加外，其他酶的改变在各种肿瘤间差异较大；而且，与正常组织比较只是含量或活性的改变，并非是质的改变。

4. 糖代谢　大多数正常组织在有氧时通过糖的有氧分解获取能量，只有在缺氧时才进行无氧糖酵解。肿瘤组织即使在氧供应充足的条件下，也主要以无氧糖酵解获取能量。这可能是由于癌细胞线粒体的功能障碍所致，或者与瘤细胞的酶谱变化，特别是与 3 个糖酵解关键酶，即己糖激酶、磷酸果糖激酶和丙酮酸激酶活性增加以及糖异生关键酶活性降低有关。糖酵解的许多中间产物被瘤细胞利用合成蛋白质、核酸及脂类，从而为瘤细胞本身的生长和增生提供了必需的物质基础。

（三）肿瘤各阶段的营养防治策略

营养膳食与肿瘤的发生、发展以及转归密切相关，了解肿瘤发生每一阶段的过程和特征对于应用营养干预措施尽早地终止肿瘤的发展是十分重要的。起始阶段营养干预的靶向应包括：① 抑制致癌物和激活酶的活性；② 诱导解毒酶的活性或水平，提高对致癌物的解毒效率；③ 直接清除损伤的 DNA；④ 增加 DNA 修复能力。对促进／发展期癌细胞营养干预的靶向应为：① 改变与细胞信号转导、增殖、凋亡和分化有关基因的表达；② 减轻炎症反应。目前的研究认为，营养对发展期肿瘤的调节作用是不明显的。下面将详细讨论营养或膳食成分对肿瘤起始和促进阶段的干预措施。

1. 肿瘤起始阶段的营养预防策略　肿瘤起始阶段可能在致癌物作用下产生基因突变等一系列的病理变化，其中大部分的有害物质直接引起机体的损伤和诱导肿瘤的发生。但是，有些致癌物在体内无活性，称为前致癌物；它需要在体内代谢激活成为致癌物，才能发挥致癌作用。体内有些酶（如细胞色素 P450）被称为致癌物代谢的 I 相酶，对前致癌物起激活作用，并使其具有反应活性，进而才能与 DNA、RNA、蛋白质及脂肪结合。这一过程可将进入体内的化合物变成水溶性高的化合物，使其容易从尿中排出，但是激活了致癌物。此外，机体组织细胞中Ⅱ相解毒酶，如谷胱甘肽 –S– 转移酶（glutathione S-transferase，GST）也参与食物中多种化学物或致癌物的代谢。Ⅰ相酶在解毒的过程中有可能促进终致癌物的形成；但是，Ⅱ相代谢酶通过结合反应发挥解毒作用以清除终致癌物，从而避免和减少 DNA 的损伤。但也有例外，如 2- 乙酰氨基芴在体内的代谢物与硫酸结合后，其致癌性较 2- 乙酰氨基芴强。一般来说，增加Ⅱ相解毒酶的表达或活性能够增加致癌物的清除。

前致癌物需要在体内经过代谢形成具有亲电子体特性的终致癌物而发挥致癌作用。活性氧自由基也是亲电子代谢产物，能与 DNA 相互作用。此外，氧自由基也能够激活前致癌物，可以推测凡是能够释放自由基的反应可能会引起 DNA 的损伤。因此，抗氧化物质或清除具有亲电子体的终致癌物的应用可能是预防早期组织癌变的策略之一。营养膳食中富含抗氧化物质，在肿瘤的起始阶段发挥着重要作用，如维生素 A、维生素 E 以及植物化学物等，如绿茶中多酚化合物预防肿瘤与其抗氧化功能有关。此外，一些植物化合物能增加细胞内的谷胱甘肽（glutathione，GSH）和谷胱甘肽巯基转移酶（glutathione S-transferase，GST），后者能够破坏有活性的亲电子物质或将有害致癌物氧化成无害、可排出的代谢产物。有研究发现，大蒜中含有的有机硫化物烯丙基硫醚和 S- 烯丙基半胱氨酸能够增加肝脏和直肠中的 GST；此外，有研究认为，有机硫可抑制细胞色素 P450。这种具有潜在抑制致癌物激活和增加致癌物解毒、清除的双项作用可能是有机硫化物抑制肿瘤的原因。受损 DNA 的恢复主要取决于 DNA 修复酶的功能，近来有研究报道，动物能量限制和矿物质锌对 DNA 修复功能有促进作用。

2. 肿瘤促进阶段的营养防治策略　　肿瘤促进因子并不像致癌物质那样引起基因的突变，而是引起基因表达的改变，导致细胞的过度增殖、组织结构的改变和明显的炎症变化。众所周知，细胞凋亡和细胞分裂在维持细胞数目平衡过程中起着同等重要的作用，肿瘤启动阶段的细胞在促进期的过度生长实际上是细胞的凋亡减少和增殖增加。因此，除了控制肿瘤细胞的增殖外，细胞的凋亡过程也成为了肿瘤预防的重要靶向。到目前为止，很多研究报道了食物中植物化学物对肿瘤细胞凋亡和周期阻滞的诱导作用，很少资料报道食物中的营养成分直接参与 DNA 修复过程或诱导肿瘤细胞凋亡；但是，最近有资料表明，膳食纤维或复杂的碳水化合物在大肠内发酵而产生的挥发性短链脂肪酸在体外可诱导直肠癌细胞凋亡。这为食物营养成分对抗肿瘤的起始和发展提示了一个新的研究和防治途径，如何通过改变食物的成分，促进损伤 DNA 细胞的凋亡，值得进一步研究。

肿瘤促进因子包括大量的生长因子，如转化生长因子 α（transforming growth factor α，TGF-α）、转化生长因子 β（transforming growth factor β，TGF-β）、肿瘤坏死因子 α（tumor necrosis factor α，TNF-α）和白细胞介素（interleukin，IL）等，某些促进机制与炎症反应密切相关。此外，前列腺素在炎症过程中起着突出的作用，其合成过程是多不饱和脂肪酸在环氧酶作用下而形成的。有研究发现，前列腺素合成抑制剂可明显抑制肿瘤细胞的促进过程以及肿瘤细胞的发展。磷脂酶 A2 抑制剂可减少合成炎性因子的花生四烯酸，环氧酶抑制剂可减少炎性分子的产生，磷脂酶 A2 抑制剂和环氧酶抑制剂在直肠癌的化学预防中已取得了明显的效果。氧自由基虽然在刺激机体免疫、细胞信号转导和血管通透性方面有着重要的调节作用，但氧自由基过度的积聚可作为肿瘤细胞的启动或促进因子损伤大分子物质，如 DNA、蛋白质和脂类，并且可作为信号转导因子（如 NO 等）影响肿瘤的发展。抗氧化物质，如维生素 C、维生素 E、多酚和硒元素在动物研究中均显示了抑制肿瘤保护性抗原（tumor protective antigen，TPA）引起的促进阶段肿瘤发展的作用。植物化学物姜黄素可减少细胞 DNA 的损伤，抑制肿瘤的发生和发展，并显示具有抗氧化作用，减少了机体的氧化损伤并抑制促进阶段的肿瘤细胞的生长。

二、营养学与肿瘤营养学

（一）营养学的发展

人类在同自然界作斗争以求得生存与发展的漫长过程中，首先要解决的就是饮食问题。饮食是人类赖以生存、健康和长寿的物质基础，饮食与人类健康的关系是人类历史长河中亘古不变的永恒主题。然而，饮食又是一把双刃剑，它既能给健康带来益处，又能给健康带来害处。因此，在漫长的探索饮食与健康关系的历史进程中，逐渐应运而生了营养学。营养学是指研究机体营养规律以及改善措施的科学，即研究食物中对人体有益的成分及摄取和利用这些成分以维持、促进健康的规律和机制科学；在此基础上，采取宏观的、社会性措施，改善人类健康、提高生命质量。因此，营养学主要涉及食物营养、人体营养和公共营养三大领域。

1. 营养学发展的历史　中国作为一个文明古国，对食物营养及其对人体健康影响的认识，历史悠久，源远流长。早在三千多年前，中国古代的西周时期（公元前 1100 年 — 公元前 771 年），官方医政制度就把医师分为四大类：食医、疾医、疡医和兽医，其中的食医排在"四医"之首。食医是专门从事饮食营养的医师，也可以说是世界上最早的营养师。两千多年前的战国至西汉时代，编写的中医经典著作《黄帝内经·素问》中，就提出了"五谷为养、五果为助、五畜为益、五菜为充、气味合而服之，以补精益气"的原则，这是最早提出的膳食平衡理念，也可以认为是世界上最早的"膳食指南"。东晋葛洪撰写的《肘后备急方》就记载了用豆豉、大豆、小豆、胡麻、牛乳和鲫鱼等六种食材治疗和预防脚气病。唐代医学家孙思邈在饮食养生方面，强调顺应自然，特别要避免"太过"和"不足"的危害，这与现代平衡膳食的观点非常接近。另外，他还明确提出了"食疗"的概念和"药食同疗"的观点，认为就食物功能而言，"用之充饥则谓之食，以其疗病则谓之药"。公元 659 年，孙思邈的弟子孟诜编写了我国第一部食疗专著《食疗本草》。宋、金、元时期，食疗学及其应用有了较全面的发展，如宋朝的王怀隐等编写的《太平圣惠方》，记载了 28 种疾病的食疗方法；元朝忽思慧等撰写的《饮膳正要》，针对各种保健食物、补益药膳以及烹调方法进行了较为深入的研究。明代李时珍总结了我国 16 世纪以前的药学经验，著成了《本草纲目》，其中有关抗衰老的保健药物及药膳就达 253 种。清朝赵学敏编写的《本草纲目拾遗》是继《本草纲目》之后又一部药学巨著，代表了清朝本草学的最高成就。

人类在长达几千年探索饮食与健康关系的历史进程中，不仅积累了丰富的实践经验和感性认识，还逐渐形成了祖国传统医学中关于营养保健的独特理论体系，即"药食同源学说""药膳学说""食物功能的性味学说""食物的升、降、浮、沉学说""食物的补泻学说""食物的归经学说"及"辨证施食学说"等。这些学说站在哲学的高度，用辨证、综合、联系和发展的观点研究饮食与健康的关系，是祖国传统医学中宝贵的理论财富。

国外最早关于营养方面的记载始见于公元前 400 多年前的著作中。《圣经》中就曾描述将肝汁挤到眼睛中治疗一种眼病。古希腊名医希波格拉底（Hippocrates），在公元前 400 多年已认识到膳食营养对于健康的重要性，并提出"食物即药"的观点，这同我国古代关于"药食同源"的学说有惊人的相似之处。不仅如此，他还尝试用海藻治疗甲状腺肿、动物肝脏治疗夜盲症和用含铁的水治疗贫血，这些饮食疗法现在仍被沿用。

2. 现代营养学的发展　18 世纪中叶以前，关于膳食、营养与健康的关系虽然已形成了大量的观点、学说甚至理论，有些还在实践中得到验证，但这些认识多是肤浅的、表面的感性经验的积累，缺乏对事物本质的认识（比如，当时对食物、人体的构成一无所知）。直到 1785 年法国发生"化学革命"，鉴定了一些主要化学元素并建立了一些化学分析方法，才开始了现代意义的营养学研究（标志着现代营养学的开端），即利用定量、科学的方法系统地对那些古老的或新的营养观点进行更深层次的研究与验证。当然，这一时期营养学的快速发展不仅得益于化学、物理学的突飞猛进的发展，还依赖于生物化学、微生物学、生理学和医学等学科所取得的突破性成果。现代营养学从开始至现在，可大致分为以下三个时期。

（1）营养学的萌芽与形成期（1785－1945）的特点：在认识到食物与人体基本化学元素组成基础上，逐渐形成了营养学的基本概念、理论；建立了食物成分的化学分析方法和动物实验方法；明确了一些营养缺乏病的病因；1912－1944 年，分离和鉴定了食物中绝大多数营养素，该时期是发现营养素的鼎盛时期，也是营养学发展的黄金时期；1934 年，美国营养学会的成立，标志着营养学由早期的萌芽状态到这门学科的基本框架已经形成。

（2）营养学的全面发展与成熟期（1945－1985）的特点：这一时期继续发现一些新营养素并系统研究了这些营养素消化、吸收、代谢及生理功能，营养素缺乏引起的疾病及其机制；不仅关注营养缺乏问题，而且还开始关注营养过剩对人类健康的危害；公共营养的兴起，这是该时期营养学发展的显著特点。第二次世界大战期间，美国政府为防止士兵患营养缺乏病而建立了战时食物配给制度，这些调整食物结构的政策以及预防营养缺乏病所采取的社会性措施为公共营养的发展奠定了基础。战后，国际上开始研究宏观营养，营养工作的社会性不断得到加强；随后，在世界卫生组织（WHO）和世界粮农组织（FAO）的努力下，加强了全球营养工作的宏观调控性质，公共营养学应运而生。1996 年，Mason 等提出并经第十六届国际营养大会（1997）讨论同意，将"公共营养"的定义最终明确下来，标志着公共营养的发展已经成熟。

（3）营养学发展新的突破孕育期（1985 年至今）的特点：这一时期营养学研究领域更加广泛。除传统营养素外，植物化学物对人体健康的影响及其对慢性病的防治作用逐渐成为营养学研究热点。植物化学物的深入研究不仅有利于健康促进、防治人类重大慢性疾病，同时植物化学物作用机制的深入研究将更加明确其在人类健康中的作用、地位，并将有一部分植物化学物划分为新的营养素。另外，不仅研究营养素的营养生理功能，还研究其对疾病的预防和治疗作用；营养学的研究内容更加深入。随着分子生物学技术和理论向各学科的逐渐渗透，特别是在 1985 年分子营养学概念的提出，标志着营养学研究已进入分子时代。分子营养学将从更加微观的角度研究营养与基因之间的相互作用及其对人类健康的影响。分子营养学的深入研究，将促进发现营养素新的生理功能，同时利用营养素以促进人体内有益基因的表达和（或）抑制有害基因的表达；另外，还可根据人群或个体不同基因型制订不同的膳食供给量标准，为预防营养相关疾病作出重要贡献；营养学的研究内容更加宏观。2005 年 5 月发布的吉森宣言（Giessen Declaration）以及同年 9 月第十八届国际营养学大会上均提出了营养学的新定义：营养学（也称之为新营养学）是一门研究食品体系、食品和饮品及其营养成分与其他组分和它们在生物体系、社会和环境体系之间及之内的相互作用的科学。新营养学特别强调：营养学不仅是一门生物学，而且还是一门社会学和环境科学，是三位一体的综合性学科。因此，营养学研究内容不仅包括食物与人体健康，还包括社会政治、经济和文化等以及环境与生态系统的变化对食物供给进而对人类生存、健康的影响。营养学不仅关注一个地区、一个国家的营养问题，而且更加关注全球的营养问题；不仅关注现代的营养问题，而且更加关注未来营养学持续发展的问题。

（二）我国现代营养学的发展

我国现代营养学的发展约始于 20 世纪初。当时的生化学家做了一些食物成分分析和膳食调查方面的工作。1927 年，刊载营养学论文的《中国生理杂志》创刊，1928 年和 1937 年分别发表了《中国食物的营养价值》和《中国民众最低营养需要》论文。1939 年，中华医学会参照国联建议提出了我国历史上第一个营养素供给量建议。1941 年，中央卫生实验院召开了全国第一次营养学会议。1945 年，中国营养学会在重庆正式成立，并创办《中国营养学杂志》。当时的中国正处于半封建、半殖民的政治经济条件下，加上连年的战争状态，营养学研究工作举步维艰，难以收到实际成效。

新中国成立后，我国营养学和人民营养事业有了新的发展。建国初期根据营养学家的建议，国家采取了对主要食品统购、统销和价格补贴政策，保证了食物合理分配和人民基本需要；整顿设置了营养科研机构，在全国各级医学院开设了营养卫生课程，为我国培养了大批营养专业人才队伍；结合国家建设和人民健康需要，开展了多方面富有成效的工作，先后进行了"粮食适宜碾磨度""军粮标准化""5410 豆制代乳粉"和"提高粗粮消化率"等研究工作。1952 年，我国出版第 1 版《食物成分表》；1956 年，《营养学报》创刊；1959 年，开展了我国历史上第一次全国性营养调查；1963 年，提出我国建国后第 1 个营养素供给量建议（recommended dietary allowance，RDA）。

1966 - 1976 年，营养学的发展几乎陷入停滞状态。1978 年，中国共产党的十一届三中全会以后，我国的营养学事业才真正驶向了快速发展的轨道，并取得了长足进展，重新组建了中国营养学会，恢复了营养学课程，复刊了《营养学报》，开展了学科各个领域的建设、科研和实际工作。1982 - 2002 年，每隔 10 年进行 1 次全国性营养调查。1988 年，中国营养学会修订了每人每天膳食营养素供给量，并于 1989 年制订了我国第 1 个膳食指南。与此同时，我国的营养科学工作者进行了一些重要营养缺乏病，包括克山病、碘缺乏病、佝偻病及癞皮病等的防治研究；并结合防治克山病及硒中毒的研究结果，提出了人体需要量，受到各国学者的高度重视。另外，在基础营养学研究，如我国居民蛋白质、能量需要量以及利用稳定核素技术检测微量元素体内代谢等研究领域已接近世界先进水平，并取得了重要成果。

根据社会发展和居民膳食结构的改变，1997 年中国营养学会修订了膳食指南，并发布了《中国居民平衡膳食宝塔》；2000 年 10 月，中国营养学会发布了我国第 1 部《中国居民膳食营养素参考摄入量（dietary reference intakes，DRIs）》。我国政府十分重视我国居民营养与健康问题，1993 年国务院发布了《九十年代食物结构改革与发展纲要》，次年国务院总理签发了《食盐加碘消除碘缺乏危害管理条例》；1997 年和 2001 年，国务院办公厅分别发布了《中国营养改善行动计划》和《中国食物与营养发展纲要（2001 — 2010 年）》。这一系列具有法律效力的文件，不仅为改善与促进国民健康提供了有力的保障，而且还为我国营养学的发展注入了巨大的推动力。

（三）肿瘤营养学

近年来，由于人们发现营养与肿瘤的发病及预防、营养对肿瘤治疗以及营养对改善肿瘤患者的预后和生活质量方面均具有重要作用，因此，一个新的学科——肿瘤营养学（nutritional oncology）正逐渐形成并兴起。肿瘤营养学的研究及发展方向主要是利用营养学的方法和理论进行肿瘤的预防及治疗，这为肿瘤的防治开辟了一个新的途径及方法。

肿瘤营养学是一门研究恶性肿瘤患者发生营养不良的机制，探讨适合肿瘤患者的营养风险和营养状况评估方法，通过营养治疗以提高抗肿瘤治疗的疗效，并改善生存质量的新兴交叉学科，是应用营养学的方法和理论进行肿瘤的预防及治疗的一门新学科。一方面，营养与肿瘤的发病及预防关系密切，虽然肿瘤发病原因仍未完全阐明，但研究表明约有三分之一的肿瘤发病与营养因素有关，高脂饮食、某些微量元素的缺乏和低膳食纤维饮食等，可能与结直肠癌、胃癌、乳腺癌和前列腺癌等肿瘤的高发生率具有一定的相关性。另一方面，在我国临床肿瘤的治疗中，还比较普遍地忽视营养支持的重要性，许多大型的肿瘤专科医院很少有专门的营养支持的小组，有很多肿瘤患者是在饥饿及营养不良的情况下，反复多次地进行化疗、放疗或手术治疗。由于营养不良，血浆蛋白水平降低，机体对化疗药物的吸收、分布、代谢及排泄均产生障碍，显著地影响化疗药物的血药动力学，导致化疗药物的毒副作用增加，机体耐受性下降，抗肿瘤治疗效果也大打折扣。营养不良也同样使放疗患者的耐受性下降。

三、营养风险评估

营养评估在肿瘤患者的营养治疗中起关键作用，自 20 世纪 70 年代初，人们就开始关注住院患者的营养不良问题；随后，发展了多种营养评估和筛查的方法，如测定身体组成、血浆蛋白浓度和免疫功能等。

尽管多年来的医学文献中常提及"营养风险"这个名词，但直到 2002 年，欧洲肠内肠外营养学会（European Society of Parenteral and Enteral Nutrition，ESPEN）以 Kondrup 为首的专家组才在 128 个随机对照临床研究（randomized controlled clinical trials，RCT）的基础上，明确"营养风险"的定义为"现存的或潜在的与营养因素相关的导致患者出现不利临床结局的风险"。值得注意的是，这里所强调的营养风险，是指与营养因素有关的，出现临床并发症的风险，而非指出现营养不良的风险。所以，

ESPEN 提出的营养风险的概念是与临床结局密切相关的，是通过及时发现患者的营养风险，来预测患者可能的临床结局，以及监测患者对临床营养支持的效果。这与一些研究中所提出的营养不良的风险（risk of malnutrition）是截然不同的两个概念。

（一）营养风险筛查的概念

美国营养师协会（The American Dietetic Association，ADA）指出，"营养风险筛查是发现患者是否存在营养问题和是否需要进一步进行全面营养评估的过程"。美国肠外肠内营养学会（American Society for Parenteral and Enteral Nutrition，ASPEN）指出，"营养风险筛查是识别与营养问题相关特点的过程，营养风险筛查的目的是发现个体是否存在营养不良以及有营养不良的危险"。ESPEN 认为，"营养风险筛查是一个快速而简单的过程，通过营养筛查，如果发现患者存在营养风险，即可制订营养计划，如果患者存在营养风险但不能实施营养计划或不能确定患者是否存在营养风险时，需进一步进行营养评估"。

（二）营养风险筛查的现状

ASPEN 和 ESPEN 建议，营养风险筛查应该列入临床常规操作中。调查显示，临床营养风险筛查的实施现状尚不令人满意。在美国，90.2% 的医院 / 机构都有营养风险筛查的指南，但不同医院 / 机构具体实施的状况是不同的，只有 45.9% 使用标准化评估表格，10.6% 的医院 / 机构对其所有的患者进行营养评估。Rasmussen 等对丹麦 857 名医护人员进行的调查表明，调查对象中有 77% 被调查医护人员认为，患者在入院时均应进行营养风险的筛查，但实际上，真正实施了营养风险筛查的只有 24%；调查对象中 40% 的对如何判断患者是否有营养风险有困难；还有 52% 的调查对象认为，需要有更有效的筛查工具。Corish 等指出，营养风险筛查的实施现状并不乐观，其原因是缺乏简单有效的筛查工具，以及尚未确定由谁来具体负责实施营养风险筛查。

（三）营养风险筛查的发展现状

目前，进行人体测量所筛查的营养风险方法已被广泛使用，如测量皮褶厚度可用于估计皮下脂肪含量；测量前臂周围可用于估计肌肉容量；转铁蛋白与血清白蛋白有很好的相关性，而且转铁蛋白的半衰期更短，测定的方法也越来越普及；皮肤迟发性超敏试验可以反映免疫状况，也可以用来进行营养风险筛查。然而，单独应用某项指标会有局限性，不能全面而准确地反映营养状况或预测营养支持的有效性。

直至 20 世纪 80 年代，为了能对患者进行更好的营养支持，避免营养资源的浪费，人们将各种不同的评估指标结合起来，形成不同的营养风险筛查工具。目前，临床上虽然使用了许多种方法进行患者营养风险的筛查，但还缺乏真正可信及被证实有效的筛查工具。

在很多情况下，尤其是患者营养不良很容易被漏诊，这主要是因为有些医疗人员缺乏营养知识的培训和意识，以及缺乏有效的营养风险筛查、评价和干预的方案。

（四）营养风险筛查的实施

大多数的营养风险筛查工具都包含了四个问题：① 近期的体重变化；② 近期的膳食摄入状况；③ 近期的体质指数（body mass index，BMI）；④ 近期的疾病状况或其他导致营养不良的危险因素。

营养风险筛查应该简单而且快速，具有较高的灵敏度，营养风险筛查的结果应该是量化且可以审核的指标。在进行营养风险筛查时，应该考虑患者患病情况以利于正确的判断。比如说，轻度营养不良患者如果患有严重疾病，其临床表现就会比较明显。

2003 年，ESPEN 指出，对社区、医院及老年人群营养风险筛查的原则，应为预测性、稳定性和实用性。

1. 营养风险筛查 2002（Nutritional Risk Screening 2002，NRS 2002）　这是由丹麦肠外肠内营养协会发展的，ESPEN 推荐使用 "2002 营养不良危险因素筛查表" 对成年住院患者进行营养风险筛查（表 37-1）。目前，在欧洲已开始广泛应用，该评估方法建立在循证医学基础上，简便易行。根据该表使用说明，如果患者总得分大于或等于 3，则需要进行营养干预；如果患者确实存在营养不良风险，但其代谢状态或疾病状况使一般的营养干预难以进行，这时应及时转诊或请营养专家进行更为详细的营养筛查和评估。

NRS 2002 可用于住院患者营养不良和营养风险的评估，具体步骤包括初步营养风险筛查及再次营养风险筛查，评估内容包括以下 4 个方面：人体测量、近期体重变化、膳食摄入情况和疾病的严重程度。在欧洲，已有多项研究证明了 NRS 2002 的可信度和效度。应用 NRS 2002 对 128 个临床营养随机对照研究进行分析，结果显示，经筛查发现存在营养风险的患者，予以营养干预后其临床预后好于无营养风险的患者。通过前瞻性的临床随机对照研究证实，应用 NRS 2002 预测临床结局，对有营养风险的患者进行营养支持能缩短患者的住院时间。NRS 2002 是一种近几年才发展起来的营养风险筛查工具，现存的研究多在欧洲人群中进行，在其他国家和地区的数据尚不足，有待于进行更多的研究。

表 37-1　营养风险筛查 2002（Nutritional Risk Screening 2002，NRS 2002）

第一步：初步营养风险筛查

	筛查项目	是	否
1	BMI < 20.5 kg/m² ?（中国人应该为 BMI < 18.5 kg/m²）		
2	患者在过去 3 个月有体重下降吗？		
3	患者在过去的 1 周内有摄食减少吗？		
4	患者有严重疾病吗（如 ICU 治疗）？		

是：如果以上任一问题回答 "是"，则直接进入第二步再次营养风险筛查。

否：如果所有的问题回答 "否"，应每周重复调查 1 次。比如，患者计划接受腹部大手术治疗，可以制订预防性营养支持计划，以降低营养风险。

第二步：再次营养风险筛查

营养状态受损评分		疾病的严重程度评分 Δ	
没有 0分	正常营养状态	没有 0分	正常营养需要量
轻度 1分	近3个月内体重丢失 >5% 或食物摄入比正常需要量低 25%～50%	轻度 1分	需要量轻度提高：髋关节骨折，慢性疾病有急性并发症者：肝硬化 *，COPD*，血液透析，糖尿病，一般肿瘤患者
中度 2分	一般情况差或2个月内体重丢失 >5% 或者食物摄入比正常需要量低 50%～75%	中度 2分	需要量中度增加：腹部大手术 *，卒中 *，重度肺炎，血液恶性肿瘤
重度 3分	BMI < 18.5 kg/m^2，且一般情况差或1个月内体重丢失 >5%（或3个月体重下降 15%）或者前1周食物摄入比正常需要量低 75%～100%	重度 3分	需要量明显增加：颅脑损伤 *，骨髓移植，大于 APACHE10 分的 ICU 患者
分 值		分 值	
总分（营养状态受损评分 + 疾病的严重程度评分）			
年龄：超过70岁者总分加1分（即年龄调整后总分值）			
NRS2002 总分计算方法：3项评分相加，即疾病严重程度评分 + 营养状态受损评分 + 年龄评分¥			
结论：总分值 ≥ 3分：患者处于营养风险，开始制订营养治疗计划 总分值 < 3分：每周复查营养风险筛查			
Δ 表中疾病严重程度的定义： 1分：慢性疾病患者因出现并发症而住院治疗；患者虚弱但不需卧床；蛋白质需要量略有增加，但可以通过口服和补充来弥补 2分：患者需要卧床，如腹部大手术后，蛋白质需要量相应增加，但大多数人仍可通过人工营养得到恢复 3分：患者在重症病房中靠机械通气支持，蛋白质需要量增加而且不能被人工营养支持所弥补，但是通过人工营养可以使蛋白质分解和氮丢失明显减少 ¥：对于下列所有 NRS 评分：3分的患者应设定营养支持计划，包括以下几方面： 严重营养状态受损（3分） 严重疾病（3分） 中度营养状态受损 + 轻度疾病（2+1分） 轻度营养状态受损 + 中度疾病（1+2分）			

2. 主观全面评定法（subjective global assessment，SGA） 此法是由 ASPEN 推荐的营养状况的评估工具，其评估项目包含详细的病史与身体测量指标。

（1）病史：主要包括五方面：① 体重变化；② 进食情况的变化；③ 胃肠道症状；④ 运动能力的改变；⑤ 疾病状态下的代谢需求。

（2）人体学测量：主要包括五方面：① 皮下脂肪的丢失；② 肌肉的消耗；③ 踝部水肿；④ 骶部水肿；⑤ 腹水。

SGA 作为营养风险筛查工具也具有一定的局限性。Jeejeebhoy 指出，SGA 反映的主要是疾病状况，而非营养的状况。SGA 侧重于筛查出慢性的或已经存在的营养不足，而不能很好地体现急性的营养状况的变化。同时，由于此筛查方法没有将观察项目与患者的分类直接联系起来，使该工具使用不够简便，无法用于快速的临床营养筛查。另外，Reilly 指出，SGA 对使用者要求较高，更适合于接受过专门训练的专业人员使用，不适合作为大医院常规的营养风险筛查工具。SGA 作为一个主观的评估工具，评估者在使用 SGA 前需要进行专业的培训，才能够保证评估的敏感性和特异性。

患者主观整体评估（Patient-Generated Subjective Global Assessment，PG-SGA）是在 SGA 的基础上发展起来的。最先由美国 Ottery 于 1994 年提出，是专门为肿瘤患者设计的营养状况评估方法，由患者自我评估部分及医务人员评估部分两部分组成，具体内容包括体重、摄食情况、症状、活动和身体功能、疾病与营养需求的关系、代谢方面的需要及体格检查等 7 个方面，前 4 个方面由患者自己评估，后 3 个方面由医务人员评估，总体评估包括定性评估及定量评估两种。临床研究提示，PG-SGA 是一种有效的肿瘤患者营养状况评估工具，因而等到广泛的推广与应用。

四、营养评定

（一）营养评价的主要内容

患者进行营养风险筛查后，确定有营养风险的患者应予以相应的营养干预，如果患者存在营养风险，但同时存在代谢或功能方面的障碍，无法实施营养干预计划；或无法确定患者是否存在营养风险时，应进一步进行营养评定，评定所包括的内容如下。

1. 病史　通过询问患者的病史来明确可能导致患者发生营养问题的原因，包括体重的减轻、食欲减退、胃肠道症状、发热和用药史等；同时，还应进行膳食调查来计算能量、蛋白质及微量元素的摄入情况；考虑患者的身体功能受损情况。

2. 疾病　评估患者病史、体格检查、生命体征监测（如体温、脉搏和血压）及实验室检验（如全血计数、血清蛋白和 C 反应蛋白）等，同时应考虑外伤、瘘所造成的营养需求增加。

3. 功能　由营养不良所致的精神 / 身体功能异常一般可以在床边进行测量。评估肌力的强弱，可以由检查者对患者进行定性的测量，也可以通过握力计对患者进行定量测定，询问患者运动的耐受力、呼吸的状况，同时也应评估患者的精神状况。

4. 实验室检查　可检查体内矿物质和维生素的水平，如钾、钙、镁、磷、锌和铁等。

5. 体液平衡　这是营养评价的重要部分。监测每日体重的变化可以了解体液的平衡状况，评估机体是否有水肿或脱水，并记录出入量、测量血肌酐、尿素氮和电解质的浓度。

（二）营养评价技术

1. 人体学测量

（1）体重：体重是临床上最常用的指标。短期的体重变化可反映体液的变化，长期的体重变化可由机体组织增长造成。3 个月内，体重减轻 < 5% 时说明轻度体重减轻，体重减轻 > 10% 时为重度体重减轻。如果患者体重持续减轻，临床医师应该对此充分的重视，积极寻找原因。除考虑体重减轻外，还应将个体的体重与理想体重进行比较。对于儿童，可使用身高和体重判断其营养状况。另外，体重还是计算代谢率、营养素需要量及药物剂量的重要参数。

（2）体重指数（body mass index，BMI）：BMI = 体重（kg）/ 身高 2（m^2），BMI < 18.5 kg/m^2 为营养不良，18.5 ~ 24.0 kg/m^2 为正常，24.0 ~ 28.0 kg/m^2 为超重，≥ 28.0 kg/m^2 为肥胖。

（3）上臂中围（midarm circumference，MAC）和三头肌皮褶厚度（triceps skin fold thickness，TSF）：MAC，即肩峰和尺骨鹰嘴中点处的臂围，上臂中围较易测量，且测量误差小。当无法测量体重时，可测量 MAC 替代。MAC 主要测量组织体积（包括肌肉、骨骼、体液及脂肪组织等），MAC 与 TSF 联合测量还可以进一步分析机体中肌肉和脂肪的比例。但 TSF 的测量需要测量者具备一定技巧，测量方法不标准可能会造成 20% 的误差。TSF 和 MAC 都会受到体液平衡的影响，MAC 与某些疾病的死亡率和发病率等指标有很好的相关性。

2. 功能测试

（1）肌力测量：握力能反映肌肉功能，也可反映肌肉组织增长和减少的状况。握力与机体的营养状况相关，也可反映患者手术后恢复的状况。

（2）直接肌肉刺激：直接肌肉刺激，即对拇收肌进行电刺激后直接测量肌肉收缩、舒张和力量频率曲线。这种方法被用来测定一些非自主性肌肉的力量。

（3）呼吸功能：呼吸功能与机体蛋白质营养状况密切相关，如果机体蛋白质减少，呼吸功能会急剧下降。最大呼气量的峰值随营养状况的改变而变化，代表呼吸肌力量。呼气和吸气功能也可以在有阻力的情况下测定。

（4）免疫功能：淋巴细胞计数是一种评定免疫功能的简易方法，Chandra 通过实验证明，细胞免疫与营养状况有关。淋巴细胞数目在 $12 \sim 20 \times 10^8$/L，提示机体轻度营养不良；$8 \sim 12 \times 10^8$/L 为中度营养不良；如果淋巴细胞 $< 8 \times 10^8$/L，提示机体重度营养不良。T 细胞在外周血中的数目和比例在营养不良时也会下降，营养状况好转时数目会逐渐回升。机体营养不良时，白细胞、抗体的产生及补体水平等指标都受到影响。

3. 实验室检查

（1）血清白蛋白：该指标与外科术后患者并发症及死亡率相关，还可反映疾病的严重程度。持续的低蛋白血症被认为是判断营养不良的可靠指标。急性疾病患者康复期间血清白蛋白恢复到正常值需要一定的时间，这与患者的能量及蛋白质摄入有关。血清白蛋白的分布及稀释影响其在体内的浓度，如在摄入液体时血清白蛋白浓度会降低。白蛋白的生物半衰期大约是 18 d，所以其代谢变化对浓度的影响需要经过一段时间后才能显现出来。

（2）血清前白蛋白：其半衰期短，在体内的浓度分布主要受分布和稀释的影响，判断蛋白质急性改变时较白蛋白更敏感，是反映近期膳食摄入结果更敏感的指标。

（3）肌酐身高指数：尿中排出的肌酐是衡量机体蛋白质水平的敏感指标，反映机体肌肉组织的状况，如肌肉发达的举重运动员排出的肌酐高，而虚弱的患者则很低。机体 24 h 内排出的肌酐可以用来计算肌酐身高指数（creatinine height index，CHI）：

$$CHI（\%）= 24 \text{ h 肌酐排泄量} / 24 \text{ h 同性别及身高的标准肌酐值} \times 100$$

肌酐身高指数可以用来评价机体肌肉组织的状况，如果减少 5% ~ 15% 属于轻微虚弱，15% ~ 30% 属于中度，30% 以上为重度。

（4）氮平衡：这是评价机体蛋白质情况最可靠与最常用的指标。最经典的测量方法为凯式定氮法。

在一般膳食摄入的情况下，住院患者大部分氮的排出通过尿氮，占排氮总量的80%，但在营养不良和疾病状态下这个比例会改变，是重症患者机体蛋白质代谢的一个有意义的指标；而且，测定方法简单。饥饿状态下，蛋白质代谢率降低表现为血清尿素含量变低。

（5）其他检测项目：应常规检测肝酶的活性、肌酐、尿素以及电解质水平（钙、磷和镁离子浓度）。对于胃肠道患者，检测锌、硒和铁的浓度非常重要用，C-反应蛋白可以用来评价机体炎症状况。

第二节　肿瘤患者营养相关结局

一、营养不良

营养不良发生于多数肿瘤患者中，是肿瘤患者死亡的主要原因之一。营养不良是一种营养状况的评价，是由于蛋白质及热量长期摄入不足所引起的营养缺乏症状，主要表现为进行性消瘦，体重减轻或水肿，低蛋白血症，患者各项人体测量指标均低于正常，骨骼肌与内脏蛋白质下降，内源脂肪与蛋白质储备空虚，严重者影响心脏、肝脏和肾脏等器官功能，感染和其他并发症的发生率高，预后不良。50%的肿瘤患者在诊治时体重下降超过10%。而胃癌、食管癌、胰腺癌和头颈部肿瘤的患者更易发生肿瘤相关性营养不良（表37-2）。

恶病质是肿瘤相关营养不良的特殊形式，经常发生于进展性肿瘤的患者，表现为进展性、无意识的无脂肪体重消耗和肌肉萎缩。这种复杂的多因素综合征同代谢异常、食欲减退、早期饱胀感、摄入减少、水肿、乏力、免疫功能低下及味觉改变有关。营养不良严重影响肿瘤患者的生存质量和抗肿瘤治疗的效果，影响患者预后和总体生存期。

表 37-2　不同类型肿瘤营养不良发生率

肿瘤类型	营养不良发生率（%）
胃　癌	65 ~ 85
头颈部肿瘤	65 ~ 75
食管癌	60 ~ 80
肺　癌	45 ~ 60
结直肠癌	30 ~ 60
泌尿系统肿瘤	10
妇科肿瘤	15

（一）病因及发病机制

肿瘤相关营养不良通过一系列机制发生，包括肿瘤本身的因素，以及抗肿瘤治疗的负面作用。这些机制导致食欲减退、吸收和营养代谢改变，以及器官功能损伤。味觉改变经常在进展期肿瘤患者中发生，也经常在抗肿瘤治疗的过程中发生。味觉改变和食欲减退同肿瘤患者恶病质相关。心理因素，如恐惧、压抑和焦虑不仅影响患者的生活质量和体力状态，同时也影响食欲和食物摄入。疼痛和止痛治疗可影响食欲和引起消化道腐蚀。因此，有效的症状控制可增加食欲，改善患者的营养状态，降低肿瘤相关营养不良的发生（图 37-1）。

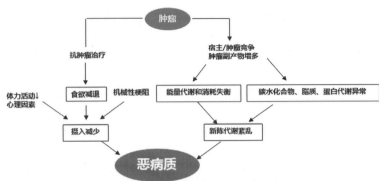

图 37-1 多种因素导致肿瘤患者恶病质的发生

1. 肿瘤本身对营养不良的影响

（1）肿瘤对全身和局部营养状态的影响：肿瘤对全身和局部的影响均可引起食物摄入减少。肿瘤对全身的影响可引起食欲减退、恶心、呕吐、疼痛、味觉及嗅觉的改变和恶病质的发生。食物摄入减少，以及味觉、嗅觉的主观改变同肿瘤细胞和宿主单核细胞分泌的细胞因子有关。味觉、嗅觉改变在肿瘤患者中至关重要，导致食欲减退、不恰当的食物选择、减少能量消耗和厌食。肿瘤细胞所分泌的氨基酸类物质也可导致食物相关性味觉改变。这同食欲减退和恶病质密切相关。肿瘤对机体营养状态局部的影响依肿瘤部位而异，消化道肿瘤易致消化吸收不良、腹胀，甚至梗阻。咽喉部和食管肿瘤可引起吞咽困难和吞咽疼痛；胃癌和肠癌则可引起部分或完全性消化道梗阻或出血，导致腹痛、腹胀和失血的发生，影响患者机体的营养状态。

（2）肿瘤引起的代谢异常：除了食物摄入减少是肿瘤患者营养下降的普遍因素之外，静息状态下能量消耗（resting energy expenditure，REE）的改变和代谢紊乱也是重要的因素。静息状态下的能量消耗同肿瘤患者的消瘦密切相关。约 60% 的肿瘤患者表现为 REE 异常，其中降低者约 33%，升高者约 26%。消化道肿瘤患者中约 26% 的胃癌患者处于高代谢状态，其 REE > 110%；而结直肠癌患者的 REE 则未见明显升高。静息状态下能量消耗在进展期肿瘤中升高，而总体能量消耗因体力活动减少而未发生变化。

肿瘤相关性营养不良的代谢紊乱包括影响三大营养物质代谢的改变。代谢亢进是最普遍的的形式。肿瘤生长需要消耗大量的葡萄糖、脂肪酸和氨基酸等营养以分裂生长，因而造成巨大的营养需求。恶性肿瘤患者的碳水化合物、脂肪及蛋白质代谢均有很大程度的改变。能量消耗增加和低效率的能量利用常被认为是肿瘤机体营养不良的重要原因（表 1-3）。

表 37-3　肿瘤患者的代谢异常

营养物质	代谢异常
碳水化合物	糖异生增加
	葡萄糖合成增加
	糖耐量下降和葡萄糖转换减少
	胰岛素抵抗
脂　肪	脂肪分解增加
	脂肪合成减少
	脂蛋白脂肪酶活性减低
	甘油三酯增加
	高密度脂蛋白减少
	静脉甘油水平增加
	甘油从血浆中清除减低
蛋白质	增加肌肉分解代谢
	整体蛋白质转换增加
	增加肝脏和肿瘤蛋白的合成
	减少肌肉蛋白合成

　　健康个体在禁食过程中肌肉氨基酸和一些内脏蛋白是糖原异生的前体，蛋白分解代谢减慢。在肿瘤患者中这种适应性机制缺失，导致明显的蛋白消耗和肌肉萎缩。同此过程相关的代谢改变，包括蛋白质转换的增加、肌肉蛋白合成的减少和肝脏蛋白合成的增加。其主要表现在肿瘤本身对氨基酸存在着巨大的需求，使恶性肿瘤患者蛋白质分解加快。为满足肿瘤生长的需要，患者机体肌蛋白分解加快，释放蛋白分解产物，为肿瘤细胞分裂增殖提供原料，导致宿主肌群大量丢失，血浆总蛋白、白蛋白降低，机体处于负氮平衡状态。肿瘤组织葡萄糖消耗量为正常组织的 7 倍，然而由于胰岛素抵抗和葡萄糖耐受不良，合成的葡萄糖很少被周围组织利用。周围组织脂肪的增加和脂肪酸的过多氧化，同肿瘤患者的脂肪代谢异常密切相关。脂肪代谢的紊乱导致脂肪贮存的消耗，最终导致消瘦。脂肪分解促使甘油三酯——脂肪酸循环增强，该循环过程消耗能量并导致体质量丢失。

　　（3）肿瘤引起的潜在介质的异常：急性期的蛋白应答也在进展期肿瘤中起作用。急性期的应答为应答感染、机体损伤和恶性肿瘤组成一系列复杂的反应。这些反应目的是阻止进一步的组织损伤，孤立和摧毁感染生物，以及激活必要的修复过程。急性期蛋白应答主要是其蛋白在肝脏合成的增加，主要包括 C- 反应蛋白和甘露糖结合蛋白。急性期蛋白合成的增加主要是为炎症因子的刺激，如白细胞介素 1（interleukin 1，IL-1）、IL-6 和肿瘤坏死因子 α（tumor necrosis factor α，TNF-α）。急性期蛋白应答同代谢亢进和去脂肪体重减少有关，加速消瘦，减少生存期。营养物质在宿主和肿瘤之间的竞争也使肿瘤患者处于饥饿状态，促进代谢紊乱，增加代谢率、增加静息状态下能量消耗和能量的无效利用。

促炎症因子和激素在恶病质中起明显的作用，如 IL-1、IL-6、TNF-α 和干扰素 α（interferon α，IFN-α）同恶病质的发生密切相关。这些细胞因子能引起一些级联反应，包括对代谢和食欲的影响，同时也对急性期蛋白有间接影响。

临床前研究支持细胞因子在肿瘤恶病质中起重要作用。TNF-α 通过脂蛋白酶的活性调节脂质代谢，导致脂肪贮存减少、促进肌肉萎缩，促肾上腺皮质激素增加和中枢神经递质增加，导致食欲减少和食欲减退。肿瘤介导的 IL-1 可影响胃肠动力，引起饱胀感，通过介导瘦素的产生而促进恶病质的发生。在健康动物的临床前研究显示，注射外源性的 IL-1 和 TNF-α 可引起能量消耗、蛋白质转换增加和消瘦。而在荷瘤小鼠中注射拮抗 IL-1、IL-6、TNF-α 和 IFN-γ 的抗体后，食物摄入量、脂质成分和无脂肪组织增加，而肿瘤体积减小。临床资料显示，促炎症因子在肿瘤介导的恶病质、骨骼肌肌肉萎缩和急性期蛋白反应的调节起重要的作用。

神经内分泌因子紊乱，如黑皮质素、胰岛素、氢化可的松和胰高血糖素在恶病质的发生中也起重要的作用。在恶病质中，激素水平改变，包括氢化可的松/胰岛素比例改变。氢化可的松是一种分解代谢激素，然而胰岛素具有合成作用，因此，氢化可的松/胰岛素比例的升高产生高代谢状态。

肿瘤衍生因子，如肿瘤特殊蛋白质水解诱导因子（proteolysis-inducing factor，PIF）能引起横纹肌断裂和消瘦。PIF 通过泛素蛋白酶体通路活性及表达的增加而介导肌肉蛋白的降解。在恶病质的患者尿中发现 PIF 的水平同持续性消瘦相关。脂肪动员因子（lipid-mobilising factor，LMF）在肿瘤患者的尿中同样也被检测到。在肿瘤患者中，血清和尿液中的脂肪动员因子的水平同消瘦呈线性关系。在小鼠模型中脂肪动员因子能刺激脂肪组织的分解、增加代谢率及引起脂肪组织的丢失。

2. 治疗模式对营养不良的影响　抗肿瘤治疗在治疗肿瘤的同时，不可避免地对机体营养状态产生影响。不论是外科手术引起的机械性和生理性改变，抑或是化疗或放疗产生的在细胞水平发生的改变。治疗的不良反应可能加重患者的恶病质，使患者发生更严重的营养缺乏。

手术本身营养需求增加，但食物摄入减少。当手术涉及口腔、食管或胃肠道时，这种影响是持久的，易发生营养状态的下降。此外，50% 的接受胃肠手术的患者味觉和嗅觉的短暂缺失，大约在半年或 1 年内恢复，其发生机制不清。在口腔、唾液腺或嗅觉神经的外科治疗也能减少味觉灵敏度而减少食物摄入，导致营养状态下降。

化疗对营养状态最普遍的影响是食欲减退、味觉嗅觉改变、厌食、恶心、呕吐、黏膜炎、便秘、腹泻和早期饱胀感。化疗可以导致异常的胃肠痉挛、胀气、麻痹性肠梗阻和吸收不良。化疗还可损害小肠黏膜，导致吸收不良和腹泻。一些抗肿瘤药物，如氟尿嘧啶、多柔比星、甲氨蝶呤和顺铂能引起严重的胃肠道并发症。化疗后，患者可能自诉食物感觉异常导致厌食，摄入减少，继而引起代谢异常，如高血糖症、高钙血症和微量元素缺乏。

放疗对营养状态的影响主要同放射区域、放射类型、放射的剂量及持续时间、个体差异有关。胃肠道黏膜对放疗高度敏感，胃肠道反应对食物摄入有负面的影响。同胃肠黏膜的微绒毛一样，放疗对味蕾及神经末梢有直接的毒性作用，损害分泌细胞的功能，导致分泌液的生成减少和唾液的黏性改变，唾液减少使口腔细菌菌落构成改变,发生龋齿。同时,放疗还会破坏牙齿结构,使其中的有机物质变性,这些均可引起食物摄入减少。头颈部的放疗可引起厌食、食管炎、口腔干燥、恶心、呕吐、吞咽困难、咽喉炎和味觉改变,并可引起牙关紧闭症。所有的这些不良反应均能导致食物摄入减少,影响营养状态。对腹部和盆腔的放疗可导致急性腹泻、食欲减退、恶心、呕吐、腹痛、肠炎和大肠炎。放疗的另一不良反应是能引起慢性放射性肠病,并能引起严重、多发的胃肠道狭窄和肠瘘,导致严重的营养缺乏和营养不良。放疗、化疗结合的联合治疗同黏膜萎缩、黏膜溃疡和黏膜坏死一起引起急性和亚急性肠病,导致严重的放射性肠病,严重影响肿瘤患者的营养状态。内分泌治疗、生物治疗也可以导致营养下降,如恶心、呕吐、胃肠道不适和食欲减退。

(二)营养不良的后果

营养不良是肿瘤患者发病率和死亡率增加的主要原因(表37-4)。进行性体重下降是许多肿瘤的共同特点,不仅同较差的生活质量和治疗反应相关,同时也同严重的并发症和较短的生存期相关。

表 37-4 肿瘤相关性营养不良的结局

·影响生活质量
·减低化疗的作用
·增加化疗相关毒性的危险
·体力状态下降和肌肉功能减低
·增加术后并发症的风险
·住院时间增加
·医药及诊疗费用升高
·生存时间减少

1. 生活质量影响　肿瘤相关性营养不良因较差的健康状态、减少的社会活动而影响患者的生活质量,患者体力状态和活动减少也影响肿瘤患者的生活质量。

2. 治疗反应差,并发症增多　肿瘤相关性营养不良可导致乏力、延迟创口愈合,降低免疫能力和炎症反应、影响T细胞活性和其他的不良反应;可降低治疗反应,增加化疗相关毒性并发症。手术后并发症增加也同营养不良相关。

3. 增加死亡率　肿瘤相关营养不良患者具有较高的死亡率。免疫功能下降、治疗并发症增加及治疗相关毒性增加同生存期缩短密切相关。研究者对1555例接受治疗的胃肠道腺癌患者的6年随访结果显示,消瘦的患者有较差的预后。研究显示,消瘦的肿瘤患者有更为严重的剂量相关性毒性,同生存期缩短、治疗反应差、降低生活质量和体力状态下降有关。

4. 医疗费用增加　营养不良导致医疗费用增加,包括治疗时间延长,住院时间增加,必须营养支持治疗的费用增加。

（三）小　结

肿瘤相关性营养不良和进行性体重下降是许多肿瘤的共同特点，根据肿瘤的类型和疾病的分期不同，发病率是9%～85%。肿瘤相关性营养不良是多种因素共同作用的结果，包括肿瘤的全身和局部影响、宿主对肿瘤的反应以及治疗的反应。摄入减少、代谢紊乱和静息状态下能量消耗改变是体重下降的主要原因。肿瘤产生或应对肿瘤应答产生的物质在恶病质的发生中起重要作用，如促炎症因子（IL-1、IL-6、TNF-α 和 IFN-γ）和激素（黑皮质素、胰岛素、氢化可的松和胰高血糖素）。肿瘤衍生多肽，如 PIF 和脂质动员因子也在恶病质中起作用。营养不良和消瘦可增加肿瘤患者的并发症，降低生活质量。进行性体重下降和营养恶化的主要不良反应是生存期下降。因此，肿瘤患者的营养状态应进行早期的筛查，及早给予营养支持。

二、恶病质

肿瘤恶病质（cancer cachexia）是一组常见于肿瘤晚期消耗性症状的总称。当蛋白质和能量摄入减少、消耗增加及利用不合理时，就会导致恶病质的发生。长期以来，恶病质被视作肿瘤患者预后不良的因素之一。肿瘤恶病质患者常伴食欲下降、体重减轻，并因此变得疲劳和虚弱，更有可能进一步导致各种代谢紊乱。许多研究已经证实，营养不良状态影响药物治疗效果，增加化疗毒性，不仅使肿瘤本身得不到及时有效的治疗，而且使治疗相关死亡率升高。

肿瘤恶病质在临床相当普遍，50%～75% 的患者都会经历不同程度的恶病质。恶病质（cachexia）一词来源于希腊语 Kakos（意为坏的）和 Hexia（意为状态）。在 1 个月时间内体重下降5%，或者 6 个月之内下降10%，即可诊断为恶病质。这种体重下降主要表现为肌肉的萎缩，并进一步影响活动状态评分（如 Karnofsky 评分）。最容易引起恶病质的肿瘤包括胃癌（85%）、胰腺癌（83%）、非小细胞肺癌（61%）、前列腺癌（57%）和肠癌（54%）。

（一）恶病质的病理机制

肿瘤恶病质的病因复杂，至今仍未有全面的解释。总地来说，恶病质相关症状可以分为两个方面：原发的恶病质和继发的恶病质。

1. 原发性恶病质　这是指直接由肿瘤本身导致的代谢紊乱。在肿瘤发生发展过程中，肿瘤细胞不断损害人体免疫系统，并通过一系列信号通路导致肿瘤恶病质的产生。在此过程中，最主要的三个方面包括代谢方面、神经内分泌方面和营养合成方面。这些因素相互交叉，共同导致了食欲下降、早饱、厌食、肌肉和脂肪的减少。

肿瘤刺激免疫系统产生促炎性细胞因子以及肿瘤相关糖蛋白参与了上述三个过程。在机体对肿瘤的应答反应过程中，免疫系统 IL-1、IL-6、TNF-α、干扰素 α（interferon-α）以及干扰素 β（interferon-β）等细胞因子发生改变，肿瘤恶病质的许多症状与这些细胞因子的分泌增加有关。除此之外，肿瘤分泌的某些合成因子也能够直接作用于机体组织，分解脂肪和蛋白质。

肿瘤患者常出现高代谢和高能量消耗状态，加速的葡萄糖循环是导致体重下降的重要原因之一。

此外，脂肪合成减少、肌肉蛋白质降解增加等一系列代谢异常也可见于恶病质患者。神经内分泌的改变主要由于中枢神经和胃肠道系统的相互作用。由下丘脑等处发送的信号可以通过神经递质作用于消化系统，其中 5- 羟色胺（5-HT）最为主要。肿瘤细胞产生大量的色氨酸，使血液循环中色氨酸含量增加，并进一步增加脑脊液中色氨酸含量。色氨酸为 5-HT 的前体物质，过多的 5-HT 作用于下丘脑 5-HT 系统，引起早饱、厌食和食欲下降等症状。在体内调控合成代谢的激素分泌异常，如生长激素、胰岛素样生长激素和类固醇激素，也是原发性恶病质的重要因素。

2. 继发性恶病质的原因多样　首当其冲的是营养不良，经口进食减少、消化系统吸收下降和过多的蛋白质流失均可以引起营养不良；其次是患者本身的疾病，如慢性疾病或者继发感染；最后是长期卧床导致的肌肉萎缩。

经口进食减少可能与肿瘤本身或者治疗有关，其原因包括吞咽困难、胃肠道黏膜炎症、疼痛、呼吸困难或谵妄。另外，情绪波动、抑郁以及社会和经济因素也可能导致进食减少。在肿瘤恶病质患者中，厌食是最重要和最明显的症状。因为肿瘤患者常发生呕吐、食欲改变或早饱，使得患者食欲下降。此外，肿瘤患者接受的化疗和放疗，特别是上消化道系统的治疗，常损害口腔黏膜和唾液腺，以及继发于肿瘤的消化系统梗阻，均会引起进食困难。慢性疾病，如感染、糖尿病、慢性心力衰竭和慢性肾衰竭，都能影响营养状态。长期卧床导致的肌肉失用性萎缩，也为临床常见的原因。

（二）恶病质状态的评估

完整的病史采集和体格检查有助于早期发现和治疗。询问病史需要包括此前的体重状况和变化情况，进食的规律和改变。临床医师不仅需要在诊断时进行患者营养状况评估，也需要在治疗的不同阶段反复评估。

完整的病史需要包括肿瘤的诊断、分期、目前治疗以及用药情况、以前和现在的每日饮食、活动能力以及相关症状，如吞咽咀嚼困难、食欲改变。Karnofsky 评分可以用于简单的活动状态评估，而 Edmonton 症状评估量表将更为完整和全面。患者整体主观评分 PG-SGA 是一种筛查肿瘤恶病质的有用工具。患者和医师都可以利用该量表进行评分，估计肿瘤患者的营养风险，其主要的参考指标包括临床病史（如体重变化、进食变化、超过 2 周的胃肠道症状及活动能力变化等）和体格检查（皮下脂肪减少、肌肉萎缩、关节水肿和腹水等）。如果营养筛查结果提示患者有发生营养不良的可能，需要及时请有资质的肿瘤营养医师进行会诊，争取早期干预和治疗。

为了了解肿瘤患者中营养状态，并评估相关危险因素，意大利肿瘤营养筛查工作组（SCRINIO）调查了 18 家医院的 1000 例门诊肿瘤患者后发现，在上消化道肿瘤，尤其是晚期肿瘤或有并发症出现的患者，体重下降最明显，比如食管癌和胰腺癌患者就最容易出现营养不良，导致体重下降和全身状态恶化。同时，体重下降和恶病质的严重程度紧密相关，当体重下降超过 10% 时，有一半以上的患者将会出现恶病质；而在体重没有下降或不足 10% 的患者中，恶病质的发生率不到 20%。

在门诊患者中，恶病质的发生同样不可忽视。因此，需要采用营养评分量表对高危患者进行评估，对于食管癌、胃癌、胰腺癌或者肿瘤分期在 Ⅱ 期以上同时体重下降超过 10% 的患者，临床医师应提高警惕，一旦发展成为恶病质，将极大地影响后续治疗，并可导致不良预后。

营养初筛量表至少应包括四个问题：① BMI 是否小于 25？② 最近 3 个月体重是否下降？③ 最近 1 周是否进食减少？④ 是否正在进行强烈化疗或者患者病情危重？如果总分大于 3 分，临床医师就需要采取进一步措施对患者的营养状态进行衡量。

肿瘤恶病质可表现为：① 连续 6 个月以上的显著的体重下降；② 在过去 6 个月时间内，体重较正常状态下降 5%~10%；③ 在 1 个月时间内，体重下降超过 5%。脂肪和肌肉的减少都可以导致体重下降。患者常表现出消瘦、无食欲和早饱，并可能出现恶心和呕吐，其他症状包括口干、嗅觉和味觉改变、便秘、腹胀和腹痛。少数患者会出现月经紊乱、多尿、畏寒和注意力下降等症状。严重的恶病质状态也会影响水和电解质平衡，后者更加重了疲倦和乏力，并出现指端麻木、震颤、痉挛、不自主运动和定位不明的疼痛，不仅影响患者生活质量，而且会导致心律失常甚至死亡。

实验室检查应包括转铁蛋白、白蛋白、前白蛋白和维生素 A 结合蛋白。定量的机体成分检查有助于进一步评估患者营养状态和瘦体重。检查应该全面而仔细，因为水肿有可能造成虚胖的假象。其他检查有皮褶厚度、上臂围、生物电阻抗分析和双能 X 射线吸收扫描。

最后，肿瘤恶病质的评估不应忽略对精神和心理状态的检查。严重的体重下降可以增加患者及家庭的焦虑和抑郁。及时全面地重视与患者家庭沟通，可以有效地了解他们对于食物及营养的需求，有助于临床医师制订决策。

第三节　肿瘤患者营养支持的实施

营养支持的实施方法有肠外营养（parenteral nutrition, PN）和肠内营养（enteral nutrition, EN）两种。肠外营养指的是人体所需的营养素不经胃肠道而直接进入循环，以满足维持和修复机体组织的需要。肠内营养是经胃肠道用口服或管饲来提供代谢需要的营养素基质及其他各种营养素的营养支持方式。

营养支持的首选途径是肠内营养，肠内营养具有简单、并发症少、促进肠道功能、释放胃肠激素、改善门静脉循环、防止肠黏膜萎缩和细菌易位等优点，但在危重患者特别是在严重创伤的早期或是腹部创伤（手术）者，都具有不同程度的肠功能障碍，主要包括肠道运动、消化和吸收功能的限制；另有一些疾病还会导致消化道梗阻和吸收障碍，使肠内营养难以实施，此时肠外营养便成为营养支持的主要途径。但是，肠外营养也存在感染并发症，如导管感染和肠源性感染；淤胆和肝功能损害；代谢并发症，如高血糖、低血糖、酮症酸中毒和高渗性非酮性昏迷。因此，对部分患者不得已采取肠外营养但又要尽量缩短 PN 时间，一旦肠功能开始恢复，立即给予肠内营养。

肠外营养、肠内营养各有其适应证，在临床实施过程中不应将两者对立起来，或片面追求某一种方式，应结合患者的具体情况选择合适的营养支持方式，必要时还可将肠外、肠内营养联合应用，则为联合营养。

一、肠外营养

（一）肠外营养的适应证

肠外营养支持在危重病治疗中的作用日益明显，在一些疾病（如重症胰腺炎、肠外瘘）已成为主要治疗手段之一。据 2005 年中国的估算资料显示，该年约有 160 万例患者接受了肠外营养支持，但是这些患者是否属于规范应用，是否因营养支持而受益，均不得而知。许多临床医师对营养支持工作缺乏认识，其中有些是由于对机体代谢特点缺乏全面了解，以致于制订的治疗方针有不妥之处；有些是不熟悉各种营养制剂的特点，未能恰当地选择使用。另外，由于治疗方针不妥，选用制剂不当，以及各种并发症的防治措施不力，在应用肠外营养支持治疗时还经常发生不良反应和并发症，以致机体受到损害，甚至危及生命。

肠外营养支持的基本适应证是胃肠道功能障碍或衰竭的患者。中华医学会肠外肠内营养学分会在证据医学基础上推荐住院患者肠外营养支持的适应证，其中具有 A 类证据的推荐是：NRS 2002 评分标准 3 分者，即有营养不良风险。需要进行营养支持；连续 5 ~ 10 d 无法从经口摄食达到营养需要量的重症患者，应当给予营养支持；有营养不良风险的腹部创伤或手术后患者要先考虑肠内营养支持，其次为肠外营养支持；头部创伤患者应及时开始临床营养支持，肠外与肠内营养支持方式均可。B 类证据的推荐是急性期肠漏及短肠综合征患者（经口或经肠内营养支持无法达到营养需要量时）应给予 PN 支持。

中华外科学会临床营养支持学组于 2004 年 3 月制订的《临床肠内及肠外营养操作指南》中有关肠外营养支持适应证的介绍，其中有疗效的适应证包括了严重营养不良的肿瘤患者。

（二）肠外营养能源物质的选择

现已从所谓的"静脉高营养"概念转变为"肠外营养"，认识到过多的营养素输入和营养素输入不够对患者是同样有害的。外科危重患者营养支持实施中，提供患者充足而适当的热卡是关键问题。热卡平衡与危重患者死亡率直接相关，热卡摄入不足可导致机体衰竭；热卡过剩又导致严重的代谢紊乱，同样对机体不利，目前这一看法已逐渐被认识并得到重视。危重患者营养支持时，最初的目标不是追求过高的热卡和氮平衡，而是适当的热卡和蛋白质以维持现有的机体细胞总体，尽量减少机体蛋白质的丢失。目前认为，按机体实测的静息能量消耗值的 1.2 ~ 1.5 倍供给热卡即可维持应激患者的能量平衡和改善营养不良者的营养状态，危重患者最佳的热氮比率为 100 : 1。

在肠外营养支持中，供给氮源以期望维持消瘦的机体组织，但此过程中必须有热量的参与，热量来自碳水化合物和脂肪，主要是葡萄糖和脂肪乳剂两种。葡萄糖制剂来源丰富、价廉，其省氮效应早已肯定，是临床应用最多的能源物质。但对严重应激状况下的危重患者，特别是合并有多脏器功能衰竭者，使用大量高渗葡萄糖作为单一能源会产生有害结果：① 静息能量消耗增加；② 高血糖及高渗性并发症；③ 产生增多，加重呼吸肌负荷；④ 肝功能损害。脂肪乳剂是当前被认为较理想的一种能源物质，它具有等渗、能量密度大和富含必需脂肪酸等优点，因此临床上应用日趋普遍。但是，全部依靠脂肪乳剂并不能达到省氮的作用，而脂肪乳剂与葡萄糖合用可提供更多的能量并改善氮平衡，外科危重患者理想的能源物质配方为 40% 非蛋白热卡由脂肪乳剂供给。

（三）肠外营养的输注方法

1. 持续输注法　将 1 d 中预定输入的营养液在 24 h 内均匀输注（最好用输液泵）。由于热能、氮源及其他营养物质的供应处于持续均匀状态，胰岛素的分泌较为稳定，如输入速度的变动范围在 ±15% 时。血糖值不会有较大波动，不致于出现高血糖或低血糖。但由于血清胰岛素持续处于高水平状态，阻止了脂肪分解，促进了脂肪合成和糖原合成，因此可出现肝肿大和脂肪肝，有时还出现肝酶和胆红素水平升高。

2. 循环输注法　将全天的营养液在 12～18 h 内输入，其优点是预防或治疗持续输注所致的肝毒性，通过恢复患者白天正常活动改善了生活质量。这种输注法适用于已稳定地接受持续肠外营养及需长期接受肠外营养支持的患者，尤其是在家实施肠外营养的患者。接受循环输注法患者的心血管功能应能适应输注期间的大量液体容量。在感染和代谢亢进患者，其分解代谢持续进行，需不断地补足营养，故不适用此法。

（四）肠外营养液的输注途径

根据病情和输入肠外营养液的内容，输入途径主要有中心静脉和外周静脉两种。以高渗葡萄糖为主要热源者需经中心静脉输入。用碳水化合物和脂肪乳剂作混合热源者可经周围静脉输入。预计患者只需短期（<2 周）营养支持或中心静脉置管有困难时，宜由外周静脉输入。全合一营养液的应用增加了经外周静脉输入的机会。

1. 中心静脉置管　1968 年，美国 Dudrick 等首先将锁骨下静脉导管技术应用于长期 PN 支持治疗，由于锁骨静脉导管的末端位于上腔静脉内，即使以 2～3 ml/min 的速度输注 1500 mOsm/L 的营养液（为血浆渗透压的 5 倍），亦可被上腔静脉内 2～5 L/min 的血流所稀释，因而明显地减少了血栓性静脉炎的发生。因此，经锁骨下静脉导管输注营养液，已被认为是进行有效的长期 PN 支持治疗最为适宜的途径之一。

（1）中心静脉插管（central venous catheter，CVC）：理想的导管原料应具有：① 优越的抗血栓性能；② 质地柔软；③ 组织反应小；④ 长期使用不会变质；⑤ 价廉等条件。近年来，各种聚亚胺酯导管的质量得到改进，其抗血栓性能和耐用性均令人满意。此外，近年来国外除改善一般（单腔）、心静脉导管的设计性能外，还发展出了多种高质量、多功能的多腔中心静脉导管，导管的每一管腔彼此独立，分别开口于导管的末端，可以同时分别输注多种营养液体或进行药物治疗及取血。常用锁骨下静脉插管的长度不宜超过 25 cm，左侧插入 15 cm，右侧插入 12 cm 左右，以导管末端刚进入上腔静脉为宜。

（2）经外周中心静脉置管（peripherally inserted central venous catheters，PICC）：首先选择插管部位，最常用的是肘正中静脉，其次是贵要静脉和头静脉，上臂外展 90°，测量由穿刺点至右侧锁骨头距离，再垂直向下到胸骨右侧缘第 3 肋间隙的长度，为拟置入管的长度，局部消毒后，上臂上止血带，穿刺插入引导套管针，拔出针芯后插入选择好的导管至预定长度后拔出导丝，冲洗导管通畅后固定。

2. 经外周静脉输注　通过外周静脉输注全营养混合液进行营养支持是安全、可行的，适用于需短期进行营养支持的患者，但需防治血栓性静脉炎。

二、肠内营养

目前认为，自然营养摄入不足，经周围静脉不能提供足够的营养，但胃肠道有消化吸收功能的患者可应用肠内营养（enteral nutrition，EN）支持。

肠内营养的作用是保护与支持器官的结构与功能、维持机体的代谢、参与调控机体的生理功能及促进患者的康复。肠内营养具有下述优点：① 营养物质经门静脉系统吸收输送至肝脏，有利于内脏（尤其是肝脏）的蛋白质合成和代谢调节；② 长期持续应用胃肠道外的营养输入途径会使小肠黏膜细胞和营养酶系的活性退化，而 EN 可以改善和维持肠道黏膜细胞结构与功能的完整性，从而有防止肠道细菌易位的作用；③ 肠外营养时，内脏血流和心输出量增加，因而使代谢营养物质所需消耗的能量增加；④ 在同样热量和氮水平的治疗下，应用 EN 患者体重的增长和氮潴留均优于完全胃肠外营养（total parenteral nutrition，TPN）；⑤ EN 对技术和设备的要求较低，使用简单，易于临床管理，费用低。

肠内营养实施难点主要有肠道功能限制，如肠梗阻、消化功能限制：胆汁分泌和胰液分泌障碍、吸收功能限制，如短肠综合征和巨结肠。

（一）肠内营养液的适应证与禁忌症

1. 经口摄食不足或禁忌

（1）不能经口摄食：因口腔、咽喉炎症或食管肿瘤手术后。

（2）经口摄食不足：营养素需要量增加而摄食不足，如大烧伤、创伤、脓毒病、甲亢、癌症及化疗、放疗时。

（3）经口摄食禁忌：中枢神经系统紊乱，知觉丧失、脑血管意外以及咽反射丧失而不能吞咽者。

2. 胃肠道疾病

（1）短肠综合征：由于克罗恩病、肠系膜动脉或静脉栓塞及肠扭转而需要小肠切除的患者，术后应以 PN 作为营养支持，有的甚至需要长期 PN。但有的在适当阶段采用或兼用肠内营养，更有利于肠道发生代偿性增生与适应。

（2）胃肠道瘘：肠内营养适用于提供的营养素不致从瘘孔流出的患者。要素肠内营养较非要素肠内营养更能降低瘘液的排出量，适用于低位小肠瘘、结肠瘘及远端喂养的胃十二指肠瘘。高位胃和十二指肠瘘应由空肠造口给予要素肠内营养。至少近端有 100 cm 功能良好的小肠的小肠瘘，可以由胃内喂养。

（3）炎性肠道疾病：溃疡性结肠炎与克罗恩病在病情严重时，应采用 PN 以使肠道得到休息。待病情缓解，小肠功能适当恢复并可耐受要素肠内营养时，通过审慎的连续管饲，亦可提供充分的热量与蛋白质。

（4）胰腺疾病：虽然肠内营养是否有助于胰腺炎的治疗尚未肯定，但多数人主张在处理胰腺炎的并发症而需开腹时，或病情不严重的胰腺炎患者在麻痹性肠梗阻消退后，采用空肠喂养是恰当的，因其可减轻胰液外分泌，并可给予营养支持。

（5）结肠手术与诊断准备：要素肠内营养无渣，适用于结肠手术或结肠镜检查与放射照相的准备，因其可使肠道干净，菌丛改变及降低感染。

（6）憩室炎、胆盐腹泻、吸收不良综合征及顽固性腹泻。

3. 其 他

（1）术前或术后营养补充：需要择期手术的营养不良患者，于术前经 2 周肠内营养，使代谢状况得到改善。在腹部手术后 24 h，小肠蠕动及吸收功能逐渐恢复正常。所以，在主要手术完毕后放置空肠造口喂养管，术后可及时喂养。

（2）心血管疾病：心脏病恶病质时，如经口摄入的热量不足 1000 kcal/d，则应肠内营养补充；如低于 500 kcal/d，则应采用全份肠内营养以维持其代谢需要。

（3）先天性氨基酸代谢缺陷病。

4. 肠内营养的禁忌证　麻痹性和机械性肠梗阻、消化道活动性出血及休克；严重腹泻或极度吸收不良时也应慎用。

（二）肠内营养的输入途径

肠内营养的输入途径有口服、咽造口、鼻胃插管、胃造口、空肠造口和经 T 管空肠置管等多种，临床上应用最多的是鼻胃插管和空肠造口两种途径。

1. 鼻胃插管喂养途径

（1）优点：胃的容量大，对营养液的渗透压浓度不敏感，适应于应用要素饮食、匀浆饮食及混合奶的 EN 支持。

（2）缺点：反流与吸入气管的危险。

2. 空肠置管喂养途径　肠内营养支持最普遍应用的是空肠造口置管喂养途径，其优点是较少发生液体饮食反流而引起的呕吐与误吸，这是鼻胃插管喂养最易发生的严重并发症之一。EN 支持与胃十二指肠减压可同时进行，对胃十二指肠外瘘及胰腺疾病患者尤为适宜。喂养管可长期放置，适于需长期营养支持的患者。患者能同时经口摄食。患者无明显不适，机体和心理负担小，活动方便。

空肠置管方法：空肠造口手术可在原发疾病手术的同时附加完成，亦可单独施行。考虑到手术后患者的恢复和营养需要，下述患者在原发疾病手术治疗的同时宜施行空肠造口：① 手术时有营养不良的患者；② 重大复杂的上腹部手术后早期肠道营养灌注；③ 坏死性胰腺炎；④ 需要剖腹探查的多处创伤患者；⑤ 准备手术行放疗或化疗的患者；⑥ 食管、胃十二指肠手术后备用性空肠造口，以备发生吻合口瘘等并发症时维持营养用。由于插入的喂养管径细小，为避免管腔堵塞，对液体饮食的质量要求较高，并需要输液泵提供输注动力。为了减少腹泻并充分利用小肠功能，插管部位距屈氏韧带 15 ~ 20 cm 处进行。

3. 经 T 管空肠置管喂养途径　这也是空肠喂养途径，但不需要在空肠上造口，常用于胆道手术。方法是术中留置 T 管时，经 T 管的长臂穿刺置入空肠营养管，经 T 管短臂送入胆总管下端，再经 Oddi 括约肌置入十二指肠远端或空肠内。

4. 经胃造口置管喂养途径　经胃造口置管喂养途径进行肠内营养避免了鼻腔的刺激，而且可用于胃肠减压、pH 值监测和给药等。胃造口可采取手术（剖腹探查术或腹腔镜手术）或非手术方式，经皮胃镜下胃造口术不需要全麻，创伤小，术后可立即灌食，可置管数月至数年，满足长期喂养的需求。

（三）肠内营养的投给方式

1. 一次性投给　将配好的液体饮食用注射器通过喂养管缓慢地注入胃内，每次 200 ml 左右，每日 6 ~ 8 次。但多数患者难以耐受，因易引起腹胀、腹痛、腹泻、恶心与呕吐，有些患者经过几天的适应亦可逐步耐受。此法投给适用于鼻饲法注入匀浆饮食，肠插管造口患者，不应用一次性投给，因其可导致肠管扩张产生明显的症状。

2. 间歇重力滴注　将配好的液体置输液吊瓶内，经输液管与 EN 喂养管相连，缓慢滴注，每次 250 ~ 500 ml，速率 30 ml/min，每次持续 30 ~ 60 min，每日滴注 4 ~ 6 次。如患者胃肠道正常或病情不严重时，多数可以耐受。此种方式较为常用，其优点较连续输注有较多的活动时间，并类似正常膳食的间隔时间。

3. 连续输注　通过重力或输液泵连续 12 ~ 24 h 输注。目前，多主张用此种投给方式，特别适用于危重患者及空肠造口喂养患者。输入的体积、浓度和速率必须从低值逐渐调节至患者能耐受的程度。速率为 40 ~ 60 ml/h 开始，3 ~ 5 d 后逐渐增加至 100 ~ 125 ml/h，再逐渐增加浓度、体积，通常需 7 ~ 10 d 时间才能达到肠内营养需要。

第四节　肿瘤患者营养制剂的选择

肿瘤患者均存在不同程度（轻度、中度和重度）的营养不良，这些营养不良引起的原因，一方面是由于递增式食物摄入量递减，另一方面是由于肿瘤或疾病自身状态所致。营养不良常可导致肿瘤切除术后并发症和放疗、化疗不良反应及抑郁症发生率的增加，重度营养不良可导致死亡率的升高。采用营养治疗有助于此类患者生活质量的改善及生存期的延长。因此，加强肿瘤患者营养治疗是非常必要的。目前，营养治疗的原则，即胃肠有功能首选肠内营养（尽量采用天然食物，当天然食物不能满足机体需要时可辅以肠内营养制剂），胃肠道功能不全或障碍时使用肠外营养。更推荐肠内与肠外营养联合使用，以满足机体代谢需求。

随着肠内、肠外营养制剂的种类增加，组成成分的改进，越来越多的肠内、肠外营养制剂需要选择。为使肠内、肠外营养制剂在临床上得到更加科学合理地应用，使用者应对每一种肠内、肠外营养制剂的基本内容包括分类、组成、临床意义、使用剂量、适应证、禁忌证、应用原则以及局限性等必须认真学习、充分了解和掌握。

一、免疫营养素

免疫营养是补充具有药理学作用的特殊营养素，刺激免疫细胞，增强免疫应答功能，维持正常、适度的免疫反应，调整细胞因子的生成和释放，减轻有害或过度炎症反应，同时能保护肠屏障功能完整性而减少细菌移位的营养治疗过程。目前，比较受关注的免疫营养素有谷氨酰胺（glutamine，Gln）、精氨酸、ω-3 脂肪酸和牛磺酸等。

（一）免疫营养制剂种类及组成

1. 谷氨酰胺制剂　临床常用的力肽，以 N(2)-L-丙氨酰-L-谷氨酰胺为主要成分，20% 的高浓度溶液 100 ml 含有 N(2)-L-丙氨酰-L-谷氨酰胺 20 g。不可直接静脉输注，应用前需先与氨基酸溶液或含有氨基酸的营养液相混合。每瓶 100 ml 或 50 ml。

2. 精氨酸制剂　临床常用的精氨酸制剂主要成分为盐酸精氨酸注射液，还含有焦亚硫酸钠和依地酸二钠。其规格为 20 ml/支，每支含盐酸精氨酸 5 g。

3. 鱼油脂肪乳剂　富含 ω-3 多不饱和脂肪酸，主要为二十二碳六烯酸（eicosapentaenoic acid，EPA）和二十碳五烯酸（docosahexaenoic acid，DHA）。

（二）免疫营养素的临床意义

1. 谷氨酰胺　Gln 是一种条件必需氨基酸，是肠外营养的组成成分，几乎可在体内所有组织内合成。Gln 在体内占细胞外液游离氨基酸的 25%，骨骼肌中 Gln 占游离氨基酸的 65%。Gln 不仅是蛋白合成的前体物质，而且是多种物质代谢的中介物质，是嘌呤、嘧啶和核酸等物质合成的前体和氨基酸源的提供者，也是肾内氨生成的重要底物，因而参与体内酸碱平衡的调节。

肿瘤患者多伴有免疫抑制和蛋白质代谢紊乱，表现为免疫球蛋白及抗体较正常水平低；免疫细胞减少，功能减弱。多项研究提示，在肠内、外营养制剂中添加谷氨酰胺具有保护肠黏膜屏障及降低化疗诱导的黏膜炎、腹泻的发生频率和严重性，改善患者的氮平衡等作用。提供外源性 Gln 可明显增加患者的淋巴细胞总数、T 细胞和循环中 $CD4^+/CD8^+$ T 细胞的比率，减少促炎介质、增加抗炎介质的产生及明显改善机体的免疫功能，达到免疫营养的目的。

2. 精氨酸制剂　精氨酸（L-arginine，Arg）是半必需氨基酸，具有多种生理与药理学作用，是所有组织蛋白质合成的底物，可促进血氨进入尿素循环，最后以尿素形式从尿中排出，防止氨中毒。精氨酸还是合成一氧化氮的唯一底物，后者为血管扩张因子，使血管扩张，抑制血小板聚积和血管平滑肌细胞增生。由于能提高肾血流量，精氨酸还能改善肾功能；能够明显地降低血氨和拮抗输入蛋白水解物或氨基酸时的高血氨；精氨酸亦可促进垂体分泌生长激素、催乳素、胰岛素、胰高糖素、生长抑素、胰多肽和肾上腺的儿茶酚胺分泌的作用；精氨酸通过增加伤口内羟脯氨酸含量而促进伤口愈合。

精氨酸通过增强机体非特异性免疫功能影响肿瘤的生长。有实验表明，荷瘤小鼠补充精氨酸或荷瘤大鼠输注高精氨酸的氨基酸液均可抑制肿瘤生长、降低转移的发生率并延长宿主的生存期。精氨酸抑制肿瘤的主要机制包括抑制肿瘤细胞的多胺合成，提高荷瘤宿主的免疫功能，通过一氧化氮（nitric oxide，NO）途径抑制肿瘤生长。NO抑癌作用主要表现为促使肿瘤细胞凋亡的过程。手术前肠外营养中添加精氨酸在结肠癌患者中可以明显改善患者的免疫反应。

3. ω-3脂肪酸　ω-3脂肪酸属多不饱和脂肪酸（polyunsaturated fatty acids，PUFA），主要包括α-亚麻酸、EPA和DHA。ω-3 PUFA在体内可发挥多种作用：① 整合到甘油三酯中形成脂蛋白并主要在脂肪组织中储存；② 整合到磷脂中形成脂蛋白维持细胞膜的结构和功能；③ 部分形成游离脂肪酸（free fatty acid，FFA）在血浆中循环，并主要与白蛋白相结合；④ 为ATP的合成提供底物。

ω-3 PUFA还是重要的免疫营养素。ω-3 PUFA及其代谢产物不仅能降低类二十烷酸的活性，还可抑制各种免疫分子和免疫细胞的活性，在调节免疫系统功能方面起着重要作用。ω-3 PUFA能调节脂类介质的合成、细胞因子的释放，激活白细胞和内皮细胞活性，进而调控感染、创伤等情况下机体的过度炎性反应；此外，还能通过减少前列腺素在体内吸收、生成和转运等，调节肿瘤相关基因表达等作用，预防肿瘤。

ω-3 PUFA能抑制肿瘤的生长、侵袭及转移，增强某些抗癌药物的疗效、改善癌性恶病质状况，延长荷瘤宿主的生存时间。其抗癌机制涉及对肿瘤细胞增殖与凋亡的影响、肿瘤细胞膜磷脂组成的改变、抗癌免疫功能的调节及脂质过氧化的作用，间接改变细胞内脂质第二信使的产生；改变细胞表面的抗原性，使肿瘤细胞丧失免疫逃逸机制；并使化疗药物易于在肿瘤细胞内聚集，起到化疗增敏作用，进而抑制肿瘤细胞增殖等，具体机制尚需进一步研究。目前，关于ω-3 PUFA对肿瘤患者确切疗效证据较少，且其抗肿瘤作用与应用对象的选择、应用剂量、量效关系、应用时机及与其他免疫抑制药物的联合应用等问题，都可能会影响其效果的评价。

4. 牛磺酸　牛磺酸（taurine）又称α-氨基乙磺酸，最早由牛黄中分离出来，故得其名；是一种带有氨基的磺酸，不是氨基酸，在体内以游离状态存在，不参与体内蛋白的生物合成，但与胱氨酸、半胱氨酸的代谢密切相关。人体合成牛磺酸的半胱氨酸亚硫酸羧酶活性较低，主要依靠摄取食物中的牛磺酸来满足机体需要。人类肝脏是合成牛磺酸的场所。但是，体内合成常不能满足人体的生理需要。因此，对于人体来说，牛磺酸是条件必需营养素。

补充牛磺酸对高脂膳的促癌作用具有一定的抑制能力，并在某种程度上抑制肿瘤的生长、多发性及减少肿瘤重量，同时还有延长潜伏期的趋势。Okamoto等发现，牛磺酸对二乙基亚硝胺和苯巴比妥诱发的肝癌有化学保护作用。Reddy等发现，牛磺酸可降低侵染性结肠腺癌的发生率，明显减少肿瘤细胞数量。薛美兰等认为，牛磺酸通过增强机体免疫、抗氧化、增强DNA损伤修复和抑制肿瘤细胞增殖等多种途径，对大鼠诱发乳腺癌的发生和生长有较明显的抑制作用。

研究发现，肿瘤患者的糖代谢紊乱以血糖升高为主。空腹血糖（fasting plasma glucose，FPG）升高是肺癌、乳腺癌、白血病、淋巴癌、甲状腺癌、膀胱癌及胰腺癌的危险因素；糖尿病（diabetes mellitus，DM）增加了发生肠癌、肝癌、食管癌、甲状腺癌、宫颈癌及胰腺癌的发病风险。牛磺酸不仅可作用于胰岛素受体，发挥胰岛素样效应，还可协同或叠加胰岛素对糖代谢的调控效应，参与维持机体葡萄糖自稳态。作为内源性细胞保护剂和抗氧化剂，牛磺酸能有效地降低血糖水平，保护胰岛 β 细胞的作用，抑制高血糖状态引发的组织细胞内环境紊乱和结构损害。因此，肿瘤患者补充适量的牛磺酸可有效地改善糖代谢紊乱状态，有利于患者的治疗。

（三）免疫营养素的应用原则

1.谷氨酰胺制剂（力肽）

（1）适应证：适用于需要补充谷氨酰胺患者的肠外营养，包括处于分解代谢和高代谢状况的患者。

（2）禁忌证：严重肾功能不全（肌酐清除率 <25 ml/min）或严重肝功能不全的患者禁用。妊娠妇女、哺乳期妇女以及儿童不推荐使用。

2.精氨酸制剂（盐酸精氨酸注射液）

（1）适应证：用于肝性脑病，适用于忌钠的患者，也适用于其他原因引起血氨增高所致的精神症状治疗。

（2）禁忌证：高氯性酸中毒、肾功能不全及无尿患者禁用。用药期间宜进行血气监测，注意患者的酸碱平衡。

3.鱼油脂肪乳剂

（1）适应证：当口服或肠内营养不可能、功能不全或有禁忌时，为患者补充长链 ω-3 脂肪酸，特别是 EPA 和 DHA。

（2）禁忌证：脂质代谢受损、严重出血性疾病和未控制的糖尿病；某些急症和危及生命的状况，如虚脱与休克、近期心肌梗死、卒中、栓塞及不明原因昏迷。本制剂不可用于严重肝功能或肾功能不全患者，也不可用于早产儿、新生儿、婴儿及儿童；肠外营养的一般禁忌证：低钾血症、水分过多、低渗性脱水、代谢不稳定和酸中毒；不可用于对鱼或鸡蛋蛋白过敏的患者。

二、肠内营养制剂

目前，可供临床使用的肠内制剂品种繁多，分进口型和国产型肠内制剂，粉剂型和水剂型肠内制剂，但各种肠内营养制剂均有其共同特点：① 营养素较全面，各种营养素含量基本符合推荐的膳食供给量标准；② 营养素组成成分、比例和含量明确，便于营养素供给量的计算及使用者对其进行选择；③ 使用方法方便快捷。2004 年，北京地区肠内营养专家、基本药物办公室、药典委员会和国家食品药品管理监督局药品评价中心等四方面专家经讨论建议将肠内营养制剂分为：① 氨基酸型、短肽型（要素型）：又分为平衡型、疾病特异型；② 整蛋白型（非要素型）：又分为平衡型、疾病特异型及其他；③ 组件式肠内营养制剂。

（一）肠内营养制剂的组成

肠内营养制剂虽然种类繁多，但其营养素的组成成分（蛋白质类、脂肪类、碳水化合物类、维生素类和无机盐类）基本相同。其具体内容如下。

1.蛋白质类　包括有酪蛋白、乳清蛋白、大豆蛋白、乳清蛋白与大豆蛋白混合、氨基酸和多肽等。

2. 脂肪类　包括有植物油（玉米油、花生油）和中 / 长链脂肪酸等。

3. 碳水化合物类　包括有糊精、葡萄糖、淀粉、低聚糖、麦芽糖和纤维素等。

4. 维生素类　包括有脂溶性维生素和水溶性维生素两类。脂溶性维生素又分为维生素 A、维生素 D、维生素 E 和维生素 K；水溶性维生素分为维生素 B1、维生素 B2、维生素 B6、维生素 B12、烟酸、泛酸、叶酸、维生素 C、生物素和胆碱。

5. 无机盐类　包括宏量元素和微量元素。其中，钠、钾、氯、钙、镁和磷为宏量元素。铜、铁、锌、锰、硒、铬、钼和氟等为微量元素。

6. 强化营养素类　包括有谷氨酰胺、牛磺酸、纤维素及支链氨基酸（亮氨酸、异亮氨酸和缬氨酸）等。

（二）肠内营养制剂的临床意义

肠内营养制剂根据其分型，不同的组成成分和内容，其临床作用不同。应根据患者疾病、代谢状态和人体营养素需求进行选择。

1. 氨基酸型、短肽型（要素型）肠内营养制剂　要素型肠内营养制剂（elemental diet）是氨基酸或多肽类、葡萄糖、脂肪、矿物质和维生素的混合物。此类制剂不含残渣或残渣极少，易吸收，并可使粪便数量显著减少；但因氨基酸味道，其口感不佳，适宜管饲患者使用，也可口服，主要适合于胃肠道消化和吸收功能部分受损的患者，如短肠综合征、胰腺炎等患者，其渗透压一般为 400 ~ 700 mOsm/(kg · H_2O)。

（1）氨基酸制剂：以左旋氨基酸为氮源，其代表产品为肠内营养粉（维沃）和氨基酸型肠内营养剂（爱伦多）。其主要特点是不需要消化即可直接或接近直接吸收，适用于肠功能严重障碍、不能耐受整蛋白和短肽类肠内营养制剂的患者；但浓度过高或输注速度过快易导致腹泻，刺激肠功能代偿的作用较弱。

（2）短肽类制剂：以乳清蛋白水解后形成的短肽为氮源。短肽型制剂有百普素（粉剂）和百普力（混悬剂）两种产品。其主要特点是稍加消化即可完全吸收，适用于消化吸收功能有一定障碍或损害的患者，如胰腺炎、炎性肠道疾病、肠瘘及短肠综合征、化学性及放射性肠炎、胆囊纤维化、艾滋病、大面积烧伤、严重创伤、脓毒血症、大手术后的恢复期及营养不良患者的术前准备或肠道准备等。当其浓度过高或应用剂量不当，易引起腹胀、腹泻。

注意：5 ~ 10 岁以下儿童，不宜使用要素型肠内营养制剂；肝肾功能异常及糖尿病患者者慎用氨基酸制剂；短肽类制剂不宜与其他药品混合使用。

2. 整蛋白型肠内营养制剂（非要素型）　这类肠内营养制剂氮的来源是整蛋白或蛋白质游离物，渗透压接近等渗，约 300 mOsm/L，能量密度为 0.5 ~ 2 kcal/ml，口感较好，刺激肠功能代偿的作用较强，可用于有一定胃肠道功能或胃肠功能较好，但不能自主进食或意识不清的患者，口服或管饲均可，是临床上应用最广泛的肠内营养制剂。

（1）平衡型：可用于疾病状态下消化吸收功能正常或接近正常的患者，作为每日营养素提供的全部来源或部分营养素的补充，如烧伤、创伤、意识障碍、昏迷、营养不良患者的围术期、肿瘤患者及有消化功能但不能正常进食的患者等。此类产品较多，如瑞素、安素和能全力等。

（2）疾病型

1）糖尿病用肠内营养制剂：碳水化合物由支链淀粉、果糖和膳食纤维等成分组成，其含量低于普通肠内营养制剂，占总能量比例的 40%～45%，能减慢葡萄糖的释放和吸收速度，减少对胰岛素的依赖。此类产品如瑞代和益力佳等。

2）肿瘤用肠内营养制剂：目前，临床上有肿瘤专用肠内营养制剂，以各种营养素为基础，适应肿瘤患者代谢需求的人工合成制品。其制剂含蛋白质 18%～21%，脂肪 40%～50%，其组成比例可控制肿瘤组织的代谢，因为肿瘤组织缺乏降解脂肪的关键酶，导致利用脂肪供能障碍，以依赖葡萄糖的酵解而获得能量。但该类制剂中碳水化合物含量较低，脂肪比例较高约 50%，进而减少肿瘤的能量供给。此类产品如柏赛罗和大元素（肿瘤型）等。

3）肺病用肠内营养制剂：此类制剂中，碳水化合物：蛋白质：脂肪的比例为 28.2：16.7：55.1，中链脂肪酸占脂肪总量的 20%，长链脂肪酸中 ω-6 与 ω-3 的比例为 4：1。该制剂可用于肺部疾患的高代谢状态，且能减少二氧化碳生成量，有利于肺功能的恢复。此类制剂如益菲佳等。

4）肝病用肠内营养制剂：支链氨基酸（亮氨酸、异亮氨酸和缬氨酸）的含量占总氨基酸量的 35%～40% 或以上；而芳香氨基酸（色氨酸、酪氨酸和苯丙氨酸）的含量较低，有助于防治肝性脑病，改善肝性脑病症状和提供必需氨基酸，如国外应用较久的 Hepatic-Aid 和 Travasorb Hepatic 等。

5）肾病用肠内营养制剂：含有 8 种必需氨基酸，还有肾功能损害时必需的组氨酸；可使机体重新利用体内分解的尿素氮以合成非必需氨基酸，这样既可减轻氮质血症，又有助于合成体蛋白。因此，能节省蛋白质，如立适康（肾用）、Amin-Aid 和 Travasorb Renal 等。

6）免疫加强型肠内营养制剂：含精氨酸、核糖核酸和 ω-3 脂肪酸等营养素丰富，可降低手术和创伤后感染的发病率。因为精氨酸可增强 T 细胞功能、改善机体体液免疫状态；ω-3 脂肪酸能调节免疫细胞的增殖、T 细胞和自然杀伤细胞的活化、细胞因子的产生及免疫应答。此类产品如茚沛等。

（3）其他类型：包括老年人适用型、儿童适用型和婴儿适用型等。其中，儿童适用型多为遗传代谢性疾病特异型肠内营养制剂，包括苯丙酮尿症儿童专用型制剂，如能全特 XP-1、能全特 XP-2 等；糖尿病儿童专用型制剂，如能全特 MS-1、能全特 MS-2 等；甲基丙二酸尿症或丙酸尿症儿童专用制剂，如能全特 XM-1、能全特 XM-2 等。婴儿适用型仿人乳设计以适应婴儿正常的生长发育，如美国产的 Nutramigen、Pregestimil 等；前者适用于对蛋白质不耐受的婴儿；后者适用于对双糖不耐受或有其他胃肠道疾患的婴儿及儿童。

3. 组件型肠内营养制剂　组件型肠内营养制剂（module diet）仅含某种或某类营养素，可作为平衡型肠内营养制剂的补充剂或强化剂，以弥补疾病状态下使用平衡型肠内营养制剂的不平衡性，以及个体间的差异；亦可采用两种或两种以上的组件型肠内营养制剂进行补充和强化，以适应患者的个体需要。该类制剂主要包括蛋白质组件、脂肪组件、碳水化合物组件、维生素组件和矿物质组件。

（1）蛋白质组件：其氮源为氨基酸混合物、蛋白质水解物或高生物价整蛋白（酪蛋白、乳清蛋白和大豆蛋白分离物等），不同氮源成分其营养价值、渗透压、黏度及口味都不同。蛋白质组件适用于创（烧）伤、大手术、感染和消耗性疾病等蛋白质需要增加的疾病状态。

（2）脂肪组件：有长链甘油三酯（long-chain triacylglycerols，LCT）和中链甘油三酯（medium-chain triacylglycerols，MCT）。LCT 适用于必需脂肪酸缺乏患者。MCT 适用于脂肪消化或吸收障碍患者，因不含必需脂肪酸，不可长期单独使用；因病情需要使用 1 周以上时，可经口补充亚油酸 4 ~ 7 g/d，使亚油酸的供能比例达到 3% ~ 4%。此外，MCT 的生酮作用较强，糖尿病酮症酸中毒期不宜使用。

（3）碳水化合物组件：包括单糖（葡萄糖、果糖和半乳糖）、双糖（蔗糖、乳糖和麦芽糖）、低聚糖（糊精、葡萄糖低聚糖、麦芽三糖和麦芽糊精）及多糖（淀粉和糖原）。不同碳水化合物组件其功能、作用不同，临床上常用于能量不足、营养代谢失调和消化功能障碍的疾病状态。

（4）维生素及矿物质组件：维生素组件含水溶和脂溶性维生素，矿物质组件含各种电解质和微量元素。不同种类的维生素、矿物质组件其内容、含量及作用不同。维生素通常作为酶的辅酶，是物质代谢中不可缺少的组成成分；电解质和微量元素在维持机体正常代谢中起重要作用。因此，疾病状态时常出现维生素、电解质和微量元素的缺乏、失衡，需注意补充、调整。

（三）肠内营养制剂应用的注意事项

1. 患者年龄　不同年龄患者选择不同年龄段适宜的肠内营养制剂，如 6 个月以下的婴儿，应采用母乳或接近母乳组成的配方牛奶。

2. 临床诊断及治疗（包括药物与营养素关系、配伍禁忌等）　对糖尿病、恶性肿瘤、肺部疾患、肝或肾衰竭、高代谢状态（创伤、烧伤和大手术等）及先天性代谢缺陷病患者，可分别采用疾病专用型肠内营养制剂。

3. 根据患者营养状况（性质和程度）　患者有否蛋白质营养不良、蛋白质能量营养不良、混合型营养不良及微量营养素缺乏等，选择不同肠内制剂。

4. 评估患者物质代谢的改变　评估其能量、营养素消耗量及需要量有无血脂、血糖和氨基酸代谢紊乱；物质代谢改变对心、肝和肾功能有无影响等。

5. 胃肠道功能与膳食摄入量　评估患者胃肠道功能与供给量的耐受程度，遵循肠内营养素递增与递减的供给方法。

6. 引起变应性的蛋白质　对牛奶有变应性的患者，可采用以大豆蛋白为氮源的制剂。对大豆蛋白或牛奶蛋白有变应性时，可采用以动物蛋白为氮源的制剂。对膳食蛋白有变应性时，或胰外分泌不足时，应采用以蛋白质水解物或氨基酸混合物为氮源的要素制剂。

7. 乳糖不耐受者　对乳糖不耐受者，采用无乳糖或玉米淀粉水解物的糖类制剂。对其他糖类不耐受者，采用葡萄糖或低聚糖型制剂。

8. 脂肪吸收不良者　对有脂肪泻或脂肪吸收不良的患者，可采用 MCT 替代部分 LCT 的制剂，或采用 MCT 与 LCT 混合制剂或膳食。

9. 供给途径　可口服和（或）管饲。

三、肠外营养制剂

肠外营养是指经静脉系统提供人体包括氨基酸、脂肪、糖类、维生素及矿物质在内的营养素，以抑制分解代谢，促进合成代谢并维持细胞、器官结构与功能的需要。它可使不能进食或进食很少、危重症及高代谢的患者，维持良好的营养状况，增进自身免疫能力，促进伤口愈合，帮助机体度过危险的病程，改善肿瘤患者的临床症状，提高其生活质量，延长生命。肠外营养不应使用统一的配方，应根据患者年龄、性别、体重或体表面积、实际需要、代谢情况以及病情需要配制成个体化的全营养混合液制剂。

（一）肠外营养制剂的分类

肠外营养制剂是按药品生产要求将各种营养素配制成符合标准的静脉输注混合液，可分为脂肪乳剂（长链脂肪乳剂、中长链脂肪乳剂、单不饱和脂肪酸乳剂、ω-3 脂肪乳剂、结构脂肪乳剂）及氨基酸制剂（支链氨基酸制剂：亮氨酸、异亮氨酸和缬氨酸）；肾必安（8 种必需氨基酸加组氨酸）、高支链复方氨基酸制剂、复方肾用氨基酸制剂、平衡氨基酸制剂 18AA）、肽类氨基酸制剂（谷氨酰胺双肽）、碳水化合物制剂（葡萄糖制剂）、电解质单体（氯化钠、氯化钾、碳酸氢钠溶液、葡萄糖酸钙、氯化钙、硫酸镁、磷制剂和乳酸钠溶液）、维生素单体或混合制剂（维生素 C 制剂和脂溶性维生素制剂、水溶性维生素制剂）及微量元素混合制剂。

（二）肠外营养制剂的组成

1. 脂肪乳组成　有长链甘油三酯（long-chain triacylglycerols, LCT）、中链甘油三酯（medium-chain triacylglycerols，MCT）、单不饱和脂肪酸、多不饱和脂肪酸及结构型脂肪酸，按浓度可分为 10%、20% 和 30%；按剂型可分为 500、250 和 100 ml。

2. 氨基酸制剂组成　有 8 种必需氨基酸（赖氨酸、色氨酸、苯丙氨酸、蛋氨酸、苏氨酸、亮氨酸、异亮氨酸和缬氨酸）和非必需氨基酸（组氨酸、丙氨酸、门冬氨酸、甘氨酸、精氨酸、脯氨酸、胱氨酸、谷氨酸、丝氨酸和酪氨酸）、精氨酸以及谷氨酰胺双肽 [N- 甘氨酰 -L- 谷氨酰胺和 N(2)-L- 丙氨酰 -L- 谷氨酰胺]。按浓度可分为 5%、8.5%、10%、10.36% 和 11.4%；按剂型可分为 500、250 和 100 ml。

3. 碳水化合物组成　目前，临床上肠外营养中最常用是葡萄糖注射液。葡萄糖注射液按浓度可分为 5%、10%、25% 和 50%；按剂型可分为 500、250、100 和 20 ml。其他碳水化合物制剂还有果糖、麦芽糖及糖醇类（如山梨醇和木糖醇）。

4. 维生素制剂组成　水溶性维生素制剂含叶酸、维生素 B1、维生素 B2、维生素 B6、维生素 B12、维生素 C、生物素、泛酸和烟酰胺；脂溶性维生素制剂含维生素 A、维生素 D、维生素 E 和维生素 K。

5. 电解质组成　有各种浓度的氯化钠（0.9% 生理盐水、3% 氯化钠制剂和 10% 氯化钠制剂）、

10% 氯化钾、10% 葡萄糖酸钙、10% 硫酸镁及有机磷制剂（10% 格利福斯甘油磷酸钠注射液，每支 10 ml 含磷 10 mmol/L）。

6. 微量元素组成　微量元素混合制剂含铬、铁、钼、锌、碘、铜、锰、硒和氟，每支 10 ml。

（三）肠外营养制剂的临床意义

1. 脂肪乳剂　脂肪乳剂是肠外营养应用中的一种静脉制剂，脂肪乳主要提供能量和生物合成的碳原子，还可提供人体必需脂肪酸、甘油三酯和磷脂，可维持细胞膜的完整性和人体脂肪组织的恒定，具有能量密度高、富含必需脂肪酸、等渗、不从尿排泄、对静脉壁刺激小、可经外周静脉输入及无高渗性利尿作用等。脂肪乳与葡萄糖混合使用有节氮效应。但是，单独输注脂肪乳时则无此作用。脂肪乳对液体入量受限患者有着特殊作用。

此外，脂肪作为脂溶性维生素的载体，输入脂肪乳剂有利于人体吸收利用维生素 A、D、E 和 K，并可减少其氧化。但其不能直接输入静脉，因会产生脂肪栓塞，甚至会导致死亡。必须将脂肪乳化，以乳糜微粒的形式，即脂肪乳，方可经静脉使用。

（1）长链脂肪乳：长链脂肪乳剂是以含 12～18 个碳原子的 LCT，主要有大豆油、红花油提取，以卵磷脂为乳化剂，含少量甘油以调节渗透压。长链脂肪乳剂不仅为机体提供了能量，也提供了人体生物膜和生物活性物质代谢所需要的必需脂肪酸，临床上可用于预防或纠正必需脂肪酸缺乏症。但是，近年来的研究发现，长链脂肪乳剂中的亚油酸含量较高，抗氧化剂含量较低，在创伤、感染等高代谢状态时，可影响粒细胞活性，导致机体免疫功能受损，脂质过氧化增加，对机体有一定的影响。因此，临床上越来越多地应用中 / 长链脂肪乳剂。

（2）中 / 长链脂肪乳：由于长链脂肪乳对机体存在一定的影响，人们开始关注中链脂肪乳的作用。研究发现，当肠外给予 MCT 时，MCT 不在脂肪组织中储存，也较少发生肝脏脂肪浸润。中链脂肪酸穿过线粒体膜时，较少依赖卡尼汀 – 酰基卡尼汀转移酶系统。但 MCT 的生酮作用要高于 LCT，且 MCT 不含必需脂肪酸，单纯 MCT 输注时有一定神经毒性作用。因此，临床上选择应用中 / 长链脂肪乳。中 / 长链脂肪乳是由含 6～8 个碳原子的中链甘油三酯（有辛酸、癸酸）和长链甘油三酯（有油酸、亚油酸、α– 亚麻酸、花生四烯酸、二十碳五烯酸、二十二碳六烯酸、月桂酸和棕榈油酸等）组成。

目前，中 / 长链脂肪乳剂有两种形式：一种是物理混合而成的，MCT 与 LCT 按 1 ：1 配比；另一种是将 MCT 与 LCT 在高温和催化剂的作用下水解后酯化，在同一甘油分子的 3 个碳链上随机结合不同的中链脂肪酸和长链脂肪酸而形成的结构型甘油三酯。临床实践证实，物理混合或结构型的中 / 长链脂肪乳剂较长链脂肪乳剂具有氧化快、被人体吸收利用快、能快速从血液中被清除以及极少再酯化等优点，更有利于改善氮平衡，对肝脏及免疫系统的影响小，对某些重症患者（如严重创伤、感染和肝功能不全等）更为安全，因而在临床上应用日趋广泛。另外，在中 / 长链脂肪乳剂中添加维生素 E 的产品也已问世，利用维生素 E 的抗氧化作用，可维护生物膜的稳定性，防止其受氧自由基或脂质过氧化产物的损害，更具有临床应用优势。

（3）橄榄油脂肪乳：含橄榄油的脂肪乳剂由 20% 大豆油和 80% 的橄榄油组成，橄榄油富含单不饱和脂肪酸，可降低血浆总胆固醇、低密度脂蛋白及总甘油三酯，增加高密度脂蛋白的比值，进而降低肝脏脂肪含量，抑制血栓素（thromboxane A，TXA）的释放，增强机体抗氧化酶、超氧化物歧化酶和谷胱甘肽过氧化物酶的活性，降低血浆、肝脏脂质过氧化物的含量，延缓和减轻动脉粥样斑块的形成。同时，富含生物活性的 α- 生育酚，可减少脂质过氧化。临床实践证实，含橄榄油的脂肪乳剂具有良好的安全性和耐受性，能选择性调节免疫应答，维护机体免疫功能，减少炎性反应的发生，正在临床上广泛使用的新型脂肪乳剂。此类产品如克林诺。

（4）鱼油脂肪乳：鱼油脂肪乳富含 ω-3 PUFA，有助于降低心血管疾病的发生率，减少血小板活化聚集和血栓形成，减轻炎症反应，提高免疫功能，防止肿瘤生长，对创伤、早期败血症、肿瘤及危重患者有一定作用（其机制详见免疫营养与药理营养部分）。此类制剂如尤文。

（5）新型脂肪乳剂：SMOF（ soybean oil, medium chain triglycerides, olive oil and fish oil ）是将大豆油、中链甘油三酯、橄榄油及鱼油按一定比例物理混合而成，减少了 ω-6 脂肪酸的含量，增加了 ω-3 脂肪酸的含量，并提供了适宜单不饱和脂肪酸和 α- 生育酚，可以有效地调节机体的免疫功能，起到良好的临床营养治疗效果。

2. 氨基酸制剂　氨基酸制剂是肠外营养中氮的最好来源，其中必需氨基酸含量 >40%（国家药典规定），其他为非必需氨基酸。氨基酸制剂能提供人体蛋白质合成所必需的原料。由于各种蛋白质都有特定的氨基酸组成，因此输入的复合氨基酸液中氨基酸的配比应该合理，缺少某种（些）氨基酸或其含量不足，则会引起氨基酸的利用和蛋白质的合成受到限制，从而影响肠外营养的疗效。氨基酸制剂品种繁多，均按人乳、全蛋模式配比而成，可归纳为两类：平衡型与非平衡型氨基酸制剂。

（1）平衡型氨基酸制剂：这是由 8 种必需氨基酸和非必需氨基酸按一定比例配制而成，生物利用度高，可用于营养不良以及重度营养不良影响正常肝肾功能的患者。它可使机体有效地利用，合成蛋白质，纠正因蛋白质供给不足引起的恶性循环；改善外科大、中型手术前、后患者的营养状态，烧伤、严重创伤和感染所致的蛋白质损失以及由各种疾病引起的低蛋白血症等。

（2）非平衡型氨基酸制剂：这是针对某一疾病的代谢特点而设计，具有营养治疗的作用，目前主要有肝病专用、肾病专用和创伤专用等。

3. 碳水化合物制剂　目前，供静脉使用糖的种类较多，如葡萄糖、果糖、转化糖、木糖醇、山梨醇和麦芽糖等。其中，葡萄糖最符合生理需求，是常用的糖类制剂。它的生理功能是提供能量，可提供机体代谢所需能量的 50% ~ 60%。葡萄糖在体内经三羧酸循环和生物氧化生成 CO_2 和 H_2O，能被组织、器官利用，几乎是机体中所有细胞的主要直接能量来源。葡萄糖还参与构成人体代谢过程中的一些重要物质，如 DNA、RNA 和 ATP 等。葡萄糖制剂来源丰富、价廉，配伍禁忌少，临床上使用广泛也是肠外营养中主要营养素之一。

4. 矿物质制剂　包括电解质制剂和微量元素制剂。电解质是机体组织和体液的重要组成部分，对维持机体水、电解质和酸碱平衡，保持人体内环境稳定，维护各种酶的活性和神经、肌肉的功能及营养代谢的正常进行均有重要作用。微量元素指在机体组织中浓度不超过 250 μg/g 的元素，其摄入不足或过多均会影响人体正常生理活动。现已有供成人用的复方微量元素制剂安达美（addamel），含 9

种微量元素，每支含量均可满足成人每日正常需要量。儿童专用微量元素制剂哌达益儿（Ped-el），含 10 种元素。每支含量均可满足儿童每日正常需要量，根据病情需要可加量减。

5. 维生素制剂　维生素是维持人体正常代谢生理功能不可缺少的营养素，参与体内蛋白质、脂肪和碳水化合物的物质代谢和某些生化反应过程。各种维生素均具有一定的生化和生理功能。一般，不能在体内合成或合成较少，必须由食物提供，但维生素 D 例外；人体只需少量即可满足，但不能缺少，否则不足或缺乏可引起维生素缺乏症及影响机体代谢。维生素是非机体结构成分，不提供能量，但承担着特殊的代谢功能；对疾病及应激状态中的危重患者更为重要。维生素制剂有水溶性制剂和脂溶性制剂，每支制剂中的维生素含量可满足正常成人每日的需要量。脂溶性维生素制剂不能直接静脉注射，临床使用时需溶于全营养混合液或脂肪乳剂中。

（四）肠外营养制剂的应用原则

应用全肠外营养（total parenteral nutrition，TPN）的准则，1988 年由美国肠内、肠外营养学会颁布。

1. TPN 作为常规治疗的一部分

（1）患者不能从胃肠道吸收营养，如小肠被广泛切除、肠黏膜广泛性病变、顽固性呕吐以及严重腹泻。

（2）中度或重度急性胰腺炎。

（3）胃肠功能障碍引起的营养不良。

（4）重度分解代谢的患者，不论患者原来是否有营养不良，胃肠功能在 5～7 d 内不能恢复者，如 >50% 烧伤、多发伤、大手术、脓毒血症和严重肠道炎性疾病。

2. TPN 对治疗有益

（1）手术，7～10 d 内患者不能从肠道获得足够的营养，如全结肠切除术、食管胃切除术、胰十二指肠切除术、全盆腔清扫术、前脊椎融合术和主动脉瘤手术。

（2）中等度应激，7～10 d 内不能进食，如中等度创伤、30%～50% 烧伤、中等度急性胰腺炎、重症化脓性胆管炎和神经系统创伤等。

（3）肠外漏和肠外瘘。

（4）肠道炎性疾病。

（5）妊娠剧吐、持续 5～7 d 以上呕吐。

（6）需进行大手术、大剂量化疗或其他处理的中度营养不良的患者，在治疗前 7～10 d 给予 TPN。

（7）在 7～10 d 内不能从胃肠道获得足够营养的住院患者。

（8）炎性粘连性小肠梗阻，改善营养 2～4 周等待黏连松解后再决定是否需行手术。

（9）接受大剂量化疗的患者。

3. 应用 TPN 的价值不大

（1）轻度应激或创伤而无营养不良，且胃肠功能 10 d 以内能恢复的患者，如 <20% 烧伤、轻度

急性胰腺炎及轻度软组织损伤。

（2）手术后应激后短期内胃肠功能即能恢复的患者。

（3）已证实疾病不能治疗的患者，如癌肿已广泛转移又无治疗方法。

4. TPN 不宜应用

（1）胃肠道功能正常，能获得足量的营养。

（2）估计 TPN 应用不需超过 5 d。

（3）需及早手术的患者，不因应用 TPN 而耽误时间。

第五节　肿瘤患者营养治疗并发症的预防与治疗

一、肠内营养治疗并发症的预防与治疗

当胃肠道有一定的功能，尽可能给予一些营养补充；当胃肠道功能不全或无功能时，选用补充性肠外营养或完全肠外营养给予营养补充。适宜的营养治疗可以改善肿瘤放疗患者的营养状况，减少放疗的不良反应，增强机体的免疫能力，使患者顺利进行放射治疗，提供生活质量。应用营养治疗中做到选用适宜的营养支持路径，也应注意定期评估与监测营养治疗中的指标，避免营养治疗并发症的发生。营养治疗中肠内营养的并发症包括：① 胃肠道并发症；② 机械性并发症；③ 代谢性并发症。

（一）胃肠道并发症

胃肠道并发症常见有恶心、呕吐与腹胀，以及腹泻、便秘。

1. 恶心、呕吐和腹胀　主要由于患者胃肠蠕动功能下降、输入速度过快及肠内营养制剂，如脂肪过快而引起。应根据病因采取相应的措施防治措施，如使用促胃动力药；应用胃肠营养输注泵，根据胃肠道耐受情况调整输注营养液的数量及速度；根据不同疾病、不同的疾病阶段及不同的喂养路径给予相匹配的营养制剂，如胰腺癌、胆囊癌患者选用低脂的肠内营养液为宜，以减少腹胀不适。

2. 腹泻　腹泻是指排便次数增多（>3 次 /d），粪便量增加（>200 g/d），粪质稀薄（含水量 >85%）。腹泻是肠内营养做常见的并发症，发生率约为 10% ~ 20%，常见的原因有以下原因：① 病变部位切除及受损；② 营养不良；③ 长期抗菌素的使用；④ 使用营养液的品种与数量；⑤ 输注营养液的温度与速度。

胆囊癌、回肠癌和肝癌切除后，可造成脂肪酶的缺乏，使用营养制剂，尤其恢复初期使用含脂肪、含膳食纤维的肠内营养液也出现腹泻，以此应选用低脂、低膳食纤维的肠内营养液少量缓慢给予，待胃肠道适应后逐渐增加剂量，乃至选用含脂肪、含膳食纤维的肠内营养液，使患者能充分吸收营养物质。

3. 便秘　便秘也是使用营养液时出现的并发症之一，其发生的主要原因为：① 摄入食物或营养液的数量减少；② 摄入膳食纤维不足；③ 摄入水分不足；④ 活动量不足；⑤ 焦虑状态；⑥ 腹肌力量弱，无力排便。

肿瘤患者放化疗期间往往存在恶心、呕吐等胃肠道反应，使患者不敢或不愿意多吃食物和水，患者也常因食欲降低引起反射性减少食物和水分的摄入，以致低纤维进食量过少，难以引起排便反射；另外，化疗药的神经毒性作用于肠道平滑肌，使肠蠕动减慢。

针对出现便秘症状的肿瘤患者，可给予富含膳食纤维的山芋糊、碎菜沫米汤和萝卜汤等富含膳食纤维的流质、半流质或能全力营养液等。另外，引导和关心患者，建立其正确对待疾病及治疗中不良反应，必要时进行心理治疗；鼓励患者活动，步行或床上运动（如伸腿、空中蹬踩自行车和揉腹等），平时坚持提肛肌、腹肌训练，同时增加营养摄入，提高腹肌力量，促进排便。

（二）机械性并发症

机械性并发症是肠内营养主要并发症之一，常发生于管饲喂养的患者，主要有喂养管异位、误吸和堵管等情况发生。

1. 喂养管异位　主要发生于鼻胃管、鼻肠管喂养患者，插管时误将喂养管置入气管、支气管内，严重者可伤及支气管黏膜和肺组织，一旦发现鼻饲管误入，应立即拔出导管，并观察患者有无气胸、血胸和血气胸表现，并作相应处理；其预防方法为开始予以插鼻饲管时，严格插管操作程序和原则，应认真细致规范操作将鼻饲管置入应到的器官部位，并经 X 射线摄片证实其在位，并且在导管进入鼻孔处做标志后方可输注。每次输注肠内营养液前，必须重新检查导管进入鼻孔处的标志，确认位置满意后方可再次使用。如果发现导管移位，必须纠正导管位置，并经 X 射线摄片再证实后才可输注。

2. 误吸　误吸是常见且严重的并发症，误吸引起吸入性肺炎可使患者肺部感染不愈，甚至危及生命。误吸最容易发生在予鼻胃内喂养者。胃排空障碍者、体位胃食管返流性疾病、鼻饲喂养方式、高龄及护理质量不佳等，均是发生误吸的风险因素。

给予鼻饲喂养时，应先认真评估患者的疾病状况、喂养途径和喂养的时间，选用与其匹配的喂养途径（鼻胃管或鼻肠管或经皮内镜下胃造口或经皮内镜下空肠造口）予以喂养。

3. 堵管　鼻肠管堵管是常见现象，主要与管道过细、输入速度慢、营养液高纤维配方、营养液高能量配方、胃液反流导致蛋白制剂变性凝固和未及时冲管等有关。在营养支持时，除选用合适的喂养管进行肠内营养支持外，输注营养液时速度亦不能过慢。可使用 20 ml 输液器，以脉冲方式进行冲管。如果肠内营养持续输入，可使用 30 ml 温开水每 4 小时脉冲式冲管 1 次。若需要输注药物，不同药物应分次单独输注。药片应充分碾碎，胶囊去掉外壳后稀释输入。若有需要，液体药物应进一步稀释后再输注。药物注入体内后，暂停肠内营养至少 15 min。每次经管道输入药物前后均应使用 l5 ml 水冲管。若出现堵管，可用胰酶 / 碳酸氢钠冲洗，必要时使用导丝疏通。

（三）代谢性并发症

肠内营养代谢并发症主要有高血糖血症、再喂养综合征和倾倒综合征。

1. 高血糖血症　高血糖血症常见于合并糖尿病、危重症应急期、高代谢状态及皮质激素治疗的患者，此时可监测血糖值，根据病情状况选用与之匹配的营养制剂，如糖尿病患者予以其糖尿病肠内营养液，必要时也可根据疾病的危重程度、血糖控制的需求，加用胰岛素治疗，有助于疾病的康复。

2. 再喂养综合征　再喂养综合征（refeeding syndrome，RFS）是机体在长期饥饿或营养不良情况下，重新摄入营养物质后早期出现的以低磷血症为特征的严重水－电解质失衡、葡萄糖耐受性下降、维生素缺乏及由此产生的一系列症状，出现低磷、低钾和低镁等电解质代谢紊乱、血糖升高、严重维生素 B1 缺乏及由此产生的一系列症状临床上伴随出现心脏猝死、心律失常、心脏衰竭、休克、低血压、呼吸衰竭和呼吸异常，严重者可导致死亡。针对再喂养综合征的预防及治疗措施包括以下几点。

（1）营养治疗前，首先进行 NRS2002 营养不良风险筛查表，当评分结果 ≥ 3 分，患者存在营养风险，当患者体质指数 BMI < 14 kg/m² 时 RFS 发生风险增加，对于这类患者尤为重视。

（2）对该类患者营养治疗前先化验其生化磷、钙、钾、镁和血糖等指标，若发现这些元素水平低，首先纠正原已存在的电解质代谢紊乱，行肠内或肠外补充磷、镁和钾，并密切监测其水平，推迟营养时间。

（3）患者营养首先要进行肠内营养（经口、鼻饲和空肠），对于不能进行肠内营养或肠内营养能量达不到患者需求者，应给予补充性肠外营养。

（4）RFS 一般发生在营养治疗的第 3 ~ 4 d 内，早期每天监测患者体重、摄入液量、尿量、电解质和血糖，及时调整电解质钾、镁、磷和液体量至关重要，期间密切观察患者情况。

（5）给予营养治疗第 1 ~ 7 d 期间，无论肠内营养还是肠外营养，能量和液体量（营养＋治疗）应由少到多，阶梯性循序渐进，缓慢递增，根据患者可耐受情况随时调整，直至达到预期营养需求目标。

（6）营养初期除常规补充水溶性维生素和脂溶性维生素外，还应额外补充维生素 B1。

（7）对每位患者实行个体化营养治疗方案，通过早期纠正电解质紊乱，循序渐进给予补充能量，并补充维生素 B1，逐渐增加摄入液体量，及时调整营养支持方案等措施，可预防 RFS 的发生。

3. 倾倒综合征　倾倒综合征（dumping syndrome）是由于患者失去幽门或胃的正常生理功能，胃内容物迅速进入十二指肠或空肠所引起的一系列全身或胃肠道症状的综合征。倾倒综合征以胃部手术后多见，保留幽门的胃切除术后发病率较低，胃切除越多、吻合口越大，发病率越高；老年人多见，多于高糖饮食或活动后发生典型的倾倒综合征表现。随着术后患者恢复，逐渐调节饮食习惯来控制症状的发生，故术后时间越长，发病率越低。倾倒综合征可分为早期倾倒综合征和晚期倾倒综合征。早期倾倒综合征多于术后 1 个月内发生，多因患者进食流质或高糖食物后表现明显，而禁食后症状可缓解。晚期倾倒综合征多于术后半年以上出现，用餐数小时后出现头晕、乏力和出汗等低血糖症状。防治倾倒综合征营养治疗如下。

（1）饭后仰卧半小时，以减缓食物对肠道的压力。

（2）手术后应少食多餐，循序渐进，细嚼慢咽，食物选用米粥、馒头、鸡蛋羹、碎廋肉、豆腐和蔬菜泥等厚流质、半流及软食为宜。

（3）慎用流质尤其含糖的流质或含糖饮料，可在餐后 1 h 左右再食用液体食物。

（4）同时，关注低血糖的发生，避免剧烈活动，若出现心慌、出汗等低血糖症状，可口服糖以缓解症状。

二、肠外营养治疗并发症的预防与治疗

肠外营养是纠正水和电解质紊乱、改善营养不良重要的方法之一；然而，应用肠外营养时也存在并发症，其主要分为导管性、代谢性和胃肠道并发症。导管性并发症包括置管操作的机械性损伤、导管相关的静脉血栓形成或导管堵塞和感染；代谢性并发症包括高血糖、低血糖及水与电解质紊乱；胃肠道并发症包括肝功能损伤及胆囊结石。由此，辨别与早期发现并发症，予以防治尤为重要。

（一）导管并发症

常用的静脉通路可分为周围静脉置管和中心静脉置管两类。我国肠外肠内营养学分会指南指出：70% 以上的患者周围静脉能够耐受短时期常规能量与氨基酸密度的肠外营养配方全合一溶液，但不建议连续输注的时间超过 10 ~ 14 d。对于预计肠外营养时间大于 2 周，或经由周围静脉输注时出现 3 次以上静脉炎，考虑是药物所致者，建议采用中心静脉途径。

1. 机械损伤 在为患者实施中心静脉置管期间，极有可能引发气胸、血管受损和胸腔积液等相关并发症。所以，医护人员应全方位知晓穿刺位置的解剖构造，力争一次性就能够成功实施穿刺。同时，在开展置管以前，医护人员应对患者施予心理方面的护理，获得协作。在穿刺结束后，应随时监测患者的心跳、呼吸等相关情况，只要患者产生了如上并发症，及时处理。另外，医护人员还应稳固导管，严谨施行无菌操作，维护穿刺位置。只要导管产生了脱离，就应监测患者全身穿刺位置的相关情况；若没有空气流入与渗血，就要对穿刺位置实施压迫，并借助透明敷贴进行密闭。

2. 导管相关的静脉血栓形成或导管堵塞 导管相关的静脉血栓形成或导管堵塞，形成原因既可能与患者本身血流滞缓或血液高凝状态有关，也可能由放置导管时反复穿刺损伤静脉壁所致。置管前预先用低分子肝素润湿管腔可以预防血栓形成。在血栓形成早期可以采用尿激酶作溶纤治疗，但不提倡向全合一营养液中添加肝素类制剂或长期用肝素溶液冲洗导管腔。

3. 导管感染 导管感染的细菌一般沿皮肤穿刺口进入，因此，对导管和周围环境的维护至关重要。长期导管护理大部分由患者及其家属来完成，导管感染发生率的高低很大一部分取决于患者或家属操作的规范程度。因此，必须对其进行系统的培训，指导包括严格无菌操作在内的所有标准操作流程，移除导管是治疗导管感染最直接、最有效的手段。

（二）代谢性并发症

在对患者实施肠外营养期间，代谢性并发症包括了高血糖、低血糖。为了防范高血糖产生，不仅要运用充分的外源性胰岛素，还要严格把控葡萄糖的注入总量与速率，通常速率：3 mg/(kg·min)。在实施注入期间，严格把握血糖产生的转变。低血糖也为肠外营养并发症之一，患者大多会伴随心悸、盗汗和饥饿感等，应注意监测血糖，预防低血糖的发生；若出现低血糖，则应尽快补充葡萄糖液体，及时纠正低血糖反应。

在实施肠外营养时，应定期化验血中钾、钠、钙、镁和磷等电解质水平，对老年人和 BMI < 14 kg/m^2 者进行营养支持时，尤其应关注以低磷血症为特征的再喂养综合征（RFS）可以引起一系列严

重的并发症，如心律失常、心肺功能衰竭和凝血功能障碍等，甚至造成患者猝死，值得警惕。患者在营养支持过程中一旦出现不明原因的心律失常、呼吸困难、头晕乏力和感觉异常甚至昏迷等症状，必须立即到医院检测血清磷和其他电解质浓度，血清磷浓度 < 0.5 mmol/L 即可确诊。一旦明确诊断为RFS，应立即着手补充磷、镁、钾和维生素 B1，积极纠正水、电解质平衡紊乱；同时，调整肠外营养液的配方，降低总热卡，尤其是要严格限制葡萄糖的用量，推荐用量为 10 kcal/kg·d^{-1}，待生命体征稳定后再逐渐增加至目标量并予补充调整，维持水域电解质平衡，这是维持内环境平衡重要的组成部分。

（三）胃肠道并发症

1. 肝功能损害 肝功能损害是长期肠外营养患者最常见并发症之一。长期肠外营养患者常有无症状的肝脏酶升高. 由此需定期给予患者检查血生化指标。若发现碱性磷酸酶高于正常值 1.5 倍，谷氨酰转移酶高于正常值 3 倍，伴有天门冬氨酸转氨酶、丙氨酸转氨酶轻度增高，可基本诊断。根据患者具体情况选用以下措施：① 补充熊去氧胆酸等利胆药物，减少胆汁淤积；② 使用富含 n-3 和 n-6 的中长链脂肪酸、橄榄油等；③ 可选用益生菌调节肠道菌群以改善肝功能；④ 调整肠外营养剂量，糖脂比不应低于 3∶2，且每日输注脂质不应超过 1 g/kg。

2. 胆囊结石 胆囊结石是长期肠外营养的另一个常见并发症，主要无一定量食物进入小肠食物刺激，胃肠道激素分泌明显减少，其中胆囊收缩素减少使得胆囊内胆汁淤积不易排出，胆汁酸浓度及肠肝循环发生改变，促使结石形成，最有效的措施是行胆囊切除。

（魏金龙 姜 新）

参考文献

[1] 石汉平 . 中国肿瘤营养学科的发展与展望 . 第十届全国中西医结合营养学术会议论文资料汇编，2019:13–18.

[2] Sun LC, Chu KS, Cheng SC, et al. Preoperative serum carcinoembryonic antigen, albumin and age are supplementary to UICC staging systems in predicting survival for colorectal cancer patients undergoing surgical treatment. BMC Cancer, 2009, 9:288.

[3] Pan MH, Lai CS, Wu JC, et al. Molecular mechanisms for chemoprevention of colorectal cancer by natural dietary compounds. Mol Nutr Food Res, 2011, 55(1):32–45.

[4] 石汉平 , 贾平平 . 我国肿瘤营养事业的发展与挑战 . 首都医科大学学报 , 2019, 40(2):159–162.

[5] Barreto–Andrade JC, Medina–Franco H. Serum albumin is an independent prognostic factor for survival in soft tissue sarcomas. Rev Invest Clin, 2009, 61(3):198–204.

[6] Cacicedo J, Casquero F, Martinez–Indart L, et al. A prospective analysis of factors that influence weight loss in patients undergoing radiotherapy. Chin J Cancer, 2014, 33:204–210.

[7] Quiroga A, Quiroga PL, Martínez E, et al. Anti–breast cancer activity of curcumin on the human oxidation–resistant cells ZR–75–1 with gamma–glutamyltranspeptidase inhibition. J Exp Ther Oncol, 2010, 8(3):261–266.

[8] Chen X, Pang Z, Li K, Dietary fat, sedentary behaviors and the prevalence of the metabolic syndrome among Qingdao adults. Nutr Metab Cardiovasc Dis, 2009, 19(1):27–34.

[9] Win T, Sharples L, Groves AM, et al. Predicting survival in potentially curable lung cancer patients. Lung, 2008, 186(2):97–102.

[10] Muscaritoli M, Molfino A, Gioia G, et al. The "parallel pathway": a novel nutritional and metabolic approach to cancer patients. Intern Emerg Med, 2011, 6(2):105–112.

[11] Langmore SE, Grillone G, Elackattu A, et al. Disorders of swallowing: palliative care. Otolaryngol Clin North Am, 2009, 42(1):87–105.

[12] 杨云英，李小银，翁慧雯，等. 营养风险评估与护理记录单的设计及在化疗病人中的应用. 全科护理, 2020, 18(7):841–843.

[13] 蒋慧. 营养风险筛查2002、营养不良通用筛查工具和患者主观整体评估在住院肿瘤患者中的应用. 河南医学研究, 2020, 29(2):226–228.

[14] 吴丹，左政，刘杏，等. PG–SGA法评估565例住院肿瘤患者营养状况. 肿瘤学杂志, 2019, 25(9):813–816.

[15] Deans C, Wigmore SJ. Systemic inflammation, cachexia and prognosis in patients with cancer. Curr Opin Clin Nutr Metab Care, 2005, 8(3):265–269.

[16] 荣秀梅，王甦，徐大钊，等. 晚期癌症恶病质患者营养支持的疗效分析. 当代医学, 2019, 25(35):92–95.

[17] Moses AGW, Slater C, Preston T, et al. Reduced total energy expenditure and physical activity in cachectic patients with pancreatic cancer can be modulated by an energy and protein dense oral supplement enriched with n–3 fatty acids. Br J Cancer, 2004, 90(5):991–1002.

[18] Pelicano H, Martin DS, Xu RH, et al. Glycolysis inhibition for anticancer treatment. Oncogene, 2006, 34(25):4633–4646.

[19] MuscaritoliM, Bossola M, Aversa Z, et al. Prevention and treatment of cancer cachexia: New insights into an old problem. Eur J Cancer, 2006, 42(1):31–41.

[20] Delegge M, Wooley JA, Guenter P, et al. The state of nutrition support teams and update on current models for providing nutrition support therapy to patients. Nutr Clin Pract, 2010, 25(1):76–84.

[21] 赵凡尘，李雁，周奕阳，等. 乳清蛋白对恶性肿瘤恶液质患者营养干预的效果分析. 现代医药卫生, 2020, 36(13):2047–2049.

[22] 李曼丽，冯燕，王金娜．老年恶性肿瘤化疗患者行肠内营养支持的临床意义分析．中国现代药物应用，2020, 14(12):49–50.

[23] 秦艳枝．中晚期肿瘤患者运用营养支持疗法的临床效果．智慧健康，2020, 6(17):187–188.

[24] Mo YH, Rhee J, Lee EK. Effects of nutrition support team services on outcomes in ICU patients. Yakugaku Zasshi, 2011, 131(12):1827–1833.

[25] 何凤姣，肖雅瑜，戴勤，等．观察鼻饲管联合肠内营养粉在食管癌同步放化疗中的影响．医学理论与实践，2020, 33(9):1455–1457.

[26] 李永富，王朝英，罗靖茹，等．化疗联合全肠外营养治疗晚期上皮性卵巢癌伴恶性肠梗阻．临床和实验医学杂志，2020, 19(11):1198–1202.

[27] 马经伟，王涛，吴波．食管癌术后早期肠内营养联合肠外营养与标准肠外营养支持的疗效对比．宁夏医科大学学报，2020, 42(2):163–167.

[28] Engelbrecht AM, Engelbrecht P, Genade S, et al. Long–chain polyunsaturated fatty acids protect the heart against ischemia/reperfusion–induced injury via a MAPK dependent pathway. J Mol Cell Cardiol, 2005, 39(6):940–954.

[29] Filion KB, El Khoury F, Bielinski M, et al. Omega–3 fatty acids in high–risk cardiovascular patients: a meta–analysis of randomized controlled trials. BMC Cardiovasc Disord, 2010, 10:24.

[30] Amminger GP, Schäfer MR, Papageorgiou K, et al. Long–chain omega–3 fatty acids for indicated prevention of psychotic disorders: a randomized, placebo–controlled trial. Arch Gen Psychiatry, 2010, 67(2):146–154.

[31] Yu SS, Wang M, Li XM, et al. Influences of different developmental periods of taurine supplements on synaptic plasticity in hippocampal CA1 area of rats following prenatal and perinatal lead exposure. BMC Dev Biol, 2007, 7:51.

[32] Langius JA, Zandbergen MC, Eerenstein SE, et al. Effect of nutritional interventions on nutritional status, quality of life and mortality in patients with head and neck cancer receiving (chemo)radiotherapy: a systematic review. Clin Nutr, 2013, 32:671–678.

[33] 郑迪锋，罗钧刚．ω–3 鱼油脂肪乳联合胸腺法新对胃癌患者术后炎症反应和免疫功能的影响．全科医学临床与教育，2020, 18(2):135–138.

[34] 崔亚平，赵锐，王勇，等．早期含 ω–3 多不饱和脂肪酸肠内营养联合静脉补充丙氨酰谷氨酰胺对胃癌根治术后患者炎症反应及免疫功能的作用．中国普外基础与临床杂志，2019, 26(7):785–791.

[35] Berger MM, Chiolero RL. Hypocaloric feeding: pros and cons. Curr Opin Crit Care, 2007, 13(2):180–186.

[36] Zhou M, Popovic M, Pasetka M, et al. Update on the management of chemotherapy–induced nausea and vomiting–focus on palonosetron. Ther Clin Risk Manag, 2015, 11:713–729.

[37] Berg P, McCallum R. Dumping syndrome: A review of the current concepts of pathophysiology,

diagnosis, and treatment. Dig Dis Sci, 2016, 61(1):11–18.

[38] Talwar B, Donnelly R, Skelly R, et al. Nutritional management in head and neck cancer: United Kingdom National Multidisciplinary Guidelines. J Laryngol Otol, 2016, 130:32–40.

[39]《中国肿瘤营养治疗指南 2019》重磅发布 . 肿瘤代谢与营养电子杂志 , 2019, 6(4):467.

[40] McClave SA, Martindale RG, Vanek VW, et al. ASPEN. Board of Directors; American College of Critical Care Medicine; Society of Critical Care Medicine. Guidelines for the Provision and Assessment of Nutrition Support Therapy in the Adult Critically Ill Patient: Society of Critical Care Medicine (SCCM) and American Society for Parenteral and Enteral Nutrition (A.S.P.E.N.). JPEN J Parenter Enteral Nutr, 2009, 33(3):277–316.

[41] Wanten GJA. Parenteral lipids in nutritional support and immune modulation. Clin Nutr, 2009, 4(1):13–17.

[42] Jager–Wittenaar H, Ottery FD. Assessing nutritional status in cancer: role of the Patient–Generated Subjective Global Assessment. Curr Opin Clin Nutr Metab Care, 2017, 20:322–329.

[43] 李涛 , 李宝生 , 吕家华 , 等 . 食管癌患者营养治疗指南 . 肿瘤代谢与营养电子杂志 , 2020, 7(1):32–42.

[44] Usami M, Ohata A, Kishimoto K, et al. Phospholipid fatty acid composition and diamine oxidase activity of intestinal mucosa from rats treated with irinotecan hydrochloride (CPT–11) under vegetable oil–enriched diets: comparison between perilla oil and corn oil. JPEN J Parenter Enteral Nutr, 2006, 30(2):124–132.

[45] Fukatsu K, Nagayoshi H, Maeshima Y, et al. Fish oil infusion reverses 5–fluorouracil–induced impairments in mucosal immunity in mice. Clin Nutr, 2008, 27(2):269–275.

[46] 欧玉凤 , 赵慧华 , 许丽娜 . 不同溶液用于鼻肠管肠内营养患者封管的效果评价 . 中国实用护理杂志 , 2020,36(9):646–650.

[47] 姚克青 , 丛明华 , 陈艳 , 等 . 营养支持小组对肿瘤患者肠内营养鼻胃 / 肠管并发症预防的临床实践 . 第二届全球华人营养科学家大会论文摘要汇编 , 2019:246.

[48] 樊友强 . 空肠造瘘与鼻饲营养在食管癌术后肠内营养中的应用比较 . 淮海医药 , 2019, 37(05):483–485.

[49] Topkan E, Yavuz MN, Onal C, et al. Prevention of acute radiation–induced esophagitis with glutamine in non–small cell lung cancer patients treated with radiotherapy: evaluation of clinical and dosimetric parameters. Lung Cancer, 2009, 63(3):393–399.

[50] 屈伟 , 任娟 , 陈志高 . 住院患者全肠外营养相关性肝损伤危险因素分析 . 实用药物与临床 , 2020, 23(1):62–65.

[51] Wei J, Wu J, Meng L, et al. Effects of early nutritional intervention on oral mucositis in patients with radiotherapy for head and neck cancer. QJM: An International Journal of Medicine, 2019, 113(1):37–42.

[52] Meng L, Wei J, Ji R, et al. Effect of early nutrition intervention on advanced nasopharyngeal carcinoma patients receiving chemoradiotherapy. J Cancer, 2019, 10(16):3650–3656.